Kinder- und Jugendpsychiatrie
in Klinik und Praxis

In drei Bänden

Band I

Kinder- und Jugendpsychiatrie in Klinik und Praxis

In drei Bänden

Herausgegeben von Helmut Remschmidt und Martin H. Schmidt

Band   I: Grundprobleme, Pathogenese, Diagnostik, Therapie
Band II: Entwicklungsstörungen, organisch bedingte Störungen, Psychosen, Begutachtung
Band III: Alterstypische, reaktive und neurotische Störungen

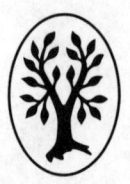

Georg Thieme Verlag Stuttgart · New York

Grundprobleme, Pathogenese Diagnostik, Therapie

Band I

Bearbeitet von

I. N. Berlin
J. R. Bierich
U. Bleidick
H. D. Brenner
H.-J. Christen
M. Detzner
A. Dührssen
Chr. Eggers
H.-G. Eisert
G. Esser
P. Gottwald
Ph. Graham
F. Hanefeld
K. Hartung
H.-G. Heinscher
J. G. Howells
G. Jacobi

A. F. Kalverboer
Chr. Klicpera
D. Kömpf
D. Langen
H. Leuner
A. R. Lucas
M. Martin
J. Martinius
F. Mattejat
R. Michaelis
K. Minde
M. Müller-Küppers
B. Müller-Oerlinghausen
G. Neuhäuser
F. Neumann
B. Neundörfer
G. Niebergall

R. Oerter
F. Poustka
H. F. R. Prechtl
H. Remschmidt
D. Scheffner
H. G. Schlack
L. R. Schmidt
M. H. Schmidt
St. Schmidtchen
H. Schüler-Springorum
R. G. Siefen
F. Specht
U. Theile
A. Warnke
K. Zerres
R. Zimmermann

124 Abbildungen, 146 Tabellen

1988
Georg Thieme Verlag Stuttgart · New York

Geschützte Warennamen (Warenzeichen) werden *nicht* besonders kenntlich gemacht. Aus dem Fehlen eines solchen Hinweises kann also nicht geschlossen werden, daß es sich um einen freien Warennamen handele.

Das Werk, einschließlich aller seiner Teile, ist urheberrechtlich geschützt. Jede Verwertung außerhalb der engen Grenzen des Urheberrechtsgesetzes ist ohne Zustimmung des Verlages unzulässig und strafbar. Das gilt insbesondere für Vervielfältigungen, Übersetzungen, Mikroverfilmungen und die Einspeicherung und Verarbeitung in elektronischen Systemen.

© 1988 Georg Thieme Verlag, Rüdigerstraße 14, D-7000 Stuttgart 30
Printed in Germany
Satz: Druckhaus Dörr, Inhaber Adam Götz, D-7140 Ludwigsburg, gesetzt auf Linotype System 5 (202)
Druck: Georg Appl, Wemding

ISBN 3-13-658101-6   1 2 3 4 5 6

CIP-Titelaufnahme der Deutschen Bibliothek

Kinder- und Jugendpsychiatrie in Klinik und Praxis :
in 3 Bd. / hrsg. von Helmut Remschmidt u. Martin H. Schmidt. –
Stuttgart ; New York : Thieme.
  & Literaturangaben
NE: Remschmidt, Helmut [Hrsg.]

Bd. 1. Grundprobleme, Pathogenese, Diagnostik, Therapie /
  bearb. von I. N. Berlin ... – 1988
NE: Berlin, Irving N. [Mitverf.]

Wichtiger Hinweis: Medizin als Wissenschaft ist ständig im Fluß. Forschung und klinische Erfahrung erweitern unsere Kenntnisse, insbesondere was Behandlung und medikamentöse Therapie anbelangt. Soweit in diesem Werk eine Dosierung oder eine Applikation erwähnt wird, darf der Leser zwar darauf vertrauen, daß Autoren, Herausgeber und Verlag größte Mühe darauf verwandt haben, daß diese Angabe genau dem **Wissensstand bei Fertigstellung des Werkes** entspricht. Dennoch ist jeder Benutzer aufgefordert, die Beipackzettel der verwendeten Präparate zu prüfen, um in eigener Verantwortung festzustellen, ob die dort gegebene Empfehlung für Dosierungen oder die Beachtung von Kontraindikationen gegenüber der Angabe in diesem Buch abweicht. Das gilt besonders bei selten verwendeten oder neu auf den Markt gebrachten Präparaten und bei denjenigen, die vom Bundesgesundheitsamt (BGA) in ihrer Anwendbarkeit eingeschränkt worden sind. Benutzer außerhalb der Bundesrepublik Deutschland müssen sich nach den Vorschriften der für sie zuständigen Behörde richten.

Unseren Lehrern

Hermann Stutte † (1909–1982)
Hubert Harbauer † (1919–1980)

und dem wissenschaftlichen
Nachwuchs unseres Faches

Vorwort

Obwohl in früheren Lehrbüchern über die „seelischen Störungen von Kindern" Gesichtspunkte der allgemeinen Kinder-und Jugendpsychiatrie mehr oder weniger sporadisch behandelt wurden – erinnert sei nur an die bekannten Werke von AUGUST HOMBURGER (1926) und LEO KANNER (1935) –, war MORITZ TRAMER der erste, der in seinem „Lehrbuch der allgemeinen Kinderpsychiatrie" (1941) die Grundlagen kinderpsychiatrischen Denkens und Handelns in umfassender Weise berücksichtigte. Dieses noch heute lesenswerte Werk ging von einem „humanbiologischen" bzw. „anthropobiologischen" Standpunkt aus und versuchte, auch Erkenntnisse aus den Nachbarwissenschaften in die Kinderpsychiatrie zu integrieren und für Klinik und Praxis nutzbar zu machen. Im Vorwort zur ersten Auflage seines Buches (1941) schreibt TRAMER: „Unser Buch soll sich als Ergänzung zu den Darstellungen der ‚Psychopathologie des Kindesalters' und als Grundlage zu ihr, wie zu dem ganzen hier gemeinten Gebiete, vor allem auf die *allgemeine* Kinderpsychiatrie, d. h. auf das, was allen zu ihr gehörigen speziellen Teilen als Basis dient, beschränken. Damit will es auch eine *erste allgemeine Einführung* in dieses Spezialgebiet der Medizin bedeuten."

Bis heute ist das Lehrbuch von TRAMER das einzige deutschsprachige Lehrbuch der allgemeinen Kinderpsychiatrie geblieben.

Mit dem vorliegenden *ersten* Band unseres dreibändigen Werkes, der als letzter erscheint, versuchen wir die von TRAMER begründete Tradition fortzusetzen. Dabei sind wir von der Zielvorstellung ausgegangen, sowohl die Grundlagenwissenschaften der Kinder- und Jugendpsychiatrie als auch Fragen der Ätiologie und Pathogenese, der Symptomatologie, der Diagnostik sowie der Therapie und Rehabilitation und auch der Prognose unter dem Gesichtspunkt ihrer *allgemeinen Bedeutsamkeit* und unabhängig von den einzelnen Krankheitsbildern und den verschiedenen Praxisfeldern darzustellen. Damit wird Grundsätzliches und Grundlegendes angesprochen, das im Alltag leicht untergeht, unberücksichtigt bleibt oder auch gering geschätzt wird. Wer sich aber über die Prinzipien seines Denkens und Handelns Rechenschaft geben möchte, kommt nicht umhin, über die hier angeschnittenen Fragen nachzudenken, um damit sein eigenes Verhalten besser zu verstehen oder theoretisch zu fundieren. Freilich sind wir von einer umfassenden Theorie der Kinder- und Jugendpsychiatrie noch weit entfernt. Diesen Mangel teilen wir jedoch mit nahezu allen anderen klinischen Disziplinen.

Angesichts der Vielzahl von Problemen und Gesichtspunkten konnte nicht Vollständigkeit angestrebt werden, vielmehr war eine Konzentration auf das Wesentliche geboten. Dabei zeigte sich aber, daß bereits die uns wichtig erscheinenden Problemkreise viel Raum beanspruchten, und so ist das Buch umfangreicher geworden als die beiden bereits erschienenen Bände zur speziellen Kinder- und Jugendpsychiatrie (Band II: Entwicklungsstörungen, organisch bedingte Störungen, Psychosen, Begutachtung und Band III: Alterstypische, reaktive und neurotische Störungen). Der Übersichtlichkeit halber und um den Kontext mit den beiden anderen Bänden herzustellen, wurden in diesem Band auch die Inhaltsverzeichnisse von Band II und Band III abgedruckt.

Auch der erste Band ist in seinen Aussagen der empirischen Forschung und dem interdisziplinären Gedanken verpflichtet. Beide sind für eine moderne Kinder- und Jugendpsychiatrie unverzichtbar, die, trotz Beibehaltung ihres biologischen Fundaments, alle weiterführenden Erkenntnisse aus ihren Nachbardisziplinen überprüfen, aufgreifen und in ihr Lehrgebäude integrieren muß. In dieser Hinsicht vorbildlich waren unsere Lehrer HERMANN STUTTE (1909–1982) und HUBERT HARBAUER (1919–1980), deren Gedenken wir diesen Band ebenso widmen wie dem wissenschaftlichen Nachwuchs unseres Faches, dem die Aufgabe zufällt, die Kinder- und Jugendpsychiatrie in Krankenversorgung, Forschung und Lehre weiterzuentwickeln.

Wie bei den beiden anderen Bänden waren auch für diesen Band die Vorbereitungen langwierig, zeitaufwendig und nicht immer ohne Schwierigkeiten. Die Konzeption hat sich jedoch im Laufe der langen Planungsphase nicht wesentlich geändert, was wir positiv werten.

Ein derart umfangreiches Werk ist nur durch die Hilfe vieler Mitarbeiter möglich; sichtbarer, die als Autoren zum Inhalt beigetragen haben, aber auch vieler „unsichtbarer", die die aufwendigen redaktionellen Arbeiten oft unter Zeitdruck, aber dennoch gründlich durchgeführt haben.

Ihnen allen möchten wir an dieser Stelle herzlich danken: wir danken unseren Mitautoren für die gute Kooperation und Geduld, die sie während der langen Herstellungsphase des Buches bewiesen haben. Wir danken unseren Mitarbeitern für die Durchführung der zeitraubenden Redaktionsarbeiten, insbesondere Frau SCHNEIDER in Mannheim und Frau BECKER, Frau Dr. HERPERTZ-DAHLMANN und Frau JACOB in Marburg.

Unser Dank gilt ebenso dem Georg Thieme Verlag Stuttgart, vor allem Herrn Dr. HAUFF und Herrn Dr. BREMKAMP, die nicht müde wurden, unser Vorhaben in allen Phasen seiner Realisierung tatkräftig zu unterstützen.

Dank und Freude über die Fertigstellung des dreibändigen Gesamtwerkes verbinden wir mit dem Wunsch, daß es zum menschlichen Verständnis psychisch kranker Kinder und ihrer Familien ebenso beitragen möge wie zur Erforschung kinderpsychiatrischer Erkrankungen und zur Entwicklung wirksamer Behandlungsmethoden.

Marburg und Mannheim,
im Dezember 1987

HELMUT REMSCHMIDT
MARTIN H. SCHMIDT

Anschriften

Prof. Dr. med. Irving N. Berlin
The Department of Psychiatry, The University of
New Mexiko
620 Camino de Salud, NE
Albuquerque, New Mexico 87131, USA

Prof. Dr. med. Jürgen R. Bierich
Kinderklinik der Eberhard-Karls-Universität
Rümelinstr. 23, 7400 Tübingen

Prof. Dr. Ulrich Bleidick
Institut für Behindertenpädagogik der Universität
Hamburg
Sedanstr. 19, 2000 Hamburg 13

Prof. Dr. Dr. Hans Dieter Brenner
Psychiatrische Universitätsklinik Bern
Bolligenstr. 111, CH-3072 Bern, Schweiz

Dr. Hans-Jürgen Christen
Kinderklinik der Georg-August-Universität
Humboldtallee 38, 3400 Göttingen

Dipl.- Psych. Marita Detzner
Kinder- und Jugendpsychiatrische Klinik am
Zentralinstitut für Seelische Gesundheit
J5, 6800 Mannheim

Prof. Dr. med. Annemarie Dührssen
Barstr. 24a, 1000 Berlin 30

Prof. Dr. med. Christian Eggers
Klinik für Kinder- und Jugendpsychiatrie an der
Rheinischen Landes- u. Hochschulklinik
Hufelandstr. 55, 4300 Essen 1

Dr. phil. Hans-Georg Eisert
Kinder- und Jugendpsychiatrische Klinik am
Zentralinstitut für Seelische Gesundheit
J5, 6800 Mannheim

Dr. phil. Günter Esser
Kinder- und Jugendpsychiatrische Klinik am
Zentralinstitut für Seelische Gesundheit
J5, 6800 Mannheim

Prof. Dr. med. Dr. phil. Peter Gottwald
Fach Psychologie der Universität Oldenburg
Postfach 2503, 2900 Oldenburg

Prof. Dr. Philip Graham, M.D.
The Hospital for Sick Children
Great Ormond Street, London WC 1 N 3 J H,
England

Prof. Dr. med. Dr. h.c. Folker Hanefeld
Kinderklinik und Poliklinik der Georg-August-
Universität
Humboldtallee 38, 3400 Göttingen

Prof. Dr. med. Kurt Hartung
Eleonore-Sterling-Str. 7, 6000 Frankfurt/Main 50

Dipl.- Psych. Hans-Georg Heinscher
Klinik und Poliklinik für Kinder- und Jugend-
psychiatrie der Philipps-Universität
Hans-Sachs-Str. 6, 3550 Marburg/Lahn

Dr. med. John G. Howells
The Institute of Family Psychiatry, The Ipswich
Hospital
23 Henley Roa, Ipswich JP1 3 TF, England

Prof. Dr. med. Gert Jacobi
Klinikum der Johann-Wolfgang-Goethe-Universität,
Zentrum der Kinderheilkunde, Abt. f. Pädiatrische
Neurologie
Theodor-Stern-Kai 7, 6000 Frankfurt/Main 70

Prof. Dr. med. Alex F. Kalverboer
Rijksuniversiteit Groningen, Laboratorium voor
Experimentele Klinische Psychologie
Turfsingel 46, NL 9712 KR Groningen, Niederlande

Doz. Dr. med. Dr. phil. Christian Klicpera
Abt. f. Angewandte u. Klinische Psychologie,
Psychologisches Institut der Universität Wien
Gölsdorfgasse 3/6, A-1010 Wien

Prof. Dr. med. Detlef Kömpf
Neurologische Klinik mit Poliklinik der Universität
Erlangen-Nürnberg
Schwabachanlage 6, 8520 Erlangen

Prof. Dr. med. Dietrich Langen †
ehem. Direktor der Klinik und Poliklinik für
Psychotherapie der Johannes-Gutenberg-Universität
6500 Mainz

Prof. Dr. med. Hanscarl Leuner
Abt. f. Psychotherapie u. Psychosomatik der Georg-
August-Universität
v.-Siebold-Str. 5, 3400 Göttingen

Prof. Dr. Alexander R. Lucas, M.D.
Child and Adolescent Psychiatry, Mayo Clinic
Rochester, Minn. 55905, USA

Dr. med. Matthias Martin
Klinik und Poliklinik für Kinder- und Jugend-
psychiatrie der Philipps-Universität
Hans-Sachs-Str. 6, 3550 Marburg/Lahn

Prof. Dr. med. Joest Martinius
Institut für Kinder- und Jugendpsychiatrie der Universität München und Heckscher Klinik für Kinder-
und Jugendpsychiatrie des Bezirks Oberbayern
Heckscherstr. 4 + 9, 8000 München 40

Anschriften

Dr. phil. Fritz Mattejat
Klinik und Poliklinik für Kinder- und Jugend-
psychiatrie der Philipps-Universität
Hans-Sachs-Str. 6, 3550 Marburg/Lahn

Prof. Dr. med. Richard Michaelis
Abt. Entwicklungsneurologie der Universitäts-
Kinderklinik
Frondsbergstr. 23, 7400 Tübingen

Prof. Dr. med. Klaus Minde, M.D.
Dept. Psychiatry, Queen's University
72 Barrie St., Kingston K7L 3N6, Canada

Prof. Dr. med. Manfred Müller-Küppers
Klinik f. Kinder- und Jugendpsychiatrie der
Ruprecht-Karls-Universität
Blumenstr. 8, 6900 Heidelberg

Prof. Dr. med. Bruno Müller-Oerlinghausen
Psychiatrische Klinik und Poliklinik der Freien
Universität Berlin, Bereich Klinische Psycho-
pharmakologie
Eschenallee 3, 1000 Berlin 19

Prof. Dr. med. Gerhard Neuhäuser
Abt. Neuropädiatrie, Zentrum f. Kinderheilkunde
am Klinikum der Justus-Liebig-Univ.
Feulgenstr. 12, 6300 Gießen

Prof. Dr. med. Friedmund Neumann
HD Endokrinpharmakologie
Schering AG
Müllerstr. 170–178, 1000 Berlin 65

Prof. Dr. med. Bernhard Neundörfer
Neurologische Klinik mit Poliklinik
der Universität Erlangen-Nürnberg
Schwabachanlage 6, 8520 Erlangen

Dipl.- Psych. Gerhard Niebergall
Klinik und Poliklinik für Kinder- und Jugend-
psychiatrie der Philipps-Universität
Hans-Sachs-Str. 6, 3550 Marburg/Lahn

Prof. Dr. Rolf Oerter
Lehrstuhl für Entwicklungspsychologie und
Pädagogische Psychologie, Universität München
Geschwister-Scholl-Platz 1, 8000 München 22

Prof. Dr. Fritz Poustka
Abt. f. Kinder- und Jugendpsychiatrie am Zentrum f.
Psychiatrie der Johann-Wolfgang-Goethe-Universität
Deutschordenstr. 50, 6000 Frankfurt/Main 71

Prof. Dr. Heinz F. R. Prechtl
Department of Developmental Neurology
University Hospital
Oostersingel 59, NL 9715 EZ Groningen,
Niederlande

Prof. Dr. med. Dr. phil. Helmut Remschmidt
Klinik und Poliklinik für Kinder- und Jugend-
psychiatrie der Philipps-Universität
Hans-Sachs-Str. 6, 3550 Marburg/Lahn

Prof. Dr. med. Dieter Scheffner
Neuropädiatrische Abteilung der Universitätsklinik
und Poliklinik, Kaiserin Auguste Victoria Haus,
Freie Universität Berlin
Heubnerweg 6, 1000 Berlin 19

Prof. Dr. med. Hans G. Schlack
Kinderneurologisches Zentrum der Rheinischen
Landesklinik Bonn, Gustav-Heinemann-Haus
Waldenburger Ring 46, 5300 Bonn 1

Prof. Dr. phil. Lothar R. Schmidt
Fachgebiet Psychologie der Universität Trier
Tarforst, 5500 Trier

Prof. Dr. med. Dr. rer. nat. Martin H. Schmidt
Kinder- und Jugendpsychiatrische Klinik am
Zentralinstitut für Seelische Gesundheit
J 5, 6800 Mannheim

Prof. Dr. phil. Stefan Schmidtchen
Fachbereich Psychologie, Psychologisches Institut II
der Universität Hamburg
Von-Melle-Park 5, 2000 Hamburg 13

Prof. Dr. jur. Horst Schüler-Springorum
Institut f. die gesamten Strafwissenschaften der
Universität München, Abt. Kriminologie,
Jugendrecht und Strafvollzug
Veterinärstr. 1, 8000 München 22

Dr. med. Rainer G. Siefen, Dipl.-Psych.
Psychosomatische Abteilung der Universitätsklinik
Köln
Joseph-Stelzmann-Str. 9, 5000 Köln 41

Prof. Dr. med. Friedrich Specht
Abt. f. Kinder- und Jugendpsychiatrie der Georg-
August-Universität
v.-Siebold-Str. 5, 3400 Göttingen

Prof. Dr. Ursel Theile
Genetische Beratungsstelle des Landes Rheinland-
Pfalz
Hafenstr. 6, 6500 Mainz

Dr. med. Andreas Warnke, Dipl.-Psych.
Klinik und Poliklinik für Kinder- und Jugend-
psychiatrie der Philipps-Universität
Hans-Sachs-Str. 6, 3550 Marburg/Lahn

Dr. med. Klaus Zerres
Institut für Humangenetik der Universität Bonn
Wilhelmstr. 31, 5300 Bonn1

Dr. Robert Zimmermann
Burgmattweg 5, CH-3302 Moosseedorf

Inhaltsverzeichnis

1 Historische Entwicklung der Kinder- und Jugendpsychiatrie
HELMUT REMSCHMIDT

Einleitung 2

Die deutschsprachige Kinder- und Jugendpsychiatrie 3
Pädagogik, Heilpädagogik und Philosophie . 3
Entwicklung der Kinder- und Jugendpsychiatrie zu einer medizinischen Disziplin . 3

Die europäische Kinder- und Jugendpsychiatrie 5

Die internationale Kinder- und Jugendpsychiatrie 6

Kinder- und jugendpsychiatrische Institutionen 7
Stationäre Kinder- und Jugendpsychiatrie .. 7
Ambulante Kinder- und Jugendpsychiatrie .. 7

Ausblick 8
Forschung 8
Organisatorische und berufspolitische Perspektiven 9
Literatur 10

2 Grundlagenwissenschaften der Kinder- und Jugendpsychiatrie

Grundlagen der Entwicklungsneurologie 12
HEINZ F. R. PRECHTL

Entwicklung und Reifung 12
Dynamik der Morphogenese 13
   Induktion 13
   Proliferation 13
   Migration 13
   Differenzierung und Konnektivität 13
Quantitative Abstimmung zwischen neuronalen Elementen 13
Altersspezifische Strukturen 14
Die besondere Eigenart der frühen Entwicklungsstadien des Nervensystems 15
Pränatale Motilität 16

Das Frühgeborene 17
Das reife Neugeborene 17
Das Schicksal der spezifischen frühkindlichen
Bewegungsweisen 19
Der zeitliche Verlauf der neuralen
Entwicklung 20
Schlußfolgerungen 21
Literatur 22

Entwicklungspsychologie 25

ROLF OERTER

Verbindung zwischen Entwicklungs-
psychologie und Psychopathologie 25
Theoretisches Verständnis von psychischer
Entwicklung 25
Einige theoretische Erklärungsansätze 27
    Biogenetische Entwicklungstheorie 27
    Die Entwicklungstheorie Freuds 27
    S-R-Theorien und soziales Lernen 27
    Kognitive Entwicklungstheorie 28

Ökopsychologische Erklärung von
Entwicklung 29
Kennzeichnung wichtiger Altersabschnitte .. 29
    Frühe Kindheit 29
    Kindheit (Vorschulalter und Schulalter) .. 30
    Jugend 31
Zur Gewinnung von Entwicklungsnormen
und -skalen 32
Literatur 33

Humangenetik 36

URSEL THEILE

Beitrag der klinischen Genetik zur
ätiologischen Klärung kinderpsychiatrischer
Krankheitsbilder 37
    Oligophrenien 37
    Psychosen und Autismus 42

Verhaltens- und Lernstörungen 43
Genetische Beratung und pränatale Diagno-
stik in der Kinder- und Jugendpsychiatrie .. 44
Literatur 45

Pädiatrie 46

KURT HARTUNG

Allgemeine pädiatrische Grundlagen 46
    Panoramawandel des Krankheiten-
    spektrums 46
    Früherkennung, Frühbehandlung und
    Rehabilitation 47
    Altersspezifische Reaktionen des Kindes
    im Krankheitsgeschehen – „Alters-
    konstitution" 47
    Das anfällige Kind 47
    Abhängigkeit verschiedener Krankheits-
    zustände vom sozialen Niveau 48
    Negativfaktoren der technischen
    Zivilisation 48

Spezielle pädiatrische Aspekte 49
    Verhaltensauffälligkeiten bei sehr jungen
    Kindern 49
    Nervosität – Neuropathie 50
    Hospitalismus und Deprivationssyndrom 50
    Vernachlässigung 51
    Kinderkrankheiten mit psychischer
    Begleitsymptomatik 51
    Chronisch kranke Kinder 52
    Psychologische Probleme im Krankenhaus
    aus pädiatrischer Sicht 54
    Fragen pädiatrisch-kinderpsychiatrischer
    Zusammenarbeit 55
    Literatur 56

Neurologie 57

BERNHARD NEUNDÖRFER, DETLEF KÖMPF

Einleitung 57
Neurologische Untersuchungstechniken ... 57
    Klinische Untersuchung 57
    Elektroenzephalogramm (EEG) 58
    Echoenzephalographie 60

Neurologische Ultraschall-Gefäß-
diagnostik 60
Elektronystagmographie 61
Bestimmung der globalen und lokalen
Hirndurchblutung 62

Neuroradiologische Untersuchungsmethoden ... 62
Elektromyographie und Elektroneurographie ... 64
Liquordiagnostik ... 65
Neuropsychologische Syndrome (Hirnwerkzeugstörungen) ... 65
    Aphasien ... 65
    Apraxien ... 66
    Agnosien ... 67
Residualzustände nach Schädigung des Zentralnervensystems ... 68
    Infantile Zerebralparesen (ICP) ... 68
    Metabolische Enzephalopathien ... 68
    Schädel-Hirn-Trauma im Kindesalter ... 70
    Intrauterin erworbene Affektionen des Gehirns ... 70
Muskelerkrankungen ... 71
Abschließende Bemerkungen zu den wechselseitigen Beziehungen Kinder- und Jugendpsychiatrie/Neurologie ... 72
    Literatur ... 72

Psychiatrie und Psychopathologie ... 74

HELMUT REMSCHMIDT

Einleitung und historische Vorbemerkungen ... 74
Beiträge der Psychiatrie und Psychopathologie zur Kinder- und Jugendpsychiatrie ... 74
    Untersuchungsmethoden ... 75
    Klassifikation ... 80
    Theorienbildung ... 80
Gemeinsame wissenschaftliche Problemfelder ... 81
    Ätiologieforschung ... 81
    Verlaufsforschung ... 82
    Interventions- und Evaluationsforschung ... 82
Berührungspunkte in der Praxis ... 83
    Psychopathologie der Familie und Familienpsychiatrie ... 83
    Psychiatrie der Adoleszenz ... 83
    Ausbildung, Fort- und Weiterbildung ... 84
    Literatur ... 85

Klinische Psychologie ... 87

LOTHAR R. SCHMIDT

Einleitung ... 87
Trends in der Klinischen Psychologie ... 88
    Erweiterung der Tätigkeitsfelder in der Medizin ... 88
    Betonung der Psychotherapie ... 88
    Reformbestrebungen ... 88
Gemeinsame Problemfelder der Klinischen Psychologie und der Kinder- und Jugendpsychiatrie ... 89
    Beiträge der Klinischen Psychologie zur Kinder- und Jugendpsychiatrie ... 89
    Psychodiagnostik und Systematik ... 89
    Maßnahmen ... 91
    Literatur ... 92

Pädagogik und Sonderpädagogik ... 94

ULRICH BLEIDICK

Pädagogik, Sonderpädagogik, Kinder- und Jugendpsychiatrie: Gemeinsamkeiten und Abgrenzungen, Grund- und Anwendungswissenschaften ... 94
Der Beitrag der Pädagogik zur kinder- und jugendpsychiatrischen Theorie und Praxis ... 95
Institutionalisierung von psychiatrisch-pädagogischer Teamarbeit: Kooperationsbeispiele ... 98
    Literatur ... 99

Soziologie ... 101

ROBERT ZIMMERMANN

Soziologie als systematische Gesellschaftstheorie ... 101
Soziologische Handlungstheorien ... 101
Rollentheorien ... 103
Theorien abweichenden Verhaltens ... 104
Soziale Differenzierung der Gesamtgesellschaft ... 105
Sozialisationsprozeß und familiärer Bezugsrahmen ... 106
    Literatur ... 107

Rechtswissenschaften ... 108

HORST SCHÜLER-SPRINGORUM

Überblick ... 108
   Altersstufen ... 108
   Forensische Bedeutung ... 108
   Rechtliche Zuordnung ... 109
Bis zum 7. Lebensjahr ... 110
   Vorgeburtliches ... 110
   Das unmündige Kind ... 110
   Kindeswohl und Jugendschutz ... 110
   Strafrecht ... 111
   Zur Terminologie ... 111
Vor und nach dem 14. Lebensjahr ... 111
   Beschränkte Geschäftsfähigkeit ... 111
   Bedingte Deliktfähigkeit ... 112
   Weitere Teilmündigkeiten ... 112
   Verfahrensrechtlicher Positionszuwachs ... 113
   Öffentliche Erziehung ... 113
   Jugendstrafrecht ... 114
Volljährigkeit und die Folgen ... 115
   Die Altersgrenze seit 1975 ... 115
   „Jungtäterrecht" ... 115
Ausblick ... 115
   „Grundrechtsmündigkeit" ... 115
   Das Kindes- und Jugendalter im Schnittpunkt der Disziplinen ... 116
Literatur ... 116

3 Grundprobleme der Kinder- und Jugendpsychiatrie

Anlage-Umwelt-Problem ... 120

HELMUT REMSCHMIDT

Historische Aspekte ... 120
Definitionen ... 120
Systematik der Anlage- und Umweltfaktoren ... 120
   Anlagefaktoren (genetische Faktoren) ... 120
Wechselwirkungen ... 121
Untersuchungen zur Anlage-Umwelt-Wirkung ... 122
Eigendynamik und Selbstregulation ... 124
Literatur ... 124

Psychophysische Wechselbeziehungen ... 126

JOEST MARTINIUS

   Literatur ... 128

Die Rolle der Entwicklungsdimension: Entwicklung – Reifung – Lernen ... 130

HELMUT REMSCHMIDT

Einführung ... 130
   Entwicklung ... 130
   Wachstum ... 131
   Lernen ... 131
   Wechselwirkungen ... 132
Dimensionen der Entwicklung ... 132
   Geschlechterunterschiede im Laufe der Entwicklung ... 132
   Die Rolle der Erfahrung ... 134
Entwicklung, Normabweichung, psychische Störungen ... 134
   Synchrone und asynchrone Entwicklungsvorgänge, Kontinuitäten und Diskontinuitäten ... 135
   Entwicklungsabhängigkeit kinder- und jugendpsychiatrischer Erkrankungen ... 135
Entwicklung und Therapie ... 136
Literatur ... 137

Probleme der Norm ... 138

HELMUT REMSCHMIDT

Verschiedene Arten von Normen und ihre Dimensionen ... 138
Statistische und ideale Norm ... 138
Abhängigkeit normativer Vorstellungen ... 139

Normbeurteilungen an Individuen und an
Gruppen 139
  Dimensionen von Normen 139
Normabweichungen und Krankheiten 140
  Positive und negative Normabweichungen 140
Kontinuitätsmodell und Diskontinuitäts-
modell psychischer Störungen und
Erkrankungen 140
Literatur 140

Probleme der Klassifikation 141

HELMUT REMSCHMIDT

Stichprobenprobleme 141
Auswahl von Markier-Variablen 141
Komplexitätsgrad der Störung 142
Ätiologie und Klassifikation 142
Klinische und statistische Ableitung von
Klassifikationssystemen 142
Literatur 142

Der Krankheitsbegriff in der Kinder- und Jugendpsychiatrie 142

HELMUT REMSCHMIDT

Allgemeine und spezielle Krankheitsbegriffe
in der Kinder- und Jugendpsychiatrie 143
Verschiedene Vorstellungen zum Krankheits-
begriff 146
  Das sogenannte „medizinische Modell" .. 146
  Das psychosoziale Krankheitsmodell 146
  Das biopsychologische Krankheitsmodell 147
  Multifaktorielle Krankheitsmodelle 147
Individueller und systemischer Krankheits-
begriff 147
  Psychoanalytisches Krankheitsmodell ... 148
  Krisenmodell 149
Ausweitungen und Einengungen des
Krankheitsbegriffes 150
  Literatur 151

4 Ätiologie und Pathogenese

Einführung: Pathogene Einflüsse und ihre Auswirkungen 154

HELMUT REMSCHMIDT

(1) Zeitpunkt der Schädigung 154
(2) Art der Schädigung 154
(3) Art der Auswirkung 154
(4) Beeinträchtigte Funktionen und
Interaktionen 156
(5) Wechselwirkung und Normproblem ... 156
  Literatur 156

Pathogene Einflüsse 157

Prä- und perinatale Einflüsse auf das ZNS .. 157
RICHARD MICHAELIS
  Pränatale Entwicklung und Entwicklungs-
  störungen des Zentralnervensystems 157
  Folgen nataler und postnataler Komplika-
  tionen für das Zentralnervensystem 164
  Literatur 166

Postnatale Einflüsse 168
HELMUT REMSCHMIDT
  Säuglingsalter 169
  Frühe Kindheit und Vorschulalter 170
  Grundschulalter 171
Pubertät und Adoleszenz 171
  Literatur 172

Somatische, psychische, psychosoziale und
soziokulturelle Einflüsse 172
KLAUS MINDE (Übersetzung: P. M. SCHIEBER)
  Einflußarten 172
  Somatische Einflüsse 173
  Psychische Einflüsse 175
  Psychosoziale Einflüsse 177
  Soziokulturelle Faktoren 178
  Folgerungen 180
  Literatur 180

Auswirkungen pathogener Einflüsse ... 183

Strukturelle Folgen von Läsionen des ZNS .. 183
HANS G. SCHLACK
    Genetische Programmierung der ZNS-
    Entwicklung ... 183
    Fehlbildungen und Mikrodysgenesien ... 184
    Hämorrhagien und Parenchymnekrosen .. 184
    Peri- und postnatale Störung der Dendri-
    tenentwicklung und Synapsenfunktion .. 186
    Mikrozephalie ... 187
    Literatur ... 187

Reifungsstörungen des ZNS und Kompensationsvorgänge ... 188
HANS G. SCHLACK
    Funktionelle Kompensation ... 188
    Plastizität des Zentralnervensystems ... 190
    Bedeutung „vorübergehender" Reifungs-
    störungen ... 191
    Physiologische und pathologische
    Reifungsverzögerung ... 192
    Literatur ... 194

Funktionsstörungen nach Hirnschädigungen 195
HANS G. SCHLACK
    Wechselbeziehungen zwischen den
    Funktionsbereichen ... 195
    Zerebrale Bewegungsstörungen ... 196
    Störungen der frühen kognitiven
    Entwicklung ... 197
    Störungen der Hör-Sprach-Entwicklung . 197
    Auswirkungen auf soziale Kommunika-
    tion und Selbstbild ... 199
    Frühkindliche Entwicklungsdiagnostik
    und Prognose ... 199
    Therapeutische Einflußmöglichkeiten bei
    Störungen der funktionellen Entwicklung 199
    Sonstige Funktionsstörungen ... 200
    Literatur ... 201

Interaktionsstörungen: Anmerkungen zur
Ätiologie und Pathogenese ... 202
ALEX F. KALVERBOER
(Übersetzung: J. SCHNEIDER)
    Einleitung ... 202
    Frühe Organisation des Verhaltens und
    soziale Interaktion ... 204
    Risikofaktoren für eine gestörte soziale
    Entwicklung ... 205
    Umweltbedingungen und soziale
    Entwicklung ... 205
    Schlußfolgerungen ... 206
    Literatur ... 207

Theorien zur Ätiologie und Pathogenese ... 209

Genetische Ansätze ... 209
KLAUS ZERRES
    Analyse auf der Ebene des Phänotyps ... 209
    Analyse auf der Ebene des Genotyps:
    Ansätze und Fragestellungen ... 213
    Chromosomenstörungen ... 214
    Genetisch bedingte maternale Risiko-
    faktoren ... 216
    Konsequenzen für die Kinder- und Jugend-
    psychiatrie ... 217
    Literatur ... 217

Ethologische und verhaltensbiologische
Ansätze ... 218
HELMUT REMSCHMIDT
    Allgemeine Gesichtspunkte ... 218
    Der Beitrag der Verhaltensbiologie und
    Ethologie zum Verständnis menschlichen
    Verhaltens ... 220
    Literatur ... 225

Lerntheoretische Ansätze ... 226
IRVING N. BERLIN (Übersetzung: J. SCHNEIDER)
    Implikationen der Lerntheorien für die
    Ätiologie kindlicher Störungen ... 226
    Neuere Ergebnisse über die Entwicklung
    des Lernens und die Ätiologie der
    Störungen ... 229
    Zusammenfassung ... 231
    Literatur ... 232

Psychodynamische Ansätze ... 233
HELMUT REMSCHMIDT,
HANS-GEORG HEINSCHER
    Das Unbewußte und seine Zugangswege . 233
    Das Unbewußte und das Vorbewußte ... 234
    Das energetische Konzept
    (Libidotheorie) ... 235
    Psychoanalytische Phasenlehre
    (Entwicklungsmodell) ... 235
    Das Persönlichkeitsmodell der
    Psychoanalyse (Instanzenlehre) ... 236
    Das Ich und die Abwehrmechanismen ... 237
    Weiterentwicklungen der Ich-Psychologie 238
    Psychoanalytische Entwicklungs-
    theorien ... 238
    Klinische Anwendungen psycho-
    analytischer Theorien ... 243
    Erweiterungen des klassischen psycho-
    analytischen Ansatzes ... 245
    Kritik am psychoanalytischen Ansatz ... 247
    Literatur ... 248

Interaktionstheoretische Ansätze	249	Sozialpsychologische Theorien	262

FRITZ MATTEJAT

HANS-GEORG EISERT

Einleitung: Entwicklungstendenzen in Theorie, Forschung und Praxis	249	Einleitung	262
		Dissonanztheorie	263
Der Aspekt „interpersonale Kommunikation": Die Double-bind-Theorie von Bateson und Mitarbeitern	250	Attributionstheorie	263
		Zur klinischen Anwendung der Attributionstheorie	264
Der Aspekt „interpersonales System": Die Familientheorie von Minuchin	254	Abschließende Bemerkungen	267
		Literatur	267
Vielfalt und Gemeinsamkeit interaktionsorientierter Ansätze	257		
Entwicklungsmöglichkeiten interaktionsorientierter Ansätze	258		
Literatur	261		

5 Forschungsmethoden in der Kinder- und Jugendpsychiatrie

Entwicklungsphysiologie und Auxologie: Wachstum und Reifung 270

JÜRGEN R. BIERICH

Wachstum	271	Auslösung der Pubertät	280
Physiologische Vorbemerkungen	271	Akzeleration	281
Auxologische Definitionen	271	Normvarianten und krankhafte Störungen	282
Gewicht	272	Wachstumsstörungen	282
Veränderungen der Zusammensetzung des Körpers	273	Störungen der sexuellen Reifung	285
		Frühreife	287
Skelettentwicklung	274	Psychosomatische Beziehungen	288
Wachstumsprognose	276	Wachstumsstörungen	288
Hormone	277	Störungen der sexuellen Entwicklung	291
Sexuelle Entwicklung	278	Literatur	295
Hormonbefunde	279		

Neurologische und neurophysiologische Methoden 298

JOEST MARTINIUS

Neurologische Methoden	298	Neurophysiologische Methoden	301
Neurologische Untersuchung	298	Analyse der Grundaktivität	304
Neuroradiologische Methoden	300	Evozierte Potentiale	304
		Literatur	307

Psychologische Methoden 310

HANS-GEORG HEINSCHER, HELMUT REMSCHMIDT

Messung psychischer Merkmale: Merkmalskonstruktion	310	Korrelationsstatistische Verfahren	313
		Experimentelle Versuchspläne	314
Klassifikation von Merkmalsträgern: Selektion und Taxometrie	312	Aufklärung zeitlicher Merkmalsvariationen	315
		Langzeitstudien	315
Untersuchung von Bedingungszusammenhängen	313	Einzelfallstudien und Verlaufsforschung	316
		Literatur	318

Epidemiologische Methoden 320

MARITA DETZNER, MARTIN H. SCHMIDT

Ziele epidemiologischer Forschung 320	Determinanten psychiatrischer Störungen .. 328
Methodische Probleme 320	Alters- und Geschlechtsabhängigkeit 330
Stichprobenziehung 320	Entwicklungsverzögerungen und Teil-
Verweigerungsproblem 322	leistungsschwächen 330
Probleme der Falldefinition 323	Intelligenzausstattung 331
Informationsquelle 325	Zusätzliche somatische Erkrankungen ... 331
Erhebungsinstrumente 326	Psychosoziale Risikofaktoren 332
Besondere methodische Probleme bei	Protektive Faktoren 333
längsschnittlichen Ansätzen 327	Stabilität von Verhaltensstörungen 334
Ergebnisse epidemiologischer Forschung	Literatur 334
zum Vorkommen kinderpsychiatrischer	
Auffälligkeiten 328	

Methoden der evaluativen Forschung 338

HANS DIETER BRENNER

Einleitung 338	Kontrollmittel 346
Allgemeine Voraussetzungen 339	Therapiedeterminierende Faktoren 348
Methodische Grundlagen 339	Schlußfolgerungen 349
Validitätsprobleme 342	Literatur 351
Untersuchungspläne 344	

6 Symptomatologie psychischer Störungen und Erkrankungen im Kindes- und Jugendalter

Störungen des Bewußtseins 354

GERT JACOBI

Begriffsbestimmung 354	Komaskalen 363
Pathoanatomie 354	Die Glasgow-Koma-Skala 364
Pathophysiologie 355	Die Glasgow-Ausgangs-Skala 364
Klinik 356	Mentale Entwicklung nach Koma eines
Akutes Mittelhirnsyndrom 356	Kindes 365
Akutes Bulbärhirnsyndrom 357	Koma und EEG 365
Hirntod 358	Alpha-Koma 367
Apallisches Syndrom 359	Koma und evozierte Potentiale (EP) 367
Parasomnie 360	EP und Hirntod 368
Akinetischer Mutismus 360	Ursachen von Bewußtseinsstörungen 368
Locked-in-Syndrom 360	1. Zerebrale Ursachen 368
Neurologische Begleitsymptomatik bei	2. Exogene Intoxikationen 368
Bewußtseinsstörungen (BWST) 361	3. Metabolische Entgleisungen 368
Spontanmotorik – Haltung – Tonus 361	4. Zirkulationsbedingte Ursachen 368
Hirnnerven 361	5. Ventilationsbedingte Ursachen 369
Schmerzreize 362	Überwachung und Behandlung 369
Vegetative Zeichen 362	Literatur 370

Störungen der Wahrnehmung 373

GÜNTER ESSER

Einleitung 373
Entwicklungsabhängiger Ansatz 373
   Ergebnisse der Entwicklungspsychologie . 373
   Entwicklungsmodell der Wahrnehmung . 376
   Wahrnehmungsstörungen bei früh-
   kindlichem Autismus 377
   Wahrnehmungsstörungen bei spezifischer
   Lese-Rechtschreib-Schwäche 379

Ansatz der klassischen Psychopathologie ... 381
   Illusionen (Illusionäre Verkennungen) ... 381
   Halluzinationen 382
   Vorkommen wesentlicher
   Wahrnehmungsstörungen 383
Literatur 384

Störungen der Aufmerksamkeit 387

HELMUT REMSCHMIDT, GERHARD NIEBERGALL

Definitorisches 387
Klassifikation der Aufmerksamkeits-
störungen 388
Klinisch-neuropsychologische
Untersuchungsbefunde 388
Spezifische Krankheitsbilder mit
Aufmerksamkeitsstörungen im Kindes-
und Jugendalter (Ätiologie und
Pathogenese) 389

Aufmerksamkeitsstörungen bei Kindern
und Jugendlichen nach Hirn-
schädigungen 389
Weitere psychiatrische Krankheiten mit
Aufmerksamkeitsstörungen 388
Methoden zur Erfassung der Aufmerk-
samkeitsstörungen 391
Therapie und Prognose 392
Literatur 393

Störungen der Psychomotorik 395

GERHARD NEUHÄUSER

Begriffsbestimmung 395
Entwicklung und Psychomotorik 395
Neurophysiologische Grundlagen 397
Bewegen und Wahrnehmen 398
Psychomotorische Störungen 400
   Erscheinungsbild 400
   Störung der psychomotorischen
   Entwicklung 400
   Störung des psychomotorischen
   Verhaltens 401
Diagnose psychomotorischer Störungen ... 403
   Neuropädiatrische Untersuchung 403
   Motoskopisches Beurteilen des
   Bewegungsverhaltens 404
   Motometrische Untersuchungsverfahren . 404
   Motographische Analysemethoden 408

Differentialdiagnose 409
Störung des psychomotorischen Verhaltens
bei verschiedenen Erkrankungen 409
   Psychomotorisches Verhalten geistig
   behinderter Kinder 409
   Psychomotorisches Verhalten
   sinnesbehinderter Kinder 409
   Psychomotorisches Verhalten bei
   körperbehinderten Kindern 410
   Psychomotorisches Verhalten bei seelisch
   behinderten Kindern 410
   Diagnostische Bedeutung des
   psychomotorischen Verhaltens 410
   Therapeutische Bedeutung des
   psychomotorischen Verhaltens 410
Literatur 411

Störungen der Gedächtnisfunktionen 414

GERHARD NIEBERGALL, HELMUT REMSCHMIDT

Definitionen 414
Zur Klassifikation der Gedächtnisstörungen 415
Klinisches Bild 415
   Gedächtnisstörungen nach
   Hirnschädigungen 415
   Gedächtnisstörungen bei psychotischen
   Erkrankungen 418

Psychogene Gedächtnisstörungen 418
Methoden zur Erfassung von Gedächtnis-
leistungen und Gedächtnisstörungen 419
   Klinische Verfahren 419
   Normierte psychologische Testverfahren . 420
Literatur 421

Störungen der kognitiven Funktionen (Denken) ... 423
MARTIN H. SCHMIDT

Definition	423	Stabile quantitative Veränderungen der kognitiven Funktionen	426
Entwicklung kognitiver Funktionen	423	Instabile quantitative Veränderungen der kognitiven Funktionen	426
Klassifikation von Störungen der kognitiven Funktionen	424	Formale Denkstörungen	427
Vorkommen, Diagnostik und Differentialdiagnostik	425	Inhaltliche Denkstörungen	428
Entwicklungs- und zustandsabhängige Varianten	425	Dauerhafte qualitative Besonderheiten kognitiver Funktionen	428
		Literatur	428

Störungen der sprachlichen Funktionen ... 429
HELMUT REMSCHMIDT, GERHARD NIEBERGALL

Grundlegende Gesichtspunkte und Einführung	429	Dysgrammatismus	435
Der Hör-Sprach-Kreis und seine Störungen	429	Dysarthrien	436
Entwicklung des Sprechens und der Sprache	430	Dysglossien	436
Voraussetzungen und Vorbereitungen für die Sprachentwicklung	430	Näseln	436
Etappen der Sprachentwicklung	431	Untersuchungsgang und Untersuchungsmethodik	437
Symptomatik der Sprech- und Sprachstörungen	431	Indikationen für eine phoniatrisch-pädaudiologische Untersuchung	437
Epidemiologie	431	Untersuchungsvorgehen	437
Sprachentwicklungsstörungen	432	Literatur	437
Dyslalien (Stammeln)	434		

Störungen der Emotionen und Affekte, des Antriebs, der Motive und des Temperaments ... 439
MARTIN H. SCHMIDT

Begriffsbestimmungen	439	Störung von Antrieb, Motivation und Motiven	442
Psychopathologie der Emotionen und Affekte	439	Störungen des Temperaments	445
		Literatur	446

Störungen der Sexualität im Kindes- und Jugendalter ... 447
MANFRED MÜLLER-KÜPPERS

Psychosexuelle Reifungsverfrühung	447	Inzest	452
Masturbation	448	Schwangerschaft bei Jugendlichen und Heranwachsenden	452
Paraphilien und Perversionen	449		
Pubertätsaskese	451	Kinder und Jugendliche als Opfer sexueller Handlungen	454
Vorzeitige und häufig wechselnde Sexualbeziehungen	451	Literatur	456

Störungen des Sozialverhaltens ... 457
FRIEDRICH SPECHT

Probleme der Nomenklatur	457	Störungen des Sozialverhaltens	459
Probleme der Definition	459	Probleme der Klassifikation	460
Sozialverhalten	459		

Beispiele auffälligen Sozialverhaltens	462	Entwendungen	466
Auswahl der Beispiele auffälligen Sozialverhaltens	462	Sogenannte Schulverweigerung	467
		Literatur	469
Aggressives Verhalten	462		

Störungen des Icherlebens und der Realitätseinschätzung 471

CHRISTIAN EGGERS

Depersonalisation und Derealisation	471	Entwicklungspsychologische Aspekte der Entfremdung und des Realitätsaufbaus	473
Verlust des Ichgefühls	471		
Spaltungserlebnisse	472	Ich-Entwicklung in der Kindheit	473
Ich-Identitätsstörung	472	Ich-Entwicklung in der Pubertät	475
Transitivistische Depersonalisationserlebnisse	472	Literatur	476

7 Diagnostik psychischer Störungen bei Kindern und Jugendlichen

Kinderpsychiatrische Untersuchungen 478

FRITZ POUSTKA

Einleitung	478	Untersuchungen mittels Fragebogen	496
Ziele	479	Behavior Checklist (BCL)	497
Erstkontakt	480	Child Behavior Checklist (CBCL)	497
Strukturierte Untersuchungsmethoden	482	Conners' Teacher Rating Scale (TRS)	501
Interviewstile	484	Behavior Problem Checklist (BPC)	501
Beispiele strukturierter Interviews	485	Children's Behaviour Questionnaire for Completion by Teachers/by Parents	501
Child Assessment Schedule (CAS)	485		
Washington University Diagnostic Interviews for Children and Adolescents (DICA und DICA-P)	487	Verhaltensbeobachtung	501
		Beobachtungen von Eltern-Kind-Interaktionen	503
Schedule for Affective Disorders and Schizophrenia for School-Age Children (KIDDIE-SADS, K-SADS)	491	Beobachtungen in der Schule	503
		Untersuchung familiärer Interaktionen und Funktionen	504
Isle-of-Wight-Survey-Interview	492	Untersuchungen zur Einschätzung von Temperamentseigenschaften	506
Mannheimer Jugendpsychiatrische Interviews	493		
		Ausblick	507
Angaben zur Vorgeschichte	496	Literatur	508

Interne und neurologische Untersuchungen 512

FOLKER HANEFELD

Internpädiatrische Untersuchung	512	Untersuchungen der Hirnnerven und Sinnesorgane	518
Untersuchungsgang	512		
Neuropädiatrische Untersuchungen	514	Besonderheiten der neurologischen Untersuchung bei älteren Säuglingen und Kindern	520
Untersuchung des Neugeborenen und Säuglings	514		
		Neurologischer Status	522
		Literatur	524

Somatische Zusatzmethoden und Labordiagnostik ... 526
FOLKER HANEFELD, HANS-JÜRGEN CHRISTEN

Neurophysiologische Methoden ... 526
    Elektroenzephalographie ... 526
    Evozierte Potentiale ... 533
Labordiagnostik ... 538
    Laborchemische Methoden ... 538
Liquoruntersuchungen ... 539
Biopsien ... 539
Radiologische Untersuchungsmethoden ... 544
Literatur ... 544

Psychologische Untersuchungen ... 546
STEFAN SCHMIDTCHEN

Einleitung ... 546
Auftragserteilung ... 547
    Auftraggeber ... 547
    Auftrag ... 548
Planung der psychodiagnostischen Untersuchung ... 549
Dimensionen psychodiagnostischer Zielsetzung ... 549
Konsequenzen für den Planungsprozeß ... 550
Inhaltliche Postulate des Diagnostizierens ... 551
Datenerhebung ... 552
    Explorationsmethoden ... 552
    Beobachtungsmethoden ... 553
    Testmethoden ... 554
Urteilsbildung ... 558
Gutachtenerstellung ... 560
Literatur ... 561

Früherkennung ... 562
ANDREAS WARNKE

Begriff und Aufgabe der Früherkennung ... 562
Merkmalsbereiche der Früherkennung ... 562
    Frühkindliches Entwicklungstempo ... 562
    Stabilität und Variabilität frühkindlicher Entwicklung ... 563
    Pathogenetische Uneindeutigkeit frühkindlicher Symptome ... 564
    Mehrfachbehinderung und Mehrfachbeeinträchtigung ... 565
Methodische Grundkonzeption der Früherkennung ... 566
    Risikokonzept ... 566
    Screeningkonzept ... 566
Bestimmung des obstetrischen Risikos und seine Bedeutung für die psychosoziale Entwicklung ... 567
    Apgar-Index ... 567
    Gestationsalter, Reif-, Früh- und Mangelgeburt ... 567
    Neurologische Untersuchung des Neugeborenen ... 567
    Obstetrische und neonatale Risikofaktoren – das Optimalitätskonzept ... 568
    Wechselwirkung biologischer Risiken und psychosozialer Belastung ... 568
Bestimmung des psychopathologischen Risikos ... 569
    Methoden zur Ermittlung von Risikofaktoren und Risikokindern ... 569
    Lebensgeschichtliche Einflüsse als Risikoindikatoren für psychopathologische Auffälligkeiten ... 570
Entwicklungsdiagnostische Verfahren ... 573
    Entwicklungstests und Entwicklungstabellen bis zum 3. Lebensjahr ... 573
    Psychometrische Verfahren im Vorschulalter ... 573
    Ärztliche Vorsorgeuntersuchung vom 1. bis 4. Lebensjahr ... 575
Zusammenfassung ... 578
Literatur ... 579

Der diagnostische Prozeß ... 583
HELMUT REMSCHMIDT

Notwendigkeit von Diagnosen ... 583
Einflüsse auf den diagnostischen Prozeß und seine Ergebnisse ... 583
    Patient oder Familie ... 585
    Untersucher ... 585
    Untersuchungsmethoden ... 585
Interaktionsprobleme ... 585
Der psychische bzw. psychopathologische Befund ... 585
Weg zu Diagnose und Therapie ... 586
Literatur ... 587

Klassifikation und Dokumentation ... 588

HELMUT REMSCHMIDT

Klassifikation ... 588
Dokumentation ... 588
Zur Klassifikation von Diagnosen:
Notwendigkeit, Kriterien und Einwände ... 589
   Notwendigkeit ... 589
   Kriterien für eine angemessene Klassifikation kinder- und jugendpsychiatrischer Erkrankungen ... 589
   Einwände gegen die Klassifikation und gegen Klassifikationssysteme ... 591
Methodische Probleme bei der Klassifikation ... 593

Verschiedene Systeme der Klassifikation ... 593
   Eindimensionale, multikategoriale Systeme ... 593
   Multiaxiale Klassifikationssysteme klinischen Ursprungs ... 596
   Statistisch abgeleitete, mehrdimensionale Klassifikationssysteme ... 602
   Spezielle Klassifikationssysteme für einzelne Gruppen psychischer Störungen, Erkrankungen und Behinderungen ... 602
Literatur ... 605

8 Therapie, Rehabilitation und Prävention in der Kinder- und Jugendpsychiatrie

Gesichtspunkte zur Indikationsstellung therapeutischer Maßnahmen ... 608

HELMUT REMSCHMIDT

Allgemeine Gesichtspunkte ... 608
Klassifikation der Behandlungsmethoden ... 608
   Individuumzentrierte Behandlungsmethoden ... 609
   Familienzentrierte Behandlungsmethoden ... 609

Gruppenzentrierte Behandlungsmethoden ... 610
Einige Grundsätze zur Indikationsstellung ... 610
Grenzen der Therapie ... 613
Literatur ... 613

Elektrokonvulsivtherapie (EKT) ... 615

HELMUT REMSCHMIDT

EKT in der Psychiatrie und in der Kinder- und Jugendpsychiatrie ... 615
Indikationen und Kontraindikationen ... 615
Durchführung und Wirkmechanismus ... 616

Durchführung ... 616
Wirkmechanismus ... 617
Nebenwirkungen und Risiken ... 617
Literatur ... 617

Psychopharmakotherapie und Therapie mit anderen psychotropen Medikamenten ... 619

Antidepressiva ... 619
HELMUT REMSCHMIDT
   Definition und allgemeine Gesichtspunkte ... 619
   Pharmakologie, Biochemie und Wirkungsmechanismus ... 620
   Klinische Anwendungen ... 623
   Kontraindikationen ... 625
   Unerwünschte Wirkungen ... 627
   Literatur ... 627

Neuroleptika ... 628
HELMUT REMSCHMIDT
   Nomenklatur und historische Anmerkungen ... 628
   Pharmakologie und Pharmakokinetik ... 630
   Indikationen und Kontraindikationen ... 631
   Nebenwirkungen ... 633
   Abschließende Bemerkungen ... 635
   Literatur ... 635

Tranquilizer und Hypnotika 636
ALEXANDER R. LUCAS
(Übersetzung: J. SCHNEIDER)
    Terminologie 636
    Klassifikation 636
    Geschichte 636
    Klinische Indikationen 637
    Spezifische Medikamente 637
    Richtlinien für die Anwendung von
    Tranquilizern 641
    Literatur 641

Psychostimulanzien 642
CHRISTIAN KLICPERA
    Pharmakologie 642
    Wirkung auf das Verhalten 642
    Wirkung auf kognitive Leistungsbereiche 643
    Wirkung auf Schulleistungen 643
    Langfristige Wirkung 643
    Nebenwirkungen 643
    Dosierung 644

    Vergleich der verschiedenen Stimulanzien 645
    Indikation 645
    Literatur 646

Antiepileptika 646
DIETER SCHEFFNER
    Literatur 650

Lithiumsalze 650
BRUNO MÜLLER-OERLINGHAUSEN
    Indikationen 651
    Durchführung der Lithiumtherapie 651
    Nebenwirkungen und Risiken 652
    Literatur 653

Antiandrogene 654
FRIEDMUND NEUMANN
    Chemie 654
    Wirkungsmechanismus 654
    Indikationen 654
    Literatur 656

Beratung von Eltern und Patienten 658

ANNEMARIE DÜHRSSEN

Krankheit, Theorie und Beratungsstil 658
Das geistig behinderte Kind 660
Entwicklungsverzögerung und Teilleistungs-
schwäche 660

Das neurotische Kind 661
Das psychotische Kind, Sucht und
Verwahrlosung 663
    Literatur 664

Psychotherapie 665

Suggestion und Hypnose 665
DIETRICH LANGEN
    Suggestion 665
    Hypnose 666
    Literatur 667

Psychotherapeutische Übungsbehandlung . . 668
HELMUT REMSCHMIDT,
HANS-GEORG HEINSCHER
    Einleitung 668
    Entspannung und Körperwahrnehmung . 668
    Ausdrucks- und Gestaltungstherapie . . . 670
    Literatur 671

Analytische Psychotherapie bei Kindern und
Jugendlichen 672
ANNEMARIE DÜHRSSEN
    Historische Entwicklung 672
    Grundkonzepte und Wirkfaktoren in der
    analytischen Psychotherapie des Kindes . . 673
    Spiele und Spielverhalten 675
    Der Familienkonflikt und das Erlebnisfeld
    des Patienten 676

    Der formale Rahmen für die Therapie,
    allgemeine Absprachen mit den Eltern und
    den Patienten 678
    Fallbeispiele 679
    Literatur 684

Verhaltenstherapie 685
PETER GOTTWALD
    Historische Entwicklung und Definition
    der Verhaltenstherapie 685
    Verhaltenstherapie in einigen Bereichen
    der Kinderpsychiatrie 686
    Verhaltenstherapie in der Umwelt von
    Kindern (Elternhaus, Schule, Heime) . . . 691
    Neuere Entwicklungen der Verhaltens-
    modifikation bei Kindern und Jugend-
    lichen 694
    Präventive Aspekte der Verhaltens-
    modifikation bei Kindern 695
    Ausbildung und Berufstätigkeit als
    Verhaltenstherapeut 695
    Literatur 695

Klientenzentrierte Gesprächs- und
Spieltherapie 696
STEFAN SCHMIDTCHEN
    Einleitung 696
    Klientenzentrierte Spieltherapie für Kinder 696
    Klientenzentrierte Gesprächstherapie für
    Jugendliche 700
    Zusammenfassung 700
    Literatur 701

Familientherapie und Familienpsychiatrie .. 701
JOHN G. HOWELLS (Übersetzung: J. SCHNEIDER)
    Definitionen 701
    Familientherapie (Behandlung der
    Familie) 703
    Schlußfolgerungen 706
    Literatur 707

Gruppentherapie 707
RAINER G. SIEFEN
    Historische Entwicklung und
    Definitionen 707
    Gruppentherapeutische Methoden 707
    Allgemeine Aspekte gruppen-
    therapeutischer Praxis 709
    Evaluation von Gruppentherapien 710
    Literatur 711

Die Bedeutung des Katathymen Bilderlebens
(Tagtraumtechnik) für die Kinder- und
Jugendpsychiatrie 712
HANSCARL LEUNER
    Prämissen des Katathymen Bilderlebens .. 713
    Klinische Technik 713
    Klinische Ergebnisse 716
    Schwerpunkt des Katathymen Bilderlebens
    in der Kinder- und Jugendpsychiatrie ... 718
    Literatur 718

Heil- und sonderpädagogische Methoden 719

Heilpädagogische Übungsbehandlungen ... 719
HANS-GEORG EISERT
    Begriffsbestimmung 719
    Quellen heilpädagogischer Übungs-
    behandlungen 721
    Zu einigen in Materialien vorgegebenen
    Annahmen 722
    Beispiele für Übungsprogramme 724
    Ein Beispiel heilpädagogischer Übungs-
    behandlung 726
    Abschließende Bemerkungen 727
    Literatur 728

Sonderpädagogik 729
ULRICH BLEIDICK
    Zur Institutionalisierung sonder-
    pädagogischer Maßnahmen 729
    Didaktische und methodische Prinzipien
    sonderpädagogischer Förderung 735
    Einzelbereiche der Behinderten-
    pädagogik 736
    Literatur 738

Soziotherapie 740

RAINER G. SIEFEN

Historische Entwicklung 740
Beschäftigungstherapie 741
    Behandlungsziele und Indikation 741
    Techniken und Anwendungsformen 741
    Diagnostik und Dokumentation 743
    Organisation und Kooperation 743
Arbeitstherapie 744
    Ziele der Arbeitstherapie 744

Institutionelle Kooperation 744
Milieutherapie 745
    Patientenorientierte Ziele 745
    Organisatorische Bedingungen 745
    Milieuformen 746
Entwicklungsmöglichkeiten 747
    Literatur 747

Elternarbeit in der Kinder- und Jugendpsychiatrie 750

ANDREAS WARNKE

Begründung, Ziele und Aufgaben 750
    Übergreifende Ziele und Aufgaben 750
    Veränderung der Ziele mit den
    wechselnden Aufgaben im diagnostisch-
    therapeutischen Prozeß 750

Begründung über den diagnostisch-
therapeutischen Prozeß 750
Begründung aus ätiologischen Gesichtspunkten 752

Formen der Elternarbeit 753
　Elternkontakt 753
　Elternberatung 753
　Elterntherapie 754
　Ehe- und Familientherapie 754
　Elterntraining 754
　Nachbetreuung bei Elterntraining ... 759
Probleme der Kooperativität 759
　Risikofaktoren für mangelhafte
　Kooperation 759
　Kooperationsfördernde Maßnahmen ... 760
　Effektivität und kritische Neben-
　wirkungen 760
　Indikation 761
　Literatur 762

Frühförderung 764
ANDREAS WARNKE

Begriff und Aufgabenfeld der
Frühförderung 764
Ziele der Frühförderung 764
Institutionen der Frühförderung 764
Prinzipien der Frühbehandlung 766

Methoden der Frühbehandlung 766
Erfolg der Frühförderung 767
Skizzierung eines Konzeptes der
Frühförderung 767
Literatur 768

Rehabilitation 770
HELMUT REMSCHMIDT

Begriffe und Aufgabenbereich 770
　Leistungsspektrum der Rehabilitation ... 772
　Einleitung von Rehabilitations-
　maßnahmen 773
Gesetzliche Bestimmungen und Leistungs-
träger für die Rehabilitation 773
　Gesetzliche Bestimmungen 773
　Leistungsträger 774
Rehabilitationsmaßnahmen bei verschiede-
nen kinder- und jugendpsychiatrischen
Erkrankungen 776

Institutionen zur Rehabilitation 776
　Krankenhäuser 776
　Spezialisierte Rehabilitationszentren ... 776
　Frühförderstellen und Sonder-
　kindergärten 776
　Sonderschulen 776
　Teilstationäre Einrichtungen 776
　Übergangseinrichtungen 777
　Heime 777
　Einrichtungen der beruflichen
　Rehabilitation 777
　Selbsthilfegruppen und -verbände ... 777
　Literatur 777

Prävention 778
PHILIP GRAHAM (Übersetzung: J. SCHNEIDER)

Epidemiologische Befunde 778
　Autismus 778
　Betreuungsprobleme in der Kleinkind- und
　Vorschulzeit 778
　Emotionale Störungen 779
　Verhaltensstörungen und Dissozialität .. 779
Eine Präventionsstrategie 779
　Soziale Maßnahmen 779

Spezifische Maßnahmen 779
Belastende Situationen 782
　Krankenhausaufenthalt 782
　Trauerfall 783
　Scheitern der Ehe 783
Organisation der Präventionsdienste ... 783
　Literatur 783

Rechtliche und institutionelle Voraussetzungen für Therapie und Rehabilitation 785
MATTHIAS MARTIN

Rechtliche Voraussetzungen 785
Einleitung einer Rehabilitation 787

Institutionelle Voraussetzungen 788
　Literatur 790

9 Verlauf und Prognose kinder- und jugendpsychiatrischer Erkrankungen

HELMUT REMSCHMIDT

Einflüsse auf den Verlauf kinder- und jugendpsychiatrischer Erkrankungen .. 792

Genetische Faktoren 792
Eigengesetzlichkeit der Erkrankung
(sogenannter natürlicher Verlauf) 793
Entwicklungsfaktoren, Alter und
Geschlecht 793
Systematische Einwirkungen (Therapie und andere Hilfen) 794
Lebensereignisse, Risikofaktoren, protektive Faktoren 795

Methodische Probleme und Überlegungen 797

Prospektive Echtzeit-Längsschnittstudie ... 797
Retrospektive Längsschnittstudie 797
Prospektive Längsschnittstudie mit rückwirkend definierter Ausgangsstichprobe ... 798

Einige Ergebnisse zum Verlauf kinder- und jugendpsychiatrischer Erkrankungen 798

Psychoreaktive Störungen 798
Dissoziales Verhalten und Persönlichkeitsstörungen 799
Neurosen 799
Schizophrenie und frühkindlicher Autismus . 799
Endogen-phasische Psychosen 800
Hyperkinetisches Syndrom bzw. Attention deficit disorders 800
Psychiatrische Erkrankungen in der Adoleszenz 801
  Literatur 802

Namensverzeichnis 805

Sachverzeichnis 829

Inhaltsübersicht von Band II

1 Psychische Entwicklung und ihre Varianten in Kindheit und Adoleszenz

   Psychische Entwicklung und ihre Varianten in der Kindheit
   MARTIN H. SCHMIDT

   Psychische Entwicklung und ihre Varianten in Pubertät und Adoleszenz
   HELMUT REMSCHMIDT

2 Klassifikation kinder- und jugendpsychiatrischer Erkrankungen und Störungen
   HELMUT REMSCHMIDT

3 Intelligenzminderungen und andere Varianten der Intelligenz
   MARTIN H. SCHMIDT, RENATE VOLL

4 Psychische Störungen im Zusammenhang mit Hirnschädigungen oder Hirnfunktionsstörungen

   Psychische Störungen nach früh erworbenen Hirnschädigungen
   DAVID SHAFFER (Übersetzung: R. RENTZ)

   Psychische Störungen nach Schädel-Hirn-Traumen
   HELMUT REMSCHMIDT

   Psychische Störungen nach entzündlichen Erkrankungen des Zentralnervensystems
   GERHARD NEUHÄUSER

   Psychische Störungen bei Hirntumoren
   ROBERT J. CORBOZ

   Psychische Auffälligkeiten bei Stoffwechselstörungen und Intoxikationen
   CHRISTIAN EGGERS

5 Epilepsien
   DIETER SCHEFFNER

6 Umschriebene Entwicklungsrückstände und Teilleistungsschwächen
   MARTIN H. SCHMIDT

7 Autistische Syndrome
   DORIS WEBER

8 Psychotische Störungen

   Körperlich begründbare Psychosen
   CHRISTIAN EGGERS

   Affektive Psychosen
   GERHARDT NISSEN

   Schizophrene Psychosen
   CHRISTIAN EGGERS

9 Gerichtliche Kinder- und Jugendpsychiatrie
   REINHART LEMPP

Inhaltsübersicht von Band III

1 Hyperaktives Syndrom (hyperkinetisches, hypermotorisches Syndrom)
KLAUS MINDE (Übersetzung: H.-CH. STEINHAUSEN)

2 Störungen des Sprechens und der Sprache
HELMUT REMSCHMIDT, GERHARD NIEBERGALL

3 Reaktive und alterstypische Störungen mit körperlicher Symptomatik

   Klassifikationsprobleme
   MARTIN H. SCHMIDT

   Habituelle Verhaltensweisen
   HELMUT REMSCHMIDT

   Störungen des Vegetativums und des Wach-Schlaf-Rhythmus
   ROBERT J. CORBOZ

   Eß- und Verdauungsstörungen
   HANS-CHRISTOPH STEINHAUSEN

   Motorische Störungen
   THEODORE SHAPIRO, HANS F. HUEBNER (Übersetzung: J. SCHNEIDER)

   Störungen der sprachlichen Kommunikation
   HELMUT REMSCHMIDT

   Enuresis
   EMIL KAMMERER

   Enkopresis
   HANS-CHRISTOPH STEINHAUSEN

4 Reaktive und alterstypische Störungen mit psychischer Symptomatik

   Klassifikationsprobleme
   MARTIN H. SCHMIDT

   Angst- und Affektsyndrome
   PETER STRUNK

   Depressive Syndrome
   GERHARDT NISSEN

   Zwangssyndrome
   PETER STRUNK

   Konversionssyndrome
   PETER STRUNK

   Neurotische Dissozialität und Delinquenz
   HANS CHRIST, CARL KLÜWER

   Individuationskrisen
   GERHARDT NISSEN

5 Psychophysiologische (psychosomatische) Krankheiten
HANS-CHRISTOPH STEINHAUSEN

6 Persönlichkeitsstörungen
HELMUT REMSCHMIDT

7 Suizide und Suizidversuche im Kindes- und Jugendalter
FRITZ POUSTKA

8 Drogenmißbrauch und Sucht

   Drogenabhängigkeit bei Jugendlichen
   DIETER LADEWIG

   Alkoholmißbrauch und Alkoholabhängigkeit bei Jugendlichen
   HELMUT REMSCHMIDT

9 Dissozialität, Delinquenz, Verwahrlosung
FRIEDRICH SPECHT

10 Störungen der Sexualentwicklung und des Sexualverhaltens
MATTHIAS MARTIN, IRIS DAUNER

11 Psychische Störungen bei Behinderungen und chronischen Krankheiten
HANS-CHRISTOPH STEINHAUSEN

12 Deprivation und ihre Folgen
CHRISTIAN KLICPERA, HEINZ SCHWARZBACH, ANDREAS WARNKE

13 Mißhandlungssyndrom

   Kindesmißhandlung und -vernachlässigung
   HELMUT REMSCHMIDT

   Psychosozialer Minderwuchs
   HANS-CHRISTOPH STEINHAUSEN

14 Interaktionsstörungen in Familien
FRITZ MATTEJAT, HELMUT REMSCHMIDT

1 Historische Entwicklung der Kinder- und Jugendpsychiatrie

Helmut Remschmidt

Einleitung

Geschichte der Kinder- und Jugendpsychiatrie ist zunächst Geschichte der Kindheit, Geschichte der Erziehung, der Philosophie und Psychologie, sie wird erst später Geschichte der Psychiatrie und Pädiatrie und erst *sehr spät* eigentlich Geschichte der Kinder- und Jugendpsychiatrie.

Wie kommt dies? Gab es früher keine psychischen Erkrankungen bei Kindern und Jugendlichen? Es spricht alles dafür, daß dem nicht so ist. Nur spielten Kinder und Kindheit eine vergleichsweise untergeordnete Rolle – und wo dies nicht so war (zeitweise in der Antike), waren doch die Sitten rauh: Man setzte kranke Kinder aus, und auch ihre Tötung war lange straffrei.

Das römische Recht drückt die Einstellung zum Kind so aus:

„Das Recht der Gewalt über seine Kinder gehört zum römischen Bürger. Niemand anderes hat eine solche Gewalt über seine Kinder wie wir."

Auch im deutschen Zivilrecht wurde die Formulierung von der „elterlichen Gewalt" bis vor kurzem noch aufrechterhalten, wenngleich ihre faktische Ausübung sich nicht mehr im geringsten mit der römischen Praxis vergleichen ließ. Durch das neue Sorgerechtsgesetz (in Kraft getreten am 4.12.1979) wurde das Recht der „elterlichen Gewalt" durch das Recht der „elterlichen Sorge" ersetzt.

Im römischen Recht hatte der Herr des Hauses unumschränkte Gewalt über Familie und Kinder. Er konnte die Annahme des Kindes wie eine Ware verweigern. So ist historisch belegt, daß in der Antike (in der griechischen wie in der römischen) zahlreiche Mädchen getötet wurden, weil lediglich Knaben als Krieger erwünscht waren und mehr als ein Mädchen in der Familie nicht geduldet wurde.

Eine Untersuchung an über 600 Familien in Delphi anhand von Inschriften hat ergeben, daß nur bei 6 Familien zwei oder mehrere Töchter vorhanden waren. Dies ist weit weniger, als der statistischen Wahrscheinlichkeit entspricht. Damals (2./3. vorchristliches Jh.) nahm die Bevölkerung Griechenlands rapide ab, „weil die Menschen dem Snobismus, der Habgier und dem Leichtsinn verfallen sind, nicht mehr heiraten oder, wenn sie es tun, die Kinder, die ihnen geboren werden, nicht aufziehen wollen, sondern meist nur eins oder zwei, damit sie im Luxus aufwachsen und ungeteilt den Reichtum ihrer Eltern erben" (POLYBIOS, † um 120 v. Chr.). Kinder wurden also ausgesetzt, geopfert, den wilden Tieren zum Fraße hingeworfen, zuweilen auch qualvoll umgebracht.

Bei SENECA lesen wir: „Kranke Hunde schlägt man auf den Kopf, böse und wilde Ochsen schlachten wir; kränkliche Schafe nehmen wir unters Messer, damit sie die Herde nicht anstecken. Unnatürliche Nachzucht zerstören wir; wir ertränken Kinder, die bei der Geburt schwächlich und abnormal sind, doch geschieht dies nicht aus Zorn, sondern aus Vernunft. Die Vernunft scheidet das Schädliche vom Gesunden."

Erst die jüdische und christliche Tradition führt zu einer Wende. So geißelt der jüdische Religionsphilosoph PHILON aus Alexandria im 1. Jh. unserer Zeitrechnung die Unsitte des Kinderaussetzens mit harten Worten und betont, daß es die eigentliche Aufgabe von Vater und Mutter sei, die Kinder zu schützen.

Die Thematik des Aussetzens von Kindern finden wir in zahlreichen Märchen, Sagen und Legenden: Moses wird in einem Binsenkörbchen ausgesetzt, Romulus und Remus werden ausgesetzt und von einer Wölfin gesäugt; weitere Beispiele finden sich in Märchen wie „Hänsel und Gretel" sowie in realen Beobachtungen an den indischen Wolfskindern, Kaspar Hauser, Victor von Aveyron usw.

Die christliche Tradition, die – wie die jüdische – die Einstellung zum Kind und zur Kindheit ändern sollte, wird mit dem Kindermord zu Bethlehem eingeleitet. Sie hat in der Folgezeit das Verhalten gegenüber Kindern und gegenüber der Familie tiefgreifend verändert.

Im Mittelalter wird das Kind wie ein kleiner Erwachsener betrachtet. Kinder sind auch überall unter Erwachsenen. Ein adäquates Eingehen der Erwachsenen auf Kinder oder gar die Betrachtung des Kindes als eigenständige Persönlichkeit sind so gut wie unbekannt.

Die erste Biographie über die Kindheit soll durch einen französischen Abt Anfang des 12. Jhs. veröffentlicht worden sein.

Die Auffassung vom Kind als „Miniatur-Erwachsenem" zeigte sich auch in den Kinderkreuzzügen, in denen um 1212 rund 60000 Kinder zugrunde gegangen sein sollen.

Auch im christlichen Mittelalter kam es zu Kindstötungen und -verbrennungen. Der Exorzismus war weit verbreitet, geistig behinderte Kinder wurden vielfach als „Wechselbälger" getötet.

Nach WEYGANDT (zit. in NISSEN 1974) sollen im Rahmen von Hexenverfolgungen, die von 1627 bis 1629 in Würzburg stattfanden, 157 Personen verbrannt worden sein, unter ihnen 27 Kinder.

Mit der Strömung des Humanismus änderten sich die Auffassungen zusehends. 1526 veröffentlichte ERASMUS VON ROTTERDAM seine Erziehungsregeln, die bereits auf ein stärker individuelles Eingehen auf die Kinder ausgerichtet sind.

Eine wesentlich veränderte Einstellung zum Kind entsteht im 18. Jh. im Zuge gewaltiger sozialer und technischer Revolutionen. Das Kind wird allmählich als eigenständiges Wesen betrachtet mit eigenen Bedürfnissen, Rechten und auch Pflichten. Freilich gibt es auch hier Mißbräuche wie die Kinderarbeit, die z.T. dramatische Ausmaße annahm.

In der Folgezeit setzte sich jedoch mehr und mehr die Auffassung von der Eigenständigkeit des Kindes durch, der Entwicklungsgedanke gewann den ihm gebührenden Platz, und auch in rechtlicher

Hinsicht wird das Kind zunehmend als ein schutz- und förderungswürdiges Individuum mit eigener Persönlichkeit und eigenen Bedürfnissen und Rechten betrachtet.

Die deutschsprachige Kinder- und Jugendpsychiatrie

Die deutschsprachige Kinder- und Jugendpsychiatrie ist stark mit der europäischen und internationalen verknüpft. Wenn sie hier zunächst in einem eigenen Abschnitt gewürdigt wird, so deshalb, weil sie einerseits ganz wesentlich zur Entwicklung der europäischen Kinderpsychiatrie beitrug, und zum anderen, weil sie eine spezifische pädagogische und heilpädagogische Vorgeschichte hat, die für den deutschen Sprachraum typisch ist.

Pädagogik, Heilpädagogik und Philosophie

Diese Disziplinen bestimmen vom Ausgang des Mittelalters bis ins 18./19. Jh. die Geschichte der deutschsprachigen Kinderpsychiatrie. Zwar beschrieb PARACELSUS VON HOHENHEIM (1493–1541) als erster den Zusammenhang zwischen endemischem Kropf und Schwachsinn und sein Schüler FELIX PLATER (1536–1614) den erblichen Schwachsinn. Derlei medizinische Beobachtungen, die eigentlichen Vorläufer der Kinder- und Jugendpsychiatrie als einer medizinischen Disziplin, sind zu dieser Zeit allerdings sehr selten.
Eine gewisse Ausnahme stellt die Epilepsie dar, über die wir sehr frühe medizinische Schilderungen bereits aus der Antike und auch aus dem Mittelalter besitzen.
In der Folgezeit herrschen jedoch pädagogische, heilpädagogische und philosophische Strömungen vor.
Der Begriff der Heilpädagogik wurde sinngemäß schon bei JOHN LOCKE (1693) und bei JEAN-JACQUES ROUSSEAU (1762) verwandt.
In den deutschen Sprachraum eingeführt wurde er durch die Leipziger Heilpädagogen GEORGENS und DEINHARDT, die 1861 eine „Heilpädagogik mit besonderer Berücksichtigung der Idioten und der Idiotenanstalten" veröffentlichten.
Die Folgezeit wird geprägt durch das Werk von JOHANN HEINRICH PESTALOZZI (1746–1827), FRIEDRICH FRÖBEL (1778–1852), JOHANN HINRICH WICHERN (1808–1881), der 1833 als Gründer des ersten „Rauhes Hauses" zur Rettung verwahrloster Kinder Erwähnung verdient, und THEODOR HELLER (1869–1938). HELLER, der bei WUNDT in Leipzig promoviert hatte (1895), gründete eine heilpädagogische Anstalt und ist der Erstbeschreiber der „Dementia infantilis" (1908), die seinen Namen trägt. Er verfaßte ferner auch einen „Grundriß der Heilpädagogik" (1905).

Entwicklung der Kinder- und Jugendpsychiatrie zu einer medizinischen Disziplin

Parallel zu den pädagogischen, heilpädagogischen und philosophischen Strömungen (z. T. mit, z. T. ohne wechselseitige Beeinflussung) entwickelte sich die Kinderpsychiatrie zu einer medizinischen Disziplin. Als früher Vorläufer kann HENRY MAUDSLEY gelten, der in seiner „Physiology and Pathology of Mind" (1867) ein Kapitel von 34 Seiten mit dem Thema „Insanity of Early Life" verfaßte, das als Vorläufer späterer kinderpsychiatrischer Lehrbücher aufgefaßt werden kann. Eine eigene kinderpsychiatrische Abteilung mit Ambulanz und stationärer Aufnahmemöglichkeit wurde allerdings erst 1930 eingerichtet; erst in den fünfziger Jahren wurde ein Lehrstuhl für Kinder- und Jugendpsychiatrie am Maudsley-Hospital errichtet.
Ein wichtiger Markstein in der Geschichte der Kinder- und Jugendpsychiatrie ist das Jahr 1887, in dem das erste kinderpsychiatrische *Lehrbuch*, verfaßt von EMMINGHAUS, erschien mit dem Titel „Psychische Störungen im Kindesalter". Der Psychiatriehistoriker HARMS bezeichnete es als „die Wiegenstunde der Kinderpsychiatrie".
1899 wurde erstmals die Bezeichnung „Kinderpsychiatrie" durch den Franzosen M. MANHEIMER verwendet, der sein Buch „Les Troubles Mentaux de l'Enfance" (1899) im Untertitel „Précis de Psychiatrie Infantile" nannte (STUTTE 1980/81). Etwa zur gleichen Zeit erscheinen Lehrbücher von MOREAU (1888) und IRELAND (1898), die noch nicht den Terminus „Kinderpsychiatrie", aber verwandte Bezeichnungen im Titel führen.
Die weitere Entwicklung ist gekennzeichnet durch folgende Namen:
WILHELM STROHMAYER (1910), der eine „Psychopathologie des Kindesalters" verfaßte;

THEODOR ZIEHEN (1915) mit seinem Lehrbuch „Die Geisteskrankheiten im Kindesalter";
SANTE DE SANCTIS (1925), der den Begriff „Neuropsichiatria infantile" prägte und die „Dementia praecocissima" beschrieb;
AUGUST HOMBURGER (1926), der sein einflußreiches Werk „Vorlesungen über Psychopathologie des Kindesalters" nannte;
MORITZ TRAMER, dessen „Lehrbuch der allgemeinen Kinderpsychiatrie" (1942) als erste klare Umgrenzung des Fachgebietes angesehen werden kann.

Wichtige Weiterentwicklungen dieser Ansätze waren der Handbucharticle über das Gesamtgebiet der Kinder- und Jugendpsychiatrie von STUTTE (1960) sowie das Lehrbuch von LUTZ (1961) und das deutschsprachige „Lehrbuch der speziellen Kinder- und Jugendpsychiatrie" von HARBAUER, LEMPP, NISSEN und STRUNK (1971).

Die Weiterentwicklung der deutschsprachigen Kinder- und Jugendpsychiatrie wurde aber auch durch die *Gründung wissenschaftlicher Zeitschriften* wesentlich gefördert.

Hier lassen sich drei Entwicklungen nachzeichnen:
1. 1898 wurde das Periodikum „Die Kinderfehler" gegründet, das dann seine Fortsetzung in der „Zeitschrift für Kinderforschung" fand, die 1944 mit dem 50. Band ihr Erscheinen einstellen mußte. Erster Redakteur war WERNER VILLINGER. Diese Zeitschrift fand ihre Fortsetzung in dem von VILLINGER und STUTTE und später von STUTTE herausgegebenen „Jahrbuch für Jugendpsychiatrie und ihre Grenzgebiete" (seit 1956), das 1973 als „Zeitschrift für Kinder- und Jugendpsychiatrie" fortgesetzt wurde.
2. 1934 wurde durch TRAMER die „Zeitschrift für Kinderpsychiatrie" gegründet, die bis 1984 als „Acta paedopsychiatrica" fortgeführt wurde.
3. Als Periodikum mit zunächst stärker psychoanalytischer Orientierung und später interdisziplinärem Ansatz wurde 1951 die „Praxis der Kinderpsychologie und Kinderpsychiatrie" begründet (von ANNEMARIE DÜHRSSEN und WERNER SCHWIDDER), die ebenfalls weite Verbreitung und einen großen Leserstamm gefunden hat.

Die Etablierung einer neuen Fachdisziplin gelingt aber nur, wenn sich auch entsprechende Organisationen bzw. *Fachgesellschaften* entwickeln.

Im Jahre 1939, auf dem letzten Vorkriegskongreß der Deutschen Gesellschaft für Psychiatrie, kam es zur Gründung einer „Kinderpsychiatrischen Arbeitsgemeinschaft", die den Auftrag erhielt, eine wissenschaftliche Gesellschaft zu gründen.

Die Kommission trat am 27.3.1939 zusammen. Dieser Tag kann somit als Geburtsstunde der heutigen „Deutschen Gesellschaft für Kinder- und Jugendpsychiatrie" angesehen werden (vgl. STUTTE 1980).

Die offizielle Gründung dieser Fachgesellschaft erfolgte jedoch erst am 5.9.1940 in Wien, als „Deutsche Gesellschaft für Kinderpsychiatrie und Heilpädagogik" unter dem Protektorat des Nobelpreisträgers WAGNER VON JAUREGG. Bereits damals auf der Gründungsversammlung war auch ein Vertreter der Deutschen Vereinigung für Jugendgerichte und Jugendgerichtshilfen anwesend, mit der diese Gesellschaft auch heute noch sehr enge Beziehungen unterhält.

Vorsitzender dieser ersten deutschsprachigen Fachgesellschaft wurde PAUL SCHRÖDER, der jedoch ein Jahr nach der Gründung starb. Sein Nachfolger wurde der Schriftführer der Gesellschaft, WERNER VILLINGER, der über Bethel, Breslau und Tübingen schließlich nach Marburg kam und dort den psychiatrischen Lehrstuhl übernahm. Die kinderpsychiatrische Abteilung, später Lehrstuhl, wurde HERMANN STUTTE übertragen.

Durch den Krieg wurden die berufspolitischen Aktivitäten behindert. Das Verbandsorgan, die „Zeitschrift für Kinderforschung", mußte sein Erscheinen mit dem 50. Band einstellen.

In der Nachkriegszeit gab es 1948 auf dem Kongreß der Deutschen Gesellschaft für Psychiatrie und Nervenheilkunde in Göttingen Bemühungen um die Wiedergründung einer kinderpsychiatrischen Gesellschaft. Im Jahre 1949 fand das erste Nachkriegssymposium der Kinderpsychiater in Marburg statt. 1950 kam es auf dem deutschen Psychiater-Kongreß in Stuttgart zur offiziellen Wiedergründung bzw. Neugründung der Gesellschaft als „Deutsche Vereinigung für Jugendpsychiatrie".

Mit dieser Gründung wurde die kinderpsychiatrische Fachgesellschaft als ärztliche Organisation etabliert und gleichzeitig eine Trennung von nichtärztlichen Berufsgruppen durchgeführt, die allerdings auch weiterhin als außerordentliche Mitglieder der Gesellschaft angehören konnten.

Seit ihrer Wiedergründung als eigene medizinische Fachdisziplin hat die Kinder- und Jugendpsychiatrie Kontakte zu zahlreichen Nachbardisziplinen aufgenommen: zur Heilpädagogik, Pädagogik und Sonderpädagogik (ein wesentlicher Förderer dieser Beziehungen war seitens der Sonderpädagogik H. VON BRACKEN), zur Jurisprudenz (hier waren insbesonders SIEVERTS und SCHÜLER-SPRINGORUM maßgebliche Partner), zur Psychologie (sehr enge Kontakte bestanden zu BUSEMANN und WEWETZER), zur Psychiatrie (SCHRÖDER, VILLINGER, BÜRGER-PRINZ) und zur Pädiatrie (CZERNY, LAZAR, BENNHOLDT-THOMSEN, HARBAUER).

Diese engen Beziehungen zu verschiedenen Nachbardisziplinen haben auch dazu geführt, daß kinder- und jugendpsychiatrisches Wissen in anderen Fachgebieten verbreitet wurde und daß auch vor anstehenden Gesetzesreformen kinder- und jugendpsychiatrischer Sachverstand stets gefragt war.

Im Hinblick auf die *fachliche* Orientierung hat sich die deutschsprachige Kinder- und Jugendpsychiatrie in eine Richtung entwickelt, die aus verschiedenen Quellen gespeist wird und die sowohl im diagnostischen als auch im therapeutischen Bereich als im guten Sinne eklektisch angesehen werden kann. Dennoch existieren in der klinischen Ausrichtung gewisse theoretische Schwerpunkte, die sich unter vier Gesichtspunkten kennzeichnen lassen:

1. Die *neuropsychiatrische* Tradition.

   Sie geht auf den Einfluß der Psychiatrie und Neurologie zurück, aus der die Kinder- und Jugendpsychiatrie wesentliche Impulse erhalten hat. Viele Abteilungen haben sich aus der Erwachsenenpsychiatrie heraus entwickelt. Diese Tradition findet sich nicht nur im deutschsprachigen Raum, sondern auch in Frankreich und z. T. sehr ausgeprägt in den sozialistischen Ländern einschließlich der DDR.
   Diese Entwicklung hat neuerdings wieder Auftrieb erhalten durch die Neuropsychologie, die die Beziehungen zwischen Erleben und Verhalten einerseits und Hirnfunktionen andererseits untersucht und die man auch als „Fortsetzung der Neurologie mit psychologischen Methoden" bezeichnen könnte.

2. Die *heilpädagogisch-klinische* Tradition.

   Sie ist insbesondere in der Bundesrepublik Deutschland, in Österreich und der Schweiz an verschiedenen Kliniken verbreitet. Wesentliche Promotoren dieser Entwicklung waren in Österreich HANS ASPERGER, in der Schweiz PAUL MOOR und in der Bundesrepublik Deutschland HEINRICH KOCH.

3. Die *psychodynamisch-psychoanalytische* Tradition.

   Sie ist ausschließlich in Westeuropa und in der westlichen Welt verbreitet, nicht in den Ostblockstaaten.
   Sie wurde begründet durch SIGMUND FREUD. Wesentliche Impulse erhielt sie durch ANNA FREUD (1895–1982), MELANIE KLEIN (1882–1960), ALFRED ADLER (1870–1937), AUGUST AICHHORN (1887–1949), RENÉ SPITZ (1887–1974) und in der Bundesrepublik Deutschland besonders durch ANNEMARIE DÜHRSSEN.
   Seit 1948 existiert eine Ausbildung zum Psychagogen, seit 1970 können Psychagogen zu den Krankenkassen zugelassen werden.
   Verschiedene Kliniken im deutschsprachigen Raum sehen das psychodynamisch-psychoanalytische Konzept als Basis an, integrieren jedoch auch andere Ansätze, da sich gezeigt hat, daß nur ein kleiner Teil der kinder- und jugendpsychiatrischen Patienten mit Hilfe der analytischen Psychotherapie behandelt werden kann. Andererseits ist das psychodynamische Denken eine sehr wichtige Grundlage zum Verständnis einer Vielzahl psychischer Störungen und auch familiärer Aspekte.

4. Die *empirisch-epidemiologisch-statistische* Tradition.

   Sie wird insbesondere in den angelsächsischen Ländern, vor allem in England und den USA, vertreten und ist in ihrer Ausrichtung nicht einer speziellen theoretischen Richtung verpflichtet. Sie geht von der Objektivierung empirischer Sachverhalte aus, ist darum bemüht, umfassende Versorgungsmodelle zu entwickeln und diagnostische wie therapeutische Methoden einer kritischen Evaluation zu unterziehen.
   In das diagnostische und therapeutische Konzept dieser Richtung sind alle Ansätze integrierbar, die sich um die Objektivierung ihres klinischen Handelns bemühen. Auch diese Richtung hat eine lange Tradition.

Die europäische Kinder- und Jugendpsychiatrie

Die deutschsprachige Kinder- und Jugendpsychiatrie ist natürlich Teil der europäischen. Wie die deutsche, so hat auch die europäische Kinderpsychiatrie zahlreiche Vorläufer.
Ihr organisatorischer Zusammenschluß erfolgte jedoch erst relativ spät, später als die Gründung der internationalen Fachgesellschaft und unterbrochen durch den Krieg, dessen Auswirkungen auch aufgrund persönlicher Verluste und unliebsamer Erfahrungen die Kontaktaufnahme der Ausländer zu uns Deutschen sehr erschwerten (vgl. STUTTE 1980/81).
Besondere Verdienste um die Gründung der europäischen Kinder- und Jugendpsychiatrie und den Zusammenschluß europäischer Kinder- und Jugendpsychiater haben sich FRIEDEMANN und VILLINGER erworben.
FRIEDEMANN schrieb 1967 über die Vorstufen der Union Europäischer Pädopsychiater (UEP):
„Ein ergreifendes und beispielhaftes Zeugnis menschlicher Größe bot uns der hochverehrte G. HEUYER, an dessen Sohn sich die Feindesmacht im Geiselmord versündigt hatte! Auch für Herrn TRAMER war es nicht leicht, die Empfindungen hintan zu stellen, die noch immer nach der Ausmerzung nahe verwandter Familien in ihm kochten, die als Kollektivopfer des Rassenwahnes gestorben waren." Unter diesen schwierigen mensch-

lichen Bedingungen muß man den Zusammenschluß der europäischen Kinderpsychiater sehen.
Das erste Symposium europäischer Pädopsychiater fand am 30. und 31.10.1954 in Magglingen (Schweiz) statt. Damals klagte GEORGES HEUYER über unseriöse Methoden und mangelhafte wissenschaftliche Sondierung sogenannter neuerer Erkenntnisse. Seine Ausführungen haben bis heute ihre Gültigkeit nicht verloren:
„Wir sind voller Angst vor der steigenden Flut von Nichtskönnern und Schwätzern, die das Kind nur mit Worten oberflächlich behandeln wollen" (zit. nach FRIEDEMANN 1967).
Am 31.10.1954 erfolgte die Gründung der Union Europäischer Pädopsychiater. MORITZ TRAMER wurde zum Präsidenten gewählt, JAKOB LUTZ zum geschäftsführenden Präsidenten. Als Vizepräsidenten fungierten MICHAUX, DE SANCTIS und VILLINGER. Zum Schriftführer wurde FRIEDEMANN gewählt.
Über die Gründungsversammlung und die Beschlüsse finden sich detaillierte Ausführungen im Jahrbuch für Jugendpsychiatrie, Bd. VI (1967).
Die offizielle Gründung der Union Europäischer Pädopsychiater, verbunden mit dem ersten Kongreß der UEP, erfolgte jedoch erst 1960 in Paris. Der Kongreß war zugleich das 6. Symposium Europaeicum Paedopsychiatricum. Er stand unter der Leitung von MICHAUX.
Weitere Kongresse fanden 1963 in Rom, 1967 in Wiesbaden, 1971 in Stockholm, 1975 in Wien, 1979 in Madrid und 1983 in Lausanne statt.
In der Amtsperiode 1979–1983 erfolgte eine Umbenennung der Union Europäischer Pädopsychiater in „European Society for Child and Adolescent Psychiatry" (ESCAP).

Die internationale Kinder- und Jugendpsychiatrie

Die führenden europäischen Kinderpsychiater schlossen sich 1935 zu einer Gruppe zusammen, aus deren Initiative die „International Association for Child and Adolescent Psychiatry and Allied Professions" hervorging (CAPLAN und Mitarb. 1985). Zusammen mit der Mental Hygiene Conference, die 1937 in Paris stattfand, organisierte GEORGES HEUYER als Präsident die erste „International Conference on Child Psychiatry", die sich die Organisation weiterer internationaler Tagungen zum Ziel setzte. PAUL SCHRÖDER (Leipzig) wurde Präsident des neugegründeten „International Committee for Child Psychiatry". Es war geplant, die zweite Tagung 1941 in Leipzig durchzuführen, doch PAUL SCHRÖDER starb, und der Zweite Weltkrieg machte die Durchführung internationaler Kongresse unmöglich.
1945 trafen sich die Geschäftsführer des International Committee for Child Psychiatry in Zürich und beschlossen die zweite Tagung in London mit J. R. REES als Präsidenten durchzuführen. Sie fand vom 11.–14. August 1948 statt.
Weitere internationale Tagungen fanden 1954 in Toronto (Kanada) statt, 1958 in Lissabon (Portugal), 1962 in Scheveningen (Holland), 1966 in Edinburgh (Schottland), 1970 in Jerusalem (Israel), 1974 in Philadelphia (USA), 1978 in Melbourne (Australien), 1982 in Dublin (Irland) und 1986 in Paris.

Internationale Arbeitsgruppen, die sich zwischen den Kongreßterminen trafen und mit Stipendien und von Stiftungen gefördert wurden, bereiteten die Kongresse vor.
Name und Ziel der Gesellschaft wurden auf den Kongressen mehrfach erweitert. Der ursprüngliche Name „International Association for Child Psychiatry" (1948) wurde geändert in „International Association for Child Psychiatry and Allied Professions" und 1978 in Melbourne erneut erweitert in „International Association for Child and Adolescent Psychiatry and Allied Professions (IACAP and AP)".
Hinter dem Beschluß zur Namensänderung standen lange Diskussionen über die Zielsetzung der Fachgesellschaft. 1970 in Jerusalem wurde das Ziel der Gesellschaft von der Generalversammlung in folgender Form verabschiedet:
„Die Förderung von Forschung, Therapie, Pflege und Prävention geistiger und emotionaler Störungen und des Schwachsinns von Kindern, Jugendlichen und ihren Familien".
Die Mitgliedschaft in der Gesellschaft ist weitgehend durch die Mitgliedschaft in nationalen Organisationen geregelt, die in der internationalen Gesellschaft vertreten sind (vgl. CAPLAN u. Mitarb. 1985).

Kinder- und jugendpsychiatrische Institutionen

An dieser Stelle kann keine ausführliche Darstellung der Geschichte kinder- und jugendpsychiatrischer Institutionen gegeben werden. Es sei hier auf die Ausführungen von STUTTE (1966) hingewiesen, die auch Grundlage der folgenden Beschreibung sind.

Stationäre Kinder- und Jugendpsychiatrie

„Prähistorische Anfänge" stellen die Schwachsinnigen-Anstalten, die Anstalten für Epileptiker und Geisteskranke in früheren Jahrhunderten und vor allem um die Mitte des 19. Jhs. dar. Es können hier nur einige wichtige Meilensteine genannt werden: 1850 erfolgte durch LE PAULMIER in Paris die Gründung der ersten gesonderten Kinderabteilung in einer psychiatrischen Klinik. 1864 begründete HEINRICH HOFFMANN in Frankfurt die Kinderabteilung an der „Städtischen Anstalt für Irre und Epileptische". Sie ist somit die erste deutschsprachige kinder- und jugendpsychiatrische Klinik.
1911 wurde an der Wiener Kinderklinik unter LAZAR (in der Amtszeit von PIRQUET) die erste heilpädagogische Beobachtungsstation an einer Kinderklinik errichtet. Ihr folgte 1921 die Gründung einer ähnlichen Abteilung an der Psychiatrischen Universitätsklinik durch KRAMER und VON DER LEYEN. 1922 wurde in Tübingen eine eigene kinderpsychiatrische Abteilung durch VILLINGER unter GAUPP gegründet, 1926 in Leipzig durch SCHRÖDER und im gleichen Jahr durch HOMBURGER in Heidelberg.
An der Heidelberger Klinik gab es bereits 1917 Anfänge einer ambulanten Behandlung.
Die Entwicklung im Ausland geht in etwa der hier skizzierten parallel.
1917 wurde in Moskau unter GILJAWORSKI eine Kinderabteilung gegründet, 1920 in Prag unter HERFORD und 1925 in Paris unter HEUYER.
Es folgten Abteilungsgründungen in Zürich (LUTZ) und Rom (SANTE DE SANCTIS, später BOLLEA).
Die universitäre Kinder- und Jugendpsychiatrie erreichte mit der Gründung ihres ersten Lehrstuhls in Baltimore (LEO KANNER) ihre Begründung als vollgültige akademische Disziplin.

Es folgte 1949 die Errichtung des zweiten Lehrstuhls in Paris (G. HEUYER), danach London (um 1950 CAMERON, später RUTTER), 1954 Marburg (HERMANN STUTTE) und 1964 Frankfurt (HUBERT HARBAUER).
In der Folgezeit wurden in Deutschland und im europäischen und außereuropäischen Ausland zahlreiche Lehrstühle gegründet.
Die erste selbständige kinder- und jugendpsychiatrische Landesklinik wurde 1926 unter LÖWENSTEIN in Bonn gegründet. Sie erhielt den Namen „Rheinische Provinzialanstalt für seelisch abnorme Kinder" und heißt heute „Rheinische Landesklinik für Kinder- und Jugendpsychiatrie".

Ambulante Kinder- und Jugendpsychiatrie

Sie wurde stark beeinflußt durch die Child-Guidance-Bewegung (1909 in den USA durch HEALY gegründet).
1909 gründete FÜRSTENHEIM in Berlin eine „Medico-Pädagogische Poliklinik für Kinderforschung, Erziehungsberatung und ärztlich-erzieherische Behandlung". FÜRSTENHEIM ging später nach Frankfurt und gründete dort 1916 im Frankfurter Gesundheitsamt eine „Ärztlich-heilpädagogische Jugendsichtungsstelle", die von der Zielsetzung her auch heute noch existiert.
1922 erfolgte in München die Gründung der ersten Erziehungsberatungsstelle durch SEIF.
In den letzten Jahrzehnten wurden zahlreiche kinder- und jugendpsychiatrische Ambulanzen gegründet.
In jüngster Zeit wird auch kinder- und jugendpsychiatrischen Landeskliniken, im Gefolge der Psychiatrie-Enquête, die Einrichtung einer Ambulanz gestattet. Für die Universitätskliniken war eine eigene Ambulanz ohnehin schon in früheren Jahrzehnten selbstverständlich.
Neuerdings existieren Bestrebungen, die ambulante Tätigkeit durch teilstationäre Angebote zu ergänzen und stationäre Behandlungsangebote möglichst zu beschränken. Diese Entwicklung ist begrüßenswert, wird jedoch ein gefächertes stationäres Behandlungsangebot nicht überflüssig machen.

Ausblick

Historische Betrachtungsweisen sind nicht Selbstzweck. Sie sollen den Blick öffnen für das Gewordene, aber auch für das Werdende. Insofern scheint ein Blick in die Zukunft der geeignete Abschluß für eine historische Betrachtung zu sein. Dieser soll auf zwei Aspekte gerichtet sein: auf die Forschung und auf organisatorische Notwendigkeiten für unser Fachgebiet.

Forschung

Der Fortschritt eines jeden Fachgebietes läßt sich an seinem wissenschaftlichen Standard messen. Nur durch Forschung und Neuentwicklung wird es möglich sein, angemessen zu untersuchen und effektiv zu behandeln. Versorgung allein genügt nicht.
Nicht die Zahl der Kliniken, die Zahl der Ärzte, Psychologen und anderer Mitarbeiter sind der Maßstab, an dem sich die Wirksamkeit der Kinder- und Jugendpsychiatrie messen läßt. Viel wesentlicher ist, was in diesen Einrichtungen wie und mit welchem Erfolg getan wird.
Fortschritte der kinder- und jugendpsychiatrischen Forschung lassen sich in folgenden Gebieten ausmachen bzw. in nächster Zeit erwarten:

1. In der kinder- und jugendpsychiatrischen Epidemiologie.
   Epidemiologische Untersuchungen, die an auslesefreien Stichproben durchgeführt wurden, haben genaue Anhaltspunkte über Art und Häufigkeit kinder- und jugendpsychiatrischer Erkrankungen geliefert, über ihre Entstehungsbedingungen und über ihre „Verdünnungen hin zum Normalbereich".
   Derartige Studien können zum wichtigen Ausgangspunkt für die Planung kinder- und jugendpsychiatrischer Einrichtungen (ambulant, teilstationär oder stationär) werden.
2. In der Neuropsychologie des Kindes- und Jugendalters.
   Auf diesem Gebiet gibt es wichtige neue Erkenntnisse über die funktionelle Hemisphärenasymmetrie, die Sprachentwicklung, über die Auswirkung von zerebralen Vorschädigungen und ihren Zusammenhang mit einer erhöhten Vulnerabilität für Belastungsfaktoren. Es zeichnen sich auch Erkenntnisse ab, die eine große Bedeutung für die Therapie haben können, z. B. im Bereich der sogenannten funktionellen Übungsbehandlungen.
   Wie aktuell dieses Gebiet ist, zeigt die Verleihung des Nobelpreises an die amerikanischen Forscher SPERRY, HUBEL und WIESEL, die ihre Erkenntnisse auf dem Gebiet der Neuropsychologie gewonnen haben.
3. In der Familienforschung.
   Familienforschung muß breit angelegt sein und läßt in dieser Breite noch viele Erkenntnisse erwarten. Sie reicht von der Genetik bis zur familiären Kommunikations- und Interaktionsforschung. Wichtige und wegweisende Ergebnisse hat hier die sogenannte High-risk-Forschung erarbeitet, ferner die Humangenetik, die Kommunikations- und Interaktionsforschung, letztere besonders, was die Erfassung und Beurteilung früher Eltern-Kind-Beziehungen betrifft. Im Lichte dieser Familienforschung haben auch manche familienpathologischen Störungsmuster, wie z. B. das Mißhandlungssyndrom, ein neues Verständnis und eine neue Interpretation erfahren.
4. In der Therapieentwicklung und Therapieevaluation.
   Auch auf dem Gebiet der Therapie kristallisieren sich empirisch fundierte Behandlungsmethoden heraus, die pragmatisch sind und sich eher an Indikationen als an Gesichtspunkten therapeutischer Schulen orientieren. Zu diesen gehören z. B. die funktionellen Übungsbehandlungen, manche Methoden der Verhaltenstherapie, problemzentrierte Familientherapien und fokale psychoanalytisch orientierte Ansätze.
   Gerade auf dem Sektor der Psychotherapie ist es wesentlich, sich an klinisch bewährten und empirisch fundierten Behandlungsmethoden auszurichten und nicht an solchen, die am Schreibtisch ersonnen sind und ihre Bewährungsprobe noch nicht bestanden haben.
   Nicht Therapiegläubigkeit, sondern Therapieevaluation ist das Gebot der Zeit.
5. Ein letzter und wichtiger Fortschritt zeichnet sich auf dem Gebiet des Ausbaus und der Evaluation ambulanter, teilstationärer und komplementärer Bereiche ab.
   Die Prinzipien der Psychiatrie-Enquête: Gemeindenähe, umfassende Versorgung *aller* Patientengruppen, Gleichstellung von körperlich Kranken und psychisch Kranken haben auch in der Kinder- und Jugendpsychiatrie ihre Wirkung nicht verfehlt. Neue Methoden der Versorgung werden erprobt und evaluiert. Es ist zu hoffen, daß diese Ansätze zu einer wesentlichen Verbesserung der Versorgungssituation führen werden.

Organisatorische und berufspolitische Perspektiven

Forschung und klinische Praxis allein reichen nicht aus, um die Weiterentwicklung unseres Fachgebietes in der notwendigen Qualität und im notwendigen Umfang zu sichern. Es müssen auch organisatorische und berufspolitische Maßnahmen ergriffen werden, die der Forschung und der klinischen Praxis die nötige Breitenwirkung verschaffen. In diesem Sinne erscheinen folgende Schritte notwendig:

1. Qualitative Verbesserung und Erweiterung der Facharztweiterbildung.
   Der Facharzt für Kinder- und Jugendpsychiatrie wird seine umfassende Position als zuständiger Arzt für psychische und neuropsychiatrische Erkrankungen im Kindes- und Jugendalter nur behaupten können, wenn die Facharztweiterbildung qualitativ verbessert wird. Dazu gehört ein gegliedertes Curriculum, das die wesentlichen Inhalte des Facharztweiterbildungskataloges enthält und zugleich seine didaktisch gute Vermittlung garantiert. Gleichzeitig muß in die Facharztweiterbildung eine psychotherapeutische Ausbildung integriert werden, die den künftigen Facharzt in die Lage versetzt, ein breites Spektrum psychischer Störungen und Erkrankungen selbständig und eigenverantwortlich psychotherapeutisch zu behandeln.
   Die Grundvoraussetzungen dafür sind beim Kinder- und Jugendpsychiater besser als bei jeder anderen Berufsgruppe.
   Um diese Ziele aber in qualifizierter Form zu erreichen, erscheint der Zusammenschluß mehrerer Kliniken zu einem regionalen „Weiterbildungsverbundsystem" erforderlich. Die Anforderungen an die Facharztweiterbildung sind heute so differenziert, daß nicht jede Abteilung, insbesondere rein klinische Institutionen ohne wissenschaftliche Möglichkeiten, diesen Anforderungen gerecht werden kann.
   Der regionale Zusammenschluß ist hier die weiterführende Methode der Wahl.
2. Intensivierung der originär kinder- und jugendpsychiatrischen Forschung.
   Das Forschungsfeld des Kinder- und Jugendpsychiaters ist überaus breit und interessant, aber zu wenig bearbeitet. Nur die enge Verflechtung von Forschung und klinischer Praxis kann beide Bereiche weiterbringen.
   Hier müssen zwei Dinge geschehen: einerseits muß das z. T. noch verbreitete Vorurteil überwunden werden, wonach sich klinische Praxis und wissenschaftliche Tätigkeit ausschließen. Beides läßt sich jedoch gut kombinieren. Zum anderen muß die Weiterbildung in Forschungsmethodik gefördert werden. Dies kann nur an einigen wenigen Stellen geschehen, so daß hier das gleiche gilt wie für die Verbesserung der Facharztweiterbildung.
   An den von der DFG für die Forschung ausgegebenen Mitteln nehmen Psychiatrie und Kinderpsychiatrie einen sehr geringen Prozentsatz ein.
3. Förderung der Niederlassung für Kinder- und Jugendpsychiater in eigener Praxis.
   Im Hinblick auf diese Notwendigkeit sind zwei Hindernisse zu überwinden: das eine liegt in der Gebührenordnung, das andere im überaus komplexen und langwierigen Weiterbildungsgang zum Facharzt für Kinder- und Jugendpsychiatrie. Im Hinblick auf die Gebührenordnung müssen spezifische Ziffern geschaffen werden, die dem niedergelassenen Kinder- und Jugendpsychiater die notwendige wirtschaftliche Grundlage geben.
   Hinsichtlich der Facharztweiterbildung ist bereits eine Vereinfachung dahingehend erfolgt, daß nur noch ein externes Fach (Psychiatrie *oder* Pädiatrie) als obligat angesehen wird. Dies mag bedauerlich sein, das Durchlaufen dreier Fachgebiete in einem Zeitraum von 4–5 Jahren ist jedoch eine so starke Erschwernis, daß man bei Aufrechterhaltung dieser Modalität mit einer nennenswerten Steigerung kinder- und jugendpsychiatrischer Facharztweiterbildungen nicht rechnen konnte.
4. Systematischer Ausbau der extramuralen Kinder- und Jugendpsychiatrie.
   Eine Facharztgruppe, die so gering an Zahl ist, muß ihre Möglichkeiten potenzieren. Dies geschieht am besten dadurch, daß eine intensive konsiliarische Tätigkeit von Fachärzten für Kinder- und Jugendpsychiatrie ausgeübt wird. Dazu gehört die Betreuung von Schulen und Sonderschulen, von Heimen, Kindergärten, Behinderteneinrichtungen usw.
   Ein systematischer Ausbau von Konsiliardienst und Institutionsberatung wird die Situation der dort untergebrachten Kinder und die Sorgen ihrer Familien positiv verändern und zugleich mehr Gemeindenähe in die kinder- und jugendpsychiatrische Praxis bringen.
5. Ausbau der ambulanten und teilstationären Behandlungsangebote.
   Die Entwicklungen der letzten Jahre haben gezeigt, daß mit dem Ausbau ambulanter und teilstationärer Behandlungsangebote die Quote der stationären Behandlungsfälle reduziert werden kann. Insofern ist diese Entwicklung ein Gebot der Stunde. Sie darf aber nicht dazu führen, notwendige stationäre Behandlungsangebote kurzschlüssig aufzulösen oder in nicht vertretbarer Weise zu reduzieren.
   In diesem Feld sind sehr detaillierte Indikationen zu erarbeiten und ein durchlässiges System stationärer, ambulanter und teilstationärer Behandlung zu errichten, das flexibel ist und jedem Kind und seiner Familie das indizierte Behandlungsangebot garantieren kann.

6. Konzentrierung der Öffentlichkeitsarbeit und der Berufspolitik auf empirische Grundsätze.

Wir sollten als Kinder- und Jugendpsychiater neuen Modeströmungen nicht kritiklos anheimfallen. Die schlichte Frage nach dem Erwiesenen sollte Maßstab unserer Betrachtungen bleiben. Soziale und soziologische Betrachtungsweisen sind wichtig und wurden lange unterschätzt; wir dürfen aber auch derartige Strömungen nicht überschätzen.

Für den Bereich der Kinder- und Jugendpsychiatrie gilt ähnliches, was HARTMUT VON HENTIG (1975) über gewisse pädagogische Experimente ausführt:

„An den Sozialwissenschaften verführt uns die Möglichkeit, angesichts schwieriger Forderungen in die Mechanik notwendiger Prozesse auszuweichen: die Verhältnisse sind schuld; ich bin falsch sozialisiert; ich darf nicht nur schwach sein – ich muß es sein, weil ich sonst anderen Angst einflöße.

Natürlich meinen die genannten Wissenschaften etwas anderes – aber sie leihen sich dem Determinismus einerseits und einer naiven Zuversicht andererseits: wenn eines Tages alle ihren Freud gelesen haben, wenn nur alle oft genug sich in Rollenspielen befreit, in Soziogrammen ihre Realität, in gruppendynamischen Sitzungen ihre wahren Wirkungen auf andere erfahren haben, würden sie sich angemessen, sozial, erfolgreich verhalten. (...) Meine Hypothese ist: die ständige Vermehrung der pädagogischen Maßnahmen hilft den Kindern und Jugendlichen nicht nur nicht; sie erzeugt einen Zustand besonderer Anfälligkeit und Ausgeliefertheit; mehr Institutionen und mehr Informationen belehren nur darüber, wie man mit diesen, nicht, wie man mit *sich* und seiner Welt lebt."

Diese Ausführungen eines erfahrenen Pädagogen machen skeptisch gegenüber übertriebenen Hoffnungen und Fortschrittsglauben. Sie fordern zugleich auf, sich auf den Kernbereich unseres Fachgebietes wieder zu besinnen, auf das kranke Kind und seine Familie. In diesem Bereich haben wir viele lohnende Aufgaben, die unabhängig von jeweiligen Modeströmungen bewältigt werden müssen.

So tragen wir am besten, jeder in seinem Bereich, zur Geschichte der Kinder- und Jugendpsychiatrie bei.

Literatur*

Ariès, Ph.: Geschichte der Kindheit. Deutscher Taschenbuch Verlag, München 1975
Caplan, G., R. Jensen, S. Lebovici: Zur Geschichte der International Association for Child and Adolescent Psychiatry and Allied Professions (IACAP & AP). Z. Kinder- u. Jugendpsychiat. 13 (1985) 382
Friedemann, A.: Vorgeschichte und Entwicklung der Union Européenne des Pédopsychiatres (UEP). Jb. Jugendpsychiat. 6 (1967) 17
Harbauer, H., R. Lempp, G. Nissen, P. Strunk: Lehrbuch der speziellen Kinder- und Jugendpsychiatrie. Springer, Berlin 1971 (4. Aufl. 1980)
Hentig, H. von: Vorwort zu Philippe Ariès „Geschichte der Kindheit". Deutscher Taschenbuch Verlag, München 1975
Lutz, J.: Kinderpsychiatrie. Rotapfel, Zürich 1961
Nissen, G.: Zur Geschichte der deutschen Kinder- und Jugendpsychiatrie. Z. Kinder- u. Jugendpsychiat. 2 (1974) 148
Plessen, M.-L., P. von Zahn: Zwei Jahrtausende Kindheit. Verlagsgesellschaft Schulfernsehen, Köln 1979
Stutte, H.: Kinderpsychiatrie und Jugendpsychiatrie. In: Psychiatrie der Gegenwart, Bd. II, hrsg. von H. W. Gruhle, R. Jung, W. Mayer-Gross, M. Müller. Springer, Berlin 1960
Stutte, H.: Zur Geschichte jugendpsychiatrischer Institutionen. In: Jugendpsychiatrische und psychologische Diagnostik, hrsg. von E. Förster, K.-H. Wewetzer. Huber, Bern 1966
Stutte, H.: 30 Jahre Deutsche Vereinigung für Jugendpsychiatrie. Nervenarzt 41 (1970) 313
Stutte, H.: Zur Geschichte des Terminus „Kinderpsychiatrie". Acta paedopsychiat. 41 (1974) 209
Stutte, H.: Über die Anfänge der „Europäischen Kinderpsychiatrie". Acta paedopsychiat. 46 (1980/81) 189
Weygandt, W.: Der jugendliche Schwachsinn. Enke, Stuttgart 1936

---

* Weitere Quellenangaben finden sich im Beitrag „Psychiatrie und Psychopathologie" (S. 74 ff) und in den historischen Arbeiten von HERMANN STUTTE, dessen Gedenken diese Arbeit gewidmet ist.

2 Grundlagenwissenschaften der Kinder- und Jugendpsychiatrie

Grundlagen der Entwicklungsneurologie

Heinz F. R. Prechtl

Entwicklung und Reifung

Entwicklungsneurologie ist die Lehre von der normalen und gestörten Entwicklung des menschlichen Nervensystems. Die Konzepte der „Entwicklung" und „Reifung" des Nervensystems stehen dabei zentral. Beide Begriffe decken jedoch ein solch breites Spektrum komplexer Phänomene, daß sich kaum jemand zu einer genauen Definition verleitet fühlt, obgleich jedermann zu wissen glaubt, was damit gemeint ist. Dennoch scheint eine Abgrenzung in deskriptiver Terminologie unerläßlich, um die üblichen Unklarheiten im Denken über Entwicklung zu vermeiden.

Wichtigster Aspekt der Entwicklung sind *Änderungen,* die während des Lebens eines Individuums auftreten. Natürlich fallen nicht alle Änderungen unter den Begriff Entwicklung. Entwicklungsbedingte Änderungen sind meist progressiv und irreversibel und nie zyklisch oder ungerichtet, unabhängig davon, ob sie sich auf molekularem, zellulärem, organischem oder physiologischem Niveau oder im Verhalten abspielen. Auch ist ihr Auftreten praktisch immer an ein bestimmtes Alter gebunden, sie sind also altersspezifisch und folgen einem Zeitplan, wenn auch mit gewissen individuellen Variationen. Man kann daher gewisse Entwicklungsstadien unterscheiden, die bei Tieren mit Metamorphose im Aussehen ganz erheblich voneinander abweichen. Auch beim Menschen unterscheidet man Stadien wie: Embryo, Fetus, Neugeborenes, Säugling, Kleinkind, Schulkind, Adoleszenter, Erwachsener. Man hat bisher die Entwicklungsprozesse zu sehr auf die Ontogenese beschränkt betrachtet und zu wenig auf jene während des Erwachsenenalters geachtet und sie höchstens als Abbauprozesse im Alter gesehen, ein Fehler, der jetzt immer deutlicher wird.

Die entwicklungsbedingten Änderungen bestehen sowohl in quantitativen Änderungen der Zahl der Elemente des Nervensystems als auch im Auftreten qualitativ neuer Strukturen und Funktionen. Diese neuen Elemente können aus bereits vorhandenen transformiert werden oder de novo entstehen oder aber durch Kombination früher unabhängiger Elemente zu neuen Einheiten zusammengeschlossen werden.

Der Begriff Reifung beschreibt einen Prozeß, der zu einem Zustand der Reife führt. Oft wird leider in der Literatur (z. B. GESELL u. AMATRUDA 1945; MCGRAW 1943) ganz unberechtigt eine genetische Determiniertheit dieser Reifungsprozesse impliziert. Immer jedoch ist der Begriff nur dann sinnvoll, wenn er im Hinblick auf eine bestimmte Funktion verwendet wird.

Als eine Faustregel gilt der Satz, daß die Entwicklung die anfänglich einfachen Strukturen und Funktionen zu immer komplexeren Formen führt. Die Transformation des neuralen Wirkungsgefüges während der Entwicklung hat einen Januskopf. Einerseits nimmt die Komplexität verschiedener Elemente progressiv zu, andererseits sind eindeutige Regressionen und Rückfälle für die Entwicklung essentiell. Lange wurde übersehen, daß die Reduktion der Zahl der neuronalen Elemente in einer bestimmten Lebensphase, daß das Verschwinden einmal angelegter Verbindungen zwischen Neuronen, ja selbst von ganzen Neuronenpopulationen völlig normale Entwicklungsprozesse sind. Wahrscheinlich handelt es sich dabei in manchen Fällen um phylogenetische Relikte, die ihre Funktion durch die „Trägheit" der Evolution überlebt haben, in anderen Fällen jedoch um ganz spezielle Anpassungen an die Umweltbedingungen in bestimmten Lebensphasen. Ist ihre Funktion erfüllt, so können sie wieder verschwinden (z. B. Saugbewegungen oder das Brustsuchen). Ein weiteres wichtiges Phänomen der Entwicklung sind Formen der Antizipation. Neurale Strukturen und Bewegungsweisen können lange vor ihrem Funktionellwerden anwesend sein und sind dann als Präadaptationen anzusehen (z. B. fetale Atembewegungen), die erst nach bestimmten Änderungen der Umwelt- oder Lebensbedingungen, wie etwa der Geburt des Individuums, sinnvoll werden.

Eine der wesentlichsten Fragen in der Erforschung des sich entwickelnden Nervensystems bezieht sich auf die Mechanismen, die den Entwicklungsprozessen zugrunde liegen. Wir wissen heute, daß eine genetische Determinierung eine Rolle spielt, daß aber andererseits schon wegen des limitierten Umfangs des verfügbaren genetischen Codes niemals die ungemein komplizierte Struktur des Nervensystems vollständig bestimmt sein kann. Viele der Entwicklungsprozesse sind daher probabilistisch und abhängig von intraneuralen, intraorganismischen und Umweltbedingungen. In welchem Maße genetische Determination und subtile Interaktion mit exogenen Faktoren eine Rolle spielen, kann nur in stellvertretenden Tierversuchen (mit den Möglichkeiten der Mutationsforschung und der experimentellen Manipulation der Umweltbedingungen) beantwortet werden.

Dynamik der Morphogenese

Die zur Bildung des Phänotypus des Nervensystems ablaufenden Prozesse werden unter dem Begriff Morphogenese zusammengefaßt. Dazu gehören ebenso die Bildung und Differenzierung der neuronalen Elemente und ihrer Ultrastrukturen, die Ausbildung der Verbindungen zwischen den Elementen (Synapsen und motorische Endplatten) wie auch die quantitative Abstimmung zwischen zentralen und peripheren Strukturen. Genetische Programme und Effekte der Funktion wirken in diesen epigenetischen Prozessen eng ineinander, und es wurde an einzelnen Beispielen deutlich, wie dies geschieht. Hier muß allerdings die Einschränkung gemacht werden, daß dies fast ausschließlich vom „Tiermodell" (mit den Gefahren großer Speziesunterschiede) bekannt ist.

Induktion

Die Prozesse der Hirnentwicklung beginnen mit der Induktion, wodurch Ektodermzellen durch Kontakt mit Chordamesoderm zu dem späteren Nervengewebe determiniert werden. Der kausale Faktor ist auch heute im Detail noch nicht bekannt. Obwohl das ganze Ektodermgewebe die Kompetenz besitzt, in Neuralgewebe transformiert zu werden, bleibt dieser Vorgang auf jene Stellen beschränkt, wo ein räumlicher Kontakt mit dem Induktor stattfindet. Die so aus dem Ektoderm entstehende Neuralplatte verdickt sich an den Rändern und schließt sich zum Neuralrohr.

Proliferation

Die radial um das Lumen angeordneten Epithelzellen beginnen sich zu teilen, wobei die Tochterzellen abgestoßen werden und die Mutterzellen zurückbleiben und einen neuen Zyklus der Proliferation durchmachen. Im Gegensatz zu früheren Annahmen werden nicht nur Neuroblasten von Beginn an proliferiert, sondern auch Gliazellen entstehen schon sehr früh. Die Phase der Proliferation dauert beim Menschen bis zum Ende des zweiten Lebensjahres (DOBBING u. SANDS 1973). Nicht sicher ist allerdings, ob am Ende dieser Phase nicht nur noch Gliazellen gebildet werden. Die Proliferation ist im Kleinhirn früher abgeschlossen als im Kortex (DOBBING 1974).

Migration

Die in der Matrix gebildeten spindelförmigen Neuroblasten verlassen das Gebiet ihrer Entstehung und wandern in bestimmte Zielgebiete. In den letzten Jahren ist durch elektronenmikroskopische Untersuchungen deutlich geworden, daß dabei die schon sehr früh gebildeten Gliazellen zu radialen Gliastrukturen umgebaut werden und als Gleitschienen für die migrierenden Neuroblasten dienen (RAKIC 1971, 1978; SIDMAN u. RAKIC 1973; CHOI u. LAPHAM 1980; NOWAKOWSKI u. RAKIC 1979). Die prospektiven Neuronen entstehen in zirkumskripten Gebieten und wandern dann in verschiedene Zielgebiete aus. Die Reihenfolge dieser Migration ist zeitlich festgelegt und eine der Grundlagen für den hohen Grad der geometrischen Ordnung des sich entwickelnden Nervensystems. Befunde über Störungen der Migration im Zerebellum bei genetischen Mutanten von Mäusen haben für ähnliche Störungen beim Menschen Bedeutung (RAKIC 1973; CHOI u. Mitarb. 1978).

Differenzierung und Konnektivität

Neuroblasten machen eine Transformation durch, entweder schon während der Migration oder spätestens, sobald sie im Zielgebiet angelangt sind. Zunächst werden die Organellen gebildet, die den komplizierten Metabolismus der Zelle ermöglichen. Danach bilden sich als Zellausläufer das Axon und die Dendritenbäume aus. An den Dendriten formen sich Stacheln (dendritic spines), an denen sich die synaptischen Endknöpfe bilden. Die auswachsenden Axone legen zum Teil weite Wege zurück, um mit anderen Zellen Synapsen zu bilden. Wie sie dabei ihren komplizierten Weg finden, ist trotz aller Hypothesen ungeklärt.
Inwieweit die Konnektivität spezifisch ist, scheint großen Unterschieden zu unterliegen. Extremfälle sind sicher die Punkt-für-Punkt-Verbindungen zwischen Retina und Tectum, die im Tierversuch nach der Bildung der RNA in den Retinazellen nachgewiesen wurden, davor aber fehlen (JACOBSON 1978). Verbindungen zwischen Schaltzellen scheinen mehr nach einem Wahrscheinlichkeitsprinzip mit einer gewissen Plastizität abzulaufen. In letzter Zeit mehren sich die Hinweise darauf, daß Synapsen nicht einmalig geformte und dann stabil bleibende Strukturen sind, sondern auch bis ins spätere Lebensalter eine gewisse Veränderbarkeit haben können.

Quantitative Abstimmung zwischen neuronalen Elementen

Es ist heute sicher, daß während der Entwicklung des Nervensystems weit mehr Zellen als schließlich nötig angelegt und ausgebildet werden. Dieser

Überschuß geht zugrunde und wird wieder abgeräumt. So ist während der pränatalen Periode ein massenhafter Zelltod von Neuronen im Rückenmark und eine Verminderung der Zahl der Axone in den Wurzeln des Rückenmarks nachgewiesen (COWAN u. Mitarb. 1984). Zum Teil mag es sich um Neurone handeln, die Organe versorgen, die bereits rudimentär geworden sind, wie etwa das Mesonephron (LEVI-MONTALCINI 1964). Hier verlieren die im Halsmark gelegenen Zellen das Zielgebiet ihrer Axone, was ihren Untergang bedingt. Interessant bleibt, daß diese Information dem Rückenmark bei der Anlage fehlt. Dies weist auf eine Unabhängigkeit zwischen verschiedenen Systemen hin, wobei oft das eine System konservativ seine genetische Instruktion unverändert beibehält, obwohl das korrespondierende Organ in der Evolution längst verändert ist. Auch bei der Besprechung von Neuralfunktionen und Verhaltensweisen werden wir diesem Problem wieder begegnen.

Es hat sich gezeigt, daß im Tierversuch durch experimentelle Manipulation des Innervationsgebietes verschiedener neuraler Strukturen die Zahl der beteiligten Neuronen wesentlich verändert werden kann (siehe für zahlreiche Details JACOBSON 1978). Ein derartiger Zellüberschuß in der Entwicklung des Nervensystems ermöglicht eine Flexibilität in der Anpassung an individuelle Notwendigkeiten, die zu einer genauen Abstimmung zwischen den zentralen Strukturen und dem peripheren oder zentralen Innervationsgebiet führt. An einem Beispiel sei dies erläutert: Die Axonen der Neuronen des Nucleus trochlearis erfahren während der Entwicklung beim Embryo der Pekingente (SOHAL u. WEIDMAN 1978) eine wesentliche Reduktion ihrer Zahl. Während die Neuronen auf die Hälfte reduziert werden, werden die Axonen, die die Augenmuskeln innervieren, um 95% reduziert. Der Verlust dieser Fasern ist wahrscheinlich in erster Linie durch eine Zurückziehung multipler Axonausläufer verursacht, bis schließlich jedes Neuron nur noch über ein Axon verfügt.

Ein ähnliches Phänomen der Überwucherung und nachträglichen Reduktion hat sich auch bei synaptischen Kontakten finden lassen. Am intensivsten untersucht sind die überzähligen motorischen Endplatten bei fetalen und jungen Säugetieren, die polyneuronal innervierte Muskelfasern besitzen (REDFERN 1970; JANSEN u. Mitarb. 1978; DENNIS 1981). Überzählige Synapsen wurden nicht nur im peripheren Nervensystem gefunden, sondern sind auch in zentralen Strukturen nachgewiesen (RAKIC u. Mitarb. 1986). HUTTENLOCHER (1979) fand eine Reduktion der Synapsenzahl im Frontalhirn des Menschen bis ins zweite Lebensjahr und im visuellen Kortex bis zum elften Lebensjahr (HUTTENLOCHER u. Mitarb. 1982). Ähnliches wurde an den Motoneuronen des Rückenmarks von jungen Katzen (CONRADI u. RONNEVI 1975), den zerebellären Purkinje-Zellen bei Mäusen (CREPEL u. Mitarb. 1980) und im submandibularen Ganglion der Ratte (LICHTMAN 1977) gefunden. Jedoch handelt es sich nicht immer nur um eine Verminderung der Zahl der übrig bleibenden Synapsen, sondern es können auch bestimmte Synapsen*arten* permanent verschwinden.

Altersspezifische Strukturen

Die Tatsache, daß das junge Nervensystem besondere, nur ihm zukommende Eigenschaften besitzt, hat schon PEIPER im Titel seines Buches „Die Eigenart der kindlichen Hirntätigkeit" (1961) angedeutet. In der Tat mehren sich die Beispiele dafür, daß während der Entwicklung des Nervensystems Strukturen anwesend sind, die nur für bestimmte Lebensphasen spezifisch sind und danach endgültig verschwinden. Zu derartigen Strukturen zählen die bereits erwähnten radialen Gliafasern, außerdem die sogenannten Cajal-Retzius-Zellen im zerebralen Kortex und schließlich eine Population von Neuronen, die im Dorsalhorn des Rückenmarks bei Affenembryonen anwesend sind, später degenerieren und durch andersartige Neuronen ersetzt werden (KNYIHAR u. Mitarb. 1978). Mit Ausnahme der radialen Gliafasern, die während der Migration offensichtlich als Gerüst für die wandernden Neuroblasten dienen, ist die Funktion dieser passageren Neuronentypen bisher unbekannt. Ähnliches gilt von jenen nur vorübergehend vorkommenden synaptischen Verbindungen, wie z. B. den axosomatischen Synapsen im oberen zervikalen Sympathikusganglion der postnatalen Ratte (SMOLEN u. RAISMAN 1980) und den später völlig verschwindenden synaptischen Dornen auf den apikalen Dendriten retikulärer Atemneuronen bei der jungen Katze (SCHEIBEL u. Mitarb. 1973) und bei frühgeborenen Kindern (QUATTROCHI u. Mitarb. 1980; TAKASHIMA u. Mitarb. 1985).

Außer den altersspezifischen Strukturen gibt es auch altersspezifische Perioden, in denen ganz bestimmte Prozesse ablaufen können, jedoch mit deutlicher zeitlicher Begrenzung. Solche kritischen Perioden spielen für die Entstehung der Verbindungen eine Rolle, wie an den genetischen Mäusemutanten, den sogenannten „staggerer", deutlich wurde: Die sonst auf die erste Lebenswoche beschränkte multiple Innervation jeder einzelnen Purkinje-Zelle im Kleinhirn durch Kletterfasern, die von verschiedenen Neuronen der Oliva inferior kommen, bleibt bis ins erwachsene Alter bestehen. Dieser Befund wird als ein selektiver Verlust der Kompetenz interpretiert, mit den Parallelfasern der granulären Zellen, die bei diesen Tieren anfänglich anwesend sind, Kontakt herzustellen (CREPEL u. Mitarb. 1980). Auch gibt es Beispiele dafür, daß die Ganglienzellzahl und die Dendritenlänge und der Bereich der Dendritenbäume innerhalb bestimmter Perioden veränderbar ist. SPINELLI u. Mitarb. (1980) haben bei jungen Katzen eine Flexionsbewegung einer Vorderpfote konditioniert, was zu einer Vergrößerung des kontralateralen kortikalen Innervationsgebietes der Vorderpfote führte. Dieser morphologische Befund wurde elektrophysiologisch bestätigt. Die Zunahme der basalen Dendriten der Pyramidenzellen betrug bis zu 30%. Nach der zehnten Lebenswoche war es nicht mehr möglich, diese Veränderung zu bewirken. Ähnliche Effekte der Motilität auf die Dendritenformung während des frühen Lebensalters konnten auch im Zerebellum von Mäusen (PYSH u. WEISS 1979) und von Affen (FLOETER u. GREENOUGH 1979) gefunden werden. Alle diese Studien beweisen eine vorübergehende Fähigkeit, durch Aktivität epigenetisch die Struktur des Nervensystems innerhalb gewisser Grenzen zu ändern. Schließlich geht aus zahlreichen Untersuchungen über die Eigenschaften des visuellen Kortex bei der Katze und beim Affen hervor, daß auch hier eine kritische Periode besteht, in der es notwendig ist, die schon vor dem Augenöffnen anwesende Differenzierung in verschiedene Neuronentypen des visuellen Kortex zu erhalten. In diesen Fällen spielt die Funktion keine Rolle bei der Formung der Verbindungen, sondern ist für das Bestehenbleiben unerläßlich. Aus den genannten Beispielen ist deutlich, daß das junge Nervensystem Strukturen und Eigenschaften besitzt, die es wesentlich von seinen Eigenheiten im späteren Alter unterscheiden.

Die besondere Eigenart der frühen Entwicklungsstadien des Nervensystems

Es mag nicht verwundern, wenn man im Nervensystem des Neugeborenen und Säuglings im Zeitalter der klassischen Reflextheorie und einer sich daran orientierenden Erwachsenenneurologie auch beim Kind nur Reflexsysteme sah. Man sprach sogar von primitiven Reflexen, weil man sie entweder als sehr elementar empfand, oder weil sie nach dem frühen Lebensalter wieder verschwinden. Dem naiven Kausalitätsbedürfnis kommt es weit mehr entgegen, jegliche Leistung des Nervensystems als eine Antwort auf vorhergehende Umweltreize zu interpretieren, als die weit komplizierteren Spontanleistungen des Nervensystems zu untersuchen, die dazu auch noch leicht in den Verruf von quasipsychischen Prozessen geraten können. Die Hartnäckigkeit, mit der sich das Reflexparadigma bis in die heutigen Tage hält, mag daher psychologisch verständliche Gründe haben. Trotzdem steht aber die Reflextheorie im frappanten Gegensatz zur täglichen Beobachtung des kindlichen Verhaltens, das eben nicht durch seine Reaktivität, sondern durch sein spontanes Auftreten charakterisiert wird.

Für die reflexologische Erklärung der Leistungen des frühkindlichen Nervensystems haben sowohl Reflexuntersuchungen am dezerebrierten oder spinalisierten Tierpräparat als auch gewisse neurologische Krankheitsbilder des erwachsenen Menschen Modell gestanden. In beiden Fällen aber ist gerade die Spontanaktivität eliminiert, was erst eine Voraussetzung schafft, um eine konstante Beziehung zwischen Reiz und Response zu garantieren. Am intakten Nervensystem fehlt diese Konstanz. Die Variabilität ist geradezu kennzeichnend für das gesunde Nervensystem, während das pathologische Nervensystem meist stereotyp antwortet, ein Aspekt, auf den TOUWEN (1978) hinwies.

Die Widersprüche zu der Interpretation neuraler Leistungen innerhalb des theoretischen Konzepts der Stimulus-Response-Doktrin sind so überwältigend geworden, daß ein weiteres Festhalten daran unverantwortlich wird. Dies gilt auch für das junge Kind, das noch kein Willkürverhalten hat. Zu viele Phänomene bleiben unbeachtet und unerklärt, und ihre Negierung verhindert mögliche diagnostische und selbst therapeutische Verfahren (z. B. in der Physiotherapie).

Den Reflexmechanismen wurden zwei deutlich zu unterscheidende Funktionen zugeschrieben: 1. Die Auslösung von Reaktionen und 2. die Koordinierung von komplexen, rhythmischen Bewegungen durch Ketten von Reflexen. Beides ist unter normalen Bedingungen im intakten Nervensystem eher die Ausnahme als die Regel. Das Nervensystem generiert spontan Aktivität, die durch Afferenzen modifiziert und an Umweltbedingungen angepaßt wird. Es wird nicht erst durch spezifische Sinnesreize aus Inaktivität zu spezifischen Funktionen angeregt. Eine Unzahl elektrophysiologischer Messungen am intakten und freibeweglichen Tier und in Einzelfällen auch am Menschen haben diese These bestätigt. So wie die Erkenntnis der Bedeutung der zentralen Aktivität gegenüber der Auslösung durch die Peripherie sich durchgesetzt hat, wird auch die Koordination von komplexen Bewegungen mehr und mehr als eine zentrale Leistung gesehen. E. VON HOLST (1937, 1939 siehe 1974) hat das Prinzip der relativen Koordination beschrieben, und seitdem sind viele weitere Beispiele einer zentralen Vorprogrammierung von motorischem Verhalten hinzugefügt worden (HERMAN u. Mitarb. 1976; STEIN u. Mitarb. 1973; SELVERSTON 1980).

Diese Änderung des theoretischen Konzepts über das Nervensystem vom reflexologischen zum systemanalytischen Paradigma hat tiefgreifende Konsequenzen für die entwicklungsneurologischen Untersuchungsmethoden und die Interpretation von Befunden. Ganz besonders deutlich wird dieser Primat der Motilität (im Gegensatz zum sensorisch ausgelösten Verhalten) in den frühen Entwicklungsstadien.

Pränatale Motilität

Das Studium der Bewegungsmuster menschlicher Feten hat in den letzten Jahren durch die Einführung der Real-time-Ultraschallgeräte einen entscheidenden Fortschritt gemacht. Man ist nicht mehr auf die von der Mutter gefühlten oder durch mechanische Sensoren durch die Bauchhaut registrierten fetalen Bewegungen angewiesen, sondern kann den sich bewegenden Fetus direkt sichtbar machen und seine Bewegungen klassifizieren und die Häufigkeit von deren Auftreten analysieren. Neben den indirekten und ungenauen Methoden gab es nur die Möglichkeit, den Fetus nach Abortus in den ersten Minuten nach der Unterbrechung der plazentaren Zirkulation zu untersuchen. Abgesehen von der Tatsache, daß diese Forschungen ohnehin nur innerhalb eines ausschließlichen Reflexparadigmas ausgeführt wurden, bestand in der kurzen, zur Verfügung stehenden Zeit kaum eine andere Möglichkeit, als einige Reflexe auszulösen, bevor die rasch einsetzende Anoxie der weiteren Tätigkeit des Nervensystems ein Ende setzte. So waren wir bis vor kurzer Zeit ausschließlich auf die Beobachtungen von MINKOWSKI (1928) und HOOKER (1952) sowie seiner Mitarbeiterin HUMPHREY (1964, 1969, 1970) angewiesen. Sie fanden, daß zum ersten Mal 7½ Wochen alte Embryonen auf taktile Reize im perioralen Gebiet mit einer Kopfbewegung reagieren, daß sich in den nächsten Wochen Reaktionen erst von den Armen, dann auch vom Rumpf und schließlich ab 14 Wochen von den Beinen auslösen lassen. Es handelt sich dabei fast immer um ruckartige Bewegungen, nicht unähnlich den Beuge- und Streckreflexen sowie Hautreflexen der früher erwähnten Tierpräparate. Das Vorkommen spontaner Bewegungen wurde, wenn überhaupt, höchstens beiläufig erwähnt. Wie sehr es sich bei diesen Beobachtungen um neurale Leistungen im Terminalstadium handelt, wurde erst jetzt mit der Ultraschalltechnik klar, die ja ermöglicht, den Fetus in ungestörtem Zustand zu beobachten. Das Bild ist daher grundlegend verschieden. Zwar beginnen die ersten Bewegungen auch mit etwa 7 Wochen, aber man kann schon zwei Arten unterscheiden: generalisierte Zuckungen (startles) und langsame, wurmartige Bewegungen der Extremitäten und des Kopfes (REINOLD 1976; BIRNHOLZ u. Mitarb. 1978; IANNIRUBERTO u. TAJANI 1981). Schon in der 10. Woche ist dieses Muster weiter differenziert, und es lassen sich jetzt auch isolierte Extremitätenbewegungen erkennen. Durch Rotation – erst des Kopfes, dann des Rumpfes – nimmt der Fetus ganz verschiedene Stellungen im Fruchtsack ein. Wie bei Embryonen aller Wirbeltiere (CORNER 1978) ist auch beim Menschen die fetale Spontanaktivität zyklisch, d.h., Aktivitätsphasen sind durch Ruhepausen voneinander getrennt. Mit 12 bis 14 Wochen hat sich das Repertoire weiter bereichert: Atembewegungen des Thorax und Abdomens sind erkennbar, Perioden mit Singultus, koordinierte Räkelbewegungen von Kopf und Armen, Hand-Gesicht-Kontakt und isolierte Handbewegungen kommen vor (DE VRIES u. Mitarb. 1982, 1984; PRECHTL 1986a).

Wie es zu einer solchen Spontanaktivität des Nervensystems, die sich in einer periodischen Motilität äußert, kommen kann, ist aus Versuchen mit Gewebekulturen fetalen Nervengewebes ersichtlich geworden. Kultivierte Neurone beginnen nach wenigen Tagen periodisch zu feuern (CRAIN 1976; DROGE u. Mitarb. 1986). STAFSTRÖM u. Mitarb. (1980) konnten in reaggregierten fetalen Neuronenkulturen nicht nur synaptisch induzierte Entladungen, sondern auch autogene Aktivität verschiedener Neuronen nachweisen. Daneben sind auch schon sehr früh inhibitorische Mechanismen anwesend, die sich experimentell blockieren lassen, was dann zu einem erheblichen Ansteigen der Spontanaktivität führt.

Die Periodizität der fetalen Motilität ändert sich mit zunehmendem Alter sehr erheblich (DE VRIES u. Mitarb. 1985) und scheint auch starken Schwankungen zu unterliegen, die vom zirkadianen Rhythmus der Mutter induziert scheinen (VISSER u. Mitarb. 1981).

Ab etwa der 36.–38. Schwangerschaftswoche lassen sich beim Fetus verschiedene Schlaf- und Wachzustände unterscheiden (NIJHUIS u. Mitarb. 1982), die durch echoskopische Beobachtung der fetalen Augenbewegungen (BOTS u. Mitarb. 1981) weiter gesichert wurden. Auch Saugbewegungen, manchmal Lutschen an der Hand, Gähnen und bis in 70% der Beobachtungszeit regelmäßige oder unregelmäßige Atembewegungen sind in den letzten Wochen nachweisbar. Wenn das Kind mit 40 Wochen geboren wird, besitzt es ein Repertoire von Bewegungsweisen, die schon seit Wochen spontan abliefen, ohne daß auslösende Reize, wie nach der Geburt, nachweisbar wären. Außerdem sind diese komplexen Bewegungen in hohem Maße koordiniert, was ebenfalls für das Vorhandensein von zentralen Motorprogrammen spricht. Offenkundig werden erst nach der Geburt viele dieser Bewegungen von verschiedenen sensorischen Systemen „verwendet" und von ihnen gesteuert, wie die Atembewegungen von den Chemorezeptoren, die Augenbewegungen vom visuellen Apparat oder die Lage- und Körperhaltungsmechanismen vom Labyrinth und dem taktilen System. Aus den neuralen Leistungen läßt sich aber nicht ablesen, warum die Geburt um die 40. Schwangerschaftswoche erfolgt. Der Übergang von intrauterinem zu extrauterinem Leben ist daher eher als ein Kontinuum zu sehen, als daß gänzlich neue neurale Leistungen zum Vorschein kämen, mit Ausnahme der vestibulären Reaktionen (PRECHTL 1984).

Das Frühgeborene

Ähnliche Schlußfolgerungen waren schon aufgrund von Untersuchungen an frühgeborenen Kindern möglich. Erkennbar wird jetzt, daß bei den älteren Beobachtungen (SAINT-ANNE DARGASSIES 1977) die Kinder nicht in optimalen Umständen lebten und sich anders verhielten, als dies heute bei besserer Ernährung, besserer Temperaturkontrolle usw. der Fall ist. Bisher gibt es erst eine Untersuchung, bei der man von einer Gruppe von Kindern mit extrem niedrigem Risiko einer zerebralen Belastung ausging (PRECHTL u. Mitarb. 1979). Dabei wurde nur Spontanverhalten untersucht, um Vergleichsmöglichkeiten zu fetalem Verhalten während ungestörter Schwangerschaft zu schaffen. Auffallend war die Abnahme der Motilität nach der 36. Woche, ein Phänomen, das schon früher intrauterin beobachtet wurde (WALTERS 1964; EHRSTRÖM 1979). Da sich auch gesunde Frühgeborene so verhalten, kann der Grund dafür nicht in der räumlichen Beengung liegen, sondern eher in einer zu dieser Zeit reifenden zentralen Hemmung.

Frühgeborene haben, im Gegensatz zu früheren Angaben (SAINT-ANNE DARGASSIES 1955; AMIEL-TISON 1968), nicht die altersabhängige Vorzugshaltung der Extremitäten, die man zur Reifungsbestimmung verwendet hat. Auffallend sind bei den Körperhaltungen wie auch bei der Motilität die individuellen Unterschiede, die oft stärker als altersabhängige Änderungen sind. Genau wie intrauterin gibt es auch bei Frühgeborenen relativ ruhige, aber auch sehr bewegliche Kinder. Diese Unterschiede werden daher kaum von äußeren Faktoren verursacht, sondern sind Persönlichkeitsmerkmale.

Vergleichsuntersuchungen zwischen gesunden Frühgeborenen, die den Termin erreicht haben, und termingerecht geborenen Kindern haben bisher keine eindeutigen Unterschiede erbracht, so daß nicht anzunehmen ist, daß Frühgeborene von ihrer längeren extrauterinen Erfahrung „profitieren". Die neurale Entwicklung scheint in diesem Alter weitgehend unabhängig von extrauterinen Umweltfaktoren zu sein, weil „die im Durchschnitt zu erwartende Umwelt" (HARTMANN 1939), an die sie angepaßt sind, die intrauterinen Bedingungen sind (TOUWEN 1980).

Das reife Neugeborene

Das Neugeborene hat man im Laufe der Jahrhunderte unter den verschiedensten Gesichtspunkten betrachtet und seine Tätigkeiten interpretiert. Heute sind wir weit davon entfernt, mit JOHN LOCKE das Neugeborene als eine „Tabula rasa" zu sehen, auf die erst die Lebenserfahrung ihre Schriftzüge einträgt. Nicht weniger überholt jedoch ist die andere Extremposition, die die Tätigkeit des neonatalen Nervensystems als ein Bündel verschiedener angeborener Reflexe interpretiert, zu der sich erst später modifizierbare erfahrungsabhängige und willkürliche Verhaltensweisen gesellen. Das Neugeborene wurde isoliert betrachtet, ohne den Zusammenhang, den es mit seiner täglichen Umgebung besitzt. Vielmehr hat man das Nervensystem auf seine maximale Kapazität, auf alle denkbaren (oft sehr unbiologischen) Reize zu reagieren, abgeklopft und diese Reflexe inventarisiert. Beispiele dafür geben der Beitrag von PRATT (1954) in Carmichaels Handbuch und im gewissen Sinne auch das Buch von ALBRECHT PEIPER (1961). Seit etwa 10 Jahren setzt sich endlich eine mehr biologische Denkweise durch, und man studiert das Kind und seine Mutter in ihren Interaktionen. Dabei geht es bisher vorwiegend um eine Inventarisierung der zu beobachtenden Verhaltensweisen und weniger um eine Analyse der diesem Verhalten zugrundeliegenden neuralen Mechanismen. Erst wo diese Untersuchungen quantitative Analysen einschließen, z. B. der Rhythmik und Intensität der Saugbewegungen, lassen sie Schlüsse auf die beteiligten neuralen Mechanismen zu.

Noch ein anderer theoretischer Ansatz ist für die Interpretation neuraler Funktionen beim jungen Kind wichtig. Während für einige Verhaltensweisen des Neugeborenen die Funktion unmittelbar ersichtlich ist, wie beispielsweise für das Brustsuchen, Saugen, Weinen etc., besitzen Kinder etliche Bewegungsweisen, deren funktionelle Bedeutung schwierig zu erkennen ist. Dazu zählen der Hand- und Fußgreifreflex, die Moro-Reaktion, die Galant-Reaktion und die Schreitbewegungen des Neugeborenen. Um ihr Vorkommen zu verstehen, muß man vergleichende phylogenetische Betrachtungen berücksichtigen. Das biogenetische Grundgesetz von HAECKEL ist sicher mit seinem allgemeinen Gültigkeitsanspruch über die Rekapitulation phylogenetisch früherer Stadien während der Ontogenese nicht richtig. VON BAER hat aber schon früher darauf hingewiesen, daß Junge verschiedener verwandter Arten mehr Ähnlichkeiten untereinander aufweisen als die Erwachsenen dieser Arten. In diesem Sinne wäre zu erwarten, daß die höheren Primaten und der Mensch in ihren juvenilen Formen mehr Ähnlichkeiten miteinander zeigen. Untersucht man Schimpansen- oder Gorillajunge in den ersten Lebenstagen und Wochen auf ihr Verhalten am Körper der Mutter, so sieht man die Funktionsbedeutung der Greifreaktion und auch der Moro-Reaktion, die offensichtlich beim Menschen als neurale Mechanismen erhalten blieben, obwohl das Endorgan, auf das diese Funktionen gerichtet sind, nämlich das Haarkleid der Mutter, phylogenetisch längst verlorengegangen ist. Die Tatsache, daß Bewegungsweisen in der Entwicklungsgeschichte ihre Funktion überleben können, ist im Tierreich nicht selten, und es gibt dafür zahlreiche Beispiele (PRECHTL 1956).

Die Feststellung, daß das Neugeborene ein reiches Repertoire an neuralen Mechanismen besitzt, die den komplexen Verhaltensweisen zugrunde liegen, wird heute kaum jemand bezweifeln. Man spricht jedoch gern von Brustsuchreflex und Saugreflex, beides vitale Funktionen bei der Nahrungsaufnahme. In Wirklichkeit handelt es sich aber bei den Verhaltensweisen um sehr komplexe neurale Mechanismen, die bei weitem das Reflexkonzept sprengen. Bei den Saugbewegungen handelt es sich um zentral organisierte rhythmische Bewegungen des Kiefers und der Zunge. Diese sind mit der Atemrhythmik sowie dem Schlucken nuanciert koordiniert. Außerdem nimmt das Kind während der Saugbewegungen eine ganz bestimmte Körperhaltung ein, es flektiert nämlich Arme und Finger und extendiert die Beine. Offensichtlich handelt es sich bei letzterem um ein phylogenetisches Relikt, da Primatenjunge während des Trinkens auf der Hüfte der Mutter stehen und sich am Fell der Brust festhalten. Auch bei Menschen ist noch diese Koppelung zwischen verstärktem Greifen während des Trinkens nachweisbar (PRECHTL 1953). Es ist daher als absurd zu bezeichnen, wenn man derartig komplexe Bewegungsmuster wie das Saugen als primitive Reflexe interpretiert. Sie sind hochspezialisierte Anpassungen an gewisse altersspezifische Leistungen, in diesem Falle die Aufnahme der von der Mutter produzierten Milch. Bei allen Säugetieren werden die Saugbewegungen später durch Kaubewegungen ersetzt, die eine andere neurale Organisation besitzen.

Betrachtet man das Verhaltensrepertoire des Neugeborenen und jungen Säuglings in seiner Interaktion mit dem Pflegeverhalten der Mutter, so wird deutlich, daß fast ausschließlich die Mutter auf verschiedene Signale des Kindes reagiert, aber nicht umgekehrt. Erst nach etlichen Wochen beginnt z. B. das soziale Lächeln, das visuelle Fixieren, die Kontrolle der Kopfhaltung, das gerichtete Greifen nach Gegenständen usw. Auffallend bleibt dabei, daß im Vergleich zu anderen Primaten das Neugeborene des Menschen eher durch eine allgemeine Muskelschwäche charakterisiert ist. Obwohl viele Bewegungsweisen schon sehr früh anwesend sind, werden sie doch nicht mit genügend Kraft ausgeführt. Dies mag zu der verbreiteten Ansicht beigetragen haben, das Neugeborene sei ein hilfloses Geschöpf. Da viele der neonatalen Bewegungsweisen mit genügend Kraft intrauterin ablaufen, extrauterin jedoch unter dem Einfluß der Schwerkraft viel schwieriger auszuführen sind, kann man sich die Frage stellen, ob das menschliche Neugeborene nach einer zu kurzen Schwangerschaft geboren wird. Viele Verhaltensweisen erlangen einen auffallenden Entwicklungsschub im Alter von 6 bis 8 Wochen. PORTMANN (1944) hat schon die Hypothese aufgestellt, daß aufgrund vergleichend morphologischer Merkmale der Mensch ein „physiologisches Frühgeborenes" sei. Wie mir scheint, gibt es mehr und mehr Hinweise dafür, daß eine weit entsprechendere Anpassung an extrauterine Bedingungen mit 6 bis 8 Wochen erreicht wird. Der relativ große Kopf des menschlichen Kindes sowie die Verengung des Beckenausgangs beim Menschen, die im Zusammenhang mit dem aufrechten Gang steht, wären ebenso wie der mütterliche Stoffwechsel denkbare Faktoren, die phylogenetisch zu einer relativ kurzen Schwangerschaftsdauer geführt haben (PRECHTL 1986b).

Zwei weitere wichtige Systeme neuraler Mechanismen des jungen Kindes seien noch erwähnt:
1. Verhaltenszustände (behavioural states) und
2. posturale Mechanismen.

Unter Verhaltenszuständen versteht man verschiedene Stadien des Schlafs und des Wachens, die man aufgrund verschiedener Phänomene, die entweder zu beobachten oder elektronisch zu registrieren sind, differenzieren kann (PRECHTL u. O'BRIEN 1982). Sie sind zeitlich relativ stabil und folgen einander in zyklischer Form. Je nach Wahl der Kriterien hat man verschiedene Klassifikationen der Verhaltenszustände vorgeschlagen, wie den REM- und Non-REM-Schlaf, wenn man das Vorkommen von schnellen Augenbewegungen bei geschlossenen Augenlidern als Kriterium verwendet. Andere sprechen von ruhigem und aktivem Schlaf, wobei sich die Terminologie auf die Motilität bezieht. Merkwürdigerweise werden aber gerade nicht die Unterschiede in den Bewegungen als Kriterium verwendet, sondern die polygraphisch registrierten EEG-Muster, die Augenbewegungen und das Regelmaß der Atmung. Es bietet aber Vorteile, wenn man nur Kriterien verwendet, die sich leicht beobachten lassen, weil diese sowohl mit als auch ohne Polygraphie erkennbar sind. Die erste derartige Klassifikation stammt von WOLFF (1959). Er beobachtete das Spontanverhalten von vier Kindern während der ersten Tage bei einer Beobachtungszeit bis zu 16 Stunden pro Tag. Als Kriterien wurden geöffnete oder geschlossene Augen, regelmäßige oder unregelmäßige Atmung und verschiedene Formen von motorischer Spontanaktivität verwendet. Er unterschied regelmäßigen und unregelmäßigen Schlaf, ruhiges Wachsein, aktives Wachsein und Weinen. Zusätzliche Klassen von Verhaltenszuständen wurden als Schläfrigkeit (drowsiness) und periodischer Schlaf mit periodischer Atmung unterschieden (WOLFF 1966). Eine ähnliche Klassifikation haben PRECHTL u. BEINTEMA (1964) vorgeschlagen, wobei allerdings die verschiedenen Verhaltenszustandsklassen numeriert werden, um eine interpretative Terminologie zu vermeiden. Mit vier Kriterien lassen sich fünf verschiedene Verhaltenszustände voneinander unterscheiden, und sie können als Vektoren formalisiert werden (PRECHTL 1974). Neben einer derartig deskriptiven Einteilung der Verhaltenszustände ist es auch möglich, Verhaltenszustände in ihren physiologischen Eigenschaften zu verstehen. Da gesetzmäßige Änderungen der Reaktivität auf verschiedene Reize mit den verschiedenen Verhaltenszuständen gepaart einhergehen, kann man diese Zustände jeweils als einen distinkten Modus neu-

ralen Funktionierens interpretieren (PRECHTL 1974).
Verhaltenszustände haben daher in der Forschung und Klinik des jungen Kindes eine Schlüsselposition bekommen. Ihre Beurteilung ist Voraussetzung, um die fetale Herzfrequenz oder das Neugeborenen-EEG zu interpretieren. Ohne ihre Beachtung ist eine Standardisierung der psychophysiologischen Stimulus-Response-Untersuchungen oder einer klinisch-neurologischen Untersuchung nicht möglich. Zusätzlich zu dieser Bedeutung für die Standardisierung hat sich herausgestellt, daß die Beobachtung des Verlaufs von Verhaltenszuständen sowie der Qualität der Verhaltenszustände klinisch bedeutsam ist. Neurale Dysfunktionen können sich in einer Dissoziation der zustandsspezifischen Konstellationen der Variablen äußern (MONOD u. Mitarb. 1967; PRECHTL u. Mitarb. 1969).
Die Anwesenheit von neuralen Mechanismen, die die Körperhaltung koordinieren und kontrollieren, ist aufgrund der Ultraschallbeobachtungen schon beim intrauterinen Fetus anzunehmen. Man hat sie auch beim Neugeborenen beobachtet (CASAER 1979), das jedoch an die volle Wirkung der Schwerkraft exponiert ist. Aus dem Vergleich der Körperhaltungsreaktionen in den beiden Situationen hat sich die Vermutung bestätigt, daß auch intrauterin Gesamtmuster (total patterns) vorkommen können, die aber nicht durch die Schwerkraft ausgelöst sein können, da sie in den verschiedensten Positionen des Fetus in gleicher Form ablaufen (eigene Beobachtungen). Man kann daher annehmen, daß in den ersten Wochen die meisten Körperhaltungen des Neugeborenen gar nicht durch Sinnesreize ausgelöst werden, sondern eine Fortsetzung der schon während des intrauterinen Lebens vorkommenden Bewegungsweisen und aktiven Haltungen sind. Ist der Kopf bei einem Kind in Rückenlage zur Seite gedreht, so kommt es nicht zu einer Reaktion gegen die Schwerkraft, die den Kopf mehr in die Mitte drehen würde, sondern ganz im Gegenteil: Der Kopf wird aktiv auch im Schlaf nach der Seite gedreht gehalten, was sich in der anhaltenden EMG-Aktivität des kontralateralen M. sternocleidomastoideus nachweisen läßt (BAKKER u. PRECHTL 1980). Auch das häufige Heben des Kopfes für kurze Zeit, wenn das Kind in Bauchlage liegt, ist schon intrauterin, auch in Rückenlage, als Retroflexion nachweisbar. Auch hier scheint es sich primär nicht um eine Antigravidationsreaktion zu handeln. Derartige Befunde widersprechen eindeutig der Ansicht, daß es sich bei den Körperhaltungsmechanismen des jungen Kindes um Reflexe der Lage und Haltung handeln könne, wie sie in der klassischen Physiologie (MAGNUS, RADEMAKER, SCHALTENBRAND) am erwachsenen Tierpräparat gefunden wurden.

Das Schicksal der spezifischen frühkindlichen Bewegungsweisen

Ein zentrales Problem in der Entwicklungsneurologie ist die Frage, wie die neuralen Mechanismen und das damit verbundene Repertoire von Verhaltensweisen des Kindes im Laufe der Entwicklung transformiert werden. Wie kommt es z. B. zum Verschwinden des Greifreflexes des jungen Säuglings und zur Entstehung einer ganzen Reihe einander folgender Formen verschiedener Arten des willkürlichen Greifens nach Gegenständen? Die klassische Auffassung hatte eine einfache Antwort zur Hand: Die primitiven Reflexe werden durch später reifende kortikale Hemmzentren inhibiert, und die Funktion wird dann von den höheren Zentren, die sich später entwickeln, übernommen. Daß eine derartige Hypothese bei dem Mangel an unterstützenden Befunden heute nicht mehr befriedigt, mag nicht verwundern. In der Tat lassen sich kaum Anhaltspunkte dafür finden, daß die frühen Bewegungsformen inhibiert werden und in der gleichen Form beim Erwachsenen bei kortikalen Schädigungen wieder zum Vorschein kommen können. Was man beim Erwachsenen nach schwerer Hirnschädigung sehen kann, sind Bewegungsweisen, die nur sehr entfernt an die normalen Bewegungsweisen des jungen Kindes erinnern, aber viele ihrer Charakteristika vermissen lassen. So weisen sie gerade ihre Starrheit und der imperative Charakter ihres Auftretens als pathologische Reflexe aus, die höchstens als Fragmente der komplexen frühkindlichen Bewegungsweisen anzusehen sind.
Eindeutige Befunde, die diesen Prozeß erhellen, können nur durch ausführliche longitudinale Untersuchungen gewonnen werden, die ein breites Spektrum dieser entwicklungsbedingten Transformationen der neuralen Mechanismen erfassen. Solche Daten sind bisher sehr selten. Zwar haben z. B. GESELL u. AMATRUDA (1945) und MCGRAW (1943) die Veränderungen im Verhaltensrepertoire beschrieben, sind aber kaum über eine Phänomenologie des motorischen Verhaltens hinausgekommen, und sie haben sich vor allem wenig über die zugrundeliegenden neuralen Mechanismen den Kopf zerbrochen. Man muß ihnen aber zugute halten, daß die Neurologie und Neurophysiologie ihrer Zeit auch kaum entsprechende Kenntnisse und Konzepte anzubieten hatte, um einen solchen Versuch erfolgreich zu machen. Die wohl bisher einzige grundlegende Untersuchung der neurologischen Entwicklung des jungen Kindes stammt von TOUWEN (1976), der bei 50 gesunden Kindern in vierwöchentlichen Intervallen von der Geburt bis zum selbständigen Gehen ein breites Spektrum spontaner und reaktiver Verhaltensweisen untersucht hat. Dabei wurden Beginn und Dauer des

Vorkommens und der Zeitpunkt des Verschwindens frühkindlicher Bewegungsweisen dokumentiert und ihre zeitliche Korrelation untereinander untersucht. Nun korrelieren sehr viele Phänomene während der Entwicklung rein zufällig in ihrem zeitlichen Auftreten und Verschwinden, ohne daß ein kausaler Zusammenhang besteht. Nur wenn aus anderen Gründen ein solcher Zusammenhang vermutet wird, dann aber nicht als Korrelation gefunden wird, ist die Aussage interessant. In TOUWENS Analyse (1971, 1976) fehlte z. B. eine Korrelation zwischen dem Verschwinden der Handgreifreaktion und dem Beginn des willkürlichen Zangengreifens (pincer grasp). Außerdem kommen beim selben Kind deutlich voneinander unterscheidbare Stadien der motorischen Entwicklungsschritte gleichzeitig vor, woraus geschlossen werden muß, daß das Verschwinden der vorhergehenden Bewegungsform nicht Voraussetzung des Erscheinens der folgenden Bewegungsform sein kann. Diese und viele andere Beispiele (PRECHTL 1981) stehen im Widerspruch zu der klassischen Ansicht, daß „primitive Reflexe" durch reifende kortikale Strukturen gehemmt werden und erst so den Weg freimachen für komplexere Bewegungsmuster. Auch im Tierversuch (Ratten) erfolgt das Verschwinden der Saugreaktion und die Ausbildung des rhythmischen Kauens bei chronischer oder akuter Dekortikation zum gleichen Zeitpunkt wie bei intakten Tieren und kann daher nur durch eine Änderung der neuralen Mechanismen des Hirnstamms verursacht sein (THEXTON u. GRIFFITHS 1979). Außerdem lassen sich kaum Beweise dafür erbringen, daß ontogenetisch später entstehende Bewegungsweisen jene schon früher vorhandenen als Bauelemente in sich aufnehmen, abgesehen von dem trivialen Befund, daß sie dieselben Motoneuronen benützen.

Es soll aber nicht der Eindruck erweckt werden, alle frühen Verhaltensweisen hätten nur einen vorübergehenden Charakter. Manche Bewegungsmuster haben ein bleibendes Erscheinungsbild, wie Gähnen und das Sichräkeln, die trotz des tiefgreifenden Umbaues des sich entwickelnden Nervensystems ihre Form nicht ändern und schon beim 14 Wochen alten Fetus ebenso aussehen wie beim Erwachsenen. Doch muß man zugeben, daß solche Beispiele eher die Ausnahme als die Regel sind.

Natürlich sind die entwicklungsbedingten Änderungen nicht auf den motorischen Apparat beschränkt, sondern betreffen auch die sensorischen Systeme. Gleiche afferente Systeme können in verschiedenem Alter verschiedene motorische Mechanismen in Gang setzen. Umgekehrt kann der gleiche motorische Mechanismus durch verschiedene afferente Systeme gesteuert werden, die einander im Laufe der Entwicklung ablösen (PRECHTL 1981). Auch gibt es Belege dafür, daß es zur Dynamik der Entwicklungsprozesse gehört, daß nicht nur motorische Systeme, sondern auch sensorische Systeme um die Dominanz rivalisieren können. Ein eindrucksvolles Beispiel haben BRANDT u. Mitarb. (1976) geliefert, aus dem hervorgeht, daß 6 bis 12 Monate alte Kinder für ihre Balance im Raum fast ausschließlich vestibuläre Reize verwenden und kaum auf Kippung des Gesichtsfeldes reagieren. Dies ändert sich bei 2- bis 5jährigen, die sofort umfallen, sobald die visuellen Reize gedreht werden. Ab 6 Jahren aber kommt es langsam zu einem Kompromiß in der Körperhaltung, wenn zwischen vestibulären und visuellen Reizen ein Konflikt auftritt. Bei diesem oder anderen Beispielen kann man an die Möglichkeit denken, daß während der Entwicklung sensorische Systeme zu verschiedenen Zeiten rekalibriert werden und dadurch in ihrer Effektivität Änderungen erfahren. Die Größenänderungen der Körpergestalt während des Wachstums mit ihren mechanischen Konsequenzen wären ein plausibler Grund für eine solche Notwendigkeit, zumindest soweit sie das vestibuläre und propriozeptive System betreffen.

Der zeitliche Verlauf der neuralen Entwicklung

Erstaunlich wenig wissen wir immer noch über die Mechanismen, die den postnatalen Entwicklungsprozeß des Nervensystems steuern. Altersspezifische Änderungen der neuralen Mechanismen mit ihren Konsequenzen für die Änderungen im Verhalten scheinen im großen und ganzen nach einem bestimmten Zeitplan abzulaufen. Aufgrund dieser Beobachtungen hat man Zeittabellen der Meilensteine der Entwicklung aufgestellt. Nun ist längst klar geworden, daß sich z. B. die Sequenz in der Entwicklung der Lokomotion und der Körperhaltung keineswegs an ein strenges Schema halten, wie man ursprünglich angenommen hat. Auch ist das Tempo dieser Änderungen und damit der Zeitpunkt ihres Auftretens oder Verschwindens starken individuellen Schwankungen unterworfen. Alle Entwicklungsschemata, die Anspruch erheben, für unterschiedliche Populationen zu gelten, sind daher mehr irreführend als hilfreich und dadurch häufiger Anlaß zu Fehldiagnosen. Da das chronologische Alter ein insuffizienter Maßstab für die individuelle Entwicklung der neuralen Funktionen und des Verhaltens ist, könnte man besser z. B. verschiedene physische Maturationszeichen (Knochenalter, Zahnalter usw.) heranziehen. Sie besitzen innerhalb einer im übrigen homogenen Population große interindividuelle Unterschiede. WOLFF (1981) hat sehr überzeugend die normale Variation in der Entwicklung als einen möglichen Zugang zur Untersuchung jener Faktoren besprochen, die das Tempo der Entwicklung beeinflussen. Genetische und hormonale Faktoren spielen dabei eine wesentliche Rolle, wie aus den vielen geschlechtsgebundenen Unterschieden hervorgeht.

WABER (1976, 1977) hat jedoch auf die Möglichkeit hingewiesen, daß geschlechtsgebundene Unterschiede im Verhalten eher mit der schnelleren Reifung bei Mädchen zusammenhängen könnten als primär mit den üblich angenommenen biologischen Faktoren. Schnell reifende Jungen ähneln in manchen Eigenschaften mehr den Mädchen, während langsam reifende Mädchen den Jungen ähneln.

Tatsache ist aber, daß wir über die Prozeßsteuerung der vom biologischen Alter abhängigen Änderungen kaum etwas wissen, soviel Variationen auch zu diesem Thema im Hinblick auf das chronologische Alter gefunden werden.

Schlußfolgerungen

Die Konsequenzen, die sich aus dem modernen theoretischen Konzept über die Entwicklung des Nervensystems für die Strategie der entwicklungsneurologischen Untersuchung ergeben, sind sehr erheblich. Es ist sinnlos geworden, entscheidende Einsichten in das normale sowie in das gestörte Nervensystem vom Abklopfen einiger Reflexe zu erwarten. Der Primat der Motorik und die Bedeutung intrazentraler Koordination komplexer Bewegungsweisen (central pattern generators) ist nicht länger mit der Stimulus-Response-Doktrin vereinbar. Auch verlangt das systemanalytische Konzept eine andere Strategie zur Analyse normaler und gestörter neuraler Funktionen als die bisher gebräuchliche. Schließlich hat die Erkenntnis der altersspezifischen Transformationen des Nervensystems während seiner Entwicklung alle Versuche obsolet gemacht, die entwicklungsneurologischen Untersuchungsmethoden aus der Erwachsenenneurologie abzuleiten.

Formalisierte klinische Untersuchungsmethoden des Nervensystems bei Kindern verschiedenen Alters sind erst teilweise verfügbar, und zwar für das reife Neugeborene (PRECHTL u. BEINTEMA 1976) und für etwa 3- bis 12jährige Kinder (TOUWEN 1979). Diese Methoden sind streng standardisiert und quantitativ und auch ausführlich genug, um verläßliche Aussagen über die Integrität des so komplexen Nervensystems zu ermöglichen. Andere Verfahren sind entweder weniger standardisiert oder zu sehr auf die klassische Neurologie des Erwachsenen aufgebaut (SAINT-ANNE DARGASSIES 1977). Auch Kurzuntersuchungen sind nicht ohne Probleme, vor allem, wenn sie als Ersatz für eine vollständige Untersuchung zur Diagnostik Verwendung finden. Als Suchverfahren können sie aber verläßlich sein (TOUWEN u. Mitarb. 1977).

Es gibt beim jungen Kind zahlreiche neurologische Symptome und Syndrome, die altersspezifisch sind und deren Altersgebundenheit erst jetzt, bei besserer Kenntnis der entwicklungsbedingten Transformationen des Nervensystems, verständlich werden. Dies betrifft zwei Phänomene: 1. Gleichartige Läsionen des Nervensystems können in verschiedenen Lebensaltern zu verschiedenen klinischen Erscheinungen führen. 2. Bestimmte neurologische Symptome sind charakteristisch für gewisse Entwicklungsphasen. Sie können in bestimmtem Alter auftreten und verschwinden danach, um nach einer latenten Periode in Form einer anderen Dysfunktion wieder zum Vorschein zu kommen. Dies gilt z. B. für das Übererregbarkeitssyndrom des Neugeborenen (PRECHTL u. BEINTEMA 1976), das später häufig zu choreatiformer Dyskinesie führt. Ebenso gilt dies für verschiedene Formen zerebraler Lähmungen, die in ihrer Frühform z. B. eine Hypotonie zeigen, woraus später eine Spastizität entstehen kann.

Die neuralen Transformationen während der Entwicklung, die ja mit Regressionen alterspezifischer Mechanismen einhergehen, bedingen die oft geringe prognostische Verläßlichkeit neurologischer Zeichen beim jungen Kind. Es ist nicht verwunderlich, daß die häufig überzogene Erwartung des prädiktiven Wertes früher neurologischer Zeichen zu Enttäuschungen führte. Wenn neurale Mechanismen des jungen Kindes nicht direkte Bausteine für spätere Mechanismen sind, wird ihre Schädigung auch nicht unbedingt zu späteren Defekten führen (PRECHTL 1986c).

Die vielleicht weitreichendste Bedeutung der neuen Erkenntnisse und Konzepte des reifenden Nervensystems stammen von tierexperimentellen Läsionen des jugendlichen Gehirns. Sie erbrachten Beweise für unterschiedliche Reaktionen des jungen und älteren Nervensystems auf Zellausfall und Schädigung seiner Verbindungen. Dies gilt vor allem für wachsende Fasersysteme, die normalerweise zur kontralateralen Seite kreuzen und bei Schädigung durch eine Verstärkung eines ipsilateralen Systems kompensiert werden können – ein Vorgang, der auf das frühe Lebensalter beschränkt bleibt (z. B. im kortikospinalen System). Es häufen sich aber Beispiele dafür, daß diese Plastizität im Nervensystem keineswegs immer zu einem Ausgleich in den gestörten Funktionen führt, sondern im Gegenteil Anlaß für aberrante Verbindungen sein kann mit merkwürdigen, abnormen Funktionen. So ist diese Plastizität während der Entwicklung keineswegs nur ein Garant für die Kompensation prä- und perinataler Hirnschädigung. Sie kann es sein und erklärt dann, daß zunächst bestehende Schädigungen ohne bleibende funktionelle Folgen sind. Sie kann aber auch normalerweise nicht vorkommende Verbindungen verursachen, die zu ganz merkwürdigen Konsequenzen im Verhalten führen. Innerhalb gewisser Grenzen entstehen zwar wieder intakte, aber biologisch andersartige Gehirne. Die Vermutung, daß ähnliches bei manchen (aber sicher nicht allen!) Kindern mit sogenannter „leichter zerebraler Dysfunktion" zuträfe, ist ausführlich erwogen worden (PRECHTL 1978).

Literatur

Amiel-Tison, C.: Neurological evaluation of the maturity of newborn infants. Arch. Dis. Childh. 43 (1968) 89

Bakker, H. H., H. F. R. Prechtl: EMG activity in the neck muscles related to head and body position in the human newborn. In: Ontogenesis of the Brain, vol. 4, hrsg. von S. Trojan. Karls-Universität, Prague 1980 (S. 457)

Birnholz, J. C., J. C. Stephens, M. Faria: Fetal movement patterns: a possible means of defining neurologic developmental milestones in utero. Amer. J. Roentgenol. 130 (1978) 537

Bots, R. S. G. M., J. Nijhuis, C. B. Martin, H. F. R. Prechtl: Human fetal eye movements: detection in utero by means of ultrasonography. Early Hum. Develop. 5 (1981) 87

Brandt, T., D. Wenzel, J. Dichgans: Die Entwicklung der visuellen Stabilisation des aufrechten Standes beim Kind: Ein Reifezeichen in der Kinderneurologie. Arch. Psychiat. Nervenkr. 223 (1976) 1

Casaer, P.: Postural behaviour in newborn infants. Clin. Develop. Med. 72 (1979). Heinemann, London 1979

Choi, B. H., L. W. Lapham: Evolution of Bergmann glia in developing human fetal cerebellum: a Golgi, electron microscopic and immunofluorescent study. Brain Res. 190 (1980) 369

Choi, B. H., L. W. Lapham, L. Aminzaki, T. Saleem: Abnormal neuronal migration, deranged cerebral cortical organization and diffuse white matter astrocytosis of human fetal brain. J. Neuropath. exp. Neurol 37 (1978) 719

Conradi, S., L. O. Ronnevi: Spontaneous elimination of synapses on cat spinal motoneurons after birth: do half of the synapses on the cell bodies disappear? Brain Res. 92 (1975) 505

Corner, M.: Spontaneous motor rhythms in early life – phenomenological and neurophysiological aspects. In: Maturation of the Nervous System, hrsg. von M. A. Corner, R. E. Becker, N. E. van de Poll, D. F. Swaab, H. B. M. Uylings. Elsevier, Amsterdam. Progr. Brain Res. 48 (1978) 349

Cowan, W. M., J. W. Fawcett, D. D. M. O'Leary, B. B. Stanfield: Regressive events in neurogenesis. Science 225 (1984) 1258

Crain, S. M.: Neurophysiological Studies in Tissue Culture. Raven Press, New York 1976

Crepel, F., N. Delhaye-Bouchaud, J. M. Guastavino, I. Sampaio: Multiple innervation of cerebellar Purkinje cells by climbing fibres in staggerer mutant mouse. Nature 283 (1980) 483

Dennis, M. J.: Development of neuromuscular junction: inductive interactions between cells. Ann. Rev. Neurosci. 4 (1981) 43

Dobbing, J.: The later development of the brain and its vulnerability. In: Scientific Foundations of Paediatrics, hrsg. von J. A. Davis, J. Dobbing. Heinemann, London 1974 (S. 565)

Droge, M. H., G. W. Gross, M. H. Hightower, L. E. Czisny: Multielectrode analysis of coordinated, multisite, rhythmic bursting in cultured CNS monolayer networks. J. Neurosci. 6 (1986) 1583

Dobbing, J., J. Sands: Quantitative growth and development of human brain. Arch. Dis. Childh. 48 (1973) 757

Ehrström, C.: Fetal movement monitoring in normal and high-risk pregnancy. Acta obstet. gynec. scand., Suppl. 80 (1979) 6

Floeter, M. K., W. T. Greenough: Cerebellar plasticity: modification of Purkinje cell structure by differential rearing in monkeys. Science 206 (1979) 227

Gesell, A., C. S. Amatruda: The beginning of behavior. The beginnings of the human mind. Harper & Brothers, New York 1945

Hartmann, H.: Ich-Psychologie und Anpassungsproblem. Int. Z. Psychoanal. 24 (1939) 62

Herman, R. M., S. Grillner, P. S. G. Stein, D. G. Stuart (Hrsg.): Neural Control of Locomotion. Advances in Behavioral Biology, vol. 18. Plenum Press, New York 1976

Holst, E. von: Vom Wesen der Ordnung im Zentralnervensystem. Die Naturwissensch. 25 (1937) 625

Holst, E. von: Die relative Koordination als Phänomen und als Methode zentralnervöser Funktionsanalyse. In: Ergebnisse der Physiologie, hrsg. von L. Ashe, K. Spiro. Bergmann, München 1939 (S. 228)

Holst, E. von: Zentralnervensystem; Fünf Beiträge zur Verhaltensphysiologie. Deutscher Taschenbuch Verlag, München 1974

Hooker, D.: The Prenatal Origin of Behaviour. University of Kansas Press, Lawrence 1952

Humphrey, T.: Some correlations between the appearance of human fetal reflexes and the development of the nervous system. In: Growth and Maturation of the Brain, hrsg. von D. P. Purpura, J. P. Schadé. Elsevier, Amsterdam. Progr. Brain Res. 4 (1964) 93

Humphrey, T.: Postnatal repetition of human prenatal activity sequences with some suggestions of their neuroanatomical basis. In: Brain and Early Behaviour, hrsg. von R. J. Robinson. Academic Press, New York 1969 (S. 43)

Humphrey, T.: Reflex activity in the oral and facial area of the human fetus. In: 2nd. Symp. on Oral Sensation and Perception, hrsg. von J. F. Bosma. N. I. H., Bethesda, Md. 1970 (S. 195)

Huttenlocher, P. R.: Synaptic density in human frontal cortex – developmental changes and effects of aging. Brain Res. 163 (1979) 195

Huttenlocher, P. R., C. de Courten, L. J. Garey, H. van der Loos: Synaptogenesis in human visual cortex – evidence for synapse elimination during normal development. Neurosci. Lett. 33 (1982) 247

Ianniruberto, A., E. Tajani: Ultrasonographic study of fetal movements. Semin. Perinat. 5 (1981) 175

Jacobson, M.: Developmental Neurobiology, 2nd ed. Plenum Press, New York 1978

Jansen, J. K. S., W. Thompson, D. P. Kuffler: The formation and maintenance of synaptic connections as illustrated by studies of the neuromuscular junctions. In: Maturation of the Nervous System, hrsg. von M. A. Corner, R. E. Baker, N. E. van de Poll, D. F. Swaab, H. B. M. Uylings. Elsevier, Amsterdam. Progr. Brain Res. 48 (1978) 3

Knyihar, E., B. Csillik, P. Rakic: Transient synapses in the embryonic primate spinal cord. Science 202 (1978) 1206

Levi-Montalcini, R.: Events in the developing nervous system. In: Growth and Maturation of the Brain, hrsg. von D. P. Purpura, J. P. Schadé. Elsevier, Amsterdam. Progr. Brain Res. 4 (1964) 1

Lichtman, J. W.: The reorganization of synaptic connections in the rat submandibular ganglion during postnatal development. J. Physiol. 273 (1977) 155

McGraw, M. B.: The Neuromuscular Maturation of the Human Infant. Columbia University Press, New York 1943

Minkowski, M.: Neurobiologische Studien am menschlichen Foetus. Handb. Biol. Arbeitsmeth., Abt. V., Teil 5B (1928) 511

Monod, N., J. Eliet-Flescher, C. Dreyfus-Brisac: Le sommeil du nouveau-né et du prématuré, III: Les troubles de l'organisation du sommeil chez le nouveau-né pathologique: Analyse des études polygraphiques. Biol. Neonat. 11 (1967) 216

Nijhuis, J. G., H. F. R. Prechtl. C. B. Martin jr., R. S. G. M. Bots: Are there behavioural states in the human fetus? Early Hum. Develop. 6 (1982) 177

Nowakowski, R. S., P. Rakic: The mode of migration of neurons to the hippocampus: a Golgi and electron microscopic analysis in foetal rhesus monkey. J. Neurocytol. 8 (1979) 697

Peiper, A.: Die Eigenart der kindlichen Hirntätigkeit, 3. Aufl. VEB Thieme, Leipzig 1961

Portmann, A.: Biologische Fragmente zu einer Lehre von Menschen. Schwabe, Basel 1944 (S. 141)

Pratt, K. C.: The neonate. In: Carmichael's Manual of Child

Psychology, hrsg. von P. H. Mussen. Wiley, New York 1954 (S. 215)
Prechtl, H. F. R.: Über die Koppelung von Saugen und Greifreflex beim Säugling. Die Naturwissensch. 40 (1953) 347
Prechtl, H. F. R.: Die Entwicklung und Eigenart frühkindlicher Bewegungsweisen. Klin. Wschr. 34 (1956) 281
Prechtl, H. F. R.: The behavioural states of the newborn infant (a review). Brain Res. 76 (1974) 185
Prechtl, H. F. R.: Minimal brain dysfunction syndrome and the plasticity of the nervous system. Adv. biol. Psychiat. 1 (1978) 96
Prechtl, H. F. R.: The study of neural development as a perspective of clinical problems. In: Maturation and Development. Biological and Psychological Perspectives, hrsg. von K. J. Connolly, H. F. R. Prechtl. Clin. Develop. Med. 77/78. Heinemann, London 1981 (p. 198)
Prechtl, H. F. R.: Assessment methods for the newborn infant, a critical evaluation. In: Psychobiology of the Human Newborn, hrsg. von P. Stratton. Wiley, Chichester 1982 (S. 21)
Prechtl, H. F. R.: Continuity of neural functions from prenatal to postnatal life, hrsg. von H. F. R. Prechtl. Clin. Develop. Med. 94. Blackwell, Oxford 1984
Prechtl, H. F. R.: Prenatal motor development. In: Motor Development in Children: Aspects of Coordination and Control, hrsg. von M. G. Wade, H. T. A. Whiting. Nijhoff, Dordrecht 1986 a (p. 53)
Prechtl, H. F. R.: New perspectives in early human development. Europ. J. Obstet. Gynec. Reprod. Biol. 21 (1986b) 347
Prechtl, H. F. R.: Frühe Schäden – Späte Folgen. Neuere Erkenntnisse aus Nachuntersuchungen von Kindern. In: Langzeitverlauf kinder- und jugendpsychiatrischer Erkrankungen, hrsg. von M. H. Schmidt, S. Drömann. Enke, Stuttgart 1986 c (S. 15)
Prechtl, H. F. R., D. J. Beintema: The neurological examination of the full-term newborn infant. Clin. Develop. Med. 12. Heinemann, London 1964. Deutsche Ausgabe: Die neurologische Untersuchung des reifen Neugeborenen, 2. Aufl. Thieme, Stuttgart 1976
Prechtl, H. F. R., M. J. O'Brien: Behavioural states of the full-term newborn. The emergence of a concept. In: Psychobiology of the Newborn Infant, hrsg. von P. Stratton. Wiley, Chichester 1982 (p. 53)
Prechtl, H. F. R., H. M. Weinmann, Y. Akiyama: Organization of physiological parameters in normal and neurologically abnormal infants: Comprehensive computer analysis of polygraphic data. Neuropädiatrie 1 (1969) 101
Prechtl, H. F. R., J. W. Fargel, H. M. Weinmann, H. H. Bakker: Posture, motility and respiration in low-risk preterm infants. Develop. Med. Child Neurol. 21 (1979) 3
Pysh, J. J., G. M. Weiss: Exercise during development induces an increase in Purkinje cell dendritic tree size. Science 206 (1979) 230
Quattrochi, J. J., N. Baba, L. Liss, W. Adrion: Sudden infant death syndrome (SIDS): a preliminary study of reticular dendritic spines in infants with SIDS. Brain Res. 181 (1980) 245
Rakic, P.: Guidance of neurons migrating to the fetal monkey neocortex. Brain Res. 33 (1971) 471
Rakic, P.: Kinetics of proliferation and latency between final cell division and onset of differentiation of cerebellar stellate and basket neurons. J. comp. Neurol. 147 (1973) 523
Rakic, P.: Neuronal migration and contact guidance in primate telencephalon. Paediat. & Growth 54, Suppl. 1 (1978) 25
Rakic, P., J. P. Bourgeois, M. F. Eckenhoff, N. Zecevic, P. S. Goldman-Rakic: Concurrent overproduction of synapses in diverse regions, of the primate cerebral cortex. Science 232 (1986) 232
Redfern, P. A.: Neuromuscular transmission in newborn rats. J. Physiol. 209 (1970) 701
Reinold, E.: Ultrasonics in Early Pregnancy. Diagnostic Scanning and Fetal Motor Activity. Contributions to Gynaecology and Obstetrics, vol. 1. Karger, Basel 1976 (S. 101)
Saint-Anne Dargassies, S.: La maturation neurologique du prématuré. Études néo-natal. 4 (1955) 71
Saint-Anne Dargassies, S.: Neurological development in the full-term premature neonate. Elsevier, Amsterdam 1977
Scheibel, M. E., T. L. Davies, A. B. Scheibel: Maturation of reticular dendrites: loss of spines and development of bundles. Exp. Neurol. 38 (1973) 301
Selverston, A. I.: Are central pattern generators understandable? Behav. Brain Sci. 3 (1980) 535
Sidman, R. L., P. Rakic: Neuronal migration, with special reference to developing human brain: a review. Brain Res. 62 (1973) 1
Smolen, A., G. Raisman: Synapse formation in the rat superior cervical ganglion during normal development and after neonatal deafferentiation. Brain Res. 181 (1980) 315
Sohal, G. S., T. A. Weidman: Development of trochlear nerve: loss of axons during normal ontogeny. Brain Res. 142 (1978) 455
Spinelli, D. N., F. E. Jensen, G. Viana di Prisco: Early experience effect on dendritic branching in normally reared kittens. Exp. Neurol. 68 (1980) 1
Stafström, C. E., D. Johnston, J. M. Wehner, J. R. Sheppard: Spontaneous neural activity in fetal brain reaggregate cultures. Neurosci. 5 (1980) 1681
Stein, R. B., K. G. Pearson, R. S. Smith, J. B. Redford (Hrsg.): Control of Posture and Locomotion. Advances in Behavioral Biology, vol. 7. Plenum Press, New York 1973
Takashima, S., T. Mito, L. E. Becker: Neuronal development in the medullary reticular formation in sudden infant death syndrome and premature infants. Neuropediatrics 16 (1985) 76
Thexton, A. J., C. Griffiths: Reflex oral activity in decerebrate rats of differential age. Brain Res. 175 (1979) 1
Touwen, B. C. L.: A study on the development of some motor phenomena in infancy. Develop. Med. Child Neurol. 13 (1971) 435
Touwen, B. C. L.: Neurological development in infancy. Clin. Develop. Med. 58. Heinemann, London 1976
Touwen, B. C. L.: Variability and stereotypy in normal and deviant development. In: Liber Amicorum Ronald Mac Keith. Clin. Develop. Med. 67. Heinemann, London 1978 (p. 99)
Touwen, B. C. L.: Examination of the child with minor neurological dysfunction, 2nd ed. Clin. Develop. Med. 71. Heinemann, London 1979. Deutsche Ausgabe: Die Untersuchung von Kindern mit geringen neurologischen Funktionsstörungen. Thieme, Stuttgart 1982
Touwen, B. C. L.: The preterm infant in the extra-uterine environment. Implications for neurology. Early Hum. Develop. 4 (1980) 287
Touwen, B. C. L., H. F. R. Prechtl: The neurological examination of the child with minor nervous dysfunction. Clin. Develop. Med. 38. Heinemann, London 1970
Touwen, B. C. L., M. E. C. Bierman-Van Eendenburg, A. D. Jurgens- v. d. Zee: The neurological screening of full-term newborn infants. Develop. Med. Child Neurol. 19 (1977) 739
Visser, G. H. A., J. D. S. Goodman, D. H. Levine, G. S. Dawes: Diurnal and other cyclic variations in human fetal heart rate near term. Amer. J. Obstet. Gynec. 142 (1982) 535
Vries, J. I. P. de, G. H. A. Visser, H. F. R. Prechtl: The emergence of fetal behaviour, I: Qualitative aspects. Early Hum. Develop. 7 (1982) 301
Vries, J. I. P. de, G. H. A. Visser, H. F. R. Prechtl: Fetal motility in the first half of pregnancy. In: Continuity of Neural Functions from Prenatal to Postnatal Life, hrsg. von H. F. R. Prechtl. Clin. Develop. Med. 94. Blackwell, Oxford 1984 (p. 79)
Vries, J. I. P. de, G. H. A. Visser, H. F. R. Prechtl: The emergence of fetal behaviour, II: Quantitative aspects. Early Hum. Develop. 12 (1985) 99

Waber, D. P.: Sex differences in cognition: a function of maturational rate? Science 192 (1976) 572

Waber, D. P.: Sex differences in mental abilities, hemispheric lateralization and rate of physical growth at adolescence. Develop. Psychol. 13 (1977) 29

Walters, C. E.: Reliability and comparison of four types of fetal activity and of total activity. Child Develop. 35 (1964) 1249

Wolff, P. H.: Observations on newborn infants. Psychosom. Med. 221 (1959) 110

Wolff, P. H.: The causes, controls and organization of behaviour in the neonate. Psychological Issues, vol. 5, no. 1, Monogr. 17. International Univ. Press, New York 1966

Wolff, P. H.: Normal variation in human maturation. In: Maturation and Development. Biological and Psychological Perspectives, hrsg. von K. J. Connolly, H. F. R. Prechtl. Clin. Develop. Med. 77/78. Heinemann, London 1981 (p. 1)

Entwicklungspsychologie

Rolf Oerter

Verbindung zwischen Entwicklungspsychologie und Psychopathologie

Für Entwicklungspsychologie und Psychopathologie gibt es unter anderem folgende gemeinsame Aspekte:
1. *Genese von Zuständen und Erscheinungen.* Die Frage nach der Entwicklungsgeschichte eines Zustandes oder Phänomens bildet den Kern der Ursachenerklärung bei beiden Disziplinen.
2. *Normalitätsbegriff.* Die für die Bestätigung von psychopathologischen Phänomenen notwendige Bestimmung von Normalität ist auch für die Entwicklungspsychologie eine wichtige Aufgabe. Sie führt zur Bestimmung von Entwicklungsnormen, zur Bewertung von erreichten Entwicklungsniveaus und zur Begründung von Förderungsmaßnahmen (s. u.).
3. *Intervention.* Moderne Entwicklungspsychologie beschränkt sich nicht auf Erfassung eines Ist-Zustandes von Entwicklung, sondern sucht nach deren Verbesserung. Therapie oder Intervention ist somit auch legitimer Bestandteil der Entwicklungspsychologie.
4. *Entwicklungspsychologie als Grundlagenwissenschaft für Psychopathologie.* Psychopathologie ist auf Grunderkenntnisse der Entwicklungspsychologie angewiesen, da sie für die Ätiologie von Krankheiten bzw. Störungen allgemeine Gesetzlichkeiten über menschliche Entwicklung zu Hilfe nehmen muß.
5. *Psychopathologie als Hilfswissenschaft für Entwicklungspsychologie.* Umgekehrt ergibt sich aus dem Studium von Krankheit und Devianz ein besseres Verständnis für Entwicklung. Die Ableitung von Entwicklungsgesetzen erfolgte häufig aus der Beschäftigung mit psychopathologischen Erscheinungen.

Theoretisches Verständnis von psychischer Entwicklung

Will man dem aktuellen Forschungsstand im Bereich der Entwicklungspsychologie gerecht werden, so eignet sich ein Entwicklungs*begriff*, der weit gehalten ist: Entwicklung ist die nicht zufällige, erklärbare Veränderungsreihe, die mit dem individuellen Lebenslauf verknüpft ist (OERTER 1977). Dieses Verständnis von psychischer Entwicklung impliziert, (a) daß Gesetzmäßigkeiten beim Wandel des Individuums (intraindividuelle Verläufe) und nicht bei Gruppen (interindividuelle Unterschiede, etwa Altersunterschiede) im Zentrum stehen, (b) daß die Erklärung von intraindividueller Veränderung und nicht bloße Deskription angestrebt wird und (c) daß die beobachteten und erklärten Veränderungen nicht ausschließlich auf intraindividuelle Bedingungen (Persönlichkeitsvariablen, -systeme), sondern auch auf Umweltveränderungen (in denen sich die Persönlichkeit trotz gleichbleibender interner Bedingungen verändert verhalten muß) zurückgehen. Für die Diagnose und Therapie psychischer Erkrankungen hat dies zur Konsequenz, die individuelle Lebensgeschichte samt den charakteristischen Umweltbedingungen für eben dieses Individuum zu studieren und weniger den Vergleich mit der Altersnorm zum Ausgangspunkt der Maßnahmen zu machen.

Der hier zugrundegelegte Entwicklungsbegriff betrachtet weiterhin psychische Entwicklung als lebenslangen Prozeß. Daher eröffnen sich für Diagnose und Therapie auch Langzeitperspektiven, etwa hinsichtlich des Stellenwerts einer aktuellen Störung im Hinblick auf mittleres und höheres Erwachsenenalter (z. B. Diagnose von Vermeidungstendenzen aus Furcht vor den Aufgaben des Erwachsenenlebens oder aus Furcht vor dem Altern) oder der Therapie von Störungen im Hinblick auf die Bewältigung von Erwachsenenaufgaben.

Als *Komponenten* der Entwicklung unterscheidet man gemeinhin Anlage, Umwelt und sachimmanente Entfaltungslogik (HECKHAUSEN 1965). Letztere Komponente bestimmt häufig Entwicklungsabfolgen, die scheinbar personimmanent ablaufen. So kann die Entwicklung bestimmter Fertigkeiten, wie Zeichnen oder Werkzeuggebrauch, und kognitiver Funktionen, wie Denken, in bezug auf die Logik des Gegenstandes (z. B. unsachgemäßer Gebrauch vor sachgemäßem Gebrauch des Werkzeugs) gar nicht anders als beobachtet verlaufen. Die Reihenfolge der Prozesse wird nicht durch interne Reifungs- oder Entwicklungsstadien, sondern durch lernende Anpassung des Organismus an die Logik des Gegenstandes bestimmt. Für pathologische Störungen hat dies zur Konsequenz, daß man zunächst die zur Erreichung eines höheren Niveaus nötigen Leistungen (die unabhängig vom Individuum immer gleich sind) analysieren muß, um therapeutische Trainingsmaßnahmen sinnvoll einsetzen zu können.

Psychische Entwicklung läßt sich als Genese kausal, als zielgerichteter Prozeß final betrachten. Die weitaus geläufigere *Kausal*betrachtung nimmt an, daß eine Entwicklungsabfolge durch vorausgehende Bedingungen bestimmt wird und in quasi naturgesetzlicher Weise abläuft. Unter dieser Annahme erfolgte die Suche nach und Aufstellung von Entwicklungsskalen und Entwicklungsstufen (PIAGET 1946; KOHLBERG 1964). Als *final* (teleologisch) bestimmt erweist sich der Entwicklungsvorgang, wenn man ihn als aktive Bemühung des Individuums auffaßt, bestimmte selbstgesetzte oder von außen her vorgeschriebene Ziele (Aufgaben, Leistungen, Niveaus) zu erreichen. Hierbei spielen die Entwicklungsaufgabe (HAVIGHURST 1972), die Altersnorm (NEUGARTEN u. DATAN 1973) sowie die kulturell festgelegten, zum Teil institutionalisierten Aufgaben (vor allem schulische Leistungsniveaus für die einzelnen Jahrgangsstufen) eine wichtige Rolle. Nach HAVIGHURST (1972) und ERIKSON (1976) hat das Individuum in einer Gesellschaft in jedem Lebensalter bestimmte Aufgaben zu bewältigen, die teils universell (über alle Kulturen hinweg) Gültigkeit besitzen, zum Teil kulturspezifisch sind. Solche Entwicklungsaufgaben sind also einerseits Bestimmungsleistungen der Kultur, andererseits determiniert durch die individuelle Leistungsfähigkeit. Beide Komponenten müssen aufeinander abgestimmt sein. Kulturen mit überzogenen Leistungsforderungen an das Individuum erzeugen pathologische Persönlichkeitsstrukturen. Da im aktuellen Entwicklungsstand immer eine Diskrepanz zwischen zukünftiger Anforderung und aktuellem Niveau besteht, finden sich vor allem das Kind und der Jugendliche einem permanenten Entwicklungs- und Sozialisationsdruck ausgesetzt. In diesem Spannungsverhältnis orientieren sich nicht alle Individuen gleich, sondern versuchen aus der Einschätzung ihrer Möglichkeiten Niveaus festzulegen, die ihnen erreichbar erscheinen. So gesehen ist das Individuum selbst der Gestalter seiner Entwicklung. Diese Sichtweise deckt sich mit dem Verständnis der menschlichen Persönlichkeit als aktivem Problemlöser (MISCHEL 1977; THOMAE 1968). Der Aspekt der Zielgerichtetheit von Entwicklung eröffnet für Diagnose und Therapie von psychischer Krankheit oder Störung wichtige Möglichkeiten. Es gilt in Erfahrung zu bringen, wie der Patient seine Entwicklungsaufgaben sieht, ob ein pathologisches Verhalten ein inadäquater Versuch der Bewältigung von Entwicklungsaufgaben darstellt und welche Hilfen angesichts bestimmter aktuell anstehender Aufgaben möglich sind. Pathogenetisch bedeutsame wichtige Entwicklungsaufgaben sind z.B. die Regulierung der Ausscheidungsorgane (in unserer Kultur auf etwa das vollendete dritte Lebensjahr festgelegt), der Schuleintritt und die damit verbundene Schulreife (die nach heutigem Wissen keineswegs als genetisch festgelegtes allgemeines Niveau gelten kann, sondern deutlich eine kulturell definierte Entwicklungsaufgabe darstellt) sowie die Gewinnung einer stabilen Identität im Jugendalter (heute wegen Desorientiertheit und Mangel an Hilfen stark erschwert). Tab. 2.1 zeigt einige Beispiele für Altersnormen, die je nach Population der Befragten unterschiedlich im Lebensalter des Kindes angesetzt werden (BELSCHNER 1973).

Die Kausalbetrachtung von Entwicklung in dem oben erwähnten Sinne beinhaltet nicht nur die Aufstellung von Gesetzlichkeiten bezüglich einer festgelegten Abfolge im Entwicklungsvorgang, sondern forscht auch nach vorausgegangenen Ursachen für einen aktuellen Entwicklungszustand. Als wichtige Bedingungen können dabei sogenannte kritische Ereignisse (critical life events) angesehen werden. Sie sind einerseits als objektives Datum zu verstehen, das von außen her ausmachbar meist eine große Gruppe (z.B. eine Alterskohorte) betroffen hat (Kriegseinbruch, Rezession, Naturkatastrophe); andererseits bestehen sie aus subjektiven Erlebnissen des Betroffenen, die aufgrund seiner Interpretation bzw. der subjektiven Wirkung den folgenden Lebenslauf beeinflußt haben.

Tabelle 2.1 Altersnormen von Verhaltensweisen bei Jungen (nach *Belschner* 1973)

Item Nr.	Frage	Studentinnen (N = 29)	Altersmittelwerte deutsche Mütter (N = 110)	amerik. Mütter (N = 96)
1.	Von welchem Alter an kann ein Junge seine Spielkameraden mit nach Hause bringen? (Raum zum Spielen vorhanden, Eltern der anderen Kinder einverstanden)	3,4	5,4	3,7
2.	Ab wann sollte man sich darauf verlassen können, daß ein Junge tagsüber und nachts zuverlässig trocken bleibt?	3,6	2,6	3,0
3.	Von welchem Alter ab sollte ein Junge frei über sein Taschengeld verfügen können?	6,8	14,8	10,9

Meist ist man bei dieser Art von kritischen Ereignissen auf die Selbstauskunft des Individuums angewiesen und erfaßt so die subjektive Deutung von Kausalzusammenhängen. Für die Ätiologie von psychischen Krankheiten sind kritische Ereignisse bzw. Markierungspunkte im Lebenslauf von großer Bedeutung.

Einige theoretische Erklärungsansätze

Biogenetische Entwicklungstheorie

Die Vertreter dieser Auffassung erklären Entwicklung als Abfolge eines genetisch bestimmten Programms. Psychische Phänomene und Veränderungen im Laufe der Entwicklung werden auf biologische Veränderungen zurückgeführt. So wurde etwa das Erleben und Verhalten des Jugendlichen (Gefühlslabilität, „Sturm und Drang") auf die starken körperlichen Veränderungen während der Pubertät zurückgeführt (HALL 1904). Eine Variante der biogenetischen Entwicklungstheorie bildet die organismische Entwicklungstheorie von HEINZ WERNER (1959). Er führt als heuristisches Prinzip das „orthogenetische" Prinzip ein, das durch die Begriffe der Zentralisation (zunehmende Hierarchisierung) und Differenzierung (zunehmende Ausgliederung einzelner Funktionen) bestimmt ist. WERNER versucht zu belegen, daß dieser Prozeß des organischen Ausgliederns und Strukturierens nicht nur für Individuen (z. B. Kinder), sondern auch für Kulturen (Entsprechung zwischen Erwachsenen in schriftlosen Kulturen und Kindern unserer Kultur) sowie für die Aktualgenese von Phänomenen (z. B. die Wahrnehmungsveränderung diffuser oder kurz dargebotener Reizmuster) existiert. Demgegenüber hebt er pathologische Erscheinungen deutlich ab und beweist dies am Beispiel der zeichnerischen oder sonstigen Leistungsproduktion von pathologischen Fällen. Damit hat er ein wesentlich besseres Trennkriterium zwischen psychisch gesund und krank, als es die Orientierung an einem Normalitätsbegriff ist.

Die Entwicklungstheorie Freuds

Wohl bis heute am umfassendsten hat FREUD die menschliche Entwicklung zu erklären versucht. Im vorliegenden Zusammenhang kann nicht die Theorie selbst dargestellt werden, jedoch dürften folgende Punkte einen überdauernden Erkenntnisgewinn der Psychoanalyse für die Entwicklungspsychologie beinhalten.
a) Der Einfluß der Sexualität in früher Kindheit. FREUDS Ansatz – mag er auch einseitig bezüglich der Verabsolutierung der Libido als umfassender Triebenergie sein – erkennt, daß Sexualität und Sexualverhalten nicht erst im Jugendalter beginnen und daß ihr Einfluß frühzeitig persönlichkeitsprägend sein kann.
b) Bedeutung der Eltern (oder entsprechender Bezugspersonen) für die Entwicklung des Kindes. FREUDS Verdienst ist es, den Zusammenhang zwischen der Eltern-Kind-Interaktion und der Gesamtentwicklung des Menschen aufgedeckt zu haben. Die Bedeutung der Eltern für die menschliche Entwicklung ist seither empirisch tausendfach nachgewiesen worden und erstreckt sich auch auf das gesamte Jugendalter.
c) Stellenwert der frühen Kindheit. Während man gerade der frühen Kindheit vor FREUD kaum Bedeutung beimaß, erkannte FREUD die prägende Wirkung der frühen Kindheit und ihren Einfluß auf spätere psychische Erkrankungen.
d) Persönlichkeitsentwicklung als Stärkung des Ich. FREUD hat erstmals eine dynamische Persönlichkeitskonzeption entwickelt und das Ich als Instanz eingeführt, das im Spannungsfeld verschiedener gegensätzlicher Einflüsse steht. Die Entwicklung des Ich, die später als Identitätsentwicklung (ERIKSON 1976; KRAPPMANN 1971; MEAD 1935) beschrieben wurde, wird als Kernstück des Verständnisses menschlicher Entwicklung in der Entwicklungspsychologie bestehen bleiben.
e) Verhältnis von normal zu pathologisch, von seelisch gesund zu seelisch krank. FREUDS Auffassung, daß zwischen pathologisch und normal kein Wesensunterschied bestehe und das Pathologische fortwährend auch im Alltagsleben auftrete, hat einerseits das Verständnis der Entstehung von psychischen Erkrankungen gefördert, andererseits die Diskriminierung und Stigmatisierung von psychisch Kranken abbauen helfen.
f) Grundverständnis von Sozialisation. FREUDS Entwicklungstheorie legt zugleich die Grundlagen für sozialisationstheoretische Ansätze. Einerseits begründet er nämlich die Entstehung der Kultur aus der Psychodynamik der Kernfamilie, andererseits erklärt er die Tabuisierung der Triebwünsche und die damit verbundene Strukturierung der Persönlichkeit aus den Normen und dem Sozialisationsdruck der umgebenden Kultur.
Für die Psychopathologie des Kindes- und Jugendalters ist FREUDS Einfluß nach wie vor außerordentlich groß. Viel zu wenig wird aber versucht, die Grundideen (etwa die obigen Aspekte) und die von ihm postulierten Schutzmechanismen auf den jetzigen Kenntnisstand der Entwicklungspsychologie anzuwenden, was das Aufgeben der in ihrer ursprünglichen Konzeption historisch bedingten Psychoanalyse bedeuten würde.

S-R-Theorien und soziales Lernen

In krassem Gegensatz zu den bisherigen Erklärungsversuchen stehen behavioristische Lerntheorien, die Entwicklung als gigantischen Lernprozeß von Reiz-Reaktions-Koppelungen ansehen. Die ursprünglichen radikalen Positionen (jeder Mensch kann jede beliebige Persönlichkeit werden) wurden bald modifiziert. Auf der Basis der klassischen Konditionierung versucht EYSENCK (1960) die Unterschiede zwischen Personen (z.B. ängstlich bis neurotisch gegenüber zu wenig ängstlich bis psychopathisch) auf anlagemäßige Unterschiede in der Konditionierbarkeit zurückzuführen. Die Entwicklung und Differenzierung von Gefühlen (emotionalen Reaktionen) wird ebenfalls durch klassische Konditionierung zu erklären versucht (dreidimensionales Modell von MILLENSON 1967).

SEARS und Mitarbeiter (1965) befassen sich mit der Eltern-Kind-Interaktion und gehen dabei von dem Hullschen Triebreduktionsmodell aus: Mutter und Kind reagieren wechselseitig aufeinander und reduzieren so die Triebspannung. GEWIRTZ (1969) und andere betrachten im Anschluß an SKINNER das Verhalten ausschließlich als Resultat von Verstärkung: Verstärkte Reaktionen des „operant behavior" werden beibehalten. Verdienstvoll an diesen Ansätzen sind vor allem die zahlreichen empirischen Untersuchungen im Säuglings- und Kleinkindalter. Die Beschäftigung mit der Entwicklung als sozialem Lernen führte zu ganzen Systemen von Untersuchungen, die in Standardwerken zusammengefaßt sind (z.B. BANDURA 1969). Allmählich begann man sich mit dem Phänomen der Nachahmung systematisch zu beschäftigen, wobei zunächst die Triebreduktionstheorie (MILLER u. DOLLARD 1941) und Konditionierungsansätze (MOWRER 1960) im Vordergrund standen. Systematisch beschäftigten sich dann BANDURA und Mitarbeiter mit Nachahmungsleistungen bei Vorschulkindern, wobei einer der entscheidenden Befunde war, daß das Verhalten des beobachteten Modells entsprechend situativen Umständen erst nach einem größeren Zeitintervall reproduziert wird. Ob und was nachgeahmt wird, hängt aber auch von dem aktiven Selektionsprozeß des Kindes ab, was sich besonders bei der Ausformung der Geschlechtsrolle bemerkbar macht (KOHLBERG 1966). Hier liegt eine Quelle für Fehlentwicklung und Fehlverhalten. Der Einfluß des Behaviorismus ist trotz starker Kritik im Bereich der Intervention und Therapie im Anwachsen begriffen (operante Psychologie: z.B. BALTES u. BALTES 1977; BALTES u. ZERBE 1976; Verhaltensmodifikation: z.B. CRAIGHEAD u. Mitarb. 1976). Der rasche und sichtbare Erfolg bei der Beseitigung augenfälliger Störungen verstellt allzu leicht den Blick für deren Ursachen und dafür, daß das Individuum als selbstregulierendes System die Kontrolle über sein Handeln erhalten muß. Auch bei Kindern bedeutet erfolgreiche Therapie einen Fortschritt in Richtung auf wachsende Selbstkontrolle. Dies wird inzwischen übrigens von S-R-Theoretikern selbst hervorgehoben (BANDURA 1978).

Kognitive Entwicklungstheorie

Im Gegensatz zu behavioristischen Ansätzen betrachten kognitive Theorien nicht Reiz und Reaktion als entscheidende Komponenten, sondern deren Vermittlung durch kognitive Interpretations- und Konstruktionsprozesse. Nicht der Reiz selbst beeinflußt unmittelbar den Organismus, sondern wie er interpretiert wird. Die Reaktion ist nicht einfach aus dem Reiz vorhersagbares Antwortverhalten, sondern Ergebnis einer vom Individuum aufgrund seiner Informationsverarbeitung geplanten Handlung. Mehr und mehr schiebt sich zwischen Reiz und Reaktion im Laufe der Entwicklung die Repräsentation der Umwelt mit vorausgegangener und aktueller Informationsverarbeitung. Der bedeutendste Vertreter einer kognitiven Entwicklungstheorie ist JEAN PIAGET (1936, 1946, 1976). Für ihn leiten sich kognitive Leistungen aus dem allgemeinen biologischen Gleichgewichtsprinzip (Äquilibration) ab, nach dem sich Individuum und Umwelt in einem permanenten Angleichungsprozeß der wechselweisen Assimilation und Akkommodation befinden. Dieser Angleichungsvorgang interessiert PIAGET aber nur als Aufbau kognitiver Strukturen. Ihre Bausteine sind Schemata, die als Handlungs- und sensorische Schemata, später als Begriffe, den Zusammenhang zwischen Input und Output regeln. In klar festgelegten Stufen vollzieht sich die kognitive Entwicklung als Assimilations- und Akkommodationsvorgang zu immer höheren Formen des Gleichgewichts, bis mit etwa sechs, sieben Jahren die konkret-logischen Operationen einsatzbereit sind und die Begriffe von Gegenstand, Raum, Zahl und Zeit aufbauen. Mit etwa zwölf, dreizehn Jahren erreicht das Kind das Niveau der formallogischen Operationen, die nun unabhängig von konkreten Inhalten als hypothetisch-deduktives Denken systematisch kombiniert werden können. Der Aufbau der Erkenntnis der Welt ist so eine aktive Konstruktionsleistung des Individuums, das aber nicht willkürlich die äußere Welt ummodelliert, sondern durch die kontrollierende Wirkung der Äquilibration geradezu gezwungen wird, eine adäquate Realitätskonstruktion vorzunehmen.

Von hier aus böte sich ein interessanter Zugang zum Verständnis „falscher" Realitätskonstruktionen des Geisteskranken und zur Untersuchung, an welcher Stelle der Äquilibrationsprozeß gestört wurde. Die Ideen PIAGETS sind von KOHLBERG (1966) für die Erklärung der Sozialisation herangezogen worden. Nach ihm ist die Übernahme der Geschlechtsrolle ein aktiver kognitiver Prozeß der Rollenkonstruktion, die von der Erkenntnis des eigenen Geschlechts über die Selektion von geeigneten geschlechtstypischen Merkmalen zur vollen Identifikation mit dem eigenen Geschlecht und zu einer individuell-einmaligen Rolleninterpretation führt. Weiterhin hat KOHLBERG die Entwicklung des moralischen Urteils auf der Ebene der logischen Konstruktion beschrieben und zu zahlreichen kulturvergleichenden Studien über seine postulierten sechs (bzw. in anderen Fassungen sieben) Stufen der Entwicklung des moralischen Urteils angeregt (KOHLBERG 1964, 1973). Nach dieser Konzeption vollzieht sich die Entwicklung des moralischen Verständnisses nach einer universell geltenden Gesetzlichkeit, wobei bestimmte Stufen des logischen Denkens notwendige, aber nicht hinreichende Bedingungen darstellen. Die Konstruktion bzw. das Verständnis für Moral bei der Interpretation von Welt ist im Kindes- und Jugendalter auch für pathologische Erscheinungen eine wichtige Bedingung, da moralische Interpretationen bei Geisteskrankheiten fast immer involviert sind.

Ökopsychologische Erklärung von Entwicklung

BRONFENBRENNER (1978) nutzt die ökologische Perspektive für das Verständnis von Entwicklung, indem er das sich ändernde Individuum in einer sich wandelnden Umwelt untersucht. Dabei interessieren die Umweltsysteme, in denen das Individuum handelt und selbst wieder ein Element der Systeme bildet. BRONFENBRENNER unterscheidet in seinem „Schalenmodell" Mikro-, Meso-, Exo- und Makrosysteme, die in ihrer Wirkung jeweils umgreifender (genereller) sind, zugleich aber auch sich wechselweise beeinflussen. Für das Verständnis der Entwicklung im Kindes- und Jugendalter ist die ökopsychologische Betrachtungsweise unumgänglich, wenn man die Entstehung und die Modifikation eines aktuellen Entwicklungsstandes im Auge hat. Für die Genese (Ätiologie) erbringt die Analyse des komplexen Einflusses der Umwelt als ganzer (als System bzw. Systeme) eine bessere Aufklärung als die Festlegung einzelner Faktoren, da diese je nach Kontext konträre Wirkung haben können. Für die Therapie (Intervention) erweist sich ebenfalls die Veränderung bisheriger Umwelten als notwendig, während Einzelbedingungen, wie eine bestimmte therapeutische Methode, je nach der Wirkung von Kontextvariablen unterschiedliche Effekte haben können.
Einen anderen ökopsychologischen Ansatz vertritt OERTER (1979; OERTER u. Mitarb. 1977), der menschliche Umwelt als objektive Struktur begreift und ihr die subjektive Struktur des Individuums gegenüberstellt. Entwicklung und Sozialisation sind dabei als die Angleichung (Herstellung von tendenzieller Isomorphie) zwischen Individuum und Umwelt zu verstehen. Die Wirkungsrichtung zwischen objektiver und subjektiver Struktur ist aber wechselseitig, da auch das Individuum durch seine „abweichenden" (kreativen, aber auch „anormalen") Aktionen umweltverändernd wirkt. Da das menschliche Individuum nur dann in seiner Umwelt handlungsfähig ist, wenn es sie (zumindest in wesentlichen Zügen) „isomorph" bei sich konstruiert und repräsentiert, müssen Fehldeutungen zu Störungen führen. Geisteskrankheiten, psychopathologische Erscheinungen können daher vor dem Hintergrund der Diskrepanz und des Widerspruchs von objektiver und subjektiver Struktur analysiert werden. Therapie präsentiert sich als Hilfe bei der Gewinnung isomorpher Züge zwischen den beiden Strukturen, wobei es sich auch gewiß als notwendig erweist, die objektive der subjektiven Struktur anzupassen, also umweltverändernde Maßnahmen systematisch im Sinne von Angleichung an die Realitätskonstruktion des Individuums zu ergreifen.

Kennzeichnung wichtiger Altersabschnitte

In der Entwicklung des Kindes- und Jugendalters lassen sich grob drei Abschnitte unterscheiden, die im Erscheinungsbild und in der Funktion voneinander verschieden sind: frühe Kindheit, Kindheit und Jugend.

Frühe Kindheit

Die beiden ersten Lebensjahre unterscheiden sich insofern von der gesamten übrigen Entwicklung, als hier in relativ klar abgrenzbaren Zeitabschnitten bestimmte universelle Entwicklungsstufen durchlaufen werden. Im großen und ganzen finden sich generell und zeitlich fixierbar die von PIAGET aufgestellten *Stufen der sensomotorischen Intelligenz*:
(1) Reflexe (die ersten Wochen), (2) einfache Gewohnheiten (bis Ende des zweiten Lebensmonats), (3) aktives Wiederholen (bis Ende des sechsten Monats), (4) Verknüpfung von Mittel und Zweck (bis zwölften Monat), (5) aktives Experimentieren (bis zu achtzehn Monaten) und (6) Erfinden (mit achtzehn bis zwanzig Monaten). Eine wichtige Etappe scheint mit etwa acht Monaten erreicht zu sein, wenn das Kind mit Hilfe des nun funktionsfähigen Kurzzeitspeichers zwischen aktuellem Wahrnehmungs- und reaktiviertem Gedächtniseindruck vergleichen kann und so zu Leistungen des Erinnerns fähig wird. Sowohl in bezug auf die soziale Kognition (Unterscheidung zwischen bekannten und fremden Personen: „Achtmonatsangst") als auch hinsichtlich des Selbstbildes (Erkenntnis der eigenen Person im Spiegel) gibt es abrupt einen deutlichen Entwicklungsfortschritt. In einer sorgfältigen Längsschnittuntersuchung konnten in recht guter Entsprechung zu bisherigen Befunden von PIAGET, UZGIRIS, HUNT, LEWIS und KAGAN fünf Stufen der kognitiven Entwicklung in den ersten drei Lebensjahren gefunden werden (MCCALL u. Mitarb. 1977).

Die *Wahrnehmungsleistungen* des Kindes entwikkeln sich unmittelbar nach der Geburt, da der Sinnesapparat physiologisch mit nur wenigen Einschränkungen funktionstüchtig ist (GIBSON 1969). Wiederum entwickelt sich die soziale Wahrnehmung vor der Wahrnehmung von Dingen. Schon Neugeborene reagieren verstärkt auf menschliche Gesichter (STECHLER u. LATZ 1966). Mit wenigen Wochen löst ein nickendes Gesicht, mit ca. sechs Wochen eine Gesichtsschablone (mit zwei dunklen Kreisen oder Winkeln als Augen) Lächeln aus. Mit ca. 3 Monaten werden wirkliche den abgebildeten Gesichtern vorgezogen (POLAK u. Mitarb. 1964), mit acht Monaten lächelt das Kind in der Regel nur bei korrespondierendem Gesichtsausdruck des Partners (KAGAN u. LEWIS 1965).

Ähnlich festgelegt wie bei der kognitiven Entwicklung der ersten beiden Lebensjahre scheint die motorische Entwicklung feste Etappen zu durchlaufen, die sich besonders beim Greifen (HALVERSON 1931) und Gehen (SHIRLEY 1933) beobachten lassen. Die Sprachentwicklung, die angesichts der Komplexität der erforderlichen Leistungen erstaunlich früh und rasch erfolgt, wurde von der Psycholinguistik zunächst als Ausformulierung eines endogenen Programms (generative Grammatik) erklärt (KATZ u. FODOR 1963; LENNEBERG 1967; MILLER u. MCNEILL 1969). Heute neigt man vielfach zu der Meinung, daß es sich eher um Wahrnehmungslernen handelt, dem erst später (mit sechs bis sieben Jahren) parallel zu und bedingt durch das Auftreten von konkret-logischen Operationen das Konstruieren der Grammatik folgt (BRAINE 1963; GRIMM 1977).

Für die Entwicklung im ersten Lebensjahr scheint die Interaktion mit einer konstanten Bezugsperson unabdingbar zu sein. Die ausgiebige Untersuchung der Mutter-Kind-Dyade läßt den Schluß zu, daß es sich hierbei um die Ausbildung eines gemeinsamen Signalsystems handelt, in dem sich beide Partner wechselseitig beeinflussen. So scheint die Mutter das Kind ebenso nachzuahmen, wie dies umgekehrt geschieht. Die Mutter handelt ohne Wissen so, daß das Baby in Interaktion treten kann (z.B. richtige Entfernung zu den Augen des Kindes, bis dieses ein scharfes Bild vom Gesicht der Mutter hat, sodann „Begrüßungszeremonie", s. beispielsweise PAPOUŠEK 1979; BOWLBY 1969). Die Dyade wird erst dann „aufgebrochen", wenn das Kind das hinreichende Ausmaß an Selbstkontrolle und Selbständigkeit erworben hat.

Die Stufen der frühen sexuellen Entwicklung nach FREUD, die orale, anal-sadistische und die phallische Phase haben einen ungeheuren Einfluß auf Theorie und Praxis in den Humanwissenschaften ausgeübt, z.B. werden fast alle psychischen Erkrankungen, die nicht Psychosen im engeren Sinne sind, mit Störungen beim Durchlaufen dieser Phasen in Verbindung gebracht. Ganze Kulturen und Volkscharaktere werden als Fixierung oder Betonung einer dieser Phasen gedeutet. Dennoch belegen empirische Befunde bislang solche Hypothesen nicht, eher scheinen Bedingungen, die unter anderem auch eine bestimmte Sexualphase beeinflussen, wie etwa der elterliche Erziehungsstil, die spätere Persönlichkeit mitzuprägen (ZIGLER u. CHILD 1969; EYSENCK u. WILSON 1973; KLUCKHOHN u. Mitarb. 1953). Bei Wegfall des dyadischen Interaktionssystems (Kinder in Waisenhäusern und früher in Säuglingsheimen) sowie bei Mangel an aktiven Auseinandersetzungsmöglichkeiten stellen sich starke Entwicklungsverlangsamungen und schwere Schädigungen ein, die je nach Dauer der Deprivation nicht mehr behoben werden können (SPITZ 1945; HUNT 1963; DENNIS 1960).

Kindheit (Vorschulalter und Schulalter)

Im Gegensatz zu den frühen Entwicklungsvorgängen scheint schon im Vorschulalter der gesamte Entwicklungsverlauf sehr stark kulturabhängig. Dennoch lassen sich einige *universelle Entwicklungszüge* ausmachen. Zu ihnen gehört die Entwicklung des Denkens, wobei die Erreichung der konkret-logischen Operationen (PIAGET 1946) die wichtigste Etappe im Kindesalter darstellt. Die umgebende Kultur stimuliert und akzentuiert zwar in unterschiedlicher Weise diese Entwicklung, jedoch scheint sich überall etwa um die gleiche Zeit das konkret-logische Denken auszubilden, wenngleich es im Erwachsenenalter auch wieder verschwinden kann, sofern es in der betreffenden Kultur nicht benötigt wird (DE LEMOS 1969; HERON u. SIMONSSON 1969).

Weitere nach Zeitpunkt und Abfolge eher konstant bleibende Etappen scheint es in der visuellen Informationsverarbeitung und in der Motorik zu geben. Bis zum Erwachsenenalter hin treten entwicklungsabhängige Veränderungen bei der Wahrnehmung auf, die insbesondere mit Hilfe optischer Täuschungen erfaßt werden können (PIAGET u. LAMBERCIER 1944; GHONEIM 1959; GANTENBEIN 1952). Ebenso scheinen Gedächtnis und Arbeitsspeicher eine bestimmte festgelegte Entwicklung zu erfahren, wobei die Zahl und Komplexität der Einheiten, die zugleich gehandhabt werden, sowie die Operationen, die mit den Einheiten durchgeführt werden, einem quantitativen und qualitativen Wandel unterworfen sind (CASE 1978). Die Codierung von Wahrnehmungsereignissen und ihre Nutzung bei der Handlungssteuerung zeigt ebenfalls charakteristische Entwicklungsverläufe, wobei die extrarelationale Codierung (Rechts-links- und Oben-unten-Plazierung) erst mit etwa sechs Jahren vorgenommen und der innere Regelkreis (motorische Steuerung vorwiegend durch interne kinästhetische Rückmeldung) durch den äußeren Regelkreis (motorische Steuerung durch Nutzung visueller Information) er-

gänzt wird (Conolly u. Jones 1970; Oerter 1972; Watson 1967; Cairns u. Stewart 1970).
Entwicklungsaufgaben. Der wesentliche und augenfällige Entwicklungsfortschritt im Kindesalter hängt jedoch eng mit der charakteristischen Umwelt und Sozialisation unserer Kultur zusammen. So wird das Kind mit einer Reihe von Entwicklungsaufgaben konfrontiert, die allesamt mit der Institution Schule verknüpft sind. Der Schuleintritt bedeutet einen Umweltwechsel, der für einen Teil der Kinder (vor allem gehobene Mittelschicht) nicht so kraß ist wie für eine andere Gruppe von Kindern, die einer nach Interaktion und Anforderung im Vergleich zu ihrer bisherigen Umwelt andersartigen Situation ausgesetzt sind. Insgesamt jedoch ändert sich für alle die bisher gewohnte Art der Informationsverarbeitung und des Handelns von einer spontanen, fast ausschließlich auf familiäre Interaktion beschränkten Umweltzuwendung zur Bewältigung von festumrissenen Entwicklungsaufgaben. Diese umfassen: a) Erwerb der Kulturtechniken und Erreichung schulischer Lernziele (Klassenziele, Schulreife, Übertrittsreife), b) Erlernen von Arbeitstechniken und Arbeitsverhalten, c) Aufbau eines angepaßten Sozialverhaltens (Lernen in der Gruppe, angemessene Interaktion mit Gleichaltrigen) und d) Verbesserung der Selbststeuerung und Selbstkontrolle (Aufbau von sich selbst regulierenden handlungsleitenden Systemen). Die schulische Lern- und Arbeitsform kann als zuverlässige wohlmotivierte Erledigung von extern gesetzten Aufträgen innerhalb festgelegter Zeitgrenzen definiert werden. Diese Struktur ist zugleich die moderne Arbeitsstruktur der gesellschaftlichen Produktionsweise. Die Schule als einzige Institution, die Gedächtnisleistungen per se belohnt, sorgt auch für einen rapiden Anstieg von Gedächtnisleistungen, da mehr und mehr planvoll Strategien des Einprägens (Ordnens, Codierens) und Abrufens (Reproduzierens) eingesetzt werden. Dies zeigt sich unter anderem am Zuwachs im Wissen über das Gedächtnis (Metagedächtnis: s. z. B. Kreutzer u. Mitarb. 1975).
Umweltbedingungen. Eine Vielfalt von Umwelteinflüssen kombinieren sich mit Antezedenzbedingungen beim Kind selbst (Resultate des bisherigen Entwicklungsverlaufs) und bewirken interindividuelle Unterschiede in der Entwicklung. Aus Längsschnittstudien (z. B. England: Davie 1976; Bundesrepublik: Sendelbach 1973; DDR: Oderich 1971) geht hervor, daß Kinder aus unteren Berufsschichten größere Entwicklungsrisiken haben. Daneben wirken aber eine Reihe von Variablen, unter anderem das Alter der Mütter bei der Geburt des Kindes und Rauchen während der Schwangerschaft, risikoverstärkend. Je mehr solche Bedingungen zusammentreffen, desto ungünstiger ist nachweislich die Prognose für Schulerfolg und gesunde Entwicklung. Als wesentlich für günstige Entwicklung erweist sich das soziale Klima der Settings, in denen das Kind lebt (Moos 1974; Schneewind u. Engfer 1979). Eine bedeutsame Komponente des sozialen Klimas ist der Interaktionsstil, der nach den vorliegenden Untersuchungen im Optimalfall durch ein hohes Maß an emotionaler Zuwendung und Aktivitätsanregung und durch ein geringes Maß an dirigistischer Lenkung gekennzeichnet ist (Ryans 1960; Tausch u. Tausch 1971; Lewin u. Mitarb. 1939).
Sozialverhalten. Ein wichtiger Faktor der Entwicklung im Kindesalter scheint die soziale Interaktion mit Gleichaltrigen zu sein. Sie ermöglicht symmetrische Kommunikation, die ihrerseits wieder das Verständnis für soziale Normen aufbauen hilft (Piaget 1954). Die soziale Kognition wie das Verständnis für sich selbst machen aufgrund der neuen Interaktionsmöglichkeiten große Fortschritte.
Gesamtkennzeichnung. Kindheit als vorwiegend kulturelle Einteilung des Lebenslaufes ist ein relativ klar umschriebener Lebensabschnitt, in dem das Kind (in unserer Kultur) von der Verantwortung des Erwachsenen freigehalten ist, einerseits in einem starken Abhängigkeitsverhältnis zum Erwachsenen steht, andererseits relative Freiheit in seiner eigenen Welt genießt.

Jugend

Im Gegensatz zur Kindheit ist der ebenfalls kulturell definierte Lebensabschnitt der Jugend wenig scharf umrissen und eine Epoche des Übergangs von der Kindheit zum Erwachsenendasein. Die säkular ständig wachsende Lernzeit bei gleichzeitiger Akzeleration der körperlichen Reifung vergrößert mehr und mehr die Diskrepanz von physischer und sozialer Reife. So gerät der Jugendliche in eine „Marginalposition" (Lewin 1963), die zu Abgrenzungsversuchen führt und der Peergruppe (Gruppe der Gleichaltrigen und Gleichgesinnten) eine wichtige Rolle zuweist. Sie bildet das Zentrum für die Entstehung der jugendlichen Subkultur (Coleman 1961), die neben neuen kulturellen Elementen auch Züge der Rahmenkultur aufnimmt. Die zweite von vielen (z. B. Spranger 1925; Erikson 1970; Maslow 1954) als universell angesehene Wurzel von Schwierigkeiten im Jugendalter ist persönlichkeitspsychologisch: Gewinnung einer gefestigten Identität als Entwicklungsaufgabe. Nach Erikson (1970) vereinigt der für das Jugendalter typische Konflikt zwischen Identität und Identitätsdiffusion (-verlust) alle übrigen sieben Lebenskonflikte vor und nach dieser Periode in sich. Die Kennzeichnung des Jugendalters als krisenträchtig, risikobehaftet, als Zeit des Protests und der Gefühlslabilität ist weitverbreitet, stellt aber angesichts der Variationsbreite von Erscheinungsbildern des Jugendlichen eine Übervereinfachung und Stereotypisierung dar (Hill u. Mönks 1977; Oerter 1978). Viele Jugendliche gleiten allmählich und ohne große Schwierigkeiten in die Aufgaben des Erwachsenen. Große Gruppenunterschiede entstehen infolge der verschiedenen schulischen und beruflichen Ausbildungsgänge. Jugendliche in weiterführenden Schulen haben objektiv viel mehr Freiheitsgrade, erleben aber ihre Situation bewußter als beeinträchtigend als die berufstätige Jugend (LEHR u. BONN 1974).

Körperliche Entwicklung und ihr Zusammenhang mit psychischen Veränderungen. Die stürmischen körperlichen Veränderungen werden häufig für seelische Erlebnisse verantwortlich gemacht. Ein direkter systematischer Kausalzusammenhang besteht jedoch nicht (z. B. DEGENHARDT 1971). Vielmehr gibt es Sekundäreffekte wie das veränderte Verhalten der sozialen Umgebung bei postpuberalen Jugendlichen (sie werden eher als Erwachsene behandelt) oder die Rückmeldung und Verarbeitung der Selbstwahrnehmung von körperlichen Veränderungen. Körperlich Akzelerierte sind gegenüber Retardierten durchschnittlich im Vorteil: Frühreife erscheinen in Untersuchungen ausgeglichener, besitzen mehr Humor und Selbstsicherheit und haben später oft größeren beruflichen Erfolg (JONES 1957; s. auch RICE 1975). Die Sexualentwicklung ist ebenfalls nicht unmittelbar eine Folge körperlicher Reifung, sondern ein integrativer Bestandteil des Sozialverhaltens, das sich allmählich stärker auf heterosexuelle Kontakte erstreckt und sich in Stufen sexueller Praktiken bis hin zum Koitus entwickelt (SCHOFIELD 1969).

Selbstkonzept und Ideale. Untersuchungen zeigen gewöhnlich, daß das Jugendalter eine Zeit gesteigerter Selbstwahrnehmung ist und damit kognitive Aktivität für die Bildung des Selbstkonzeptes freisetzt. Zu Beginn zeigt sich erneut Egozentrismus, im Gegensatz zur Kindheit jedoch verknüpft mit dem Stadium des formallogischen Denkens. Im Jugendegozentrismus agiert der Jugendliche vor einem imaginären Publikum, so als bilde er den Mittelpunkt des Interesses (ELKIND 1967; PIAGET 1975). Die Entwicklung des Selbstkonzeptes läßt sich durch Zunahme (a) der Differenziertheit der Selbstwahrnehmung und -beschreibung, (b) der Stabilität des Selbstbildes und (c) der realistischen Haltung bei der Selbsteinschätzung kennzeichnen. Die Idealsuche als Aktivität bei der Identitätsfindung wird als typisch für den Jugendlichen angesehen, jedoch scheinen nach empirischen Befunden viele Jugendliche keine Vorbilder zu haben (JAIDE 1963; BERTLEIN 1960). Eine Untersuchung in sieben europäischen Ländern erbrachte, daß sich deutsche Jugendliche im Vergleich zu Jugendlichen anderer Länder stärker an den Eltern als Vorbild orientieren (LUTTE u. Mitarb. 1970).

Klischees der Geschlechtsrollen dürften nach wie vor stark bei der Identitätsfindung beteiligt sein. So gibt es nach BALSWICK u. PEEK (1971) in den USA (und modifiziert auch bei uns) zwei typische Leitbilder für die männliche Geschlechtsrolle: (a) den modernen Cowboy, dem sein Fahrzeug (ehemals Pferd) alles ist, während soziale Kontakte (vor allem mit Mädchen) diesem Hobby nachgeordnet sind, (b) den Playboy, der Eroberungen macht, ohne engere Gefühlsbindungen einzugehen, und der verspielt hat, wenn er „eingefangen" worden ist. Mädchen orientieren sich ebenfalls am traditionellen Rollenbild der Frau und scheinen dadurch sozialen Erfolg zu gewinnen (KAMMEYER 1964; KOOY 1972; ROSENMAYR u. KREUTZ 1968).

Devianz. Mit LEMERT (1967) läßt sich zwischen primärer Devianz (wird ohne Eingreifen öffentlicher Institutionen in Familie und Schule bewältigt) und sekundärer Devianz (abweichendes Verhalten, oft dasselbe wie bei primärer Devianz, aber aktenkundig gemacht und als anormales Verhalten eingestuft) unterscheiden. Zur Jugenddevianz gehören vor allem Verwahrlosung (z. B. Ausreißen), Drogenkonsum und Kriminalität. Bei Raub und räuberischer Erpressung beträgt der Anteil der Personen unter 21 Jahren rund 64%, bei Diebstahl unter erschwerenden Umständen 60% (BRUNNER 1975). 80 bis 90% der Straftaten Jugendlicher werden nach BEULKE (1974) in Gruppen verübt (Kehrseite der Wirkung von Peergruppen). Die tieferen Ursachen für die Jugenddevianz, die in westlichen Industrieländern längst zu einem gesellschaftlichen Problem geworden ist, dürften tiefer liegen: Verschärfung der Marginalposition des Jugendlichen, Entfremdung vom Arbeits- und Produktionsprozeß, Mißlingen einer Sinninterpretation. Das gewöhnlich im Jugendalter erstmalige Auftreten von Geisteskrankheiten hängt wahrscheinlich außer mit der körperlichen Reifung mit der Auslösung von inadäquaten Realitätskonstruktionen durch die Jugendproblematik zusammen.

Zur Gewinnung von Entwicklungsnormen und -skalen

Entwicklungsnormen. Sowohl für die Entwicklung des gesunden, normalen Kindes wie für die Diagnose pathologischer Erscheinungen bemüht man sich seit langem um die Gewinnung von Normalitätsmaßen für Entwicklung, wobei die Zuordnung bestimmter Altersstufen zu korrespondierenden Entwicklungsniveaus als Ideal angestrebt wird. BINET entwickelte erstmals Intelligenztests, die diesem Ziel näherkamen (BINET u. SIMON 1917). STERN (1911) führte den Intelligenzquotienten (IQ) als das Verhältnis von Intelligenzalter zu Lebensalter ein. BÜHLER und HETZER entwickelten Entwicklungstests, die über kognitive Fähigkeiten hinaus den gesamten Entwicklungsstand des Einzelkindes abschätzen und in seiner Distanz zum Altersdurchschnitt bestimmen sollten (Entwicklungstests von BÜHLER und HETZER). Die metrischen Schwierigkeiten eines Quotienten führten zur Definition des IQ als Distanz vom Altersdurchschnitt, ausgedrückt in Streuungseinheiten (z. B. Wechsler-Intelligenztest, WECHSLER 1955). Die

Methode der Bestimmung von Alters- bzw. Entwicklungsnormen setzt voraus, (a) daß Entwicklung kausal-naturgesetzlich abläuft, (b) daß der Meßgegenstand trotz Entwicklungsfortschritt identisch bleibt (sofern man den gleichen Test für verschiedene Altersstufen verwendet wie bei gebräuchlichen Intelligenztests), (c) daß der erfaßte Meßwert einen hohen Varianzanteil des „wahren" Wertes einer Person repräsentiert. Alle drei Voraussetzungen sind nicht gegeben, die letztere nur in früher Kindheit nicht, die beiden ersten prinzipiell nicht. Trotz der meßtheoretischen Bedenken hat sich in Forschung und Praxis die Verwendung von Entwicklungstests eingebürgert und wertvolle Hinweise erbracht. Dies gilt vor allem für die großen Längsschnittuntersuchungen in den USA (TERMAN u. MILES: Hochbegabte über ca. 70 Jahre, die Fels-Studien).

Entwicklungsskalen. Im großen und ganzen bewegen sich alle Untersuchungen, die sich an Entwicklungsnormen und damit an Gruppen orientieren, im rein Deskriptiven. Da Entwicklung nicht nur quantitative, sondern auch qualitative Veränderung bedeutet, bemüht man sich um die Gewinnung von Entwicklungsskalen (Überblick s. WOHLWILL 1977). Sie bilden die Abfolge von Entwicklungsniveaus metrisch ab und gestatten, wenn sie erst einmal gefunden sind, die Zuordnung des Individuums zu einem bestimmten „Punkt" oder Niveau der Skala. Zugrunde liegt die Annahme,

daß das jeweils höhere Niveau erst erreicht wird, wenn in genau der richtigen Reihenfolge die vorausgegangenen Niveaus durchlaufen wurden. Entwicklungsskalen lassen sich unmittelbar aus dem Antwortverhalten der Probanden ableiten (abhängige Skalierung) oder werden durch unabhängig festgelegte Meßinstrumente bestimmt (unabhängige Skalen), wobei aber nicht nur Tests im engeren Sinne in Betracht kommen (Tab. 2.2). Unterstellt man bei einer Entwicklungsskala, daß das bei Erreichung des neuen Niveaus jeweils vorausgegangene Niveau weiterhin erhalten bleibt und im Verhalten auftreten kann, so handelt es sich um *kumulative* Skalen. Nimmt man an, daß bei Erreichen des neuen Entwicklungszustandes der alte verlassen wird und im Antwortverhalten nicht mehr auftaucht, so benötigt man disjunktive Skalen. In Tab. 2.2 sind Beispiele für die vier Kombinationsmöglichkeiten zusammengestellt.

Literatur

Balswick, J. O., C. W. Peek: The inexpressive male: A tragedy of American society. Fam. Coordin. 20 (1971) 363

Baltes, M. M., P. B. Baltes: The ecopsychological relativity and plasticity of psychological aging: convergent cohort effects and operant psychology. In: Festschrift für E. E. Boesdy, hrsg. von J. Schneider, M. Düker-Schneider. Z. f. Exper. u. Angew. Psychol. 1977

Tabelle 2.2 Beispiele für qualitative Entwicklungsskalen (nach *Wohlwill* 1977, S. 133)

	Unabhängig skaliert	An der Reaktion definiert
Disjunktiv	Beispiel: Bevorzugtes Komplexitätsniveau bei Spielen a) Rutschbahnen und Kletterstangen b) Dominosteine c) Damespiel d) Monopoly e) Schach	Beispiel: Phasen in der Entwicklung bis zur aufrechten Haltung (*McGraw* 1943) a) Passivität (passivity) b) Ruckhafte Bewegungen der Streckmuskeln (extensor thrust) c) Rechtswinklig abgeknickt sitzen (orthotonic phase) d) Aufrechte Haltung (vertical posture) e) Vertikale Stoßbewegungen (vertical-push)
Kumulativ	Beispiel: Abstraktionsniveau bei der Beherrschung von Konzepten Konzept von: a) Hund b) Tier c) Belebtem Objekt d) Konkretem Substantiv e) Wort	Beispiel: Stufen der kognitiven Entwicklung a) Sensomotorische Stufe b) Konkrete Operationen c) Formale Operationen

Baltes, M. M., M. Zerbe: Reestablishing self-feeding in a nursing home setting. Nursing Res. 25 (1976) 24
Bandura, A.: Principles of Behaviour Modification. Holt, Rinehart & Winston, New York 1969
Bandura, A.: The self system in reciprocal determinism. Amer. Psychol. 33 (1978) 344
Belschner, W.: Verhaltenstherapie in Erziehung und Unterricht. Kohlhammer, Stuttgart 1973
Bertlein, H.: Das Selbstverständnis der Jugend heute. Schroedel, Hannover 1960
Beulke, W.: Vermögenskriminalität Jugendlicher und Heranwachsender. Schwartz, Göttingen 1974
Binet, A., Th. Simon: La mesure du developpement de l'intelligence chez les jeunes enfants. Paris 1917
Bowlby, J.: Attachment and Loss, vol. I: Attachment. Basic Books, New York 1969
Braine, M. D. S.: On learning the grammatical order of words. Psychol. Rev. 70 (1963) 323
Bronfenbrenner, U.: Ansätze zu einer experimentellen Ökologie menschlicher Entwicklung. In: Entwicklung als lebenslanger Prozeß, hrsg. von R. Oerter. Hoffmann und Campe, Hamburg 1978 (S. 33)
Brunner, R.: Schwerpunkte der Jugendkriminalität. In: Jugendkriminalität und Resozialisierung. Kongreßbericht 1974, hrsg. von Deutsche Akademie für medizinische Fortbildung Kassel. Enke, Stuttgart 1975
Cairns, N. U., M. S. Stewart: Young children's orientation of letters as a function of axes of symmetry and stimulus alignement. Child Develop. 41 (1970) 993
Case, R.: Intellectual Development from Birth to Adolescence: a Neo-Piagetian Interpretation. Erlbaum, Hillsdale 1978
Coleman, J. S.: The Adolescent Society. The Free Press, New York 1961
Conolly, K., E. Jones: A developmental study of afferent – reafferent integration. Brit. J. Psychol. 61 (1970) 259
Craighead, W. E., A. E. Kazdin, M. J. Mahoney: Behavior Modification. Principles, Issues and Application. Houghton Mifflin, Boston 1976
Davie, R.: Children at increased educational risk; some results and some reservations. In: The Early Identification of Educationally 'at Risk' Children. Educational Review, Occasional Publications Number Six, hrsg. von K. Wedell, E. C. Raybould. University of Birmingham 1976
Degenhardt, A.: Zur Veränderung des Selbstbildes von jungen Mädchen beim Eintritt in die Reifezeit. Z. Entwicklungspsychol. päd. Psychol. 3 (1971) 1
De Lemos, M. M.: The development of conservation in aboriginal children. Int. J. Psychol. 4 (1969) 225
Dennis, W.: Causes of retardation among institutional children. Iran: J. genet. Psychol. 96 (1960) 47
Elkind, D.: Egocentrism in adolescence. Child development 38 (1967) 1025
Erikson, E. H.: Jugend und Krise. Klett, Stuttgart 1970
Erikson, E. H.: Kindheit und Gesellschaft, 6. Aufl. Klett, Stuttgart 1976
Eysenck, H. J.: Symposium: The development of moral values in children, II: The contribution of learning theory. Brit. J. Educ. Psychol. 30 (1969) 11
Eysenck, H. J., G. D. Wilson (Eds.): The Experimental Analysis of Freudian Theories. Methuen, London 1973
Gantenbein, M. M.: Recherche sur le development de la perception du mouvement avec l'âge (mouvement apparent dit stroboscopique). Arch. Psychol. 33 (1952) 197
Gewirtz, J. L.: Mechanisms of social learning: some roles of stimulation and behavior in early human development. In: Handbook of Socialization Theory and Research, hrsg. von D. A. Goslin. Rand McNally, Chicago 1969 (S. 57)
Ghoneim, S.: Les deformations perceptives du losange de l'enfant à l'adulte. Arch. Psychol. 37 (1959) 1
Gibson, E. J.: Principles of Perceptual Learning and Development. Appleton-Century-Crofts, New York 1969
Grimm, H.: Psychologie der Sprachentwicklung, Bd. I. Kohlhammer, Stuttgart 1977
Hall, St.: Adolescence, vol. I. Appleton, New York 1904

Halverson, H. M.: An experimental study of prehension in infants by means of systematic cinema records. Genet. Psychol. Monogr. 10 (1931) 107
Havighurst, R. J.: Developmental Tasks and Education. Davis McKay, New York 1972
Heckhausen, H.: Wachsen und Lernen in der Genese von Persönlichkeitseigenschaften. Bericht vom 24. Kongr. d. Dtsch. Ges. f. Psychol., Wien. Hogrefe, Göttingen 1965 (S. 125)
Heron, A., M. Simonsson: Weight conservation in Zambian children: a non-verbal approach. Int. J. Psychol. 4 (1969) 281
Hill, J. P., F. J. Mönks: Some perspectives on adolescence in modern societies. In: Adolescence and Youth in the Year 2000: Prospect and Development, hrsg. von J. P. Hill, F. J. Mönks. IPC Science and Technology Press, Guilford Surrey 1977
Hunt, J. McV.: Motivation inherent in information processing and action. In: Motivation and Social Interaction: Cognitive Determinant, hrsg. von O. J. Harvey. Ronald, New York 1963 (Kap. 3)
Jaide, W.: Aus empirischen Untersuchungen über Vorbilder heutiger Jugendlicher. In: Gegenwartsprobleme der Entwicklungspsychologie, hrsg. von L. Schenk-Danzinger, H. Thomae. Hogrefe, Göttingen 1963
Jones, M. C.: The later careers of boys who were early or late maturing. Child Develop. 28 (1957) 113
Kagan, J., M. Lewis: Studies of attention in the human infant. Merrill-Palmer Quart. 11 (1965) 95
Kammeyer, K.: The feminine role: An analysis of attitude consistency. J. Marriage Fam. 26 (1964) 295
Katz, J. J., J. A. Fodor: The structure of a semantic theory. Language 39 (1963) 170
Kluckhohn, C., H. A. Murray, D. Schneider: Personality in Nature, Society and Culture. Appleton, New York 1953
Kohlberg, L.: Development of moral character and moral ideology. In: Review of Child Development Research, vol. I, hrsg. von M. L. Hoffmann, L. W. Hoffmann. Russel Sage, New York 1964
Kohlberg, L.: A cognitive developmental analysis of children's sexrole concepts and attitudes. In: The Development of Sex Differences, hrsg. von E. E. Maccoby. Stanford University Press, Stanford 1966
Kohlberg, L.: Continuities in childhood and adults. Moral development revisited. In: Lifespan Developmental Psychology, hrsg. von P. B. Baltes, K. W. Schaie. Academic Press, New York 1973
Kooy, G. A.: Jeugd en sexualiteit tegen de jaren zeventig. Veeman, Wageningen 1972
Krappmann, L.: Soziologische Dimension der Identität. Klett, Stuttgart 1971
Kreutzer, M. A., S. C. Leonard, J. H. Flavell: An interview study of children's knowledge about memory. Monographs of the society for research in child development 40 (1975) Ser. No. 159
Lehr, U., R. Bonn: Ecology of adolescents as assessed by the daily round method in an affluent society. Contr. human Develop. 1 (1974) 67
Lemert, E. M.: Human Deviance, Social Problems and Social Control. Englewood Cliffs, New York 1967
Lenneberg, E. H.: Biological Foundations of Language. Wiley, New York 1967
Lewin, K.: Feldtheorie in den Sozialwissenschaften. Huber, Stuttgart/Bern 1963
Lewin, K., R. Lippitt, R. K. White: Patterns of aggressive behavior in experimentally related „social climates". J. soc. Psychol. 10 (1939) 271
Lutte, G., et al.: Leitbilder und Ideale der europäischen Jugend. Untersuchungen in sieben europäischen Ländern. Henn, Ratingen 1970
Maslow, A. H.: Motivation and Personality. Harper, New York 1954
McCall, R. B., D. H. Eichhorn, P. S. Hogarty: Transitions in early mental development. Monographs of the society for research in child development 42 (1977) Ser. No. 171

Mead, G. H.: Mind, Self and Society. University of Chicago Press, Chicago 1935, 13. Aufl. 1965

Millenson, J. R.: Principles of Behavioural Analysis. Macmillan, New York, Collier, London 1967

Miller, G. A., D. McNeill: Psycholinguistics. In: The Handbook of Social Psychology, vol. 3, hrsg. von G. Lindzey, E. Aronson. Addison-Wesley, Reading/Mass. 1969 (S. 666)

Miller, N. E., J. Dollard: Social Learning and Imitation. Yale Univ. Press, New Haven 1941

Mischel, W.: On the future of personality measurement. Amer. Psychol. 32 (1977) 246

Moos, R. H.: The Social Climate Scale: An Overview. Consulting Psychologist Press, Palo Alto 1974

Mowrer, O. H.: Learning Theory and the Symbolic Process. Wiley, New York 1960

Neugarten, B. L., N. Datan: Sociological perspectives on the life cycle. In: Lifespan Developmental Psychology. Personality and Socialization, hrsg. von P. B. Baltes, K. Schaie. Academic Press, New York 1973

Oderich, P. P.: Schulfähigkeit unter dem Aspekt frühkindlicher und familiärer Entwicklungs- und Erziehungsbedingungen. Probl. Ergebn. Psychol. 38 (1971) 37

Oerter, R.: Zum Einfluß der visuellen Kodierung auf die Steuerung des Verhaltens: Festschrift Prof. Dr. W. Arnold zum 60. Geburtstag. Lang, Frankfurt 1972

Oerter, R.: Zur Rolle der Entwicklungspsychologie. Auer, Donauwörth 1977

Oerter, R. (Hrsg.): Entwicklung als lebenslanger Prozeß. Hoffmann und Campe, Hamburg 1978

Oerter, R.: Ein ökologisches Modell kognitiver Sozialisation. In: Ökologie und Entwicklung, hrsg. von H. Walter, R. Oerter. Auer, Donauwörth 1979

Oerter, R., E. Dreher, M. Dreher: Kognitive Sozialisation und subjektive Struktur. Oldenbourg, München 1977

Papoušek, H.: Interaktionsmuster zwischen Mutter und Kind und ihre Auswirkung auf die Entwicklung. In: Brennpunkte der Entwicklungspsychologie, hrsg. von L. Montada. Kohlhammer, Stuttgart 1979

Piaget, J.: La naissance de l'intelligence chez l'enfant. Delachaux et Niestlé, Neuchâtel 1936

Piaget, J.: Psychologie der Intelligenz. Rascher, Zürich 1946

Piaget, J.: Das moralische Urteil beim Kinde. Rascher, Zürich 1954

Piaget, J.: Die Entwicklung des Erkennens, III. Gesamtwerke. Klett, Stuttgart 1975

Piaget, J.: Die Äquilibration der kognitiven Strukturen. Klett, Stuttgart 1976

Piaget, J., M. Lambercier: Essai sur un effet d' „Einstellung" survenant au cours de présentations visuelles successives (effet Usnadze). Arch. Psychol. 30 (1944) 139

Polak, R. H., R. N. Emde, R. A. Spitz: The smiling response to the human face, II: Visual discrimination and the onset of depth perception. J. nerv. ment. Dis. 139 (1964) 407

Rice, F. Ph.: The Adolescent Development, Relationships and Culture. Allyn & Bacon, Boston 1975

Rosenmayr, L., H. Kreutz: Eltern und Gleichaltrige als Faktoren sozialen Einflusses bei Jugendlichen und „jungen Erwachsenen". In: Die Familie als Sozialisationsfaktor, hrsg. von G. Wurzbacher. Enke, Stuttgart 1968

Ryans, D. G.: Characteristics of Teachers. American council on education, Washington/DC 1960

Sears, R. R., L. Rau, R. Alpert: Identification and child rearing. Stanford Univ. Press, Stanford/Cal. 1965

Schneewind, K., A. Engfer: Ökologische Perspektiven der familiären Sozialisation. In: Ökologie und Entwicklung, hrsg. von H. Walter, R. Oerter. Auer, Donauwörth 1979 (S. 247)

Schofield, M.: Das sexuelle Verhalten junger Leute. Rowohlt, Reinbek 1969

Sendelbach, W.: Untersuchungen zur Aufklärung von Fehlprognosen in der Erfolgs-Vorhersage durch Schulreifetests. Psychol. Erzieh. u. Unterr. 20 (1973) 308

Shirley, M. M.: The First Two Years. Institute of Child Welfare Monographs No. 7. University of Minnesota Press, Minneapolis 1933

Spitz, R. A.: Hospitalism: An inquiry into the genesis of psychiatric conditions in early childhood. Psychoanalytic Study of the Child 1 (1945) 53

Spranger, E.: Psychologie des Jugendalters. Quelle & Meyer, Leipzig 1925

Stechler, G., E. Latz: Some observations on attention and arousal in the human infant. J. Amer. Acad. Child Psychiat. 5 (1966) 517

Stern, W.: Die differentielle Psychologie in ihren methodischen Grundlagen. Barth, Leipzig 1911

Tausch, R., A.-M. Tausch: Erziehungspsychologie, 6. Aufl. Hogrefe, Göttingen 1971

Thomae, H.: Das Individuum und seine Welt. Hogrefe, Göttingen 1968

Watson, J. S.: Memory and „contingency analysis" in infant learning. Merrill-Palmer Quart. 13 (1967) 55

Wechsler, D.: Die Messung der Intelligenz Erwachsener. Huber, Bern 1955

Werner, H.: Einführung in die Entwicklungspsychologie, 4. Aufl. Barth, München 1959

Wohlwill, J. F.: Strategien entwicklungspsychologischer Forschung. Klett-Cotta, Stuttgart 1977

Zigler, E., J. L. Child: Socialization. In: The Handbook of Social Psychology, vol. 3, hrsg. von G. Lindzey, E. Aronson. Addison-Wesley, Reading/Mass. 1969

Humangenetik

Ursel Theile

Die Humangenetik hat in den letzten zwei Jahrzehnten für alle Bereiche der klinischen Medizin stark an Bedeutung gewonnen, das gilt besonders für die Pädiatrie, darunter auch die Kinder- und Jugendpsychiatrie. Ursache dafür ist die rasche Erweiterung unserer Erkenntnisse über die Verursachung von Merkmalen, Störungen und Krankheiten, die sich vor allem seit Einführung einer praktikablen Chromosomendiagnostik ergeben hat. Die Entwicklung ist auf diesem Gebiet ebensowenig abgeschlossen wie die Erkennung ursächlicher Enzymdefekte bei erblichen Stoffwechselstörungen. Es ist daher in zunehmendem Maße möglich, aus Sammeldiagnosen wie „Schwachsinn" und „Fehlbildungs-Retardierungs-Syndromen" kausal definierte, exakte Einzeldiagnosen herauszulösen. Aus dem Gesamtbereich der Humangenetik beginnt sich heute das Gebiet der klinischen Genetik als eigenständiger Fachbereich abzugrenzen.

Die klinische Genetik kann für die Kinder- und Jugendpsychiatrie bei erblichen Störungen in folgenden Bereichen hilfreich sein: 1. in der Diagnostik, 2. in der Abschätzung therapeutischer Maßnahmen und 3. in der Prävention.

Die diagnostischen Maßnahmen der klinischen Genetik beziehen sich auf

a) die Stammbaumanalyse,
b) die Chromosomendiagnostik aus Lymphozyten und Fibroblasten,
c) die Diagnostik biochemischer Leistungen von Fibroblasten bei erblichen Stoffwechselstörungen,
d) die Dünnschichtchromatographie zum Nachweis pathologischer Aminosäuremuster in Urin und Serum,
e) die Analyse von Hand- und Fingerleisten sowie der Dermatoglyphen der Fußabdrücke,
f) die indirekte Genotypanalyse an der DNS.

Zu a): Die Analyse des Familienstammbaumes ist der erste Schritt jeder genetischen Diagnostik. So ist zum Beispiel bei den neuromuskulären Erkrankungen des frühen Kindesalters eine Differenzierung der verschiedenen Krankheitsbilder erst dadurch möglich geworden. Die Unterscheidung zwischen Friedreichscher Ataxie und Roussy-Levi-Syndrom kann gelegentlich allein aufgrund des Familienstammbaumes getroffen werden.

Zu b): Obgleich das klinische Bild des Down-Syndroms im allgemeinen so eindeutig ist, daß die Diagnose keine Schwierigkeiten bereitet, werden doch bei gering ausgeprägter Symptomatik Zweifelsfälle als „unklarer Schwachsinn" klassifiziert. Der Verdacht auf ein Down-Syndrom sollte heute in jedem Fall durch Chromosomendiagnostik gesichert werden, vor allem auch im Hinblick auf die unterschiedliche Aussage zum Wiederholungsrisiko bei Nachweis einer freien Trisomie 21 oder einer Translokation. Zur Sicherung eines Mosaiks sind zusätzliche Untersuchungen der Chromosomen an Fibroblasten aus verschiedenen Körperregionen notwendig. Sie sind vor allem bei untypischem klinischem Aspekt oder überraschend guter geistiger Entwicklung von Kindern anzuraten, bei denen Dysmorphien oder einige Charakteristika der bekannten chromosomal bedingten Syndrome vorliegen. Zeigt ein Kind neben einer geistigen Retardierung mehrere kleinere Abweichungen der äußeren Organentwicklung im Sinne von Dysmorphien an Augen, Ohren, Nase, Mund, Fingern und Zehen, so sollte auf eine Chromosomenanalyse nicht verzichtet werden.

Zu c): Eine wesentliche Untersuchung zur Sicherung erblicher Stoffwechselstörungen stellt die biochemische Analyse der Enzymausstattung von Fibroblasten dar. Zur genannten Typisierung beispielsweise der Gangliosidosen oder Mukopolysaccharidosen mit teilweise unterschiedlichen Erbgängen ist sie unerläßlich. Auf der Möglichkeit, entsprechende Leistungen auch an den durch Fruchtwasserpunktion gewonnenen Amnionzellen zu testen, beruht die pränatale Diagnostik erblicher Stoffwechselleiden, die heute bei über 80 Erkrankungen möglich ist.

Zu d): Die Dünnschichtchromatographie zum Nachweis von Stoffwechselstörungen stellt eine wichtige diagnostische Maßnahme zur Klärung von Schwachsinnsformen dar. Teilweise wird sie bereits von staatlichen Stellen als Screeningtest für Neugeborene zur Verfügung gestellt. Eine ebenso wichtige Untersuchungsmethode stellt der Radioimmunoassay bei angeborener Hypothyreose dar. Die Aufgabe des klinischen Genetikers besteht darin, entsprechende diagnostische Maßnahmen bei ungeklärten Fällen einzusetzen.

Zu e): Die Untersuchung der Bemusterung von Händen und Füßen hat die anthropologische Wissenschaft schon seit langem beschäftigt; besondere Muster der Fingerbeeren oder auffällige Verläufe der großen Furchen gestatten es dem Erfahrenen, Rückschlüsse auf das Vorhandensein von Chromosomenaberrationen, in Einzelfällen auf das

Vorkommen psychischer Erkrankungen zu ziehen. Bei Cornelia-de-Lange-Syndrom, Arthrogryposis multiplex congenita und Rubinstein-Taybi-Syndrom beispielsweise werden charakteristische Veränderungen in der Bemusterung der Hände beschrieben, so daß die Analyse der Dermatoglyphen als ein diagnostisches Kriterium in den Untersuchungsgang aufgenommen wurde.

In engem Zusammenhang mit der ursächlichen Klärung umschriebener Krankheitsbilder steht die Entwicklung von Heterozygotentests, die es gestatten, gesunde Merkmalsträger zu erfassen und ihnen ggf. Möglichkeiten der pränatalen Diagnostik anzubieten.

Zu f): Die Substanz, die in den Chromosomen die genetische Information enthält, ist die Desoxyribonukleinsäure DNS (engl. DNA). Ihr Aufbau und die Möglichkeit der identischen Reduplikation der enthaltenen Information sind seit den grundlegenden Arbeiten von WATSON und CRICK (1953) hinlänglich bekannt. In den frühen 60er Jahren wurden Enzyme gefunden, die die DNS an ganz bestimmten Stellen aufspalten können, sie werden Restriktionsnukleasen genannt. Bis heute sind etwa 400 dieser Enzyme nachgewiesen, die jedes eine bestimmte, kurze Sequenz von Basenpaaren erkennen und die DNS an dieser Stelle „schneiden". Die Erkennungssequenz, die für jedes Restriktionsenzym charakteristisch ist, umfaßt 4 bis 8 Basenpaare. Durch die Einwirkung der Enzyme entstehen DNS-Fragmente, die in der Bevölkerung genetisch vererbte Polymorphismen erkennen lassen. Man bezeichnet diese als Restriktionsfragmentlängen-Polymorphismen (RFLP).

Diese Fragment-Polymorphismen können zur pränatalen Erfassung von Erbkrankheiten herangezogen werden. Voraussetzung für eine solche gentechnische Diagnostik ist die Kenntnis des Genortes für die zu untersuchende Krankheit. Sodann muß in der zu untersuchenden Familie möglichst noch eine betroffene Person zur Untersuchung zur Verfügung stehen, weiterhin müssen in der Familie verschiedene RFLP verwirklicht sein. Man spricht dann von einer informativen Familie.

Ist der Genort bekannt – diese diagnostische Möglichkeit besteht heute z. B. für die Mukoviszidose und die Muskeldystrophie Duchenne –, so müssen Restriktionsenzyme gefunden werden, die möglichst nahe an dem vermuteten Genort „schneiden", so daß die Wahrscheinlichkeit, daß zwischen Krankheitsgen und Restriktionsfragment ein Crossing-over stattfinden könnte, gering wird.

Da die Gene selbst bisher noch nicht erfaßbar sind und durch die Untersuchung der RFLP nur eine Annäherung an das Gen erreicht wird, spricht man bei dieser Methode von einer indirekten Genotypanalyse. Weitere Fortschritte sind auf diesem Gebiet in nächster Zeit zu erwarten.

Beitrag der klinischen Genetik zur ätiologischen Klärung kinderpsychiatrischer Krankheitsbilder

Oligophrenien

HARBAUER (1974) bezeichnet Oligophrenie als „eine negative Veränderung der Intelligenzentwicklung", die in den meisten Fällen durch multifaktorielle Voraussetzungen zustandekommt. Oligophrenien stellen die häufigste geistige Entwicklungsstörung des Kindes und des Jugendlichen dar. Bei dem Bestreben, das Syndrom Oligophrenie ätiologisch genauer zu klassifizieren, hat die genetische Forschung gerade in den letzten beiden Jahrzehnten wesentliche Beiträge leisten können.

Demenz wird als eine erworbene, sich also erst postnatal entwickelnde Schwachsinnsform definiert, die sich beispielsweise bei erblichen Stoffwechselstörungen mit angeborenem Enzymdefekt mehr oder weniger früh in der Entwicklung des Kindes durch Schädigung der Nervenzellen bemerkbar macht. In einem kleinen Teil der Fälle erlauben es therapeutische Verfahren, die sonst unaufhaltsam zunehmende Schädigung aufzuhalten oder gar reversibel zu gestalten.

Die im Begriff der Oligophrenie zusammengefaßten Zustände intellektueller Leistungsminderung können graduell unterschiedlich ausfallen. Man hat mit zunehmender Schwere des geistigen Defektes die Abstufungen Debilität – Imbezillität – Idiotie festgelegt. Für ihre Definition werden unterschiedliche Kriterien angewandt, meist Intelligenzquotienten. Da bei hochgradiger Oligophrenie die üblichen Testsysteme nicht mehr standardisierbar erscheinen und lebenspraktische Kriterien in die Klassifizierung eingehen, ergeben sich nicht selten gleitende Übergänge. Die Sprachleistung ist für die Zuordnung besonders im lebenspraktischen Bereich von hohem Gewicht.

Die Häufigkeit der Oligophrenie wird im europäischen Kulturkreis mit ca. 5% angegeben; dabei werden 3% bis 4% für Debilität, 0,5% für Imbezillität und 0,25% für Idiotie angenommen. Schwierigkeiten bei der Häufigkeitsbestimmung ergeben sich außer durch Einwirkungen der Umwelt wie soziale Schichtung, Familiengröße und Wohnsituation auch dadurch, daß bei jungen Kindern intellektuelle Schwächen häufig erst spät diagnostiziert werden und ältere Oligophrene sich durch Anpassung relativ gut in ihren Lebenskreis einordnen können.

Das Ziel der genetischen Analyse ist es, möglichst viele Störungen oder Syndrome mit Oligophrenie ätiologisch zu klären, um damit die Verlegenheitsdiagnose „unklarer Schwachsinn" seltener werden zu lassen. Zur Verwirklichung dieses Zieles ist es notwendig, in jedem Einzelfall mögliche Begleit-

Tabelle 2.3 Autosomal rezessiv erbliche Stoffwechselstörungen, die zu Oligophrenie und/oder Krämpfen führen können

Formenkreis	Albinismus
	Chediak-Higashi-Syndrom
	Cross-Syndrom
Formenkreis	Phenylalaninstoffwechsel
	Phenylketonurie
	Tyrosinämie Typ II Buist
	Cytosol-Tyrosin-Aminotransferase-Mangel

Histidinämie

Formenkreis	der Aminodecarboxylasen (Verzweigtkettenketonurie)
	Ahornsirupkrankheit
	milde Form und sog. intermittierende Form
	Thiaminbehandelbare Form
	Hypervalinämie
	Hyperleuzin-/Isoleuzinämie
Formenkreis	Prolinstoffwechsel
	Hyperprolinämie I
	Hyperprolinämie II
	Hydroxyprolinämie

Hyperbetaalaninämie
Karnosinämie
Imidazolaminoazidurie

Hyperglykämien
  nicht ketotische Form
  ketotische Form

Oxalosen Typ II
Sarkosinämie
Homozystinurie
Zystathioninurie
Beta-Mercaptolactat-Cysteindisulfidurie
Glutathioniurie
Sulfit-Oxidasemangel

Formenkreis	Tryptophanstoffwechsel
	Tryptophanurie
	Xanthurenazidurie
	Hydroxykynurenurie
Formenkreis	Harnstoffzyklus
	kongenitale Hyperammonämie Typ I
	Typ II
	Zitrullinämie
	Argininbernsteinsäurekrankheit
	Argininämie
	Ornithinämie
	Hyperornithinämie-Hyperammonämie-Homozitrullinämie

Alpha-Methylazetonazeturie

Propionazidämie
Methylmalonazidurie (7 verschiedene Typen, teilweise Therapie mit Vit. B_{12} möglich)

Angeborene Laktazidosen
  Pyruvatdehydrogenasemangel
  nekrotisierende Enzephalomyelopathie Leigh

D-Glyzeraturie
Pyroglutaminazidurie
Lysinabbaustörungen (11 Typen)
Abetalipoproteinämie Bassen-Kornzweig

Ataxia hereditaria Louis-Bar
Orotazidurie

Formenkreis	Kohlenhydratstoffwechsel
	Galaktosämie
	schwere akute Verlaufsform
	leichte protrahierte Verlaufsform

Fructoseintoleranz
Hexosediphosphatasemangel

Formenkreis	Glykogenspeicherkrankheiten
	Typ I v. Gierke
	Typ II Pompe
	Typ III Forbes (Cori)
	Typ VIII (*Hug* u. Mitarb. 1967)

Glykogenmangelkrankheit

Formenkreis	Heteroglykanosen
	Mukopolysaccharidose Typ I Pfaundler-Hurler
	Mukopolysaccharidose Typ I „compound"
	Mukopolysaccharidose Typ III, Sanfilippo A und B
	Mukopolysaccharidose Typ IV Morquio
	Mukopolysaccharidose Typ VI Maroteaux-Lamy A und B

Mannosidose
Fucosidose I
Aspertylglukosaminurie
Mukosulfatidose
Sialidose
Mukolipidose II (I-cell disease)

Formenkreis	Lipidstoffwechsel
	Niemann Pick Typ A
	Morbus Gaucher II (infantile Form)
	Morbus Gaucher Typ III (chron. Befall des ZNS)

Refsum-Syndrom

Formenkreis	Gangliosidosen
	Typ Tay-Sachs
	Typ Sandhoff
	Typ Seitelberger
	Typ Norman-Landing
	Typ Derry
	kongenitale amaurotische Idiotie
	Janski-Bielschowsky-Syndrom
	Spielmeyer-Vogt-Batten-Syndrom
	Kufs-Syndrom

Farber-Syndrom (Zeramidose)
Hochungesättigte Fettsäurenlipidose
Juvenile dystone Lipidose

Formenkreis	Leukodystrophien
	metachromatische Leukodystrophie
	kongenitale Form
	infantile – spätinfantile Form
	juvenile Form
	Erwachsenen-Form
	Morbus Krabbe

Hyperlipoproteinämien
  zerebrotendinöse Xanthomatose

Tabelle 2.3 (Fortsetzung)

Tubulopathien
    Methioninmalabsorptionssyndrom
    Tryptophanmalabsorptionssyndrom
Hämatologische Krankheiten
    Thalassaemia maior
    Sichelzellanämie
Kongenitale erythropoetische Porphyrie Günther
 	
Formenkreis vitaminabhängiger Störungen oder Störungen des Vitaminstoffwechsels
    pyridoxinabhängiges Krampfleiden
    kongenitale Folsäuremalabsorption
5,10-Methylen-THF-Cyclohydrolase-Mangel
    Methylen-THF-Reduktase-Mangel
	Glutamat-Forminotransferase-Mangel
	Dihydropteridin-Reduktase-Mangel
	Methylmalonazidurie mit Homozystinurie
	Metallstoffwechsel
	    Morbus Wilson
	Gallenkonjugationsstörung
	    Crigler-Najjar-Syndrom
	Weitere Enzymopathien
	    Fehlen der sauren Phosphatase in Lysosomen
	    Mangel an Peroxisomen, Katalase und Zytochrom B
	    Hypophosphatasie

symptome, z. B. Dysmorphien, exakt zu erfassen, zusätzliche Behinderungen der Sinnesorgane zu bewerten, mögliche schädigende Einflüsse in der Perinatalperiode oder der frühen Schwangerschaft zu registrieren und alle diagnostischen Maßnahmen einzusetzen. Erst dann wird sich auch die Frage nach dem Wiederholungsrisiko mit einer gewissen Sicherheit beantworten lassen, die häufig von den Eltern dieser Kinder, nicht selten aber auch von gesunden Geschwistern gestellt wird. Die Diagnostik sollte so früh wie möglich einsetzen, da erfahrungsgemäß der Wunsch nach Klärung der Diagnose bei den Eltern mit zunehmender Dauer der Behinderung ihres Kindes geringer wird und die Lebenserwartung oligophrener Kinder häufig reduziert ist (THEILE 1977).

Autosomal rezessiv erbliche Störungen mit Oligophrenie (Tab. 2.3)

Die weitaus größte Gruppe erblicher Schwachsinnsformen wird autosomal rezessiv vererbt. Es handelt sich hierbei um Stoffwechselstörungen, die auf einem nachgewiesenen oder vermuteten Enzymdefekt beruhen. Die Stoffwechselanomalie führt im Laufe des postnatalen Lebens zu einer mehr oder weniger rasch progredienten Schädigung bestimmter Organe, häufig des Gehirns. Die Kinder werden in körperlich unauffälligem Zustand geboren, zeigen nach anfänglich normaler Entwicklung zu einem meist für das einzelne Krankheitsbild charakteristischen Zeitpunkt einen Entwicklungsknick mit nachfolgendem körperlich und/oder psychisch progredientem Defekt. Bei einigen Krankheitsbildern, z. B. den Mukopolysaccharidosen, treten im Verlauf der Krankheit körperliche Merkmale auf, die die Diagnosestellung bereits vom Aspekt her erlauben. Bei anderen Störungen entwickelt sich der Verfall so rasch, daß die Kinder häufig vor der Diagnosestellung sterben. Außer den genannten Stoffwechseldefekten folgt eine relativ große Zahl von Fehlbildungs-Retardierungs-Syndromen diesem Erbgang (Tab. 2.4).

Bei autosomal rezessivem Erbgang sind die Kranken reinerbige Träger des pathologischen Gens, während die meist gesunden Eltern beide Überträger der krankmachenden Erbanlage sind. Blutsverwandtschaft der Eltern ist bei seltenen Störungen eher zu finden als bei häufigen Krankheiten. Besteht Blutsverwandtschaft, so ist das Vorliegen eines Leidens mit autosomal rezessivem Erbgang meist hoch wahrscheinlich. Für gesunde Geschwister eines Kindes mit autosomal rezessiv erblichem Krankheitsbild ist die Wahrscheinlichkeit, Überträger zu sein, mit zwei Dritteln anzugeben. Diese Personen sollen vor Verwandtenehen gewarnt werden. Soweit Heterozygotentests durchführbar sind, wird eine solche Untersuchung empfohlen. Autosomal rezessive Vererbung erfolgt unabhängig vom Geschlecht. Nach Geburt eines ersten kranken Kindes beträgt das Wiederholungsrisiko für ein weiteres Kind aus dieser Ehe 25%.

Tabelle 2.4 Autosomal rezessiv erbliche Syndrome ohne gesicherten Enzymdefekt, die zu Oligophrenie und/oder Krämpfen führen können

Sjögren-Larsson-Syndrom

Rud-Syndrom

Sjögren-Syndrom

Marinesco-Sjögren-Syndrom

Ellis-van-Crefeld-Syndrom

Seckel-Syndrom

Riley-Day-Syndrom

Carpenter-Syndrom

Cockayne-Syndrom

Tabelle 2.5 Autosomal dominant vererbte Krankheitsbilder, die zu Oligophrenie und/oder Krämpfen führen können

Tuberöse Sklerose
Neurofibromatose Recklinghausen
v.-Hippel-Lindau-Krankheit
Sturge-Weber-Krabbe-Syndrom
Marfan-Syndrom (nicht obligat)
Chorea Huntington
Akrozephalosyndaktyliesyndrome
(Apert, Chotzen, Pfeiffer)
Crouzon-Syndrom
Lähmungen verschiedener Art:
periodische hypo-, hyperkaliämische Muskellähmungen
periodische Natriumverlustparalyse
familiäre hyperkaliämische Paralyse mit Myotonie

Tabelle 2.6 X-chromosomal vererbte Störungen, die mit Oligophrenie und/oder Krämpfen einhergehen können

a) *X-chromosomal rezessiv*
Hydrozephalus durch Aquäduktstenose
Lesch-Nyhan-Syndrom
Lowe-Syndrom
Mukopolysaccharidose Typ II, Hunter
Menkes-Syndrom
Norries Disease
Phosphorylase-Kinase-Mangel (Glykogenspeicherkrankheit Typ VIa)
BBB-Syndrom (Hypertelorismus, Hypospadie, geistige Retardierung)
(Erbgang noch nicht gesichert)
Pelicaeus-Merzbacher-Syndrom

b) *X-chromosomal dominant*
Incontinentia pigmenti Bloch-Sulzberger (nicht obligat)
Orofaziodigitales Syndrom

Autosomal dominanter Erbgang (Tab. 2.5)

Autosomal dominant vererbte Störungen mit Oligophrenien sind selten. In den meisten Fällen sind bei diesen Patienten körperliche Auffälligkeiten oder Fehlbildungen nachweisbar, die oftmals sogar den Charakter eines Leitsymptoms annehmen können. Bei diesem Erbgang ist zu beachten, daß bereits ein pathologisches Gen genügt, um die Störung manifest zu machen. Ein Betroffener gibt unabhängig vom Geschlecht an die Hälfte seiner Nachkommen das pathologische Gen weiter. In einem recht hohen Prozentsatz ist ein Betroffener Träger einer dominanten Neumutation. In der Regel ist der heterozygote Träger der Erbanlage phänotypisch als Betroffener erkennbar, spät in Erscheinung tretende Störungen wie Chorea Huntington oder Leiden mit unterschiedlicher Expressivität des Gens wie die tuberöse Sklerose können jedoch die Aussage zum Wiederholungsrisiko erschweren, wenn nicht unmöglich machen.

X-chromosomal rezessiver Erbgang (Tab. 2.6a)

Einige erbliche Stoffwechselstörungen mit Oligophrenie werden geschlechtsgebunden rezessiv vererbt. Das bedeutet, daß 50% der Knaben übertragender Frauen (Konduktorinnen) Träger einer Krankheit sind, die sich bei den Müttern meist nicht manifestiert oder nur durch Heterozygotentests nachweisen läßt. Unter den Töchtern einer Konduktorin ist mit 50% Wahrscheinlichkeit wieder mit der Übertragereigenschaft zu rechnen. In der mütterlichen Verwandtschaft sind nicht selten weitere männliche Betroffene zu finden.
Als wichtige Beispiele seien die Mukopolysaccharidose vom Typ Hunter und das Lesch-Nyhan-Syndrom genannt, beides schwere Störungen mit ausgeprägter Oligophrenie. In beiden Fällen stehen heute Verfahren der pränatalen Diagnostik zur Verfügung, so daß trotz hohen Wiederholungsrisikos nicht von eigenen/weiteren Kindern abgeraten werden muß.

X-chromosomal dominanter Erbgang (Tab. 2.6b)

Leiden mit diesem Erbgang sind außerordentlich selten. Die betroffenen Frauen geben die krankmachende Erbanlage an 50% ihrer Kinder weiter, wobei die Knaben schwerer betroffen werden als die Mädchen. Von den Störungen, die mit Oligophrenie einhergehen können, soll das Bloch-Sulzberger-Syndrom erwähnt werden. Männliche Betroffene versterben meist schon vor der Geburt, das krankmachende Gen wirkt als intrauteriner Letalfaktor, während bei Mädchen Pigmentstörungen meist im Bereich des Abdomens beobachtet werden, die entweder angeboren vorkommen oder sich im Anschluß an blasige Effloreszenzen in den ersten Lebensmonaten entwickeln.

Multifaktorielle Vererbung (Tab. 2.7)

Multifaktoriell vererbte Störungen lassen sich in der Regel auf das Zusammenwirken genetischer und exogener Faktoren zurückführen, wobei weder die Zahl der wirksamen Gene noch in vielen Fällen die genaue Art der exogenen Faktoren be-

Tabelle 2.7 Multifaktoriell vererbte Störungen, die zu Oligophrenie und/oder Krämpfen führen können

Genuine Epilepsie
Neuralrohrdefekte/Hydrozephalus
Mikrozephaliesyndrom

kannt ist. Die Einbeziehung von Umwelteinflüssen in die Pathogenese solcher Störungen hat dazu geführt, daß der früher mehr verwendete Begriff „polygene Vererbung" durch den umfassenderen „multifaktoriell" ersetzt wurde. Unter den multifaktoriell vererbten Störungen, die relativ häufig zu einer Oligophrenie führen, sollen die dorsalen Schlußstörungen hervorgehoben werden, mit 1 auf 1000 Neugeborene eine häufige Fehlbildung in Mitteleuropa (in Großbritannien und Irland deutlich häufiger). Während die Maximalform des Defektes, die Anenzephalie, meist postnatal zum Tode der Kinder führt, kommt es heute trotz verbesserter operativer Technik noch bei vielen der leichter betroffenen Kinder zu einer geistigen Entwicklungsstörung als Folge des sich meist im Anschluß an die operative Beseitigung der Zele entwickelnden Hydrozephalus.

Auch das Mikrozephaliesyndrom ist, wenn man von der autosomal rezessiv erblichen Microcephalia vera und genetischen Syndromen mit gesichertem Erbgang absieht – in der größeren Zahl der Fälle zu den multifaktoriell vererbten Störungen zu rechnen. Das Wiederholungsrisiko liegt nach Geburt eines ersten kranken Kindes meist bei Werten um 5% und steigt nach der Geburt eines zweiten betroffenen Kindes auf 7% bis 10% an. Während die dorsalen Schlußstörungen heute eine klassische Indikation für die pränatale Diagnostik darstellen, ist die Möglichkeit, eine Mikrozephalie schon in der frühen Schwangerschaft mittels Ultraschalluntersuchung festzustellen, noch nicht genügend zuverlässig.

Oligophrenie bei Chromosomenstörungen
(Tab. 2.8)

Wird die normale Zahl von 46 Chromosomen unter- oder überschritten, so bedeutet das für den Träger dieser Aberration praktisch in allen Fällen eine schwere Beeinträchtigung seiner Lebensqualität. Eine Ausnahme stellt die Triplo-X-Konstellation dar, die offenbar klinisch keine Bedeutung hat. Aber auch strukturelle Chromosomenaberrationen gewinnen zunehmend an Bedeutung als Ursache von Fehlbildungs-Retardierungs-Syndromen. In einem großen Umfang werden bei Patienten mit diesen Krankheitsbildern partielle Monosomien oder partielle Trisomien einzelner Chromosomen erfaßt, für die nicht selten ein Elternteil Überträger in balancierter Form ist. Es ist gerade in letzter Zeit gelungen, die morphologischen Befunde im Sinne von Typ und Kontretyp bei (partiellen oder totalen) Mono- und Trisomien einander gegenüberzustellen. Diese Differenzierung verspricht in Zukunft die Zuordnung bestimmter klinischer Phänomene auch zu diskreten chromosomalen Aberrationen. Oligophrenie wird sowohl bei Aberrationen der Autosomen wie der Gonosomen beobachtet.

Tabelle 2.8 Chromosomenaberrationen, die zu Oligophrenie führen

A. *Autosomen*
  1. Numerische Aberrationen
     Trisomie 21 Down-Syndrom
     Trisomie 13 Patau-Syndrom
     Trisomie 18 Edwards-Syndrom
     Trisomie 8
     Trisomie 22
     Trisomie 14
     Trisomie 9
     Triploidie 69, XXX oder 69, XXY

  2. Strukturelle Aberrationen

Ringchromosom 1	Monosomie 10 p
part. Trisomie 1 q	Trisomie 10 q
	Trisomie 10 p
Trisomie 3 p	Monosomie 11 q
	Trisomie 11 q
Monosomie 4 p	
Monosomie 4 q	Monosomie 12 p
Trisomie 4 p	Trisomie 12 p
Monosomie 5 p	Monosomie 13 q
Trisomie 5 p	part. Trisomie 13
	Ringchromosom 13
Trisomie 6 p	
Ringchromosom 6	Trisomie 14 prox.
Trisomie 7 q	
Trisomie 7 q	Trisomie 15 prox.
	Ringchromosom 15
Trisomie 8 qter	
Trisomie 8 p	Monosomie 18 p
	Monosomie 18 q
Monosomie 9 p	Ringchromosom 18
Trisomie 9 p	
Trisomie 9 q	Trisomie 19 q
Tetrasomie 9 p	Trisomie 20 p
Ringchromosom 9	
	Monosomie 21 prox.
	Monosomie 21
	Ringchromosom 21
	Ringchromosom 22

B. *Gonosomen*

47, XXY	48, XXXX	fra Xq
48, XXYY	49, XXXXX	
48, XXXY	Mosaike	
49, XXXXY	XXY/XXXY	
	XXY/XO	

Oligophrenie durch gesicherte exogene Einwirkung (Tab. 2.9)

Infektionskrankheiten in der Frühschwangerschaft, die Einwirkung von Medikamenten, Röntgenstrahlen oder Isotopen sowie Sauerstoffmangel unter der Geburt, aber auch erfolglose Abtreibungsversuche sind die häufigsten Ursachen für exogene Schäden des Kindes. In den letzten Jahren wurde als eigenes Krankheitsbild die Alkoholembryopathie beschrieben, die fast immer mit schwerer geistiger Retardierung einhergeht.

Tabelle 2.9 Exogene Einflüsse während der Schwangerschaft, die Oligophrenie und/oder Krämpfe auslösen können

Lues	Alkohol
Toxoplasmose	Medikamente
Listeriose	Thalidomid
Zytomegalie	Warfarin
Röteln	Aminopterin
Varizellen	Hydantoin
LCM-Virus (Lymphozytäre) Choriomeningitis	

Strahleneinwirkungen meist nach Nidation evtl. auch erst nach dem 50. Tag der Gravidität

Isotopenuntersuchung der Schilddrüse der Mutter nach Nidation kann zur angeborenen Hypothyreose führen

Abtreibungsversuche

Sauerstoffmangel

Tabelle 2.10 Perinatale Schädigungen, die zu Oligophrenie und/oder Krämpfen führen können

Hirnblutung unter der Geburt
Sauerstoffmangel unter der Geburt
Atemnotsyndrome
Asphyxie
Neugeborenenerythroblastose/Kernikterus
Meningitis postnatal (Tbc, Herpesvirus, otogen, hämatogen)
Enzephalitis postnatal (Pertussis, Masern, postvakzinal)

Frühgeborene sind stärker gefährdet als reifgeborene Kinder, Riesenkinder (z. B. bei Diabetes der Mutter) mehr als normalgewichtige Kinder

Frühkindliche Erkrankungen wie Meningitis oder Enzephalitis, aber auch Blutungen unter der Geburt sind weitere Ursachen, nach denen bei Oligophrenie, häufig mit statomotorischer Retardierung, gefahndet werden muß (Tab. 2.10). Gerade für einige Embryopathien sind charakteristische Symptommuster bekannt, deren Vorhandensein zusammen mit der serologischen Sicherung der Infektion für weitere Kinder meist kein erhöhtes Wiederholungsrisiko erbringt.

Oligophrenie bei Syndromen unklarer Ursache (Tab. 2.11)

Eine Reihe klinisch wohl definierter Syndrome läßt sich ursächlich noch nicht zuordnen. Die große Ähnlichkeit betroffener Personen, die oftmals geschwisterähnlich erscheinen, ist dabei besonders bemerkenswert. Das phänomenologische Muster der Symptome zeigt mehr oder weniger große Schwankungen, in vielen Fällen ist jedoch ein Kernmuster konstant nachweisbar. Die verschiedenen ätiologischen Hypothesen werden diskutiert, ohne daß bis heute Sicheres bekannt wäre.

Tabelle 2.11 Syndrome, die mit geistiger Retardierung einhergehen, deren Ätiologie jedoch nicht geklärt ist

Rubinstein-Taybi-Syndrom
Cornelia-de-Lange-Syndrom
Williams-Beuren-Syndrom (autos. dom.?)
Laurence-Moon-Biedl-Bardet-Syndrom (autos. rez.?)
Happy-puppet-Syndrom
Prader-Willi-Syndrom
Dandy-Walker-Syndrom

Psychosen und Autismus

Endogene Psychosen sind im Kindesalter ein seltenes Ereignis, manisch-depressive Zustandsbilder kommen vor der Pubertät praktisch nicht vor. Demgegenüber ist das Auftreten kindlicher Schizophrenien unbestritten, wenn auch selten.

Das klinische Bild der kindlichen Schizophrenie weicht von der klassischen Symptomatologie des Erwachsenen deutlich ab: Autismus und Ängste stehen im Vordergrund, katatone Reaktionen oder Zwangsphänomene sind häufig. Demgegenüber werden Halluzinationen selten und dann erst im Schulalter gesehen. Die Kinder sind besonders im affektiven Verhalten gestört, meist spielen ungerichtete Ängste eine zentrale Rolle.

Die Ergebnisse von Zwillings- und Adoptionsstudien machen das Zusammenwirken von Erb- und Umweltfaktoren für die Manifestation der Schizophrenie wahrscheinlich. Ein multifaktorielles System der Vererbung kann heute als akzeptiertes Konzept für die Ätiologie der Schizophrenie angesehen werden. Empirische Belastungsziffern ermöglichen bei familiärer Belastung Aussagen zum Wiederholungsrisiko.

Wesentlich stärker scheint der genetische Einfluß auf die Entwicklung einer manisch-depressiven Psychose zu sein, hier ist das Wiederholungsrisiko zwischen 10% und 25% anzugeben, wenn in der Familie bereits ein solches Krankheitsbild vorkommt. Entsprechende Symptome werden jedoch erst bei Jugendlichen nach der Pubertät beobachtet.

Eine für das Kindesalter charakteristische Krankheitsform psychisch abnormen Verhaltens ist der Autismus. Er tritt in einem Teil der Fälle symptomatisch auf, hat teilweise jedoch auch das Gewicht eines eigenen Krankheitsbildes. Nach NISSEN (1974) läßt sich der psychogene Autismus, der z. B. bei Heimkindern bzw. hospitalisierten Kindern durch frühen Verlust der Bezugsperson auftritt, vom somatogenen Autismus abgrenzen, der sich auf der Grundlage eines organischen Defektes (Hörstörung, frühkindlicher Hirnschaden, postenzephalitisch etc.) entwickelt. Beide Formen sind als symptomatische Autismusformen anzusehen, für die genetische Faktoren vermutlich nur eine untergeordnete Rolle spielen.

Demgegenüber sind die von ASPERGER und auch von KANNER beschriebenen Krankheitsentitäten durch familiäre Häufung introvertierter und autistischer Reaktionsweisen gekennzeichnet.
ASPERGER fand bei seinen überwiegend männlichen Patienten charakteristische Physiognomien, die Kranken sprechen früher, als sie laufen können, die Väter dieser Kinder sind häufig im Verhalten ähnlich geprägt.
KANNER grenzte dagegen eine Gruppe autistischer Patienten ab, die besonders durch verzögerte Sprachentwicklung bei meist erhaltenen statomotorischen Fähigkeiten auffallen. Hierbei werden Kinder beiderlei Geschlechts befallen. Die Eltern sind auffällig häufig intellektuelle, introvertierte Persönlichkeiten. Autismus bei Kindern von Eltern aus unteren sozialen Schichten hat KANNER nicht gesehen.
Wenn auch für die von ASPERGER (1944) und auch von KANNER (1943) beschriebenen Formen des kindlichen Autismus genetische Faktoren ätiologisch von Bedeutung sind, so ist das Vorliegen eines einfachen Mendelschen Erbgangs für dieses Krankheitsbild bisher nicht gesichert. Geschwisterbefall wird gelegentlich beschrieben, exakte Risikozahlen liegen nicht vor.
FOLSTEIN u. RUTTER (1977) untersuchten 21 gleichgeschlechtliche Zwillingspaare, bei denen mindestens ein Paarling autistische Störungen aufwies. Konkordanz war bei 4 der 11 EZ und bei 0 der 10 ZZ zu finden. Die Autoren postulieren ein multifaktorielles System der Vererbung; frühkindliche Hirnschäden fördern die Krankheitsentstehung. Auch SALIMI (1979) hält exogene Faktoren bei dem von ihm beobachteten männlichen eineiigen Zwillingspaar für bedeutsam, diskutiert jedoch auch genetische Ursachen.

Verhaltens- und Lernstörungen

Bei Auftreten von Schlafstörungen, Jaktationen, Mutismus, Enuresis und Stottern ist es die erste Aufgabe zu klären, ob sich hinter diesem Symptom organische Krankheitsbilder, z.B. Enzephalitis, Hirntumor, Hörstörung oder Epilepsie verbergen. In diesen Fällen ergeben sich Ansätze zu einer genetischen Analyse, aber meist sind diese Verhaltensstörungen psychogener Natur.
Als neurotische Symptome im Kindesalter werden vor allem Enuresis und Stottern angesehen. Sie werden *bei Knaben häufiger als bei Mädchen* beobachtet. SCHEPANK (1974) diskutiert aufgrund seiner Zwillingsstudien, daß spezifische Anlagedispositionen bei Vorhandensein belastender Umweltfaktoren wie
— besondere frühkindliche Belastung,
— unvollständige Familien (Wechsel der Pflegeperson, Abwesenheit der Mutter),
— großer Abstand zu Geschwistern,
— untergeordnete Rollenposition

zur Störung komplizierter Funktionsabläufe, z.B. Blasen-Darm-Beherrschung oder Sprache, führen. Für die Häufung dieser Störungen im männlichen Geschlecht nimmt er an, daß ein geschlechtsspezifischer Faktor wirksam wird, da größere motorische Bedürftigkeit der Knaben und ihre stärkere expansiv-aggressive Vitalität eher in Konflikt gerate mit dem konformistischen Leistungszwang und disziplinarischen Ansprüchen der Umwelt.
Für die Wirksamkeit genetischer Faktoren bei der Entwicklung einer *Enuresis* sprechen auch die Ergebnisse von SHIELDS (1977), der bei 6 EZ viermal, bei 10 ZZ in keinem Fall Konkordanz für dieses Leiden fand.
HALLGREN (1957) wies bei 229 enuretischen Probanden familiäre Häufung bei Eltern und Geschwistern nach, männliche erstgradige Verwandte waren häufiger betroffen als weibliche. Psychische Erkrankung der Mutter und eine zerstörte Familie waren bei diesen Kranken auffällig oft nachweisbar.
KOLVIN u. Mitarb. (1971) beobachteten bei 132 enuretischen Kindern zwischen 8 und 10 Jahren eine positive Familienanamnese, 44 hatten ein oder mehrere betroffene Geschwister.
Für Enuresis ist demnach multifaktorielle Vererbung anzunehmen; gleiches gilt nach der Literatur für *Stottern:*
Untersuchungen von SHIELDS (1977) zeigen, daß bei 20% der Eltern und Geschwister von mehr als 200 Stotterern eine gleichartige Sprachstörung bestand, unter den zweitgradigen Verwandten wurde die Sprachstörung in 4,7% gesehen. An seinen Untersuchungen läßt sich der sogenannte Carter-Effekt nachweisen, das bedeutet, daß für Verwandte weiblicher Probanden ein höheres Erkrankungsrisiko besteht als für Verwandte der in der allgemeinen Bevölkerung häufiger erkrankten männlichen Probanden. Diese Beobachtung ist für die Annahme eines multifaktoriellen Systems der Vererbung zu verwerten.
Unter *Legasthenie* versteht man mit WEINSCHENK (1975) eine Schreib-/Leseschwäche, die sich in der Regel erst um oder nach dem 2. Schuljahr manifestiert und sich durch charakteristische Symptome äußert: verminderte Fähigkeit des Zusammenlesens einzelner Buchstaben zur Silbe und zum Wort (Leseschwierigkeit) und der Analyse des Wortes in die einzelnen Buchstaben (Rechtschreibschwierigkeit). Demgegenüber bestehen keine Schwierigkeiten, Zahlen oder Rechendiktate zu schreiben. Durch Mißerfolgserlebnisse in der Schulklasse geraten diese Patienten rasch in eine Außenseiterstellung, die nicht selten zu einer gravierenden Verhaltensstörung führt, sogar ungerechtfertigte Umschulungen in Sonderschulen nach sich ziehen kann.
Auf erbliche Komponenten weist WEINSCHENK nachdrücklich hin, wenngleich auch er den Einfluß von Umweltfaktoren für die Manifestation und/oder Ausprägung des Krankheitsbildes, z.B. die Ganzwortmethode, betont.

HALLGREN (1950) fand bei 80% seiner 116 Probanden mit Dyslexie einen ebenfalls betroffenen Elternteil. Konkordanz beobachtete HERMANN (1956) bei allen seiner 11 eineiigen Zwillingspaare und bei 9 von 27 zweieiigen Zwillingspaaren. Multifaktorielle Verursachung, möglicherweise mit einem in manchen Familien vorhandenen stark wirksamen Hauptgen, wird von SHIELDS (1977) für Legasthenie diskutiert.

Chromosomale Aberrationen führen in der Regel zu körperlichen Auffälligkeiten und intellektuellen Beeinträchtigungen. Dies ist bei Aberrationen der Autosomen ausgeprägter als bei gonosomalen Störungen. Hier werden jedoch Persönlichkeits- und Charakter- bzw. Verhaltensstörungen nicht selten beobachtet.

Eine enge Beziehung zwischen Intelligenzdefekten und *gonosomalen Aberrationen* besteht jedoch nicht. Die beobachteten Abweichungen von der Verhaltensnorm werden zum Teil auf die sexuellen Entwicklungsstörungen und die hormonale Dysfunktion bezogen, zum Teil werden sie als Folge einer genetischen Imbalance bei bestehender Aneuploidie angesehen.

a) Klinefelter-Syndrom:
Die Intelligenz dieser Probanden mit dem Karyotyp 47,XXY ist normal oder subnormal. Sie werden häufig als das „schwierige Kind" in der Familie angesehen. Neben einer mehr apathisch-hypokinetischen Verhaltensweise werden Antriebsarmut und leichtere soziale Anpassungsschwierigkeiten beobachtet.

b) Ullrich-Turner-Syndrom (45,X0):
Die minderwüchsigen, häufig mit charakteristischen Merkmalen wie Pterygium colli, Schildthorax, Hufeisenniere, Gesichtsdysmorphien gekennzeichneten Mädchen weisen in der Regel normale bis sehr gute Intelligenz auf. Ohne Hormonsubstitution persistiert meist infantiles Verhalten, die Reifung der Persönlichkeit bleibt aus. Werden jedoch zeitgerecht Östrogene appliziert, so entwickeln sich diese Mädchen zu psychisch unauffälligen Frauen.

c) Triplo-X-Frauen:
Mädchen mit dem Karyotyp 47,XXX weisen gewöhnlich normale bis subnormale intellektuelle Fähigkeiten auf. Im Vordergrund steht eine Sprachentwicklungsverzögerung, Konzentrationsschwäche scheint häufiger vorzukommen. Obgleich die meisten Personen mit dieser Chromosomenaberration zufällig entdeckt werden, scheint eine deutliche psychosoziale Unausgeglichenheit vorzuliegen. Patientinnen mit einem Triplo-X-Syndrom erkranken viermal häufiger an Schizophrenie als erwartet.

d) XYY-Syndrom:
Bei Knaben und Männern mit dem Karyotyp 47,XYY wird normale bis subnormale Intelligenz beobachtet. Sie sind in der Persönlichkeitsentwicklung und Charakterbildung labil, es entwickeln sich häufiger unreife Persönlichkeiten. Diese können Frustrationen weniger gut ertragen und zeigen bei Aufwachsen in sozial ungesicherter Umgebung besonders auffällige Verhaltensabweichungen von der Norm bis hin zur Kriminalität.

Als Beispiel für die *autosomalen Chromosomenaberrationen* soll das Down-Syndrom angeführt werden, das als Trisomie 21 in freier Form oder als Translokationstrisomie vorkommt. Im Vordergrund steht ein schwerer Intelligenzdefekt, die IQ-Werte werden mit 25 bis 50, in Einzelfällen bis 70, angegeben. Sprachentwicklungsstörungen sind häufig, das Abstraktionsvermögen dieser Kinder ist kaum ausgebildet. Vom Wesen her sind die Patienten gutmütig, liebebedürftig und anhänglich, bemerkenswert ist die Freude an Musik und Rhythmus.

Genetische Beratung und pränatale Diagnostik in der Kinder- und Jugendpsychiatrie

Genetische Beratung ist ein Teil der Vorsorgemedizin. Sie setzt sich die Beratung von jungen Leuten zum Ziel, die nach dem genetischen Risiko für ihre Kinder fragen. Wird in eine gesunde Familie überraschend ein krankes Kind geboren oder haben die Ratsuchenden in ihrer Familie kranke Geschwister oder nahe Verwandte mit möglicherweise genetisch bedingten Störungen, so stellt sich die Frage nach dem Wiederholungsrisiko.

Die erste Aufgabe der genetischen Beratung ist es, eine möglichst exakte Diagnose zu stellen, den Erbgang der Störung oder ihre Ätiologie festzustellen und danach das Risiko zu benennen. Bei einem Teil der erblichen Stoffwechselstörungen ist es heute möglich, pränatale Diagnostik anzubieten. Es muß also Ratsuchenden trotz hohen Erkrankungsrisikos für die Nachkommen nicht von eigenen Kindern abgeraten werden, da in der frühen Schwangerschaft mit Hilfe von Chromosomen- oder Stoffwechseluntersuchungen an Amnionzellen eine Aussage darüber möglich ist, ob das heranwachsende Kind von der in der Familie vorkommenden Störung betroffen ist oder nicht. Die heutigen gesetzlichen Bestimmungen gestatten den legalen Schwangerschaftsabbruch bei Nachweis eines geschädigten Kindes bis zur 24. Schwangerschaftswoche. Genetische Beratung ist aber keine Maßnahme mit bevölkerungspolitischer Zielsetzung. Sie versteht sich vielmehr als Entscheidungshilfe für besorgte und belastete Familien. Glücklicherweise kann genetische Beratung häufiger Sorgen zerstreuen und zu eigenen Kindern zuraten, als daß vor Nachkommen gewarnt werden muß.

Literatur

Asperger, H.: Die „autistischen Psychopathen" im Kindesalter. Arch. Psychiat. Nervenkrankh. 117 (1944) 76

Bickel, H., H. Cleve: Metabolische Schwachsinnsformen. In: Humangenetik, ein kurzes Lehrbuch in 5 Bd., hrsg. von P. E. Becker, Bd. V/2. Thieme, Stuttgart 1967 (S. 206)

Cowie, V.: Chromosome anomalies. In: Child Psychiatry, hrsg. von M. Rutter, L. Hersov. Blackwell, Oxford 1977 (S. 163)

Folstein, S., M. Rutter: Infantile autism: a genetic study of 21 twin pairs. J. Child Psychol. Psychiat. 18 (1977) 297

De Grouchy, J., C. Turleau: Atlas des maladies chromosomiques. Expansion scientifique française, Paris 1977

Hallgren, B.: Specific dyslexia („congenital word-blindness"): a clinical and genetic study. Acta psychiat. neurol. scand., Suppl. 65 (1950)

Hallgren, B.: Enuresis, a clinical and genetic study. Acta psychiat. neurol. scand., Suppl. 114 (1957)

Hanson, D. R., I. I. Gottesman: The genetics, if any, of infantile autism and childhood schizophrenia. J. Autism Childh. Schizophr. 6 (1976) 209

Harbauer, H.: Oligophrenien und Demenz-Zustände. In: H. Harbauer, R. Lempp, G. Nissen, P. Strunk: Lehrbuch der speziellen Kinder- und Jugendpsychiatrie, 2. Aufl. Springer, Berlin 1974 (S. 226)

Hermann, K.: Congenital word-blindness. Acta psychiat. neurol. scand., Suppl. 108 (1956) 177

Kanner, L.: Autistic disturbances of affective contact. Nerv. Child 2 (1943) 217

Kolvin, H., C. Ounsted, L. M. Richardson, R. F. Garside: Studies in the childhood psychoses, III. The family and social background in childhood psychoses. Brit. J. Psychiat. 118 (1971) 396

Leiber, B., G. Olbrich: Die klinischen Syndrome, 5. Aufl. Urban & Schwarzenberg, München 1972

Lempp, R.: Die Anfallskrankheiten. In: H. Harbauer, R. Lempp, G. Nissen, P. Strunk: Lehrbuch der speziellen Kinder- und Jugendpsychiatrie, 2. Aufl. Springer, Berlin 1974 (S. 356)

Mental Retardation. Atlas of Diseases with Associated Physical Abnormalities. Macmillan, New York 1972

Müller-Küppers, M.: Die kindliche Schizophrenie. Mschr. Kinderheilk. 127 (1979) 68

Murken, J. D.: Vererbung und Krankheitsbereitschaft. In: Lehrbuch der Kinderheilkunde, hrsg. von A. Wiskott, K. Betke, W. Künzer, 4. Aufl. Thieme, Stuttgart 1977 (S. 5.1)

Nissen, G.: Der kindliche Autismus. In: H. Harbauer, R. Lempp, G. Nissen, P. Strunk: Lehrbuch der speziellen Kinder- und Jugendpsychiatrie, 2. Aufl. Springer, Berlin 1974 (S. 380)

Oepen, J.: Untersuchungen an 59 Probanden mit Klinefelter-Syndrom zur Herkunft der überzähligen X-Chromosomen und klinische Daten. Inaug.-Diss., Mainz 1979

Salimi, E. H.: Early infantile autism in monozygotic twins. J. Autism Childh. Schizophr. 9 (1979) 105

Schepank, H.: Erb- und Umweltfaktoren bei Neurosen. Springer, Berlin 1974

Schreier, K.: Die angeborenen Stoffwechselanomalien, 2. Aufl. Thieme, Stuttgart 1979

Shields, J.: Polygenic influences. In: Child Psychiatry, hrsg. von M. Rutter, L. Hersov. Blackwell, Oxford 1977 (S. 22)

Slater, E., V. Cowie: The Genetics of Mental Disorders. Oxford University Press, New York 1971

Stengel-Rutkowski, S.: Aberrationen der Autosomen. In: Pädiatrie in Praxis und Klinik, Bd. I, hrsg. von K. D. Bachmann, H. Ewerbeck, G. Joppich, E. Kleihauer, E. Rossi, G. R. Stalder. Fischer, Stuttgart, Thieme, Stuttgart 1978 (S. 1.20)

Stockenius, M., G. Babuceanu: Zur Diagnostik frühkindlicher und kindlicher Psychosen. Hamb. Ärztebl. 4 (1978)

Strunk, P.: Psychogene Störungen mit vorwiegend körperlicher Symptomatik. In: H. Harbauer, R. Lempp, G. Nissen, P. Strunk: Lehrbuch der speziellen Kinder- und Jugendpsychiatrie, 2. Aufl. Springer, Berlin 1974 (S. 122)

Strunk, P.: Der Formenkreis der endogenen Psychosen. In: H. Harbauer, R. Lempp, G. Nissen, P. Strunk: Lehrbuch der speziellen Kinder- und Jugendpsychiatrie, 2. Aufl. Springer, Berlin 1974 (S. 393)

Theile, U.: Genetische Beratung. Motivationsanalyse. Urban & Schwarzenberg, München 1977

Watson, J. D., S. H. C. Crick: Molecular structure of nucleid acids. A structure for deoxyribase nucleid acid. Nature (London) 171 (1953) 737

Weinschenk, C.: Zum gegenwärtigen Stand der Legasthenie-Forschung. Fortschr. Med. 93 (1975) 458

Zerbin-Rüdin, E.: Genetische Aspekte der endogenen Psychosen. Fortschritte der Neurologie, Psychiatrie und ihrer Grenzgebiete 39 (1971) 459

Pädiatrie

Kurt Hartung

Die Pädiatrie, aus historischer Sicht eine der beiden Wurzeln der Kinder- und Jugendpsychiatrie (REMSCHMIDT 1983), hat sich inzwischen zu einem umfangreichen Fach entwickelt, dessen breites Spektrum u. a. durch 24 pädiatrische Fachgruppen oder Kommissionen in der Bundesrepublik Deutschland manifestiert wird. Durch diese Vielfalt ist es schwierig, den Beitrag, den die Pädiatrie für die Kinder- und Jugendpsychiatrie liefern kann, in aller Vollständigkeit zu beschreiben. Deshalb sollen im folgenden die wichtigsten einschlägigen Bereiche aufgeführt werden.

Pädiatrie wird hier im Sinne der Definition von „Kinderheilkunde" aus den Weiterbildungsordnungen der Landesärztekammern verstanden: „Die Kinderheilkunde umfaßt die Erkennung und Behandlung aller körperlichen und seelischen Erkrankungen des Kindes von der Geburt bis zum Abschluß seiner somatischen Entwicklung einschließlich Prävention, Schutzimpfungen, pädiatrische Intensivmedizin, Rehabilitation und Fürsorge im Kindesalter" (Weiterbildungsordnung für Ärzte in Hessen, 1980).

Da die Kinderärzte schon immer das Kind in seiner Gesamtheit sehen, betreuen und behandeln, ist es nur natürlich, daß zunächst auch der Bereich mit in ihr Konzept einbezogen wurde, der nach heutigem Verständnis der Kinder- und Jugendpsychiatrie zugeordnet ist. So stand z. B. bereits 1876 das Thema „Über neurotische Paralysen bei Kindern" auf der 6. Jahrestagung der deutschen Kinderärzte zur Diskussion. In der Folgezeit sind immer wieder kinderpsychiatrische Themen in den Tagungsprogrammen zu finden, u. a. Hysterie im Kindesalter, Krankheitszeichen bei fehlerzogenen Kindern, Wege der Fürsorge für schwer erziehbare Kinder.

Der Pädiater war also primär auch kinder- und jugendpsychiatrisch tätig. Erst im Zuge der allgemeinen Spezialisierung und Ausweitung der einzelnen Fachgebiete ist es dann zu der heute bestehenden Aufteilung gekommen.

Allgemeine pädiatrische Grundlagen

Panoramawandel des Krankheitenspektrums

Über viele Jahrzehnte hin bestanden die Hauptaufgaben der Kinderärzte in der Bekämpfung der hohen Säuglingssterblichkeit, in der Behandlung schwerer akuter und chronischer Ernährungsstörungen, in der Bekämpfung der Rachitis und der Infektionskrankheiten, besonders von Tuberkulose, Diphtherie, Scharlach, Keuchhusten und Masern.

Nachdem auf diesen Gebieten beachtliche Erfolge erzielt werden konnten, haben sich neue Schwerpunkte bei den Viruskrankheiten, den Karzinomformen und Leukämien sowie den Stoffwechselstörungen herausgebildet. Hinzu kommt die große Gruppe von Kindern, die durch intensivmedizinische Bemühungen und verbesserte Therapieverfahren als chronisch Kranke bzw. Behinderte ständiger ärztlicher Betreuung bedürfen, nicht zu vergessen sind die zahlreichen Kinder mit Defekten nach Unfällen.

Zugenommen hat weiterhin die Zahl der Kinder mit Sozialisations- und Verhaltensstörungen, mit Schulschwierigkeiten und psychischen Problemen. Aus dieser Aufstellung wird deutlich, daß sich die klassischen Aufgaben der Pädiatrie verändert und ausgeweitet haben. Über das Ausmaß chronischer Erkrankungen und Behinderungen sollen einige Zahlen angeführt werden, auch wenn es sich dabei weitgehend um geschätzte Werte handelt. Das Statistische Bundesamt hat aufgrund eines Mikrozensus 1974 die Zahl der behinderten Kinder unter 16 Jahren mit 358 000 angegeben (GENZ 1979). In der Bundesrepublik Deutschland leben heute schätzungsweise 16 000 Kinder mit Diabetes (Bund diabetischer Kinder 1983), etwa 10 000 mit Krebserkrankungen (HERTL 1983), etwa 4000 mit Mukoviszidose (STEPHAN u. WIESEMANN 1981) und etwa 3000 Jungen mit Hämophilie. Diese Zahlen müssen vor dem Hintergrund gesehen werden, daß die Medizin heute in zunehmendem Maße auch für schwerste Krankheitsbilder Behandlungsmöglichkeiten anbieten kann. Vielfach ist damit an die Stelle des früher tödlichen Ausganges die chronische Verlaufsform getreten. Hieraus leiten sich weitere Tätigkeitsschwerpunkte auf dem psychischen Sektor ab, da eine anhaltende chronische Krankheit oder Behinderung mit einschneidenden Veränderungen der Persönlichkeit, des Erlebens und Verhaltens der betroffenen Kinder und Jugendlichen einhergehen kann.

Früherkennung, Frühbehandlung und Rehabilitation

Die Prävention, von jeher ein bedeutsamer Faktor in der Pädiatrie, erreichte Mitte der 60er Jahre eine neue Dimension. 1965 forderte HELLBRÜGGE, daß auch bei Säuglingen und Kleinkindern Vorsorgeuntersuchungen nach einem ähnlichen Prinzip wie bei den 1960 verabschiedeten Jugendarbeitsschutz-Untersuchungen erfolgen sollten. Nach eingehenden Vorarbeiten unter der Leitung von THEOPOLD kam es am 4.11.1970 zur Verabschiedung des 2. Krankenversicherungsänderungsgesetzes, das sieben Früherkennungsuntersuchungen für Kinder bis zur Vollendung des vierten Lebensjahres als Kassenleistung vorsah und am 1.7.1971 in Kraft trat. Am 1.1.1977 erfolgte die Erweiterung auf acht Untersuchungen. Dieses Gesetz, das aus kassenrechtlichen Gründen nicht „Vorsorge-", sondern Früherkennungsuntersuchungen ermöglicht, brachte den Durchbruch von der kurativen zur präventiven Pädiatrie.

Es handelt sich dabei um ein breit angelegtes Untersuchungsprogramm, mit dessen Hilfe beim vermeintlich gesunden Kind Auffälligkeiten und drohende Entwicklungsstörungen so früh wie möglich erkannt werden sollen, um frühzeitig entsprechende therapeutische Maßnahmen einleiten zu können. Damit sollen schwerwiegende lebenslange körperliche oder geistige Behinderungen sowie die damit verbundenen seelischen Belastungen für das heranwachsende Kind und seine Familie vermieden oder gemildert werden.

Einen neuen Weg in der Behindertenhilfe stellt die Entwicklungsrehabilitation dar. Dieses von HELLBRÜGGE erarbeitete Konzept nutzt die besonderen Chancen aus, die in der frühkindlichen Entwicklung liegen. Als Grundlagen dienen die Gesetzmäßigkeiten von Präzision, Plastizität und Prägung in sensitiven Phasen des sich entwickelnden Zentralnervensystems, um durch eine intensive spezifische Übungstherapie psychomotorische Funktionen zu etablieren (Habilitation), die sich ohne eine entsprechende Frühbehandlung nicht oder nur unvollkommen entwickeln würden (HELLBRÜGGE 1981). Das Ziel der Entwicklungsrehabilitation liegt darin, das psychosoziale Phänomen der Behinderung soweit wie möglich zu mindern und den betroffenen Kindern eine weitgehende familiäre, schulische und soziale Integration zu ermöglichen.

Altersspezifische Reaktionen des Kindes im Krankheitsgeschehen – „Alterskonstitution"

Eine wichtige pädiatrische Erfahrungstatsache liegt darin, daß das Kind auf gleichartige krankmachende Noxen in seinen verschiedenen Entwicklungsstufen nicht immer in gleicher Weise reagiert. Diese Besonderheiten des pathologischen Geschehens im Kindesalter können nur zum Teil mit verschiedenartigen Reaktionen des Organismus auf erneute Einwirkung der gleichen Schädigung erklärt werden in dem Sinne, daß das wiederholte Überstehen einer bestimmten Krankheit jeweils zu einer völlig anderen Reaktionslage führt (HELLBRÜGGE u. Mitarb. 1960). Es handelt sich dabei um komplexe Vorgänge, die zum Teil mit der Entwicklung der zellulären und humoralen Immunität zusammenhängen.

So laufen Pneumonien bei Frühgeborenen und lebensschwachen Säuglingen in ganz anderer Form ab als im späten Säuglingsalter, ist der Tuberkuloseverlauf im Säuglingsalter und in der Pubertät anders als im Schulalter. Ebenso haben Ernährungsstörungen, Rachitis und „Fieberkrämpfe" einen typischen altersgebundenen Verlauf.

Alle diese Besonderheiten der kindlichen Reaktionen im Krankheitsgeschehen sind auf die in den frühen Stufen der Entwicklung eigentümlichen Wachstums- und Funktionsverhältnisse zurückzuführen. Das Kind neigt nämlich dazu, „als Ganzes oder wenigstens im Block genetisch verwandter, funktionell zusammenarbeitender oder sonstwie verknüpfter Organe zu reagieren" (VON PFAUNDLER 1947), während die Reaktionen des Erwachsenen infolge der stärkeren Differenzierung durch eine gewisse Autonomisierung der Teile charakterisiert sind.

Deshalb müssen in das diagnostische und therapeutische Vorgehen jeweils auch alterskonstitutionelle Erwägungen mit einbezogen werden.

Das anfällige Kind

Wenn Kinder durch ständig wiederkehrende Infekte geplagt sind, leiden sie nicht nur körperlich darunter, sondern sind oft auch in ihrer Entwicklung insgesamt beeinträchtigt. Hinzu kommen Sprachschwierigkeiten infolge Verlegung des Nasenrachenraumes und schließlich der wenig intelligente Gesichtsausdruck durch den ständig offenstehenden Mund.

Fehlzeiten im Unterricht können das Mitkommen in der Schule erschweren. Wenn dann ängstliche Eltern überbesorgt ihr Kind von manchen Aktivitäten zurückhalten, gibt es zusätzliche psychische Probleme. Dieses Vorgehen der Eltern ist nicht einmal so selten, weil sie – bei Vorliegen einer exsudativen Diathese – diese Probleme aus ihrer eigenen Kindheit kennen.

Jedem Arzt, der Kinder betreut, ist diese spezielle Gruppe bekannt. Die Beratung der Eltern dieser Patienten nimmt einen nicht geringen Teil der pädiatrischen Sprechstunde in Anspruch. Die Anfälligkeit kann einzelne Organe, aber auch Organsysteme betreffen, z. B. Tonsillen, Nasennebenhöhlen, Mittelohr, Bronchien, Lungen ebenso wie die ableitenden Harnwege.

Für die Häufigkeit solcher infektiöser Erkrankungen ist natürlich auch die Zahl der Kontakte bedeutsam, welche die Kinder haben. Sie kommen in Kinder-Gemeinschaftseinrichtungen und in größeren Städten vermehrt vor. Manche Kinder haben im Kindergartenmilieu eine solche Häufung von fieberhaften Infekten, daß sie zeitweilig, besonders im Winter, herausgenommen werden müssen (MÜLLER 1980a). Dabei ist jedoch zu beachten, daß im Alter zwischen 2 und 6 Jahren bis zu sechs Infekte jährlich nichts Ungewöhnliches darstellen.

Exsudative Diathese. Manche Kinder beantworten Infekte mit einer überschießenden Reaktion, aber auch geringere äußere Reize mit auffallend starken entzündlichen Exsudationen. Dieses überwiegend familiär bedingte Reaktionsmuster ist Zeichen für eine exsudative Diathese. Dies ist eine im frühen Kindesalter häufig anzutreffende ererbte Krankheitsbereitschaft, gekennzeichnet durch die Neigung von Haut und Schleimhäuten, auf besondere Reize (besonders mechanische, chemische, bakterielle, aktinische, alimentäre, allergogene) mit Exsudationen, Katarrhen oder Entzündungen zu reagieren (MÜLLER 1980a).

Folgende Manifestationen sind bei exsudativer Diathese häufig: Dermatitis seborrhoides, Ekzeme, Skrophulus und Urtikaria an der Haut; an den Schleimhäuten rezidivierende Katarrhe des Nasenrachenraumes mit Angina, Nasopharyngitis, Entzündungen der oberen und unteren Luftwege (Laryngitis, Pseudokrupp, Bronchitis oder Asthma bronchiale). Entsprechende Affektionen gibt es im Bereich des Darmes, der Augenbindehäute und des Urogenitalapparates.

Eine zuverlässige medikamentöse Behandlung ist nicht bekannt. Vorbeugung mit abhärtenden physikalischen Maßnahmen sollte versucht werden. Bei ständig wiederkehrenden Haut-, Ohreiterungs- und Fieberschüben muß eine der Immundefektformen in Erwägung gezogen werden.

Abhängigkeit verschiedener Krankheitszustände vom sozialen Niveau

Es ist seit langem bekannt, daß die Säuglingssterblichkeit in den verschiedenen sozialen Schichten stark differiert. Trotz zurückgehender Sterblichkeitsraten insgesamt haben sich die Unterschiede in der Sterblichkeit zwischen Kindern aus sozial hoch- und sozial niedrigstehenden Verhältnissen kaum verringert.

Die Säuglingssterblichkeit in ihrer Abhängigkeit vom sozialen Status der Familie ist ein sehr eindeutiges Phänomen für eine komplizierte Sache mit differenten soziologischen und pathogenetischen Verhältnissen. Für die perinatale Mortalität z. B. besteht eine Abhängigkeit nicht nur von der Anzahl anamnestischer Risiken sowie der beruflichen Tätigkeit in der Schwangerschaft, sondern überraschenderweise auch von der Größe der Wohngemeinde der Mutter: in Kleinstädten wirken sich die sozialschichtabhängigen Faktoren besonders ungünstig aus (ROHDE 1983).

Aus der Todesursachenstatistik ist ersichtlich, daß die Übersterblichkeit von Kindern aus sozial benachteiligten Schichten für die unterschiedlichsten Krankheiten zutrifft: sie gilt für Infektionen genauso wie für Ernährungsstörungen oder Stoffwechselkrankheiten, selbst für Mißbildungen (MÜLLER 1979).

Unvernunft und Gleichgültigkeit verhindern in der sozial schwachen Familie die Vorsorgemaßnahmen und eine zweckentsprechende Frühbehandlung bei Krankheitszuständen. Kinder aus solchen Familien weisen Impflücken auf, die Termine der Früherkennungsuntersuchungen werden nicht ausgenutzt, die Ratschläge des Arztes werden nicht verstanden oder nicht in die Tat umgesetzt.

Negativfaktoren der technischen Zivilisation

Die zweifellos vorhandene Verbesserung der heutigen Lebenssituation des Kindes darf nicht darüber hinwegtäuschen, daß durch Industrialisierung, Motorisierung, Vermassung der Gesellschaft mit zunehmender Verstädterung neue Negativfaktoren entstanden sind, die die gesundheitliche Ausgangslage des Kindes beeinträchtigen können.

Schon durch die *Akzeleration* ist das Zustandsbild der Kinder beeinflußt. Sie sind gegenüber früher erheblich größer geworden, die Geschlechtsreifung tritt früher ein und kommt im allgemeinen schneller zum Abschluß. Als einschneidende Folge ergibt sich, daß die Kindheitsphase abgekürzt ist und die Kinder relativ frühzeitig mit eigenen sexuellen Problemen konfrontiert werden. Die Situation wird außerdem durch eine verstärkte vegetative und psychische Labilität kompliziert.

Als zusätzlicher gefährdender Faktor tritt der heute so weit verbreitete *Mangel an Bewegung* hinzu. Bewegung ist jedoch eine Grundfunktion des Lebens, die wichtige Wachstums- und Entwicklungsreize setzt. Körperliche Aktivität führt zu einer Anpassung der Muskulatur an wechselnde und wachsende Anforderungen und damit zu einer Leistungssteigerung. Mangel an Bewegung und Übung läßt dagegen Muskeln und Organe verkümmern und in mancher Hinsicht krankheitsanfällig werden.

Gerade für den kindlichen Organismus bedeutet ausreichende Bewegung eine unabdingbare Voraussetzung für optimales Wachstum. Die zunehmende Verstädterung, die Motorisierung und die Gefährdung durch den Straßenverkehr sind diesen Bedürfnissen jedoch diametral entgegengesetzt. Hinzu kommt, daß auch im häuslichen Bereich der Bewegungsdrang des Kindes stark eingeschränkt werden muß, weil die Wohnungen vielfach zu eng und hellhörig sind.

Nach dem Übergang in die Schule verschärft sich die Bewegungsproblematik noch durch das langdauernde Sitzen im Unterricht und bei den Hausaufgaben. Ein weiterer Eingriff in das Bewegungspotential geht vom Fernsehschirm aus, vor dem viele Kinder beträchtliche Zeit zubringen.

Diese vielfältige Drosselung des natürlichen Bewegungsdranges hat dazu geführt, daß heute bereits bei Kindern und Jugendlichen Bewegungsmangelstörungen auftreten: Atemnot schon bei geringer körperlicher Anstrengung, schnelle Ermüdbarkeit, Rückenschmerzen, Haltungsfehler, Fettsucht, Kreislaufstörungen usw. Auch Beeinträchtigungen des Verhaltens durch Lebensraumbeengung sind nicht auszuschließen.

Ein weiterer Wesenszug heutiger Lebensform der Kinder ist die *Überbelastung mit Reizen*. Hierzu rechnen vor allem die vielfachen sympathikotonen Reize der sich immer mehr verstädternden Umwelt: Lärm, der, auch wenn er nicht als unangenehm empfunden wird, zu Kreislaufreaktionen führt, die sich überbietenden Stimuli in Wort und Bild, die Übersättigung mit Spielzeug, hinzu kommt bei den meisten Kindern eine verkürzte Schlafdauer. Das bedeutet, daß „erhöht Reizempfindliche erhöhten Reizen ausgesetzt" sind (DE RUDDER o. J.).

Ein weiterer Negativfaktor ist, daß die *psychischen Bedürfnisse* der Kinder oft nicht genügend berücksichtigt werden. Es ist unbestritten, daß Kinder eine mütterliche Bezugsperson brauchen und daß ihr Fehlen zu schweren Störungen führen kann. Dieses emotionale Verhungern beeinträchtigt nicht nur die körperliche und geistige Entwicklung, sondern auch das Erlernen eines angemessenen Sozialverhaltens. Als Folge des Mangels an Zuwendung und familiärer Geborgenheit sind heute Störungen und Auffälligkeiten im psychischen Bereich schon bei jungen Kindern relativ häufig zu finden. Sie stammen oft aus Familien, in denen Vater und Mutter berufstätig sind, aus engen Wohnungen mit beschränktem Lebensraum und geringer Auslaufmöglichkeit, und sie zeigen in allen Spielarten die Probleme moderner Lebensunsicherheit.

Spezielle pädiatrische Aspekte

Verhaltensauffälligkeiten bei sehr jungen Kindern

Die ersten Zeichen seelischer Gestörtheit manifestieren sich bei Säuglingen und jungen Kleinkindern gemäß der besonderen Reaktionsweise dieser Altersstufe vorwiegend somatisch (SCHÄFER 1967). Psychische Reize werden im Kindesalter leichter und häufiger mit körperlichen Symptomen beantwortet als beim Erwachsenen (Tab. 2.12).

Psychosomatische Störungen treten bevorzugt bei sensiblen, oft sehr unruhigen Kindern auf, die schon frühzeitig überschießend auf Reize der verschiedenen Art reagieren (WALLIS 1974). Dem stehen die *psychosomatischen Erkrankungen* gegenüber. Hier handelt es sich um fest umrissene Krankheitsbilder, die in ihrem chronischen Verlauf zu organischen Veränderungen führen. In der Regel liegt in diesen Fällen eine konstitutionelle, hereditäre Disposition vor.

Eine dritte Gruppe bilden die *Verhaltensabweichungen*. Sie können entweder harmlose Änderungen normaler Reaktionen sein, oder sie weisen auf bestehende Konflikte hin und haben dann eine Signalfunktion. Solche Störungen werden bedeutsam, wenn sie die körperliche Entwicklung beeinträchtigen (z. B. Kieferdeformierung infolge Daumenlutschens) oder wenn die Umwelt hierdurch gestört wird (z. B. Lärmbelästigung durch nächtliche Jaktationen) (WALLIS 1974).

Bisweilen führen solche psychogenen Mechanismen – unter Umständen urplötzlich – zu schweren

Tabelle 2.12 Störungen und Auffälligkeiten bei Kleinkindern	Psychosomatische Störungen	Psychosomatische Erkrankungen	Verhaltensabweichungen
	Schlafstörungen Störungen d. Nahrungsaufnahme Hyperaktivität Nervosität Spuck- u. Brechneigung Ruminieren Chron. Obstipation Respirat. Affektkrämpfe Nabelkoliken	Asthma bronchiale Colitis ulcerosa Ulcus ventriculi Ulcus duodeni Adipositas Anorexia nervosa	intensives Daumenlutschen ständiges Nägelkauen Trichotillomanie Jactatio capitis Jactatio corporis nächtl. Zähneknirschen Masturbation

somatischen Krisen, die ein pädiatrisches Eingreifen unumgänglich machen. So kann eine psychogene Brechattacke durchaus in den Zustand einer lebensbedrohlichen Azetonämie umschlagen.

Nervosität – Neuropathie

Nervosität ist eine konstitutionelle Eigentümlichkeit, die durch besonders starke nervliche, vegetative und psychische Reizbarkeit gekennzeichnet ist. Auffällig ist die fast stets vorhandene schnelle Ermüdbarkeit. Die Wurzeln der Neuropathie und ihre Manifestationen liegen sowohl auf körperlichem wie auf seelischem Gebiet. Die Heredität spielt eine sichere, im einzelnen aber schwer abschätzbare Rolle, weil diejenigen, die die Neuropathie vererben, gewöhnlich auch die nervöse Umgebung des Kindes darstellen.

Über dem Einfluß des Milieus darf jedoch die starke organische Wurzel der Neuropathie nicht außer acht gelassen werden: frühkindlicher Hirnschaden, Meningitiden, chronische Krankheiten, besonders solche mit gastrointestinalen Erscheinungen, sowie Dystrophie. Auch der Gesamtkomplex des Hospitalismus führt zu vegetativer und seelischer Reizbarkeit (MÜLLER 1980b).

Das auffällige Verhalten des nervösen Kindes gruppiert sich mit Vorliebe um Einschlafen und Aufwachen und ist schon für den nervösen Säugling charakteristisch: Jactatio capitis, exzeptionelles Lutschen etc. Beim Türschließen und Lichtandrehen erschrickt das Kind, es wehrt sich gegen ungewohnte Kostformen, ist oft appetitlos und gedeiht schlecht. Besondere äußere Stigmata der neuropathischen Konstitution gibt es kaum, wenn auch häufig der Neuropathenschopf und ein positives Fazialisphänomen in diesem Sinne angeführt werden.

Hospitalismus und Deprivationssyndrom

Der „infektiöse Hospitalismus" bedeutete für Säuglinge in Massenpflege von jeher eine große, meist tödliche Gefahr, so daß Kinder dieses Alters in den ersten Kinderkrankenhäusern des frühen 19. Jahrhunderts gar nicht aufgenommen wurden. Noch 1894/95 starben in der Charité-Kinderklinik in Berlin 70% der Kinder unter einem halben Jahr. Erst durch konsequente hygienische Maßnahmen und die Einstellung von Ammen konnte dieser Zustand wesentlich verbessert werden, womit ein neues Kapitel der Kinderheilkunde begann.

Nachdem es zunehmend gelungen war, den infektiösen Hospitalismus zu beherrschen, wurde eine mehr chronische Form beobachtet, die als „milder Hospitalismus" (MEYER 1913), „kachektischer Pflegeschaden" oder „dekonstituierender Pflegeschaden" (PFAUNDLER 1915) bezeichnet wurde. VON PFAUNDLER hat schon 1915 die nacheinander ablaufenden drei Phasen: Unruhe, Resignation, Verfall unterschieden, so wie sie drei Jahrzehnte später von BOWLBY (1951) beschrieben wurden.

Die internationale, nun interdisziplinäre Deprivationsforschung hat dann weitere Einzelheiten der unzulänglichen Entwicklung von Kindern außerhalb von Familienpflege herausgearbeitet. In Anlehnung an die anglo-amerikanische Bezeichnung „maternal deprivation" hat sich bei uns der Begriff „Deprivationssyndrom" eingeführt. PECHSTEIN (1979) gibt hierfür folgende Beschreibung:

„Das ‚Deprivationssyndrom' als Syndrom des Verlustes individualisierender familiärer Betreuung und Bindung findet sich am ausgeprägtesten bei Kindern, die bereits kurz nach der Geburt in die außerfamiliäre ‚Massenpflege' eines Säuglingsheimes kommen und dann einen kindheitslangen Heimaufenthalt durchlaufen. Diese Kinder entwickeln in überraschender Häufigkeit einen erheblichen allgemeinen psychosomatischen Entwicklungsrückstand. Hiervon sind zunächst die differenziertesten Lernfunktionen – Wahrnehmung, Sprache und Sozialverhalten – betroffen, in zweiter Linie aber auch die statomotorische Entwicklung. Die Störung reicht bis tief in den körperlichen Bereich hinein; seit Jahrzehnten ist die größere Anfälligkeit und Hinfälligkeit besonders der jüngeren Kinder in allen Anstalten gegenüber Infektionen jeglicher Art bekannt. Heimkinder sämtlicher Altersstufen haben niedrigere Hämoglobinwerte, und auch das Längenwachstum bleibt in der Regel zurück.

Das volle Bild der Schädigung durch ungenügend individualisierende Betreuung in der frühen Kindheit ist aber nicht nur durch den psychosomatischen Entwicklungsrückstand charakterisiert, sondern zusätzlich durch tiefgreifende und anhaltende Störungen des sozialen Verhaltens mit Kontaktschwäche und Gehemmtheit einerseits, Aggressivität und Neigung zur sozialen Provokation andererseits (Tabelle 2). Die Gesamtheit dieser Störungen wurde von HELLBRÜGGE (1975) als ‚Soziose' bezeichnet.

Im Zusammenhang mit den Störungen des Sozialverhaltens können diese Kinder ihre intellektuellen und sprachlichen Fähigkeiten häufig nicht realisieren; es kommt zur ‚Pseudodebilität', zu Schulversagen und häufig zu kindlicher und jugendlicher Delinquenz. Insbesondere die Gefahr der sozialen Entgleisung und der Kollision mit den Rechtsnormen führt deprivierte Kinder nicht nur aus Heimen, sondern auch aus zerbrochenen Familien – vor allem dann, wenn sie die Erfahrung mehrfachen Beziehungsabbruchs durchleben mußten – später häufig in die Verwahrlosung und in die Kriminalität. Umgekehrt ist der präventiv-medizinisch aufregende Langzeitzusammenhang zwischen frühkindlicher Deprivation und Jugendkriminalität durch retrospektive Untersuchungen an jugendlichen Strafgefangenen und Rückfalltätern zweifelsfrei gesichert (S. 150 ff)."

Vernachlässigung

Kindesvernachlässigung ist bisher nur in geringem Umfang ein Thema ärztlicher Forschung gewesen. Es gibt kaum Anzeichen, die als solche beweisend für eine Vernachlässigung wären. Entscheidend ist die Diskrepanz zwischen Entwicklungs- und Gedeihstörungen jeder Art und dem Fehlen hierfür verantwortlicher Erkrankungen. Die Abgrenzung wird dann besonders schwierig, wenn aus einer Vernachlässigung sich sekundär Krankheiten, z. B. Infektionen, begünstigt durch ungenügende Eiweiß- und/oder Vitaminzufuhr entwickeln. Die nicht selten wortreichen Erklärungen der Angehörigen sollten nicht zu leicht von der Diagnose einer Vernachlässigung ablenken.

Am geläufigsten ist das Bild der Dystrophie oder Atrophie, ein Untermaß an Gewicht und Länge, wobei Wachstumsverzögerungen auf einen langdauernden Schaden hindeuten. Fett- und Muskelgewebe sind stark vermindert, bei gleichzeitiger stärkerer Verschmutzung oder Vorliegen grober Pflegefehler wird das Bild noch augenfälliger. Angesichts der heute zahlreichen Beratungsmöglichkeiten der Mütter mit kostenlosem Angebot von Vitamin D muß auch eine schwere Rachitis als Vernachlässigung gewertet werden. Wesentlich auch bezüglich der Prognose sind deutliche seelisch-geistige Rückstände ohne Hinweise auf das Vorliegen organisch nervöser Schäden. Die Abgrenzung gerade in diesem Bereich kann sehr schwierig sein. Auch in einer ganz unzureichenden Förderung eines behinderten Kindes muß eine partielle Vernachlässigung gesehen werden.

Der Verdacht auf Vernachlässigung wird verstärkt, wenn nach einem Milieuwechsel (z. B. in einem Krankenhaus) selbst ohne spezifische Therapie, aber bei liebevoller Zuwendung das Kind in kurzer Zeit aufblüht. Mit Anzeigen aus der Nachbarschaft, der solche Vorgänge ja nicht verborgen bleiben, ist im allgemeinen nur ausnahmsweise zu rechnen, weil man Zwistigkeiten aus dem Wege gehen möchte.

Ursachen der Vernachlässigung können sein: Armut, zerrüttete Familienverhältnisse, Trunksucht, Überlastung der Mutter, Gefühlskälte der Eltern, Ablehnung eines Geschwisters. Alleinstehende oder kinderreiche Mütter können bei gleichzeitigem Zwang zu außerhäuslicher Arbeit so überlastet sein, daß ihr Kind schlechterdings zu kurz kommen muß. Mit solchen Verhältnissen ist durchaus nicht nur in den sozialen Randgruppen zu rechnen, sondern z. B. auch in Neubaugebieten mit besonderer Belastung der Familie durch hohe Mieten, Möbelbeschaffung usw. und hierdurch verstärktem Zwang zur Arbeit. Ein wesentliches Element ist auch die Gefühlskälte einer egoistischen Mutter dem Kind gegenüber, oft die Folge ihrer eigenen Jugenderlebnisse. Man hüte sich jedoch vor zu schneller Verurteilung: keinesfalls bedeuten Schmutz in der Umgebung und unkonventionelles Verhalten bereits einen schlüssigen Hinweis.

Inwieweit die Folgen frühkindlicher Vernachlässigung ausgleichbar sind, ist nicht sicher vorauszusagen. Am leichtesten gelingt dies bezüglich des Gewichts- und Längenzuwachses. Das Kind durchläuft jedoch infolge seiner herabgesetzten Infektabwehr und einer eventuellen Begleitrachitis eine Periode schwerer körperlicher Gefährdung. Wegen der Abhängigkeit der Hirnentwicklung von einer zweckmäßigen Ernährung in der frühen Kindheit ist bei Unterernährung mit Schäden zu rechnen. Für das ganze Leben verhängnisvoll kann sich der Mangel an emotionaler Zuwendung hinsichtlich der Entstehung von Bindungslosigkeit und Gefühlskälte auswirken.

Kinderkrankheiten mit psychischer Begleitsymptomatik

Anders als beim Erwachsenen bestehen im kindlichen Organismus besonders enge Verknüpfungen zwischen dem somatischen und dem psychischen Bereich, so daß das Kind praktisch bei jedem Kranksein auch mit einer psychischen Begleitsymptomatik reagiert. Stärker ausgeprägt ist dies im allgemeinen bei chronischen Erkrankungen oder bei schweren Verläufen akuter Krankheiten. Wegen der Vielzahl derartiger Zustände ist es nicht möglich, eine umfassende Liste hierzu vorzulegen. Es lassen sich jedoch einige Gruppen herausstellen, bei denen psychische Begleitsymptome zum Krankheitsbild gehören:

  Krankheiten des Zentralnervensystems,
  Krankheiten der endokrinen Drüsen,
  Krankheiten mit schwerer Dekompensation,
  Krankheiten mit äußerlich erkennbaren Fehlbildungen,
  Krankheiten mit stark herabgesetzter Leistungsfähigkeit,
  Krankheiten mit chronischem Verlauf.

Bei den *Krankheiten des Zentralnervensystems* müssen neben Fehlbildungen (Spina bifida, Mikrozephalie, Fehlbildungen der zerebralen Gefäße) vor allem die entzündlichen Erkrankungen genannt werden. Bei den Meningitisformen stehen Meningokokken-, Pneumokokken-, Influenza-, und Koli-Meningitiden im Vordergrund. Defektheilungen sind häufig.

Bei *Enzephalitis und Enzephalomyelitis* sind primäre (überwiegend virogene) und sekundäre (neuroallergische) Formen zu unterscheiden. Den virusbedingten Enzephalitiden kommt deswegen besondere Bedeutung zu, da Viruskrankheiten insgesamt zugenommen haben und weil einige der typischen „Kinderkrankheiten" durch Viren verursacht werden (Masern, Varizellen, Mumps, Rubeolen, Poliomyelitis etc.). In diese Sparte gehört auch die postvakzinale Enzephalitis nach Pockenschutzimpfung. Sie trat fast ausschließlich nach

Pocken-*Erst*impfungen auf und wurde durch die Begrenzung dieser Impfung auf die ersten drei Lebensjahre seltener. Inzwischen sind die Pocken weltweit ausgerottet; beide gesetzliche Pockenimpfungen wurden in der Bundesrepublik Deutschland aufgehoben.

Die Symptomatik der Enzephalitis ist weniger durch die Ätiologie als durch die Lokalisation des Entzündungsprozesses und durch das Alter des Patienten bestimmt. Als prognostische Grundregel gilt, daß bei jungen Kindern und bei langanhaltenden Krämpfen Todesfälle bzw. Defektheilungen mit Demenz, Lähmungen oder Epilepsie besonders häufig vorkommen.

Hydrozephalus. Durch die Einführung der Liquor-Ventilableitung hat sich die Prognose der Erkrankungen mit Hydrozephalus grundlegend geändert. Sofern nicht ein progredientes Grundleiden besteht, können Dauererfolge erzielt werden. Bei Defektheilungen treten vermehrt neurologische und kinderpsychiatrische Probleme auf.

Chronisch kranke Kinder

Aufgrund neuer und verbesserter therapeutischer Verfahren überleben heute immer mehr Kinder akute Krankheiten, die früher tödlich verlaufen sind, und gelangen so in ein chronisches Stadium, das neue Anforderungen nicht nur an sie selbst und ihre Familien stellt, sondern auch an die Pädiatrie sowie andere medizinische Fachgebiete. Die Zusammenarbeit mit dem Kinderpsychiater ist hier besonders gefordert. Somatische, psychosomatische und psychische Aspekte greifen im Einzelfall so stark ineinander und überlagern sich, daß eine strenge Aufgliederung auf jeweils eines der Fachgebiete nicht möglich ist.

Allgemeine Probleme. Obgleich jeder Fall eines chronisch kranken Kindes seine Besonderheiten aufweist, können einige allgemeine Fakten herausgestellt werden.

In einer besonders schwierigen Situation sind *Kleinkinder*. Zumeist werden sie in ihrem Bewegungsbedürfnis eingeschränkt; krankheitsbedingte Neuregelungen in ihrem Tageslauf können sie nicht verstehen, weil ihnen die Einsicht in Ursachen und Folgen ihrer Krankheit noch fehlt. Diätmaßnahmen, Medikamentenverabreichung und krankheitsbegründete Versagungen werden vom Kleinkind leicht als Bestrafung empfunden und kurzschlüssig in Beziehung zu eigenem Fehlverhalten gesetzt. Hierdurch sind Konflikte mit den Eltern vorprogrammiert.

Ältere Kinder erleben einen chronischen Krankheitszustand schon wesentlich bewußter, vor allem, wenn Einschränkungen der Leistungsfähigkeit, Schmerzen und Eingriffe in den gewohnten Lebensrhythmus damit verbunden sind. Ein Kind, das immer wieder seine Grenzen spüren muß, resigniert leicht auch in anderen Bereichen. Besondere Schwierigkeiten treten bei den Krankheiten auf, bei denen wiederholte Krankenhausaufenthalte notwendig werden, wie Nierenkrankheiten mit Dialysebehandlung, Hämophilie, Leukämieformen, weil dadurch im schulischen Bereich Wissenslücken auftreten, die oft nur schwer wieder aufgeholt werden können.

Auf der anderen Seite ist es erstaunlich, wie gut manche Kinder trotz aller Belastungen durch die Krankheit mit ihrer Situation fertig werden. Dies hängt ganz weitgehend von der Unterstützung ab, die sie innerhalb ihrer Familie erhalten. Eine wesentliche weitere Hilfe kann der Hausunterricht bringen, der von manchen Schulverwaltungen bei chronischen Krankheiten auch über längere Zeit gewährt wird (HERTL u. HERTL 1979).

Auf die *Reaktion der Familie* mit anfänglichem emotionalem Schockerlebnis, Verstimmung mit Schuldgefühlen oder Angst, mit rastloser Aktivität zur Abwehr von Gefühlen oder auch offener Ablehnung bis hin zur Verleugnung geht STEINHAUSEN (1979) detailliert ein. Alle diese Verarbeitungsmechanismen haben wieder bestimmte Folgen für die seelische Anpassung des Kindes: bei Überprotektion wird es in seiner Selbständigkeit stark eingeschränkt. Kommen dann von seiten der Eltern noch ablehnende Gefühle hinzu, wird es zunehmend verunsichert.

Eine wesentliche Hilfe für das chronisch kranke Kind und seine Eltern können die Aktivitäten von Elternvereinigungen auf Orts- und Bundesebene bedeuten. Hier ist ein direkter Erfahrungsaustausch möglich, der nicht nur die somatischen Fragen betrifft, sondern ganz wesentlich auch die psychische Problematik mit einbezieht. Wirtschaftliche und Sozialfragen, die für den einzelnen oft schwer zu überblicken sind, können so besser gelöst werden. Einige dieser Elternverbände organisieren praktische Lehrgänge, in denen Fachkräfte wichtige krankheitsbezogene Informationen und Fertigkeiten vermitteln. Periodisch erscheinende Fachzeitschriften (z. B. Diabetes – Hallo Du auch!) greifen aktuelle Probleme der betreffenden Krankheit auf, berichten aus der Verbandsarbeit, vermitteln Kontakte und tragen insgesamt zur Verbesserung der Gesamtsituation auf diesem Sektor bei.

Kinder mit Diabetes mellitus

Bei zuckerkranken Kindern und Jugendlichen handelt es sich immer um einen Insulinmangeldiabetes, so daß sie ohne Injektionen nicht auskommen. Bemerkenswert ist die Häufigkeit dieser Krankheit. Inzwischen liegen gut begründete Schätzungen des Bundes Diabetischer Jugendlicher vor. Danach ist mit etwa 16000 Diabetikern im Kinder- und Jugendalter zu rechnen, eine gegenüber früheren Schätzungen deutlich erhöhte Frequenz. Das Hauptmanifestationsalter liegt zwischen 7 und 10 Jahren.

Die drei Säulen der Diabetestherapie, Insulin, Diät und körperliche Bewegung, stellen an das Kind von Anfang an besondere Anforderungen. Die Schwierigkeiten liegen in den Besonderheiten des kindlichen Stoffwechsels, der nicht nur der Erhaltung der Körpersubstanz und der Energieproduktion, sondern auch dem altersgemäßen Wachstum gerecht werden muß. Da in der Pubertät der Wachstumsschub und die sexuellen Ausreifungsvorgänge hinzukommen, ergibt sich eine erhöhte Stoffwechsellabilität und damit eine besonders schwierige Behandlungsphase, in einer Zeit, die schon bei gesunden Kindern problematisch verläuft.

Fortschritte in der Therapie haben die Einwegspritzen und die technischen Vorrichtungen für eine problemlose Selbstkontrolle der Urinzuckerausscheidung gebracht. Das neu eingeführte biosynthetische Insulin, das auf gentechnologischem Wege gewonnen wird, stellt ein homologes Hormon dar, das frei von pankreatischen Proteinen und Peptidhormonen ist. Es hat einen schnelleren Wirkungseintritt und einen etwas intensiveren blutzuckersenkenden Effekt als die Insuline tierischer Herkunft und umgeht deren Nebenwirkungen. Die ersten Erfahrungen mit diesem Insulin sind positiv. Über Dauerauswirkungen läßt sich jetzt (1987) noch nichts aussagen.

Die Leistungsfähigkeit eines gut eingestellten Kindes ist auf geistigem wie auf körperlichem Gebiet mit Einschränkung als normal zu bezeichnen. Dennoch gibt es von Fall zu Fall Unterschiede in der körperlichen Belastbarkeit, was z. B. bei intensiverer sportlicher Tätigkeit und auch bei Schulausflügen beachtet werden muß (HERTL u. HERTL 1979). Für Diabeteskinder, die in ländlichen Regionen leben, sind die langen Schulwege und oft unregelmäßigen Schulbusfahrten ein besonderes Problem. Vor allem, wenn Sammelfahrten des Schulbusses erforderlich sind, können sich mitunter Abwesenheitszeiten von zu Hause von 6 Uhr 30 bis etwa 15 Uhr ergeben. Die Frage nach Internatsplätzen für Diabetiker ist deshalb berechtigt.

Diabetikerferienheime sind bewährte Einrichtungen, in denen von Kinderärzten, Pädagogen, Psychologen, Diätassistentinnen u. a. versucht wird, die Schulferien zur Gestaltung altersgemäßer erholsamer Urlaubswochen ebenso zu nutzen wie zur Aufarbeitung der vielfältigen krankheitsspezifischen Fragen und Probleme.

Kinder mit Hämophilie

Diese genetisch bedingte Koagulopathie kommt in einer Häufigkeit von 1 auf 10000 der Bevölkerung vor. Nach dem Gerinnungsdefekt sind zwei Formen zu unterscheiden: die Hämophilie A (= Faktor-VIII-Mangel), die fünfmal häufiger ist als die Hämophilie B (= Faktor-IX-Mangel). Beide werden rezessiv-X-chromosomal vererbt, so daß nur die Knaben manifest erkranken, während phänotypisch gesunde Frauen die Krankheit übertragen (Konduktorinnen). Etwa 40% der Fälle sind auf neue Mutationen zurückzuführen. Ohne Neumutationen hätte sich die Hämophilie im Laufe der Zeit wahrscheinlich „herausgemendelt".

Die schwere Hämophilie manifestiert sich im ersten Lebensjahr. Zunächst fällt nur die Neigung zu mikrotraumatischen Hämatomen und Suffusionen auf. Ab dem 3. bis 5. Lebensjahr kommen Muskelhämatome, Bißwundenblutungen in der Mundhöhle, Nasenbluten und die ersten charakteristischen Gelenkblutungen hinzu. Im Schulalter folgen Zahnwechselblutungen und Hämaturien. Von den Gelenken werden Knie-, Fuß- und Ellenbogengelenk bevorzugt befallen. Die Blutungen führen zur Zerstörung des Gelenkknorpels und zu Knochenveränderungen im Epiphysenbereich (LANDBECK 1974).

Bei der mittelschweren Hämophilie sind Häufigkeit und Intensität der Blutungen geringer. Die leichte Hämophilie wird oft erst im mittleren Lebensalter bei Operationen oder schweren Verletzungen erkannt.

Die Prognose ist vom Schweregrad der Krankheit abhängig. Die moderne Therapie – vor allem mit speziellen Plasmakonzentraten – hat selbst bei schweren Formen zu einer Normalisierung der Lebenserwartung geführt. So läßt sich die Situation der Kinder, die nach Einführung von Konzentraten der Faktoren VIII bzw. IX geboren wurden (1972), grundsätzlich günstiger beurteilen: die früher unbedingt erforderliche „Glashaussituation" braucht nicht mehr so streng beachtet zu werden, das heißt, daß auch im psychischen Bereich eine gewisse Entlastung gegeben ist. Dennoch müssen unfallträchtige Situationen in Familie, Kindergarten und Schule soweit wie möglich vermieden werden. Inzwischen wird versucht, die Latenzzeit zwischen Trauma und Therapiebeginn dadurch zu verkürzen, daß das im Besitz des Patienten befindliche Präparat unmittelbar nach dem traumatischen Insult noch vor dem Eintreffen des Arztes in Selbstbehandlung injiziert werden kann (LANDBECK 1974).

Dort, wo es zu schweren Blutungen in die Gelenke kam, ist eine Situation wie bei einer Körperbehinderung gegeben.

Kinder mit Mukoviszidose

In den letzten Jahren ist durch die immer frühzeitigere Diagnose und die immer intensivere Therapie bei zystischer Fibrose eine deutliche Besserung der Prognose erreicht worden. Da die Lebenserwartung ganz entscheidend durch die Ausprägung der pulmonalen Komplikationen bestimmt wird, müssen diese der Angriffspunkt für die Therapie sein. Ziel der Behandlung ist es, das viskose Sekret in den Bronchialwegen zu mobilisieren, damit es entfernt werden kann. Darüber hinaus muß das Angehen bzw. Fortschreiten einer bronchogenen Infektion des Lungengewebes mit anschließender Gewebszerstörung und entsprechendem Funktionsausfall verhindert werden. Als Erreger kommen in erster Linie Staphylokokken, aber auch Klebsiellen und im weiteren Krankheitsverlauf fast immer Pseudomonas aeruginosa in Frage.

Dazu wird eine mukolytische Therapie, unterstützt durch physiotherapeutische Maßnahmen, eingesetzt wie auch eine Antibiotikabehandlung. Im fortgeschrittenen Stadium der zystischen Fibrose kann es auch zu kardialen Manifestationen mit Symptomen eines Rechtsherzversagens kommen, ebenso zu gastrointestinalen Komplikationen. Wegen des teilweisen oder meist völligen Fehlens der Pankreasenzyme ist eine entsprechende Enzymsubstitutionstherapie notwendig. Ein entscheidender Faktor in der Langzeittherapie der zystischen Fibrose ist die enge Kooperation zwischen dem Patienten, seinen Familienangehörigen, dem Hausarzt und einem speziellen Behandlungszentrum (STEPHAN u. WIESEMANN 1981).

Kinder mit chronischer Niereninsuffizienz

Auch dieser Abschnitt belegt die Fortschritte in der Pädiatrie in den beiden letzten Jahrzehnten, andererseits auch die damit verbundenen Belastungen für den Patienten und seine Familie.

Eine chronische Niereninsuffizienz bedeutet die irreversible Beeinträchtigung der exkretorischen und regulatorischen Nierenfunktionen. Kernsymptom ist die Erhöhung der harnpflichtigen Stoffe im Serum für mindestens 6 Monate; hinzu kommen Ödeme, Hypertonie und Azidose mit vielen wichtigen Folgen für fast alle Organsysteme. Ursachen für die Insuffizienz sind Pyelonephritis (30%), Glomerulonephritis (20%), hereditäre Nierenkrankheiten (15%), Dysplasie/Hypoplasie (15%), Zystennieren (5%) und andere (5%).

Wenn die terminale Form der chronischen Niereninsuffizienz erreicht ist, können entweder Peritonealdialyse, Hämodialyse in der Klinik oder zu Hause, Transplantation einer Leichenniere oder einer Verwandtenniere die Rettung bedeuten. Die Entscheidung hierüber sollte mit den Eltern schon frühzeitig herbeigeführt werden. In der Regel ist ein Kind unter 4 bis 5 Jahren den schweren körperlichen und seelischen Belastungen dieser aggressiven Behandlungsmethoden noch nicht gewachsen. Bei Kindern jenseits dieser Altersstufe sind die Ergebnisse der Dialyse und der Transplantation jedoch besser als bei Erwachsenen (OLBING u. EICKENBERG 1981).

In kindernephrologischen Abteilungen können die somatischen und psychosozialen altersspezifischen Bedürfnisse nierenkranker Kinder am ehesten berücksichtigt werden. Die beste Rehabilitation wird derzeit mit einer gelungenen Nierentransplantation herbeigeführt (OLBING u. EICKENBERG 1981). Schwierigkeiten bilden hierbei das Auffinden einer Spenderniere und die Möglichkeit der Abstoßung.

Tabelle 2.**13** Krebskrankheiten des Kindesalters Entwicklung der Raten rückfallfreier Überlebenszeiten (* entspricht Heilung) (nach *Landbeck* 1981)

	Raten 1960 in %	Raten 1979 in %	Rückfallfreie Überlebenszeit
Akute lymphoblastische Leukämie	< 1	40–60	5 Jahre
Embryonale Tumoren:			
Nephroblastom	15–30	50–60	2 Jahre*
Neuroblastom	15–20	35–40	2 Jahre*
Rhabdomyosarkom	15–25	40–70	2 Jahre*
Medulloblastom	20–35	30–40	5 Jahre
Osteosarkom	10–15	50–70	3 Jahre
Ewing-Sarkom	6–15	30–50	3 Jahre

Kinder mit Krebskrankheiten

Krebskrankheiten (Leukämien und bösartige Tumoren) kommen in den ersten 15 Lebensjahren relativ selten vor. In der Bundesrepublik Deutschland ist jährlich mit 1500 bis 1800 *Neu*erkrankungen zu rechnen (LANDBECK 1981).

Die in dieser Altersgruppe vorkommenden Leukämie- und Tumorarten werden bei Erwachsenen nur noch wenig gefunden; andererseits kommen die Karzinomformen der Erwachsenen bei Kindern äußerst selten vor. Leukämien haben an den Krebserkrankungen des Kindesalters einen Anteil von bis zu 40%, embryonale Tumoren machen etwa ¼, Hirntumoren etwa ⅕ aller Krebskrankheiten aus.

Seit Anfang der 60er Jahre ist es bei fast allen Krebsformen des Kindesalters gelungen, stetig zunehmende Raten rückfallfrei überlebender bzw. geheilter Kinder zu erreichen. Neben verbesserten Operations- und Anästhesieverfahren, neuen Techniken der Strahlentherapie konnten durch planvollen Einsatz tumorzellenzerstörender Medikamente in immer intensiveren Therapieverfahren diese Erfolge erzielt werden.

Die rückfallfreien Überlebenszeiten sind aus Tab. 2.13 zu ersehen (LANDBECK 1981). Hieraus lassen sich auch die außerordentlichen Fortschritte seit 1960 ablesen. Auf der anderen Seite ist die hier eingesetzte aggressive Therapie mit schwerwiegenden Nebenwirkungen verbunden, die den Patienten wohl nur angesichts der Alternativlosigkeit zugemutet werden können.

Psychologische Probleme im Krankenhaus aus pädiatrischer Sicht

Unabhängig von seinem Alter bedeutet der Krankenhausaufenthalt für jedes Kind eine außergewöhnliche Situation. Bei den ganz jungen Patienten besteht die Gefahr eines infektiösen und des psychischen Hospitalismus, vom Kleinkindalter ab

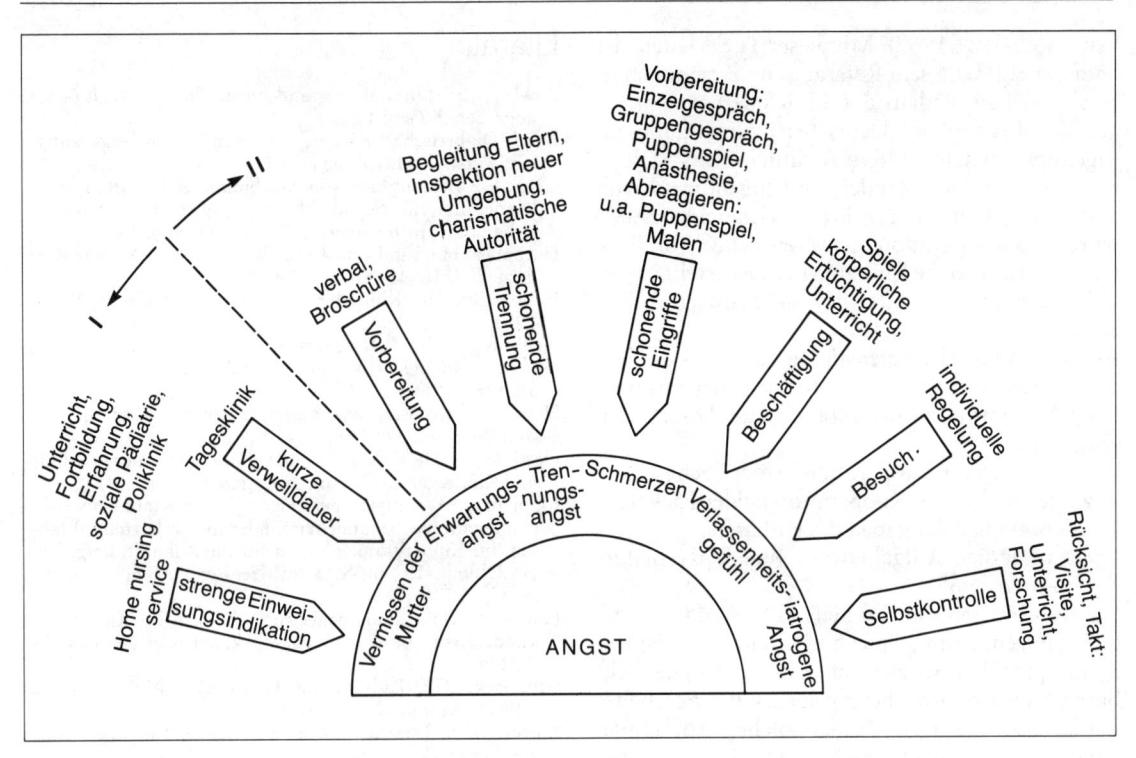

Abb. 2.1 Angst und „Entängstlichung" im Kinderkrankenhaus (nach *Ströder* 1968).

tritt die Angst in ihren verschiedensten Formen (s. Abb. 2.1) mehr in den Vordergrund, verstärkt durch Verlassenheitsgefühle und Schmerzeindrücke. Durch die neuen Entwicklungen in der „aggressiven Diagnostik" und Intensivmedizin nehmen diese Phänomene noch zu. Offenbar hängt es nicht von der Schwere der Krankheit ab, wie das einzelne Kind die Krankenhauszeit durchlebt, sondern von seiner Seelenverfassung und seiner Entwicklungsstufe (JOPPICH 1982).

Nachdem diese Zusammenhänge heute fast überall anerkannt sind, haben alle Aktivitäten zur Vermeidung und Verkürzung des Krankenhausaufenthaltes Vorrang; „Entängstlichungsmaßnahmen" im Kinderkrankenhaus (STRÖDER 1968) müssen hinzukommen (Abb. 2.1). Die bessere Vorbereitung des kleinen Patienten auf die Aufnahme, eventuell auch die Mitaufnahme eines Elternteils werden zunehmend praktiziert. Eine Liberalisierung der Besuchszeit sollte jedoch nicht generell erfolgen, sondern gezielt für die nächsten Angehörigen.

Eine weitere pädiatrische Forderung in diesem Zusammenhang ist: Kinder sollten möglichst in Kinderkrankenhäusern von Pädiatern, Kinderchirurgen und Kinder- und Jugendpsychiatern behandelt werden. Andere Fachärzte können ihre Patienten auf Spezialstationen für Kinder mit einem Pflegeteam von Kinderkrankenschwestern betreuen. Eine zentrale Rolle spielt hierbei die gut ausgebildete Kinderkrankenschwester, vor allem, wenn sie in verständnisvoller, warmherziger Art auf die Besonderheiten der jeweiligen Altersstufe eingeht und sich Zeit für den einzelnen Patienten nimmt. Die Mitarbeit von Sozialpädagogen und anderen Fachkräften im Stationsteam könnte die Situation des Kindes im Krankenhaus weiter verbessern helfen.

Ein besonderes psychologisches Problem des Kinderkrankenhauses konnte erst kürzlich einer Lösung näher gebracht werden, und zwar in einer Weise, die für die älteren Pädiater nicht vorstellbar gewesen wäre: die Frühgeborenenabteilung, die bisher am strengsten abgeschirmte Krankenstation, wurde den Müttern zugänglich gemacht. Durch die Öffnungen der Inkubatoren dürfen sie ihre Kinder steicheln, Händchen und Füßchen halten und die Kinder füttern (JOPPICH 1982). Grund für dieses Vorgehen war die Beobachtung, daß sich bei Müttern, die ihr unreif geborenes Kind wochenlang nur durch ein Fenster beobachten durften, ein normales Mutter-Kind-Verhältnis oftmals nicht entwickelte. Inzwischen wurde dieser Weg vielerorts beschritten. Überall ergab sich, daß bei richtiger Anleitung der Mütter zum Einhalten der Hygienevorschriften der Station Infektionen nicht eingeschleppt wurden (JOPPICH 1982).

Fragen pädiatrisch-kinderpsychiatrischer Zusammenarbeit

„Die Zusammenarbeit zwischen Pädiatrie und Kinderpsychiatrie möge so eng wie möglich sein und unter Förderung von Überschneidungen und unter Hintansetzung jeglichen Fachprestigedenkens" (SCHÄFER 1967). Mit dieser These leitete der Pädiater SCHÄFER sein Referat „Die Zusammenarbeit zwischen Pädiatrie und Kinderpsychiatrie" auf der Tagung der Deutschen Vereinigung für Jugendpsychiatrie 1966 in Berlin ein. Das Koreferat wurde von dem Kinder- und Jugendpsychiater STUTTE gehalten (STUTTE 1967). Von beiden Seiten wurde die Kooperation als wesentliche Grundlage für eine erfolgreiche Therapie herausgestellt, wenn sich dabei auch mitunter gewisse Schwierigkeiten ergeben.

Ausgehend von der Eigenständigkeit jedes der beiden Fächer und von einem Bereich gemeinsamer Aufgaben wurde ein Konzept mit vier Abschnitten vorgelegt:
– Zone obligater Kooperation beider Fächer,
– Zone fakultativer Kooperation beider Fächer,
– eigenständige Aufgaben des Pädiaters,
– eigenständige Aufgaben des Jugendpsychiaters (SCHÄFER 1967).

Die Kooperation sollte auf einem breiten Grenzgebiet erfolgen, denn „ein echtes Grenzgebiet ist nur dann optimal versorgt, wenn es von allen benachbarten Disziplinen her gemeinsam bearbeitet wird" (SCHÄFER 1967). Einer solchen Auffassung kann man auch heute noch folgen. Über die speziellen Zuordnungen wird es wohl immer unterschiedliche Auffassungen geben. Wesentlich ist, daß die Kooperation der beiden Facharztgruppen erhalten bleibt und daß der Primat der Betreuung in ihren Händen liegt.

Die Bemühungen hierzu müssen auf verschiedenen Ebenen erfolgen, so wie es bisher schon oft praktiziert wurde. So führt die Deutsche Gesellschaft für Kinder- und Jugendpsychiatrie ihre Jahrestagungen zusammen mit den jährlichen Kongressen der Deutschen Gesellschaft für Kinderheilkunde durch. Mehrere gemeinsame Entschließungen sowie eine Expertise zum Legastheniproblem wurden auf dieser Ebene konzipiert.

Weitere Möglichkeiten bieten sich auf örtlicher Ebene mit regelmäßigen gemeinsamen Visiten und Fallbesprechungen, gegenseitiger Konsiliartätigkeit und Fortbildungsveranstaltungen.

Eine frühzeitige Sensibilisierung für die Problematik müßte bereits während des Medizinstudiums über entsprechende Veranstaltungen erfolgen. Auch in die Weiterbildung müßte verstärkt die spezielle Problematik des „gegenseitigen" Faches einbezogen werden, so daß Einsichten vermittelt werden, die es gestatten, den anderen Teil besser zu verstehen.

Literatur

Bowlby, J.: Maternal care and mental health. WHO-Monogr. Ser. 2, Genf 1951
Bund Diabetischer Kinder: Diabetes-Erkrankungshäufigkeit. Persönl. Mitteilung (1983)
Genz, H.: Bekämpfung von Morbidität und Mortalität im Kindesalter. In: Sozialpädiatrie, hrsg. von M. Maneke. Urban & Schwarzenberg, München 1979 (S. 44)
Harbauer, H.: Kind und Kinderkrankenhaus. Mschr. Kinderheilk. 116 (1968) 347
Hellbrügge, Th.: Klinische Sozialpädiatrie. Springer, Berlin 1981
Hellbrügge, Th., J. Rutenfranz, O. Graf: Gesundheit und Leistungsfähigkeit im Kindes- und Jugendalter. Thieme, Stuttgart 1960
Hertl, M.: Krebserkrankungshäufigkeit bei Kindern. Persönl. Mitteilung (1983)
Hertl, M., R. Hertl: Kranke und behinderte Kinder in Schule und Kindergarten. Thieme, Stuttgart 1979
Joppich, G.: Wichtigste Veränderungen im Krankheitsspektrum stationär behandelter Kinder in den letzten 20 Jahren. In: Kinderkrankenhäuser für die Zukunft, hrsg. von H. Olbing. Urban & Schwarzenberg, München 1982 (S. 52)
Landbeck, G.: Hämorrhagische Diathesen. In: Kinderheilkunde, hrsg. von G.-A. v. Harnack. Springer, Berlin 1974 (S. 245)
Landbeck, G.: Pädiatrische Onkologie. Kinderarzt 12 (1981) 161 und 327
Meyer, L. F.: Über den Hospitalismus der Säuglinge. Karger, Berlin 1913
Müller, H.: Die soziale Frage. In: Sozialpädiatrie, hrsg. von M. Maneke. Urban & Schwarzenberg, München 1979
Müller, H.: Das anfällige Kind. In: Pädiatrische Diagnostik und Therapie, hrsg. von F. Lust, M. v. Pfaundler. Barth, Leipzig 1980a (S. 189)
Müller, H.: Verhaltensstörungen. Psychosomatische und psychovegetative Erkrankungen. In: Pädiatrische Diagnostik und Therapie, hrsg. von F. Lust, M. v. Pfaundler. Barth, Leipzig 1980b (S. 557)
Olbing, H., H. U. Eickenberg: Nephrologie und Urologie. Fortbildung in der Kinderheilkunde, Bd. I. Thieme, Stuttgart 1981
Pechstein, J.: Das Kind ohne ausreichende Familie. In: Sozialpädiatrie, hrsg. von M. Maneke. Urban & Schwarzenberg, München 1979
Pfaundler, M. v.: Physiologie des Neugeborenen. In: Handbuch der Geburtshilfe, Bd. I, hrsg. von A. Döderlein. Bergmann, Wiesbaden 1915
Pfaundler, M. v.: Biologische Allgemeinprobleme der Medizin. Springer, Berlin 1947
Remschmidt, H.: Entwicklungstendenzen der Kinder- und Jugendpsychiatrie. Mschr. Kinderheilk. 131 (1983) 559
Rohde, J. J. (Hrsg.): Perinatalstudie Niedersachsen und Bremen. Urban & Schwarzenberg, München 1983
Rudder, B. de: Die Gesundheit unserer Schuljugend. In: Das Kind und die Zivilisation, hrsg. von W. Theopold. Deutscher Ärzteverlag, Köln (o. J.)
Schäfer, K. H.: Die Zusammenarbeit zwischen Pädiatrie und Kinderpsychiatrie. Mschr. Kinderheilk. 115 (1967) 403
Steinhausen, H.-Ch.: Psychiatrische und psychologische Gesichtspunkte bei chronischen Krankheiten und Behinderungen. In: Kinder- und Jugendpsychiatrie, hrsg. von H. Remschmidt. Thieme, Stuttgart 1979
Stephan, U., H.-G. Wiesemann: Langzeittherapie der Cystischen Fibrose. Sozialpädiatrie 3 (1981) 516
Ströder, J.: Kind und Kinderkrankenhaus. Mschr. Kinderheilk. 116 (1968) 337
Stutte, H.: Kinderpsychiatrie und Pädiatrie. Mschr. Kinderheilk. 115 (1967) 406
Wallis, H.: Psychosomatische Störungen. In: Kinderheilkunde, hrsg. von G.-A. v. Harnack. Springer, Berlin 1974 (S. 428)
Weiterbildungsordnung für Ärzte in Hessen. Stand 22. November 1980

Neurologie

Bernhard Neundörfer, Detlef Kömpf

Einleitung

Die gemeinsame Wurzel von Neurologie und Psychiatrie ist die Hirnpathologie. Beide Fächer sind bestrebt, Funktionsstörungen im geistig-seelischen Bereich bzw. Störungen des Bewegungsapparates und der Sensorik bestimmten Hirnarealen und/oder bestimmten metabolischen Vorgängen des Gehirns zuzuordnen. Dabei gibt es in vielen Bereichen Überschneidungen, wo sich geistig-seelische Störungen (exogene Psychosen) mit Funktionsausfällen der Motorik und Sensorik paaren. Für die Psychiatrie stellt sich darüber hinaus immer die Frage, inwieweit einer psychischen Störung ein hirnorganisches Korrelat zukommt oder nicht. Gerade im letzten Jahrzehnt hat sich erwiesen, daß mit verfeinerten diagnostischen Methoden gezeigt werden kann, daß bei vielen Formen kindlicher Verhaltensstörungen auch hirnorganische Schädigungen zumindest eine mitverursachende Rolle spielen (minimal brain dysfunction). Im folgenden soll deshalb zunächst kurz das diagnostische Rüstzeug, das in der Erwachsenenneurologie benutzt wird, um organische Störungen des Nervensystems zu erfassen, dargestellt werden, wobei insbesondere ein Abschnitt auch den sogenannten Hirnwerkzeugstörungen (neuropsychologischen Syndromen) gewidmet ist. In weiteren Abschnitten werden schlaglichtartig Krankheitsbilder gestreift, die entweder deshalb von gemeinsamem Interesse sind, weil die Erkrankung als Residuum oder in ihrer Entwicklung von der Kindheit ins Erwachsenenalter hineinreicht oder weil sich daraus beispielhaft unterschiedliche Störungsmuster im Kindes- und Erwachsenenalter bei gleicher Ursache aufzeigen lassen.

Neurologische Untersuchungstechniken

Klinische Untersuchung
(HALLEN 1975; POECK 1977; CHUSID 1978)

Die neurologische Untersuchung gliedert sich grundsätzlich in zwei Teile: die Anamneseerhebung und die körperliche Untersuchung.
Die Anamnese wird – wie in allen klinischen Fächern – in drei Abschnitte unterteilt: die Familienanamnese (FA), die frühere Anamnese (fA) und die spezielle Anamnese (spez. A), wobei der FA in den neuropsychiatrischen Fächern eine besondere Bedeutung zukommt, weil es in diesem Bereich vielfältige hereditäre Erkrankungen gibt. Darüber hinaus ist bei Kindern und Jugendlichen immer eine Fremdanamnese einzuholen, die in der Erwachsenenneurologie auch zur Abklärung von Ohnmachtszuständen und zerebralen Anfällen unabdingbar ist.

Der Gang der *körperlichen Untersuchung* wird im folgenden in Tabellen stichwortartig skizziert, wobei auch z. T. auf Besonderheiten der Untersuchung von Kindern eingegangen wird. Zu besonderen Fragestellungen insbesondere im Hinblick auf die Leistungen des Nervensystemes in Bezie-

Tabelle 2.14 Hirnnerven

I	– Anbieten (getrennt für jedes Nasenloch) von aromatischen und V-reizenden Stoffen
Augen (II, III, IV, VI)	– Visus, Fundusskopie, fingerperimetrische Bestimmung des Gesichtsfeldes; Pupillen (Form, Seitenvergleich, Reaktion auf Licht und Konvergenz), Ptosis, Enophthalmus, Exophthalmus, Doppelbilder, Augenmuskelparesen, Blickparesen, Spontannystagmus (Frenzel-Brille), Lage- und Lagerungsnystagmus, Blickrichtungsnystagmus, optokinetischer Nystagmus; bei *Säuglingen*: Blinzeln auf Lichtreize
V	– Kornealreflex, Masseterreflex, Kaumuskeln, Sensibilität
VII	– Gesichtsmuskulatur; bei *Säuglingen*: Saugreflex, Suchreflex
VIII	– Fingerreiben, Uhrenticken, Stimmgabel, Weber- und Rinne-Test, vestibuläre Prüfung: Stehen und Gehen bei geöffneten und geschlossenen Augen, Unterberger-Tretversuch, Nystagmusanalyse (Rotations- und kalorische Testung: Augen und ENG)
IX und X	– Geschmacksprüfung, Würgereflex, Schluck- und Schlingakt, Phonation
XI	– Mm. sternocleidomastoideus und trapezius
XII	– Zungenabweichen, Atrophie, Faszikulieren

hung zur Altersentwicklung muß auf den entwicklungsneurologischen Teil und auf speziell neuropädiatrische Lehrbücher verwiesen werden.
Die neurologische Untersuchung gliedert sich einschließlich des psychischen Befundes in sechs Abschnitte: Hirnnervenbefund (Tab. 2.14), Motorik (Tab. 2.15), Reflexstatus (Tab. 2.16), Sensibilität (Tab. 2.17), Koordination (Tab. 2.18) und psychischer Befund (Tab. 2.19).

Tabelle 2.15 Motorik

Muskeltonus: Normotonus, Hypotonus, Spastik, Rigor

Muskelumfangmaße, Atrophie

Prüfung der groben Kraft: 0 = keinerlei Aktivität,
1 = sichtbare Muskelkontraktion ohne Bewegung,
2 = Bewegung unter Ausschaltung der Schwerkraft,
3 = Bewegung gegen Schwerkraft,
4 = Bewegung gegen mäßigen Widerstand,
5 = normale Muskelkraft

Arm- und Beinvorhalteversuch

Hyperkinesen, Tremor, Myoklonien

Bei *Säuglingen und Kleinkindern* ist im Seitenvergleich auf den Unterschied von Spontanbewegungen zu achten.

Tabelle 2.16 Reflexe

Muskeleigenreflexe:
Bizepssehnenreflex (C_5–C_6), Radiusperiostreflex (C_5–C_6), Trizepssehnenreflex (C_6–C_7), Fingerbeugereflex (Trömner, Knipsreflex: C_8), Patellarsehnenreflex (L_2–L_4), Adduktorenreflex (L_2–L_4), Tibialis-posterior-Reflex (L_5), Achillessehnenreflex (S_1), Zehenbeugereflex (Rossollimo: S_1)

Fremdreflexe:
Kornealreflex, Würgereflex, Bauchhautreflex, Kremasterreflex, Analreflex, Plantarreflex

Pyramidenbahnzeichen:
1. Unerschöpfliche Kloni (Patellar- und Fußkloni)
2. Babinski-Gruppe: Babinski, Oppenheim, Gordon, Chaddock
3. Pathologische Mitbewegungen: obere Extremitäten: Wartenberg, Leri (nur bei einseitigem Vorkommen pathologisch!), kontralaterale Mitbewegungen beim Händedruck; untere Extremitäten: Strümpell, Marie-Foix
4. Einseitig gesteigerte Muskeleigenreflexe

Bei *Kindern* sind die Babinski-Gruppe bis zum Ende des 2. Lebensjahres und die pathologischen Mitbewegungen z. T. bis zum Ende des 9. Lebensjahres physiologisch.

Bei *Säuglingen* physiologische Reflexe: Greifreflex, Zugreflex, Schreitreflex, Magnetreflex, Moro-Reflex

Tabelle 2.17 Sensibilität

Qualitativ:	Oberflächensensibilität: Berührung, Schmerz, Temperatur
	Tiefensensibilität: Vibration, Lage- und Bewegungsempfinden
Quantitativ:	protopathische und epikritische Sensibilität (Zahlenschreiben, Figurenerkennen, Sukzessivreize, 2-Punkt-Diskrimination, Stereognosie, pathologischer Funktionswandel)

Tabelle 2.18 Koordination

Zeigeversuche (Finger-Nasen- und Knie-Hacken-Versuch)

Rasche Antagonistenbewegungen (Diadochokinese)

Baranyscher Zeigeversuch

Stand (Romberg) und Gang bei geöffneten und geschlossenen Augen

Rebound-Phänomen

Artikulation

Tabelle 2.19 Psychischer Befund

Bewußtseinslage (Somnolenz, Sopor, Koma)

Orientiertheit (örtlich, zeitlich, situativ, zur Person)

Intelligenz (Gedächtnis, Merkfähigkeit, Konzentration, Rechenaufgaben, Allgemeinwissen, Ähnlichkeiten, Unterschiede, Verständnisprüfungen)

Inhaltliches und formales Denken

Hirnwerkzeugstörungen (neuropsychologische Syndrome): s. Abschnitt „Neuropsychologische Syndrome"

Elektroenzephalogramm (EEG)
(DUMERMUTH 1965; COOPER u. Mitarb. 1974; NEUNDÖRFER 1975)

Das EEG dient zur Registrierung von Potentialschwankungen des Gehirns (Hirnstromwellen). Sie werden mit auf der Kopfschwarte aufgesetzten Elektroden abgeleitet, elektronisch verstärkt und über Tinten- oder Trockenschreiber fortlaufend aufgezeichnet. Die Elektroden sind entweder unipolar (= gegen einen indifferenten Bezugspunkt) oder bipolar (= miteinander) verschaltet. Zu beurteilen an der kontinuierlichen Aktivität des EEG sind: Frequenz, Amplituden, vorherrschende Wellenformen, Homogenität und Seitenunterschiede.
Folgende Frequenzen werden vereinbarungsgemäß unterschieden: α-Wellen (8–13/s), β-Wellen (14–30/s), ϑ- oder Zwischenwellen (4–7/s), δ-Wellen (1/2–3/s) (Abb. 2.2).
Das *normale EEG* des Erwachsenen hat einen über der Okzipitalregion am stärksten ausgeprägten α-Rhythmus. Als z. T. hereditär bedingte Normvarianten findet man in 8% das β-EEG, in etwa 7% das flache EEG und in 0,1% die 4 ± 1/s-Grundrhythmusvariante.
Im *Schlaf* tritt nach vorübergehender Abflachung eine zunehmende Verlangsamung der Hirnstromaktivität bis zur δ-Dominanz in der Tiefschlafphase ein (Stadien A–E). In mittleren Schlafstadien findet man rasche Wellenzüge (β-Schlafspindeln). Im Traumschlaf (paradoxer Schlaf) herrscht eine schnellere unregelmäßige Aktivität vor, die von raschen, unsystematischen Bulbusbewegungen begleitet wird (REM-Stadium, rapid eye movement).

Das *kindliche EEG* macht eine Entwicklung bis zum normalen Erwachsenen-EEG durch (s. Kap. 2, Abschnitt Entwicklungsneurologie, S. 12 ff). Beim Neugeborenen herrschen unregelmäßige langsame Wellenschwankungen vor. Im Kleinkindesalter kommt es zu einer Frequenzbeschleunigung, bis dann im Schulalter in der Regel α-Wellen dominieren. Eine kontinuierliche, regelmäßige Grundaktivität wird aber erst um das 21. Lebensjahr erreicht.

Pathologische Veränderungen umfassen im wesentlichen drei Typen:

1. *Allgemeinveränderung* mit kontinuierlicher Frequenzverlangsamung einschließlich diffuser (= unregelmäßige Einstreuung langsamer Wellen) und paroxysmaler (= plötzlich aus der Hintergrundaktivität hervortretende Wellenzüge) Dysrhythmie. Ursachen sind zu diffusen zerebralen Funktionsstörungen führende Mechanismen, wie z. B. entzündliche und atrophisierende Prozesse, Hirndruck, metabolische und endokrine Störungen.
2. *Herdbefunde* mit lokaler Kurvenverlangsamung oder -abflachung als Folge umschriebener Hirnfunktionsstörungen wie bei Contusio cerebri, Tumoren, ischämischen Insulten und Hämatomen.
3. *Sogenannte Krampfpotentiale,* die auf eine erhöhte zerebrale Krampfbereitschaft hinweisen und ihrer Form und Komplexität nach z. T. charakteristisch sind für einzelne Anfallsformen (s. Tab. 2.20). Die beiden Grundformen sind die Spikes (hochgespannte, rasche Entladungen von weniger als 80 ms Dauer) und die Sharp waves (steil ansteigende und dann aber flach abfallende, meist mehrphasische Potentiale von 80–200 ms Dauer).

Im Kindesalter spielen darüber hinaus Rhythmen wie die parietal betonten ϑ-Rhythmen und die okzipitalen δ-Rhythmen eine wichtige Rolle, da sie als hereditäre Muster mit dem Auftreten von zentrenzephalen Epilepsieformen in Beziehung gesetzt werden (DUMERMUTH 1965; DOOSE u. Mitarb. 1973) (s. auch Band II, Kapitel Epilepsien).

Inzwischen sind Techniken entwickelt worden, das EEG mit Hilfe von Computern zu analysieren (COOPER u. Mitarb. 1974), so daß auch feinere Frequenzverschiebungen, die bei der konventionellen visuellen Auswertung nicht erkennbar sind,

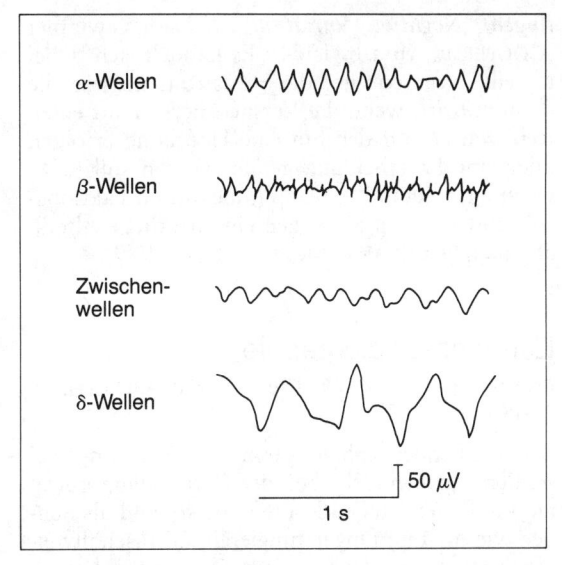

Abb. 2.2 Frequenzbereiche des EEG (nach *Neundörfer* 1975).

erfaßt werden können. Die am meisten angewandten Analysemethoden sind die *Fast-Fourier-Analyse* sowie die *Hjorthsche Analyse*. Damit ist es auch möglich geworden, unter fest definierten experimentellen Bedingungen hirnelektrische Vorgänge sowohl in ihrem Frequenzgang wie in ihrer Lokalisation in Korrelation zu psychophysischen Vorgängen zu studieren. Ein Problem allerdings bleibt weiterhin die automatische Erkennung von bestimmten EEG-Mustern, wie z. B. von paroxysmal auftretenden Krampfpotentialen.

Die Reaktion des Gehirns auf äußere Reize kann durch die Analyse *evozierter Potentiale*, die durch die sogenannte Averaging-Technik aus der Hintergrundaktivität des EEG hervorgehoben und damit meßbar gemacht werden können, studiert werden (COOPER u. Mitarb. 1974). Das Hauptinteresse gilt zur Zeit den somatosensorisch, visuell und akustisch evozierten Potentialen, wobei für deren Analyse sowohl die Form, die Amplituden wie auch die Latenzzeiten von Bedeutung sind.

Viele experimentelle Untersuchungen wurden im letzten Jahrzehnt auch dem Phänomen der „Con-

Tabelle 2.20 Krampfpotentialkomplexe

Art d. Krampfwellenkomplexe	Anfallstyp	Form
Spikes and waves (3/s)	Aufwach-Grand-mal Pyknolepsie	①
Slow spikes and waves (Spike-wave-Variante) (2/s)	myoklonisch-astatisches Petit-mal	②
Polyspikes and waves	Impulsiv-Petit-mal	③
Hypsarrhythmie	BNS-Krämpfe	④

tingent Negative Variation" (CNV) gewidmet (COOPER u. Mitarb. 1974). Es handelt sich dabei um eine Negativierung der Hirnstromaktivität, die dann auftritt, wenn die Versuchsperson auf einen Reiz wartet, auf den hin eine Handlung erfolgen oder eine Entscheidung gefällt werden soll („Erwartungspotential"). Amplitude und Reaktionszeit dieses Potentials zeigen eine deutliche Altersabhängigkeit (NAKAMURA u. Mitarb. 1979).

Echoenzephalographie
(SCHIEFER u. KAZNER 1967; PIA u. GELETNEKY 1968)

Bei der Echoenzephalographie werden von zwei seitlich am Schädel über der Parietotemporalregion aufgesetzten Prüfköpfen, die sowohl als Sender wie als Empfänger fungieren, Ultraschallwellen durch den Schädel gesandt. Dabei entstehen an Grenzflächen unterschiedlich dichter Medien (Schädelknochen, Falx, Semptum pellucidum, Ventrikelwände) Reflexionen, die jeweils auf der Gegenseite eingefangen und auf einem Oszillographen dargestellt werden. Von diagnostischer Bedeutung ist vor allem das Mittelecho (Reflexionen von Mittellinienstrukturen, vor allem des 3. Ventrikels). Reflexionen des unmittelbar anliegenden Schädelknochens bilden das Initial-, der gegenüberliegende Kalottenanteil das Endecho. Bei bestimmter Lage der Prüfköpfe können auch die Seitenventrikel bzw. deren Temporalhörner zur Abbildung gelangen (Abb. 2.3).

Bei raumfordernden Prozessen in der vorderen und mittleren Schädelgrube (Blutungen, Tumoren, umschriebene Ödeme) ist das Mittelecho zur Gegenseite verschoben. Manchmal läßt sich das Hämatom selbst darstellen (Hämatomecho). Die Messung des Abstandes der Fußpunkte des meist doppelzackigen Mittelechos ergibt ein Maß für die Weite des 3. Ventrikels (3–7 mm, je nach Alter), wodurch ein Hydrocephalus internus, z. B. auch ein Verschlußhydrozephalus bei einem Tumor in der hinteren Schädelgrube, erfaßt werden kann. Durch Bestimmung des Abstandes des gesondert dargestellten Seitenventrikelechos vom Endecho kann bei Kindern die Hirnmanteldicke (= Hirnmantelindex) berechnet werden.

Neurologische Ultraschall-Gefäßdiagnostik
(BÜDINGEN u. Mitarb. 1982; KRÄMER u. Mitarb. 1983; KUHN 1983)

Mit Hilfe der Doppler-Sonographie können relative Strömungsgeschwindigkeit und Strömungsrichtung des Blutes in den großen, direkt unter der Haut gelegenen Gefäßen gemessen werden. Das Meßprinzip beruht auf dem „Doppler-Effekt", der besagt, daß eine Frequenzerhöhung eintritt, wenn sich Schallsender und -empfänger nähern, und eine Frequenzerniedrigung bei Entfernung.

Prinzipiell unterscheidet man methodisch zwei Arten von Doppler-Verfahren:

1. *CW-(continuous wave) Doppler-Verfahren* (kontinuierliche Schallemission): Bei kontinuierlichem, parallelem Aussenden und Empfangen der Wellen mit getrennten Sende- und Empfängertransducern (im selben Schallkopf) wird eine Frequenzdifferenz zwischen ausgesendetem und nach Reflexion wieder empfangenem Signal registriert, welche in Relation zur Strömungsgeschwindigkeit im untersuchten Gefäß steht.

In der Praxis wird die Sonde in einem Winkel von 30 bis 70 Grad über dem Gefäß auf der Haut plaziert. Die Erythrozyten im fließenden Blut dienen als Reflektoren, so daß dadurch die Strömungsrichtung erfaßt werden kann. Die Strömungsgeschwindigkeit kann allerdings nur abgeschätzt und nicht präzise wiedergegeben werden, da der Beschallungswinkel nicht exakt definiert ist. Die Geschwindigkeitsänderungen werden ähnlich wie Pulskurven auf einem Bildschirm oder einem x-y-Schreiber sichtbar gemacht, wobei die Richtung der Ausschläge der Strömungsrichtung entspricht. Darüber hinaus können die Frequenzänderungen akustisch erfaßbar gemacht werden.

2. *Gepulster Doppler:* diskontinuierliche, paketweise oder „gepulste" Erzeugung und Aussendung der Ultraschallwellen und Analyse innerhalb eines vordefinierten Zeitintervalls. Daraus ergibt sich die Möglichkeit, die Flußgeschwindigkeit in einem wählbaren Tiefenbereich eines Gefäßes zu messen. Die bei CW und gepulstem Doppler-Verfahren aufgezeichneten Strompulskurven können einer Frequenzanalyse (schnelle Fourier-Transformation) unterworfen *(Doppler-Frequenzanalyse)* und abgebildet werden. Hierdurch ergibt sich eine Möglichkeit, pathologische Strömungsverhältnisse quantitativ zu erfassen und optisch zu dokumentieren. U. a. werden hierdurch heute transkranielle

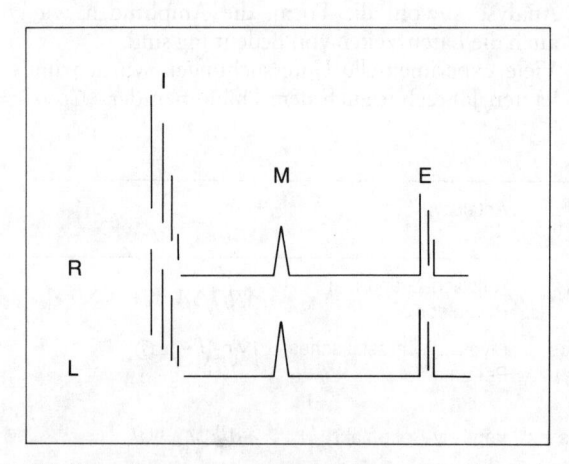

Abb. 2.3 Normales Echoenzephalogramm. R = Beschallung von rechts; L = Beschallung von links; I = Initialecho; M = Mittelecho; E = Endecho (nach *Hallen* 1975).

Ableitungen der Hirnbasisarterien *(transkranielle Doppler-Sonographie)* möglich (Kombination von niederfrequentem gepulstem Doppler-System, schneller Fourier-Transformation und speziell fokussierter Sonde).

B-Scan-Sonographie der Karotiden
(B-Mode-Ultraschall-Abbildungsverfahren)

Es handelt sich hier um ein bildgebendes Echo-Ultraschall-Verfahren zur Aufzeichnung anatomischer Strukturen; gemessen wird die an bewegten oder nicht bewegten Grenzflächen reflektierte Ultraschallenergie. Im Gegensatz zum eindimensionalen A-Bild (s. Echoenzephalographie) wird die Information über einer in der Helligkeit modulierten Zeitbasis (B = brightness) dargestellt. Das zweidimensionale Echtzeit-(Real-time)Bild wird beim B-Scan durch Bewegung des Schallstrahles von einem feststehenden Schallkopf aus erreicht.
Duplex-Sonographie: Kombination von hochauflösendem B-Scan und gepulstem Doppler-System mit integrierter Frequenzanalyse. Hierdurch können dopplersonographische Flußmessungen quasi „unter Sichtkontrolle" durchgeführt werden. In der Pädiatrie können mit Anwendung des Duplex-Scan durch die Fontanelle eine gleichzeitige Abbildung des Gehirns mit Gefäßen und die Doppler-Messung durchgeführt werden (Abb. 2.4).

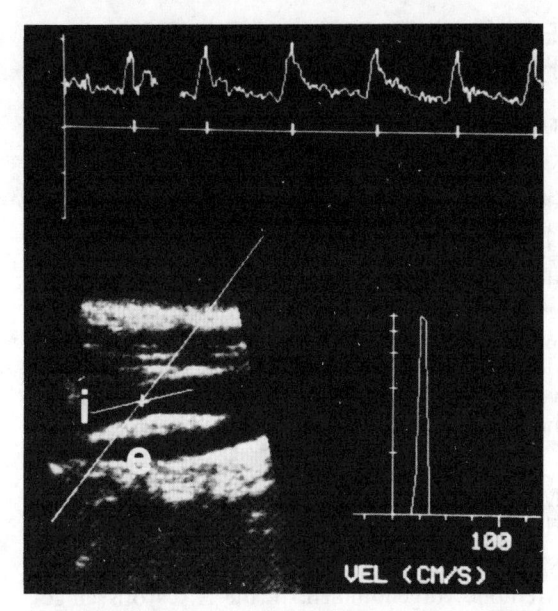

Abb. 2.4 Duplex-Sonographie (7,5-MHz-B-Scan, 3 MHz gepulster Doppler). Freies Gefäßlumen der A. carotis interna (i), A. carotis externa (e) und A. carotis communis. Regelrechte Strompulskurve (obere Bildhälfte) und schmales Geschwindigkeitsspektrum ($\bar{v}$ = 25 cm/s) der A. carotis interna (rechts unten). Keine Strömungsbeschleunigung oder Strömungsturbulenz (schmales Geschwindigkeitsspektrum).

Klinische Anwendung

Hämodynamisch relevante Obstruktionen (über 50prozentige Stenosen und Verschlüsse) extrakranieller Hirnarterien sowie Kollateralkreisläufe können mit der direktionellen CW-Doppler-Sonographie zuverlässig diagnostiziert werden. Die Direktbeschallung der extrakraniellen Karotiden wird hierbei ergänzt durch die *periorbitale Doppler-Sonographie:* Durch diese indirekte Doppler-Sonographie wird die Richtung des Blutflusses in der A. supratrochlearis im medialen Augenwinkel in der A. supraorbitalis im Bereich der Fissura orbitalis superior registriert. Die *direkte Vertebralis-Doppler-Sonographie* sucht die A. vertebralis am Abgang aus der A. subclavia auf. Im zervikalen Abschnitt ist eine transorale Beschallung möglich, und im Bereich der Atlasschlinge kann das Gefäß hinter dem Processus mastoideus aufgesucht werden. In der Karotis-Diagnostik läßt sich die Treffsicherheit im Bereich der leichtergradigen Stenosen durch die zusätzliche Frequenzanalyse der Dopplersignale verbessern. Mit Hilfe der bildgebenden B-Scan-Sonographie können ebenfalls geringere Stenosen und vor allem auch nichtstenosierende Plaques erfaßt werden. Doppler- und B-Scan-Sonographie ergänzen sich somit, zusätzliche Vorteile bietet die *Duplex-Sonographie.*

Elektronystagmographie
(KORNHUBER 1965/66)

Das Prinzip der Elektronystagmographie beruht darauf, daß die Bulbi, da die Retina gegenüber der Kornea negativ geladen ist, einen rotierenden elektrischen Bipol mit entsprechend den Augenbewegungen sich ändernden elektrischen Feldern bilden. Dadurch entstehen bei horizontalen und vertikalen Augenbewegungen positive oder negative Ausschläge, die mit Hilfe von beiderseits temporal und supra- sowie infraorbital angesetzten Elektroden erfaßt und über Verstärker auf Schreibsystemen, die EEG-Schreibern entsprechen, registriert werden können.

Die elektronystagmographische Untersuchung dient vor allem der Registrierung von spontanem oder experimentell (optokinetischer Nystagmus, Dreh- und kalorische Reizung) ausgelöstem Nystagmus und somit vor allem der Überprüfung des Funktionszustandes des zentralen und peripheren Vestibularapparates sowie der Optomotorik und ist somit ein wichtiges Hilfsmittel in der Diagnostik von Prozessen im Bereich der hinteren Schädelgrube („EEG des Hirnstammes").

Bestimmung der globalen und lokalen Hirndurchblutung

Messung der globalen Hirndurchblutung
(KETY u. SCHMIDT 1948)

Sie erfolgt nach der Stickoxidulmethode von KETY und SCHMIDT, die die Größe der Durchblutung aus dem Ausmaß der Verdünnung eines Indikators, in diesem Fall von eingetretenem N_2O, in einer vorgegebenen Zeiteinheit, bestimmt. Arterielles Blut wird an der A. femoralis, rein hirnvenöses Blut aus der V. jugularis gewonnen. Je schneller die arteriovenöse Differenz an N_2O sich ausgleicht, um so besser ist die Hirndurchblutung.

Messung der regionalen Hirndurchblutung
(LASSEN u. INGVAR 1972)

Sie wird mit der sogenannten Xenon-Clearance-Methode vorgenommen. In die A. carotis eingebrachtes radioaktives Xenongas tritt beim Durchströmen der Hirnkapillaren ins Gehirngewebe ein, wird dann innerhalb von 10–15 Minuten wieder ausgewaschen und mit den Atemgasen wieder ausgeatmet. Die Elimination steht in fester Beziehung zur Durchblutungsgröße, so daß mit Hilfe von über den Kopf verteilten Kollimatoren (Szintillationszählern) die lokale Hirndurchblutungsgröße aus den Clearancekurven bestimmt werden kann.

Neuroradiologische Untersuchungsmethoden
(KAUTZKY u. Mitarb. 1976; HUBER 1979)

Hirnszintigraphie

Bei einer lokalen Störung der Blut-Hirn-Schranke kann eine umschriebene Aktivitätsanreicherung von intravenös injizierten Radionukliden (vor allem Technetium-99 m-Pertechnetat) eintreten. Die Registrierung erfolgt entweder mit bewegten (Scan-Methode) oder fixen Detektoren (Gammakamera). Die Aufnahmen erfolgen im seitlichen und sagittalen Strahlengang. Fokale Anreicherungen findet man bei Hirntumoren, Blutungen und ischämischen Insulten, wobei die letzteren meist erst 1–3 Wochen nach dem akuten Ereignis sichtbar werden.

Angiographie

Bei der Angiographie der Aa. carotides und vertebrales (meist selektive Darstellung vom Aortenbogen aus mit über die A. femoralis eingebrachtem Katheter) wird durch Injektion eines jodhaltigen Kontrastmittels in die entsprechenden Gefäße mit Hilfe von automatischen Blattfilmwechslern der Durchfluß über die arterielle, kapilläre und venöse Phase sichtbar gemacht. Dabei können sowohl diffuse wie lokale Veränderungen an den extra- und intrakraniellen Anteilen der Hirngefäße wie auch den Gefäßstamm verdrängende Prozesse (wie Tumoren, Blutungen) sichtbar gemacht werden.

Pneumenzephalographie und Ventrikulographie

Durch Einbringung von Gas, vor allem Luft, in den lumbalen Subarachnoidalraum oder in die Cisterna magna kommt es zu einer Kontrastdarstellung der inneren (Ventrikel) und äußeren Hohlräume (Zisternen, Hirnfurchen) des Gehirns. Es können dadurch lokale wie auch diffuse Erweiterungen (atrophische Prozesse, Hirnsubstanzverluste) wie auch Veränderungen dieser Hohlräume (durch raumfordernde Prozesse) sichtbar gemacht werden. Wird das Gas über ein Bohrloch am Schädel direkt in die Ventrikel verbracht, dann nennt man dieses Verfahren Ventrikulographie, die vor allem bei raumfordernden Prozessen im Bereich der hinteren Schädelgrube, wenn z.B. keine Luft mehr über den Aquädukt aufsteigen kann, zur Anwendung kommt. In jüngster Zeit wurden diese doch sehr schmerzhaften Verfahren weitgehend durch die Computertomographie ersetzt.

Kraniale Computertomographie
(RAMSEY 1978; KAZNER u. Mitarb. 1979)

Mit Hilfe eines Computers werden Absorptionsmessungen von Röntgenstrahlen, die durch Strahlungsdetektoren erfaßt werden, schichtweise vorgenommen, wodurch es gelingt, die unterschiedlichen Strukturen des Gehirns wie Liquorräume, weiße und graue Substanz, Stammganglien etc. sichtbar zu machen. Dadurch werden auch Gewebsveränderungen des Gehirns in Form von hyper- oder hypodensen Bezirken erkennbar (Abb. 2.5). Weitere Differenzierungen können durch Kontrastmittelgabe erzielt werden.
Die Computertomographie läßt somit die Erfassung von Veränderungen des Ventrikelsystems (z.B. Hydrozephalus) wie auch an der Hirnoberfläche (z.B. kortikale Hirnatrophie), von Tumoren, Blutungen, Ödemen, Hirninfarkten (meist erst ab 3. und 4. Tag) oder lokalen Entzündungsvorgängen zu. Die Strahlenbelastung entspricht der einer Schädelleeraufnahme in zwei Ebenen und ist auch für Kinder – wenn eine Indikation besteht – weitgehend ungefährlich und völlig schmerzlos.

Kernspintomographie (Magnetic Resonance Imaging MRI)
(BRANT-ZAWADZKI u. NORMAN 1987)

Die Kernspintomographie ist ein weiteres nichtinvasives bildgebendes Schichtverfahren, welches jedoch im Gegensatz zur Computertomographie keine ionisierenden Strahlen, sondern im Kurzwellenbereich schwingende Magnetfelder benutzt, wel-

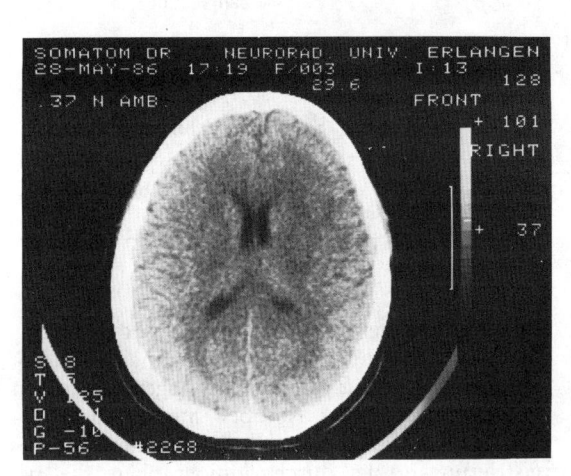

Abb. 2.5 Normales Computertomogramm.

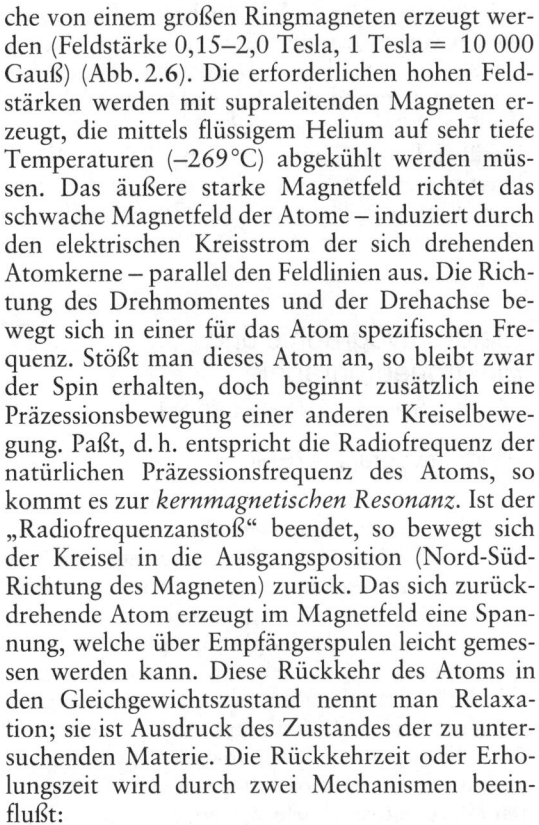

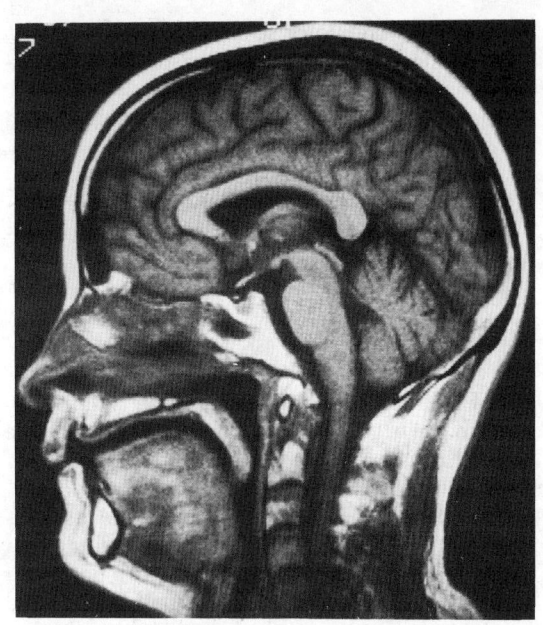

Abb. 2.6 Kernspintomographie: sagittaler Schnitt (normaler Befund).

che von einem großen Ringmagneten erzeugt werden (Feldstärke 0,15–2,0 Tesla, 1 Tesla = 10 000 Gauß) (Abb. 2.6). Die erforderlichen hohen Feldstärken werden mit supraleitenden Magneten erzeugt, die mittels flüssigem Helium auf sehr tiefe Temperaturen (−269°C) abgekühlt werden müssen. Das äußere starke Magnetfeld richtet das schwache Magnetfeld der Atome – induziert durch den elektrischen Kreisstrom der sich drehenden Atomkerne – parallel den Feldlinien aus. Die Richtung des Drehmomentes und der Drehachse bewegt sich in einer für das Atom spezifischen Frequenz. Stößt man dieses Atom an, so bleibt zwar der Spin erhalten, doch beginnt zusätzlich eine Präzessionsbewegung einer anderen Kreiselbewegung. Paßt, d. h. entspricht die Radiofrequenz der natürlichen Präzessionsfrequenz des Atoms, so kommt es zur *kernmagnetischen Resonanz*. Ist der „Radiofrequenzanstoß" beendet, so bewegt sich der Kreisel in die Ausgangsposition (Nord-Süd-Richtung des Magneten) zurück. Das sich zurückdrehende Atom erzeugt im Magnetfeld eine Spannung, welche über Empfängerspulen leicht gemessen werden kann. Diese Rückkehr des Atoms in den Gleichgewichtszustand nennt man Relaxation; sie ist Ausdruck des Zustandes der zu untersuchenden Materie. Die Rückkehrzeit oder Erholungszeit wird durch zwei Mechanismen beeinflußt:
1. Die Wechselwirkung der Spins mit ihrer Umgebung, dem Gitterwerk der Materie. Der Prozeß wird als *Spin-Gitter-Relaxation* bezeichnet und in der Zeit T 1 gemessen.
2. Die Wechselwirkung der Spins miteinander, die sogenannte *Spin-Spin-Relaxation*. Die Zeitkonstante ist T 2.

Für die Bildgebung in der MRI werden die Wasserstoffatome herangezogen. Durch unterschiedliche Radiopulssequenzfolgen können unterschiedliche Gewebeparameter hervorgehoben werden wie Protonendichte, T 1 und T 2.
Die Vorteile der Kernspintomographie (Abb. 2.6) liegen in den meist höheren Kontrastunterschieden im gesunden und pathologischen Gewebe, in der Transparenz und den fehlenden Randartefakten des Knochens, in der dreidimensionalen (sagittal, transversal, koronar) Darstellungsmöglichkeit, in der Möglichkeit, erstmals das Rückenmark direkt sichtbar zu machen, und in der Vermeidung von ionisierenden Strahlen und jodhaltigen Kontrastmitteln. Patienten mit Herzschrittmacher oder ferromagnetischen Substanzen können hingegen nicht untersucht werden.
Aus diesen Vorteilen leiten sich die Indikationen zur Durchführung einer Kernspintomographie – nach Ausschöpfung aller anderen diagnostischen Möglichkeiten, insbesondere der Computertomographie – in der neurologischen Diagnostik ab:

1. Hirnstammtumoren
   Abgrenzung von Ödem und Tumor durch Multiecho-Sequenzen.
2. Ungeklärte spinale Prozesse, besonders des Halsmarks und der zervikookzipitalen Übergangsregion
   (z.B. Syringomyelie, intramedulläre Tumoren, Stiftgliome).
3. Prozesse in der knöchernen Schädelbasis, besonders im Felsenbein
   (z.B. Cholesteatome, Klivuschordome, Akustikusneurinome).

4. Fokale/psychomotorische Epilepsie (Frühstadien von Tumoren, besonders Astrozytome, Glianarben etc.).
5. Ungeklärte retroorbitale Visusstörungen und Augenmuskelparesen.
6. Entzündliche Krankheiten (Liquornegative MS, Herpes-simplex-Enzephalitis im frühen CT-negativen Stadium, atypische chronische Entzündungen).

Emissionstomographie
(HEISS 1984; HEISS u. Mitarb. 1985)

Mit Hilfe der Emissionstomographie kann man ähnlich wie bei der Röntgencomputertomographie durch Erfassung von Meßdaten in mehreren Projektionen ein dreidimensionales Bild einer Körperregion darstellen. Man erhält damit Aufschluß über die regionale Aufnahme und Verteilung von radioaktiv markierten Stoffen im Gehirn und kann somit auf das Ausmaß von Durchblutung und Stoffwechselvorgängen zurückschließen. Derzeit werden vor allem zwei Methoden angewandt:

1. *Single-Photon-Emissionscomputertomographie (SPECT)*

Beim SPECT wird die regionale Verteilung eines γ-Strahlers erfaßt, wobei bisher lediglich semiquantitative Aussagen möglich sind. Als Isotope kommen vor allem ^{99m}Tc, ^{133}Xe und JMP (123-J-N-Isopropyl-Amphetamin) in Betracht. In den letzten Jahren werden die Untersuchungen vorwiegend mit JMP oder einem Abkömmling, 123-J-HIPDM, durchgeführt, da diese Amphetamine gut fettlöslich sind und schnell wieder extrahiert werden. Meist werden Rotationsszintillationskameras benutzt, die in einem bestimmten Radius um den Kopf des Patienten rotieren, so daß dreidimensionale Bilder entstehen und transvenale, koronare und sagittale Schichtbildrekonstruktionen möglich sind.

Mit dieser Methode können somit Erkrankungen, die mit einer Veränderung der zerebralen Stoffwechselvorgänge einhergehen, erfaßt werden. Eine vermehrte Radionuklidspeicherung (z.B. von JMP) findet man in hyperaktiven Hirnbezirken wie dem Krampffokus, eine verminderte Speicherung in hypometabolen Zonen wie in ischämischen Regionen.

2. *Positronen-Emissionstomographie (PET)*

Beim PET macht man sich die Tatsache zunutze, daß sich das beim Zerfall eines Nuklids austretende Positron nach kurzer Distanz mit einem Elektron vereinigt und daß danach beide Teilchen ihre Masse in Strahlenenergie, d.h. in 2 γ-Quanten umwandeln, die in entgegengesetzter Richtung auseinanderfliegen. Durch Nachweis dieser beiden γ-Quanten in zeitlicher Koinzidenz mit 2 Detektoren kann man davon ausgehen, daß auf der Ver-

Tabelle 2.21 Radionuklide der PET

Radionuklid	Anwendung
^{13}NH$_3$	
C^{15}O$_2$	Perfusionsmessung
^{77}Kr	
^{15}O	
^{11}C	Blutvolumenmessung
^{15}O$_2$	Sauerstoffaufnahmebestimmung
^{11}C	
^{14}C	Glukoseverbrauchsbestimmung
^{18}F	

bindungslinie der beiden Kollimatoren der Zusammenprall abgelaufen ist. Die Erzeugung der Radionuklide erfolgt in Zyklotronen. Wegen der kurzen Halbwertszeit dieser Isotopen müssen diese am Ort der Untersuchung produziert werden. Die Registrierung erfolgt durch Tomographen, die aus einer Vielzahl von in mehreren Vieleck- oder Ringsystemen angeordneten und zusammengeschalteten Detektoren bestehen und dreidimensionale Bilder mit einem räumlichen Auflösungsvermögen von 6–12 mm bei einer Schichtdicke von 10–20 mm ermöglichen. Die derzeit gebräuchlichsten Isotopen und ihre Anwendungsbereiche sind der Tab. 2.21 zu entnehmen.

Darüber hinaus kann mit dem PET das Verteilungsmuster von Neurotransmittern, von Aminosäuren und von Pharmaka im Hirngewebe gemessen werden.

Elektromyographie und Elektroneurographie
(HOPF u. STRUPPLER 1969; LUDIN 1976)

Elektromyographie (EMG)

Sie dient der Aufzeichnung von Muskelaktionspotentialen, u.a. zur Unterscheidung neurogener von myogenen Lähmungen. Dies geschieht durch direkt in die Muskel eingestochene feine Nadelelektroden. Die Registrierung erfolgt auf Kathodenoszillographen und/oder photographisch.

Der ruhende Muskel zeigt normalerweise elektrische Stille. Tritt trotzdem Aktivität einzelner spontan entladender Muskelfasern oder ganzer motorischer Einheiten auf (pathologische Spontanaktivität), ist dies immer pathologisch (Fibrillationspotentiale, positive scharfe Wellen, Faszikulationspotentiale) (Abb. 2.7). Bei Willkürinnervation werden nicht die Spannungsschwankungen einzelner Muskelfasern, sondern die Summenpotentiale ganzer motorischer Einheiten registriert. Dabei kommt es auf die Beurteilung von Form, Dauer und Amplitude dieser Potentiale an. Mit zunehmender Innervationsstärke kommt es bei *neuroge-*

nen Schädigungen (peripheren Nervenverletzungen, Neuropathien, Vorderhornerkrankungen) zu einem zunehmenden Ausfall der Aktionspotentiale, die darüber hinaus vermehrt polyphasisch, von verlängerter Dauer und z. T. überhöhter Amplitude sind (neurogenes Muster). Bei *myogenen Erkrankungen* (Myositis, Muskeldystrophie, Myopathien anderer Genese) fällt eine Diskrepanz zwischen dem Ausmaß der Kraftentfaltung und dem übermäßigen Einsatz motorischer Einheiten auf, die außerdem von verkürzter Dauer, erniedrigter Amplitude und z. T. vermehrt polyphasisch sind (myopathisches Muster).

Elektroneurographie (ENG)

Bei der Bestimmung der motorischen Nervenleitgeschwindigkeit (NLG) wird der gemischte oder rein motorische Nerv an mindestens zwei Stellen mit Oberflächenelektroden (OE) gereizt und das dazugehörige Muskelantwortpotential mit OE oder Nadelelektroden (NE) abgeleitet. Die NLG errechnet sich aus der Latenzzeitdifferenz und der Distanz der beiden Reizpunkte nach der Formel:

Geschwindigkeit (m/s) = $\frac{Weg}{Zeit}$. Die NLG an den Beinnerven liegt bei 40–65 m/s, an den Armen bei 50–70 m/s.

Bei der Messung der *sensiblen NLG* reizt man entweder mit Ringelektroden die Kuppen von Fingern oder Zehen und leitet mit OE oder NE am Nervenstamm ab (= orthodrom), oder man reizt mit OE oder NE den Nervenstamm und leitet distal davon ab (= antidrom). Mit Hilfe der ENG können umschriebene (z. B. Kompressionssyndrome) oder ausgebreitete periphere Nervenerkrankungen (Polyneuritiden und Polyneuropathien) erfaßt werden.

Liquordiagnostik
(DEUTSCH u. GEYER 1975)

Die Liquorentnahme erfolgt lumbal oder subokzipital, beim Kind in der Regel lumbal. Sie ist wegen der Gefahr der unteren Einklemmung nicht gestattet bei erhöhtem Hirndruck, so daß grundsätzlich zuvor fundusskopiert werden muß. Soll auch der Liquordruck bestimmt werden (Normalwert: 70–200 mm H$_2$O), muß der Patient in entspanntem Zustand liegen. Eine Zusammenstellung der wichtigsten Bestandteile, die für die Diagnostik von Bedeutung sind, enthält die Tab. 2.22. Besonders wichtig für die Erfassung von intrathekalen Prozessen ist die Bildung von Vergleichsquotienten des Gehaltes der verschiedenen Eiweiß- und Immunglobulinfraktionen zwischen Serum und Liquor.

Semiquantitative Bestimmungsmethoden des Eiweißgehaltes des Liquors sind die Pandy- sowie Nonne-Apelt-Reaktion. Bei positivem Ausfall die-

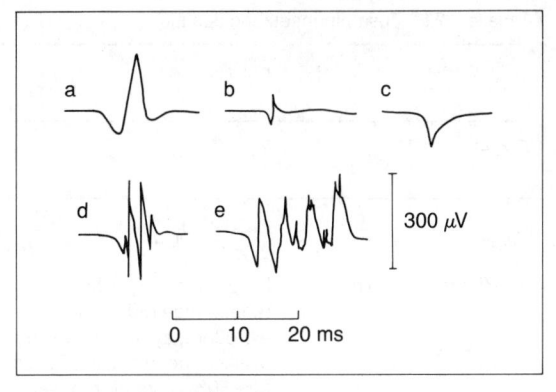

Abb. 2.7 EMG-Potentiale. a = Potential einer motorischen Einheit; b = Fibrillationspotential; c = positive scharfe Welle; d = polyphasisches Potential; e = gruppierte polyphasische Potentiale (*Hallen* 1975).

ser Reaktionen sind meist die Globuline erhöht. Die Transaminasen im Liquor (GOT, GPT, CPK) sind erhöht, wenn liquornahe Gewebe zugrundegehen. Ihre Bestimmung hat keine differentialdiagnostische oder prognostische Bedeutung erlangt. Erniedrigung des Liquor-pH (Normalwert: 7,137 ± 4,2) sowie deutlicher Anstieg des Liquorlactats (Normalwert 1,6 mmol/l ± 0,2) und -pyruvats (Normalwert: 0,115 mmol/l ± 0,017) weisen auf eine ungünstige Prognose zerebraler Prozesse hin (z. B. Contusio cerebri, Hämatome, ischämische Insulte).

Neuropsychologische Syndrome (Hirnwerkzeugstörungen)

Unter den neuropsychologischen Syndromen versteht man Störungen psychischer Funktionen, die man unter dem Begriff der „höheren Leistungen" zusammenfaßt und die Läsionen bestimmten Hirnregionen zugeordnet werden. Es handelt sich dabei um psychische Leistungen, die gleichsam zwischen der Motorik und Sensorik einerseits und den eigentlichen psychischen Funktionen wie Bewußtsein, Denken, Fühlen etc. andererseits stehen. In der Regel unterscheidet man folgende Syndrome:

Aphasien
(BAY 1973; KERSCHENSTEINER u. Mitarb. 1975b; POECK u. Mitarb. 1975; POECK 1977)

Von den Aphasien als Störungen des Sprachvermögens sowohl im expressiven wie im rezeptiven Anteil sind streng die Dysarthrien (kortikal, zerebellär, bulbär, extrapyramidal – z. B. beim Parkinson-Syndrom) als reine Sprechwerkzeugstörungen abzugrenzen. Nach POECK (1977) unterscheidet

Tabelle 2.22 Zusammensetzung des Liquors

	normal	pathologisch	(Blutserum zum Vergleich)
Farbe	klar	trübe, blutig xanthochrom	
Zellen	$< \frac{12}{3}$ (± 4)	$< \frac{12}{3}$ bis $> \frac{3000}{3}$	
– Differentialzellbild	lymphozytenähnliche kleine rundkernige (50–65%) – größere, zytoplasmareiche, ovalkernige, retikuläre Zellen (35–50%) – vereinzelt: segmentkernige; Ependym- und Epithelzellen (aus dem Plexus chorioideus!)	segmentkernige Leukozyten, Plasmazellen, Retikulozyten, Makrophagen, Erythrozyten (!) Neoplasmazellen mit hoher Mitoserate	Erythrozyten, Leukozyten: segmentkernige Lymphozyten, eosinophile Monozyten
Proteine			
– Gesamteiweiß (je nach Methode)	24,0–51 mg%	Erhöhung (bei Blutbeimengungen sowie z. T. bei entzündl. u. raumfordernden Prozessen)	65–80 mg%
Im 1. Lebensmonat	100 mg%		
– fraktionierte Bestimmung			
– Albumine	57,4–62 rel%		61 rel%
– Globuline	42,6–38 rel%		40 rel%
Elektrophorese (Acetatfolienelektrophorese)			
– α_1-Globuline	2,1– 4,6 rel%		2,5– 4,5 rel%
– α_2-Globuline	3,9– 6,5 rel%		6,5–10 rel%
– β-Globuline	7,5–10 rel%		8,5–14 rel%
– γ-Globuline	7,6–10,9 rel%	Erhöhung (bes. bei chron. entzündl. Prozessen: MS, Lues, SSPE)	11,0–19 rel%
Immunelektrophorese (mit radialer Immunodiffusion)			
– IgA	Ø	Erhöhung (bei Blut-Liquor-Schranken-Störung)	204±85 mg%
– IgM	Ø		♂ 125±53 mg% ♀ 100±62 mg%
– IgG	1,6–3,5 mg%	Erhöhung (bes. bei MS, Lues, SSPE)	1143±235 mg%
Glucose	45–70 mg% (bzw. 50–80% des Blutzuckers)	erniedrigt (bei eitriger, tuberkulöser und Pilzmeningitis) erhöht (bei Enzephalitiden)	90–120 mg%
Chloride	110–129 mval/l	erniedrigt (bei eitriger und tuberkulöser Meningitis)	99–110 mval/l

man heute vor allem die in der Tab. 2.23 kurz zusammengefaßt angeführten vier Aphasietypen. Die Aphasie im Kindesalter ist in der Regel global. Die amnestische Aphasie kommt erst jenseits der Pubertät vor. Vor dem 6. Lebensjahr kann man allerdings schon eine mehr motorische von einer mehr sensorischen Aphasie unterscheiden. Meist bleiben Kinder mit einer Aphasie stumm und zeigen keine produktiven Symptome wie die Logorrhö bei Erwachsenen mit einer Wernicke-Aphasie oder verbale Paraphasien. Während beim Erwachsenen die Aphasie meist auf eine Läsion der dominanten Hemisphäre zurückgeht, können bei Kindern Schädigungen sowohl der rechten wie der linken Hemisphäre zu einer Aphasie führen. Die Prognose bezüglich einer Rückbildung der aphasischen Störung ist im Kindesalter besser als bei den Erwachsenen.

Apraxien

(HALLEN 1975; HARTJE u. Mitarb. 1975; KERSCHENSTEINER u. Mitarb. 1975 a)

Die Apraxien sind Störungen zweckbestimmter Handlungsabläufe, denen keine motorischen, sensiblen oder ataktischen Störungen zugrunde liegen.

Tabelle 2.23 Die wichtigsten Aphasietypen (nach *Poeck* 1977)

Aphasie	amnestische	Wernicke (sensorische Aphasie)	Broca (motorische Aphasie)	globale
Sprachproduktion	meist flüssig	flüssig	spärlich	spärlich bis ∅, auch Automatismen
Sprachmelodie und -rhythmus (Prosodie)	erhalten	erhalten	stark gestört	stark gestört
Paraphasien	wenig semantische und phonematische	reichlich semantische und phonematische bis zu Neologismen	phonematische	phonematische und Neologismen
Benennen	relativ zu anderen Leistungen stark gestört, Ersatzstrategien	stark gestört, häufig kein Zusammenhang zum Zielwort erkennbar („wild paraphasic misnaming")	gestört durch schlechten Sprechantrieb, phonematische Paraphasien und Artikulationsstörungen	stark gestört, spärlich bis ∅, auch Automatismen
Verstehen	leicht gestört	stark gestört	leicht gestört	stark gestört

Man unterscheidet die vier in der Tab. 2.24 zusammengestellten Typen.
Nach POECK (1975) handelt es sich bei der gliedkinetischen Apraxie nicht um eine Apraxie im eigentlichen Sinne, sondern um eine zentrale Bewegungsstörung im Sinne einer spastischen Lähmung.

Agnosien
(ORGASS u. KERSCHENSTEINER 1975)

Unter den Agnosien versteht man Erkennensstörungen von Wahrnehmungen trotz erhaltener Sinnestätigkeit. Nach der klassischen Agnosielehre unterscheidet man drei Grundtypen: die visuelle

Tabelle 2.24 Apraxietypen

Art	Symptomatologie	Lokalisation
Gliedkinetische Apraxie oder Dyspraxie	Es können differenziertere Bewegungen (wie Nadeleinfädeln, Brotstreichen etc.) nicht oder nur unvollkommen ausgeführt werden	Umgebung der Zentralregion
Ideokinetische (ideomotorische) Apraxie	Sowohl auf Aufforderung hin wie aber auch in der Nachahmung sind die Patienten nicht fähig, auf der kranken Seite differenziertere oder auch einfache Handlungen (z. B. Grußbewegungen, lange Nase zeigen, Kaffeemühle drehen) auszuführen	Balkenprozesse mit Unterbrechung der Kommissuren bei einer einseitigen Apraxie der linksseitigen Gliedmaßen. Läsion im motorischen Assoziationszentrum der dominanten Hemisphäre bei bilateraler Apraxie
Ideatorische Apraxie	Störung des Handlungsentwurfes, so daß die Aneinanderreihung von Bewegungen gestört ist (z. B. Zuschnüren der Schuhe) oder auch Gegenstände falsch eingesetzt werden (z. B. Rasierpinsel zum Kämmen verwenden). Nachahmung ist möglich	Läsionen der Parietalregion der dominanten Hemisphäre
Konstruktive Apraxie	Visuell-räumliche Störungen, die sich vor allem beim Zeichnen und Figurenlegen zeigen (z. B. Unfähigkeit, ein Fahrrad zu zeichnen)	Läsion der hinteren Parietalregion, meist der nicht dominanten Hemisphäre

Agnosie (Seelenblindheit), die akustische Agnosie (Seelentaubheit) und die taktile Agnosie (Asterognosie oder Stereoagnosie). Das klassische Konzept der Agnosielehre geht davon aus, daß eine strenge Trennung zwischen primären sensorischen Rindenarealen, die nur elementare Sinneseindrücke vermittelt bekommen und verarbeiten, und Assoziationszentren, die nur von den Projektionsfeldern der Hirnrinde Informationen erhalten, besteht. Neuere Untersuchungen haben jedoch gezeigt, daß diese Vorstellung einer Trennung von Wahrnehmung und Erkennen nicht mehr haltbar ist, sondern daß die Agnosien z.T. Folgen von komplexeren Assoziationsstörungen sind, z.B. im visuell-verbalen oder akustisch-verbalen Bereich im Sinne von Leistungsstörungen.

Auch bei den häufig als eigenständige Agnosien angeführten Sondertypen wie der Fingeragnosie (Unfähigkeit, Reize am eigenen Körper zu lokalisieren), Anosognosie (Nichterkennen einer Störung am eigenen Körper), Rechts-links-Störung (Unfähigkeit, rechts von links zu unterscheiden) handelt es sich nicht um eigenständige neuropsychologische Syndrome, sondern um spezielle Leistungsstörungen im Rahmen umfassenderer Grundstörungen (häufig im Rahmen einer aphasischen Störung) (POECK 1975).

Residualzustände nach Schädigung des Zentralnervensystems

Infantile Zerebralparesen (ICP)

Unter diesem Begriff wird eine pathologisch-anatomisch und ätiologisch heterogene Gruppe zerebraler Motilitätsstörungen zusammengefaßt, die auf eine zerebrale Läsion des unreifen Gehirns in der Zeit von der embryonalen Hirnanlage bis zum Ende der Markreifung im 4. Lebensjahr zurückgehen. Ätiologisch stehen perinatale, meist hypoxämisch bedingte Läsionen des ZNS an erster Stelle. Es handelt sich immer um ein zerebrales Residualsyndrom; die zugrundeliegende zerebrale Läsion ist nicht progredient.

Klinisch unterscheidet man hypertone, ataktische oder dyskinetische Formen, nach der peripheren Lokalisation der Störung auch tetra-, tri-, para-, hemi- oder monoplegische Formen. Bezüglich der Einzelheiten der neurologischen Symptomatik wird auf die gängigen Lehrbücher der Neuropädiatrie verweisen.

Fast alle Kinder mit ICP zeigen ein chronisches hirnorganisches Psychosyndrom mit Desintegration der Gesamtpersönlichkeit (MATTHES 1973). Die Intelligenz ist in der Regel deutlich herabgesetzt; der mittlere IQ liegt bei 70. In wechselnder Ausprägung und Kombination finden sich rasche Erschöpfbarkeit, abnorme Ablenkbarkeit, Aufmerksamkeits- und Konzentrationsstörungen. Affektiv neigen die Patienten zu Stimmungsschwankungen, Reizbarkeit und oft unerwarteten Kurzschluß-Aggressionshandlungen. Kleinkinder sind häufig erethisch-hyperkinetisch, ältere Kinder eher apathisch und aspontan. Darüber hinaus führt das Bewußtsein der körperlichen Behinderung reaktiv häufig zu depressiven Verstimmungen oder auch Trotz- und Aggressionshaltungen. Fehlhaltungen in der Familie können schließlich zu sekundären neurotischen Verhaltensstörungen führen.

Metabolische Enzephalopathien

Metabolische Enzephalopathien spielen neben den perinatalen Zerebralschäden die wichtigste Rolle in der differentialdiagnostischen Abklärung geistiger Behinderung (MATTHES u. KRUSE 1973). Ganz allgemein führt bei diesen Erkrankungen ein kongenitaler Enzymdefekt durch Hemmung oder Blockade eines bestimmten Stoffwechselschrittes zu einem Mangel an bestimmten Substanzen sowie auch zur Anreicherung der nicht oder falsch verarbeiteten Metaboliten. Der Mechanismus des Übergangs von einer überwiegend funktionellen zu einer strukturellen Enzephalopathie ist noch nicht endgültig geklärt; möglich sind eine direkte Intoxikation durch die angehäuften Aminosäuren, eine Imbalance von Aminosäuren an der Blut-Hirn-Schranke, Störungen des Zellstoffwechsel durch Abbauprodukte und das Fehlen wichtiger Stoffwechselprodukte (PILZ 1971).

Im frühen Kindesalter steht ein progressives Basissyndrom mit einem fortschreitenden Schwachsinn im Mittelpunkt als Ausdruck einer gestörten und zurückbleibenden funktionellen und strukturellen Hirnentwicklung. Der Zug zum Fortschreiten gründet sich auf die besondere Stoffwechselsituation des noch nicht ausgereiften, wachsenden und vor allem sich auch im Beginn der funktionellen Differenzierung befindlichen Gehirns (BODECHTEL 1974).

Die klinischen Krankheitsbilder sind in bezug auf ihre neuropsychiatrische Symptomatik in ihren Grundzügen einheitlich; sie können insgesamt als metabolische Schwachsinnsformen bezeichnet werden (BICKEL u. CLEVE 1967). Die wichtigsten sind in Tab. 2.25 zusammengefaßt, die wichtigste differentialdiagnostische Abtrennung von allen übrigen exogenen und endogenen Formen des kindlichen Schwachsinns ergibt die Übersicht in Tab. 2.26. Bezüglich aller Einzelheiten muß auf die einschlägigen Lehrbücher der Pädiatrie verwiesen werden.

Differentialdiagnostisch sind entsprechende Krankheiten immer dann in Erwägung zu ziehen,
- wenn eine familiäre Häufung gleichartiger Krankheitsbilder auftritt,
- wenn gleichzeitig neben neurologischen Symptomen bestimmte Augensymptome bestehen

Tabelle 2.25 Metabolische Enzephalopathien

Störungen des Aminosäurestoffwechsels
 u. a. Phenylketonurie, Ahornsirupkrankheit, Histidinämie, Homozystinurie, Zystinose, Hartnup-Krankheit (Tryptophanmalabsorption), Hyperglyzinämie

Störungen des Kohlehydratstoffwechsels
 Galaktosämie, idiopathische Hypoglykämie

Störungen des Lipoidstoffwechsels
 Amaurotische Idiotie Tay-Sachs, Sphingomyelinose Niemann-Pick, Zerebrosidose Gaucher, metachromatische Leukodystrophie

Störungen im Harnstoffbereich
 Argininbernsteinsäureschwachsinn, Zitrullinurie, Hyperammonämie

Sonstige Stoffwechselstörungen
 Idiopathische Hyperkalzämie (Ca-Stoffw.), Morbus Wilson (Cu-Stoffw.), Pfaundler-Hurlersche Krankheit (Mukopolysaccharid-Stoffw.), Lesch-Nyhan-Syndrom (Purinmetabolismus), okulozerebroneurales Syndrom (unbek. Defekt), juvenile amaurotische Idiotie Spielmejer-Vogt-Batten (Lipofuszin), progressive Myoklonusepilepsie Unverricht-Lundberg

Tabelle 2.26 Ursachen des kindlichen Schwachsinns

Idiopathischer Schwachsinn

Metabolische Enzephalopathien (s. Tab. 2.25)

Mit Schwachsinn einhergehende Mißbildungserkrankungen
 Mikrozephalie, Moon-Laurence-Biedl-Syndrom, Prader-Willi-Syndrom, Pseudohypoparathyreoidismus

Chromosomenanomalien
 Down-Syndrom, Klinefelter-Syndrom

Intrauterine und perinatale Hirnschädigungen
 Embryopathien (Röteln), fetale Erkrankungen (Toxoplasmose, Lues), infantile Zerebralparese

Erworbener Schwachsinn (Demenz)
 Diffuse Hirnsklerosen (infantile Form Krabbe, subakute juvenile Form, chronische Form Pelizäus-Merzbacher), Phakomatosen (tuberöse Sklerose, Sturge-Weber-Syndrom), dementiver Abbau im Rahmen von Epilepsien

(Retinitis pigmentosa, Optikusatrophie, kirschroter Makulafleck),
– wenn gleichzeitig Skelettdysplasien vorkommen,
– wenn gleichzeitig eine schwere Muskelhypotonie oder eine Hepatosplenomegalie bestehen.

Viele der metabolischen Störungen sind mit dem Überleben nicht vereinbar (z. B. Ahornsirupkrankheit, Hyperglyzinämie), bei anderen hingegen wird die Lebenserwartung nicht wesentlich herabgesetzt (z. B. Phenylketonurie). Der Verlauf ist hier meist gekennzeichnet durch eine früh beginnende Periode psychomotorischer Regression bei gleichzeitiger progredienter neurologischer Symptomatik. Nach Stabilisierung prägen vorwiegend ein hochgradiger Schwachsinn, zerebrale Bewegungsstörungen und epileptische Manifestationen das klinische Bild, wobei die Patienten dann während des größten Teils ihres Lebens keinen Hinweis mehr geben für die Annahme einer früheren aktiven, progredienten neurometabolischen Erkrankung.

Sich später manifestierende Formen von pathologischem Aminosäurenmetabolismus (z. B. Hartnup-Krankheit, Homozystinurie) und juvenile Formen der Lipoidstoffwechselstörungen (M. Gaucher, M. Niemann-Pick) sowie die juvenile Form der metachromatischen Leukodystrophie (M. Scholz) weisen auf die Wichtigkeit der differentialdiagnostischen Betrachtung auch noch im Schul- und Jugendalter hin.

Bei der Hartnup-Krankheit finden sich klinisch Schübe von pellagraartiger Dermatose, begleitet von Episoden mit Ataxie und Nystagmus sowie eine progrediente Demenz und Spastizität. Die juvenile Form des Morbus Gaucher ist gekennzeichnet durch Hepatosplenomegalie, reduzierte motorische Leistungsfähigkeit und geistigen Entwicklungsrückstand; bei den erwachsenen Formen stellen Symptome von seiten des ZNS die Ausnahme dar. Bei der subakut verlaufenden, vorwiegend im Schulalter einsetzenden Form des Morbus Niemann-Pick finden sich deutliche psychomotorische Retardierung, Hepatosplenomegalie und ein kirschroter Fleck der Macula lutea. Die juvenile Form der Tay-Sachs-Krankheit beginnt zwischen dem 5. und 10. Lebensjahr und führt meist vor dem 20. Lebensjahr zum Tode; die Spätform beginnt nach der Pubertät. Krampfanfälle in Verbindung mit Myoklonien und rasch fortschreitender Demenz mit Manifestation im 10. und 15. Lebensjahr lassen vornehmlich an eine progressive Myoklonusepilepsie denken.

Psychische Störungen im Rahmen metabolischer Erkrankungen im Jugend- und Erwachsenenalter finden sich insbesondere bei Störungen des Kohlenhydratstoffwechsels, u. a. bei Hypoglykämien, der Wilson-Krankheit sowie der hepatischen Porphyrie. Die klinische Symptomatologie ist bei den verschiedenen ätiologischen Formen der Hypoglykämie einheitlich (NEUNDÖRFER 1973). Bewußtseinsstörungen bis hin zum Koma, psychische Auffälligkeiten bis hin zu psychotischen Episoden sowie anfallsartige Dämerattacken und Erregungszustände können neben neurologischen Symptomen das klinische Bild kennzeichnen. Die vermehrte Kupferablagerung im Gehirn, insbesondere in den Basalganglien und der Leber im Rahmen der Wilson-Erkrankung (hepatolentikuläre Degeneration) führt neben einer Leberzirrhose und extrapyramidalen Symptomen auch gelegentlich zu psychischen Störungen; diese äußern sich in Einzelfällen in schweren Verhaltensstörungen, die vielfach als schizophrene Psychose gedeutet werden. Die Ablagerung von Pigmentgranula in der Deszemetschen Membran führt zum pathognomonischen Kayser-Fleischerschen Kornealring. Intermittierend auftretende Verstimmungen, ein bis zur Akinese führendes Versanden des Antriebes, ein Korsakow-Syndrom oder auch psychotische Episoden können sich als Ausdruck einer zerebralen Beteiligung bei einer hepatischen Porphyrie vorfinden, neben den charakteristischen Oberbauchschmerzen und der polyneuropathischen Symptomatik.

Schädel-Hirn-Trauma im Kindesalter

Unter den traumatischen Körperschäden nehmen Schädel-Hirn-Verletzungen insofern eine Sonderstellung ein, als sie neben körperlichen Schäden auch psychische Störungen zur Folge haben können. Die Besonderheiten der akuten, initialen Symptomatik nach einem Hirntrauma im Kindesalter, insbesondere auch der von vielen Autoren betonte stark unterschiedliche Reaktionsverlauf bei Kleinkindern (LANGE-COSACK u. TEPFER 1973), resultieren einesteils aus der beim Kind ausgeprägten Ödembereitschaft (KLAUSKE 1974), wobei gleichzeitig jedoch die erhöhte Elastizität des kindlichen Schädels eine Zunahme des Gehirnvolumens bis zu einem gewissen Grad ermöglichen kann (KESSEL u. Mitarb. 1969). Vor allem innerhalb der ersten Zeit nach dem Trauma wird hierdurch die schon beim Erwachsenen problematische Unterscheidung zwischen einer funktionellen und einer anatomischen Hirnschädigung erschwert (KOUFEN 1977). Auch hinsichtlich der prognostischen Aussagekraft des Schweregrades der initialen Symptomatik ergeben sich Einschränkungen.

Trotz der zeitweiligen Tendenz in der Literatur, Hirntraumen entsprechend einer Einteilung nach Schweregraden I bis III (IV) zu klassifizieren (u. a. TÖNNIS u. LOEW 1953), erscheint die altbewährte Unterteilung in Commotio und Contusio cerebri von BAY (1953) auch im Kindesalter weiterhin am praktikabelsten. Die Commotio cerebri wird definiert als eine traumatisch verursachte Bewußtseinsstörung ohne faßbare Läsion des Gehirns. Sie erzeugt dementsprechend weder bleibende psychische Störungen noch klinisch faßbare neurologische Ausfälle. Bei der Contusio cerebri liegt eine morphologisch faßbare Schädigung der Gehirnsubstanz vor. Die Bewußtlosigkeit und der posttraumatische Dämmerzustand sind in der Regel längerdauernd als bei der Commotio cerebri, und es finden sich in der Regel auch initial schon neurologische Herdzeichen.

Die prognostische Beurteilung kindlicher Hirntraumen ist schwierig und problematisch, da das Trauma hier ein Gehirn verletzt, das sich in der Entwicklungsphase befindet. Einerseits liegen hier größere Kompensationsmöglichkeiten vor, andererseits kann jedoch auch die weitere anatomische und funktionelle Entwicklung empfindlich gestört werden; veränderte Entwicklungspotenzen müssen mit in Betracht gezogen werden. Das spätere Erwerben weiterer Fähigkeiten kann beeinträchtigt werden. Es ist ebenfalls viel schwieriger als beim Erwachsenen, einen Bruch oder einen Knick in der Entwicklung zu erkennen, da die Persönlichkeit des Kindes in einem Entwicklungsprozeß begriffen ist. Hinzu kommt, daß je nach Entwicklungsstand phasenspezifische, unterschiedliche Reaktionsmuster (KLEINPETER 1971) des Gehirns, welche noch nicht genügend bekannt sind, das Verhalten des Kindes prägen.

Auch die Unterscheidung zwischen organisch bedingten und reaktiv ausgelösten Verhaltensweisen gestaltet sich im Kindesalter schwieriger als beim Erwachsenen. Insbesondere das Verhalten der Eltern, die in der Regel auch leichtere Hirntraumen als etwas äußerst Schwerwiegendes ansehen, nach dem Unfall – entweder überängstlich einengend oder überfordernd – kann psychoreaktive Erscheinungen des Kindes hervorrufen (LANGE-COSACK u. TEPFER 1973).

Als Faustregel kann gelten, daß bei einem Koma von 10 Tagen Dauer oder mehr mit massiven psychischen und neurologischen Ausfällen gerechnet werden muß. Die posttraumatische Enzephalopathie ist insbesondere charakterisiert durch traumatische Hirnleistungsschwäche, Wesensänderung, Antriebsminderung und – insbesondere bei Kleinkindern – psychomotorische Hyperkinese. Wichtig ist die Früherfassung von Hirnwerkzeugstörungen wie Aphasie, Apraxie, Agraphie und Alexie, welche die Kinder in ihrer Bildungsfähigkeit enorm behindern. Nach einem leichteren Hirntrauma sind zur Erkennung diskreterer Störungen wie emotionale Labilität, Konzentrationsschwäche, leichte Ablenkbarkeit, Unbeholfenheit und Stereotypie im Denken sowie Störungen der vasomotorischen Organisation häufig spezifische psychometrische Untersuchungen erforderlich.

Eine Durchsicht der Literatur zeigt, daß in den älteren Arbeiten bei kindlichen Hirntraumen insgesamt im Vergleich zu Erwachsenen ungünstige Prognosen gestellt werden, während neuere Untersuchungen sehr gute Wiederherstellungen beschreiben (LANGE-COSACK u. TEPFER 1973; NEUNDÖRFER u. Mitarb. 1977). Eine genaue, endgültige Beurteilung ist im Einzelfall erst abschließend mehrere Jahre nach dem Trauma möglich, da einerseits noch nach Jahren Besserungen auftreten können, andererseits oft jedoch auch erst die mit dem Alter auftretenden Anforderungen (Schule, Beruf) die Leistungsgrenzen deutlich werden lassen.

Intrauterin erworbene Affektionen des Gehirns

Röteln der Mutter im I. Trimenon führen in ungefähr 10% zur Rötelnembryopathie mit der charakteristischen Symptomkombination von Blindheit (Katarakt), Taubheit und Herzfehlern. Infolge einer Hirnschädigung sind viele Kinder mikrozephal und debil. Bei der angeborenen Toxoplasmose kommt der größte Teil der erkrankten Kinder im Stadium des postenzephalitischen Schadens zur Welt. Sie zeichnen sich durch psychomotorische Retardierung, Krampfanfälle und einen progredienten Hydrozephalus aus (KIRCHHOFF u. KRÄUBIG 1971). Die konnatale Zytomegalie führt ebenfalls zu Mikrozephalie bei Hydrozephalus.

Die konnatale Lues entsteht vorwiegend bei einer frischen Infektion der Mutter jenseits des 4. Schwangerschaftsmonats. Neben den allgemeinen Stigmata, wie Sattelnase, Rhagaden um den Mund, Hepatosplenomegalie sowie den später sichtbaren Zahndefekten (Hutchinson-Zähne), finden sich die neuropsychiatrischen Residualsymptome der durchgemachten Infektion: geistige Retardierung, zerebrale Anfälle, Blindheit und Taubheit. Spätere Erscheinungen der metaluischen Reihe (progressive Paralyse, Tabes dorsalis) können im Laufe der Jahre hinzutreten.

Muskelerkrankungen

(HEYCK 1978; JERUSALEM 1979)

Die Muskelerkrankungen werden in strukturelle und funktionelle Myopathien aufgeteilt (Tab. 2.27). Sie können grundsätzlich in jedem Alter auftreten, wobei es allerdings bezüglich der einzelnen Formen der Muskeldystrophien (Tab. 2.28) Altersprädilektionen gibt. Die Diagnosestellung erfolgt vor allem mit Hilfe des EMG und von Muskelbiopsien.

Tabelle 2.27 Muskelerkrankungen

1. Strukturelle Myopathien
   a) Muskeldystrophien und kongenitale Myopathien
   b) Entzündliche Muskelerkrankungen
   c) Degenerative Muskelerkrankungen (toxisch, endokrin oder metabolisch bedingt)
   d) Glykogenspeicherkrankheiten: z. B. McArdle-Syndrom
   e) Nicht klassifizierbare Myopathien: z. B. Stiff-man-Syndrom, Neuromyositis
2. Funktionelle Myopathien
   a) Myotonien: u. a. Myotonia congenita (Thomsen), Paramyotonia congenita (Eulenberg), Dystrophia myotonica (Curschmann-Steinert)
   b) Myasthenie: Myasthenia gravis pseudoparalytica, symptomatische Myasthenia gravis pseudoparalytica, symptomatische Myasthenie nach Lambert-Eaton
   c) Paroxysmale Lähmungen: familiäre hypokaliämische (Goldflam), hyperkaliämische (Gamstorp) und normokaliämische Lähmung (Poskanzer und Kerr)

Interessant ist, daß mit dem Duchenne-Typ der Muskeldystrophien meist auch eine testpsychologisch nachweisbare Intelligenzminderung verbunden ist (KAYSER-GATCHALIAN 1971; FLOREK u. KAROLAK 1977), die offensichtlich nicht nur durch die widrigen Umstände der Erkrankung, sondern wohl primär hirnorganisch bedingt ist, was auf eine generalisierte Erkrankung der neuromuskulären Systeme schließen läßt.

Tabelle 2.28 Klassifikation der Muskeldystrophien

I. X-chromosomale Muskeldystrophien
   1. Infantile maligne Beckengürtelmuskeldystrophie (Duchenne)
   2. Juvenile benigne Beckengürtelmuskeldystrophie (Becker-Kiener)
   3. Skapulohumerodistale Muskeldystrophie mit Frühkontrakturen und Herzrhythmusstörungen (Cestan-Lejonne, Emery-Dreifuss)
   4. Hemizygot letale Beckengürtelmuskeldystrophie (Henson-Müller-De Myer)?
   5. Späte Beckengürtelmuskeldystrophie (Heyck-Laudahn)?

II. Rezessiv autosomale Muskeldystrophien
   1. Gliedergürtelmuskeldystrophie (Leyden, Möbius)
      a) infantiler Beckengürteltyp
      b) juveniler Beckengürteltyp
      c) adulter Beckengürteltyp
      d) Schultergürteltyp
   2. Kongenitale Muskeldystrophien
      a) Typ de Lange (maligne)
      b) Typ Batten-Turner (benigne)

III. Dominant autosomale Muskeldystrophien
   1. Schultergürtel- bzw. juvenile Muskeldystrophien
      a) Fazioskapulohumerale Form (Landouzy-Dejerine)
      b) Skapulohumerale Form (Erb)
   2. Distale Muskeldystrophien
      a) Myopathia distalis tarda hereditaria (Welander)
      b) Myopathia distalis juvenilis hereditaria (Biemond)
      c) Dominant erbliche aszendierende Muskeldystrophie (Barnes) bzw. progressive Muskeldystrophie vom atrophischen distalen Typ (Milhorat und Wolf)
   3. Okuläre Muskeldystrophien
      a) Okuläre exophthalmische Muskeldystrophie (Fuchs, v. Gräfe, Kiloh und Nevin)
      b) Okuläre Myopathie mit Pigmentdegeneration der Netzhaut (Chamlin)
      c) Okulopharyngeale Muskeldystrophie (Taylor)
   4. Dystrophia myotonica (Curschmann-Steinert-Batten-Gibb)

IV. Arthromyogryposis multiplex congenita (myopathische Form)

V. Sonderformen
   1. Familiäre kongenitale Muskeldystrophie mit Gonadendysgenesie (Bassöe)
   2. Klimakterische Myopathie (menopausale oder „Late-onset"-Myopathie)

Abschließende Bemerkungen zu den wechselseitigen Beziehungen Kinder- und Jugendpsychiatrie/Neurologie

Wie schon in der Einleitung angedeutet und aus den noch folgenden Abschnitten ersichtlich, ergeben sich die gemeinsamen Berührungspunkte und Problemfelder von Neurologie einerseits sowie Kinder- und Jugendpsychiatrie andererseits aus einer Interessenzentrierung auf ein gemeinsames Substrat, das Zentralnervensystem. Wo mehr die Funktionsstörungen der Motorik und Sensorik im Vordergrund stehen, liegt die Domäne der Neurologie, wo mehr geistig-seelische Störungen auftreten, die Domäne der Psychiatrie. Gleichsam der Schnittpunkt beider Fächer liegt bei den Erkrankungen, bei denen sich gleichstarke Störungen in beiden Richtungen zeigen.

Daraus folgert zwangsläufig, daß als für beide Fächer gemeinsame Problemfelder vor allem folgende Krankheitsbilder angesehen werden müssen: die Epilepsien und entzündlichen Erkrankungen des Zentralnervensystems, die an anderer Stelle des Buches abgehandelt werden, sowie die in den vorausgehenden Abschnitten kurz angeführten Residualzustände nach Schädigungen des Zentralnervensystems wie die infantile Zerebralsklerose, die metabolischen Enzephalopathien, das Schädel-Hirn-Trauma und die intrauterin erworbenen Affektionen des Gehirns. Hierbei kommt es vor allem darauf an, das Bedingungsgefüge organneurologischer und psychischer Störungen in ihren Wechselbeziehungen zu analysieren, um daraus dann auch therapeutische Ansätze zur gegenseitigen Beeinflussung zu gewinnen (z. B. psycho- und soziotherapeutische Maßnahmen in der Behandlung der Epilepsien).

Besonders wichtig erscheint uns in diesem Zusammenhang die gemeinsame Erarbeitung von verfeinerten diagnostischen Methoden zur Erfassung hirnorganisch bedingter Störungen und Ausfälle, was einerseits in das Gebiet der Neuropsychologie mit testpsychologischen Untersuchungsmethoden und andererseits der klinischen Neurophysiologie, insbesondere des EEG reicht. Mit der Möglichkeit, mit Hilfe der Computeranalyse des EEG auch differenzierte psychische Vorgänge und Leistungen gleichsam meßbar zu machen, hat sich ein weites Feld von Forschungsansätzen eröffnet, das jetzt in seiner ganzen Breite und Tiefe noch gar nicht überschaubar ist. Auf dieser gemeinsamen Wegstrecke liegen auch die Versuche, bestimmten EEG-Grundmustern bestimmte Persönlichkeitstypen bzw. -varianten zuzuordnen, wie wir es in einer eigenen Arbeitsgruppe anhand der seltenen 4–5/s-Grundrhythmusvariante aufgezeigt haben (NEUNDÖRFER 1970; WOLPERT u. Mitarb. 1979).

Aus der besonderen Situation des Kindes- und Jugendalters mit seinen entwicklungsabhängigen Besonderheiten hat sich in Parallelität zu dem Fach Kinder- und Jugendpsychiatrie auch innerhalb der Neurologie bzw. der Kinderheilkunde das Fach Neuropädiatrie als eigenständige Disziplin herauskristallisiert. So sehr die weitere Aufsplitterung der einzelnen Fachdisziplinen zu bedauern ist, so sehr erscheint uns aber gerade diese Entwicklung doch auch im Interesse der beiden vorgenannten Fachdisziplinen zu liegen, da bei der Diagnose, Therapie und Erforschung der neuropsychiatrischen Erkrankungen im Kindes- und Jugendalter immer auch besondere Kenntnisse der Gesamtsituation dieser Altersstufe vonnöten sind, die sich in wesentlichen Bereichen von der des Erwachsenenalters unterscheidet. Immer aber wird die Neuropädiatrie bestrebt sein müssen, sich als eine Unterdisziplin der klinischen Neurologie zu verstehen, da die Entwicklung der Untersuchungsmethoden und des diagnostischen Vorgehens untrennbar mit dem Gesamtfach der klinischen Neurologie verbunden ist. Daraus ergeben sich ja dann letztlich auch wieder die schon aufgezeigten Beziehungen des Faches Neurologie zur Disziplin der Kinder- und Jugendpsychiatrie.

Literatur

Bay, E.: Die traumatischen Hirnschädigungen. In: Handbuch der Inneren Medizin, Bd. V/1. Springer, Berlin 1953

Bay, E.: Der heutige Stand der Aphasieforschung. Nervenarzt 44 (1973) 57

Bickel, H., H. Cleve: Metabolische Schwachsinnsformen. In: Humangenetik, Bd. V/2, hrsg. von P. E. Becker. Thieme, Stuttgart 1967

Bodechtel, G.: Differentialdiagnose neurologischer Krankheitsbilder. Thieme, Stuttgart 1974, 4. Aufl. 1984

Brant-Zawadzki, M. D., D. Norman (Hrsg.): Magnetic Resonance Imaging of the Central Nervous System. Raven Press, New York 1987

Büdingen, H. J., G.-M. von Reutern, H.-J. Freund: Doppler-Sonographie der extrakraniellen Hirnarterien. Thieme, Stuttgart 1982

Chusid, J. G.: Funktionelle Neurologie. Anatomische, diagnostische und klinische Grundlagen. Springer, Berlin 1978

Cooper, R., J. W. Osselton, J. C. Shaw: Elektroenzephalographie. Fischer, Stuttgart 1974

Deutsch, E., G. Geyer: Laboratoriumsdiagnostik. Normalbereich der Ergebnisse und Interpretation abnormer Befunde. Med.-wiss. Buchreihe d. Schering AG, Berlin/Bergkamen. Brüder Hartmann, Berlin 1975

Doose, H., H. Gerken, T. Horstmann, E. Völzke: Genetic factors in spike-wave absences. Epilepsia (Amst.) 14 (1973) 57

Dumermuth, G.: Elektroenzephalographie im Kindesalter. Thieme, Stuttgart 1965, 3. Aufl. 1976

Florek, M., St. Karolak: Intelligence level of patients with the Duchenne-Type of progressive muscular dystrophy (PMD-D). Europ. J. Pediat. 126 (1977) 275

Hallen, O.: Klinische Neurologie. Springer, Berlin 1975

Hartje, W., M. Kerschensteiner, W. Sturm: Konstruktive Apraxie und räumliche Orientierungsstörung. Akt. Neurol. 2 (1975) 197

Heiss, W.-D.: Methoden zur Untersuchung der zerebralen Hämodynamik. In: Therapie der Hirndurchblutungsstö-

rungen, hrsg. von G. Paal. edition medizin, Weinheim 1984 (S. 203)
Heiss, W.-D., C. Beil, K. Herholz, G. Pawlik, R. Wagner, K. Wienhard: Atlas der Positronen-Emissions-Tomographie des Gehirns. Springer, Berlin 1985
Heyck, H.: Muskelkrankheiten. Springer, Berlin 1978
Hopf, H. C., A. Struppler (Hrsg.): Elektromyographie. Thieme, Stuttgart 1969
Huber, P.: Zerebrale Angiographie für Klinik und Praxis, 3. Aufl. Thieme, Stuttgart 1979
Jerusalem, F.: Muskelerkrankungen. Klinik-Therapie-Pathologie. Thieme, Stuttgart 1979
Kautzky, R., K. J. Zülch, S. Wende, A. Tänzer: Neuroradiologie auf neuropathologischer Grundlage, 2. Aufl. Springer, Berlin 1976
Kayser-Gatchalian, M.C.: Intelligenzschwäche und progressive Muskeldystrophie vom Duchenne-Typ. Nervenarzt 42 (1971) 575
Kazner, E., W. Lanksch, H. Steinhoff, J. Wilske: Die axiale Computer-Tomographie des Gehirnschädels – Anwendungsmöglichkeiten und klinische Ergebnisse. Fortschr. Neurol. Psychiat. 43 (1979) 487
Kerschensteiner, M., K. Poeck, G. Lehmkuhl: Die Apraxien. Akt. Neurol. 2 (1975a) 171
Kerschensteiner, M., K. Poeck, W. Huber, F.-J. Stachowiak: Die Untersuchung auf Aphasie. Akt. Neurol. 2 (1975b) 151
Kessel, F. K., L. Guttmann, G. Maurer: Neurotraumatologie mit Einschluß der Grenzgebiete. In: Die frischen Schädel-Hirnverletzungen, Bd. I. Urban & Schwarzenberg, München 1969
Kety, S. S., C. E. Schmidt: The nitrons oxide method for the quantitative determination of cerebral blood flow in man: Theory, procedure and normal values. J. clin. Invest. 27 (1948) 476
Kirchhoff, H., H. Kräubig: Toxoplasmose. Praktische Fragen und Ergebnisse. Thieme, Stuttgart 1971
Klauske, M.: Pathomorphologie der kindlichen traumatischen Hirnschäden. Zbl. ges. Neurol. Psychiat. 209 (1974) 107
Kleinpeter, U.: Störungen der psycho-somatischen Entwicklung nach Schädel-Hirntrauma im Kindesalter. VEB Fischer, Jena 1971
Kornhuber, H.: Physiologie und Klinik des zentral-vestibulären Systems. In: Handbuch der Hals-Nasen-Ohrenheilkunde, Bd. III, hrsg. von J. Behrender, R. Link, F. Zöllner. Thieme, Stuttgart 1965/66
Koufen, H.: Systematische EEG-Längsschnittuntersuchungen in der akuten Phase des kindlichen Schädelhirntraumas. EEG-EMG 8 (1977) 29
Krämer, G., F.-P. Kuhn, G. Haferkamp, H. Keller: Nichtinvasive Diagnostik der hirnversorgenden Arterien. Akt. Neurol. 10 (1983) 171
Kuhn, F.-P.: Gefäßsystem: Hals. In: Real-time-Sonographie des Körpers, hrsg. von E. Bücheler, G. Friedmann, M. Thelen. Thieme, Stuttgart 1983 (S. 397)
Lange-Cosack, H., G. Tepfer: Das Hirntrauma im Kindes- und Jugendalter. Springer, Berlin 1973
Lassen, N., D. H. Ingvar: Quantitative und regionale Messung der Hirndurchblutung. In: Der Hirnkreislauf, hrsg. von H. Gänshirt. Thieme, Stuttgart 1972
Ludin, H. P.: Praktische Elektromyographie. Enke, Stuttgart 1976
Matthes, A.: Infantile Cerebralparesen. In: Neuropädiatrie, hrsg. von A. Matthes, R. Kruse. Thieme, Stuttgart 1973
Matthes, A., R. Kruse (Hrsg.): Neuropädiatrie. Thieme, Stuttgart 1973
Nakamura, M., Y. Fukui, I. Kadobayashi, N. Kato: A comparison of the CNV in young and old subjects: its relation to memory and personality. Elektroenceph. clin. Neurophysiol. 46 (1979) 337
Neundörfer, B.: Über die 4–5/sec EEG-Grundrhythmusvariante. Nervenarzt 41 (1970) 321
Neundörfer, B.: Störungen des zentralen und peripheren Nervensystems bei Hyperinsulinismus. Fortschr. Med. 91 (1973) 193
Neundörfer, B.: EEG-Fibel. Fischer, Stuttgart 1975
Neundörfer, B., C. W. Wallesch, W. Ehret, D. Kömpf: Das leichte bis mittelschwere Schädelhirntrauma im Kindesalter. Z. Kinder- u. Jugendpsychiat. 5 (1977) 203
Orgass, B., M. Kerschensteiner: Die visuellen Agnosien. Akt. Neurol. 2 (1975) 189
Pia, H. W., G. L. Geletneky: Echoenzephalographie. Thieme, Stuttgart 1968
Pilz, H.: Neurochemie und Klinik. Nervenarzt 42 (1971) 337
Poeck, K.: Neuropsychologische Symptome ohne eigenständige Bedeutung. Akt. Neurol. 2 (1975) 199
Poeck, K.: Neurologie. Springer, Berlin 1977
Poeck, K., M. Kerschensteiner, F.-J. Stachowiak, W. Huber: Die Aphasien. Akt. Neurol. 2 (1975) 159
Ramsey, R. G.: Computertomographie des Gehirns. Thieme, Stuttgart 1978
Schiefer, W., E. Kazner: Klinische Echoencephalographie. Springer, Berlin 1967
Tönnis, W., F. Loew: Einteilung der gedeckten Hirnschädigungen. Ärztl. Prax. 5 (1953) 13
Wolpert, E., B. Neundörfer, D. Kömpf, D. Braun: Untersuchungen zur Psychopathologie bei Merkmalsträgern der 4–5/s-EEG-Grundrhythmusvariante. Arch. Psychiat. Nervenkr. 226 (1979) 269

Psychiatrie und Psychopathologie

Helmut Remschmidt

Einleitung und historische Vorbemerkungen

Die Kinder- und Jugendpsychiatrie hat sich seit etwa 50 Jahren als eigenständiges medizinisches Fachgebiet aus der Erwachsenenpsychiatrie und -neurologie und der Kinderheilkunde heraus entwickelt. Wichtige Impulse erhielt sie auch aus der Psychologie, verschiedenen Zweigen der Sozialwissenschaften, der Rechtswissenschaft sowie aus der Praxis der Jugend- und Sozialhilfe.
KANNER (1960) bezeichnet den 19. Mai 1933 als den „Geburtstag des Terminus Kinderpsychiatrie". An diesem Tage habe TRAMER in einem Vortrag vor der Schweizerischen Gesellschaft für Psychiatrie das Fachgebiet definiert und die diagnostischen, prognostischen und therapeutischen Aufgaben und Methoden festgelegt (STUTTE 1974). STUTTE (1974) konnte nachweisen, daß der Terminus Kinderpsychiatrie wohl zuerst von MANHEIMER (1899) gebraucht wurde. Obwohl dieser Terminus also bereits längere Zeit existierte, tauchte er als Titel von Lehrbüchern erst bei KANNER (1935) und TRAMER (1942) auf. Die *vorher* publizierten Lehrbücher haben andere Titel wie „Die Geisteskrankheiten im Kindesalter" (ZIEHEN 1915) oder „Psychopathologie des Kindesalters" (STROHMAYER 1910; HELLER 1925; HOMBURGER 1926; BENJAMIN u. Mitarb. 1938; VON STOCKERT 1939). Damit ist schon im Titel sehr deutlich der Einfluß der Psychopathologie und Psychiatrie hervorgehoben, wiewohl die meisten dieser Bücher, insbesondere das Werk von HOMBURGER, bereits eigene Wege gehen und der Eigenart und Besonderheit des Kindes Rechnung tragen. Hatten sich also diese Autoren zwar *inhaltlich* bereits weitgehend von den nosologischen Systemen der Erwachsenenpsychiatrie gelöst, so muß festgehalten werden, daß die *ersten* kinderpsychiatrischen Lehrbücher von Erwachsenenpsychiatern geschrieben wurden. Diese Autoren haben das Gebiet der Kinderpsychiatrie „vorwiegend phänomenologisch-deskriptiv dargestellt, meist in Anlehnung an die nosographischen Begriffe der Adultenpsychiatrie" (STUTTE 1974). In diesem Zusammenhang sind folgende Bücher zu erwähnen: „Die psychischen Störungen des Kindesalters" von EMMINGHAUS (1887), „La folie chez les enfants" von MOREAU (1888) und „The mental affections of children" von IRELAND (1898).

Eine weitere Entwicklungslinie der Kinder- und Jugendpsychiatrie kommt aus dem pädagogischen Bereich. Hier finden sich Begriffe wie „pädagogische Pathologie" (STRÜMPELL 1890), „abnorme Kinderseelenkunde" (AMENT 1906). Diese pädagogischen Strömungen haben zum Begriff der „Heilpädagogik" geführt, der bereits 1861 von GEORGENS und DEINHARDT gebraucht wurde und besonders in Österreich und der Schweiz viele Anhänger fand (s. STUTTE 1974).
Psychiatrie und Psychopathologie haben also die Entwicklung der Kinder- und Jugendpsychiatrie bedeutsam und nachhaltig beeinflußt. Dies zeigt sich u. a. auch in der Gründung und Wiedergründung kinderpsychiatrischer Fachgesellschaften, die, zumindest im deutschen Sprachraum, im Zusammenhang mit Tagungen der Deutschen Gesellschaft für Psychiatrie stattfanden, so 1939 in Wiesbaden (Gründung einer kinderpsychiatrischen Arbeitsgemeinschaft), 1940 in Wien (offizielle Gründung der Deutschen Gesellschaft für Kinderpsychiatrie und Heilpädagogik), in Göttingen 1948 (Initiativen zur Wiedergründung der Gesellschaft) und Stuttgart 1950 (Neugründung der Gesellschaft als Deutsche Vereinigung für Kinder- und Jugendpsychiatrie).
Im folgenden wird unter drei Gesichtspunkten auf die Beziehungen zwischen Psychiatrie/Psychopathologie und Kinder- und Jugendpsychiatrie eingegangen: Beiträge der Psychiatrie/Psychopathologie zur Kinder- und Jugendpsychiatrie, gemeinsame wissenschaftliche Problemfelder und Berührungspunkte in der Praxis.

Beiträge der Psychiatrie und Psychopathologie zur Kinder- und Jugendpsychiatrie

Die Verflechtungen zwischen Kinder- und Jugendpsychiatrie und Psychiatrie/Psychopathologie sind sehr eng. Zunächst stand die Kinder- und Jugendpsychiatrie stark unter dem Einfluß dieser älteren Disziplinen. Heute existieren insofern vielfach Einflüsse in umgekehrter Richtung, als der für die Kinder- und Jugendpsychiatrie prototypische Entwicklungsgedanke, begünstigt durch eine Ausdehnung der Entwicklungspsychologie auf die gesamte Lebensspanne, immer mehr in der Erwachsenenpsychiatrie Fuß faßt. Darüber hinaus zeigt sich auch, daß mehrdimensionale Betrachtungsweisen, wie sie für die Kinder- und Jugendpsychiatrie schon lange selbstverständlich waren, ebenfalls in das Lehrgebäude der Erwachsenenpsychiatrie integriert werden. Dies zeigt sich z. B. auf dem Gebiete der Klassifikation.

Untersuchungsmethoden

Die kinder- und jugendpsychiatrischen Untersuchungsmethoden haben zunächst viel von der klassischen Psychopathologie profitiert. Dies hängt auch damit zusammen, daß eine große Zahl späterer Kinder- und Jugendpsychiater zunächst Erwachsenenpsychiater war. Das erste deutsche kinder- und jugendpsychiatrische Lehrbuch von EMMINGHAUS (1887) ist noch ganz der Nomenklatur der Erwachsenenpsychiatrie verpflichtet, aber bereits bei HOMBURGER (1926) zeigen sich die Besonderheiten der kinder- und jugendpsychiatrischen Betrachtungsweise. Bei HOMBURGER ist insbesondere die Entwicklungsdimension einbezogen, es finden sich Begriffe wie „Übung", „Gewohnheitsbildung", „Heilpädagogik", „Verwahrlosung", Abschnitte über die Psychologie der Pubertät und die Fürsorgeerziehung. Dennoch fühlt sich auch HOMBURGER der deskriptiven Psychopathologie verpflichtet und erwähnt ausdrücklich, daß die allgemeine Psychopathologie unter dem Einfluß von HUSSERL und JASPERS auch die Psychopathologie des Kindesalters nachhaltig beeinflußt hat.

Aus der Erwachsenenpsychiatrie hat die Kinder- und Jugendpsychiatrie auch den methodologischen Dualismus übernommen, der sich nach HEIMANN (1979) etwas vereinfacht in zwei, neuerdings in drei Erfahrungsrichtungen aufgliedern läßt, die in Tab. 2.29 dargestellt sind.

Psychopathologisch faßbare Äußerungen werden zunächst beobachtet und beschrieben. Man kann sich entweder bemühen, sie mehr oder weniger objektiv und quantitativ zu erfassen, was die linke Hälfte von Tab. 2.29 veranschaulichen will, oder man kann von der Deskription ausgehen und, unter Rückgriff auf individuelle Strukturzusammenhänge und die Lebensgeschichte, zu einer Hypothese über die Zusammenhänge kommen. Diese beiden unterschiedlichen Zugangsweisen, wie sie in Tab. 2.29 dargestellt sind, durchziehen bis heute die Diskussionen um die Methodenfrage in der Psychiatrie und Kinder- und Jugendpsychiatrie. Sie werden oft als einander ausschließende Zugangswege betrachtet, wiewohl dies keineswegs zutreffend ist. Natürlich verbirgt sich hinter diesem Gegensatz ein tiefgreifendes methodisches Problem. Denn die in der linken Hälfte der Tab. 2.29 dargestellte quantifizierende Betrachtung, die nomothetische Erfahrungsrichtung, geht davon aus, daß die erfaßten psychopathologischen Phänomene bei unterschiedlichen Personen gleichartig sind und

Tabelle 2.29 Zugangswege zu psychopathologischen Phänomenen (in Anlehnung an *Heimann* 1979)

methodisch-theoretischer Standpunkt	nomothetisch	idiographisch	interaktionszentriert
Betrachtungsweise	generalisierend	individualisierend	interaktionszentriert
Ziel	Erfassung allgemeiner Gesetzmäßigkeiten	Erfassung der konkreten Einzelgestalt	Ermittlung interaktioneller Wechselwirkungen und ihre Auswirkung auf den Indexpatienten
	Erfassung von Bedingungszusammenhängen	Typologie aufgrund exemplarischer Fälle	Herausarbeitung typischer Interaktionsmuster
	Quantifizierung (Reduktion), normativer Vergleich	Bestimmung individueller Strukturzusammenhänge	Ermittlung interaktioneller Zusammenhänge
Diagnostik	quantifizierende, normorientierte Diagnostik	deskriptive Diagnostik	Interaktionsdiagnostik, Familiendiagnostik
Untersuchungsmethoden	Tests Skalen Fragebogen Beobachtung	Erfassen lebensgeschichtlicher Faktoren biographische Anamnese Exploration	Interaktionsbeobachtung Interaktionsskalen
Bedeutung des Individuums	Element der Stichprobe	individuelle Ganzheit	Ausgangspunkt und Ziel von Interaktionen
Bedeutung des psychopathologischen Phänomens	Symptom – Zeichen für etwas	hat Bedeutung in sich selbst	kann nur im Kontext verstanden werden

insofern auch als gleiche „Einheiten" einer weiteren statistischen Verarbeitung zugänglich sind. Demgegenüber betont die idiographische Erfahrungsrichtung, daß alle psychopathologischen Phänomene in mehr oder weniger einmaliger Weise mit der betreffenden Person verquickt sind, so daß man keinesfalls ihre Gleichartigkeit unterstellen kann. In dieser Betrachtungsweise wäre dann ein psychopathologisches Symptom oder Syndrom (z. B. eine Zwangssymptomatik) ein jeweils einmaliges und bei der betreffenden Person aus ganz bestimmten Konstellationen heraus erklärbares Phänomen, die Zusammenhänge wären aber bei einer anderen Person gänzlich verschieden. Schließlich ist zu diesen beiden Erfahrungsrichtungen in den letzten Jahrzehnten noch eine dritte hinzugekommen, die psychopathologische Phänomene mehr oder weniger ausschließlich aus interaktionellen Prozessen heraus zu erklären versucht. Diese Zugangsweise setzt voraus, daß der wichtigste Prozeß für das Zustandekommen psychopathologischer Phänomene die zwischenmenschlichen Interaktionen sind. Individualität resultiert damit nicht ausschließlich oder auch nicht primär aus der jeweiligen Persönlichkeitsstruktur, sondern ganz entscheidend aus den im Laufe der eigenen Entwicklung erlebten Interaktionen. In diesem Ansatz ist natürlich auch die Lebensgeschichte enthalten, die auch zur idiographischen Erfahrungsrichtung gehört, der Akzent ist aber ein anderer: Er liegt weniger auf der Person als vielmehr auf der *Interaktion*.

Obwohl zwischen diesen drei verschiedenen Zugangswegen Unterschiede bestehen, sind sie doch keine absoluten Gegensätze. Dies ergibt sich aus der folgenden grundlegenden Argumentation:

Zunächst muß festgehalten werden, daß die psychopathologische Untersuchung primär nicht darauf aus ist, Personen (Erwachsene oder Kinder) insgesamt zu beschreiben oder zu quantifizieren, sondern lediglich ihre krankhaften Erscheinungen. Gleiches gilt übrigens für die Klassifikation. Damit ist bereits festgestellt, daß es nicht Aufgabe der Psychopathologie sein kann, die Individualität und Einmaligkeit von einzelnen Personen deskriptiv oder quantitativ festzuhalten, sondern lediglich ihre seelischen Krankheitserscheinungen. Diese aber stellen, gemessen am Gesamterleben oder -verhalten der Persönlichkeit, nur einen sehr kleinen Teil dar, der im übrigen mit Person, Persönlichkeit und Individualität daher auch nicht gleichgesetzt werden kann. Dies entkräftet den häufig gemachten Vorwurf, wonach man mit quantifizierenden Methoden die Persönlichkeit und Individualität des einzelnen Menschen aus den Augen verliere.

Nun existiert noch ein weiteres Argument, weshalb die hier beschriebenen verschiedenartigen Zugangswege zu psychopathologischen Phänomenen sich keineswegs ausschließen. Psychopathologie konzentriert sich im wesentlichen auf zwei Grundkategorien: Erleben und Verhalten. Zwischen beiden gibt es Wechselwirkungen: Erleben führt zu bestimmten Verhaltensweisen, Verhaltensweisen sind von Erlebnissen begleitet, und es gibt zwischen beiden Wechselwirkungen. Erlebnis- und Verhaltensweisen sind jedoch nicht unendlich vielfältig, sondern auf eine gewisse Zahl von „Grundmustern" beschränkt. Dies trifft insbesondere für Verhaltensweisen, weniger für Erlebnisweisen, zu. Aber auch aus diesem Grunde reduziert sich die Vielfalt psychopathologischer Phänomene und wird somit einer objektivierenden Betrachtungsweise zugänglich.

Schließlich muß auch bedacht werden, daß die Verarbeitungskapazität des Untersuchers begrenzt ist. Er ist nicht in der Lage, jede Nuance im Erleben und Verhalten eines Patienten zu registrieren und jede Feinheit der individuellen Psychopathologie zu erfassen. Vielmehr läßt sich auch für den Untersucher nachweisen, daß er in der Situation der Begegnung, die es mit jedem Patienten gibt, die aufgenommenen Informationen in vielfältiger Weise *reduziert*. Diese Reduktion ist notwendig, um Wesentliches von Unwesentlichem, biographisch Bedeutsames von weniger Bedeutsamem und interaktionell Zentrales von weniger Zentralem zu unterscheiden. Dies vollzieht jeder Untersucher, es wird aber auch in allen Untersuchungsmethoden praktiziert, deren Kennzeichen stets die *Reduktion* auf wesentliche Merkmale ist.

Damit kommen wir zu den *Untersuchungsmethoden*. Es kann dabei nicht das Ziel dieses Beitrages sein, die Vielzahl von Untersuchungsmethoden aufzulisten, die ihren Ursprung in der Psychiatrie oder Psychopathologie haben und in der Kinder- und Jugendpsychiatrie in modifizierter oder weiterentwickelter Form angewandt werden. Viele Methoden haben in der Psychiatrie ihren Ursprung, wurden aber in der klinischen Psychologie entscheidend weiterentwickelt. Ein Teil der Methoden stammt aus der Neurologie, der Psychophysiologie und der Biochemie. Dennoch kommt der Psychiatrie und Psychopathologie hier eine entscheidende Anregungsfunktion zu, die sich bereits bei KRAEPELIN zeigt und in den letzten Jahrzehnten zu einer Fülle von Untersuchungsinstrumenten geführt hat. Die Ursprünge dieser Untersuchungsmethoden erstrecken sich auf die Anamnese, das psychiatrische Interview, die psychopathologische Exploration, die direkte Beobachtung des Patienten (Verhaltensaspekt) und testmetrische Objektivierungsmethoden. In der Folgezeit entwickelten sich daraus zahlreiche standardisierte Skalen, Fragebögen, klinische Interviews, standardisierte Beobachtungsmethoden und Tests. Einige wichtige Untersuchungsmethoden sind in Tab. 2.30 wiedergegeben.

Standardisierte Untersuchungsmethoden psychopathologischer Störungen bei Kindern zeigt Tab. 2.31.

Im Hinblick auf viele Untersuchungsmethoden muß schließlich noch auf die Interaktion zwischen

Tabelle 2.30 Standardisierte Untersuchungsmethoden psychopathologischer Störungen (zusammengestellt nach *Collegium Internationale Psychiatriae Scalarum* 1981)

Methode	Störung, Anwendungsbereich	Allgemeine psychopathol. Symptome	Schizophrene Symptome	Depressive Symptome	Angstsymptome	Psychosomatische Störung	Schlaf	Therapieerfolg Verlaufskontrolle
Selbstbeurteilung quantifizierend		Bf-S Befindlichkeitsskala B-L Beschwerden-Liste PD-S Paranoid-Depressivitäts-Skala POMS Profile of Mood States SCL-90-R Self-Report Symptom Inventory STESS[K] Subject's Treatment Emergent Symptom Scale	PD-S Paranoid-Depressivitäts-Skala	Bf-S Befindlichkeitsskala D-S Depressivitätsskala ESTA Eppendorfer-Stimmungs-Antriebsskala PDS-S Paranoid-Depressivitäts-Skala SDS Self-Rating Depression Scale TSD Test zur Erfassung der Schwere einer Depression	STAI[K] State-Trait-Anxiety-Inventory SAS Self-Rating Anxiety Scale	Bf-S Befindlichkeitsskala B-L Beschwerden-Liste FBL-G Freiburger Beschwerden-Liste Gesamtform FBL-W Wiederholungsform STESS[K] Subject's Treatment Emergent Symptom Scale	SF-A SF-B Schlaffragebogen A u. B VIS-A VIS-M Visuelle Analogskalen	FBL-W Freiburger Beschwerden-Liste Wiederholungsform POMS Profile of Mood States STESS[K] Subject's Treatment Emergent Symptom Scale TSD Test zur Erfassung der Schwere einer Depression
Selbstbeurteilung dichotom		EWL-K Eigenschaftswörterliste		EWL-K Eigenschaftswörterliste		EWL-K Eigenschaftswörterliste		EWL-K Eigenschaftswörterliste
Fremdbeurteilung quantifizierend		BPRS Brief Psychiatric Rating Scale FSCL Fischer-Symptom-Checklist STESS[K] Subject's Treatment Emergent Symptom Scale WITT Wittenborn Psychiatric Rating Scale	BPRS Brief Psychiatric Rating Scale FSCL-NL Fischer-Symptom-Checklist Neuroleptika	FSCL Fischer-Symptom-Checklist	ASI Anxiety Status Inventory FSCL Fischer-Symptom-Checklist HAMA Hamilton Anxiety Scale	FSCL Fischer-Symptom-Checklist STESS[K] Subject's Treatment Emergent Symptom Scale		CGI Clinical Global Impressions FSCL Fischer-Symptom-Checklist FSCL-NL Neuroleptika PTR Patient Termination Record STESS[K] Subject's Treatment Emergent Symptom Scale

[K] auch für Kinder anwendbar

Patient und Diagnostiker hingewiesen werden. Sie ist am geringsten bei Fragebögen und standardisierten Testmethoden und am ausgeprägtesten bei der psychopathologischen Exploration und der Anamneseerhebung. Andererseits ergeben die zuletzt genannten Verfahren in der Regel weiterreichende Informationen. Trotz einer Vielzahl von Fehlerquellen läßt sich sagen, daß die psychopathologische Befunderhebung von erfahrenen Untersuchern mit hoher Objektivität und Reliabilität praktiziert werden kann und daß sich diese Fähigkeit bei entsprechender Schulung gut erlernen läßt.

2 Grundlagenwissenschaften der Kinder- und Jugendpsychiatrie

Tabelle 2.31 Standardisierte Untersuchungsmethoden psychopathologischer Störungen bei Kindern (zusammengestellt nach *Barkley* [ca. 1984])

Beurteiler	Symptom-bereich	Fragebogen Aut., Jahr	Abkürzung	Alters-bereich	Altersstufen, Normen (Anzahl, Art)	Skalierungs-stufen (Anzahl, Art)	Durchfüh-rungsdauer	Auswer-tungsdauer	Erfaßte Symptome und Bereiche
Eltern	Hyper-aktives Syndrom	Original Conners Parent Rating Scale C. K. Conners 1970	CPRS	6–14 J.	5 3– 5; 6– 8; 9–11; 12–14; 15–17	4	10–15 Min	< 15 Min	Verhaltensstörung, Furchtsamkeit – Ängstlichkeit, Unruhe – Desorganisiertheit, Lernprobleme – Unreife, Psychosomatik, Zwanghaftigkeit, Ungeselligkeit, Hyperaktivität
		Revised Conners Parent Rating Scale C. H. Goyette u. Mitarb. 1978	CPRS-R	3–17 J.	5 3– 5; 6– 8; 9–11; 12–14; 15–17	4	5–10 Min	10 Min	Verhaltensstörung, Lernproblem, Psychosomatik, Impulsivität – Hyperaktivität, Angst
		Abbreviated Symptom Questionaire C. K. Conners (Manual, o. J.)	ASQ	3–17 J.	5	4	wenige Min	wenige Min	Psychopathologie, Evaluation der Behandlungseffektivität hyperaktiver Kinder
	allgemeine Verhaltens-auffälligkeit	Child Behavior Checklist T. M. Achenbach C. S. Edelbrock 1983	CBCL	4–16 J.	3 4– 5; 6–11; 12–16 nach Geschlecht getrennt	3	15–20 Min kurze eigene Antwort möglich	15 Min	Aggression, Hyperaktivität, soziale Schwierigkeiten, Furcht, Angst, psychotische Symptome, Depression, somatische Beschwerden
		Eyberg Child Behavior Inventory S. M. Eyberg 1980	ECBI	2–12 J.	jährliche Normen	7: für Häufigkeit; ja-nein: ob Problem für die Eltern	15 Min	< 5 Min	Verhaltensprobleme, Widerspenstigkeit u. Verweigerung, Zuwiderhandlung, Unaufmerksamkeit u. Hyperaktivität
		Personality Inventory for Children R. D. Wirt u. Mitarb. 1977	PIC	3–16 J.	2 3– 5; 6–16	ja-nein	1,5–2 Std. mehrere Kurzformen	10 Min	Leistung, Intelligenz, Entwicklung, somatische Beschwerden, Depression, Familienbeziehungen, Delinquenz, Rückzug, Angst, Psychose, Hyperaktivität, soziale Geschicklichkeit/Gewandtheit
		Louisville Behavior Checklist L. C. Miller 1984	LBCL	4–17 J.	3 4– 6; 7–12, 13–17	richtig–falsch	30–45 Min	< 15 Min	egozentrisch-ausnutzend, destruktiv-gewalttätig, soziale Delinquenz, Adoleszenzaufruhr, apathische Isolierung, Neurotizismus, abhängig-gehemmt, geistige Unfähigkeit, neurologische u. psychotische Pathologie

Psychiatrie und Psychopathologie 79

Lehrer	Hyper-aktives Syndrom	Conners Teacher Rating Scales C. K. Conners 1969	CTRS	3–17 J.	5 3– 5; 6– 8; 9–11; 12–14; 15–17 Normen für Deutschland verfügbar (Sprague u. Mitarb. 1977)	4	< 10 Min	< 10 Min	Betragen, Hyperaktivität, Unaufmerksamkeit – Passivität, Anspannung – Angst, Umgänglichkeit
		Revised Conners Teacher Rating Scale C. H. Goyette u. Mitarb. 1978	CTRS-R	3–17 J.	5	4	< 10 Min	< 10 Min	Betragen, Hyperaktivität, Unaufmerksamkeit, Passivität
		Abbreviated Symptom Questionnaire C. H. Goyette u. Mitarb. 1978	ASQ	3–17 J.	5	4	wenige Min	wenige Min	Hyperaktivität 4 verschiedene Versionen, sehr heterogen, für Forschungszwecke nicht geeignet
		Iowa Conners Teacher Rating Scale J. Loney u. R. S. Milich 1981	ICTRS		keine Normen	4	wenige Min	wenige Min	Aggression, Hyperaktivität
		Child Behavior Checklist C. S. Edelbrock, T. M. Achenbach 1984	CBCL-T	6–16 J.	6–11; 12–16 f. beide Geschlechter	3	15–20 Min	10–15 Min	Ängstlichkeit, Rückzug, Unbeliebtheit, selbstverletzendes Verhalten, Zwanghaftigkeit, Unaufmerksamkeit, nervöse Überaktivität, Aggressivität
		School Behavior Checklist L. C. Miller 1981	SBC	(3–13) 4–12 J.	3– 6; 7–13	richtig-falsch	30–40 Min	15 Min	niedrige Leistungsmotivation, Aggression, Angst, feindselige Isolierung, Extraversion, intellektuelle Unfähigkeit
		ADD-H Comprehensive Teacher Rating Scale R. K. Ullmann u. Mitarb. 1984a	ACTeRS	ca. 5–15 J.	nach Schulj. f. beide Geschlechter	5	< 10 Min.	< 5 Min	Aufmerksamkeit, Hyperaktivität, soziale Probleme, oppositionelles Verhalten
	allgemeine Verhaltensauffälligkeit	Behavior Problem Checklist H. C. Quay, D. R. Peterson 1975	BPC		Normen f. Elternfragebogen sind f. einige Altersber. vorhanden, spez. Normen f. geistig Behinderte u. Sonderschüler	3	10–15 Min	< 10 Min	Betragen, Aggressivität, Aufmerksamkeitsprobleme – Unreife, ängstlicher Rückzug, psychotisches Verhalten, motorischer Spannungsüberschuß
		Revised Behavior Problem Checklist H. C. Quay, D. R. Peterson 1983	RBPC	2–14 J.	alle Jahrgänge, beide Geschlechter	3	10–15 Min	10 Min	
		Preschool Behavior Questionnaire L. Behar 1974	PBQ	3–6 J.	?	3	10 Min	< 5 Min	feindselige Aggressivität, Ängstlichkeit, Hyperaktivität – Ablenkbarkeit

Klassifikation

Psychopathologie und Psychiatrie haben sowohl zu Beginn der Entwicklung der Kinder- und Jugendpsychiatrie die gängigen psychopathologischen Kategorien zur Verfügung gestellt als auch Vorschläge zur Klassifikation gemacht, die das Fachgebiet der Kinder- und Jugendpsychiatrie beeinflußt haben. Mit der Eigenständigkeit der Kinder- und Jugendpsychiatrie haben sich neue Kategorien gebildet, die dann auch zu eigenen kinder- und jugendpsychiatrischen Klassifikationssystemen geführt haben. Die heute gültigen und verbreiteten Klassifikationssysteme ICD 9 und DSM-III, die kinder- und jugendpsychiatrische Untersuchungen und Beobachtungen einbezogen haben, gehen letztlich auf KRAEPELIN zurück (HELMCHEN 1983). Bereits früh hat sich in der Erwachsenenpsychiatrie auch der Gedanke einer multiaxialen Klassifikation gezeigt (ESSEN-MÖLLER 1961; WING 1970). Diese Vorgehensweise wurde dann von Kinderpsychiatern aufgegriffen und weiterentwickelt (RUTTER u. Mitarb. 1969) und hat nunmehr auch im DSM-III Eingang gefunden. Auf weitere Ausführungen zur Klassifikation kann hier verzichtet werden, weil sie im Abschnitt „Probleme der Klassifikation" eingehend dargestellt sind.

Theorienbildung

Konzepte und Theorien der Erwachsenenpsychiatrie haben ebenfalls entscheidenden Einfluß auf die Entwicklung der Kinder- und Jugendpsychiatrie gehabt. Es ist nicht Sinn dieses Abschnittes, Breite und Tragweite psychiatrischer und psychopathologischer Theorienbildung darzustellen und schon gar nicht den Einfluß der Nachbargebiete (z. B. Endokrinologie, Psychologie, Soziologie, Philosophie etc.). Es soll vielmehr auf einige klassische Konzepte der Psychiatrie hingewiesen werden, die Eingang in die Kinder- und Jugendpsychiatrie gefunden haben und die im Laufe der weiteren Entwicklung der Kinder- und Jugendpsychiatrie entscheidend modifiziert, weiterentwickelt oder abgewandelt worden sind. Dies soll anhand dreier Konzepte geschehen.

Endogene Psychosen

Seit EMMINGHAUS (1887) und vor allem KRAEPELIN (1915) hat die Lehre von den endogenen Psychosen der Erwachsenenpsychiatrie auch die Kinder- und Jugendpsychiatrie bestimmt. Darauf hat STUTTE mehrfach hingewiesen. Parallel zur Herauslösung der Pädiatrie aus der inneren Medizin und angesichts der Erkenntnisse aus zahlreichen Nachbarwissenschaften gab es jedoch frühzeitig eine weitere Auffassung der kindlichen Psychosen, die durch „mehr dynamische, altersbiologische und phasenpathologische Aspekte" gekennzeichnet war (STUTTE 1969). Dennoch blieb die später durch BLEULER geprägte Auffassung und Einteilung der endogenen Psychosen auch noch bis heute erhalten, wobei LUTZ (1937/38) das Verdienst zukommt, die kindlichen Schizophrenien als eine nosologische Einheit abgegrenzt zu haben. LUTZ wies damals darauf hin, daß „das Ungenügende bisher in der Betrachtungsweise darin liegt, daß die kindlichen Psychoseformen zuviel vom Erwachsenen und zu wenig vom Kinde ausgehend erfaßt werden" (LUTZ 1937). Mit der Beschreibung des frühkindlichen Autismus durch KANNER (1943) und der autistischen Psychopathie durch ASPERGER (1944) kam erneut Bewegung in die Psychosendiskussion, und man lernte mehr und mehr die Besonderheiten kindlicher Psychosen von jenen des Erwachsenenalters abzugrenzen. Ob die Annahme von LEMPP (1984) richtig ist, wonach es einen Übergang von der Aspergerschen Psychopathie in eine Schizophrenie gibt und umgekehrt auch zirkuläre Psychosen im Langzeitverlauf in eine Schizophrenie übergehen können, muß vorerst offenbleiben. Im Hinblick auf letztere erscheint eher die Annahme hypomanischer bzw. depressiver Zustandsbilder im „Vorfeld" der Schizophrenie berechtigt. In den folgenden Jahrzehnten wurden als Einteilungskriterien für kindliche Psychosen (endogene und körperlich begründbare) folgende Gesichtspunkte zugrunde gelegt:

– Alter und Entwicklungsstand. Danach unterschied man frühkindliche Psychosen (bis zum 3./4. Lj.), Psychosen in der mittleren Kindheit (4.–10. Lj.), präpuberale Psychosen (bis zum 12./13. Lj.) und Psychosen in der Adoleszenz (jenseits des 14. Lj.).
– Phänomenologie. Danach wurden affektive Syndrome, halluzinatorische, oneiroide, Verwirrtheitssyndrome und Wahnsyndrome unterschieden.
– Ätiologie. Unter diesem Gesichtspunkt unterscheidet man auch heute noch endogene von körperlich begründbaren Psychosen.

Hirnorganische Psychosyndrome

Auch die Konzeption der hirnorganischen Psychosyndrome wurde von der Erwachsenenpsychiatrie auf das Kindes- und Jugendalter übertragen, zunächst im Analogieschluß, später unter entsprechender Abwandlung. Es zeigte sich sehr bald, daß zumindest bei jüngeren Kindern hirnlokale Psychosyndrome kaum nachweisbar waren und daß sowohl das allgemeine hirnorganische Psychosyndrom als auch die sogenannte hirnorganische Wesensänderung (Persönlichkeitsänderung), je nach Altersstufe des Kindes, sich in unterschiedlicher Symptomatik zeigen.

Die Beobachtung, wonach bei Kindern durch sehr unterschiedliche Noxen eine leichte Hirnfunktionsstörung entsteht (STRAUSS u. LEHTINEN 1947), hat zu einer enormen Forschungsaktivität geführt. Mit diesem Syndrom der frühkindlichen Hirnschädigung (LEMPP 1978), der minimalen zerebralen Dysfunktion oder auch der leichten frühkindlichen Hirnschädigung (MÜLLER-KÜPPERS 1969) hat sich die Kinderpsychiatrie von der Nosologie der Erwachsenenpsychiatrie abgegrenzt. Über die minimale zerebrale Dysfunktion gibt es eine nahezu uferlose Literatur. Kritische Untersuchungen in den letzten Jahren haben gezeigt, daß die Störung viel zu häufig diagnostiziert wird und daß sich hinter ihrer Symptomatik häufig umschriebene Funktionsstörungen (Teilleistungsstörungen) verbergen. Gerade am Beispiel dieses Syndroms läßt sich zeigen, wie zunächst die Nosologie aus der Erwachsenenpsychiatrie unverändert übernommen wurde, sich dann gewandelt hat und zu einer eigenen kinder- und jugendpsychiatrischen Konzeption geführt hat, welche nunmehr durch eigene kinderpsychiatrische Forschungen modifiziert worden ist und zu einer neuen Konzeption (umschriebene Funktionsstörungen) führt.

Psychopathie

Der Einfluß der Erwachsenenpsychiatrie und -psychopathologie auf die Kinder- und Jugendpsychiatrie läßt sich auch anhand des Konzeptes der Psychopathie zeigen. Der Begriff wurde von J. L. A. KOCH (1888) geprägt, dem auch das Verdienst zukommt, daß er verschiedene Persönlichkeitsvarianten unter diesem Begriff vereinigt hat. KOCH unterteilte seine „angeborenen, andauernden psychopathischen Minderwertigkeiten" in drei Formen:
– angeborene psychopathische Dispositionen (weitgehend identisch mit asthenischen Psychopathen),
– angeborene psychische Belastungen und
– psychopathische Degenerationen; diese Kategorie umfaßt sowohl intellektuelle als auch moralische „Schwächezustände".

Aber bereits KRAEPELIN (1915) unterscheidet zwei Gruppen von Psychopathien:
– psychopathische Persönlichkeiten als Vorstufe von Psychosen (konstitutionelle Psychopathien nach OSERETZKY 1935) und
– Psychopathien als „umschriebene Entwicklungshemmungen" (nach OSERETZKY: „pathologische Entwicklungen").

Mit KRAEPELIN kommt also erstmalig der Entwicklungsgedanke in die Diskussion, der später wieder verlorenging, der aber für kinder- und jugendpsychiatrische Konzeptionen von allergrößter Bedeutung ist. Der Entwicklungsgedanke wurde von OSERETZKY weiterentwickelt, von HOMBURGER (1926), TRAMER (1942) und VILLINGER (1959) aufgegriffen und in abgewandelter Form in die Kinder- und Jugendpsychiatrie einbezogen. Während der Begriff „Psychopathie" in der Kinder- und Jugendpsychiatrie lange Zeit verpönt war, ist er in den letzten Jahren durch neuere Forschungen über die Entwicklung von Temperamentseigenschaften von Kindern (THOMAS u. CHESS 1963) wieder aktuell geworden. Diese Untersuchungen haben eine bemerkenswerte Stabilität gewisser Temperamentseigenschaften (z. B. Irritierbarkeit, Ausgeglichenheit) über weite Entwicklungsspannen (vom Säuglingsalter bis zur Adoleszenz) nachweisen können. Unter der modernen Bezeichnung „Persönlichkeitsstörungen" findet sich der Psychopathiebegriff noch in allen Klassifikationssystemen.

Auch am Psychopathiebegriff läßt sich zeigen, wie ein Konzept aus der Erwachsenenpsychiatrie zunächst kritiklos auf Kinder und Jugendliche übertragen wurde, sich dann aber eigenständig weiterentwickelt und auch Eingang in kinderpsychiatrische Klassifikationssysteme gefunden hat. Eine Übersicht über die Entwicklung des Psychopathiebegriffs findet sich bei REMSCHMIDT (1978).

Gemeinsame wissenschaftliche Problemfelder

Ätiologieforschung

Da jeder erwachsene psychiatrische Patient auch einmal Kind war, erhebt sich stets die Frage, ob er bereits im Kindes- oder Jugendalter psychiatrische Auffälligkeiten oder Vorstufen derselben gezeigt hat. Man sollte meinen, daß über diese Frage eine Fülle von Studien existiert. Dies ist allerdings nicht der Fall. Es ist eher verwunderlich, warum dieser Gedankengang sich bislang so wenig in wissenschaftlichen Untersuchungen niedergeschlagen hat. Für die Ätiologieforschung stellen sich in dieser Längsschnittbetrachtung zumindest drei Fragen: 1. Sind kinderpsychiatrische Erkrankungen Vorstufen von psychiatrischen Erkrankungen des Erwachsenenalters? 2. Gibt es eigene kinder- und jugendpsychiatrische Erkrankungen, die sich nicht ins Erwachsenenalter fortsetzen? und 3. Gibt es Erkrankungen, die erst und mehr oder weniger ausschließlich im Erwachsenenalter beginnen?
Alle drei Fragen lassen sich mit Ja beantworten.
Neben der Längsschnitt- und Verlaufsforschung, die ein gemeinsames Problemfeld zwischen Psychiatrie und Kinderpsychiatrie ist, umfaßt die ätiologische Forschung im engeren Sinne jedoch eine Reihe anderer Gesichtspunkte wie: Bedeutsamkeit genetischer Faktoren (VOGEL u. PROPPING 1983; ZERBIN-RÜDIN 1980), Epidemiologie (DILLING 1983; SCHMIDT u. REMSCHMIDT 1983), biochemische Forschung (MATUSSEK 1980), psychophysiologische Forschung (FAHRENBERG 1983). Einige dieser Forschungsfelder (insbesondere Biochemie, Psychopharmakologie und Psycho- und Neurophysiologie) werden unter dem Gesichtspunkt der biologischen Psychiatrie zusammengefaßt (s.

BECKMANN 1982, 1983). Die sehr naheliegende Zusammenarbeit zwischen Erwachsenenpsychiatern und Kinderpsychiatern auf all diesen Gebieten steckt noch in den Anfängen. Dabei hätte sie sehr wichtige und reizvolle Perspektiven.

Verlaufsforschung

Wie bereits erwähnt, ergäbe sich in der Verlaufsforschung wohl die naheliegendste Möglichkeit zur Zusammenarbeit zwischen Erwachsenenpsychiatrie und Kinder- und Jugendpsychiatrie. Diese Chance wurde bislang jedoch kaum wahrgenommen. Für den Erwachsenenpsychiater müßte von größtem Interesse sein, welche psychopathologischen Auffälligkeiten psychisch kranke Erwachsene haben und wie der Krankheitsprozeß möglicherweise durch frühkindliche Einflüsse, biographische Momente, Lebensereignisse usw. sich entwickelt hat. Für den Kinderpsychiater umgekehrt ist von größtem Interesse, welche Auswirkungen psychiatrische Erkrankungen von Eltern auf deren Kinder haben (vgl. REMSCHMIDT u. Mitarb. 1973). In Abb. 2.8 ist ein Schema zur Verlaufsforschung wiedergegeben (HELMCHEN 1983), das die Verlaufscharakteristik einer psychiatrischen Erkrankung modellhaft wiedergibt und zugleich einige wichtige Einflußfaktoren auf Ätiopathogenese, Verlauf und therapeutische Beeinflussung darstellt. Dieses Schema kann sehr gut die gemeinsamen wissenschaftlichen Fragestellungen von Erwachsenenpsychiatern und Kinderpsychiatern verdeutlichen. Insbesondere können die Kinder- und Jugendpsychiater wesentliche Gesichtspunkte für die Forschungsfragen der Erwachsenenpsychiater einbringen. Dies trifft insbesondere für die Copingprozesse zu, für Lebensereignisse und Belastungsfaktoren und auch für prämorbide Persönlichkeitseigenschaften. Zu den Copingstrategien zu rechnen wären auch die in der kinderpsychiatrischen Forschung heute besonders intensiv diskutierten protektiven Faktoren, die auch bei sonst relativ ungünstigen Bedingungen das Abgleiten in eine psychiatrische Erkrankung verhindern können.

Interventions- und Evaluationsforschung

Interventions- und Evaluationsforschung sind gemeinsame Ziele und Aufgaben von Psychiatrie und Kinder- und Jugendpsychiatrie. Übersichten zur Situation auf diesen Forschungsfeldern finden sich bei BIEFANG (1980), HÄFNER (1983) und REMSCHMIDT u. SCHMIDT (1986). Es ist entscheidend, daß auf dem Sektor der Interventions- und Evaluationsforschung neue und erfolgversprechende Ansätze realisiert werden, weil wir im letzten Jahrzehnt eine Inflation therapeutischer Methoden erlebt haben, von denen der überwiegende Teil seine Bewährungsprobe durch praktische Erprobung und Effektivitätsnachweis nicht erbracht hat.
Psychiatrie und Kinder- und Jugendpsychiatrie eignen sich offenbar in besonderem Maße zur Spielwiese für „Erfinder" von Therapien.
Die Grundprinzipien der Evaluation sind für Erwachsenenpsychiatrie und Kinder- und Jugendpsychiatrie gleich oder ähnlich. Nur hat die Kinder- und Jugendpsychiatrie meist noch mit zusätzlichen Problemen, die sich aus alters- und phasenspezifischen Verhaltensweisen der Kinder ableiten lassen, zu kämpfen.
Nach PERKINS (1977) lassen sich sechs Typen der Evaluation (s. BIEFANG 1980) unterscheiden:
1. Strategische Evaluation, deren Ziel es ist, zu beurteilen, ob die Problematik richtig erkannt wurde und die gewählten Maßnahmen adäquat sind.
2. Untersuchungen der Compliance.
3. Analyse des Interventionsprogramms nach verschiedenen Gesichtspunkten (Definition, Meßbarkeit der Wirkungen, Flexibilität).
4. Evaluation des Managements im Hinblick auf effizienten Mitteleinsatz.
5. Analyse der Interventionseffekte, also der Auswirkungen.
6. Zusammenfassende Bewertung der Auswirkungen des Interventionsprogramms nach Maßgabe der vorher definierten Programmziele.

Diese Evaluationstypen können jeweils mit unterschiedlichen Methoden realisiert werden.
Die Evaluierung einzelner Behandlungsmethoden

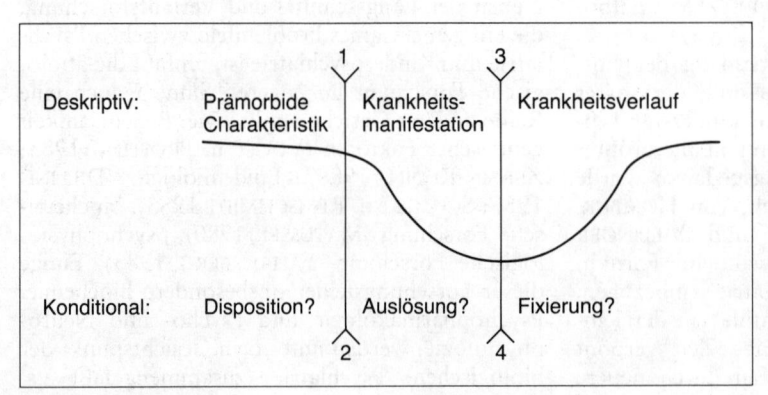

Abb. 2.8 Verlaufscharakteristik einer psychiatrischen Erkrankung und wesentliche Gebiete gegenwärtiger klinisch-psychiatrischer Forschung. 1 Trait vs. state. 2 Coping capacity vs. life events (stress). 3 Prädiktion. 4 Therapie (Wirksamkeit vs. Sicherheit; Wirkungsmechanismus) (aus *H. Helmchen:* Psychiatrische Klassifikation, Krankheits- und Verlaufsforschung. In: Forschung für die seelische Gesundheit, hrsg. von H. Häfner. Springer, Berlin 1983 [S. 78]).

oder umfangreicherer Behandlungsprogramme nach diesen Gesichtspunkten stößt auf sehr viele praktische Schwierigkeiten. Diese sind in der Psychiatrie und Kinder- und Jugendpsychiatrie noch größer als in anderen medizinischen Fachgebieten. Es muß aber dennoch ein Anliegen aller Psychiater und Kinderpsychiater sein, auf diesem schwierigen Weg weiter voranzuschreiten, um zu rationalen Behandlungsmethoden mit klarer Indikation und Wirksamkeitsnachweis zu kommen. Notwendig sind Untersuchungen zu einzelnen Behandlungsmethoden, zum Vergleich verschiedener Behandlungsmethoden und zur Wirksamkeit entsprechender Behandlungsprogramme (vgl. REMSCHMIDT u. SCHMIDT 1986).

Berührungspunkte in der Praxis

Zahlreich sind die Berührungspunkte zwischen Psychopathologie/Psychiatrie und Kinder- und Jugendpsychiatrie in der alltäglichen Praxis. Es können im folgenden nur drei Felder in aller Kürze gestreift werden. Eine auch nur annähernd vollständige Darstellung dieses wichtigen Feldes ist hier nicht möglich.

Psychopathologie der Familie und Familienpsychiatrie

Das gehäufte Vorkommen psychiatrischer Störungen und Erkrankungen in einzelnen Familien war zunächst Anlaß für umfangreichere genetische Untersuchungen. Die einst in Deutschland führende psychiatrische Genetik, die mit den Namen KAHLBAUM, LUXENBURGER und RÜDIN verbunden ist, hatte einst Weltgeltung. Durch den Mißbrauch im Nationalsozialismus ist die psychiatrische Genetik in Deutschland in Mißkredit geraten, im Gegensatz zu ihrer vehementen Weiterführung im Ausland. Es ist zu wünschen, daß dieser Ansatz wieder, ideologiefrei und neutral, weiterverfolgt wird. Auf diesem Gebiete sind viele Fortschritte zu erwarten (VOGEL u. PROPPING 1983).

Neben dem genetischen Ansatz ist in den letzten Jahrzehnten der Ansatz der Interaktionsforschung stärker in den Blickpunkt gerückt. Man sah die Psychopathologie der Familie mehr in ihren direkten und indirekten Auswirkungen durch die Kommunikation mit den Kindern, so daß eine ganze Forschungsrichtung entstanden ist, die unter dem Namen „High-risk-Forschung" bekannt wurde. Für den Kinderpsychiater ist der Zusammenhang zwischen Psychopathologie der Familie und kinderpsychiatrischen Erkrankungen (vgl. REMSCHMIDT 1979b) sowohl wissenschaftlich als auch in der täglichen Praxis von großer Bedeutung.

Denn im stationären Krankengut einer kinder- und jugendpsychiatrischen Klinik findet man bei jedem 4. bis 5. stationär aufgenommenen Kind schwerwiegende psychiatrische Erkrankungen eines Elternteils. Auch in der alltäglichen Praxis ergibt sich die Zusammenarbeit zwischen Kinderpsychiatern und Psychiatern hauptsächlich dadurch, daß in der gleichen Familie ein psychisch kranker Elternteil und ein psychisch krankes Kind sind. Diese Konstellation wirft manchmal auch Probleme auf. Während nämlich der Kinder- und Jugendpsychiater in erster Linie die häufig negativen Auswirkungen eines psychisch kranken Elternteils auf das Kind sieht, kommt es nicht selten vor, daß der Erwachsenenpsychiater von der Vorstellung ausgeht, das psychisch kranke Kind könne im Zusammenleben mit seinem kranken Elternteil dessen Zustand verbessern oder stabilisieren. Diese Vorstellung widerspricht aber heutigen Erkenntnissen. Ein Kind, noch dazu ein psychisch krankes, kann nicht „Kotherapeut" seines kranken Elternteils werden.

Aus der Erkenntnis, daß pathologische Interaktionen in Familien, jenseits genetischer Einflüsse, gravierende Auswirkungen auf die Kinder haben, aber auch aus der Erkenntnis heraus, daß die Familie sowohl Entstehungsort als auch Therapie-Setting sein kann, ist als relativ neues Gebiet die Familienpsychiatrie entstanden (HOWELLS 1975). Sie versucht die meisten psychiatrischen Störungen von Familienmitgliedern im Gesamtkontext des Familiengefüges zu sehen, wodurch aus der psychiatrischen Erkrankung eines Familienmitgliedes jeweils ein Problem für die ganze Familie wird.

Dieser Ansatz ist für eine Reihe von Störungen fruchtbar, jedoch nicht für alle. Jedenfalls ergibt sich in dieser Konzeption zwangsläufig eine enge Zusammenarbeit zwischen Kinder- und Jugendpsychiatern und Erwachsenenpsychiatern. Vielleicht trägt diese neuere Perspektive auch dazu bei, daß mehr kinderpsychiatrisches Wissen in die Erwachsenenpsychiatrie Eingang findet und daß als Folge dieses Prozesses künftig bei psychisch kranken Erwachsenen auch mehr deren Familie bzw. deren Kinder bei Therapie- und Interventionsmaßnahmen mitbedacht werden.

Psychiatrie der Adoleszenz

Die Entwicklungsphase der Adoleszenz, die neuerdings als ein Zeitabschnitt definiert wird, der von der Pubertät bis zum 24./25. Lebensjahr reicht, ist ein weiteres Gebiet praktischer Zusammenarbeit zwischen Erwachsenenpsychiatern und Kinder- und Jugendpsychiatern. Bei psychiatrischen Erkrankungen in diesem Lebensabschnitt kommt es besonders darauf an, die entwicklungsphasischen Besonderheiten zu kennen und in die Diagnostik und Therapie einzubeziehen.

Tabelle 2.**32** Die häufigsten psychischen Störungen und Erkrankungen in der Adoleszenz (aus H. Remschmidt: Psychologie und Psychopathologie der Adoleszenz. Mschr. Kinderheilk. 123 [1975] 316)

(1) *Störungen der Sexualentwicklung und des Sexualverhaltens*
(exzessive Onanie, Homosexualität bei Jungen, sexuelle Verwahrlosung bei Mädchen, Fetischismus, Transvestitismus, Transsexualität, Pubertätsaskese und psychosexueller Infantilismus)

(2) *Identitätskrisen*
(Insuffizienzgefühle, Thersiteskomplex, depressive Verstimmungen und Suizidtendenzen, Automutilationen, Depersonalisationserlebnisse, hypochondrische Befürchtungen)

(3) *Autoritätskrisen*
(universelle Protesthaltung, familiärer Protest, Vaterprotest, Weglaufen)

(4) *Depersonalisationssyndrome*
(Depersonalisations- und Derealisationserlebnisse; mehrdeutiges Syndrom: neurotisch, psychotisch, erlebnisreaktiv)

(5) *Pubertätshypochondrie*
(vermehrte Zuwendung zum eigenen Körper, übertriebene Beobachtung körperlicher bzw. sexueller Funktionen, Krankheitsbefürchtungen, Onanieskrupel)

(6) *Konversionssyndrome*
(psychogene Lähmungen, psychogene Anfälle, psychogene Blindheit)

(7) *Zwangssyndrome*
(Zwangsdenken, Zwangsvorstellungen und -befürchtungen, Zwangshandlungen, Stabilisierungsfunktion der Zwänge, Mehrdeutigkeit der Syndrome)

(8) *Narzißtische Krise und Suizidversuche*
(sensitive Reaktionen auf kränkende Erlebnisse bis zum Suizid, Insuffizienzgefühle, Panikreaktionen)

(9) *Anorexia nervosa und Pubertätsfettsucht*
(Anorexie: Veränderungen des Körperschemas, Identifikationsstörungen, regressive Tendenzen, unvollständige Verdrängung der Sexual- und Rollenproblematik; Pubertätsfettsucht: typische familiäre und individuelle Mechanismen)

(10) *Neurotische Dissozialität und Delinquenz*
(spezielle Konfliktsituation, massive Abwehrmechanismen, Projektion der Konflikte in die Außenwelt, Therapie sehr erschwert)

(11) *Persönlichkeitsstörungen (Psychopathien)*
(meist bereits in Kindheit vorhanden, manifestieren sich als Störungen im Sozialverhalten, Genese unterschiedlich)

(12) *Drogenabhängigkeit*
(verschiedene Typen der Abhängigkeit; für Genese ausschlaggebend: Droge, Persönlichkeit, soziale Umwelt, besonders frühe familiäre Einflüsse)

(13) *Psychosen*
(Schizophrenien, endogen-phasische Psychosen)

In Tab. 2.32 sind die häufigsten psychischen Störungen und Erkrankungen in der Adoleszenz wiedergegeben.

Die Abgrenzung zwischen Kinder- und Jugendpsychiatrie und Erwachsenenpsychiatrie erfolgt in der Regel mit dem Erreichen der Volljährigkeit (18 Jahre), zuweilen auch mit der Vollendung des 21. Lebensjahres. Aber ein Großteil der in Tab. 2.32 angeführten Störungen kommt auch jenseits dieser Altersgrenzen vor. Im übrigen scheitert eine Überweisung von Adoleszenten mit psychiatrischen Erkrankungen an Kinder- und Jugendpsychiater oft daran, daß deren Zahl zu gering ist und nicht in jeder Region ein niedergelassener Kollege, eine Ambulanz oder eine stationäre Einrichtung existiert.

Die Untersuchung und Behandlung von Adoleszenten hat eine Reihe von weiteren Implikationen: Der Kontakt zu den Eltern ist häufig problematisch und wird von den Adoleszenten oft nicht gewünscht, vielfach sind Kontakte zur Schule, zum Arbeitgeber oder zur Ausbildungsinstitution herzustellen, die Compliance ist häufig problematisch, nicht selten ergeben sich gutachterliche Fragestellungen, insbesondere bei kriminellen Entwicklungen.

Ein Teil der in Tab. 2.32 angegebenen Störungen (Störungen der Sexualentwicklung, Identitätskrisen, Autoritätskrisen und Depersonalisationssyndrome) wird häufig unter dem Begriff der „Adoleszentenkrise" zusammengefaßt. Dieser Terminus ist eigentlich eine ungenaue Bezeichnung für eine Reihe sehr unterschiedlicher Auffälligkeiten des Erlebens und Verhaltens in der kritischen Phase der Adoleszenz (REMSCHMIDT 1979a). Die Bezeichnung „Adoleszentenkrise" ist, wenn man sie überhaupt als Diagnose auffaßt, eine Querschnittsdiagnose, die zunächst nichts über eine nosologische Einheitlichkeit und auch nichts über den Verlauf auszusagen vermag. Insofern kann man sie allenfalls als pragmatische Bezeichnung für sehr heterogene Störungsmuster gelten lassen, die als gemeinsames Merkmal nur den Zeitpunkt ihres Auftretens und einen mitunter stürmischen Verlauf haben. Der mittel- bis langfristige Verlauf entscheidet über ihre nosologische Zuordnung.

Was die stationäre Aufnahme betrifft, so ist schon vom Fachgebiet her die Zuordnung der Adoleszenz, zumindest bis zum 18. Lebensjahr, in das Gebiet der Kinder- und Jugendpsychiatrie angezeigt. Leider verfügen nicht alle der bislang 70 kinder- und jugendpsychiatrischen Einrichtungen in der Bundesrepublik Deutschland über eigene Abteilungen für Adoleszenten. Dies führt häufig zu Fehlplazierungen in psychiatrischen Kliniken.

Ausbildung, Fort- und Weiterbildung

Ein wichtiger praktischer Berührungspunkt zwischen Psychiatrie und Kinder- und Jugendpsychiatrie ist im gesamten Ausbildungsbereich zu sehen. Bereits im Studium sollten Medizinstudenten einen regelmäßigen kinderpsychiatrischen Unterricht erhalten. Dies ist bislang leider nicht an allen Universitäten der Fall. An sehr vielen Universitäten ist der kinder- und jugendpsychiatrische Teil in das Curriculum Psychiatrie und Pädiatrie integriert, so daß alle Medizinstudenten wenigstens die Grundbegriffe der Kinder- und Jugendpsychiatrie im Studium vermittelt bekommen.

In der Facharztweiterbildung zum Kinder- und Jugendpsychiater war bislang ein Jahr Psychiatrie obligatorisch. Nach der jetzt gültigen Weiterbildungsordnung ist wahlweise ein Jahr Pädiatrie oder Psychiatrie zu absolvieren. Die wechselseitigen Kenntnisse in dem jeweils anderen Fach sind für Erwachsenenpsychiater und Kinderpsychiater von größter Bedeutung. Gleiches gilt für die Fragen der Fortbildung und für die psychotherapeutische Weiterbildung. Was letztere betrifft, so sollte, wie in der Schweiz bereits realisiert, die Facharztweiterbildung in Psychiatrie und in Kinder- und Jugendpsychiatrie die jeweilige Psychotherapie mitumfassen, was dann auch Bestandteil des Facharzttitels sein müßte.

Literatur

Achenbach, T. M., C. S. Edelbrock: Manual for the Child Behavior Checklist and Revised Child Behavior Profile. University of Vermont, Burlington/VT 1983
Ament, W.: Fortschritte der Kinderseelenkunde 1895–1903. Engelmann, Leipzig 1906
Asperger, H.: Die „autistischen Psychopathen" im Kindesalter. Arch. Psychiat. Nervenkrankh. 117 (1944) 76
Barkley, R. A.: A review of child behavior rating scales and checklists for research in child psychopathology. Medical College of Wisconsin, Milwaukee/WI 1984 (unveröffentlicht)
Beckmann, H. (Hrsg.): Biologische Psychiatrie. Thieme, Stuttgart 1982
Beckmann, H.: Zum Stand der biologisch-psychiatrischen Forschung in der Bundesrepublik Deutschland. In: Forschung für die seelische Gesundheit, hrsg. von H. Häfner. Springer, Berlin 1983
Behar, L.: Manual for the Preschool Behavior Questionnaire. Unpublished manuscript, Durham/NC 1974
Benjamin, E., H. Hanselmann, M. Isserlin, J. Lutz, A. Ronald: Lehrbuch der Psychopathologie des Kindesalters. Rotapfel, Zürich 1938
Biefang, S. (Hrsg.): Evaluationsforschung in der Psychiatrie: Fragestellungen und Methoden. Enke, Stuttgart 1980
Collegium Internationale Psychiatriae Scalarum (CIPS) (Hrsg.): Internationale Skalen für Psychiatrie, 2. Aufl. Beltz Test, Weinheim 1981
Conners, C. K.: The Conners Rating Scales: Instruments for the Assessment of Childhood Psychopathology (Manual). Unpublished manuscript, Washington/DC.
Conners, C. K.: A teacher rating scale for use in drug studies with children. Amer. J. Psychiat. 126 (1969) 884
Conners, C. K.: Symptom patterns in hyperkinetic, neurotic, and normal children. Child Develop. 41 (1970) 667
Conners, C. K.: Rating scales for use in drug studies with children. Psychopharmacology Bulletin: Special Issue, Pharmacotherapy with children (1973) 24
Dilling, H.: Epidemiologie. In: Forschung für die seelische Gesundheit, hrsg. von H. Häfner. Springer, Berlin 1983
Edelbrock, C. S., T. M. Achenbach: A typology of child behavior profile patterns: distribution and correlates for disturbed children aged 6–16. J. abnorm. Child Psychol. 8 (1980) 441
Edelbrock, C. S., T. M. Achenbach: The teacher version of the child behavior profile: I. Boys aged 6–11. J. consult. clin. Psychol. 52 (1984) 207
Emminghaus, H.: Die psychischen Störungen des Kindesalters. Laupp, Tübingen 1887
Essen-Möller, E.: On classification of mental disorders. Acta psychiat. scand. 37 (1961) 119
Eyberg, S. M.: Eyberg child behavior inventory. J. clin. Child Psychol. 9 (1980) 29
Fahrenberg, J.: Psychophysiologische Forschung. In: Forschung für die seelische Gesundheit, hrsg. von H. Häfner. Springer, Berlin 1983
Georgens, J. D., H. M. Deinhardt: Die Heilpädagogik mit besonderer Berücksichtigung der Idiotie und der Idiotenanstalten, 2 Bde. Fischer, Leipzig 1861–1863
Goyette, C. H., C. K. Conners, R. F. Ulrich: Normative data on revised Conners Parent and Teacher Rating Scale. J. abnorm. Child Psychol. 6 (1978) 221
Häfner, H. (Hrsg.): Forschung für die seelische Gesundheit. Springer, Berlin 1983
Heimann, H.: Psychopathologie. In: Psychiatrie der Gegenwart, Bd. I, Teil 1, hrsg. von K. P. Kisker, J. E. Meyer, C. Müller, E. Strömgren, 2. Aufl. Springer, Berlin 1979
Heller, Th.: Über die Psychologie und Psychopathologie des Kindesalters, 2. Aufl. Springer, Wien 1925
Heller, Th.: Grundriß der Heilpädagogik. Engelmann, Leipzig 1904, 3. Aufl. 1925
Helmchen, H.: Psychiatrische Klassifikation, Krankheits- und Verlaufsforschung. In: Forschung für die seelische Gesundheit, hrsg. von H. Häfner. Springer, Berlin 1983
Homburger, A.: Vorlesungen über Psychopathologie des Kindesalters. Springer, Berlin 1926
Howells, J. G.: Principles of Family Psychiatry. Brunner & Mazel, New York 1975; deutsche Übersetzung: Familien-Psychotherapie. Reinhardt, München 1978
Ireland, W. W.: The Mental Affections of Children. Blakiston, Philadelphia 1898
Kanner, L.: Autistic disturbances of affective contact. Nerv. Child 2 (1943) 217
Kanner, L.: Child Psychiatry. Thomas, Springfield 1935, 4. Aufl. 1972
Kanner, L.: Child psychiatry, retrospect and prospect. Amer. J. Psychiat. 117 (1960) 15
Koch, I. L. A.: Kurzgefaßter Leitfaden der Psychiatrie. Ravensburg 1888
Kraepelin, E.: Psychiatrie, 8. Aufl. Barth, Leipzig 1915
Lempp, R.: Frühkindliche Hirnschädigung und Neurose, 3. Aufl. Huber, Bern 1978
Lempp, R.: Kinderpsychiatrie und Psychiatrie. In: Kinder- und Jugendpsychiatrie – Entwicklung und Perspektiven, hrsg. von G. Nissen, A. Focken. Tropon, Köln 1984
Loney, J., R. S. Milich: Hyperactivity, inattention, and aggression in clinical practice. In: Advances in Behavioral Pediatrics, vol. 2, hrsg. von M. Wolraich, D. K. Routh. JAI Press, Greenwich/CT 1981
Lutz, J.: Über die Schizophrenie im Kindesalter. Schweiz. Arch. Neurol. Psychiat. 39 (1937) 335
Lutz, J.: Über die Schizophrenie im Kindesalter. Schweiz. Arch. Neurol. Psychiat. 40 (1937/38) 141
Manheimer, M.: Les troubles mentaux de l'enfance. Précis de psychiatrie infantile avec les applications pédagogiques et médico-légales. Societé d'éditions scientifiques, Paris 1899
Matussek, N.: Stoffwechselpathologie der Zyklothymie und Schizophrenie. In: Psychiatrie der Gegenwart, Bd. I., Teil 2, hrsg. von K.P. Kisker, J. E. Meyer, C. Müller, E. Strömgren, 2. Aufl. Springer, Berlin 1980
Miller, L. C.: School Behavior Checklist Manual. Western Psychological Services, Los Angeles/CA 1981
Miller, L. C.: Louisville Behavior Checklist Manual. Western Psychological Services, Los Angeles/CA 1984
Moreau, P.: La folie chez les enfants. Baillière & fils, Paris

1888, dtsch. Übers.: D. Galatti: Der Irrsinn im Kindesalter. Enke, Stuttgart 1889

Müller-Küppers, M.: Das leicht hirngeschädigte Kind. Hippokrates, Stuttgart 1969

Oseretzky, N.: Über die pathologische Entwicklung und die Psychopathien im Kindesalter. Z. Kinderforsch. 44 (1935) 16

Perkins, D. N. T.: Evaluating social interventions: a conceptual schema. Eval. Quart. 1 (1977) 639

Quay, H. C., D. R. Peterson: Manual for the Behavior Problem Checklist. Unpublished manuscript, University of Miami 1975

Quay, H. C., D. R. Peterson: Interim Manual for the Revised Behavior Problem Checklist. Unpublished manuscript, University of Miami 1983

Quay, H. C., D. R. Peterson: Appendix I to the Interim Manual for the Revised Behavior Problem Checklist. Unpublished manuscript, University of Miami 1984

Remschmidt, H.: Psychologie und Psychopathologie der Adoleszenz. Mschr. Kinderheilk. 123 (1975) 316

Remschmidt, H.: Adoleszentenkrisen und ihre Behandlung. In: Beratungsarbeit mit Jugendlichen, hrsg. von F. Specht, K. Gerlicher, K. Schütt. Vandenhoeck & Ruprecht, Göttingen 1979 a (S. 44)

Remschmidt, H.: Bericht über das Symposium zum Thema: „Psychopathologie der Familie und kinderpsychiatrische Erkrankungen". Z. Kinder- u. Jugendpsychiat. 7 (1979b) 80

Remschmidt, H.: Die „Psychopathie" in der Kinder- und Jugendpsychiatrie. Z. Kinder- u. Jugendpsychiat. 6 (1978) 280

Remschmidt, H., M. H. Schmidt (Hrsg.): Therapieevaluation in der Kinder- und Jugendpsychiatrie. Enke, Stuttgart 1986

Remschmidt, H., P. Strunk, Ch. Methner, E. Tegeler: Kinder endogen-depressiver Eltern. Untersuchungen zur Häufigkeit von Verhaltensstörungen und zur Persönlichkeitsstruktur. Fortsch. Neurol. Psychiat. 41 (1973) 326

Rutter, M., S. Lebovici, L. Eisenberg, A. V. Sneznevskij, R. Sadoun, E. Brooke, T. Y. Lin: A triaxial classification of mental disorders in childhood. J. Child Psychol. Psychiat. 10 (1969) 41

Schmidt, M. H., H. Remschmidt (Hrsg): Epidemiological Approaches in Child Psychiatry II. Thieme, Stuttgart, Stratton, New York 1983

Sprague, R. L., M. N. Cohen, W. Eichlseder: Are there hyperactive children in Europe and the South Pacific? Paper presented at the American Psychological Association, San Francisco/CA 1977

Stockert, F. G. v.: Einführung in die Psychopathologie des Kindesalters. Urban & Schwarzenberg, Berlin 1939, 4. Aufl. München 1967

Strauss, A. A., L. E. Lehtinen: Psychopathology and Education of the Brain Injured Child, Vol. 1. Grune & Stratton, New York 1947

Strohmayer, W.: Vorlesungen über die Psychopathologie des Kindesalters. Laupp, Tübingen 1910

Strümpell, L.: Pädagogische Pathologie. Ungleich, Leipzig 1890, 4. Aufl. 1910

Stutte, H.: Psychosen des Kindesalters. In: Handbuch der Kinderheilkunde, Bd. VIII, Teil 1, hrsg. von H. Opitz, H. Schmid. Springer, Berlin 1969

Stutte, H.: Kinderpsychiatrie und Jugendpsychiatrie. In: Psychiatrie der Gegenwart, Bd. II, hrsg. von H. W. Gruhle, R. Jung, W. Mayer-Gross, M. Müller. Springer, Berlin 1960

Stutte, H.: Zur Geschichte des Terminus „Kinderpsychiatrie". Acta paedopsychiat. 41 (1974) 209

Thomas, A., St. Chess, H. G. Birch, M. E. Hertzig: Behavioral Individuality in Early Childhood. University Press, New York 1963

Tramer, M.: Lehrbuch der allgemeinen Kinderpsychiatrie. Schwabe, Basel 1942, 4. Aufl. 1964

Ullmann, R. K., E. K. Sleator, R. L. Sprague: A new rating scale for diagnosis and monitoring of ADD children. Psychopharmacol. Bull. 20 (1984a) 160

Ullmann, R. K., E. K. Sleator, R. L. Sprague: ADD children: who is referred from the Schools? Psychopharmacol. Bull. 20 (1984b) 308

Ullmann, R. K., E. K. Sleator, R. L. Sprague: A change of mind: The Conners abbreviated rating scales reconsidered. J. abnorm. Child Psychol. 13 (1985) 553

Villinger, W.: Jugendpsychiatrie. In: Fischer-Lexikon Medizin, Bd. III. Fischer, Frankfurt 1959

Vogel, F., P. Propping: Moderne Vererbungsforschung und menschliche Psyche. Dtsch. med. Wschr. 108 (1983) 83

Wing, L.: Observations on the psychiatric section of the ICD and the British Glossary of Mental Disorders. Psychol. Med. 1 (1970) 79

Wirt, R. D., D. Lachar, J. K. Klinedinst, Ph. D. Seat: Multidimensional description of child personality: a manual for the personality inventory for children. Western Psychological Services, Los Angeles/CA 1977

Zerbin-Rüdin, E.: Psychiatrische Genetik. In: Psychiatrie der Gegenwart, Bd. I, Teil 2, hrsg. von K. P. Kisker, J. E. Meyer, 2. Aufl. Springer, Berlin 1980

Ziehen, T.: Die Geisteskrankheiten im Kindesalter. Reuther & Reichard, Berlin 1915

Klinische Psychologie

Lothar R. Schmidt

Einleitung

Über das weit verzweigte Gebiet der Klinischen Psychologie sind allein im deutschsprachigen Bereich in den letzten Jahren mehre umfangreiche Darstellungen erschienen (WITTLING 1980; MINSEL u. SCHELLER 1981–1983; BASTINE 1984; SCHMIDT 1984a). In diesem Kapitel kann nur auf einige für die *Kinder- und Jugendpsychiatrie* besonders wichtige Gesichtspunkte der Klinischen Psychologie eingegangen werden.

In Tab. 2.33 wurden die wesentlichen Methoden, Zielgruppen, Indikationen und Tätigkeitsfelder der Klinischen Psychologie in ihrer Anwendung bei Kindern und Jugendlichen zusammengestellt.

Die Arbeit des Klinischen Psychologen soll weitgehend eigenständig und eigenverantwortlich erfolgen und im wesentlichen auf Theorien, Erkenntnissen und Methoden der Psychologie basieren. Durch die Betonung der Eigenständigkeit soll nicht für eine Abkapselung oder für einen Verzicht auf die Zusammenarbeit in interdisziplinären Teams plädiert, sondern lediglich auf die kompetenzbedingte Gleichrangigkeit des Psychologen in verschiedenen klinischen Arbeitsgruppen hingewiesen werden.

Obwohl die Klinische Psychologie eine angewandte Disziplin ist, sind die Forschung und in vielen Bereichen auch die Lehre als wesentliche Bestandteile anzusehen (vgl. SCHMIDT 1984b). In den USA hat sich ein Ausbildungsmodell durchgesetzt, das davon ausgeht, daß der Klinische Psychologe Wissenschaftler *und* Praktiker sein muß.

Zumindest in ihrer praktischen Anwendung hat die Klinische Psychologie ihren Ausgangspunkt in der Arbeit mit Kindern und Jugendlichen gefunden. Die erste psychologische Klinik, die WITMER 1896 in den USA gründete, war überwiegend auf Diagnostik und Therapie von schwachsinnigen Kindern, Kindern mit sensorischen Störungen und Sprachproblemen ausgerichtet. Dieser Klinik, in der auch gelehrt wurde, war eine Art Sonderschule angeschlossen. Auch in Deutschland reicht die Entwicklung der klinischen Kinder- und Jugendpsychologie bis zum Beginn dieses Jahrhunderts zurück. Durch das Reichsjugendwohlfahrtsgesetz wurde schon 1922 die Einrichtung von Erziehungsberatungsstellen eine Pflichtaufgabe der Jugendämter. Eine stürmische Aufwärtsentwicklung erlebte die auf Kinder und Jugendliche orientierte Klinische Psychologie in der Bundesrepublik Deutschland jedoch erst nach dem 2. Weltkrieg.

Obwohl sehr viele Klinische Psychologen mit Kindern und Jugendlichen arbeiten, gibt es bisher noch keinen formalen Postgraduiertenabschluß für entsprechend spezialisierte Diplom-Psychologen. In den USA wurde als Spezialisierung der *Clinical Child Psychologist* geschaffen. In Tab. 2.34 ist das Curriculum für den Clinical Child Psychologist der University of Washington (PERRY 1978) dargestellt, das einerseits kindbezogen ist und andererseits das Modell vom Wissenschaftler und Praktiker berücksichtigt.

Trotzdem wird auch in den USA häufig eine Vernachlässigung der klinisch-psychologischen Forschung bei Kindern und Jugendlichen beklagt.

Nichtsdestoweniger hat die Klinische Psychologie einen wichtigen Beitrag zur Kinder- und Jugendpsychiatrie geleistet und zu leisten, der nach der Skizzierung einiger Trends in der Klinischen Psy-

Tabelle 2.**33** Klinische Psychologie (bei Kindern und Jugendlichen)

Methoden:	Prävention, Psychodiagnostik, Beratung, Psychotherapie, Rehabilitation
Zielgruppen:	Kinder und Jugendliche
	sowie deren Bezugspersonen (Eltern, Geschwister, Lehrer, Freunde, Klassenkameraden)
	und deren Bezugsgruppen (Familie, Schulklassen, Freizeitgruppen)
Indikationen:	Störungen im Verhalten
	Störungen im Erleben
	funktionelle Beschwerden und somatische Erkrankungen (mit psychosozialer Mitbedingung, Auslösung oder Aufrechterhaltung)
Hauptsächliche Tätigkeitsfelder:	Beratungsstellen (z. B. Erziehungsberatung, Drogenberatung)
	Schulen
	Kinder- und Jugendheime
	gemeindenahe Einrichtungen
	private Praxen
	in der Medizin:
	Kinder- und Jugendpsychiatrie
	Pädiatrie

Tabelle 2.**34** Curriculum des Klinischen Kinderpsychologen der University of Washington (nach *Perry* 1978)

1. *Grundlagen und Theorie*
1.1 Klinische Kinderpsychologie
1.2 Persönlichkeitstheorie oder Persönlichkeit und soziale Entwicklung
1.3 Psychopathologie des Kindes und Verhaltensänderungen
1.4 Ein zusätzlicher Kurs auf einem Gebiet der Devianz (z. B. Autismus, minimale Hirnschädigung, Depression, Lernschwierigkeiten)
1.5 Ein zusätzlicher Kurs auf einem Gebiet der Behandlung (z. B. Verhaltensmodifikation, Familientherapie, interdisziplinäre Behandlung von behinderten Kindern)
1.6 Drei der folgenden Kurse über Entwicklungspsychologie: Theorien der Entwicklungspsychologie, Wahrnehmungsentwicklung, kognitive Entwicklung, Entwicklung der Persönlichkeit und des Sozialverhaltens, Sprachentwicklung
2. *Praxisbezogene klinische Arbeit*
2.1 Feldarbeit in einer gemeindenahen Einrichtung
2.2 Intelligenzdiagnostik
2.3 Diagnostik im Kindes- und Jugendalter
2.4 Klinische Methoden: in der Klinik des Psychologie-Departments
2.5 Klinische Methoden: in einer gemeindenahen Einrichtung
2.6 Klinische „Internship"
3. *Forschungstraining*
3.1 Seminar über klinische Forschung bei Kindern (fortlaufend)
3.2 Einführung in die Meßtheorie
3.3 Versuchspläne
3.4 Zwei der folgenden Kurse: Längsschnittuntersuchungen, experimentelle Ansätze zur Erfassung der Persönlichkeit, experimentelle Probleme in der Klinischen Psychologie, Diagnostik und Modifikation im Bereich der Sondererziehung

chologie und der gemeinsamen Problemfelder der Klinischen Psychologie und der Kinder- und Jugendpsychiatrie umrissen werden soll.

Trends in der Klinischen Psychologie

Die Klinische Psychologie ist in ihren Zielsetzungen, Methoden und Tätigkeitsfeldern einer raschen Entwicklung unterworfen. Im folgenden seien drei wichtige, nur teilweise voneinander unabhängige Trends angesprochen.

Erweiterung der Tätigkeitsfelder in der Medizin

Lange Zeit war die kindbezogene klinisch-psychologische Arbeit in medizinischen Einrichtungen vor allem auf Störungen des Verhaltens und Erlebens und schon seltener auf psychosomatische Störungen konzentriert, wobei die überwiegende Anzahl Klinischer Psychologen in der Psychiatrie und Neurologie beschäftigt war. In den letzten Jahren ist jedoch ein Trend erkennbar, psychologische Erkenntnisse und Methoden vermehrt in der gesamten Medizin anzuwenden und damit auch die Probleme von Kindern im Krankenhaus, die psychologische Verarbeitung schwerer organischer Erkrankungen und ihrer Folgen und die psychologische Vorbereitung auf diagnostische und therapeutische Maßnahmen in der Medizin zu bearbeiten (vgl. SCHMIDT 1984c). Diese Entwicklungen, die sich als „Psychologie in der Medizin" bezeichnen lassen, sind durch die Einführung der Medizinischen Psychologie als Pflichtfach der ärztlichen Ausbildung in der Bundesrepublik Deutschland forciert worden.

Betonung der Psychotherapie

Gerade aus den eigenen Reihen wurde gegenüber der „traditionellen" Klinischen Psychologie häufig der Vorwurf erhoben, daß sie sich zu stark auf die Psychodiagnostik konzentriere. Im letzten Jahrzehnt haben sich Klinische Psychologen vermehrt der Psychotherapie zugewandt (vgl. WITTCHEN u. FICHTER 1980). Eine Betonung der Psychotherapie ist dann begrüßenswert, wenn sie auf einer theoretisch fundierten, empirisch überprüfbaren Basis gründet (vgl. BAUMANN 1984). Problematisch und den Berufsstand schädigend ist hingegen der „Psychoboom" mit seinen ausfernden, unkontrollierten Praktiken. Eine kritische Analyse dieser Therapieschwemme hat MICHAELIS (1981) vorgelegt.
Rechtlich ist die Ausübung von Psychotherapie durch Diplom-Psychologen immer noch nicht abschließend geregelt. Die Notwendigkeit einer dem Ausbildungsniveau angemessenen Regelung wurde auch vom Wissenschaftsrat (1983) unterstrichen. Die derzeit von Diplom-Psychologen mehr und mehr angestrebte Zulassung zur Ausübung der Heilkunde gemäß Heilpraktikergesetz ist eine gänzlich unzulängliche Notlösung. Eine solche Regelung kann auch dann nicht befriedigen, wenn die Zulassung in modifizierter Form erfolgt und sich auf die Ausübung von Psychotherapie beschränkt.

Reformbestrebungen

In der Klinischen Psychologie gibt es eine Reihe von Reformbestrebungen, die sich in ihrer Tragweite und der Spezifität der Zielsetzungen sowie

vor allem in deren wissenschaftlicher und empirischer Begründung stark voneinander unterscheiden.
Weithin unterstützt wird in der Klinischen Psychologie die Forderung nach primärer Prävention und einer Gesundheitspsychologie (vgl. BECKER 1982). Wie auch in der Psychiatrie ist in der Klinischen Psychologie ein prinzipieller Konsens hinsichtlich der Bedeutung der gemeindenahen Versorgung zu erkennen. Deren Ausmaß und Orientierung sind jedoch durchaus umstritten.
Weiterreichende Reformgedanken sind oft in der Gefahr, sich in erster Linie von politischen und erst in zweiter Linie von wissenschaftlichen Aspekten leiten zu lassen. Bei aller Notwendigkeit, psychologische Erkenntnisse und Methoden zu Teilveränderungen in der Gesellschaft einzusetzen, ist die Psychologie nicht in der Lage, idealtypische Normen für eine neue, „gesunde" Gesellschaft zu setzen. Derartige Versuche überschreiten rasch die Grenzen einer empirisch orientierten Wissenschaft.

Gemeinsame Problemfelder der Klinischen Psychologie und der Kinder- und Jugendpsychiatrie

Beim Vergleich der Tätigkeitsfelder der Kinder- und Jugendpsychiater und der Klinischen Psychologen und beim Vergleich gängiger Lehr- und Handbücher beider Disziplinen wird – sieht man davon ab, daß Psychologen keine körperlichen Untersuchungen durchführen und nicht mit Pharmaka therapieren – eine breite Überlappung deutlich. Deshalb kann man FÖRSTER (1966, S. 54) immer noch zustimmen, wenn er formulierte: „Der Unterschied zwischen der Jugendpsychiatrie und der Psychologie kann demnach nicht so sehr in den Gegenständen und Aufgaben begründet sein, denen sie sich zuzuwenden vermögen, sondern in den *fachspezifischen Denkweisen und Methoden.*" Diese historisch gewachsenen Unterschiede bedingen, daß von der Kinder- und Jugendpsychiatrie die Psychopathologie und die Syndrome und innerhalb der klinischen Klassen die „große" Psychiatrie stärker in den Vordergrund gerückt werden als von der Klinischen Psychologie, während letztere die Psychodiagnostik, bestimmte psychotherapeutische Methoden und inhaltlich betrachtet Leistungsstörungen und Neurosen als Aufgabenbereiche bevorzugt. In den meisten Einrichtungen, in denen sowohl Kinder- und Jugendpsychiater als auch Klinische Psychologen arbeiten, dürfte es deshalb zu einer Arbeitsteilung nach inhaltlichen und methodischen Vorlieben gekommen sein, die sicherlich zu der weitgehend reibungsfreien Zusammenarbeit zwischen beiden Berufsständen beigetragen hat. Auch in der Forschung läßt sich eine solche arbeitsteilige Kooperation häufig erkennen.
Darüber hinaus zeigen sich unterschiedliche Chancen und Präferenzen, wenn man die Anzahl der Angehörigen beider Berufsgruppen in verschiedenen klinischen Einrichtungen vergleicht. Während 1973 (vgl. Deutscher Bundestag 1975) an den allerdings nur teilweise erfaßten kinder- und jugendpsychiatrischen Einrichtungen in der Bundesrepublik 90 Ärzte (überwiegend Kinderpsychiater) und nur 31 Psychologen beschäftigt waren, arbeiteten im Jahre 1974 an den 422 Erziehungsberatungsstellen, die den Richtlinien der Bundeskonferenz für Erziehungsberatung genügten, 1072 Psychologen (davon 892 hauptamtlich) gegenüber 348 Ärzten (davon nur 51 hauptamtlich), wobei unter diesen wiederum nur ein Teil Kinder- und Jugendpsychiater waren. In der ambulanten Versorgung psychisch gestörter und kranker Kinder ist somit – auch wenn man die niedergelassenen Kinderpsychiater einbezieht – ein Übergewicht der Klinischen Psychologen, in der stationären Versorgung ein Übergewicht der Psychiater zu erkennen.

Beiträge der Klinischen Psychologie zur Kinder- und Jugendpsychiatrie

Bei der Vielfalt der Forschungsergebnisse und Praxisberichte kann der Stellenwert der Klinischen Psychologie in der Kinder- und Jugendpsychiatrie zwangsläufig nur unter subjektiver Akzentsetzung und unter Betonung von Entwicklungen im deutschen Sprachraum angedeutet werden. Über die Klinische Psychologie hinaus hat eine große Anzahl anderer psychologischer Disziplinen den Erkenntnisstand hinsichtlich des Verhaltens und Erlebens von Kindern und Jugendlichen und deren Modifikation erheblich beeinflußt. Dazu gehören vor allem die Pädagogische Psychologie, die Entwicklungspsychologie und die Schulpsychologie. M. SCHMIDT (1985) hat eine Reihe von Beiträgen der Psychologie zur Kinder- und Jugendpsychiatrie herausgestellt.

Psychodiagnostik und Systematik

Die Psychodiagnostik ist während der letzten Jahre von vielen Richtungen und Strömungen in der Psychologie unter verschiedenen Aspekten stark kritisiert worden (vgl. PAWLIK 1976a; SCHMIDT 1978). Trotz dieser Kritik und dem Schlagwort von der „Krise in der Diagnostik" ist die Psychodiagnostik ein – wenn auch teilweise gewandelter – intensiver Forschungs- und Praxisbereich geblieben, der gerade in der Klinischen Psychologie nicht an Bedeutung verloren hat. Die häufig zu generelle Kritik an der Psychodiagnostik übersieht, daß es *die* Psychodiagnostik oder *die* „traditionelle" Dia-

Tabelle 2.35 Vier Alternativdimensionen psychodiagnostischer Zielsetzung (nach *Pawlik* 1976b, S. 23)

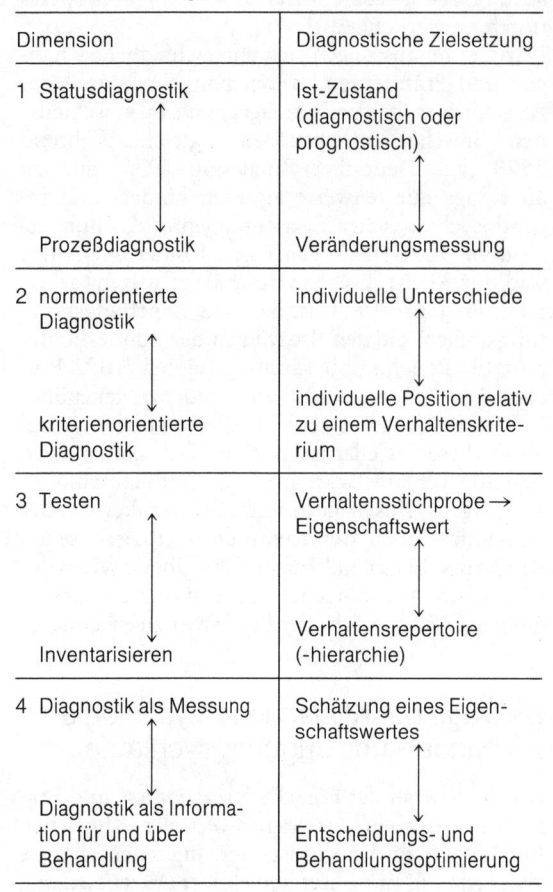

Dimension	Diagnostische Zielsetzung
1 Statusdiagnostik ↕ Prozeßdiagnostik	Ist-Zustand (diagnostisch oder prognostisch) ↕ Veränderungsmessung
2 normorientierte Diagnostik ↕ kriterienorientierte Diagnostik	individuelle Unterschiede ↕ individuelle Position relativ zu einem Verhaltenskriterium
3 Testen ↕ Inventarisieren	Verhaltensstichprobe → Eigenschaftswert ↕ Verhaltensrepertoire (-hierarchie)
4 Diagnostik als Messung ↕ Diagnostik als Information für und über Behandlung	Schätzung eines Eigenschaftswertes ↕ Entscheidungs- und Behandlungsoptimierung

gnostik nicht gibt. Vielmehr umfaßt die Psychodiagnostik eine große Zahl *unterschiedlicher* Modelle, Methoden und Zielsetzungen (vgl. Tab. 2.35). In einem komplexen diagnostischen Prozeß schließen sich verschiedene Akzentuierungen und methodische Ausrichtungen nicht aus, sondern können sich gerade ergänzen (SCHMIDT 1982). Dabei können eigenschaftsorientierte Tests mit zustandsorientierten und situationsspezifischen kombiniert, Fragebögen, objektive und projektive Verfahren gemeinsam eingesetzt und verglichen und traditionelle Intelligenztests zusammen mit Versuchen, den Lernprozeß zu erfassen, benutzt werden, um nur einige Beispiele zu nennen. Weder die statistische und klinische Datenerhebung noch die statistische und klinische Dateninterpretation schließen einander aus. Der häufig erhobene Vorwurf, daß die traditionelle Diagnostik nicht maßnahmenbezogen sei, gilt gerade im klinischen Bereich nur in seltenen Ausnahmefällen (vgl. PLAUM 1982).

Ein wesentlicher Beitrag der Klinischen Psychologie besteht in der Entwicklung umfassender Modelle des *diagnostischen Prozesses,* die vor allem von BOESCH (1954, 1964) und KAMINSKI (1970) vorangetrieben wurde.

Der von BOESCH als „Klinische Methode" bezeichnete diagnostische Prozeß beginnt mit der Herausarbeitung der psychologischen Problemstellung im Einzelfall. Auf diese Probleme bezogen, werden erste Hypothesen formuliert und die zu ihrer Überprüfung geeigneten Verfahren ausgewählt. Bei den Untersuchungsverfahren handelt es sich nicht nur um psychologische Tests, sondern um alle dem Diagnostiker sinnvoll erscheinenden und verfügbaren Verfahren. Die auf deskriptivem, funktionellem und ätiologischem Niveau formulierten Hypothesen müssen anhand aller vorhandenen Informationen unter Beachtung von Konvergenzen und Divergenzen überprüft werden. Die nicht zurückgewiesenen Hypothesen werden im Vorgang der „progressiven Hypothesenbildung" zunehmend verfeinert und mit gezielteren Verfahren und „experimentellem" Vorgehen abgeklärt. Ziel des diagnostischen Prozesses nach BOESCH ist weniger die nosologisch orientierte Klassifikation als die „Syndromatisierung" der Daten mit Hilfe eines umfassenden Handlungsmodells.

KAMINSKI (1970) hat ein ungewöhnlich ausgearbeitetes diagnostisches Modell vorgelegt, bei dem es vor allem um die Problemlösung geht, wie ein Klient vom Zustand 1 (gegenwärtiger Zustand) zu einem Zustand 2 (in der Zukunft, nach Maßnahmen) gebracht werden kann. Die dabei auftretenden diagnostischen Probleme werden formal und didaktisch mit Hilfe zahlreicher, zunehmend differenzierterer Flußdiagramme veranschaulicht und gelöst, die den Diagnostiker dazu zwingen, seine Entscheidungen rational zu überprüfen. Mit einem Schwerpunkt auf der Kognitionstheorie versucht KAMINSKI aufzuzeigen, wie Grundkenntnisse der Psychologie aus verschiedenen Bereichen in das Gebiet der diagnostischen Psychologie übertragen werden können. Ohne Festlegung auf eine bestimmte Schule der Psychologie wendet er das Wissen aus den Bereichen der Kognition, des Verhaltens und der Persönlichkeitsorganisation auf die psychologische Diagnostik an.

Diese differenzierten und flexiblen Modelle eignen sich besonders für die Diagnostik im Kindes- und Jugendalter und sind bisher in der Vielfalt ihrer Möglichkeiten noch keineswegs ausgeschöpft worden. Beide Modelle erlauben die Integration der Daten aus psychiatrischen und psychologischen Quellen.

Von den vielfältigen Versuchen, die Einzelfalldiagnostik *psychometrisch* abzusichern, seien hier vor allem die Ansätze von HUBER (1973, 1978) und von TACK (1984) erwähnt. Die von diesen Autoren entwickelten und diskutierten Methoden erlauben sowohl eine objektivere psychometrische Diagnostik als auch die statistische Absicherung des Erfolges von Maßnahmen.

Unter diagnostischen und therapeutischen Aspekten ist es gerade im Kindes- und Jugendalter wesentlich, *situative* und *zeitliche Veränderungen* zu erfassen und statistisch zu verarbeiten. Dazu wurde eine Reihe von inhaltlich und methodisch orientierten Ansätzen entwickelt, wie Testing the Limits (vgl. SCHMIDT 1971), Lernfähigkeitsdiagnostik (vgl. GUTHKE 1976, 1982) oder Zeitreihenanalysen (vgl. PETERMANN 1978; FAHRENBERG 1982; MÖBUS u. NAGL 1983). Die damit einhergehenden Möglichkeiten der Datenerhebung und -analyse erlauben es, die herkömmliche Psychodiagnostik zu ergänzen und die wesentlichsten kritischen Einwände mangelnder Situations- und Veränderungsbezogenheit zu entkräften, ohne gleichzeitig auf eine explizite, abgesicherte Psychodiagnostik zu verzichten.

Zur *Klassifikation* von Kindern und Jugendlichen hat die Klinische Psychologie erst in jüngerer Zeit essentiellere Beiträge geleistet. ACHENBACH (1982) hat vor allem die faktorenanalytischen Möglichkeiten der auf Symptomen beruhenden Diagnostik überprüft und dabei relativ altersstabile Skalen ermittelt. Nach ACHENBACH u. EDELBROCK (1978) ist eine größere Zahl von Breitband- und Schmalbandsyndromen mit beträchtlicher Konsistenz nachgewiesen worden.

Den derzeit in der Psychiatrie sehr favorisierten *multiaxialen* Ansatz haben REMSCHMIDT u. SCHMIDT (1977) im deutschen Sprachraum auf die Kinder- und Jugendpsychiatrie übertragen. Dieses Multiaxiale Klassifikationsschema lehnt sich an die ICD 9 an und ergänzt sie. Die vielfältigen Vorteile, die ein solches System bietet, werden von den Autoren herausgestellt und mit größeren empirischen Untersuchungen belegt (REMSCHMIDT u. SCHMIDT 1983).

Dieses Klassifikationssystem enthält folgende fünf Achsen:

Achse I: klinisch-psychiatrisches Syndrom (im wesentlichen entsprechend ICD 9);
Achse II: umschriebene Entwicklungsrückstände (keine allgemeinen Entwicklungsverzögerungen);
Achse III: Intelligenzniveau (derzeitiges Intelligenzniveau ohne ätiologische oder prognostische Festlegungen);
Achse IV: körperliche Symptomatik (auch ohne Verbindung zu psychiatrischen Störungen);
Achse V: abnorme psychosoziale Umstände (derzeitige abnorme psychosoziale Umstände, soweit sie erheblich sind).

Der Vorteil der Beschränkung auf die *aktuelle* Situation und die aktuellen Schwierigkeiten wird jedoch erkauft mit der weitgehenden Ausklammerung der Ätiologie und des Verlaufs.

Von Psychologen und Psychiatern wurde gemeinsam der statistische Erhebungsbogen der Bundeskonferenz für Erziehungsberatung erarbeitet. Dieser Erhebungsbogen berücksichtigt zahlreiche Aspekte der Symptomatik, der Ätiologie, des Verlaufs und der Nosologie.

Zahlreich, wenn auch in sehr unterschiedlicher Dichte, sind die Untersuchungen zu *einzelnen klinischen Klassen* bzw. zu den Störungen einzelner *Funktionsbereiche*. Dabei ist die Leistungsdiagnostik nach wie vor ein Schwerpunkt der klinisch orientierten Psychodiagnostik. Systematische Untersuchungen zur Symptomatologie, Ätiologie und Psychodiagnostik von emotionalen und psychosomatischen Störungen (vgl. SCHLOTTKE u. WETZEL 1980; STEINHAUSEN 1981) des Kindes- und Jugendalters sind hingegen geringer an Zahl, während die kindlichen Psychosen von der Klinischen Psychologie weitgehend ausgeklammert werden.

Hinsichtlich der Bewährung herkömmlicher *Tests* im klinischen Bereich, von klinisch orientierten Testneuentwicklungen und testtheoretischen Diskussionen sei auf die einschlägigen Sammelreferate, Lehr- und Handbücher verwiesen (vgl. BRICKENKAMP 1975; SCHMIDTCHEN 1975; GROFFMANN u. MICHEL 1982, 1983; SCHMIDT 1978, 1984a). Einen differenzierten Überblick zu den in unserem Zusammenhang besonders wichtigen Entwicklungstests haben FILIPP u. DOENGES (1983) gegeben. Die Psychodiagnostik bei Kindern und Jugendlichen erfordert häufig eine besondere Erfahrung und den Einsatz der kontrollierten „experimentellen" Variation (vgl. SCHMIDT 1971).

Darüber hinaus wird bei Kindern besonders deutlich, daß Tests nur *einen* Zugang innerhalb des komplexen diagnostischen Prozesses darstellen. SCHMIDT u. KESSLER (1976) sind auf die methodischen Probleme von Fremd- und Eigenanamnesen im diagnostischen Prozeß ausführlich eingegangen und haben darüber hinaus verschiedene Anamneseschemata vergleichend zusammengestellt. Von DEEGENER (1984) werden methodische und inhaltliche Aspekte der Anamnese und Biographie im Kindes- und Jugendalter mit vielfältigen Anwendungsmöglichkeiten in der Kinder- und Jugendpsychiatrie dargestellt.

Maßnahmen

In der auf Kinder und Jugendliche orientierten Klinischen Psychologie kam den Maßnahmen in Theorie und Praxis stets eine große Bedeutung zu. Unter diesen Maßnahmen dominierten lange Zeit die Beratung von Kindern und Jugendlichen sowie von deren Eltern und Lehrern, heilpädagogische Maßnahmen und verschiedene Formen der Spieltherapie. Die Entwicklung weiterer kindgerechter psychotherapeutischer Methoden führte zu einer verstärkten Maßnahmenorientierung Klinischer Psychologen und zu einer Indikationserweiterung. Bislang sind die dringend erforderlichen Methoden der primären und sekundären *Prävention* (vgl. ELLMANN u. Mitarb. 1980; BECKER 1984) noch wenig in die Praxis umgesetzt worden, jedoch scheint allgemein ein stärkeres Bewußtsein der Notwendigkeit von Prävention zu bestehen. Ebenfalls nicht befriedigend ist bislang der Umfang und Einsatz von Methoden der *Rehabilitation* bei ver-

Tabelle 2.36 Ordnungsschema für verhaltenstherapeutische Techniken (aus B. H. Kessler: Verhaltenstherapie. In: Lehrbuch der Klinischen Psychologie, hrsg. von L. R. Schmidt. Enke, Stuttgart 1984, S. 538)

	therapeutenkontrolliert	selbstkontrolliert
offen beobachtbare Verhaltensweisen	operantes Konditionieren, Modellernen, klassisches Konditionieren Reizkonfrontation in vivo	Selbstkontrolle: Reizkontrollen, Verstärkerkontrollen
physiologisch-organische Reaktionen	systematische Desensibilisierung, Angsterleichterung, Atmungserleichterung, heterosexuelle Konditionierung, orgasmische Rekonditionierung, Bettnässer-Wecker	selbstkontrollierte systematische Desensibilisierungen, Selbstentspannung, Biofeedback
verdeckte Reaktionen	rational-emotive Therapie, kognitive Restrukturierungen, systematische rationale Restrukturierungen	coverante Kontrolle, verdeckte Konditionierungen, Selbstinstruktionen

schiedenen Behinderungen im Kindes- und Jugendalter (vgl. BUDDE 1984).
Wie schon aus der Namengebung vieler klinisch-psychologischer Einrichtungen hervorgeht, war die *Beratung* in ihren vielfältigen Formen (vgl. HEIL u. SCHELLER 1984) lange Zeit die führende, wenn nicht die ausschließliche, auf Modifikation ausgerichtete Methode. Der ohnehin schon immer fließende Übergang von der Beratung zur Psychotherapie (die Beratung ist allerdings häufiger und zumindest zusätzlich auf die Bezugspersonen von Kindern und Jugendlichen orientiert) verwischt sich in letzter Zeit noch mehr, da viele Beratungen die Form von Modifikationsprogrammen annehmen oder zumindest vor allem zur Vermittlung modifikatorischer Ansätze an Eltern und andere Bezugspersonen als Kotherapeuten dienen.
Die gravierendste Veränderung im Berufsbild Klinischer Psychologen während der letzten Jahre ergibt sich durch die zunehmende Hinwendung zur *Psychotherapie*. SAILE (1984) hat in einem Übersichtsreferat die Besonderheiten der psychotherapeutischen Behandlung von Kindern und die Methoden der Kinderpsychoanalyse, klientenzentrierten Spieltherapie und der Verhaltenstherapie behandelt. Eine weitere zusammenfassende Betrachtung zu diesem Bereich wurde von SCHMIDTCHEN u. SCHLÜTER (1980) vorgelegt.
Die vielfältigen Techniken der *Verhaltenstherapie* hat KESSLER (1984) in ein Ordnungsschema gebracht (vgl. Tab. 2.36), wobei er den Aspekt der Therapeuten- bzw. Selbstkontrolle jeweils auf die Ansatzpunkte der Modifikation, nämlich offen beobachtbares Verhalten, physiologisch-organische Reaktionen und verdeckte Reaktionen, bezieht.
Wie aus seinen Darstellungen hervorgeht, sind die meisten verhaltenstherapeutischen Techniken bei Kindern und Jugendlichen therapeutenkontrolliert und am offen beobachtbaren Verhalten ansetzend, jedoch gibt es auch in den anderen Kategorien eine Reihe von Methoden, die bei Kindern und Jugendlichen mit Gewinn eingesetzt werden können.
SCHMIDTCHEN (1978) hat Theorie und Anwendung verhaltenstherapeutischer Methoden bei Kindern und Jugendlichen zusammenfassend dargestellt und diskutiert, wobei er Stärkungs-, Formungs- und Aufbautechniken einerseits sowie Schwächungs- und Abbautechniken andererseits unterscheidet. Er betont die Überlegenheit verhaltenstherapeutischer Vorgehensweisen wegen ihrer starken Fremdsteuerung bei häufiger Umweltbedingtheit der kindlichen Verhaltensstörungen und wegen ihrer Störungs- und Personenspezifität.
Die zuweilen schon praktizierte Kombination von psychiatrischen und psychotherapeutischen Maßnahmen und die aufgrund präziser Psychodiagnostik und Evaluation differentielle Indikationsstellung einzelner psychotherapeutischer Methoden dürften in absehbarer Zeit den Beitrag der Klinischen Psychologie zur Kinder- und Jugendpsychiatrie und damit auch die Interaktionen zwischen Kinder- und Jugendpsychiatern und Klinischen Psychologen weiter verbessern. Es erscheint selbstverständlich, daß sich die Klinische Psychologie nicht nur auf die Forschung beschränken kann, sondern auch die Praxis einbeziehen muß.

Literatur

Achenbach, T. M.: Research methods in developmental psychopathology. In: Handbook of Research Methods in Clinical Psychology, hrsg. von P. C. Kendall, J. N. Butcher. Wiley, New York 1982 (p. 569–589)
Achenbach, T. M., C. S. Edelbrock: The classification of child psychopathology: A review and analysis of empirical efforts. Psychol. Bull. 85 (1978) 1275
Bastine, R.: Klinische Psychologie, Bd. I. Kohlhammer, Stuttgart 1984
Baumann, U.: Psychotherapie: Makro-/Mikroperspektive. Hogrefe, Göttingen 1984
Becker, P.: Psychologie der seelischen Gesundheit, Bd. I. Hogrefe, Göttingen 1982

Becker, P.: Primäre Prävention. In: Lehrbuch der Klinischen Psychologie, hrsg. von L. R. Schmidt. Enke, Stuttgart 1984 (S. 355)

Boesch, E. E.: Über die klinische Methode in der psychologischen Diagnostik. Z. diagn. Psychol. u. Persönlichkeitsforschung 2 (1954) 275

Boesch, E. E.: Die diagnostische Systematisierung. In: Handbuch der Psychologie, Bd. VI: Psychologische Diagnostik, hrsg. von R. Heiss. Hogrefe, Göttingen 1964 (S. 930)

Brickenkamp, R.: Handbuch psychologischer und pädagogischer Tests. Hogrefe, Göttingen 1975

Budde, H.-G.: Rehabilitation: Grundlagen und psychologische Methoden. In: Lehrbuch der Klinischen Psychologie, hrsg. von L. R. Schmidt. Enke, Stuttgart 1984 (S. 412)

Deegener, G.: Anamnese und Biographie im Kindes- und Jugendalter. Beltz, Weinheim 1984

Deutscher Bundestag (Hrsg.): Bericht über die Lage der Psychiatrie in der Bundesrepublik Deutschland. Universitäts-Buchdruckerei, Bonn 1975

Ellmann, R., H. J. Koch, S. Meyer-Plath, W. Butollo: Im Schnittpunkt von Entwicklungspsychologie und Klinischer Psychologie: Entwicklungsverläufe und Prävention kindlicher Verhaltensstörungen. In: Klinische Psychologie, Trends in Forschung und Praxis, Bd. III, hrsg. von U. Baumann, H. Berbalk, G. Seidenstücker. Huber, Bern 1980 (S. 220)

Fahrenberg, J.: Probleme der Mehrebenen-Beschreibung und Prozeß-Forschung. Forschungsberichte des Psychologischen Instituts, Nr. 8. Freiburg 1982

Filipp, S.-H., D. Doenges: Entwicklungstests. In: Enzyklopädie der Psychologie, Themenbereich B, Serie II, Bd. 2: Intelligenz- und Leistungsdiagnostik, hrsg. von K.-J. Groffmann, L. Michel. Hogrefe, Göttingen 1983 (S. 202)

Förster, E.: Die unterschiedlichen Perspektiven jugendpsychiatrischer und psychologischer Diagnostik. In: Jugendpsychiatrische und psychologische Diagnostik, hrsg. von E. Förster, K.-H. Wewetzer. Huber, Bern 1966 (S. 52)

Groffmann, K.-J., L. Michel (Hrsg.): Enzyklopädie der Psychologie, Themenbereich B, Serie II: Psychologische Diagnostik, Bd. 1-4. Hogrefe, Göttingen 1982

Guthke, J.: Entwicklungsstand und Probleme der Lernfähigkeitsdiagnostik, Teil I und II. Z. Psychol. 184 (1976) 103 und 215

Guthke, J.: The learning test concept – an alternative to the traditional static intelligence test. Germ. J. Psychol. 6 (1982) 306

Heil, F. E., R. Scheller: Psychologische Beratung. In: Lehrbuch der Klinischen Psychologie, hrsg. von L. R. Schmidt. Enke, Stuttgart 1984 (S. 390)

Huber, H. P.: Psychometrische Einzelfalldiagnostik. Beltz, Weinheim 1973

Huber, H. P.: Kontrollierte Fallstudie. In: Handbuch der Psychologie, Bd. VIII: Klinische Psychologie, 2. Halbband, hrsg. von L. J. Pongratz. Hogrefe, Göttingen 1978 (S. 1153)

Kaminski, G.: Verhaltenstheorie und Verhaltensmodifikation. Klett, Stuttgart 1970

Kessler, B. H.: Verhaltenstherapie. In: Lehrbuch der Klinischen Psychologie, hrsg. von L. R. Schmidt. Enke, Stuttgart 1984 (S. 534)

Michaelis, W.: Psychotherapieschwemme – zufällig oder zwangsläufig? In: Psychotherapie, hrsg. von W.-R. Minsel, R. Scheller. Kösel, München 1981 (S. 74)

Minsel, W.-R., R. Scheller (Hrsg.): Brennpunkte der Klinischen Psychologie, Bd. 1-6. Kösel, München 1981-1983

Möbus, C., W. Nagl: Messung, Analyse und Prognose von Veränderungen. In: Enzyklopädie der Psychologie, Themenbereich B, Serie I, Bd. 5: Hypothesenprüfung, hrsg. von J. Bredenkamp, H. Feger. Hogrefe, Göttingen 1982 (S. 239)

Pawlik, K. (Hrsg.): Diagnose der Diagnostik. Klett, Stuttgart 1976a

Pawlik, K.: Modell- und Praxisdimensionen psychologischer Diagnostik. In: Diagnose der Diagnostik, hrsg. von K. Pawlik. Klett, Stuttgart 1976b (S. 13)

Perry, M. A.: Development of a clinical child psychology training program. Profess. Psychol. 9 (1978) 677

Petermann, F.: Veränderungsmessung. Kohlhammer, Stuttgart 1978

Plaum, E. (Hrsg.): Diagnostik zwischen Grundlagenforschung und Intervention. Beltz, Weinheim 1982

Remschmidt, H., M. Schmidt (Hrsg.): Multiaxiales Klassifikationsschema für psychiatrische Erkrankungen im Kindes- und Jugendalter nach Rutter, Shaffer und Sturge. Huber, Bern 1977, 2. Aufl. 1986

Remschmidt, H., M. Schmidt (Hrsg.): Multiaxiale Diagnostik in der Kinder- und Jugendpsychiatrie. Ergebnisse empirischer Untersuchungen. Huber, Bern 1983

Saile, H.: Psychotherapie bei Kindern. In: Lehrbuch der Klinischen Psychologie, hrsg. von L. R. Schmidt. Enke, Stuttgart 1984 (S. 659)

Schlottke, P. F., H. Wetzel (Hrsg.): Psychologische Behandlung von Kindern und Jugendlichen. Urban & Schwarzenberg, München 1980

Schmidt, L. R.: Testing the Limits im Leistungsverhalten. In: Praxis der Klinischen Psychologie, Bd. II, hrsg. von E. Duhm. Hogrefe, Göttingen 1971 (S. 10)

Schmidt, L. R.: Assessment and tests in clinical psychology. Germ. J. Psychol. 2 (1978) 153

Schmidt, L. R.: Diagnostische Begutachtung. In: Enzyklopädie der Psychologie, Themenbereich B, Serie II, Bd. 1: Grundlagen psychologischer Diagnostik, hrsg. von K.-J. Groffmann, L. Michel. Hogrefe, Göttingen 1982 (S. 467)

Schmidt, L. R. (Hrsg.): Lehrbuch der Klinischen Psychologie, 2. Aufl. Enke, Stuttgart 1984a

Schmidt, L. R.: Klinische Psychologie. In: Lehrbuch der Klinischen Psychologie, hrsg. von L. R. Schmidt. Enke, Stuttgart 1984b (S. 3)

Schmidt, L. R.: Psychologie in der Medizin. Thieme, Stuttgart 1984c

Schmidt, L. R., B. H. Kessler: Anamnese. Methodische Probleme, Erhebungsstrategien und Schemata. Beltz, Weinheim 1976

Schmidt, M.: Psychologie für Kinder- und Jugendpsychiatrie. In: Psychologie für Psychiatrie und Medizin, hrsg. von H. J. Bochnik, W. Richtberg. Beltz, Weinheim 1985 (S. 87)

Schmidtchen, S.: Psychologische Tests für Kinder und Jugendliche. Hogrefe, Göttingen 1975

Schmidtchen, S.: Die Verhaltenstherapie als Behandlungskonzept für Kinder und Jugendliche. In: Handbuch der Psychologie, Bd. VIII: Klinische Psychologie, 2. Halbband, hrsg. von L. J. Pongratz. Hogrefe, Göttingen 1978 (S. 2451)

Schmidtchen, S., A. Schlüter: Kinderpsychotherapie. In: Klinische Psychologie. Trends in Forschung und Praxis, Bd. III, hrsg. von U. Baumann, H. Berbalk, G. Seidenstücker. Huber, Bern 1980 (S. 251)

Steinhausen, H.-C. (Hrsg.): Psychosomatische Störungen und Krankheiten bei Kindern und Jugendlichen. Kohlhammer, Stuttgart 1981

Tack, W. H.: Entscheidungsstrategien im diagnostischen Prozeß. In: Lehrbuch der Klinischen Psychologie, hrsg. von L. R. Schmidt. Enke, Stuttgart 1984 (S. 139)

Wissenschaftsrat: Empfehlungen zur Forschung in der Psychologie. Köln 1983

Wittchen, H.-U., M. M. Fichter: Psychotherapie in der Bundesrepublik. Beltz, Weinheim 1980

Wittling, W. (Hrsg.): Handbuch der Klinischen Psychologie. Hoffmann und Campe, Hamburg 1980

Pädagogik und Sonderpädagogik

Ulrich Bleidick

Pädagogik, Sonderpädagogik, Kinder- und Jugendpsychiatrie: Gemeinsamkeiten und Abgrenzungen, Grund- und Anwendungswissenschaften

Kinder- und Jugendpsychiatrie befaßt sich mit den Erscheinungsformen, Ursachen und Heilungsmaßnahmen bei geistig-seelisch normabweichendem Verhalten im Kindes- und Jugendalter. Gegenstand der Pädagogik ist die Theorie und Praxis der Erziehung. Sonderpädagogik als Spezialgebiet der Pädagogik hat es mit der Erziehung behinderter Kinder und Jugendlicher zu tun. Im Bemühen um die Verbesserung der Lebenssituation junger Menschen haben Pädagogik und Kinder- und Jugendpsychiatrie eine gemeinsame Aufgabe, die wechselseitige Unterstützung und Ergänzung erfordert.

Gegenüber diesem Sachzwang zur Kooperation hat es in der Vergangenheit Mißverständnisse gegeben. Das Erziehungswesen für Behinderte etablierte sich schon um die Mitte des vorigen Jahrhunderts unter dem Namen Heilpädagogik, den die Anstaltsleiter GEORGENS und DEINHARDT 1861 wissenschaftlich publik machten. Vom Anspruch einer „pädagogischen Heilung" ausgehend, war es folgerichtig, die Heilpädagogik als „angewandte Kinderpsychiatrie" zu bezeichnen (vgl. BLEIDICK 1984). Die Einsicht, daß bei der Mehrzahl der Behinderungen keine Therapie im medizinischen Sinne gemeint sein kann, war in der Folgezeit ein maßgebender Grund für die Umbenennung in Sonderpädagogik, die sich zuerst in Deutschland zu Beginn der 60er Jahre durchsetzte, mit einiger Verspätung dann in der Schweiz und schließlich in Österreich anzutreffen ist. Das zurückschwingende Pendel dominanter Praxisansprüche und wissenschaftlicher Prestigepositionen drückte sich in Autonomiebestrebungen aus, mit denen die Behindertenpädagogik sich von der Medizin zu lösen versuchte. Heilpädagogik sei „Pädagogik und nichts anderes" (MOOR 1965, S. 273).

Demgegenüber haben die Klassiker der Kinder- und Jugendpsychiatrie des Verhältnis der Disziplinen schon beizeiten unmißverständlich partnerschaftlich geregelt. LUDWIG STRÜMPELL sprach 1890 von einem „binokularen Forschungsfeld" der Heilpädagogik zwischen Medizin und Pädagogik. In der Tradition VILLINGERS (1923) konnte STUTTE (1960) sagen: „Heilpädagogik ist angewandte Kinderpsychiatrie, bedeutet: von biologischen und psychologischen Einsichten durchdrungene Pädagogik für behinderte und psychisch auffällige Kinder".

Die Kooperationsprobleme sind damit nicht sowohl praktisch als auch systematisch geregelt. In wissenschaftstheoretischer Hinsicht ist Sonderpädagogik angewandte Kinder- und Jugendpsychiatrie, etwa wenn es um Diagnosestellung und Therapie psychisch gestörter Kinder in einer Klinik geht. Das Verhältnis von Grund- und Anwendungswissenschaften kehrt sich um, wenn der Psychiater dem Sonderschullehrer bei der Indikationsstellung und begleitenden kinderpsychiatrischen Therapie hilft. Der jeweilige Standpunkt und die Ansatzweisen medizinisch-pädagogischer Hilfe sind mithin entscheidend für die Verteilung von Kompetenzen und Methoden. – Im folgenden ist diese wechselseitige Perspektive anzuwenden; in einem Handbuch der Kinder- und Jugendpsychiatrie überwiegt notwendig der subsidiäre Charakter sonderpädagogischer Maßnahmen.

Der wesentliche Unterschied zwischen sonderpädagogischen und kinder- und jugendpsychiatrischen Fragestellungen läßt sich indessen am Begriff der Behinderung ausmachen. Dem Psychiater geht es um die Prävention und Therapie von Störungen, Behinderungen und Auffälligkeiten des geistig-seelischen Verhaltens. Dies ist nicht das Ziel der Sondererziehung oder vielmehr: Es liegt vor der pädagogischen Betrachtung. Wenn durch Maßnahmen der Sonderpädagogik eine Restitutio ad integrum oder eine Heilung mit Defekt erreicht wird – etwa durch Sprachtherapie bei Sprachstörungen oder durch Verhaltenstherapie bei Verhaltensstörungen –, dann ist das ein willkommener Nebenertrag erzieherischen Bemühens. Im Regelfall des sonderpädagogischen Geschäfts aber kann nicht mit einer Heilung von Sehschädigung, Hörschädigung, Intelligenzdefekt oder Körperbehinderung gerechnet werden. Die hier im medizinischen Sinne unaufhebbare Behinderung wird als intervenierende Variable der Erziehung in Rechnung gestellt (BLEIDICK 1984). Die Behinderung unterbricht buchstäblich die pädagogische Beeinflussung: Das hörgeschädigte Kind ist nicht „ansprechbar", das sehgeschädigte Kind sieht nicht die Schultafel, das intelligenzbeeinträchtigte Kind „begreift" nicht die ihm abverlangten kognitiven Leistungen. Sonderpädagogik ist in diesem Verstande die Wiederherstellung der gestörten pädagogischen Interaktion unter der spezifischen Variation von Behinderung. Der Behinderte muß trotz seiner Behinderung, trotz der Erschwerungen des Lernens und der sozialen Eingliederung unterrichtet und erzogen werden.

Bisweilen wurde in der Sonderpädagogik versucht, leichte und reversible „Störungen" von schweren und irreversiblen „Behinderungen" zu unterscheiden. Die Differenz wäre deshalb wichtig, weil im ersteren Fall die Heilungsaussichten sowohl für den Sonderpädagogen wie für den Kinder- und Jugendpsychiater deckungsgleich und demnach auch die beiderseitigen Maßnahmen kaum zu trennen wären. Sprachtherapie bei Sprachstörungen und namentlich die Therapie von Verhaltensstörungen z. B. durch Verhaltenstherapie, Spieltherapie und Psychotherapie sind dafür ein Beispiel. In der Tat finden diese Behandlungen mit dem Ziel der Heilung fast unterschiedslos sowohl in kinder- und jugendpsychiatrischen Kliniken wie in Heimen und Sonderschulen statt.

In der Sonderpädagogik hat sich diese Abgrenzung letztlich nicht durchsetzen können, obwohl pragmatische Gründe für sie zu sprechen scheinen. Das Begriffssystem der Sonderpädagogik hat sich auf eine Pädagogik der Behinderten im weitesten Sinne etabliert, wenngleich ihre Untergliederungen nicht ganz konsistent bezeichnet sind: Pädagogik der Blinden, der Sehbehinderten, der Gehörlosen, der Schwerhörigen, der Geistigbehinderten, der Lernbehinderten, der Körperbehinderten, der Sprachbehinderten, der Verhaltensgestörten (Deutscher Bildungsrat 1973). Die Schwierigkeiten einer differentiellen Aufgliederung des Behinderungsbegriffs sind einmal umgangssprachlicher Art: Man spricht sowohl von „schweren" Störungen als auch von „leichter" Behinderung. Des weiteren dürfte auch aus sachlichen Gründen weder für den Pädagogen noch für den Psychiater prognostisch im Einzelfall hinlänglich sicher auszumachen sein, wann seelische Störungen behebbar sind und wann nicht. In der Sprachtherapie ist der Fall des leichten Stotterns bekannt, das sich in seiner Resistenz hartnäckig allen Behandlungen entzieht und auch nach Jahren der Latenz wieder aufbricht. Zuletzt endlich verbietet es sich, objektive Verhaltensauffälligkeiten mit der Schwere subjektiver Befindlichkeit zu korrelieren: Der geistig Schwerbehinderte empfindet aufgrund mangelnder Selbstreflexion seine Lebenssituation vielleicht weniger belastend als der von einer Kommunikationsstörung zum Suizid getriebene „leichte" Stotterer.

Die Beispiele belegen, in welcher Weise die Sonderpädagogik angewandte Kinder- und Jugendpsychiatrie sein kann, wie anders herum der Kinderpsychiater dem Sonderpädagogen bei seinen Bemühungen, das Lernen und die soziale Eingliederung des Behinderten durch Unterricht und Erziehung zu verbessern, zu helfen vermag. Sie treffen sich deshalb im gemeinsamen Anliegen.

Der Beitrag der Pädagogik zur kinder- und jugendpsychiatrischen Theorie und Praxis

Die pädagogische Hilfe, die der Lehrer, der Heimerzieher und der Sozialarbeiter in Verlängerung kinder- und jugendpsychiatrischer Absichten anbieten kann, bezieht sich auf Diagnose und auf Therapie. Hierin ist sie jeweils zweifach gelagert: Der Pädagoge kann die medizinische Diagnose (a) akzeptieren, vertiefen, anwenden auf seine Tätigkeit, und er kann sie (b) verändern. Er kann therapeutische Intentionen (c) verwirklichen und verlängern, und er kann sie (d) negieren oder in eine andere Richtung lenken. Diese Ankündigung mag Überraschung auslösen. Und doch stellt sie den wünschenswerten, kritisch-konstruktiven Beitrag des Pädagogen zum Geschäft des Kinder- und Jugendpsychiaters dar.

(a) Zunächst ist davon auszugehen, daß der Pädagoge eine kinder- und jugendpsychiatrische Feststellungsdiagnose dazu benutzen kann, seine Beobachtungen zum Erziehungs- und Unterrichtsverhalten behinderter Kinder abzustützen. Auf diese Weise liefert er dem Psychiater ein in den pädagogischen Prozeß hinein verlängertes Kommunikationssystem, ein Feedback, das die Diagnose erweitert, bestätigt oder auch korrigiert.

Reihenuntersuchungen an unselektierten Schülergruppen haben bekanntlich belegen können, daß 17,9% der Kinder, mithin jedes 6. bis 7. Schulkind, eine leichte frühkindliche Hirnschädigung durchgemacht haben (LEMPP 1978). Der Pädagoge konstatiert bei dieser Zahl zunächst mit Skepsis, daß sie nicht ähnlich mit der Zahl behinderter bzw. auffälliger Kinder und Jugendlicher ist. Sie ist wahrscheinlich größer. Zudem streut die betroffene Klientel über alle Schularten; sie ist keineswegs im Sonderschulwesen für behinderte Kinder und Jugendliche überrepräsentiert. Die Konsequenz, die der Sonderpädagoge aus solchen diagnostischen Ergebnissen der Kinderneurologie herausliest und als Wunsch zur Variation einer medizinisch-diagnostischen Einstellung zurückgibt, besteht in der Rückbeziehung einer objektivierbaren somatischen oder funktionellen Beeinträchtigung auf die subjektive Betroffenheit des Individuums. Offensichtlich werden auch vergleichbare Belastungen in individuell unterschiedlicher Weise verarbeitet. So kann die paradoxe diagnostische Verallgemeinerung in der Feststellung bestehen, daß die Sensibilität eines hypernervösen Schülers auf dem Gymnasium und die Ablenkbarkeit eines lerngestörten Schulversagers von vergleichbarer Ätiologie sein können. Die zerebralen Dysfunktionen sind in beiden Fällen in verschiedenartige Verläufe von Lernprozessen, von erzieherischen Einwirkungen und schließlich in eine deviante oder gelungene Karriere der Auseinandersetzung mit einer primären Hirnleistungsschwäche eingelagert. Dieses alles transportiert die kinder- und jugendpsychiatrische Diagnose von der Registratur eines „Falles" zu einer unverwechselbar einmaligen, „individuumzentrierten", pädagogischen Aufgabe.

Der Beitrag der Pädagogik, zumal der Sonderpädagogik, zur kinder- und jugendpsychiatrischen Diagnosepraxis besteht mithin in der Spezifikation und Verschiebung eines symptomatologisch und ätiologisch generalisierbaren Krankheitsbildes. Der Pädagoge interpretiert die ihm gelieferten medizinischen und psychologischen Daten für die Lern- und Sozialisationsmöglichkeiten eines Kindes, das Subjekt seines Werdeprozesses und nicht Objekt von günstigen oder ungünstigen psychophysischen Bedingungen ist. Die eingesetzten diagnostischen Methoden müssen daher solche Bedingungen erfassen, die einer zielgerichteten unterrichtlichen und auch außerunterrichtlichen Modifikation zugänglich sind. Für dieses Konzept hat man in der Sonderpädagogik die Bezeichnung individuelle Förderdiagnostik gewählt. Sie soll die Resultate von generalisierter Diagnostik – meist in der Funktion von Selektionsdiagnostik, mit der der Schüler für eine bestimmte Gruppe in Klinik, Heim oder Schule selektiert wird – ersetzen (KORNMANN u. Mitarb. 1983).

Förderdiagnostische Fragestellungen ergeben sich immer dort, wo Störungen von Lern- und Entwicklungsprozessen im Unterricht zu erwarten sind bzw. eingetreten sind. Dann nämlich wird eine Analyse derjenigen Bedingungen erforderlich, die das Erreichen notwendiger Lern- und/oder Verhaltensziele zu behindern drohen oder schon erschweren. Informationen über das Verhalten des Schülers bei Lern- und Verhaltensanforderungen sowie über Merkmale seiner Fähigkeitsstruktur werden am besten durch direkte Beobachtung bei realen Anforderungen im Unterricht gewonnen. Hierzu eignen sich informelle, lernzielorientierte Verfahren der Verhaltensbeobachtung bzw. Verhaltensinventarien, Leistungsproben und Funktionsprüfungen. Klassische, eher indirekte Verfahren der Diagnostik können dabei ebenfalls einen begrenzten Wert haben. Methoden, die solche Informationen liefern, beziehen sich auf das Verhalten des Schülers bei Lern- und Verhaltensanforderungen, die Struktur des Lernstoffes in Relation zu Strukturmerkmalen des Schülers, behindernde unterrichtliche und außerunterrichtliche Bedingungen. Es ist zu erwarten, daß die kinderpsychiatrische Diagnostik durch einen Erfahrungsaustausch mit den Vorschlägen sonderpädagogischer Verhaltens- und Förderdiagnostik eine allmähliche Erweiterung ihres methodischen Spektrums erfahren wird, die eine Kooperation der Disziplinen im Dienste mehrdimensionaler Diagnostik und Therapie ermöglicht.

(b) Eine entscheidende Revision kinder- und jugendpsychiatrischer Bezugssysteme kann sich aus der Erweiterung des medizinischen Paradigmas von Auffälligkeit, Störung und Behinderung durch die Erklärungsweisen pädagogischer Soziologie ergeben, die in den letzten Jahren eine grundlegende Einstellungsänderung in der Behindertenpädagogik mit sich gebracht haben. Man muß wohl davon ausgehen, daß trotz sozialpsychiatrischer und medizinsoziologischer Kritik am herrschenden individualtheoretischen Erklärungsmuster von Behinderungen noch in älteren Lehrbüchern „Alltagstheorien" aufrechterhalten werden, die die Ursachen von Beeinträchtigung und abweichendem Verhalten ausschließlich in die Person des Behinderten hineinverlegt denken. Sonderpädagogik wie auch Kinder- und Jugendpsychiatrie arbeiten heute demgegenüber mit dem „Kontrollparadigma", das die Entstehung der Behinderung erklären will (BLEIDICK 1977): Behinderungen sind immer auch zugleich Etikette, Ergebnisse von Zuschreibungsprozessen und Erwartungshaltungen der Gesellschaft. Des weiteren sind Systembedingungen schulischen Auslesedrucks (Schule macht „krank" bis hin zu „magistrogenen" Störungsformen pathogener Wirkung von gesellschaftlichem Leistungsstreß) als mitwirkender Faktor in Rechnung zu stellen. Gesellschaftliche Verhältnisse, Bedingungen wie unterste Sozialschichtzugehörigkeit, subkulturelle Sozialisation und soziale Benachteiligung haben maßgeblich an der Entstehung von Störungen und Behinderungen teil.

In diesem Bezugssystem wird der kinder- und jugendpsychiatrische Krankheitsbegriff problematisiert. Die Sonderpädagogik vermag aufzuzeigen, in welcher Richtung eine veränderte Einstellung diagnostischer Indikation aus einem sozialwissenschaftlich revidierten und sozialpolitisch mit höherer Toleranzbreite ausgestattetem Begriff der Behinderung zwangsläufig hervorgeht. Es gibt für diesen Einstellungswandel beredte Beispiele von epidemiologischen Reihenuntersuchungen, an denen wesentlich ist, daß sie stets eine alarmierende Verbreitung von Symptomen belegen, die dem Psychiater in seiner Praxis vorgestellt werden: Verhaltensstörungen, unter denen beinahe jeder zweite bis jeder dritte Schüler leiden soll; Konzentrationsstörungen, die das pädagogische Geschäft erschweren; seit nunmehr zweieinhalb Jahrzehnten das Problem einer weitverbreiteten Legasthenie; seit jüngster Zeit zur Leseschwäche hinzukommend die Rechenschwäche im Gewande des arithmasthenischen Versagens gegenüber der Mengenlehre.

Für den soziologisch-kritisch eingestellten Sonderpädagogen muß das Koordinatensystem von Normalitätsanspruch und Abweichungsfrequenz fraglich sein. Es ist nicht zu bestreiten, daß es Verhaltensschwierigkeiten und Lernprobleme in drängender Verbreitung gibt. Ihre statistisch-epidemiologische Auszählung ist indessen Resultat einer äußerst herabgesetzten Toleranzschwelle gegenüber allen Fällen abweichender Reaktion, Indiz für ein gesundheitsfetischistisches Exklusivbild von

Tüchtigkeit und Normalität, die in einer auf Konkurrenz und Leistungshybris ausgerichteten Gesellschaft jede Integrationskraft für Minderheiten, für Alte und Gebrechliche, Gastarbeiter und sozial Unerwünschte, mithin auch für Behinderte einzubüßen scheint. Es gibt für den Sinneswandel sonderpädagogischer Bestandsaufnahme in Richtung auf eine Normalisierung der Abweichung hinreichend Belege für eine Widerlegung: nicht des Resultates von Reihenuntersuchungen über Vorkommenshäufigkeiten von Verhaltensstörung, Konzentrationslosigkeit, Lese-Rechtschreib-Schwäche und „Mengenschwäche", sondern vielmehr der bisherigen Interpretation dieser Ergebnisse (RATH 1985).

Der Begriff schulische Abweichung (Diagnose „Verhaltensstörung") wird etwa nach dem Vorschlag von SHEPHERD u. Mitarb. (1973) dadurch operationalisiert, daß die von ihm beschriebenen Verhaltensweisen nach Häufigkeit und Intensität 10% als äußerste Grenze einer Alters- und Geschlechtsgruppe nicht überschreiten. „Gibt" es mehr Verhaltensauffällige, d.h., werden höhere Frequenzen registriert, so können sie im Sinne einer Übereinkunft nach statistischer Häufigkeitsverteilung nicht mehr als „auffällig" gelten. – Eine empirische Untersuchung über die „weitverbreiteten" Konzentrationsstörungen in der Schule belegt paradoxerweise die zugrundeliegende Hypothese hoher Verbreitung wie auch ihr Gegenteil: REISER (1976) konnte nachweisen, daß die Lehrermeinung „schlecht konzentrationsfähig", die eine hohe Zahl von Konzentrationsgestörten auszählt, in keinem signifikanten Zusammenhang mit dem Ergebnis des Konzentrationstests steht. Die durch Lehrerurteil erfolgten Rollenzuschreibungen guter und schlechter Arbeitshaltung sind, teststatistisch kontrolliert, zufällig verteilt. – Entsprechende Überlegungen gibt es zur Häufigkeitsbestimmung des als Lese-Rechtschreib-Schwäche prozentual definierten häufigen Leseversagens. Es wäre barer Unsinn, jenes Viertel der Schüler an Grundschulen, die nachweislich irgendwann mit Erschwernissen im Erlernen des Lesens und Rechtschreibens zu kämpfen haben, mit „Legasthenie" zu etikettieren. Vielmehr kann man vernünftigerweise nur das definierende Bezugssystem ändern, dessen Erwartungsnormen einen zu sehr überhöhten Prozentsatz von Leseversagern selektieren. – Gleichermaßen muß beim Versagen der Schüler in der mengentheoretisch innovierten neuen Mathematik der Grundschule nicht eine neue Art von Lernschwäche vermutet werden, solange nicht erwiesen ist, daß hier nicht der Schüler versagt, sondern die Schule, deren didaktisches Fehlarrangement die Versager produziert, deren sie sich mit einer in den Schüler hineinverlegten Defizitbescheinigung durch Psychologen und Psychiater dann auch noch entlastet.

Es darf somit als Beitrag der Sonderpädagogik zur kinder- und jugendpsychiatrischen Theorie und Praxis der Diagnose festgehalten werden, daß das diagnostische Bezugssystem relativiert wird. Nur so können Etikettierungsprozesse unter Kontrolle gehalten werden, die unsere Verhaltensnormen in einer tiefgreifenden Weise bestimmen.

(c) So wie der Sonderpädagoge kinder- und jugendpsychiatrische Diagnosestellung pädagogisch im Hinblick auf den Lernprozeß des Schülers fortschreibt, so verlängert er auch medizinisch indizierte Therapie. Aber ebenso wie die Vermittlung diagnostischen Vorgehens als Teil gezielt angeleiteter Lernprozesse verstanden wurde, so tritt in der Aufeinanderfolge medizinischer Behandlung und pädagogischer Förderung jetzt eine andere Intention in Kraft. Sie ist durch zwei Merkmale gekennzeichnet: Subjektzentriertheit und Phänomenorientierung.

Pädagogische Einflußnahme auf die Gebiete des Unterrichts und der Erziehung mit den Zielen des Lernens und der sozialen Eingliederung unterscheidet sich grundsätzlich von der medizinischen Therapie. So gibt es in der Behindertenpädagogik weder standardisierte Behandlung noch eine therapeutische Behandlung überhaupt. Das Wesen des Bildungs- und Erziehungsvorgangs auch bei Behinderten besteht immer darin, individuell arrangierte Förderungsmaßnahmen für den unverwechselbar einmaligen Schüler bereitzustellen, der diese als steuerndes Subjekt des Lern- und Sozialisationsprozesses in die Hand zu nehmen hat. Der Educandus ist nicht Objekt und Fall einer Behandlung, sondern Organisator seiner Selbsterziehung. Kinder- und jugendpsychiatrische Empfehlungen für die Weiterarbeit des Sonderpädagogen werden daraufhin gefiltert, wie sie den Prozeß der schulischen Förderung durch Bereitstellung von Bedingungen der Lern- und Entwicklungsvorgänge in Gang bringen: Psychotherapie für eine Freisetzung der Sicherheit gegenüber Lernanforderungen, Verhaltenstherapie für eine Löschung der den Lernprozeß störenden Hemmungen, motorische Therapie für eine Bereitstellung verbesserter Ausgangsbedingungen motorischer Differenzierungsleistungen in den Kulturtechniken, pharmakologische Ruhigstellung, um die Einordnung in soziale Gruppen und die Selbstkontrolle zu ermöglichen. Nur aufgrund solcher diagnostischen Informationen und Therapievorgaben kann der Sonderschullehrer gezielt und systematisch behindernde und hemmende Einflüsse ausschalten oder mindern und günstige Lern- und Entwicklungsbedingungen schaffen. Sie zielen darauf ab, pädagogische Handlungsalternativen zu konzipieren, durchzuführen und zu kontrollieren.

Wenn in medizinischer Sicht Ursache, Symptom, Diagnose und Therapie eine sukzessive logische Einheit bilden, so ist die pädagogische Interaktion gerade an der Auflösung des geschlossenen, standardisierten Systems interessiert. Ein Beispiel für das Vorgehen bietet die Phänomenorientierung anstelle der Ursachenorientierung. Der Kinderpsychiater erhofft von einer differentialdiagnostischen Erkundung der Ätiologie gezielte Hinweise für die Therapie. Dem Sonderpädagogen sind solche Ratschläge willkommen, wenn sie differentielle didaktische Auswahlprinzipien und methodische Vorgehensweisen nach sich ziehen. In der Regel bleibt dieses aber eine, pädagogisch gesehen, wirklichkeitsferne Forderung, weil sie außer acht läßt, daß in edukativer Sicht ein Behinderter kein Mensch mit einer Behinderung ist, sondern eine Person, die mit subjektiven Möglichkeiten und Reaktionsformen zu ihrer Behinderung Stellung genommen hat, sie verarbeitet, Fehlformen von sekundärer Symptomatik produziert oder sich von der Schädigung distanziert hat. Darum hat die Sonderpädagogik an der differentialdiagnostischen Ursachenkenntnis nur bedingtes Interesse. Selbst wenn man leicht hirngeschädigte von psychoreaktiv gestörten Kindern zuverlässig trennen könnte (SIEBER 1978), würde das vermutlich wenig für die Erziehung dieser verhaltensgestörten Jugendlichen zu mündigen Staatsbürgern besagen. Ursachen von Behinderungen begründen keine Erziehungsziele.

Typisch für die verhältnismäßig geringe Relevanz der Ursachenkenntnis für eine sonderpädagogische Beeinflussung ist die Konzeptionsvielfalt der Verhaltensgestörtenpädagogik, die pragmatisch solche in ihren ätiologischen Vorannahmen einander ausschließenden Therapieformen wie Psychoanalyse und Verhaltensmodifikation fallweise nebeneinander verwendet: analytische Kindertherapie in der Annahme einer frühkindlich entstandenen unverarbeiteten Konfliktlage, Verhaltenstherapie in der finalen Absicht, erlernte falsche Verhaltensformen durch erlernbare angepaßte Verhaltenstechniken zu ersetzen – ungeachtet der Ursachen, die solches Fehlverhalten haben könnte.

(d) Der dienende Beitrag sonderpädagogischer Hilfe im Dienst kinder- und jugendpsychiatrischer Therapiemaßnahmen schlägt wiederum um in eine Korrektur des medizinischen Bezugssystems, wenn dieses nicht mit Axiomen von Erziehung und Bildung vereinbar ist. Der Sachverhalt liegt auf der gleichen Ebene wie die Distanzierung von diagnostischen Feststellungen als entlastenden Etikettierungen (s. o. [b]). Ebenso wie vorschnelle Zuschreibungsprozesse – „Legasthenie", „Verhaltensstörung", „Hirnleistungsschwäche" – unter Kontrolle zu bringen sind, weil sie pädagogischen Optimismus dämpfen, so ist vor dem Enthebungsmittel des Rufs nach einer entlastenden Therapie Einhalt geboten. Behinderte Kinder, die eine Aufgabe des Herausfindens für sie angepaßter Lernmöglichkeiten und Unterrichtsmethoden darstellen, können dadurch abgeschoben werden, daß man sie an den Homunkulus erfolgszuversichtlicherer klinischer Behandlung verweist.

Die Lese-Rechtschreib-Schwäche ist dafür das beste Beispiel: In dem Sinne braucht es keine Legasthenikertherapie zu geben (und gibt es im pädagogischen Verstande auch nicht). Ein Kind, das aufgrund auditiver Diskriminierungsschwierigkeiten oder visueller Gestaltgliederungsmängel im Erstleseunterricht mehr Mühen hat als seine Mitschüler, besitzt im sonderpädagogischen Bezugssystem keine dyslektischen Defizite. Es stellt lediglich eine Variation von erschwerten Lernbedingungen dar, die in der Normalbreite pädagogischer Anstrengung zu gewärtigen sind (ZIELINSKI 1980). Kein Geringerer als JOHANN FRIEDRICH HERBART hat das 1835 gewußt, als er sagte, daß „die Verschiedenheit der Köpfe das große Hindernis aller Schulbildung" sei. Lernbehinderte und geistig Behinderte hätten ansonsten die gleichen Schwierigkeiten des Leselernprozesses; sie haben eine in den verbreiteten Intelligenzdefekt eingebettete „kognitive Legasthenie" gegenüber der oftmals diagnostizierten „isolierten Legasthenie". Sie müssen trotzdem das Lesen lernen, weil dieses eine zu leistende pädagogische Aufgabe darstellt. – In der Hinsicht vermag Pädagogik ältere Vorstellungen von entlastender subsidiärer Therapie wirksam zu korrigieren.

Institutionalisierung von psychiatrisch-pädagogischer Teamarbeit: Kooperationsbeispiele

Die Zusammenarbeit zwischen Sonderpädagogen und Kinder- und Jugendpsychiatern wird als theoretische Forderung allseits anerkannt. Sie ergibt sich aus der Komplexität der Behinderungen, der Vielfalt ihrer Entstehungsbedingungen und der Mehrdimensionalität von Maßnahmen. Ebenso unbestritten ist aber, daß die Kooperation auf praktisch-organisatorischer Ebene in weiten Feldern unbefriedigend verläuft, wobei Interessenkollision, Prestigefaktoren und festgeschriebenes Rollenverhalten zu beobachten sind. Eine Zusammenarbeit auf der administrativen Ebene legt daher interministerielle Kompetenzabgrenzungen und -koordinationen nahe, wobei auch die unterschiedlichen ökonomischen Interessenlagen der beteiligten Institutionen geregelt sind.

Beispiele für institutionalisierte Kooperationsmodelle hat vor allem das Land Bayern mit einem wirkungsvollen interdisziplinären System der „Frühförderung entwicklungsgefährdeter Kinder" realisiert (SPECK 1977). Da die Frühförderung behinderter und von Behinderung bedrohter Kinder eine medizinische und eine pädagogische Seite hat und die medizinische Schlüsselfunktion der ersten Diagnose und Betreuung mit zunehmendem Alter in pädagogische Förderungspläne übergeht, läßt sich hier die Trennung und Vereinigung von schwerpunktmäßig verteilter Sachkompetenz darstellen. Das Modell entspricht den von der Empfehlung des Bildungsrats (1973) vorgeschlagenen sozialpädiatrischen Zentren, in denen Pädiater, Neuropädiater, Kinder- und Jugendpsychiater neben psychologischem und pädagogischem Personal tätig sind (PECHSTEIN 1975). Für das kinderpsychiatrische Aufgabenfeld ergibt sich eine gleichberechtigte Gruppierung kinderpsychiatrischer Maßnahmen (Psychopharmakotherapie, Milieutherapie, Elternberatung, Psychotherapie) und sonderpädagogischer Aktivitäten (Verhaltenstherapie, Psychotherapie, Musiktherapie, Beschäftigungstherapie, Spieltherapie usw.) (NISSEN 1977). Die Umschulung in Sonderschulen, insbesondere die Einweisung in Schulen für Verhaltensgestörte, kommt heute kaum noch ohne Einschaltung von kinder- und jugendpsychiatrischem Dienst bzw. der jugendpsychiatrischen Kompetenz in schulpsychologischen Dienststellen aus (z.B. in Hamburg). Auf optimale Zusammenarbeit abgestellt, bedeutet das, daß der Sonderschule – unter rechtlicher Absicherung der ärztlichen Schweigepflicht – einschlägige psychiatrische Informationen für die pädagogische Arbeit zur Verfügung gestellt werden müssen. Andererseits ist das kooperative Wechselverhältnis nur dadurch zu sichern, daß die Schule ihre Erfahrungen erzieherischer und unterrichtlicher Einflußnahme in festgelegten Zeiträumen an den Psychiater rückmeldet. Wieviel Chancen des Zusammenwirkens auf diesem Felde noch versäumt werden, hat 1969 das Land Baden-Württemberg demonstriert, indem es unter Rekurs auf die Erfahrungen einer völlig unzulänglichen ärztlichen Diagnostik verfügte, daß der Amtsarzt im Regelverfahren der Aufnahme in eine Sonderschule nicht mehr einzuschalten sei. Ein ausgezeichnetes Gegenbeispiel bieten die Berichte des Göttinger Schularztes PETER MÜLLER, der eine gelungene Kooperation auf einem Feld zeigt, auf dem keine sichtbaren Behinderungen imponieren und wo die Einschaltung des Kinderpsychiaters bisher die Ausnahme gewesen ist. MÜLLER (1974) fand bei 104 lernbehinderten Schülern in 28 Fällen gesicherten und in weiteren 34 Fällen vermuteten hirnorganischen Residualzustand. Die aus dem kinderpsychiatrischen Zustandsbild abgeleiteten Konsequenzen stellen das Miteinander von Pädagogik und Psychiatrie auf eine bislang noch ungenutzte Problemebene. So wird richtig erkannt, daß zumal für den Sonderschulpädagogen die allgemeine Diagnose „Hirnschädigung" nutzlos ist, wenn sie nicht eine „genaue Differenzierung der Beeinträchtigungen und der unbeeinträchtigten Möglichkeiten" (S. 37) aufweist. Nur der letztere Sachverhalt ist dann auch didaktisch positiv auswertbar für das, was der Lernbehindertenpädagoge an korrektiven und kompensatorischen Lernprozessen und Auswertung der verbliebenen funktionalen Möglichkeiten in Gang zu bringen vermag.

Zuletzt bietet sich Teamarbeit von Kinderpsychiatrie und Pädagogik auf dem sozialtherapeutischen Handlungsfeld der Elternarbeit an (BALZER u. ROLLI 1975). Das von den Autorinnen teilweise praktisch erprobte Konzept korrespondiert mit einem psychohygienischen Gemeindeprogramm. Es will einerseits in der Elternhilfe der narzißtischen Kränkung der Eltern ob ihrer Enttäuschung über ein behindertes Kind begegnen, andererseits der romantisierenden Überidentifikation mit ihrer Klientel vorbeugen, wie sie gerade gegenüber sozial Benachteiligten in der Anti-Psychiatrie-Bewegung droht. Als Präventivprogramm nach der von CAPLAN (1964) in den USA entwickelten Gemeindearbeit bietet es heute das weitestgehende Integrationsmodell für eine Normalisierung abweichenden Verhaltens von sozial Auffälligen an.

Nicht zuletzt zeigt allerdings das letzte Beispiel, daß interdisziplinäre Kooperation von Pädagogik und Psychiatrie, Behindertenpädagogik und Kinder- und Jugendpsychiatrie nicht in der Stilisierung von eingegrenzten Kompetenzen bestehen kann. Man pflegt sich aufeinander zu beziehen, spricht in der Terminologie der anderen Disziplin und grenzt sich im übrigen voneinander ab. Vielmehr gewinnt partnerschaftliches Zusammenwirken von Fachleuten unterschiedlicher Ausbildung und verschiedenartiger Intention erst dadurch an Glaubwürdigkeit, wenn jeder den Part des anderen zugunsten der Betroffenen zu übernehmen bereit ist: der Sonderpädagoge in kinderpsychiatrischer Denkweise und der Kinderpsychiater in pädagogischer Verantwortung.

Literatur

Balzer, B., S. Rolli: Sozialtherapie mit Eltern Behinderter. Orientierungen für eine Konzeption im Rahmen eines psychohygienischen Gemeindeprogramms. Beltz, Weinheim 1975

Bleidick, U.: Psychische Gesundheit und Schule. Aus der Sicht der Sonderpädagogik. In: Psychische Gesundheit und Schule, hrsg. von G. Nissen, F. Specht. Luchterhand, Neuwied 1976 (S. 27)

Bleidick, U.: Pädagogische Theorien der Behinderung und ihre Verknüpfung. Z. Heilpäd. 28 (1977) 207

Bleidick, U.: Pädagogik der Behinderten. Grundzüge einer Theorie der Erziehung behinderter Kinder und Jugendlicher, 5. Aufl. Marhold, Berlin 1984

Caplan, G.: Principles of Preventive Psychiatry. Basic Books, New York 1964

Deutscher Bildungsrat: Empfehlungen der Bildungskommission. Zur pädagogischen Förderung behinderter und von Behinderung bedrohter Kinder und Jugendlicher. Klett, Stuttgart 1973

Kornmann, R., H. Meister, J. Schlee (Hrsg.): Förderungsdiagnostik. Konzept und Realisierungsmöglichkeiten. Schindele, Heidelberg 1983

Lempp, R.: Frühkindliche Hirnschädigung und Neurose. Die Bedeutung eines frühkindlichen exogenen Psychosyndroms für die Entstehung kindlicher Neurosen und milieureaktiver Verhaltensstörungen, 3. Aufl. Huber, Bern 1978 (S. 97)

Moor, P.: Heilpädagogik. Ein pädagogisches Lehrbuch. Huber, Bern 1965 (S. 273)

Müller, P.: Schularzt und Sonderschule für Lernbehinderte. Zusammenarbeit von Kinderpsychiater und Pädagogen. Marhold, Berlin 1974 (S. 65)

Nissen, G.: Medizinische Aspekte der Lernbehinderung. In: Handbuch der Sonderpädagogik, Bd. IV: Pädagogik der Lernbehinderten, hrsg. von G. O. Kanter, O. Speck. Marhold, Berlin 1977 (S. 615)

Pechstein, J.: Sozialpädiatrische Zentren für behinderte und entwicklungsgefährdete Kinder. Zur organisatorischen Lösung neuropädiatrischer Aufgaben der Frühdiagnostik und Frühtherapie. Klett, Stuttgart 1975 (Deutscher Bildungsrat, Gutachten und Studien der Bildungskommission, Band 53: Sonderpädagogik 6)

Rath, W.: Systematik und Statistik von Behinderungen. In: Handbuch der Sonderpädagogik, Bd. I: Theorie der Behindertenpädagogik, hrsg. von U. Bleidick. Marhold, Berlin 1985 (S. 25)

Reiser, H., unter Mitarbeit von H. Klein, G. Semiller: Konzentrationsstörungen in der Schule – Untersuchungen zu einem modischen Begriff. Demokrat. Erz. 2 (1976) 29

Shepherd, M., B. Oppenheim, S. Mitchell: Auffälliges Verhalten bei Kindern. Verbreitung und Verlauf. Eine epidemiologische Untersuchung. Verlag für Medizinische Psychologie, Göttingen 1973

Sieber, M.: Das leicht hirngeschädigte und das psychoreaktiv gestörte Kind. Eine empirische Untersuchung zur Unterscheidung frühkindlich hirngeschädigter Kinder von psychoreaktiv gestörten Kindern ohne Hirnschädigung. Huber, Bern 1978

Speck, O. (Hrsg.): Frühförderung entwicklungsgefährdeter Kinder. Ein pädagogischer Beitrag zu einer interdisziplinären Aufgabe. Reinhardt, München 1977 (S. 57)

Strümpell, L.: Die pädagogische Pathologie. Ungleich, Leipzig 1890

Stutte, H.: Kinderpsychiatrie und Jugendpsychiatrie. In: Psychiatrie der Gegenwart, Forschung und Praxis, Bd. II: Klinische Psychiatrie, hrsg. von H. W. Gruhle, R. Jung, W. Mayer-Gross, M. Müller. Springer, Berlin 1960 (S. 1070)

Villinger, W.: Die Kinder-Abteilung der Universitätsnervenklinik Tübingen. Z. f. Kinderforsch. 28 (1923) 128

Zielinski, W.: Lernschwierigkeiten. Verursachungsbedingungen, Diagnose, Behandlungsansätze. Kohlhammer, Stuttgart 1980

Soziologie

Robert Zimmermann

Soziologie als systematische Gesellschaftstheorie

Psychische Erkrankungen im Kindes- und Jugendalter haben vielfältige Ursachen. Es ist inzwischen ein Gemeinplatz, daß eine rein naturwissenschaftlich orientierte Organmedizin, die ausschließlich intraindividuelle Vorgänge berücksichtigt, der Komplexität psychiatrischer Krankheitsprozesse nicht gerecht werden kann. Es ist daher notwendig, bei der Analyse der Entstehungsbedingungen und des Verlaufs von Erkrankungen das gesamte Umfeld miteinzubeziehen. Die Kinder- und Jugendpsychiatrie wird also nicht umhin können, bei der Diagnose, der Behandlung und präventiven Maßnahmen seelische Störungen auch als Problem zwischenmenschlicher Beziehungen anzusehen. Soziologische Analysen gewinnen demgemäß immer mehr an Bedeutung, wobei eine solche Perspektive erlaubt, einen erweiterten Krankheitsbegriff anzuwenden, in dem also neben intraindividuellen Vorgängen die Einwirkungen der sozialen Umwelt auf das Individuum und die Konsequenzen bestimmten Verhaltens auf die gesellschaftliche Umgebung berücksichtigt werden. Daneben gilt es, Zusammenhänge zwischen gesellschaftlichen Tatbeständen und bestimmten Störungen aufzuzeigen sowie institutionelle Aspekte der Versorgungsinstanzen zu analysieren. Diese Problembereiche werden praxisbezogen dargestellt bei KEUPP u. RERRICH (1982). Die Besonderheit der Kinder- und Jugendpsychiatrie – im Gegensatz zur Erwachsenenpsychiatrie – besteht darin, daß hier nicht nur eine Arzt-Patienten-Beziehung zu betrachten ist, sondern in stärkerem Maße die Bezugspersonen des Kindes oder des Jugendlichen berücksichtigt werden müssen. Es ist also hier dem sozialen Umfeld des Kindes bzw. Jugendlichen zu seiner direkten Erwachsenenumwelt besondere Beachtung zu schenken. Eine gute Übersicht zu diesem Thema findet sich bei NEUMANN (1981) und SCHÄFER (1982).

In diesem Beitrag soll in der gebotenen Kürze ein Einstieg in allgemeinsoziologische Denkweisen dargestellt werden. Dazu werden erst einmal zwei häufig gefundene Mißverständnisse aufgezeigt. Soziologie wird oft als eine Wissenschaft verstanden, deren Aufgabe es sei, Ungerechtigkeiten oder soziale Notlagen in der Gesellschaft zu beseitigen. Bei einem solchen Verständnis werden mögliche Handlungsvorschläge von Soziologen als wissenschaftlicher Inhalt gedeutet. Soziologie ist jedoch nicht Sozialarbeit und auch nicht angewandter Humanismus. Vielmehr ist sie eine strenge analytische Wissenschaft, deren Objekt die Analyse sozialen Handelns in der Gesellschaft ist. Soziales Handeln meint damit das von verschiedenen Personen aufeinander bezogene Handeln. Mitglieder einer Gesellschaft handeln kaum völlig isoliert voneinander, sondern sie handeln bewußt oder unbewußt immer auf andere hin. Ein anderes Mißverständnis findet man – vor allem bei Medizinern – auch recht häufig, wonach ein Soziologe vorwiegend als Statistiker gesehen wird. Die Absicht, Zusammenhänge bei größeren Bevölkerungsgruppen empirisch zu erfassen und statistisch aufzuzeigen, wird danach oft mehr als ein deskriptives statistisches Problem denn als ein inhaltliches gesehen. Dennoch muß hier angemerkt werden, daß Soziologie durchaus eine vielschichtige Disziplin ist. Es gibt z. T. recht unterschiedliche Ansätze soziologischer Denkweisen. Die einzelnen Ausprägungen sind oft Produkt bestimmter Zeitströmungen oder verschiedenartiger wissenschaftstheoretischer Orientierungen. Allen Ansätzen ist dennoch gemeinsam, daß gesellschaftliche Wirklichkeit systematisch erfaßt werden soll. BELLEBAUM (1984) gibt eine leicht lesbare Einführung in soziologische Grundbegriffe und Hinweise auf neuere, weiterführende Literatur.

Soziologische Handlungstheorien

EMILE DURKHEIM kommt das Verdienst zu, auf der Grundlage bevölkerungsstatistischer Daten überindividuelle, allgemeingesellschaftliche Tatbestände analysiert zu haben. So hat er bereits 1897 eine gesellschaftliche Analyse des Selbstmords, einer Handlung, die man gemeinhin als ausschließlich individuellen und damit rein psychologischen Akt ansieht, vorgelegt (DURKHEIM 1973). Seine Analyse ergab eine beträchtliche Konstanz der Selbstmordrate über Jahre hinweg und gewichtige Unterschiede bei verschiedenen gesellschaftlichen Gruppen. So nahmen sich z. B. Frauen seltener als Männer, Katholiken seltener als Protestanten und Personen mit geringerer Schulbildung seltener als

Weitergebildete das Leben. DURKHEIM schloß daraus, daß es neben den individuellen Motiven, die zum Selbstmord führten, kollektive Dimensionen zu analysieren gelte. So stellt der Grad der Einbettung (Integration) in kohärente soziale Gruppen und der Identifikation mit moralischen Anforderungen (Normen) einen wesentlichen Erklärungsfaktor dar. Soziales Handeln ist demnach nicht nur individuelles Handeln, sondern auch ein Resultat gesellschaftlicher Kräfte. DURKHEIM spricht hier von soziologischen Tatbeständen, die durch Erziehung für das individuelle Bewußtsein wirksam werden; sie sind, vermittelt durch soziale Interaktionen, zur inneren Disposition geworden. Der Zwang zur Befolgung dieser Normen geschieht dann unbewußt oder als Gefühl der moralischen Verpflichtung.

MAX WEBER (1978) definiert Soziologie als „eine Wissenschaft, welche soziales Handeln deutend verstehen und dadurch in seinem Ablauf und seinen Wirkungen ursächlich erklären will". Handeln bedeutet dabei jedes menschliche Verhalten, mit dem ein Handelnder eine bestimmte Absicht (Sinn) verbindet; sozial ist Handeln insoweit, als es auf das Verhalten und die Erwartungen anderer bezogen ist. WEBER analysiert also das auf zwei oder mehrere Individuen gegenseitig bezogene Handeln in Hinsicht auf den Sinn, den die Handelnden mit ihrem konkreten Handeln verbinden. Dabei hat er vier theoretische Abstraktionen als sogenannte Idealtypen solchen sinnhaften Handelns herausgearbeitet: ein zweckrationales, ein wertrationales, ein traditionales und ein affektuelles Handeln, je nachdem, ob ein unmittelbar angestrebter Zweck, gesellschaftliche Normen und Werte, die Tradition bzw. Überlieferung oder Affekte bzw. Gefühle handlungsleitend sind.

Es wird also immer konkretes Handeln, das auf jeweils andere bezogen ist, analysiert und versucht, theoretische Verallgemeinerungen herauszufinden. Eine solche Art des Vorgehens, bei der soziales Handeln in seinem Ablauf, den verschiedenartigen Reaktionen, seinen symbolischen Begleiterscheinungen wie der Sprache und den körperlichen Gesten u. ä. in seinem mit dem Handelnden verbundenen Sinngehalt ursächlich erklärbar wird, wird als *verstehende Handlungstheorie* bezeichnet. Diese Ansätze werden heute vor allem im Rahmen des sogenannten „Symbolischen Interaktionismus" weitergeführt. Eine originelle Hinführung dazu bieten DECHMANN u. RYFFEL (1981).

Bei der sogenannten *funktionalistischen* Handlungstheorie wird weniger der Versuch gemacht, soziales Handeln ursächlich zu erklären, als vielmehr die Funktion bestimmten Handelns im Zusammenhang mit einem gesamten Handlungssystem aufzuzeigen. Bei einer solchen funktionellen Betrachtung steht im Vordergrund, inwieweit bestimmte gesellschaftliche Mechanismen der Aufrechterhaltung eines sozialen Systems als Gesellschaftsgebilde dienlich (funktional) oder hinderlich (dysfunktional) sind. Es wird also hier prinzipiell nicht über Wert oder Unwert einer Gesellschaftsordnung debattiert, sondern die Handlungsmechanismen innerhalb eines bestehenden sozialen Gebildes aufgezeigt. Bedeutsamster Vertreter einer solchen Theorierichtung war TALCOTT PARSONS (1976). Soziales Handeln wird von ihm als abhängig von vorgegebenen Bedürfnissen (Trieben) und den kulturell und sozial bedingten Normen und Werten beschrieben. Menschliches Handeln ist danach in erster Linie normativ reguliert (Orientierungshandeln). Bei einer sozialen Beziehung (Interaktion) wird hervorgehoben, daß sich Ego (der Handelnde) nicht nur von dem aktuellen Verhalten und den Reaktionen eines Interaktionspartners (Alter) leiten läßt, sondern auch von dessen Erwartung. Diese wechselseitige Erwartungsorientierung setzt ein gemeinsames Normensystem voraus, d. h., Ego und Alter orientieren sich an den gleichen Normen. Zentrales Moment dieser Theorieperspektive ist also die Existenz allgemeinverbindlicher sozialer Normen, wobei die Aneignung dieser Normen durch die Individuen (Internalisierung, Sozialisation) und die Mechanismen der Aufrechterhaltung (soziale Kontrolle) Gegenstand der Analyse sind. Diese Aspekte werden eingehend diskutiert im Rahmen der Systemtheorie. Eine sehr nützliche Einführung dazu findet sich bei WILLKE (1982).

Theoretiker einer sogenannten *reduktionistischen* Handlungstheorie versuchen, allgemeingültige Gesetze auf der Grundlage empirisch beobachteter sozialer Beziehungen zu finden. Dabei wird angenommen, eine Vielzahl sozialer Merkmale in ihrem anfänglich komplex erscheinenden Zusammenhang auf einige relativ einfache Zusammenhänge hin analysieren zu können. Soziale Interaktionen werden dabei vor allem in ihrem gegenseitigen Rückkoppelungszusammenhang (Feedback) analysiert, d. h., es wird untersucht, inwieweit bestimmtes Verhalten beim Interaktionspartner eine verstärkende oder reduzierende Wirkung auf dessen Verhalten hat. Hier werden also Zusammenhänge analysiert, wie sie in der Verhaltenspsychologie als lerntheoretische Erkenntnisse bekannt sind.

Ihre Anwendung auf soziologische Analysen mag folgendes Beispiel verdeutlichen. Die Tauschtheorie als ein reduktionistischer Erklärungsversuch basiert auf einer Analogie aus der freien Marktwirtschaft. Soziale Beziehungen werden hier mit Vorgängen auf dem freien Güter- und Dienstleistungsmarkt verglichen. Interaktionen sind danach vor allem von der Vorstellung geleitet, „sich selber zu belohnen" bei gleichzeitiger Berücksichtigung eigener „Kosten" einer solchen Interaktion, eine Kosten-Nutzen-Erwägung also auch für den Bereich menschlicher Beziehungen. Interaktion wird als eine Tauschbeziehung gesehen, gemäß deren Vorstellung Interaktionen nur zustande kommen, wenn beide Interaktionspartner einen höchstmöglichen Gewinn aus einer solchen Beziehung holen können. Stabil ist eine solche Beziehung, wenn jeder Interaktionspartner seinen Gewinn als gleichwertig ansieht (s. BLAU 1964; HOMANS 1972).

Es versteht sich, daß solche statischen Betrachtungsweisen, bei denen lediglich bestehende Gesellschaftsgebilde wertfrei analysiert werden, mancherlei Kritik, vor allem von Anhängern einer sog. *konflikttheoretischen* Handlungstheorie, erfahren haben. Nach deren Auffassung wird menschliches Handeln nicht in erster Linie durch Normen, Werte und Sinngebungen begründet, sondern durch die materiellen Gesellschaftsbedingungen. Diese Vorstellungen beruhen vor allem auf Ideen von KARL MARX. Soziales Handeln kann danach nur analysiert werden als Konsequenz der in einer bestimmten historischen und gesellschaftlichen Situation vorfindbaren materiellen Bedingungen der Produktion. Als Folge der Herrschaftsverhältnisse wird die gesellschaftliche Situation dabei als antagonistisch strukturiert dargestellt. Soziales Handeln ist ein Austragen von Widersprüchen als Folge von Herrschaftsungleichheit. Was eine Gesellschaft zusammenhält, sind nicht irgendwelche obersten Werte („Freiheit", „Demokratie"), sondern der Zwang in den Händen der Herrschenden (Staat, Industrie, Militär). Gesellschaftliche Werte stellen demnach bloß einen Legitimationsversuch dar, um die dahinterliegenden Herrschaftsverhältnisse zu verschleiern. Die Existenz sozialer Normen und gesellschaftlicher Werte wird also nicht fraglos hingenommen, sondern es wird versucht, diese als eine Konsequenz der materiellen Gesellschaftsbedingungen zu erklären. Eine sehr gedrängte, aber vorzügliche Übersicht über soziologische Handlungstheorien bietet KÄSLER (1974).

Rollentheorien

Im Rahmen der Soziologie werden allerdings auch vielfältige Aspekte gesellschaftlichen Handelns ausschnittweise betrachtet. Die Rollentheorie beispielsweise versucht gewichtige Aspekte menschlichen Handelns zu analysieren. So kann man feststellen, daß verschiedene Ärzte in gleichen Situationen ähnlich reagieren, daß Patienten und die Bevölkerung von einem Arzt bestimmte Vorstellungen haben und von ihm gewisse Verhaltensweisen erwarten. Der Soziologe spricht hier von der Rolle des Arztes und meint damit, daß der Inhaber einer solchen Rolle, unabhängig von seiner Person, ziemlich klaren Erwartungen seiner gesellschaftlichen Umgebung ausgesetzt ist.

Eine solche Vorstellung sieht den Menschen – analog dem Schauspieler im Theater – die von außen vorgegebene Rolle spielen. Da eine Person nicht nur mit einer Rolle versehen ist, sondern mit verschiedenen und innerhalb einer Rolle auch wiederum verschiedenartigen Ansprüchen konfrontiert ist, sehen hier Kritiker der Rollentheorie den Menschen zu einem mißlichen Akteur degradiert, der voll damit beschäftigt ist, verschiedenartigen Rollenansprüchen, als ärgerlicher Tatsache der Gesellschaft, nachzukommen und dem kaum mehr Raum für persönliche Autonomie verbleibt. Dabei wird hier eine Unterscheidung zwischen einem Rollenträger und persönlicher Autonomie gemacht, die verkennt, daß die Identität und damit soziale Existenz eines menschlichen Wesens erst aus seinem sozialen Beziehungsgeflecht heraus erklärbar ist.

Es ist daher nötig, die Rollentheorie in ihrer Komplexität zu sehen und rollenanalytische Beschreibungen als – wenn auch vereinfachte – nützliche Darstellung bestimmter sozialer Sachverhalte zu verstehen. Es geht also nicht darum, konkrete Handlungen in bestimmten Situationen zu analysieren, sondern vielmehr, über das Einmalige bestimmter Gegebenheiten hinaus allgemeine Strukturen aufzeigen zu können. Sofern man sich als Beispiel die Arzt-Patient-Beziehung anschaut, wird deutlich, wie komplex Rollenbeziehungen sind und wie falsch es wäre, zu pauschal „rollenhaftes" Verhalten zu kritisieren. Ein Arzt wird als Person einem Patienten nicht nur in seiner Arztrolle begegnen, sondern auch als Mann oder Frau mit einem bestimmten Verhalten usw., alles Rollenmerkmale, die eine Interaktionssituation bestimmen können. Rollenanalysen vermögen demnach die vielfältigen Aspekte menschlichen Handelns in einer gewissen typischen und strukturierten Ordnung beschreibbar zu machen.

Rollentheoretische Betrachtungen beschränken sich dabei nicht nur auf Verhaltenserwartungen, die an Inhaber bestimmter, fest definierter Positionen geknüpft sind, sondern können auch zur Charakterisierung typischen Verhaltens dienen, wie z. B. der eines Personenkreises als Ja-Sager, Mauerblümchen oder Komiker sowie im Zusammenhang mit Situationen, z. B. das typische Verhalten in Eisenbahnabteilen.

Zur Beschreibung von Verhalten im Krankheitsfalle wurde von TALCOTT PARSONS (1984) von einer Krankenrolle gesprochen. Gemeint ist dabei eine Unfähigkeit oder zumindest Schwierigkeit, allgemeine Erwartungen sozialer Rollen zu erfüllen. Krankheit wird dabei als eine kurzzeitige, legitimierte Pause bei der wirksamen Erfüllung der Rollen und Aufgaben, für die ein Individuum sozialisiert worden ist, angesehen. Der Kranke akzeptiert die gesellschaftliche Wertvorstellung, wonach Kranksein als unerwünscht angesehen wird, und erkennt die Verpflichtung an, sich seinerseits auch um eine schnelle Heilung zu bemühen. Krankheit beinhaltet Hilfsbedürftigkeit; der Kranke wird daher verpflichtet, fachkundige Hilfe aufzusuchen und mit diesen Stellen zu kooperieren.

Wenn auch gegen eine solche Beschreibung der Krankenrolle gewichtige Bedenken – vor allem im

Hinblick auf die Beschreibung von chronischen Erkrankungen und solchen, bei denen dem Patienten eine entsprechende Krankheitseinsicht fehlt – vorgebracht worden sind, kann daraus doch der Nutzen zur Beschreibung verschiedener Dimensionen der Arzt-Patienten-Beziehung entnommen werden. Der Arzt wird als fachkompetente Person vom Patienten anerkannt, gleichzeitig erwartet dieser jedoch menschliches Verständnis und Zeit. Der Arzt ist somit verschiedenartigen Rollenerwartungen unterschiedlicher Patienten ausgesetzt; ein Intrarollenkonflikt also, bei dem verschiedene Patienten oder -gruppen sowie Berufsverbände, Arbeitgeber und Fachkollegen wie auch Mitglieder medizinischer Hilfsberufe usw. unterschiedliche Erwartungen an einen Arzt stellen können, die oft nur schwer miteinander vereinbar sind. Zusätzlich zu einem solchen Intrarollenkonflikt, bei dem verschiedene Segmente einer Rolle mit ihren typischen Ansprüchen konfligierend sein können, wird auch von Interrollenkonflikten gesprochen, bei denen verschiedene Rollen, wie z. B. familiäre oder parteipolitische neben beruflichen, in ihren Erwartungen konflikthaltig sein können. Als Übersicht zur Rollentheorie siehe WISWEDE (1977).

Theorien abweichenden Verhaltens

Die Diskussion zur Soziologie abweichenden Verhaltens ist durch die Kontroverse zwischen einer stärker auf Ursachen abzielenden Perspektive und Fragestellungen, die die Folgen der Abweichung stärker betonen, gekennzeichnet. Dabei stellt die Analyse abweichenden Verhaltens eigentlich nur das Spiegelbild derjenigen konformen Verhaltens dar. So muß beim Studium abweichenden Verhaltens immer auch das konforme Verhalten verdeutlicht werden. Zu oft werden z. B. bei Untersuchungen zu Verhaltensstörungen von Kindern und Jugendlichen die üblichen Probleme jedes Heranwachsenden, sich allmählich in die Erwachsenenrolle zu integrieren, außer acht gelassen. Außerdem werden z. B. von GARFINKEL (1973), einem Vertreter der sogenannten Ethnomethodologie, in seinen Untersuchungen zu Alltagsroutinen Störfaktoren – also abweichendes Verhalten – eingeführt, um den Commonsense eines alltäglichen Handlungsablaufs zu verdeutlichen. Oft kann also erst das Studium abweichenden Verhaltens Aspekte konformen Verhaltens überhaupt bewußt machen.

In der sogenannten Anomietheorie wird abweichendes Verhalten als ein Problem der mangelnden Orientierung an sozialen Normen verstanden. Zunehmende Arbeitsteilung und gesellschaftliche Komplexität erschweren ein System gemeinsamer Verhaltensregelung in einer Gesellschaft, was ein Ansteigen abweichenden Verhaltens bewirkt. ROBERT K. MERTON (1968) interpretiert abweichendes Verhalten als anomischen Zustand und meint damit die Diskrepanz zwischen gesellschaftlich allgemein anerkannten Werten und den institutionalisierten (gesetzlich also erlaubten und üblichen) Möglichkeiten, diese Zielvorstellungen zu erreichen. So wurde z. B. Wohlstand als allgemein anerkannter Wert in unserer Gesellschaft dargestellt. Es kann aber mühelos aufgezeigt werden, daß die Chancen, auf legalem Weg (z. B. über die üblichen Wege beruflicher Karriere oder Aneignung von Vermögenswerten) Wohlstand zu erlangen, unterschiedlich verteilt sind. In einigen Studien wurde aufgezeigt, daß verschiedene gesellschaftliche Gruppen unterschiedlichen Zugang zu den institutionalisierten Mitteln haben. Dieser Erklärungsversuch, bei erschwerten Zugangsbedingungen sich abweichend zu verhalten, ist auch im Rahmen verschiedener Untersuchungen psychischer Erkrankungen verwandt worden. So ergab sich eine Häufung psychischer Erkrankungen in sozial benachteiligten Gruppen, in denen Anpassungsdruck an die gesellschaftlichen Erfordernisse als streßintensiver empfunden wird (s. KEUPP 1979). Die dabei postulierte Vorstellung eines einheitlichen Normengefüges für eine ganze Gesellschaft ist jedoch verschiedentlich kritisiert worden.

Demgemäß wird die theoretische Diskussion zur Soziologie abweichenden Verhaltens in letzter Zeit zunehmend stärker von dem sogenannten Etikettierungsansatz (labeling approach) bestimmt. Abweichendes Verhalten wird hiernach nicht statisch betrachtet, wonach ein abweichend Handelnder lediglich ein festgefügtes Normensystem verletze, sondern als ein Prozeß sozialer Definition. Es genügt demnach nicht, abweichendes Verhalten in einer Aufzählung objektiver Daten zu verstehen, sondern es muß in seinem definitorischen Prozeß bei konkreten sozialen Situationen gesehen werden. Es interessiert also, unter welchen Umständen bestimmte Normen entstehen oder Handlungen als normüberschreitend und damit als sanktionswürdig angesehen werden. Zur Verdeutlichung sei hier BECKER (1981) zitiert: „Ich meine ..., daß gesellschaftliche Gruppen abweichendes Verhalten dadurch schaffen, daß sie Regeln aufstellen, deren Verletzung abweichendes Verhalten konstituiert, und daß sie diese Regeln auf bestimmte Menschen anwenden, die sie zu Außenseitern abstempeln. Von diesem Standpunkt aus ist abweichendes Verhalten keine Qualität der Handlung, die eine Person begeht, sondern vielmehr eine Konsequenz der Anwendung von Regeln durch andere und der Sanktionen gegenüber einem Missetäter. Der Mensch mit abweichendem Verhalten ist ein Mensch, auf den diese Bezeichnung erfolgreich angewandt worden ist; abweichendes Verhalten ist Verhalten, das Menschen so bezeichnen."

Für psychiatrische Fragestellungen von besonderer Bedeutung erweist sich der Begriff des Stigmas.

Gemeint ist damit ein Makel (z. B. körperliche oder geistige Behinderung) oder eine meist negativ bewertete Eigenschaft, die nicht allgemeinen Erwartungen entspricht. Personen, die mit einer stigmatisierten Person in Berührung treten, fühlen sich unsicher. Als Reaktion darauf werden gesellschaftliche Bewertungen vorgenommen sowohl von seiten derjenigen, die bestrafen, als auch derjenigen, die verbessern wollen. Denn durch Bestrafungen oder Therapien wird ein Stigma erst richtig bewußt gemacht. Persönliche Berichte von Abweichenden haben in der Tat auch ergeben, daß eine Behandlung (je nach Art und Umgebung) und die damit verbundenen Bemühungen in starkem Maße stigmatisierend wirken können. So werden z. B. Fälle von Drogenabhängigen berichtet, die sich nach ihren Erfahrungen in einem Behandlungsprogramm als Ausgestoßene empfunden haben sollen. Solche Prozesse zu beachten sind wichtig, ohne selbstverständlich die Behandlung zu unterlassen (s. GOFFMAN 1970).

Im Rahmen der Analyse psychischer Erkrankungen als abweichendes Verhalten kommt den Studien von SCHEFF (1973) große Bedeutung zu. Es ging ihm darum, aufzuzeigen, in welcher Weise die Umwelt und das betroffene Individuum selbst auf bestimmte abweichende Symptome reagieren. Dabei interessierten ihn jene psychischen Störungen, die Regeln verletzen, die in ihren „Selbstverständlichkeiten" erst durch Zuwiderhandlungen bewußt werden. Es sind Verhaltensweisen, wie z. B. Rückzug in eine Privatwelt, Halluzinationen, dauerndes Vorsichhinreden, die keinen klaren Krankheitsbildern entsprechen. SCHEFF spricht hier von residualen Regelverletzungen. In seinen Analysen zeigt er nun auf, in welcher Weise auf solche residualen Regelverletzungen reagiert wird. Dazu stellt er fest, daß nur bei einem Teil von Residualregelverletzern dies zu einem öffentlichen Problem wird. Manchen gelingt es, dies zu verleugnen; die Regelverletzung ist dann nur vorübergehend. Bei anderen finden stereotype Vorstellungen über psychische Erkrankungen Anwendung. Solche stereotypen Bilder über psychische Erkrankungen beruhen nicht auf realen Erfahrungen, sondern spiegeln irgendwelche diffusen Vorstellungen wider, die in der frühen Kindheit bereits gelernt werden und von Massenmedien und in der Alltagskommunikation (z. B. in Form von Witzen und Anekdoten) ständig weiter vermittelt werden und damit zu einem fixen Bestandteil populärer Denkweisen werden. Zentrale These von SCHEFF ist nun, daß in einer Krisensituation, in der die residuale Regelverletzung zu einem öffentlichen Problem wird, der Abweichende dafür belohnt wird, wenn er sich entsprechend dem Stereotyp verhält und die Rolle des psychisch Kranken akzeptiert. Der Abweichende wird belohnt, wenn er „Einsicht" zeigt und die Konsequenzen, die aus der Annahme einer solchen Diagnose erwachsen, willig akzeptiert. Ein solcher Prozeß wird dann vor allem zum Verhängnis, wenn Abweichende, die so mit einer psychiatrischen Diagnose etikettiert wurden, sich in konventionelle Rollen zurückbegeben wollen und dabei von den „therapeutischen" Instanzen eher behindert werden. (Zur weiteren Vertiefung siehe KEUPP 1979.)

Soziale Differenzierung der Gesamtgesellschaft

Bei der Betrachtung größerer gesellschaftlicher Gebilde kommt der Erforschung sozialer Schichten und Klassen als Differenzierungsmerkmal moderner Gesellschaften große Bedeutung zu. Die Schichtungstheorie sieht die Ursache sozialer Ungleichheit im gesellschaftlichen Wertsystem begründet, welches eine differenzierte Bewertung und Rangordnung der Gesellschaftsmitglieder nach ihrem Ansehen (Status) in der Gesellschaft vornimmt. Dabei wird davon ausgegangen, daß eine angemessene Besetzung aller gesellschaftlichen Positionen ein differentielles Anreizsystem notwendig mache, weil die Positionen verschieden schwierig und die entsprechenden Kräfte knapp sind. Als Kriterien der Schichtzugehörigkeit gelten relativ abstrakte Merkmale wie Prestige, Lebensstil, Autorität, Macht und relativ konkrete Merkmale wie Einkommen, Entscheidungs- und Kontrollfähigkeit, Amts- und Berufszugehörigkeit, Erziehung und Ausbildung. Sozialer Schichtung wird dabei eine integrative und stabilisierende Funktion zugeschrieben, d. h., sie trägt dazu bei, daß eine Gesellschaft zusammenhält und stabil bleibt, in ihr also kein Chaos herrscht. Als negative Begleiterscheinungen werden genannt: Die Schichtung tendiere zur Vererbung und damit zur Festschreibung einmal bestehender Zustände. Schichtung nutze einer gesellschaftlichen Minderheit auf Kosten der Mehrheit, und Schichtung führe zu unterschiedlicher Anteilnahme und Loyalität gegenüber der Gesellschaft. Bei Klassenanalysen in Anlehnung an KARL MARX wird soziale Ungleichheit nicht als Folge natürlicher Qualitätsunterschiede zwischen den Individuen oder der unterschiedlichen Normerfüllung und Konformität gesehen, sondern als Resultat der Asymmetrie der Produktionsverhältnisse. Zu unterscheiden ist dabei zwischen Kapital bzw. Bourgeoisie auf der einen Seite und Arbeit bzw. Lohnabhängigen auf der anderen Seite. Auf der Bewußtseinsebene wird die „Klasse an sich", also alle diejenigen Menschen, die sich in gleichem Verhältnis zu den Produktionsmitteln befinden, von der „Klasse für sich" unterschieden, wobei letztere eine mehr oder minder organisierte Gruppe meint, die bewußt bestimmte ökonomische und politische Ziele verfolgt.

Als Auswirkungen der gesellschaftlichen Klassenbildung werden einerseits eine Ausbeutung der

Lohnabhängigen und andererseits Prozesse der Entfremdung aufgezeigt.

Gleichgültig, ob eine Klassen- oder eine Schichtanalyse vorgenommen wird, es zeigen sich bedeutsame Konsequenzen. So konnten verschiedenste Studien aufzeigen, daß Kinder aus unteren sozialen Schichten seltener eine höhere Schulbildung erlangen, häufiger in Sonderschulen zu finden sind und überdurchschnittlich häufig Verhaltens- und Lernstörungen aufweisen. Dabei ist nicht in erster Linie die Zugehörigkeit zu unteren Schichten für solche Störungen maßgeblich, sondern eine hier vorfindbare Kumulation sozialer Benachteiligungsfaktoren im Elternhaus, wie Armut, schlechte Wohnsituation, ungünstige Arbeitsbedingungen, unzureichende Strategien zur Bewältigung von Lebenslaufkonflikten usw., die Anpassungsprobleme bei Kindern und Jugendlichen begünstigen helfen. Eine gute Übersicht über die theoretische Diskussion und über das Ausmaß sozialer Ungleichheit in der Bundesrepublik Deutschland findet sich bei BOLTE u. HRADIL (1984).

Sozialisationsprozeß und familiärer Bezugsrahmen

Sozialisation stellt den Prozeß dar, in dem Individuen sich Kenntnisse, Fähigkeiten, Verhaltensweisen, Denkstile, Gefühle, Motivationen und Werthaltungen in aktiver Auseinandersetzung mit ihrer Umwelt aneignen, die sie befähigen, mehr oder minder wirksame Mitglieder von Gruppen oder Gesellschaften zu sein. Der Sozialisationsprozeß beginnt sofort nach der Geburt und führt über verschiedene Phasen zum sozialen Selbst. Im Unterschied zu Tieren, die nach der Geburt rasch selbständig leben können, braucht ein Kind noch sehr lange intensive Zuwendung.

Die dauernde und intensive Zuwendung, die ein Kind in der frühesten Lebensphase erhält, nennt CLAESSENS (1972) emotionale Fundierung. In dieser ersten Phase (Soziabilisierung) werden die zunächst ungerichteten und diffusen Bedürfnisse sozial geprägt. ERIKSON (1957) spricht hier von der Entwicklung eines „Urvertrauens". Die Notwendigkeit konstanter emotionaler Nähe für den Aufbau einer Person kann gut belegt werden. Es ist allerdings falsch, daraus die Notwendigkeit einer einzigen Bezugsperson abzuleiten. Der Aufbau einer soziokulturellen Person ist gekennzeichnet durch die mehr oder weniger bewußte Übernahme von Normen und Wertvorstellungen. Werden Vorstellungen und Einstellungen zu Bestandteilen der Motivations- und Bedürfnisstruktur der sich allmählich aufbauenden Person, spricht man von Verinnerlichung oder Internalisierung. Geraten später stark verinnerlichte Erwartungen in Konflikt mit neuen Wertvorstellungen, spricht man von Normenkonflikt. Konsequenz kann Verdrängung, Unsicherheit und Desorganisation der Person sein.

Primäre Sozialisierung bezeichnet die Lernphase, in der ein Individuum von einer bloß reagierenden Person zu einer bewußt handelnden wird. Diese Phase geschieht in Primärgruppen, vor allem in der Familie. Primärgruppen sind solche Gruppen, in denen die Kontakte regelmäßig und persönlich sind, in denen also enge, überschaubare Beziehungen, welche nicht rein zweckhaft, sondern in starkem Maße auch emotional geprägt sind, vorherrschen. Sekundäre Sozialisation bezeichnet die gesamte außerfamiliäre bzw. institutionalisierte Erziehung, berufliche Bildung und sonstige, sich außerhalb von Primärgruppen ereignende Einflußfaktoren (Schule, Massenmedien usw.). Verschiedene Ansichten bestehen über die Dauer der Sozialisation. Während der psychoanalytisch orientierte Ansatz sein Schwergewicht auf die ersten 5 Lebensjahre legt und diese insgesamt als prägend für weiteres Verhalten ansieht, gehen die Sozialwissenschaftler überwiegend davon aus, daß die Zeit der Sozialisation sich bis zur Erreichung des Erwachsenenstatus erstreckt. Neuere theoretische Ansätze sehen den Prozeß der Sozialisierung grundsätzlich als nicht begrenzt, sondern als einen lebenslangen Prozeß an.

Als Sozialisationsagenten gelten die Personen, die die Lernprozesse steuern und die geltenden Werte und Normen, Ziele und Wissen vermitteln. Dabei ist von besonderer Bedeutung, daß der Prozeß der Sozialisation grundsätzlich ein Austauschprozeß ist, d. h., der Sozialisierende (Individuum oder Gruppe) und der Sozialisierte können sich durch diesen Prozeß gegenseitig verändern.

Die Sozialisation ist allerdings dadurch gekennzeichnet, daß innerhalb einer bestimmten Kultur während der Kindheit weitgehend gleiche Sozialisationsmuster vermittelt werden. Hieraus entstehen sogenannte Grundpersönlichkeiten, die Verhaltensmerkmale aufweisen, die für die Mehrheit einer Gesellschaft typisch sind. Von verschiedenen Autoren (z. B. HERBERT MARCUSE 1967) wird dabei allerdings auf die Gefahren einer kritiklosen Anpassung hingewiesen.

Für die primäre Sozialisation kommt der Familie eine entscheidende Bedeutung zu. Sie kann emotionale Wärme vermitteln und dadurch die Integration eines Individuums erleichtern. Für das Kind im ersten Lebensabschnitt enthält die Familie alle „signifikanten Anderen", die es ihm ermöglichen, soziales Verhalten zu erlernen. Die Familie wird für das Kind die Brücke zur Außenwelt, so daß die Übernahme von Einstellungen und Rollenvorstellungen in erster Linie durch die Elternteile geprägt wird. Mannigfache Untersuchungen verdeutlichen denn auch die nachhaltigen Auswirkungen des Erziehungsstils der Eltern auf die Entwicklung des Kindes. Hervorgehoben sei, daß ein hoher Übereinstimmungsgrad der Eltern hinsichtlich der Erziehungsziele und Klarheit in der Macht- und Rollenverteilung innerhalb der Familie sich außerordentlich positiv auf die soziale Integration eines

Kindes auswirkt. Geringe Übereinstimmung zwischen den Elternteilen mit häufigem Streit als Begleiterscheinung erlebt das Kind als Frustration, so daß Orientierungsschwierigkeiten resultieren und aggressives Handeln im Rahmen des Imitationslernens übernommen werden kann. Ebenfalls bedeutsam für aggressives Verhalten und Verhaltensstörungen bei Kindern und Jugendlichen ist die Hilfs- und Orientierungslosigkeit, die entsteht, wenn die Kinder häufig sich selbst überlassen werden und die Eltern sich kaum mit den Kindern beschäftigen. Wichtig ist auch, die Fähigkeit zu erlangen, Spannungen, Probleme und Konflikte verbal artikulieren zu können und auf verbalem Wege zusammen mit den Betroffenen – hier zumeist den Eltern – nach Lösungen zu suchen. Wenn solche Kommunikationsformen nicht gelernt werden, wird die Wahrscheinlichkeit, Gewalt als Mittel der Konfliktbewältigung anzuwenden, erhöht.

Für eine soziologische Analyse familiärer Problematik kommt den Auswirkungen und Konsequenzen aus der Berufstätigkeit der Mutter ebenfalls besondere Bedeutung zu. Verschiedene Untersuchungen können eindrücklich belegen, daß eine geringe zeitliche Verfügbarkeit der Elternteile – insbesondere bei Abwesenheit des Vaters – eine größere Ängstlichkeit, Selbstunsicherheit und negatives Selbstwertgefühl bei Kindern und Jugendlichen bewirkt. Für die Entwicklung eines Kindes und Jugendlichen ist die Familienstruktur von Bedeutung. So konnte festgestellt werden, daß mit zunehmender Größe der Familie für das Kind einschränkende Tendenzen in der elterlichen Erziehung zunehmen und körperliche Bestrafungen wahrscheinlicher werden.

Häufige Spannungen innerhalb einer Familie können nachhaltig eine Entwicklung stören. Das Kind kann z. B. Gegenstand von Koalitionsbildung bei Konkurrenzkämpfen innerhalb der Ehe werden. Fällt der Vater weg, können sich beim Kind Probleme mit der Geschlechtsrollenidentifikation ergeben. Die Bedeutung der Sozialisationsstörung in der Familie wurde besonders in der soziologischen Schizophrenieforschung hervorgehoben (s. BATESON u. Mitarb. 1969). Hier spricht man von verschiedenen Konflikt-Eheformen, so beispielsweise von einer Ehespaltung, wenn zwischen den Ehepartnern keine oder kaum gemeinsame Interessen bestehen und die Partner nicht aufeinander eingehen oder sich gegenseitig mißachten. Bei einer Strukturverschiebung läßt sich ein Ehepartner von dem anderen beherrschen. Von Familismus spricht man, wenn jemand dauernd bemüht ist, störende Einflüsse von draußen abzuwehren und das Kind zu lange abgeschirmt wird. Eine überstarke emotionale Fundierung erschwert die Kontaktaufnahme innerhalb organisierter Gruppen. (Wichtige Informationen dazu geben: Bundesminister für Jugend, Familie und Gesundheit 1975; F. NEIDHARDT 1979; VASCOVICS 1982; ANGERMEYER und DÖHNER 1981.)

Literatur

Angermeyer, M. C., O. Döhner (Hrsg.): Chronisch kranke Kinder und Jugendliche in der Familie. Enke, Stuttgart 1981

Bateson, G., D. D. Jackson, R. D. Laing, Th. Lidz, J. H. Weakland: Schizophrenie und Familie. Suhrkamp, Frankfurt 1969

Becker, H. S.: Außenseiter. Zur Soziologie abweichenden Verhaltens. Fischer, Frankfurt 1981

Bellebaum, A.: Soziologische Grundbegriffe. 10. Aufl. Kohlhammer, Stuttgart 1984

Blau, P.: Exchange and Power in Social Life. Wiley, New York 1964

Bolte, K. M., S. Hradil: Soziale Ungleichheit in der Bundesrepublik Deutschland, 5. Aufl. Leske und Budrich, Opladen 1984

Bundesminister für Jugend, Familie und Gesundheit: Zweiter Familienbericht, Familie und Sozialisation. Bonn 1975

Claessens, D.: Familie und Wertsystem. Eine Studie zur „zweiten, soziokulturellen Geburt" des Menschen, 3. Aufl. Duncker u. Humblot, Berlin 1972

Dechmann, B., C. Ryffel: Soziologie im Alltag. Eine Einführung. Beltz, Weinheim 1981

Durkheim, E.: Der Selbstmord. Luchterhand, Neuwied 1973

Erikson, E. H.: Kindheit und Gesellschaft. Klett, Stuttgart 1957

Garfinkel, H.: Das Alltagswissen über soziale und innerhalb sozialer Strukturen. In: Alltagswissen, Interaktion und gesellschaftliche Wirklichkeit, hrsg. von Arbeitsgruppe Bielefelder Soziologen. Rowohlt, Reinbek 1973

Goffman, E.: Stigma. Über Techniken der Bewältigung beschädigter Identität. Suhrkamp, Frankfurt 1970

Homans, G. C.: Grundfragen soziologischer Theorie. Westdeutscher Verlag, Opladen 1972

Käsler, D.: Wege in die soziologische Theorie. Nymphenburger, München 1974

Keupp, H. (Hrsg.): Psychische Störungen als abweichendes Verhalten. Urban & Schwarzenberg, München 1979a

Keupp, H. (Hrsg.): Normalität und Abweichung. Fortsetzung einer notwendigen Kontroverse. Urban & Schwarzenberg, München 1979b

Keupp, H., D. Rerrich (Hrsg.): Psychosoziale Praxis – gemeindepsychologische Perspektiven. Ein Handbuch in Schlüsselbegriffen. Urban & Schwarzenberg, München 1982

Marcuse, H.: Der eindimensionale Mensch. Luchterhand, Neuwied 1967

Merton, R. K.: Sozialstruktur und Anomie. In: Kriminalsoziologie, hrsg. von F. Sack, R. König. Akademische Verlagsgesellschaft, Frankfurt 1968

Neidhardt, F. (Hrsg.): Frühkindliche Sozialisation, 2. Aufl. Enke, Stuttgart 1979

Neumann, K. (Hrsg.): Kindsein. Zur Lebenssituation von Kindern in modernen Gesellschaften. Vandenhoeck & Ruprecht, Göttingen 1981

Parsons, T.: Zur Theorie sozialer Systeme. Westdeutscher Verlag, Opladen 1976

Parsons, T.: Definition von Gesundheit und Krankheit im Lichte der Wertbegriffe und der sozialen Struktur Amerikas. In: Der Kranke in der modernen Gesellschaft, hrsg. von A. Mitscherlich, T. Brocher, O. v. Mering, K. Horn. Syndikat, Frankfurt 1984

Schäfer, B.: Soziologie des Jugendalters. Eine Einführung. Leske und Budrich, Opladen 1982

Scheff, Th. I.: Das Etikett „Geisteskrankheit". Soziale Interaktion und psychische Störung. Fischer, Frankfurt 1973

Vaskovics, L. A. (Hrsg.): Umweltbedingungen familialer Sozialisation. Beiträge zur sozialökologischen Sozialisationsforschung. Enke, Stuttgart 1982

Weber, M.: Soziologische Grundbegriffe, Sonderausgabe aus Wirtschaft und Gesellschaft, 4. Aufl. Mohr, Tübingen 1978

Willke, H.: Systemtheorie. Eine Einführung in die Grundprobleme. G. Fischer, Stuttgart 1982

Wiswede, G.: Rollentheorie. Kohlhammer, Stuttgart 1977

Rechtswissenschaften

Horst Schüler-Springorum

Überblick

Zutreffend stehen die Rechtswissenschaften an letzter Stelle der in diesem Handbuch behandelten Grundlagenwissenschaften. Denn für die Kinder- und Jugendpsychiatrie gibt das Recht selbst eigentlich überhaupt keine Grundlage ab. Wohl aber wirkt das Recht auf die praktische Tätigkeit des Kinder- und Jugendpsychiaters ein; dies zwar wiederum nicht im Sinne fachspezifischer Aussagen zur ärztlichen Tätigkeit als vielmehr im Sinne äußerer Rahmenbedingungen für sein Tun. Als banale Beispiele seien der Anstellungsvertrag mit einem Krankenhaus oder der einzelne Arzt-Patient-Vertrag genannt, gewiß weniger banal sind die (streitigen) Rechtsfragen der Strafbarkeit wegen unterlassener Hilfeleistung (§ 323 c StGB), der Haftung des Gutachters oder Therapeuten, der Einsichtnahme in Krankenblätter, der Verantwortlichkeit Dritter bei der Selbsttötung eines Patienten oder die auch in die Kinder- und Jugendpsychiatrie ausstrahlende neuerliche Diskussion über Formen der Sterbehilfe. Alles dies wird hier nicht weiter verfolgt. In den Mittelpunkt werden vielmehr jene rechtlichen Regelungen gerückt, mit denen das Recht selbst das Kindes- und Jugendalter begleitet. Aus ihnen erwachsen die meisten Anwendungsfälle für kinder- und jugendpsychiatrische Tätigkeit im forensischen Bereich. Dem Recht kommt insofern eine zwar begrenzte, aber praktisch wichtige *Zuliefererfunktion* zu. Es wird sich zeigen, daß gerade die aus eher juristischer als aus fachlicher Indikation angelieferten Fälle dem Kinder- und Jugendpsychiater überwiegend Leistungen abverlangen, die eher am Rande des genuin ärztlichen Auftrags liegen.

Altersstufen

Das Recht, oft als Ordnung menschlichen Zusammenlebens oder auch als Mittel der sozialen Kontrolle definiert, strebt nach Allgemeingültigkeit und Klarheit. Es nimmt daher nicht wunder, daß – wo das Gesetz Besonderheiten der zwei ersten Lebensjahrzehnte einzufangen versucht – bestimmte *Altersgrenzen* eine wichtige Rolle spielen. Tabelle 2.37 vermittelt hierzu eine nach Lebensaltern geordnete Übersicht, die zwar nicht alle, aber doch die bedeutsamsten Regelungen enthält. Dabei stellen in juristischer Sicht die Stufen des vollendeten 7., des vollendeten 14. und vor allem des vollendeten 18. Lebensjahrs die weitaus wichtigsten Abschnitte dar.

Diese juristische Einteilung des Kindes- und Jugendalters bedarf allerdings in mehrfacher Hinsicht der Relativierung. Bei näherem Zusehen ergibt sich nämlich, daß selbst das Abstellen auf einen so objektiven Tatbestand wie das Lebensalter nicht selten einen nur bedingten Gewinn an Klarheit und Allgemeingültigkeit einträgt. Da ist vor allem der Unterschied zwischen solchen Regelungen zu nennen, die mit einem bestimmten Lebensalter *ausnahmslos* bestimmte Rechtsfolgen verknüpfen, und solchen, bei denen dies nicht der Fall ist. Daß mit der Vollendung der Geburt jeder Mensch ausnahmslos die Rechtsfähigkeit erlangt, ist für ersteres ebenso ein Beispiel wie der „absolute" Übergang ins Erwachsenenstrafrecht, wenn der Täter zur Tatzeit das 21. Lebensjahr vollendet hat (MIEHE 1979). Auf die Gegenseite gehören in erster Linie solche Regelungen, die den altersbedingten Eintritt bestimmter Rechtsfolgen an Zusatzvoraussetzungen wie etwa die Entwicklungsreife nach §§ 3, 105 JGG knüpfen.

Darüber hinaus werden die auf Altersstufen abstellenden Regelungen teilweise aufgefangen durch von ihnen unabhängige Rücksichtnahmen auf das Kindes- und Jugendalter. Die zahlreichen gesetzlichen Bezugnahmen auf das „Kindeswohl" oder auch die bloße Existenz einer besonderen Jugendgerichtsbarkeit für Delinquenten verdeutlichen dies augenfällig.

Forensische Bedeutung

Wo Recht und Gesetz dem Alter des Noch-nicht-Erwachsenseins Rechnung tragen, geschieht dies in der Regel zweifellos auf eine vom Standpunkt der für dieses Alter zuständigen Fachwissenschaften aus gesehen „naive" Weise. Die Erwachsenen, die das Recht „machen", sind eben keine Jugendspezialisten, und die, die z. B. die Gesetze kommentieren, sind gleichfalls nur Juristen, weshalb es auch keinen eigentlichen Beitrag der Rechts*wissenschaften* zu den Grundlagen der Kinder- und Jugendpsychiatrie gibt. In der Rechts*anwendung* dürfte sich dieser Befund fortsetzen, indem auch hier die „intuitiv-dogmatische („selbstverständliche"), oft auch mit eigenen, praktischen (unkontrollierten!) Erfahrungen begründete Entscheidung" (STUD-

Tabelle 2.37 Rechtsstellung nach Altersstufen

Alter	Bedeutung	§§
Vollendung der Geburt	Rechtsfähigkeit Grundrechtsfähigkeit (zivilprozessuale) Parteifähigkeit	1 BGB Art. 1 ff GG 50 ZPO
6 Jahre	Schulpflicht	Landesschulgesetze
7 Jahre	beschränkte Geschäftsfähigkeit beschränkte (zivilr.) Deliktfähigkeit	106 BGB 828 II BGB
12 Jahre	beschränkte Religionsmündigkeit	5 (vgl. 2 III) RelKErzG
14 Jahre	volle Religionsmündigkeit bedingte Strafmündigkeit Endes des strafrechtl. Kinderschutzes bes. Mitbestimmungs- u. Anhörungsrechte Beschwerderecht im FGG-Verfahren	5 RelKErzG (71 III JWG) 1, 3 JGG 176 StGB 1746, 1765, 1671, 1778 BGB; 55 b, 55 c, 59 FGG 59 FGG
15 Jahre	Ende der allg. Schulpflicht; BerufsSchPfl.	Landesschulgesetze
16 Jahre	bedingte Ehemündigkeit Testierfähigkeit Eidesmündigkeit (ziv. pr.) Parteivernehmung Ende eines Pflegekindverhältnisses teilweise Ende des strafrechtl. Jugendschutzes	1 EheG 2229 BGB 60 StPO, 393, 455 ZPO 27 JWG 170 d, 174, 180, 182 (vgl. 235, 236 StGB)
17 Jahre	Ende der Einleitung einer FE	62, 64, 68 JWG
18 Jahre	Volljährigkeit, Heranwachsendenalter	2 BGB pp, 1, 105 JGG
21 Jahre	Ende der Anwendbarkeit des JugendStrR	1, 105 JGG
24 Jahre	Ende des Jugendstrafvollzugs	92 JGG

NITZ u. Mitarb. 1978) überwiegt. Kurz, Gesetzesbestimmungen, die sich auf das Jugendalter beziehen, sind im Zweifel durch und durch alltagstheoretisch fundiert.

Eben dies ist der Grund, warum der Spezialist für jenes Lebensalter im rechtlichen Kontext regelmäßig als *Sachverständiger* (und nicht primär als Therapeut) gefragt ist: Wo die alltagstheoretischen Aussagen des „Rechts der Jugend" im weitesten Sinn nicht genügend erscheinen, entsteht der Wunsch, vermittels eines *Gutachtens* am Fachwissen der Spezialisten zu partizipieren. Nur ausnahmsweise finden sich demgegenüber solche Bestimmungen, die primär die sachkundige Therapie und Behandlung von Jugendlichen selbst sichern sollen (z. B. § 75 II JWG, § 10 II JGG).

Eine für das in Frage stehende Lebensalter wohl schon selbstverständliche Ausweitung des Sachverständigenbegriffs kann hier nur erwähnt werden: Neben dem Kinder- und Jugendpsychiater wird häufig der Jugend- und Entwicklungs*psychologe* mit seinen besonderen diagnostischen (und therapeutischen) Kompetenzen zum Zuge kommen. Diese Kompetenzen sind, soweit im folgenden vom „Sachverständigen" (o. ä.) die Rede ist, jeweils mitgemeint (FOCKEN u. PFEIFFER 1979).

Rechtliche Zuordnung

Wie durch das Recht überhaupt, zieht sich auch durch das Recht des Jugendalters die dem Juristen vertraute Dreiteilung in *Zivilrecht, öffentliches Recht* und *Strafrecht*. Das Zivilrecht „regelt die Rechtsbeziehungen zwischen den einzelnen gleichgeordneten Rechtsunterworfenen" (BAUMANN 1977, S. 21), also z. B. die zwischen Ehegatten, Eltern und Kindern, Arzt und Patient. Das öffentliche Recht dagegen „befaßt sich mit dem Verhältnis Staat – Bürger" (BAUMANN 1977, S. 23), regelt also z. B. die öffentliche Erziehung, den Schutz der Jugend in der Öffentlichkeit, aber auch staatliche oder kommunale Sozialleistungen. Die Unterscheidung setzt sich bis in das im Streitfall zur Anwendung kommende Verfahren hinein fort (z. B. Zivilprozeß – Verwaltungsverfahren), wobei die Verfahrensordnungen selbst dem öffentlichen Recht zugehören. Auch das Strafrecht ist nach alledem ein Stück öffentliches Recht, freilich ein seit langem so sehr verselbständigtes, daß es als dritte Materie erscheint; hier figuriert das JGG.

Es läge also nahe, die Regelungen für das Kindes- und Jugendalter jeweils durch die drei großen Rechtsgebiete hindurch getrennt nachzuzeichnen.

Gewählt wurde statt dessen die Einteilung *nach dem Alter selbst*. Denn das Interesse des Sachverständigen dürfte dem Inhalt einer Regelung eher als ihrer Zuordnung gelten, und praktisch durchmischen sich die Gesichtspunkte nicht selten (HAPPE 1979, S. 210, 222 zu § 1666 BGB iVz § 64 JWG).

Bis zum 7. Lebensjahr

Vorgeburtliches

Die zu erwartende Geburt eines Menschen wirft auch rechtlich den einen oder anderen Schatten voraus. Wird das Kind nichtehelich sein, gilt es u. U. frühzeitig Unterhaltsansprüche zu sichern; wird es ehelich sein, kann es aus anderen Gründen wichtig werden, seine (Vermögens-)Rechte zu wahren. In solchen Fällen kann ein „Pfleger" (§§ 1909 ff BGB) bestellt werden, eine vormundschaftsgerichtliche Anordnung, die je nach Interessenlage teils mit der Geburt wirksam wird (§ 1708 BGB), teils (als Pflegschaft für die „Leibesfrucht") schon vorher (§ 1912 BGB). § 1913 nennt sogar die Pflegschaft für einen noch nicht erzeugten Nacherben; das entspricht der im Erbrecht vorgesehenen Möglichkeit, noch nicht erzeugte Personen entweder zum (Nach-)Erben einzusetzen (§ 2101) oder mit einem Vermächtnis zu bedenken (§ 2162 II).

Im allgemeinen Vertragsrecht schließlich spielen Ungeborene z. B. bei Versicherungsverträgen zugunsten Dritter eine Rolle; in diesen und ähnlichen Konstellationen sichert § 331 II ihre Rechte auch für den Fall, daß der Vertragspartner selbst vor der Geburt des aus dem Vertrag Begünstigten stirbt.

Das unmündige Kind

Mit der (vollendeten) Geburt ist der Mensch als „Rechtssubjekt" zwar da, doch kann er damit naheliegenderweise auf Jahre hinaus noch nichts „anfangen". In jeder Beziehung, vor allem zur Wahrnehmung von Rechten und zur Begründung von Pflichten, muß er sich vertreten lassen. Die gesetzlichen Vertreter sind primär die Eltern, hilfsweise ein Vormund (oder ein „Pfleger", s. o.). Diesen stehen auch so höchstpersönliche Entscheidungen zu wie etwa die Einwilligung in einen ärztlichen Eingriff (vgl. den „Blutaustauschfall", OLG Hamm NJW 1968, 212). Der trotz Rechtsfähigkeit noch rundum mangelnden Geschäftsfähigkeit entspricht die trotz Parteifähigkeit noch mangelnde Prozeßfähigkeit; d. h., das Kind kann im (Zivil-)Prozeß zwar Partei *sein* (= klagen oder verklagt werden), den Prozeß *führen* kann es aber nur durch seine Vertreter.

Diesen Zustand hält das Recht ungeachtet der in den ersten Lebensjahren sich vollziehenden Phasen des Ichwerdens und der Umweltorientierung sieben Jahre lang unverändert aufrecht: Das Kind bleibt unmündig, auch keine Teilmündigkeiten werden an jenen Phasen festgemacht, das Kind ist rechtlich handlungsunfähig. Da es *tatsächlich* in dieser Zeit aber sehr wohl handlungsfähig wird, bestimmt § 828 I BGB: „Wer nicht das siebente Lebensjahr vollendet hat, ist für einen Schaden, den er einem anderen zufügt, nicht verantwortlich" (vgl. aber § 829, ferner § 832 BGB zur Haftung der „Aufsichtspflichtigen").

Juristisches Gegenstück zur Unmündigkeit des Kindes ist das Recht und die Pflicht von Vater und Mutter, für das Kind (bis zur Volljährigkeit!) zu sorgen. Hauptinhalte dieser „elterlichen Sorge" sind die Personensorge und die Vermögenssorge, Hauptinhalte der Personensorge wiederum das Erziehungsrecht und das Aufenthaltsbestimmungsrecht (§§ 1626 ff BGB). Speziell das Erziehungsrecht ist natürlich ein Rahmenbegriff, den Tradition, Kultur, gruppen- und schichtspezifische Wertsysteme und individuelle Einstellungen mitausfüllen. Er bietet nicht zuletzt auch eine juristische Basis für die (pädagogisch und rechtlich umstrittene) körperliche Züchtigung des Kindes und markiert nur höchst ungenau die Grenze zur Kindesmißhandlung. Immerhin erklärt § 1631 II „entwürdigende Erziehungsmaßnahmen" ausdrücklich für „unzulässig" und verpflichtet § 1626 II die Erziehungsberechtigten generell, „die wachsende Fähigkeit und das wachsende Bedürfnis des Kindes zu selbständigem und verantwortungsbewußtem Handeln zu berücksichtigen" (BELCHAUS 1979, S. 331).

Kindeswohl und Jugendschutz

Überdies bleibt die Praxis all dessen nicht im privaten Bereich. Das seit 1980 geltende Gesetz zur Neuregelung des Rechts der elterlichen Sorge (kritisch dazu GIESEN 1979) hat nicht nur den Begriff der „elterlichen Gewalt" abgeschafft, sondern die vormundschaftsgerichtliche Kontrolle, die bis dahin vor allem den Vormündern galt (vgl. §§ 1837, 1838) und die Eltern primär nur in Sachen der Vermögenssorge betraf, auch im Feld der Personensorge verstärkt. So kann das Gericht, wenn die Eltern sich in einer Frage, „deren Regelung für das Kind von erheblicher Bedeutung ist", nicht einigen können, deren Entscheidung einem Elternteil übertragen (§ 1628). Soll das Kind in einem Heim o. ä. untergebracht werden *und* ist dieser Akt mit Freiheitsentziehung verbunden, so muß das Vormundschaftsgericht dies genehmigen (§ 1631b; bisher galt dies nur, wenn ein Vormund solches vorhatte, § 1800). Vor allem aber ist die Generalklausel für ein gerichtliches Eingreifen bei pädagogischem Versagen der Eltern von dem umstrittenen Erfordernis eines *Verschuldens* der Eltern am eingetretenen Notstand gelöst worden, § 1666 (zur Genese: HAPPE 1979; vgl. auch den Abschnitt über öffentliche Erziehung, S. 113 f).

Neben solchen innerfamiliären Gefährdungen bringt vor allem die *Scheidung* der Eltern eo ipso erhebliche pädagogische Risiken mit sich (zur weiteren Risikolage der Nichtehelichkeit vgl. §§ 1705 ff BGB). Hier werden die gerichtlichen Entscheidungen fällig, wem künftig das Sorgerecht zustehen (§ 1671) und wie die dem anderen Teil verbleibende „Befugnis zum persönlichen Umgang mit dem Kinde" (§ 1634; bei Nichtehelichen vgl. § 1711) geregelt werden soll. Die Scheidungsreformgesetzgebung von 1976/77 hat diese Kompetenzen im wesentlichen in der Hand des auch für die Scheidung zuständigen Familienrichters (am Amtsgericht) vereint, der hierbei freilich an verschiedene Verfahrensordnungen (teils ZPO, vgl. §§ 620 ff, teils FGG, vgl. § 64 k) gebunden ist (DIEDERICHSEN 1977).

Strafrecht

Daß das Strafrecht für den ersten Lebensabschnitt Fehlanzeige erstattet, nimmt nicht wunder: Straftäter kann ein so kleines Kind noch nicht sein, wohl aber Opfer. Entsprechend dem strafrechtlichen Schutz von Kindern und Jugendlichen (vgl. Tab. 2.37) setzt schon jetzt die Problematik der *Glaubwürdigkeitsbegutachtung* ein, wenn das kindliche Opfer zugleich (oft einziger) Tatzeuge ist (BERGER 1979b; PRAHM 1972). Außerdem wurden durch die Strafprozeßreform 1975 einige Verfahrensnormen mit Schutzzweck eingeführt: Bei der Vernehmung von Zeugen unter 16 Jahren kann die Öffentlichkeit ausgeschlossen oder die zeitweilige Abwesenheit des Angeklagten angeordnet werden, der Vorsitzende hat eine solche Vernehmung grundsätzlich selbst durchzuführen, Ausnahmen hiervon dürfen das „Wohl des Zeugen" nicht beeinträchtigen (§§ 172 GVG, 247, 241a StPO; vgl. auch § 52 II StPO).

Zur Terminologie

Die in den einschlägigen Gesetzen verwendete Nomenklatur ist ersichtlich nicht einheitlich. Im BGB ist man (schon aus erbrechtlichen Gründen!) „Kind", solange man Eltern hat. Sorgerechte und -pflichten gelten aber nur gegenüber minderjährigen Kindern. Das JWG benutzt je nach Regelungsanlaß die Begriffe „Kind" (mit Unterteilungen bis zum Säugling in § 5!) und „Minderjähriger", doch hört man hier mit der Volljährigkeit auf, „Kind" zu sein. Das Strafrecht und überwiegend das öffentliche Jugendschutzrecht (Ausnahme: JArbSchG) definieren die Altersstufe vom vollendeten 14. bis zum vollendeten 18. Lebensjahr als „Jugendliche", § 1 II JGG (JANS u. HAPPE § 1, 1.).

Richtschnur für das Handeln aller Beteiligten ist das „Wohl des Kindes"; dieser Begriff, dessen Schwerpunkt ersichtlich mehr auf der persönlichen Seite als der der Vermögensinteressen (vgl. z. B. § 1680 I) liegt, durchzieht die gesamte einschlägige Gesetzesmaterie. Als „körperliches, geistiges oder seelisches Wohl" nur unvollkommen aufgefächert (§ 1666), bleibt es gleichwohl eine Blankette. Einen ersten Versuch der Konkretisierung bringt der neue § 1671 II durch Hervorheben der „Bindungen des Kindes, insbesondere an seine Eltern und Geschwister". Die Schwierigkeit, mit der „psychischen Dimension" des Kindeswohls (HAPPE 1979, S. 216) zu praktizieren, hat bisher aber dazu geführt, daß Gerichte (und Jugendämter) hauptsächlich Gefährdungen des körperlichen Wohls als Alarmsignal werten (HEDDAEUS 1980; HAPPE 1979, S. 214 ff.). Die Notwendigkeit qualifizierter Interpretationen durch Sachverständige bleibt hier ebenso groß wie die damit verbundene Chance einer „Früherkennung" *nicht*körperlicher Entwicklungsstörungen (JANS 1975, 1979; REMSCHMIDT 1978; STUDNITZ u. Mitarb. 1978).

Eng verzahnt mit diesen zivilrechtlichen Vorkehrungen sind bestimmte Rechte und Pflichten des Jugendamtes (§§ 47 ff JWG), das vor allem vor den erwähnten vormundschafts- und familiengerichtlichen Entscheidungen zu hören ist (§ 48a JWG; vgl. auch § 1711 IV BGB). Daneben obliegen dem Amt Beratungs- und Hilfeaufgaben auch in bezug auf kleinere Kinder nach Maßgabe der §§ 5, 6 JWG. Der spezielle (öffentlich-rechtliche) Jugendschutz (vor jugendgefährdenden Schriften, Ton- oder Bildträgern oder in der Öffentlichkeit, Jugendarbeitsschutz) greift in diesem Alter ebenfalls noch voll; lediglich für bestimmte kulturelle und Werbeveranstaltungen (einschließlich Rundfunk, Fernsehen) sieht das JArbSchG begrenzte Ausnahmen für über 6jährige und z.T. sogar für über 3jährige vor (§ 6).

Vor und nach dem 14. Lebensjahr

Beschränkte Geschäftsfähigkeit

Mit vollendetem 7. Lebensjahr tritt die „beschränkte Geschäftsfähigkeit" ein (§ 106 BGB), sofern nicht allgemeine Geschäftsunfähigkeitsgründe (wie z. B. Entmündigung wegen Geisteskrankheit, § 105) dies verhindern. Diese zivilrechtliche Teilmündigkeit dauert bis zur Volljährigkeit an. Sie besteht im wesentlichen darin, daß der Minderjährige sich rechtlich zwar binden, z. B. Verträge aller Art abschließen kann, die Wirksamkeit solcher „Willenserklärungen" aber von der (vorherigen) Einwilligung oder (späteren) Genehmigung seines gesetzlichen Vertreters abhängt (§ 107). Durchbrochen wird dies Prinzip durch die ihm zugebilligte rechtliche Autonomie im (eher bagatellarischen) Taschengeldbereich (§ 110) sowie durch die Möglichkeit, einen (scil. älteren) Minderjährigen zum „selbständigen Betrieb eines Erwerbsgeschäfts" zu ermächtigen, was einer echten partiellen Volljährigkeit gleichkommt und daher der Genehmigung des Vormundschaftsgerichts bedarf (§ 112; für Arbeitsverträge ähnlich § 113). Die entsprechenden Gesetzesbestimmungen sind generell und ohne zusätzliche, etwa an den Entwicklungsstand des Minderjährigen anknüpfende Bedingungen formuliert. Fragen an den Sachverständigen sind hier daher kaum denkbar.

Bedingte Deliktfähigkeit

Anders verhält es sich offenbar mit der Regelung in § 828 II BGB:

„Wer das siebente, aber nicht das achtzehnte Lebensjahr vollendet hat, ist für einen Schaden, den er einem anderen zufügt, nicht verantwortlich, wenn er bei der Begehung der schädigenden Handlung nicht die zur Erkenntnis der Verantwortlichkeit erforderliche Einsicht hat."

Die Bestimmung betrifft, obwohl der Begriff „Delikt" auch in diesem Bereich (§§ 823 ff BGB) heimisch ist, die rein zivilrechtliche Frage der Haftung für Schäden. Sie macht die Fähigkeit des Minderjährigen, sich auf diese Weise selbst zu verpflichten, auch über das vollendete 7. Lebensjahr hinaus vom Zusatzerfordernis der „Einsicht" abhängig. Dennoch ist sie mit den bekannten Zurechnungsregeln des Strafrechts nicht vergleichbar, sondern läßt viel weniger Spielraum, und zwar aus mehreren Gründen. Zunächst ist die Bestimmung so formuliert, daß die erforderliche Einsicht zu Lasten des Minderjährigen *vermutet* wird: *Er* muß im Prozeß das Gegenteil beweisen, wofür das Alter nur insofern bedeutsam ist, „als die gesetzliche Vermutung bei einem 7jährigen Jungen eher zu widerlegen ist als bei einem 17jährigen" (BGH LM 1954 Bl. 893, 894). Außerdem hält die Rechtsprechung in strenger Anlehnung an den Wortlaut „das rein intellektuelle Vermögen", also allein die Einsichtsfähigkeit, für entscheidend:

„Fehlt es einem Jugendlichen, der seine Verantwortlichkeit einzusehen fähig ist, noch an der Reife, sich dieser Einsicht gemäß zu verhalten, so ist er dennoch für den von ihm angerichteten Schaden verantwortlich" (BGH JZ 1970, 616 m. Anm. Teichmann).

Zwar bleibt die zusätzliche „Steuerungsfähigkeit" auch zivilrechtlich noch von Belang, wenn es nämlich um die Frage des den Minderjährigen treffenden Verschuldens im Einzelfall geht; da die Verschuldens*form* hier aber zuallermeist die der *Fahrlässigkeit* ist, kommt § 276 zum Zuge, dessen wiederum generalisierende Maßstäbe („im Verkehr erforderliche Sorgfalt") nur wenig Aussicht auf Entrinnen lassen.

Weitere Teilmündigkeiten

Den beiden vorigen Punkten zufolge erscheint der Minderjährigenschutz im zivilrechtlichen *Vertrags*recht deutlich stärker als im zivilrechtlichen *Delikts*recht ausgeprägt. Den Grund hierfür liefert die unterschiedliche Interessenlage, entweder Vertragspartner oder aber Opfer eines Minderjährigen zu sein. Darüber hinaus trägt das Gesetz dem Reiferwerden der über 7jährigen noch mehrfach Rechnung, wobei das vollendete 14. Lebensjahr wiederholt die Wegmarke bildet.
Der (seit 1980) neue § 1631 a BGB schreibt den Eltern eine besondere Rücksicht „auf Eignung und Neigung des Kindes" vor, wenn es um Angelegenheiten seiner „Ausbildung und des Berufes" geht; auch hier kann notfalls das Gericht eingreifen, wenn elterlicher Starrsinn oder elterliche Gleichgültigkeit die Besorgnis begründen, „daß die Entwicklung des Kindes nachhaltig und schwer beeinträchtigt wird". – Im Falle der Ehescheidung wird dem Kind vom vollendeten 14. Lebensjahr an bei der künftigen Verteilung der elterlichen Sorgerechte eine Mitsprache eingeräumt: Weicht sein Wunsch von dem der Eltern ab, muß das Gericht die Entscheidung treffen, „die dem Wohle des Kindes am besten entspricht" (§ 1671 II, III). – Ebenso kann ein ab 14jähriges Kind die Einwilligung in eine Adoption nur selbst erteilen (§ 1746) und im Fall der Aufhebung der Adoption seine Namensrechte selbst wahrnehmen (§ 1765). Auch der Bestellung eines von den Eltern benannten Vormundes kann der Mündel vom gleichen Alter an mit der Konsequenz widersprechen, daß wiederum das Gericht nach dem Kriterium des Kindeswohls entscheiden muß (§§ 1776, 1778 BGB).
Mit 14 Jahren endet ferner der strafrechtliche Kindesschutz, mit 16 schon teilweise der strafrechtliche Jugendschutz überhaupt (vgl. Tab. 2.37), was sich durchaus als „schubweises" Zugestehen sexueller Mündigkeit interpretieren läßt. Ähnliche stufenweise Lockerungen enthält das Gesetz zum Schutz der Jugend in der Öffentlichkeit namentlich für Jugendliche über 16 Jahre (betrifft z. B. Gaststättenbesuch, Alkoholausschank, Rauchen in der Öffentlichkeit) und das Jugendarbeitsschutzgesetz, das auch das 13. bzw. 15. Lebensjahr als Schutzgrenzen kennt (§§ 6, 7). Eine zwischen dem 15., 16., 18. und 21. Lebensjahr differenzierende „Straßenverkehrsmündigkeit" hat sich schließlich in den Fahrerlaubnisbestimmungen der StVZO (§ 7) niedergeschlagen.
Wichtige gesetzlich konkretisierte Teilmündigkeiten – und zwar im Sinne schon vor dem 18. Lebensjahr eintretender, aber auf bestimmte Lebensbereiche begrenzter Vollmündigkeiten – sind weiter:

Religionsmündigkeit

Sie tritt mit vollendetem 14. Lebensjahr ein (§ 5 RelKErzG, vgl. § 71 III JWG). Vorwirkungen zeitigt sie freilich schon früher: Ein Religions*wechsel* gegen den Willen des Kindes ist vom 12. Lebensjahr an unzulässig (§ 5 RelKErzG) und schon vom 10. Lebensjahr an ist das Kind (vom Gericht) „zu hören", wenn die Eltern über seine religiöse Erziehung in Konfessionsstreit geraten (§ 2 III RelKErzG). Generell fordert das Gesetz, bei amtlichen Eingriffen „auf das religiöse Bekenntnis oder die Weltanschauung des Minderjährigen und seiner Familie Rücksicht zu nehmen" (§§ 1779, 1838 BGB, 38 JWG).

Testierfähigkeit

Die Mündigkeit, selbst ein Testament zu errichten, tritt mit dem 16. Lebensjahr ein (§ 2229 BGB); der nächste Absatz der Vorschrift, wonach es hierzu nicht der Zustimmung des gesetzlichen Vertreters bedarf, macht, was schon deutlich ist, überdeutlich. Allerdings muß, wer 16 ist, noch zwei Jahre warten, bis ihm auch alle *Formen,* in denen ein Testament errichtet werden kann – z. B. das eigenhändige Testament – zu Gebote stehen (§§ 2233, 2247 BGB).

Ehemündigkeit

Minderjährige dürfen einander nicht heiraten. Ist jedoch einer der beiden Verlobten bereits volljährig, so kann das Vormundschaftsgericht dem (der) anderen Befreiung vom Erfordernis der Volljährigkeit erteilen, sobald dieser (diese) das 16. Lebensjahr vollendet hat. Die Vorschrift (§ 1 EheG) gilt für beide Geschlechter gleich; daß in der Praxis Befreiungsanträge schwangerer Mädchen unter 18 Jahren überwiegen, ist bekannt. § 1 EheG nennt zwar keine Kriterien, an denen die „Ehereife" in den letzten beiden Jahren vor Eintritt der Volljährigkeit zu messen sei. Andererseits ist unbestritten, daß die „Kann-Vorschrift" („*kann ...* Befreiung erteilen") mit einer solchen Reifeprüfung auszufüllen ist. Sie ist sogar, seitdem die Volljährigkeit mit 18 Jahren eintritt, von *wirtschaftlichen* Erwägungen so gut wie losgelöst, dies mit der Begründung, daß auch die Ehe zweier (unbeschränkt ehemündiger) 18jähriger ja oft genug wirtschaftlich nicht gesichert sei. So wird denn auf die „geistige", die „persönliche" oder die „sittliche" Reife, auf die Tragfähigkeit der Partnerbindung oder auf die „geordnete Erziehung des evtl. erwarteten Kindes" abgestellt (BIENWALD 1975; PALANDT 1985; zu § 1 EheG Rdn. 4 [DIEDERICHSEN]). Praktisch besagen diese Leerformeln aber nicht viel mehr, als daß die Befreiung im Hinblick auf einen *bestimmten* Partner beantragt werden muß; darüber hinaus ist zwar (außer der Einwilligung des gesetzl. Vertreters pp., § 3 EheG) die Anhörung des Jugendamtes vorgesehen (§ 48a II JWG), jedenfalls nicht formell aber die Einschaltung von Sachverständigen, die hierzu gewiß manches beizusteuern hätten. Ein Forschungsbericht:

> „Problematisch erscheint besonders, mit welcher Selbstverständlichkeit aufgrund einer bestehenden Schwangerschaft der Weg zur Ehe frei gemacht wird. Die Diskussion von Alternativen findet nicht statt..." (Forschergruppe Familienrecht 1978, S. 448).

Verfahrensrechtlicher Positionszuwachs

Für die bisher beschriebenen gerichtlichen Entscheidungen über das Wohl und Wehe von Minderjährigen sahen vereinzelte Gesetzesbestimmungen vor, daß diese Betroffenen auch selbst zu hören seien. Mit der Neuregelung des Rechts der elterlichen Sorge wurden sie durch Generalklauseln ersetzt. So soll nun nach § 620a III ZPO das Kind immer dann selbst angehört werden, wenn eine Entscheidung über die elterliche Sorge oder den persönlichen Umgang des nicht sorgeberechtigten Elternteils mit dem Kinde ansteht. Nach § 50b FGG gilt für die dieser Verfahrensordnung unterliegenden Gerichtsentscheide dasselbe, „wenn die Neigungen, Bindungen oder der Wille des Kindes für die Entscheidung von Bedeutung sind oder wenn es zur Feststellung des Sachverhalts angezeigt erscheint, daß sich das Gericht von dem Kind einen unmittelbaren Eindruck verschafft". Vom vollendeten 14. Lebensjahr an ist die persönliche Anhörung sogar „stets" vorgeschrieben (§§ 50b II, 55c FGG); dies entspricht dem auch früher schon geltenden Beschwerderecht über 14jähriger im FGG-Verfahren (§ 59 FGG). Hinzu tritt mit Vollendung des 16. Lebensjahres die „Eidesmündigkeit" im Zivil- und Strafverfahren; auch über 16jährige Zeugen darf das Gericht allerdings ihre Aussage dann nicht beschwören lassen, wenn sie „wegen mangelnder Verstandesreife oder wegen Verstandesschwäche vom Wesen und der Bedeutung des Eides keine genügende Vorstellung haben" (§ 393 ZPO, § 60 StPO).

Öffentliche Erziehung

Der Altersbereich zwischen 7 und 18 Jahren ist de facto auch der Hauptanwendungsbereich staatlicher Erziehungshilfen und vor allem staatlicher Erziehungseingriffe (= „öffentliche Erziehung").

Sedes materiae ist das JWG, das in seinen Ursprüngen auf das Reichsjugendwohlfahrtsgesetz von 1922 zurückgeht und nach dem Kriege nur einmal, nämlich 1961, eine an Grundsätzliches rührende Teilnovellierung erfuhr. Seit eben dieser Zeit jedoch sind Bestrebungen, das Gesetz grundlegend zu reformieren, virulent geblieben (JORDAN 1975). Sie zielen auf eine den heutigen Verhältnissen angepaßte Verbesserung der Jugendhilfe im allgemeinen und im besonderen auf eine stärkere Verzahnung (wo nicht Amalgamierung) von

Jugendhilfe und Jugend(straf)gerichtsbarkeit. Da Zeitpunkt und Inhalt eines neuen Jugendhilferechts angesichts tiefgreifender Kontroversen (WIESNER 1979) aber noch nicht abzusehen sind, wird im folgenden vom geltenden JWG ausgegangen.

Im Gegensatz zur (deutlich pädagogische Schutzzwecke verfolgenden) Aufsicht des Jugendamts über Pflegekinder und des Landesjugendamts über Heimkinder, die beide mit deren 16. Lebensjahr enden (§§ 27 ff, 78 ff JWG; zu letzteren vgl. HEDDAEUS 1980), dauert öffentliche Erziehung ggf. bis zur Volljährigkeit an. Sie tritt ein, wenn „die leibliche, geistige oder seelische Entwicklung eines Minderjährigen gefährdet oder geschädigt ist". Sie besteht entweder in („punktueller" oder „ambulanter") Unterstützung der Erziehungsmühen der Sorgeberechtigten durch einen „Erziehungsbeistand" oder aber in der Ablösung jener Erziehungsberechtigten durch andere (Familienunterbringung, Heimunterbringung). In ihren beiden Formen wird öffentliche Erziehung entweder mit den Sorgeberechtigten *vereinbart* (dann bestellt das Jugendamt einen Erziehungsbeistand oder gewährt das Landesjugendamt freiwillige Erziehungshilfe [FEH]) oder, wo dies nicht möglich ist, *angeordnet* (dann „befiehlt" das Gericht die Bestellung eines Erziehungsbeistandes oder die Fürsorgeerziehung [FE]; zur Anhörung des Minderjährigen vgl. §§ 57 III, 65 II JWG). Den die Anordnung einer FE zulassenden Erziehungsnotstand nennt das Gesetz altertümelnd „Verwahrlosung" (vgl. §§ 55–77 JWG).

Die „Verdrängung" der Eltern aus ihrer Erziehungsposition (FEH, FE) stellt gewiß einen Endpunkt auf der Skala staatlicher Aktivität in pädagogischen Dingen dar. Das Gesetz läßt sie daher nicht mehr zu, wenn das Kind 17 Jahre alt ist – bei weniger als noch einem Jahr Zeit „lohnen" diese Formen öffentlicher Erziehung nicht (§§ 62, 64, 67 IV, 68 I JWG). Für deren gravierendste, die FE, ist außerdem ausdrücklich die Möglichkeit vorgesehen, die gerichtliche Entscheidung hierüber auf ein pädagogisches, medizinisches oder psychologisches Gutachten zu stützen, zu welchem Zweck der Minderjährige bis zu maximal drei Monaten stationär untergebracht werden kann (§§ 66, 67 III JWG; vgl. auch § 75 II Satz 2 JWG!). Dies gilt selbstverständlich auch dann, wenn das Gericht nach § 1666 BGB tätig wird, um eine akute Gefahr für das Kindeswohl abzuwenden (vgl. oben, S. 110f).

Demgegenüber fehlte eine entsprechende, den Sachverständigen einbeziehende Verfahrensregelung für den (in Konstellation und „Lösung" oft parallelen) Fall, daß ein *Vormund* sein Mündel freiheitsentziehend unterbringen will, § 1800 BGB (vgl. oben, S. 110). Seit 1980 füllen die §§ 64a ff FGG diese Lücke gründlich aus: Schon zur nun vorgeschriebenen persönlichen Anhörung des Mündels hat das Gericht grundsätzlich einen Sachverständigen hinzuzuziehen. Die Unterbringung selbst darf erst nach Einholung eines Gutachtens genehmigt werden, für das die gleichen Modalitäten gelten wie nach § 66 JWG. Nach alledem kommen also nur noch Eltern (zwar nicht ohne gerichtliche Genehmigung, § 1631b BGB, wohl aber) ohne fachkundigen Rat aus, wenn sie ihr Kind unter Freiheitsentzug unterbringen wollen: eine zwar sachgerechte Lösung, deren Spielräume die forensische Praxis bisher aber bei weitem nicht ausfüllen dürfte (vgl. ADLER u. REMSCHMIDT 1979; BERGER 1979a; JANS 1979); denn in welchem Lebensalter „Freiheitsentzug" beginnt, müßte der psychiatrische Sachverständige zumindest mitbeantworten.

Jugendstrafrecht

Mit dem vollendeten 14. Lebensjahr verbindet das deutsche Recht den Eintritt der Strafmündigkeit. Das ist natürlich eine „willkürliche" Grenze: Im internationalen Vergleich ist das 15. Lebensjahr ohnehin das einzige, in dem die meisten Rechtsordnungen den jungen Menschen für zwar schon strafmündig, aber noch nicht erwachsen halten; und die jüngere kriminologische Forschung einschließlich der zur sogenannten Kinderkriminalität (der noch unter 14jährigen) hat eindrücklich gelehrt, wie viele Interaktionen zusammenkommen müssen, damit ein junger Mensch aus dem breiten Dunkelfeld von Delinquenz hervortritt und von Polizei und ggf. Staatsanwaltschaft und Gericht als kriminell „definiert" wird (ALBRECHT u. LAMNEK 1979; BRUSTEN u. HURRELMANN 1973; KESKE 1979; PONGRATZ u. Mitarb. 1975; QUENSEL 1970; SCHÜLER-SPRINGORUM 1983). Die Strafmündigkeitsgrenze ist (ähnlich wie die Deliktmündigkeit nach § 828 BGB, oben, S. 112) an die Fähigkeit zur Unrechtseinsicht gebunden, darüber hinaus aber an der dieser entsprechenden Steuerungsfähigkeit, beides verstanden als Funktionen der zur Zeit der Tat nach der individuellen sittlichen und geistigen Entwicklung erreichten *„Reife"* (§ 3 JGG). Diese festzustellen obliegt im Zweifelsfall dem Sachverständigen, hier in der Regel wohl dem Jugendpsychologen; die eher dem Psychiater vertrauten Fragestellungen zur Schuldfähigkeit nach §§ 20, 21 StGB können sich *daneben* natürlich auch bei Jugendlichen ergeben (zum streitigen Verhältnis beider Formen von Tatzurechnung zueinander vgl. BRUNNER 1986, § 3 Rdn. 10; SCHAFFSTEIN 1983, S. 44; SCHMITZ 1974 und BGHSt 26, 67).

Im Verfahren vor dem Jugendgericht ist der jugendliche Beschuldigte grundsätzlich „prozeßfähig", was sich vor allem in der Befugnis zum selbständigen Gebrauch von Rechtsmitteln ausdrückt (§§ 2 JGG, 296, 298 StPO, 55 III JGG). Andererseits ist das JGG gewissermaßen durchtränkt von dem Bemühen, den Besonderheiten der Altersgruppe der über 14jährigen Rechnung zu tragen. Das wirkt sich z. B. in der Verfahrensstellung der Erziehungsberechtigten (§ 67 JGG), in der Nichtöffentlichkeit des Verfahrens (§ 48 JGG) sowie in der an zentralen Weichenstellungen des Verfahrens vorgesehenen (ggf. bis zu sechs Wochen stationären) Begutachtung „des Entwicklungsstandes" des Beschuldigten aus (§§ 43 III, 73 JGG). Daß den hierzu berufenen Sachverständigen nicht nur rein diagnostische, sondern auch wichtige, die Auswahl der richterlichen Maßnahme betreffende prognostische Funktionen zukommen, gewinnt zunehmenden Konsens (FOCKEN u. PFEIFFER 1979). Dem kann auf die Dauer auch gar nicht anders sein; denn der Erziehungsgedanke setzt sich in den „Sanktionen" des JGG fort: in den „Erziehungsmaßregeln", die das Jugendstrafrecht z. T. mit dem Jugendhilferecht verkoppeln (§§ 9–12 JGG), in den als pädagogische „Ahndung" gedachten „Zuchtmitteln" (§§ 13–16) und selbst in der „Jugendstrafe", deren Aussetzung stets mit Bewährungshilfe verbunden ist und deren Vollzug ganz auf die Wiedereingliederung des straffällig Gewesenen zugeschnitten sein sollte (vgl. §§ 91 ff JGG).

Volljährigkeit und die Folgen

Die Altersgrenze seit 1975

Seit 1975 tritt bei uns (wie in den meisten vergleichbaren Rechtsordnungen) die Volljährigkeit mit Vollendung des 18. Lebensjahres ein. In der Vorbereitung des Gesetzes, das die zuvor bei 21 Jahren liegende Grenze um drei Jahre senkte, war dieser Schritt sehr umstritten (STUTTE u. REMSCHMIDT 1973). Unbestritten ist heute, daß er nicht etwa Erkenntnisse der Entwicklungspsychologie nachzeichnete, sondern – politisch dezisionistisch – die über 18jährigen „reif" *machte*. Der mit der Volljährigkeit verbundene Rechtsstatus gilt dementsprechend „absolut": Außer den allgemeinen Entmündigungsgründen (§§ 104, 114 BGB) gibt es keine über das 18. Lebensjahr hinausgeschobenen Teilmündigkeiten. Denn aufgespaltene Volljährigkeiten wären letztlich unpraktikabel.

Ende von Statusminderung und Statusschutz

Mit Eintritt der Volljährigkeit enden alle Rechte „elterlicher Sorge" (nicht hingegen, bei entsprechender Bedürftigkeit, die Unterhaltspflichtigkeit, §§ 1601 ff BGB). Es endet die aus Gründen der Minderjährigkeit angeordnete Vormundschaft (§§ 1773, 1882 BGB), es endigen alle Formen öffentlicher Erziehung (vgl. aber § 75 a JWG!). Volljährige sind nicht mehr berufsschulpflichtig, auch der Besuch anderer Schulen oder Ausbildungsstätten steht fortan in der Entscheidung des jungen Erwachsenen. Strafrechtlicher und außerstrafrechtlicher Jugendschutz hören auf.

Eintritt in Rechte und Pflichten

Spiegelbildlich dazu verhalten sich die nunmehr gegebenen Mündigkeiten. Die nachstehenden Stichworte sind nur eine veranschaulichende Auswahl: volle zivilrechtliche Geschäftsfähigkeit – auch die, sich in Gewerbe, Handel und Industrie zu betätigen oder über eigenes Vermögen zu disponieren, z. B. ein anfallendes Erbe zu verwalten; volle Prozeßfähigkeit (§§ 51, 52 ZPO); Strafantragsrecht (§ 77 StGB); volle Freizügigkeit (§§ 8, 9 BGB); aktives und passives Wahlrecht zum Bundestag; Wehrpflicht; unbedingte, d. h. von den Reife-Erfordernissen des § 3 JGG (vgl. oben, S. 114) nicht mehr abhängige Strafmündigkeit.

„Jungtäterrecht"

Trotz alledem ist für Straftaten junger Erwachsener bis zum früheren Volljährigkeitsalter von 21 Jahren das *Jugendgericht* zuständig (§§ 107 ff JGG). Mehr noch: Der Jugendrichter kann gegen Angehörige dieser Altersgruppe, vom Gesetz „Heranwachsende" genannt (§ 1 JGG), sogar zu den Sanktionen und Maßnahmen des JGG (mit Ausnahme der in § 12 JGG genannten) greifen, wenn der Delinquent „zur Zeit der Tat nach seiner sittlichen und geistigen Entwicklung noch einem Jugendlichen gleichstand" oder eine typische „Jugendverfehlung" beging (§ 105 JGG). Die (forensischen und) kriminalpolitischen Implikationen dieser Regelung, deren Loslösung vom unglücklichen Erfordernis des Reifegleichstands seit langem gefordert wird, können hier nicht verfolgt werden. Wohl aber erscheint zu ihrem Verständnis wichtig, daß es sich nicht etwa um die partielle (nämlich strafrechtliche) Wieder*ent*mündigung dieser Altersgruppe handelt. Die Anwendbarkeit der im JGG an sich für Jugendliche vorgesehenen Rechtsfolgen hat vielmehr eher sozialhilferechtlichen Charakter: Die besondere bio- und/oder soziogenetische Benachteiligung von etwa 3% aller Heranwachsenden (= der strafrechtlich in Erscheinung Tretenden) soll durch die ihnen im Zweifel adäquateren Reaktionen wenigstens ein klein wenig kompensiert werden.

Ausblick

„Grundrechtsmündigkeit"

Das nach § 1 JWG jedem (deutschen) Kind zustehende „Recht auf Erziehung zur leiblichen, seelischen und gesellschaftlichen Tüchtigkeit" ist *ein*

Ausdruck der in Art. 1 GG als ein höchstes Schutzgut verankerten „Würde des Menschen". Die Verfassung nennt im Anschluß hieran eine Reihe spezieller Grundrechte, deren Träger auch jedes Kind natürlich ist (auf Leben, Unversehrtheit, Gleichheit, Freiheit der Bewegung und der Meinungsäußerung usw.). Wann der junge Mensch zur Rechtsträgerschaft hinzu die Fähigkeit erwirbt, diese Rechte auch selbständig wahrzunehmen, ist unter dem Stichwort „Grundrechtsmündigkeit" weithin streitig; dies um so mehr, als nur selten spezielle Gesetze (wie z. B. das RelKErzG, s. S. 113, im Verh. zu Art. 4 GG) genauere Grenzen ziehen. Überdies steht die Grundrechtsmündigkeit, in die das Kind hineinwächst, im Spannungsfeld zu den gleichfalls verfassungsrechtlich geschützten elterlichen Befugnissen nach Art. 6 GG. Die Herabsetzung der Volljährigkeit auf 18 Jahre hat die Probleme der Grundrechtsmündigkeit nur zum Teil entschärft. Der hier vorgenommene Durchgang durch das Minderjährigenrecht könnte aber vielleicht lehren, daß möglichst genaue *Verfahrens*regelungen, wie sie z. B. im Zusammenhang mit dem neuen Recht der elterlichen Sorge begegneten, einen wirksameren Schutz verleihen als die bloße Statuierung der Rechtsträgerschaft oder der Rechtsmündigkeit selbst.

Das Kindes- und Jugendalter im Schnittpunkt der Disziplinen

Rechtliche Regelungen beziehen sich im Zweifel nicht auf den Normalzustand, sondern auf den Störungszustand. Für das hier behandelte Lebensalter kommt somit die ganze Soziopathologie der Familie und ihrer Ersatzinstitutionen ins Blickfeld, unter der dann Kinder und Jugendliche leiden. Die Bandbreite und die Geschwindigkeit heutiger gesellschaftlicher Entwicklungen machen es für Jugendpsychiatrie und Recht *gleich* schwer, mit diesem sozialen Tempo durch generelle Regelungen und individualisierende Hilfen Schritt zu halten. Als gemeinsame Disziplin, in die Rechtswissenschaft und Kinder- und Jugendpsychiatrie sowie andere Ansätze (Psychologie, Soziologie usw.) ihre Fragestellungen und Befunde einbringen, fungiert insbesondere die *Kriminologie* (KAISER 1977). Vom strafbaren Verhalten ausgehend, aber darauf nicht beschränkt (vgl. S. 114), dürfte eine fundierte Jugendkriminologie in Zukunft für Juristen und Psychiater noch wesentliche Erkenntnis- und Handlungshilfen bereithalten. Je deutlicher dies erkannt wird, desto mehr werden sich beide Disziplinen aufeinander angewiesen finden.

Literatur

Adler, H., H. Remschmidt: Zur Effizienz der jugendpsychiatrischen Begutachtung. In: Jugendpsychiatrie und Recht (Festschr. f. H. Stutte), hrsg. von H. Remschmidt, H. Schüler-Springorum. Heymann, Köln 1979 (S. 183)

Albrecht, P.-A., S. Lamnek: Jugendkriminalität im Zerrbild der Statistik. Juventa, München 1979

Baumann, J.: Einführung in die Rechtswissenschaft, 5. Aufl. Beck, München 1977

Belchaus, G.: Neuregelung des Rechts der elterlichen Sorge. ZBlJR 66 (1979) 325

Berger, M.: Indikationen und Katamnesen bei Heimunterbringung. Z. Kinder- u. Jugendpsychiat. 7 (1979a) 122

Berger, M.: Zur Glaubwürdigkeitsbegutachtung von Kindern und Jugendlichen in Sittlichkeitsprozessen. Mschr. Krim. 62 (1979b) 149

Bienwald, W.: Zur Herabsetzung des Volljährigkeitsalters und zur Neuregelung der Ehemündigkeit. NJW 28 (1975) 957

Brunner, R.: Jugendgerichtsgesetz (Kommentar), 8. Aufl. de Gruyter, Berlin 1986

Brusten, M., K. Hurrelmann: Abweichendes Verhalten in der Schule. Juventa, München 1973

Diederichsen, U.: Die Einführung der Familiengerichte durch das 1. EheRG. NJW 30 (1977) 601

Diederichsen, U.: Das Verfahren vor den Familiengerichten nach dem 1. EheRG. NJW 30 (1977) 649

Focken, A., C. Pfeiffer: Thesen zur Zusammenarbeit des Jugendrichters mit dem jugendpsychiatrisch-psychologischen Sachverständigen. RdJB 27 (1979) 338 = ZBlJR 66 (1979) 378

Forschergruppe Familienrecht: Das Kindeswohl in der vormundschaftsgerichtlichen Praxis. DFG-Manuskript, Bonn ca. 1978

Giesen, D.: Familienrechtsreform zum Wohl des Kindes? In: Recht/Behörde/Kind, hrsg. von M. Müller-Küppers, F. Specht. Huber, Bern 1979 (S. 141)

Happe, G.: Elternrecht, Kindesrecht, Eingriffsrecht.In: Jugendpsychiatrie und Recht (Festschr. f. H. Stutte), hrsg. von H. Remschmidt, H. Schüler-Springorum. Heymann, Köln 1979 (S. 203)

Heddaeus, E.: Jugendbehörde und Erziehungshilfe. Schwartz, Göttingen 1980

Jans, K.-W.: Heilpädagogische, jugendpsychiatrische, psycho- und sozialtherapeutische Möglichkeiten der Beratung und Hilfe in den wichtigsten deutschen jugendrechtlichen Gesetzen. Z. Kinder- u. Jugendpsychiat. 3 (1975) 208

Jans, K.-W.: Die Mitarbeit des Sachverständigen in der Jugendhilfe. In: Jugendpsychiatrie und Recht (Festschr. f. H. Stutte), hrsg. von H. Remschmidt, H. Schüler-Springorum. Heymann, Köln 1979 (S. 223)

Jans, K.-W., G. Happe: Jugendwohlfahrtsgesetz (Kommentar). Deutscher Gemeindeverlag und Kohlhammer, Köln (Loseblatt)

Jordan, E. (Hrsg.): Jugendhilfe. Beltz, Weinheim 1975

Kaiser, G.: Jugendkriminalität. Beltz, Weinheim 1977

Kaiser, G.: Gesellschaft, Jugend und Recht. Beltz, Weinheim 1977

Keske, M.: Der Anteil der Bestraften in der Bevölkerung. Mschr. Krim. 62 (1979) 257

Maunz, T., G. Dürig, R. Herzog, R. Scholz: Grundgesetz (Kommentar). Beck, München (Loseblatt)

Miehe, O.: Eine Tat oder mehrere Taten in Adoleszenz und Erwachsenenalter. In: Jugendpsychiatrie und Recht (Festschr. f. H. Stutte), hrsg. von H. Remschmidt, H. Schüler-Springorum. Heymann, Köln 1979 (S. 237)

Palandt, O.: Bürgerliches Gesetzbuch (Kommentar), 44. Aufl. Beck, München 1985

Pongratz, L., M. Schäfer, P. Jürgensen, D. Weisse: Kinderdelinquenz. Juventa, München 1975

Prahm, H.: Die ärztlich-psychologische Beurteilung der Glaubwürdigkeit Minderjähriger und ihre Berücksichtigung im Gerichtsverfahren. Schwartz, Göttingen 1972

Quensel, S.: Wie wird man kriminell? Krit. Justiz 3 (1970) 375
Remschmidt, H.: Das Wohl des Kindes aus ärztlicher Sicht. Z. Kinder- u. Jugendpsychiat. 6 (1978) 409
Schaffstein, F.: Jugendstrafrecht, 8. Aufl. Kohlhammer, Stuttgart 1983
Schmitz, H.: Die Problematik der Altersgrenzen gemäß § 3 und § 105 JGG im geltenden Jugendstrafrecht. RdJ 12 (1974) 163
Schüler-Springorum, H. (Hrsg.): Jugend und Kriminalität. Suhrkamp, Frankfurt 1983
Studnitz, A. v., E. Wachowitz, H. Wegener: Psychologische Grundlagen für die Begutachtung erzieherischer Kompetenzen von Vater und Mutter im Rahmen vormundschaftsgerichtlicher Maßregeln bei Kleinkindern. Z. Kinder- u. Jugendpsychiat. 6 (1978) 276
Stutte, H., H. Remschmidt: Die Herabsetzung des Volljährigkeitsalters im Urteil der Betroffenen. Wissenschaftliche Informationsschriften der AFET, Heft 7. Hannover 1973
Wiesner, R.: Elternrecht, Jugendhilfe und die Stellung des jungen Menschen. ZRP 12 (1979) 285

3 Grundprobleme der Kinder- und Jugendpsychiatrie

Anlage-Umwelt-Problem

Helmut Remschmidt

Historische Aspekte

Über das Anlage-Umwelt-Problem existiert eine lange Diskussion über die Jahrhunderte hinweg. Es läßt sich zeigen, daß diese Diskussion nicht frei ist von Zeitströmungen und daß das Pendel einmal nach der Anlageseite, einmal nach der Umweltseite ausschlug. Der *Anlageaspekt* wurde meist stark mit der *Somatogenese* psychischer Störungen verknüpft, der *Umweltaspekt* mehr mit der *Psychogenese*, obwohl sich durchaus auch andere Kombinationen denken lassen und auch existieren.

Der genetisch-konstitutionelle Aspekt wurde durch das Lehrbuch von GRIESINGER (1845) stark beeinflußt und durch KRAEPELIN (1915) weiter tradiert, während der Umweltaspekt mehr von den Lerntheorien ausging, aber auch von der Psychoanalyse, wiewohl deren ursprüngliches Konzept biologische und auch genetische Aspekte von Anfang an enthielt. Während die genetische Verursachung körperlicher Merkmale (Augenfarbe, Haarfarbe etc.) stets unstrittig anerkannt wurde, gab es über die genetischen Hintergründe von Verhaltensweisen und Fähigkeiten Kontroversen, bis die Verhaltensgenetik nachgewiesen hat, daß auch komplexere Verhaltensweisen genetisch weitergegeben werden.

Definitionen

Hereditäre Einflüsse umfassen Informationen, die direkt durch die Gene von einer Generation auf die andere übertragen werden. Beispiele für derart weitergegebene Erkrankungen sind die Phenylketonurie und die amaurotische Idiotie (Tay-Sachs-Erkrankung).

Angeborene Einflüsse oder Störungen umfassen sowohl die genetischen Faktoren als auch Mutationen und Umgruppierungen von Genen, also nicht nur die von der Eltern- auf die Kindergeneration weitergegebene Erbsubstanz, sondern auch im Rahmen dieser Weitergabe mögliche Veränderungen. Eine Reihe von Chromosomenanomalien gehören in diesen Bereich. Das bekannteste Beispiel ist das Down-Syndrom.

Kongenitale Einflüsse umfassen genetische Faktoren sowie alle anderen sich manifestierenden Einflüsse, die zwischen der Konzeption und der Geburt liegen. Sie umschließen damit auch intrauterin erworbene Störungen.

Konstitutionelle Einflüsse schließlich umfassen alle bereits genannten Faktoren bis zur Geburt und darüber hinaus auch Schädigungen nach der Geburt und später erworbene Eigenschaften bzw. Zustände des Individuums. Bei DORSCH (1976) ist Konstitution unter Rückgriff auf eine Definition von F. KRAUS (1919/26) wie folgt definiert: „Eine dem Individuum vererbte oder erworbene eigentümliche, ebensowohl morphologisch wie funktionell analysierbare, so gut aus dem Verhalten bestimmter Einzelfunktionen wie aus der Summe körperlicher und seelischer Zustands- und Leistungseigenschaften sich ableitende Beschaffenheit, besonders in Hinsicht auf Beanspruchbarkeit, Widerstandskraft (Krankheitsbereitschaft), Verjüngungsfähigkeit und Lebensfähigkeit des Organismus."

Systematik der Anlage- und Umweltfaktoren

Anlagefaktoren (genetische Faktoren)

Chromosomen

Nach SHIELDS (1980) werden durch die *Geschlechtschromosomen* tiefgreifende Einflüsse auf die soziale und emotionale Entwicklung ausgeübt. Durch Vorhandensein eines Y- oder X-Chromosoms wird das Geschlecht festgelegt, was eine Reihe von Folgewirkungen hat. Fehlende oder zusätzliche Geschlechtschromosomen verursachen eine Reihe von Syndromen, die ganz überwiegend auch psychische oder psychopathologische Auswirkungen haben. So gehen sowohl eine Vermehrung der X-Chromosomen, wie beim Klinefelter-Syndrom, als auch Vermehrungen der Y-Chromosomen, wie beim XYY-Syndrom, oft mit einer Einschränkung der intellektuellen Funktionen einher. Beide Syndrome erhöhen das Risiko für den Aufenthalt in psychiatrischen Kliniken und für delinquentes Verhalten. Dabei ist noch nicht schlüssig, ob diese Auswirkungen die direkte Folge der Chromosomenanomalie sind, denn es gibt auch Männer mit XYY-Syndrom, die keineswegs überaus aggressiv oder delinquent sind. An diesem Beispiel läßt sich sehr schön zeigen, daß nicht die genetische Ausstattung allein, sondern ihre Interaktion mit den Bedingungen der Umwelt es ist, die den einen delinquent oder gewalttätig werden läßt, den anderen nicht.

Vermehrung der *Körperchromosomen,* wie beim Down-Syndrom (Trisomie 21), verursacht ebenfalls Intelligenzminderungen, wobei hier der Zusammenhang einfacher und strikter ist als bei den Vermehrungen oder Verminderungen der Geschlechtschromosomen.

Monogene Einflüsse

Es existieren Beispiele für z. T. schwerwiegende psychische oder neuropsychiatrische Erkrankungen, die durch ein einzelnes Gen hervorgerufen werden. Dies ist z. B. der Fall bei der Phenylketonurie, einer rezessiven metabolisch-genetischen Oligophrenieform. Während diese Erkrankung bereits unmittelbar nach der Geburt erkannt werden kann, manifestiert sich die Chorea Huntington, eine dominant vererbte Erkrankung, erst spät, wobei psychiatrische Komplikationen ihrer Manifestation oft vorausgehen.

Polygene Einflüsse

Die meisten psychiatrischen Störungen unterliegen diesem Einfluß, d. h., sie werden nicht durch ein einziges Gen, sondern durch *mehrere* verursacht oder mitverursacht. Dabei kann die Kombination der Gene von Fall zu Fall variieren. Dies bedeutet zugleich, daß die genetische Vorbelastung bei den einzelnen Individuen unterschiedlich stark sein kann. Einer polygenen Vererbung scheinen verschiedene Merkmale zu unterliegen wie Intelligenz, Temperament, aber auch verschiedene Störungen, wie die Schizophrenien, die manisch depressiven Psychosen oder auch Persönlichkeitsstörungen.

Wechselwirkungen

Bereits aus dem Bisherigen dürfte deutlich geworden sein, daß genetische Einflüsse stets mit Umweltfaktoren in Wechselwirkung stehen; denn von der Umwelt hängt es meist ab, ob und in welchem Ausmaß genetische Einflüsse zur Entfaltung kommen. In Abb. 3.1 ist ein einfaches Quadrantenschema wiedergegeben, das endogene (genetische) und exogene Einflüsse sowie somatische und psychische Manifestationen der Krankheit einander gegenüberstellt.

Die dem Quadranten A zuzuordnenden Störungsmuster unterliegen genetischen Einflüssen und äußern sich somatisch, während die dem Quadranten B zuzuordnenden Störungen vorwiegend umweltbedingt sind und sich ebenfalls somatisch äußern. Entsprechend finden sich im Quadranten C Störungen, die eine genetische Grundlage haben und sich psychisch äußern, während die dem Quadranten D zuzuordnenden Störungsmuster umweltbedingt sind und sich ebenfalls psychisch manifestieren.

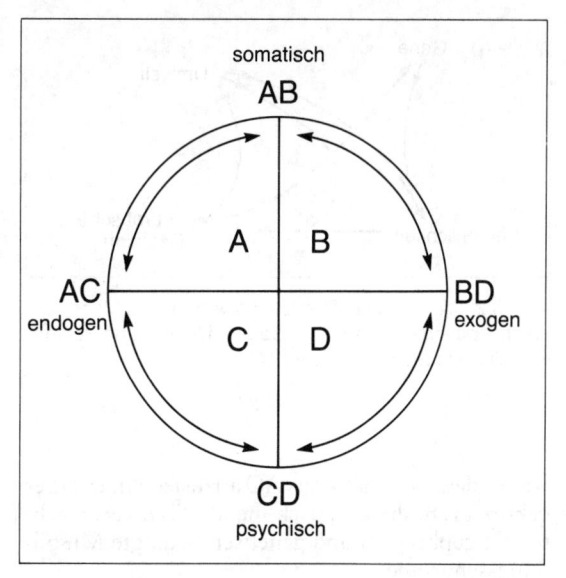

Abb. 3.1 Ursachen und Manifestationen psychiatrischer Erkrankungen.

In Wirklichkeit sind die Verhältnisse komplizierter, was ebenfalls anhand dieser einfachen Abbildung verdeutlicht werden kann:

Für viele psychische Erkrankungen sind *sowohl endogene* als auch *exogene* Faktoren maßgebend, wobei deren Mischungsverhältnis und ihre Wechselwirkung nicht immer klar zu bestimmen sind. Derartige Krankheiten sind im Schema mit der Bezeichnung AB gekennzeichnet, sofern sie sich vorwiegend somatisch äußern. Sofern sie sich vorwiegend psychisch äußern, sind sie mit der Bezeichnung CD symbolisiert.

Ersteres träfe z. B. zu für den akuten exogenen Reaktionstyp nach BONHOEFFER oder die Neigung zum pathologischen Rausch. Bei diesen Zuständen besteht eine endogene Bereitschaft, die in bestimmten Situationen und vor allem durch äußere Einflüsse wie Intoxikationen ausgelöst werden kann.

In den Sektor CD lassen sich z. B. Schizophrenien, manisch-depressive Psychosen und Persönlichkeitsstörungen, aber ebenso reaktive und neurotische Störungen eingliedern. Dabei ist freilich das Mischungsverhältnis zwischen endogenen und exogenen Einflüssen sowie ihre Wechselwirkung unterschiedlich. Während bei den Psychosen ein stärkerer endogener Anteil angenommen werden kann, dominiert bei neurotischen Störungen der exogene Einfluß. Immerhin ist aber auch bei neurotischen Störungen ein genetischer Anteil nicht von der Hand zu weisen (SCHEPANK 1974).

Handelt es sich um genetisch bedingte Erkrankungen, die sich körperlich und psychisch äußern, so

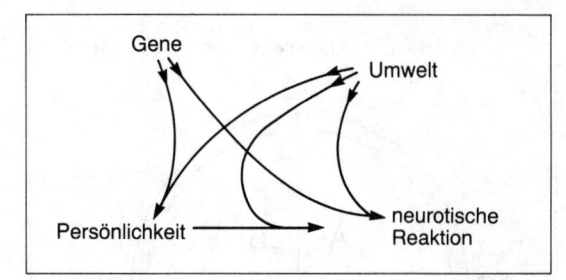

Abb. 3.2 Vereinfachte Darstellung von Slaters Modell der Wechselwirkungen zwischen Genen, Umwelt und Persönlichkeit (nach *Slater* u. *Cowie* 1971).

wären diese im Halbkreis AC anzusiedeln. Hierher gehören z. B. die genetisch-metabolisch verursachten Oligophrenien und genetisch bedingte Mißbildungssyndrome.

Schließlich lassen sich im Halbkreis BD rein exogen verursachte Erkrankungen unterbringen, die sich in körperlichen und psychischen Symptomen äußern. Dies ist z. B. der Fall bei körperlich begründbaren Psychosen, deliranten Syndromen und Intoxikationen, bei den Folgen von Hirntraumen (Bewußtseinsstörungen, aber auch Aphasien), bei denen durch ein schweres äußeres Ereignis und den Rückgriff auf eine genetisch bedingte Prädisposition die jeweilige körperliche und psychische Symptomatik auftritt.

Diese Überlegungen wurden von SLATER u. COWIE (1971) in ein multidimensionales Polygenmodell integriert, das von folgenden Mechanismen ausgeht: Jedes Individuum verfügt über eine bestimmte, jeweils einmalige Konstitution, die neben hereditären und kongenitalen Faktoren auch alle Umweltfaktoren umfaßt, die auf ein Individuum seit der Geburt einwirken. Ein Teil dieser Umwelteinflüsse hat auch Einfluß auf Entwicklung und Reifung des Individuums. Beide Faktorenbündel (genetische und Umweltfaktoren) kombinieren sich und führen im Endergebnis zu relativ stabilen Persönlichkeitszügen. Dabei sind die polygenen Einflüsse nicht nur für die jeweils phänotypisch sichtbaren und erfahrbaren Persönlichkeitseigenschaften maßgebend, sondern ebenso für Prädispositionen, die sich nicht alltäglich zeigen müssen, die aber dann auftauchen, wenn das Individuum besonderen Belastungen ausgesetzt ist. In solchen Fällen können sich z. B. psychose-ähnliche Symptome etwa im Rahmen von neurotischen Störungen zeigen. Das Zusammenwirken dieser Einflüsse ist in Abb. 3.2 wiedergegeben. Dabei zeigen die Pfeile die jeweiligen Wechselwirkungen, die bei näherer Kenntnis des jeweiligen Varianzanteils der einzelnen Faktoren dicker oder dünner eingezeichnet werden müßten.

Neuerdings wurde versucht, derartige Beziehungen mit Hilfe der Pfadanalyse näher zu spezifizieren.

Hat sich einmal eine Verhaltensauffälligkeit oder neurotische Reaktion manifestiert, so können äußere Einflüsse dazu beitragen, daß sich diese Auffälligkeiten als Krankheiten manifestieren. Umgekehrt ist es aber auch möglich, durch Interventionen, die sich wiederum auf den Umweltaspekt beziehen, die Symptombildung wieder zum Verschwinden zu bringen. Dieses Interaktionstheorem zeigt folgendes:

– Genetische Prädispositionen müssen sich keineswegs immer in psychischer Krankheit äußern. Ob und wann eine psychische Erkrankung auftritt, hängt von der Stärke der genetischen Belastung und ebenso von noxischen Einflüssen der Umwelt ab.
– Viele Verhaltensauffälligkeiten oder neurotische Störungen werden somit durch umweltbedingte Belastungen und Konflikte ausgelöst.
– Sie lassen sich daher ebenso durch Modifikation der Umweltereignisse (z. B. im Rahmen einer Psychotherapie oder Soziotherapie) beeinflussen.
– Auch bei Erkrankungen, die einen deutlichen genetischen Hintergrund haben, ist insofern therapeutischer Pessimismus nicht angebracht.

Die hier referierte Modellvorstellung läßt sich noch besser als für neurotische Störungen zur Erklärung schizophrener Erkrankungen anführen (GOTTESMAN u. SHIELDS 1972).

Zur Abschätzung des Ausmaßes der genetischen bzw. Umweltdeterminierung eines Merkmales wurde der Begriff der Heritabilität gebildet.

Untersuchungen zur Anlage-Umwelt-Wirkung

Im folgenden kommt es uns nicht darauf an, die Ergebnisse von Studien zur Anlage-Umwelt-Wirkung im Detail zu schildern, sondern lediglich die Methoden und ihre Probleme. Die wichtigsten sind: Zwillingsstudien, Adoptionsstudien, High-risk-Studien und verschiedene Formen von Familienstudien.

Zwillingsstudien

Seit alters her werden Zwillingsstudien, insbesondere der Vergleich zwischen eineiigen und zweieiigen Zwillingen, für den Nachweis genetischer Einflüsse herangezogen. Gegen die Aussage von Zwillingsstudien wurden folgende Einwände geäußert:

1. Die größere Ähnlichkeit eineiiger Zwillinge lasse sich auf die Umwelt zurückführen, die bei ihnen ebenfalls ähnlicher ist als bei zweieiigen Zwillingen. Diese These konnte im wesentlichen durch die Forschung bislang nicht bestätigt werden (LYTTON 1971).
2. Eine Einschränkung der Ergebnisse von Zwillingsstudien ergibt sich daraus, daß die Genera-

lisierbarkeit von einer Zwillingspopulation auf die allgemeine Bevölkerung nicht oder nur unzureichend gegeben ist. Diese Kritik hat einiges für sich, denn die Heritabilität ist populationsabhängig, und es gibt Anhaltspunkte dafür, daß eine Zwillingspopulation Besonderheiten aufweist. Solche bestehen z.B. in einer gemeinsamen Plazenta bei manchen eineiigen Zwillingen, im häufigeren Vorkommen prä- und perinataler Komplikationen und in spezifischen Interaktionsmustern zwischen Eltern und Kindern, die sich von solchen bei Nichtzwillingen unterscheiden (LYTTON u. Mitarb. 1971).

Trotz dieser Einwände bleibt die Zwillingsmethode ein wichtiges Instrument zur Erforschung von Anlage-Umwelt-Beziehungen.

Adoptionsstudien

Mit der Frühadoption wird das Ziel verfolgt, einem Kind möglichst optimale und stabile Umweltbedingungen anzubieten, um damit die möglicherweise genetisch vorgegebenen Belastungen auszugleichen oder nicht zur Geltung kommen zu lassen. Während Zwillingsstudien primär auf den genetischen Einfluß ausgerichtet sind, versucht man mit Hilfe von Adoptionsstudien die mehr umweltbedingten Unterschiede bei genetisch ähnlich ausgestatteten Kindern, die in unterschiedlichen Umgebungen aufwachsen, zu eruieren. Man unterscheidet dabei Adoptionsstudien mit Zwillingen und solche mit Nichtzwillingen.

Adoptionsstudien mit Zwillingen vergleichen die Ähnlichkeiten eineiiger und zweieiiger Zwillinge, die getrennt bzw. zusammen aufwachsen.

Adoptionsstudien bei Nichtzwillingen gehen in der Regel den Auswirkungen einer neuen Umgebung und bei entsprechend belasteten Kindern nach. Derartige Studien sind vor allem im Hinblick auf die Anlage- bzw. Umweltbedingtheit der Schizophrenien angestellt worden, wobei verschiedene Forschungsdesigns angewandt wurden, z.B.
- der Vergleich von Kindern schizophrener Eltern, die bei ihren leiblichen Eltern aufwuchsen, mit solchen, die frühzeitig in eine andere Umgebung kamen, und
- der Vergleich von Kindern schizophrener Eltern und Kindern nichtschizophrener Eltern, die jeweils bei nichtschizophrenen bzw. schizophrenen Adoptiveltern aufwuchsen (sogenanntes Cross-Fostering-Design).

Derartige Forschungspläne haben mit großen Schwierigkeiten zu kämpfen. Sie sind praktisch nur dort möglich, wo ein umfassendes Register für psychische Erkrankungen besteht, da aufgrund der niedrigen Basisrate für psychiatrische Erkrankungen entsprechende Stichproben schwer zu finden sind.

Der Aussagewert von Adoptionsstudien hängt sehr stark von derartigen methodischen Überlegungen ab, z.B. davon, ob es gelingt, eine selektionsfreie Auswahl zu treffen, ob die verschiedenen Umgebungen, in denen die Kinder aufwachsen, vergleichbar sind. Darüber hinaus liegt ein gravierendes Problem darin, daß Ähnlichkeiten bzw. Unähnlichkeiten stets mit Hilfe von Korrelationen erfaßt werden, die gegenüber Mittelwertdifferenzen unsensibel sind. Dies bedeutet, daß man, um zu aussagekräftigen Schlußfolgerungen zu kommen, mit mehreren Maßzahlen arbeiten muß: d.h., Korrelationen der entsprechenden Variablen zwischen den Adoptivkindern und ihren leiblichen Eltern sowie zwischen den Kindern und ihren Adoptiveltern müssen auch Mittelwerte in den entsprechenden Variablen (z.B. Intelligenzquotient) gegenübergestellt werden.

Trotz dieser Einschränkungen haben Adoptionsstudien unser Wissen um die Bedeutung der Anlage-Umwelt-Faktoren entscheidend bereichert. Die Adoption ist im Hinblick auf manche Störungen (z.B. Alkoholismus, Delinquenz) ein wirksames Präventionsinstrument.

High-risk-Studien

Diese Studien beschäftigen sich mit der katamnestischen Untersuchung von Kindern, die einem besonderen Risiko hinsichtlich der Manifestation einer psychischen Erkrankung ausgesetzt sind. Am bekanntesten sind die Studien über Kinder schizophrener und depressiver bzw. manisch-depressiver Eltern. Dabei werden die Kinder zu einem möglichst frühen Zeitpunkt identifiziert und über Jahre oder gar Jahrzehnte hindurch in ihrer Entwicklung verfolgt. Mit Hilfe dieser Studien versucht man folgende Ziele zu erreichen:

(1) Voraussage der späteren Erkrankung aus früher erhobenen Merkmalen.

Z.B. ist bekannt, daß die Wahrscheinlichkeit für ein Kind schizophrener oder manisch-depressiver Eltern, ebenfalls einschlägig zu erkranken, zwischen 10 und 15% liegt. Im Rahmen von Highrisk-Studien versucht man nun herauszufinden, ob diejenigen Kinder, die später einschlägig erkranken, schon in sehr frühen Stadien Merkmale aufweisen, die die spätere schizophrene oder depressive bzw. manisch-depressive Erkrankung vorauszusagen gestatten. Die Studien von MEDNICK u. Mitarb. (1974; MEDNICK u. SCHULSINGER 1980) sprechen dafür, daß bestimmte Eigenschaften des Zentralnervensystems, wie eine geringgradig ausgeprägte Fähigkeit zur Habituation, das Auftreten einer schizophrenen Erkrankung begünstigen.

(2) Auffinden von protektiven Faktoren, die das Eintreten der entsprechenden Erkrankung verhindern.

In Risikopopulationen von Kindern sind diejenigen, die nicht einschlägig erkranken, ebenso interessant wie diejenigen, die erkranken. Man muß annehmen, daß die nicht erkrankenden Kinder entweder genetisch weniger belastet sind oder über entsprechende protektive Faktoren verfügen, die die Erkrankung verhindern.

(3) Ableitung von Präventionsmaßnahmen.
Aus den beiden zuerst genannten Punkten ergibt sich die prinzipielle Möglichkeit, Präventions- und Interventionsmaßnahmen abzuleiten (vgl. MEDNICK u. SCHULSINGER 1980). Wenn es gelingt, bei von der jeweiligen Erkrankung (z. B. einer Schizophrenie) bedrohten Kindern rechtzeitig zu intervenieren und man andererseits Bedingungen und Eigenschaften kennt, die der Manifestation der Erkrankung entgegenwirken, so lassen sich daraus Präventionsmaßnahmen ableiten. Im Mauritius-Projekt der Forschergruppe um MEDNICK (MEDNICK u. SCHULSINGER 1980) wird ein derartiger Ansatz verfolgt. Erste Ergebnisse sind ermutigend, eine endgültige Aussage über den Erfolg dieser Maßnahmen ist zur Zeit noch nicht möglich.

Familienstudien

Untersuchungen über die Verbreitung psychischer Störungen bei verschiedenen Familienmitgliedern verfolgen das Ziel, über den Verbreitungsmodus der jeweiligen Erkrankungen durch zwei oder mehrere Generationen auf die Gesetzmäßigkeit und den Vererbungsmodus zu schließen.
Derartige Studien haben mit vielen Schwierigkeiten zu kämpfen:

1. Man ist vielfach auf die retrospektive Erfassung von Störungen angewiesen, wobei häufig eine eindeutige Diagnostik nicht mehr möglich ist.
2. Manche Erkrankungen sind so selten, daß man auf kleine Zahlen von Familien angewiesen ist.
3. Die jeweilige Erkrankung muß sich phänotypisch noch nicht manifestiert haben, obwohl sie genotypisch vorhanden sein kann. Insofern ist man nie sicher, ob man es mit der *wahren* Manifestationsrate der jeweiligen Erkrankung zu tun hat.
4. Schließlich besteht ein schwieriges methodologisches Problem darin, daß die jeweiligen Verwandten nicht nur über gemeinsame Gene, sondern auch über gemeinsame Umgebungen verfügen, so daß vielfach offen bleiben muß, ob die aufgefundenen Korrelationen primär genetisch bedingt, primär umgebungsbedingt oder sich aus einer Kombination bzw. Wechselwirkung dieser beiden Haupteinflüsse ableiten lassen.

Eigendynamik und Selbstregulation

Wenn man die Vielfalt der genetischen und der Umwelteinflüsse auf die Entwicklung von Kindern betrachtet, so entsteht vielfach ein verwirrendes Bild, das den Eindruck vermittelt, alles hinge mit allem zusammen und alles sei determiniert, so daß für Eigendynamik und Selbstentfaltung des Individuums kein Raum mehr bleibt. In der Tat sind die Verhältnisse außerordentlich komplex. Wir können mit HINDE (1980) von folgenden Postulaten ausgehen:

1. Kinder sind von Geburt an verschieden, genetisch und aus Gründen der pränatalen Entwicklung.
2. Alle Verhaltensweisen unterliegen *multiplen* Einflüssen.
3. Die multiplen Einflüsse stehen in gegenseitiger *Wechselwirkung*.
4. Viele der bedeutsamen Einflußfaktoren beziehen sich auf *familiäre Einflüsse*.
5. Alle Individuen und ihre Beziehungen *ändern* sich mit der Zeit sowohl hinsichtlich ihrer Eigenarten als auch hinsichtlich ihrer Empfänglichkeit für „Einwirkungen".
6. Alle Individuen und ihre Beziehungen unterliegen *externen* Einflüssen.
7. Einflüsse auf die Entwicklung können sehr unterschiedliche „Auswirkungen" haben, und zwar aus verschiedenen Gründen:
   a) Ihr Effekt kann mit anderen Faktoren kovariieren.
   b) Individuen reagieren nicht passiv, sondern selektieren Einflüsse oft aktiv.
   c) Viele Einflüsse haben keinen kontinuierlichen Effekt, sondern wirken „altersspezifisch".
   d) Beziehungen haben z. T. selbstregulierende Eigenschaften.

Aus dieser Übersicht wird deutlich, daß vieles am Erleben und Verhalten eines Individuums determiniert und mithin eingeschränkt erscheint. Aus der Unterschiedlichkeit vieler Kinder wird jedoch deutlich, daß Eigendynamik und Selbstregulation ebenfalls konstituierende Bestandteile der Entwicklung sind. Sie zeigen sich sowohl in der aktiven Auswahl von Einflüssen, im Beziehungsgefüge zu anderen Menschen und im Bereich der Motivation, in dem es zur Verselbständigung im Sinne autonomer Motive kommen kann. Diese zeigen sich vielfach in Persönlichkeitsentwicklungen, die kraft Eigenmotivation in eine individuelle Verwirklichung einmünden, die sich weder durch genetische noch durch Umwelteinflüsse erklären läßt, sondern die sich als „Überrundung" dieser Einflüsse durch die freie Entscheidung einer Person begreifen läßt.

Literatur

Dorsch, F.: Psychologisches Wörterbuch, 9. Aufl. Huber, Bern 1976
Gottesman, I., J. Shields: Schizophrenia and Genetics: a Twin Study Vantage Point. Academic Press, New York 1972
Griesinger, W.: Die Pathologie und Therapie der psychischen Krankheiten. Stuttgart 1845. Neudruck der 3. Aufl. von 1867: E. J. Bonset, Amsterdam 1964

Hinde, R. A.: Family influences. In: Scientific Foundations of Developmental Psychiatry, hrsg. von M. Rutter. Heinemann, London 1980
Kraepelin, E.: Psychiatrie, 8. Aufl. Barth, Leipzig 1915
Kraus, F.: Allgemeine und spezielle Pathologie der Person, 2 Bde. Thieme, Leipzig 1919/1926 (zit. nach Dorsch 1976)
Lytton, H.: Observation Studies of Parent-Child-Interaction: a Methodological Review. Child Develop. 42 (1971) 651
Mednick, S. A., F. Schulsinger, J. Higgins, B. Bell (Eds.): Genetics, Environment and Psychopathology. North Holland, Amsterdam 1974
Mednick, S. A., F. Schulsinger: Kinder schizophrener Eltern. In: Psychopathologie der Familie und kinderpsychiatrische Erkrankungen, hrsg. von H. Remschmidt. Huber, Bern 1980
Scarr, S.: Environmental bias in twin studies. Eugen. Quart. 15 (1968) 34
Schepank, H.: Erb- und Umweltfaktoren bei Neurosen. Springer, Berlin 1974
Shields, J.: Genetics and Mental Development. In: Scientific Foundations of Developmental Psychiatry, hrsg. von M. Rutter. Heinemann, London 1980
Slater, E., V. Cowie: The Genetics of Mental Disorders. Oxford University Press, London 1971

Psychophysische Wechselbeziehungen

Joest Martinius

Der Begriff „Wechselbeziehungen" impliziert eine Dichotomie psychischer und physischer Vorgänge, die durch ein wechselseitiges Wirkgefüge zueinander in Beziehung stehen sollen. Gemeint ist damit aber weder die auf DESCARTES zurückgehende Vorstellung von Geist und Materie als getrennter „Sachen" noch ein vereinfachender psychophysischer Parallelismus, der grundsätzlich voneinander verschiedene Vorgänge aus ihrer zeitlichen Koinzidenz erklären möchte. Die psychophysischen Wechselbeziehungen, um die es hier geht, können nicht für das Leib-Seele-Problem stehen. Sie sind ein Teil, ein wissenschaftlicher Arbeitsbereich, der zahlreiche Befunde angesammelt und Erkenntnisse gewonnen hat, mittels deren einfache Zusammenhänge erklärt, begriffliche Ordnungen geschaffen, Theorien gebildet und weitere experimentelle Arbeiten ermöglicht werden. Um Mißverständnissen vorzubeugen, muß betont werden, daß die Erklärung einfacher psychophysischer Zusammenhänge, z. B. zwischen Sinneswahrnehmung, Bewußtsein und zentraler Erregung, nicht gleichbedeutend mit einfachen Erklärungen komplizierter Gefüge sein kann. Zwar hat die Philosophie für die theoretische Diskussion einfache psychophysische Beziehungen mit spürbarem Engagement aufgegriffen (FEIGL 1973), verwendet aber zur Charakterisierung der erfaßbaren psychischen Korrelate mit ebenso deutlicher Vorsicht Bezeichnungen wie „Rohgefühle" und „reduzierte Sinneserlebnisse", um klarzustellen, daß mit neurophysiologischen Meßdaten noch keine – im engeren Sinne – seelischen Vorgänge bezeichnet werden.

Zu den Verhaltenswissenschaften, die sich mit psychophysischen Wechselwirkungen beschäftigen, gehören Psychophysiologie, physiologische Psychologie, Neuropsychologie, Psychophysik, Psychobiologie u. a. Bei durchaus vorhandenen Unterschieden im jeweiligen Ansatz überlappen sich diese Gebiete breitflächig, vor allem in der Methodik. Physiologische Psychologie und Psychophysiologie werden bisweilen als Gebietsbezeichnungen austauschbar verwendet, obwohl die Richtung des jeweiligen Vorgehens voneinander verschieden ist. Die physiologische Psychologie macht experimentelle Eingriffe auf der physiologischen Seite (z. B. Hirnreizung, Pharmakaapplikation) und untersucht als abhängige Variable Verhaltensreaktionen (STERN 1964). Die Psychophysiologie betrachtet spontan auftretende oder experimentell erzeugte Verhaltenszustände (z. B. Aufmerksamkeit, Leistungsverhalten) und untersucht physiologische Meßgrößen als abhängige Variable. Zur Erfassung von Wechselwirkungen sind beide Ansätze geeignet. Für beide, physiologische Meßgrößen und Verhalten, gibt es Auswahlkriterien und Beobachtungsebenen, die vom Untersuchungsansatz her bestimmt werden. Umfangreiche Erfahrungen liegen, um nur die wichtigsten zu nennen, mit elektrodermalen, kardiovaskulären, elektromyographischen, elektroenzephalographischen und okulographischen Messungen vor. Die Untersuchung von Kindern gewinnt mit Verbesserung der Untersuchungstechniken zunehmend an Interesse. Die Skala beobachteten Verhaltens reicht von einfachen motorischen Aktionen und Reaktionen bis zum subjektiven Erleben und zur verbalen wie nichtverbalen Kommunikation. Die Zahl bekannter und möglicher psychophysischer Wechselbeziehungen ist Legion. Es kann hier lediglich darum gehen, an ausgewählten Beispielen Prinzipien zu verdeutlichen.

Der Mittler psychophysischer Wechselbeziehungen ist das *Nervensystem*. Von besonderer Bedeutung sind funktionell-anatomische Einheiten des Gehirns, die Bewußtsein und emotionales Verhalten steuern. Zu nennen sind zwei Systeme, das unspezifische Aktivierungssystem der *Formatio reticularis* und das *limbische System*. Ersteres leitet über seine aszendierenden Anteile aktivierende Impulse zum Thalamus und zur Großhirnrinde und verändert den allgemeinen Erregungszustand im Sinne steigender Aufmerksamkeit bis zur Schreckreaktion (arousal). Die Formatio reticularis verknüpft über aufsteigende und absteigende Bahnen sensorische, motorische und vegetative Funktionen. Das limbische System, das weniger mit dem Neokortex als mit Hypothalamus und Mittelhirn in Verbindung steht, steuert und regelt Triebverhalten (Nahrungsaufnahme, Angriff, Verteidigung und Flucht, soziosexuelles Verhalten), im weiteren Sinne Emotion, Stimmung und Handlungsbereitschaften und damit das Motivationsgefüge des Organismus (PLOOG 1974). Es hat außerdem große Bedeutung für Lern- und Gedächtnisprozesse. Die enge Verbindung zum Hypothalamus vermittelt dem limbischen System den Zugang zu vegetativen Zentren.

Eingriffe ins menschliche Gehirn als Methode der *physiologischen Psychologie* sind nur selten durchführbar. Dennoch ist gut belegt, daß durch Hirnreizung beim Menschen emotionale Erregungszustände erzeugt werden können. Bemerkenswerte Informationen über die Steuerung aggressiven Verhaltens stammen aus Beobachtungen, die MARK u. ERWIN (1970) an anfallskranken Patienten machten. Über Elektroden, die im rechten Nucleus amygdala implantiert waren, konnte durch telemetrische Elektrostimulation anfallsartig aggressives Verhalten ausgelöst werden, das in gleicher Weise auch spontan auftrat. Die Psychochirurgie hat sich die Kenntnisse von der hirnlokalen Auslösbarkeit, z. B. aggressiven Verhaltens, für stereotaktische Eingriffe auch an Kindern nutzbar gemacht (DIEKMANN 1977).

Der Auslöser somatopsychischer Wechselbeziehungen muß keinesfalls primär im Nervensystem liegen. Das endokrine Psychosyndrom bei Mädchen mit einer angeborenen Störung der Nebennierenrindenfunktion, das sogenannte adrenogenitale Syndrom, stellt einen eindrucksvollen Beleg hierfür dar. Wie ERHARDT u. BAKER (1974) feststellten, zeigen betroffene Mädchen auffallend jungenhafte Verhaltensweisen, ein Befund, der neuerdings bestätigt wurde (MATHEIS u. FÖRSTER 1980) und mit einem die psychische Entwicklung prägenden Einfluß der pränatalen, maskulinisierenden Hormonwirkung erklärt wird.

Der wohl am häufigsten geübte „experimentelle" Eingriff in psychische Vorgänge, der bestimmte psychische Wirkgrundlagen benutzt, ist die Applikation von Pharmaka. KRAEPELIN, der den Begriff „Pharmakopsychologie" prägte, wies bereits 1892 darauf hin, daß pharmakologische Wirkungen auf einzelne psychische Prozesse nicht zuletzt zur Aufklärung der Natur solcher Prozesse beitragen können. Ein rascher Wissenszuwachs über neuronale Übertragungsmechanismen und die daran beteiligten Stoffgruppen haben diese Vorstellung vielfach bestätigt.

In der Kinderpsychiatrie ist die Erforschung psychopharmakologischer Wirkungen ein noch offenes Feld. In den letzten Jahren hat für das hier anstehende Thema die Behandlung hyperkinetischer Kinder mit Stimulanzien viel von sich reden gemacht. Aus der therapeutischen Wirkung wurden Vorstellungen über die neurophysiologischen Grundlagen des psychopathologischen Geschehens entwickelt.

Stimulanzien greifen über den Katecholaminstoffwechsel am zentralen Aktivierungssystem an, unterdrücken Müdigkeit und Schlafbedürfnis und steigern vorübergehend die Leistungsfähigkeit. Ein günstiger Stimulanzieneffekt auf das Verhalten hyperkinetischer Kinder hat die Annahme entstehen lassen, daß damit ein primärer Zustand der Unteraktiviertheit kompensiert wird. Nicht wenige psychophysiologische Untersuchungen haben diese theoretische Vorstellung zu verifizieren versucht, mit Einsatz elektrodermaler und elektroenzephalographischer Messungen, wobei methodische Probleme endgültigen Aussagen bisher im Weg standen (MONTAGU 1975).

Eines der augenfälligsten Beispiele psychophysischer Wechselwirkungen ist der sogenannte *Placebo-Effekt*. Er bezeichnet die Wirkung einer Scheinmedikation, die wie ein Arzneimittel eingesetzt wird, ohne eine pharmakologisch wirksame Substanz zu enthalten. Es ist heute keine ernstzunehmende klinische Prüfung vorstellbar, die den Placebo-Effekt außer acht läßt. Eine sichere Beeinflussung physiologischer Größen hat sich auch für das Kind nachweisen lassen, angefangen bei der Blasen- und Darmkontrolle bis hin zur Regulation von Bewußtseinszuständen, z. B. Einschlafen. Wenig Klarheit besteht allerdings über den Weg, auf dem die Placebo-Wirkung zustande kommt. Große individuelle Unterschiede lassen an eine besondere Bereitschaft zur Suggestion denken. In diesem Zusammenhang wird das *Streßmodell* als Teilerklärung diskutiert, da ängstliche Personen, die bei aktivierter Nebennierenrinde entsprechende vegetative Begleiterscheinungen aufweisen, eher auf Placebo reagieren (DINNENDAHL 1980). Das Streßmodell selbst beinhaltet eine Wechselbeziehung physiologischer und psychischer Vorgänge. Einer physischen und/oder psychischen Überforderung sucht das Individuum mit Anpassungsreaktionen zu begegnen, auf der psychischen Seite z. B. mit Angst, auf der physiologischen mit einer Ausschüttung von Nebennieren-, Zwischenhirn- und Hypophysenhormonen. Diese allgemeine *Adaptationsreaktion* tritt unabhängig von der Art der Überforderung bzw. Reizsituation auf. Periphere physiologische Parameter wie Herzfrequenz, Blutdruck, Hautwiderstand, Pupillenweite oder EEG-Desynchronisation sind von der Streßforschung bevorzugte Meßgrößen, deren Änderung jedoch nicht immer gesetzmäßig in einheitlicher Richtung erfolgt. Um hier zu vergleichbaren Ergebnissen zu kommen, ist es erforderlich, das individuell-subjektive Ausmaß der Reaktion auf gleiche Stressoren in definierten Situationen kennenzulernen. Für das Entwicklungsalter hat diese Art präzisierender Forschung, die zum vieldiskutierten Thema „Schulstreß" auf jeden Fall wichtige Beiträge zu liefern hätte, die Phase der Pilotstudien noch nicht überschritten.

Unter den Verhaltensweisen, die die *Psychophysiologie* untersucht, sind Reaktionen auf einfache und auf komplexe psychologische Eingriffe. Einfache Eingriffe sind als solche leichter definierbar, ebenso die auf sie erfolgenden Reaktionen, z. B. die Orientierungsreaktion auf einen auditiven Reiz. Deren Habituierung, gemessen etwa als Verschwinden der Alphablockade im EEG oder als Ausbleiben einer kriterienabhängigen transienten Verlangsamung der Herzfrequenz, läßt Rückschlüsse auf die zentrale Aktivation und deren Anpassung an die gegebene Situation zu. Der Organismus reagiert jedoch deutlicher auf komplexe psychologische Eingriffe, und dies bereits im Säuglingsalter (EISENBERG 1969). Zu solchen Eingriffen gehören Lernprozesse, z. B. das operante Konditionieren (PAPOUŠEK u. PAPOUŠEK 1979). MAULSBY (1971) beschrieb bei einem Säugling das Auftreten synchroner Thetawellen im EEG („hedonic hypersynchrony") im Zusammenhang mit freudiger Erregung, wie sie sich in der komplexen Interaktion zwischen Mutter und Kind ereignet.

Zahlreiche Untersuchungen haben den Zusammenhang zwischen Aktivierung bzw. Aufmerksamkeit und Herzfrequenzänderung bei Säugling und Kleinkind belegt (CAMPOS 1976). Ein weiterer, offenbar ebenso sensibler physiologischer Parameter ist die Variabilität der Herzfrequenz, die unter Aufmerksamkeit abnimmt. PORGES (1976) leitete aus dieser differentiellen Reaktion eine Zwei-Komponenten-Hypothese der Aufmerksamkeit ab, einer phasischen, durch den Stimulus determinierten, und einer tonischen, dem Aufmerksamkeitsverhalten korrelierbaren Suppression der Frequenzvariabilität.

Natürlich ist der Informationsgewinn höher, wenn gleichzeitig mehr als ein physiologischer Parameter und unter ihnen ein möglichst zentraler wie das EEG untersucht werden (vgl. Kap. 5, Abschnitt „Neurologische und neurophysiologische Methoden", S. 298 ff). Als Beispiel für die parallele Untersuchung von Herzfrequenz, Motorik und EEG in verschiedenen Verhaltenssituationen bei ausgewählten Gruppen von Kindern seien die Studie von SCHLACK (1978) und eigene Untersuchungen (MARTINIUS u. HOOVEY 1972) genannt, die jeweils situations- und syndrombezogene Befunde zur zentralen Aktivierung lieferten.

Die Kenntnisse über psychophysische Wechselbeziehungen haben einer in Experiment wie Klinik gleichermaßen wichtigen Anwendung zu bemerkenswerter Blüte verholfen, dem sogenannten *Biofeedback*. Nicht nur motorische Reaktionen, sondern auch vegetativ-physiologische Vorgänge und elektrische Korrelate zentralnervöser Aktivität sind der willentlichen Steuerung zugänglich. Biofeedback-Anwendungen setzen Lernvorgänge voraus, mit denen die Rückmeldung physiologischer Variablen eingeübt wird. Sie erfolgt nach dem Paradigma des operanten Konditionierens, wobei die Rückmeldung die Qualität eines sekundären Verstärkers erhält (LEGEWIE u. NUSSELT 1975). Grundsätzlich ist ein therapeutischer Einsatz bei Kindern im Schulalter möglich, z. B. in der Rehabilitation motorischer Störungen.

Physiologische Reaktionen auf die individuelle Wahrnehmung von Umweltreizen, seien diese nun physikalischer oder psychosozialer Art, sind Ausdruck einer prozeßhaft sich ereignenden Anpassung. Fehlt dem Individuum aufgrund äußerer oder innerer Gründe die Möglichkeit, die Anpassung an Bedingungen, die als störend oder bedrohlich erlebt werden, zu vollziehen, so können physiologische Reaktionen Organstörungen nach sich ziehen. Diese wiederum können das Erleben in einer Weise verändern, daß Fehlreaktion und Organstörung der Steuerung durch subjektiv-verändertes Erleben ganz anheimfallen. Dabei treten Ketten von psychophysischen Wechselreaktionen auf, über deren Bedingungsgefüge noch keineswegs Klarheit besteht. Die *Psychosomatik* hat als klinisches Fach ein umfangreiches Lehrgebäude von der Entstehung psychosomatischer Erkrankungen entwickelt und stützt sich dabei in erster Linie auf das psychoanalytische Entwicklungskonzept, innerhalb dessen der frühkindlichen Sozialisation die entscheidende Rolle für die Fähigkeit zur Anpassung zugeschrieben wird (BASTIAANS 1976). Dem werden von anderer Seite lerntheoretische Konzepte ohne Bezug zur frühkindlichen Sozialisation entgegengehalten (BIRBAUMER 1975). Zwischen beiden unvereinbar scheinenden Positionen hat die Entwicklungspsychobiologie in den letzten Jahren durch intensive Beobachtung auch unwillkürlich-intuitiver Komponenten der Interaktion zwischen dem Säugling und seiner personalen Umwelt Befunde erhoben (KENNELL u. Mitarb. 1975; SANDER 1975; PAPOUŠEK u. PAPOUŠEK 1979), die die Bedeutung sowohl angeborener Verhaltensweisen als auch früher Erfahrungen für psychosoziale Entwicklung und Anpassungsfähigkeit in immer feinerer Detaillierung erkennen lassen. Die Existenz einer sensiblen Phase in der Ausbildung physischer und psychischer Kompetenz wird heute grundsätzlich nicht bezweifelt. Es gilt, die bereits zu Beginn der Entwicklung komplexen Wechselwirkungen sowohl zwischen Umwelt und Anlage als auch zwischen physischen und psychischen Vorgängen innerhalb des Organismus zu beobachten, zu erfassen und zu verstehen. Der theoretische Streit über das Bedingen psychosomatischer Erkrankungen kann nur auf diesem Wege aufgelöst werden. Wie sich abzeichnet, schließen hierbei die unterschiedlichen Standpunkte einander nicht aus.

Das Bedürfnis des Menschen, körperliche und geistig-seelische Vorgänge und deren wechselseitige Beziehungen kennenzulernen, dürfte so alt sein wie er selbst. Die Erkenntnis, daß solche wechselseitigen Beziehungen durch das Gehirn vermittelt werden, hat eigene, bemerkenswert aktive Forschungsrichtungen entstehen lassen. Wann immer sie Entwicklung einbeziehen, sind ihre Ergebnisse für die Kinderpsychiatrie von hoher Relevanz.

Literatur

Bastiaans, J.: Der Beitrag der Psychoanalyse zur psychosomatischen Medizin. In: Die Psychologie des 20. Jahrhunderts, Bd. II, hrsg. von D. Eicke. Kindler, Zürich 1976

Birbaumer, N.: Physiologische Psychologie. Springer, Berlin 1975

Campos, J. J.: Heart rate: A sensitive tool for the study of emotional development in the infant. In: Developmental Psychobiology, hrsg. von L. P. Lipsitt. Erlbaum, Hillsdale/N.J. 1976

Diekmann, G.: Die stereotaktische Behandlung erethischer Kinder. In: Aktuelle Neuropädiatrie, hrsg. von H. Doose. Thieme, Stuttgart 1977

Dinnendahl, V.: Der Placeboeffekt. Pädiat. Prax. 23 (1980) 141

Eisenberg, R. B.: Auditory behavior in the human neonate: Functional properties of sound and their ontogenetic implications. Int. Audiol. 8 (1969) 34

Erhardt, A. A., S. W. Baker: Fetal androgens, human central nervous system differentiation and behavior sex differences. In: Sex Differences in Behavior, hrsg. von R. C. Friedmann, R. M. Richart, R. L. van de Wiele. Wiley, New York 1974

Feigl, H.: Leib-Seele, kein Scheinproblem. In: Neue Anthropologie, Bd. V, hrsg. von H. G. Gadamer, P. Vogler. Thieme, Stuttgart 1973

Kennell, J. H., M. A. Trause, M. H. Klaus: Evidence for a sensitive period in the human mother. In: Parent-infant interaction. Ciba Found. Symp. 33 (1975) 87

Kraepelin, E.: Über die Beeinflussung einfacher psychischer Vorgänge durch einige Arzneimittel. G. Fischer, Jena 1892 (S. 227)

Legewie, H., L. Nusselt: Biofeedback-Therapie. Urban & Schwarzenberg, München 1975

Mark, H., F. R. Erwin: Violence and the Brain. Harper & Row, New York 1970

Martinius, J., Z. B. Hoovey: Bilateral synchrony of occipital alpha-waves, oculomotor activity and „attention" in children. Electroenceph. clin. Neurophysiol. 32 (1972) 349

Matheis, M., Ch. Förster: Zur psychosexuellen Entwicklung von Mädchen mit adrenogenitalem Syndrom. Z. Kinder- u. Jugendpsychiat. 8 (1980) 5

Maulsby, R. L.: An illustration of emotionally evoked theta rhythm in infancy: Hedonic hypersynchrony. Electroenceph. clin. Neurophysiol. 31 (1971) 157

Montagu, J. D.: The hyperkinetic child: a behavioral, electrodermal and EEG investigation. Develop. Med. Child Neurol. 17 (1975) 299

Papoušek, H.: Food and psychological development. In: Food, Man and Society, hrsg. von D. N. Walcher, N. Kretchmer, H. L. Barnett. Plenum Press, New York 1976

Papoušek, H., M. Papoušek: The infant's fundamental adaptive response system in social interaction. In: Origins of the Infants Social Responsiveness, hrsg. von E. E. Thomas. Erlbaum Assoc., Hillsdale/N.J. 1979

Ploog, D., P. Gottwald: Verhaltensforschung. Instinkt – Lernen – Hirnfunktion. Urban & Schwarzenberg, München 1974

Porges, S. W.: Peripheral and neurochemical parallels of psychopathology. In: Advances of Child Development and Behaviour, Bd. XI, hrsg. von H. W. Reese. Academic Press, New York 1976

Sander, L. W.: Infant and caretaking environment. Investigation and conceptualization of adaptive behavior in a system of increasing complexity. In: Explorations in Child Psychiatry, hrsg. von E. J. Anthony. Plenum Press, New York 1975

Schlack, H. G.: Aktivation und geistige Leistung bei Kindern. Urban & Schwarzenberg, München 1978

Stern, J. A.: Toward a definition of psychophysiology. Psychophysiology 1 (1964) 90

Die Rolle der Entwicklungsdimension: Entwicklung – Reifung – Lernen

Helmut Remschmidt

Einführung

Es steht außer Frage, daß für das Verständnis kinder- und jugendpsychiatrischer Krankheitsbilder Entwicklungsvorgänge von allergrößter Bedeutung sind. Entwicklungsphysiologie, Entwicklungsneurologie und Entwicklungspsychologie gehören zu den Grundlagenwissenschaften der Kinder- und Jugendpsychiatrie. Als solche sind sie in Kapitel 2 dieses Bandes auch dargestellt. *Hier* geht es darum, Entwicklungsvorgänge als *Probleme* zu charakterisieren und aufzuzeigen, in welcher Weise die Entwicklungsperspektive im Denken und Handeln des Kinder- und Jugendpsychiaters als eine Art Brücke oder als vereinheitlichendes Konzept (EISENBERG 1977) wirksam ist. EISENBERG (1977) vertritt die Meinung, daß die Entwicklungsperspektive nicht nur zum Verständnis psychischer Störungen im Kindes- und Jugendalter, sondern ebenso im Erwachsenenalter notwendig ist. Auch bei Erwachsenen gibt es Entwicklungsvorgänge, wenngleich sie nicht so ins Auge springen wie im Kindes- und Jugendalter.

Die *Entwicklungsperspektive* ist geeignet, eine ganze Reihe sehr unterschiedlicher Einflüsse auf das Erleben und Verhalten eines Menschen zu integrieren: genetische und konstitutionelle Einflüsse, exogene und endogene, psychologische, psychosoziale und soziokulturelle Faktoren, Wachstums- und Reifungsprozesse, Verhaltens- und Erlebnisperspektiven lassen sich unter dem Blickpunkt der Entwicklung *ordnen,* vereinheitlichen und für das Verständnis gesunden wie auffälligen und kranken Verhaltens heranziehen. Dennoch sind wir von einer echten theoretischen Integration des empirischen Wissens in eine umfassende Entwicklungstheorie noch weit entfernt. Zwar wurde schon relativ frühzeitig der Entwicklungsgedanke in die kinder- und jugendpsychiatrische Betrachtungsweise integriert (man denke nur an TRAMERS [1949] „Zeitfaktor"), aber zu einer stärkeren Einbeziehung der Entwicklungsdimension kam es erst später. Dies zeigt sich auch im Entstehen von Lehrbüchern der Kinder- und Jugendpsychiatrie bzw. der Entwicklungsneurologie, die diese Perspektive im Titel des Buches vermerken, wenn auch nicht immer zu Recht (FELDNER 1955; LEMPP 1972; RUTTER 1980; ACHENBACH 1982).

Unter die Entwicklungsperspektive lassen sich neben dem Entwicklungsvorgang selbst Wachstum, Reifung und Lernen subsumieren. Der Begriff der *Erfahrung* umfaßt neben Lernprozessen und der Verhaltensdimension allgemein auch noch die subjektive Komponente, die gleichermaßen von Bedeutung ist.

Auch in *Klassifikationssysteme* hat die Entwicklungsperspektive frühzeitig Eingang gefunden. So erwähnt die Klassifikation psychiatrischer Störungen und Erkrankungen der GAP (1966) ausdrücklich eine Gruppe von „Deviationen der Entwicklung". Im Multiaxialen Klassifikationsschema für kinder- und jugendpsychiatrische Erkrankungen nach RUTTER, SHAFFER und STURGE sind „umschriebene Entwicklungsrückstände" als eigene Kategorien auf der zweiten Achse berücksichtigt (REMSCHMIDT u. SCHMIDT 1977), was vom Klassifikationssystem der American Psychiatric Association DSM-III (1980) in nahezu gleicher Weise übernommen wurde. In der klinischen Praxis hat sich diese „Heraushebung der entwicklungsabhängigen Störungen" außerordentlich bewährt. Empirische Untersuchungen zeigen, daß hier auch zwischen verschiedenen Kliniken eine sehr gute Übereinstimmung besteht (CORBOZ u. Mitarb. 1983).

Trotz dieser vielen überzeugenden Argumente *fehlt* eine einheitliche *Entwicklungstheorie.* Es muß Aufgabe der nächsten Jahrzehnte bleiben, zu einer derartigen theoretischen Fundierung zu kommen, was nur durch eine interdisziplinäre Zusammenarbeit möglich sein wird. Bevor wir auf weitere Probleme der Entwicklungsperspektive eingehen, erscheinen uns einige Definitionen notwendig. Dabei sollen Wiederholungen vermieden werden. Es sei in diesem Zusammenhang auf die einschlägigen Abschnitte im Kapitel 2 (Grundlagenwissenschaften der Kinder- und Jugendpsychiatrie) hingewiesen.

Entwicklung

„Entwicklung ist die nicht zufällige, erklärbare Veränderungsreihe, die mit dem individuellen Lebenslauf verknüpft ist" (OERTER 1977). Diese allgemein gehaltene Definition umfaßt sowohl die Gesetzmäßigkeiten der Entwicklung, die Variabilität des Entwicklungsverlaufes, mögliche Erklärungen für Veränderungen und die Bedingungen, die zu solchen Veränderungen beitragen.

Entwicklung bezieht sich also in diesem Sinne auf einen *Prozeß* oder auch mehrere Prozesse, die mehr oder weniger kontinuierlich den Lebenslauf eines Individuums charakterisieren. Dabei gibt es relativ ausgeprägte Kontinuitäten, aber ebenso Diskontinuitäten. Es gibt zyklische und periodische Abläufe, aber ebenso zufällige. Letzteres zeigt

uns, daß nicht *alle* Veränderungen während eines Lebenslaufes mit Fug und Recht als Entwicklungsprozesse bezeichnet werden können. Das heißt, es erhebt sich, auch und besonders im Hinblick auf Krankheitsbilder, die Frage, ob Auffälligkeiten des Erlebens oder Verhaltens immer als Entwicklungsprozesse aufzufassen sind, oder ob nicht ein Teil durch zufällige Ereignisse, Verletzungen oder ungünstige Bedingungen herbeigeführt wird.
Entwicklungsprozesse haben stets eine *Richtung*. Sie läßt sich als zunehmende *Strukturierung* und *Differenzierung* begreifen: Entwicklungsprozesse sind meist progressiv, im Normalfall auch irreversibel, gleichgültig ob sie sich auf molekularer, physiologischer oder auf der Verhaltensebene abspielen (PRECHTL u. CONNOLLY 1981). Entwicklungsprozesse sind ferner altersbezogen, ohne daß hier eine strenge Relation bestehen muß, sie verlaufen aber nach einem Zeitplan, der es im großen und ganzen erlaubt, eine Zuordnung von Entwicklungsstadien zu bestimmten Altersgruppen zu treffen. Schließlich besteht Entwicklung nicht nur in quantitativen Veränderungen (z. B. Wachstum), sondern ebenso aus qualitativen Umstrukturierungsprozessen. Die bisherigen Entwicklungstheorien sind nur unzureichend in der Lage, diesen Übergang zu erklären. Meist wird angenommen, daß derartige Transformationen sich entweder durch Umformung bereits vorhandener Elemente und Strukturen ergeben oder durch die neue Kombination bislang nicht miteinander verknüpfter Verhaltens- oder Erlebniselemente. Aber selbst die universelle und vielfach belegte Theorie PIAGETS kann die Schritte von der Quantität zur Qualität und die *Richtung* der Entwicklung nicht hinreichend erklären. PIAGET (PIAGET u. INHELDER 1977) führt hier den Begriff des *Äquilibriums* als einen sich selbst organisierenden Prozeß ein, der nicht mit Erfahrung oder Reifung identisch ist. Diese Überlegungen zeigen, daß die Entwicklungsperspektive zwar von allergrößter Bedeutung ist, daß jedoch noch zahlreiche Fragen nach derzeitigem Kenntnisstand offenbleiben.

Wachstum

Wachstum beschreibt zunächst die Vermehrung an Größe und Umfang, ausgehend von der molekularen und zellulären Ebene. Bleibt man auf dieser Ebene, so läßt sich mit dem Begriff ganz gut umgehen. Kommt man aber in das Feld der kognitiven Entwicklung, so bestehen hier die gleichen Probleme wie mit dem Entwicklungsbegriff, weil Wachstum ja *auch* zugleich mit Differenzierung und Strukturierung einhergeht. Man denke nur an die Entwicklung des Gehirns. Wachstum ist ferner, in der Entwicklungsperspektive betrachtet, stets auch mit Reifung verbunden, von der nun die Rede sein soll.

Reifung

Nach WEISS (1939) läßt sich Reifung definieren als „autochthoner Prozeß einer progressiven Organisation von Funktionen und ihrer morphologischen Substrate", der stets eine Richtung aufweist, während des Lebens eines Individuums voranschreitet und nie unabhängig von Erfahrung ist. Jedoch sind die Effekte der Erfahrung dergestalt, daß sie die aktuellen Manifestationen intrinsischer, konstitutioneller Eigenschaften kontrollieren, ohne derartige Eigenschaften (Eigenheiten) zu produzieren.
In alltäglicher Betrachtung werden die Prozesse der *Reifung* in die Nähe *„endogener Faktoren"* gebracht. In diesem Sinne spricht man auch von der Ausreifung bestimmter Funktionen, z. B. der Bahnen im Nervensystem oder der kognitiven Funktionen. In *beiden* Fällen sind jedoch gerade für einen erfolgreichen Verlauf der Reifungsprozesse ebenso exogene Faktoren von größter Bedeutung, denn der „Reifungsplan" kann sich nur vollziehen, die Entwicklungspotenzen können sich nur entfalten, wenn von außen auch die entsprechenden Anregungen oder Reizkonstellationen an den Organismus herangetragen werden. So läßt sich zeigen, daß auch für Reifungsprozesse wie für Entwicklung ganz generell eine *interaktionistische* Betrachtungsweise angemessen ist. Mit anderen Worten: Konstitutionelle und physiologische Prozesse versetzen den Organismus in die Lage, auf Umweltereignisse adäquat zu reagieren, Umweltereignisse wiederum fördern die Ausreifung und Entwicklung seiner konstitutionellen, physiologischen und psychologischen Funktionen. In diesem Sinne lassen sich *Reifungsprozesse* als *Teilausschnitte* der Gesamtentwicklung auffassen, die einem Reifungsplan folgen, welcher durch mannigfache Umweltereignisse (und auch durch Erlebnisse und Erfahrungen) modifiziert, beschleunigt oder auch retardiert werden kann, ohne seine generelle Zielrichtung (im Sinne einer Progression) zu verlieren.

Lernen

Lernen bezieht sich auf Veränderungen im individuellen Leistungsprofil als Funktion der Erfahrung (STEVENSON 1980). Anders ausgedrückt stehen bei Lernvorgängen die Antworten oder Reaktionen auf externe Reize im Vordergrund. Während die Wachstums- und Reifungsprozesse eher den *endogenen* Anteil betonen, beziehen sich die Lerntheoretiker stärker auf die *externen* Einflüsse und auf die Erfahrungen, die ein Individuum in seiner jeweiligen Umwelt macht. Bezogen auf psychische Störungen und Erkrankungen sowie auf Entwicklungsstörungen vertritt die Lerntheorie den Standpunkt, daß *„abweichende Verhaltensweisen"* sich als *„falsch gelernte Reaktionen"* oder als *„ausgebliebene Lernvorgänge"* verstehen lassen. Die

Brücke zu den biologischen Funktionen wird aber auch von den Lerntheorien hergestellt, meist ausgehend vom Paradigma der unterschiedlichen Konditionierbarkeit (EYSENCK 1967). Diese unterschiedliche Konditionierbarkeit wird als Dispositionsfaktor für erlernte Verhaltensabweichungen aufgefaßt. Wenngleich dies auf manche Störungen zutreffen mag, so ist die Bedeutung dieses Konzeptes doch eingeschränkt (BERGER 1977).

Lernvorgänge stehen in Wechselwirkung zu allen bislang genannten Prozessen der Entwicklung. Sie lassen sich insofern auch in ein Entwicklungskonzept integrieren, als, schon durch kulturelle Gegebenheiten, auf bestimmten Altersstufen ganz bestimmte Lernvorgänge stattzufinden haben (z. B. Reinlichkeitserziehung, Schreiben und Lesen). Gerade die zuletzt genannten Beispiele zeigen aber auch sehr deutlich, wie Lernvorgänge, die letztlich als überwiegend exogen induziert angesehen werden, *reifungsabhängige Voraussetzungen* brauchen, um erfolgreich stattfinden zu können. Die Beispiele hierfür sind zahlreich: Man denke nur an das Laufenlernen, die Reinlichkeitserziehung, den Spracherwerb oder den Schreibvorgang. Sie haben alle zur Voraussetzung, daß im zentralen Nervensystem die entsprechenden Reifungsvorgänge abgelaufen sind bzw. ein adäquates Stadium erreicht haben.

Wechselwirkungen

Die bisherigen Diskussionen dürften gezeigt haben, daß unter der einheitlichen Perspektive der Entwicklung Wachstums-, Reifungs- und Lernvorgänge in gegenseitiger Wechselwirkung stehen. Ihre Abgrenzung voneinander ist nicht überschneidungsfrei möglich, sie überlappen sich und setzen sich in bestimmtem Ausmaß jeweils gegenseitig voraus.

Dimensionen der Entwicklung

Wenn man den Begriff der Entwicklung als den umfassendsten aller bereits diskutierten Vorgänge akzeptiert, die beim heranwachsenden Individuum zur Progression und Differenzierung beitragen, so stellt sich für den Entwicklungspsychologen wie für den klinisch tätigen Kinder- und Jugendpsychiater die Frage nach den differentiellen Entwicklungsvorgängen in einzelnen Bereichen. Man könnte grundsätzlich Entwicklungsvorgänge auf der molekularen, physiologischen, psychologischen, psychosozialen und soziokulturellen Ebene unterscheiden. Im folgenden soll aus rein pragmatischen Gesichtspunkten lediglich von vier Bereichen die Rede sein, die für den Kliniker bedeutsam sind und Anhaltspunkte für entwicklungsabhängige psychopathologische Störungsmuster bieten.

ANTHONY (1970) hat den Versuch einer Zuordnung verschiedener Entwicklungsdimensionen zu fünf unterschiedlichen Altersgruppen unternommen und dabei die Theorien von FREUD, ERIKSON, PIAGET und JERSILD in ein Schema integriert. Dieses ist in Tab. 3.1 wiedergegeben.

Die Tab. 3.1 zeigt, daß sich gewisse Zuordnungen zwischen der *psychosexuellen* und *psychosozialen* Entwicklung, der *kognitiven* und *affektiven* Entwicklung projiziert auf bestimmte Altersstufen herstellen lassen und daß auch eine, allerdings „lockere" Zuordnung psychopathologischer Zustandsbilder möglich ist. Daß eine strenge Zuordnung der Krankheitsbilder nicht möglich ist, das ist jedem Kliniker bekannt, dennoch ist die Entwicklungsabhängigkeit der Störungsmuster unübersehbar.

Mit Rücksicht darauf, daß verschiedene Perspektiven der Entwicklung bereits im Kapitel 2 abgehandelt wurden, unterbleibt hier eine ausführlichere Darstellung. Es soll aber auf zwei Probleme im Entwicklungsverlauf eingegangen werden, die sowohl von grundsätzlicher Bedeutung sind als auch den Kliniker beschäftigen: Geschlechterunterschiede im Entwicklungsverlauf und die Rolle der Erfahrung.

Geschlechterunterschiede im Laufe der Entwicklung

Der klinisch tätige Kinder- und Jugendpsychiater ist damit vertraut, daß bis zur Pubertät in seinem Krankengut die *Jungen* stets *überwiegen*. Das Verhältnis von psychischer Störung und Erkrankung zwischen Jungen und Mädchen in allen klinischen Institutionen beträgt 3:1 oder 3:2. Geschlechterunterschiede finden sich aber bereits wesentlich früher. So ist bekannt, daß bereits zum Zeitpunkt der *Geburt* neugeborene Mädchen im Skelettalter den Jungen 4–6 Wochen voraus sind. Gleiches gilt für ihre motorische und sprachliche Entwicklung und für ihre allgemeine körperliche Reifung in der frühen Kindheit. Derartige Unterschiede lassen sich auch bis zur histologischen Struktur des Kortex und der Ausdehnung bestimmter Hirnregionen nachweisen. Die ausführlichen Untersuchungen von CONEL (1939–1960) haben gezeigt, daß verschiedene Regionen des Kortex beim Mädchen im Zeitraum von der Geburt bis zum 2. Lebensjahr reifer sind. WITELSON u. PALLIE (1973) konnten zeigen, daß bereits zum Zeitpunkt der Geburt das linke Planum temporale beim Mädchen im Durchschnitt größer ist als bei Jungen. Dieser Befund wird mit der *Sprachentwicklung* in Verbindung gebracht, und er korrespondiert ja auch mit der Beobachtung, wonach Mädchen im Durchschnitt früher und differenzierter sprechen lernen als Jungen. Einen großen Raum nimmt heute die Diskussion über die *funktionelle Hemisphärenasymmetrie* ein. Sie hängt mit Reifungsvorgängen im Zen-

Tabelle 3.1 Anthony's Vorschlag einer diagnostischen Klassifikation psychopathologischer Entwicklung (*Anthony* 1970; Tab. übersetzt nach *Achenbach* 1982, S. 574)

Alter	Psychosexuelle Stadien (Freud)	Psychosoziale Stadien (Erikson)	Kognitive Stufen (Piaget)	Affektive Stadien (Jersild)	Psychopathologie
0–1½	oral	Urvertrauen vs. Urmißtrauen	sensomotorisch	Ängste vor: Dunkelheit Fremden Alleinsein plötzlichen Geräuschen fehlender Hilfe	Autismus anaklitische Depression Eß- und Schlafschwierigkeiten
1½–3	anal	Autonomie vs. Zweifel/Scham	symbolisch	Trennung Verlassenheit plötzliche Bewegungen	Symbiose Negativismus Obstipation Schüchternheit/Rückzug Nachtängste
3–5	genital ödipal	Initiative vs. Schuldgefühl	Intuition Repräsentanz	Tiere imaginäre Wesen Verletzung	Phobien Alpträume Sprachprobleme Enuresis Enkopresis Angstzustände
6–11	Latenzzeit	Fleiß vs. Minderwertigkeit	konkret operational	Schulversagen ausgelacht werden Eigentumsverlust Entstellung Krankheit, Tod	Schulprobleme Schulphobien Zwänge Konversionssymptome Tics
12–17	Adoleszenz: Wiederbelebung früherer Konflikte	Identität vs. Rollendiffusion	formal operational	körperlich, sozial, intellektuell anders sein sexuelle Ängste Gesichtsverlust	Identitätsdiffusion Anorexia nervosa Delinquenz Schizophrenie

tralnervensystem zusammen und wurde insbesondere im Hinblick auf die Sprachentwicklung sowie auf Störungen des Sprechens und der Sprache näher untersucht (Übersicht bei REMSCHMIDT u. NIEBERGALL 1981). Es gibt aber auch verschiedene Anhaltspunkte dafür, wonach die Hemisphärenausreifung bei Jungen und Mädchen unterschiedlich erfolgt. Dabei sind die Verhältnisse jedoch nicht konstant und in gleicher Richtung, sondern ändern sich mit dem Lebensalter. So sind Mädchen bis zur Pubertät den Jungen in sprachlicher Hinsicht, aber auch in manuellen Fertigkeiten überlegen, wobei die Unterschiede am größten im Alter von 6–8 Jahren sind und zur Pubertät hin geringer werden (WOLFF 1981). Hierfür wird eine Überlegenheit der linken Hemisphäre angenommen. Im Gegensatz dazu entwickelt sich die Überlegenheit der Jungen im räumlichen Auffassen und Denken zum Zeitpunkt der Pubertät, und diese wird vorwiegend von der rechten Hemisphäre gesteuert. Über die Beziehungen und die Funktionen der beiden Hirnhälften beim Lösen bestimmter Aufgaben sind die Akten allerdings noch nicht geschlossen. Es wurden in den verschiedenen Experimenten immer wieder Aufgaben angewandt, die sowohl Fähigkeiten der linken als auch der rechten Hirnhemisphäre beanspruchen.

Die hier referierten Unterschiede zwischen Jungen und Mädchen haben aber auch die Frage aufgebracht, ob es sich wirklich um *echte* Unterschiede zwischen Jungen und Mädchen handelt oder ob diese *Differenzen* lediglich durch das raschere *Reifungstempo* der Mädchen zustande kommen (WABER 1976, 1977). WABER konnte nachweisen, daß frühreifende Kinder sich von spätreifenden in ihren psychologischen Leistungsprofilen unterscheiden. In diesem Sinne wäre es denkbar, daß auf frühzeitig erworbenen Leistungsstrukturen möglicherweise andere Leistungen aufbauen können, so daß das Reifungstempo auch eine andere Qualität der Leistungsstruktur mitbedingt. Schließlich konnte in endokrinologischen Untersuchungen gezeigt werden, daß im Hinblick auf Früh- und Spätreifung auch die Androgene eine wichtige Rolle spielen und daß sie nicht nur die körperliche Ausreifung, sondern auch die neuropsychologische Entwicklung mit beeinflussen. Dies führt dazu, daß sich z. B. frühreifende Jungen von spätreifen-

den auch hinsichtlich der *Qualität* ihrer Leistungsprofile in neuropsychologischen Aufgaben unterscheiden (BROVERMAN u. Mitarb. 1968).
Im Hinblick auf *klinische* Fragestellungen sind Geschlechterunterschiede zwischen Jungen und Mädchen in folgenden Bereichen zu finden:
- *Jungen* sind schon in den ersten Lebensjahren *aggressiver* als Mädchen, und zwar sowohl was die verbale als auch die physische Aggressivität betrifft.
- *Jungen* sind jenseits der Pubertät Mädchen in *räumlichen* und *mathematischen* Aufgaben überlegen.
- *Mädchen* sind den Jungen bis zur Pubertät im allgemeinen Entwicklungstempo überlegen, in der Ausreifung der *Sprachfunktionen* und im *motorischen* Bereich.
- *Jungen* sind, zumindest vor der Pubertät, biologisch *vulnerabler* als Mädchen und neigen daher auch in diesem Zeitraum häufiger zu psychischen und körperlichen Erkrankungen.

Über die *Herkunft* dieser Geschlechtsunterschiede besteht eine heftige Diskussion. Biologische und soziologische Erklärungsansätze stehen einander fast unversöhnlich gegenüber. Nach heutigem Kenntnisstand kann kein Zweifel sein, daß psychologische und soziale Aspekte diese Differenzen mit zu beeinflussen vermögen, die führenden sind sie jedoch nicht. Nach RUTTER (1977) sprechen fünf Argumente für eine vorwiegend *biologische* Natur dieser Unterschiede:
(1) Die erhöhte Aggressivität bei Jungen wird in allen Kulturen gefunden, sie tritt sehr frühzeitig auf. Von daher ist es nicht denkbar, daß sie sich aus sozialen Aspekten primär ableiten läßt.
(2) Die Geschlechterdifferenzen finden sich auch bei zahlreichen Tierspezies.
(3) Ein Teil der Geschlechterdifferenzen ist bereits im frühen Säuglingsalter feststellbar.
(4) Das Ausmaß aggressiven Verhaltens wird von den Geschlechtshormonen, hauptsächlich den Androgenen, gesteuert.
(5) Schließlich gibt es Anhaltspunkte dafür, wonach ein zusätzliches Y-Chromosom zu gesteigertem aggressivem Verhalten führen kann.

Die Rolle der Erfahrung

Erfahrung umfaßt eine Reihe unterschiedlicher Einflüsse auf die Entwicklung (u. a. auch Wachstum, Reifung und Lernen). Sie setzt voraus, daß bestimmte Vorgänge wiederholt durchlaufen werden, und sie hat, zumindest beim Menschen, eine erlebnishafte Komponente. Gerade angesichts der zuvor beschriebenen stark biologisch determinierten Merkmale muß die Frage gestellt werden, in welcher Weise vorwiegend genetisch oder konstitutionell bedingte Funktionen durch Erfahrung, mithin also auch durch Umweltereignisse, modifiziert werden können. GOTTLIEB (1976) hat drei verschiedene *Funktionen* der *Erfahrung* im Hinblick auf die Entwicklung des Verhaltens definiert:
(1) Erfahrung kann Erlebnisse und Verhaltensweisen aufrechterhalten und stabilisieren.
(2) Sie kann die Entwicklung erleichtern und stimulieren, indem sie die Auftretensrate von Erlebnissen und Verhaltensweisen verändert.
(3) Sie kann neue Formen des Erlebens und Verhaltens etablieren, die dann mehr oder weniger Reflexionen von Umweltereignissen sind. Wenn dies zutrifft, so hat Erfahrung auch eine neues Verhalten induzierende Rolle.
Nach einer Sichtung der vorliegenden Literatur kommt GOTTLIEB jedoch zu dem Ergebnis, daß die aufrechterhaltende und die Entwicklung beschleunigende Rolle der Erfahrung zwar als gesichert angesehen werden kann, nicht jedoch ihre induzierende Wirkung. Im Hinblick auf psychische Störungen und Erkrankungen bei Kindern und Jugendlichen spielen Erlebnisse und Erfahrungen eine herausragende Rolle. Es konnte vielfach gezeigt werden, daß z. B. Erlebnisse in der eigenen Kindheit das spätere Erziehungsverhalten deutlich beeinflussen. Dabei handelt es sich freilich nicht um induzierte neue Verhaltensweisen, sondern um die Aufrechterhaltung oder die „Fortschreibung" selbsterlebten Verhaltens.

Entwicklung, Normabweichung, psychische Störungen

Nachdem die Bedeutung von Entwicklungsvorgängen für die Entstehung psychischer Störungen und Erkrankungen außer Frage steht, stellt sich die Frage, wann eine Entwicklungsvariation oder Normabweichung als psychische Störung zu bezeichnen ist. Diese Frage ist trotz der evidenten Bedeutung von Entwicklungsprozessen nicht eindeutig zu beantworten. Wir müssen uns mit einer allgemeinen Beschreibung begnügen, die gleichwohl im klinischen Alltag durchaus eine Hilfe sein kann. In diesem Sinne bezeichnen wir eine Variante der Entwicklung oder eine Normabweichung dann als *pathologisch* und zugleich behandlungsbedürftig, wenn sie geeignet ist, ein Kind in seiner normalen Entwicklung und der Anteilnahme an den altersgemäßen Lebensvollzügen *entscheidend zu behindern*. Diese Umschreibung hat mehrere Implikationen:
- Sie geht von einer normativen Vorstellung aus, wonach gesunde Kinder aus verschiedenen Altersstufen die in der jeweiligen Kultur üblichen Aufgaben und Funktionen erlernen.
- Da sie von den jeweiligen gesellschaftlichen Bedingungen ausgeht, ist sie auch weitgehend kulturabhängig.

- Entscheidende Behinderung bedeutet Verlust einer altersentsprechenden Entwicklung und läßt sich ebenfalls einigermaßen klar feststellen.
- Entwicklungsverzögerungen und Entwicklungsverfrühungen werden von dieser Beschreibung mit umfaßt.

Synchrone und asynchrone Entwicklungsvorgänge, Kontinuitäten und Diskontinuitäten

Entwicklung verläuft nicht gradlinig und linear, sondern vielfach in Stufen, Sprüngen und Schüben, die meistens die eine Funktion mehr, die andere weniger betreffen. Wir kennen Retardierungen, Frühreife und bleibende Unreife (CORBOZ 1967). Auf das unterschiedliche Reifungstempo zwischen Jungen und Mädchen sowie zwischen früher und später Reifenden wurde bereits hingewiesen. In diesem Abschnitt soll auf derlei Probleme nicht näher eingegangen werden. Sie sind in Kapitel 5 ausführlich abgehandelt (BIERICH, S. 270 ff).

Im Hinblick auf den Entwicklungsgang psychischer Störungen vom Kindesalter ins Erwachsenenalter ergibt sich ein anderes Problem, das auch in diesen Zusammenhang gehört: die Frage nach einer *kontinuierlichen* und *diskontinuierlichen* Entwicklung.

Auf diese Gesichtspunkte hat RUTTER (1980) hingewiesen. Kinderpsychiatrische Erkrankungen sind nämlich keineswegs regelhaft Vorläufer psychiatrischer Erkrankungen des Erwachsenenalters, die Entwicklung muß vielmehr differenzierter betrachtet werden. Während für *antisoziales* Verhalten ein *Kontinuitätsmodell* Gültigkeit hat, d. h., es besteht eine hohe Persistenz vom Kindes- bis ins Erwachsenenalter, trifft dies für *Psychosen, Depressionen* und auch einen Teil der *neurotischen* Störungen *nicht* zu.

Schizophrene Erkrankungen entwickeln sich in ihrer überwiegenden Mehrzahl erst um die Pubertät, kindliche Psychosen haben hier einen anderen Stellenwert und sind nicht als die Vorläufer der Schizophrenie Erwachsener zu betrachten (KOLVIN u. Mitarb. 1971). Wohl zeigen Menschen, die später schizophren werden, bereits als Kinder eine Reihe von Auffälligkeiten, wie vermehrte Aggressivität, Irritierbarkeit, Kontaktscheu und negativistisches Verhalten. Es ist aber keineswegs so, daß auch nur ein Großteil der Kinder mit diesen Auffälligkeiten später in eine schizophrene Erkrankung einmündet.

Endogene Depressionen und *manisch-depressive Psychosen* beginnen ebenfalls sehr selten vor der Pubertät. Bei diesen Erkrankungen werden im Kindesalter kaum Vorstufen gefunden. Allerdings muß hier auch auf die methodischen Probleme einer retrospektiven Untersuchung hingewiesen werden. Stark *entwicklungsabhängige Störungen* (Sprachentwicklungsverzögerungen, Enuresis, Enkopresis, Überaktivität) setzen sich in der Regel ebenfalls nicht ins Erwachsenenalter fort. Am ehesten ist hier eine Kontinuität noch für das hyperkinetische Syndrom festzustellen, während die meisten anderen überwiegend entwicklungsbedingten Störungen sich bis zum Erwachsenenalter weitgehend zurückbilden. Bei manchen Störungen können allerdings Rückstände auch noch im Erwachsenenalter festgestellt werden (z. B. Legasthenie). Diese Erörterungen führen zur Frage der Entwicklungsabhängigkeit kinder- und jugendpsychiatrischer Erkrankungen.

Entwicklungsabhängigkeit kinder- und jugendpsychiatrischer Erkrankungen

Sowohl eine Querschnitts- als auch eine Längsschnittbetrachtung zeigt, daß es im Hinblick auf die Entwicklungsabhängigkeit psychischer Störungen und Erkrankungen erhebliche Unterschiede gibt. Sowohl im Multiaxialen Klassifikationsschema (MAS), im DSM-III als auch in den früheren Klassifikationen der GAP (1966) sind Entwicklungskategorien enthalten, die sich im wesentlichen auf umschriebene Entwicklungsrückstände (MAS) bzw. spezifische Störungen der Entwicklung (DSM-III) beziehen. Im MAS werden als „umschriebene Entwicklungsrückstände" folgende Störungsmuster zusammengefaßt:

1. Umschriebene Lese-Rechtschreib-Schwächen.
2. Umschriebene Rechenschwächen.
3. Andere umschriebene Lernschwächen.
4. Umschriebener Rückstand in der Sprech- und Sprachentwicklung.
5. Umschriebener Rückstand in der motorischen Entwicklung.
6. Multiple Entwicklungsrückstände.

Im DSM-III werden noch die Störungen der Ausscheidungsfunktionen Enuresis (ICD 307.6) und Enkopresis (ICD 307.7) hinzugerechnet.

Während diese Auffälligkeiten als entwicklungsabhängige Störungen im engeren Sinne bezeichnet werden können, so kennen wir natürlich auch schwerwiegendere klinische Syndrome, für die diese strenge Entwicklungsabhängigkeit nicht in gleichem Maße gegeben ist, die sich aber gleichwohl den bestimmten Altersstufen, Entwicklungsphasen und jeweils zugehörigen Konfliktkonstellationen grob zuordnen lassen. ACHENBACH (1982) hat in Fortsetzung des Schemas von ANTHONY (1970) und unter Berücksichtigung verschiedener empirischer Erhebungen eine derartige Zuordnung vorgenommen. Sie ist in Tab. 3.2 wiedergegeben.

Aus der Zuordnung aktueller Konfliktkonstellationen zu normalen Entwicklungsaufgaben, häufigen Verhaltensproblemen und schließlich klinisch bedeutsamen Störungen ergibt sich zugleich eine Steigerungsreihe, bei der allerdings beachtet werden muß, daß nicht alle als klinische Syndrome

Tabelle 3.2 Durch Faktoranalysen gefundene Syndrome der „Child Behavior Checklist" (*Achenbach* u. *Edelbrock* 1982 [= 1983]; nach *Achenbach* 1982, S. 560)

Gruppe	Internalisierungssyndrome*	Gemischte Syndrome	Externalisierungssyndrome*
Jungen Alter 4–5 J.	1. sozialer Rückzug 2. somatische Beschwerden 3. Unreife/Entwicklungsrückstand 4. depressiv/niedergeschlagen	1. sexuelle Probleme	1. delinquent 2. aggressiv 3. schizoid
Jungen Alter 6–11 J.	1. schizoid 2. depressiv/niedergeschlagen 3. unkommunikativ/verschlossen 4. Zwangssymptome 5. somatische Beschwerden	1. sozialer Rückzug	1. delinquent 2. aggressiv 3. hyperaktiv
Jungen Alter 12–16 J.	1. somatische Beschwerden 2. schizoid 3. unkommunikativ/verschlossen 4. Unreife 5. Zwangssymptome	1. feindseliger Rückzug	1. hyperaktiv 2. aggressiv 3. delinquent
Mädchen Alter 4–5 J.	1. depressiv/niedergeschlagen 2. somatische Beschwerden 3. schizoid 4. sozialer Rückzug	1. sexuelle Probleme	1. Übergewicht 2. aggressiv 3. hyperaktiv
Mädchen Alter 6–11 J.	1. depressiv/niedergeschlagen 2. sozialer Rückzug 3. somatische Beschwerden 4. schizoid/zwanghaft		1. grausam 2. aggressiv 3. delinquent 4. sexuelle Probleme 5. hyperaktiv
Mädchen Alter 12–16 J.	1. ängstlich/zwanghaft 2. somatische Beschwerden 3. schizoid 4. depressiver Rückzug	1. unreif und hyperaktiv	1. grausam 2. aggressiv 3. delinquent

* Syndrome in absteigender Folge ihrer Ladungen auf Internalisierungs- und Externalisierungsfaktoren zweiter Ordnung.

klassifizierten Störungsmuster als unterschiedliche Punkte auf einer Dimension angeordnet werden können.

Entwicklung und Therapie

Wenn es entwicklungsabhängige kinderneurologische und kinderpsychiatrische Erkrankungen gibt, so bietet sich eine *Förderung* der *Entwicklung* auch *als Therapiemethode* an. Diesen Anspruch erheben zumindest die funktionellen Übungsbehandlungen, bei denen mit einem gewissen Recht angenommen werden kann, daß etwa über Wahrnehmungstraining, psychomotorische Übungsbehandlung und über eine Förderung des räumlichen Denkens oder des Lesens und Rechtschreibens eine gewisse Nachreifung erzielt werden kann. Die Evaluierung dieser Behandlungsmethoden ist aber keineswegs einfach, weil strenggenommen stets eine nicht behandelte Kontrollgruppe herangezogen werden müßte. Nur auf diese Weise ist es möglich, den spontanen Verlauf einer Störung unter dem Aspekt der Nachreifung von den therapeutischen Wirkungen einer Intervention zu unterscheiden. Dieses Evaluationsproblem ergibt sich bei nahezu allen kinder- und jugendpsychiatrischen Störungen, auch bei denjenigen, die weniger entwicklungsabhängig sind.

Umgekehrt kann ein annähernd normales Entwicklungstempo bei einer ansonsten gegebenen psychischen Störung prognostisch ein günstiges Merkmal sein. Schließlich ist darauf hinzuweisen, daß sich manche Retardierungen und Zustände der Unreife letztlich nicht aufholen lassen, wie CORBOZ (1967) in seiner Studie über Spätreife und bleibende Unreife gezeigt hat. Die hier artikulierten Probleme sind von einer wissenschaftlichen Klärung noch weit entfernt.

Literatur

Achenbach, T. M.: Developmental Psychopathology, 2. Aufl. Wiley, New York 1982

Achenbach, T. M., C. S. Edelbrock: Manual for the Child Behavior Checklist and Child Behavior Profile. University of Vermont, Burlington/VT 1983

American Psychiatric Association: Diagnostic and Statistical Manual of Mental Disorders, 3. Aufl. APA, Washington 1980

Anthony, E. J.: The behavior disorders of childhood. In: Carmichael's Manual of Child Psychology, Vol. 1, hrsg. von P. H. Mussen. Wiley, New York 1970

Berger, M.: Learning theories. In: Child Psychiatry. Modern Approaches, hrsg. von M. Rutter, L. Hersov. Blackwell, Oxford 1977

Broverman, D. M., E. L. Klaiber, Y. Kobayashi, W. Vogel: Roles of activation and inhibition in sex differences in cognitive abilities. Psychol. Rev. 75 (1968) 23

Conel, J.: The Postnatal Development of the Human Cerebral Cortex, Vol. I–IV. Harvard University Press, Cambridge/Mass. 1939–1960

Corboz, R.: Spätreife und bleibende Unreife. Springer, Berlin 1967

Corboz, R., M. Schmidt, H. Remschmidt, P. Schieber, D. Göbel: Multiaxiale Klassifikation in Berlin, Mannheim und Zürich. In: Multiaxiale Diagnostik in der Kinder- und Jugendpsychiatrie, hrsg. von H. Remschmidt, M. Schmidt. Huber, Bern 1983

Eisenberg, L.: Development as a unifying concept in psychiatry. Brit. J. Psychiat. 131 (1977) 225

Eysenck, H. J.: The Biological Basis of Personality. Thomas, Springfield/Ill. 1967

Feldner, J.: Entwicklungspsychiatrie des Kindes. Springer, Wien 1955

Gottlieb, G.: The roles of experience in the development of behavior and the nervous system. In: Studies in the Development of Behavior and the Nervous System, vol. 3: Development and Neural and Behavioral Specifity, hrsg. von G. Gottlieb. Academic Press, New York 1976

Group for the Advancement of Psychiatry (GAP): Psychopathological Disorders in Childhood. GAP-Report No. 62, New York 1966

Kolvin, I., C. Ounsted, M. Humphrey, A. McNay: The phenomenology of childhood psychoses. Brit. J. Psychiat. 118 (1971) 395

Lempp, R.: Eine Pathologie der psychischen Entwicklung, 2. Aufl. Huber, Bern 1972

Oerter, R.: Zur Rolle der Entwicklungspsychologie. Auer, Donauwörth 1977

Piaget, J., B. Inhelder: Die Psychologie des Kindes. Fischer, Frankfurt 1977

Prechtl, H. F. R., K. J. Connolly: Maturation and development: an introduction. In: Maturation and Development. Biological and Psychological Perspectives, hrsg. von K. J. Connolly, H. F. R. Prechtl. Heinemann, London 1981

Remschmidt, H., G. Niebergall: Sprachentwicklung im Kindesalter und cerebrale Lateralisation. Z. Kinder- u. Jugendpsychiat. 9 (1981) 170

Remschmidt, H., M. H. Schmidt (Hrsg.): Multiaxiales Klassifikationsschema für psychiatrische Erkrankungen im Kindes- und Jugendalter nach Rutter, Shaffer und Sturge. Huber, Bern 1977; 2. Aufl. 1986

Remschmidt, H., M. Schmidt (Hrsg.): Neuropsychologie des Kindesalters. Enke, Stuttgart 1981

Remschmidt, H., M. Schmidt (Hrsg.): Multiaxiale Diagnostik in der Kinder- und Jugendpsychiatrie. Huber, Bern 1983

Rutter, M., L. Hersov (Hrsg.): Child Psychiatry: Modern Approaches. Blackwell, Oxford 1977

Rutter, M.: Introduction. In: Scientific Foundations of Developmental Psychiatry, hrsg. von M. Rutter. Heinemann, London 1980

Stevenson, H. W.: Learning. In: Scientific Foundations of Developmental Psychiatry, hrsg. von M. Rutter. Heinemann, London 1980

Tramer, M.: Lehrbuch der allgemeinen Kinder- und Jugendpsychiatrie, 3. Aufl. Schwabe, Basel 1949

Waber, D. P.: Sex differences in cognition: a function of maturation rate? Science 192 (1976) 572

Waber, D. P.: Sex differences in mental abilities, hemispheric lateralization and rate of physical growth at adolescence. Develop. Psychol. 13 (1977) 29

Weiss, P.: Principles of Development. Holt, New York 1939

Witelson, S. F., W. Pallie: Left hemisphere specialization for language in the newborn. Brain 96 (1973) 641

Wolff, P.: Normal variation in human maturation. In: Maturation and Development. Biological and Psychological Perspectives, hrsg. von K. J. Connolly, H. F. R. Prechtl. Heinemann, London 1981

Probleme der Norm

Helmut Remschmidt

Verschiedene Arten von Normen und ihre Dimensionen

Wie bei körperlichen Erkrankungen, so muß auch bei psychischen Erkrankungen für die Definition einer Störung als Krankheit von einem Normbegriff ausgegangen werden. Während dies im Bereich der somatischen Medizin, zumindest für den überwiegenden Teil der Erkrankungen, relativ leicht ist, weil sich dort Normabweichungen (z. B. durch inadäquate Zellvermehrung, Atrophie, Entzündung etc.) gut definieren lassen, stößt dies im Bereich der Psyche auf z. T. erhebliche Schwierigkeiten. Das Problem läßt sich allerdings nicht ausklammern, sondern gehört in den Bereich schwer lösbarer Fragen, mit denen sich der Psychiater und Kinderpsychiater täglich beschäftigen muß.

Statistische und ideale Norm

Statistische Norm:
Die statistische Norm geht von der Vorstellung eines Merkmals in einer Population aus und definiert alle Individuen als normal, die sich im Hinblick auf das betreffende Merkmal innerhalb des einfachen Streuungsbereichs bewegen. Dies geschieht z. B. hinsichtlich der Intelligenz, gemessen am Intelligenzquotienten, aber auch hinsichtlich anderer Variablen aus dem kognitiven Bereich, wie Konzentrationsfähigkeit, Gedächtnisleistung usw. Schwieriger wird diese Betrachtung, wenn man das emotionale Verhalten heranzieht. Schon aufgrund der schwierigeren meßtechnischen Erfassung ergeben sich hier Probleme. Dennoch ist weitgehend durch Konventionen geregelt, wer aufgrund seines emotionalen Verhaltens noch als normal, als Grenzfall oder bereits als pathologisch anzusehen ist.
Diese Konventionen spielen im alltäglichen Leben eine wichtige Rolle, und auch in der allgemeinen Bevölkerung besteht ein Gefühl hierfür. Die Abbildung dieser statistischen Verteilung geschieht in der Gaußschen Normalverteilung.
Nun sind aber nicht alle Merkmale des Menschen normalverteilt. Seltene Ereignisse, wozu auch manche krankhafte Störungen gehören, entsprechen nicht der Normalverteilung, sondern z. B. der Poisson-Verteilung oder einem anderen Verteilungsmuster. Hier wird es bereits schwierig, eine Normalverteilung zugrunde zu legen. Im übrigen gibt es im Bereich der Psychopathologie Merkmale, die sich kontinuierlich, und solche, die sich diskontinuierlich verteilen, so daß auch aus diesen Gründen die Normalverteilung nicht der angemessene Maßstab ist.
Daher erhebt sich die Frage, ob die statistische Norm zur Beurteilung einer Störung als psychische Erkrankung herangezogen werden kann oder nicht bzw. in welchen Fällen sie als Maßstab akzeptiert werden kann und in welchen nicht.
Nun können bestimmte Merkmale in einer Bevölkerung so häufig auftreten, daß praktisch alle Individuen davon betroffen sind, so daß man entweder die überwiegende Mehrzahl als krank ansehen muß oder den statistischen Normbegriff fallen lassen muß. Dies trifft z. B. auf so weit verbreitete Zivilisationskrankheiten wie die Karies zu, an der etwa 60–80% der Bevölkerung in manchen zivilisierten Ländern leiden. Oder, um ein psychisches Merkmal zu nehmen: Wenn in einer bestimmten Population von Schulkindern 50% an Konzentrationsstörungen leiden, soll man diese als krank bezeichnen oder nicht? Diese Beispiele zeigen, wie die Auftretenshäufigkeit eines Merkmals über die Einschätzung dieses Merkmals mitentscheidet.

Ideale Norm:
Im Gegensatz zur statistischen Norm, die sich aus multiplen Messungen und Erhebungen von einzelnen Individuen ableitet, geht die ideale Norm von einer *Wertsetzung* aus. Sie bestimmt gewissermaßen a priori, was als normal zu betrachten ist und was nicht. Der *Gesundheitsbegriff der WHO* geht von einer solchen idealen Norm aus, wenn Gesundheit sinngemäß als ein Optimum des körperlichen und seelischen Wohlbefindens definiert wird und nicht nur als Abwesenheit von Krankheit. Aber auch gesetzliche Normen und religiöse Gebote sind an derartigen Idealvorstellungen orientiert. Abweichungen sind demzufolge das Nichteinhalten bzw. die Verletzung dieser Regeln und Gebote.
Die Schwierigkeit, psychische Erkrankungen idealtypisch zu definieren, besteht darin, daß es sich bei ihnen ja um Abweichungen von derartigen idealtypischen Vorstellungen handelt und gerade in diesem Bereich die ideale psychische Konstellation schwer zu beschreiben ist. Eine derartige Beschreibung müßte aber vorausgesetzt werden, wenn man die Abweichungen von ihr präzise erfassen will. Insofern hat es die Psychiatrie schwie-

riger als die Jurisprudenz oder die Theologie, denn die in diesen Wissenschaften definierten Wertsetzungen bestehen in Regeln, während es im Bereich der Psychiatrie um die Intaktheit von Funktionen (z. B. Gedächtnis, Lernen, Emotionen), um Befindlichkeiten (Stimmung, Antrieb) und Verhaltensweisen geht, die zwar im Prinzip ebenfalls an einer Normsetzung orientiert sein können, welche sich allerdings viel schwerer definieren läßt. Das juristische oder theologische Gebot „Du sollst nicht stehlen" (oder Nichtstehlen als ideale Norm) ist eben von anderer Qualität als die ideale Gemütsverfassung oder Gedächtniskonstellation, die sich eben nicht in Gebotsform definieren läßt.

Diese Überlegungen zeigen, daß sich zwar Gesundheit noch einigermaßen idealtypisch definieren läßt, Krankheit und insbesondere psychische Krankheit jedoch kaum, es sei denn in einer allgemeinen Form als „Abweichung vom Ideal der Gesundheit".

Abhängigkeit normativer Vorstellungen

Bereits aus dem Konzept der Idealnorm geht hervor, daß sie nicht unabhängig von Zeitströmungen sein kann. Gleiches gilt natürlich auch für die statistische Norm, denn die Häufigkeit eines Merkmals in der Bevölkerung trägt zugleich zur Bewertung dieses Merkmals bei. Wenn viele Menschen z. B. an einer bestimmten neurotischen Störung leiden würden, so wäre diese Störung damit auch „salonfähig" und unterläge nicht einer öffentlichen Diskriminierung. Die epochale Abhängigkeit von Normen kann aber auch politischen und ideologischen Einflüssen unterliegen. Sie ist damit nicht mehr an einer statistischen Norm orientiert, sondern an einer Wertsetzung, auch wenn sich diese „Werte" ethisch nicht vertreten lassen. Man denke nur an die Vernichtung „unwerten Lebens" im Dritten Reich. Hier wurden durch eine Ideologie „positive" und „negative" Wertvorstellungen durchgesetzt, die dazu führten, daß eine Gruppe von Funktionären bestimmte, welche Gruppen als wertvoll oder minderwertig, krank oder gesund zu bezeichnen sind.

Normbeurteilungen an Individuen und an Gruppen

Der auf ein Individuum bezogene Normbegriff geht von Eigenschaften eben dieses Individuums aus, die der Beurteiler nach Maßgabe seiner Normvorstellungen als gesund, krank oder „auffällig" klassifiziert. Für diese Beurteilung eines Individuums existieren herkömmliche Maßstäbe und lange tradierte Erfahrungen. Derartige Einschätzungen werden in der Psychiatrie alltäglich getroffen und meist auch mit Berechtigung.

Schwieriger wird die Beurteilung von Normabweichungen oder Störungen, wenn es sich um Gruppen von Individuen handelt und wenn nicht der einzelne hinsichtlich seiner Auffälligkeiten beurteilt werden soll, sondern eine Gruppe von Menschen als übergeordnete Einheit. Dieser Gesichtspunkt spielt in der Psychopathologie von Familien neuerdings eine wichtige Rolle. In systemischer Betrachtungsweise geht es dabei nicht mehr um die Beurteilung des einzelnen Individuums als krank, auffällig oder gestört, sondern um Auffälligkeiten, die die Familie als Ganzes, als System, betreffen. Trotz vielfältiger Vorgehensweisen in dieser Richtung scheint allerdings noch kein schlüssiges Modell zu existieren, das in Analogie zur Beurteilung des Individuums eine schlüssige Beurteilung von Familien als „Systeme" erlaubt. Denn es ist ja nicht damit getan, daß man Eigenschaften des Individuums auf die Familie überträgt und dann diese, weist sie ein zwanghaftes Mitglied auf, als „zwanghafte Familie", weist sie eines oder mehrere ängstliche Mitglieder auf, als „ängstliche Familie" klassifiziert. Vielmehr ist zu fordern, daß bei der Beurteilung von Strukturen, die sich aus Individuen zusammensetzen, ein anderer Maßstab angelegt werden muß, der an den „überindividuellen Eigenschaften" des Systems ansetzt.

Dimensionen von Normen

Die normative Beurteilung von Krankheitsbildern und psychischen Auffälligkeiten muß verschiedene Dimensionen des Krankseins bzw. der eine Krankheit verursachenden oder aufrechterhaltenden Bedingungen einbeziehen. Das heißt, der jeweils angelegte Normbegriff muß sich in verschiedenen Bereichen widerspiegeln. Dies ist z. B. in den multiaxialen Klassifikationsschemata der Fall (sowohl im MAS als auch im DSM-III), in denen die einzelnen Achsen verschiedene Dimensionen wiedergeben. In beiden Schemata umfaßt die erste Achse das klinisch-psychiatrische Syndrom und die zweite Entwicklungsstörungen. Ab der dritten Achse unterscheiden sich dann die Schemata. Das Multiaxiale Klassifikationsschema führt als 3. Achse das Intelligenzniveau, als 4. die körperliche Symptomatik und als 5. abnorme psychosoziale Umstände an, während im DSM-III auf der 3. Achse körperliche Erkrankungen und Bedingungen, auf der 4. psychosoziale Belastungsfaktoren und auf der 5. das höchste Adaptationsniveau im letzten Jahr wiedergegeben ist. Dabei beziehen sich die Kategorien dieser zuletzt genannten Achse auf die sozialen Beziehungen des jeweiligen Kindes oder Jugendlichen, auf seine berufliche Tätigkeit und auf den Freizeitbereich. Damit ist auch der wichtige psychosoziale Aspekt einbezogen. *Alle* diese Achsen oder Dimensionen setzen im Krankheitsfalle voraus, daß ein Kind oder ein Jugendlicher in seinem Verhalten so stark auffällig wird, daß er in seinen normalen und altersentsprechenden Lebensvollzügen in sichtbarer Weise eingeschränkt oder behindert wird.

Eine gleichartige Betrachtung liegt der International Classification of Impairments, Disabilities and Handicaps (WHO 1980) zugrunde, wobei mit „Impairment" Abnormitäten des Körpers, seiner Organe oder Funktionen umschrieben sind und mit „Disabilities" (Unfähigkeiten) die Konsequenzen der körperlichen Funktionsstörung (Impairments) im Hinblick auf die funktionelle Aktivität des Individuums gemeint sind. Disabilities repräsentieren somit Störungen auf der Ebene der Person. Schließlich bedeutet „Handicap" Benachteiligung, die aus den beiden zuerst genannten Faktoren resultiert. Während aber die multiaxialen Klassifikationsschemata sich auf die Beurteilung der Krankheiten selbst beziehen, handelt es sich bei den Impairments, Disabilities und Handicaps um die *Folgen* von Krankheiten, die bereits definitionsgemäß Normabweichungen auf verschiedenen Gebieten darstellen.

Normabweichungen und Krankheiten

Positive und negative Normabweichungen

Die statistische Norm erlaubt positive und negative Normabweichungen festzulegen. Die Idealnorm kennt nur negative Normabweichungen, weil eine „Überbefolgung" der Norm nicht als Variante vorgesehen ist. Vielmehr ist das absolute Befolgen der Norm schon mit dem Idealzustand gleichzusetzen.

Die Psychopathologie beschäftigt sich vorwiegend mit den „negativen" Normabweichungen, also z. B. den „Minus-Varianten" der Intelligenz, mit pathologischen Verstimmungen, autistischem Rückzug usw. Aber auch positive, d. h. in den oberen Bereich der statistischen Norm gehörige Verhaltensabweichungen können pathologisch sein. So gibt es durchaus psychopathologische Merkmale, die mit hoher Intelligenz verknüpft sind (SCHMIDT 1977), Antrieb und Aktivität können bei manchen Erkrankungen ein Übermaß erreichen, die Motorik ist beim hyperkinetischen Syndrom überschießend usw. Das heißt, Abweichungen bzw. Verschiebungen auf der Gaußschen Normalverteilungskurve können in *beiden* Richtungen psychische Störung oder psychiatrische Krankheit bedeuten. Prinzipiell kann jede psychische Funktion in einer der beiden Richtungen ausgelenkt sein, so daß sich derartige Normabweichungen in sehr unterschiedlichen Bereichen bewegen können (z. B. Gedächtnis, Lernen, Affektivität, Motorik, Intelligenz usw.). Aber nicht die Betrachtung von Einzelfunktionen soll hier Hauptaugenmerk sein, sondern auch ihr Zusammenspiel und ihre Integration als konstituierendes Merkmal der gesunden Persönlichkeit.

Kontinuitätsmodell und Diskontinuitätsmodell psychischer Störungen und Erkrankungen

Für die Betrachtung psychischer Störungen und Erkrankungen unter dem Aspekt der Norm ist noch ein anderer Problemkreis von Bedeutung. Es gibt psychische Normabweichungen und Erkrankungen, die sich *kontinuierlich* und in gradueller Steigerung aus dem „Normalverhalten" ableiten lassen, und andere, bei denen dies nicht möglich ist. Erstere entsprechen einem sogenannten Kontinuitätsmodell psychischer Störungen, entsprechende Erkrankungen unterscheiden sich lediglich quantitativ vom sogenannten Normalzustand, der im Ansatz und in viel schwächer ausgeprägter Form die gleichen Eigenschaften umfassen kann. Dieses Modell trifft z. B. auf Angstzustände, Zwangssymptome, reaktive depressive Verstimmungen und spezifische emotionale Störungen zu. Einem Diskontinuitätsmodell hingegen entsprechen Erkrankungen, die sich nicht als quantitative Steigerungsreihe, sondern als *qualitativ* unterschiedlich vom sogenannten Normalzustand abgrenzen lassen. Zu dieser Gruppe zählen wir vor allem die körperlich begründbaren Psychosen, die endogenen Psychosen, neuropsychologische Syndrome (z. B. Aphasien und Apraxien) und schwerwiegende hirnorganisch bedingte Störungsmuster (z. B. Frontalhirnsyndrom). Symptome oder Auffälligkeiten dieser Erkrankungen, wie Halluzinationen, Sprachverständnisstörungen oder der Wahn, sind als andere *Qualitäten* zu betrachten und nicht lediglich als quantitative Steigerungen des Normalzustandes. Wenngleich der *verstehende* Zugang auch bei schizophrenen Psychosen oder bei endogen-phasischen Psychosen mancherlei Symptome des einzelnen Patienten aufgeschlossen hat, so ist damit diese Differenzierung keineswegs aufgehoben.

Gleichgültig, ob eine psychische Erkrankung mehr dem Kontinuitäts- oder mehr dem Diskontinuitätsmodell entspricht, in beiden Fällen geschieht die Beurteilung des jeweiligen kindlichen Verhaltens dann als pathologisch, wenn die altersadäquaten Entwicklungs- und Verhaltensmöglichkeiten gefährdet sind.

Literatur

Schmidt, M. H.: Verhaltensstörungen bei Kindern mit sehr hoher Intelligenz. Huber, Bern 1977

World Health Organization (WHO) (Hrsg.): International Classification of Impairments, Disabilities, and Handicaps. WHO, Genf 1980

Probleme der Klassifikation

Helmut Remschmidt

Der Kinder- und Jugendpsychiater, gleichgültig ob er in der Klinik, in der Praxis oder in der Forschung tätig ist, kommt ohne die Klassifikation von Krankheitsbildern oder Störungen nicht aus. Manche Skepsis oder Gegnerschaft gegenüber klassifikatorischen Bemühungen leitet sich aus dem Vorurteil ab, daß man Menschen nach Maßgabe gewisser Kriterien klassifiziert und einordnet. Diese Vorstellung ist falsch. Denn kein Klassifikationsschema ist auf die Klassifikation von Personen gerichtet, sondern auf die *Klassifikation*, Einordnung und Dokumentation ihrer *psychischen Störungen*. Jede Klassifikation muß demzufolge von Merkmalen der zu ordnenden Objekte, Gegenstände, Störungsmuster oder Verhaltensweisen ausgehen. Diese werden nach Maßgabe ihrer Ähnlichkeit oder auch ihrer Unterschiedlichkeit in ein „System" gebracht, das die Vielzahl der zu ordnenden Gegenstände (hier Erkrankungen) planmäßig gliedert. In allen Bereichen der Wissenschaften ergibt sich die Notwendigkeit einer derartigen Klassifikation. An dieser Stelle können wir nicht die Notwendigkeiten, Schwierigkeiten und Versuche der Klassifikation umfassend darstellen. Dies geschieht an anderer Stelle (vgl. Kap. 7 in diesem Band), es kommt uns vielmehr darauf an, einige wichtige Grundprobleme klassifikatorischer Bemühungen hier zu skizzieren. Dabei setzen wir voraus, daß die Klassifikation von psychischen Störungen und Erkrankungen wie auch ein entsprechendes Vorgehen in der somatischen Medizin sinnvoll ist. Denn ohne ein Vorgehen dieser Art, welches sicherstellt, daß Untersucher in verschiedenen Kliniken und auch Untersucher unterschiedlicher theoretischer Ausrichtung zu gleichen diagnostischen Schlüssen kommen, ist eine Verständigung über die einzelnen Krankheitsbilder und über ihre Therapie nicht möglich. Demgegenüber wird häufig eingewandt, daß die herkömmliche Diagnostik zu wenig therapierelevant sei. Dieses Argument ist in manchen Bereichen zutreffend. Es darf aber nicht dazu führen, diagnostische Klassifikationen ganz außer acht zu lassen – dies würde Tür und Tor für jede Art von Willkür öffnen –, sondern sollte Anlaß sein, an einer Weiterentwicklung und stärkeren Therapieorientierung diagnostischer Klassifikationen zu arbeiten.
Im folgenden wird auf einige Probleme klassifikatorischer Bemühungen eingegangen.

Stichprobenprobleme

Praktikable und in ihrer Aussagefähigkeit brauchbare Klassifikationssysteme lassen sich nur durch intensive klinische Arbeit und ständige Fortentwicklung der Kategorien entwickeln. Derartige empirisch abgeleitete Klassifikationssysteme stützen sich jeweils auf Stichproben von Individuen und klassifizieren deren Eigenschaften. Unterschieden werden müssen dabei Untersuchungen an *unausgelesenen Stichproben* und Untersuchungen an klinischen *Inanspruchnahmepopulationen*. Ein gutes kinder- und jugendpsychiatrisches Klassifikationssystem muß die Erfassung der individuellen Störungsmuster aus beiden Stichproben adäquat und möglichst überschneidungsfrei ermöglichen. Im Zusammenhang mit diesen beiden Stichprobenarten stellt sich auch das Problem der „Verdünnung psychopathologischer Zustandsbilder" bis zur Normalität, auf das im Beitrag „Der Krankheitsbegriff in der Kinder- und Jugendpsychiatrie" (S. 143 ff) eingegangen wird.

Auswahl von Markier-Variablen

Für eine adäquate Erfassung psychischer Störungen und Erkrankungen bei Erwachsenen wie bei Kindern ist die Auswahl derjenigen Variablen entscheidend, die das Krankheitsbild in typischer Weise kennzeichnen. Eine Fehlerquelle ist gegeben, wenn in unterschiedlichen Klassifikationssystemen differierende Markier-Variablen für das gleiche zugrundeliegende Störungsmuster gewählt werden. Ein Beispiel in dieser Hinsicht ist das hyperkinetische Syndrom. Je nachdem, ob man den Schwerpunkt auf die Störung des Aufmerksamkeitsverhaltens oder auf die überschießende motorische Aktivität legt, kommt man zu unterschiedlichen Syndromkategorien, die sich z.B. unter den Markier-Variablen „Hyperaktivität", „Unaufmerksamkeit" oder „Impulsivität" zusammenfassen lassen. Im DSM-III ist diesem Unterschied weitgehend Rechnung getragen, in etwas anderer Weise geschieht dies auch im Multiaxialen Klassifikationsschema (MAS).
Von besonderer Bedeutung ist die Auswahl der Markier-Variablen beim *statistischen* Klassifikationsansatz unter An-

wendung multivariater Verfahren. Hier entscheidet die Auswahl der Markier-Variablen in ganz eklatanter Weise über das Ergebnis. Da bei derartigen Untersuchungen meist eine Vielzahl von Probanden mit Hilfe von Fragebogentechniken oder Testmethoden untersucht wird und der Untersucher die Probanden meist gar nicht persönlich kennt, ergeben sich geringere Korrekturmöglichkeiten als im klinischen Bereich, wodurch die Gefahr von Artefakten groß wird.

Komplexitätsgrad der Störung

Klassifikationssysteme enthalten stets Störungen unterschiedlichen Komplexitätsgrades. Die Klassifikation erfolgt z. T. auf der Symptom-, z. T. auf der Syndromebene. Diese können wieder verschiedenen Bereichen zugehören (dem körperlichen, dem psychischen, dem psychosozialen Bereich) und objektiv im Verhalten feststellbar sein (sogenannte objektive Symptome) oder aber vom Patienten berichtet werden (subjektive Beschwerden). Einige Symptome können darüber hinaus auch situationsabhängig sein (States), andere können konstituierend für die Persönlichkeit des Betreffenden sein und mit seiner psychiatrischen Erkrankung zusammenhängen oder auch nicht (Traits).

Schließlich gibt es auch eine *Hierarchie* der Symptomatik, wenn man z. B. obligate und fakultative Symptome, Primär- und Sekundärsymptome, Kern-, Rand- und Begleitsymptome unterscheidet. Gleiches gilt für die Syndromebene, die eine Symptomkombination darstellt und geeignet ist, komplexere Störungen zu erfassen. In den letzten Jahren hat man versucht, mit dieser statistischen Methode zu besseren Symptom- bzw. Syndromgruppierungen zu kommen. Dabei wurden folgende Methoden angewandt: die Faktorenanalyse, die Clusteranalyse und die Konfigurationsfrequenzanalyse. Eine fundierte Übersicht über diesen Bereich gibt SCHMIDTKE (1981).

Ätiologie und Klassifikation

Zunächst ist naheliegend davon auszugehen, daß die Ätiologie die beste Richtschnur für die Klassifikation psychischer Störungen und Erkrankungen sein muß. Die Geschichte der Entwicklung von Klassifikationssystemen hat aber gezeigt, daß man, obwohl die meisten früher entwickelten Klassifikationssysteme ätiologische Gesichtspunkte enthielten, auf diesen Bereich wieder verzichtet hat. Ätiologische Aspekte tauchen in neueren Klassifikationssystemen nicht mehr auf. Dies hat verschiedene Gründe: Zum einen sind viele psychische Störungen und Erkrankungen ätiologisch noch nicht geklärt, zum anderen läßt sich fast nie (wenn man von organisch bedingten Krankheitsbildern absieht) eine einheitliche unifaktorielle Ätiologie nachweisen. Die multifaktorielle Bedingtheit psychischer Störungen und Erkrankungen ist inzwischen allgemein bekannt und in verschiedenen Bereichen auch schlüssig nachgewiesen, so daß bei Einbeziehung einer ätiologischen Dimension stets *mehrere* Faktoren zu nennen wären. Dies würde eher zu einer Verwirrung denn zu einer Klärung führen. Der Verzicht auf die Kategorie „Ätiologie" bedeutet andererseits aber nicht, daß den Ursachen weniger Bedeutung beigemessen wird. Es muß das Ziel psychiatrischer Forschung bleiben, die Ätiologie der einzelnen Erkrankungen aufzudecken. Freilich ist bei manchen Erkrankungen die Ätiologie für die Therapie gar nicht unbedingt relevant. Dies gilt z. B. für Verletzungen im körperlichen Bereich oder auch für Hirnfunktionsstörungen im Kindesalter. Hier kommt es weniger auf die einzelne Ursache als vielmehr auf Art und Ausmaß der Verletzung bzw. Schädigung an.

Klinische und statistische Ableitung von Klassifikationssystemen

Die meisten praktikablen Klassifikationssysteme gehen von klinischen Erfahrungen aus. Sie stehen manchmal in gewissem Widerspruch zu jenen, die statistischen Operationen mit Hilfe multivariater Verfahren entspringen. Als Beispiele für Klassifikationssysteme, die sich aus der klinischen Beobachtung ableiten, können das ICD-Schema, das Multiaxiale Klassifikationsschema (MAS) und das DSM-III gelten. Sie gehen, was das klinisch-psychiatrische Syndrom betrifft, letztlich auf KRAEPELIN zurück. Auch für die Klassifikation von Behinderungen hat die WHO ein Schema herausgegeben, das ähnlichen Prinzipien folgt, klinisch abgeleitet ist und die Klassifikation der Störungen in drei Feldern (Impairments, Disabilities und Handicaps) ermöglicht.

Literatur

Remschmidt, H., M. Schmidt (Hrsg.): Multiaxiale Diagnostik in der Kinder- und Jugendpsychiatrie. Ergebnisse empirischer Untersuchungen. Huber, Bern 1983

Remschmidt, H.: Multiaxiale Klassifikation in der Kinder- und Jugendpsychiatrie. In: Multiaxiale Diagnostik in der Kinder- und Jugendpsychiatrie – Ergebnisse empirischer Untersuchungen, hrsg. von H. Remschmidt, M. Schmidt. Huber, Bern 1983 (S. 11)

Schmidtke, A.: Klassifikation psychischer Störungen. In: Handbuch der klinischen Psychologie, Bd. III, hrsg. von W. Wittling. Hoffmann und Campe, Hamburg 1981

Der Krankheitsbegriff in der Kinder- und Jugendpsychiatrie

Helmut Remschmidt

Allgemeine und spezielle Krankheitsbegriffe in der Kinder- und Jugendpsychiatrie

Psychiatrische Erkrankungen bei Kindern und Jugendlichen hat es schon immer gegeben. Insofern existiert auch ein irgendwie gearteter Krankheitsbegriff, seit das Bewußtsein für psychiatrische Störungen und Erkrankungen im Kindes- und Jugendalter vorhanden ist. Dennoch verfügt die Kinder- und Jugendpsychiatrie bislang, ebenso wie die Erwachsenenpsychiatrie, noch nicht über einen anerkannten und allgemeingültigen Krankheitsbegriff. Vielleicht ist die Forderung nach einem derartigen, auf alle psychischen Erkrankungen bei Kindern und Jugendlichen anwendbaren Krankheitsbegriff vorerst utopisch, weil eine Reihe von Kenntnissen fehlt, die für eine solche Definition erforderlich wäre. Vielleicht ist dies auch der Grund, weshalb über den Krankheitsbegriff in der Kinder- und Jugendpsychiatrie kaum Publikationen existieren. Man hilft sich in der Regel pragmatisch, indem man psychischen Störungen, die „offensichtlich" behandlungsbedürftig sind, den Status von „Krankheiten" zuschreibt. Auf diese Weise wird also Krankheit durch „Behandlungsbedürftigkeit" definiert.

Dies ist für den „Kernbereich" kinder- und jugendpsychiatrischer Erkrankungen zweifellos angemessen, weil bei vielen schwerwiegenden Erkrankungen eine spezielle Begründung der Behandlungsbedürftigkeit nicht erforderlich ist (z. B. bei schweren Anorexien, ausgeprägten Zwangsneurosen, schizophrenen Psychosen).

Problematischer wird ein derartiger Krankheitsbegriff jedoch, wenn man übersteigerte „Varianten des Normalverhaltens" mit dem Begriff „Krankheit" belegen will. Hier stellt sich dann oft die Frage des fließenden Übergangs von Verhaltensweisen, die im allgemeinen noch als normal angesehen werden, zu solchen, die bereits als pathologisch definiert werden müssen.

Es stellt sich dabei auch die Frage, ob eine derartige „Verdünnungsreihe", die vom extrem Pathologischen bis zur Normalität reicht, für alle kinder- und jugendpsychiatrischen Krankheitsbilder gültig sein kann.

Diese Überlegung betrifft die Frage, ob man von einem eher „kategorialen" oder einem „dimensionalen" Krankheitsbegriff in der Kinder- und Jugendpsychiatrie ausgehen soll. Ersterer impliziert eine qualitative Andersartigkeit kinder- und jugendpsychiatrischer Erkrankungen gegenüber der Norm, letzterer läßt fließende Übergänge zu.

Überlegungen wie die bisher ausgeführten finden sich ebenso im Bereich der Erwachsenenpsychiatrie. Sie werden stark beeinflußt vom jeweiligen Wissen über die entsprechenden Erkrankungen, aber auch von theoretischen Vorannahmen, die, oft unabhängig von empirischen Daten, eine bestimmte „Sichtweise" implizieren und damit von vornherein einen Krankheitsbegriff nahelegen, zu dessen Fundierung jene Fakten und Argumente herangezogen werden, die im Lichte der vorgefaßten Theorie „passend sind".

Im Vergleich zur Erwachsenenpsychiatrie bestehen in der Kinder- und Jugendpsychiatrie jedoch noch einige zusätzliche Schwierigkeiten:

1. Die Entwicklungsdimension wirkt als prägender oder pathoplastischer Faktor auf allen Altersstufen und führt zu einer stärkeren Variabilität der Krankheitserscheinungen. Von welch großer Bedeutung Entwicklungsvorgänge sind, kann man sich sehr leicht dadurch klarmachen, daß man sich einmal vorstellt, in welcher Weise sich ein zweijähriges von einem dreijährigen Kind unterscheidet, um dann im Gegensatz einen analogen Vergleich auf einen 40jährigen gegenüber einem 45jährigen auszudehnen.

   In einem Jahr kann sich eine Fülle von Entwicklungsprozessen vollziehen, die natürlich auch Auswirkungen auf etwaige psychiatrische Erkrankungen haben. Eine Depression bei einem Vorschulkind *muß* angesichts der „Ausdrucksmöglichkeiten" eines solchen Kindes anders aussehen als die eines 16jährigen Jugendlichen.

2. Das Wechselspiel zwischen pathogenen Faktoren und protektiven Faktoren ist im Kindes- und Jugendalter ebenfalls von allergrößter Bedeutung. Dieses Wechselspiel gilt zwar auch für das Erwachsenenalter, jedoch ist gerade bei in starker Entwicklung befindlichen Individuen das Zusammenspiel dieser beiden Einflußgrößen besonders ausgeprägt.

3. Die Einsichtsfähigkeit in Symptomatik und Auswirkungen psychiatrischer Erkrankungen ist bei Kindern und Jugendlichen anders zu betrachten als bei Erwachsenen. Vielfach existiert, auch bei schwerwiegenden Symptomen, kein Krankheitsgefühl bzw. „Krankheitsein-

sicht", während von der Umgebung das gleiche Verhalten eindeutig als krankhaft angesehen wird. Fehlende Krankheitseinsicht existiert zwar auch im Erwachsenenbereich, jedoch nicht in der Ausprägung, wie wir sie in der Kinder- und Jugendpsychiatrie vorfinden.

KENDELL (1978) hat die verschiedenen Betrachtungsweisen für psychiatrische Krankheiten und Diagnosen zusammengestellt und ihre Implikationen erörtert. Er kommt zu folgender Auflistung:

- Krankheit als Leiden,
- Krankheit als das, was Ärzte behandeln,
- Krankheit als Schädigung,
- Krankheit als Anpassung an Streß,
- Krankheit als Unvollkommenheit,
- Krankheit als Handlungsplan des Arztes,
- Krankheit als Normabweichung (statistische Auffassung von Krankheit).

Alle diese Gesichtspunkte, von denen der zweite und der sechste weitgehend identisch sind, weil sie ohne weitreichende theoretische Überlegungen von der Behandlungspraxis ausgehen, stellen einerseits historische Perspektiven dar, sind aber auf der anderen Seite nach wie vor aktuell und begegnen uns täglich in der Erwachsenenpsychiatrie wie in der Kinder- und Jugendpsychiatrie.

Von den hier angeführten Auffassungen von psychiatrischer Krankheit entspricht das *Schädigungskonzept* dem „kategorialen Modell psychischer Erkrankungen", während die These, wonach psychiatrische Erkrankung in einer *Anpassung an Streß* besteht (vgl. Abb. 3.3), dem „statistischen Modell" entspricht. Die übrigen Auffassungen sind diesen beiden Krankheitsmodellen nicht zuzuordnen, weil sie einen ganz anderen Zugang (z. B. Behandlungsbedürftigkeit) wählen, der auf beide Modelle zutreffen kann oder auch nicht.

HÄFNER (1983) hat vorgeschlagen, zwischen einem „allgemeinen Krankheitsbegriff" und „speziellen Krankheitsbegriffen" in der Psychiatrie zu unterscheiden. Diese Differenzierung ist auch für die Kinder- und Jugendpsychiatrie sinnvoll. Während der *allgemeine Krankheitsbegriff* den Unterschied zu Gesundheit, Verhaltensauffälligkeiten und anderen Formen gestörter Gesundheit wie Behinderungen zu definieren versucht, gehen die *speziellen Krankheitsbegriffe* von der Definition „eines bestimmten krankhaften Zustandes und der Gesetzmäßigkeit seines Verlaufes im Unterschied zu anderen Krankheiten" aus.

In dieser Konzeption hat also der spezielle Krankheitsbegriff, z. B. im Hinblick auf eine bestimmte Erkrankung und ihre Verlaufsgesetzmäßigkeiten, den allgemeinen Krankheitsbegriff auszufüllen.

Es besteht kein Zweifel, daß ein Krankheitsbegriff, der auf einer nachgewiesenen Ätiologie aufbauen kann, der befriedigendste und weitreichendste ist. Bei vielen organischen Erkrankungen (von Infektionen bis Tumoren) ist dieser an der Ätiologie orientierte Krankheitsbegriff aufweisbar. In der Psychiatrie steht man jedoch vor viel schwierigeren Problemen, die sich in der Kinder- und Jugendpsychiatrie noch steigern. Auch für diese Fachgebiete hat man versucht, ätiologisch orientierte Krankheitsbegriffe abzuleiten im Sinne der Kahlbaum-Kraepelinschen These, wonach sich aus Symptomatik, Topologie und Ätiologie „natürliche Krankheitseinheiten" erschließen lassen. Diese drei Bedingungen lassen sich jedoch nur für eine begrenzte Zahl organisch verursachter Erkrankungen definieren, weshalb der Kahlbaum-Kraepelinsche Ansatz auch auf vielfältige Kritik gestoßen ist und neuere Klassifikationssysteme (z. B. das Multiaxiale Klassifikationsschema für psychiatrische Erkrankungen im Kindes- und Jugendalter und auch das DSM-III) auf die ätiologische Komponente für die Klassifikation von psychiatrischen Erkrankungen bewußt verzichten. Dieser Verzicht steht jedoch nicht für ein Programm, sondern spiegelt lediglich den derzeit noch zu geringen Wissensstand wider, der eine auf Ätiologie beruhende Klassifikation noch nicht ermöglicht.

Solange dies nicht möglich ist, gibt es zwei Wege, in der Kinder- und Jugendpsychiatrie angemessene Krankheitsbegriffe zu umschreiben:

1. die Definition verschiedener Ebenen, auf denen Krankheitsbegriffe in Form von „Konstrukten" angesiedelt sind, und
2. die Definition verhältnismäßig grober Bereiche, in denen sich krankhafte Organveränderungen, krankhaftes Verhalten und krankhaftes Erleben abspielen.

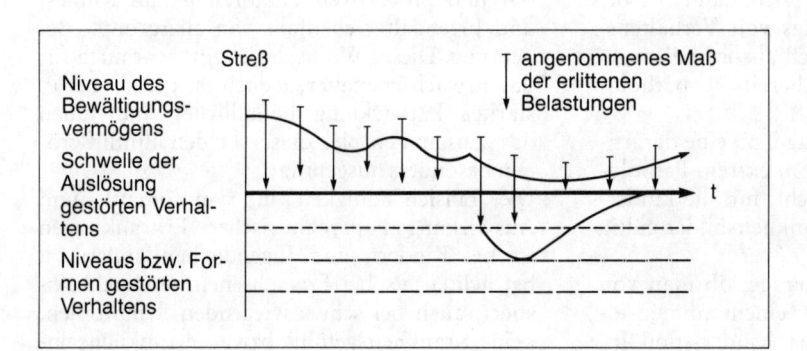

Abb. 3.3 Graphische Darstellung eines alternativen Störungsmodells (Krise) (nach *Häfner* 1983).

Tabelle 3.3 Ebenen, auf denen Krankheitsbegriffe als Konstrukte erscheinen (aus *H. Häfner:* Allgemeine und spezielle Krankheitsbegriffe in der Psychiatrie. Nervenarzt 54 [1983] 231)

Ebenen des Anspruchs an Krankheitskonstrukte	Kriterien bzw. Methoden der Feststellung
Symptome	1. Beschreibung von Symptomen
Syndrome	2. Bildung einer unterscheidbaren und interkorrelierten Gruppe von Symptomen: Syndrom
Krankheitssyndrom (Sydenham)	3. Stabilität des Syndroms
Kraepelinsche Krankheitseinheit (der endogenen Psychose)	4. Objektivieren des Syndroms (meßbare Indikatoren) 5. Verlaufsgesetzlichkeit zusammengehöriger Syndrome
Morphologischer Krankheitsbegriff	6. Topologie des Krankheitsgeschehens
Funktionelles Krankheitskonstrukt	7. Erklärung von Syndrom und Verlauf durch pathologischen Funktionszusammenhang
Ätiologischer Krankheitsbegriff (Kahlbaum-Kraepelinscher Anspruch an „natürliche Krankheiten")	8. Eindeutige Ätiologie

Beide Vorgehensweisen erstrecken sich auf spezielle Krankheitskonzepte. Der erste Weg wurde von HÄFNER (1983) vorgeschlagen, dessen Auflistung in Tab. 3.**3** wiedergegeben ist.
Die in der Tabelle angegebene Reihung von einer Beschreibung der Symptome und Syndrome bis zur eindeutigen Ätiologie gibt bei vielen Erkrankungen auch den Gang der Forschung wieder, der häufig zunächst mit der Beschreibung bestimmter Krankheitserscheinungen (Symptome) beginnt, dann weitergeführt wird in einer Ordnung dieser Symptome zu Syndromen, in der Folge dann die Einheitlichkeit des Syndroms prüft im Sinne von SYDENHAM, der als Mindestkriterium für die Definition einer Krankheit ihre „charakteristische Struktur" forderte, und dann über die meßbare Objektivierung und die Beschreibung der Verlaufsgesetzlichkeiten schließlich zur Klärung von Funktionszusammenhängen und letztlich zur ätiologischen Aufklärung führt.
Ein problematischer Gesichtspunkt ist der der Topologie, weil man für viele psychiatrische Erkrankungen nicht mehr eine Lokalisation im anatomischen Sinne erwarten darf. Der verantwortungsvolle Kliniker und Forscher muß dabei auch den Mut haben, die Ätiologie offenzulassen, und wird anstatt unbewiesener Spekulationen sich damit begnügen, lediglich die „ätiologische Richtung" anzugeben.

Interessant ist an dieser Stelle, auf die Beschreibung eines Krankheitsbildes zurückzugreifen, die aus einer Zeit stammt, als seine Ätiologie noch nicht bekannt war. Am Beispiel des Down-Syndroms in der Beschreibung von TRAMER (1949) läßt sich dies gut zeigen.
Dort wird diese Erkrankung als „Mongoloidie" bezeichnet und wie folgt beschrieben:
„Sie bedeutet eine Wachstums- und körperliche sowie geistige Entwicklungsstörung, bei der auch dysglanduläre Faktoren eine Rolle spielen, insbesondere wahrscheinlich von der Hypophyse her, außerdem auch von der Schilddrüse und der Nebenniere. Ihre Ätiologie ist aber, trotz ausgiebiger Forschung, nicht befriedigend abgeklärt. Den Namen hat diese Störung von dem eigenartigen Aussehen dieser Patienten, vor allem durch die schräg nach innen gestellten Lidspalten und die Lidfalte am nasalen Ende derselben, den Epikanthus, was den Eindruck der Schlitzäugigkeit erweckt ... Die geistige Entwicklung geht ebenfalls langsam vor sich wie die körperliche. Als Säuglinge sind die Kinder meist apathisch, später, wenn sie gehen gelernt haben, sind sie sehr, bis überschwenglich und abnorm, betriebsam. Die Stimmung ist vorwiegend heiter. Im übrigen sind sie charakterlich verschieden, oft gutmütig, drollig, werden aber auch trotzig und rechthaberisch, verschmitzt, pfiffig, z. T. sozial schwierig bis asozial. Die Sprache ist meist nicht richtig entwickelt."
Diese hier verkürzt wiedergegebene Beschreibung bleibt in vielen Punkten nach wie vor gültig, konnte die damals noch unbekannte Ätiologie (die Störung wurde 1959 erst als Chromosomenanomalie entdeckt) jedoch noch nicht einbeziehen. Sie berücksichtigt aber die Symptom-Syndrom-Ebene, die Stabilität des Syndroms, seine Objektivierung und Verlaufsgesetzlichkeit und versucht auch, pathologische Funktionszusammenhänge herauszustellen, die freilich sich unter dem Gesichtspunkt der später entdeckten Ätiologie nicht als zutreffend erweisen.

Den zweiten Weg, sich auf ein grobes Einteilungsschema der kinder- und jugendpsychiatrischen Erkrankungen zu beschränken, ist TRAMER (1949) gegangen. Er unterscheidet, dem damaligen Wissensstand Rechnung tragend und zwischen Störungen und Erkrankungen differenzierend, folgende Krankheitsgruppen:
1. *Somatische Störungen und Erkrankungen.* Bei ihnen dominiert das Somatische, „während das Psychische mehr an der Peripherie liegt".
2. *Somatopsychische Störungen und Erkrankungen.* Bei dieser Gruppe von Erkrankungen ist die organische Ursache primär, während die psychischen Auswirkungen als sekundär angesehen werden. Als Beispiel führt TRAMER Enzephalitiden an.
3. *Psychosomatische Störungen und Erkrankungen.* Hier liegt die Hauptursache im Psychischen, während das Somatische sekundär ist. Als Beispiele werden genannt die Hysterie sowie „gewisse Formen der Magersucht". Diese Erkrankungen werden von TRAMER eindeutig zum Gebiet der Kinderpsychiatrie gerechnet.
4. *Psychische Störungen und Erkrankungen.* Bei ihnen dominiert eindeutig das Psychische,

„während das Somatische mehr an der Peripherie liegt". Als Beispiele nennt TRAMER die „eigentlichen Geistesstörungen".

Unter Berücksichtigung der bislang geführten Diskussion kommen wir in geringfügiger Abwandlung einer Definition von HÄFNER (1983), die wiederum an frühere Versuche von GLATZEL (1970), KENDELL (1975) und BOJANOVSKY (1977) anschließt, zu folgender Definition:

Als kinder- und jugendpsychiatrische Erkrankung bezeichnen wir einen Zustand willkürlich gestörter Lebensfunktionen, der durch Beginn, Verlauf und ggf. auch Ende eine zeitliche Dimension aufweist und ein Kind oder einen Jugendlichen entscheidend daran hindert, an den alterstypischen Lebensvollzügen aktiv teilzunehmen und diese zu bewältigen.

Diese Definition enthält, worauf HÄFNER (1983) auch hinweist, eine Reihe von Bestimmungsstükken, die relativ allgemein sind und die auf die jeweilige Störung bzw. Erkrankung hin spezifiziert werden müssen.

Geht man jedoch von konkreten Störungen aus, so wird sie relativ klar. So ist z.B. ein Kind, das aufgrund einer Schulphobie monatelang die Schule nicht besucht, eindeutig daran gehindert, an den „altersentsprechenden Lebensvollzügen aktiv teilzunehmen". Auch ein Kind mit einer ausgeprägten Legasthenie und einer sekundären neurotischen Fehlentwicklung weist diese Beeinträchtigung auf, während ein Kind mit geringfügigen Dunkelängsten zwar nicht allein in den Keller geht, jedoch im allgemeinen (wenn keine weiteren Störungen vorliegen) seine altersentsprechenden Lebensvollzüge und Entwicklungsaufgaben bewältigt.

Schwierigkeiten bereitet diese Definition natürlich auch im Bereich des „Schweregrades" von kinder- und jugendpsychiatrischen Erkrankungen, aber dieser läßt sich derzeit am ehesten dadurch einbeziehen, daß man eben von der gestörten Teilhabe an den altersentsprechenden Lebensfunktionen ausgeht. Damit ist einerseits die soziale Dimension berücksichtigt, zum anderen ein gewisser Objektivitätsgrad erreicht; denn worin die entscheidende Behinderung der Teilnahme an den altersentsprechenden Lebensvollzügen besteht, ist nicht vom Patienten selbst definiert, sondern von seiner Umgebung. Naturgemäß kann es auch hier unterschiedliche Auffassungen geben, die man in Kauf nehmen muß.

Verschiedene Vorstellungen zum Krankheitsbegriff

Die unterschiedlichen Auffassungen im Hinblick auf den psychiatrischen Krankheitsbegriff werden in der Literatur meist in Gestalt bestimmter „Modelle" diskutiert. In diesem Sinne spricht man vom „medizinischen Modell", vom „psychosozialen Modell", von „biopsychologischen Ansätzen" (oder gar von „biopsychosoziologischen Ansätzen") und von multifaktoriellen Vorstellungen.

Gegen diese Bezeichnungen kann man erhebliche Einwände vorbringen, weil sie in der Regel *eine* Vorstellung zum Hauptmaßstab machen und andere Aspekte außer acht lassen. Darüber hinaus sind mit diesen Bezeichnungen häufig ideologische Vorstellungen und berufspolitische Auseinandersetzungen verknüpft. Ohne uns auf diese Ebene zu begeben, wird, trotz der kritischen Einwände, in kurzer Form auf diese Modelle eingegangen.

Das sogenannte „medizinische Modell"

Es ist REINERT u. WITTLING (1980) zuzustimmen, „daß es *das* medizinische Krankheitsmodell nicht gibt und auch in der Geschichte der Medizin nicht gab".

Es existieren vielmehr stets verschiedene Vorstellungen, vom „Infektionsmodell" bis zum „intrapsychischen Krankheitsmodell". Dem sogenannten medizinischen Modell wurde vorgeworfen, daß es soziale Gesichtspunkte in der Entstehung von psychischen Erkrankungen nicht oder zu wenig berücksichtigt und daß es psychische Störungen und Erkrankungen einseitig auf „organische Defekte" zurückführt. Vielfach wurde die Diskussion um diesen Bereich ausschließlich ideologisch geführt, die herangezogenen Zitate waren einseitig ausgewählt, und „Berufspolitiker" sowie die „Antipsychiatrie" versuchten auch dort dieses Modell zu desavouieren, wo es eindeutige Erfolge nachzuweisen hat (z. B. bei der Lithiumprophylaxe der endogen-phasischen Psychosen).

In der Kinder- und Jugendpsychiatrie wurde ein einseitiges „medizinisches Modell" eigentlich nie vertreten, weil in diesem Fachgebiet die familiären und sozialen Bezüge so auf der Hand liegen, daß ein derart verengtes Blickfeld, diagnostisch wie therapeutisch, desolat gewesen wäre. Insofern gehen auch ältere Darstellungen der Kinder- und Jugendpsychiatrie, die lange vor der „Antipsychiatrie-Bewegung" verfaßt wurden, über den im engeren Sinne zu verstehenden organmedizinischen Bereich hinaus (HOMBURGER 1926; KANNER 1935; TRAMER 1949).

Das psychosoziale Krankheitsmodell

Die Bezeichnung „psychosozial" ist insofern unglücklich, als sie zu einer Grenzverwischung im Denken zwischen psychischen und sozialen Einflüssen führt.

Zwar trifft die Bezeichnung den Sachverhalt recht gut, daß psychische und soziale Komponenten bei der Entstehung kinder- und jugendpsychiatrischer

Erkrankungen eine wichtige Rolle spielen, jedoch verleitet die Bezeichnung dazu, daß psychische und soziale Komponenten nicht mehr unterschieden und vor allem in ihrem gegenseitigen Verhältnis nicht mehr gewichtet werden. Dies hat z. T. bemerkenswerte berufspolitische Folgen, die nicht selten dazu führen, daß psychiatrische Erkrankungen, bei denen sowohl organische Faktoren, individualpsychologische Faktoren als auch soziale Komponenten eine Rolle spielen, allein unter dem Aspekt „gesellschaftlicher Bedingungen" gesehen werden. Unter diesem Aspekt werden dann vielfach auch Behandlungen durchgeführt, die den Kern der Störung verfehlen und gravierende Folgen für den einzelnen Patienten haben können.

Im Gegensatz zum sogenannten „medizinischen Modell", das letztlich auf einer kategorialen Abgrenzung von Krankheit gegenüber Gesundheit basiert, geht das psychosoziale Krankheitsmodell von einer dimensionalen Vorstellung aus, wonach es ein Kontinuum zwischen seelischer Gesundheit und Krankheit gibt, wobei die Erkrankung dann als „sozial abweichendes Verhalten" definiert wird. Letzteres wird auf einen Lernprozeß zurückgeführt, der wiederum durch entsprechende psychische und soziale Bedingungen in Gang gesetzt wird.

Wenngleich kein Zweifel daran bestehen kann, daß Lernprozesse bei der Manifestation psychiatrischer Erkrankungen eine Rolle spielen, so ist die Rückführung aller psychiatrischen Erkrankungen auf Lernprozesse ganz sicher nicht gerechtfertigt. Ebenso muß als fraglich angesehen werden, ob das dimensionale Modell für *alle* kinder- und jugendpsychiatrischen Erkrankungen gelten kann. Z. B. erscheint es nicht möglich, durch Hirnfunktionsstörungen bzw. strukturelle Ausfälle verursachte kinder- und jugendpsychiatrische Erkrankungen so zu erklären. Es ist auch sehr fraglich, ob dieser Ansatz auf die Schizophrenie angewendet werden kann.

Das biopsychologische Krankheitsmodell

In dieser Vorstellung wird eine Synthese versucht, die letztlich eine multifaktorielle Genese psychiatrischer Erkrankungen impliziert. Dies bedeutet, daß körperlichen, psychischen und sozialen Faktoren bei der Genese psychiatrischer Erkrankungen eine gleichermaßen wichtige Bedeutung zuerkannt wird, wobei ihre gegenseitige Wechselwirkung und die Gewichtung der einzelnen Faktoren unterschiedlich sein kann. Der Vorteil dieses Modells liegt darin, daß im Hinblick auf die Pathogenese keine grundsätzlichen Unterschiede zwischen psychischen und körperlichen Erkrankungen gemacht werden. Letztlich beruhen sie alle auf dem Zusammenwirken mehrerer Faktoren. Der Kinderpsychiater EISENBERG (1977) hat die Gesichtspunkte des biopsychologischen Krankheitsmodelles in ihrer Bedeutung für die Kinder- und Jugendpsychiatrie analysiert. Er vertritt die Meinung, daß sowohl ein einseitiger lernpsychologischer Ansatz als auch ein ebenso einseitiges Schädigungsmodell der Wirklichkeit nicht gerecht werden, sondern sieht im Zusammenwirken von biologischer Grundausstattung, körperlichen und psychischen Schädigungen sowie sozialen Einflußfaktoren den entscheidenden Prozeß bei der Manifestation psychiatrischer Erkrankungen. Insofern unterscheiden sich diese auch nicht grundsätzlich von körperlichen Erkrankungen, sondern lediglich dadurch, daß bei ihnen eine andere Gewichtung der einzelnen Faktoren festzustellen ist. Diese Auffassung wird auch von ENGEL (1977) vertreten und letztlich auch von WEINER (1978), der allerdings bei einem biologischen Krankheitsmodell bleiben möchte.

Multifaktorielle Krankheitsmodelle

Sie unterscheiden sich nicht grundsätzlich vom biopsychischen Krankheitsmodell. In der Bezeichnung „multifaktoriell" werden mehrere Bedingungen nebeneinandergestellt, ohne daß sie unter übergeordneten Bezeichnungen wie „biologisch" oder „psychologisch" zusammengefaßt werden. Für die Kinder- und Jugendpsychiatrie erscheint sowohl das biopsychologische wie das multifaktorielle Modell derzeit am angemessensten. Mit „Gewichtungsproblemen" der einzelnen Faktoren haben beide Modelle zu kämpfen.

Individueller und systemischer Krankheitsbegriff

Die bisher in aller Kürze behandelten Krankheitsmodelle gehen letztlich alle davon aus, daß sich die verschiedenen krank machenden Bedingungen im Individuum manifestieren und äußern mit der Folge, daß dieses Individuum als krank definiert wird. Im Sinne der oben gegebenen Krankheitsdefinition wird das entsprechende Individuum so schwerwiegend beeinträchtigt, daß es an den altersentsprechenden Lebensvollzügen nicht mehr aktiv teilnehmen kann.

Dies ist die individuelle Seite der Erkrankung. Ihr entspricht ein soziales Gegenstück, das zur individuellen Erkrankung auch die soziale Krankenrolle mit definiert. Diese ist nach PARSONS (1951) durch folgende Rollenerwartungen gekennzeichnet:

– Befreiung von den alltäglichen Rollenverpflichtungen,
– Angewiesensein auf fremde Hilfe,
– Verpflichtung zum Gesundungswillen, d. h. zur Inanspruchnahme sachkundiger Hilfe.

Diese beiden komplementären Elemente (individuelle Krankheit und gesellschaftliche Rolle) korrespondieren miteinander, sind jedoch immer auf die Erkrankung des einzelnen Kindes oder Jugendlichen abgestellt, auch wenn sie familiäre oder gesellschaftliche Bedingungen berücksichtigen.

Demgegenüber geht ein systemtheoretisch ausgerichteter Krankheitsbegriff nicht mehr von der Erkrankung des einzelnen Kindes aus, sondern z. B. von der Erkrankung einer ganzen Familie, wobei dem einzelnen Kind oder Jugendlichen als sogenanntem „Index-Patienten" lediglich eine gewisse „Signalfunktion" zukommt. Mit anderen Worten, die Erkrankung des ganzen Systems (z. B. der Familie oder der Lebensgemeinschaft) wird im Index-Patienten lediglich sichtbar; krank ist aber das ganze System.

Diese Auffassung von psychiatrischer Krankheit hat in den letzten Jahren eine große Popularität erreicht und wurde auch auf psychische Erkrankungen und Störungen angewandt, die diesem Modell nicht angemessen erscheinen. Zweifellos gibt es psychiatrische Erkrankungen, bei denen der systemische Zugang einen Erkenntnisgewinn liefert und die Ableitung therapeutischer Maßnahmen ermöglicht. Nach bisherigem Kenntnisstand ist es aber keineswegs so, daß dieser Ansatz auf die überwiegende Mehrzahl oder gar alle kinder- und jugendpsychiatrischen Krankheitsbilder ausgedehnt werden kann. Ein derartiges Vorgehen müßte mit dem gleichen Vorwurf bedacht werden wie die enge Ausrichtung am Infektions- oder Schädigungsmodell.

Psychoanalytisches Krankheitsmodell

Der Ursprung psychoanalytischer Vorstellungen über Krankheit und Gesundheit ist am sogenannten medizinischen Modell orientiert. FREUD, der ja zunächst aus der Neuropathologie kam, vertrat zunächst die Ansicht, daß auch psychische Störungen wie Neurosen sich letztlich auf chemische Grundlagen zurückführen lassen müßten. Später wandelten sich allerdings die Vorstellungen FREUDS, als er feststellte, daß Abgrenzungen zwischen „Normalität" und „Pathologie" im psychischen Bereich außerordentlich schwierig sind. In diesem Zusammenhang führt er aus, „daß die Abgrenzung der psychischen Norm von der Abnormität wissenschaftlich nicht durchführbar ist, so daß dieser Unterscheidung trotz ihrer praktischen Wichtigkeit nur ein konventioneller Wert zukommt" (FREUD 1940). Wenn man die Konsequenzen des letzten Zitates bedenkt, so wäre jede Grenze zwischen gesund und krank verwischt, was erhebliche Folgen für die praktische Arbeit hätte. Es ist nicht möglich, von einem einheitlichen psychoanalytischen Krankheitsmodell zu sprechen; die Meinungen und Thesen hierzu sind sehr vielfältig und kontrovers und haben sich im Laufe der Entwicklung der Psychoanalyse auch immer wieder gewandelt (Übersicht bei BACH 1981).

Diese Problematik hat dazu geführt, daß man in der Psychoanalyse versucht hat, Krankheiten vom *Therapieziel* her zu definieren. Versuche dieser Art finden sich bereits bei FREUD und in heutigen Anschauungen. Sie reichen von der „seelischen Hilfeleistung" im „neurotischen Elend" (FREUD 1947, XII, 192) bis zur „schöpferischen Entfaltung des wahren Selbst" (LOCH 1981), „Rekonstruktion der mißglückten Lebensgeschichte", Befreiung des Individuums aus der „Isolierhaft" (MILLER 1979) bis zur „Sinnfindung oder Wahrheitsfindung" (KUTTER 1977). Die Problematik all dieser Zielvorstellungen liegt darin, daß die meisten weit über den Gesichtspunkt der Heilung von Krankheiten hinausgehen und insofern, was den Krankheits- bzw. Gesundheitsbegriff angeht, utopische Elemente enthalten (FABER 1981).

Eine andere Möglichkeit der Annäherung an den Krankheitsbegriff aus psychoanalytischer Sicht geht von *Tätigkeitsfeldern* aus. Ein derartiger Versuch wurde von SCHEPANK (1981) unternommen. Der Autor unterscheidet drei Felder: Gesundheitsplanung, Forschung und psychoanalytische Praxis. In der Gesundheitsplanung bestimme ein Netz juristisch verankerter sozialer Sicherungen jeweils, „was als Krankheit, als Behinderung, als Arbeitsunfähigkeit definiert wird". In der Forschung werde Krankheit letztlich durch den Konsens von Experten definiert, wobei man Operationalisierung, Konstruktvalidierung und Inter-Beurteiler-Reliabilität anstrebe. In der psychoanalytischen Praxis hingegen werde Krankheit durch „das Hilfesuchverhalten von Menschen im Einvernehmen mit ätiopathogenetischen Krankheitsmodellen des Therapeuten definiert". Dabei wirke eine Wertsetzung mit, nämlich das Gesundheitsideal der Genuß- und Arbeitsfähigkeit. Diese Vorstellung geht davon aus, daß der Krankheitsbegriff in unterschiedlichen Kontexten auch unterschiedliche Funktionen hat, so daß eine allgemein verbindliche Definition gar nicht möglich ist.

Diese Schwierigkeiten, die sinngemäß auch für andere Gebiete gelten, bergen die Gefahr in sich, daß man zu einer mehr oder weniger uferlosen Ausweitung des Krankheitsbegriffes kommt. Der Möglichkeit, den Begriff psychische Krankheit am subjektiven Wohlbefinden oder am subjektiven Leiden des einzelnen zu orientieren, wird auch von psychoanalytischer Seite mit Skepsis begegnet (BACH u. HEINE 1981). Statt dessen schlagen diese Autoren vor, „psychische Gesundheit sollte nach unserem Verständnis die unter vorfindlichen (gegebenen) gesellschaftlichen Bedingungen äußerste mögliche Fähigkeit zur vollen, unreduzierten Erfahrung von innerer wie äußerer Realität und deren Umsetzung in kommunikative Prozesse und Handeln heißen". Dieser Definitionsversuch psychischer Gesundheit geht natürlich sehr weit und enthält schwer definierbare bzw. auch utopische

Elemente. Gleiches gilt für das von den Autoren vertretene Konstrukt der „Normalpathologie", die der klinischen Pathologie gegenübergestellt wird. Dieses Konstrukt nötige „zur endgültigen Aufgabe traditioneller Einstellungen, nach welchen psychische Krankheit identifiziert wird mit deutlichen Abweichungen von den kulturell geltenden Verhaltensnormen" (BACH u. HEINE 1981). Wenngleich die Abgrenzung zwischen krank und gesund bzw. normal und pathologisch nach wie vor ein großes Problem bleibt, so lassen sich derartige Ausweitungen nicht vertreten, weil sie letztlich dazu führen würden, daß auch Gesunde behandelt werden müssen. In letzter Konsequenz zeigt sich hier sowohl eine Überschätzung der therapeutischen Möglichkeiten der Psychoanalyse als auch eine Vernachlässigung des Selbsthilfepotentials des einzelnen.

Zusammenfassend kann gesagt werden, daß es verschiedene Ausgangspunkte für das psychoanalytische Krankheitsmodell gibt (z. B. subjektive Befindlichkeit und Leiden, Therapieziel, Praxisfelder), daß es aber der Psychoanalyse ebensowenig wie der Psychiatrie gelungen ist, einen allgemeinen oder auch einen speziellen Krankheitsbegriff widerspruchsfrei und praktikabel festzulegen. Angesichts dieser Situation, die sicherlich eine ihrer Ursachen im derzeitigen, noch reduzierten Kenntnisstand auf diesem Gebiet hat, muß man sich damit begnügen, auch weiterhin mit den unbefriedigenden Hilfskonstruktionen zu arbeiten.

Krisenmodell

In den letzten Jahren taucht der Begriff der Krise oder der psychiatrischen Krise häufiger in der Literatur auf. Mancherorts wurde auch versucht, relativ gut umschriebene psychiatrische Erkrankungen mit dem Begriff der „Krise" zu umschreiben. Dadurch sind z. T. sehr unklare Vorstellungen entstanden, die auch Kompetenzkonflikte unter den Mitarbeitern psychiatrischer Einrichtungen erzeugt haben. Angesichts dieser Situation haben HÄFNER u. HELMCHEN (1978) vorgeschlagen, eine Abgrenzung zwischen dem psychiatrischen Notfall und verschiedenen Krisensituationen herbeizuführen. In Abb. 3.4 ist eine schematische Übersicht zu dieser Problematik wiedergegeben.

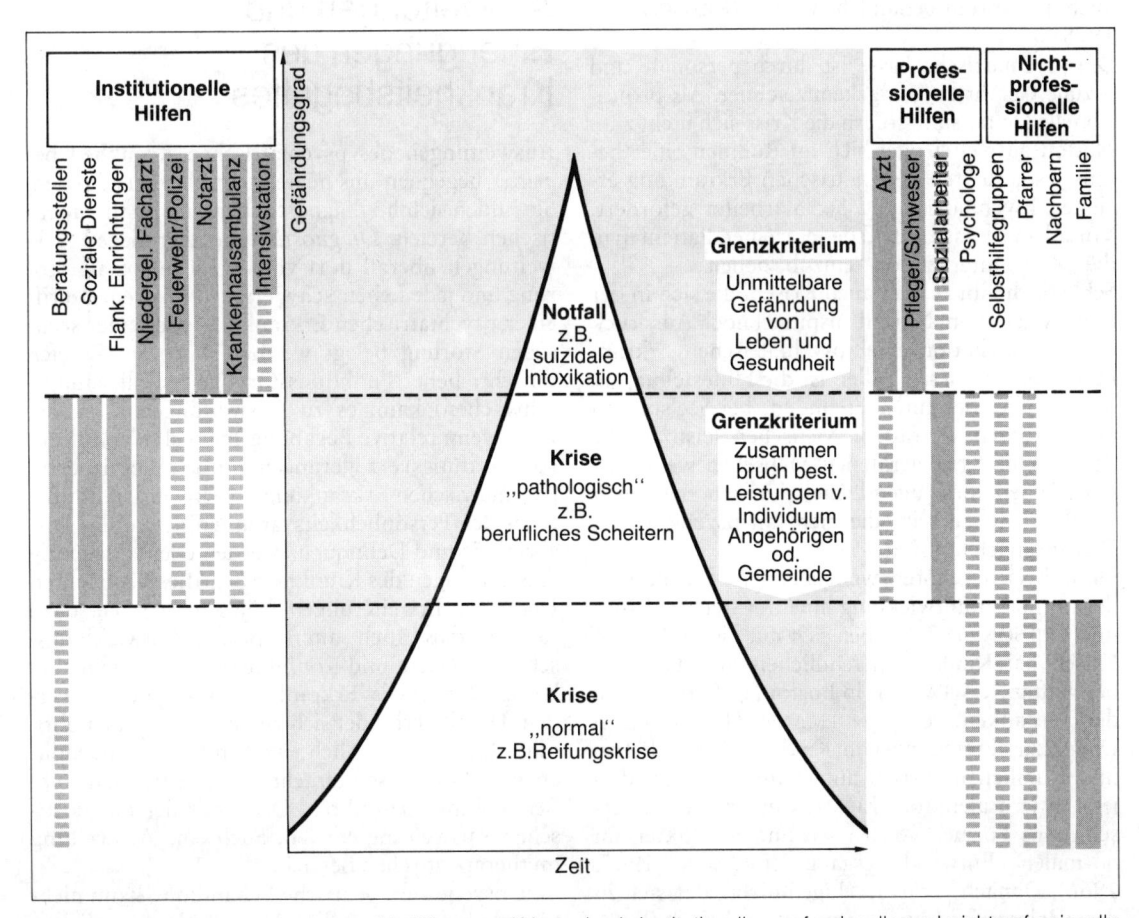

Abb. 3.4 Adäquate Versorgung von Notfällen und Krisen durch institutionelle, professionelle und nichtprofessionelle Hilfen. Notwendige Zuordnung: ▬, mögliche Zuordnung ▪▪▪ (nach *Häfner* u. *Helmchen* 1978).

Die Abb. zeigt, daß ein psychiatrischer Notfall von psychiatrischen und allgemeinen Krisen abzugrenzen ist: „Der psychiatrische Notfall ist im Vergleich zur psychiatrischen Krise sehr viel stärker durch die vitale Gefährdung und deshalb durch Konzentration auf die Einzelperson, hohe Prozeßgeschwindigkeit und deshalb unmittelbaren Handlungszwang unter Zeitdruck und durch psychiatrisch-medizinische Befunderhebung charakterisiert" (HÄFNER u. HELMCHEN 1978).

Er erfordert deshalb als professionellen Helfer den Arzt und die ärztliche Institution. Im Vergleich dazu ist die psychiatrische Krise dadurch gekennzeichnet, daß ebenfalls erhebliche individuelle Probleme vorliegen, ggf. auch psychiatrische Symptome. Chronifizierte psychiatrische Erkrankungen oder auch phasenhaft verlaufende Erkrankungen können zu krisenhaften Zuspitzungen führen. In solchen Fällen ist ebenfalls der Psychiater gefordert. Einen Sonderfall auf dieser Ebene stellen die sogenannten „Adoleszentenkrisen" dar, bei denen es auf dem Hintergrund einer Reifungs- und Entwicklungsproblematik zu erheblichen intrapsychischen Problemen (Identitätskrisen, Selbstwertkrisen) kommen kann, die relativ häufig die Grenze zum Notfall (akute Gefährdung im Rahmen eines Suizidversuchs) überschreiten. Sie müssen dann auch als Notfall behandelt werden (REMSCHMIDT 1978).

Die psychiatrische Krise ist durch personale und soziale Gefährdungen gekennzeichnet. Als professionelle Helfer sind, sofern die Krise sich nicht zum Notfall ausweitet oder sich im Rahmen einer bereits festgestellten psychiatrischen Erkrankung ereignet, Psychologen und Sozialarbeiter gefordert. Vor allem ist das Umfeld des einzelnen Patienten in die „Krisenintervention" einzubeziehen.

Schließlich gibt es aber auch Krisen, die sich in der Regel weder zum Notfall zuspitzen noch Ausdruck oder Exazerbation einer psychiatrischen Erkrankung sind. In diesen Fällen ist die Hilfestellung in der Familie, bei guten Freunden, bei Seelsorgern oder anderen vertrauten Menschen leistbar, die dem in eine Krise geratenen Menschen weiterhelfen können. Bei Jugendlichen können dies auch Beratungsstellen sein, die nicht an psychiatrische Dienste angelehnt sind.

Diese Krisen gehören weitgehend in den Bereich der normalen Entwicklung hinein. CAPLAN (1964) und ERIKSON (1970) haben sich mit dieser Art von Krisen bei Kindern, Jugendlichen und Familien beschäftigt. CAPLAN hat in Boston, in Fortführung der Gedanken von LINDEMANN (1944), einen Dienst zur Betreuung von Kindern, Jugendlichen und Familien in Krisen aufgebaut und setzt dies jetzt in Jerusalem fort. ERIKSON unterscheidet verschiedene Formen von Krisen und Konflikten im normalen Entwicklungsgang (ERIKSON 1965, 1966). Danach gerät der Jugendliche, der sich in der Adoleszenz in einer „normativen Krise" (ERIKSON 1965) befindet, in eine Vielzahl von Konflikten, die sich in folgende Polaritäten kleiden lassen: Zeitperspektive gegen Zeitdiffusion, Experimentieren mit Rollen gegen negative Identitätswahl, Zutrauen zur eigenen Leistung gegen Arbeitslähmung, Identität gegen Identitätsdiffusion, sexuelle Identität gegen bisexuelle Diffusion usw. Diese Krisen und Konflikte gehören in den „Normalbereich", sie können aber, wie das Beispiel der Adoleszentenkrisen zeigt, jederzeit zu psychiatrischen Symptomen führen oder gar zum psychiatrischen Notfall werden.

Krisen sind also per definitionem keine Krankheiten, Krisen gehören zum normalen Reifungs- und Entwicklungsablauf. Sie können sich aber in der Adoleszenz zuspitzen, werden dann zu psychiatrischen Krisen oder gar zum psychiatrischen Notfall. Damit überschreiten sie dann die Grenze zur Krankheit und führen zu einem unmittelbaren Handlungszwang. Die Mehrzahl der Krisen gehört allerdings nicht in das Feld der Kinder- und Jugendpsychiatrie oder Psychiatrie und sollte auch nicht unter dem psychiatrischen Krankheitsbegriff subsumiert werden.

Ausweitungen und Einengungen des Krankheitsbegriffes

Ausweitungen des psychiatrischen Krankheitsbegriffes begegnen uns heute mehr als Einengungen. Sie finden sich im diagnostischen und im therapeutischen Bereich. *Diagnostisch* gesehen liegen Ausweitungen überall dort vor, wo jede soziale Störung und jede Lebensschwierigkeit mit dem Begriff einer psychiatrischen Erkrankung oder einer seelischen Störung belegt werden. Auch im Bereich umschriebener Funktionsstörungen (Teilleistungsschwächen) kann es zu Ausweitungen kommen, z. B., wenn relative Begabungsmängel oder aufholbare Reifungsverzögerungen mit dem Begriff einer psychiatrischen Erkrankung belegt werden. Im Bereich der Persönlichkeitsvarianten sowie der Dissozialität und Delinquenz werden ebenfalls häufig Ausweitungen des Krankheitsbegriffes beobachtet. Derartige Erweiterungen können letztlich dazu führen, daß auch alterstypische Entwicklungsschwierigkeiten und Konflikte oder allgemeine Lebensprobleme als Erkrankungen angesehen werden. Damit verbindet sich vielfach ein berufspolitisches Interesse, nämlich jene Kinder und Jugendlichen, auf die diese Betrachtung zutrifft, auch einer Behandlung zuzuführen. D. h., mit der diagnostischen Ausweitung entsteht auch eine Ausweitung im therapeutischen Bereich.

Eine psychotherapeutische Behandlung kann nicht für *alle* Störungen bei Kindern und Jugendlichen gefordert werden. Es ist ebenso nicht am Platz, alle

Bemühungen um ein psychisch krankes oder behindertes Kind als Psychotherapie zu bezeichnen. Ausweitungen im therapeutischen Bereich kommen auch dort zustande, wo zwischen Psychotherapie und Pädagogik nicht mehr abgegrenzt wird. Begriffe wie „pädagogische Therapie" oder „therapeutische Pädagogik" sind verwirrend und nicht angebracht.

HERZKA (1978) hat das Verhältnis zwischen Psychotherapie und Pädagogik wie folgt beschrieben:

„Das psychoreaktiv erkrankte Kind braucht Psychotherapie, weil es krank ist, und es braucht Pädagogik, weil es ein Kind ist. Die Zusammenarbeit beider Fachgebiete zu fördern, gehört zu den elementaren Aufgaben der Kinderpsychiatrie. Kontroversen, Mißverständnisse und Mißtrauen, ja sogar Kränkungen, zwischen Pädagogen und Kinder-Psychotherapeuten sind dabei leider aber ebenso an der Tagesordnung wie die Bemühungen, sich zu ergänzen.

Uns scheint es zweckmäßig, Pädagogik und Psychotherapie als zwei gleichwertige Wege der Einflußnahme auf das Kind aufzufassen, deren jeder für sich eigene Gesetzmäßigkeiten hat, die sich grundsätzlich widersprechen und dennoch erst zusammen ein Ganzes ausmachen. Sie stehen miteinander in einem dialogischen Verhältnis. Beim seelisch kranken Kind bleibt das eine unvollständig ohne das andere. Es ist nötig, daß der Erzieher und ganz besonders der Heilpädagoge die Krankheit des Kindes berücksichtigt, und das bedingt, daß er die therapeutische Sicht kennt und in seine Erziehung einbezieht. Ebenso muß die Kindertherapie immer auch die Erziehungssituation des Kindes mitberücksichtigen."

Damit ist das Wesentliche gesagt. Das Ziel der *Pädagogik* ist auf jeden Fall umfassender als das der Psychotherapie. Es ist an Zielvorstellungen der allgemeinen Pädagogik orientiert und anthropologisch verankert. Pädagogik findet immer statt, Therapie nur zeitlich begrenzt und auf die Störung bezogen. Die *Psychotherapie* verfolgt das Ziel, sich überflüssig zu machen; Pädagogik begleitet ein Kind, bis es erwachsen ist. Leider beobachten wir heute eine Überbewertung psychotherapeutischer Behandlungsmethoden, die vielfach auch dazu führt, daß der Pädagoge sich lieber als Therapeut bezeichnet. Dies halten wir für eine verhängnisvolle Umkehrung der wahren Bedeutsamkeit. Psychotherapie und Pädagogik können sich aber gut ergänzen, wenn die Achtung vor dem jeweils anderen Zugang und seine Anerkennung als gleichwertiges Gebiet akzeptiert wird.

Schließlich begegnet uns eine Ausweitung des Krankheitsbegriffes im *therapeutischen Bereich* auch dort, wo Psychotherapie allgemeine Lebensfragen zu lösen versucht. Mit der vielfach zu beobachtenden Verdünnung zwischenmenschlicher Beziehungen wird heute vieles professionalisiert, was z. B. durch Gespräche mit guten und aufrichtigen Freunden oder selbstgesuchten, nichtprofessionellen Ratgebern klärbar ist. Hier ist der Krankheitsbegriff wiederum eine Richtschnur.

Psychotherapie ist und bleibt die Behandlung von psychischen *Erkrankungen* mit psychischen Mitteln. Vor einer Überdehnung des Psychotherapiebegriffes und der Indikation für Psychotherapie muß nachdrücklich gewarnt werden. Derartige Ausweitungen finden sich sowohl in der Umgangssprache als auch in Gesetzentwürfen, wo Bezeichnungen wie „psychosoziale", „pädagogisch-psychotherapeutische" oder „psychosoziale Therapie" zu lesen sind.

Hier ist eine am Krankheitsbegriff orientierte Gegenbewegung erforderlich in dem Sinne, daß Psychotherapie sich auf ihren Kernbereich, die psychischen Erkrankungen bei Kindern, Jugendlichen und Familien, wieder konzentriert.

Natürlich gibt es auch *Einengungen* des Krankheitsbegriffes; z. B. finden wir solche in vielen gesetzlichen Bestimmungen. Ein gutes Beispiel hierfür sind die Paragraphen 20 und 21 des StGB, die sich weitgehend auf die Krankheitsdefinition von KURT SCHNEIDER (1950) zurückführen lassen.

Im Kommentar zum StGB heißt es im Hinblick auf den § 20 StGB: „Krankhaft ist die seelische Störung dann, wenn es sich um eine qualitative, d. h. nicht mehr im Rahmen eines sinnvollen Erlebniszusammenhanges liegende seelische Abnormität handelt, die auf einem nachweisbaren oder doch mit guten Gründen postulierbaren, noch anhaltenden oder bereits abgeschlossenen Organprozeß beruht."

Eine derartige Einengung des Krankheitsbegriffes kann den speziellen Bedürfnissen der Kinder- und Jugendpsychiatrie nicht gerecht werden. Als Gutachter kommt der Kinder- und Jugendpsychiater auch häufig mit derartigen Definitionen in Konflikt, deren Anwendung die Gerichte bei Begutachtungsfragen selbstverständlich erwarten.

Literatur

Bach, H. (Hrsg.): Der Krankheitsbegriff in der Psychoanalyse. Vandenhoeck & Ruprecht, Göttingen 1981

Bach, H., M. Heine: Pseudonormalität und „Normalpathologie". In: Der Krankheitsbegriff in der Psychoanalyse, hrsg. von H. Bach. Vandenhoeck & Ruprecht, Göttingen 1981

Bojanovsky, J.: Das Konzept der psychischen Krankheit. Münch. med. Wschr. 2 (1977) 224

Caplan, G.: Principles of Preventive Psychiatry. Basic Books, New York 1964

Eisenberg, L.: Development as a unifying concept in psychiatry. Brit. J. Psychiat. 131 (1977) 225

Engel, G. L.: The need for a new medical model: A challenge for biomedicine. Science 196 (1977) 129

Erikson, E. H.: Identifikation und Identität. In: Jugend in der modernen Gesellschaft, hrsg. von L. v. Friedeburg. Kiepenheuer & Witsch, Köln 1965

Erikson, E. H.: Kindheit und Gesellschaft. Klett, Stuttgart 1965

Erikson, E. H.: Identität und Lebenszyklus. Suhrkamp, Frankfurt 1966

Erikson, E. H.: Jugend und Krise. Klett, Stuttgart 1970

Faber, F. R.: Das utopische Element im Gesundheitsbegriff der Psychoanalyse und die Notwendigkeit, das Behandlungsziel am Krankheitsbegriff zu orientieren. In: Der Krankheitsbegriff in der Psychoanalyse, hrsg. von H. Bach. Vandenhoeck & Ruprecht, Göttingen 1981

Freud, S.: Abriß der Psychoanalyse. In: GW XVII. Imago, London 1941 (S. 63–138)

Freud, S.: Wege der psychoanalytischen Therapie. In: GW XII. Imago, London 1947 (S. 183)
Glatzel, H.: Der gesunde und der kranke Mensch. Klett, Stuttgart 1970
Häfner, H.: Der Krankheitsbegriff in der Psychiatrie. In: Standorte der Psychiatrie, Bd. II, hrsg. von R. Degkwitz, H. Sidow. Urban & Schwarzenberg, München 1981
Häfner, H.: Allgemeine und spezielle Krankheitsbegriffe in der Psychiatrie. Nervenarzt 54 (1983) 231
Häfner, H., H. Helmchen: Psychiatrischer Notfall und psychiatrische Krise – konzeptuelle Fragen. Nervenarzt 49 (1978) 82
Herzka, H.: Kinderpsychiatrische Krankheitsbilder. Schwabe, Basel 1978
Homburger, A.: Vorlesungen über Psychopathologie des Kindesalters. Springer, Berlin 1926
Kanner, L.: Child Psychiatry. Thomas, Springfield 1935; 4. Aufl. 1972
Kendell, R. E.: The concept of disease and its implications for psychiatry. Brit. J. Psychiat. 127 (1975) 305
Kendell, R. E.: Die Diagnose in der Psychiatrie. Enke, Stuttgart 1978
Kutter, P.: Neuere Entwicklungen in der Psychoanalyse. In: Psychoanalyse im Wandel, hrsg. von P. Kutter. Suhrkamp, Frankfurt 1977
Lindemann, E.: Symptomatology and management of acute grief. Amer. J. Psychiat. 101 (1944) 104
Loch, W.: Tiefenpsychologisch fundierte Psychotherapie – analytische Psychotherapie. Ziele, Methoden, Grenzen. Wege zum Menschen 31 (1979) 177
Loch, W.: Krankheitsbegriff – Krankheitslehre – ein psychoanalytischer Beitrag. In: Standorte der Psychiatrie, Bd. II, hrsg. von R. Degkwitz, H. Sidow. Urban & Schwarzenberg, München 1981
Miller, A.: Das Drama des begabten Kindes und die Suche nach dem wahren Selbst. Suhrkamp, Frankfurt 1979
Parsons, T.: Illnes and the role of the physician: A sociological perspective. Amer. J. Orthopsychiat. 21 (1951) 452
Reinert, G., W. Wittling: Klinische Psychologie: Konzepte und Tendenzen. In: Handbuch der klinischen Psychologie I, hrsg. von W. Wittling. Hoffmann und Campe, Hamburg 1980
Remschmidt, H.: Neuere Ergebnisse zur Psychologie und Psychiatrie der Adoleszenz. Z. Kinder- u. Jugendpsychiat. 3 (1975) 67
Remschmidt, H.: Notfälle der Jugendpsychiatrie – die Adoleszentenkrisen. Dtsch. Ärztebl. 75 (1978) 893
Schepank, H.: Der Krankheitsbegriff in Gesundheitsplanung, Forschung und analytischer Praxis. In: Der Krankheitsbegriff in der Psychoanalyse, hrsg. von H. Bach. Vandenhoeck & Ruprecht, Göttingen 1981
Schneider, K.: Die psychopathischen Persönlichkeiten, 3. Aufl. Deuticke, Wien 1950
Tramer, M.: Lehrbuch der allgemeinen Kinderpsychiatrie, 3. Aufl. Schwabe, Basel 1949
Weiner, H.: The illusion of simplicity: The medical model revisited. Amer. J. Psychiat. 135 (1978) July Suppl., 27

4 Ätiologie und Pathogenese

Einführung: Pathogene Einflüsse und ihre Auswirkungen

Helmut Remschmidt

Psychische Störungen und Erkrankungen bei Kindern und Jugendlichen können durch vielfältige Faktoren verursacht, ausgelöst oder unterhalten werden. Bei vielen Störungsmustern (z. B. bei manchen organisch bedingten Erkrankungen) ist der ursächliche Zusammenhang eindeutig zu klären, bei einer Vielzahl von Erkrankungen jedoch nicht. In diesen Fällen müssen oft mehrere Ursachen angenommen werden. Eine Einteilung dieser für die Pathogenese bedeutsamen Faktoren ist nach sehr unterschiedlichen Gesichtspunkten möglich, z. B. nach dem Zeitpunkt der Schädigung, nach der Art der Schädigung, der Art und der Intensität ihrer Auswirkung und nach den dadurch beeinträchtigten Funktionen oder Interaktionen. Stets zu berücksichtigen ist auch die Wechselwirkung bzw. gegenseitige Beeinflussung verschiedener Bedingungsfaktoren sowie der jedem Einteilungsprinzip zugrundeliegende Normbegriff.

Tab. 4.1 zeigt den Versuch einer Übersicht über die verschiedenen Klassifikationsmöglichkeiten pathogenetisch wirksamer Faktoren einschließlich einiger Konsequenzen, die aus ihnen resultieren.

Auf die einzelnen Gesichtspunkte, die im folgenden in eigenen Kapiteln ausführlicher dargestellt werden, soll kurz eingegangen werden.

(1) Zeitpunkt der Schädigung

Der Zeitpunkt einer Schädigung der Hirnfunktionen kann für die Diagnostik und die Therapie von entscheidender Bedeutung sein. Gewöhnlich werden Schädigungsmöglichkeiten vom Zeitpunkt der Geburt ausgehend datiert in pränatale, perinatale und postnatale Schädigungen. Die postnatale Etappe wird wiederum aufgegliedert in: Säuglingsalter, Vorschulalter, Spiel- und Kindergartenalter, Schulalter sowie Pubertät und Adoleszenz.

In der *pränatalen* Phase manifestieren sich vor allem genetische und konstitutionelle sowie toxische Einflüsse. Im Zusammenhang mit pränatalen Schädigungsmöglichkeiten ist auch immer wieder die Frage diskutiert worden, ob seelische Belastungen der Mutter während der Schwangerschaft Auswirkungen auf das Kind haben können.

Unter den *perinatalen* Einflüssen spielen neben erblichen und konstitutionellen Faktoren vor allem Ereignisse während der Geburt (Sauerstoffmangel, Verletzungen sowie Entzündungen) eine entscheidende Rolle.

Die *postnatale* Phase umfaßt einen sehr langen Zeitraum, in dem sehr unterschiedliche Einflüsse wirksam werden können. Sie reichen von organischen Faktoren bis zu soziokulturellen Einflüssen.

(2) Art der Schädigung

Wie aus Tab. 4.1 hervorgeht, kann man hinsichtlich der Art der Schädigung genetische, somatische, psychische, psychosoziale und soziokulturelle Einflußfaktoren unterscheiden. Hervorgehoben werden muß, daß in den seltensten Fällen nur eine Schädigungsmöglichkeit vorliegt, vielfach sind es mehrere. Aber auch im Falle des Vorhandenseins einer einheitlichen Schädigung (z. B. einer körperlich bedingten oder psychisch bedingten) kommt es im *Verlauf* einer Erkrankung zu vielfältigen sekundären Überlagerungen. Ein bekanntes Beispiel für derartige Vorgänge ist das Auftreten sekundärer psychischer Störungen, z. B. neurotischer Fehlentwicklungen nach Hirnfunktionsstörungen.

(3) Art der Auswirkung

Bei manchen psychiatrischen Erkrankungen lassen sich organische Ursachen in Form einer Läsion (strukturelle Schädigung des Gehirns) oder einer Funktionsstörung nachweisen. Auch Reifungsverzögerungen im psychischen sowie im physischen Bereich sind als Ursache oder Teilursache für psychiatrische Erkrankungen im Kindes- und Jugendalter häufig. In vielen Fällen gelingt es aber nicht, Störungen der Hirnfunktionen für psychiatrische Störungen oder Auffälligkeiten verantwortlich zu machen. In diesen Fällen sind häufig Konflikte, ungünstige soziale Bedingungen oder auch eine besondere Verletzlichkeit des Kindes für die Störungen verantwortlich. Derartige Störungen, von denen die neurotischen am häufigsten sind, manifestieren sich vielfach in Form von Interaktionsstörungen, die besonders im Sozialbereich auffallen. Die davon betroffenen Kinder sind oft nicht in der Lage, mit Gleichaltrigen angemessen Kontakt aufzunehmen, können sich nicht in eine Gruppe eingliedern, ziehen sich zurück oder reagieren überschießend aggressiv.

Tabelle 4.1 Die wichtigsten Einwirkungsmöglichkeiten pathogener Einflüsse und ihre Auswirkungen (nach *Remschmidt* 1977)

1. Zeitpunkt der Schädigung	pränatal	Fetopathien, Embryopathien, Chromosomenstörungen, auch psychische Einflüsse usw.
	perinatal	Sauerstoffmangel, Verletzungen usw.
	postnatal	Entzündungen, Verletzungen, psychische, psychosoziale, pädagogische und soziokulturelle Faktoren
2. Art der Noxe	genetisch	Stoffwechselstörungen
	somatisch	z. B. Entzündungen, Hypoxämien, Verletzungen, Tumoren, Mißbildungen
	psychisch	psych. Traumen, Konflikte
	psychosozial	Sozioökonom. Benachteiligung, Diskriminierung, familiäre (pädagog.) Einflüsse
	soziokulturell	Subkultur, Normen, kulturspezifische Sitten und Gebräuche, epochale Einflüsse
3. Art der Auswirkung	Läsion	organ. Substrat nachweisbar
	Reifungsverzögerung	organ. Substrat nicht immer nachweisbar
	Funktionsstörung	organ. Substrat meist nicht nachweisbar, aber funktionelle Ausfälle (z. B. path. EEG-Befund)
	Interaktionsstörung	keine organ. Einflüsse nachweisbar
4. Intensität der Auswirkung	Normvariante	noch in den Normbereich zu rechnen*
	Grenzfall	bereits pathologische Anzeichen*
	Pathol. Fall	eindeutig pathologische Zeichen*
5. Beeinträchtigte Funktionen oder Interaktionen	Hirnfunktion	Hirnorganisches Psychosyndrom, neuropsychologische Sydrome
	Entwicklung	Entwicklungs- und Reifungsverzögerung
	Intelligenz	Oligophrenien und Demenzprozesse
	Sprache	Sprach- und Sprachentwicklungsstörungen
	Affektivität	Störungen der Affektivität (z. B. Depression, Antriebsarmut)
	Psychomotorik	univers. und umschrieb. Störungen der Psychomotorik
	Sexualität	sexuelle Verhaltensabweichungen
	Sozialverhalten	soziale Anpassungsstörungen, Delinquenz
6. Wechselwirkungs- und Normproblem	Dynamische Betrachtung	keine Noxe trifft auf ein statisches Gebilde, sondern auf zahlreiche dynamische Prozesse und ein Individuum, das sich mit vielen von ihnen *erlebend* auseinandersetzt. Betrachtungsweise von Störungen ist normabhängig*

* Alle diese Bezeichnungen und vor allem die Grenzziehung sind wiederum abhängig vom zugrundeliegenden Normbegriff; dieser wiederum von theoretischen Vorstellungen und soziokulturellen Faktoren.

(4) Beeinträchtigte Funktionen und Interaktionen

Eine weitere in der klinischen Praxis brauchbare Form der Einteilung geht von den Funktionen aus, die bei verschiedenen psychiatrischen Erkrankungen gestört sein können. Danach unterscheidet man Störungen der Hirnfunktionen, der allgemeinen psychischen Entwicklung, der Intelligenz, des Sprechens und der Sprache, der Aktivität, der Motorik, der Sexualität und des Sozialverhaltens. Diese Betrachtungsweise ist im Hinblick auf die *Ursache* der Erkrankung relativ neutral. Sie geht zunächst von der Beschreibung der Störungen in bestimmten Funktionsbereichen aus, ohne voreilig Schlüsse auf die Ursachen zu ziehen. Natürlich muß es das Bestreben der Forschung bleiben, stets die Ursachen von kinder- und jugendpsychiatrischen Erkrankungen aufzudecken. Da diese jedoch in vielen Fällen noch nicht bekannt sind, ist eine Kennzeichnung der Erkrankung nach ihrer Symptomatik durchaus legitim.

(5) Wechselwirkung und Normproblem

Alle bislang angeführten Faktoren, die hier aus didaktischen Gründen voneinander getrennt dargestellt wurden, wirken in Wirklichkeit eng zusammen. Deshalb wird der Realität auch nur eine *dynamische* Betrachtung gerecht, die davon ausgeht, daß keine der angeführten Schädigungsmöglichkeiten auf ein statisches Gebilde, sondern auf zahlreiche dynamische Prozesse und ein Individuum in einem Sozialraum stößt, das sich mit den meisten Schädigungen auch „erlebend" auseinandersetzt. Diese Erlebnisseite kinder- und jugendpsychiatrischer Erkrankungen kann nicht stark genug betont werden. Jeder, der mit psychisch kranken Kindern zu tun hat, wird sie nur verstehen können, wenn er es fertigbringt, neben einer sorgfältigen Analyse der Symptomatik auch den Zugang zu ihrem Erlebnisbereich zu finden. Viele Symptome, die zunächst nicht verständlich erscheinen, werden dann erst erkennbar und erklärbar.

Die folgenden Kapitel behandeln einen Teil der hier angeführten Gesichtspunkte und ihre Bedeutung für die Pathogenese psychiatrischer Erkrankungen bei Kindern und Jugendlichen.

Literatur

Remschmidt, H.: Therapeutische Probleme in der Kinder- und Jugendpsychiatrie. In: Diagnostische und therapeutische Methoden in der Psychiatrie, hrsg. von T. Vogel, J. Vliegen. Thieme, Stuttgart 1977 (S. 254)

Pathogene Einflüsse

Prä- und perinatale Einflüsse auf das ZNS

Richard Michaelis

Pränatale Entwicklung und Entwicklungsstörungen des Zentralnervensystems

Läsionen zentralnervöser Strukturen und Störungen zentralnervöser Funktionen entstehen durch sehr unterschiedliche pathogene Faktoren. Die Möglichkeiten der biologischen Antwort des Zentralnervensystems sind dagegen begrenzt. Sie sind immer abhängig von der Entwicklungsphase, in der sich das Zentralnervensystem gerade befindet. Pränatale und natale Infektionen, Medikamente, Sauerstoffmangel, toxisch wirkende Substanzen und Strahlenexposition können zu morphologisch sichtbaren Schäden am Zentralnervensystem führen. Differenzierungsstörungen der zentralen Zytoarchitektur sind dagegen in ihrer Entstehung sehr viel schwerer zu verstehen. Gengesteuerte Entwicklungsschritte des Zentralnervensystems scheinen über das Versagen von Kontrollsystemen störbar zu sein (MARIN-PADILLA 1974). Aber auch Störungen der endokrinen Steuermechanismen, toxische Substanzen, Unterernährung und immunologische Prozesse (ADINOLFI u. DODD 1981) führen zu Struktur- und Differenzierungsanomalien, die im Bereich mikroskopischer und submikroskopischer Dimensionen liegen.

Die Entwicklung des Zentralnervensystems verläuft nach einem zeitlich und räumlich festgelegten Bauplan. Räumliche, zeitliche und funktionell unterschiedliche Entwicklungsprozesse greifen eng ineinander und bedingen sich gegenseitig. Nach heutigem Verständnis muß das sich entwickelnde Zentralnervensystem in jeder Entwicklungsphase als vollkommene, funktionelle und kompetente Einheit angesehen werden. Eine solche Ansicht der zentralnervösen Entwicklung läßt keinen Raum mehr für die Vorstellung, das Gehirn entwickele sich von primitiven Vorstufen zu einer reifen und komplexen endgültigen Struktur. Der Beitrag von PRECHTL in diesem Band (Entwicklungsneurologie, S. 12 ff) geht auf solche Zusammenhänge näher ein. Die Unterteilung des vorliegenden Beitrages folgt vor allem klinischen Belangen, denen die Stadien der Entwicklung des Zentralnervensystems mehr oder weniger genau zugeordnet werden können. Die pränatale Entwicklung wird in die drei bekannten Trimenonphasen aufgeteilt:

- Erste Pränatalphase: 15. postkonzeptioneller Tag (Entstehung des 3. Keimblattes) bis Ende der 12. Schwangerschaftswoche.
- Zweite Pränatalphase: Anfang 13. Woche bis Ende 28. Woche.
- Dritte Pränatalphase: Anfang 29. Woche bis Ende 40. Woche.

Die Zeitangaben in der ersten Pränatalphase beziehen sich auf ein postkonzeptionelles Alter. Ab der zweiten Pränatalphase ist das fetale Alter nach dem ersten Tag der letzten Regel angegeben.

Nach der Darstellung der pränatalen Entwicklungsphasen des Zentralnervensystems und deren Störungen wird auf die natalen und postnatalen Komplikationen bei Frühgeborenen und reifen Neugeborenen näher eingegangen.

Entwicklung des Zentralnervensystems in der ersten Pränatalphase

Induktion: Das Zentralnervensystem stammt von Ektodermzellen ab, die durch Kontakt mit Chordamesoderm zu der Fähigkeit induziert werden, eine neue Zellpopulation zu bilden. Aus ihr wird das zentrale und periphere Nervensystem entstehen. Die induzierten, potentiellen Nervenzellen des Ektoderms bilden die Neuralplatte, aus der sich zuerst die Neuralrinne und dann das geschlossene Neuralrohr herausdifferenziert. Über dem Neuralrohr schließt sich wieder das Ektoderm, womit das Neuralrohr in das Innere des Keimes verlegt wird. In der kurzen Zeit zwischen dem 15. postkonzeptionellen Tag und dem Ende der 12. Schwangerschaftswoche entstehen die makro- und mikromorphologischen Basisstrukturen des Zentralnervensystems (LANGMAN 1984).

Makrostrukturen

Die wichtigsten Makrostrukturen des Zentralnervensystems bilden sich in annähernd folgendem zeitlichen Ablauf (LANGMAN 1984):

18. Tag: Bildung der Neuralplatte.
20. Tag: Bildung der Neuralrinne.
23. Tag: Schluß des vorderen Neuroporus.
25. Tag: Schluß des hinteren Neuroporus.

35. Tag: Fünf Gehirnblasen sind ausgebildet.
50. Tag: Zerebellumanlage ist sichtbar.

Während der 5. Woche teilt sich das unpaare Endhirnbläschen in zwei Hemisphärenanlagen, dem in den nächsten Wochen eine rasche Größenzunahme dieser Gehirnteile folgt (MARIN-PADILLA 1983). Das spätere Frontalhirn beteiligt sich an dieser Größenzunahme des Kortex noch nicht, dies wird erst während der zweiten Pränatalphase geschehen (KAHLE 1969). Die endgültige äußere Gestaltung des Gehirns wird mit dem Ende des 3. Monats annähernd erreicht. Gegen Ende des 3. Monats wird von den inneren Strukturen das Fasersystem des späteren Balkens sichtbar, wobei sich der Balken und die vordere Kommissur, die der wesentlich älteren Struktur des Riechhirns zugehört, unabhängig voneinander entwickeln (KAHLE 1969).

Mikrostrukturen

Der äußeren Formung des Zentralnervensystems laufen mehrere innere zytomorphogenetische Prozesse parallel. Die Proliferationsphase dauert von der 4. bis 5. Woche bis etwa zur 24. Woche (SIDMAN u. RAKIC 1974), in bestimmten Hirnabschnitten vielleicht auch noch länger. Eine Nervenzelle, die aus dem Proliferationsprozeß entstanden ist, beginnt sofort in die Phase der Migration überzugehen, so daß zwischen der Proliferationsphase und der Migrationsphase kaum eine zeitliche Differenz besteht. Die Migrationsphase endet etwa gegen Ende der 28. Woche, im Frontalhirn jedoch erst im Verlauf des ersten Lebensjahres (KAHLE 1969; MOORE 1977). Entgegen früherer Meinung werden bereits in der ersten Pränatalphase Synapsen gebildet, aber auch die Ausdifferenzierung von Gliazellen und die Myelinbildung beginnt in dieser Zeit, also sehr viel früher, als bisher angenommen worden war (OKADO u. KOJIMA 1984).

Proliferationsphase: Im einreihigen Zylinderepithel des geschlossenen Neuralrohres beginnt etwa ab der 4. bis 5. Woche eine intensive Zellproliferation. Offen ist immer noch, ob Nerven- und Gliazellen aus denselben Stammzellen entstehen. Außerdem wird heute angenommen, daß die Neuronenbildung und die Gliabildung parallel verlaufen ohne zeitliche Verspätung der Gliagenese, die allerdings sehr viel später beendet werden wird (MOORE 1977; OKADO u. KOJIMA 1984; CHOI 1981). Die Zellproliferation ist in ihrem zeitlichen und räumlichen Ablauf streng organisiert. Die Region im Neuralrohr, in der ein Neuroblast sich bildet, bestimmt bereits mehr oder weniger endgültig die spätere Funktion der Nervenzelle (PRESTIGE 1972). In der 8. bis 15. Woche (MARIN-PADILLA 1983) läuft in zwei Wellen eine besonders intensive Proliferationsphase ab, die zu einer starken Zunahme der Dicke des Kortex führt. Aus unbekannten Gründen endet die Proliferationsphase plötzlich, nachdem etwa 10 bis 15 Milliarden Nervenzellen entstanden sind, was 33 bis 34 Zellgenerationen entspricht (AKERT 1979; LANGMAN 1984). Die Neuronenzahl des menschlichen Gehirns soll gerade um die Zahl einer Zellgeneration höher liegen als die Zahl der Neurone, über die die höchsten Primaten verfügen (AKERT 1979). Die Anzahl der entstandenen Neurone übertrifft bei weitem die Zellzahl, die später benötigt werden wird. Bis zu 50% der Neurone werden, vor allem während der Phase der Synaptogenese (s. d.) wieder zugrunde gehen (PRESTIGE 1974). Bereits in der 9. bis 10. Woche entstehen aus dem Neuroepithel die späteren Purkinje-Zellen, die ohne Migration direkt den Kortex des Kleinhirns zu bilden beginnen. Bis zur 13. Woche sind 15 bis 26 Millionen Purkinje-Zellen entstanden, die in einem Raum von etwa 6 bis 8 mm^2 zusammengedrängt liegen (SIDMAN u. RAKIC 1974).

Migrationsphase: Die Migrationsphase beginnt sofort, nachdem die ersten Neurone die Teilungszone des Neuroepithels verlassen haben. Da die Migrationsphase jedoch zeitlich ganz vorwiegend in die zweite Pränatalphase fällt, wird dort auf sie näher eingegangen werden.

Synaptogenese: Im menschlichen Rückenmark kommt es schon sehr früh zu einer rapiden Zunahme axodendritischer Synapsen. Der spinale Reflexbogen schließt sich bereits in dieser Entwicklungsphase (OKADO u. KOJIMA 1984).

Myelinisierung: Mit der frühen Funktionsaufnahme neuronaler Rückenmarksstrukturen läuft eine frühe Differenzierung der dazugehörigen Glia parallel. Bald nach Beginn der Proliferation erscheinen erste oligodendrogliaähnliche Zellen im Rückenmark. Gegen Ende der ersten Pränatalphase lassen sich Astrozyten und Oligodendrogliazellen gut unterscheiden. Erste Myelinisierungsspuren werden sichtbar (OKADO u. KOJIMA 1984).

Störungen der Entwicklung des Zentralnervensystems in der ersten Pränatalphase

Wirken schädigende Faktoren in der frühen Phase der Entwicklung auf das Zentralnervensystem ein, entstehen morphologische und funktionelle Ausfälle, die charakteristisch für diese Zeitphase sind. Dazu gehören u. a.:

1. Dysrhaphische Fehlbildungen (Enzephalozelen, Anenzephalien, Spina-bifida-Formen), Fehlbildungen vom Arnold-Chiari-Typ (FRIEDE 1975).
2. Aplasien, Dysplasien, Agenesien wie Fehlbildungen vom holoprosenzephalen Typ (FRIEDE 1975; PETERS 1970), totale oder partielle Agenesien des Zerebellums (FRIEDE 1975).
3. Fehlbildungen vom Dandy-Walker-Typ, Anlagestörungen der zerebellären Foramina, hydrozephale Fehlbildungen.
4. Mikroenzephalie, Mikrozephalie (PETERS 1970):

a) bedingt durch Schädigung der Proliferationsphase,
b) bedingt durch Fehlbildungen des Zentralnervensystems,
c) bedingt durch Chromosomenanomalien.
5. Dysplasien des Gesichtes; multiple, teils schwere, teils leichte Fehlbildungen anderer Organe mit Beteiligung des Zentralnervensystems (GADSON u. EMERY 1976).
6. Ausgeprägte geistige Retardierung; zentrale muskuläre Hypotonien. Weniger ausgeprägt scheinen Störungen der extrapyramidalen und pyramidalen Motorik zu sein.

Die genannten strukturellen und funktionellen Läsionen des Zentralnervensystems lassen sich in der Praxis nicht ohne weiteres auf bestimmte schädigende Faktoren zurückführen. Die klassische Symptomatik des Gregg-Syndroms nach einer Rötelnerkrankung der Mutter in der Frühschwangerschaft bildet eher die Ausnahme, nicht die Regel. Chromosomenanomalien, familiäres Vorkommen, röntgen- und radioaktive Strahlungen, Medikamente, teratogene Stoffe und Virusinfektionen sind als Faktoren bekannt, die in die Entwicklung des Zentralnervensystems hemmend oder zerstörend während dieser Entwicklungsphase eingreifen (MAJEWSKI 1977). Die Antwort des Zentralnervensystems auf die Vielfältigkeit der Einwirkungen kann dagegen nur nach wenigen vorgegebenen Reaktionsschemata erfolgen. So können dysrhaphische Störungen durch exogene Faktoren entstehen, ihr Vorkommen wurde aber auch familiär gehäuft oder in Kombination mit Chromosomenanomalien gesehen, was ebenso für holoprosenzephale Fehlbildungen gelten soll (FRIEDE 1975). Aber auch Virusinfektionen scheinen dysrhaphische Störungen auslösen zu können (JOHNSON 1977).

Dysgenesien und Agenesien sind häufig anlagebedingt. Ist es aber schon zu einer sehr frühen Zeit zu einem Untergang der Neuronengruppe gekommen, die ein definiertes Hirngebiet hätte bilden sollen, kann eine „Pseudoagenesie" entstehen, ohne daß die sonst typischen gliösen Reaktionen zu finden sind (ALVORD u. SHAW 1977; SOLCHER 1968). Im Tierexperiment konnte gezeigt werden, daß durch Virusinfektionen des Zentralnervensystems in der frühen Embryonalzeit „Pseudoagenesien" entstehen. Chronisch-entzündliche Reaktionen traten dabei nicht auf, wohl aber Veränderungen, die Anlagestörungen des Zentralnervensystems täuschend nachahmten (ALVORD u. SHAW 1977; JOHNSON 1977). Zusammenhänge dieser Art müssen auch für Infektionen in der frühen Embryonalzeit beim Menschen angenommen werden, vor allem für die Entstehung zerebellärer Hypoplasien, für dysrhaphische Störungen und für Störungen im Bereich der liquorableitenden Wege (JOHNSON 1977).

Entwicklung des Zentralnervensystems in der zweiten Pränatalphase

Die zweite Pränatalphase umfaßt den Zeitabschnitt vom Anfang der 13. Woche bis zum Ende der 28. Woche. In diesem Zeitabschnitt bilden sich die Makrostrukturen des Zentralnervensystems so weit aus, daß sie gegen Ende dieser Phase den endgültigen Makrostrukturen bereits sehr ähnlich geworden sind. Die Migration der Neurone aus dem Neuroepithel des Neuralrohres in die Kortexgebiete erfolgt ebenfalls schwerpunktmäßig in dieser Phase. Die Differenzierungsprozesse des einzelnen Neurons, die es zu seiner speziellen Aufgabe in einem bestimmten Hirngebiet befähigen, sollen bereits während der Migration beginnen, setzen sich aber fort, sobald das Neuron seinen endgültigen Standort erreicht hat. Differenzierungsprozesse der Neurone laufen jedoch bis in die dritte Pränatalphase und in das erste Lebensjahr hinein fort, um erst dann ihren Abschluß zu finden.

Makrostrukturen

Bereits zwischen der 12. und 13. Woche wird die zunächst einheitliche Anlage des Striatum durch einwachsende Fasersysteme, die die innere Kapsel bilden werden, getrennt, wodurch sich der Nucleus caudatus und der Nucleus lentiformis bilden. Während dieser Zeit haben sich die glatten Hemisphären über das Zwischenhirn, über das Mittelhirn und das Rautenhirn ausgedehnt (MOORE 1974). Der Balken wird kurz nach der 15. Woche sichtbar. Er entwickelt sich zunächst in rostraler Richtung, ändert dann aber seine Wachstumsrichtung und beginnt, mit dem charakteristischen Bogen nach dorsal ziehend, das Dach des III. Ventrikels zu überwölben. In der 17. Woche ist die Pons als Durchgangsstruktur langer Fasersysteme gut ausgebildet (MOORE 1974). Um diese Zeit wird die Pyramidenbahn als eine der letzten sich etablierenden Faserzüge sichtbar, die Kreuzung erfolgt kurz danach, die Pyramidenbahn hat im Alter von etwa 17 Wochen den mittleren Brustwirbelbereich im Rückenmark erreicht (OKADO u. KOJIMA 1984). Im 5. Monat bilden sich über dem Kortex die ersten Windungen. Die Präzentralregion liegt zu diesem Zeitpunkt noch sehr weit rostral. In der ersten Hälfte des 6. Monats wird der Sulcus centralis bei zunehmender Vorwölbung der Prä- und Postzentralregionen durch einwandernde Neurone sichtbar (KAHLE 1969). Gegen Ende des 7. Monats hat der Balken sein Wachstum nach dorsal nahezu abgeschlossen (LEMIRE u. Mitarb. 1975). Das Furchenrelief des Kortex wird mit Ausnahme des frontobasalen Kortexbereiches reicher. Zwischen dem 7. und 8. Monat beginnt sich auch das Frontalhirn rascher zu entwickeln, die Präzentralregion wird dadurch mehr und mehr nach dorsal abgeschoben, bis sie zum Ende des 8. Monats ihre endgültige Position erreicht hat (KAHLE 1969).

Mikrostrukturen

Die zweite Pränatalphase wird durch folgende Entwicklungsvorgänge im Bereich der Mikrostrukturen bestimmt: Migration, Differenzierung der Neurone, Axonwachstum, Dendritenwachstum, beginnende Synaptogenese, Myelinisierung.

Migration: Die Migration der noch undifferenzierten, in ihrer Bestimmung jedoch weitgehend determinierten Nervenzellen beginnt sofort nach dem Einsetzen der Proliferationsphase (KAHLE 1969; SIDMAN u. RAKIC 1974). Da verschiedene Hirnteile eine heterochrone Entwicklung (KAHLE 1969) durchlaufen, kann das Ende der Migration nur für bestimmte Hirngebiete getrennt angegeben werden. So ist die Migrationsphase im Hirnstamm- und Zwischenhirnbereich wesentlich früher beendet gegenüber dem Neokortex, in dem Migrationsvorgänge noch beim Neugeborenen nachweisbar sein sollen. Einer solchen Heterochronie der Entwicklung folgt auch die Myelinisierung (KAHLE 1969). Ab dem 4. Monat werden im Matrixbereich des Neuralrohres erste Zeichen des Zellaufbrauches sichtbar, vor allem in den kaudalen Bereichen. Dagegen laufen im Matrixbereich der Vorderhörner noch im 5. Monat Proliferations- und Migrationsprozesse ab. Bis heute ist der Ablauf der Migration nicht in all seinen Schritten verständlich. Nach SIDMAN u. RAKIC (1974) klettert die noch undifferenzierte Nervenzelle – eine einfache, bipolare Zelle – an einer radial angeordneten Gliafaser hoch. Die Gliafasern spannen sich zwischen der Basalmembran des Keimepithels des Neuralrohres und der pialen Oberfläche des Kortex aus. Mehrere Nervenzellen benützen hintereinander ein und dieselbe Gliafaser. Ist der Platz im Kortex erreicht, organisieren sich die einer Gliafaser zugeordneten Nervenzellen zu einer kortikalen „Neuronensäule", die später eine Funktionseinheit bilden wird. Die Migration verläuft in zeitlich festgelegten Wellen, wobei jede Welle bis zur Oberfläche des sich bildenden Kortex vordringt. Die eben migrierenden Neurone müssen dabei die bereits etablierten Schichten auf dem Weg nach oben passieren. Die bisher oberste Neuronenschicht wird von einer jüngeren Schicht überlagert. Die äußerste, pianächste Neuronenschicht des Kortex ist damit auch die jüngste. Da der Kortex durch die einwandernden Neurone im Durchmesser zunimmt, wird für die jüngeren Migrationswellen der Weg wesentlich länger. Neuronenverbände, die später in die Migration eingeschleust werden, haben auf ihrem Weg zunehmend Hindernisse zu überwinden, wie sich bildende Fasersysteme, aussprossende Dendriten, etablierte Neurone, Kapillaren und Blutgefäße (BERRY 1974). Auf diese Weise entsteht am Kortex eine Zeit-Lokalisations-Einheit, an der der Stand, aber auch die Schädigung der Entwicklung des Zentralnervensystems abgelesen werden kann (PRESTIGE 1974). Wahrscheinlich wandelt sich die radiale Gliazelle nach Abschluß der Migration zu Astroglia um (CHOI 1981). Im Zerebellum verläuft die Migration in umgekehrter Richtung: Die Zellen der externen – pianahen – Granularschichten wandern an den Purkinje-Zellen vorbei nach innen (SIDMAN u. RAKIC 1974).

Differenzierung: Unter dem Begriff Differenzierung wird der Entwicklungsprozeß verstanden, den eine Nervenzelle nach Abschluß der Migrationsphase bis zu ihrer endgültigen morphologischen und funktionellen Ausreifung durchläuft. Dazu gehören der Differenzierungsprozeß der Ultrastrukturen des Neurons selbst, der Einbau des Neurons in das adäquate neurale Netz, das Axon- und Dendritenwachstum und die Synapsenbildung. Der Differenzierungsprozeß läuft zunächst noch vorwiegend gesteuert ab. Mit weiter fortschreitender Differenzierung gewinnen jedoch mehr und mehr epigenetische Faktoren Einfluß auf die Ausreifung des Neurons (BERRY 1974). Der Prozeß der Differenzierung beginnt in den einzelnen Hirngebieten zeitlich sehr unterschiedlich, jedoch sofort nachdem die Nervenzelle ihren endgültigen Platz eingenommen hat. Differenzierungsprozesse sollen noch bis in die ersten Lebensjahre hinein ablaufen (AKERT 1979). Die Bildung der ersten Synapsen beginnt um die 6. Woche p. m. im Rückenmark (OKADO u. KOJIMA 1984). Wahrscheinlich sind bestimmte Neuronenverbände befähigt, zeitlebens synaptische Verknüpfungen neu zu bilden oder zu lösen. Bisher ist nicht bekannt, wie das Axon die Stelle seines endgültigen Kontaktes erreicht. Eine spezifische chemische Markierung, eine chemische Codierung des Wachstumsweges, konstruktiv vorgegebene Kanäle, spezifische Mukoidmoleküle als Markersubstanzen, immunologische Codierungen und ein simpler Kampf der Axone um eine adäquate Synapse werden als Mechanismen, die die Wachstumsrichtung des Axons beeinflussen, diskutiert (BERRY 1974). In neuester Zeit wird auf die Analogie der Entwicklung des Immunsystems und der Entwicklung des Zentralnervensystems hingewiesen (ADINOLFI u. DODD 1981). Aber auch neurohormonelle Faktoren scheinen bei diesem Prozeß eine Rolle zu spielen.

Das Dendritenwachstum beginnt teils im apikalen Teil, teils an der Basis der Nervenzelle (BECKER u. Mitarb. 1984; PURPURA 1971). An dem apikalen Dendritenbaum erscheinen dünne Fortsätze, sogenannte „Spines", die die Stellen synaptischer exzitatorischer Kontakte bilden (PURPURA 1977b). Bis zur 26. Woche werden mehr und mehr Spines sichtbar, sie bleiben aber weiterhin lang und dünn. Der Dendritenbaum mit seinen synaptischen Verknüpfungen kann offenbar nur durch kontinuierlich einlaufende Afferenzen in seiner Struktur gehalten werden. Gehen Afferenzen verloren, atrophiert der Dendritenbaum teilweise (BERRY 1974).

Myelinisierung: Früher wurde der Myelinisierung axonaler Anteile des Neurons eine entscheidende Bedeutung für die Funktion des Zentralnervensystems zugesprochen. Alle wichtigen Bahnen des Zentralnervensystems sind jedoch bereits etabliert und funktionsfähig, bevor die entsprechenden Bahnen auch myelinisiert sind (BERRY 1974). Die Bedeutung der Myelinisierung wird heute vor allem in der Leitfähigkeit und der Isolierung des Axons gesehen, was der Qualität der Informationsübertragung zugute kommt. Erste Myelinablagerungen an Axonen der spinalen Bahnen erscheinen bereits vor der 10. Woche (DAVISON 1974; MOORE 1977). Die aus den kaudalen und mittleren Anteilen des periventrikulären Matrixbereiches stammenden Neurone sind bis zum 5. bis 6. postnatalen Monat hinreichend myelinisiert. Die rostralen Anteile zeigen dagegen noch im 8. postnatalen Monat keine Myelinisierung (KAHLE 1969). Die Myelinisierung endet wahrscheinlich erst im Verlauf des zweiten Lebensjahrzehntes (DAVISON 1974). Mit dem Grad der Myelinisierung läuft der sogenannte „Wachstumsspurt" (DOBBING u. SANDS 1973) des Gehirns parallel. Er beginnt um die 20. Woche und endet etwa um das dritte Lebensjahr. Der Wachstumsspurt des Gehirns ist jedoch nicht allein durch die zunehmende Myelinisierung bedingt. Die verstärkte Synapsenbildung trägt ebenfalls dazu bei (BECKER u. Mitarb. 1984).

Störungen der Entwicklung des Zentralnervensystems in der zweiten Pränatalphase

Schädigungen des Zentralnervensystems in dieser Entwicklungsphase führen zu charakteristischen morphologischen Ausfällen. Die funktionellen Läsionen sind dagegen sehr viel weniger typisch für diese Entwicklungsphase. Diese sind u. a.:

1. Pachygyrie und Agyrie, Migrationsstörungen wie laminäre und noduläre Heterotopien, Polymikrogyrie (FRIEDE 1975).
2. Porenzephalie, Hydranenzephalie pränataler Entstehung.
3. Chronisch-entzündliche zentralnervöse Prozesse, fokale, reaktive Verkalkungen, Gliosen, sekundär-entzündlicher Hydrozephalus.
4. Mikrozephalie:
    a) bedingt durch morphologische Läsionen des Zentralnervensystems,
    b) bedingt durch Migrations- und Differenzierungsstörungen.
5. Geistige Retardierung; Läsionen der pyramidalen und extrapyramidalen Anteile des Zentralnervensystems; Anfallsleiden.

Pachy- und Agyrien werden als Folge einer direkten Störung der Migration angesehen, da sie so gut wie nie mit anderen Defekten am Zentralnervensystem angetroffen werden (FRIEDE 1975). Der nachfolgenden Neuronenwelle gelingt es nicht, auf ihrem Weg zum Kortex die bereits etablierten Schichten der Neurone der vorangegangenen Wellen zu überwinden. Damit bleiben die sonst tieferliegenden großen kortikalen Neurone an der Oberfläche des Kortex liegen (FRIEDE 1975; PETERS 1970). Ein familiär gehäuftes Auftreten einer Agyrie ist beschrieben worden (FRIEDE 1975), so daß angenommen werden kann, daß auch gengesteuerte Prozesse die Migration beeinflussen.

Heterotopien vom laminären und nodulären Typ sind ebenfalls Folgen einer Migrationsstörung. Agyrie, Pachygyrie und laminäre Heterotopien scheinen eine mehr oder weniger schwere Ausprägung der gleichen Störung des Migrationsablaufes zu sein (FRIEDE 1975). Heterotope Neurone zeigen unterschiedlichste Stadien der Differenzierung (PETERS 1970).

Polymikrogyrien sind Ansammlungen vieler kleiner Windungen auf beschränktem Raum (FRIEDE 1975; PETERS 1970). Eine Polymikrogyrie ist weniger die Folge einer Migrationsstörung als eine Störung des Einbaues der betroffenen Neurone in das vorgegebene neuronale Netz. Oft ist im Bereich der Einbaustörung nur eine Vierer- oder Zweierschicht des Kortex zu finden. Die Störung muß daher kurz vor dem 5. oder 6. Monat erfolgt sein, zu einem Zeitpunkt, zu dem die Migrationsphase bereits ihrem Ende zugeht (FRIEDE 1975; PETERS 1970). Polymikrogyrien begrenzen häufig einen porenzephalen Defekt.

Porenzephalien, die zusammen mit Polymikrogyrien vorkommen, lassen sich einer Störung der Hirnentwicklung um den 5. bis 6. Schwangerschaftsmonat zuordnen (FRIEDE 1975). Den Porenzephalien und Hydranenzephalien soll ein grundsätzlich gleicher Entstehungsmechanismus zugrunde liegen (ALVORD u. SHAW 1977; PETERS 1970). Mit anderen Fehlbildungen des Zentralnervensystems sind sie nicht kombiniert (ALVORD u. SHAW 1977). Die Einschmelzungsgebiete entsprechen Durchblutungsstörungen im Bereich der A. carotis interna. Die basale Zirkulation ist meist nicht eingeschränkt gewesen, weswegen die tiefen zerebralen Kerne wenig oder nicht betroffen sind (PETERS 1970). Hydranenzephalien und Porenzephalien sind aber auch als Folge intrauteriner Infektionen und nach fetaler Anoxie beschrieben worden (ALVORD u. SHAW 1977; FRIEDE 1975; MAU u. PIEKARSKI 1978). Die porenzephalen und hydranenzephalen Defekte sind dann aber von gliösem Gewebe begrenzt, sie zeigen außerdem andere chronisch-entzündliche Prozesse und zentrale Nekrosen (ALVORD u. SHAW 1977; FRIEDE 1975).

Infektionen in der zweiten Pränatalphase (Rubeolen, Zytomegalie, Toxoplasmose, Herpes simplex, Lues, Listeriose) lösen keine Fehlbildungen mehr aus, es kommt vielmehr nun zu einer entzündlichen Abwehrreaktion des Hirngewebes (MAU u. PIEKARSKI 1978; VIVELL 1974). Eine Mikrozephalie wird die Folge sein, wenn durch die Infektion größere Teile der zentralnervösen Strukturen zugrunde gegangen sind. Bei einer Rötelninfektion des Fetus treten in der zweiten Pränatalphase keine

Defektsyndrome mehr auf. Eine Schädigung des Innenohrs und eine mäßige geistige Retardierung werden als die häufigsten Folgen eines solchen Infektionsausganges beschrieben (ALVORD u. SHAW 1977; JOHNSON 1977). Ab der zweiten Pränatalphase können Infektionen des Zentralnervensystems zu einer Beeinträchtigung der Liquordynamik und zu einem Verschlußhydrozephalus führen, der auch histopathologisch nachweisbar ist, im Gegensatz zu den infektionsbedingten Hydrozephalusformen der ersten Pränatalphase, die häufig eine Dysgenesie vortäuschen.

Entwicklung des Zentralnervensystems in der dritten Pränatalphase

Der Zeitabschnitt der dritten Pränatalphase beginnt mit der 29. und endet mit der 40. Woche. Die Makrostrukturen des Zentralnervensystems verändern sich in diesem Zeitabschnitt nicht mehr wesentlich. Das Gehirn nimmt jedoch weiterhin rapide an Volumen zu. Im Bereich der Mikrostrukturen steht die zunehmende Verzweigung des Dendritenbaumes im Vordergrund, die synaptischen Verknüpfungen werden rasch dichter, die Myelinisierung schreitet fort. Frühgeborene, teils extrem unreif, teils nur wenig vom Termin entfernt, werden in diesem Zeitabschnitt geboren. Natale und postnatale Komplikationen, die zu zentralen Läsionen führen, treffen dann ein morphologisch weitgehend komplettes, in seinen Mikrostrukturen sich aber noch weiter differenzierendes zentrales Nervensystem.

Makrostrukturen

Gegen Ende des 8. Monats bis zum Ende des 9. Monats differenziert sich das Relief des Kortex. Alle konstant nachweisbaren Hauptfurchungen sind dann vorhanden. In der 40. Woche ist auch die Inselregion nicht mehr sichtbar. Der Balken hat die hintere Kommissur erreicht (LEMIRE u. Mitarb. 1975). Fasersysteme aus Neuronenverbänden, die aus rostralen Anteilen des Keimlagers entstanden sind – also Anteile des sich langsamer entwickelnden Frontalhirns – werden bis zum 8. postnatalen Monat nicht myelinisiert sein (KAHLE 1969). In dieser Entwicklungsphase kommt es jetzt schon zu einer morphologischen und damit wohl auch funktionellen Differenzierung zwischen der rechten und der linken Hemisphäre (CHI u. Mitarb. 1977). Etwa ab der 31. Woche lassen sich morphologisch Seitenunterschiede im Bereich beider temporalen Gyri (Heschl) nachweisen. Doppelte transverse Gyri rechts stehen einer größeren temporalen Rindenfläche links gegenüber. Diese morphologischen Unterschiede müssen im Zusammenhang mit der späteren Sprachentwicklung und mit den asymmetrisch verteilten Aufgaben der rechten und der linken Hemisphäre gesehen werden (CHI u. Mitarb. 1977).

Mikrostrukturen

Synaptogenese: Bis zur Geburt haben alle kortikalen Neurone ihren endgültigen Standort gefunden (PURPURA 1977b). Die Ausbildung und Differenzierung der synaptischen Verknüpfungen und die Bildung der Spines laufen bis in das erste Lebensjahr hinein weiter. Sichtbar wird dieser Prozeß an der Umwandlung langer, dünner Spines zu kurzen, dicken Spines, die eine ökonomischere und differenziertere Übertragung synaptischer Potentiale ermöglichen (PURPURA 1977a). Durch Verzweigung der Dendriten und durch Bildung neuer Spines wird die Oberfläche der Dendriten ganz beträchtlich vergrößert. Sind alle Synapsen ausgebildet, verfügt ein kortikales Neuron über Tausende von Spines (PURPURA 1977b). Die Gesamtzahl der Synapsen eines Neurons samt seiner Dendriten soll im Kortex des Erwachsenen 38000 betragen (CRAGG 1975). Die Gesamtzahl der Synapsen des Neokortex wird mit 10^{14} bis 10^{15} angegeben (CHANGEUX 1984). Die synaptischen Verknüpfungen werden von exogenen sensorischen Reizen, durch biochemische Bedingungen, hormonelle Einflüsse und immunologische Prozesse bestimmt (ADINOLFI u. DODD 1981). Genetisch festgelegt scheint dagegen ihre Lage in bestimmten Hirnarealen zu sein.

Regression: Neurone werden in hohem Überschuß gebildet. Die einzelnen Neurone scheinen um synaptische Kontakte miteinander konkurrieren zu müssen. Neurone, die nicht in der Lage sind, eine bestimmte Anzahl von Synapsen zu bilden, gehen zugrunde (PRESTIGE 1972). Im Durchschnitt beträgt die Absterberate an Neuronen ungefähr 50%. Die Prozentzahlen schwanken zwischen 15% und 85%, je nach dem betroffenen neuronalen System und dessen Funktion und je nach der untersuchten Tierart (COWAN u. Mitarb. 1984). Warum und zu welchem Zweck eine solch hohe Absterberate sich differenzierender Neurone in Kauf genommen wird, versuchen einige Theorien zu erklären (CHANGEUX 1984; COWAN u. Mitarb. 1984; OKADO u. KOJIMA 1984). So sollen die später nicht benötigten Neurone Informationsträger für andere, sich differenzierende Neurone sein. Nach einer anderen Theorie benötigt das sich entwickelnde Zentralnervensystem für seine adäquate Funktion die in der Proliferation entstandene Menge an Neuronen zunächst als Redundanz (CHANGEUX 1984). Nachdem das neuronale Netz sich ausgebildet hat, können die Funktionen mit sehr viel weniger Nervenzellen aufrechterhalten werden (PRESTIGE 1974), was einer Ökonomisierung der Hirnfunktion gleichkommen würde. Nach einer anderen Theorie sichert die sehr große Zahl an Neuronen, die nach den adäquaten synaptischen Verknüpfungen suchen, die Präzision der Verknüpfung, da die nicht adäquaten synaptischen Bindungen dann wieder zurückgenommen werden können (COWAN u. Mitarb. 1984). Es ist wahrscheinlich gemacht worden, daß bei diesem Prozeß ein Nervenwachstumshormon (nerve growth factor) die entscheidende, das Überleben eines Neurons garantierende Rolle spielt (COWAN u. Mitarb. 1984). An Hühnerembryonen konnte gezeigt werden, daß durch pharmakologische Blockade neuromuskulärer Synapsen ein Absterben der im Überschuß gebildeten Neurone verhindert wird. Werden jedoch die neuromuskulären Synapsen selektiv stimuliert, stirbt eine höhere als vorgesehene Zahl an Neuronen ab (OKADO u. KOJIMA 1984; CHANGEUX 1984).

Myelinisierung: Der Prozeß der Myelinisierung ist mit dem Wachstumsspurt des Gehirns eng korreliert. Die Myelinisierung wird noch für Jahre weiterlaufen, während der Wachstumsspurt des Gehirns gegen Ende des dritten Lebensjahres seinen Abschluß findet (DOBBING u. SANDS 1973).

Störungen der Entwicklung des Zentralnervensystems in der dritten Pränatalphase

Schädigungen der Entwicklung des Zentralnervensystems in der dritten Pränatalphase führen zu Läsionen der Makrostrukturen. Aber auch Störungen der Mikrostrukturen werden beschrieben, deren Charakter jedoch erst in den letzten Jahren genauer untersucht und erkannt worden ist. Folgende morphologische und funktionelle Ausfälle können der dritten Pränatalphase zugeordnet werden:

1. Porenzephalien, Hydranenzephalien pränataler Entstehung.
2. Chronisch-entzündliche sowie akut-entzündliche Prozesse des Zentralnervensystems mit sekundären reaktiven Verkalkungsherden und Gliosen; sekundär-entzündlich bedingter Hydrozephalus.
3. Mikrozephalien:
   a) bedingt durch Läsionen des Zentralnervensystems,
   b) bedingt durch Störungen der intrauterinen Versorgung des Fetus.
4. Intrauterine Mangelsituationen.
5. Geistige Retardierung; Läsionen des pyramidalen und extrapyramidalen Nervensystems; Anfallsleiden pränataler Ätiologie.

Porenzephalien, Hydranenzephalien, chronisch-entzündliche Prozesse sowie sekundäre Hydrozephalusformen entstehen durch dieselben Infektionen und durch die gleichen pathogenetischen Bedingungen, wie sie bereits für die zweite Pränatalphase beschrieben worden sind.

Infektionen: Infektionen mit Zytomegalievirus sind auch in dieser Phase nicht selten (THALHAMMER 1974). Die Infektionen mit Toxoplasma gondii, mit Zytomegalievirus und mit Rötelnvirus können zu einem früheren Zeitpunkt erfolgt sein, ohne daß der Fetus daran erkrankte. Ist die Infektion jedoch virulent geblieben, kann sie auch noch in der dritten Pränatalphase manifest werden (ALVORD u. SHAW 1977; KRECH 1972). Typisch für die dritte Pränatalphase ist die Infektion mit Listeriose, die dann zu einer Sepsis und zu einer Meningoenzephalitis führt. Während der dritten Pränatalphase muß es gelegentlich auch zu Verschlüssen größerer zentraler Arterien kommen, ohne daß die Mechanismen eines solchen Geschehens bisher verständlich sind (LARROCHE 1985; MICHAELIS u. Mitarb. 1980a; SOLCHER 1968).

Mangel- und Fehlernährung der Mutter haben nach heutigem Wissen beim Menschen wohl keinen Einfluß auf die Proliferationsphase der Neuroblasten (DOBBING u. SANDS 1973; DOBBING 1981). Eine größere Gefahr für die Mikrostrukturen des Zentralnervensystems droht in der dritten Pränatalphase jedoch durch eine Beeinträchtigung des Dendritenwachstums und der Synaptogenese (DOBBING 1975). Von einer Mangel- und Fehlernährung scheint aber auch die Gliaproliferation und damit der Prozeß der Myelinisierung beeinträchtigt zu werden. Ist nach der Geburt das Nahrungsangebot für das Kind ausreichend, kann das Wachstumsdefizit aufgeholt werden (CHASE u. Mitarb. 1972; DOBBING 1975, 1981). Dauern jedoch die Bedingungen einer Mangel- und Fehlernährung über die Zeit des Wachstumsspurts des Gehirns an, also bis in das zweite Lebensjahr hinein, ist mit der Entstehung einer Mikrozephalie und einer Beeinträchtigung vor allem geistiger Fähigkeiten zu rechnen (COBOS 1972; DOBBING 1975; WINICK u. Mitarb. 1972). Es wird kaum oder nur mit großer Zurückhaltung möglich sein, spätere morphologische und funktionelle Läsionen des menschlichen Gehirns auf einen einzigen Faktor allein, nämlich auf den der Fehlernährung, zurückzuführen (COBOS 1972; DOBBING 1975, 1981), da in Populationen mit Mangel- und/oder Fehlernährung die Situation von Mutter und Kind auch aus anderen Gründen so gut wie immer erheblich beeinträchtigt ist. Nur eine sehr schwere Unter- und Fehlernährung wird den Gehirnaufbau wesentlich verändern können, da der Anteil der Aufbaustoffe am Gesamtpool des mütterlichen Organismus, den das fetale Gehirn benötigt, vergleichsweise gering ist (DOBBING 1981).

Intrauterine Mangelsituationen: Die Anamnese hypotropher Neugeborener und deren Mütter gibt Anlaß, die Entstehung einer intrauterinen Hypotrophie des Kindes multifaktoriell zu sehen, da u. a. soziale Stellung, Armut, Alter der Mutter, Komplikationen bei vorausgegangenen Schwangerschaften sowie Störungen in der Frühschwangerschaft in der Anamnese dieser Kinder häufig zu finden sind (DRILLIEN 1972; MICHAELIS u. Mitarb. 1979, 1980a u. b; SEEDS 1984; THALHAMMER 1974). Schwere intrauterine Hypotrophien werden häufig durch eine Plazentainsuffizienz ausgelöst (SEEDS 1984). EPH-Gestosen und die damit verbundenen Plazentainsuffizienzen sind in der Lage, den Fetus in den Zustand einer chronischen Mangelversorgung zu bringen (SEEDS 1984). Trotzdem konnten an einer ausgewählten Gruppe von Neugeborenen, die mit schwerer intrauteriner Deprivation in der Postnatalzeit starben, keine pathologischen Auffälligkeiten am Hirngewicht, in den Makrostrukturen, der Zytoarchitektur und in der Myelinisierung gefunden werden (LARROCHE u. KORN 1977). Obwohl bisher keine größeren systematischen Untersuchungen an Gehirnen ehemals hypotropher Neugeborener vorliegen, muß doch davon ausgegangen werden, daß eine Hypotrophie die Mikrostruktur des Zentralnervensystems nicht unbeeinträchtigt läßt, wovon dann das Dendritenwachstum, die Synaptogenese und die Myelinisierung betroffen sein müßten (DOBBING 1975). Eine mehr oder weniger ausgeprägte geistige Retardierung ist als Resultat solcher Zufuhrstörungen zu erwarten, seltener dagegen markante neurologische Auffälligkeiten (KOPP u. PARMELEE 1979). Weitere Faktoren, die für den Fetus zu einer intrauterinen Mangelsituation führen können, sind u. a. Alkohol, Nikotin, Propranolol, Steroide, Antiepileptika, Heroin, zyanotische Vitien und chronische Nierenerkrankungen der Mutter (MAJEWSKI u. Mitarb. 1976; MILLER u. Mitarb. 1977; PEIFER u. Mitarb. 1979; SEEDS 1984; THALHAMMER 1974).

Störungen der neuronalen Differenzierung: Welche Bedingungen letztlich zu einer geistigen Retardierung führen und welche morphologischen und funktionellen Defizite einer solchen zugrunde liegen, ist immer noch weitgehend unbekannt. Einzelne Befunde über Störungen der Mikrostrukturen bei Kindern mit nicht klassifizierbaren geistigen Retardierungen und bei Kindern mit Trisomiesyndromen bieten jedoch Hinweise, wie Störungen kognitiver Funktionen entstehen könnten (GLOBUS 1971; HUTTENLOCHER 1975; MARIN-PADILLA 1974; PURPURA 1977a, b). Bei diesen Kindern wurden dendritische Spines gefunden, die lang und dünn geblieben waren. Sie hatten nicht die Umwandlung zu dicken, kurzen Spines durchlaufen (PETIT u. Mitarb. 1984). Außerdem war die Zahl der Spines beträchtlich reduziert. Es ist leicht vorstellbar, daß ein Verlust an synaptischer Modulation um 20 bis 30% kaum ohne Effekt auf die Funktion des Zentralnervensystems bleiben kann (PURPURA 1977a). Die Entwicklung der Dendritenverzweigung und der Spines scheint gengesteuert zu sein, worauf die Befunde bei Kindern mit Trisomie hinweisen (MARIN-PADILLA 1974; PETIT u. Mitarb. 1984). Ebenso wichtig für das Überleben des Dendriten und für die endgültige Reifung der Spines scheinen aber funktionierende Afferenzen zu sein. Ein Ausfall zentraler und peripherer Afferenzen führt zu einem Entwicklungsdefizit der betroffenen Dendriten und deren Spines, oder aber das bereits reife Dendriten-Spines-System unterliegt einer sekundären Atrophie (GLOBUS 1971). Daß dabei auch die Funktionen der Neurotransmitter tangiert werden, ist anzunehmen.

Folgen nataler und postnataler Komplikationen für das Zentralnervensystem

Natale und postnatale Komplikationen bei Frühgeborenen

Frühgeborene mit einem Geburtsgewicht unter 1500 g und mit einem Gestationsalter ab der 26. Woche überleben mit dem heutigen geburtshilflichen und neonatologischen Können nicht selten ohne gravierende neurologische Befunde und ohne psychomotorische Retardierungen (HAAS u. Mitarb. 1983). Typische zentralnervöse Folgen nataler und postnataler Komplikationen bei sehr unreifen Frühgeborenen sind:

1. Subependymale Matrixblutungen (FRIEDE 1975; LOU 1985; VOLPE 1981).
2. Intraventrikuläre Blutungen (FRIEDE 1975; LOU 1985).
3. Verschlußhydrozephalus nach intraventrikulären Blutungen.
4. Periventrikuläre Leukomalazien.

Folge periventrikulärer, subependymaler Matrixblutungen sind periventrikuläre Leukomalazien, denen als neurologisches Korrelat die spastische Diplegie (beinbetonte spastische Tetraparese) zugeordnet werden kann (VOLPE 1981). Die Pyramidenbahn zieht mit ihren Faseranteilen, die zu den spinalen Vorderhornzellen der Muskulatur der Beine führen, durch das periventrikuläre Gebiet, das bei Frühgeborenen durch Blutungen besonders gefährdet ist. Mit der Computertomographie (KRISHNAMOORTHY u. Mitarb. 1977) und mit Ultraschalluntersuchungen konnte gezeigt werden, daß periventrikuläre und intraventrikuläre Blutungen als Folge von Blutdruckschwankungen und von Schwankungen in der Hirndurchblutung vorbereitet werden (LOU 1985). Blutdruckschwankungen entstehen in der Folge hypoxischer und ischämischer Durchblutungsstörungen, oder sie sind Folgen iatrogener therapeutischer Aktivitäten (Bicarbonatgaben, Austauschtransfusionen, Beatmungskomplikationen). Dabei kann ein erhöhter arterieller Druck an den zerebralen Gefäßen ebenso deletäre Auswirkungen haben wie ein zu niedriger Druck (VOLPE 1981; PAPE u. WIGGLESWORTH 1979). Periventrikuläre Matrixblutungen und Ventrikelblutungen entstehen durch Blutdruckschwankungen, die den ungewöhnlich fragilen venösen Schenkel des die periventrikulären Gebiete drainierenden Gefäßsystems undicht werden lassen oder sprengen. Die in diesem Gebiet liegenden venösen Anteile des Gefäßnetzes scheinen in ihrer Wandarchitektur nur provisorisch ausgebildet zu sein, so daß diese Venengebiete bei Blutdruckschwankungen für Rupturen prädestiniert sind. Bis zur 34. Woche wird das germinale Matrixgebiet intensiv durchblutet. Haben die dort durch Teilung entstandenen Neurone das Matrixgebiet verlassen, wird die Durchblutung stark reduziert. Bricht eine ventrikuläre Blutung in das Ventrikelsystem ein, kann sich daraus durch Verschluß der Foramina Luschkae und Magendii ein Verschlußhydrozephalus entwickeln. Periventrikuläre Infarkte entstehen teils sehr diskret, teils fließen sie zu größeren Bereichen zusammen, wobei auch Fasern des Assoziations- und Kommissurensystems in Mitleidenschaft gezogen werden. Dadurch können Störungen kognitiver Funktionen entstehen (ALVORD u. SUMI 1977).

Mit den modernen Methoden der Geburtsüberwachung und der Intensivtherapie können die beschriebenen Pathomechanismen in ihrer Entstehung verhindert oder unterbrochen werden. Daher ist es auch nicht, wie zunächst befürchtet wurde, durch Senkung der Mortalität zum vermehrten Überleben schwer geschädigter Kinder gekommen. Das Gegenteil ist eingetreten. Frühgeborene mit spastischen Diplegien sind selten geworden, ein Hinweis dafür, daß durch eine neonatale Intensivtherapie die Faktoren eliminiert werden, die periventrikuläre Blutungen auslösen können. Damit konnte wahrscheinlich gemacht werden, daß spastische Diplegien ganz vorwiegend postnatal entstehen und nicht, wie lange Zeit argumentiert wurde, geburtstraumatischen Ursprungs sind (DAVIES u. TIZARD 1975; HAAS u. Mitarb. 1983; HAGBERG u. Mitarb. 1973; MICHAELIS u. MENTZEL 1979; VIVELL 1974).

Die sehr typischen neurologischen Folgen periventrikulärer Blutungen und periventrikulärer Leukomalazien sind spastische Paresen, vor allem wenn diese beinbetont sind. Die neurologischen und psychomotorischen Auffälligkeiten der Kinder, die eine schwere Ventrikelblutung überlebt haben, sind dagegen sehr mannigfaltig und sehr viel variabler. Spastische Paresen scheinen nicht unbedingt vorzuherrschen, eher leichte bis mittelgradige Beeinträchtigungen der geistigen Entwicklung. Ein genaues Bild der neurologischen Ausfallserscheinungen und des Behinderungsmusters ist bisher bei diesen Kindern noch nicht zu gewinnen, da präzise Diagnosen über die Art und Lokalisation der Ventrikelblutung erst in jüngster Zeit durch Ultraschalluntersuchungen möglich geworden sind.

Natale und postnatale Komplikationen bei reifen Neugeborenen

Das Gehirn des reifen Neugeborenen wird nahezu ausschließlich durch drei Komplikationen geschädigt: 1. Sauerstoffmangel, 2. geburtstraumatische Läsionen, 3. Infektionen. Die früher häufige Bilirubinenzephalopathie ist unter den heutigen geburtshilflichen und neonatalen Bedingungen sehr selten geworden. Folgende morphologische und funktionelle Läsionen des Zentralnervensystems können natalen und postnatalen Komplikationen bei Reifgeborenen zugeordnet werden:

1. Chronisch-entzündliche sowie akut-entzündliche Prozesse mit sekundären reaktiven gliösen Narben und sekundär entzündlich bedingtem Hydrozephalus.
2. Ulegyrien, Status marmoratus, parasagittale kortikale Nekrosen, selektive neuronale Nekrosen; fokale und multifokale Hirnnekrosen mit teilweise nachfolgender zystischer Enzephalopathie, Hydranenzephalien (VOLPE 1981).
3. Bilirubinenzephalopathien.
4. Subdurale Hämatome, Einrisse in Tentorium und Falx, Verletzung des Rückenmarks, Plexusparesen (peripheres Nervensystem).
5. Sekundäre Mikrozephalie nach natalen und postnatalen hypoxisch-ischämischen Enzephalopathien.
6. Läsionen des pyramidalen und extrapyramidalen motorischen Systems; Anfallsleiden; seltener sind schwerere isolierte geistige Retardierungen.

In den letzten Jahren ist durch zunehmend sorgfältigere Überwachung des Geburtsverlaufes und durch die Intensivtherapie gefährdeter Neugeborener eine erhebliche Verbesserung der Situation des asphyktischen und traumatisierten reifen Neugeborenen erreicht worden (MICHAELIS u. MENTZEL 1979). Natale Komplikationen mit schweren Asphyxien, die in eine postnatale Asphyxie mit allen Komplikationen einschließlich zerebraler Anfälle übergehen, treten gegenüber früher vergleichsweise sehr viel seltener auf. Durch Phototherapie und Austauschtransfusion können Bilirubinenzephalopathien nahezu immer verhindert werden. Selbst schwer hypotrophe Neugeborene mit ihren spezifischen Komplikationen (hoher Hämatokritwert, Hypoglykämie) überleben heute in der Regel (LARROCHE u. KORN 1977).

Hypoxisch-ischämische Enzephalopathie: Natale und postnatale Asphyxien können in das Bild einer hypoxisch-ischämischen Enzephalopathie übergehen. Sauerstoffmangel, Durchblutungsstörungen und Stoffwechselentgleisungen führen dann am Gehirn zu typischen Läsionen, die allerdings häufig nicht allein, sondern in Kombination mit anderen Läsionen das Schädigungsbild bestimmen. Bei der selektiven neuralen Nekrose kommt es zu Neuronenverlusten im Kortex, Thalamus, Basalganglien und Hirnstamm (LEECH u. ALVORD 1977; PAPE u. WIGGLESWORTH 1979; VOLPE 1981). Der Status marmoratus (Neuronenverlust, Gliose, Hypermyelinisierung der Basalganglien und des Thalamus) sowie die Verteilung der Ulegyrien (kortikale Glianarben) folgen dem arteriellen Verteilungsmuster ebenso wie die parasagittalen kortikalen Läsionen, die sich an den Grenzen von Endstromgebieten etablieren (FRIEDE 1975; VOLPE 1981). Eine Reduzierung der Hirndurchblutung trifft zuerst die kortikalen Neurone, die ab der 3. Pränatalphase zunehmend den größten Anteil des zentralen arteriellen Zustromes beanspruchen. Lange anhaltende Asphyxien ohne primären Blutdruckabfall lösen durch eine Schädigung der Blut-Hirn-Schranke ein Hirnödem mit nachfolgenden Krampfanfällen aus. Die schwersten Formen einer hypoxisch-ischämischen Enzephalopathie gehen in fokale und multifokale Hirnnekrosen über, die sich dann zu Porenzephalien, Hydranenzephalien oder zu multizystischen Enzephalomalazien umwandeln. Fokale und multifokale Zysten entstehen jedoch auch durch pränatale und natal-postnatale Gefäßverschlüsse, durch einen vollständigen Zusammenbruch der Hirndurchblutung und als Folgen pränataler und natal-postnataler Infektionen (BRANN 1985; FRIEDE 1975; LEECH u. ALVORD 1977; PAPE u. WIGGLESWORTH 1979; VOLPE 1981). Neugeborene mit einer hypoxisch-ischämischen Enzephalopathie bieten klinisch immer das Bild einer schweren postnatalen Komplikation. Diese Kinder sind neurologisch schwerst alteriert, Krampfanfälle treten häufig hinzu (BRANN 1985; VOLPE 1981).

Gefäßverschlüsse: Einseitige, keilförmige Kortexnekrosen, die oft bei Kindern mit spastischen Hemiparesen gefunden werden, sind in ihrer Entstehung nur schwer zu verstehen, da nicht selten die Anamnese keinerlei Hinweise für irgendwelche pränatalen, natalen oder postnatalen Komplikationen bietet. Möglicherweise entstehen kurz vor oder unter der Geburt Embolien der Plazenta oder in den fetalen Venen mit nachfolgendem Verschluß vor allem der vorderen und mittleren Zerebralarterien, die über den Rechts-links-Shunt des fetalen Kreislaufs erreichbar sind (LARROCHE 1985; MICHAELIS u. Mitarb. 1980a). Spontane Gefäßverschlüsse beschränken sich nicht nur auf reife Neugeborene, sie sind genauso häufig bei Frühgeborenen zu finden.

Infektionen: Neben den bereits bei den einzelnen pränatalen Phasen genannten Viren und Bakterien verursachen eine Reihe anderer Erreger auch heute noch natale und postnatale Infektionen, die auf das Zentralnervensystem übergreifen. Es sind dies u. a.: Coxsackie B, Herpes simplex, Koli, Streptokokken der Gruppe B, Staphylokokken und Listerien (ALVORD u. SHAW 1977; VOLPE 1981).

Geburtstraumatische Komplikationen: Zerebrale Läsionen entstehen bei reifen Neugeborenen auch nach geburtstraumatischen Komplikationen. Verletzungen des Rückenmarks, Einrisse in das Tentorium und in die Falx, Einrisse der großen Brückenvenen sind Folgen unangemessener mechanischer Einwirkungen, die teils durch den Geburtsverlauf selbst, teils durch geburtshilfliche Maßnahmen bedingt sind. Am peripheren Nervensystem ist die Plexusparese der Arme die häufigste traumatische Komplikation. Subdurale Hämatome entstehen, ohne daß immer offensichtliche Gründe dafür zu finden sind. Sie werden in der Regel, wenn auch manchmal über Monate hin, resorbiert.

Natale und postnatale Komplikationen können über Sauerstoffmangel und Stoffwechselentgleisungen das Zentralnervensystem schädigen. Beim reifen Neugeborenen sind vorwiegend der Kortex und die motorischen Zentren betroffen, so daß so gut wie immer die pyramidale und extrapyramidale Motorik im Sinne spastischer Syndrome beeinträchtigt sind. Je nach Art und Schwere der Komplikation treten auch Störungen der zentralen Informationsverarbeitung und Störungen der kognitiven Funktionen hinzu, was zu einer geistigen Retardierung führt. Ein begleitendes Anfallsleiden verschlechtert die Prognose vor allem im Hinblick auf die geistige Entwicklung.

Nicht jede natale und postnatale Asphyxie muß automatisch eine Schädigung zerebraler Funktionen auslösen (BRANN 1985), wobei durchaus morphologische Läsionen entstanden sein können. Schon die bereits klassischen Untersuchungen von CORAH u. Mitarb. (1965) und GRAHAM u. Mitarb. (1962) ergaben gegen alle Erwartungen kaum eine Relation zwischen schweren natalen Asphyxien und späterer Schädigung zentralnervöser Funktionen. Die Untersuchungen von GRAHAM sind durch neuere Untersuchungen bestätigt worden (BRANN 1985; DE SOUZA u. RICHARDS 1978; SCOTT 1976). Neugeborene, bei denen bereits pränatal eine Schädigung des Zentralnervensystems erfolgt ist, scheinen weniger stabil gegenüber den Belastungen des Geburtsablaufes zu sein, so daß es bei diesen Kindern häufiger zu einer natalen Asphyxie kommen kann (LARROCHE 1985; MICHAELIS u. Mitarb. 1980a u. b). Die Tatsache, daß eine Asphyxie als Geburtskomplikation eingetreten ist, berechtigt daher nicht von vornherein zu dem Schluß, die Asphyxie sei auch immer die Ursache einer später eingetretenen psychomotorischen Retardierung oder eines neurologischen Residualsyndroms. Dies gilt vor allem dann, wenn durch eine geburtshilfliche Überwachung eine drohende Asphyxie rechtzeitig bemerkt und die Geburt rasch operativ beendet wurde. Fälschlicherweise und allzu rasch ist man geneigt, natale Komplikationen als alleinige Ursache einer Behinderung zu akzeptieren. Durch die zunehmend genaue Überwachung des Geburtsverlaufes und des Zustandes des Kindes nach der Geburt ist zu hoffen, daß in Zukunft besser zwischen pränatalen und natal-postnatalen Komplikationen unterschieden werden kann.

Literatur

Adinolfi, M., S. Dodd: Immunological aspects of central nervous system maturation. In: Maturation and Development, hrsg. von K. J. Connolly, H. F. R. Prechtl. Clin. Develop. Med. 77/78. Heinemann, London 1981

Akert, K.: Probleme der Hirnreifung. In: Teilleistungsstörungen im Kindesalter, hrsg. von R. Lempp. Huber, Bern 1979

Alvord, E. C., C.-M. Shaw: Infectious and immunologic diseases affecting the developing nervous system. In: Brain, Fetal and Infant, hrsg. von S. R. Berenberg. Nijhoff, The Hague 1977

Alvord, E. C., S. M. Sumi: Effects of drugs, narcotics and toxines on the chemical maturation of the infant brain.

In: Brain, Fetal and Infant, hrsg. von S. R. Berenberg. Nijhoff, The Hague 1977
Anderson, J. M., R. D. G. Milner, S. J. Strich: Effects of neonatal hypoglycaemia on the nervous system: a pathological study. J. Neurol. Neurosurg. Psychiat. 30 (1967) 295
Banker, B. Q.: The neuropathological effects of anoxia and hypoglycaemia in the newborn. Develop. Med. Child Neurol. 9 (1967) 544
Becker, L. E., D. L. Armstrong, F. Chan, M. M. Wood: Dendritic development in human occipital cortical neurons. Develop. Brain Res. 13 (1984) 117
Berry, M.: Development of the cerebral neocortex of the rat. In: Aspects of Neurogenesis, hrsg. von G. Gottlieb. Academic Press, New York 1974
Brann, A. W.: Neonatal hypoxic-ischemic encephalopathy. In: The At-Risk Infant, hrsg. von S. Harel, N. J. Anastasiow. Brookes, Baltimore 1985
Changeux, J.-P.: Der neuronale Mensch. Rowohlt, Hamburg 1984
Chase, H. P., N. N. Welch, C. S. Dabiere, N. S. Vasan, L. J. Butterfield: Alterations in human brain biochemistry following intrauterine growth retardation. Pediatrics 50 (1972) 403
Chi, J. G., E. C. Dooling, F. H. Gilles: Gyral development of the human brain. Ann. Neurol. 1 (1977) 86
Choi, B. H.: Radial glia of developing human fetal spinal cord. Develop. Brain Res. 1 (1981) 249
Cobos, F.: Malnutrition and mental retardation. In: Lipids, Malnutrition and the Developing Brain. Ciba Foundation. Elsevier, Amsterdam 1972
Corah, N. L., E. J. Anthony, P. Painter, J. A. Stern, D. L. Thursten: Effects of perinatal anoxia after seven years. Psychol. Monogr. 79 (1965) 1
Cowan, W. M., J. W. Fawcett, D. D. M. O'Leary, B. B. Stanfield: Regressive events in neurogenesis. Science 225 (1984) 1258
Cragg, B. G.: The density of synapses and neurons in normal, mentally defective and ageing human brain. Brain 98 (1975) 81
Davies, P. A., I. P. M. Tizard: Very low birth weight and subsequent neurological defect. Develop. Med. Child Neurol. 17 (1975) 3
Davison, A. N.: Myelination. In: Pre- and Postnatal Development of the Human Brain, hrsg. von S. R. Berenberg, M. Caniaris, N. P. Masse. Mod. Probl. Paediat. 13. Karger, Basel 1974
De Souza, S. W., W. Richards: Neurological sequelae in newborn babies after perinatal asphyxia. Arch. Dis. Childh. 53 (1978) 564
Dobbing, J.: Prenatal nutrition and neurological development. In: Brain Mechanisms in Mental Retardation, hrsg. von N. Buchwald, M. Brazier. Academic Press, New York 1975
Dobbing, J.: The later development of the brain and its vulnerability. In: Scientific Foundations of Pediatrics, hrsg. von I. A. Davies, J. Dobbing. Heinemann, London 1981
Dobbing, J., J. Sands: Quantitative growth and development of human brain. Arch. Dis. Childh. 48 (1973) 757
Drillien, C. M.: Aetiology and outcome in low-birthweight infants. Develop. Med. Child Neurol. 14 (1972) 563
Friede, R. L.: Developmental Neuropathology. Springer, Wien 1975
Gadson, D. R., I. L. Emery: Quantitative morphological studies of developing human cerebellar cortex in various disease states. Arch. Dis. Childh. 51 (1976) 964
Globus, A.: Neuronal Ontogeny: Its use in tracing connectivity. In: Brain Development and Behavior, hrsg. von M. B. Sterman, D. J. Mc Ginty, A. M. Adinolfi. Academic Press, New York 1971
Graham, F. K., C. B. Ernhart, D. Thurston, M. Craft: Development three years after perinatal anoxia and other potentially damaging newborn experience. Psychol. Monogr. 76 (1962)
Haas, G., M. Buchwald-Saal, H. Mentzel, R. Michaelis: Mortalität und neurologische Morbidität bei ehemaligen Frühgeborenen und untergewichtigen Neugeborenen. Mschr. Kinderheilk. 131 (1983) 733
Hagberg, B., I. Olow, G. Hagberg: Decreasing incidence of low birthweight diplegia – an achievement of modern neonatal care? Acta paediat. scand. 62 (1973) 199
Huttenlocher, P. R.: Synaptic and dendritic development and mental defect. In: Brain Mechanisms in Mental Retardation, hrsg. von N. A. Buchwald, M. A. B. Brazier. Academic Press, New York 1975
Johnson, R. T.: Viral infections and brain development. In: Brain, Fetal and Infant, hrsg. von S. R. Berenberg. Nijhoff, The Hague 1977
Kahle, W.: Die Entwicklung der menschlichen Großhirnhemisphäre. Schriftenreihe Neurologie, Bd. I. Springer, Heidelberg 1969
Kopp, C. B., A. H. Parmelee: Prenatal and perinatal influences on infant behavior. In: Handbook of Infant Development, hrsg. von J. D. Osofsky. Wiley, New York 1979
Krech, U.: Röteln und andere Viruserkrankungen in der Schwangerschaft. Der Gynäkologe 5 (1972) 187
Krishnamoorthy, K. S., R. A. Fernandez, K. J. Momose, G. R. DeLong, F. M. B. Moglan, I. D. Todres, D. C. Shannon: Evaluation of neonatal intracranial hemorrhage by computerized tomography. Pediatrics 59 (1977) 165
Langman, J.: Medizinische Embryologie, 7. Aufl. Thieme, Stuttgart 1984
Larroche, J. C.: Fetal brain damage of circulatory origin. In: The At-Risk Infant, hrsg. von S. Harel, N. J. Anastasiow. Brookes, Baltimore 1985
Larroche, J. C., G. Korn: Brain damage in intrauterine growth retardation. In: Intrauterine Asphyxia and the Developing Fetal Brain, hrsg. von L. Gluck. Year Book Medical Publ., Chicago 1977
Leech, R. W., E. C. Alvord: Anoxic-ischemic encephalopathy in the human neonatal period. Arch. Neurol. 34 (1977) 109
Lemire, R. J., J. D. Loeser, R. W. Leech, E. C. Alvord: Normal and abnormal development of the human nervous system. Harper & Row, Hagerstown 1975
Lou, H. C.: Perinatal hypoxic-ischemic brain damage and periventricular hemorrhage. In: The At-Risk Infant, hrsg. von S. Harel, N. J. Anastasiow. Brookes, Baltimore 1985
Majewski, F.: Über einige durch teratogene Noxen induzierte Fehlbildungen. Mschr. Kinderheilk. 125 (1977) 609
Majewski, F., J. R. Bierich, H. Löser, R. Michaelis, B. Leiber, F. Bettecken: Zur Klinik und Pathogenese der Alkohol-Embryopathie. Münch. med. Wschr. 118 (1976) 1635
Marin-Padilla, M.: Structural organization of the cerebral cortex (motor area) in human chromosomal aberrations. Brain Res. 66 (1974) 373
Marin-Padilla, M.: Structural organization of the human cerebral cortex prior to the appearance of the cortical plate. Anat. Embryol. 168 (1983) 21
Mau, G., G. Piekarski: Toxoplasmainfektion und Schwangerschaft. Dtsch. Ärztebl. 2 (1978) 79
Michaelis, R., H. Mentzel: Senkung der Neugeborenensterblichkeit und Auswirkungen auf die Frequenz zerebraler Schädigungen. Therapiewoche 29 (1979) 8551
Michaelis, R., B. Rooschüz, R. Dopfer: Prenatal origin of congenital spastic hemiparesis. Early Hum. Develop. 4 (1980a) 243
Michaelis, R., R. Dopfer, W. Gerbig, P. Dopfer-Feller, M. Rohr: Die Erfassung obstetrischer und postnataler Risikofaktoren durch eine Liste optimaler Bedingungen. Mschr. Kinderheilk. 127 (1979) 149
Michaelis, R., S. Haug, F. Majewski, J. R. Bierich, R. Dopfer: Obstetrische und postnatale Komplikationen bei Kindern mit einer Alkoholembryopathie. Mschr. Kinderheilk. 128 (1980b) 21
Miller, H. C. K., K. Hassanein, P. Hensleigh: Effects of behavioral and medical variables on fetal growth retardation. Amer. J. Obstet. Gynec. 127 (1977) 643
Moore, K. L.: Before We Are Born. Saunders, Philadelphia 1974

Moore, R. Y.: The developmental organization of the fetal brain. In: Intrauterine Asphyxia and the Developing Fetal Brain, hrsg. von L. Gluck. Year Book Medical Publ., Chicago 1977
Okado, N., T. Kojima: Ontogeny of the central nervous system: Neurogenesis, fibre connection, synaptogenesis and myelination in the spinal cord. In: Continuity of Neuronal Functions from Prenatal to Postnatal Life, hrsg. von H. F. R. Prechtl. Clin. Develop. Med. 94. Spastics International Medical Publications, Blackwell, Oxford 1984
Pape, K. E., J. S. Wigglesworth: Haemorrhage, ischaemia and the perinatal brain. Clin. Develop. Med. 69/70. Blackwell, Oxford 1979
Peifer, P., F. Majewski, H. Fischbach, J. R. Bierich, B. Volk: Alcohol embryo- and fetopathy. J. Neurolog. Sci. 41 (1979) 125
Peters, G.: Klinische Neuropathologie, 2. Aufl. Thieme, Stuttgart 1970
Petit, T. L., J. C. LeBoutillies, D. P. Alfono, L. E. Becker: Synaptic development in the human fetus: A morphometric analysis of normal and Down's syndrome neocortex. Experim. Neurol. 83 (1984) 13
Prestige, M.: On numbers and neurones. In: The Brain in Unclassified Mental Retardation, hrsg. von J. B. Cavanagh. Churchill Livingstone, London 1972
Prestige, M. C.: Axon and cell numbers in the developing nervous system. Brit. med. Bull. 30 (1974) 107
Purpura, D. P.: Synaptogenesis in mammalian cortex. In: Brain Development and Behavior, hrsg. von M. B. Sterman, D. J. McGinty, A. M. Adinolfi. Academic Press, New York 1971
Purpura, D. P.: Factors contribution to abnormal neuronal development in the cerebral cortex of the human infant. In: Brain, Fetal and Infant, hrsg. von S. R. Berenberg. Nijhoff, The Hague 1977a
Purpura, D. P.: Developmental pathobiology of cortical neurons in immature human brain. In: Intrauterine Asphyxia and the Developing Fetal Brain, hrsg. von L. Gluck. Year Book Medical Publ., Chicago 1977b
Scott, H.: Outcome of very severe birth asphyxia. Arch. Dis. Childh. 51 (1976) 712
Seeds, J. W.: Impaired fetal growth: Definition and clinical diagnosis. Obstet. and Gynec. 64 (1984) 303
Sidman, R. L., P. Rakic: Neuronal migrations in human brain development. In: Pre- and postnatal development of the human brain, hrsg. von S. R. Berenberg, M. Caniaris, N. P. Masse. Mod. Probl. Pediat. 13. Karger, Basel 1974
Solcher, H.: Zur Neuroanatomie und Neuropathologie der Frühfetalzeit. Monographien aus dem Gesamtgebiete der Neurologie und Psychiatrie, Heft 127. Springer, Heidelberg 1968
Thalhammer, O.: Neues in der pränatalen Pathologie. Pädiat. Prax. 13 (1974) 525
Vivell, O.: Klinische Bedeutung pränataler Infektionen. Diagnostik 7 (1974) 389
Volpe, J. J.: Neurology of the Newborn. Saunders, Philadelphia 1981
Winick, M., P. Rosso, J. A. Brasel: Malnutrition and the Cellular Growth in the Brain: Existence of Critical Period. In: Lipids, Malnutrition and the Developing Brain. Ciba Foundation. Elsevier, Amsterdam 1972

Postnatale Einflüsse

Helmut Remschmidt

Während pränatale, manchmal auch perinatale Einflüsse sich vielfach der direkten Beobachtung entziehen, sind postnatale Einwirkungen auf die Entwicklung eines Kindes in der Regel leichter zu identifizieren. Von ihnen soll im folgenden die Rede sein. Und dabei beschränken wir uns streng auf die Frage des *Zeitpunktes* der Schädigungen oder Krankheit verursachenden Noxen und nicht auf ihre Natur oder die Art ihrer Ein- oder Auswirkung. Diese Fragen werden in den folgenden Abschnitten dieses Kapitels abgehandelt. In Tab. 4.2 ist eine grobe Übersicht über die Zusammenhänge zwischen Lebensalter, Ätiologie und Symptomatologie für einige Störungsmuster wiedergegeben. Abb. 4.1 zeigt in der linken Hälfte eine Übersicht über die Art schädigender Einflüsse und protektiver Faktoren, in der rechten Hälfte die Altersgruppen der kindlichen Entwicklung vom Säuglingsalter bis zur Adoleszenz. Die beiden Pfeile zwischen den beiden Blöcken symbolisieren einerseits Einwirkungen, andererseits Reaktionen. Wir müssen nämlich davon ausgehen, daß ein Organismus sich gegen schädigende Einwirkungen zur Wehr setzt oder zumindest in irgendeiner Weise auf sie reagiert. In den einzelnen Altersstufen dominieren zeitweise bestimmte schädigende Ereignisse oder Einflüsse, obwohl im Prinzip jede Noxe auch auf jeder Altersstufe ihre Wirkung entfalten kann. Da es hier um den *Zeitpunkt* der schädigenden Einwirkung geht, gehen wir in der Beschreibung der schädigenden Einwirkungen von den Altersstufen aus (vgl. auch Abb. 9.3, S. 796).

Im Hinblick auf die verschiedenen schädigenden Einflüsse, die in Wechselwirkung mit den protektiven Einflüssen stehen, und die Zuordnung von Störungen zu einzelnen Altersstufen ist es wichtig, von gut umschreibbaren Modellvorstellungen auszugehen, die in der Lage sind, Wirkungen und Wechselwirkungen der verschiedenen Einflüsse unter einer einheitlichen theoretischen Vorstellung zusammenzufassen. SAMEROFF u. CHANDLER (1975) haben die Wechselwirkung zwischen genetisch-konstitutionellen und Umwelteinflüssen in Form von drei Modellvorstellungen zusammengefaßt:

1. dem Haupteffektmodell,
2. dem interaktionalen Modell und
3. dem transaktionalen Modell.

Das Hauptwirkungsmodell geht davon aus, daß eine Schädigung zu einer mehr oder weniger direkten Auswirkung führt. Das interaktionale Modell setzt bereits eine Wechselwirkung zwischen den schädigenden Einflüssen und dem Individuum voraus. Das transaktionale Modell schließlich betont die aktive Auseinandersetzung des Kindes mit seinen genetisch-konstitutionellen Voraussetzungen und seiner gesamten Umwelt. Nach heutigem Stand muß davon ausgegangen werden, daß das *transaktionale Modell* am ehesten die unterschiedlichen Einflüsse, welche psychische Störungen verursachen, auslösen oder mitbedingen, integrativ zusammenfassen kann. Diese Vorstellung wird zur Grundlage der folgenden Betrachtungen gemacht. Dabei muß allerdings zugestanden werden, daß

Tabelle 4.2 Häufigkeiten von Störungen auf verschiedenen Altersstufen (geschätzte relative Häufigkeiten) (nach *Remschmidt* 1980)

Klassifikation		Alter Säuglings- alter (Geb.–12 Mon.)	Frühes Kindesalter (1–3 J.)	Vorschul- alter (4–5 J.)	Schulalter (6–13 J.)	Adoleszenz (14–21 [25] J.)
Ätiologische Klassifikation	„Endogene" Störungen	++	+	+	(+)	++
	Exogene Störungen	+	+	+	+	++
	Somatogene Störungen	++	++	+	+	+
	Psychogene Störungen	(+)	+	+	++	+++
Symptomatologi- sche Klassifikation (weitgehend unabhängig von der Ätiologie)	„Intelligenzstörungen"	++	++	+	+	+
	Psych. Störungen im Zusammenhang mit organischen Hirnfunk- tionsstörungen	+++	++	++	+	+
	Störungen der Psycho- motorik	+	+++	+++	+++	+
	Sprech- und Sprach- störungen	(+)	+++	+++	+	+
	Reaktive Störungen	(+)	+	++	+++	+++
	Neurotische Störungen	(?)	(+)	+	++	++
	Psychosomat. Störungen	(+)	++	+++	+++	+
	Persönlichkeitsstörungen	(+)	(+)	(+)	(+)	++
	Psychosen etc.	(?)	(+)	+	+	+++

Abb. 4.1 Wechselspiel zwischen schädigenden Einflüssen und protektiven Faktoren.

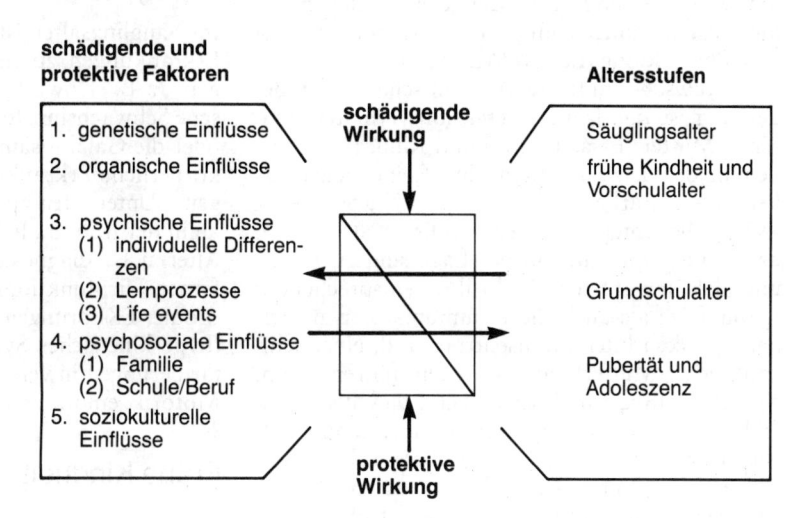

schädigende und protektive Faktoren

1. genetische Einflüsse
2. organische Einflüsse
3. psychische Einflüsse
   (1) individuelle Differenzen
   (2) Lernprozesse
   (3) Life events
4. psychosoziale Einflüsse
   (1) Familie
   (2) Schule/Beruf
5. soziokulturelle Einflüsse

schädigende Wirkung / protektive Wirkung

Altersstufen

Säuglingsalter
frühe Kindheit und Vorschulalter
Grundschulalter
Pubertät und Adoleszenz

das transaktionale Modell zwar sehr einleuchtend ist, daß jedoch die Vielzahl der einzelnen Komponenten in ihm und deren Wechselwirkung vorerst noch nicht quantitativ erfaßt werden können.

Säuglingsalter

Schädigende Einwirkungen

Bereits im Säuglingsalter kann sich eine Vielzahl von Noxen schädlich auf die Entwicklung eines Kindes auswirken.
(1) *Genetische* Einflüsse können monogenen oder polygenen Ursprungs sein. Die monogen bedingten metabolisch-genetischen Formen der Oligophrenie machen etwa 2% schwer intelligenzbehinderter Kinder aus (SHIELDS 1977). Die bekannteste monogene Störung ist die Phenylketonurie, die schon unmittelbar nach der Geburt entdeckt und durch eine entsprechende Diätbehandlung weitgehend behoben werden kann. Die meisten kinderpsychiatrisch bedeutsamen und genetisch mitbedingten Merkmale werden jedoch polygen weitergegeben. Unter diesen spielen die bereits im Säuglingsalter feststellbaren Temperamentseigenschaften eine wichtige Rolle (THOMAS u. Mitarb. 1963; THOMAS u. CHESS 1977), die auch Beziehungen zu psychischen Störungen aufweisen (RUTTER 1977). Andererseits können einige Temperamentseigen-

schaften auch eine ausgesprochen protektive Funktion haben.
Kinder, die, was ihr Temperament betrifft, als Säuglinge bereits ein hohes Ausmaß an Irregularität in verschiedenen Bereichen aufweisen (Unregelmäßigkeiten des Schlaf-Wach-Rhythmus, Eßstörungen, Schwierigkeiten beim Stuhlgang, negativistische Stimmungen), zeigen später im Vorschulalter und Schulalter ein höheres Risiko für psychische Störungen (RUTTER 1977). Umgekehrt ist ein hohes Ausmaß an Aktivität und Neugier sowie eine gut ausgeprägte Anpassungsfähigkeit schon im ersten Lebensjahr ein wichtiger protektiver Faktor.
Unter den genetischen Einflüssen im Säuglingsalter sind ferner Mißbildungen zu erwähnen, die ebenfalls später, auch dann, wenn sie nicht mit intellektueller Leistungsminderung verbunden sind, zu neurotischen Fehlentwicklungen Anlaß geben können.
(2) *Organische* Einflüsse: Unter ihnen spielen im Säuglingsalter alle Arten von Entzündungen, Traumen, Anfallsleiden, Chromosomenanomalien, insbesondere auch Reifungsverzögerungen des zentralen Nervensystems eine wichtige Rolle. Nicht zu unterschätzen sind auch Mangelernährungen mit ihren Auswirkungen auf die kognitive und emotionale Entwicklung (LLOYD-STILL 1976).
(3) *Psychische* Einflüsse: Von entscheidender Bedeutung ist das frühe Interaktionsverhalten zwischen Mutter (Ersatzmutter) und Kind. Hier wurden in den letzten Jahren eine Reihe neuer Erkenntnisse erarbeitet (PAPOUŠEK 1977; SCHAFFER 1977). Die Untersuchungen von PAPOUŠEK zeigen, daß bereits Säuglinge in der Lage sind zu lernen und daß sowohl das Ausbleiben entsprechender Lernanreize als auch die Kommunikation mit einem kranken Interaktionspartner (z. B. einer schizophrenen Mutter) zu Störungen führen kann. Manche Autoren sind der Ansicht, daß aus diesen frühen Interaktionsstörungen weitreichende Folgen insofern resultieren können, als sich bei der sequentiellen Entwicklung des Verhaltens Abweichungen schon daraus ergeben, daß frühere Verhaltensstrukturen, auf denen spätere aufbauen, bereits gestört waren. Auch Deprivationsbedingungen gehören in den Bereich der psychischen Einflüsse im ersten Lebensjahr. Extreme Deprivationsbedingungen können zu schweren psychischen Schäden (Hospitalismus, Deprivationssyndrom) führen. Allerdings scheinen die Auswirkungen einer „teilweisen und zeitweisen Deprivation" nicht so schwerwiegend zu sein, wie BOWLBY (1951) und andere Forscher angenommen haben (vgl. den Beitrag „Interaktionsstörungen" von KALVERBOER in diesem Band, Kap. 4). Zu einem solchen Ergebnis kommt auch die Studie von ERNST u. VON LUCKNER (1985), die auf einer Nachuntersuchung einer größeren Stichprobe ehemals deprivierter Säuglinge und Kleinkinder im Alter von 14 Jahren beruht. Bei der Katamnese erwiesen sich diese Kinder keineswegs als so auffällig, wie dies durch die Pioniere der Deprivationsforschung, BOWLBY (1940, 1975), GOLDFARB (1943, 1944) und SPITZ (1945, 1946a u. b), postuliert worden war. Vielmehr zeigten sie sich als durchschnittlich intelligent, hatten keine besonderen Schwierigkeiten in der Schule und zeigten nicht häufiger Verhaltensauffälligkeiten als eine gleichaltrige Kontrollgruppe. Als massivste Noxe erwies sich nicht die Trennung und Heimunterbringung, sondern die „wechselvollen und unberechenbaren späteren Familienverhältnisse", die auch für das relativ häufige depressive Syndrom dieser Kinder verantwortlich zu machen waren.
Unter den Life events spielen ernsthafte Erkrankungen der Eltern, längere Krankenhausaufenthalte des Kindes sowie alle Bedingungen, die zu einer mangelnden Versorgung des Kindes führen, auch im ersten Lebensjahr bereits eine wichtige Rolle.
(4) Damit sind bereits die *psychosozialen* Einflüsse angesprochen, die sich vorwiegend in der Familie äußern, wobei alle Faktoren einer gestörten familiären Kommunikation ins Gewicht fallen.

Alterstypische Störungen und Erkrankungen

Im Säuglingsalter ist an folgende Störungen und Erkrankungen zu denken: Chromosomenstörungen (z. B. Down-Syndrom), metabolisch-genetische Schwachsinnsformen wie die Phenylketonurie oder die Galaktosämie, Mißbildungen und andere körperliche Erkrankungen bzw. Normabweichungen. Unter den psychopathologischen Bildern kann der frühkindliche Autismus bereits in diesem Alter u. U. diagnostiziert werden. Auffällig sind ferner Hirnfunktionsstörungen, Deprivationssyndrome, Eßstörungen, hypermotorisches Verhalten (hyperkinetisches Syndrom) und Entwicklungsretardierungen in verschiedenen Bereichen (Sprache, Motorik, emotionaler Bereich).

Frühe Kindheit und Vorschulalter

Schädigende Einwirkungen

In dieser Altersstufe geht die Bedeutung der unmittelbar sich genetisch manifestierenden Störungen und organischen Einflüsse zurück zugunsten der psychischen, psychosozialen und soziokulturellen. Auch hier ist wiederum die Interaktion zwischen Faktoren für das Entstehen psychischer Erkrankungen und protektiven Faktoren von großer Bedeutung. In dieser Altersstufe manifestieren sich auch manche genetischen Erkrankungen, die das ZNS betreffen (manche Lipidosen, zerebrale Anfallsleiden).
Organische Schädigungen kommen auch auf dieser Altersstufe nicht selten vor. Am häufigsten handelt es sich um Epilepsien, Störungen der Ausreifung des ZNS, um Traumen sowie um entzündliche Prozesse.

Die bereits im Säuglingsalter sichtbar gewordenen interindividuellen Differenzen werden größer, mit der fortschreitenden Sprachentwicklung, der Entwicklung der Motorik und des Zeichnens wächst auch die Phantasietätigkeit, und das Verhalten des Kleinkindes wird stärker expansiv.

Unter den Noxen werden jetzt belastende Lebensereignisse stärker wirksam, und die Funktionen der Familie erlangen die allergrößte Bedeutung. Nachgewiesen ist die pathogene Wirkung folgender Faktoren: Scheidung der Eltern, psychiatrische Erkrankung eines oder beider Elternteile, ständige streitige Auseinandersetzungen zwischen den Eltern, belastende Verlust- und Trennungserlebnisse ohne familiäre Kompensationsmöglichkeit, Kriminalität in der Familie, Rückstellung vom Schulbesuch, nichteheliche Geburt, unvorbereiteter Krankenhausaufenthalt und manch andere Einflüsse. Gemäß der eingangs beschriebenen Modellvorstellung sind diese Einflüsse jedoch nicht an sich pathogen, sondern unter jeweils besonderen Umständen und Zeitpunkten und auch nicht für alle Kinder, sondern etwa nur für die Hälfte von ihnen. Die pathogene Wirkung steigt jedoch überproportional an, wenn mehrere dieser Faktoren zusammentreffen (RUTTER 1979).

Alterstypische Störungen und Erkrankungen

Typische Störungen zeigen sich im Vorschulalter in folgenden Bereichen: Störungen der Ausscheidungsfunktionen (Enuresis und Enkopresis) finden sich noch sehr häufig, weil die Reinlichkeitsentwicklung bei manchen Kindern entweder verspätet abgeschlossen wird oder auch bei Belastungen noch „Regressionen auf frühere Entwicklungsstadien" stattfinden. Der frühkindliche Autismus kann in dieser Altersstufe bereits recht gut diagnostiziert werden, wiewohl autistische Kinder häufig erst im Schulalter entdeckt werden. Ein weiterer Schwerpunkt alterstypischer Erkrankungen liegt bei den Sprachentwicklungsstörungen (verzögerte Sprachentwicklung, Stammeln, Dysgrammatismus); auch frühkindliche Hirnfunktionsstörungen und alle Formen der Entwicklungsverzögerungen (in der Reinlichkeitsentwicklung, im sprachlichen und im motorischen Bereich) haben in dieser Altersstufe ihren Gipfel. Aggressive Verhaltensstörungen, Nervosität, Lern- und Spielstörungen kommen ebenfalls in diesem Alter vor.

Die Vorstellung in einer kinder- und jugendpsychiatrischen Ambulanz richtet sich vielfach auch danach, wie schwerwiegend die jeweilige Verhaltensauffälligkeit von den Eltern eingeschätzt wird. Um den Bezug zur Norm herzustellen (im Sinne einer statistischen Norm), ist es daher von Interesse zu wissen, welche häufigen Störungsmuster in dieser Altersgruppe vorkommen und ob es dabei Differenzen zwischen Kindern gibt, die einer Institution vorgestellt wurden, und solchen, bei denen dies nicht erfolgte.

Grundschulalter

Schädigende Einwirkungen

Auch in diesem Alter können sich noch genetische Manifestationen zeigen (z. B. Stoffwechselstörungen). Organische Einflüsse treten hauptsächlich in Form von Unfällen mit Hirnbeteiligung auf. Bis zu zwei Fünftel aller Kindersterbefälle sind auf Unfälle zurückzuführen. Dabei sind Jungen stärker gefährdet als Mädchen. Unter den Kindern, die im Rahmen von Unfällen Schädel-Hirn-Traumen erleiden, befinden sich bei bis zu 32% der Fälle zerebral vorgeschädigte Kinder (REMSCHMIDT u. STUTTE 1980).

Genetisch-konstitutionelle und organische Ursachen führen auch zu dem im Schulalter relativ häufigen hyperkinetischen Syndrom. Vielfältig sind gerade in dieser Altersgruppe die psychischen Einflüsse. Individuelle Differenzen machen sich deutlich bemerkbar, Lernprozesse verlaufen in sehr unterschiedlicher Weise, und auch Belastungsfaktoren im familiären und weiteren psychosozialen Bereich (z. B. Tod oder Trennung von den Eltern, negative Erfahrungen mit der Schule, Versagungserlebnisse) spielen in dieser Altersstufe eine wichtige Rolle.

Alterstypische Störungen und Erkrankungen

Im Schulalter kann man bereits sehr deutlich die wichtigsten Störungen und Erkrankungen in externalisierte und internalisierte Störungen unterscheiden. Unter den externalisierten spielen Hyperaktivität, aggressives Verhalten, Dissozialität und Kinderdelinquenz bereits eine wichtige Rolle. Zu den internalisierten Störungen gehören die auf dieser Altersstufe vorkommenden Angst- und Affektsyndrome, unter denen Schulangst und Schulphobie besonders hervorzuheben sind. Daneben existiert natürlich eine ganze Reihe anderer Erkrankungen, die auch schon auf früherer Altersstufe vorkommen können, wie zerebrale Anfallsleiden, Hirnfunktionsstörungen, Enuresis und Enkopresis, psychosomatische Erkrankungen, chronische innere Erkrankungen mit ihren psychischen Folgen usw.

Pubertät und Adoleszenz

Schädigende Einwirkungen

Nach der Pubertät und in der Adoleszenz bilden sich einerseits eine Reihe von Störungen und Erkrankungen zurück, die sehr stark mit Entwicklungsprozessen gekoppelt sind und mit zunehmender Reife ihre Existenzgrundlage verlieren. Es sind dies jene Erkrankungen, die ihr Hauptmanifestationsalter in der Kindheit haben und gegen die Adoleszenz hin einen Häufigkeitsabfall zeigen. Dies trifft zu für Enuresis, Enkopresis, Hyperaktivität, für Tics und aggressive Verhaltensstörungen sowie bestimmte neurotische Reaktionen wie Tierphobien. Andererseits gibt es in der Adoleszenz neu auftretende Erkrankungen. Bei diesen handelt es sich häufig um die Manifestation genetisch bedingter oder mitbedingter Störungen, die vielleicht deswegen erst in der Adoleszenz auftreten, weil in dieser Phase erstmalig die typischen psychischen Ausdrucksmittel zur Verfügung stehen, die die Voraussetzung für eine charakteristische Symptomatik abgeben. Dabei steht die Auseinandersetzung mit spezifischen Problemen der Adoleszenz häufig im Vordergrund. Hierzu gehören depressive Syndrome verschiedener Genese, z. T. schizophrene Psychosen und manisch-depressive Erkrankungen. Zu einer zweiten Gruppe von Störungen zu rechnen sind die Reifungs- und Adoleszentenkrisen, bei denen die Auseinandersetzung mit der eigenen Körperlichkeit und mit der sozialen Umwelt zu für diese Lebensphase typischen Konflikten führt (Störungen des Sexualverhaltens, Identitätskrisen, Autoritätskonflikte). Darüber hinaus existiert eine Reihe von Syndromen, bei denen, infolge der Auseinandersetzung mit dem in Wandlung begriffenen Körper, körperliche Symptome ganz im Vordergrund stehen. Hierzu gehören vor allem Depersonalisationssyndrome, hypochondrische Reaktionen, narzißtische Krisen, depressive Reaktionen und z. T. Suizidversuche.

Auch in der Adoleszenz können sich praktisch alle in Abb. 4.1 erfaßten schädigenden Einflüsse manifestieren. Im wesentlichen handelt es sich um psychische und psychosoziale Einflüsse und um die Manifestation genetischer Dispositionen in einer Phase erheblicher körperlicher Wandlungen.

Literatur

Bowlby, J.: The influence of early environment in the development of neurosis and neurotic character. Int. J. Psychoanal. Psychother. 21 (1940) 154
Bowlby, J.: Maternal Care and Mental Health. WHO Monogr. Series no. 2. WHO, Geneva 1951
Bowlby, J.: Attachment and Loss, vol. 1: Attachment. Hogarth, London 1969
Bowlby, J.: Mother-child separation. In: Mental Health and Infant Development, hrsg. von K. Soddy. Routledge and Kegan Paul, London 1975
Ernst, C., N. von Luckner: Stellt die Frühkindheit die Weichen? Eine Kritik an der Lehre von der schicksalshaften Bedeutung erster Erlebnisse. Enke, Stuttgart 1985
Goldfarb, W.: The effects of early institutional care on adolescent personality. J. Exp. Educ. 12 (1943) 106
Goldfarb, W.: Effects of early institutional care on adolescent personality. Amer. J. Orthopsychiat. 14 (1944) 441
Lloyd-Still, J. D. (Ed.): Malnutrition and Intellectual Development. MTP Press Ltd., Lancaster 1976
Papoušek, H.: Entwicklung der Lernfähigkeit im Säuglingsalter. In: Intelligenz, Lernen und Lernstörungen, hrsg. von G. Nissen. Springer, Berlin 1977
Remschmidt, H.: Neuere Ergebnisse zur Psychologie und Psychiatrie der Adoleszenz. Z. Kinder- u. Jugendpsychiat. 3 (1975) 67

Remschmidt, H.: Störungen und Normvarianten kindlichen Verhaltens auf verschiedenen Altersstufen. Med. Welt 31 (1980) 320
Remschmidt, H., H. Stutte: Neuropsychiatrische Folgen nach Schädel-Hirn-Traumen bei Kindern und Jugendlichen. Huber, Bern 1980
Rutter, M.: Individual differences. In: Child Psychiatry, Modern Approaches, hrsg. von M. Rutter, L. Hersov. Blackwell, Oxford 1977
Rutter, M.: Protective factors in children's responses to stress and disadvantage. In: Primary Prevention of Psychopathology, vol. 3: Social Competence in Children, hrsg. von M. W. Kent, J. E. Rolf. Univ. Press of New England, Hanover/N.H. 1979
Rutter, M.: Resilience in the face of adversity. Protective factors and resistance to psychiatric disorder. Brit. J. Psychiat. 147 (1985) 598
Sameroff, A. J., M. J. Chandler: Reproductive risk and the continuum of caretaking casuality. In: Review of Child Development Research, vol. 4, hrsg. von F. D. Horowitz. University of Chicago Press, Chicago 1975
Schaffer, H. R. (Ed.): Studies in Mother-Infant Interaction. Academic Press, London 1977
Shields, J.: Polygenic influences. In: Child Psychiatry, Modern Approaches, hrsg. von M. Rutter, L. Hersov. Blackwell, Oxford 1977
Spitz, R. A.: Hospitalism. Psychoanal. Study Child 1 (1945) 53
Spitz, R. A.: Hospitalism: a follow-up report. Psychoanal. Study Child 2 (1946a) 113
Spitz, R. A.: Anaclitic Depression. Psychoanal. Study Child 2 (1946b) 313
Thomas, A., St. Chess: Temperament and Development. Brunner & Mazel, New York 1977. Deutsche Übersetzung: Temperament und Entwicklung. Enke, Stuttgart 1980
Thomas, A., St. Chess, H. G. Birch, M. E. Hertzig, S. Korn: Behavioral Individuality in Early Childhood. University Press, New York 1963

Somatische, psychische, psychosoziale und soziokulturelle Einflüsse

*Klaus Minde**

Einflußarten

Im vorhergehenden Teil dieses Kapitels wurden einige bedeutsame Faktoren untersucht, die beim Zustandekommen von psychiatrischen Störungen eine Rolle spielen können. Die folgenden Abschnitte werden sich mit anderen wichtigen biologischen, sozialen und psychologischen Einflußquellen befassen, die den sich entwickelnden Organismus mitformen. Manche von ihnen sind in Tab. 4.3 aufgeführt. Der Leser sollte sich jedoch vor Augen halten, daß psychiatrische Störungen immer durch ein Zusammenwirken von biologischen

---

* Übersetzung: P. M. Schieber

Tabelle 4.3 Faktoren, die Hirnschäden bewirken können

Ursachen	Beispiele
Komplikationen während der Schwangerschaft und der Geburt	Hypoxie, intrakranielle Blutung (aufgrund künstlicher Beatmung), Kernikterus, Frühreife
Infektionen	bakterielle Meningitis, Toxoplasmose, rheumatisches Fieber (Chorea Sydenham), kongenitale Lues; Virusinfektionen (ECHO-Viren, Mumps, Röteln, Encephalitis lethargica), Sinusthrombose
Gefäßerkrankungen des Gehirns	Embolie, intrazerebrale Blutung
Schädel-Hirn-Traumen	Schädelfraktur, subdurales Hämatom
Metabolische Erkrankungen	akute oder chronische Mangelernährung, Hypothyreoidismus, endokrine Störungen, Phenylketonurie, Tay-Sachssche Erkrankung, Morbus Gaucher, Galaktosämie
Toxische Substanzen	Blei- und Quecksilberintoxikation, Intoxikation durch Barbiturate und Alkohol
Degenerative Erkrankungen des zentralen Nervensystems	tuberöse Hirnsklerose, zerebrale Lähmung, Friedreichsche Ataxie
Chromosomenanomalien und Mißbildungen	Down-Syndrom, Trisomie 13 oder 18, kongenitaler Hydrozephalus, Kraniostenose
Tumoren	Gliome, Kraniopharyngeome, Meningiome

und Umweltfaktoren verursacht werden. Außerdem kann der gleiche Faktor abhängig vom Alter der Kinder unterschiedlichen Einfluß haben, da sich ihre entwicklungsbedingten Bedürfnisse laufend ändern, und er kann Veränderungen sowohl im biologischen als auch im intellektuellen, emotionalen und sozialen Verhalten bewirken.

Somatische Einflüsse

Seit geraumer Zeit ist bekannt, daß schwerwiegende Läsionen des zentralen Nervensystems, insbesondere bei Kleinkindern, mit später auftretender niedriger Intelligenz und erhöhter psychiatrischer Morbidität in Zusammenhang stehen (RUTTER u. Mitarb. 1970b; SEIDEL u. Mitarb. 1975).
In der Studie von RUTTER u. Mitarb. (1970a) an 10- und 11jährigen Kindern der Isle of Wight lag die Rate von Verhaltensstörungen bei Kindern mit neuroepileptischen Auffälligkeiten bei 34,3%, im Gegensatz zu 6,6% in der Gesamtbevölkerung. Im Vergleich dazu zeigten Kinder, die an einer chronischen Erkrankung oder Krankheit nur des peripheren Nervensystems ohne Beeinträchtigung des Gehirns (z. B Poliomyelitis) litten, zu 11,6% psychiatrische Störungen. Dies schließt die Möglichkeit aus, daß psychiatrische Störungen nur auf nichtspezifische Wirkungen chronischer Erkrankungen zurückzuführen waren.

Faktoren, die psychiatrische Komplikationen bewirken

Zeitpunkt der Schädigung:
Es besteht allgemeine Übereinstimmung, daß verschiedene Teile des zentralen Nervensystems am stärksten in bestimmten Entwicklungsperioden wachsen. So haben DOBBING u. SANDS (1973) z. B. gezeigt, daß eine schnelle neuronale Vermehrung in der 12.–18. Woche nach der Konzeption stattfindet. Dies ist eine Periode, in der der Fetus relativ unangreifbar für Störungen der Plazentafunktion ist, aber leicht geschädigt werden kann durch Drogen und Röntgenstrahlen (YAMAZAKI 1966).
Gliazellen vermehren sich zwischen der 20. Woche und einem Jahr nach der Konzeption. Sie sind daher bei Mangelernährung besonders gefährdet. Die spätere Hirnentwicklung ist charakterisiert durch die Myelinisierung vieler Teile des zentralen Nervensystems. Folglich wirkt sich eine Schädigung während dieser Periode eher in umschriebenen Defiziten aus, während das junge, sich entwickelnde Hirn anfälliger für generelle Schädigungen ist. Das ist klinisch durch Daten belegt, die spätere allgemeine intellektuelle Beeinträchtigung vor allem bei solchen Kindern zeigen, die während der ersten Lebensjahre an schweren metabolischen Defekten, chronischer Unterernährung oder einer lokalen Kopfverletzung gelitten haben (CRAVIOTO u. Mitarb. 1966; KLEIN u. Mitarb. 1975; SHAFFER u. Mitarb. 1975).
Wenngleich also die allgemeine Intelligenz am meisten durch frühe Schädigung beeinflußt scheint, fanden SHAFFER u. Mitarb. (1975) dennoch bei Kindern, die zwischen dem 6. Monat und 12 Jahren eine Kortexverletzung erlitten, keinen Zusammenhang zwischen dem Alter, in dem die Verletzung stattgefunden hat, und späteren psychiatrischen Auffälligkeiten. Das bedeutet, daß zumindest während dieser Zeit andere Hirnareale die Kontrolle spezifischer Verhaltensweisen übernehmen können.

Art der Schädigung:
Während das Auftreten schwerer Hirnschäden bei Kleinkindern zu niedriger Intelligenz und erhöhter psychiatrischer Morbidität führt, ist die prognostische Beziehung zwischen geringen perinatalen Risikofaktoren und psychiatrischen Schwierigkeiten weniger eindeutig belegt. LILIENFELD u. PASAMANICK (1956) schlossen in ihren retrospektiven Untersuchungen von einer späteren abnormen Entwicklung auf vorangegangene medizinische Kom-

plikationen; doch prospektive Studien (GRAHAM u. Mitarb. 1962; DAVIE u. Mitarb. 1972) haben nur minimale Unterschiede im Verhalten von Kindern herausgefunden, die an schwerer Asphyxie litten oder ein niedriges Geburtsgewicht aufwiesen. Die Daten von DAVIE u. Mitarb. (1972) sind deshalb besonders überzeugend, weil diese Autoren all jene Kinder erfaßten, die im Laufe einer Woche des Jahres 1958 im United Kingdom geboren wurden, diese 7 Jahre lang beobachteten und folglich ihre Ergebnisse auf eine umfangreiche Stichprobe gründeten (N = 4010).

Die allgemein *niedrige Korrelation* zwischen verschiedenartigen *Hirnschäden und späteren Verhaltensauffälligkeiten* kann zurückgeführt werden auf:

a) unser Unvermögen, Hirnschäden exakt zu diagnostizieren, und/oder
b) die Wahrscheinlichkeit, daß Umweltfaktoren die Verhaltensfolgen von Organschäden ausgleichen.

Zu a)
Verhaltensmerkmale sind von begrenztem Nutzen bei der *Diagnose eines Hirnschadens,* da offensichtlich nur sehr schwere abnorme intellektuelle oder neurologische Dysfunktionen im direkten Zusammenhang mit Strukturschädigungen des ZNS stehen (CROME 1960).

Darüber hinaus können psychologische Tests und EEG-Auffälligkeiten allein wenig nützen bei der Diagnose einer Hirnschädigung (HERBERT 1964; WERRY 1972; RUTTER 1977). Die sogenannten neurologischen „soft signs" (z. B. Probleme der Koordination bei der Feinmotorik, Hüpfen oder Gleichgewichthalten) (HERTZIG u. Mitarb. 1969; WOLFF u. HURWITZ 1973) haben sich gleichfalls als wenig verläßliche Indikatoren für Hirnschädigungen erwiesen.

Die Entwicklung der Computertomographie gibt uns vielleicht die Möglichkeit zu einer valideren Messung eines Hirnschadens. Sie besitzt als diagnostisches Instrument die notwendige Genauigkeit für den Nachweis defekten Hirngewebes und übertrifft damit viele der traditionellen diagnostischen Methoden.

Zu b)
Die *Wechselwirkung von Hirnschädigungen und Umwelteinflüssen* auf die Zu- und Abnahme psychiatrischer Störungen ist ein komplexer Prozeß.

Es ist seit langem bekannt, daß die soziale Umwelt eine wichtige Variable in der Entstehung von allen psychiatrischen Störungen ist (DEUTSCH 1969). Es wurde auch gezeigt, daß die Wahrscheinlichkeit, daß ein Kind im Anschluß an einen zerebralen Schaden eine psychiatrische Symptomatologie entwickelt, sowohl mit der sozioökonomischen Situation seiner Familie als auch mit den spezifischen Entwicklungsschritten zusammenhängt, die das Kind zu bewältigen hat (RUBIN u. Mitarb. 1973; RUTTER u. QUINTON 1977; MINDE 1978).

Dieser Prozeß wird oft als eine Reihe von „Transaktionen" beschrieben, bei denen der Organismus mit einer Anzahl von Umweltvariablen interagiert, von ihnen verändert wird und in seiner neuen Konstellation wiederum die Umwelt beeinflußt.

Ein neueres Beispiel für die Bedeutung der Wechselwirkung zwischen Umweltfaktoren und Hirnschädigungen wurde von SIGMAN u. Mitarb. (1979) demonstriert. Sie untersuchten eine Stichprobe von 126 Frühgeburten mit weniger als 37 Schwangerschaftswochen und einem Geburtsgewicht von weniger als 2500 g. Sie fanden, daß Kinder mit einer hohen Anzahl von Neugeborenenkomplikationen im Alter von 2 Jahren eine bessere kognitive Entwicklung zeigten als Kinder, die relativ wenige medizinische Komplikationen hatten. Sie zeigten aber auch, daß die Eltern der „kranken" Kinder sie gerade wegen ihrer schwierigen Vorgeschichte mit mehr Anregung versorgten und daß damit die beiden Phänomene stark miteinander verbunden sind. Dennoch kann man sagen, daß Infektionen des zentralen Nervensystems, besonders dann, wenn sie sich in den ersten 12 Monaten ereignen, oft Beeinträchtigungen der Intelligenz und des Sprachverhaltens zur Folge haben (SELLS u. Mitarb. 1975).

Ein weiterer Beweis dafür, mit welcher Vorsicht man direkte Korrelationen zwischen einem kausalen Agenten und einem abnormalen Verhalten betrachten muß, sind die Daten von CHESS und Mitarbeitern. Diese Autoren fanden in ihrer Untersuchung über Kinder mit kongenitalen Röteln einen bedeutsamen Prozentsatz von Patienten mit autismusähnlichem Verhalten (CHESS u. Mitarb. 1971).

Es ist aber unwahrscheinlich, daß diese spezifischen Symptome mit dem Rötelnvirus als solchem in Zusammenhang stehen, weil auch viele als autistisch diagnostizierte Kinder Zeichen von Hirnschäden wie schlechte motorische Koordination und epileptische Anfälle aufweisen (LOCKYER u. RUTTER 1969, 1970).

Auf welchem Wege verursachen Hirnschäden psychiatrische Störungen?

Der genaue Mechanismus bei der Genese von psychischen Störungen kann bislang nur vermutet werden. RUTTER hat folgende Abläufe postuliert:

a) Abnorme Hirnaktivitäten, wie Anfälle, erzeugen auf direktem Wege Verhaltensstörungen.
b) Hirnschädigungen beeinträchtigen Intelligenz und Lernfähigkeit. Schulischer Mißerfolg führt wiederum zu geringer Selbstachtung (HOY u. Mitarb. 1978) und zur Ablehnung durch Altersgenossen.
c) Hirngeschädigte Kinder zeigen einen höheren Prozentsatz von Verhaltensmerkmalen, die dem Syndrom des „schwierigen Kindes" zugeordnet werden (PRECHTL 1960; THOMAS u. CHESS 1977). Das macht ihren Eltern den Umgang mit

ihnen schwierig und kann demzufolge Verhaltensstörungen verursachen.
d) Die für hirngeschädigte Kinder notwendige medizinische Behandlung wie etwa durch Arzneimittel hat häufig schädigende Nebenwirkungen (STORES 1975), die sich in erneuter Symptomatik und Klinikeinweisung manifestieren können (DOUGLAS 1975; QUINTON u. RUTTER 1976).
e) Die familiäre Reaktion auf das hirngeschädigte Kind kann qualitativ verschieden sein und dadurch maladaptive Verhaltensweisen begünstigen (MINDE 1978).

All diese Faktoren führen Kinder offenbar in eine „Risikosituation", die zweifellos zu ihrer hohen psychiatrischen Morbiditätsrate beiträgt.

Psychische Einflüsse

Einen äußerst wichtigen Erfahrungshintergrund für die Gesamtentwicklung eines Kindes bilden Art und Ursprung seiner frühen menschlichen Umwelt. Seine Bezugspersonen sorgen für angemessene motorische, kognitive und perzeptive Stimulation. Sie müssen ihm auch das Gefühl vermitteln, daß die Welt lebenswert ist, daß Konflikte unvermeidlich, aber zu meistern sind und die Möglichkeit besteht, angenehme und befriedigende Beziehungen mit anderen Menschen einzugehen.
Aufgrund klinischer Beurteilung ist es offensichtlich, daß Defizite in einem oder mehreren Bereichen dieser frühen menschlichen Umwelt zu Fehlentwicklungen und damit psychiatrischen Störungen führen können.
Ebenso klar ist, daß die Befunde in diesem Bereich komplex und oft widersprüchlich sind, daß die Komplexität der menschlichen Interaktion sich einer einfachen Kategorisierung entzieht.
Beim Versuch, diesen recht verworrenen Bereich der Kinderpsychiatrie zu sichten, befaßt sich der vorliegende Beitrag nur mit Befunden aus solchen Untersuchungen, die hinreichend strengen wissenschaftlichen Kriterien genügen. Theoretische Standpunkte werden nicht diskutiert.

Bindungsverlust

Über die Notwendigkeit einer ausreichenden Bindung zwischen der primären Bezugsperson und ihrem Kind als Voraussetzung für eine spätere positive Entwicklung wurde bereits viel geschrieben (KLAUS u. KENNELL 1982).
Es konnte gezeigt werden, daß das Fehlen einer solchen Bindung zu Problemen bei der eigenen Bindungsfähigkeit des Kindes führt, und es wurde sogar als ein Verursachungsfaktor bei Kindesmißhandlungen angenommen (LYNCH 1975; HELFER u. KEMPE 1976).
Kinder, die mißhandelt werden, kommen oft aus benachteiligten Familien (BALDWIN 1977), sind Frühgeburten und/oder zeigen spezielle abnorme Kennzeichen wie etwa geistige Behinderung (ELMER u. GREGG 1967).

Entbehrung der Mutter

1951 erkannte BOWLBY, daß Trennungserfahrungen in der frühen Kindheit eine entscheidende Rolle bei der Genese von Ängsten und folglich auch bei der Entwicklung von vielen psychischen Störungen in der Kindheit spielen (BOWLBY 1951). Inzwischen wurde vielfach versucht, die Auswirkungen der Trennung in ihren verschiedenen Formen auf spezifische kognitive und emotionale Funktionen zu untersuchen.
Die dabei gefundenen Ergebnisse lassen sich folgendermaßen zusammenfassen:

a) Es spricht manches dafür, daß viele (aber nicht alle) Kinder unter 5 Jahren auf Trennung mit Kummer und Schmerz reagieren. Diesem Leid folgt Hoffnungslosigkeit und Verzweiflung und schließlich Rückzug von der Außenwelt (ROBERTSON u. ROBERTSON 1971).
b) Die emotionalen Folgen einer Trennung sind unterschiedlich je nach dem Alter der Kinder (VERNON u. Mitarb. 1965; RUTTER 1972), der Stabilität der vorangegangenen Bindung an die Bezugsperson (AINSWORTH u. Mitarb. 1978), der Verfügbarkeit von neuem Spielzeug oder anderen wohlwollenden Erwachsenen (RHEINGOLD u. SAMUELS 1969; RUTTER 1972) und der Erfahrung mit früheren Trennungserlebnissen (MINDE u. MALER 1968; STACEY u. Mitarb. 1970).
c) Wiederkehrende oder langfristige Trennungen durch Hospitalisierung bringen ein erhöhtes Risiko für spätere Lern- und Verhaltensschwierigkeiten mit sich (DOUGLAS 1975) oder im Falle von erneuter Heimunterbringung eine Zunahme dissozialer Verhaltensstörungen (WOLKIND u. RUTTER 1973).
d) Institutionalisierte Kinder neigen später häufig zu psychiatrischen Erkrankungen, die hauptsächlich charakterisiert sind durch Vertrauensverlust, schwach ausgeprägte zwischenmenschliche Beziehungen und dissoziales Verhalten.
Dieser Zusammenhang wurde zum ersten Mal von BOWLBY in seiner Studie an 40 jugendlichen Dieben nachgewiesen (BOWLBY 1946), später durch die gut kontrollierten Studien von TIZARD u. REES (1975) belegt.

Es muß aber auch betont werden, daß langfristigen oder wiederholten Trennungen häufiger eine schlechte Beziehung zwischen den Eltern und/oder andere Symptome im Zusammenhang mit Familienkonflikten vorausgehen (WOLKIND u. RUTTER 1973). RUTTER (1971) hat eindeutig gezeigt, daß Kinder mit einem solchen Familienhintergrund mehr unter einer Trennung leiden als jene, die aus anderen Gründen, wie durch Tod der Eltern, getrennt werden.

Familien mit nur einem Elternteil

Kinder, die bei nur einem Elternteil aufwachsen, neigen mehr zu psychiatrischen Störungen als andere Kinder (RUTTER 1975).

Während aus der älteren Literatur hervorgeht, daß die später eintretenden Schwierigkeiten durch das Fehlen von Vater oder Mutter an sich verursacht wurden, machen neuere Untersuchungen die vielen Belastungsfaktoren verantwortlich, die mit der Situation eines alleinerziehenden Elternteils einhergehen (HERZOG u. SUDIA 1968). Einige dieser Faktoren wurden bereits erwähnt: eheliche Streitigkeiten und Disharmonien, die oft der Auflösung einer Ehe vorausgehen (WEST u. FARRINGTON 1973); die häufig problematische Finanzlage unvollständiger Familien (HUNT u. Mitarb. 1973) und ganz einfach das Fehlen von Modellen für das Kind, das nicht erlebt, daß Erwachsene harmonisch zusammenleben können.

Die psychischen Auswirkungen werden durch das Alter des Kindes entscheidend beeinflußt. Bei Verlust eines Elternteils zeigen Kleinkinder weniger Störungen als Jugendliche (CHESS u. HASSIBI 1978, S. 104).

Alleinstehende berufstätige Mütter erhöhen nicht die Wahrscheinlichkeit für psychiatrische Störungen, wenn adäquate Ersatzpflege für das betreffende Kind vorhanden ist (SCHWARZ u. Mitarb. 1974).

Weitere Belastungsfaktoren

Scheidungen verursachen Kindern oft großen Kummer, was sich in Sorge und Schuldgefühlen bezüglich ihrer eigenen Rolle bei der Auflösung der Ehe dokumentiert, in ihrer künftigen Beziehung zu jedem der beiden Elternteile und ihrer Unsicherheit gegenüber Alterskameraden (WALLERSTEIN u. KELLY 1975).

Gewöhnlich sind diese Symptome von vorübergehender Natur und verfestigen sich nur dann, wenn das Kind in Sorgerechtsauseinandersetzungen nach der Scheidung verstrickt ist oder wenn der verbliebene Elternteil keine adäquate Versorgung gewährleisten kann.

Eine Adoption wurde lange als potentieller Verursachungsfaktor für psychische Probleme angesehen (LAWTON u. GROSS 1964). Während viele frühe Studien zu diesem Phänomen methodisch unzureichend kontrolliert waren, wird gegenwärtig kaum bezweifelt, daß adoptierte Jungen eine höhere Rate psychiatrischer Störungen aufweisen, als nach dem Zufall zu erwarten wäre (BOHMAN 1977). Es ist zur Zeit noch nicht geklärt, ob dies an genetischen Faktoren des Kindes liegt oder an Faktoren innerhalb der Adoptivfamilie, z. B. Enttäuschungen über die Unfruchtbarkeit eines der Ehegatten oder andere soziale Begleitumstände.

Einen Versuch, die Streßfaktoren des Alltagslebens, die psychische Fehlanpassungen hervorrufen können, zu erfassen, stellen die sogenannten „life event inventories" dar. Es handelt sich dabei um die Aufstellung von Ereignissen, die bei Patienten häufiger auftreten, bevor sie mit einer bestimmten medizinischen Diagnose in ein Krankenhaus eingeliefert werden, wie z. B. Tbc (HAWKINS u. Mitarb. 1957), Schwangerschaftskomplikationen (GORSUCH u. KEY 1974) oder Verkehrsunfälle (SELZER u. VINOKUR 1974).

RAHE entwickelte als erster eine Methode, mit der besondere lebensverändernde Ereignisse skaliert und entsprechend ihrer Bedeutsamkeit für eine durchschnittliche Person gewichtet wurden (RAHE u. Mitarb. 1964). Später entwickelte CODDINGTON (1972) ein „Life Event Inventory" für Kinder in den USA, das von MONOGHAN u. Mitarb. (1979) für englische Bedingungen überarbeitet wurde. Eine ausführliche Aufstellung solcher „life events" enthält Tab. 4.4.

Das Ziel eines solchen „Streßfragebogens" ist es, das Ausmaß der psychischen Betroffenheit und der erforderlichen Wiederanpassungsleistung, die für eine durchschnittliche Person nach Schicksalsschlägen notwendig ist, auf einer Skala von 0–100 zu bewerten.

So wird z. B. ein Ereignis wie der Tod eines Elternteils mit einer hohen Zahl bewertet, der Umzug in ein neues Haus mit einer sehr viel niedrigeren.

Die Schwierigkeiten, die solchen Skalen eigen sind, sind offensichtlich. Gleiche Ereignisse sind für verschiedene Personen von verschiedener Bedeutung, außerdem können psychische Abwehrmechanismen die Auswirkungen dieser Umweltveränderungen beeinflussen. Es ist deshalb nicht überraschend, daß trotz einer positiven statistischen Beziehung zwischen pädiatrischen Beschwerden wie etwa jugendlicher rheumatischer Arthritis (HEISEL 1972) oder Blinddarmentzündung und streßbeladenen Schicksalsschlägen (HEISEL u. Mitarb. 1975) die Korrelation 0,35 nie übersteigt.

Das heißt, daß höchstens 10% aller Krankheiten statistisch auf kürzlich erlebten Streß durch schicksalhafte Lebenserfahrungen zurückgeführt werden können.

Nichtsdestoweniger hat die jüngste Nomenklatur psychiatrischer Störungen, die sowohl von der World Health Organization (ICD 9) als auch von der American Psychiatric Association (DSM-III) übernommen wurde, es für sinnvoll erachtet, der phänomenologischen Beschreibung der einzelnen psychiatrischen Störungen eine weitere Achse hinzuzufügen, die global die streßvollen Bedingungen erfaßt, denen ein Kind vor Beginn seiner derzeitigen psychiatrischen Störung ausgesetzt war.

Im DSM-III wird diese Achse als „Psychosoziale Streßfaktoren" bezeichnet und enthält Ereignisse, die mit Lebensveränderungen wie Heirat oder Lebenskrisen wie Arbeitslosigkeit zu tun haben.

Zusammenfassend kann man somit sagen, daß Trennungen, familiäre Konflikte und der Verlust der primären Bezugsperson eine äußerst wichtige

Tabelle 4.4 Life-event-Fragebogen für Kinder: Mittelwerte der Beurteilungen, die 15 Kinderärzte, 26 Lehrer und 14 Sozialarbeiter kindlichen Lebensereignissen gegeben haben (nach Monoghan u. Mitarb. 1979)

	Total
Tod eines Elternteils	95
Trennung von den Eltern	86
Scheidung der Eltern	81
Sexuelle Vergewaltigung des Kindes	80
Auftreten einer erkennbaren Mißbildung	78
Tod eines Bruders oder einer Schwester	78
Gefängnisaufenthalt eines Elternteils für ein Jahr oder länger	74
Ernsthafte Krankheit des Kindes, die einen Krankenhausaufenthalt erfordert	74
Entdeckung, ein adoptiertes Kind zu sein	71
Ehe eines Elternteils mit einem Stiefelternteil	70
Ernsthafte Krankheit eines Elternteils, die einen Krankenhausaufenthalt erfordert	67
In der Schule ein Jahr wiederholen zu müssen	61
Veränderung der Beliebtheit des Kindes bei Freunden	61
Tod eines engen Freundes oder Verwandten des Kindes	60
Einschulung	59
Zunehmende Streitigkeiten zwischen den Eltern	55
Verweis von der Schule	52
Zunehmende Auseinandersetzungen mit den Eltern	51
Geburt eines Geschwisters	50
Tod eines Großelternteils	50
Gefängnisaufenthalt eines Elternteils für 30 Tage oder weniger	50
Neuer Arbeitsplatz des Vaters, der eine längere Abwesenheit von zu Hause erforderlich macht	45
Schulwechsel	45
Ein geliebtes Geschwister verläßt das Zuhause	45
Mutter nimmt eine Ganztagsarbeit an	43
Aufnahme eines 3. Erwachsenen in die Familie	42
Arbeitslosigkeit eines Elternteils	41
Ernsthafte Krankheit eines Geschwisters, die einen Krankenhausaufenthalt erfordert	40
Hervorragende persönliche Leistung	39
Zunehmende Streitigkeit mit Geschwistern	39
Schwangerschaft einer unverheirateten, minderjährigen Schwester	34
Veränderung der finanziellen Lage der Eltern	32
Umzug	32
Abnahme der Streitigkeiten zwischen den Eltern	28
Abnahme der Auseinandersetzungen mit den Eltern	22
Beginn eines neuen Schuljahres	21
Vollwertiges Mitglied einer Kirche zu werden	20
Abnahme der Streitigkeiten mit Geschwistern	18

Rolle spielen bei der Genese von späteren psychiatrischen Störungen.
Andererseits sollte man abermals betonen, daß jeder hier diskutierte psychologische Faktor die Entwicklung eines Kindes auf dem Hintergrund vieler anderer Umwelt- oder genetischer Faktoren beeinflußt und daß sowohl diagnostische als auch therapeutische Interventionen immer das gesamte Spektrum dieser Einflüsse berücksichtigen müssen.

Psychosoziale Einflüsse

Armut und damit zusammenhängende Faktoren

Das konsistenteste Ergebnis in der traditionellen psychiatrischen Literatur ist der Zusammenhang zwischen Armut, Erziehungsdefiziten, niedrigen Intelligenzwerten und Kriminalität bei Kindern (DEUTSCH 1969; WEST u. FARRINGTON 1973).
Neuere Studien haben jedoch ergeben, daß die höhere Delinquenzrate in armen Familien wenigstens teilweise auf einen Anteil konfundierender Variablen zurückgeführt werden kann. Zum Beispiel konnte gezeigt werden, daß die Polizei Kinder je nach ihrer sozialen Herkunft unterschiedlich behandelt (BELSON 1968); weiterhin, daß Delikte, unabhängig vom Einkommen, in bestimmten Stadtbezirken häufiger auftreten (POWER u. Mitarb. 1972; RUTTER u. Mitarb. 1975c) und daß auch bei sozial schwachen Familien Delinquenz in erster Linie mit „Broken home", beengten Wohnverhältnissen, Kriminalität des Vaters und psychischen Konflikten verbunden ist (ROBINS u. Mitarb. 1975; RUTTER u. QUINTON 1977; OFFORD u. Mitarb. 1979).

Schule

Es gibt mittlerweile eine Reihe guter Studien, die bei Schulkindern zeigen, daß Verhaltensmaße wie unentschuldigtes Fernbleiben vom Unterricht, Delinquenz und psychiatrische Auffälligkeit in Abhängigkeit von der besuchten Schule starken Streuungen unterworfen sind (POWER u. Mitarb. 1972; RUTTER u. Mitarb. 1975; RUTTER 1985). GATH u. Mitarb. (1976) fanden beispielsweise, daß im Distrikt London die mittleren jährlichen Delinquenzraten in weiterführenden Schulen zwischen 4 und 152 Fällen schwanken.
Die Unterschiede zwischen verschiedenen Schulen hinsichtlich ihrer Fähigkeiten, ein Kind zum Guten oder Schlechten hin zu beeinflussen, sind offenbar nicht auf die Schülerzahl pro Lehrer (Schüler-Lehrer-Schlüssel) zurückzuführen, sondern vor allem auf die „Schulatmosphäre" (RUTTER 1985). Obgleich bisher kaum bekannt ist, was eine „gute Atmosphäre" im einzelnen ausmacht, weiß man doch, daß in Schulen, deren Personal und/oder Schüler häufig wechseln, Kinder mehr Schwierigkeiten haben als in Schulen mit festem Personalbestand.

Andere Einflüsse

Fast alle psychiatrischen Störungen treten bei Jungen häufiger auf als bei Mädchen (RUTTER 1979). Das wird meistens der erhöhten Vulnerabilität des männlichen Geschlechts für psychischen Streß zugeschrieben. Jungen sind zum Beispiel weitaus anfälliger für Streit in der Familie, belastende Trennungserfahrungen und psychiatrische Auffälligkei-

ten infolge von Hirnschädigungen (RUTTER u. Mitarb. 1970b).
In einigen Studien wurden bei Einwandererkindern höhere Raten von Verhaltensabweichungen gefunden als bei einheimischen Kindern (RUESCH 1958; RUTTER u. Mitarb. 1974; MINDE u. MINDE 1976; YULE u. Mitarb. 1975); sie lebten in ärmlichen Wohnungen, wurden mehr durch Nichtverwandte aufgezogen und lebten öfter in zerrütteten Familien (RUTTER u. Mitarb. 1975c). Von diesen Faktoren weiß man, daß sie häufig mit psychischen Auffälligkeiten einhergehen.
Zusammenfassend läßt sich sagen, daß die Untersuchungen psychosozialer Einflüsse auf das Verhalten von Kindern darauf hindeuten, daß die Beziehungen innerhalb der Familie in hohem Maße durch soziale Umstände geformt werden. Das Ausmaß, in dem diese Faktoren ein Individuum beeinflussen, hängt von mehreren Umständen ab. So hat RUTTER (1985) herausgefunden, daß Kinder mit nur einem Risikofaktor, z. B. Armut oder väterliche Kriminalität, nicht häufiger Verhaltensabnormitäten zeigen als Kinder ohne jegliche Risikofaktoren.
Wenn ein Kind zwei Risikofaktoren ausgesetzt war, vervierfachte sich die Wahrscheinlichkeit für das Auftreten einer Störung, und sie verdreifachte sich abermals, wenn vier Belastungsfaktoren zugleich auftraten. Dies bedeutet ein deutlich erhöhtes Risiko als Resultat der Akkumulierung psychologischer und psychosozialer Streßfaktoren. Ferner zeigten RUTTERS Ergebnisse, daß Kinder, die chronischem Streß ausgesetzt sind, für andere akute Streßsituationen wie etwa wiederholte Hospitalisierung gefährdeter sind, und sie bestätigen damit das, was SAMEROFF (1975) „Transaktion" nannte. Zum Beispiel kann Arbeitslosigkeit bei den Eltern Unzufriedenheit und Streit auslösen. Das wirkt sich negativ auf das Verhältnis zwischen dem Kind und seinen Eltern aus, was wiederum seine Konzentration und Leistung in der Schule und damit möglicherweise seine späteren beruflichen Möglichkeiten beeinträchtigt.
Die gleichen „Transaktionen" können zwischen psychosozialen und genetischen Faktoren beobachtet werden. Kriminalitätsstudien, die Adoptionsbedingungen miterfaßten, konnten diesen Zusammenhang überzeugend nachweisen. Kinder, deren beide Elternteile straffällig geworden waren und die bald nach der Geburt adoptiert wurden, zeigten eine doppelt so hohe Kriminalitätsrate wie die Kontrollgruppe (HUTCHINGS u. MEDNICK 1974; CROWE 1974).
Waren sowohl der leibliche als auch der Adoptivvater kriminell, stieg die Rate der Kriminalität bei den Kindern auf das Dreieinhalbfache an. Aus CROWES Untersuchung geht ferner hervor, daß andere ungünstige frühe Lebenserfahrungen wie Armut und Arbeitslosigkeit der Adoptiveltern die Kriminalitätsrate der 46 beobachteten Kinder sogar noch weiter steigerte.

Zusammenfassend geht aus diesem Abschnitt deutlich hervor, daß Kinder über ihre Familien hinaus auch durch Institutionen wie Schule oder ihr gesellschaftliches Umfeld positiv oder negativ beeinflußt werden.

Soziokulturelle Faktoren

Schon seit langem haben Verhaltenswissenschaftler die große Bedeutung kultureller Faktoren erkannt und die Wirkung, die von ihren Normen auf menschliches Verhalten ausgeht.
Während die bahnbrechenden Arbeiten in diesem Bereich von Anthropologen (MEAD 1928, 1930) geleistet wurden, zeigen neuere Untersuchungen, daß man durch die Zusammenarbeit verschiedener wissenschaftlicher Disziplinen die vielfältige Beeinflussung, die kulturelle Faktoren auf die Entwicklung unserer Kinder haben, sehr viel differenzierter verstehen kann (LEIDERMAN u. Mitarb. 1977; MINDE u. COHEN 1979).
Obwohl über den Einfluß spezifischer kultureller Faktoren auf die geistige Gesundheit noch viele Widersprüche bestehen, sollen die folgenden Grundsätze einige hilfreiche Richtlinien für die Untersuchung soziokultureller Faktoren bei psychiatrischen Störungen liefern:
1. Faktoren, welche die normale Entwicklung hemmen oder psychiatrische Erkrankungen fördern, können gleichermaßen kulturspezifisch bzw. unspezifisch sein. Ein Zerebralschaden z. B. wird seelische Funktionen bei Kindern aller Rassen beeinträchtigen, aber ein bestimmter elterlicher Erziehungsstil kann sich in pathogenetischer Hinsicht in Afrika anders auswirken als in Deutschland.
2. Faktoren, die mit einer bestimmten psychosozialen Abnormität korrelieren, müssen diese Auffälligkeit nicht unbedingt verursachen; z. B. können niedrige Schulleistungen mit Kriminalität einhergehen, aber beide Probleme können durch spezifische Erwartungen innerhalb der Familie verursacht worden sein.
3. Faktoren, die eine psychiatrische Störung verursachen, können andere sein als jene, die sie aufrechterhalten. So kann z. B. eine Mutter aufgrund ihrer eigenen unbefriedigten Bedürfnisse ihr Kind schlagen und verletzen, während das später auftretende abnorme Verhalten des Kindes auf dem ihm zugefügten Hirnschaden beruht.
Die folgende Diskussion wird sich vorrangig mit jenen soziokulturellen *Faktoren* befassen, *die einen differentiellen Effekt auf das Individuum ausüben*.
Wie bereits festgestellt, wirken sich Hirnschäden, Mangelernährung sowie körperliche Behinderungen und Krankheit negativ auf Entwicklung und seelische Gesundheit aus (BIRCH u. GUSSOW 1970). Diese Behinderungen kommen allerdings häufiger in Entwicklungsländern (MINDE 1976; MCCANDLESS u. TROTTER 1977) und in spezifischen, unter-

privilegierten Gebieten der westlichen Welt vor (BIRCH u. GUSSOW 1970).
So ist schwerwiegende Proteinmangelernährung in der Kindheit in nichttechnisierten Gesellschaften für weit mehr Sterbefälle bei Kindern verantwortlich als alle anderen Ursachen zusammen (MCCANDLESS u. TROTTER 1977). Jedoch ist nur ein kleiner Prozentsatz dieser Kinder aufgrund tatsächlichen Nahrungsmangels unterernährt. Die meisten Kinder erleiden Schäden, weil religiöse und/oder traditionelle Anschauungen in erheblichem Maße das Nahrungsangebot für Kleinkinder bestimmen (RUTISHAUSER u. FROOD 1973; RUTISHAUSER 1975).
Einige Sozialfaktoren, deren Einfluß auf die seelische Gesundheit für westliche Kulturen charakteristisch zu sein schien, wurden kürzlich auch in anderen kulturellen Umfeldern als Ursache für Verhaltensstörungen gefunden.
Z. B. fand MINDE (1974, 1976), daß unter den Kindern, die zu einem psychiatrischen Krankenhaus in Uganda gebracht wurden, 44% einen oder beide Elternteile durch Trennung verloren hatten und daß 22% wegen akuter Familienkrisen für mehr als 6 Monate zu Verwandten weggegeben worden waren. Bei Kindern zweier ländlicher Gemeinden in Uganda, die ihren Lehrern als „verhaltensschwierig" auffielen, wurde ein ähnlicher Anteil sozialer Zerrüttung festgestellt. Von dieser Gruppe stammten 39% aus zerrütteten Familien, und 41% waren von ihren Eltern weggegeben worden (MINDE 1977).
Wichtig an diesen Ergebnissen ist, daß die Kinder, die wegen eines „kulturell gebilligten Grundes" (wie Schulbesuch oder Geburt eines Geschwisters) bei Verwandten oder Freunden weilten, keine Zunahme an psychiatrischen Störungen zeigten.
Dies läßt den Schluß zu, daß nicht die Trennung von der Familie als solche für die hohe Rate psychiatrischer Auffälligkeiten bei diesen Kindern verantwortlich ist, sondern daß es eher die damit einhergehenden Faktoren wie familiärer Streit oder räumliche Beengtheit der Familie sind.
Zusammenhänge zwischen verschiedenen Kulturen und psychischen Problemen wurden außerdem auf Unterschiede in der Mutter-Kind-Beziehung zurückgeführt; z. B. nehmen COLE u. BRUNER (1971) an, daß Unterschichtmütter weniger warmherzig und fürsorglich sind und demzufolge ihre Kinder weniger umhegt und/oder kognitiv angeregt werden. TULKIN (1973) zeigte, daß Unter- und Mittelschichtmütter ihre 10 Monate alten Säuglinge gleich lange streichelten und in den Arm nahmen. Während Mittelschichtmütter ihre Kinder in erster Linie als Ausdruck ihrer Interaktion mit dem Kind in den Arm nahmen, taten die Unterschichtmütter dies eher, um die Kinder zu beruhigen. Daraus folgt, daß gleiches Verhalten, wie eben jenes In-den-Arm-Nehmen, für Mütter aus unterschiedlichen sozialen Schichten verschiedene Bedeutungen haben kann.

Interkulturelle Unterschiede in den Verhaltensweisen von Müttern gegenüber ihren Kindern legen eine ähnliche Interpretation nahe. SUPER (1976) berichtet z. B., daß Kipsigis-kenianische Säuglinge im Vergleich zu amerikanischen Säuglingen frühzeitiger sitzen, stehen und laufen, aber nicht krabbeln und umherrollen konnten. Daß die kulturelle Tradition dieses Stammes frühes Laufenlernen fordert, weil dies Unabhängigkeit beweist, und daß Kipsigis-Mütter demzufolge ihre Kinder früh dazu auffordern, dies zu tun, beweist den kulturellen Einfluß auf normative Entwicklungsgänge.
Ein anderes Beispiel für unterschiedliche Einflüsse sozialer Faktoren auf Kinder anderer Kulturen wird von LEIDERMAN u. LEIDERMAN (1977) berichtet. Diese Autoren fanden signifikante Klassenunterschiede im Verhalten und in der kognitiven Entwicklung von Kindern einer ländlichen ostafrikanischen Gemeinde. Bei genauerer Untersuchung ihrer Ergebnisse fanden sie jedoch, daß vermögendere Eltern ihren Kindern mehr sekundäre Bezugspersonen bieten konnten, welche wiederum älter waren (Durchschnittsalter 20,2 Jahre) als jene Personen, die ärmere Kinder versorgen sollten (Durchschnittsalter 13,9 Jahre). Die älteren Bezugspersonen sprachen mehr mit ihren Pfleglingen und können auf diese Weise das Leistungsvermögen dieser u. U. auch genetisch vorselektierten Gruppe weiter erhöht haben.
Schließlich existiert zahlreiche Literatur über die Auswirkung elterlicher Einstellungen zur Kinderpflege auf das spätere Verhalten (YARROW u. Mitarb. 1968). Allerdings muß sich ein Großteil der Forschung auf diesem Gebiet methodologischen Einwänden stellen, da Fragebögen zur Messung elterlicher Einstellungen im allgemeinen nicht das tatsächliche Verhalten der Eltern gegenüber ihren Kindern erfassen (BECKER u. KRUG 1965).
Viele Untersuchungen konnten jedoch zeigen, daß extreme elterliche Kritik und Ablehnung mit einer hohen Rate von Aggression und späterer Delinquenz einhergeht (BANDURA u. WALTERS 1959; WEST u. FARRINGTON 1973). Es fällt auch hier wieder auf, daß diese negativen elterlichen Gefühle oft mit elterlicher Disharmonie, Familienspannungen oder Konflikten einhergehen und die Konflikte wahrscheinlich auf diesem Wege auf die Kinder übertragen werden.
Weniger extreme Unterschiede bezüglich Disziplinarmaßnahmen scheinen weitaus stärker kulturell bestimmt zu sein. Wir wissen z. B., daß in verschiedenen kulturellen oder ökonomischen Gruppen unterschiedliche Verhaltensweisen bestraft werden (WEST u. FARRINGTON 1973).
MINDE fand bei Familien in Uganda, daß 31% der gestörten gegenüber nur 14% der normalen Kinder aus Familien mit mehreren Müttern stammten. Eine genaue Datenanalyse ergab, daß dies nicht die Bindung der Kinder an ihre Mütter beeinflußte, sondern daß die Kinder, die mehr als eine Mutter hatten, eine Bezugsperson gegen die andere aus-

spielten; dies wiederum führte zu inkonsistenten Bestrafungen und möglicher Psychopathologie (MINDE 1977).
Zusammenfassend scheint es, daß viele Variablen, die einer abweichenden kognitiven und emotionalen Entwicklung zugrundeliegen, in verschiedenen Kulturen ähnlich aussehen.
Die den pathogenen Umwelteinflüssen zugrundeliegenden Motive und die Kanäle, durch die diese dem Kind zugeleitet werden, variieren hingegen.

Folgerungen

Im vorliegenden Kapitel wurden einige relevante Faktoren diskutiert, die psychosoziale Entwicklungen beeinträchtigen oder den Boden für psychiatrische Störungen bereiten können. Gleichermaßen wichtig ist es jedoch, jenen biologischen und Umwelteinflüssen Aufmerksamkeit zu schenken, die eine normale Entwicklung ermöglichen und Kinder damit in die Lage versetzen, sich trotz Streß und Benachteiligung normal zu entwickeln. In diesem Bereich gibt es zwar nur vorläufige Ergebnisse, doch hat RUTTER folgende Präventivfaktoren aus der einschlägigen Literatur und aus eigenen Untersuchungen abgeleitet (RUTTER 1979):

1. *Temperament:*
   Kinder mit unkompliziertem anpassungsfähigem Temperament sind im allgemeinen weniger anfällig gegenüber Deprivation und sozialer Benachteiligung.
2. *Geschlecht:*
   Mädchen sind im allgemeinen weniger anfällig gegenüber vielen körperlichen und den meisten psychosozialen Belastungsfaktoren in der Kindheit.
3. *Einzelne Streßfaktoren:*
   Ein einzelner Streßfaktor scheint die Wahrscheinlichkeit für eine Verhaltensstörung nicht zu erhöhen, selbst wenn er chronisch ist (z. B. psychiatrische Erkrankung eines Elternteils oder soziale Benachteiligung).
4. *Gute Beziehungen zu einem Elternteil:*
   Die Risiken für die seelische Gesundheit, die das Aufwachsen in einer zerrütteten Familie birgt, können beträchtlich reduziert werden, wenn das Kind eine gute Beziehung zu einem Elternteil aufrechterhalten kann. Möglicherweise hat auch eine gute Beziehung zu einem anderen Verwandten einen ähnlichen Effekt, wenn die Beziehung mehr als zwei Jahre andauert.
5. *Bewältigungsstrategien:*
   Kinder können lernen, sich mit einer schwierigen Umwelt auseinanderzusetzen, z. B. Besuche (ohne die Eltern) bei Verwandten oder Freunden können ein Kind gegen den Streß eines Krankenhausaufenthaltes immunisieren.
6. *Erfolg und positive Erfahrung außerhalb des Elternhauses:*
   Schulen sind offensichtlich in der Lage, die Auswirkungen einer schlechten häuslichen Umwelt in beträchtlichem Maße auszugleichen.
7. *Verbesserte familiäre Bedingungen:*
   Wächst ein Kind in einem unglücklichen Zuhause auf, ist das Risiko für die spätere seelische Gesundheit erheblich. Ändern sich jedoch die Bedingungen der Familie in der Mitte der Kindheit, dann werden die späteren Risiken beträchtlich reduziert.

Die letzten Punkte weisen eindeutig darauf hin, daß Entwicklung ein dynamischer Prozeß ist, der in psychiatrischer Hinsicht jederzeit grundlegende Veränderungen zuläßt. Es ist deshalb theoretisch und praktisch möglich, die Prävention seelischer Störungen aktiv zu betreiben.

Literatur

Ainsworth, M. D. S., M. C. Blehar, E. Waters, S. Wall: Patterns of Attachment. Lawrence Erlbaum Assoc. Publishers, Hillsdale/N.J. 1978

Baldwin, J. A.: Child abuse: epidemiology and prevention. In: Epidemiological Approaches in Child Psychiatry, hrsg. von P. J. Graham. Academic Press, New York 1977 (S. 55)

Bandura, A., R. H. Walters: Adolescent Aggression. Ronald, New York 1959

Becker, W. C., R. S. Krug: The parent attitude research instrument – a research review. Child Develop. 36 (1965) 329

Belson, W. A.: The extent of stealing by London boys. Advanc. Sci. 25 (1968) 171

Birch, H. G., M. Gussow: Disadvantaged Children: Health, Nutrition and School Failure. Harcourt, Brace and World Inc., New York 1970

Bohman, M.: Alternatives to biological parenting: A survey of earlier and ongoing adoption research. In: Epidemiological Approaches in Child Psychiatry, hrsg. von P. J. Graham. Academic Press, New York 1977 (S. 323).

Bowlby, J.: Fourty-four Juvenile Thieves: Their Characters and Home Life. Ballière, Tindall & Cox., London 1946

Bowlby, J.: Maternal Care and Mental Health. World Health Organization, Geneva 1951

Chess, S., M. Hassibi: Principles and Practice of Child Psychiatry. Plenum Press, New York 1978

Chess, S., S. Korn, P. Fernandez: Psychiatric Disorder of Children with Congenital Rubella. Brunner & Mazel, New York 1971

Coddington, R. D.: The significance of life events as etiologic factors in the diseases of children: A survey of professional workers. J. psychosom. Res. 16 (1972) 205

Cole, M., J. Bruner: Cultural differences and inferences about psychological processes. Amer. Psychol. 26 (1971) 867

Cravioto, J., E. R. DeLicardie, H. G. Birch: Nutrition, growth and neurointegrative development: An experimental and ecologic study. Pediatrics 38 (1966) 319

Crome, L.: The brain and mental retardation. Brit. med. J. 33 (1960) 897

Crowe, R. R.: An adoption study of antisocial personality. Arch. gen. Psychiat. 31 (1974) 785

Davie, R., N. Butler, H. Goldstein: From Birth to Seven: A Report of the National Child Developmental Study. Longman, London 1972

Deutsch, M.: Happenings on the way to the forum: Social

science, IQ and race differences revisited. Harv. Educ. Rev. 39 (1969) 523
Dobbing, J., J. Sands: The quantitative growth and development of the human brain. Arch. Dis. Childh. 48 (1973) 757
Douglas, J. W. B.: Early hospital admissions and later disturbances of behaviour and learning. Develop. Med. Child Neurol. 17 (1975) 456
Elmer, E., G. S. Gregg: Developmental characteristics of abused children. Pediatrics 40 (1967) 596
Gath, D., B. Cooper, F. Gattoni, D. Rockett: Child Guidance and Delinquency in a London Borough. Oxford University Press, London 1976
Goldfarb, W.: Emotional and intellectual consequences of psychological deprivation in infancy: A revaluation. In: Psychopathology of Childhood, hrsg. von P. H. Hoch, J. Zubin. Grune & Stratton, New York 1955
Gorsuch, R. L., M. K. Key: Abnormalities of pregnancy as a function of anxiety and life stress. Psychosom. Med. 36 (1974) 352
Graham, F. K., C. B. Ernhart, C. B. Thurston, M. Craft: Development three years after perinatal anoxia and other potentially damaging newborn experiences. Psychol. Monogr. 76 (1962) 1
Hawkins, N. G., R. Davies, T. H. Holmes: Evidence of psychosocial factors in the development of pulmonary tuberculosis. Amer. Rev. Tuberc. Pulmon. Dis. 75 (1957) 768
Heisel, J. S.: Life changes as etiological factors in juvenile rheumatoid arthritis. J. psychosom. Res. 16 (1972) 411
Heisel, J. S., S. Ream, R. Raitz, M. Rappaport, R. D. Coddington: The significance of life events as contributing factors in the diseases of children: A study of pediatric patients. J. Pediat. 83 (1973) 119
Helfer, R. E., C. H. Kempe (Hrsg.): Child Abuse and Neglect. The Family and the Community. Ballinger Publ. Co., Cambridge/Mass. 1976
Herbert, M.: The concept and testing of brain-damage in children: A review. J. Child Psychol. Psychiat. 5 (1964) 197
Hertzig, M., M. Bortner, H. Birch: Neurologic findings in children educationally designated as „brain damaged". Amer. J. Orthopsychiat. 39 (1969) 437
Herzog, E., C. Sudia: Fatherless homes: A review of research. Children, Sept-Oct. (1968) 177
Hoy, E., G. Weiss, K. Minde, N. Cohen: The hyperactive child at adolescence: Emotional, social and cognitive functioning. J. abnorm. Child Psychol. 6 (1978) 311
Hunt, A., J. Fox, M. Moyan: Families and Their Needs. HMSO, London 1973
Hutchings, B., S. A. Mednick: Registered criminality in the biological parents of male adoptees. In: Genetics, Environment and Psychopathology, hrsg. von S. A. Mednick, F. Schulsinger, J. Higgins, B. Bell. North Holland, Amsterdam 1974
Klaus, M. H., J. H. Kennell: Parent-Infant Bonding, 2nd ed. Mosby, St. Louis 1982
Klein, P. S., G. B. Ferber, P. R. Norder: Effects of starvation in infancy (pyloric stenosis) on subsequent learning abilities. J. Pediat. 87 (1975) 8
Lawton, J. J., S. F. Gross: Review of psychiatric literature on adopted children. Arch. gen. Psychiat. 11 (1964) 635
Leiderman, P. H., G. F. Leiderman: Economic change and infant care in an East African agricultural community. In: Culture and Infancy, hrsg. von P. H. Leiderman, S. R. Tulkin, A. Rosenfeld. Academic Press, New York 1977
Leiderman, P. H., S. Tulkin, A. Rosenfeld (Hrsg.): Culture and Infancy. Academic Press, New York 1977
Lilienfeld, A. M., B. Pasamanick: Association of maternal and fetal factors with development of mental deficiency, II: Relationship to maternal age, birth order, previous reproductive loss and degree of mental deficiency. Amer. J. ment. Defic. 60 (1956) 557
Lockyer, L., M. Rutter: A five to fifteen year follow-up study of infantile psychosis, III: Psychological aspects. Brit. J. Psychiat. 115 (1969) 865

Lockyer, L., M. Rutter: A five to fifteen year follow-up study of infantile psychosis, IV: Patterns of cognitive ability. Brit. J. soc. clin. Psychol. 9 (1970) 152
Lynch, M. A.: Ill-health and child abuse. Lancet 1975/II, 317
McCandless, B. R., R. J. Trotter: Children: Behavior and Development. Holt, Rinehart & Winston, New York 1977
Mead, M.: Coming of Age in Samoa. Morrow, New York 1928
Mead, M.: Growing up in New Guinea. Morrow, New York 1930
Minde, K.: The first 100 cases of a child psychiatric clinic in Uganda: A follow-up investigation. E. Afr. J. med. Res. 1 (1974) 95.
Minde, K.: Child psychiatry in developing countries: Some lessons learned. E. Afr. J. med. Res. 3 (1976) 149
Minde, K.: Children in Uganda: Rates of behavioral deviations and psychiatric disorders in various school and clinic populations. J. Child Psychol. Psychiat. 18 (1977) 23
Minde, K.: Coping styles of 34 adolescents with cerebral palsy. Amer. J. Psychiat. 135 (1978) 1344
Minde, K., N. J. Cohen: Cross-cultural approach to child psychiatry as applied to the infant and young child. In: Modern Perspectives in Psychiatry, vol. VIII, hrsg. von G. Howells. Brunner & Mazel, New York 1979
Minde, K., L. Maler: Psychiatric counseling on a pediatric medical ward: A controlled evaluation. J. Pediat. 72 (1968) 452
Minde, K., R. Minde: Children of immigrants. The adjustment of Ugandan-Asian primary-school children in Canada. Canad. psychiat. Ass. J. 21 (1976) 371
Monoghan, J. H., J. O. Robinson, J. A. Dodge: The children's life events inventory. J. psychosom. Res. 23 (1979) 63
Offord, D. R., N. Abrams, N. Allen, M. Poushinsky: Broken homes, parenteral psychotic illnes and female delinquency. Amer. J. Orthopsychiat. 49 (1979) 252
Power, M. J., R. T. Benn, J. N. Morris: Neighbourhood, school and juveniles before the courts. Brit. J. Crim. 12 (1972) 111
Prechtl, H.: The long-term value of the neurological examination of the new-born infant. Develop. Med. Child Neurol. 2 (1960) 69
Quinton, D., M. Rutter: Early hospital admissions and later disturbances of behavior. Dev. Med. Child Neurol. 18 (1976) 447
Rahe, R. H., M. Meyer, M. Smith: Social stress and illness onset. J. psychosom. Res. 8 (1964) 35
Rheingold, H. L., H. R. Samuels: Maintaining the positive behavior of infants by increased stimulation. Develop. Psychol. 1 (1969) 520
Robertson, J., J. Robertson: Young children in brief separations: A fresh look. Psychoanal. Stud. Child 26 (1971) 264
Robins, L., P. West, B. Herjanic: Arrests and delinquency in two generations: A study of black urban families and their children. J. Child Psychol. Psychiat. 16 (1975) 125
Rubin, R. A., C. Rosenblatt, B. Balow: Psychological and educational sequelae of prematurity. Pediatrics 52 (1973) 352
Ruesch, J.: Acculturation and illness. Psychol. Monogr. 62 (1958) 1
Rutishauser, I. H. E.: The dietary background to protein energy malnutrition in West Mengo district, Uganda. In: Child in the African Environment: Growth, Development and Survival, hrsg. von R. Owor, V. L. Ogom, B. G. Kirya. East Afric. Literat. Bureau, Nairobi 1975 (S. 197)
Rutishauser, I. H. E., J. D. L. Frood: The effects of a traditional low-fat diet on energy and protein intake, serum albumin concentration and body-weight in Ugandan pre-school children. Brit. J. Nutr. 29 (1973) 261
Rutter, M.: Parent-child separation: Psychological effects on the children. J. Child Psychol. Psychiat. 12 (1971) 233
Rutter, M.: Maternal Deprivation Reassessed. Penguin, Harmondsworth 1972

Rutter, M.: Helping Troubled Children. Penguin, Harmondsworth 1975
Rutter, M.: Brain damage syndromes in childhood: Concepts and findings. J. Child Psychol. Psychiat. 18 (1977) 1
Rutter, M.: Resilience in the face of adversity: protective factors and resistance to psychiatric disorder. Brit. J. Psychiat. 147 (1985) 598
Rutter, M., D. Quinton: Psychiatric disorder – ecological factors and concepts of causation. In: Ecological Factors in Human Development, hrsg. von H. McGurk. North Holland, Amsterdam 1977
Rutter, M., P. Graham, W. Yule: A Neuropsychiatric Study in Childhood. Clinics in Developmental Medicine, 35/36. Heinemann, London 1970 b
Rutter, M., J. Tizard, K. Whitmore (Hrsg.): Education, Health and Behavior. Longman, London 1970 a
Rutter, M., B. Yule, J. Morton, C. Bagley: Children of West Indian immigrants, III: Home circumstances and family patterns. J. Child Psychol. Psychiat. 16 (1975 a) 105
Rutter, M., A. Cox, C. Tupling, M. Berger, W. Yule: Attainment and adjustment in two geographical areas, I: The prevalence of psychiatric disorder. Brit. J. Psychiat. 126 (1975 b) 493
Rutter, M., W. Yule, M. Berger, B. Yule, J. Morton, C. Bagley: Children of West Indian immigrants, I: Rates of behavioral deviance and of psychiatric disorder. J. Child Psychol. Psychiat. 15 (1974) 241
Rutter, M., B. Yule, D. Quinton, O. Rowlands, W. Yule, M. Berger: Attainment and adjustment in two geographical areas, III: Some factors accounting for area differences. Brit. J. Psychiat. 126 (1975 c) 520
Sameroff, A. J.: Early influences on development: Fact or fancy. Merrill-Palmer Quart. 21 (1975) 267
Schwarz, J. C., R. G. Strickland, G. Krolick: Infant daycare: Behavioral effects at preschool age. Develop. Psychol. 10 (1974) 502
Seidel, U. P., O. Chadwick, M. Rutter: Psychological disorders in crippled children: A comparative study of children with and without brain damage. Develop. Med. Child Neurol. 17 (1975) 563
Sells, C. J., R. L. Carpenter, C. G. Ray: Sequelae of central nervous system enterovirus infections. New Engl. J. Med. 293 (1975) 1
Selzer, M. L., A. Vinokur: Life events, subjective stress, and traffic accidents. Amer. J. Psychiat. 131 (1974) 903
Shaffer, D., O. Chadwick, M. Rutter: Psychiatric outcome of localized head injury in children. In: Outcome of Severe Damage to the Central Nervous System, hrsg. von R. Porter, D. W. FitzSimons. CIBA Foundation Symposium No. 34. Elsevier, Amsterdam 1975

Sigman, M., S. Cohen, A. Forsythe: The relationship of early infant measures to later development. In: Preterm and Postterm Birth: Relevance for Optimal Psychological Development, hrsg. von S. Friedman. Academic Press, New York 1979
Stacey, M., R. Dearden, R. Pill, D. Robinson: Hospitals, Children, and their Families: The Report of a Pilot Study. Routledge & Kegan, London 1970
Stores, G.: Behavioral effects of anti-epileptic drugs. Develop. Med. Child Neurol. 17 (1975) 647
Super, C. M.: Environmental effects on underdevelopment: The case of African infant precocity. Develop. Med. Child Neurol. 18 (1976) 561
Thomas, A., S. Chess: Temperament and Development. Brunner & Mazel, New York 1977
Tizard, B., J. Rees: The effect of early institutional rearing on the behaviour problems and affectional relationships of four-year-old children. J. Child Psychol. Psychiat. 16 (1975) 61
Tulkin, S. R.: Social class differences in attachment of ten month-old infants. Child Develop. 44 (1973) 171
Vernon, D. T. A., J. M. Foley, R. R. Sipowicz, J. L. Schulman: The Psychological Responses of Children to Hospitalization and Illness. Thomas, Springfield/Ill. 1965
Wallerstein, J. S., J. B. Kelly: The effects of parental divorce: Experiences of the preschool child. J. Amer. Acad. Child Psychiat. 14 (1975) 600
Werry, J. S.: Organic factors in childhood psychopathology. In: Psychopathological Disorders of Childhood, hrsg. von H. C. Quay, J. S. Werry. Wiley, New York 1972
West, D. J., D. P. Farrington: Who Becomes Delinquent? Heinemann, London 1973
Wolff, P. H., I. Hurwitz: Functional implications of the minimal brain damage syndrome. Amer. J. Psychiat. 5 (1973) 105
Wolkind, S., M. Rutter: Children who have been 'In care' – an epidemiological study. J. Child Psychol. Psychiat. 14 (1973) 97
Yamazaki, J. N.: A review of the literature on the radiation dosage required to cause manifest central nervous system disturbances from "in utero" and postnatal exposure. Pediatrics 37 (1966) 877
Yarrow, M. R., J. D. Campbell, R. V. Burton: Child Rearing: An Inquiry into Research and Methods. Jossey-Bass, San Francisco 1968
Yule, W., M. Berger, M. Rutter, B. Yule: Children of West Indian immigrants, II: Intellectual performance and reading attainment. J. Child Psychol. Psychiat. 16 (1975) 1

Auswirkungen pathogener Einflüsse

Strukturelle Folgen von Läsionen des ZNS

Hans G. Schlack

Die Frage nach Art und Ausmaß einer zerebralen Schädigung stellt sich bei nahezu jeder ernsthaften Störung der kindlichen Entwicklung. Die Kenntnisse über Korrelationen zwischen psychopathologischer Auffälligkeit und organischer Läsion am sich entwickelnden Gehirn sind jedoch außerordentlich unpräzise. Aus naheliegenden Gründen liegen zwischen der klinischen Beobachtung und einer neuropathologischen Untersuchung mehr oder weniger ausgedehnte Zeitspannen. Gewöhnlich werden dann detaillierte neuropathologische Befunde von pauschalen klinischen Angaben wie „Oligophrenie" begleitet, was eine differenzierte Sicht der Beziehung zwischen organpathologischen und psychopathologischen Phänomenen von vornherein unmöglich macht. Die Kenntnisse aus der Neuropsychiatrie des Erwachsenen über z.T. gut dokumentierte Zusammenhänge bestimmter Funktionsausfälle mit bestimmten Läsionen sind auf die Gegebenheiten im Kindesalter nicht übertragbar, solange Organ- und Funktionsreife des Gehirns noch nicht abgeschlossen sind.

Die Beurteilung, ob einer Entwicklungsstörung im konkreten Fall organische Ursachen zugrunde liegen und welche pathogenetische Rolle sie gegebenenfalls spielen, ist jedoch nicht nur von akademischem Interesse. Davon hängt nicht nur oft die Wahl des therapeutischen Konzepts ab, sondern vor allem die Beratung der Eltern über die Ursache einer Behinderung und ein eventuelles Wiederholungsrisiko bei weiteren Kindern. Eine solche Beratung setzt voraus, daß man sich im konkreten Fall aus der Anamnese, der klinischen Symptomatik sowie neuroradiologischen und elektrophysiologischen Befunden eine fundierte Hypothese zur Ätiologie und Pathogenese bilden kann. Dies wiederum verlangt einige grundsätzliche Informationen über die Bedeutung potentieller Noxen für die strukturelle Entwicklung des Gehirns, abhängig vom Zeitpunkt ihres Einwirkens.

Unter diesem Gesichtspunkt wurde die folgende Übersicht zusammengestellt; sie ist im vorgegebenen Rahmen notwendigerweise kursorisch und unvollständig. Von vornherein wurde auf die Besprechung von Prozeßerkrankungen (z.B. Tumoren, neurodegenerative Leiden, Phakomatosen) verzichtet, obwohl sie im weiteren Sinn auch unter den Begriff „Läsion des Nervensystems" fallen.

Genetische Programmierung der ZNS-Entwicklung

Die Reifungsvorgänge am Nervensystem laufen nach einem festen Zeitplan ab, in welchem die Bildung, Wanderung und Ausdifferenzierung der verschiedenen Neuronenpopulationen aufeinander abgestimmt sind. Dieser Zeitplan wird genetisch gesteuert durch zeitlich begrenzte Aktivierung von Enzymsystemen, welche bestimmte Stoffwechselvorgänge ermöglichen und dadurch zu typischen strukturellen Veränderungen führen. Daher können biochemische Vorgänge mit entsprechenden morphologischen Stadien korreliert werden (BIESOLD u. MATTHIES 1977; HERSCHKOWITZ 1974, 1977; siehe Abb. 4.2).

Phasen struktureller Neubildung sind demnach durch hohe metabolische Aktivität gekennzeichnet; daraus ergeben sich für die verschiedenen Reifungsvorgänge sensible Perioden mit besonderer Störanfälligkeit gegenüber exogenen Noxen. Die Schädigungsfolgen sind daher mehr phasen- als noxenspezifisch: Störungen in der Frühschwangerschaft betreffen eher die Proliferation und Migration und führen so zu mehr oder minder schweren Dysgenesien. Eine Schadenseinwirkung in der Spätschwangerschaft sowie unter und nach der Geburt wirkt sich dagegen hauptsächlich auf die Feindifferenzierung der Neurone und die interneuronalen Verknüpfungen aus oder in einer Zerstörung normal entwickelter Strukturen.

Die Gewebsreaktion auf eine Noxe hängt von dem Reifegrad des Gehirns ab, damit vom Zeitpunkt einer Schädigung. Das *morphologische* Bild läßt deshalb fast nie einen Rückschluß auf die Art der Noxe zu (VEITH 1973). Für das *klinische* Bild einer pränatal entstandenen Erkrankung ist jedoch nicht allein der Schädigungstermin ausschlaggebend. Die Art der Noxe, der genetische Hintergrund und die Mutter-Frucht-Beziehung bestimmen in unterschiedlichen Wechselbeziehungen die Schädigungsfolgen mit (THALHAMMER 1971).

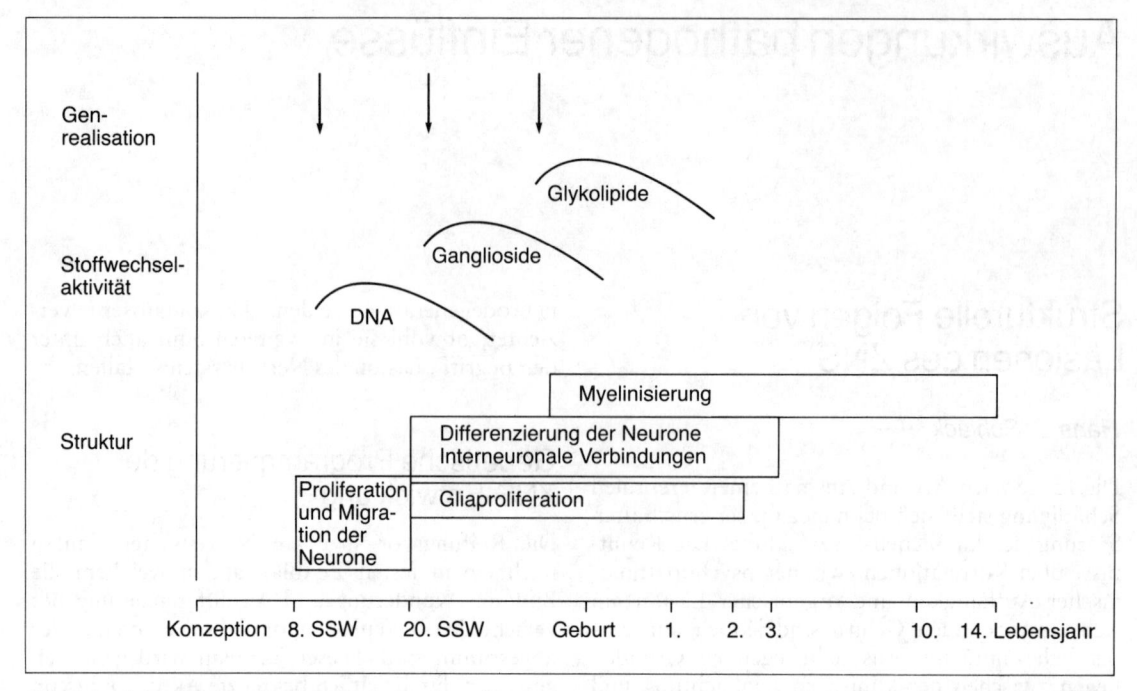

Abb. 4.2 Schematische Darstellung der strukturellen Reifung des Gehirns und ihrer genetisch-biochemischen Steuerung (nach *Herschkowitz* 1974, 1977).

Fehlbildungen und Mikrodysgenesien

Grobe Fehlbildungen des Gehirns sind durch Läsionen während der Organogenese und in frühen Phasen der Migration der Neurone bedingt. Sie lassen sich in drei hauptsächliche Kategorien einteilen (nach FRIEDE 1975):
1. Fehlender oder unvollständiger Schluß des Neuralrohrs: Anenzephalie, Enzephalozelen.
2. Mangelhafte Hemisphärenorganisation: Arrhinenzephalie (Holoprosenzephalie), Balkenmangel.
3. Ausgeprägte Migrationshemmungen mit schwerer Störung der Rindenorganisation: Agyrie (Lissenzephalie) und Pachygyrie.

Fehlbildungen dieser Art haben meist schwere psychische und neurologische Defektzustände zur Folge oder auch letale Auswirkungen. Größere Bedeutung für die Kinder- und Jugendpsychiatrie haben die *Mikrodysgenesien*, die durch Noxen am Ende der Migrationsphase und während der Differenzierung der Hirnrindenschichten entstehen. Dabei handelt es sich (nach VEITH 1973; FRIEDE 1975) vorwiegend um

1. Heterotopien von grauer Substanz (im Mark, in den Meningen).
2. Abnorme Rindenstrukturen (verminderte Zahl der Rindenschichten, Gliosen, Polymikrogyrien).
3. Abnorme (z. B. säulenförmige) Anordnung der Kortexzellen.

Aufgrund der Korrelation von neuropathologischen und klinischen Befunden ist anzunehmen, daß solche Mikrodysgenesien zu Epilepsie, mentaler Behinderung aller Schweregrade und ausgeprägten sozialen Anpassungsschwierigkeiten disponieren (OSTERTAG 1956; VEITH 1973; FRIEDE 1975).

Aus Zufallsbefunden geht allerdings hervor, daß Mikrodysgenesien auch bei neuropsychiatrisch unauffälligen Menschen vorkommen; ihre Häufigkeit bei klinisch Gesunden ist jedoch unbekannt.

Mikrodysgenesien sind häufig mit leichten Ventrikelerweiterungen verbunden sowie mit peripheren Fehlbildungen, die der gleichen teratogenetischen Determinationsperiode zuzurechnen sind und daher wohl auf eine gemeinsame Ursache zurückgehen (VEITH 1973). Dabei handelt es sich vor allem um spätdeterminierte (nicht zyanotische) Herzfehler, Urogenitalmißbildungen, Atresien im Bereich des Verdauungstraktes, Extremitätenfehlbildungen, Gaumenspalten u. a. Die diagnostische Bedeutung solcher peripheren Fehlbildungen ist darin zu sehen, daß sie bei gleichzeitiger mentaler Retardierung auf zerebrale Dysgenesien (KALBE 1978) oder auch auf eine fetale Anoxie (GOSSEYE u. Mitarb. 1982) hinweisen.

Auch im *Kleinhirn* sind Mikrodysgenesien (z. B. Heterotopien, abnorme Rindenstruktur) anzutreffen, oft neben analogen Veränderungen im Großhirn. Gröbere zerebelläre Dysplasien können das Stammhirn einbeziehen. Fehlbildungskombinationen solcher Art sind das *Dandy-Walker-Syndrom* (Aplasie des Kleinhirnwurms, zystische Erweiterung des IV. Ventrikels, Atresie der Foramina des IV. Ventrikels mit konsekutivem Hydrozephalus) und das *Arnold-Chiari-Syndrom* (Herniation der

Kleinhirntonsillen und der Medulla oblongata durch das Foramen occipitale magnum, Dysplasie des Tektums und anderer Hirnstammregionen, Hydrozephalus, häufige Kombination mit Meningomyelozele).
Die psychiatrische Bedeutung dieser Syndrome liegt vor allem in der Auswirkung des *Hydrozephalus* auf die geistige Entwicklung (vgl. PACHE 1969; HEMMER u. DILL 1971; HEMMER u. Mitarb. 1977; KRAMER u. Mitarb. 1984).
Andere Formen von Hydrozephalus können hier nur kurz gestreift werden (vgl. dazu GERLACH u. Mitarb. 1967; MATTHES 1973b; FRIEDE 1975): Soweit es sich um Läsionsfolgen handelt, kann man unter ätiopathogenetischen Gesichtspunkten unterteilen in dysgenetische (Dysplasien des Foramen Monroi, des III. Ventrikels, des Aquädukts), entzündliche (Atresie des Aquädukts nach fetaler Infektion; anhaltend hoher Liquorproteingehalt) und posthämorrhagische Formen (Verschluß der Foramina des IV. Ventrikels nach ventrikulären oder subarachnoidalen Blutungen).
Porenzephalie und andere zystische Anomalien der Hirnstruktur (multilokuläre Zysten, Hydranenzephalie) nehmen offenbar eine pathogenetische Zwischenstellung ein zwischen den dysgenetischen Störungen der Embryonal- und frühen Fetalperiode einerseits und den perinatalen Läsionen andererseits. Häufige Kombinationen mit abnormer Rindenstruktur (z. B. Polymikrogyrie) weisen auf gemeinsame Noxen und Entstehungsphasen hin. Pathogenetische Grundlage der Porusbildung ist die für das unreife Gehirn typische Art, auf Nekrosen zu reagieren: mit Verflüssigung und Auflösung bei geringer Reaktivität der Glia. Als Ursache der Nekrosen werden Infektionen, vor allem aber Zirkulationsstörungen angenommen (FRIEDE 1975).

Hämorrhagien und Parenchymnekrosen

Während früher das mechanische Geburtstrauma als Hauptursache für perinatale intrakranielle Blutungen angesehen wurde, muß nach neueren Erkenntnissen der größte Anteil, in erster Linie die venösen Infarzierungen, auf die Ursachenkette Hypoxie – Azidose – Anstieg des venösen Drucks – Stase und ggf. venöse Thrombosierung zurückgeführt werden (WINDLE 1966; TOWBIN 1970; FRIEDE 1975). Das Verteilungsmuster ist für Früh- und Reifgeborene unterschiedlich und jeweils sehr charakteristisch (s. Tab. 4.5). Der Unterschied wird damit erklärt, daß der Schwerpunkt der Histogenese (mit dem größten Stoffwechselbedarf) beim unreifen Kind noch im Bereich der periventrikulären Keimschicht, beim reifen Neugeborenen dagegen schon in der Rinde liegt (TOWBIN 1970).
Intraventrikuläre Blutungen sind beim reifgeborenen Kind in der Regel Folge einer schweren Hypoxie; bevorzugte Blutungsherde sind der Plexus chorioideus, das periventrikuläre Marklager und der Subarachnoidalraum (LACEY u. TERPLAN 1982). Bei Frühgeborenen wird ein hoher Druckgradient zwischen Blutgefäßen und Gewebe infolge Dehydratation des Gewebes als Ursache vor allem derjenigen Ventrikelblutungen angenommen, die mit zeitlicher Latenz zur Geburt auftreten (COURTEN u. RABINOWICZ 1981).
Weitere typische Läsionen durch perinatale Hypoxie sind Parenchymnekrosen, die sich bevorzugt im Hippokampus, ferner im temporalen, parietalen und zerebellären Kortex sowie in der Brücke finden. Fettspeicherung in Makrophagen als Hypoxiefolge tritt auch in der weißen Substanz auf, besonders im Balken (FULLER u. Mitarb. 1983).
Ausgedehnte Rindennekrosen führen zum Bild der *Ulegyrie*, die mit mehr oder weniger ausgeprägter mentaler Defektsymptomatik verbunden ist. Kortikale Läsionen werden auch als sekundäre Dege-

Tabelle 4.5 Intrakranielle Blutungen beim Neugeborenen (nach *Towbin* 1970)

Typ	Vorkommen	Ursache	Folgen
Subdurales Hämatom	supratentoriell bei Reifgeborenen infratentoriell bei Frühgeborenen	mechanisches Trauma	supratentoriell tolerabel ggf. mit Spätfolgen infratentoriell letal
Hirnstamm- und Rückenmarkblutung	Reif- und Frühgeborene	mechanisches Trauma	abhängig vom Betroffensein vegetativer Zentren, sonst von geringerer Bedeutung
Periventrikuläre Infarkte und Ventrikelblutungen	Frühgeborene	Hypoxie	leichte Formen tolerabel mit Spätschäden
Kortikale Infarkte und subarachnoidale Blutungen	Reifgeborene	Hypoxie	neuropsychiatr. Spätfolgen durch kortikale Schädigung

nerationsfolgen nach Hirnstammschädigungen beobachtet (FARO u. WINDLE 1969).
Hypoxieschäden in späterer Kindheit äußern sich wie beim Erwachsenen in elektiven Parenchymnekrosen. Als Folge von Kreislaufstillständen treten diese außer in Rinde und Basalganglien auch im Tegmentum und in Hirnnervenkernen auf (FRIEDE 1975).
Für die mentale Entwicklung dürfte die Altersabhängigkeit der Verteilung und Ausprägung hypoxydotischer Hirnschädigung von großer Bedeutung sein. Die unterschiedliche psychopathologische Symptomatik von peri- und postnatalen Läsionen (LEMPP 1972) hat darin sicher einen ihrer Gründe.
Neonatale Parenchymschäden finden sich außerdem nach *Hypoglykämie* und im Rahmen der *Bilirubinenzephalopathie.* Nach anhaltenden Hypoglykämien wurden Nekrosen in Rinde und Basalganglien nachgewiesen, wobei wahrscheinlich die begleitende Hypoxydose eine wichtige Rolle spielt (FRIEDE 1975). Auf die Darstellung des Kernikterus kann hier verzichtet werden (s. FRIEDE 1975). Erinnert sei daran, daß in der Pathogenese neben der Bilirubinkonzentration die Unreife der Blut-Hirn-Schranke, die Albuminkonzentration in Serum und Liquor, Hypoxie und Azidose als bedeutsame Faktoren angesehen werden. Welche Bedingungen letztlich entscheidend für das Auftreten eines Kernikterus sind, ist jedoch unbekannt; die Häufigkeit eines autoptisch nachgewiesenen Kernikterus bei Frühgeborenen wies keine statistisch signifikanten Korrelationen mit den genannten einschlägigen Risikofaktoren auf (TURKEL u. Mitarb. 1980).
Postnatale Läsionen durch *Schädel-Hirn-Traumen* zeigen ebenfalls eine Altersabhängigkeit. Während vom 2. Lebensjahr an wie beim Erwachsenen typischerweise Rindenkontusionsherde auftreten, sind diese beim Säugling selten aufgrund der Weichheit der Schädelknochen und der noch offenen Fontanelle; im ersten Lebensjahr stehen Risse in der weißen Substanz (u. U. von der Rinde bis zu den Ventrikeln) im Vordergrund (FRIEDE 1975). Zu den Primärschäden zählen außerdem Hirnstammkontusionen, zu den Sekundärschäden epidurale Blutung und vor allem das posttraumatische Hirnödem. Je jünger das Kind ist, desto ausgeprägter ist die Ödemneigung (LANGE-COSACK u. TEPFER 1973; LANGE-COSACK 1974).

Peri- und postnatale Störung der Dendritenentwicklung und Synapsenfunktion

Die Dendritenentwicklung erfolgt an den Kortexzellen beim Menschen überwiegend nach der Geburt (SCHADÉ 1969). Diese Terminierung schafft die Voraussetzung dafür, daß die für differenzierte zentralnervöse Leistungen erforderlichen interneuronalen Verknüpfungen unter sensorischer Kontrolle erfolgen können. Erst durch stimulierende Umwelteinflüsse werden die Funktionsmöglichkeiten des Gehirns voll erschlossen (SEITELBERGER 1969).
Die später mit dem Nobelpreis ausgezeichneten Arbeiten von HUBEL und WIESEL (HUBEL u. WIESEL 1970; WIESEL u. HUBEL 1974; WIESEL 1982) haben am Beispiel der postnatalen Entwicklung des visuellen Systems genauere Aufschlüsse über die zugrundeliegenden Abläufe ergeben. Zwei Aspekte sind von besonderer Bedeutung: Zum einen ist für die reguläre Ausbildung kortikaler Synapsen die Einwirkung spezifischer sensorischer (d.h. exogener) Reize in einer ganz bestimmten Phase erforderlich; zum anderen ist eine Fehlleitung der Synaptierung nach Ablauf dieser speziellen sensiblen Phase irreversibel: Im Falle einer einseitigen visuellen Deprivation werden alle kortikalen Synapsenplätze von Neuronen besetzt, welche die Reize vom anderen, nicht verschlossenen Auge übertragen. In analoger Weise ist eine phasengerechte Einwirkung akustischer Reize für die Entwicklung des Hörvermögens und damit auch für die Entwicklung des Sprechens erforderlich (SINZ 1983).
Auswirkungen sensorischer Deprivation. Wie entscheidend die Enddifferenzierung des Gehirns (quantitative und qualitative Dendritenbildung, Gliaproliferation, Nervenzellgröße, Kapillarisierung, Gehalt an DNA, RNA, Proteinen und Energieträgern) von der sensorischen Beeinflussung bestimmt wird, geht aus einer großen Zahl von Deprivations- und Stimulationsexperimenten bei Tieren hervor (Literaturübersicht bei PECHSTEIN 1974; RIESEN 1975). Unter Deprivationsbedingungen ist die Entwicklung des ZNS auf die rein genetische Kontrolle der Wachstums- und Differenzierungsvorgänge reduziert (ROSENZWEIG 1967). Die entwicklungsphysiologischen und elektroenzephalographischen Untersuchungen von PECHSTEIN (1974) machen es wahrscheinlich, daß die tierexperimentellen Ergebnisse auch auf den Menschen übertragbar sind. Deprivation hat demnach eine organische Auswirkung, die mit Läsionen durch substantielle Noxen vergleichbar ist.
Störungen durch metabolische Ursachen. Außer durch sensorische Deprivation kann die Dendriten- und Synapsenentwicklung durch verschiedene metabolische Noxen beeinträchtigt werden. Ein charakteristisches Beispiel dafür ist die angeborene *Hypothyreose,* bei welcher die Minderentwicklung der Dendriten und Synapsen für die (bei Spätbehandlung nicht mehr voll kompensierbare) zerebrale Funktionsstörung verantwortlich zu machen ist (EAYRS 1964; LENARD u. BELL 1973).
Verschiedene Noxen können sich u. U. nur in einer Verminderung von Dendriten und Synapsen äußern (HUTTENLOCHER 1974) oder auch ausschließlich in einer Deformierung von Synapsen mit Verlust spezifischer Organellen (BIESOLD u.

MATTHIES 1977). Solche Veränderungen können der einzige morphologische Befund bei erheblicher geistiger Behinderung sein.
Zerebrale Anfälle in der frühen postnatalen Lebensphase sind nicht nur Folge einer Läsion, sondern spielen bei hoher Intensität und Häufigkeit vermutlich eine zusätzlich schädigende Rolle. Infolge anhaltender Krampfaktivität kommt es in den Nervenzellen zu einer Verminderung von energiereichen Phosphaten, Nukleinsäuren, Protein und Zerebrosiden und dadurch zu einer Störung des zytoplasmatischen Wachstums (WASTERLAIN 1978). Ischämische Zellnekrosen sind erst nach langdauernden, ununterbrochenen Krämpfen zu erwarten (MELDRUM 1978).
Neuere tierexperimentelle Untersuchungen über den Einfluß postnataler Hypoxien auf den *Neurotransmitterstoffwechsel* eröffnen weitere Perspektiven. Funktionell bedeutsame Einschränkungen in der Synthese bestimmter Neurotransmitter finden sich bereits nach leichter Hypoxie, die noch nicht zu strukturellen Veränderungen führt (GIBSON u. BLASS 1976). Von besonderer Bedeutung ist dabei, daß die funktionellen Synapsenstörungen die Hypoxie lange überdauern können, entweder durch verminderte Entwicklung inhibitorisch wirksamer Synapsen (BÄR 1977) oder durch anhaltende Überproduktion von Noradrenalin und Störung der Serotoninbildung, wovon besonders männliche Versuchstiere betroffen sind (SIMON u. VOLICER 1976).
Diese Befunde liefern Modellvorstellungen, die sich z. B. für die pathogenetische Deutung des hyperkinetischen Syndroms bei Kindern eignen. Darüber hinaus wird daran erkennbar, daß bei einer psychopathologischen Abnormität im Gefolge einer Noxe (z. B. Hypoxie) die Grenzen zwischen „organisch bedingt" und „funktionell" fließend sein können.

Mikrozephalie

Ausgeprägte Dysgenesien führen ebenso wie größere Substanzverluste durch perinatale Schädigung zu einer Herabsetzung der Wachstumspotenz des Gehirns. Die äußerlich sichtbare Folge ist ein vermindertes Wachstum des Gehirnschädels (Mikrozephalie).
Die Definition der Mikrozephalie ist nicht ganz einheitlich. Das übliche Kriterium dafür ist ein frontookzipitaler Kopfumfang, der um mehr als die doppelte Standardabweichung unter dem jeweiligen Altersdurchschnitt liegt. Das entspricht einem Wert unter der 3. Perzentile.
Der individuelle Verlauf der Schädelwachstumskurve kann Informationen über die Entstehung geben: Eine bereits bei Geburt bestehende Mikrozephalie weist auf eine pränatale Ursache hin, wogegen ein normaler Kopfumfang bei Geburt und ein späteres Zurückbleiben des Schädelwachstums für eine peri- oder postnatale Schädigung

Tabelle 4.**6** Differentialdiagnose der Mikrozephalie (nach *Matthes* 1973a, *Koch* 1968)

Ätiopathogenese	Bedeutung
Normvariante: familiäre Mikrokranie	keine neurologisch-psychiatrischen Symptome
Exogene Schädigung (prä- und perinatal)	Oligophrenie, zerebrale Bewegungsstörungen, Anfallsleiden
Erbliche Mikrozephalie (meist autosomal rezessiver Erbgang)	Oligophrenie
Mikrozephalie im Rahmen genetisch bedingter Syndrome (Chromosomenanomalien, Enzymdefekte, neurodegenerative Erkrankungen)	klinische Symptomatik abhängig von der Grundkrankheit

sprechen. Differentialdiagnostisch sind diese exogenen Mikrozephalieformen von den erblich bedingten abzugrenzen, was für die genetische Beratung von großer Bedeutung ist (s. Tab. 4.6)
Prämature Nahtsynostosen sind in den meisten Fällen Folge, nicht Ursache einer Mikrozephalie. Nur wenn sich alle Schädelnähte vorzeitig verschließen, resultiert trotz normaler Wachstumspotenz des Gehirns eine allgemeine Wachstumshemmung des Schädels mit klinischen und radiologischen Hirndruckzeichen. Die vorzeitige Verknöcherung einzelner Nähte führt zwar zu charakteristischen Verformungen des Schädels, aber nicht zu einer Verminderung des Schädelvolumens (EBEL 1969; SCHULTE 1973).

Literatur

Bär, Th.: Wirkung chronischer Hypoxie auf die postnatale Synaptogenese im Occipitalcortex der Ratte. Verh. Anat. Ges. 71 (1977) 915

Biesold, D., H. Matthies: Neurobiologie. VEB Gustav Fischer, Jena 1977

Courten, G. M., Th. Rabinowicz: Intraventricular hemorrhage in premature infants: Reappraisal and new hypothesis. Develop. Med. Child Neurol. 23 (1981) 389

Eayrs, J. T.: Endocrine influence on cerebral development. Arch. Biol. (Liège) 75 (1964) 529

Ebel, K.-D.: Dyscranieformen. In: Handbuch der Kinderheilkunde, Bd. VIII/1, hrsg. von H. Opitz, F. Schmid. Springer, Berlin 1969

Faro, M. D., W. F. Windle: Transneuronal degeneration in brains of monkeys asphyxiated at birth. Exp. Neurol. 24 (1969) 38

Friede, R. L.: Developmental neuropathology. Springer, Wien 1975

Fuller, P. W., R. D. Guthrie, C. A. Ellsworth: A proposed neuropathological basis for learning disabilities in children born prematurely. Develop. Med. Child Neurol. 25 (1983) 214

Gerlach, J., H. P. Jensen, W. Koos, H. Kraus: Pädiatrische Neurochirurgie. Thieme, Stuttgart 1967

Gibson, G. E., J. P. Blass: Impaired synthesis of acetylcholine in brain accompanying mild hypoxia and hypoglycemia. J. Neurochem. 27 (1976) 37

Gosseye, S., M. C. Golaire, J. C. Larroche: Cerebral, renal and splenic lesions due to fetal anoxia and their relationship to malformations. Develop. Med. Child Neurol. 24 (1982) 510

Hemmer, R., J. Dill: Das Schicksal hydrocephalusoperierter Kinder. Dtsch. med. Wschr. 96 (1971) 1149

Hemmer, R., E. Weissenfels, G. Hänsel-Friedrich, H. Friedrich: Körperliche und geistige Entwicklung nach Frühoperation der Myelocelen. Neurochirurgia 20 (1977) 7

Herschkowitz, N.: Normale und abnorme Entwicklung der Gehirnstrukturen. In: Zerebrale Bewegungsstörungen beim Kind, hrsg. von E. Köng. Pädiat. Fortbild. Prax. 40. Karger, Basel 1974

Herschkowitz, N.: Biochemische Aspekte der perinatalen Hirnschädigung. Mschr. Kinderheilk. 125 (1977) 380

Hubel, D. H., T. N. Wiesel: The period of susceptibility to the physiological effects of unilateral eye closure in kittens. J. Physiol. 206 (1970) 419

Huttenlocher, P. R.: Dendritic development in neocortex of children with mental defect and infantile spasms. Neurology 24 (1974) 203

Kalbe, U.: Kleine Fehlbildungen bei Kindern mit Cerebral-Parese. Kinderarzt 9 (1978) 803

Koch, G.: Genealogisch-demographische Untersuchungen über Mikrozephalie in Westfalen. Westdeutscher Verlag, Köln-Opladen 1968

Kramer, H. H., W. Mortier, R. Pothmann, E. Kessler: Langzeitbetreuung von Spina bifida-Patienten. Therapie und Prognose in den letzten 20 Jahren. Mschr. Kinderheilk. 132 (1984) 43

Lacey, D. J., K. Terplan: Intraventricular hemorrhage in full-term neonates. Develop. Med. Child Neurol. 24 (1982) 332

Lange-Cosack, H.: Auswirkungen schwerer Hirntraumen im Kindes- und Jugendalter. In: Zerebrale Bewegungsstörungen beim Kind, hrsg. von E. Köng. Pädiat. Fortbild. Prax. 40. Karger, Basel 1974

Lange-Cosack, H., C. Tepfer: Das Hirntrauma im Kindes- und Jugendalter. Springer, Berlin 1973

Lempp, R.: Eine Pathologie der psychischen Entwicklung. Huber, Bern 1972

Lenard, H. G., E. F. Bell: Bioelectric brain development in hypothyroidism. A quantitative analysis with EEG power spectra. Electroenceph. Clin. Neurophysiol. 35 (1973) 545

Matthes, A.: Hirnschädel. In: Neuropädiatrie, hrsg. von A. Matthes, R. Kruse. Thieme, Stuttgart 1973a

Matthes, A.: Aktiver Hydrocephalus. In: Neuropädiatrie, hrsg. von A. Matthes, R. Kruse. Thieme, Stuttgart 1973b

Meldrum, B.: Physiological changes during prolonged seizures and epileptic brain damage. Neuropädiatrie 9 (1978) 203

Ostertag, B.: Die Einzelformen der Verbildungen. In: Handbuch der speziellen Pathologie, Bd. XIII, hrsg. von W. Scholz. Springer, Berlin 1956 (S. 363)

Pache, H. D.: Mißbildungen des Zentralnervensystems. In: Handbuch der Kinderheilkunde, Bd. VIII/I, hrsg. von H. Opitz, F. Schmid. Springer, Berlin 1969

Pechstein, J.: Umweltabhängigkeit der frühkindlichen zentralnervösen Entwicklung. Thieme, Stuttgart 1974

Riesen, A. H. (Hrsg.): The Developmental Neuropsychology of Sensory Deprivation. Academic Press, New York 1975

Rosenzweig, M. R.: Effects of experience on brain chemistry and brain anatomy. Accademia Nazionale dei Lincei Estratto del Quaderno. Rom 1967, zitiert nach Pechstein 1974

Schadé, J. P.: Die Funktion des Nervensystems. G. Fischer, Stuttgart 1969

Schulte, F. J.: Mißbildungen des Zentralnervensystems. In: Neuropädiatrie, hrsg. von A. Matthes, R. Kruse. Thieme, Stuttgart 1973

Seitelberger, F.: Biologische Entwicklung des Gehirns. In: Handbuch der Kinderheilkunde, Bd. VIII/I, hrsg. von H. Opitz, F. Schmid. Springer, Berlin 1969

Simon, N., L. Volicer: Neonatal asphyxia in the rat: Greater vulnerability of the males and persistent effects on brain monoamine synthesis. J. Neurochem. 26 (1976) 893

Sinz, R.: Zur Frage einer sensitiven Periode der Hörsprachentwicklung. Sozialpädiatrie 5 (1983) 532

Thalhammer, O.: Embryopathien. In: Handbuch der Kinderheilkunde, Bd. I/1, hrsg. von H. Opitz, F. Schmid. Springer, Berlin 1971

Towbin, A.: Central nervous system damage in the human fetus and newborn infant. Amer. J. Dis. Child 119 (1970) 529

Turkel, S. B., M. E. Guttenberg, D. R. Moynes, J. E. Hodgman: Lack of identifiable risk factors for kernicterus. Pediatrics 66 (1980) 502

Veith, G.: Der angeborene Hirnschaden. Anatomische Grundlagen. Mschr. Kinderheilk. 121 (1973) 252

Wiesel, T. N.: Postnatal development of the visual cortex and the influence of environment. Nature 299 (1982) 583

Wiesel, T. N., D. H. Hubel: Ordered arrangement of orientation columns in monkeys lacking visual experience. J. comp. Neurol. 158 (1974) 307

Wasterlain, C. W.: Neonatal seizures and brain growth. Neuropädiatrie 9 (1978) 213

Windle, W. F.: An experimental approach to prevention or reduction of the brain damage of birth asphyxia. Develop. Med. Child Neurol. 8 (1966) 129

Reifungsstörungen des ZNS und Kompensationsvorgänge

Hans G. Schlack

Unter „Reifung" sind die strukturellen Veränderungen des zentralen Nervensystems zu verstehen, die im Laufe der Ontogenese im Wechselspiel zwischen genetischer Determinierung und Umwelteinflüssen eintreten (TOUWEN 1976). Die Störung dieses Reifeprozesses durch äußere Schadenseinwirkung wird, je nach Intensität, vorübergehende oder bleibende Funktionseinschränkungen zur Folge haben.

Dieses Kapitel beschäftigt sich mit den „vorübergehenden" Störungen der Funktionsentwicklung und mit den damit zusammenhängenden Fragen: Welche Mechanismen liegen der Kompensation einer Störung des Reifungsprozesses zugrunde? Wie vollkommen kann eine Kompensation sein? Welche Bedeutung haben zeitweilige Störungen in einzelnen Funktionen für den späteren Entwicklungsverlauf?

Funktionelle Kompensation

Die klinische Erfahrung zeigt, daß ausgeprägte neurologische Auffälligkeiten junger Säuglinge nach Schwangerschafts- und Geburtskomplikationen sich zurückbilden können und der Entwicklungsverlauf dann in mehr oder weniger „normale" Bahnen einmündet.

Während noch eine sehr hohe Korrelation zwischen prä- und perinataler Risikobelastung und neurologischer Abnormität des Neugeborenen besteht (PRECHTL 1968), sind die Zusammenhänge

Abb. 4.3 Perinatale Belastung und neurologischer Befund. "Spontane" Besserung des neurologischen Befundes im 1. Lebensjahr nach Risikobelastung. – Semiquantitative Befunderhebung in der Neugeborenenperiode (linke Bildhälfte) und am Ende des 1. Lebensjahres (rechte Bildhälfte). – I, II, III = niedere, mittlere und hohe Risikobelastung nach der Zahl nichtoptimaler obstetrischer Bedingungen. – Man beachte vor allem das Ausmaß der Besserung in der Gruppe mit hohem Risiko, die in der Neugeborenenperiode eine Massierung nichtoptimaler neurologischer Befunde zeigt (nach *Nolte* u. Mitarb. 1971).

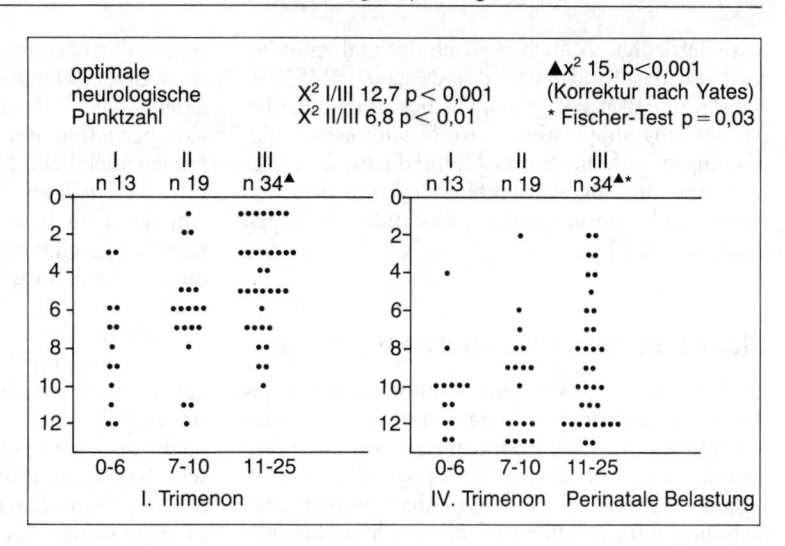

zwischen den neurologischen Befunden in der Neugeborenenperiode und zu Beginn des Schulalters schon unsicher: KALVERBOER u. Mitarb. (1973) konnten nur bei Knaben eine niedere, noch signifikante Korrelation nachweisen. Bei den Mädchen war dagegen eine stärkere Nivellierung der neurologischen Befunde zu verzeichnen (was als Hinweis auf größere Kompensationstendenz verstanden werden kann). Klinisch unauffällige, aber neurologisch in der Neugeborenenperiode "suboptimale" Kinder zeigten noch im 2. und 3. Lebensjahr neurologische und Verhaltensauffälligkeiten gegenüber "optimalen" Vergleichskindern, und auch hiervon waren Knaben stärker betroffen als Mädchen (NJOKIKTJIEN u. KURVER 1980).
Besonders ausgeprägt sind Tempo und Ausmaß der Rückbildung neurologischer Störungen im Verlauf des 1. Lebensjahres (NOLTE u. Mitarb. 1971; SCHLACK 1976; STAVE 1979; s. Abb. 4.3). Dieser generelle Trend zur Befundbesserung hat freilich im Einzelfall seine Grenzen. Bestimmte "neurologische Syndrome" in der Neugeborenenperiode (Apathiesyndrom, Krämpfe, ausgeprägte neurologische Halbseitenbefunde) weisen auf eine besonders schwere Schädigung hin und damit auf eine ungünstige Prognose (JOPPICH u. SCHULTE 1968).
Bei der Beurteilung von Entwicklungsverläufen im 1. Lebensjahr stehen neuromuskuläre Kriterien im Vordergrund. Mögliche Störungen in anderen Bereichen sind nur soweit erkennbar, wie nach der altersentsprechenden Funktionsreife des Systems geprüft werden kann. Kortikale Läsionen können so in den ersten Jahren "stumm" oder "latent" bleiben und eine wirkliche Kompensation vortäuschen (PRECHTL 1978).
Kompensationsphänomene sind jedoch nicht nur am neuromuskulären Apparat zu beobachten, sondern ebenso in den perzeptorischen, sprachlichen und sozialen Funktionen. In amerikanischen Langzeitstudien, die besonders dieser Frage gewidmet waren, konnten im 2. Lebensjahr noch eindeutige Zusammenhänge zwischen prä- und perinataler Risikobelastung und Retardierung der geistigen Entwicklung nachgewiesen werden, nicht mehr aber mit 7 Jahren und später (St.-Louis-Studie: GRAHAM u. Mitarb. 1957, 1962; CORAH u. Mitarb. 1965; Hawaii-Studie: WERNER u. Mitarb. 1968, 1971). Spätere Unterschiede in der intellektuellen Leistungsfähigkeit waren, statistisch gesehen, nicht mehr auf die Risikobelastung bei Geburt, sondern auf sozioökonomische Faktoren zurückzuführen (WERNER u. Mitarb. 1971). Der besonders ungünstige Entwicklungsverlauf von Kindern, bei denen perinatale und soziale Belastungsfaktoren zusammenkamen, weist auf die Abhängigkeit einer möglichen Kompensation von Umweltfaktoren hin (PECHSTEIN 1974; SARIMSKI 1983; MEYER-PROBST u. TEICHMANN 1984).
Es wurde versucht, die vermutlich kompensatorisch wirksamen äußeren Faktoren näher zu bestimmen. Ein besonders wertvolles Instrumentarium dafür ist das Caldwell Inventory of Home Stimulation (HOME-Scale). Damit werden folgende "Qualitäten" des sozialen Umfeldes des Kindes beurteilt: die verbale und emotionale Responsivität der Mutter, das Vermeiden von Einschränkungen und Bestrafungen, die Organisation der dinglichen und zeitlichen Umgebung, die Bereitstellung adäquaten Spielmaterials, das mütterliche Interesse am Kind und die Abwechslung in den alltäglichen Abläufen. Bereits im 2. und 3. Lebensjahr waren diese exogenen Faktoren ausschlaggebend: Kinder mit hoher prä- und perinataler Risikobelastung, aber altersgemäßer Entwicklung hatten hohe, retardierte Kinder mit niedrigem organischem Risiko dagegen niedrige Werte in der HOME-Scale (SIEGEL 1981, 1982).
Ganz offensichtlich ist eine Kompensation nicht lediglich eine Frage von Reizangeboten und Training, sondern eine Funktion der Interaktion und Kommunikation, die sowohl emotionale Bedürf-

nisse befriedigt als auch zugleich optimal stimulierend auf das Kind eingeht (PAPOUŠEK 1975; PAPOUŠEK u. PAPOUŠEK 1981). Die bekannte negative Auswirkung ungünstiger sozioökonomischer Bedingungen auf die Entwicklung dürfte in erster Linie über die eingeschränkte Interaktion zwischen Kind und Bezugsperson zustande kommen (SCHLACK 1981).

Plastizität des Zentralnervensystems

Es liegt nahe, funktionelle Kompensationen als Ausdruck struktureller Anpassungsprozesse zu interpretieren, die nach Läsionen zu beobachten sind und die unter dem Begriff der Plastizität des ZNS zusammengefaßt werden. Offenbar besteht aber zwischen funktioneller und morphologischer Regeneration kein enger quantitativer Zusammenhang; bleibende strukturelle Defekte erheblichen Ausmaßes sind mit weitgehendem funktionellem Ausgleich vereinbar (WINDLE 1969).
Die Arbeiten von KENNARD (1936, 1938) waren über lange Zeit bestimmend für die Vorstellungen über die Plastizität des ZNS. KENNARD fand nach einseitiger Abtragung motorischer Rindenfelder bei Affen keine neurologischen Ausfallserscheinungen bei Jungtieren; demgegenüber wiesen Tiere, die in erwachsenem Zustand operiert wurden, halbseitige Lähmungen auf. Sie schloß daraus, daß eine Schädigung eher kompensiert werden könne, wenn sie früh, d.h. vor der Funktionsreife des ZNS, gesetzt werde. In späteren Untersuchungen (KENNARD 1942) wies sie allerdings darauf hin, daß auch bei den früh operierten Tieren später funktionelle Defizite nachweisbar waren.
Die *morphologischen Anpassungen* an Läsionen äußern sich in der Bildung neuer interneuronaler Verknüpfungen durch Aussprossung (sprouting) oder Verzweigung (branching) von Axonen nicht geschädigter Bahnen, welche in das Zielgebiet geschädigter Systeme einwachsen. Diese Sprossung und Verzweigung geht leichter vonstatten beim jungen Organismus, dessen Fasersysteme noch im Wachstum begriffen sind, ist jedoch auch noch am ausgereiften Nervensystem zu beobachten (PRECHTL 1978).
Das Phänomen der *Aussprossung* wurde z.B. bei totalen halbseitigen Läsionen beobachtet. Danach wachsen Fasern von den analogen Systemen der anderen, intakten Hemisphäre ein, es entstehen also abnorme Faserkreuzungen mit abnormer funktioneller Seitenbeziehung. Das funktionelle Resultat einer solchen „Fehlverdrahtung" kann im Tierversuch sehr eindrucksvoll sein (visuelle Orientierungsreaktion nach der falschen Seite infolge einseitiger Zerstörung des Tectum opticum und Reinnervation von der Gegenseite; SCHNEIDER 1973).
Zwar handelt es sich hier um ein Beispiel, das aufgrund des Ausmaßes und der strengen Einseitigkeit der Läsion nicht typisch für die Humanpathologie ist. Dennoch liegt es nahe, ähnliche Vorgänge der Entstehung abnormer struktureller Kompensation mit entsprechenden funktionellen Folgen auch beim Menschen anzunehmen.
Eine *Verzweigung* von Fasern ist dagegen vor allem dann zu beobachten, wenn ein System nur subtotal geschädigt ist, d.h. die Kerngebiete und die von ihnen ausgehenden Bahnen nur quantitativ reduziert sind. Bis zu einem bestimmten Grad können danach die Verbindungen der verlorengegangenen Axone im Zielgebiet durch Verzweigungen der verbliebenen Neurone übernommen werden (DEVOR 1976). Bei diesem Kompensationsvorgang bleibt also die ursprünglich vorgesehene systemische Beziehung erhalten, das Raster der interneuronalen Verbindungen wird jedoch vergröbert.
Im allgemeinen ist die Reorganisation um so geringer, je weiter die Entwicklung des ZNS fortgeschritten ist. Zwar können auch reife Neurone regenerieren; entscheidend ist jedoch, ob Synapsenkontaktplätze vorhanden sind. Der Umfang einer Reinnervation wird daher vom Reifegrad der verbundenen bzw. abhängigen neuralen Struktur bestimmt (BISHOP 1981).
Es ist jedoch unbekannt, wie groß die Bedeutung solcher struktureller Reparationsvorgänge nach frühkindlicher Hirnschädigung ist. GOLDMAN (1974) konnte zeigen, daß gleichartige Lernleistungen beim jungen und beim alten Versuchstier von unterschiedlichen Kortexarealen bewerkstelligt werden; das spätere Wiederauftreten einer Funktion nach Schädigung läßt also nicht ohne weiteres die Annahme einer strukturellen Reparation zu, sie kann vielmehr auch durch die spätere Reifung einer „zuständigen" kortikalen Struktur bedingt sein.
Das Interesse gilt daher nicht nur den strukturellen Reparaturen, sondern auch den Formen *funktioneller Umorganisation*, die möglicherweise für die Anpassung an erlittene Schädigungen noch bedeutsamer sind.
Hier ist einmal bei einseitigen Läsionen die Funktionsübernahme durch die andere Hemisphäre zu nennen (PRECHTL 1973, 1978). Diesem Aufgabentransfer zwischen den Hemisphären wird die wichtigste Rolle für die funktionelle Kompensation im kognitiven Bereich zugeschrieben (ROBINSON 1981). Ein bekanntes Beispiel dafür ist die Entwicklung der Sprache: Obwohl morphologische und physiologische Befunde dafür sprechen, daß die beiden Hemisphären von Beginn an differente Anlagen haben und die Steuerung der Sprache in der Regel linkshemisphärisch erfolgt, ist auch bei ausgedehnten Schäden oder gar Entfernung der linken Hemisphäre eine Sprachentwicklung möglich (BISHOP 1981; REMSCHMIDT u. NIEBERGALL 1981). Im Falle der kompensatorischen Lateralisation nach einseitiger Schädigung ist der Schädigungszeitpunkt in bezug zur Reifungsphase der physiologischen Lateralisation ausschlaggebend:

Die funktionelle Plastizität hängt ab von den noch nicht besetzten Synapsenplätzen (BISHOP 1981; ROBINSON 1981). Infolge dieser Konkurrenz um die Synapsen bei begrenztem Gesamtumfang geht jedoch die Verlagerung einer Funktion auf die gegenseitige Hemisphäre zu Lasten anderer kognitiver Fähigkeiten (BISHOP 1981).

Eine zweite Form funktioneller Umorganisation ist die *Fortdauer* (oder Wiederaufnahme) *subkortikaler Steuerung* anstelle der vorgesehenen Funktionsverlagerung in den Kortex, wenn die betreffenden Rindengebiete zerstört sind (TRAVIS u. WOOLSEY 1956).

Die „Kortikalisierung" einer Funktion ist aber die Voraussetzung für ihre feinere Differenzierung, z.B. bei der Entwicklung der Handfunktion und der isolierten Fingerbewegungen (TOUWEN 1976). Subkortikale Funktionssteuerung kann daher zur Kompensation einer Läsion beitragen, solange die funktionelle Inanspruchnahme sich auf qualitativ einfachere Leistungen beschränkt (PRECHTL 1973).

Aus den Ergebnissen der tierexperimentellen Forschung über die Plastizität des zentralen Nervensystems läßt sich zusammenfassend schließen: Das kindliche Gehirn verfügt offenbar über verschiedene Mechanismen, strukturelle Defekte mehr oder weniger gut funktionell auszugleichen. Die Reifungsvorgänge werden jedoch durch die Läsion gestört und verändert. Ein Gehirn, in welchem sich Kompensationsvorgänge nach einer Läsion abspielen, entwickelt sich *biologisch verschieden* von dem eines Kindes ohne Schädigung (PRECHTL 1978).

Einige Untersucher, die mit Tieren experimentiert haben, stellten geringere funktionelle Ausfälle fest, wenn die Tiere nach der Schädigung einer motorischen Übungshandlung (TRAVIS u. WOOLSEY 1956) unterzogen wurden. Diese Erfahrungen haben zur Begründung der Frühbehandlung behinderter Kinder beigetragen (KÖNG 1975). Der Übertragbarkeit der Ergebnisse von Tierexperimenten auf die Gegebenheiten beim hirngeschädigten Kind sind jedoch Grenzen gesetzt. Vor allem ist zu bedenken, daß die Tierversuche nur Modellvorstellungen für Schädigungen liefern, die perinatal oder frühzeitig postnatal gesetzt wurden. Funktionsstörungen perinatalen Ursprungs haben, wie oben dargelegt wurde, häufig auch spontan eine gute Remissionstendenz. Als wesentlich begrenzter erscheinen dagegen die Möglichkeiten funktioneller Plastizität bei Schädigungen, die während der pränatalen Entwicklung eingetreten sind und sich in einer strukturellen Differenzierungsstörung ausgewirkt haben (SCHLACK 1979; s. auch S. 184)

Vom erwähnten „Einspringen" der anderen Hemisphäre bei einseitiger Schädigung abgesehen gibt es bisher jedenfalls keinen Anhalt dafür, daß Hirnareale unter irgendwelcher Therapie Funktionen übernehmen, für die sie nicht vorgesehen sind (PRECHTL 1973). Das schließt nicht aus, daß später Aufgaben – vor allem im kognitiven Bereich – auf anderen Wegen, d.h. über andere Strukturen gelöst werden können (PRECHTL 1978; TOUWEN 1978; ROBINSON 1981).

Bedeutung „vorübergehender" Reifungsstörungen

Wenn ein Kind nach prä- und perinatalen Komplikationen, nach neonatalen Auffälligkeiten und zeitweiliger Entwicklungsverzögerung schließlich eine Entwicklung im Rahmen der Altersnorm nimmt, erscheint der Begriff einer „vorübergehenden" Störung auf den ersten Blick zutreffend. Er stimmt jedoch in vielen Fällen nur bedingt. Es ist bekannt, daß Tiere nach experimenteller Läsion sich so weit erholen können, daß sie in ihren „Routineleistungen" den Altersgenossen entsprechen. In speziellen Situationen werden aber doch Minderleistungen des Lernens und Gedächtnisses oder Abnormitäten im sozialen Verhalten erkennbar (WINDLE 1969; PRECHTL 1973, 1978). Man muß davon ausgehen, daß auch bei Kindern mit entsprechender Vorgeschichte solche Einschränkungen trotz globaler Kompensation bestehen bleiben. Dadurch verringert sich ihre Adaptationsfähigkeit, unter anderem auch ihre Toleranz gegenüber nichtoptimalen Umwelteinflüssen.

Neurologische Funktionsstörungen, selbst wenn sie nur über eine gewisse Zeitspanne manifest sind, haben zweifellos auch eine bedeutsame Auswirkung auf die *Mutter-Kind-Interaktion*. Für die frühe Sozialentwicklung des Säuglings (die wechselseitige Bindung zwischen Kind und Bezugsperson) spielen drei Verhaltensweisen des Kindes eine entscheidende Rolle: das visuelle Fixieren, das kontaktsuchende Schreien und das Lächeln (HASSENSTEIN 1973; MUSSEN u. Mitarb. 1976).

Dabei handelt es sich um angeborene Verhaltensmuster, die durch die Wechselbeziehung intensiviert und ausgestaltet werden (zum Aufsuchen des Blickkontaktes, zum kommunikativen Vokalisieren, zum sozialen Lächeln).

Diese angeborenen Verhaltensweisen beruhen selbstverständlich auf zentralnervösen Funktionen. Neurologische Störungen, die zu abnormen Verhaltenszuständen und Reaktionsweisen führen, verändern oder löschen diese biologischen Signale des Kindes. So konnte z.B. die Veränderung des Babyschreis nach Schädigung des ZNS spektrographisch objektiviert werden (RAES u. Mitarb. 1980).

Tierversuche geben auch hierfür eindrucksvolle Beispiele: Neugeborene Affen, bei denen durch experimentelle Läsion ein klinisches Bild wie beim Apathiesyndrom des menschlichen Neugeborenen (Reaktionsverminderung, Bewegungsarmut, Trinkschwäche) hervorgerufen worden war, wurden von ihren Müttern nicht angenommen und

4 Ätiologie und Pathogenese

Wechselwirkungen im Verhalten zwischen Kind und Bezugsperson

Kind:
- Abnormität / Organischer Schaden
- Veränderung oder Ausfall biologischer Signale
- Defizite an altersgemäßen Fähigkeiten
- „Verhaltensstörungen"
- Beeinträchtigung im Erwerb von Erfahrungen

Bezugsperson:
- evtl. vorbestehende ungünstige Eigenschaften od. Verhaltensweisen
- inadäquates Verhalten
- Deprivation / Ablehnung / Überforderung / Überbehütung / Verwöhnung u. a.

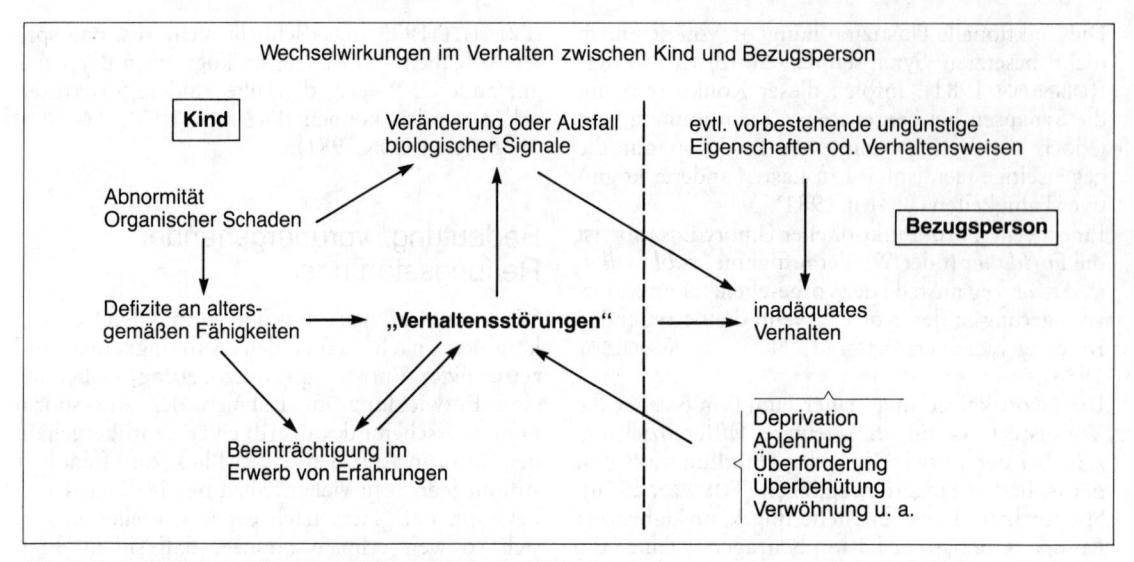

Abb. 4.4 Schematisches Funktionsdiagramm über die Abhängigkeit abnormen („störenden") Verhaltens von Bedingungen seitens des Kindes und seitens der Bezugsperson. Man beachte besonders die in diesen Wechselbeziehungen enthaltenen Zirkelschlüsse, die zu einer Fixierung von Verhaltens- und Interaktionsstörungen führen können (nach Schlack 1976).

entwickelten eine typische Deprivationssymptomatik (KLING u. TUCKER 1967). Auch beim Menschen müssen solche Interaktionsstörungen angenommen werden, auch wenn hier die Reaktionsweisen einer Mutter subtiler und differenzierter sind oder jedenfalls sein können. Die Hilflosigkeit, Verunsicherung und Frustration einer Mutter, deren junger Säugling apathisch oder übererregbar ist, der nicht trinkt und keinen Tagesrhythmus findet, der nicht fixiert und nicht lächelt, beeinflussen unvermeidlich den inneren Bezug und die Art der Betreuung. Überforderung der Mutter durch die Schwierigkeiten, die der Säugling infolge seines abnormen Verhaltens bereitet, kann z.B. einen Umschlag der Fürsorglichkeit in Ablehnung hervorrufen (BELL 1968). Da ungünstige Einstellungen und Reaktionsweisen der Mutter wieder auf das Kind zurückwirken, können damit Kreisprozesse ausgelöst werden, die sich verselbständigen und auch nach einer Kompensation der neurologischen Funktionsstörung andauern (Abb. 4.4). Beziehungsprobleme zwischen Kindern mit neuropsychiatrischen Störungen und ihren Müttern lassen sich oft auf einen Beginn in den ersten Lebenswochen zurückführen.

Nicht selten tragen ärztlich verordnete Behandlungsmaßnahmen bei Risikokindern zu einer Belastung der Mutter-Kind-Beziehung bei, besonders wenn dabei Grundforderungen an die Psychohygiene unberücksichtigt bleiben (MICHAELIS 1982/83; MOINI u. Mitarb. 1982/83).

Physiologische und pathologische Reifungsverzögerung

Bereits unter physiologischen Bedingungen sind Organreifung und Funktionsentwicklung des Gehirns unter dem Einfluß von Erb- und Umweltfaktoren einer biologischen Streuung unterworfen. Entwicklungsrückstände in bezug auf den Altersdurchschnitt müssen daher nicht notwendigerweise auf Läsionsfolgen zurückgeführt werden. Die biologische Variation ist auch im Falle einer wahrscheinlichen Läsion in Betracht zu ziehen. Mit anderen Worten: Wenn ein Kind mit belastender Vorgeschichte und neurologischen Auffälligkeiten einen Entwicklungsrückstand aufweist, so braucht dieser nicht ausschließlich oder überwiegend durch die organische Schädigung bedingt zu sein. Für die Frage, ob und ggf. wieweit ein individueller Entwicklungsstand als abnorm zu bezeichnen ist, sind Normen, die lediglich auf der Basis von Mittel- bzw. Medianwerten abgegeben werden, wenig aufschlußreich. Um eine Information über die jeweilige Variation der Norm zu erhalten, hat es sich als sinnvoll erwiesen, die empirisch gewonnenen kumulativen Perzentilen heranzuziehen (s. Abb. 4.5). Verschiedene entwicklungsdiagnostische Verfahren wie der Denver-Developmental-Screening-Test (FRANKENBURG u. DODDS 1967) oder die Münchner Funktionelle Entwicklungsdiagnostik (COULIN u. Mitarb 1977; HELLBRÜGGE u. Mitarb. 1978) stellen auf diese Weise die Normvariation dar. Die Eingrenzung des Normbereichs auf einen Zeitabschnitt etwa zwischen der 10. und der 90. Perzentile ist zwar etwas willkürlich, aber von praktischem Nutzen. So kann man bei einem Kind, das eine bestimmte Funktion zu einem der 90.

Abb. 4.5 Biologische Streuung in der Entwicklung motorischer und sprachlicher Funktionen, dargestellt in kumulativen Perzentilen. Für die motorischen Funktionen ergeben sich steilere Kurven, entsprechend einer geringeren Streuung. Die breitere Streuung im Spracherwerb, vor allem zwischen der 75. und der 97. Perzentile, weist auf die größere Umweltabhängigkeit dieser Funktionen hin (nach *Neligan* u. *Prudham* 1969).

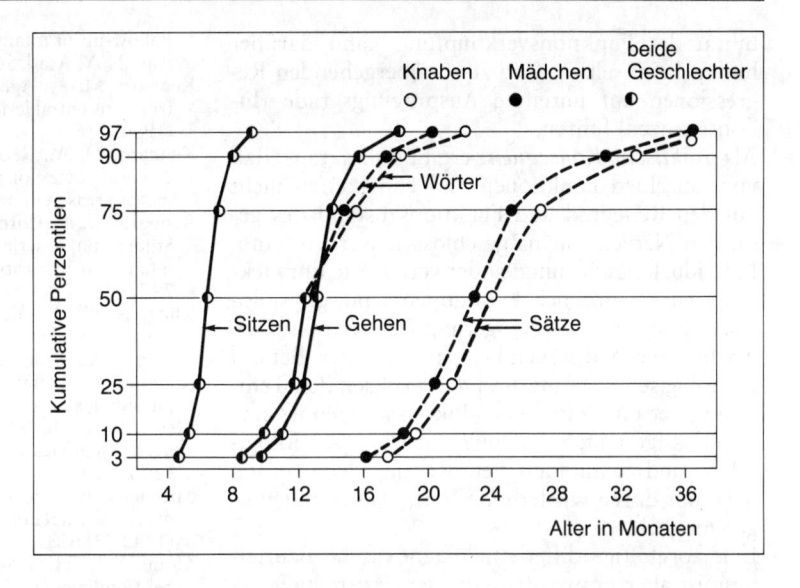

Perzentile entsprechenden Zeitpunkt noch nicht beherrscht, darauf schließen, daß nur mit geringer Wahrscheinlichkeit eine Normvariante und mit hoher Wahrscheinlichkeit eine (wie auch immer geartete) pathologische Bedingung vorliegt.

Durch die Untersuchungen von TOUWEN (1976) wurden die Kenntnisse über Normvarianten und Funktionszusammenhänge früher Entwicklungsprozesse erweitert und präzisiert. Danach sind bei der Reifung und Organisation neuraler Leistungen zwei verschiedene Prinzipien zu beobachten: Manche Fähigkeiten entwickeln sich nach einem hierarchischen Prinzip, indem die Reifung bestimmter Grundfunktionen die Voraussetzung für die Entstehung weiterer Funktionen ist. Hierbei läuft die Reifung nach einem ziemlich strengen, festgelegten Zeitplan ab, und die Grundfunktionen (z. B. Reizaufnahme über Auge und Ohr, Tonussteuerung,

Kopfkontrolle) zeigen bereits bei Geburt einen beträchtlichen Reifegrad. Nach dem anderen Prinzip erwirbt das Kind neue Fähigkeiten dadurch, daß die Funktionsvoraussetzungen zwar zeitlich abgestimmt, aber zunächst mehr oder weniger unabhängig voneinander reifen und von einem bestimmten Reifegrad an miteinander verknüpft werden (Beispiel: Entwicklung des Gleichgewichts und der motorischen Muster der Fortbewegung, die nach Funktionsverknüpfung das Kind zur Fortbewegung befähigen). Die komplexeren statomotorischen Leistungen, die üblicherweise als Kriterien (Meilensteine) der Entwicklung angesehen werden, entwickeln sich nach diesem letztgenannten Prinzip.

Aufgrund ihrer mehrseitigen Bedingung zeigen sie eine größere Variabilität im Zeitplan des Auftretens und der Ausgestaltung. Die anfängliche Insta-

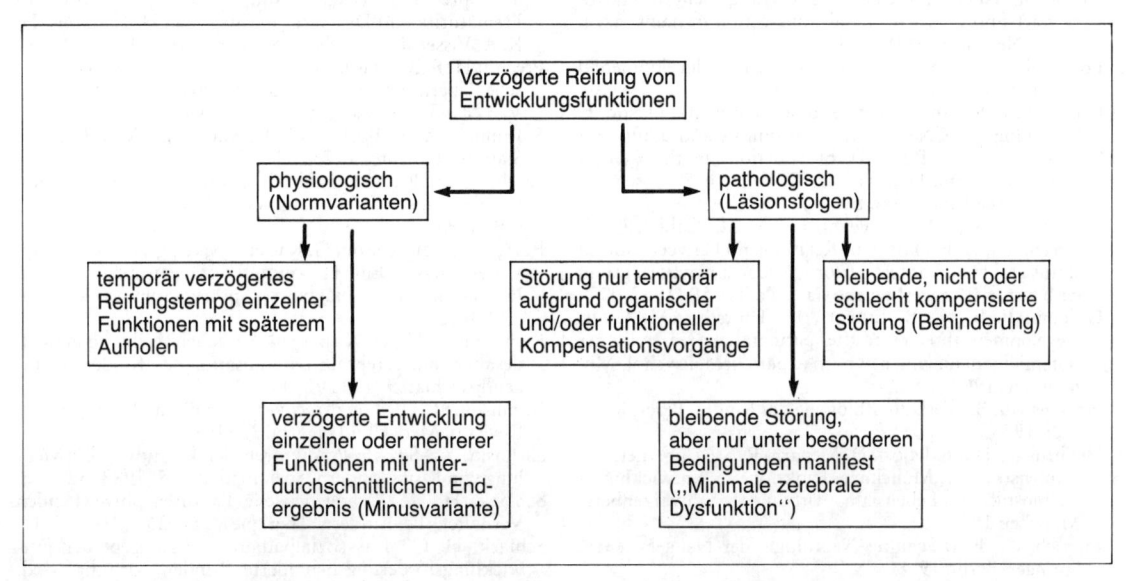

Abb. 4.6 Einteilung der Reifungsstörungen von Entwicklungsfunktionen.

bilität der Funktionsverknüpfung kann darüber hinaus beim selben Kind zu vorübergehenden Regressionen auf unreifere Ausprägungsgrade (Inkonsistenzen) führen.

Als *praktische Konsequenz* ergibt sich daraus, daß von einzelnen Funktionen und Fähigkeiten nicht auf den Reifegrad und Funktionszustand des gesamten Nervensystems geschlossen werden kann. Individuell beschleunigte oder verzögerte Entwicklungstempi einzelner Funktionen sind physiologisch. Erst mit der Verzögerung vieler Funktionen wächst die Wahrscheinlichkeit, daß der Befund pathologisch ist. Aufgrund der wechselnden Tempi und der physiologischen Inkonsistenzen ist eine zuverlässige Unterscheidung zwischen physiologischer und pathologischer Reifungsverzögerung u. U. nur durch wiederholte Verlaufsuntersuchungen möglich.

Eine sorgfältige differentialdiagnostische Beurteilung ist aber notwendig: Aus der Feststellung pathologischer Reifungsstörungen sind therapeutische und prophylaktisch-psychohygienische Konsequenzen abzuleiten, die einer Kompensation der Schädigung Vorschub leisten. Einen Überblick über die prinzipiellen Formen von Reifungsstörungen gibt Abb. 4.6.

Literatur

Bell, R. Q.: A reinterpretation of the direction of effects in studies of socialisation. Psychol. Rev. 75 (1968) 81

Bishop, D. V. M.: Plasticity and specificity of language localization in the developing brain. Develop. Med. Child Neurol. 23 (1981) 251

Corah, N. L., E. J. Anthony, P. Painter, J. A. Stern, D. L. Thurston: Effect of perinatal anoxia after seven years. Psychol. Monogr. 17 (1965) 3/596

Coulin, S., E. Heiß-Begemann, G. Köhler, F. Lajosi, R. Schamberger: Münchner Funktionelle Entwicklungsdiagnostik. 2. und 3. Lebensjahr (Experimentalfassung). Inst. f. Soz. Pädiatrie u. Jugendmedizin, München 1977

Devor, M.: Neuroplasticity in the rearrangement of olfactory tract fibres after neonatal transsection in hamsters. J. comp. Neurol. 166 (1976) 49

Frankenburg, W. K., J. B. Dodds: Denver developmental screening test. J. Pediat. 71 (1967) 181

Goldman, P. S.: An alternative to developmental plasticity: Heterology of CNS structures in infants and adults. In: Plasticity in the Recovery of Functions in the Central Nervous System, hrsg. von D. G. Stein, J. F. Rosen, N. Butters. Academic Press, London 1974

Graham, F. K., M. M. Pennoyer, B. M. Caldwell, M. Greenman, A. F. Hartman: Relationship between clinical status and behavior test performance in a newborn group with histories suggesting anoxia. J. Pediat. 50 (1957) 177

Graham, F. K., C. B. Ernhart, D. Thurston, M. Craft: Development three years after perinatal anoxia and other potentially damaging newborn experiences. Psychol. Monogr. 76 (1962) 3/522

Hassenstein, B.: Verhaltensbiologie des Kindes. Piper, München 1973

Hellbrügge, Th., F. Lajosi, D. Menara, R. Schamberger, Th. Rautenstrauch: Münchner Funktionelle Entwicklungsdiagnostik. 1. Lebensjahr. Urban & Schwarzenberg, München 1978

Joppich, G., F. J. Schulte: Neurologie der Neugeborenen. Springer, Berlin 1968

Kalverboer, A. F., B. C. L. Touwen, H. F. R. Prechtl: Follow-up of infants at risk of minor brain dysfunction. Ann. N. Y. Acad. Sci. 205 (1973) 173

Kennard, M. A.: Age and other factors in motor recovery from precentral lesions in monkeys. Amer. J. Physiol. 115 (1936) 136

Kennard, M. A.: Reorganization of motor function in the cerebral cortex of monkeys deprived of motor and premotor areas in infancy. J. Neurophysiol. 1 (1938) 477

Kennard, M. A.: Cortical reorganization of motor function: Studies on a series of monkeys of various ages from infancy to maturity. Arch. Neurol. Psychiat. 48 (1942) 227

Kling, A., T. J. Tucker: Effects of combined lesions of frontal granular cortex and caudate nucleus in the neonatal monkey. Brain Res. 6 (1967) 428

Köng, E.: Plastizität des Gehirns als Grundlage der neurophysiologischen Therapie. Kinderarzt 6 (1975) 903

Meyer-Probst, B., H. Teichmann: Risiken für die Persönlichkeitsentwicklung im Kindesalter. VEB Georg Thieme, Leipzig 1984

Michaelis, R.: Die Belastung der Mutter-Kind-Beziehung durch therapeutische Maßnahmen. Pädiat. Prax. 27 (1982/83) 629

Moini, A. R., H. G. Schlack, D. Ebert: Verhaltensstörungen bei Säuglingen und Kleinkindern durch inadäquate krankengymnastische Behandlung. Pädiat. Prax. 27 (1982/83) 635

Mussen, P. H., J. J. Conger, J. Kagan: Lehrbuch der Kinderpsychologie. Klett, Stuttgart 1976; 3. Aufl. 1981

Neligan, G., D. Prudham: Norms for four standard developmental milestones by sex, social class and place in family. Develop. Med. Child Neurol. 11 (1969) 413

Njokiktjien, C., P. Kurver: Predictive value of neonatal neurological examination for cerebral function in infancy. Develop. Med. Child Neurol. 22 (1980) 736

Nolte, R., H. G. Schlack, S. Pirschel: Neurologische Verlaufskontrollen bei risikobelasteten Neugeborenen im 1. Lebensjahr. Vortrag auf der Tagung südd. Kinderärzte, Heidelberg 1971

Papoušek, H.: Soziale Interaktion als Grundlage der kognitiven Frühentwicklung. In: Kindliche Sozialisation und Sozialentwicklung, hrsg. von Th. Hellbrügge. Urban & Schwarzenberg, München 1975

Papoušek, M., H. Papoušek: Intuitives elterliches Verhalten im Zwiegespräch mit dem Neugeborenen. Sozialpädiatrie 3 (1981) 229

Pechstein, J.: Umweltabhängigkeit der frühkindlichen zentralnervösen Entwicklung. Thieme, Stuttgart 1974

Prechtl, H. F. R.: Neurological findings in newborn infants after pre- and perinatal complications. In: Aspects of Prematurity and Dysmaturity, hrsg. von H. P. Jonxis, H. K. A. Visser, J. A. Toelstra. Stenfert Kroese, Leiden 1968

Prechtl, H. F. R.: Das leicht hirngeschädigte Kind: Theoretische Überlegungen zu einem praktischen Problem. In: Van Kinderanalyse tot Y-chromosoom, hrsg. von C. Rumke, P. E. Boeke, W. K. van Dijk. Van Loghum Slaterus, Deventer 1973

Prechtl, H. F. R.: Minimal brain dysfunction syndrome and the plasticity of the nervous system. Adv. biol. Psychiat. 1 (1978) 96

Raes, J., K. Michelsson, G. Kaiser: Spektrographische Babyschreianalyse: Ein Hilfsmittel zur neuropädiatrischen Evaluation und Diagnose. Sprache-Stimme-Gehör 4 (1980) 138

Remschmidt, H., G. Niebergall: Sprachentwicklung im Kindesalter und cerebrale Lateralisation. Z. Kinder- u. Jugendpsychiat. 9 (1981) 170

Robinson, R. O.: Equal recovery in child and adult brain? Develop. Med. Child Neurol. 23 (1981) 379

Sarimski, K.: Soziale Prädiktoren der kognitiven Entwicklung von Risikokindern. Sozialpädiatrie 5 (1983) 523

Schlack, H. G.: Pathogenetische Faktoren abweichenden Verhaltens bei Kindern. Therapiewoche 26 (1976) 5711

Schlack, H. G.: Das sozialpädiatrische Konzept der Entwicklungsförderung behinderter Kinder. Fortschr. Med. 79 (1979) 1745

Schlack, H. G.: Behinderung, Therapie und soziale Schicht. Sozialpädiatrie 3 (1981) 435

Schneider, G. E.: Early lesions of superior colliculus. Factors affecting the formation of abnormal retinal projections. Brain Behav. Evol. 8 (1973) 73

Siegel, L. S.: Infant tests as predictors of cognitive and language development at two years. Child Develop. 52 (1981) 545

Siegel, L. S.: Reproductive, perinatal, and environmental factors as predictors of the cognitive and language development of preterm and full-term infants. Child Develop. 53 (1982) 963

Stave, U.: Entwicklungsneurologische Untersuchungen an Risikosäuglingen. Mschr. Kinderheilk. 127 (1979) 621

Touwen, B. C. L.: Neurological development in infancy. Clin. Develop. Med. No 58. Heinemann, London 1976

Touwen, B. C. L.: Minimal brain dysfunction and minor neurological dysfunction. Adv. biol. Psychiat. 1 (1978) 55

Travis, A. M., C. N. Woolsey: Motor performance of monkeys after bilateral partial and total cerebral decortication. Amer. J. phys. Med. 35 (1956) 273

Werner, E. E., M. Honzik, R. Smith: Prediction of intelligence and achievement at ten years from twenty month pediatric and psychologic examinations. Child Develop. 39 (1968) 1063

Werner, E. E., J. M. Bierman, F. E. French: The children of Kauai. University of Hawaii Press, Honolulu 1971

Windle, W. F.: Brain damage by asphyxia at birth. Sci. Amer. 221 (1969) 77

Funktionsstörungen nach Hirnschädigungen

Hans G. Schlack

Wie im vorangegangenen Kapitel dargelegt wurde, ist ein funktioneller Ausgleich nach Hirnschädigung in bedeutendem Umfang möglich. Die Kompensation ist allerdings in vielen Fällen qualitativ unvollkommen, was sich u. U. nur in speziellen Aufgaben- und Belastungssituationen herausstellt. Die Grenzen zwischen kompensierter und nicht kompensierter, zwischen „vorübergehender" und „bleibender" Funktionsstörung sind daher fließend.

Bei der Beurteilung gestörter Entwicklungsverläufe hat es sich als sinnvoll erwiesen, verschiedene „Funktionsbereiche" getrennt zu betrachten. Auf GESELL u. AMATRUDA (1941) geht die Einteilung in folgende vier Bereiche zurück: Motorisches Verhalten (Grobmotorik), Feinmotorik und Adaptation, Sprache, sozialer Kontakt.

Wechselbeziehungen zwischen den Funktionsbereichen

Die Unterteilung der Entwicklungsphänomene in einzelne Funktionsbereiche ist bis zu einem gewissen Grade willkürlich, da Überschneidungen und enge wechselseitige Beziehungen bestehen. Besonders deutlich sind die Zusammenhänge in denjenigen Funktionen, die sich nach hierarchisch geordneten Reifungsabläufen entwickeln (TOUWEN 1976; vgl. voriger Abschnitt). Wenn bestimmte Grundfunktionen, auf denen sich weitere Entwicklungsschritte aufbauen, von einer Läsion betroffen sind, so können bereits relativ umschriebene Ausfälle eine negative Auswirkung in mehreren Funktionsbereichen hervorrufen.

So hat z. B. das visuelle System eine fundamentale Bedeutung für die Motorik im Sinne der Stimulation und Zielrichtung. Blinde Kinder entwickeln meist eine ausgesprochene Inaktivität und Explorationsangst, was die geistige Entwicklung und die Kommunikationsfähigkeit behindert (DREIER 1974). Außerdem zeigen blinde Kinder häufig eine markante Muskelhypotonie (JAN u. Mitarb. 1975). Ihre Ursache ist in der reduzierten Reizaufnahme (mit der Folge einer verminderten Aktivierung des retikulären Systems) zu sehen (PENNER u. SCHLACK 1976).

Eine andere Grundfunktion ist die Kopfkontrolle. Sie ist Ausgangspunkt und Voraussetzung aller Aufrichtungs- und Gleichgewichtsmechanismen, welche die Besonderheit der menschlichen Statomotorik ausmachen. Die Aufrichtung erweitert das Blick- und Erfahrungsfeld, und die Normalstellung des Kopfes im Raum und in der Ausrichtung auf den Körper ist die Grundlage der räumlichen Orientierung (BOBATH 1974). Fehlende Kopfkontrolle behindert daher nicht nur die Körperbeherrschung, sondern auch die Entwicklung des räumlichen Denkens und die soziale Kommunikation (z. B. über den Blickkontakt).

Für die intellektuelle Entwicklung hat die Motorik, vor allem die Handfunktion, eine große Bedeutung. Nach PIAGET ist das Handeln, d. h. die aktive Auseinandersetzung mit der Umwelt, eine notwendige Voraussetzung für die Erkenntnisgewinnung. Die häufigen perzeptorisch-kognitiven Störungen bei zerebralparetischen Kindern sind deshalb nicht ausschließlich direkt auf die Hirnschädigung, sondern auch auf die Beeinträchtigung von Bewegungs- und Handlungsfähigkeiten zurückzuführen (JETTER 1975).

Ein weiteres Beispiel für die Verflechtung verschiedener Funktionsbereiche ist die Entwicklung der Sprache. Die wesentlichen Voraussetzungen dafür sind ein intaktes Hörvermögen, die visuelle Wahrnehmung, die sensomotorische Imitationsfähigkeit und die soziale Stimulation (SIEGERT 1973). Störungen in einzelnen dieser Funktionen vermögen die Sprachentwicklung insgesamt zu stören, und eine Beeinträchtigung der Sprache wirkt wieder negativ auf die soziale Kommunikationsfähigkeit zurück. Die soziale Entwicklung ihrerseits basiert wesentlich auf der Reifung und Intaktheit sinnesphysiologischer Prozesse (HELLBRÜGGE 1975).

Bei getrennter Betrachtung der verschiedenen Funktionen muß man sich dessen bewußt sein, daß wegen der geschilderten Interdependenzen und der oft diffusen Schädigungen des Gehirns die Mehrfachbehinderungen die Regel und nicht die Ausnahme sind (PECHSTEIN 1975). Neben einem füh-

4 Ätiologie und Pathogenese

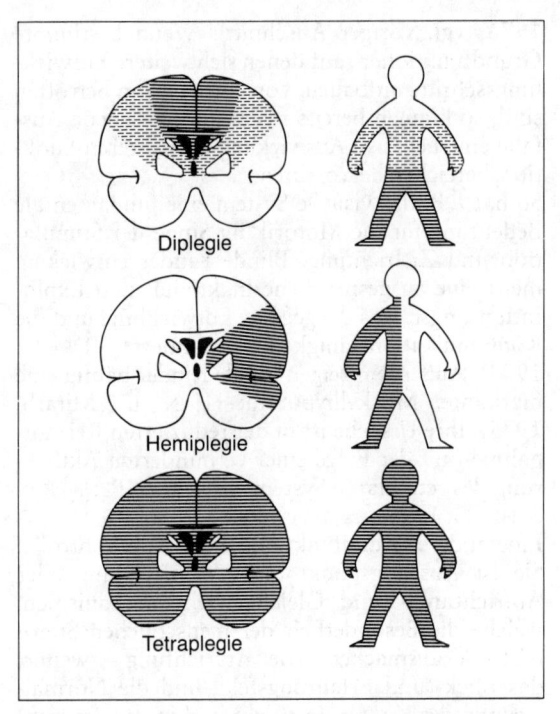

Abb. 4.7 Topographische Grundformen spastischer Bewegungsstörungen in bezug auf den neuropathologischen Befund (nach *Zülch* 1982). Diplegie = Typ der venösen Zirkulationsstörung, Hemiplegie = Typ der arteriellen Zirkulationsstörung, Tetraplegie = Typ der diffusen hypoxisch-metabolischen Schädigung.

renden Symptom können weniger ausgeprägte Schwächen auf anderen Teilgebieten leicht übersehen werden.

Zerebrale Bewegungsstörungen

Unter den verschiedenen Behinderungsarten nehmen die zerebralen Bewegungsstörungen in mehrfacher Hinsicht eine Sonderstellung ein:

1. Sie sind früher als andere Behinderungen zu objektivieren, ihr Nachweis ist deshalb wichtig für die Früherkennung zerebraler Läsionen.
2. Die Entwicklungsdynamik des geschädigten Nervensystems wird am Symptomwandel zerebraler Bewegungsstörungen im ersten Lebensjahr besonders deutlich. Dabei spielen einerseits Kompensationsvorgänge eine Rolle, andererseits das läsionsbedingte Ungleichgewicht der verschiedenen motorischen Systeme (SCHALTENBRAND 1969; BOBATH 1974), welches erst nach Abschluß der neurologischen Reifung richtig zu erkennen ist.
3. Zuverlässiger als z. B. bei geistiger Behinderung sind die verschiedenen Formen zerebraler Bewegungsstörungen mit der Schädigung bestimmter neurologischer Systeme und Strukturen in Verbindung zu bringen, woraus sich auch Rückschlüsse auf den Schädigungsmechanismus ziehen lassen (s. Abb. 4.7, Tab. 4.7).

Die verschiedenen Formen zerebraler Bewegungsstörungen werden nach inzwischen verbreiteter Übereinkunft eingeteilt in spastische, dyskinetische (choreoathetotische) und ataktische Syndrome (HAGBERG 1973; MICHAELIS u. HEGE 1982). Bei den spastischen Bewegungsstörungen wird topographisch nach Hemiplegien, Diplegien und Tetraplegien unterschieden (vgl. Abb. 4.7), wogegen die dyskinetischen und ataktischen Formen mehr oder weniger die gesamte Motorik betreffen.

Für die Kinder- und Jugendpsychiatrie haben vor allem die *leichten* und *„minimalen"* Formen zerebraler Bewegungsstörungen eine große Bedeutung. Zum einen wirken sie sich direkt oder mittelbar auf die psychomotorische Entwicklung aus: durch grob- und feinmotorische Ungeschicklichkeit und durch Beeinträchtigung der Ausdrucksmotorik (Gestik, Mimik) mit der Folge von Mißerfolgserlebnissen, Überforderung, Entmutigung, Selbstunsicherheit, Kontaktstörung usw.

Zum anderen sind zerebrale Bewegungsstörungen ein Ausdruck struktureller Hirnschädigung, ihr Nachweis ist also von diagnostischer Relevanz. Dabei schließt die Geringgradigkeit der Bewegungsstörung nicht aus, daß die organische Läsion mehr als „minimalen" Ausprägungsgrades ist (LE-

Tabelle 4.7 Ätiopathogenese der verschiedenen Formen zerebraler Bewegungsstörungen	Vorherrschende Symptomatik	Schädigungsschwerpunkte	Prädilektionsursachen
	Spastik	Pyramidenbahnsystem, Kortex	Zirkulationsstörung Blutung Mißbildung
	(Choreo-)Athetose	Extrapyramidales System, Stammganglien	Hypoxie, Azidose, Kernikterus
	Ataxie	Kleinhirnsystem	Infektion Hypoxie Intoxikation
	Hypotonie	Komplexe Schädigung	Mißbildung Hypoxie

SIGANG 1974; TOUWEN 1978), und die daraus resultierenden Lern- und Verhaltensstörungen können „maximal" sein (KÖNG 1963).
Eine neurologische Beurteilung, aus der solche Schlüsse auf eine zerebrale Schädigung gezogen werden sollen, setzt eine Untersuchungsmethodik voraus, die altersspezifisch, standardisiert, umfassend, deskriptiv und quantifizierend ist (TOUWEN 1974, 1978; vgl. Beitrag „Entwicklungsneurologie" von PRECHTL in diesem Buch, S. 12 ff). Zu Recht warnt TOUWEN vor dem Begriff der „soft signs", unter welchem sowohl „geringe Ausprägung" als auch „fehlende Eindeutigkeit" verstanden werden kann. Entscheidend für die Beurteilung ist die *Eindeutigkeit* der Abnormität des Gesamtbefundes, die sich aus der Beurteilung aller Partialfunktionen ergibt.
Klassifikatorisch sind bei den „minimalen zerebralen Bewegungsstörungen" oder „leichten neurologischen Dysfunktionen" (TOUWEN 1978) zwei Gruppen zu unterscheiden:

1. Schwachformen „klassischer" Muster zerebraler Bewegungsstörungen wie spastische Diplegie oder Hemiparese, Athetose, Ataxie.
2. Neurologische Funktionsstörungen, die sich nicht zwanglos in diese Gruppe einteilen lassen; sie äußern sich vor allem in Koordinationsstörungen, Dyskinesien und Schwächen der manuellen Feinmotorik.

Die Objektivierung von Störungen der zweiten Gruppe stellt besondere Anforderungen an die diagnostische Sorgfalt.

Störungen der frühen kognitiven Entwicklung

„Adaptation" als Bezeichnung für eine Dimension der Entwicklung beinhaltet – im Sinne von PIAGET (1969) – die Fähigkeit der Wahrnehmungsverarbeitung und der sensomotorischen Koordination. Auf diesen Fähigkeiten bauen die frühen kognitiven Leistungen auf. Der Prozeß der Anpassung (Adaptation) liegt in der Entwicklung immer differenzierterer und komplexerer Antworten auf Reize und Aufgaben.
Differenzierung der Reaktionen bedeutet zugleich auch eine Erweiterung des Repertoires möglicher Antworten und Lösungen, d. h. die Variabilität der Operationsweisen. Diese Variabilität ist das Kennzeichen des intakten Nervensystems (TOUWEN 1976, 1978). Für hirngeschädigte Kinder ist demgegenüber eine mehr oder minder ausgeprägte Stereotypie charakteristisch, die sowohl in motorischen als auch in kognitiven Funktionen erkennbar ist. Mit anderen Worten: Beim hirngeschädigten Kind führen nicht mehr viele, sondern nur noch wenige Wege nach Rom (TOUWEN 1978). Diese Einbuße an Variabilität bei hirngeschädigten Kindern im Vergleich zu gesunden ist auch an den elektroenzephalographischen Veränderungen während geistiger Leistung eindrucksvoll zu erkennen (SCHLACK 1978).
Die Variabilität der Antwort- und Lösungsmöglichkeiten ist die Voraussetzung für ein adäquates und differenziertes Reagieren auf die wechselnden und aktuellen Erfordernisse, d. h. für adaptives Verhalten. Dieses Kriterium spielt auch bei der testmäßigen Beurteilung des Entwicklungsstandes eine bedeutsame Rolle: nicht selten steht das hirngeschädigte Kleinkind hilflos und anscheinend unfähig vor einer Testaufgabe, während es im freien Spiel die Beherrschung analoger Fähigkeiten demonstriert. Stereotypie und Rigidität der Reaktionen des hirngeschädigten Kindes stehen daher nur scheinbar in Widerspruch zur häufigen Unberechenbarkeit des Verhaltens: letztere ist die Folge davon, daß Probleme und Hindernisse nicht durch zielorientierte Adaptation der Handlungsweisen überwunden werden können.
Das Spielverhalten des Kleinkindes ist eine wichtige Informationsquelle über den Stand der kognitiven Entwicklung: es gibt Auskunft über Handlungskonzepte, Beobachtungs- und Imitationsvermögen, räumliche und zeitliche Orientierung sowie Vorstellungs- und Übertragungsfähigkeit (z. B. im Symbolspiel). Die Untersuchungen von LARGO u. HOWARD (1979 a, b) haben den Wissensstand über die normale Entwicklung des Spielverhaltens bis zur Mitte des 3. Lebensjahres präzisiert und damit Grundlagen für die objektive Beurteilung retardierten oder qualitativ eingeschränkten Spielverhaltens geschaffen.

Störungen der Hör-Sprach-Entwicklung

Die Entwicklung der Sprache kann aufgrund verschiedener Ursachen gestört sein: Hörstörungen, Wahrnehmungsstörungen, allgemeine geistige Behinderung, Deprivation, zerebrale Bewegungsstörungen. Einen Überblick über die häufigsten Formen von Entwicklungsstörungen der Sprache gibt Tab. 4.8.
Erinnert sei an die Häufigkeit von Hörstörungen infolge frühkindlicher Hirnschädigung (BECKMANN 1973; FELDKAMP u. HEUMANN 1974). Nach heutigem Wissensstand ist bei mittel- bis hochgradiger Schwerhörigkeit eine Hörgeräteversorgung schon im Säuglingsalter erforderlich, möglichst zu Beginn des 2. Lebenshalbjahres. Verschiedene Befunde sprechen für eine sensitive Phase der Hör-Sprach-Entwicklung (SINZ 1983; vgl. S. 186), deren ungenutztes Verstreichen (bei andauernder auditiver Deprivation) irreversible Folgeschäden zeitigt. In diesem Zusammenhang ist die Untersuchung von GRIFFITHS u. EBBIN (1978) besonders eindrucksvoll: Kinder, die vor dem 8. Lebensmonat mit apparativen Hörhilfen versorgt wurden, erfuhren in ⅔ der Fälle eine bleibende

Tabelle 4.8 Häufige Sprachstörungen beim hirngeschädigten Kind (nach *Bauer* 1973)

Bezeichnung	Symptom	Mögliche Ursachen
Sprachentwicklungsverzögerung (SEV)	Ausbleiben oder verlangsamtes, spärliches oder fehlerhaftes Eintreten des Sprechvermögens nach dem 18. Lebensmonat	Hörstörung, akustische Agnosie allgemeine geistige Behinderung Deprivation familiäre Sprachschwäche
Stammeln (Dyslalie)	Laute (Konsonanten) werden ausgelassen, falsch gebildet oder durch andere ersetzt	Wahrnehmungsstörung, motorische Koordinationsstörung, Anregungsdefizit, familiäre Sprachschwäche, Hörstörung
Dysgrammatismus	kurze, falsch geordnete, unvollständige Sätze	Aufmerksamkeitsstörung, familiäre Sprachschwäche, Anregungsdefizit, psychische Regression
Poltern (evtl. Polter-Stottern)	überstürztes Sprechen, Verschlucken und Verstümmeln von Lauten	Aufmerksamkeitsstörung, motorische Koordinationsstörung, evtl. zusätzliche psychische Belastung, Leistungsdruck
Dysarthrie	Störungen von Artikulation, Stimmgebung und Atmung	Zentrale motorische Koordinationsstörung (z. B. im Rahmen zerebraler Bewegungsstörungen)

Tabelle 4.9 Auswirkungen gestörter Wahrnehmungsprozesse auf die Sprachentwicklung (verkürzt nach *Affolter* 1972, 1974)

Art der Störung (Wahrnehmungsstufe)	Kognitiv-sprachliche Funktionsstörung	Klinische Symptomatik
1. Modalitätsspezifische Störung (Hörstörung, akustische Agnosie)	Verständnis und Nachahmung von Sprache fehlt oder ist eingeschränkt	fehlende Sprachentwicklung, nichtsprachliche Funktionen (Symbolverständnis, Nachahmung) ungestört
2. Intermodale Störung (fehlende Konnexionen zwischen auditiver, visueller u. taktil-kinästhetischer Wahrnehmung)	fehlende oder unzureichende Objektidentifikation, fehlendes Symbolverständnis fehlende Imitation	Ausbleiben der Sprachentwicklung geringes Verständnis für Signale autistische Verhaltensweisen (Stereotypien, Zwangsverhalten, schlechter Blickkontakt)
3. Seriale Integrationsstörung	eingeschränkte zeitliche Gliederung in Aufnahme und Wiedergabe	Dysgrammatismus fehlerhafte Handlungsabläufe bei höherem Komplexitätsgrad mangelhafte Antizipation

Verbesserung ihres Hörvermögens (von einem Ausgangsbefund bei 50–60 dB auf 20–25 dB), was bei einer Hörgeräteversorgung nach dem 8. Monat nicht mehr zu beobachten war. Daraus ist zu schließen, daß das Ausmaß bleibender Hörstörungen in vielen Fällen nicht von der organischen Schädigung vorgegeben, sondern die Folge (vermeidbarer) sensorischer Deprivation ist.
AFFOLTER (1972, 1974) interpretiert die Störungen der Sprachentwicklung und die begleitenden Abnormitäten der kognitiven Entwicklung und des Verhaltens auf der Basis gestörter Wahrnehmungsprozesse. Nach diesem Konzept entwickelt sich die Sprache durch eine koordinierte, hierarchisch gegliederte Abfolge von perzeptiv-kognitiven Vorgängen, beginnend mit der Reifung modalitätsspezifischer (auditiver, visueller, taktil-kinästhetischer) Wahrnehmung, gefolgt von der intermoda-

len Verknüpfung und schließlich von der Stufe der serialen (sequentiellen) Integration. Die Störung dieses Entwicklungsprozesses durch eine Hirnschädigung führt auf den verschiedenen „Stufen" zu einer jeweils charakteristischen Symptomatik (Tab. 4.9).

Auswirkungen auf soziale Kommunikation und Selbstbild

Sekundäre Auswirkungen, die für die langfristige psychische Entwicklung behinderter Kinder nicht weniger bedeutsam sind als die funktionellen Ausfälle, beziehen sich auf die Formen der Kommunikation des Kindes mit den Bezugspersonen, auf Eigenaktivität und Unabhängigkeit sowie auf das Selbstbild.

Wie schon oben (S. 191f) angedeutet, stellt die Mutter-Kind-Interaktion normalerweise ein kybernetisches System dar, in welchem sich Aktionen und Reaktionen der Interaktionspartner wechselseitig regeln. Fehlt nun das Feedback von seiten des Kindes – z.B. durch herabgesetzte motorische Aktivität, verminderte sprachliche oder mimische Kommunikation –, so tendiert die Bezugsperson meist zu einer Steigerung der eigenen Aktivität, um das Kind anzuregen; die Folge ist jedoch eine Inaktivierung des Kindes, weil seine eigenen Aktivitätsansätze nicht mehr abgewartet und verstärkt werden (FIELD 1980). SARIMSKI (1983) hat in einer Übersicht über 17 Publikationen zur Kommunikation zwischen Müttern und ihren geistig behinderten Kleinkindern herausgestellt, wie groß das Risiko ist, daß sich im Laufe der Entwicklung ein Interaktionsmuster verfestigt, welches durch Dominanz der Mutter und durch „erlernte Inkompetenz" des Kindes charakterisiert wird. Analoge Beobachtungen wurden auch bei tauben Kindern und ihren Müttern gemacht (WEDELL-MONNING u. LUMLEY 1980).

Auf diese Weise können Fähigkeiten des Kindes verkümmern; Strategien der Frühförderung müssen sich auf dieses Problem besinnen und dürfen das funktionelle Training (welches häufig einem schlecht balancierten Interaktionsmuster Vorschub leistet) nicht überbewerten (SCHLACK 1983). Wird die Entwicklung des behinderten Kindes zur Autonomie gehemmt, so resultiert daraus zweifellos auch eine Beeinträchtigung des Selbstbildes und der Selbstachtung. Aus methodischen Gründen ist es schwierig, dies in den ersten Lebensjahren eindeutig zu objektivieren; man ist in erster Linie auf Beobachtung und Eindrücke angewiesen. Unterschiede der Selbsteinschätzung zerebralparetischer Kinder im Vergleich zu gesunden mit potentiell negativen Auswirkungen auf das Selbstwertgefühl wurden schon bei Vierjährigen festgestellt (TEPLIN u. Mitarb. 1981).

Frühkindliche Entwicklungsdiagnostik und Prognose

Die Kontrolle des Entwicklungsverlaufs nach Schädigung des ZNS mittels standardisierter Verfahren dient dazu, den aktuellen Stand der Entwicklung detailliert zu beschreiben, den Gesamteindruck über eine eventuelle Retardierung zu differenzieren und gegebenenfalls behandlungsbedürftige Funktionsstörungen zu erfassen. Dabei stellt sich die Frage, ob die Feststellung eines Entwicklungsrückstandes nur das aktuelle Defizit beschreibt oder zugleich auch auf eine Reduktion des Entwicklungspotentials hinweist. Im letzteren Fall hätte die frühkindliche Entwicklungsdiagnostik auch eine Aussagekraft für die Prognose.

Es ist bekannt, daß Entwicklungsquotienten, die in den ersten 18 Lebensmonaten ermittelt wurden, bei gesunden und normal entwickelten Kindern keine Vorhersage des späteren Intelligenzquotienten erlauben. BAYLEY (1949) und nach ihr verschiedene andere Autoren (Übersicht bei MCCALL 1979) fanden keine signifikanten Korrelationen. Im 3. und 4. Lebensjahr steigen die Korrelationskoeffizienten allmählich an, ohne indessen schon zuverlässige Vorhersagen zu erlauben. Erst ab dem 5. Lebensjahr sind statistisch gesehen die Testwerte weitgehend repräsentativ für das spätere Intelligenzniveau, was beträchtliche Niveauverschiebungen im Einzelfall nicht ausschließt (BAYLEY 1949). Diese Aussagen über die geringe prognostische Validität beziehen sich, wie gesagt, auf normal entwickelte Kinder. Ein deutlich anderes Bild ergibt sich bei entwicklungsgestörten bzw. behinderten Kindern. In verschiedenen Untersuchungen (s. Tab. 4.10) wurde belegt, daß die Korrelationen zwischen einem Entwicklungsquotienten im ersten oder zweiten Lebensjahr und dem Intelligenzquotienten im 5. Lebensjahr oder später viel höher sind als bei normal entwickelten Kindern.

Das bedeutet: Wenn ein Kind Ende des ersten oder Anfang des zweiten Lebensjahres im Entwicklungstest erheblich nach unten von der Norm abweicht, so besteht eine statistisch gesicherte Wahrscheinlichkeit, daß auch später eine intellektuelle Beeinträchtigung bestehen wird. Statistische Aussagen haben selbstverständlich auch hier nur eine begrenzte Gültigkeit für den Einzelfall.

Therapeutische Einflußmöglichkeiten bei Störungen der funktionellen Entwicklung

Der Nutzen spezieller Förderungs- und Übungsbehandlungen bei entwicklungsgestörten Säuglingen und Kleinkindern ist immer wieder diskutiert und zum Gegenstand von Untersuchungen gemacht worden.

Der Auswirkung der Frühförderung auf die mentale Entwicklung ist insbesondere HORSTMANN

4 Ätiologie und Pathogenese

Tabelle 4.10 Prognostische Validität der Entwicklungsdiagnostik bei Risikobelastung oder Behinderung

Autor	Probandengruppe (Diagnosen)	Alter bei Erst- / bei Nachuntersuchung		Zuverlässigkeit der Intelligenzprognose
Illingworth 1961	Risikokinder	1. Lj.	5. Lj.	zuverlässige Vorhersage für subnormale Kinder
Drillien 1961	Risikokinder	1./2. Lj.	5. Lj.	zuverlässige Vorhersage geistiger Behinderung
Knobloch u. *Pasamanick* 1963	retardierte, hirngeschädigte Kinder	1. Lj.	3. Lj.	hohe Korrelation des EQ, gute Vorhersage
Fishler u. Mitarb. 1965	Zerebralparese, angeborene Fehlbildung	1. Lj.	bis 7. Lj.	Beurteilung im 1. und 2. Lj. unsicher, ab 3. Lj. zuverlässig
Illingworth 1971	normale und retardierte Kinder	1. Lj.	7./8 Lj.	gute Differenzierung zwischen über- und unterdurchschnittlich
Fishman u. *Palkes* 1974	Spina bifida und Hydrozephalus	2. Lj.	5. Lj.	hohe Korrelation, sichere Vorhersage
DuBose 1977	mehrfachbehinderte Kinder	1./2. Lj.	6. Lj.	hohe EQ/IQ-Konstanz, gute Vorhersage

(1982) in einer sorgfältigen prospektiven Untersuchung nachgegangen. Danach unterschieden sich frühgeförderte zerebral bewegungsgestörte Kinder im Entwicklungsniveau nicht von gesunden Kindern, wiesen aber gegenüber gleichaltrigen nicht geförderten Kindern einen signifikant höheren Entwicklungsquotienten auf. Ferner schwächte ein früher Therapiebeginn die Unterschiede im mentalen Niveau zwischen leichter und stärker bewegungsgestörten Kindern ab. Mit steigendem Alter fanden sich zunehmend deutliche Zusammenhänge zwischen dem intellektuellen Niveau, einem anpassungsfähigen Verhalten des Kindes und einer den kindlichen Bedürfnissen angemessenen mütterlichen Erziehungshaltung. Der Nachweis eines durchgehend starken Einflusses der elterlichen Erziehungshaltung auf die kognitive und sozial-emotionale Entwicklung des bewegungsgestörten Kindes zeigt, daß sich Frühförderung nicht in der Ausübung funktioneller Therapietechniken erschöpfen darf. Eine Anhebung des Entwicklungsquotienten unter therapeutischer Intervention wurde auch von AEBI u. WÄLTI (1974) bei zerebralparetischen Kindern, von GOODMAN u. Mitarb. (1984) bei Kindern mit Entwicklungsstörungen unterschiedlicher organischer Ursache berichtet.
Besonders ausgiebig sind die therapeutischen Effekte, wenn der Entwicklungsrückstand überwiegend auf Deprivation zurückgeht (PECHSTEIN 1974; RAMEY u. SMITH 1977) oder wenn die Retardierung durch mehr umschriebene funktionelle Defizite mit starker Sekundärwirkung (z.B. im Verhalten) bedingt ist (SCHLACK 1979). Auch bei Kindern mit Down-Syndrom sahen einige Untersucher (ARONSON u. FALLSTRÖM 1979; PENNER u. Mitarb. 1977/78; SCHAMBERGER 1978) bessere Fortschritte bei behandelten im Vergleich zu nichtbehandelten mongoloiden Kindern.
Andere Autoren sahen keinen Effekt der Frühbehandlung (PIPER u. PLESS 1980). Eine Ursache für solche widersprüchlichen Ergebnisse könnte darin liegen, daß bedeutsame Qualitäten der Mutter-Kind-Interaktion methodisch nicht ausreichend erfaßt und außerdem der Entwicklungsquotient zu einseitig als Maßstab des Erfolgs genommen wurde (SCHLACK 1982/83). Wenn im Falle einer kindlichen Behinderung die Eltern-Kind-Interaktion durch therapeutische Interventionen optimiert werden kann, ist die Frage des Entwicklungsquotienten ohnedies von zweitrangiger Bedeutung.

Sonstige Funktionsstörungen

Im Gegensatz zu den Behinderungen, die mehr oder weniger direkt auf eine Beeinträchtigung der Gehirnentwicklung zurückzuführen sind, ist bei anderen Funktionsstörungen ein solcher Zusammenhang nur indirekt gegeben oder aber überhaupt keine körperliche Ursache im Sinne eines pathologischen Organbefundes nachzuweisen.
Unter klinischen Aspekten kann man unterteilen in Störungen

– des *Bewußtseins* (respiratorische Affektkrämpfe, Synkopen, zerebrale Anfälle),
– des *Antriebs und der motorischen Aktivität* (Hyperaktivität, Stereotypien, Tics, Jaktationen; Antriebsarmut),
– des *Affekts und der Kommunikation* (Distanzstörung, Affektlabilität, geringe Affektbeherrschung; Kontaktstörung, autistisches Syndrom, Negativismus; Stottern, Mutismus),

- des *Schlafes* (unregelmäßiger Schlaf-Wach-Rhythmus, Ein- und Durchschlafstörungen, Pavor nocturnus, Schlafwandeln),
- der *Nahrungsaufnahme und der Appetitregulation* (Fütterungsschwierigkeiten bei gestörter Mundmotorik, Nahrungsverweigerung; Freßsucht, Pica; habituelles Erbrechen, Rumination),
- der *Ausscheidung* (Enuresis; Enkopresis, Kotschmieren; habituelle Obstipation).

Den verschiedenen Erscheinungsbildern und Ausprägungsformen dieser Störungen sind im speziellen Teil dieses Werkes eigene Kapitel gewidmet. Sie sollen deshalb hier nur in Form eines Überblicks unter dem Gesichtspunkt der Ätiologie und Pathogenese besprochen werden.

Differentialdiagnostisch sind für die Genese von Funktionsstörungen folgende grundsätzliche Kategorien in Betracht zu ziehen:

1. Ein *allgemeiner Entwicklungsrückstand*, im Rahmen dessen bestimmte Funktionen (z. B. Kontrolle der Ausscheidung) nicht oder unvollständig eintreten.
2. *Konstitutionelle Besonderheiten* (im Sinne von Extremvarianten der Norm), die sich vor allem in abnormer Erregbarkeit äußern. Dabei ist die gesteigerte Erregbarkeit von größerer praktischer Bedeutung als die herabgesetzte; sie wirkt sich besonders in Störungen vegetativer Funktionen, des Schlafes und der motorischen Aktivität, aber auch in einer Tendenz zu psychischer Fehlanpassung und Neurotizismus (DUFFY 1962) aus.
3. Die *Neurose* als Oberbegriff für alle Formen psychogener Störungen. Dabei ist die „reine" Neurose (ohne organische Erkrankung) von der neurotischen Pfropfstörung zu unterscheiden, zu welcher leicht hirngeschädigte Kinder in besonderem Maße disponiert sind (LEMPP 1970).
4. *Organische Erkrankungen des Nervensystems* residualer, interkurrenter oder prozeßhafter Natur.
5. *Organische Erkrankungen innerer Organe* (Herz-Kreislauf-System, ableitende Harnwege, Verdauungstrakt).
6. *Psychosen.*

In jedem Einzelfall muß auch an die Möglichkeit einer Kombination und Wechselwirkung der obengenannten Ursachen gedacht werden. Eine sorgfältige internistische und neuropädiatrische Untersuchung, die Verhaltens- und Interaktionsanalyse, die Rekonstruktion des Entwicklungsverlaufs (Entwicklungsknick?) und die Einschätzung eines möglichen „Krankheitsgewinns" bilden das klinische Instrumentarium für die differentialdiagnostische Sichtung.

Literatur

Aebi, U., U. Wälti: Funktion und Grenzen der Frühpädagogik beim Kind mit zerebraler Bewegungsstörung. In: Zerebrale Bewegungsstörungen beim Kind, hrsg. von E. Köng. Pädiat. Fortbild. Prax. 40. Karger, Basel 1974 (S. 186)

Affolter, F.: Aspekte der Entwicklung und Pathologie von Wahrnehmungsfunktionen. Pädiat. Fortbild. Prax. 34. Karger, Basel 1972

Affolter, F.: Leistungsprofile wahrnehmungsgestörter Kinder. In: Zerebrale Bewegungsstörungen beim Kind, hrsg. von E. Köng. Pädiat. Fortbild. Prax. 40. Karger, Basel 1974 (S. 169)

Aronson, M., K. Fallström: Immediate and long-term effects of developmental training in children with Down's syndrome. Develop. Med. Child Neurol. 19 (1979) 489

Bauer, H.: Klinik der Sprachstörungen. In: Phoniatrie und Pädoaudiologie, hrsg. von P. Biesalski. Thieme, Stuttgart 1973

Bayley, N.: Consistency and variablility in the growth of intelligence from birth to eighteen years. J. genet. Psychol. 75 (1949) 165

Beckmann, G.: Hörstörungen im Kindesalter: Ätiologie und Diagnostik. In: Phoniatrie und Pädoaudiologie, hrsg. von P. Biesalski. Thieme, Stuttgart 1973

Bobath, K.: Klassische Bilder im Lichte moderner Diagnostik. In: Zerebrale Bewegungsstörungen beim Kind, hrsg. von E. Köng. Pädiat. Fortbild. Prax. 40. Karger, Basel 1974 (S. 1)

Dreier, S.: Therapie bei blinden Kindern mit zerebralen Bewegungsstörungen. In: Zerebrale Bewegungsstörungen beim Kind, hrsg. von E. Köng. Pädiat. Fortbild. Prax. 40. Karger, Basel 1974 (S. 214)

Drillien, C. M.: A longitudinal study of the growth and development of prematurely and maturely born children. Arch. Dis. Childh. 36 (1961) 223

DuBose, R. F.: Predictive value of infant intelligence scales with multiply handicapped children. Amer. J. ment. Defic. 81 (1977) 388

Duffy, E.: Activation and Behavior. Wiley, New York 1962

Feldkamp, M., H. Heumann: Hörstörungen bei zerebralen Bewegungsstörungen. Klin. Pädiat. 186 (1974) 412

Field, T.: Interaction of high-risk infants: Quantitative and qualitative differences. In: Psychosocial Risks in Infant-Environmental Transactions, hrsg. von D. Sawin. Brunner & Mazel, New York 1980

Fishler, K., B. V. Graliker, R. Koch: The predictability of intelligence with Gesell developmental scales in mentally retarded infants and young children. Amer. J. ment. Defic. 69 (1965) 515

Fishman, M. A., H. S. Palkes: The validity of psychometric testing in children with congenital malformations of the central nervous system. Develop. Med. Child Neurol. 16 (1974) 180

Gesell, A., C. S. Amatruda: Developmental Diagnosis. Normal and Abnormal Child Development. Hoeber, New York 1941

Goodman, J. F., H. S. Cecil, W. F. Barker: Early intervention with retarded children: Some encouraging results. Develop. Med. Child Neurol. 26 (1984) 47

Griffiths, C., J. E. Ebbin: Effectiveness of early detection and auditory stimulation on the speech and language of hearing impaired children. Dept. of Health, Education and Welfare, Public Health Services, Washington 1978

Hagberg, B.: Klinische Syndrome bei Zerebralparesen. Mschr. Kinderheilk. 121 (1973) 259

Hellbrügge, Th.: Kindliche Sozialentwicklung und ihre sinnesphysiologischen Grundlagen. In: Kindliche Sozialisation und Sozialentwicklung, hrsg. von Th. Hellbrügge. Urban & Schwarzenberg, München 1975

Horstmann, T.: Frühförderung bei Kindern mit zerebralen Bewegungsstörungen unter sonderpädagogischem Aspekt. Schindele, Heidelberg 1982

Illingworth, R. S.: The predictive value of developmental tests in the first year, with special reference to the diagno-

sis of mental subnormality. J. Child Psychol. Psychiat. 2 (1961) 210
Illingworth, R. S.: The predictive value of developmental assessment in infancy. Develop. Med. Child Neurol. 13 (1971) 721
Jan, J. E., G. C. Robinson, E. Scott, C. Kinnis: Hypotonia in the blind child. Develop. Med. Child Neurol. 17 (1975) 35
Jetter, K.: Kindliches Handeln und kognitive Entwicklung. Huber, Bern 1975
Knobloch, H., B. Pasamanick: Predicting intellectual potential in infancy. Amer. J. Dis. Child. 106 (1963) 43
Köng, E.: Minimal cerebral palsy: the importance of its recognition. In: Minimal cerebral dysfunction, hrsg. von M. Bax, R. M. McKeith. Clin. Develop. Med. No. 10. Heinemann, London 1963
Largo, R. H., J. A. Howard: Developmental progression in play behavior of children between nine and thirty months, I: Spontaneous play and imitation. Develop. Med. Child Neurol. 21 (1979 a) 299
Largo, R. H., J. A. Howard: Developmental progression in play behavior of children between nine and thirty months. II. Spontaneous play and language development. Develop. Med. Child Neurol. 21 (1979 b) 492
Lempp, R.: Frühkindliche Hirnschädigung und Neurose, 2. Aufl. Huber, Bern 1970; 3. Aufl. 1977
Lesigang, Ch.: Minimale zerebrale Bewegungsstörungen. Begriffsbestimmung. In: Zerebrale Bewegungsstörungen beim Kind, hrsg. von E. Köng. Pädiat. Fortbild. Prax. 40. Karger, Basel 1974 (S. 145)
McCall, R. B.: The development of intellectual functioning and the prediction of later IQ. In: Handbook of Infant Development, hrsg. von J. D. Osofsky. Wiley, New York 1979
Michaelis, R., U. Hege: Die infantilen Zerebralparesen. Akt. Neurol. 9 (1982) 35
Pechstein, J.: Umweltabhängigkeit der frühkindlichen zentralnervösen Entwicklung. Thieme, Stuttgart 1974
Pechstein, J.: Sozialpädiatrische Zentren für behinderte und entwicklungsgefährdete Kinder. Klett, Stuttgart 1975
Penner, H., H. G. Schlack: Anophthalmie und begleitende Fehlbildungen. Klin. Pädiat. 188 (1976) 320
Penner, H., H. G. Schlack, W. Kratzsch, G. Fritsch: Entwicklungsverläufe mongoloider Kinder. Pädiat. Prax. 19 (1977/78) 547
Piaget, J.: Das Erwachen der Intelligenz beim Kinde. Klett, Stuttgart 1969
Piper, C., J. B. Pless: Early intervention for infants with Down syndrome. A controlled trial. Pediatrics 65 (1980) 463
Ramey, C. T., B. J. Smith: Assessing the intellectual consequences of early intervention with high-risk infants. Amer. J. ment. Defic. 81 (1977) 318
Sarimski, K.: Kommunikation zwischen Müttern und behinderten Kleinkindern. Frühförd. interdiszipl. 2 (1983) 167
Schaltenbrand, G.: Allgemeine Neurologie. Thieme, Stuttgart 1969
Schamberger, R.: Frühtherapie bei geistig behinderten Kleinkindern. Beltz, Weinheim 1978
Schlack, H. G.: Aktivation und geistige Leistung bei Kindern. Urban & Schwarzenberg, München 1978
Schlack, H. G.: Das sozialpädiatrische Konzept der Entwicklungsförderung behinderter Kinder. Fortschr. Med. 97 (1979) 1745
Schlack, H. G.: Therapie bei Entwicklungsstörungen im Säuglingsalter. Indikationen und Möglichkeiten. Pädiat. Prax. 27 (1982/83) 623
Schlack, H. G.: Ganzheitlichkeit und Methoden in der Frühförderung aus medizinischer Sicht. Frühförd. interdiszipl. 2 (1983) 102
Siegert, C.: Entwicklung der Sprache und des Sprechens. In: Phoniatrie und Pädoaudiologie, hrsg. von P. Biesalski. Thieme, Stuttgart 1973
Sinz, R.: Zur Frage einer sensitiven Periode der Hörsprach-Entwicklung. Sozialpädiatrie 5 (1983) 532
Teplin, S. W., J. A. Howard, M. J. O'Conner: Self-concept of young children with cerebral palsy. Develop. Med. Child Neurol. 23 (1981) 730
Touwen, B. C. L.: Minimale zerebrale Bewegungsstörungen. In: Zerebrale Bewegungsstörungen beim Kind, hrsg. von E. Köng. Pädiat. Fortbild. Prax. 40. Karger, Basel 1974 (S. 152)
Touwen, B. C. L.: Neurological development in infancy. Clin. Develop. Med. 58 (1976)
Touwen, B. C. L.: Minimal brain dysfunction and minor neurological dysfunction. Adv. biol. Psychiat. 1 (1978) 55
Wedell-Monning, J., J. M. Lumley: Child deafness and mother-child interaction. Child Develop. 51 (1980) 766
Zülch, K. J.: Morphologische und klinische Typen. In: Die infantilen Zerebralparesen, 2. Aufl., hrsg. von G. Thom. Thieme, Stuttgart 1982

Interaktionsstörungen: Anmerkungen zur Ätiologie und Pathogenese

*Alex F. Kalverboer**

Einleitung

Das Wissen über Ätiologie und Pathogenese der Störungen sozialer Interaktion ist noch sehr begrenzt.

Einerseits konnten die „sozialen Deprivationsmodelle", wie sie von BOWLBY (1951) und seinen Nachfolgern entwickelt wurden, von empirischen Untersuchungen nicht bestätigt werden; frühe soziale und emotionale Deprivation (besonders „mangelhafte, inkonsistente Betreuung") scheint nicht die dramatischen Folgen für die soziale Entwicklung zu haben, wie es aufgrund dieser Modelle behauptet wurde. Experimentelle Untersuchungen über die soziale Deprivation bei Tieren, wie die bekannten Versuche HARLOWS mit Rhesusaffen, weisen deutlich auf die gravierenden und zum Teil irreversiblen Auswirkungen eines Kontaktmangels während der frühen Stadien des extrauterinen Lebens auf die soziale Entwicklung hin (HARLOW u. HARLOW 1973); die Relevanz dieser Befunde für den Menschen ist jedoch noch völlig ungeklärt. Es ist z. B. sehr wenig bekannt über die Fähigkeiten des Menschen, die Auswirkungen ungünstiger Umweltbedingungen entweder auf der Verhaltensebene oder auf einer symbolischen Ebene zu kompensieren. HARLOW und seine Mitarbeiter konnten zeigen, daß, zumindest bei Affen, die Interaktion mit gleichaltrigen Artgenossen eine unzureichende Mutter-Kind-Interaktion kompensieren kann (HARLOW u. HARLOW 1971).

Die Untersuchung sozialer Deprivation beim Menschen ist schwierig, weil extreme Deprivationsbedingungen selten sind und, wenn sie auftreten, mit

---

* Übersetzung: J. SCHNEIDER

anderen ungünstigen Bedingungen gekoppelt sind, wie etwa schlechte Ernährung oder unzureichende Hygiene.
Andererseits sind die Folgen früher somatischer Komplikationen (z. B. Hypoxie, Anoxie, Frühgeburt und Übertragung) für die kognitive und soziale Entwicklung offensichtlich weniger schwerwiegend, als noch vor einigen Jahrzehnten von den Klinikern angenommen wurde. Darauf weisen SAMEROFF u. CHANDLER (1975) in einer zusammenfassenden Übersichtsarbeit hin. Auch eigene Untersuchungen (KALVERBOER 1975, 1979) zeigen, daß die Beziehungen zwischen perinatalen und neurologischen Faktoren einerseits und späterem Anpassungsverhalten andererseits viel zu gering sind, um irgendeine Vorhersage über einzelne Kinder machen zu können. Offensichtlich hat das zentrale Nervensystem eine ausgeprägte Fähigkeit zur „funktionellen Kompensation" (vgl. PRECHTL 1978).
Es gibt große individuelle Unterschiede hinsichtlich der Anfälligkeit für die Entwicklung abweichenden Verhaltens; die Mechanismen hinter diesen Unterschieden sind noch ungeklärt. Möglicherweise zeigt WADDINGTON einen fruchtbaren Ansatz für die weitere Forschung in diesem Bereich (WADDINGTON 1975; vgl. auch DUNN 1976; BATESON 1976). Er nimmt im Organismus eine angeborene „Selbstregulierungstendenz" an, eine Kraft, die bestrebt ist, den Organismus auf einem normalen „Entwicklungskurs" zu halten; es gibt angeborene Unterschiede hinsichtlich der Fähigkeit des Organismus, seine funktionelle Integrität bei extremen Streß aufrechtzuerhalten.
In den letzten beiden Jahrzehnten hat die Anzahl der empirischen Untersuchungen über die frühe Determination sozialer Interaktionsstörungen stark zugenommen, ebenso wie die Verbesserung der Qualität dieser Untersuchungen. Wir fangen jedoch erst an, die Mechanismen überhaupt zu verstehen, die bei der Entwicklung unangepaßten menschlichen Verhaltens eine Rolle spielen.
Ganz allgemein können in der gegenwärtigen Forschung über die soziale Entwicklung zwei Richtungen unterschieden werden; sie lassen sich als „studies at micro-level" und „studies at macro-level" („Untersuchungen auf der *Mikro-Ebene*" und „Untersuchungen auf der *Makro-Ebene*") beschreiben.
Beim *ersten* Typ werden die wechselseitigen Beziehungen zwischen den sozialen Partnern während des Interaktionsprozesses direkt beobachtet und quantitativ ausgewertet. Diese Untersuchungen beschäftigen sich gewöhnlich mit den kurzfristigen Auswirkungen von organischen und/oder Umweltfaktoren auf die Entwicklung der sozialen Interaktion. Methodisch leiden diese Untersuchungen oft an mangelhafter Beobachtungsgenauigkeit und ungeeigneten Methoden zur Analyse der besonderen zeitlichen Bedingtheit des Verhaltens der interagierenden Partner.

Viele dieser Untersuchungen richten ihre Aufmerksamkeit auf die kognitiven Voraussetzungen für solch eine komplexe Informationsverarbeitung, wie sie für eine genaue gegenseitige Erfassung der sozialen Partner erforderlich ist. Ein Hauptbeitrag auf diesem Gebiet wurde von biologisch orientierten Entwicklungspsychologen wie BRUNER, TREVARTHEN und PAPOUŠEK geleistet. Die Ergebnisse dieser Untersuchungen zeigen, daß das Kind von Anfang an ein aktiver Partner im Interaktionsprozeß ist und seine eigenen Erfahrungen weitgehend selbst bestimmt. Eine subtile Wechselwirkung im Verhalten des Kindes und der Pflegeperson kann beim Säugling schon zu Beginn des extrauterinen Lebens beobachtet werden.
Die Untersuchungen auf der *Makro-Ebene* richten ihr Hauptinteresse auf die Auswirkungen globalerer Determinanten abweichenden Verhaltens, auf Faktoren wie „Hospitalisierung", „zerrüttete Familienverhältnisse", „Heimerziehung", „Abgelehntsein von den Eltern" oder andere Formen sozialer Deprivation. In solchen Untersuchungen werden die Daten über mögliche Risikofaktoren gewöhnlich „retrospektiv" erhoben. Meist werden Interviewtechniken und Ratingskalen (Beurteilung durch die Eltern, die Lehrer oder durch die eigene Person) angewendet, in einigen Untersuchungen dagegen gelangt man mit Hilfe psychometrischer Tests und Beurteilungen der Schulleistung zu Informationen über den geistigen Entwicklungsstand der Kinder. Die wichtigsten methodischen Probleme dieser Untersuchungen sind die Validität und die Reliabilität dieser frühen Befunde (die die pränatale und perinatale Phase des Kindes betreffen und neuropädiatrische Ereignisse).
Während der letzten zehn Jahre wurden *katamnestische* Untersuchungen über die späteren Auswirkungen von frühen Risikofaktoren besser kontrolliert und beruhen auf adäquateren Modellen als vorher. Die bedeutendsten Beiträge wurden von Forschern in der Kinderpsychiatrie und der klinischen Psychologie erbracht wie RUTTER, YULE und TIZARD. Neuere Untersuchungen zeigen, daß die Auswirkungen früher (umwelt- und/oder organisch bedingter) „Risikofaktoren" weit überschätzt wurden (RUTTER 1976; DUNN 1976; BOHMAN u. SIGVARDSSON 1979). Die Bedingungen jedoch, die dem Kind zu gesundem Wachstum verhelfen, sind noch weitgehend unbekannt (BRUNER 1976).
Bis jetzt gibt es noch kein theoretisches Konzept, das die Ergebnisse der Untersuchungen auf der Mikro-Ebene einerseits und auf der Makro-Ebene anderseits in Zusammenhang bringt. Die Schlußfolgerungen dieser beiden Forschungsrichtungen sind oft verwirrend und widersprüchlich (vgl. DUNN 1976). Um einen Fortschritt im Verständnis der Zusammenhänge abweichenden Verhaltens zu erzielen, wird man diese beiden Ansätze in Beziehung zueinander bringen müssen, und zwar sowohl theoretisch als auch klinisch. Besonders Un-

tersuchungen über individuelle oder Gruppenunterschiede hinsichtlich der Anfälligkeit für die Entwicklung abweichenden Verhaltens scheinen besonders wichtig zu sein.

In den folgenden beiden Abschnitten sollen einige weitere Anmerkungen gemacht werden über

a) die frühe Organisation des Verhaltens als Faktor für die Entwicklung sozialer Interaktion und
b) die Auswirkungen einiger allgemeiner Umweltfaktoren auf die soziale Entwicklung beim Menschen.

Frühe Organisation des Verhaltens und soziale Interaktion

Schon sehr früh in der postnatalen Entwicklung gibt es hochorganisierte Verhaltensweisen, die der kognitiven und sozialen Entwicklung zugrunde liegen (PAPOUŠEK u. PAPOUŠEK 1977; BOWER 1966, 1974). Beispiele dafür sind das Zuwendungsverhalten, frühe Orientierungsreaktionen und Saugbewegungen. Bei Säuglingen von sechs bis zehn Wochen können konversationsartige Verhaltensweisen wahrgenommen werden, die von der Mutter als expressiv und als „Versuche zu reden" aufgefaßt werden („prespeech", TREVARTHEN 1974). Spezifische Hand- und Fingerbewegungen, die schon in den ersten Lebenswochen lateralisiert vorkommen (links: gröbere und weiter ausholende Bewegungen, rechts: feinere Fingerbewegungen) sind wahrscheinlich wichtig als Basis für das spätere Kommunikationsverhalten („Arm and hand gesticulation", TREVARTHEN 1974).

Im Wahrnehmungsbereich zeigt das Kind schon während der ersten Lebenswochen eine hoch entwickelte Fähigkeit zur Tiefenwahrnehmung, zu akustischer Diskrimination und zu Imitationsverhalten (BOWER 1974; MELTZOFF u. MOORE 1977). Das Neugeborene ist schon imstande, Informationen aus verschiedenen sensorischen und motorischen Bereichen miteinander zu integrieren: MELTZOFF u. MOORE (1977) hypostasieren hierfür einen Mechanismus, den sie „suprasensorial representation of functions" nennen.

Diese frühe Organisation des Verhaltens ermöglicht es der Mutter, ihr eigenes Verhalten genau auf das Verhalten des Kindes abzustimmen. Die Mutter „benutzt" bestimmte Verhaltensformen in der Interaktion mit dem Kind: Sie paßt sich dem kindlichen Verhalten an und bietet ihm, wie PAPOUŠEK u. PAPOUŠEK (1977) es ausdrücken, einen „biologischen Spiegel". Es gibt Untersuchungen, bei denen die Mutter ihr Ausdrucksverhalten so verändert, daß das Kind es imitieren kann. DUNN (1976) schreibt, TREVARTHEN (1974) zitierend: „Das Baby ist von Anfang an besonders auf Personen ‚eingestellt', die Mutter dagegen überwacht mit Sorgfalt und Geschick die Veränderungen der Handlungen und Interessen des Babys, indem sie ihre eigenen Interventionen auf das veränderte Verhaltensmuster einstellt, und zwar auf die Weise, daß sie sein Interesse an der Veränderung unterstützt und erweitert."

In diese soziale Situation eingebettet, entwickelt sich eine synchrone Aufmerksamkeit in der Wahrnehmung von Objekten, wobei die Blickrichtung der Mutter der des Babys mit großer Sensibilität folgt (SCHAFFER u. Mitarb. 1977). Die kognitive Beherrschung entwickelt sich in einem sozialen Kontext.

In diesem Zusammenhang ist das Konzept der Motivation wichtig, das von PAPOUŠEK (PAPOUŠEK u. PAPOUŠEK 1977) als der „Motor" für die Wiederholung von Bewegungen mit angenehmem Effekt angesehen wird. Letztlich beruht diese Motivation auf einem Vergleich zwischen dem beabsichtigten und dem tatsächlichen Effekt der Bewegungen und manifestiert sich auf der Verhaltensebene durch einen Ausdruck der Freude. Diese Motivation kann als die Grundlage für Neugier- und Explorationsverhalten angesehen werden.

PAPOUŠEK u. BERNSTEIN (1969) haben gezeigt, daß (ungestörte) Kinder schon sehr früh imstande sind, komplizierte Regelmäßigkeiten in ihrer Umgebung zu erkennen. Auf der anderen Seite wurden gravierende Auswirkungen auf das Verhalten des Kindes beobachtet, wenn Regelmäßigkeiten im Verhalten der Mutter, die normalerweise auftreten, durchbrochen werden (PAPOUŠEK u. PAPOUŠEK 1975): normalerweise zeigt die Mutter eine Art Abschiedsritual, wenn sie ihr Kind für einen Augenblick allein läßt. Im Rahmen eines Beobachtungsexperimentes wurde aus dieser für das Kind vertrauten Kette von Verhaltensformen der Mutter mit Absicht ein Element, das wichtige Schlüsselinformationen enthielt, weggelassen. Dies führte bei dem Neugeborenen zu sehr auffälligen Verhaltensveränderungen: Manche Kinder lehnten einen erneuten Kontakt mit der Mutter ab, zeigten eine erhöhte Unruhe und fingen an zu weinen. Diese Befunde könnten ein Anzeichen dafür sein, daß konsistente Zusammenhänge zwischen dem Verhalten des Kindes und dem Verhalten der Umwelt einen wichtigen Aspekt in der frühen sozialen und kognitiven Entwicklung darstellt.

Zusammenfassend: Das (ungestörte) Kind zeigt schon sehr früh ein hoch organisiertes Verhalten: sich regelmäßig abwechselnde Verhaltensäußerungen, „die verschiedene Formen von Hirnaktivität widerspiegeln" (PRECHTL 1974), eine hochentwickelte Diskriminationsfähigkeit der Wahrnehmung, spezifische gerichtete Orientierungsreaktionen und eine Motivation zur Exploration der Umwelt. Die soziale Umwelt spielt dabei auf subtile Weise eine Rolle, die sich in der zeitlichen Beziehung zwischen Kontakt und Explorationsverhalten zeigt.

Hieraus geht hervor, daß Störungen dieser frühen Verhaltensorganisation (ob aufgrund einer Hirnschädigung oder nicht) ein reelles Risiko für die Sozial- und Persönlichkeitsentwicklung darstellen können.

Risikofaktoren für eine gestörte soziale Entwicklung

Die Entdeckung des Kindes von konsistenten Auswirkungen des eigenen Verhaltens auf Veränderungen in der Umwelt und sein Vermögen, das eigene Verhalten daran anzupassen, stellen essentielle Faktoren im Entwicklungsprozeß dar. Aus dem Erleben dieser Zusammenhänge entwickelt sich der Eindruck, die Umwelt beeinflussen zu können (WATSON [1977] spricht hier von „perception of control").

Wenn eine Person dauernd erfahren muß, nicht imstande zu sein, ihre Umgebung zu kontrollieren, so kann das, wie SELIGMAN (1972, 1975) und WATSON (1977) behaupten, zu Anpassungsstörungen besonders depressiver Art führen (vgl. dazu das Konzept der „gelernten Hilflosigkeit" von SELIGMAN). Bislang richteten sich die Untersuchungen (meistens an Tieren und Psychologiestudenten) fast ausschließlich auf Umweltfaktoren wie nicht kontingente Belohnung. Aber auch die eigene Verhaltensorganisation, d. h. die Fähigkeit, Information konsistent aufzunehmen und zu verarbeiten, kann die Entwicklung der „Wahrnehmungskontrolle" beeinflussen. WATSON nimmt organische Risikofaktoren an, wie z.B. Störungen im Bereich der selektiven Aufmerksamkeit, im kurz- und langfristigen Gedächtnis und eine schwache Motivation, auf die Umwelt zu reagieren. Instabiles Verhalten kann zur Folge haben, daß Lernprozesse wenig vorhersagbar und wenig effektiv sind, weil es dann für die soziale Umwelt schwieriger ist, auf das Verhalten des Kindes angemessen zu reagieren. Besonders dann, wenn eine organische Prädisposition mit ungünstigen Umweltfaktoren einhergeht, muß man mit einem erhöhten Risiko für Störungen bei der Entwicklung sozialer Interaktionsprozesse rechnen.

Inkonsistenz der zeitlichen Organisation des Verhaltens findet man häufig bei leicht neurologisch gestörten Kindern. Eine derartige Instabilität wurde bei Neugeborenen gefunden (PRECHTL u. BEINTEMA 1964), in der Phase bis zum Ende des zweiten Lebensjahres (TOUWEN 1976) und auch im Kindergarten- und Schulalter (KALVERBOER 1975). Die Instabilität bezieht sich auf sehr verschiedene Funktionsbereiche: auf Verhaltenszustände, auf spezifische Orientierungsreaktionen, auf die Organisation von Körperhaltungen und Bewegungen, auf Vigilanz (Aufmerksamkeitsprozesse über längere Zeit), auf soziale Interaktion, auf Spiel- und Aufgabensituationen. Aus dem klinischen Bereich gibt es Anhaltspunkte dafür, daß schon in den ersten Lebenswochen ein inkonsistentes Verhalten des Kindes der Mutter Schwierigkeiten bereitet. Sie kann ihr eigenes Verhalten nicht so leicht auf das schwach organisierte Verhalten des Kindes einstellen. Das Kind gewöhnt sich nur schwer an feste Schemata, reagiert beim Anziehen und Trinken unvorhersehbar und ruft dadurch bei der Mutter leicht Irritationsreaktionen hervor (PRECHTL 1963; ALBERTS u. Mitarb. 1983).

Weitere Untersuchungen richten sich auf das Kontakt- und Explorationsverhalten fünfjähriger Kinder, die neonatal als „apathisch" diagnostiziert worden waren (KALVERBOER 1979). Verhaltensanalysen im Vorschulalter zeigten, daß die Gruppe der apathischen Kinder in einem Spielraum weniger explorierte und stärkeren Kontakt zu der Mutter hielt als eine normale Kontrollgruppe. Es sind weitere Untersuchungen notwendig, um die Mechanismen, die diesen vielfältig determinierten Unterschieden zugrundeliegen, zu bestimmen.

Zusammenfassend: Die frühe Organisation des Verhaltens bildet die funktionelle Basis für die soziale und Persönlichkeitsentwicklung. Störungen dieser frühen Verhaltensorganisation können den Störungen in der kindlichen Entwicklung zugrundeliegen. Dies kann besonders dann der Fall sein, wenn eine organische Beeinträchtigung mit ungünstigen sozialen Bedingungen einhergeht(DE FERREIRA 1975; WERNER u. Mitarb. 1971). Im nächsten Abschnitt werden wir kurz auf die Bedeutung einiger „globaler" Umweltfaktoren für die soziale und Persönlichkeitsentwicklung eingehen.

Umweltbedingungen und soziale Entwicklung

Wie gravierend und wie umfassend sind die Späteffekte von frühen, nicht optimalen Umweltbedingungen?

Neuere, gut kontrollierte Längsschnittuntersuchungen haben gezeigt, daß das Fehlen einer festen Pflegeperson in den frühen Lebensphasen nicht solche dramatischen Folgen hat, wie vorher angenommen wurde. Neuere Untersuchungen, bei denen Kinder, die in gut geführten Kinderheimen aufwuchsen, verglichen wurden mit Kindern, die in Familien aufgewachsen waren, zeigten bei Zwei- und Vierjährigen nur geringe Unterschiede im Sozialverhalten dieser beiden Gruppen (DUNN 1976; TIZARD u. REES 1974, 1975). Die Heimkinder wiesen im Alter von zwei Jahren einen Rückstand in der Sprachentwicklung auf, der im Alter von vier Jahren nicht mehr nachweisbar war. Eine Adoption von zweijährigen Kindern, die die ersten beiden Lebensjahre im Heim verbracht hatten, führte im allgemeinen zu keinen Problemen, diese Kinder entwickelten eine sehr gute Beziehung zu ihren Adoptiveltern. Dies traf auch für einige Kinder zu, die bis dahin in sozial ungünstigen Bedingungen aufgewachsen waren.

Eine solch extreme Deprivation, wie sie z.B. HARLOW in seinen Affenexperimenten hergestellt hat, kommt im menschlichen Bereich kaum vor (vgl. HARLOW 1959; HARLOW u. HARLOW 1962). Es ist noch gar nicht geklärt, wie stark und wie weit die Sozial- und Persönlichkeitsentwicklung von gravierenden, frühen Deprivationsbedingungen beeinflußt wird. Dies ist auch eine der wichtigsten Schlußfolgerungen, die RUTTER in seinem bedeutenden Artikel: „Early sources of security and competence" (RUTTER 1978) zieht; RUTTER diskutiert dort die Auswirkung von zwei wohlbekannten Risikofaktoren, „kurzfristige Krankenhauseinlieferung" und „Erleben von Familienstreitigkeiten".

Gewöhnlich hat ein einziger Krankenhausaufenthalt keine Auswirkung auf das Sozialverhalten in der späteren Kindheit und Adoleszenz. Häufige Krankenhauseinlieferungen jedoch, besonders wenn der erste im Vorschulalter stattfand, gehen mit deutlich erhöhtem Risiko sowohl für psychiatrische Störungen als auch für Delinquenz in späteren Jahren einher.

„Familienstreitigkeiten" gehen mit asozialem Verhalten (z. B. Delinquenz) im späteren Leben einher. Von den Jugendlichen mit chronischer psychiatrischer Störung aus der bekannten Isle of Wight Study stammten 30% aus Familien, bei denen die Eltern eine schlechte Beziehung zueinander hatten, im Vergleich zu nur 6,5% Kontrollkindern ohne psychiatrische Störung (RUTTER u. Mitarb. 1976). Es gibt Hinweise dafür, daß eher die schlechten Beziehungen als genetisch bedingte Persönlichkeitseigenschaften die Hauptursache für die späteren Störungen darstellen, obwohl genetische Faktoren besonders bei den schwereren Fällen auch eine Rolle spielen.

In der Realität treten somatische, soziale und emotionale Faktoren oft gleichzeitig auf, so daß es schwierig ist, die wichtigsten Determinanten der späteren Effekte zu identifizieren. Dies wird z. B. an Untersuchungen über „schlechte Ernährung" von DE FERREIRA (1975) deutlich. Sie berichtet, daß Mütter von unterernährten Kindern sehr oft selbst unterernährt sind, häufig depressive Symptome und eine Art Bindungslosigkeit zeigen, so daß keine emotionale Bindung zu ihrem Kind entsteht. DE FERREIRA meint, daß bei unterernährten Kindern gerade diese „fatalistische" Einstellung der Mutter einen der ungünstigsten Faktoren für die spätere soziale Entwicklung darstellt.

RUTTER erörtert die wichtige Frage, warum einige Kinder aus stabilen Elternhäusern sich nicht gut entwickeln, während einige Kinder aus zerrütteten Verhältnissen eine gesunde Persönlichkeitsentwicklung zu haben scheinen. Was befähigt diese Kinder, trotz Belastung und ungünstiger Bedingungen sich doch normal zu entwickeln?

RUTTER erörtert eine Reihe förderlicher Faktoren, die von ihm und seinen Mitarbeitern und anderen (vgl. RUTTER 1978) in mehreren Untersuchungen identifiziert wurden. Im Hinblick auf eine „Einweisung ins Krankenhaus" sind es solche Faktoren:

– *Alter*: Es gibt einen Risikohöhepunkt für negative Auswirkungen, wenn die Einweisung zwischen 6 Monaten und 4 Jahren erfolgt;

– *Erlebnis „glücklich verlaufender Trennungen"*;
– *vorausgehende stabile Bindungen*.

Im Hinblick auf „Familienstreitigkeiten" erwähnt RUTTER die folgenden wichtigen förderlichen Faktoren:

– *Temperament*: In einer Untersuchung von GRAHAM u. Mitarb. (1973) weisen am ehesten die Kinder im späteren Leben psychiatrische Störungen auf, die Charakterzüge von geringer Regelmäßigkeit, geringer Formbarkeit, negativer Stimmung und Verwöhntheit zeigen.
– *Eine gute Beziehung zu einem Elternteil*.

Die Schlußfolgerungen einer anderen Untersuchung von RUTTER u. Mitarb. (1975) sind hierzu von Bedeutung. In dieser Untersuchung wurden sechs Familienvariablen (einschließlich Ehestreitigkeiten) identifiziert, die alle in engem Zusammenhang zur Entstehung kindlicher psychiatrischer Störungen stehen. Diese Faktoren sind: Ehestreitigkeiten, niedrige Sozialschicht, beengte Wohnverhältnisse, psychiatrische Störung der Mutter, krimineller Vater, mangelhafte Betreuung des Kindes. Ein überraschender Befund war, daß „keiner dieser Risikofaktoren, wenn er einzeln auftrat, mit einer Störung des Kindes einherging". Mit anderen Worten: Es besteht eine beachtliche Interaktion zwischen den einzelnen belastenden Faktoren. Eine derartige Interaktion wurde auch in DEFERREIRAS Untersuchungen, die oben erwähnt wurden, deutlich, ebenso wie in den bekannten Untersuchungen von WERNER u. Mitarb. (1971). Die letzteren berichten eindeutige Effekte perinataler Komplikationen wie Asphyxie, Hypoxie, Frühgeburt usw. bei Kindern, die in ungünstigen sozioökonomischen Bedingungen leben. Die Unterschiede im Entwicklungsquotienten der Kinder dieser Gruppe mit und ohne perinatale Komplikationen liegen zwischen 19 und 37 IQ-Punkten, während die Unterschiede zwischen solchen Kindern, die in günstigeren sozioökonomischen Verhältnissen aufwachsen, nur zwischen 5 und 9 IQ-Punkten betragen.

Schlußfolgerungen

Entwicklungsstörungen sind offenbar sehr komplex determiniert; besonders die Zusammenhänge zwischen den sogenannten organischen und Umweltfaktoren als möglichen Determinanten psychosozialer Störungen sind viel komplexer, als noch vor einigen Jahrzehnten angenommen wurde. Mit Recht weist DUNN (1976) darauf hin, daß das Endergebnis aus dem Zusammenwirken all der potentiell wichtigen Faktoren wie soziale Bedingungen, Temperament des Kindes, Gesundheitszustand, Empfindlichkeit der Mutter, körperliche und psychosoziale Versorgung resultiert. Es gibt kein einfaches lineares Modell für die Entwicklung. Es findet eine kontinuierliche Reorganisation der neuralen Funktionen des Verhaltens statt (LERNER 1978). Das von SAMEROFF und CHANDLER entwickelte „Transaktionsmodell" („transactional model") repräsentiert, obwohl es ziemlich allgemein formuliert ist, vielleicht am besten das heutige Denken über Ätiologie und Pathogenese der Entwicklungsstörungen.

Wie angedeutet, können Störungen der psychischen Funktionen im Bereich der Wahrnehmung, Aufmerksamkeit, Gedächtnis, Bewegungsorganisation usw. bei der Entstehung sozialer und Persönlichkeitsstörungen eine Rolle spielen. Genaue Längsschnittuntersuchungen, bei denen das Verhalten in alltäglichen Situationen beobachtet und systematisch analysiert wird, sind sicher notwendig, um valide Aussagen über derartige Zusammenhänge machen zu können. Dabei sollten die Untersuchungen berücksichtigt werden, die von O'CONNOR und HERMELIN (1978) an autistischen, schwachsinnigen, blinden und tauben Kindern durchgeführt wurden zur Erforschung der Zusammenhänge zwischen zeitlicher und räumlicher Organisation der Wahrnehmung einerseits und Störungen in der sozialen und Persönlichkeitsentwicklung andererseits.

Die weitere Entwicklung von Methoden zur Analyse der zeitlichen Organisation des Verhaltens ist für ein Weiterkommen in dieser grundlegenden Forschung notwendig. Wichtig sind auch Methoden wie die, die von EKMAN und FRIESEN zur präzisen Analyse expressiven Verhaltens entwickelt wurden (EKMAN u. FRIESEN 1972, 1976). Dies erfordert eine intensive Zusammenarbeit zwischen experimentellen Forschern und Klinikern.

Ebenfalls notwendig sind gut kontrollierte Längsschnittuntersuchungen, die ihre Aufmerksamkeit auf mehr allgemein definierte organische und Umweltfaktoren richten, die ein erhöhtes Risiko für spätere Pathologie indizieren können. Besonders wichtig ist die Erforschung von Determinanten individueller Unterschiede hinsichtlich „Anfälligkeit".

Ein wichtiger Bereich weiterer Forschung richtet sich schließlich darauf, wie Kinder und Eltern Belastungen und ungünstige Bedingungen bewältigen können. Bis jetzt ist sehr wenig bekannt über Kompensationsmöglichkeiten ungünstiger Bedingungen auf organischer und Verhaltensebene. Von besonderer Bedeutung ist die Entwicklung eines theoretischen Rahmens, der die Integration von Ansätzen auf der „Mikro-Ebene" und auf der „Makro-Ebene" ermöglicht.

Literatur

Alberts, E., A. F. Kalverboer, B. Hopkins: Mother-infant dialogue in the first days of life: an observational study during breastfeeding. J. Child Psychol. Psychiat. 24 (1983) 145

Bateson, P. P. G.: Rules and reciprocity in behavioural development. In: Growing Points in Ethology, hrsg. von B. G. Bateson, R. A. Hinde. Cambridge University Press, Cambridge 1976 (p. 401)

Bohman, M., S. Sigvardsson: Long term effects of early institutional care: a prospective longitudinal study. J. Child Psychol. Psychiat. 20 (1979) 111

Bower, T. G. R.: The visual world of infants. Sci. Amer. 215 (1966) 80

Bower, T. G. R.: Development of infant behavior. Brit. med. Bull. 30 (1974) 175

Bowlby, J.: Maternal Care and Mental Health. World Health Organization, Geneva 1951

Bruner, J. S.: Preface. In: Human Growth and Development, hrsg. von J. S. Bruner, A. Garton. Clarendon Press, Oxford 1976

Clarke, A. M., A. D. B. Clarke (Hrsg.): Early Experience, Myth and Evidence. Open Books, London 1976

Dunn, J.: How far do early differences in mother child relations affect later development? In: Growing Points in Ethology, hrsg. von B. G. Bateson, R. A. Hinde. Cambridge University Press, Cambridge 1976

Ekman, P., W. V. Friesen: Measuring facial movement. Environ. Psychol. nonverb. Behav. 1 (1976) 56

Ekman, P., W. V. Friesen, P. Ellsworth: Emotion in the human face. Pergamon, Elmsford/N. Y. 1972

Ferreira, M. C. R. de: Interactions of Nutrition and Sociocultural Conditions and their Effect on Mental Development. Department of Psychology and Education, University São Paulo 1975

Graham, P., M. Rutter, S. George: Temperamental characteristics as predictors of behavior disorders in children. Amer. J. Orthopsychiat. 43 (1973) 328

Harlow, H. F.: Love in infant monkeys. Sci. Amer. 200 (1959) 68

Harlow, H. F., M. K. Harlow: Social deprivation in monkeys. Sci. Amer. 206 (1962) 137

Harlow, H. F., M. K. Harlow: Social deprivation in monkeys. Reprinted in: The Nature and Nature of Behaviour: Developmental Psychology, hrsg. von W. T. Greenough. Freeman, San Francisco 1973 (p. 109)

Harlow, H. F., M. K. Harlow, S. J. Suomi: From thought to therapy: Lessons from a primate laboratory. Amer. Sci. 59 (1971) 538

Hutt, S. J., H. G. Lenard, H. F. R. Prechtl: Psychophysiological studies in newborn infants. In: Advances in Child Developmental Biology, 4, hrsg. von L. R. Lipsitt, H. W. Reese. Academic Press, New York 1969

Kalverboer, A. F.: A Neurobehavioural Study in Pre-School Children. Clinics in Developmental Medicine, no. 54. Spastics International Medical Publications, Heinemann, London 1975

Kalverboer, A. F.: Neurobehavioural findings in preschool and school-age children in relation to pre- und perinatal complications. In: The First Year of Life, hrsg. von D. Shaffer, J. Dunn. Wiley, New York 1979 (Kap. 3, S. 55)

Lerner, R. M.: Nature and nurture and dynamic interactionism. Hum. Develop. 21 (1978) 1

Meltzoff, A. N., M. K. Moore: Imitation of facial and manual gestures by human neonates. Science 198 (1977) 75

O'Connor, N., B. Hermelin: Seeing and Hearing in Space and Time. Academic Press, London 1978

Papoušek, H., P. Bernstein: The function of conditioning stimulation in human neonates and infants. In: Stimulation in Early Infancy, hrsg. von A. Ambrose. Academic Press. London 1969

Papoušek, H., M. Papoušek: Cognitive aspects of preverbal social interaction between human infants and adults. In: The Parent-Infant Interaction, hrsg. von N. O'Connor. Elsevier, Amsterdam 1975

Papoušek, H., M. Papoušek: Die Entwicklung kognitiver Funktionen im Säuglingsalter. Der Kinderarzt 8 (1977) 1187

Prechtl, H. F. R.: The mother-child interaction in babies with minimal brain damage (a follow-up study). In: Determinants of Infant Behavior, vol. II, hrsg. von B. M. Foss. Methuen, London 1963

Prechtl, H. F. R.: Problems of behavioural studies in the newborn infant. In: Advances in the Study of Behaviour, hrsg. von D. S. Lehrman, R. A. Hinde, E. Shaw. Academic Press, New York 1965

Prechtl, H. F. R.: The behavioural states of the newborn infant (a review). Brain Res. 76 (1974) 185

Prechtl, H. F. R.: Minimal brain dysfunction syndrome and the plasticity of the nervous system. In: Minimal Brain Dysfunction: Fact or Fiction. Advances in Biological Psychiatry, vol. I, hrsg. von A. F. Kalverboer, H. M. van Praag, J. Mendlewicz. Karger, Basel 1978

Prechtl, H. F. R., D. J. Beintema: The Neurological Examination of the Fullterm Newborn Infant. Heinemann, London 1964

Richer, J.: The social-avoidance behaviour of autistic children. Anim. Behav. 24 (1976) 898

Rutter, M.: Maternal Deprivation Reassessed. Penguin, Harmondsworth 1972

Rutter, M.: Early sources of security and competence. In: Human Growth and Development, hrsg. von J. S. Bruner, A. Garton. Carendon Press, Oxford 1976

Rutter, M., D. Quinton, W. Yule: Family Pathology and Disorders in Children. Wiley, London 1979

Rutter, M., P. Graham, O. Chadwick, W. Yule: Adolescent turmoil: fact or fiction? J. Child Psychol. Psychiat. 17 (1976) 35

Rutter, M., B. Yule, D. Quinton, O. Rowlands, W. Yule, M. Berger: Attainment and adjustment in two geographical areas, III: Some factors accounting for area differences. Brit. J. Psychiat. 126 (1975) 520

Sameroff, A. J., M. J. Chandler: Reproductive risk and the continuum of caretaking casuality. In: Review of Child Development Research, vol. 4, hrsg. von F. D. Horowitz, E. M. Hetherington, S. Scarr-Salapatek, G. Siegel. University of Chicago Press, Chicago 1975

Schaffer, H. R., G. M. Collis, G. Parsons: Vocal interchange and visual regard in verbal and pre-verbal children. In: Studies in Mother-Infant Interaction, hrsg. von H. R. Schaffer. Academic Press, London 1977

Seligman, M. E. P.: Learned helplessness. Ann. Rev. Med. 23 (1972) 407

Seligman, M. E. P.: Helplessness. On Depression, Development and Death. Freeman, San Francisco 1975

Tinbergen, N., E. A. Tinbergen: Early childhood autism – an ethological approach. Z. Tierpsychol. 10 (1972) 1

Tizard, B., J. Rees: A comparison of the effects of adoption, restoration to the natural mother, and continued institutionalisation on the cognitive development of 4 year old children. Child Develop. 45 (1974) 92

Tizard, B., J. Rees: The effect of early institutional rearing on the behaviour problems and affectional relationships of 4 year old children. J. Child Psychol. Psychiat. 16 (1975) 61

Touwen, B. C. L.: Neurological Development in Infancy. Clinics in Developmental Medicine, no. 58. Spastics International Medical Publications, Heinemann, London 1976

Trevarthen, C.: Conversations with a two month old. New Sci. 62 (1974) 230

Waddington, C. H.: The Evolution of an Evolutionist. Edinburgh University Press, Edinburgh 1975

Watson, J. S.: Depression and the perception of control in early childhood. In: Depression in Childhood: Diagnosis, Treatment and Conceptual Models, hrsg. von J. G. Schulterbrandt, A. Raskin. Raven Press, New York 1977

Werner, E. E., J. M. Bierman, F. E. French: The Children of Kauai. University of Hawaii, Honolulu 1971

Theorien zur Ätiologie und Pathogenese

Genetische Ansätze

Klaus Zerres

Der klinisch tätige Nervenarzt oder Kinderpsychiater stößt immer wieder auf Familienbefunde, wie sie in Abb. 4.8 beispielhaft wiedergegeben sind: Mehrere Familienangehörige sind von unterschiedlichen psychiatrischen oder neurologischen Erkrankungen betroffen. Derartige Beobachtungen sind in der älteren genetischen Literatur in großer Zahl mitgeteilt worden. Es stellt sich immer wieder die Frage, ob die beschriebenen familiären Häufungen auf unabhängige Ereignisse zurückzuführen und daher als zufällig anzusehen sind oder ob ein ursächlicher Zusammenhang besteht.

Der Psychiater wird zunächst an die Schwierigkeit der objektiven Diagnostik und die mögliche Voreingenommenheit des Untersuchers denken. Andererseits ist unter Ehepartnern eine Paarungssiebung für psychiatrische Krankheiten ohne diagnostische Homotypie wiederholt beschrieben worden (ERLENMEYER-KIMLING u. Mitarb. 1980). Es ist allerdings auch eine bevorzugte Veröffentlichung derartiger Familienbefunde in Betracht zu ziehen. Trotzdem dürfte die Annahme eines ursächlichen Zusammenhangs zwischen der Symptomatik der Patienten und der Häufung verschiedener familiärer Auffälligkeiten einen wahren Kern enthalten.

Es ist vorstellbar, daß es bei Nachkommen aus einer Verbindung zweier Partner mit Dispositionen für verschiedene psychiatrische Erkrankungen zu unterschiedlichen Verteilungen der disponierenden Gene kommt. Dies könnte dann entsprechend der jeweiligen Verteilung zu unterschiedlichen Konsequenzen führen. BRACONI (1976) sieht hier einen Schlüssel für die Erklärung „atypischer" psychiatrischer Krankheitsbilder.

Diese Vorstellung ist allerdings sehr allgemein. Der große Erkenntniszuwachs der medizinischen Genetik in den letzten Jahrzehnten ist durch das Herausarbeiten spezieller genetischer Mechanismen möglich geworden. Im folgenden sollen daher die humangenetischen Forschungsstrategien im Hinblick auf kinderpsychiatrische Erkrankungen systematisch skizziert werden.

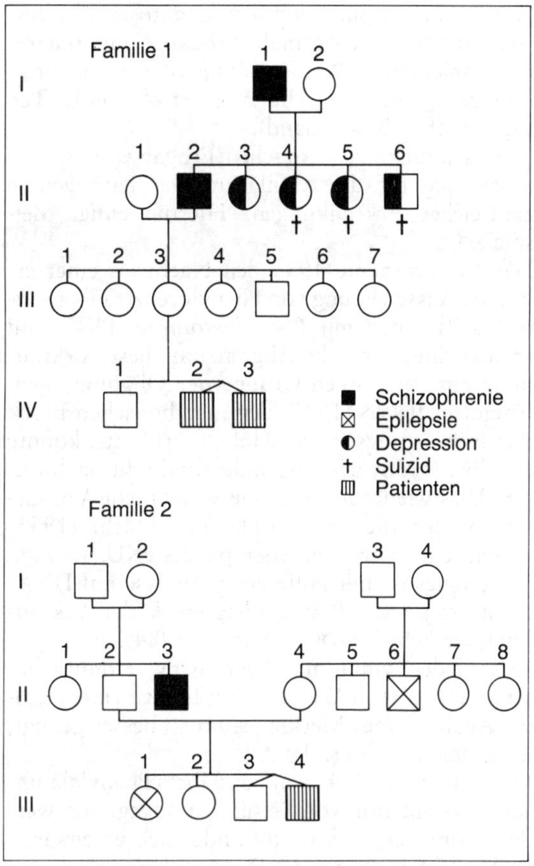

Abb. 4.8 Beispiele für Familien mit gleichzeitigem Vorkommen verschiedener genetisch beeinflußter Erkrankungen. Patienten IV,2 und IV,3 von Familie 1 (oberer Stammbaum) zeigten u.a. Verhaltensstörungen mit Interessenlosigkeit und zielloser Unruhe vom „schizoiden Typ". Patient III,4 von Familie 2 (unterer Stammbaum) wies reaktives, impulsives Verhalten, Affektarmut sowie Interessenmangel auf (nach *Braconi* 1976).

Analyse auf der Ebene des Phänotyps

Es gibt Merkmale und Krankheiten mit einem einfachen Erbgang. Diese lassen sich durch einen qualitativen Unterschied vom Durchschnitt abgrenzen. Monogen erbliche Krankheiten gehören im allgemeinen zu den „seltenen" Krankheitsbildern. MCKUSICK führt in der 7. Auflage seines Werkes „Mendelian Inheritance in Man" insgesamt 3907 Merkmale bzw. Erkrankungen auf, für die ein einfacher Erbgang entweder gesichert ist oder zumindest vermutet wird (McKUSICK 1986). Auf der anderen Seite existieren „häufige" Krankheiten, bei denen genetische Faktoren in unübersichtlicher Weise beteiligt sind. Hierzu ist die Mehrzahl der Erkrankungen in der Kinder- und Jugendpsychiatrie zu rechnen.

Monogen erbliche Krankheiten

Hier sind autosomal dominante, autosomal rezessive und X-chromosomale Erbgänge mit theoretisch ableitbaren Wiederholungsziffern zu unterscheiden (s. Beitrag „Humangenetik" von U. TEILE, S. 36ff in diesem Band).

Die Kenntnis eines einfachen Erbgangs war Voraussetzung für die Aufklärung der Pathogenese zahlreicher Erkrankungen. Hierfür einige Beispiele:

FÖLLING erbrachte 1934 den Nachweis einer erhöhten Ausscheidung von Phenylbrenztraubensäure bei Patienten mit *Phenylketonurie* (PKU) und ermöglichte damit die Abgrenzung dieser Erkrankung aus der großen Gruppe der Oligophrenien. Nachdem JERVIS (1947) den metabolischen Block durch Belastungsversuche lokalisiert hatte, konnte er selbst (1953) den Enzymdefekt direkt nachweisen. Dies wiederum war eine wesentliche Voraussetzung für die von BICKEL u. Mitarb. (1953) entwickelte diätetische Therapie der PKU.

Neuerdings ist mit Hilfe einer Analyse auf DNA-Ebene sogar die Pränataldiagnostik der Erkrankung verfügbar (WOO u. Mitarb. 1984).

Anhand der Symptomatik der Phenylketonurie hat schon PENROSE (1951/52) darauf hingewiesen, daß die Analyse eines Merkmals um so besser gelingt, je „gennäher" sie erfolgt:

PKU-Patienten können anhand ihres Phenylalaninspiegels eindeutig von Gesunden abgegrenzt werden; beim Vergleich im IQ findet sich bereits eine leichte Überlappung, die für die Merkmale Kopfumfang und Haarfarbe von Patienten und Gesunden noch ausgeprägter ist.

Als autosomal dominant erbliche Erkrankung ließe sich als Beispiel die *tuberöse Sklerose* nennen,

durch Kenntnis des Erbgangs konnte sie aus der großen Gruppe der Anfallsleiden herausgelöst werden.

Die *X-chromosomale Form des Schwachsinns* hat in den letzten Jahren im Mittelpunkt des Interesses gestanden. Auf dieses Krankheitsbild soll daher ausführlicher eingegangen werden.

LUXENBURGER hat bereits 1932 auf die Bedeutung X-chromosomaler Vererbung für die geistige Behinderung hingewiesen und damit zumindest zum Teil die Beobachtung erklärt, daß weit mehr Jungen als Mädchen davon betroffen sind.

TURNER u. OPITZ (1980) unterscheiden drei definierte X-chromosomal rezessiv erbliche Erkrankungen mit geistiger Behinderung: 1. Familiär auftretende geistige Behinderung mit Muskelhypotonie (ALLAN u. Mitarb. 1944). 2. Familiär auftretende geistige Behinderung mit angedeuteter Mikrozephalie (RENPENNING u. Mitarb. 1962). 3. Familiär auftretende geistige Behinderung mit Makrorchie und Makrotie (MARTIN u. BELL 1943). TURNER u. OPITZ (1980) halten eine 4. Form für wahrscheinlich, die eine Zuordnung zu einem der drei oben genannten Krankheitsbilder nicht gestattet.

LUBS gelang 1969 bei zwei geistig behinderten Brüdern der Nachweis einer sekundären Konstriktion am langen Arm des X-Chromosoms, das er „Marker-X-Chromosom" nannte. RICHARDS u. Mitarb. (1981) konnten das Marker-X-Chromosom in der von MARTIN u. BELL (1943) beschriebenen Familie nachweisen und nannten das Krankheitsbild *„Martin-Bell-Syndrom"*.

Abb. 4.9 zeigt den Stammbaum einer Familie unserer humangenetischen Sprechstunde, bei der wir aufgrund des naheliegenden X-chromosomalen Erbgangs und der typischen Symptomatik der betroffenen Brüder die Verdachtsdiagnose „Martin-Bell-Syndrom" stellen konnten. Eine zytogenetische Untersuchung bestätigte unsere Annahme.

Erst die seit einigen Jahren bei spezifischem methodischen Ansatz mögliche zytogenetische Diagnosestellung hat in kurzer Zeit zur Beschreibung eines definierten Krankheitsbildes geführt. Familienuntersuchungen ermöglichten damit genaue Angaben über das Spektrum der Symptomatik dieser Erkrankung. In Tab. 4.11 sind die wichtigsten Symptome zusammengefaßt.

Der X-chromosomale Schwachsinn mit Marker-X-Chromosom ist ein gutes Beispiel dafür, welchen Einfluß die Abgrenzung des Krankheitsbildes auf die diagnostischen Gewohnheiten hat: Vor der Möglichkeit einer zytogenetischen Diagnose ist die Erkrankung trotz ihrer Häufigkeit (Häufigkeit bei geistig retardierten Männern 2–9% [KÄHKÖNEN u. Mitarb. 1986]) praktisch nicht diagnostiziert worden, obwohl nach Beschreibung der Symptomatik heute die klinische Diagnose zumindest nach der Pubertät in den allermeisten Fällen möglich ist.

Es sind allerdings nicht alle Fragen des Martin-Bell-Syndroms geklärt: Welcher Zusammenhang

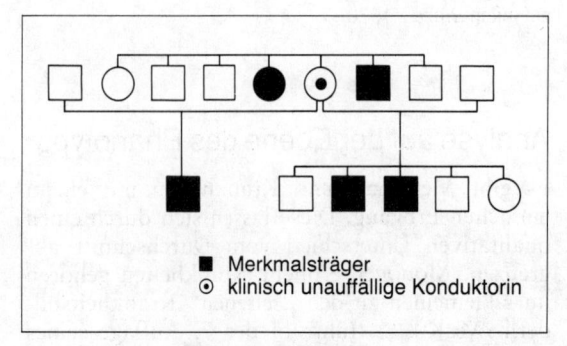

Abb. 4.9 Stammbaum einer Familie mit X-chromosomal rezessiv erblichem Martin-Bell-Syndrom.

■ Merkmalsträger
⊙ klinisch unauffällige Konduktorin

Tabelle 4.11 Symptomatik (Auswahl) des Martin-Bell-Syndroms (nach *Schwinger* u. *Froster-Iskenius* 1984)

Kleinkindes- und Jugendalter
Erhöhtes Geburtsgewicht
Kopfumfang an der oberen Normgrenze
„Akromegale" Gesichtszüge (Balkonstirn, ausgeprägtes Kinn, große abstehende Ohren)
Selten vergrößerte Testes vor der Pubertät
Neigung zu Ekzemen und Allergien
Muskelhypotonie
Auffälliges Reflexverhalten
Pedes plani
Verzögerte motorische Entwicklung
Verzögerte Sprachentwicklung
Motorische Sprachstörung
Oligophrenie unterschiedlichen Grades
Exzessive Hyperaktivität nach der Pubertät
Meist ungeschicktes motorisches Verhalten mit plumpen Bewegungen
Gelegentlich Passivität
Autismus

Erwachsenenalter
Kopfumfang im Normbereich
„Akromegale" Gesichtszüge
Auffallende Körpergröße
Vergrößerte Testes (80%)
Anfallsleiden

Klinisch auffällige Konduktorinnen
Oligophrenie unterschiedlichen Ausmaßes
„Vergröberte" Gesichtszüge

---

besteht zwischen zytogenetischem Nachweis der erhöhten Brüchigkeit des X-Chromosoms und der Symptomatik? Warum weist ein Teil der Konduktorinnen Symptome auf (vgl. Stammbaum)? Wie kann die gelegentlich beobachtete Übertragung der Erkrankung durch gesunde Männer erklärt werden? Ebenso ist es lediglich eine Annahme, daß Zusammenhänge mit dem Folsäurestoffwechsel bestehen, da der zytogenetische Nachweis im folsäurearmen Medium deutlich wird. Durch die Möglichkeit des zytogenetischen Nachweises des Marker-X-Chromosoms wurde die Beschreibung der Symptomatik auch bei solchen Personen möglich, die nicht das Vollbild aufweisen und deshalb erst sekundär erfaßt werden konnten.
Hierbei ist im Hinblick auf die Differentialdiagnose anderer kinder- und jugendpsychiatrischer Krankheitsbilder von Bedeutung, daß bei einzelnen Kindern mit Marker-X-Chromosom die Hyperaktivität, bei anderen autistische Züge gänzlich im Vordergrund der Symptomatik stehen. BLOMQUIST u. Mitarb. (1985) konnten z. B. bei 16% der untersuchten Jungen mit frühkindlichem Autismus ein Marker-X-Chromosom nachweisen. Die Differentialdiagnose dieser Symptome muß folglich erweitert werden. SPENCE (1976) vermutete bereits, daß das Überwiegen von Jungen mit frühkindlichem Autismus mit dem Nachweis X-chromosomal rezessiv erblicher Formen erklärt werden könnte.

Für die Kinder- und Jugendpsychiatrie kann die Folgerung abgeleitet werden, sich um die Abgrenzung von genetischen Unterformen zu bemühen. Als weiteres Beispiel hierfür sei die durch sorgfältige Stammbaumanalyse möglich gewordene Abgrenzung einer autosomal dominanten und autosomal rezessiv erblichen Form der Torsionsdystonie aus der Gruppe der Tic-Krankheiten angeführt.

Krankheiten mit multifaktorieller Vererbung

Wenn an der Ausprägung eines Merkmals zahlreiche Gene beteiligt sind, bezeichnet man dies als multifaktorielle Vererbung *(Polygenie)*. Dabei ist im allgemeinen auch eine Beteiligung exogener Faktoren anzunehmen.
Die Analyse multifaktoriell erblicher Erkrankungen wird durch mehrere Faktoren erschwert:
1. Diagnostische Probleme („Borderline-Fälle").
2. Beeinflussung der Erkrankung durch Umwelteinflüsse.
3. Zufällig mehrfaches Auftreten einer häufigen Erkrankung innerhalb einzelner Familien.
4. Heterogene Ätiologie bei gleicher oder ähnlicher Symptomatik (VOGEL u. MOTULSKY 1986).

Bei polygen bedingten Erkrankungen lassen sich mit Hilfe verschiedener Methoden genetische Faktoren nachweisen:
1. Familienuntersuchungen (Nachweis weiterer Erkrankungsfälle unter nahen Verwandten).
2. Zwillingsstudien (Konkordanz bei eineiigen Zwillingen wesentlich höher als bei zweieiigen Zwillingen).
3. Adoptionsstudien (Nachweis des Einflusses der biologischen Eltern im Vergleich zu Adoptiveltern).

Adoptionsstudien sind gerade auf dem Gebiet der Psychiatrie wegen des Erbe- und Umweltproblems von besonderer Bedeutung.
Für „kontinuierlich" verteilte Merkmale, wie z. B. Körpergröße, Intelligenz und Blutdruck, werden wir in der Bevölkerung eine eingipflige Häufigkeitskurve nach dem Bild der Gaußschen Normalverteilung finden. Auch eine Reihe angeborener Fehlbildungen, die sich qualitativ abgrenzen läßt, ist durch dieses Modell der multifaktoriellen Vererbung erklärbar, wenn man einen Schwellenwert annimmt. Müssen Dispositionen (Gene, exogene Faktoren) zur Ausbildung einer Erkrankung einen bestimmten Wert (Schwelle) überschreiten, sprechen wir von multifaktoriell bedingten Erkrankungen mit *Schwellenwerteffekt* (Abb. 4.10). Wird sich bei multifaktoriell bedingten Erkrankungen wie Lippen-Kiefer-Gaumen-Spalten, Pylorusstenose und Spina bifida im allgemeinen leicht angeben lassen, ob ein Merkmal vorliegt oder nicht, so stoßen wir bei psychiatrischen Erkrankungen wie Schizophrenie, Autismus oder Legasthenie auf

4 Ätiologie und Pathogenese

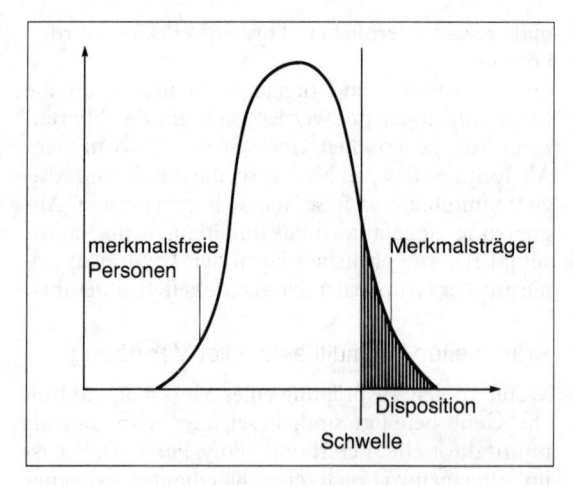

Abb. 4.10 Schema einer multifaktoriell bedingten Erkrankung mit Schwellenwerteffekt. Erst wenn die Disposition (Gene, exogene Faktoren) einen Schwellenwert (Schwelle) überschreitet, kommt es zur Ausprägung des Merkmals.

Schwierigkeiten an der Grenze von „noch normalen" zu „schon pathologischen" Erscheinungsformen. Das Modell kann sich mithin nur begrenzt für die Beschreibung psychiatrischer Erkrankungen eignen.

Für einzelne multifaktoriell bedingte Erkrankungen läßt sich ein deutlicher *Geschlechtsunterschied* nachweisen. Als Beispiel sei die Pylorusstenose genannt. Bei gleicher genetischer Belastung für beide Geschlechter läßt sich die unterschiedliche Erkrankungshäufigkeit durch einen unterschiedlichen Schwellenwert erklären (Abb. 4.11). Jungen erkranken dann bereits bei geringerer genetischer Disposition als Mädchen. Unter Verwandten erkrankter Mädchen lassen sich häufiger weitere Krankheitsfälle finden, da sie in der Regel mehr prädisponierende Gene tragen. Dieses Phänomen, das wir beispielsweise für die Hüftgelenkluxation in umgekehrter Geschlechtsverteilung finden, wird nach dem Erstbeschreiber als Carter-Effekt bezeichnet. Bei einzelnen größeren Familien mit Legasthenie sprechen die Daten für die Annahme des Carter-Effektes (HERSCHEL 1978).

Unterschiedliche Schwellenwerte multifaktoriell bedingter Erkrankungen vermuten SPENCE (1976) in Abhängigkeit von der Schwere der Erkrankung für den frühkindlichen Autismus und GERSHON u. Mitarb. (1976) in Abhängigkeit vom *Erkrankungstyp* (Uni- oder Bipolarität) und vom Erkrankungsalter für endogene Depressionen. Angehörige schwerer betroffener autistischer Kinder bzw. früher an einer endogenen Depression erkrankter Personen trügen dann ein erhöhtes Erkrankungsrisiko. Gleiches gilt für Angehörige von Personen, die an einer bipolaren manisch-depressiven Erkrankung leiden.

Zwillingsstudien können u. a. Antwort auf die Frage liefern, welcher quantitative Einfluß genetischen Faktoren für einzelne Erkrankungen zuzumessen ist. Sie gehen davon aus, daß eineiige Zwillinge (EZ) erbgleich, Unterschiede zwischen ihnen also exogener Natur sind. Zweieiige Zwillinge (ZZ) verhalten sich hingegen wie Geschwister. Ein Vergleich von EZ mit ZZ müßte dann Auskunft darüber geben, inwieweit bestimmte Merkmale von Erbanlagen abhängen.

Bei der Interpretation von Zwillingsbefunden sind gerade im Bereich psychischer Merkmale einige Besonderheiten zu beachten. Es muß bedacht werden, daß Zwillinge meist als Frühgeburten ein niedrigeres Geburtsgewicht haben als Einlinge. EZ sind in ihrem Geburtsgewicht im Durchschnitt unähnlicher als ZZ, im Extremfall eines Transfusionssyndroms kann das Geburtsgewicht eineiiger

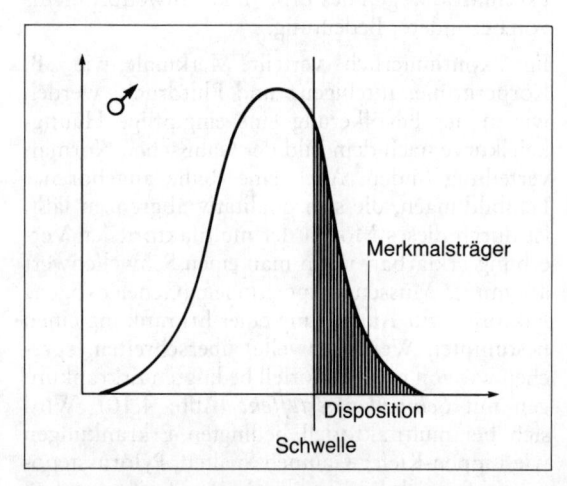

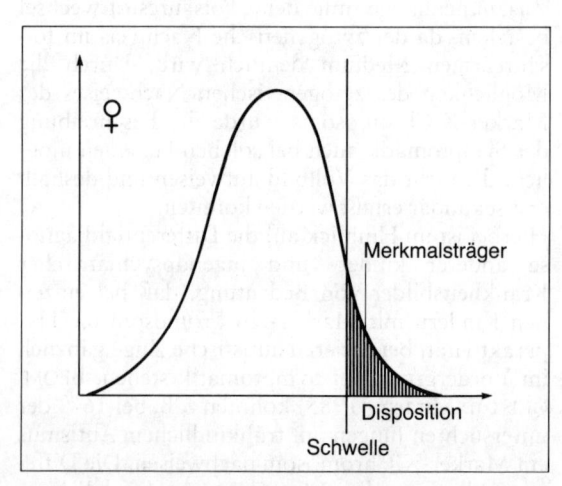

Abb. 4.11 Schema einer multifaktoriell bedingten Erkrankung mit geschlechtsabhängigem Schwellenwert. Bei Jungen (linke Seite) tritt das Merkmal bereits bei geringerer Disposition (Gene, exogene Faktoren) als bei Mädchen (rechte Seite) auf. Risikoziffern für Angehörige erkrankter Mädchen sind höher, da deren genetische Disposition im allgemeinen höher sein wird (Carter-Effekt).

Zwillinge bis zu 1000 g differieren. Hingegen lassen sich bei der psychomotorischen Entwicklung eineiiger Zwillinge mehr Bestrebungen nach Gleichheit nachweisen, obwohl eine „Paardifferenzierung" gelegentlich auch beobachtet wird, wohingegen zweieiige Zwillinge häufiger miteinander wetteifern. Es gibt also Einflüsse, die EZ einander angleichen, aber auch solche, die sie unähnlicher machen (VOGEL u. PROPPING 1981).
Beispielhaft sei hier die Zwillingsuntersuchung zum frühkindlichen Autismus von FOLSTEIN u. RUTTER (1977) angeführt. Die Autoren untersuchten insgesamt 21 Zwillingspaare (11 EZ und 10 ZZ), von denen mindestens einer erkrankt war. Von den zweieiigen Zwillingen war kein Paar, jedoch 4 der 11 eineiigen Zwillingspaare für den frühkindlichen Autismus konkordant. Erweitert auf kognitive und sprachliche Symptome, waren sogar 9 der 11 eineiigen Zwillingspaare, hingegen nur eins der 10 zweieiigen Zwillingspaare konkordant. Die Autoren weisen auf den starken Einfluß genetischer Faktoren für die Ätiologie des frühkindlichen Autismus hin.
Zu einem ähnlichen Ergebnis kommen RITVO u. Mitarb. (1985). Die Autoren fanden Konkordanz bei 22 von 23 Paaren (95,7%) eineiiger und bei 4 von 17 Paaren (23,5%) zweieiiger Zwillinge.
Das Konzept der *Heritabilität* verfolgt das Ziel, den genetischen Anteil eines Merkmals an seiner gesamten Variabilität in der Bevölkerung anzugeben. Hierzu ist es nicht notwendig, etwas über die Natur der maßgeblichen Gene zu wissen. Heritabilität (h^2) ist definiert als Anteil der genetischen Varianz (V_G) an der phänotypischen Varianz (V_P):

$h^2 = \frac{V_G}{V_P}$. (Die phänotypische Varianz V_P läßt sich vereinfacht als Summe aus der genetischen Varianz [V_G] und der umweltbedingten Varianz [V_E] angeben; tatsächlich müssen noch weitere Varianzglieder angenommen werden [vgl. VOGEL u. MOTULSKY 1986]).

Bei Zwillingsuntersuchungen wird die Heritabilität gewöhnlich nach der Formel $h^2 = \frac{r_{EZ} - r_{ZZ}}{1 - r_{ZZ}}$ berechnet. Hierbei bezeichnet r_{EZ} die Korrelation zwischen EZ und r_{ZZ} die Korrelation zwischen ZZ. Bei reiner Erbbedingtheit eines Merkmals wird $r_{EZ} = 1$, unter der Annahme additiver multifaktorieller Bedingtheit wird $r_{ZZ} = 0,5$, bei vollkommener Erbbedingtheit nimmt h^2 den Wert 1 an, bei fehlendem Erbeinfluß ist $h^2 = 0$.
Am überschaubarsten ist die Messung der Heritabilität bei getrennt aufgewachsenen EZ. Bei ihnen müßte die Heritabilität gleich der Korrelation innerhalb der getrennten EZ sein: $h^2 = r_{EZ}$ (vgl. LENZ 1981).
Bei *Adoptionsstudien* wird vorausgesetzt, daß die Umwelt getrennt aufwachsender Zwillinge nicht korreliert ist, Anlage und Umwelt also getrennt werden können. Neben einem Einfluß, der allein durch das Wissen über die Adoptionssituation be-

Tabelle 4.12 Heritabilität h^2, errechnet aus Zwillingsuntersuchungen (aus *Jensen* 1967; zitiert nach *W. Lenz:* Medizinische Genetik, 5. Aufl. Thieme, Stuttgart 1981)

Intelligenztest	0,80
Schulerfolg	0,16
Körpergröße	0,64
Gewicht	0,64
Kopfbreite	0,76
Augenfarbe	0,96

dingt ist, wachsen getrennt lebende Zwillinge jedoch häufig doch in einem ähnlichen Milieu auf. Dies wird z.T. von Adoptionsbehörden bewußt herbeigeführt.
In Tab. 4.12 ist die Heritabilität (h^2) einiger Merkmale aus Untersuchungen an Zwillingen wiedergegeben (JENSEN 1967, zitiert nach LENZ 1981).
Am Beispiel der Intelligenz würde dies bedeuten, daß die phänotypische Varianz zu 80% erblich und nur zu 20% durch die Umwelt bedingt ist.
Die Heritabilität ist ein Populationsmaß und ist damit von Änderungen der Population selbst abhängig; sie kann zu verschiedenen Zeiten und in verschiedenen Populationen verschieden sein.
Die biometrischen Untersuchungen zeigen zwar, daß genetischen Faktoren eine Rolle am IQ zukommt, die wahrscheinlich auch beträchtlich ist, ein allgemein gültiger genetischer Anteil am IQ läßt sich jedoch nicht angeben; selbst wenn dies möglich wäre, hätte es für das Individuum keine Bedeutung (PROPPING 1982).

Analyse auf der Ebene des Genotyps: Ansätze und Fragestellungen

Über die Natur der Genwirkungen können wir bei multifaktoriell bedingten Krankheiten keine Aussagen machen. Immer dann, wenn es jedoch gelingt, einen monogenen Erbgang herauszuarbeiten, ist die ätiologische Forschung sehr erleichtert. Die Kenntnis eines monogenen Erbgangs war Voraussetzung für die Aufdeckung von Enzymdefekten bei den rezessiv erblichen Erkrankungen. Bei den dominanten Krankheiten erweist sich die Analyse des pathogenetischen Mechanismus meist als schwieriger.
Autosomal rezessiv erbliche Erkrankungen sind selten, und es stellt sich hierbei die interessante Frage nach den möglichen Auswirkungen bei heterozygoten Genträgern. Beträgt die Inzidenz der PKU ca. 1:10000, so ist die Heterozygotenfrequenz mit 1:50 zweihundertfach höher. Für einzelne Stoffwechselerkrankungen, die im homozygoten Zustand zu Schwachsinn führen, konnte bei Heterozygoten ebenfalls ein IQ-Defizit gemessen werden (Phenylketonurie [THALHAMMER u. Mit-

arb. 1977], Ornithintranscarbamylase-Mangel [BATSHAW u. Mitarb. 1980], verschiedene Lipidosen [CHRISTOMANOU u. Mitarb. 1980]). Die Bedeutung dieser Überlegung ließe sich erweitern, wenn man bedenkt, daß ca. 11% der Bevölkerung für die 14 wichtigsten Stoffwechselerkrankungen heterozygot ist (VOGEL u. MOTULSKY 1986). Die tatsächliche Häufigkeit der Heterozygoten für solche Gene, die im homozygoten Zustand mit Intelligenzdefiziten einhergehen, liegt weit höher.

PROPPING (1982) errechnete modellhaft den quantitativen Einfluß auf den mittleren IQ in der Bevölkerung unter der Annahme, daß 400 Gene im homozygoten Zustand zur geistigen Behinderung führen können und Heterozygotie für ein Gen jeweils zu einem IQ-Abzug von 4 Punkten führen würde. Abhängig von der angenommenen Homozygotenfrequenz der betreffenden Erkrankungen zwischen 1:90000 und 1:1000000 würde sich ein durchschnittlicher IQ-Abzug zwischen 10,67 und 3,2 Punkten pro Person errechnen lassen. Bedenken wir, daß die Gene nicht gleichmäßig verteilt sein werden, sondern aufgrund der Paarungssiebung in einzelnen Familien gehäuft auftreten, bekommt dieser Gedanke besondere Bedeutung. Die Rolle rezessiver Gene für die geistige Behinderung ist am hohen Anteil geistig behinderter Kinder aus Inzestverbindungen abzulesen.

Haben ähnliche Mechanismen Bedeutung für psychiatrische Krankheitsbilder? Ausgehend von KARL BONHOEFFERS Konzept der symptomatischen Psychosen, daß z. B. Drogen oder organische Hirnerkrankungen zu psychotischen Symptomen führen können, die von der Symptomatik einer endogenen Schizophrenie nicht zu unterscheiden sind, entwickelte PROPPING (1983) seine Modellvorstellungen. Auf der Suche nach genetischen Faktoren wird der Blick auf genetisch bedingte Erkrankungen gelenkt, die mit einer schizophrenieähnlichen Psychose kombiniert sein können. In Tab. 4.13 sind einige Erkrankungen aufgeführt, für die ein entsprechender Zusammenhang entweder gesichert oder zumindest wahrscheinlich ist.

Tabelle 4.**13** Genetisch bedingte Erkrankungen, für die ein erhöhtes Risiko für die Ausbildung einer schizophrenieähnlichen Psychose gesichert oder zumindest sehr wahrscheinlich ist (nach *Propping* 1983)

Klinefelter-Syndrom XXY

XXX-Syndrom

18q- oder r(18)-Syndrome

Chorea Huntington

Akute intermittierende Porphyrie

Porphyria variegata

Adulter Typ der metachromatischen Leukodystrophie

Familiäre Basalganglien-Kalzifikation

Die Aufzählung kann durch ca. 20 weitere Erkrankungen, für die das Risiko für schizophrenieähnliche Symptome möglich erscheint, erweitert werden (PROPPING 1983). Die dargestellten Überlegungen zeigen, daß „Schizophrenie" als gemeinsamer Symptomkomplex verschiedener Ursachen in Erscheinung treten kann. Diese Überlegungen machen es von vornherein unwahrscheinlich, *den* „biochemischen Defekt" der Schizophrenie zu finden. In diesem Zusammenhang ist ebenso die bei der geistigen Behinderung erwähnte Hypothese interessant, daß z. B. Heterozygotie für eine der obengenannten rezessiven Erkrankungen allein oder gemeinsam mit anderen Faktoren die Disposition für eine schizophrene Psychose erhöht.

Die geschilderten Mechanismen können auch in Familien, wie sie beispielsweise von BRACONI (1976; Abb. 4.8) mitgeteilt wurden, Einfluß auf die Symptomatik haben und Faktoren bei der multifaktoriellen Ätiologie sehr verschiedener psychiatrischer Erkrankungen sein.

Chromosomenstörungen

Durch Analyse des zu einer bestimmten Chromosomenstörung gehörenden Phänotyps gelang es in den letzten Jahren, eine Vielzahl von chromosomal bedingten Erkrankungen genau zu beschreiben. Im folgenden sollen zu den wichtigsten Gruppen chromosomaler Krankheiten/Anomalien einige Anmerkungen gemacht werden:

Autosomale Trisomien

Zu den obligaten Symptomen autosomaler Trisomien zählen Schwachsinn und ein für jede Chromosomenstörung typisches Muster von Mißbildungen und Dysmorphien. Die Diagnose der häufigsten Trisomien (Trisomie 13, 18 und 21) ist zwar in der Regel klinisch möglich, der zytogenetische Nachweis ist jedoch in allen Fällen notwendig.

Problematischer ist z. B. die Diagnose einer Mosaiktrisomie. Die Symptomatik ist hier, abhängig vom Anteil trisomer Zellen, unterschiedlich; bei geringem Anteil trisomer Zellen können Symptome fehlen. Am Beispiel der Intelligenzmessung bei Patienten mit Mosaik-Mongolismus weisen GROSSE u. Mitarb. (1971) darauf hin, daß u. a. Alter, Milieu, Testbedingungen und Probandenauswahl bei der Interpretation der Ergebnisse Berücksichtigung finden müssen.

Die freien Trisomien sind infolge einer Non-disjunction in einer elterlichen Keimzelle neu aufgetreten. Sie haben daher als Neumutationen eine geringe Wiederholungswahrscheinlichkeit. Tatsächlich ist das Wiederholungsrisiko jedoch leicht erhöht (etwa 1% bei Trisomie 21). Als Ursache werden nicht diagnostizierte elterliche Mosaike angenommen.

Gonosomale numerische Aberrationen

Hier finden wir vergleichsweise wenige körperliche Anomalien sowie ein in der Regel lediglich gering ausgeprägtes Intelligenzdefizit, jedoch unterschiedlich ausgeprägte psychische Auffälligkeiten.

Beispiel: Intelligenz

Geschlechtschromosomenstörungen sind ein Beispiel dafür, wie Auswahlkriterien von Probandenkollektiven zu einem negativen Bild einzelner Krankheitsbilder führen können. Untersuchungen der letzten Jahre an auslesefreien Kollektiven waren die Voraussetzung für eine sehr viel günstigere und realistischere Beurteilung. RATCLIFFE u. Mitarb. (1981) konnten selbst an einer sehr kleinen, jedoch auslesefrei erfaßten Zahl von Patienten mit Geschlechtschromosomenstörungen zeigen, wie der IQ bei Patienten wesentlich von der Schichtenzugehörigkeit der Probanden abhängt (Abb. 4.12). Das intellektuelle Defizit ist dem Schichtengradienten aufgesetzt. Gleiche Überlegungen gelten für eine Abhängigkeit auch vom elterlichen IQ.

Eine Analyse der Intelligenzleistungen von Patienten mit Turner-Syndrom (X0) erbrachte z. B. Hinweise auf eingeschränkte Partialfunktionen. Es konnten umschriebene Schwächen im räumlichen Vorstellungsvermögen nachgewiesen werden (SHAFFER 1962).

Beispiel: Verhaltensauffälligkeiten

Untersuchungen an auslesefreien Kollektiven beim XYY-Mann ergaben, daß die oft beschriebene Aggressivität für den XYY-Mann nicht kennzeichnend ist. Ein XYY-Mann muß nicht notwendigerweise eine sogenannte XYY-Persönlichkeit mit starker Unausgeglichenheit, Konzentrationsschwäche und Hilflosigkeit bei der Konfliktbewältigung, die unter Umständen zu affektiven Ausbrüchen führen kann, aufweisen (ZANG u. LEYKING 1981). Die Studie zeigt vielmehr, daß der wahrscheinlich größere Teil der Patienten sozial voll integriert lebt.

Über die Entstehung der Symptomatik bei Patienten mit Geschlechtschromosomenstörungen ist wenig bekannt. Ein Vergleich der Symptomatik einzelner Störungen zeigt, daß mit zunehmender Zahl der Geschlechtschromosomen die Symptomatik an Stärke zunimmt (Klinefelter-Gruppe, Poly-X-Syndrome etc.).

Unbalancierte strukturelle Aberrationen der Autosomen

Hierbei sind je nach Störung in unterschiedlichem Ausmaß geistige Defekte und verschiedene körperliche Stigmata zu erwarten. Unterschiedlich häufig ist ein Elternteil Träger einer balancierten Translokation, je nach Translokationsform und Geschlecht des Trägers beträgt das Wiederholungsrisiko für die Geburt eines weiteren Kindes mit unbalancierter struktureller Aberration der Autosomen 2–20(–100)%.

Wenig Beachtung fand bisher die Beschreibung psychischer Auffälligkeiten bei Patienten mit Autosomenstörungen.

SCHINZEL (1981) nennt hierfür zahlreiche Beispiele: Bei Patienten mit Duplikation des Chromosoms Nr. 15 finden wir eine unterschiedlich schwer ausgeprägte geistige Retardierung, Hyperaktivität, geringe motorische Koordination und Kontrolle, Konzentrationsschwäche sowie gelegentlich aggressive und autistische Züge (SCHWANITZ u. Mitarb. 1984). Patienten mit Ringchromosom 18 (terminaler Bruchstückverlust p und q verschiedenen Ausmaßes) zeigen u. a. Aggressivität, geringe Frustrationstoleranz und gelegentlich Zeichen einer adoleszenten Schizophrenie. Die Beispiele belegen, daß zumindest für einige Autosomenstörungen psychische Symptome sowie Verhaltensauffälligkeiten charakteristisch sind. Erschwerend für eine umfangreiche Analyse ist die z. T. herabgesetzte

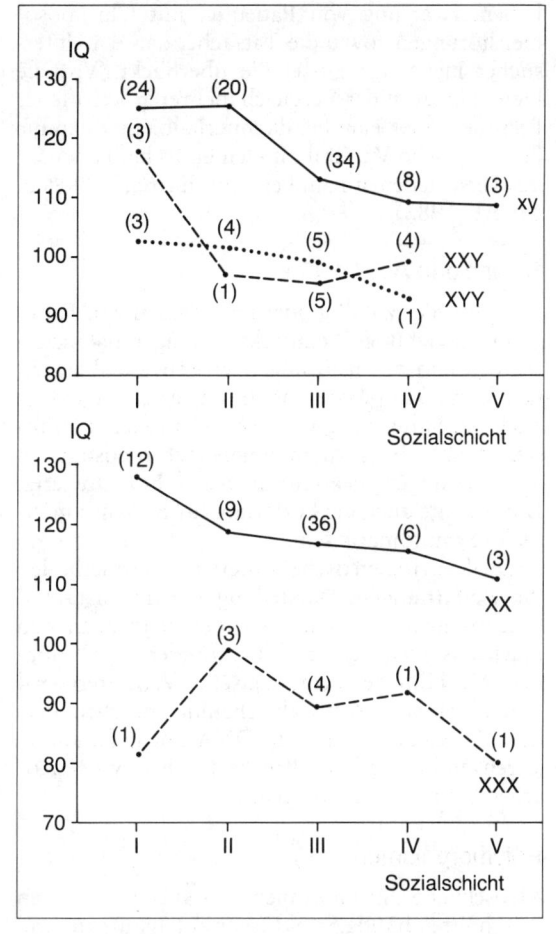

Abb. 4.12 IQ-Werte (Stanford-Binet) bei Personen mit numerischen Anomalien der Geschlechtschromosomen in Abhängigkeit von der Sozialschicht. Die Zahlen in Klammern geben die Anzahl untersuchter Personen an (nach *Ratcliffe* u. Mitarb. 1981).

Lebenserwartung von Patienten mit Chromosomenstörungen sowie die Tatsache, daß ein Untersucher meist nur Einzelfälle überblickt. Vorteile bietet hingegen der Vergleich mehrerer betroffener Personen einer Familie, da innerhalb einer Familie die genetische Variabilität kleiner als bei Patienten aus verschiedenen Familien sein dürfte (ZERRES u. Mitarb. 1983).

Balancierte Aberrationen

Die entweder zufällig oder im Rahmen von Familienuntersuchungen entdeckten Träger balancierter Chromosomenstörungen weisen im allgemeinen keine Symptome auf. In einzelnen Fällen ist auch mit Hilfe zytogenetischer Methoden die Entscheidung, ob es zu minimalen chromosomalen Veränderungen gekommen ist, sehr schwierig. Dies könnte auch die Erklärung für Fälle mit minimaler Symptomatik sein.

Spezielle zytogenetische Untersuchungsmethoden (Spezialfärbungen, Darstellung von Prometaphasenchromosomen) machen zunehmend auch den Nachweis kleinster Strukturveränderungen möglich. Mit Hilfe gentechnologischer Verfahren wird es in absehbarer Zeit wahrscheinlich möglich werden, das Genom sogar auf DNA-Ebene zu analysieren und damit eine Brücke zu den zytogenetischen Befunden zu schlagen.

Polymorphismen

Menschliche Chromosomen weisen an bestimmten Abschnitten häufig Strukturvarianten auf. Sie sind nach heutigen Erkenntnissen ohne Auswirkungen auf den Phänotyp. Derartige Varianten finden sich jedoch beispielsweise gehäuft bei Sterilitätspatienten und könnten in Einzelfällen bei ihren Trägern zu einem erhöhten Chromosomenfehlverteilungsrisiko führen (SCHWANITZ 1977).

Genetisch bedingte maternale Risikofaktoren

Seit der Erstbeschreibung im Jahre 1957 durch DENT (zitiert nach LEVY u. Mitarb. 1982) ist das Krankheitsbild der Phenylalaninembryo-/-fetopathie bei Kindern PKU-kranker Mütter bekannt. Neben geistiger Behinderung lassen sich oft Mikrozephalie, Herzfehler, geringes Geburtsgewicht sowie häufig eine Abortanamnese der Mütter nachweisen.

Es besteht eine weitgehend lineare Beziehung zwischen maternalem Phenylalaninspiegel und dem Grad der Symptomatik, wie Tab. 4.14 verdeutlicht. LEVY u. Mitarb. (1982) sind entgegen einer früher vertretenen Auffassung nicht der Meinung, daß es spezifische faziale Dysmorphien gibt.

Über die Pathogenese herrscht keine Klarheit. Ob auch die obligate Heterozygotie des Kindes einer Mutter mit PKU oder Hyperphenylalaninämie eine Rolle spielt, ist unklar. Maternale Faktoren spielen z. B. auch bei der myotonen Dystrophie eine Rolle; auch hier hatten erkrankte Neugeborene beinahe immer eine erkrankte Mutter (DYKEN u. HARPER 1973).

Im Falle des IQ bei Geschlechtschromosomenstörungen haben wir darauf hingewiesen, daß die gemessenen Werte nicht nur durch die Chromosomenanomalie, sondern auch durch die soziale Herkunft und familiäre Faktoren beeinflußt werden. Abb. 4.13 gibt für hohe Phenylalaninspiegel bei Müttern mit PKU, die in der Schwangerschaft nicht behandelt wurden, den zugehörigen kindlichen IQ an. Es ergibt sich für diesen Bereich hoher mütterlicher Phenylalaninspiegel der überraschende Befund, daß der kindliche IQ mit steigendem mütterlichem Phenylalaninspiegel positiv korreliert. Verständlich wird dieser Befund nur bei Berücksichtigung des mütterlichen IQ selbst, der dem „reinen Phenylalanineffekt" vollständig überlagert ist (LEVY u. Mitarb. 1982).

Wenngleich durch große multizentrische Studien in der Vergangenheit wesentliche Voraussetzungen für die Aufklärung der zugrundeliegenden Mechanismen geschaffen wurden, ist eine Reihe von Fragen ungeklärt, z. B.: Warum sind einzelne Personen trotz hoher Phenylalaninspiegel nicht geistig beeinträchtigt? Warum erkranken nicht alle Kinder bei hohem mütterlichem Phenylalaninspiegel?

Von den oben aufgeführten genetisch bedingten maternalen Risikofaktoren ist die Pathogenese der Alkoholembryopathie klar zu unterscheiden. Sie ist ausschließlich als Folge der teratogenen (exoge-

Komplikation	Mütterliche Phe-Spiegel (mg/dl)				Normalbevölkerung
	≥ 20	16–19	11–15	3–10	
Abortrate	24%	30%	0%	8%	15–20%
Geistige Retardierung	92%	73%	22%	21%	5,0%
Mikrozephalie	73%	68%	35%	24%	4,8%
Herzfehler	12%	15%	6%	0%	0,8%
Geringes Geburtsgew.	40%	52%	56%	13%	9,6%

Tabelle 4.14 Häufigkeit spontaner Aborte sowie Anomalien von Kindern unbehandelter Mütter mit Phenylketonurie oder Hyperphenylalaninämie (nach *Levy* u. Mitarb. 1982)

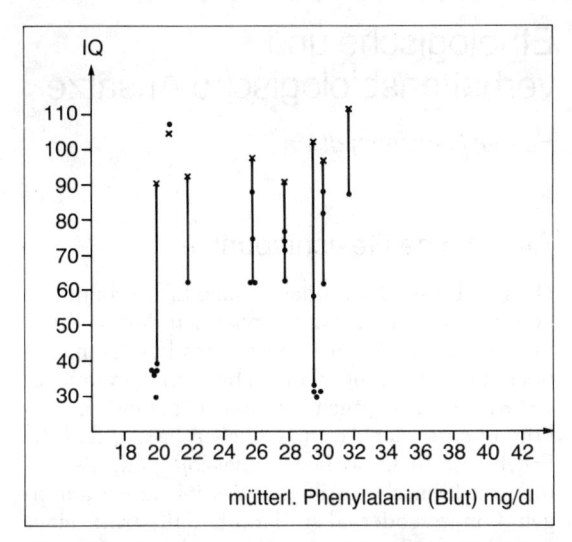

Abb. 4.13 Zusammenhang zwischen dem IQ unbehandelter Mütter (×) mit Phenylketonurie und dem kindlichen IQ (•) in einem Bereich hoher mütterlicher Phenylalaninspiegel. Der ungewöhnliche Befund einer positiven Korrelation zwischen mütterlichem Phenylalaninspiegel und kindlichem IQ kann durch die Abhängigkeit des kindlichen IQ vom mütterlichen IQ erklärt werden, der dem „reinen Phenylalanineffekt" vollständig überlagert ist (nach *Levy* u. Mitarb. 1982).

nen) Alkoholwirkung aufzufassen. Über eventuelle genetische Dispositionen ist bisher nichts bekannt.

Konsequenzen für die Kinder- und Jugendpsychiatrie

Die eindrucksvollen Erfolge der medizinischen Genetik ermöglichten das Herauslösen einzelner genetischer Entitäten aus Gruppen klinisch bislang nicht differenzierbarer Erscheinungsbilder. Möglich wurde dies durch die Kombination von formaler Genetik mit Erkenntnissen der biochemischen Genetik und Zytogenetik. Es gelang darüber hinaus auch zunehmend bei „häufigen" Krankheitsbildern, an denen genetische Faktoren in bislang nur unübersichtlicher Weise beteiligt sind, genetische Einzelfaktoren herauszulösen.

In der Kinderheilkunde ist es z. B. heute üblich, bei Schwachsinn ungeklärter Genese zunächst nach einigen der zahlreichen metabolischen Schwachsinnsformen oder – bei entsprechender körperlicher Symptomatik – nach einer Chromosomenanomalie zu suchen.

Dieses der Genetik entlehnte Konzept sollte auch in den psychiatrischen Fächern berücksichtigt werden, auch wenn sich bis heute auf diesem Wege lediglich ein Teil der Fälle aufklären läßt. Mit humangenetischen Methoden gewonnene Erkenntnisse werden auch im Fachgebiet der Psychiatrie zu einem verbesserten Kausalverständnis führen und nicht zuletzt auch therapeutischen und präventiven Nutzen haben.

Literatur

Allan, W., C. N. Herndon, F. C. Dudley: Some examples of the inheritance of mental deficiency: Apparently sex-linked idiocy and microcephaly. Amer. J. ment. Defic. 48 (1944) 325

Batshaw, M. L., Y. Roan, A. L. Jung, L. A. Rosenberg, S. W. Brusilow: Cerebral dysfunction in asymptomatic carriers of ornithine transcarbamylase deficiency. New Engl. J. Med. 302 (1980) 482

Bickel, H., J. Gerrard, E. M. Hickman: Influence of phenylalanine intake on phenylketonurics. Lancet 1953 / II, 812

Blomquist, H. K., M. Bohman, S. O. Edvinsson, C. Gillenberg, K. H. Gustavson, G. Holmgren, J. Wahlström: Frequency of the fragile X syndrome in infantile autism. Clin. Genet. 27 (1985) 113

Braconi, L.: Gene interaction in the phenotypic expression of mental diseases. Acta Genet. med. (Roma) 25 (1976) 240

Christomanou, H., J. Martinius, S. Jaffé, K. Betke, C. Förster: Biochemical, psychometric and neuropsychological studies in heterocygotes for various lipidoses. Hum. Genet. 55 (1980) 103

Dyken, P. R., P. S. Harper: Congenital dystrophia myotonica. Neurology 24 (1973) 465

Erlenmeyer-Kimling, L., R. Wünsch-Hikig, S. Deutsch: Family formation by schizophrenics. In: The Social Consequences of Psychiatric Illness, hrsg. von L. N. Robins, P. J. Clayton, J. K. Wing. Brunner & Mazel, New York 1980 (S. 114)

Fölling, A.: Über Ausscheidung von Phenylbrenztraubensäure in den Harn als Stoffwechselanomalie in Verbindung mit Imbezillität. Hoppe-Seylers Z. physiol. Chem. 227 (1934) 169

Folstein, S., M. Rutter: Infantile autism: A genetic study of 21 twin pairs. J. Child Psychol. Psychiat. 18 (1977) 297

Gershon, E. S., W. E. Bunney jr., J. F. Leckman, M. van Eerdewegh, B. A. De Bauche: The inheritance of affective disorders: A review of data and of hypotheses. Behav. Genet. 6 (1976) 227

Grosse, K.-P., G. Grosse, G. Schwanitz, H. D. Rott: Mosaikmongolismus. Z. Kinderheilk. 110 (1971) 332

Herschel, M.: Dyslexia revisited. Hum. Genet. 40 (1978) 115

Jervis, G. A.: Studies on phenylpyruvic oligophrenia position of the metabolic error. J. Biol. Chem. 169 (1947) 651

Jervis, G. A.: Phenylpyruvic oligophrenia: Deficiency of phenylalanine oxidizing system. Proc. Soc. exp. Med. 82 (1953) 514

Kähkönen, M., J. Leisti, C. J. Thoden, S. Autio: Frequency of rare fragile sites among mentally subnormal schoolchildren. Clin. Genet. 30 (1986) 234

Lenz, W.: Medizinische Genetik, 5. Aufl. Thieme, Stuttgart 1981

Levy, H. L., R. R. Lenke, A. C. Crocker: Maternal PKU. Proceedings of a Conference. U.S. Department of Health and Services Publication No. (HSA) 81–5299. Rockville/Maryland 1982

Lubs, H. A.: A marker X chromosome. Amer. J. hum. Genet. 21 (1969) 231

Luxenburger, H.: Endogener Schwachsinn und geschlechtsgebundener Erbgang. Z. Neur. Psych. 140 (1932) 320

Martin, I. P., J. Bell: A pedigree of mental defect showing sex-linkage. J. Neurol. Psychiat. 6 (1943) 154

McKusick, V. A.: Mendelian inheritance in man. Catalogs of autosomal dominant, autosomal recessive, and X-linked phenotypes, 7th ed. Johns Hopkins Press, Baltimore 1986

Penrose, L. S.: Measurement of pleiotropic effects in phenylketonuria. Ann. Eugen. 16 (1951/52) 134

Propping, P.: Genetik und Intelligenz. Z. Kinder- u. Jugendpsychiat. 10 (1982) 110

Propping, P.: Genetic disorders presenting as „schizophrenia". Karl Bonhoeffer's early view of the psychoses in the light of medical genetics. Hum. Genet. 65 (1983) 1

Ratcliffe, S. G., J. Tierney, L. Smith, S. Callan: Psychological and educational progress in children with sex chromosome abnormalities in the Edinburgh longitudinal study. In: Human Behavior and Genetics, hrsg. von W. Schmid, J. Nielson. Elsevier, Amsterdam 1981 (p. 31)
Renpenning, H., J. W. Gerrard, W. A. Zaleski, T. Tabata: Familial sex-linked mental retardation. Canad. med. Ass. J. 87 (1962) 954
Richards, B. W., P. E. Sylvester, C. Brooker: Fragile X-linked mental retardation: The Martin-Bell syndrome. J. ment. Defic. Res. 25 (1981) 253
Ritvo, E. R., B. J. Freeman, A. Mason-Brothers, A. Mo, A. M. Ritvo: Concordance for the syndrome of autism in 40 pairs of afflicted twins. Am. J. Psychiatry 142 (1985) 74
Schinzel, A.: Particular behavioral symptomatology in patients with rarer autosomal chromosome aberrations. In: Human Behavior and Genetics, hrsg. von W. Schmid, J. Nielson. Elsevier, Amsterdam 1981 (p. 195)
Schwanitz, G.: Die Normvarianten menschlicher Chromosomen. Perimed, Erlangen 1977
Schwanitz, G., K. Zerres, K. D. Zang, E. Schwinger: Partielle Trisomie 15q und partielle Monosomie 14q. Variabilität der klinischen Symptomatik bei zwei Geschwistern. Therapiewoche 34 (1984) 1348
Schwinger, E., U. Froster-Iskenius: Das Marker-X-Syndrom. Klinik und Genetik. Enke, Stuttgart 1984
Shaffer, J. W.: A specific cognitive deficit observed in gonadal aplasia (Turner's syndrome). J. Clin. Psychol. 18 (1962) 403
Spence, M. A.: Genetic studies. In: Autism: Diagnosis, Current Research and Management, hrsg. von E. R. Ritvo, B. J. Freeman, E. M. Ornitz, P. E. Tanguay. Halstead/Wiley, New York 1976
Thalhammer, O., L. Havelec, E. Knoll, E. Wehle: Intellectual level (IQ) in heterocygotes for phenylketonuria (PKU). Is the PKU gene also acting by means other than phenylalanine-blood level elevation? Hum. Genet. 38 (1977) 285
Turner, G., J. M. Opitz: Editorial comment: X-linked mental retardation. Amer. J. med. Genet. 7 (1980) 407
Vogel, F., A. G. Motulsky: Human Genetics. Problems and Approaches, 2nd ed. Springer, Berlin 1986
Vogel, F., P. Propping: Ist unser Schicksal mitgeboren? Severin und Siedler, Berlin 1981
Woo, S. L. C., A. S. Lidsky, F. Guttler, C. Thirumalachary, K. J. H. Robson: Prenatal diagnosis of classical phenylketonuria by gene mapping. J.A.M.A. 252 (1984) 1998
Zang, K. D., B. Leyking: Der XYY-Mann. Chromosomale Variante oder klinisches Syndrom. Thieme, Stuttgart 1981
Zerres, K., G. Schwanitz, M. Boehm: Überraschende Chromosomenbefunde bei Eltern nach vorangegangener Geburt fehlgebildeter Kinder. In: Perinatale Medizin, hrsg. von J. W. Dudenhausen, E. Saling. Thieme, Stuttgart 1984 (S. 128)

Ich danke Frau Professor *Schwanitz* und Herrn Professor *Propping* für ihre Anregungen zu diesem Beitrag.

Ethologische und verhaltensbiologische Ansätze

Helmut Remschmidt

Allgemeine Gesichtspunkte

Die Ergebnisse der vergleichenden Erforschung angeborenen Verhaltens, wie man den Begriff Ethologie mit PLOOG (1964) übersetzen könnte, haben noch kaum Eingang in die Lehr- und Handbücher der Kinder- und Jugendpsychiatrie gefunden. Dies könnte entweder darauf schließen lassen, daß die Ergebnisse nicht so bedeutungsvoll sind, als daß man im klinischen Alltag etwas mit ihnen anfangen könnte, oder aber darauf, daß, trotz einer gewichtigen Bedeutung dieser Erkenntnisse, die Integration in das kinder- und jugendpsychiatrische Wissen noch nicht erfolgt ist. Es spricht vieles dafür, daß letzteres zutrifft. Zwar existieren zahlreiche Einzelpublikationen, die ethologische Erkenntnisse berücksichtigen oder gar zum Zentrum machen, in der klassischen Lehrbuchliteratur ist jedoch wenig darüber zu finden. Dabei ist der Gesichtspunkt der Ethologie für den Kinder- und Jugendpsychiater naheliegend: Analogien zwischen menschlichem und tierischem Verhalten bieten sich gerade für das Kindesalter an, angeborenes Verhalten existiert beim Menschenkind wie beim Tierkind in gleicher Weise, die frühkindliche Entwicklung vollzieht sich beim Menschen wie beim Tier nach Gesetzmäßigkeiten, die aus einfachen und relativ starren Verhaltensweisen komplexere und freiere werden lassen, und in schwerwiegenden Belastungssituationen kann es zum Rückschritt in dieser „Entwicklungsreihe" kommen, ein Phänomen, welches unter dem Begriff der Regression allgemein bekannt ist.

Vielleicht hängt die mangelnde Einbeziehung ethologischer Erkenntnisse auch damit zusammen, daß diese Betrachtungsweise den Menschen als das am höchsten organisierte Säugetier betrachtet, was für manche nur schwer mit der „einmaligen Stellung des Menschen" zu vereinbaren ist. Auch lassen sich aus Verhaltensvergleichen mit Tieren natürlich kaum Erlebnisse objektivieren, was ebenfalls eine Einschränkung bedeutet.

Die Forschung der letzten Jahrzehnte hat eindeutig gezeigt, daß aus dem Vergleich zwischen Mensch und Tier wichtige Erkenntnisse über menschliches Verhalten gewonnen werden können. Diese Erkenntnisse sind unseres Erachtens hinsichtlich ihrer Bedeutsamkeit noch nicht für die Kinder- und Jugendpsychiatrie sowie für Psychiatrie und Psychopathologie erkannt worden. Für die menschliche Entwicklung sowie für normales und pathologisches Verhalten erscheinen uns drei Zugangswege wichtig, diejenigen der Verhaltensbiologie, der Ethologie und der Paläoanthropologie.

Verhaltensbiologie

Die Verhaltensbiologie beschäftigt sich mit der Analyse von menschlichem und tierischem Verhalten mit dem Ziel, organismische Funktionen zu erklären. Sie versucht also, aus bestimmten Verhaltensweisen Rückschlüsse auf die innere Organisation eines Lebewesens zu ziehen, und geht implizit von der Annahme aus, daß definierte Verhaltensweisen ebenso definierbaren inneren Strukturen und Funktionen der untersuchten Organismen entsprechen. Bezogen auf menschliches und tierisches Verhalten bedeutet dies, daß die beobachteten Verhaltensweisen (z. B. Aggressivität, Zuneigung oder Depression) sich bestimmten Strukturen, Funktionen oder deren Veränderungen im Zentralnervensystem zuordnen lassen und somit ein zentralnervöses Korrelat haben. Die Verhaltensbiologie geht den umgekehrten Weg wie die *Neurobiologie*, die das Verhalten des Organismus durch eine Untersuchung von Strukturen und Funktionen des Gehirns zu erklären versucht. Beide Ansätze sind wechselseitig aufeinander angewiesen und sind, gerade in ihrem Zusammenwirken, sehr fruchtbar. Während die Neurobiologie rasch ins Detail geht und Membranen, bioelektrische Abläufe oder gar biochemische Prozesse untersucht, geht die Verhaltensbiologie von größeren (molekularen) Verhaltenseinheiten aus und untersucht vielfach das Verhalten ganzer Lebewesen unter dem Gesichtspunkt der Interaktion zwischen dem Organismus und der Umwelt.

Ethologie

Die Ethologie ist enger definiert als die Verhaltensbiologie und beschäftigt sich primär mit der vergleichenden Forschung angeborenen Verhaltens. Sie hat aber in den letzten Jahren ihr Forschungsgebiet ausgeweitet. Der Begriff Ethologie geht auf JOHN STUART MILL (1851) zurück, welcher mit dem Begriff eine „exakte Wissenschaft der menschlichen Natur" postulierte, die letztlich auf die Forschung des moralischen Charakters des Menschen abzielte. Bereits Mitte des 19. Jhs. existierte jedoch die andere Bedeutung von Ethologie, nämlich das Studium von Tieren in ihrer natürlichen Umgebung. In dieser Form wurde das Forschungsgebiet von LORENZ und TINBERGEN entwickelt. Es hat in dieser Konzeption bis heute Gültigkeit.

Die Ethologie untersuchte zunächst instinktives Verhalten und bezog von Anfang an die Gesichtspunkte der Phylogenese und der Ontogenese ein. Während der Gesichtspunkt der Phylogenese mit den Vorgängen der Mutation und Selektion in langen historischen Zeiträumen befaßt ist, stehen unter dem Blickwinkel der Ontogenese Reifungs- und Lernprozesse in der Lebensgeschichte eines Individuums im Vordergrund. Die schon von ERNST HAECKEL in seinem biogenetischen Grundgesetz postulierte Wiederholung von phylogenetischen Entwicklungsprozessen im Laufe der Ontogenese hat die Ethologie in vielfältiger Weise differenziert und erweitert.

Von ausschlaggebender Bedeutung für die Ethologie war die Entdeckung der großen Bedeutung angeborener Verhaltensweisen, die Entdeckung angeborener Auslösemechanismen (AAM), die Entdeckung sensibler Prägephasen sowie die Beschreibung einer Reihe von formstarren und in spezifischen Situationen reproduzierbaren Verhaltensweisen wie „Übersprung" und „Leerlauf". Insbesondere konnte die Ethologie zeigen, daß auch Parallelen hinsichtlich des sozialen Verhaltens von Mensch und Tier existieren und daß es auch im menschlichen Sozialverhalten Schlüsselreize gibt, die bestimmte instinktive Verhaltensweisen auslösen. Am bekanntesten ist das von LORENZ (1943) beschriebene „Kindchenschema", welches den elterlichen Pflegeinstinkt anspricht. Es ist in Abb. 4.14 wiedergegeben.

Abb. 4.14 zeigt insbesondere die Parallelen zwischen menschlichen und tierischen Schlüsselreizen und unterstreicht sehr eindrücklich, wie „kindliches Aussehen", gleichgültig, ob beim Menschen oder beim Tier, als niedlich und herzig empfunden wird und entsprechende Zuneigungs- und Zuwendungsreaktionen auslöst. LORENZ (1943) hat eine Reihe ähnlicher Schlüsselreize publiziert.

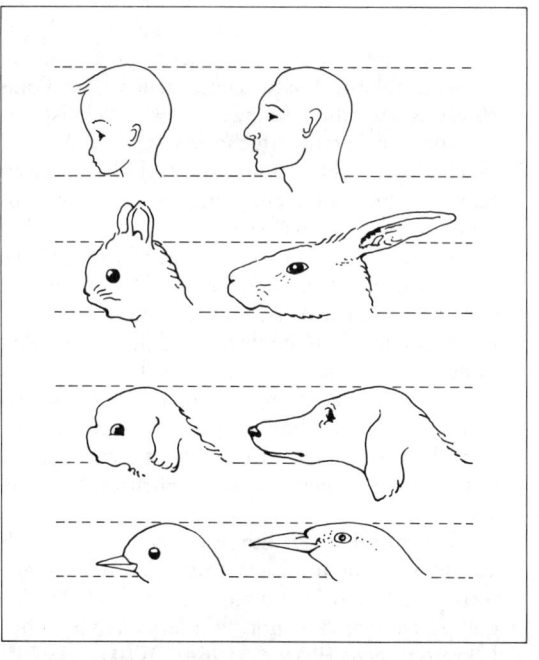

Abb. 4.**14** Das „Kindchenschema". Links: Kleinkind und drei Ersatzobjekte, die durch ihre Schlüsselreize den menschlichen Pflegetrieb auslösen. Rechts: Erwachsener und drei Tiere, auf die unser Pflegetrieb weniger anspricht (aus *K. Lorenz:* Die angeborenen Formen möglicher Erfahrung. Z. Tierpsychol. 5 [1943] 235).

Im Rahmen dieses Beitrages können nicht die Grundlagen und Ergebnisse der Ethologie in größerem Rahmen dargestellt werden. Verwiesen sei auf die Sammeldarstellungen von PLOOG (1964, 1980).

Generell erscheinen für die Kinder- und Jugendpsychiatrie folgende ethologische Erkenntnisse als sehr wichtig:

1. Verhaltensweisen können durch die Stammesgeschichte des Menschen und der Tiere ebenso verglichen werden wie Organe und deren Strukturen. Wichtigstes Merkmal dieses Vergleiches sind formstarre Verhaltensweisen, die ebenso angeboren sind wie Organe. Viele von ihnen haben eine instinktive Grundlage (PLOOG 1964).
2. Die Ethologie hat die Bedeutung angeborener Verhaltensweisen erkannt und herausgestellt. Sie unterscheidet sich damit sowohl vom Reiz-Reaktions-Modell des Behaviorismus als auch von der Reflexologie russischer Prägung. Sie hat vielmehr das Reiz-Reaktions-Modell um die entscheidende Kategorie des angeborenen Verhaltens erweitert, welches im klassischen Behaviorismus nicht existiert.
3. Die Ethologie hat ferner auch das Anlage-Umwelt-Problem erweitert, indem sie, neben den angeborenen Verhaltensweisen, die Prozesse Reifung und Lernen näher studiert hat. Auf diese Weise wird gerade die Wechselwirkung zwischen Anlage und Umwelt betrachtet, und das resultierende Verhalten erscheint stets als Resultante zwischen angeborenem Verhalten (auf phylogenetischer Grundlage) und Lern- und Reifungsprozessen, die sehr stark von der Umwelt abhängig sind. Die unfruchtbare Polarisierung zwischen Anlage und Umwelt ist damit von vornherein aufgehoben.
4. Nach der Beschreibung von Verhaltensweisen (z. B. Triebhandlungen, Verhalten im Kommunikationsbereich) hat sich die Ethologie insbesondere auch mit den zugehörigen Hirnstrukturen und -funktionen beschäftigt. Dabei wurden wertvolle Erkenntnisse, insbesondere über die Funktion des Zwischenhirns und des limbischen Systems, erarbeitet. Ein Teil der hauptsächlich an Katzen und Affen durchgeführten Experimente hat zu Ergebnissen geführt, die auch für den Menschen relevant sind. Zu diesen gehören vor allem die Ergebnisse von „Hirnreizungsversuchen".
5. Die Erkenntnisse der Ethologie lassen sich auch auf die Psychopathologie anwenden und liefern wertvolle Erkenntnisse zur Genese und Ätiologie psychiatrischer und kinderpsychiatrischer Erkrankungen (PLOOG 1964; WHITE 1974). Diese sind einerseits noch unzureichend in das psychiatrische Denken einbezogen, haben andererseits aber auch ihre Grenzen.

Paläoanthropologie

Die Paläoanthropologie (BILZ 1971, 1973) geht von der Annahme aus, daß der Mensch als eigene Art in der Evolution entstanden ist, daß er sich aber immer noch im evolutiven Prozeß befindet und insofern unfertig ist. Für das Verständnis seiner gegenwärtigen Struktur und seines Verhaltens sind seine frühere Struktur und sein früheres Verhalten die Voraussetzung. Diese lassen sich z. T. durch Vergleiche mit dem Tierreich erschließen und durch das Studium der Menschheitsgeschichte. Im alltäglichen „Normalverhalten des Menschen", aber insbesondere in psychopathologischen Auffälligkeiten lassen sich biologische Radikale, „biologische Archaismen" und „Wildheitsqualitäten" (BILZ 1973) des Homo sapiens feststellen, die wertvolle Aussagen über die Genese und die Bedeutung des gegenwärtigen Verhaltens erlauben. Insofern stellt die Paläoanthropologie eine wertvolle Ergänzung zur Verhaltensbiologie und Ethologie dar. Ihr Begründer BILZ (1973) beschreibt sie wie folgt: „Die Paläoanthropologie hat es sowohl mit den ‚biologischen Radikalen', d. h. den tierisch-menschlichen Übereinstimmungen, zu tun als auch mit der restierenden prophetisch-schamanistischen Übergangsphase, die – mit den Augen des Psychiaters gesehen – wie eine Psychose anmutet. Die Methode unseres Vorgehens ist die der Psychoanalyse: sie deckt auf und macht bewußt, was bisher im dunklen war."

Der Beitrag der Verhaltensbiologie und Ethologie zum Verständnis menschlichen Verhaltens

Verhaltensbiologie, Ethologie und Paläoanthropologie haben eine Reihe von Erkenntnissen erarbeitet, die für das Verständnis menschlichen Verhaltens neue Gesichtspunkte geliefert haben. Im folgenden wird, ohne Anspruch auf Vollständigkeit, auf fünf Bereiche näher eingegangen: angeborenes Verhalten, Mutter-Kind-Interaktion, aggressives Verhalten, Sozialverhalten und Kommunikation sowie auf den Zusammenhang zwischen Hirnstruktur bzw. Hirnfunktion und Verhalten.

Angeborene Verhaltensweisen

Angeborene Verhaltensweisen kann man am besten bei Säuglingen studieren. Die besten Untersuchungen liegen vor über Bewegungsabläufe, das Lächeln und über Mimikerkennen.

Bewegungsabläufe des Säuglings

Die am meisten ins Auge springenden angeborenen Bewegungsabläufe des Säuglings finden sich im Reflexverhalten. Ihr Kennzeichen ist, daß sie formstarr, stereotyp und von Umweltereignissen kaum beeinflußbar sind. Aufgrund dieser Eigenschaften ist anzunehmen, daß ihnen vorgebildete zentralnervöse Koordinationsmechanismen (PLOOG, 1964) im Sinne der Beschreibung von VON HOLST (1956) zugrunde liegen. Ein Teil der Instinktbewegungen ist dabei funktionslos geworden (z. B. der Handgreifreflex und die Kletterbewegungen). Gerade hier ist der Vergleich mit Tierarten interessant, bei denen die beim Menschenkind funktionslos gewordenen Reflexe noch eine Bedeutung haben, z. B. den Affen. Dort dient z. B. der Handgreifreflex dem Festhalten am Muttertier und die Kletterbewegungen dem Hochziehen am Pelz der Mutter. Interessant sind auch die Mechanismen, die den Saugakt herbeiführen und steuern. Junge Affenkinder zeigen dabei rhythmische Kopfbewegungen, die aufhören, wenn die Jungen eine haarlose Stelle im Fell der Mutter berührt haben. Es konnte gezeigt werden, daß diese Suchautomatie zu einem Zeitpunkt erfolgt, zu dem die Jungen noch nicht sehen können. Diese Instinktbewegung dient dem Aufsuchen und Ergreifen der Brustwarze, nach deren Erreichen dann der Saugvorgang beginnt. Auch beim Säugling findet man eine ähnliche instinktive Suchbewegung, die als sogenanntes „Lecksaugen" bekannt ist. Ähnliche Analogien lassen sich auch für das Schreckverhalten und für Angst- und Fluchtreaktionen feststellen. Manche Formen des starren reflektorischen Verhaltens findet man wieder beim zerebralen Abbau im höheren Lebensalter (z. B. Greifreflex, Saugreflex). Dabei handelt es sich aber nicht einfach um die Umkehr des Entwicklungsprozesses. Vielmehr treten im Stadium des Abbaus nur die erfahrungsfreien, angeborenen Verhaltensweisen wieder auf, die durch Gewöhnung erworbenen jedoch nicht (WIESER 1957; PLOOG 1964). Auf diese Weise wird es also möglich, im Stadium zerebralen Abbaus angeborene Verhaltensweisen festzustellen. Gleichzeitig wird aber sichtbar, daß dem Vergleich zwischen Tier und Mensch Grenzen gesetzt sind. Im Tierreich hat die starre Organisation motorischer Verhaltensweisen stets ein sehr spezialisiertes und wohldefiniertes Ziel, während die gleichen oder ähnlichen Bewegungsabläufe beim Säugling ein eingeengtes Durchgangsstadium zu einem freieren, mehr plastischen und universellen Bewegungsinventar darstellen.

Lächeln

Ebenso wie das Lallen ist auch das Lächeln beim Menschen eine angeborene Verhaltensweise. Das Lächeln rechnen wir zum Ausdrucksverhalten, von dem man nach LORENZ (1963) dann spricht, wenn ein Verhalten, welches im Hinblick auf das soziale Zusammenleben eine besondere Bedeutung hat, eine spezielle Differenzierung aufweist. Das Lächeln stellt ohne Zweifel eine angeborene Ausdrucksbewegung auf instinktiver Grundlage dar. Sie wurde in dieser Form erstmalig von KOEHLER (1954) aufgrund von Beobachtungen, Fotos und Filmaufnahmen beschrieben. Das Lächeln des Säuglings tritt in der Regel in der ersten Lebenswoche bereits auf, in der eine auf optischen Signalen basierende Mutter-Kind-Interaktion noch nicht stattfindet. Es kommt bevorzugt nach befriedigenden Erlebnissen wie Trinken oder Trockenlegen und ebenso im Schlaf vor. Es ist zunächst nicht symmetrisch und tritt anfangs bei geschlossenen Augen auf. Der Grund hierfür wird in einer Erbkoordination gesehen, die in den ersten Lebenswochen ausreifen muß. Das Lächeln ist als Ausdruck der Gestimmtheit zu betrachten und von der Triebsättigung abhängig (PLOOG 1964). Es stellt zugleich einen starken sozialen Auslöser dar und ist selbst nicht von Schlüsselreizen abhängig.

Eine weitere angeborene Form des Ausdrucksverhaltens ist das Lallen bzw. Schreien. Es ist bekannt, daß auch taube Kinder lallen. Die Lallmonologe treten erstmalig im dritten bis vierten Lebensmonat auf und setzen sich beim Kind mit intakten Sinnesfunktionen bis in den Sprachbeginn hinein fort. Das Lallen wird immer differenzierter und enthält im Prinzip das gesamte Material für die spätere sprachliche Lautbildung.

Mimikerkennen

Auch für das Mimikerkennen ließ sich ein klarer Entwicklungsgang nachweisen, der offenbar ebenfalls auf autonom ablaufenden Reifungsprozessen beruht und nichts mit einer individuellen Partnerbeziehung zu tun hat. Dies konnte durch Attrappenversuche an Säuglingen belegt werden, die mit dem Älterwerden des Säuglings eine differenziertere Mimikerkennung unter immer stärkerer Einbeziehung der ganzen Gesichtsregion einer Attrappe bzw. eines „Partnergesichtes" belegten. So wird beim Säugling in einem Alter zwischen 4 und 12 Wochen das Lächeln durch ein Augenpaar (in Form einer Attrappe) ausgelöst, während im Laufe des 5. Lebensmonats die Ansprechbarkeit auf Attrappen zunehmend nachläßt. Es ließ sich zeigen, daß auch dem Mimikerkennen ein weitgehend erfahrungsunabhängiger Reifungsprozeß zugrundeliegt (AHRENS 1954).

Diese wenigen Beispiele mögen genügen, um die Bedeutung angeborener Verhaltensweisen zu unterstreichen. Es ist mit hoher Wahrscheinlichkeit anzunehmen, daß auch in anderen Bereichen komplexere Verhaltensweisen des Säuglings angeboren sind und eine Basis für später zu erwerbende Verhaltensweisen darstellen.

Mutter-Kind-Interaktion

Die Mutter-Kind-Interaktion ist unter den sozialen Beziehungen beim Menschen und im Tierreich am meisten studiert worden. Sie bietet sich als Ausgangspunkt für das Studium des Kommunikationsverhaltens auch an. Relativ gut untersucht ist dieses Verhalten bei den Rhesusaffen. Nach HARLOW u. HARLOW (1962, 1965) können die Mutter-Kind-Beziehungen bei den Rhesusaffen in drei *Stadien* eingeteilt werden (siehe auch PLOOG 1980):

1. Stadium der mütterlichen Zuneigung und Beschützung
   In diesem Stadium besteht ein enger Körperkontakt zwischen Mutter und Kind. Die Mutter achtet darauf, daß das Kind sich nicht von ihr wegbewegt. Artgenossen, die sich nähern, werden abgewehrt. Für das Zustandekommen der Mutter-Kind-Beziehung ist auch die Bewegung des Kindes von entscheidender Bedeutung. Im Vergleich zum Menschenkind ist das Affenkind bei der Geburt „fertiger", d. h., Bewegung und Koordination sind besser ausgebildet als beim Säugling. Dies ist auch notwendig, weil sich die Mütter unmittelbar nach der Geburt auf der Erde und auf Bäumen fortbewegen wie vor der Geburt. Das Junge muß sich anklammern, damit es nicht verlorengeht. Dieses Stadium dauert etwa bis zum 80. Lebenstag. Visuelle und vokale Kommunikation spielen dabei kaum eine Rolle.
2. Stadium der mütterlichen Ambivalenz
   In dieser Phase ist der Kontakt zwischen Mutter und Kind nicht mehr so eng, die Mutter gewährt Schutz, wenn das Kind solchen sucht. Der Aktivitätsraum des Affenkindes erweitert sich, wichtig werden „Gruppenaktivitäten" mit anderen Affenkindern und auch mit Erwachsenen. In dieser Phase wird auch bereits andere Nahrung als Brustmilch vom Affenkind angenommen. Es setzt eine langsame und zunehmende Entwöhnung, die von der Mutter aktiv gefördert wird, ein. Immer, wenn für die Kinder neue oder angsterregende Objekte auftauchen, laufen sie zur Mutter zurück.
3. Stadium der Ablehnung und Trennung
   Die Mutter unterstützt aktiv die Verselbständigung des Kindes, bei manchen Affenarten kommt es zu einer mehr oder weniger abrupten Trennung von dem Kind, welches von den Artgenossen aufgenommen wird, die das Trennungserlebnis abmildern. Vielfach erfolgt die Trennung auch mit der Geburt eines neuen Kindes. Die Mutter-Kind-Beziehung überdauert jedoch die Geburt eines neuen Kindes (PLOOG 1980).

Das hier beschriebene Grundmuster der Mutter-Kind-Beziehung kann nun durch *Isolations- und Deprivationsexperimente* gestört werden. Am bekanntesten geworden sind die Untersuchungen hierzu von HARLOW u. HARLOW (1962) sowie die Untersuchungen an Menschenkindern von SPITZ (1946) und BOWLBY (1957, 1969, 1973). BOWLBY (1973) hat die Phasen der Trennung zwischen Mutter und Kind in die Protestphase (1), die Verzweiflungsphase (2) und die Ablehnungsphase (3) eingeteilt. Es konnte nun gezeigt werden, daß ähnliche Stadien auch für den Tierversuch mit verschiedenen Affenarten gelten (KAUFMAN u. ROSENBLUM 1967). In den letzten Jahrzehnten wurden zahlreiche Untersuchungen unter ganz verschiedenen experimentellen Bedingungen zur Frage der Deprivation durchgeführt. Ihre Ergebnisse lassen sich, etwas vereinfacht, unter folgenden Aspekten zusammenfassen:

1. Primäre Isolierung (Isolierung von Geburt an) führt zu schwerwiegenden Verhaltensauffälligkeiten (Schaukeln, motorische Stereotypien, Rückzug, Kauen an den eigenen Extremitäten, aggressives Verhalten), das um so intensiver wird, je länger die Isolierung anhält. Bei Affen, die über 12 Monate isoliert waren, persistiert dieses Verhalten, bei kurzer Isolationsdauer bildet es sich wieder zurück.
2. Sekundäre Isolierung (Isolierung nach bereits vorhandener sozialer Erfahrung mit der Mutter und anderen Affenkindern) führt zu einem anderen Störungsmuster, das sich weniger in selbstbezogenen und stereotypen Verhaltensweisen, sondern in einem ausgesprochen passiven Verhalten, Desinteresse an der Umgebung und auch in heftigen und erregten Lautäußerungen zeigt (PLOOG 1980).
3. Die Trennung von der Mutter kann bei Affenkindern teilweise durch die Kommunikation mit Gleichaltrigen kompensiert werden. Es genügt tägliches Spielen von etwa 30 Minuten, um schwerwiegende Schädigungen im Sozialverhalten zu verhindern (HARLOW u. HARLOW 1965).
4. Bei der Trennung der Affenkinder von befreundeten Spielgefährten kann es zu ähnlichen depressiven Reaktionen kommen wie beim Mutterverlust. Daraus lassen sich zwei Folgerungen ziehen: einerseits scheint diese depressive Reaktion (Rückzug, Passivität, Initiativeverlust) eine allgemeine Reaktion auf den Verlust einer engen Bindung zu sein, zum anderen ist eine derartige Reaktion nicht auf die Trennung von der Mutter oder einer anderen erwachsenen Beziehungsperson beschränkt, sondern zeigt sich auch bei der Trennung von Gleichaltrigen, zu denen enge Bindungen bestehen.
5. Mit Hilfe der sogenannten Senkrechtkammer konnten von der Arbeitsgruppe um HARLOW bei Rhesusaffen schwere depressive Syndrome ausgelöst werden. Die Affen wurden in der Senkrechtkammer weitgehend immobilisiert und nach 30 Tagen aus dieser Kammer befreit. Sie zeigten dann ein schwerwiegendes depressives Syndrom, welches durch drei Behandlungsmethoden wieder beseitigt werden konnte:
   – durch Zusammenbringen mit jüngeren oder gleichaltrigen Tieren,
   – durch Behandlung mit Chlorpromazin und
   – durch die Durchführung einer Elektrokrampfbehandlung.
   Alle drei Behandlungsmethoden zeigten eine signifikante Zunahme normaler Verhaltenswei-

sen und Abbau der depressiven (SUOMI u. HARLOW 1972; HARLOW u. SUOMI 1974).
Damit wurde ein Depressionsmodell im Tierversuch erprobt, das auch Analogien zur menschlichen Depression zuläßt.
Alle diese Untersuchungen zeigen, daß Isolations- und Trennungsversuche zu schweren affektiven Störungen führen, die bemerkenswerte Ähnlichkeiten mit menschlichem Verhalten haben. Es ist selbstverständlich, daß diese Ergebnisse nicht in allen Einzelheiten auf das menschliche Verhalten übertragen werden können, andererseits sind Parallelen aber nicht von der Hand zu weisen.

Aggressives Verhalten

Biologische bzw. verhaltensbiologische Aspekte sind in vielfältiger Weise an der Verursachung, Auslösung und Aufrechterhaltung aggressiven Verhaltens beim Tier und beim Menschen beteiligt. Die biologischen Faktoren stellen vielfach die Grundlagen für soziale Einflüsse dar, denen häufig die Rolle des Auslösers und „Steigerers" aggressiven Verhaltens zukommt. Zunächst ist festzuhalten, daß das männliche Geschlecht (beim Tier und beim Menschen) durchgängig einen höheren Aggressionspegel aufweist, daß dieser mit einem erhöhten Testosteronspiegel im Plasma einhergeht und daß auch eine genetisch festgelegte Aggressions*bereitschaft* existiert, die durch Verletzungen des Gehirns, durch Erkrankungen oder Lernen gesteigert werden kann.

Genetische und konstitutionelle Einflüsse

Es kann kein Zweifel daran bestehen, daß die von den Ethologen gemachten Beobachtungen über eine genetisch verankerte Aggressionsbereitschaft, vielfach auch als Aggressionstrieb oder -instinkt bezeichnet, auch für den Menschen zutreffen. Diese Aggressionsbereitschaft findet in sogenannten Stimmungen ihren Ausdruck, die sich z. B. beim Menschen in ganz bestimmten Gesichtsausdrücken manifestieren, die auch von anderen Verhaltenselementen (Gestik, Stimme) begleitet werden. Dieser Zusammenhang zeigt uns zugleich eine sehr wichtige Beziehung: den Zusammenhang zwischen biologischen und sozialen Faktoren. Die Aggressionsbereitschaft ist ein *biologisches* Phänomen, das in Form eines sozialen Signals (Gesichtsausdruck, Gestik, Mimik) dem Artgenossen so mitgeteilt wird, daß er sich darauf einstellen kann. „Alle diese sogenannten sozialen Signale sind einerseits Ausdruck von Emotionen, andererseits Nachrichten für den Artgenossen, die ihm die jeweilige Stimmung seines Partners zeigen. Der Ausdruck der Stimmung ist gleichzeitig der Ausdruck für eine bestimmte Handlungsbereitschaft und ermöglicht dem Partner, das aktuelle Verhalten seines Gegenübers vorauszusagen. Ein knurrender Hund wird mit größerer Wahrscheinlichkeit beißen als einer, der mit dem Schwanz wedelt. Allen diesen Signalen liegen entsprechend verschiedene Handlungsbereitschaften zugrunde" (PLOOG 1975, S. 18).

Geschlecht

Wie bereits erwähnt, besteht im Tierreich wie beim Menschen übereinstimmend die Beobachtung, daß aggressives Verhalten bei Jungen bzw. bei männlichen Tieren wesentlich häufiger ist als bei weiblichen. Diese Unterschiede werden beim Menschen bereits im zweiten Lebensjahr gefunden. Die Erklärung des Phänomens ist bis jetzt noch uneinheitlich: neben biologischen Faktoren werden auch immer wieder die soziale Geschlechtsrolle und entsprechendes Erziehungsverhalten zur Erklärung herangezogen. Im übrigen zeigt sich der ausgeprägtere Aggressionspegel bei Jungen auch darin, daß Darstellungen von Gewalt im Fernsehen auf Jungen eine nachhaltigere Wirkung haben als auf Mädchen. Jungen wählen auch häufiger Fernsehprogramme mit aggressiven Szenen aus und sehen dort die typisch männliche, aggressionsgetönte Rolle. Auf diese Weise wird, so meinen manche Autoren, der biologisch angelegte höhere Aggressionspegel durch äußere soziale Reize noch weiterhin gebahnt.

Hirnfunktion und aggressives Verhalten

Es gibt im Gehirn kein Aggressionszentrum, wohl aber Strukturen, die mit der Steuerung emotionalen und aggressiven Verhaltens zu tun haben. Wichtig ist dabei die Betonung des Zusammenhangs zwischen emotionalem und aggressivem Verhalten oder, anders ausgedrückt: aggressives Verhalten ist nur eine Variante emotionalen Verhaltens. Bei der Regulation emotionalen Verhaltens spielt das limbische System eine wichtige Rolle. Auf die Bedeutung der Hirnfunktion wird weiter unten eingegangen.

Endokrine Einflüsse

Es gibt zahlreiche Hinweise darauf, daß der Testosteronspiegel im Plasma mit der Intensität aggressiven Verhaltens einhergeht. Diese im Tierreich vielfach gemachte Beobachtung läßt sich auch beim Menschen verifizieren, wie aus einer Untersuchung von MATTSSON u. Mitarb. (1980) hervorgeht. Diese Autoren untersuchten wiederholt aggressive Jugendliche und verglichen sie mit einer Kontrollgruppe. Es ergab sich eine signifikante Korrelation zwischen der Intensität des aggressiven Verhaltens und dem Testosteronspiegel. Aus dem Tierreich sind solche Beobachtungen seit längerem bekannt. Hier gibt es auch Anhaltspunkte für eine Interaktion zwischen sozialen Ereignissen und Testosteronspiegel. So konnte nachgewiesen werden, daß bei manchen Säugetieren die Höhe der sozialen Position in einer Gemeinschaft mit dem Aggressions- und Testosteronspiegel korreliert, ja sogar, daß ein Absteigen in der Stammeshierarchie mit einem Absinken des Testosteronplasmaspiegels einherging.

Diese wenigen Ausführungen zeigen bereits, daß Ethologie und Verhaltensbiologie geeignet sind, Einblicke in die Entstehung aggressiven Verhaltens zu geben. Auch auf diesem Felde existieren zahlreiche Parallelen zwischen menschlichem und tierischem Verhalten, deren Konsequenzen noch nicht endgültig absehbar sind.

Immerhin lassen sich aus den bisherigen Befunden drei *Modellvorstellungen aggressiven Verhaltens* ableiten:

1. Aktionsmodelle

    Aktionsmodelle aggressiven Verhaltens gehen von einer instinktiven Grundlage und von Aggressionsbereitschaften aus, die auf genetische Dispositionen zurückgeführt werden. Diese Modelle sind dem Tierreich entlehnt und gehen letztlich auf ethologische Forschungen zurück. Die Substrate für den instinktiven Mechanismus der Aggression liegen im limbischen System, insbesondere in der Amygdala und im zugehörigen Temporallappenbereich.

2. Reaktionsmodelle

    Sie gehen primär davon aus, daß Aggression stets eine *Reaktion* auf Umgebungsreize darstellt. Für strenge Anhänger eines Reaktionsmodelles gibt es keine autochthone instinktgebundene Aggressivität oder Aggressionsbereitschaft. Vielmehr erscheint in dieser Betrachtungsweise Aggression anerzogen. Sie wird erworben und kann durch Erlebnisse und Erfahrungen, mithin durch Lernen gesteigert werden. Ohne an der Bedeutung von Erfahrung und Lernen zu zweifeln, muß man aber sagen, daß Reaktionsmodelle einseitig sind und ethologischen Forschungsergebnissen widersprechen. Das bekannteste Reaktionsmodell ist die bereits 1939 von DOLLARD und Mitarbeitern aufgestellte Frustrations-Aggressions-Hypothese.

3. Interaktionsmodelle

    Interaktionsmodelle können am ehesten als integrative Modelle zur Erklärung aggressiven Verhaltens herangezogen werden, weil sie stets von einer Wechselwirkung zwischen Aggressionsbereitschaft und äußeren Faktoren ausgehen, unter Mitwirkung von Lernprozessen. Interaktionsmodelle umschließen sowohl biologische als auch psychologische und soziale Aspekte. Sie geben gute Anhaltspunkte für die Therapie, weil in allen Bereichen eine Intervention möglich ist.

Sozialverhalten und Kommunikation

Die bislang beschriebenen Verhaltensweisen (Mutter-Kind-Interaktion, aggressives Verhalten) gehören bereits in den Kontext des Sozialverhaltens und der Kommunikation. Sie waren lediglich Spezialfälle eines umfassenderen Sozialverhaltens. Will man Kommunikation und Sozialverhalten näher studieren, so beginnt man zunächst mit dyadischen Beziehungen oder mit der Analyse in einem nicht allzu komplizierten Verhaltensbereich.

Je mehr Partner an der Kommunikation beteiligt sind und je höher die Tierart in der Evolutionsreihe steht, um so komplexer wird auch das Verhalten. Als das am höchsten organisierte Lebewesen verfügt der Mensch über die bei den Primaten vorhandene „Signalkommunikation" hinaus über die Sprache.

Auf die Kommunikationsprozesse bei Primaten wird hier nicht näher eingegangen. Nach PLOOG (1980) verfügen die Primaten über bereits relativ hoch entwickelte soziale Signale, kommunikative Gesten und auch über Vokalsignale. Interessant sind die Versuche der letzten beiden Jahrzehnte, auch Schimpansen zum Verständnis einer einfachen Zeichensprache zu erziehen. Wenngleich kein Zweifel darüber besteht, daß die Primaten sich untereinander verständigen können, so ist es ebenso sicher, daß ihre Verständigung nicht über ein der menschlichen Sprache vergleichbares Zeichensystem mit festen Zuordnungen oder Benennungen erfolgt (PLOOG 1980). Es ist bemerkenswert, daß insbesondere Schimpansen relativ weit in der Benutzung der Zeichensprache kamen. Es wurden gewisse Parallelen zum Spracherwerb der Kinder gezogen. Wenngleich außer Frage steht, daß sich die Prozesse beim Spracherwerb und beim Erwerb der Zeichensprache nicht vergleichen lassen, so wurde dennoch die Meinung geäußert, daß diese Vorgänge bei Affen wie Menschen auf einen gemeinsamen kognitiven Grundprozeß zurückgeführt werden können (PLOOG 1980). Die Schlüsse, die aus all diesen Beobachtungen, welche hier nicht in Einzelheiten referiert werden können, gezogen werden können, sind folgende:

1. Sprachliche Kommunikation hat die Entwicklung eines nichtsprachlichen oder vorsprachlichen Kommunikationssystems zur Voraussetzung. Dieses liegt im Bereich der sozialen Signale und kommunikativen Gesten, die auch bei den Primaten zu beobachten sind.

2. Bei der Sprachentwicklung des menschlichen Säuglings wird durch die zu ihm gesprochene Sprache eine Synchronisation seiner Motorik erreicht, und zwar in zweifacher Weise: die gesprochenen Worte des Erwachsenen bewirken eine Synchronisierung der kindlichen Bewegungen, und die Bewegungsabläufe wiederum sind mit den gesprochenen Worten synchronisiert. Dabei ist es gleichgültig, in welcher Sprache man zu den Kindern spricht (PLOOG 1980). Dieser ungemein interessante Befund stellt wahrscheinlich die Voraussetzung dar, daß ein Kind relativ bald (z. B. schon nach etwa 10–12 Wochen) Phoneme unterscheiden kann. Bis ein Kind also das erste Wort spricht, hat es bereits

eine lange vorsprachliche Entwicklung hinter sich. Daß dies so sein muß, kann an Kindern beobachtet werden, die die Sprache nicht zeitgerecht oder gar nicht erlernen. Dies weiß man aus der Beobachtung autistischer Kinder, die bereits in der vorsprachlichen Kommunikation erhebliche Defizite aufweisen (REMSCHMIDT 1984).
3. Beim Menschen wird die vorsprachliche Entwicklung entscheidend durch nichtsprachliches Kommunikationsverhalten zwischen Beziehungsperson und Kind, z.B. durch den Blickkontakt, gefördert (PAPOUŠEK u. PAPOUŠEK 1977). Dabei paßt sich die Beziehungsperson (Mutter) in erstaunlicher Weise dem kindlichen Verhalten an.

Hirnstruktur, Hirnfunktion und Verhalten

Auch zu diesem Fragenkomplex sind bemerkenswerte Ergebnisse von Verhaltensbiologen und Ethologen erarbeitet worden. Im Vordergrund stehen hier die Strukturen Zwischenhirn, Mittelhirn und das limbische System.

Zwischenhirn und Mittelhirn

Die berühmt gewordenen Experimente von W. R. HESS (1948), wonach sich durch Reiz- und Ausschaltungsversuche im Zwischenhirn bei der Katze eine Vielzahl triebbedingter Reaktionen, Verhaltensweisen und Stimmungen auslösen lassen, hat die Ethologie sowie die Neurophysiologie gleichermaßen in ihren Forschungsfragen jahrzehntelang beeinflußt. Auch ließ sich die These der Ethologie, wonach Handlungsbereitschaft und Gestimmtheit, Instinkthandlung und Stimmung einander zugeordnet sind, durch die Versuche von HESS stützen (PLOOG 1964). Auf Einzelheiten dieses sehr interessanten Gebietes kann hier nicht eingegangen werden. Auch hier sei auf die Sammeldarstellungen von PLOOG (1964, 1980) hingewiesen.

Limbisches System

Seit langem ist bekannt, daß das limbische System in der Regulation emotionalen Verhaltens eine wichtige Rolle spielt. Für die Regulation und die Steuerung emotionalen und aggressiven Verhaltens spielen der Mandelkern (Amygdala) und der Hypothalamus eine wesentliche Rolle. Am Beispiel des aggressiven Verhaltens soll dieser Zusammenhang verdeutlicht werden. Durch Reizung im Hypothalamus kann man aggressives Verhalten auslösen, ebenso kann von dort aus anderes triebhaftes Verhalten wie sexuelle Verhaltensweisen, Fressen, Fellreinigung, ja auch Einschlafen ausgelöst werden. Alle diese Versuche zeigen folgendes:
– Aggressives Verhalten hat als Substrat bestimmte Strukturen im Gehirn, die im wesentlichen im Hypothalamus und der Amygdala bzw. im limbischen System liegen.
– Ein eigentliches Aggressionszentrum gibt es nicht. Vielmehr muß aggressives Verhalten stets im Kontext mit anderem emotionalen Verhalten gesehen werden. Selbst bei Reizversuchen (einer sehr künstlichen Herbeiführung aggressiven Verhaltens) bleibt dieser Kontext erhalten.
– Krankhafte Störungen, die im Bereich des limbischen Systems, des Temporallappens oder im Bereich der Amygdala liegen, haben vielfach aggressives Verhalten zur Folge, das z.T. erhebliche Ausmaße annehmen kann. Diesen Beobachtungen entsprechen z.T. klinische Erfahrungen, die jedoch vorerst nur kasuistisch sind.

Auf die vielen Ergebnisse von Versuchen zerebraler Selbstreizung kann hier nicht eingegangen werden. Sie zeigen jedoch, daß durch künstlich herbeigeführte elektrische Hirnreizungen (auch beim Menschen im Rahmen stereotaktischer Operationen) komplizierte seelische Vorgänge ausgelöst werden können (HASSLER 1967; PLOOG 1980).

Literatur

Ahrens, R.: Beitrag zur Entwicklung des Physiognomie- und Mimikerkennens. Z. exp. angew. Psychol. 2 (1954) 412
Bilz, R.: Paläoanthropologie. Der neue Mensch in der Sicht einer Verhaltensforschung. Suhrkamp, Frankfurt 1971
Bilz, R.: Wie frei ist der Mensch? Paläoanthropologie, Bd. I/1. Suhrkamp, Frankfurt 1973
Bowlby, J.: An ethological approach to research in child development. Brit. J. med. Psychol. 30 (1957) 230
Bowlby, J.: Attachment and Loss, vol. I: Attachment. Hogarth Press and Institute of Psychoanalysis, London 1969
Bowlby, J.: Attachment and Loss, vol. II: Separation. Anxiety and Anger. Hogarth Press and Institute of Psychoanalysis, London 1973
Dollard, J., N. E. Miller: Personality and Psychotherapy. McGraw-Hill, New York 1950
Dollard, J., L. W. Doob, N. Miller, O. H. Mowrer, R. R. Sears: Frustration and Aggression. Yale University Press, New Haven 1939
Harlow, H. F., M. K. Harlow: Social deprivation in monkeys. Sci. Amer. 207 (1962) 137
Harlow, H. F., M. K. Harlow: Effects of various mother-infant relationships in rhesus-monkey behaviors. In: Determinants of Infant Behavior, hrsg. von B. H. Foss. Methuen, London 1965
Harlow, H. F., St. J. Suomi: Induced depression in monkeys. Behav. Biol. 12 (1974) 273
Hassler, R.: Funktionelle Neuroanatomie und Psychiatrie. In: Psychiatrie der Gegenwart, Bd. I/1 A, hrsg. von H. W. Gruhle, R. Jung, W. Mayer-Gross, M. Müller. Springer, Berlin 1967
Hess, W. R.: Das Zwischenhirn. Schwabe, Basel 1948
Holst, E. v.: Zentralnervensystem. Fortschr. Zool. 10 (1956) 381
Kaufman, I. Ch., L. A. Rosenblum: The reaction to separation in infant monkeys: Anaclitic depression and conservation-withdrawal. Psychosom. Med. 29 (1967) 648
Kaufman, I. Ch., L. A. Rosenblum: Depression in infant monkeys separated from their mothers. Science 155 (1967) 1030
Koehler, O.: Das Lächeln als angeborene Ausdrucksbewegung. Z. menschl. Vererb. u. Konstit.-Lehre 32 (1954) 390

Lorenz, K.: Die angeborenen Formen möglicher Erfahrung. Z. Tierpsychol. 5 (1943) 235
Lorenz, K.: Das sogenannte Böse. Borotha-Schoeler, Wien 1963
Mattsson, A., D. Schalling, D. Olweus, H. Löw, J. Svensson: Plasma testosterone, aggressive behavior, and personality dimensions in young male delinquents. J. Amer. Acad. Child Psychiat. 19 (1980) 476
Mill, J. St.: A System of Logic, vol. 2: Of Ethology or the Science of Formation of Character, 3. Aufl. Parker, London 1851
Papoušek, H., M. Papoušek: Die Entwicklung kognitiver Funktionen im Säuglingsalter. Kinderarzt 8 (1977) 1071
Ploog, D.: Verhaltensforschung und Psychiatrie. In: Psychiatrie der Gegenwart, Bd. I/1B, hrsg. von H. W. Gruhle, R. Jung, W. Mayer-Gross, M. Müller. Springer, Berlin 1964
Ploog, D.: Biologische Grundlagen aggressiven Verhaltens. In: Aggressivität, Dissozialität, Psychohygiene, hrsg. von H. E. Ehrhardt. Huber, Bern 1975
Ploog, D.: Soziobiologie der Primaten. In: Psychiatrie der Gegenwart. Grundlagen und Methoden der Psychiatrie, Teil II, hrsg. von K. P. Kisker, J. E. Meyer, C. Müller, E. Strömgren. Springer, Berlin 1980
Remschmidt, H.: Sprachliche Kommunikationsstörungen bei autistischen Kindern. In: Sprache, Sprechen, Verstehen, hrsg. von H. J. Bochnik, W. Richtberg. Perimed, Erlangen 1984
Spitz, R. A.: Anaclitic depression: An inquiry into the genesis of psychiatric conditions in early childhood. Psychoanal. Stud. Child 2 (1946) 313
Suomi, St. J., H. F. Harlow: Depressive behavior in young monkeys subjected to vertical chamber confinement. J. comp. physiol. Psychol. 180 (1972) 11
White, N. F.: Ethology and Psychiatry. University of Toronto Press, Toronto 1974
Wieser, St.: Pathologie des Greifens. Fortschr. Neurol. Psychiat. 25 (1957) 317

Lerntheoretische Ansätze

*Irving N. Berlin**

Implikationen der Lerntheorien für die Ätiologie kindlicher Störungen

Lernen als Ursache sowohl für die kindliche Entwicklung als auch für die Ätiologie kindlicher Störungen hat wahrscheinlich schon immer diejenigen beschäftigt, die mit Kindern arbeiten. MOWRER (1950) beschreibt in seinem Buch die wesentlichen Ursachen für kinderpsychiatrische Probleme, zum größten Teil sind sie gelernt. Selbst das Kompetenzkonzept von ROBERT WHITE (1960); ebenso die Konzepte von ERIKSON (1950), HARTMANN u. Mitarb. (1946) und anderen, die ein Ich-psychologisches Konzept zur Erklärung der normalen Entwicklung und der pathologischen Folgen einer Fehlentwicklung ausgearbeitet haben,

weisen in ihrem theoretischen Ansatz starke lerntheoretische Komponenten auf. SKINNERS (1953) Ansatz zur Verhaltensmodifikation, der die normale Entwicklung erklären soll, ebenso wie Entwicklungsprobleme und die Behandlung mit Konditionierungsmethoden, geht von Lernvorgängen aus.

Pioniere wie ITARD (1775–1858; ITARD 1962) betrachteten Lernen als die Methode, mit der man schwer retardierte und gestörte Personen erreichen kann. WITMER (1919), der zu Beginn des zwanzigsten Jahrhunderts die erste psychologische Klinik an der Universität von Pennsylvania errichtete, beschreibt die Behandlung schwer gestörter Kinder als Erlernen neuer Verhaltensweisen und Verlernen von unangepaßten. Es folgt ein Überblick über einige Lerntheorien und ihre Implikationen für die Ätiologie kindlicher Störungen.

Skinner's Stimulus-Response-Behaviorismus versus Gestalttheorie beim Lernen

SKINNERS Arbeit, die von vielen Schülern weitergeführt wurde, geht davon aus, daß Lernen das Ergebnis von wiederholten Reizen (Stimuli) ist, die bei einem Säugling oder Kleinkind Reaktionen hervorrufen, abhängig davon, ob dem Reiz eine bekräftigende, positive Erfahrung folgt oder eine negative, unangenehme Erfahrung, welche zum Löschen dieser Reaktion führt. Diese Theorie, die Ausgangspunkt für viele Formen von Verhaltenstherapien wurde, hat auch besondere Implikationen für die Ätiologie kindlicher Störungen. Sie nimmt an, daß alles Verhalten konditioniert oder gelernt ist und abhängig ist von der Art der Bekräftigung, den Belohnungen oder der unangenehmen Konditionierung, die die Löschung einer Reaktion bewirkt.

Nach dieser Theorie treten Störungen deshalb auf, weil entweder die Reize selbst oder das Bekräftigungssystem nicht zu den speziellen Bedürfnissen oder dem Entwicklungsstand des Kindes passen und somit Probleme verursachen. In stark vereinfachter Weise hängt die Erweiterung der operanten Konditionierungsmethode auf die Behandlung von Störungen von der Anwendung eines Reizes ab, der für die zu behandelnde Erfahrung relevant ist, und vom Auffinden von Bekräftigungsmitteln und Belohnungen, die das Kind sich wünscht, so daß es die gewünschte oder richtige Reaktion hervorbringt und das Problem geheilt oder eliminiert ist. Auf diese Weise hat eine Lerntheorie, die eine beinahe Eins-zu-eins-Korrelation zwischen unangenehmen oder zeitlich schlecht abgestimmten Reizen und ineffektiven Belohnungen oder Löschverhalten annimmt, zu einer stark vereinfachenden Sichtweise des Lernprozesses und seiner Funktion bei der Entstehung von Störungen geführt.

Im Gegensatz dazu leitet sich die gestaltpsychologische Lerntheorie aus dem Problemlösungsverhal-

---

* Übersetzung: J. SCHNEIDER

ten höherer Tiere ab, welches eher ein plötzliches Verstehen und eine Lösung des Problems ist ohne Versuch und Irrtum und Reiz-Reaktions-Verbindung. Diese Konzepte (HILGARD 1956) führten zu neuen Annahmen über das Lernen und seine Beziehung zu kindlichen Störungen. Sie folgen eher dem Denken PIAGETS, indem sie deutlich machen, daß die Fähigkeit, ein Problem zu lösen, von der sensomotorischen Entwicklung des Kindes abhängt und damit von seiner Fähigkeit, „Gestalten" zum Erkennen einer (gestaltpsychologischen) Problemlösung heranzuziehen. Der entscheidende Punkt dabei ist, daß die Einsicht oder das Bewußtsein, wie ein Problem gelöst werden kann, auch ohne Übung auftritt, aber auf vorangegangenen Erfahrungen beruhen muß, die den Organismus auf die Lösung des Problems vorbereiten. Aus dieser Perspektive bestimmt die Art der vorangegangenen Erfahrungen, die zu einem Problemlösungsverhalten führen, die Fähigkeit oder Unfähigkeit des Organismus, bedeutungsvolle Strukturen wahrzunehmen. Es ist klar, daß ein derartiges Problemlöseverhalten bei stark gestörten Kindern nicht stattfindet und daß ihr frühes wahrnehmungsmotorisches Lernen durch eine nicht stimulierende Umwelt stark beeinträchtigt wurde, wie später in der Diskussion über die Beziehung von Zuneigung und emotionaler Bindung zum Lernen noch beschrieben werden soll.

Lewins Feldtheorie

LEWIN war einer aus der Gruppe der Gestaltpsychologen, dessen Arbeit sich auf den Einfluß eines gesamten Feldes oder einer Umgebung konzentrierte und darauf, welche Auswirkungen dieses Feld auf das Lernen einer Person hat (HILGARD 1956). In seinen späteren Arbeiten erweiterte LEWIN seine Feldtheorie und bezog eine Reihe von Variablen aus der Umwelt mit ein, die Personen, die mit dem Kind interagieren, das gesamte soziale Gefüge und die Interaktionen mit Gleichaltrigen, die das Lernen beeinflussen. Er beschrieb auch Aspekte des Feldes recht detailliert im Hinblick auf ihre Nähe zur Person und die Intensität dessen, was wir heute „affektive" oder „emotionale Faktoren" nennen würden, Elemente, die das Feld für das Kind verändern und das Lernen begünstigen oder behindern. In vieler Hinsicht war diese Variation der Gestalttheorie elaborierter. Sie untersucht nicht, wie eine ganze Gestaltkonfiguration den Lernenden beeinflußt, sondern wie bestimmte Kräfte innerhalb des Feldes einen entscheidenden Einfluß auf den Lernprozeß haben können und somit auf die Entstehung von Störungen. Ganz persönliche Faktoren, die Höhe der Spannung und das Gefühl beeinflussen den Lernenden. Dieselben Faktoren können sich auch psychopathologisch auswirken, wenn sie entweder nicht stark genug sind oder zu stark; in jedem Fall beeinträchtigt beides die Lernfähigkeit. Auch zwischenmenschliche Faktoren sind sowohl für eine Atmosphäre, die das Lernen begünstigt, bedeutsam als auch für die Entstehung von Psychopathologie, wenn sie sich als Distanzierung, Feindseligkeit oder Desinteresse äußern.

Piaget und die Lerntheorie

Die moderne Lerntheorie wird stark beeinflußt von dem großen Pionier der kognitiven Aspekte in der Entwicklungspsychologie, JEAN PIAGET. Während die Lerntheoretiker viele Jahre seine Forschungstätigkeit in der Entwicklungspsychologie ignoriert haben, fühlen sich die Autoren neuerer Theorien von seiner Sichtweise der kognitiven Entwicklung herausgefordert. PIAGET hat die Entwicklungsstadien, die ein Kind durchmacht, klar beschrieben, also was gelernt wird und wie es in jedem Stadium gelernt wird.

In unserem Zusammenhang ist das erste Stadium der sensomotorischen Entwicklung von Bedeutung: PIAGET beschreibt lebendig, wie das kleine Kind mit einem begrenzten Repertoire sensomotorischer Fähigkeiten mit seiner Umwelt interagiert, so daß es mit der Zeit eine Vielfalt von Fähigkeiten erlernt und so ein gewisses Bewußtsein und Verstehen seiner Umwelt erlangt, ebenso wie die Fähigkeit, seine Umwelt zu beeinflussen. PIAGETS grundlegendes Konzept der Akkommodation und Assimilation ist für das Verständnis des Lernprozesses von Bedeutung. Er beschreibt die Akkommodation als die Interaktion des Kindes mit seiner Umwelt und die allmählich fortschreitende Modifikation der sensomotorischen Organisation, die das Ergebnis dieses Zusammentreffens mit neuen Bedingungen darstellt. Assimilation beschreibt die Internalisierung der Akkommodation. Assimilation findet zum Beispiel statt, wenn das Kind eine kürzlich erst modifizierte sensomotorische Organisation in einer neuen Situation anwendet. Dann hat zweifellos ein neuer Lernprozeß stattgefunden.

Für den vorliegenden Zusammenhang interessant an PIAGETS Schriften ist die Beschreibung der Interaktionen gesunder Kinder mit ihrer Umwelt. Aus der Betonung des Interaktionsaspektes kindlichen Lernens folgt, daß die Fehler in der Interaktion mit der Umwelt als die krankmachenden Elemente anzusehen sind.

Anwendung von Freuds Theorien auf das Lernen

FREUD geht von einer Trieb-/Instinkt-Theorie der Persönlichkeitsorganisation aus. Er postuliert, daß der Ablauf geistiger Vorgänge von einem Lustprinzip bestimmt wird, daß das Kind von einem unangenehmen Spannungszustand motiviert wird, diesen Spannungszustand zu senken, indem es Unlust vermeidet oder Lust hervorruft (FREUD 1925, 1938).

FREUD postulierte auch das Prinzip des Wiederholungszwangs. Die Person fühlt sich dazu getrieben, diese erfolglosen, unangenehmen Erfahrungen in zwanghafter Weise zu wiederholen, hoffnungsvoll, aber nie erfolgreich, nach einer befriedigenden Lösung strebend.

FREUD nahm an, daß Angst eine treibende Kraft zur Handlung ist, die sich im Ich befindet und ermöglicht, eine Gefahr wahrzunehmen und mit ihr umzugehen. Er glaubte, daß Furcht realitätsgebunden sei, während Angst die Vorstellung einer unbekannten Gefahr sei, die ihren Ursprung in vorher unterdrückten Erfahrungen oder Trieben hat.

DOLLARD u. MILLER (1950, S. 190) weisen darauf hin, daß „es drei wichtige Gründe gibt, warum Furcht oder Angst so wichtig ist: weil sie so stark sein kann; weil sie so leicht durch Lernen auf neue Reize übertragen werden kann; und weil sie eine Motivation ist, die bei den meisten Konflikten hemmende Reaktionen hervorruft".

FREUD führte auch den Begriff der „Verdrängung" ein, die in jungen Jahren bereits stattfindet und maßgeblich ist für spätere Verdrängungen. Ziel dieses Mechanismus ist es, unangenehme und „gefährliche" Gefühle, Erfahrungen und Triebe aus dem Bewußtsein auszuschließen.

Der Begriff „Fixierung", wie er von FREUD verwendet wird, bedeutet sowohl ein Stehenbleiben der Entwicklung als auch fixierte Verhaltensgewohnheiten, verursacht von dem Bedürfnis nach Selbstverteidigung, wie z. B. ein Zwang vor gewissen frühen Ängsten schützt. „Regression" ist, so wie FREUD den Begriff entwickelte, der Fixierung verwandt. Sie beschreibt einen Prozeß, der eintritt, wenn eine Handlung von einem unbewußten Konflikt oder einer Angst blockiert wird und eine Ersatzhandlung auftritt; diese Ersatzhandlung gleicht einem früheren Entwicklungsstadium. Er nimmt auch an, daß Aggression eine angeborene Eigenschaft des Menschen ist, die verdrängt oder verborgen werden muß.

Die vitale Bedeutung der Ideen FREUDS für die Lerntheorien liegt in seiner Entdeckung, daß Erwachsenenneurosen und andere Störungen auf frühe Erfahrungen mit den Eltern in der Kleinkind- und Kinderzeit zurückgeführt werden können. So beschreibt sein orales, anales und sexuelles (ödipales) Entwicklungsstadium frühe Phasen der Säuglings- und Kleinkindzeit, während deren aufgrund ungünstiger Interaktionen der Eltern hinsichtlich Essen, Sauberkeitserziehung, sexuellen Impulsen und Aggression Konflikte entstehen können.

Es ist auch wichtig festzuhalten, daß FREUD und seine Nachfolger erkannten, daß der psychoanalytische Behandlungsprozeß ein Verlernen alter Verbindungen und ein Reduzieren von Konflikten darstellt, was zu neuem Lernen führt. Die Übertragung, die Beziehung, bei der der Analytiker vom Patienten die vergangene Rolle der Eltern übernimmt, erlaubt ein Wiedererleben und Durcharbeiten der Beziehungen in neuem Kontext. Es gibt also viele Beziehungen der Psychoanalyse zur Lerntheorie.

Ich-Psychologie und Lernen

Beginnend mit ANNA FREUDS „Das Ich und die Abwehrmechanismen" (1937), dem Konzept eines konfliktfreien Ichs (HARTMANN u. Mitarb. 1946) und ERIKSONS Werken „Childhood and Society" (1950) und „Identity, Youth and Crisis" (1968) hat die Ich-Psychologie einen tiefgreifenden Einfluß auf unser Entwicklungsverständnis ausgeübt. Das Ich als der beobachtende Teil des psychischen Apparates spielt eine wichtige Rolle bei allen Lernvorgängen.

Mehrere Autoren, einschließlich BRAZELTON u. Mitarb. (1966), LIPSITT (1967) und vielen anderen, haben gezeigt, daß Lernen bereits während der ersten Stunden nach der Geburt beginnt und in den ersten drei Tagen nach der Geburt eindeutig nachweisbar ist. Somit interagiert das Kind eindeutig mit seiner Umwelt und wird auch von diesen Erfahrungen verändert.

Nach ERIKSON (1950, 1968) kann das erste Entwicklungsstadium, das erste Lebensjahr, beschrieben werden als Urvertrauen in eine gesunde, begünstigende Umwelt und Urmißtrauen gegenüber einer gleichgültigen unvorhersagbaren Umwelt. ERIKSON beschreibt die frühe Regulierung von Schlaf, Essen und Stuhlgang bei einem Kind als Reaktion auf eine entgegenkommende Umwelt. Die Vertrautheit des Kindes mit seiner Umgebung, besonders die Vorhersagbarkeit der Anwesenheit der Mutter als Reaktion auf das nagende Unbehagen des Hungers, erlaubt ihm allmählich, die Mutter aus dem Blickfeld zu lassen, weil sie zu einer inneren Gewißheit ebenso wie zu einer äußeren Vorhersagbarkeit geworden ist. Die Reaktion des Lächelns bestätigt diese rudimentäre Ich-Identität, die auf einer solchen Kontinuität und Gleichheit beruht.

ERIKSON nimmt an, daß bei fehlendem Urvertrauen Persönlichkeitsstörungen auftreten, wie sie bei kindlicher Schizophrenie zu beobachten sind. Spätere Manifestationen im Erwachsenenalter oder der späteren Kindheit können als schizoide Persönlichkeiten und depressive Charaktere beobachtet werden. Somit lernt das Kind sehr früh, ob es den es umgebenden Personen vertrauen kann, daß sie Schmerz und Unbehagen beseitigen, oder ob es an der Zuverlässigkeit dieser von außen auf es einwirkenden Faktoren zweifeln muß, was dann Störungen der Ich-Funktion zur Folge hat.

Bowlby über Bindung und Trennung

BOWLBY (1969, 1973), AINSWORTH (1964) und andere haben die frühe Mutter-Kind-Interaktion untersucht. Sie haben ebenso wie SPITZ (SPITZ u. WOLF 1946) bei Kindern, deren Bedürfnis nach Nahrung und Betreuung nicht gestillt wurde, die

Anzeichen von Angst beschrieben als Schreien, Unruhe und Schlaf- und Eßstörungen.

BOWLBY nimmt an, daß etwa im Alter von vier Monaten der Prozeß der Bindung eindeutig nachgewiesen werden kann. Mit etwa drei Monaten kann das Kind eindeutig die Mutter visuell von anderen Personen unterscheiden. Das hat zur Folge, daß es in Anwesenheit der Mutter mehr lacht, ihr mehr mit Blicken folgt und mehr Spielverhalten zeigt als in Gegenwart irgendeiner anderen Person. Das Phänomen des Fremdelns und Sich-an-die-Mutter-Klammerns mit sechs bis acht Monaten verdeutlicht die Bindung an die Mutter ebenso wie eine deutliche Unterscheidung unbekannter Personen. Schreien, wenn die Mutter sich entfernt, tritt mit zwölf Monaten auf. Während des ersten Lebensjahres werden also die Anzeichen einer Bindung deutlich. Mehrere Autoren haben nachgewiesen, daß, wenn das Kind krabbeln lernt, es die Mutter verläßt, um zu krabbeln, sie aber immer noch in Sichtweite behält.

Die Ergebnisse von HARLOWS Untersuchungen an Affen (HARLOW u. ZIMMERMANN 1959), die zeigen, daß bei Fehlen einer weichen, warmen Kuschelfigur, mit der sie interagieren können und an die sie sich klammern können, wenn sie Angst haben, sehr gestörte kleine Affen heranwachsen, lassen sich bei menschlichen Kindern bestätigen. BOWLBY und andere nehmen zur Erklärung des Bindungsprozesses einen angeborenen Instinkt und einen biologischen Prozeß an, ähnlich der Prägung, die an kritische Entwicklungsphasen gebunden ist. Es ist aber ebenso offensichtlich, daß es bei der Bindung starke Lernelemente gibt.

In seinem Buch „Separation, Anxiety and Anger" (1973) beschreibt BOWLBY die Störungen durch Trennung von einer Mutterfigur. In seiner Abhandlung „Attachment and Psychotic Detachment" weist SZUREK (1973) darauf hin, daß hospitalisierte Kinder weniger Versuche machen, mit Erwachsenen Kontakt aufzunehmen, über eine geringere Anzahl von Ausdrucksbewegungen verfügen und mit einem Jahr nicht mehr in der Lage sind, eine Bindung herzustellen. Nach SZUREKS Ansicht tritt die psychotische Trennung nicht wegen des Fehlens von Bemutterung oder Betreuung auf wie in der Spitzschen (SPITZ u. WOLF 1946) Beschreibung einer anaklitischen Depression, sondern aufgrund unregelmäßiger, unzuverlässiger Betreuung, die nur eine schwache Bindung aufkommen läßt, zugleich aber erhöhte Angst vor der Unzuverlässigkeit der Betreuungsperson. Eine solche Inkonsistenz führt einerseits zu krampfhaftem Festhalten an der Pflegeperson, einer Symbiose, andererseits aber zu einer konstanten Angst, im Stich gelassen zu werden, mit daraus resultierender Unfähigkeit, den Erwachsenen zu trauen und eine Beziehung zu ihnen aufzunehmen, und dem Wunsch nach einer gleichbleibenden Umwelt. Es besteht auch ein Bedürfnis nach Selbststimulierung als Ersatz für eine Anregung durch andere und gleichermaßen eine Bindung an Gegenstände als Ersatz für Personen.

Neuere Ergebnisse über die Entwicklung des Lernens und die Ätiologie der Störungen

Um kurz einige der oben dargestellten Lerntheorien zusammenzufassen: BOWLBY (1969–73), EMDE u. ROBINSON (1979) und vor ihnen RIBBLE (1943) und die neueren Arbeiten über Bindung und Zuneigung betonen die Fähigkeit des kleinen Kindes, sehr früh im Leben bereits zu lernen und auf die Abwesenheit der Mutter oder inkonsistente Betreuung in schutzsuchender Weise zu reagieren mit darauffolgender Psychopathologie. Die Arbeit von RENÉ SPITZ (SPITZ u. WOLF 1946) über die anaklitische Depression verdeutlicht sehr genau, wie die vorhersehbare und liebevolle Interaktion zwischen Mutter und Kind eine Abhängigkeit schafft und eine neugierige Erkundung der Umgebung, während die Abwesenheit der Mutter in kritischen Phasen durchgehend ein gelerntes Mißtrauen bewirkt. Wenn nichts unternommen wird, um der Abwesenheit der Pflegeperson entgegenzuwirken, zieht sich das kleine Kind zurück, wird depressiv und kann sogar sterben.

Neuere Arbeiten von LIPSITT (1967), BRAZELTON u. Mitarb. (1966) und anderen machen deutlich, daß das Lernen des Kindes bereits bei der Geburt beginnt. Sie zeigen ferner, daß das Wiedererkennen des Gesichtsausdruckes der Pflegepersonen sehr früh eintritt. Besonders kritisch ist, daß das Kind bereits in der zweiten oder dritten Lebenswoche auf bösen oder strengen Gesichtsausdruck mit Unbehagen, Angst oder Schreien reagiert.

Aus der Forschung zur frühen Intervention wird deutlich, daß gestörte Kinder, die einen autistischen oder überaktiven Eindruck machen oder Schlaf- und Eßstörungen haben, sich deutlich verändern, wenn ihren Eltern gezeigt wird, wie sie auf andere Weise mit ihrem Kind umgehen können. Das Kind reagiert auf die Mutter, die anfängt zu singen, zu sprechen, es zu streicheln, zu beruhigen und zu schaukeln, mit einer Verringerung des psychopathologischen Verhaltens. Es wird deutlich, daß das Kind als Reaktion auf das veränderte Verhalten der Mutter neue und integrierendere Verhaltensweisen lernt und die psychopathologischen sich verringern (BERLIN 1974).

Das mißhandelte und vernachlässigte Kind

Kindesmißhandlung und -vernachlässigung ist zu einem der bedeutendsten Probleme geworden, welche eine schwerwiegende Psychopathologie bei kleinen Kindern hervorrufen. Die meisten Untersuchungen zeigen, daß die Eltern ihre Kinder so behandeln, wie sie selbst von ihren Eltern behandelt wurden. Wenn sie aus dem Vorbild ihrer Eltern nicht gelernt haben, wie man ein Kind betreut und für es sorgt, erwarten sie von einem Zwei- bis Fünfjährigen, auf die Bedürfnisse der Eltern zu reagieren und sich wie kleine Erwachsene zu benehmen. Diese kleinen Kinder lernen, wie sie ihre Eltern und alle Erwachsenen durch provokatives Verhalten aufbringen können, das ihnen Aufmerksamkeit oder Mißhandlung einbringt (HELFER u. KEMPE 1968; GREEN 1977).

Der Umlernprozeß für Eltern und kleine Kinder wird bei kindertherapeutischen Programmen am wirksamsten, die die Eltern, ihre Kinder, andere Erwachsene, die als Vorbild für die Eltern dienen, sowie andere Kinder miteinbeziehen, die dem mißhandelten oder vernachlässigten Kind helfen, neue Interaktionsformen mit Gleichaltrigen und anderen Erwachsenen zu erlernen. Dieses Neuerlernen ist für beide, Eltern und Kind, von Bedeutung, um die Psychopathologie beider zu reduzieren. Oft sind die Entwicklungsprobleme des Kindes so schwerwiegend, daß eine Psychotherapie notwendig ist, damit das Kind im Phantasiespiel neue Lösungen für die alten und stark pathologischen Interaktionen ausprobiert und lernt.

Verhaltensprobleme bei Retardierung, Hyperaktivität und chronischer Krankheit

Gewöhnlich entwickelt das kleine Kind ein Gewissen, hört das „Nein" der Eltern und fängt an, auf die Ermahnung zu reagieren, weil die Liebe der Eltern und ihre vorhersagbare Fürsorglichkeit Entwicklung und zuverlässige Abhängigkeit von ihnen ermöglicht haben. Das Kind lernt zu folgen, auf das „Nein" der Eltern zu hören, auch wenn sie abwesend sind, weil es schnell den Entzug von Liebe und Unterstützung spürt, wenn es den Eltern nicht folgt. So lernt das Kind, daß es durch Gehorchen der Liebe und Sorge der Eltern sicher bleibt (BERLIN 1981).

Bei retardierten, hyperaktiven oder chronisch kranken Kindern hindert die starke Beschäftigung mit diesem Problem die Eltern, ihren Einfluß auszuüben, um Disziplin zu entwickeln. Statt dessen glauben sie, daß besondere Liebe und Zuneigung den Zustand des Kindes verändern wird. Ihre eigenen Schuldgefühle und mangelnde Hilfe seitens der Ärzte hindern sie daran, die lange Phase durchzustehen, die zur Sicherstellung von Disziplin nötig ist. Diese Kinder können zu Hause und in der Schule Tyrannen werden. Sie haben gelernt, daß ihre Wutausbrüche ihnen das verschaffen, was sie gern möchten. Somit sind sie unfähig, mit anderen Kindern auszukommen, weil sie ihren eigenen Willen durchsetzen wollen und heftig werden, wenn sie frustriert werden. Sie lernen in der Schule nicht entsprechend ihrer Begabung, haben keine Freunde und entwickeln schwerwiegende Verhaltensprobleme (BERLIN 1966).

Das Vorschulkind

Kindesmißhandlung kommt meistens in den Vorschuljahren vor. – Die altersentsprechende Erlangung von Selbständigkeit, die Fähigkeit zu Neugier- und Erkundungsverhalten und dazu, sich anderen Kindern anzuschließen, wird von den vorangegangenen Erfahrungen des Kindes bestimmt, die es sich dazu sicher fühlen lassen. Das Bedürfnis, erfolgreich und tüchtig zu sein, hängt davon ab, daß die Eltern Verhaltensweisen, die ihnen gefallen, belohnen und andere Verhaltensweisen nicht dulden. Alle Beeinträchtigungen beim Erlangen von Fertigkeiten, sei es, daß die Eltern dem Kind erlauben, zu tun, was immer es will, oder daß die Eltern zu sehr auf Explorationsverhalten insistieren, haben eine schädliche Wirkung auf das Erlernen von Selbständigkeit und Explorationsverhalten.

Das Kind im Schulalter

Die Ätiologie der Störungen beim Schulkind, dessen altersentsprechende Aufgabe das Lernen ist, kann auch auf gelernten Reaktionen auf elterliches Verhalten beruhen. Viele Eltern zeigen ein Verhalten, das Interesse am Lernen des Kindes anzeigt: sie lesen dem Kind vor, bevor es selbst lesen kann, erkundigen sich nach den Schularbeiten und interessieren sich dafür, was das Kind gelernt hat.

Wenn die Eltern kein solches Interesse zeigen – so ergibt der Plowden-Report (1966) und die Untersuchung von WERNER u. Mitarb. (1971) –, lernen diese Kinder, die Erlangung von Wissen sei nicht wichtig. Ihr Leistungsversagen führt zu schwerwiegenden Verhaltensproblemen, weil die Lehrer und die Klassenkameraden ihr Versagen zu unangenehmen Erfahrungen werden lassen.

Andererseits stellen berufstätige Eltern, die das Kind zu ihrem eigenen Vorteil etwas lernen lassen, oft fest, daß das Kind in der Schule nicht vorankommt. Das Kind hat nicht gelernt, daß Wissen wichtig und angenehm sein kann, weil seine Erfahrung mit seinen Eltern darin besteht, daß Lernen einem anderen Ziel dient. Bei diesen Eltern lernt das Kind nicht für sich selbst, sondern für den elterlichen Nutzen, ohne Rücksicht auf die Gefühle des Kindes. Auf diese Weise lernt das Kind, daß das Erlangen von Wissen nicht zur eigenen Freude geschieht, sondern für die eines anderen, und es weigert sich zu lernen (PEARSON 1952).

Bei einer Schulphobie resultiert das Nicht-zur-Schule-Gehen des Kindes oft aus dem Bedürfnis der Mutter, das Kind zu Hause haben zu wollen. Dieses Kind lernt sehr schnell, daß die Mutter bei einer Trennung ängstlich und beunruhigt wird und kein Kontakt mehr zum Kind besteht. Das Kind entscheidet sich dann lieber, zu Hause zu bleiben, als Ärger und Angst der Mutter zu riskieren.

Hyperaktivität wirkt in der Schule am störendsten und wird daher in der Regel dort diagnostiziert.

Die eingefahrenen Reaktionen der Kinder auf Lehrer und Klassenkameraden machen ein neues Lernen und Sozialisierung unmöglich oder erschweren dies so sehr, daß das Kind zu einem schwerwiegenden Verhaltensproblem wird (JOHNSON u. Mitarb. 1941).

Adoleszenz und die Ätiologie einiger Störungen

Die Entwicklungsaufgaben der Adoleszenz sind die Individuation, das Erlernen der Unabhängigkeit von der Familie und der Umgang mit der neu entdeckten Sexualität über Kontakte und Diskussionen mit Gleichaltrigen. Die Entwicklung der Fähigkeit zu intimen Beziehungen und der Fähigkeit zu arbeiten sind die entscheidenden Entwicklungsaufgaben (ERIKSON 1968). Um diese Aufgaben erfüllen zu können, muß man in der Lage sein, sich mit einem erwachsenen Vorbild zu identifizieren. Von den Erwachsenen zu lernen, wie man sich verhält, um erfolgreiche Eltern, Ehepartner und aktive Mitglieder der Gesellschaft zu sein, ist entscheidend für die Entwicklung in der Adoleszenz. Die wesentlichen Probleme und psychopathologischen Störungen der Adoleszenz, schwere Depression, Suizid, Drogen- und Alkoholmißbrauch, resultieren zum Teil aus dem Versagen der Erwachsenen, Vorbild zu sein, und aus deren Unvermögen, die frühen Anzeichen einer Störung zu erkennen; wie etwa die Unfähigkeit, eine Beziehung zu anderen zu entwickeln, die ein Anzeichen für eine psychopathologische jugendliche Störung darstellen kann (BERLIN 1978).

Die Ätiologie vieler Störungen in der Adoleszenz beruht eindeutig auf falschem Lernen und auf der Weiterführung von in früheren Entwicklungsphasen gelernten Verhaltensweisen, die in der Adoleszenz nicht mehr angebracht sind. Schwer depressive oder schizophrene Jugendliche finden die Bürde, Verantwortlichkeiten des Erwachsenenalters zu übernehmen und die Entwicklung enger intimer Beziehungen zum anderen Geschlecht, erschreckend. Sie haben früh gelernt, sich von Gleichaltrigen abzusondern und Einzelgänger zu sein, so daß ihr schlechtes Zurechtkommen in der Präadoleszenz durch Isolation und asoziale Verhaltensprobleme verborgen blieb. In der Adoleszenz isoliert sie ein solches Verhalten noch weiter von der sozialen Gruppe, die sie zu ihrer Unterstützung brauchen. Es entfremdet sie auch von ihren Eltern, so daß sie auch diese schwache Unterstützung verlieren (BLOS 1967).

Das Bedürfnis nach guten Vorbildern, von denen man erfolgreiches Erwachsenenverhalten erlernen kann, kann nicht genug betont werden. Einige der erfolgreichen Behandlungsmethoden dieser Störungen hängen von der Bereitstellung guter Erwachsenenvorbilder bei einem Klinikprogramm ab. Der psychotische oder depressive, suizidgefährdete Jugendliche muß auch lernen, mit Gleichaltrigen zu leben und sich mit ihnen auseinanderzusetzen, z. B. mit Hilfe von Gruppentherapie und Milieutherapie (FRENCH u. BERLIN 1979).

In der Familientherapie müssen die Eltern erkennen, daß ihr Verhalten zueinander und zu ihrem Kind ein Modell darstellt, von dem ihr Kind lernt, wie man sich als Eltern verhalten soll.

PIAGETS (1932) kognitive Theorie postuliert ein stetiges Fortschreiten der kognitiven Entwicklung. Aus neueren Untersuchungen wird deutlich, daß die kognitive Entwicklung, wie alle anderen Entwicklungsprozesse, durch ein Versagen aufgrund erlernter Fehlverhaltensweisen oder ungünstiger, pathogener Lernbedingungen, frühe Entwicklungsprobleme zu bewältigen, verzögert werden kann (KAUFMAN 1979).

Zusammenfassung

Die Lerntheorien, die Bezug nehmen auf die Ätiologie kindlicher Störungen, sind solche, die Lernen als Interaktionsprozeß zwischen dem Säugling oder dem Kleinkind und seiner Umwelt verstehen. SKINNERS behavioristische oder Stimulus-Response-Theorie beruht auf vorangegangenen Konditionierungstheorien. Die Theorie besagt, daß Reize aus der Umwelt zu einer Vielzahl von Reaktionen führen, vermittelt durch die Art der darauffolgenden Ereignisse (Belohnung oder keine Belohnung oder unangenehme Folgen), die durch Abschwächung des Lernens ein bestimmtes Stimulus-Response-Muster entstehen lassen. Solche linearen Beziehungen wurden von den Schülern SKINNERS in ihren Tierexperimenten angewendet zur Entwicklung eines Verhaltensansatzes des Lernens und seiner Regeln beim menschlichen Lernen. Die gesamte therapeutische Methode des operanten Konditionierens beruht auf diesen Gedanken.

Im Gegensatz dazu haben die Gestaltpsychologen und später LEWIN mit seiner Feldtheorie Lernen als das Ergebnis des Erkennens von Gestalten oder Strukturen angesehen, einschließlich Kräftefeldern, die viele Variablen aus der Umwelt einbeziehen. Diese Theorien basieren u. a. auf KÖHLERS Versuchen mit Affen, bei denen Lernen nicht einfach durch allmähliche Zunahme stattfindet, sondern durch plötzliche Sprünge, wenn bestimmte Gestalten oder Strukturen der Situation plötzlich erkannt oder begriffen werden und neue Entdeckungen und neues Lernen bewirken. LEWIN entwickelte in seinem späteren Werk eine Vielfalt von Faktoren in einem Feld, die zum Lernen oder zum Verfehlen des Lernens und damit zur Pathologie führen. Nach dieser Theorie besteht im Gegensatz zu SKINNERS linearer Stimulus-Response-Theorie, die auf dem Vorhandensein oder Fehlen von Belohnungen aufbaut, ein ganzes Feld von Reizen, aus dem das Kind lernt und durch die es unter bestimmten Bedingungen plötzliche Entdeckungssprünge machen kann.

PIAGETS beeindruckendes Werk über die Entwicklung der Kognitionen postuliert unveränderliche Entwicklungsstadien, beginnend mit der sensomotorischen Phase, in der das Kind und die Umwelt sich gegenseitig beeinflussen, bis es ein höheres Verständnisniveau erreicht, das sich durch ein höheres Verhaltensniveau kundtut und durch die Fähigkeit, mit der Umwelt auf neue Weise umzugehen.

FREUDS Werk, obwohl es keine ausgesprochene Lerntheorie ist, hat die derzeitigen Vorstellungen über das Lernen stark beeinflußt. Seine Vorstellung instinktiver Kräfte und verschiedener innerer Mechanismen, die zu bewältigen sind, stammen aus der retrospektiven Analyse erwachsener Patienten. Seine Arbeit führte zu der eindeutigen Annahme, daß die Psychopathologie der Erwachsenen sich ableitet aus den frühen Erfahrungen im Leben des Kleinkindes und des Kindes mit für es bedeutsamen Erwachsenen, die mit Essen, Ausscheidung, Sexualität und Aggression zu tun haben.

Die Ich-Psychologen, angeführt von ANNA FREUD und gipfelnd in dem Werk von ERIKSON, verdeutlichen anhand der Beobachtung von Kindern die Art und Weise, mit der das beobachtende Ich auf das es umgebende elterliche Verhalten reagiert, das Wachstum und Entwicklung begünstigt oder beeinträchtigt. Beginnend mit der Aufgabe im ersten Lebensjahr, Urvertrauen zu entwickeln, fängt eine Sequenz von Entwicklungsaufgaben an, die, wenn sie erfolgreich abgeschlossen werden, zu angepaßtem Verhalten und zu weiterer Entwicklung, andernfalls zu Psychopathologie führen, die durch bestimmte Fehler bei jedem Entwicklungsschritt gekennzeichnet ist.

Die Entwicklungsforscher des letzten Jahrzehnts beschreiben aufgrund sorgfältiger Beobachtungen der Kleinkinder den Prozeß der Bindung des Kindes an die Mutter. Er beruht auf der Fähigkeit der Mutter, das Kind zu betreuen, und der Mutter-Kind-Interaktion, die Bindung und Zuneigung und weitere Entwicklung oder Psychopathologie bewirkt. Fehlen der Bindung oder unregelmäßige Betreuung führen zu schwerwiegenden psychopathologischen Störungen, wenn die Bedürfnisse des Kindes nicht regelmäßig und auf vorhersagbare Weise beachtet und befriedigt werden.

Die Ursache vieler schwerer Störungen in der Kleinkind-, Kinder- und Jugendzeit ist mangelndes Lernen angepaßten Verhaltens, was zum Erlernen von destruktivem Verhalten und Gewohnheiten führt.

Der Behandlungsprozeß hängt von korrigierenden Lernerlebnissen ab und vom Verlernen des falsch Gelernten. Die Aspekte gelernter Reaktionen und gelernten Verhaltens, die für eine normale oder abnormale Entwicklung verantwortlich sind, werden von BOWLBY für die Kleinkindzeit, von SKINNER für die Kindheit und von WHITE und von ERIKSON für die Entwicklung des gesamten Lebenslaufs ausführlich dargestellt. Familientherapeuten, Ich-Psychologen und viele Einzeltherapeuten betonen die Wichtigkeit neuen Lernens für effektiveres Leben, bedeutungsvollere zwischenmenschliche Beziehungen und die Reduzierung psychopathologischer Störungen.

Literatur

Ainsworth, M. D.: Patterns of attachment behavior shown by the infant in interaction with his mother. Merr. Palmer Quart. 10 (1964) 51

Berlin, I. N.: Consultation and special education. In: Prevention and Treatment of Mental Retardation, hrsg. von I. Philips. Basic Books, New York 1966 (S. 279)

Berlin, I. N.: Childhood. In: A Concise Handbook of Community Psychiatry and Community Mental Health, hrsg. von L. Bellak. Grune & Stratton, New York 1974 (S. 105)

Berlin, I. N.: Some implications of the development process for treatment of depression in adolescence. J. Adolesc. 1 (1978) 135

Berlin, I. N.: Psychotherapy with MBD children and their parents. In: Diagnosis and Treatment of Minimal Brain Dysfunction in Children – A Clinical Approach, hrsg. von R. Ochroch. Human Sciences Press, New York 1981

Blos, P.: Second Individuation Process of Adolescents. Psychoanal. Stud. Child 22 (1967) 162

Bowlby, J.: Attachment and Loss, vol. I: Attachment. Hogarth Press, London 1969

Bowlby, J.: Attachment and Loss, vol. II: Separation. Anxiety and Anger. Hogarth Press, London 1973

Brazelton, T. B., M. L. Scholl, J. S. Robey: Visual responses in the newborn. Pediatrics 37 (1966) 284

Dollard, J., N. E. Miller: Personality and Psychotherapy. McGraw-Hill, New York 1950

Emde, R. N., J. Robinson: The first two months: Recent research in developmental psychobiology and the changing view of the newborn. In: Basic Handbook of Child Psychiatry, hrsg. von J. D. Call, J. D. Noshpitz, R. L. Cohen, I. N. Berlin. Basic Books, New York 1979 (S. 72)

Erikson, E. H.: Childhood and Society. Norton, New York 1950

Erikson, E. H.: Identity, Youth and Crisis. Norton, New York 1968

French, A. P., I. N. Berlin: Depression in Children and Adolescents. Human Sciences Press, New York 1979

Freud, A.: The Ego and the Mechanisms of Defense. Hogarth Press, London 1937

Freud, S.: Collected Papers. Hogarth Press, London 1925

Freud, S.: The Basic Writings of Sigmund Freud. Modern Library, New York 1938

Green, A. H.: Societal neglect of child abusing parents. Victimology 2 (1977) 92

Harlow, H. F., R. R. Zimmermann: Affectional responses in the infant monkey. Science 130 (1959) 421

Hartmann, H., E. Kris, R. M. Loewenstein: Comments on the formation of psychic structure. Psychoanal. Stud. Child 2 (1946) 11

Helfer, R. E., C. H. Kempe (Eds.): The Battered Child. University of Chicago Press, Chicago 1968

Hilgard, E.: Theories of Learning. Appleton, New York 1956

Itard, J. M. G. (1775–1858): The Wild Boy of Aveyron, Translated by George and Muriel Humphrey. Appleton, New York 1962

Johnson, A. M., E. I. Falstein, S. A. Szurek, M. Svendsen: School phobia. Amer. J. Orthopsychiat. 11 (1941) 702

Kaufman, B.: Object removal and adolescent depression. In: Depression in Children and Adolescents, hrsg. von A. P. French, I. N. Berlin. Human Sciences Press, New York 1979

Lipsitt, L. P.: Learning in the human infant. In: Early Behaviour: Comparative and developmental approaches, hrsg. von H. W. Stevenson, E. H. Hess, H. L. Rheingold. Wiley, New York 1967 (S. 225)
Hunt, J. Mc V.: Impact and limitations of the giant of developmental psychology. In: Studies in Cognitive Development, hrsg. von D. Elkind, J. Flavell. Oxford University Press, New York 1969 (S. 3)
Mowrer, O. H.: Learning Theory and Personality Dynamics: Selected Papers. Ronald Press, New York 1950
Pearson, G. H.: A survey of learning difficulties in children. Psychoanal. Stud. Child 7 (1952) 322
Piaget, J.: Le jugement moral chez l'enfant. Presses Universitaires de France, Paris 1932
(Plowden Report) Central Advisory Council for Education (England): Children and Their Primary Schools, vol. 1. Her Majesty's Stationary Office, London 1966
Ribble, M.: Rights of Infants. Columbia University Press, New York 1943
Skinner, B. F.: Science and Human Behavior. McMillan, New York 1953
Spitz, R. A., K. M. Wolf: Anaclitic depression: an inquiry into the genesis of psychiatric conditions in early childhood. Psychoanal. Stud. Child 2 (1946) 313
Szurek, S. A.: Attachment and psychotic detachment. In: Clinical Studies in Childhood Psychoses, hrsg. von S. A. Szurek, I. N. Berlin. Brunner & Mazel, New York 1973 (S. 191)
Werner, E. E., J. M. Bierman, F. E. French: The Children of Kauai. University of Hawaii Press, Honolulu 1971
White, R. W.: Competence and the psychosexual stages of development. Neb. Sympos. Motivat. 8 (1960) 97
Witmer, L.: Orthogenic cases, XIV, don: A curable case of arrested development due to a fear psychosis. The result of shock in a three year old. Psychol. Clin. 13 (1919) 97

Psychodynamische Ansätze

Helmut Remschmidt, Hans-Georg Heinscher

Es ist nicht das Ziel des folgenden Beitrages, eine umfassende Beschreibung der psychodynamischen Ansätze und Theorien zu geben. Vielmehr soll hier lediglich das herausgearbeitet werden, was für das Verständnis kinder- und jugendpsychiatrischer Erkrankungen und für die Behandlung der davon betroffenen Kinder und Jugendlichen wesentlich erscheint.

Das Unbewußte und seine Zugangswege

Die von FREUD entwickelte Psychoanalyse geht zunächst davon aus, daß es unbewußte Vorgänge gibt, die eine pathogene Wirksamkeit entfalten können und die man durch direktes Befragen des Individuums nicht zutage fördern kann. Die Freudsche Entdeckung begann mit der Behandlung der Hysterie. Als Zugangswege zum Unbewußten benutzte er zunächst die Hypnose, später das freie Assoziieren, Träume und Fehlleistungen. Die Freudsche Theorie hat verschiedene Wandlungen erfahren, zumindest kann man zwei Stadien unterscheiden, bis zum Jahre 1926 und die Revision danach. Die *erste* Neurosentheorie FREUDS konzentrierte sich auf die Abwehrneurosen, die aus einem Konflikt zwischen Ich und Es hervorgehen. Dabei werden die unzulässigen Impulse des Es mit Hilfe der Verdrängung aus dem Bewußtsein „vertrieben". Vorherrschender Abwehrmechanismus ist die Verdrängung, die bei verschiedenen Neurosen unterschiedliche Auswirkungen hat.

In seiner *zweiten* Neurosentheorie aus dem Jahre 1926 wurden verschiedene Zusatzannahmen gemacht. Sie beziehen sich vor allem auf die Bedeutung der Angst, die auf das Geburtstrauma bzw. dessen „Wiederholung" zurückgeführt wird. Es werden ferner als traumatische Situationen Trennungserlebnisse und Kastrationsangst angesehen.

Trotz unterschiedlicher Auffassungen verschiedener Psychoanalytiker lassen sich gemeinsame Züge der tiefenpsychologischen Konzeption herausstellen, die für die meisten Schulen gelten. Wir halten uns dabei an die Darstellung von D. RAPAPORT (1973).

Der topische Aspekt

Fast alle tiefenpsychologischen Schulen arbeiten mit räumlichen Vorstellungen von seelischen Funktionen. Am bekanntesten geworden ist die Freudsche Instanzenlehre, deren einzelne Bestandteile, das Es, das Ich und das Über-Ich, als räumlich getrennte Bereiche dargestellt werden. Auch im täglichen Leben benutzen wir die Kategorien des Raumes, wenn wir über seelische Erlebnisse sprechen. Wir sagen z. B.: „Wenn ich in der Tiefe meiner Seele ... krame ..." oder „Im tiefsten Winkel meines Herzens bin ich davon überzeugt, ..." usw.

Natürlich sind solche räumlichen Anordnungen nur Hilfsvorstellungen, denn wir wissen weder, wo die „Seele" sitzt, noch können wir einzelne psychische Funktionen lokalisieren. Der topische Aspekt ist aber eine Hilfe zum Verständnis psychischer Erscheinungen.

Der dynamische Aspekt

Die Tiefenpsychologie ist eine dynamische Psychologie. Dynamisch heißt, daß hinter allen Verhaltensweisen des Menschen ein antreibendes Element, eine Energie, vermutet wird, die die Richtung des Verhaltens bestimmt. Mit anderen Worten: Hinter allem Verhalten stehen Motive, es wird also gelenkt von Bedürfnissen, Instinkten, Trieben und Gefühlen. Für die tiefenpsychologischen Schulen ist nun charakteristisch, daß sie nur ganz wenige Triebe anerkennen, mit deren Hilfe sie die verschiedenartigen Verhaltensweisen zu erklären versuchen. So kommt FREUD in seinen frühen Schriften mit einem einzigen Trieb, dem Sexualtrieb (Libido), aus, durch dessen Wirkung letztlich alle seelischen Reaktionen erklärt werden.

4 Ätiologie und Pathogenese

Der genetische Aspekt

Diese Betrachtungsweise legt den Schwerpunkt auf die Entwicklung. Im Mittelpunkt des Interesses stehen dabei die ersten Lebensjahre, in denen der Mensch sowohl durch innere (Triebe, Bedürfnisse) als auch durch äußere (soziale) Einwirkungen am stärksten formbar ist. Dieser Gesichtspunkt wird auch für das tiefenpsychologische Verständnis von seelischen Störungen relevant, die sich nach Ansicht der meisten Schulen bis in die frühe Kindheit zurückverfolgen lassen.

Der soziokulturelle Aspekt

In dieser Sicht wird der Einfluß der Umwelt als entscheidend angesehen. Die Entwicklung des Menschen ist ja weitgehend dadurch gekennzeichnet, daß er Verhaltensnormen seiner jeweiligen Umgebung übernimmt. Der Grad der Identifizierung mit solchen Normen entscheidet weitgehend über die Anpassung eines Menschen an die Gesellschaft, in der er lebt. Die Übernahme solcher Vorstellungen erfolgt schon sehr früh durch die Erziehungsmethoden der Eltern, später durch die Schule und durch den Einfluß des Staates. Von soziokulturellen Einflüssen hängen schließlich auch moralisch-ethische Maßstäbe ab, wie Untersuchungen zur Entstehung des kindlichen Gewissens gezeigt haben.

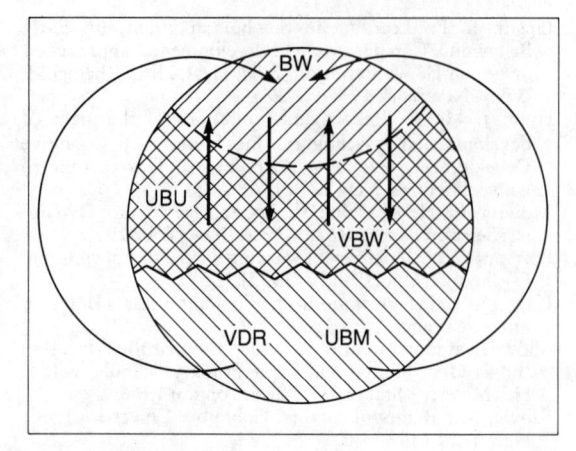

Abb. 4.**15** System des Bewußten und Unbewußten. BW= Bewußtsein, UBU = Unbewußtes, UBM = Unbemerktes, VBW = Vorbewußtes, VDR = Verdrängtes; kleine Pfeile = Fluktuation zwischen Bewußtsein und Vorbewußtem, Außenpfeile = Beeinflussung des bewußten Verhaltens und Erlebens ohne Bewußtwerden (aus *W. J. Schraml:* Einführung in die Tiefenpsychologie. Klett, Stuttgart 1968).

Das Unbewußte und das Vorbewußte

Das Unbewußte

Unter dem topologischen Aspekt der Tiefenpsychologie ist dies ein Persönlichkeitsbereich, der alle unserem Bewußtsein nicht zugänglichen psychischen Vorgänge umfaßt. Unbewußt sind alle seelischen Vorgänge, die wir nicht erleben, die aber dennoch unser Verhalten beeinflussen. Die Tiefenpsychologie betrachtet das Unbewußte als ein eigenständiges System von Reaktionen, das seine eigene, unserem Willen und unserem Einflußbereich entzogene Dynamik hat.

In diesem System herrscht strenge Kausalität, d. h., es geschieht nichts zufällig, alle Reaktionen laufen gesetzmäßig ab. Die Aufdeckung solcher Gesetzmäßigkeiten ist ein Hauptanliegen der Tiefenpsychologie.

Das Vorbewußte

Dies ist ein Bereich, der zwischen dem Unbewußten und dem Bewußtsein eingeschaltet ist. Tritt ein seelischer Inhalt aus dem Unbewußten ins Bewußtsein, so passiert er zunächst diese Zwischenstufe. Das Vorbewußte beherbergt noch eine Reihe von verschiedenen psychischen Phänomenen. Uns allen ist geläufig, daß wir in Zeiten angestrengter Aufmerksamkeit bestimmte Vorgänge in unserer Umgebung nicht bemerken. In einem solchen Zustand nehmen wir dennoch vieles wahr, was uns nicht bewußt ist, aber durch kurzes Nachdenken oder eine Frage eines anderen plötzlich bewußt werden kann. Weitere Inhalte des Vorbewußten sind automatisierte körperliche und psychische Vorgänge.

Ein weiterer Unterschied zwischen dem Vorbewußten und dem Unbewußten ist also, daß seine Inhalte jeweils durch Nachdenken, Verlagerung der Aufmerksamkeit, Änderung der Einstellung, also „aktiv", wieder bewußt gemacht werden können. Dies ist bei den Inhalten des Unbewußten nicht möglich, doch gibt es auch zu ihm eine Reihe von Zugangswegen.

In Abb. 4.15 sind die Beziehungen zwischen dem Unbewußten, dem Vorbewußten und dem Bewußtsein schematisch dargestellt. Wie daraus hervorgeht, ist das Vorbewußte zwischen dem Bewußtsein und dem Unbewußten lokalisiert. Abb. 4.15 zeigt nun, daß es zwei Möglichkeiten für die energiegeladenen Inhalte des Unbewußten gibt, um das Bewußtsein zu beeinflussen. Sie können entweder durch bestimmte Methoden (z. B. Hypnose, Traum, freies Assoziieren) über das Vorbewußte bewußtgemacht werden oder aber unter Umgehung des Vorbewußten als unbewußte Triebkräfte Denken und Handeln beeinflussen. Eine solche direkte Beeinflussung durch unbewußte Tätigkeit wird seitens der Tiefenpsychologie für viele Handlungen angenommen. Aus dieser Sicht kann z. B. in der Zielstrebigkeit ein massives Minderwertigkeitsgefühl verborgen sein, das durch eine frühkindliche Frustration ausgelöst wurde.

Das energetische Konzept (Libidotheorie)

Die Psychoanalyse Freudscher Prägung geht von angeborenen Trieben aus, die mit einer bestimmten psychischen Energie versehen sind. Diese Energie wird als sexuelle Energie betrachtet (Libido), die sich schon beim Säugling zeigt, formbar und eigentliches Motiv für alles Denken und Handeln ist.

Im Freudschen Werk gibt es verschiedene Triebdefinitionen. Für unseren Zusammenhang ist die Definition aus dem Jahre 1933 bedeutsam, die wie folgt lautet:

„Ein Trieb unterscheidet sich also von einem Reiz darin, daß er aus Reizquellen im Körperinneren stammt, wie eine konstante Kraft wirkt und daß die Person sich ihm nicht durch die Flucht entziehen kann, wie es beim äußeren Reiz möglich ist. Man kann am Trieb Quelle, Objekt und Ziel unterscheiden. Die Quelle ist ein Erregungszustand im Körperlichen, das Ziel die Aufhebung dieser Erregung, auf dem Wege von der Quelle zum Ziel wird der Trieb psychisch wirksam. Wir stellen ihn vor als einen gewissen Energiebetrag, der nach einer bestimmten Richtung drängt. Von diesem Drängen hat er den Namen: Trieb" (FREUD 1933, GW XV, S. 102/103).

Die sich im Geschlechtstrieb manifestierende allgemeine psychische Energie (Libido) ist nicht nur an den sexuellen Bereich gebunden, sondern kann sich in allen menschlichen Motiven und Handlungen zeigen, sie kann auch interessierende „Objekte" besetzen. Normalpsychologische Phänomene wie neurotische Störungen lassen sich in dieser Auffassung als Ausdruck libidinöser Besetzungen verstehen. Die psychoanalytische Phasenlehre ist zugleich eine Phasenlehre der libidinösen Entwicklung. Später hat FREUD neben dem Sexualtrieb, den er zusammen mit dem Selbsterhaltungsstreben den Lebenstrieben (Eros) zuordnete, als entgegengesetzte Kategorie die Todestriebe (Thanatos) postuliert, die sich primär als Selbstdestruktion und erst sekundär als (Fremd-)Aggression äußern sollen (vgl. FREUD 1937, GW XVI, S. 88).

Das energetische Konzept und die vielen möglichen Wandlungen der Libido sind zum großen Teil verantwortlich für die Flexibilität psychoanalytischer Theoriebildung.

Psychoanalytische Phasenlehre (Entwicklungsmodell)

Nach FREUD läßt sich die Entwicklung des Kindes in fünf Entwicklungsphasen, die orale, anale, genitale (ödipale), die Latenzzeit und eine zweite genitale Phase einteilen.

Diese Phasen, die zugehörigen Altersgruppen und die mit diesen Phasen zusammenhängenden Störungen sind in Tab. 3.1 („Die Rolle der Entwicklungsdimension", S. 133) wiedergegeben. Die Freudsche Phasenlehre wird dabei verglichen mit den Systemen von ERIKSON, PIAGET und JERSILD.

Die *orale* Phase erstreckt sich auf die Altersstufe von der Geburt bis etwa zum Alter von 18 Monaten. Die Libido zentriert sich hier auf die Mundregion, die den Charakter einer erogenen Zone hat. Die Mundregion und ihre Funktionen (Saugen, taktile Empfindungen etc.) binden die libidinöse Energie. Aus der Betätigung dieser Region entsteht für das Kind ein Gefühl der Befriedigung.

Die *anale* Phase erstreckt sich etwa vom 18. Monat bis zum Beginn des 3. Lebensjahres. Hier steht die Analregion als erogene Zone im Vordergrund. Gleichzeitig werden an das Kind erstmalig in Gestalt der Reinlichkeitserziehung Erfordernisse seitens der Gesellschaft herangetragen. Das Kind muß lernen, die Defäkation zu beherrschen, die seitens der Eltern von ihm gefordert wird.

Die dritte Phase wird als *phallische* oder *erste genitale* Phase bezeichnet und erstreckt sich vom 3. bis zum 5. Lebensjahr. In dieser Altersspanne wird die Genitalregion zur eigentlichen erogenen Zone und bindet die libidinöse Energie. Es ist zugleich die Phase, in der sich der ödipale Konflikt zeigt, der in der Zuneigung des Jungen zur Mutter und des Mädchens zum Vater besteht. Gemäß der zweiten Neurosentheorie von FREUD (1926) führt die Kastrationsangst (als Angst vor dem Vater) dazu, daß Jungen ihre Gefühle für die Mutter unterdrücken und sich mit dem Vater zu identifizieren versuchen. Für Mädchen werden ähnliche Prozesse angenommen, wiewohl diese bei FREUD nicht so deutlich beschrieben sind. Allerdings spielen beim Mädchen dieser Altersstufe der Kastrationskomplex und der Penisneid eine wichtige Rolle. Sie entdecken, daß sie keinen Penis haben und empfinden sich so als kastriert. FREUD hat als Konsequenzen von Penisneid und Kastrationskomplex eine Reihe von weiblichen Charaktereigenschaften abgeleitet, wie schwächeres Über-Ich, stärkeres Ausgeprägtsein von Narzißmus, Passivität und Masochismus, was sich nach heutigen Vorstellungen nicht aufrechterhalten läßt.

In der Freudschen Sicht hängt vom Ausgang des Ödipuskomplexes die weitere sexuelle und soziale Entwicklung ganz wesentlich ab. Auch die Entwicklung des Über-Ich, etwa durch die Inkorporation moralischer Vorstellungen, wird von der phallischen Phase und dem Ausgang des ödipalen Konfliktes entscheidend geprägt.

Es folgt dann die *Latenzzeit*, die etwa vom 6. bis zum Ende des 11. Lebensjahres anhält und dadurch gekennzeichnet ist, daß sexuelle Impulse in den Hintergrund treten, bis mit dem Beginn der Pubertät (etwa ab dem 12. Lebensjahr) frühere Konflikte rekapituliert werden und in der Auseinandersetzung des Ich mit den libidinösen Impulsen verschiedene Ausgänge möglich sind: Einmündung der Libido in sexuelle Beziehungen, Fixierung oder

Regression zu infantilen Stadien der sexuellen Entwicklung oder Unterdrückung libidinöser Impulse und Transformierung in neurotische Symptome.

Das Persönlichkeitsmodell der Psychoanalyse (Instanzenlehre)

Die drei Instanzen der psychoanalytischen Persönlichkeitstheorie sind das Ich, das Es und das Über-Ich. Das Es umfaßt die triebhaften Impulse, das Ich stellt den Inbegriff des bewußten Vorstellens und Handelns dar, während das Über-Ich die Funktion des Gewissens hat. Die drei Instanzen stehen in intensiver gegenseitiger Wechselbeziehung, die energetisch gedacht wird, d. h. die libidinöse Energie kann in unterschiedlicher und wechselnder Weise in den Dienst der drei Instanzen gestellt werden. In Abb. 4.16 sind die drei Instanzen und ihre Beziehungen veranschaulicht.

Es wird deutlich, daß das Ich zugleich die Funktion der Realitätsprüfung hat, während das Über-Ich aus den internalisierten Moralvorstellungen und Prinzipien der jeweiligen Umgebung (Familie, Schule, Gesellschaft etc.) besteht.

Natürlich durchlaufen die drei Instanzen ebenfalls Entwicklungsprozesse. Anfangs existiert nur das Es, welches die unmittelbaren und wichtigen Bedürfnisse (Hunger, Durst, geschlechtliche Betätigung) umfaßt und für ihre Befriedigung sorgt. Diese vollzieht sich zunächst nach dem Lustprinzip, was langfristig nicht möglich ist und durch die sich als Ersatz bildenden Wunscherfüllungsphantasien (primärprozeßhaftes Denken) auch nicht auf die Dauer befriedigend verlaufen kann. Resultat dieser Entwicklung ist dann die Bildung des Ich, das den Zugang zur Realität verkörpert und dafür sorgt, daß das Individuum in einer von der Umgebung akzeptierten Weise seine Bedürfnisse befriedigen und mit der Realität in Kontakt treten kann. Die Fähigkeit, die Realität zu testen und entsprechend zielgerichtet gemäß den Anforderungen der Umgebung zu handeln, versetzt das Individuum in die Lage, seine Bedürfnisse ohne die Verletzung gesellschaftlicher Normen zu erfüllen. Für letzteres sorgt dann vor allem das Über-Ich als Inbegriff aller moralischen und regulierenden individuellen wie gesellschaftlichen Normen.

Bereits in der ersten Neurosentheorie FREUDS spielt die Verdrängung als Abwehrmechanismus des Ich eine wichtige Rolle. In der zweiten Neurosentheorie (1926) tauchen als Abwehrmechanismen neben der Regression auch die Reaktionsbildung, die Isolation und das Ungeschehenmachen auf. Diesen Abwehrmechanismen des Ich hat ANNA FREUD (1936) eine Reihe weiterer hinzugefügt, von denen im folgenden die Rede sein soll.

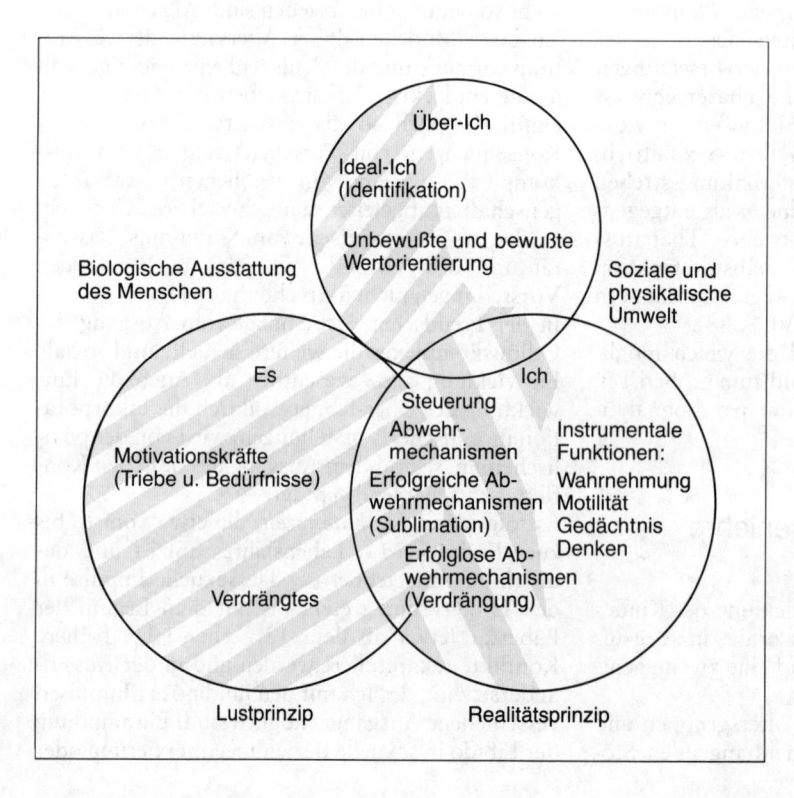

Abb. 4.**16** Persönlichkeitsmodell der gegenwärtigen Psychoanalyse. Die Anordnung der Bezeichnungen entspricht dem Bewußtseinszustand der psychischen Funktionen. Schraffiert = Unbewußtes, unschraffiert = Bewußtes (aus *W. J. Schraml:* Einführung in die Tiefenpsychologie. Klett, Stuttgart 1968).

Das Ich und die Abwehrmechanismen
(ANNA FREUD)

ANNA FREUDS Buch „Das Ich und die Abwehrmechanismen" (1936) kann als Ausgangspunkt der Ich-Psychologie gesehen werden, die eine Fortentwicklung psychoanalytischer Theorienbildung in Richtung Realitätsbewältigung des Individuums darstellt. Dabei wird das Ich als Zentrum der Persönlichkeit angesehen, das die Brücke zur äußeren Realität darstellt, aber auch für die Abwehr unzulässiger libidinöser Impulse, die aus dem Es kommen, zu sorgen hat und sich schließlich mit den Anforderungen des Über-Ich auseinanderzusetzen hat. Damit kommt dem Ich eine zentrale, ausgleichende und zugleich integrierende Funktion zu.

ANNA FREUD ging, da beim Kind freie Assoziationen nicht möglich sind, von direkten Beobachtungen beim Spiel, von Zeichnungen, von Träumen und Tagträumen von Kindern aus und versuchte aus diesen Materialien die jeweiligen Abwehrfunktionen des Ich zu entdecken. Auf diese Weise gelangte sie zu folgenden Abwehrmechanismen des Ich:

Verdrängung

Unter Verdrängung versteht man die Aussonderung triebhafter Vorstellungen und Wünsche aus dem Bewußtsein, ohne daß diese eine Erinnerung hinterlassen. Unerlaubt in diesem Sinne sind alle Triebregungen, die sowohl von der moralischen Instanz (dem Über-Ich) als auch von der sozialen Umwelt (Gesellschaft) nicht geduldet werden. Das Verdrängte bleibt jedoch im Unbewußten nicht untätig liegen, sondern entwickelt dort eine z.T. erhebliche Dynamik, die sich in Form von Fehlleistungen, Träumen oder neurotischen Symptomen äußert. Der Abwehrmechanismus der Verdrängung spielt bei der Entstehung von Neurosen eine sehr wichtige Rolle.

Regression

Unter Regression verstehen wir das Zurückfallen auf eine frühere, längst überwundene Verhaltensweise. Der Abwehrcharakter der Regression drückt sich in der unbewußten Tendenz des Betreffenden aus, gemäß seinem Verhalten als jünger und entsprechend weniger verantwortungsvoll angesehen zu werden. Beispiel: Ein achtjähriges, längst trockenes Kind beginnt nach der Geburt eines jüngeren Geschwisterkindes wieder einzunässen. Es ist damit auf eine frühere Entwicklungsstufe regrediert und dokumentiert damit gleichzeitig: „Ich bin auch noch klein, ich möchte wie ein kleines Kind behandelt werden."

Reaktionsbildung

Darunter versteht man das Auftreten von Verhaltensweisen und Interessen, die einem verdrängten Triebwunsch entgegengesetzt sind. So kann z.B. die Tendenz zur chaotischen Unordnung durch Zwanghaftigkeit als Reaktionsbildung aufgehoben werden.

Isolierung

Bei diesem Abwehrmechanismus wird ein nicht verdrängter Denk- oder Bewußtseinsinhalt von dem ihn begleitenden Affekt abgetrennt. Dadurch steht der betreffende Denkinhalt für sich da, ist also isoliert, wobei seine „assoziativen Beziehungen" zum Affekt unterbrochen sind.

Ungeschehenmachen

Dabei werden bewußte oder unbewußte Schuldgefühle durch eine Art magische Gegenhandlung, die die verbotenen Inhalte aufhebt, wieder beseitigt. Für den Patienten entsteht der Eindruck, als wären Gedanken oder Handlungen nicht geschehen. Dieser Mechanismus wird relativ häufig bei Zwangsneurosen gefunden.

Projektion

Darunter versteht man die Verschiebung eigener Impulse auf eine andere Person, der dann das nicht realisierte eigene Verhalten (z.B. Aggression, Eifersucht) zugeschrieben wird.

Introjektion

Dieser Begriff umschreibt das Sich-zu-eigen-Machen der Bedürfnisse oder Anforderungen einer anderen Person, z.B. eines Elternteils. Dieser Vorgang ist von zentraler Bedeutung für die Gewissensbildung. Im Zuge der Introjektion wird gegen verbotene Impulse so gehandelt, wie die Person, deren Anforderungen man introjiziert hat, handeln würde.

Wendung gegen die eigene Person

Hier werden aggressive Impulse, die ursprünglich anderen Menschen gelten, in masochistischer oder suizidaler Weise gegen das eigene Selbst gerichtet.
Bei diesem Abwehrmechanismus wird ein Trieb, der für den einzelnen bedrohlich werden kann oder so empfunden wird, in sein Gegenteil verkehrt. Damit kann das individuelle psychische Gleichgewicht aufrechterhalten werden, d.h., bedrohliche Triebregungen werden „neutralisiert".

Verschiebung

Darunter versteht man die Übertragung eines unerlaubten Affektes auf ein anderes Objekt oder eine Person. Dieser Mechanismus ist bei Phobien festzustellen.

Sublimation

Dieser Begriff umschreibt die Kanalisierung triebhaften Verhaltens in gesellschaftlich und kulturell sanktionierte Aktivitäten (z. B. künstlerische Produktionen). In derartigen Aktivitäten ist dann die als Motivation zugrundeliegende libidinöse Energie nicht mehr direkt sichtbar.

Die hier gegebene Aufzählung der Abwehrmechanismen ist keineswegs vollständig. Ihre Zahl ist nach der tiefenpsychologischen Theorie sehr groß, im Einzelfall sind jedoch stets nur einige wenige wirksam.

ANNA FREUD hat das Vorkommen dieser verschiedenen Abwehrmechanismen durch Rückgriff auf den von ihrem Vater (FREUD 1909, GW VII, S. 243) beschriebenen Fall des kleinen Hans exemplifiziert (A. FREUD 1936, S. 56ff.).

Weiterentwicklungen der Ich-Psychologie

Ausgehend von ANNA FREUDS Publikation über das Ich und die Abwehrmechanismen (1936) entstand in der Folgezeit eine neue Richtung der Psychoanalyse, die unter dem Stichwort „Ich-Psychologie" bekannt geworden ist und sich vor allem auf die Arbeiten von HEINZ HARTMANN (1939) stützt.

Das Ich wird hier als unabhängige, von Anfang der Entwicklung an existierende Instanz angesehen, der eine primäre, nicht aus dem Es ableitbare Autonomie zukommt. Als wesentliche Eigenschaften des Ich werden seine synthetisierenden und organisierenden Funktionen in der Auseinandersetzung mit der jeweiligen Umwelt des Individuums angesehen. Um diese Funktionen zu erfüllen, sei die Annahme einer primären „konfliktfreien Sphäre" innerhalb des Ich sowie angeborener Ich-Merkmale unerläßlich. Aufgrund seiner vielfältigen Aufgaben wie Realitätsprüfung, Denken, Handeln, aber auch Triebbefriedigung und Abwehr kann es zu (sogenannten intrasystemischen) Konflikten innerhalb des Ich kommen, deren Bewältigung von der Fähigkeit zur Neutralisierung und Sublimierung psychischer Energie (Ich-Stärke) abhängt. Die Fähigkeit zur teilweisen Abfuhr libidinöser und aggressiver Strebungen wird als wichtige Anpassungsleistung des Ich angesehen. Gestörte Objektbeziehungen in der Kindheit oder Traumata können die Entwicklung autonomer Ich-Funktionen beeinträchtigen. Die Abwehrmechanismen stellen zunächst normale Entwicklungsstufen in der Auseinandersetzung mit der Umwelt dar. Auch können sie im Sinne eines Funktionswechsels im Lauf der Entwicklung ihre ursprüngliche Bedeutung verlieren und als automatisierte Abläufe zur Charakterbildung beitragen (sekundäre Ich-Autonomie). Sie werden erst dann pathologisch, wenn das Ich die zur Neutralisierung notwendige Kraft zur Gegenbesetzung nicht mehr aufbringt. Dann wird besonders auf die primitiven Abwehrformen der Wendung gegen das Selbst, Umkehrung, Projektion und Verdrängung zurückgegriffen.

Auch für das Über-Ich nimmt HARTMANN einen strukturellen Konflikt für den Fall gegensätzlicher moralischer Wertvorstellungen an. Außerdem setzte er sich mit der Rolle der Aggression, dem Problem der Wertvorstellungen in der Psychoanalyse (HARTMANN 1960) und anderen Aspekten der psychoanalytischen Theorienbildung auseinander. Die wesentlichsten Arbeiten entstanden in Zusammenarbeit mit KRIS und LOEWENSTEIN. Eine Übersicht über HARTMANNS Leben und Werk gibt WALDHORN (1977).

Eine Ausweitung erfuhr das klassische psychoanalytische Theoriengebäude unter anderem auch durch die sogenannten Narzißmustheorien. Ausgehend von FREUDS Vorstellung eines primären Narzißmus, der einen pränatalen Urzustand der Harmonie, Geborgenheit und subjektiven Allmacht noch vor der ersten Aufnahme von Objektbeziehungen darstellen soll, lieferten verschiedene Autoren – unter ihnen KOHUT (1973) und BALINT (1960) – neue Interpretationen. BALINT führte den Begriff der „primären Liebe" ein, mit dem er ozeanische Gefühle und harmonische Phantasien beim Fetus kennzeichnete. Die Versagungen der Umwelt und die Unzuverlässigkeit der primären Bezugspersonen führten zur Ausbildung zweier Reaktionstypen: des Philobaten, der durch Reizsuche und Abenteuerlust gekennzeichnet ist, und des Oknophilen, der enge Beziehungen und überschaubare Verhältnisse bevorzuge.

Als sekundären Narzißmus bezeichnete schon FREUD (1914) den regressiven Rückzug der Libido auf die eigene Person. Erfahrungen der Machtlosigkeit beim Kind und schwere narzißtische Kränkungen bei Personen mit labilem Selbstgefühl können zu solchen Regressionen mit wechselnden Verschmelzungs-, Größen-, aber auch Vernichtungsphantasien führen. Mißlingt die Integration narzißtischer Strebungen oder versagen entsprechende Kompensationsmechanismen, so hat dies nach den Vorstellungen des Narzißmuskonzeptes schwere Beziehungsstörungen zur Folge (KOHUT 1973; s. a. HENSELER 1976).

Psychoanalytische Entwicklungstheorien

Für den Kinder- und Jugendpsychiater und den klinisch tätigen Kinderpsychologen sind die psychoanalytischen Entwicklungstheorien von Bedeutung (s. Tab. 4.15). Auf die Freudsche Phasenlehre wurde bereits eingegangen.

KARL ABRAHAM (1924) differenzierte die Entwicklungsstufen weiter aus. Er unterschied sowohl in der oralen als auch in der analen Phase jeweils eine

Theorien zur Ätiologie und Pathogenese   239

Tabelle 4.15 Psychoanalytische Entwicklungstheorien im Vergleich

Allgemeine Kennzeichen und Altersstufen	S. Freud/K. Abraham	M. Klein	R. Spitz	M. Mahler	E. H. Erikson	H. Schultz-Hencke/ A. Dührssen
Basis der Theorie	Sexualtrieb Libido	Lebens- vs. Todestrieb, frühes Ich	Mutter-Kind-Dyade, affektives Klima	Mutter-Kind-Symbiose, Individuation	psychosoziale Konflikte und Entwicklungs-Stadien	konfliktträchtige Antriebserlebnisse
Allgemeine Kennzeichen	Libidobesetzung erogener Zonen	Identitätsbildung durch Vereinigung „guter" / „böser" Teilobjekte	Objektbeziehungen abhängig von mütterlicher Zuwendung	empathische „Bemutterung" wichtig für „psychische Geburt"	Bewältigung typischer Aufgaben im Lebenszyklus	Hemmung der Grundstrebungen bewirkt „Gehemmtheit" und „Haltungen"
Säuglingsalter	*früh oral:* Autoerotismus Einverleibung	Brust „gut" vs. „böse" *paranoid-schizoide Position*/Neid *depressive Position* (0;4) früher Ödipus	*objektlose Stufe*	0;1: *autistisch* 0;2: *symbiotisch*	*oral-sensorisch:* Urvertrauen vs. Mißtrauen	*intentional:* Neu-Gier
1. Lebensjahr	*spät oral:* Narzißmus/Verschlingen Ambivalenz	*projektive Identifikation* Introjektion	Objektvorläufer (3-Monats-Lächeln) (8-Monats-Angst) *libidinöses Objekt* Ich-Bildung	*Loslösung/Individuation* 1. Getrenntheit 2. Einübung: narzißtischer Überschwang		*kaptativ-oral:* Haben-wollen *retentiv-anal:* Behalten, Besitzen
2. Lebensjahr	*früh anal:* Ausstoßen/ Zerstören *spät anal:* Zurückbehalten			3. Wiederannäherung: „psychische Geburt" 4. Konsolidierung: Identität	*anal-urethral-muskulär:* Autonomie vs. Scham/ Zweifel	
3.–5. Lebensjahr	*phallisch:* Kastrationsangst/ Penisneid Ödipuskomplex				*lokomotorisch-infantil-genital:* Initiative vs. Schuld	*aggressiv-geltungs-strebig:* expansiv *urethral:* Willkürlichkeit/Sichverströmen
6. Lj. bis Pubertät	*Latenzperiode:* Verdrängung/Sublimierung				(*Schulalter*): Leistung vs. Minderwertigkeit *Pubertät:* Identität vs. Diffusion	
Adoleszenz	*genital:* genitales Primat					*liebend-sexuell:* Hingabe, Geborgenheitssehnsucht

frühe und späte Stufe. In der frühen oralen Phase spielen das autoerotische Lutschen und Saugen und Einverleibungsphantasien die Hauptrolle. Die späte orale Phase beginnt mit der ersten Zahnung. Das Beißen und Verschlingen geht einher mit kannibalistischen oder oral-sadistischen Phantasien. Der primäre Narzißmus und eine erste Ambivalenz in der Objektbeziehung tauchen auf.

In der frühen Stufe der analen Phase wird die Ausscheidungsfunktion noch nicht beherrscht. Die Darmentleerung wird als Geschenk gesehen, dessen Zurückbehaltung oder Hergabe einen Machtkampf darstellt. Die Ängste des Kindes kreisen um grobe Verstümmelungs- und Tötungsphantasien. Mit der Kontrolle über die Ausscheidungsfunktion in der späten analen Phase und einer verfeinerten Körper- und Materialmanipulation werden die Ängste abgemildert, die Eltern als weniger bedrohlich erlebt. Das Zurückbehalten und die Beherrschung von Objekten treten an die Stelle von Entleerung und Zerstörungsphantasien. Damit ist ein erster Zugang zur partiellen Objektliebe eröffnet.

In der phallischen Phase werden die Partialtriebe allmählich unter dem Primat der Genitalorgane vereinigt. Auf die Bedeutung von Kastrationsangst und Penisneid für den Ausgang des Ödipuskomplexes und seines weiblichen Äquivalentes wie auch auf die weitere Entwicklung wurde bereits hingewiesen.

ANNA FREUD befaßte sich neben der analytischen Ich-Psychologie hauptsächlich mit der Kinderanalyse (1973). Ihr synoptisches Konzept der Entwicklungslinien (1968) stellt eine Anleitung zur Diagnose aller für die Psychoanalyse bedeutsamer Teilaspekte der Kindesentwicklung dar: Neben der altersgemäßen Ausprägung von Libido und Aggression sind die Entwicklungsstufe der Ich-Funktionen (Realitätsbezug, phasentypische Abwehrmechanismen) und des Über-Ich (Grad der Identifizierung, Internalisierung) sowie die intellektuelle Entwicklung zu beachten. Unter Hinzuziehung von Beobachtungen, Äußerungen des Kindes und Persönlichkeitstests können Regressionen, Fixierungen und Ungleichzeitigkeiten der Entwicklungslinien unter dynamischem und strukturellem Aspekt betrachtet und das allgemeine Entwicklungsniveau eingeschätzt werden. Ein ähnliches Diagnoseschema wurde z. B. von FLAPAN u. NEUBAUER (1975) vorgestellt, Reliabilitäts- und Validitätsdaten fehlen jedoch ebenso wie bei A. FREUDS Ansatz.

MELANIE KLEIN (1971) kommt das Verdienst zu, die psychoanalytische Methode auf die Analyse sehr kleiner Kinder durch Verwendung des Spiels als Interpretationsgrundlage erweitert zu haben. Mit Hilfe der dadurch gewonnenen Beobachtungen formulierte sie ihre Vorstellungen über das ursprüngliche Phantasieleben und die ersten Objektbeziehungen des Säuglings (KLEIN 1981). Schon in den ersten Lebenstagen sei ein frühes Ich vorhanden, das in einer ausgeprägten Phantasietätigkeit bestimmten Partialobjekten wie der mütterlichen Brust „gute" oder „böse" Eigenschaften zuschreibe. Die Scheidung in gut/böse oder freundlich/feindlich beruhe schon beim Säugling auf der Dualität von Lebens- versus Todestrieb und entstehe aus der Angst, das reale Objekt völlig zu zerstören.

Abhängig von der Versagung oder Befriedigung der Wünsche wird das gute Partialobjekt verinnerlicht und idealisiert, während die bösen Eigenschaften als von außen kommend phantasiert werden. In der sogenannten „paranoid-schizophrenen Position" als erster Integrationsstufe der Objektbeziehungen herrscht die Angst vor, das externalisierte Teilobjekt, das seine Aggression dem Todestrieb entlehnt, könne das Ich und alle positiven Eigenschaften des „guten" Teilobjektes vernichten. Diese Angst mobilisiert Abwehrmechanismen, die notwendige Zwischenstufen auf dem Wege der Ich-Bildung darstellen. Durch projektive Identifikation gelingt im günstigen Falle die allmähliche Beherrschung und Inbesitznahme der äußeren Objekte. Versagen die Abwehrformen oder wird eine positive Introjektion verhindert, so können psychotische Zustände mit einer Desintegration und Fragmentierung des Ich entstehen.

Die um den vierten Monat einsetzende „depressive Position" baut auf den Unterscheidungsleistungen zwischen Selbst und Objekt auf. Die Mutter wird erstmals als ganzes Objekt wahrgenommen, dem sowohl liebevolle als auch feindselige Triebregungen entgegengebracht werden. Jetzt dominiert die depressive Angst vor der Trennung und dem Verlust der Mutter. Sehnsucht, Trauer und Gewissensbisse wegen des Hasses führen zum depressiven Konflikt, dem Kampf zwischen Zerstörungstrieb und Wiedergutmachung bzw. Ungeschehenmachen. Durch den allmählichen Verzicht auf Allmacht und Magie kann das Kind seine Phantasien abmildern und die Realität der Getrenntheit von der Mutter anerkennen.

M. KLEIN nimmt während der Phase der depressiven Position bereits Frühstadien des Ödipuskomplexes an, die in einem Angriff auf die phantasierte geschlechtliche Vereinigung der Eltern bestehen sollen. Solche Vorstellungen sollen noch vor Erreichen des ersten Lebensjahres beim Säugling vorhanden sein. Eine wesentliche Rolle spielen dabei die nach ihrer Ansicht konstitutionell bedingten und von Geburt an vorhandenen oral- und analsadistischen Impulse des Neids und der Gier, die sich zunächst auf eine diffuse kombinierte Elternfigur richten und später, nachdem die Eltern als getrennte Individuen wahrgenommen werden, in die Gefühle der Eifersucht und des Ausgeschlossenseins münden (eine ausführlichere Darstellung der Arbeiten M. KLEINS gibt RIESENBERG 1977).

Ausgehend von seinen Beobachtungen an Kleinkindern im ersten Lebensjahr, entwickelte RENÉ

SPITZ (1967) eine psychoanalytisch orientierte Entwicklungspsychologie. Das affektive Klima in der Mutter-Kind-Dyade und die unbewußten Haltungen der Mutter definieren danach weitgehend die Entwicklung des Säuglings, der sich zunächst bis zum zweiten oder dritten Lebensmonat auf einer objektlosen Beziehungsstufe mit einem kinästhetischen Empfindungssystem und einer hohen Reizschwelle gegenüber Außenreizen befindet. Das Dreimonatslächeln zeigt daran anschließend den Übergang zur Stufe der Objektvorläufer und die Bildung des „diakritischen", auf periphere Sinnesorgane bezogenen Wahrnehmungssystems an. Damit ist der Erwerb eines ersten „Organisators" der menschlichen Psyche ermöglicht, der über die Entwicklungsschritte des Triebaufschubs, der Etablierung von Gedächtnisspuren und des Denkens sowie der Intentionalität und des Lächelns als Prototyp sozialer Beziehungen zu einer höheren Integration beiträgt. Die Achtmonatsangst, die SPITZ als normale Erscheinung ansieht, signalisiert den Erwerb des zweiten Organisators, der durch fortschreitende diakritische Funktionen des Sensoriums und der Bewegungskoordination, die Ausbildung gerichteter und affektbesetzter Handlungen und die Abgrenzung des Ich von Es und Außenwelt charakterisiert ist. Die Mutter wird nun als ganze Person wahrgenommen. Durch die im achten bis zehnten Monat einsetzende Nachahmung und die Identifizierung erlangt das Kind unter günstigen Bedingungen eine immer größere Unabhängigkeit von der Mutter. Die wechselseitige Kommunikation führt um das erste Lebensjahr zum Gebrauch verbaler Gesten (globaler Wörter, Einwortsätzen) und damit zum dritten Organisator der Psyche. Besondere Bedeutung kommt dabei den mütterlichen Ge- und Verboten („Nein") zu, da sie im Kinde intensive aggressive Regungen wecken, die es durch Identifikation mit dem Angreifer abwehrt. Dieser Vorgang der Kommunikation auf Distanz und des aus der Identifikation resultierenden Gebrauchs des „Nein" durch das Kind kennzeichnet den Wendepunkt der Ich-Bildung und leitet zugleich über zur ersten Trotzphase.

Die frühen Untersuchungen von SPITZ werden noch immer als Beleg seiner Entwicklungstheorie betrachtet. Ist das affektive Klima zwischen Mutter und Kind qualitativ gestört, so ließen sich eine Reihe von psychosomatischen, „psychotoxischen Schäden" beim Kind nachweisen. Die bekannten Folgen längerdauernder Deprivation werden seit SPITZ als „anaklitische Depression" (bei mindestens dreimonatiger Mutterentbehrung) und als „Hospitalismus" (bei vollständiger Trennung) bezeichnet.

Neben RENÉ SPITZ gelten WILLIAM GOLDFARB und JOHN BOWLBY als Hauptvertreter der klassischen Deprivationslehre. Die postulierten Langzeitfolgen einer *frühkindlichen Deprivation* werden danach u. a. in einer erhöhten Anfälligkeit für spätere psychische Erkrankungen (Schizophrenien, Neurosen, Beziehungsstörungen), für Delinquenz und Kriminalität sowie für Entwicklungsretardierungen gesehen. Eine kritische Auseinandersetzung mit den Theorien und Forschungen dieser Autoren unternahmen ERNST u. VON LUCKNER (1985) anhand einer Übersicht über Einzelfallberichte, bisherige Längsschnittstudien und einer eigenen katamnestischen Untersuchung ehemaliger Heimsäuglinge. Die von SPITZ veröffentlichten Untersuchungen aus der unmittelbaren Nachkriegszeit werden als „methodisch vollkommen ungenügend" (ERNST u. VON LUCKNER 1985, S. 15) kritisiert, da wesentliche Angaben über die Orte der (Säuglings- und Findel-)Heime, über Zeitpunkte und Umstände der Erhebungen, Größe und Selektionskriterien der Stichproben und Kontrollgruppen sowie Informationen über Mitarbeiter fehlen. Aufgrund dieser Versäumnisse und weiterer Ungereimtheiten und Mängel können die Arbeiten von SPITZ nicht als Beweise für seine monokausalen Hypothesen zur frühen Mutterentbehrung angesehen werden.

Auch für MARGARET S. MAHLER war die Verhaltensbeobachtung von Mutter und Kind Ausgangspunkt ihrer Vorstellungen über die frühe Ich-Entwicklung. Ihre Erfahrungen mit psychotischen Kindern ließen sie eine narzißtische Grundstörung in der ab dem zweiten Monat beginnenden symbiotischen Phase annehmen (MAHLER 1972). Eine spätere Längsschnittstudie an normalen Kindern und deren Müttern (MAHLER u. Mitarb. 1975) führte zu einem neuen Dreiphasenmodell der Identitätsentwicklung. Aufgrund der fehlenden biologischen Vorbereitung des Neugeborenen und seiner verlängerten Abhängigkeit ergibt sich die Notwendigkeit einer engen Mutter-Kind-Symbiose. Im ersten Lebensmonat befindet sich der Säugling in der *autistischen*, objektlosen Phase, in der nur das Körperinnere libidinös besetzt ist. Durch eine ausreichende „Bemutterung" kann sich die libidinöse Energie allmählich auf äußere, sensorisch-perzeptive Reize verschieben. Die beim Psychotiker zu beobachtende periphere Schmerztoleranz und Überempfindlichkeit gegenüber proprio-enterozeptiven Körperreizen beruhe auf fehlender oder unzureichender mütterlicher Zuwendung und Pflege. In der dritten bis vierten Lebenswoche komme es normalerweise zu einem „Bersten der autistischen Schale", die in der Erlebniswelt des Säuglings den Übergang zur Mutter-Kind-Dyade kennzeichnet. Mit der *symbiotischen* Phase wird die Mutter als bedürfnisbefriedigendes Objekt in einem fusionierten, omnipotenten System mit gemeinsamen Grenzen halluziniert, während alle unlustvollen Aspekte außerhalb des symbiotischen Milieus angesiedelt werden. Die Unterscheidung innerer von äußeren Reizen und damit des Selbst von der Außenwelt ist noch nicht hinreichend etabliert, die symbiotische Struktur bietet jedoch Erfahrungsmöglichkeiten, die die Ausbildung eines

Körper-Ich und damit die Abgrenzung von äußeren Objekten fördern. Die mit dem vierten bis fünften Monat einsetzende Ablösungs- und *Individuationsphase* leitet die eigentliche „psychische Geburt" des Kindes ein. Sie wird in vier Subphasen unterteilt:

1. Gewahrwerden der getrennten Existenz und Entwicklung eines Körperbildes (bis etwa zum zehnten Monat). Explorationsverhalten, visuelle Rückversicherung bei der Mutter. Die Achtmonatsangst sieht MAHLER als Anzeichen einer unzureichenden Verläßlichkeit der Mutter oder zu abrupter Trennungserfahrungen.
2. Einüben der Loslösung, die mit dem Krabbeln einsetzt und im Laufalter (bis ca. eineinhalb Jahren) ihren Höhepunkt findet. Das Kind erlebt sich im „narzißtischen Überschwang" als magischen Meister, seine Fähigkeiten und sein Selbstvertrauen wachsen durch ausgedehnte Explorationen; Entstehung zielgerichteter, aktiver Aggression.
3. Wiederannäherung an die Mutter aufgrund des Bewußtseins der Vereinzelung als hilfloses Individuum. Angst vor Liebesverlust, Krise: ambivalente Wünsche nach Autonomie versus Wiedervereinigung, Entschlußunfähigkeit, Lösung durch Internalisierung/Identifikation. Einbeziehung des Vaters, Interaktionen mit anderen Kindern, symbolisches Spiel.
4. Konsolidierung der Individualität, Anfänge emotionaler Objektkonstanz. Entwicklung komplexer kognitiver Funktionen, Erwerb von Selbst- und davon getrennten Objektrepräsentanzen.

Voraussetzung einer gesunden Entwicklung ist nach MAHLER immer das Zusammenwirken und der parallele Verlauf der beiden Komponenten *Loslösung* und *Individuation*. Fehlentwicklungen können in jeder der Stufen auf mangelnder Empathie oder Verfügbarkeit der Mutter, später auch des Vaters beruhen. Die im dritten Lebensjahr erreichte Konstellation bildet ein wichtiges Rüstzeug für die Bewältigung des Ödipuskomplexes. Je unvermittelter die Erfahrung der Ablösung und des Getrenntseins für das Kind ist und je mehr die Eltern die expansiven Strebungen des Kindes unterdrücken, um so weniger ist sein Ich zu einem kompensatorischen Ausgleich in der Lage. So treten nach MAHLER Psychosen auf, wenn die symbiotische Phase nicht erfolgreich durchlaufen wurde, Neurosen und Persönlichkeitsstörungen sind Folge unvollständiger oder nicht ordnungsgemäß verlaufener Individuation bzw. Loslösung.

Während sich die vorgenannten Autoren der psychodynamischen Entwicklung beim Kleinkind widmeten, befaßte sich ERIK H. ERIKSON besonders in seinem zweiten Hauptwerk „Identität und Lebenszyklus" (1976) mit der gesamten Lebensspanne des Menschen. Er übernimmt zwar Freuds Dreiphasenkonzept der Libido, stellt jedoch die typischen Verhaltensweisen, Bedürfnisse und Konflikte heraus, die er auf jeder Entwicklungsstufe durch Gegensatzpaare kennzeichnet. Die Phasen lassen sich nicht starr voneinander abgrenzen, sie beschreiben vielmehr die relative Dominanz und sukzessive Differenzierung bestimmter, jeweils zentraler Themen. Auf jedem der kindlichen Entwicklungsstadien lassen sich an eine bestimmte Körperzone gebundene Interessen, zugehörige Handlungsmodi und Modalitäten der sozialen Interaktion unterscheiden.

Im ersten Stadium, das ERIKSON wegen der Bedeutung der Nahrungsaufnahme und des allgemeinen Reizhungers des Säuglings als *oral-sensorisches* bezeichnet, herrscht der aufnehmend-einverleibende Modus vor. Das Sich-verlassen-Dürfen auf den Versorger bildet die Voraussetzung für die Entwicklung von „Urvertrauen". Wird der Säugling hingegen vernachlässigt oder ist er wegen Krankheit oder aus Temperamentsgründen nicht in der Lage, die Nahrung aufzunehmen, so kann es zur Ausbildung eines „Urmißtrauens" kommen. Das zweite oral-sensorische Stadium, das mit der Zahnung beginnt, ist von einer aktiven, fordernden Einverleibung mit den Aktivitäten des Beißens, Greifens und Ertastens von Objekten verknüpft.

Die *anal-urethral-muskuläre* Phase entsteht im Zusammenhang mit der Reifung des Muskelsystems und der Sphinkterkontrolle. Das Hergeben oder Zurückbehalten des Stuhls und das Festhalten/ Wegwerfen von Gegenständen kennzeichnet die dominierende Handlungsweise als retentiv-eliminierenden Modus. Autonomie versus Scham/Zweifel stellen die charakteristischen Konflikte dieser Phase dar.

Mit dem vierten bis fünften Lebensjahr wird das *lokomotorisch-infantil-genitale* Stadium erreicht, der vorherrschende Modus ist der des Eindringens/ Umfassens. Initiative in Form des zielgerichteten Machens und Eroberns bei Jungen und des Neckens und Provozierens bei Mädchen steht hier dem Schuldgefühl aus Furcht vor den imaginierten Folgen der eigenen sexuell-aggressiven Impulse gegenüber. Extreme Schuldgefühle und ein starres Gewissen zeugen nach ERIKSON entweder von einer intensiven ödipalen Situation, oder sie gehen auf fehlerhaft durchlaufene vorherige Phasen zurück.

Während des Schulalters bestimmt der Gegensatz zwischen Leistung (Erwerb von Fähigkeiten, Fleiß) und (aus dem möglichen Versagen entstehenden) Minderwertigkeitsgefühlen die weitere Entwicklung. Der pubertierende Jugendliche steht vor dem Problem, eine neue, seinen sexuellen Interessen, Fähigkeiten und den sozialen Rollenerwartungen angemessene Identität aufzubauen. Zweifel über die eigene sexuelle oder soziale Identität können im ungünstigen Falle zu einer Rollendiffusion mit Entwicklung von delinquenten oder psychotiformen Episoden führen. Im Erwachsenenalter sieht ERIKSON drei weitere Konfliktbereiche, die hier der Vollständigkeit halber erwähnt werden sollen: Intimität vs. Isolierung, Generativität vs. Stagnation und Ich-Identität vs. Verzweiflung (eine Gesamtdarstellung von Leben und Werk ERIKSONS gibt ADAMS 1977).

Wegen ihrer Bedeutung für die Kinderanalyse (DÜHRSSEN 1954) sei in diesem Abschnitt auch die Entwicklungstheorie HARALD SCHULTZ-HENCKES (1969, 1970) erwähnt. An die Stelle des Freudschen Triebbegriffes setzt er die sogenannten „Antriebserlebnisse", die als autochthone Grundstrebungen während der Kindesentwicklung auftauchen und deren Hemmung durch elterliche Härte oder Verwöhnung charakterliche Fehl-„Haltungen" und „Gehemmtheiten" hervorruft. Das „intentionale Antriebserleben" bildet in Form von „Neugier" und Zuwendung zu allem Wahrgenommenen die erste Entwicklungsstufe des Säuglings. Im danach auftauchenden „kaptativ-oralen" Antrieb steht das Habenwollen, das (in den Mund) Nehmen und Geben als Problematik im Vordergrund. Der Verdauungstrakt bis hin zum Darmanfang wird als Bereich des Oralen angesehen. Während der Sauberkeitserziehung führt das Behalten und Nichthergeben des Kotes zum Machtkampf mit den Eltern. Da dies aber auch im weiteren Sinne (Austausch von Besitz, Kontrolle) verstanden wird, nannte SCHULTZ-HENCKE es das „retentiv-anale" Antriebserleben. Beide Antriebe ergeben zusammen das Besitzstreben. Einem motorischen Entladungsbedürfnis, das sich in Handlungen wie dem Umwerfen, Zerlegen und Zerreißen von Gegenständen zeigt, entspricht das „aggressiv-geltungsstrebige" Antriebserleben. Das Kind versucht in dieser motorisch-expansiven Phase sich gegen die elterlichen Ge- und Verbote durchzusetzen. Es geht an die Welt heran (ad-gredi), bemächtigt sich ihrer und erwirbt so das notwendige Geltungsbewußtsein. Als fünfte Quelle des Antriebserlebens kommt die „urethrale" hinzu, die sich in dem Bedürfnis, frei von Zwang willkürlich zu sein, sich im Urinieren zu „verströmen" äußert. Sie nimmt eine Zwischenstellung zwischen dem vorherigen und dem folgenden „liebend-sexuellen" Antriebserleben ein, bei dem zärtliche Hingabe- und Geborgenheitssehnsüchte neben der eigentlichen Sexualität als ursprüngliche Bedürfnisse bestehen. (Über die Bedeutung dieser nach SCHULTZ-HENCKE „konflikträchtigen" Strebungen für die Neurosenentstehung siehe unten, S. 245 f).

Klinische Anwendungen psychoanalytischer Theorien

Ätiologische Aspekte

Klinische Bedeutung erlangen psychodynamische Entwicklungskonzepte erst, wenn man sie zur Erklärung der Entstehungsbedingungen psychiatrischer Erkrankungen, insbesondere der Neurosen, heranzieht. Ziel der psychoanalytischen Neurosenlehre(n) ist es, zwischen bestimmten Neuroseformen einerseits und den postulierten Entwicklungsphasen andererseits ätiologische Zusammenhänge herzustellen und für das Behandlungsvorgehen nutzbar zu machen. Die psychiatrischen Syndrome werden dabei als *Regressionen* auf jene früheren Entwicklungsphasen der Triebabfuhr verstanden, in denen Fixierungen aufgetreten waren (s. Tab. 4.16). Diese angenommene Entsprechung beinhaltet, daß die generell schwereren Syndrome ihre Ursache in entwicklungsgeschichtlich früheren Störungen der Objektbeziehungen haben. Dies hat für die Therapie zur Folge, daß eine Heilung nur über das Durcharbeiten des jeweiligen Grundkonfliktes und eine darauf folgende Nachreifung der späteren Phasen zu erwarten ist. Die Neurosenlehre FREUDS und seiner Schüler (genannt sei hier vor allem FENICHEL 1945) behauptet, daß jedes Krankheitssymptom als Kompromißbildung zwischen Es-Impulsen und der Abwehr durch das Ich anzusehen sei. In Belastungssituationen versage die Abwehr, es komme zu einer Wiederkehr des Verdrängten in Form des Symptoms.

Für den Patienten ist mit dem Einsatz seiner Symptome ein *Krankheitsgewinn* verbunden, der sich aus der entlastenden Wirkung der Symptombildung ableitet. Der Konflikt ist damit jedoch nur zeitweilig verschoben, der Kampf gegen die Bewußtwerdung und das Zulassen der Triebimpulse unterhält die Symptomatik und führt zu einem erheblichen Leidensdruck. Ein sekundärer Krankheitsgewinn kann sich demgegenüber einstellen, wenn der Patient aufgrund seiner Symptome zusätzlich von normalen Anforderungen seiner Umwelt entlastet wird.

Zur Erläuterung der Spezifitätsannahme sei kurz auf die psychischen Erkrankungen und deren zugehörige Phasen eingegangen (vgl. Tab. 4.16). Die Schizophrenie stellt danach eine Fixierung auf die frühe orale Phase dar, in der noch kein Personobjekt vorhanden ist. Die primitivsten Ängste in dieser Phase kreisen um totale Panik und das Aufhören der Existenz. Solche Patienten sind einer Psychoanalyse nicht zugänglich, da ihnen die Fähigkeit zur Realitätsprüfung fehlt und ein therapeutisches Arbeitsbündnis im Sinne der klassischen Analyse kaum herstellbar ist.

Die späte orale Phase, in der der Säugling nur die Beziehung zu einer bedingungslos fürsorglichen, allmächtigen Mutter kennt, wird beherrscht von Ängsten vor dem Verschlungenwerden oder davor, sich in der Substanz aufzulösen. Manien, Depressionen, Süchte, Impuls- und Organneurosen sowie Hypochondrie werden dieser Phase zugeordnet. Einer Fixierung auf der frühen analen Phase entsprechen Krankheiten wie Paranoia, Tics, Stottern und Masochismus. Hier spielen die subjektiv mächtigen, fordernden Eltern und das Schwanken zwischen eigenen Allmachts- und Ohnmachts-

Tabelle 4.16 Psychoanalytisches Schema der Psychopathologie (aus Lexikon der Psychologie, hrsg. von W. Arnold, H. J. Eysenck, R. Meili, 2. Aufl., Bd. III/1. Herder-Taschenbuch. Herder, Freiburg 1977, S. 47)

Fixierungsphase	elementare Interessenrichtungen	Personbeziehungen	jeweils primitivste Ängste	psychische Krankheit
frühe orale Phase	orale und taktile Stimulation, auch Stimulation anderer Sinnesbereiche	kein Personobjekt	totale Panik, Aufhören der Existenz	Schizophrenie
späte orale Phase	orale, oral-aggressive, taktile und kinestätische Manipulation und Stimulation	Bedingungslos fürsorgliche „allmächtige" Mutter	Verschlungenwerden, sich in der Substanz auflösen	Manie, Depression, Süchte, Impulsneurosen, Organneurosen, Hypochondrie
frühe anale Phase	Körpermanipulation und primitive Materialmanipulation bis zur (unwillkürlichen) Zerstörung des Materials; primitive Manipulationen der Ausscheidungsfunktion	mächtige fordernde Eltern, schwanken zwischen eigener Allmacht und Ohnmacht	grobe Tötung oder schwere Verstümmelung	Paranoia, Tics, Stottern, Masochismus
späte anale Phase	verfeinerte Körper- und Materialmanipulation, Materialgestaltung, Kontrolle der Ausscheidungsfunktion	mehr oder weniger gerechte, gebende und nehmende Eltern, Erfassung feinerer Nuancen der eigenen Macht	Tötung, mildere Verstümmelung	Zwangsneurosen, Tics, Stottern, Sadismus
frühe genitale Phase	genitale Manipulation und Stimulation, Interesse an allen Aspekten der Beziehungen zwischen Mann und Frau	geschlechtsspezifische Eltern, Akzeptierung des eigenen Geschlechts	genitale Verstümmelung	Hysterie (Angst-, Konversionshysterie), Homosexualität, andere Perversionen

phantasien vor dem Hintergrund von Ängsten vor Tötung oder Verstümmelung die Hauptrolle.
Zwangsneurosen und Sadismus haben neben psychomotorischen Erscheinungen ihre Ursache danach in der späten analen Phase, in der die Eltern als mehr oder weniger gerecht, gebend und nehmend betrachtet werden. Die eigene Macht kann gezielter eingesetzt werden, und die Ängste beziehen sich nur noch auf geringfügigere Verletzungen.
Als entwicklungsgeschichtlich späteste Störungsformen werden die (Angst-/Konversions-)Hysterien, die Homosexualität und Perversionen angesehen. Sie werden auf die frühe genitale Phase mit der dann vorherrschenden Kastrationsangst und der Übernahme der Geschlechtsrolle bezogen.
Die hier notwendig verkürzende Darstellung der Neurosenentstehung bezieht sich auf Erwachsene. Bei Kindern und Jugendlichen gelten nach psychoanalytischer Auffassung im Prinzip die gleichen Zusammenhänge, wobei allerdings die Rolle der Eltern bei der Genese und Aufrechterhaltung der Symptome betont wird. Frühkindliche Trennungserfahrungen von der Mutter (SPITZ) und die fehlende „Bemutterung" (MAHLER) werden als wichtige Faktoren der Pathogenese bei Kindern angesehen. Auch die Bedeutung des Vaters wird durch A. FREUD hervorgehoben.
Eine von den Neurosen Erwachsener abweichende Stellung nehmen die Regressionen ein. Bei Kindern dienen sie als durchaus normale Erscheinungen der Abfuhr unlustvoller gegenwärtiger Spannungen, sofern sie von kurzer Dauer und spontan reversibel sind. Erst wo sie permanent werden, sind sie als pathogen anzusehen (A. FREUD 1968).

Therapeutische Anwendungen bei Kindern und Jugendlichen

Bei Kindern wie auch bei Jugendlichen fehlen zumeist die für die Erwachsenenanalyse notwendigen Voraussetzungen der Krankheitseinsicht, des Leidensdrucks und des freiwilligen Entschlusses zur Therapie (A. FREUD 1973, S. 16). Dies hat für eine analytische oder analytisch orientierte Kindertherapie zur Folge, daß der Therapeut zunächst auf die Herstellung einer positiven, für die weitere Behandlung tragenden Beziehung hinarbeiten muß. Gelingt es dem Therapeuten, durch seine Vorbildwirkung eine Identifikation beim Kind oder Jugendlichen zu erreichen, so kann von hier aus die therapeutische Arbeit auch bei früher oder später auftauchenden Belastungen erfolgreich vorangehen. Daneben sind Modifikationen des klassischen Vorgehens notwendig, da bei Kindern die freie Assoziation noch nicht anwendbar ist und die direkte Deutung abgewehrten Konfliktmaterials weitgehend versagt.

Auf der Suche nach entsprechenden, auf den Entwicklungsstand des kindlichen Ich abgestimmten Techniken stieß man früh auf das Spiel und andere Objektivationen, in denen sich Unbewußtes mitteilt. M. KLEIN setzte als erste das Spiel als Medium in der direkt deutenden Analyse von Kleinkindern ab dem zweiten Lebensjahr ein (eine kurzgefaßte Darstellung der Entwicklung und Vorgehensweise gibt sie selbst: M. KLEIN 1976). Demgegenüber wandte sich ANNA FREUD sowohl gegen vorschnelle sexuelle Symboldeutungen beim Kleinkind wie auch gegen die Anwendung der Kinderanalyse schon in diesem Alter. (Zum Streit zwischen der Schule A. FREUDS und M. KLEINS siehe BESSER 1977; RIESENBERG 1977). ANNA FREUD sieht das Hauptanwendungsgebiet der Kinderanalyse in der Latenzzeit, sofern eine klassische Neurose mit anhaltenden regressiven Tendenzen bei einer ansonsten unversehrten psychischen Entwicklung besteht. Das Ziel der Analyse ist es, intrapsychische, strukturelle Veränderungen der kindlichen Persönlichkeit hervorzurufen, so daß das Kind sich unbehindert und altersgemäß weiterentwickeln kann.

Die aus der Schule A. FREUDS hervorgegangenen Kinderanalytiker haben das Anwendungsgebiet weiter ausgedehnt. Bei der Behandlung von Kindern vor der Latenzzeit wird heute davon ausgegangen, daß ein vielfältiges Angebot an Spielmaterialien die Phantasieproduktion anregt. Interpretationen des Spiels, der Träume und Tagträume sollten jedoch dem Verständnis der Kinder angepaßt sein und sich ebensosehr auf die möglichen Widerstände richten. Das Verbalisieren und Erklären hat dabei immer die Funktion einer Ich-Stärkung und Förderung sekundär-prozeßhaften Denkens (dazu SCHARFMAN 1978, S. 54).

Von A. FREUD mit großer Skepsis betrachtet wurde die Analyse von Jugendlichen, da die Widerstände gegen die Analyse und die Gefahr von Therapieabbrüchen hier besonders groß seien. Auch hier haben neuere Ansätze zu einem Umdenken geführt (u. a. HART DE RUYTER 1969; FEDERN 1976; ZAUNER u. STIEBER 1976; SCHARFMAN 1978, S. 61ff.).

Neben der Ausweitung der Kinderanalyse auf verschiedene Entwicklungsphasen vom frühesten Kleinkindalter (SPITZ 1969) bis zur späten Adoleszenz wurde auch die analytische Behandlungstechnik modifiziert. Insbesondere bei kleinen Kindern hielt der Volksschullehrer und Pädanalytiker ZULLIGER (1966) ein deutungsfreies Vorgehen für angezeigt. Auch setzte er die von seinem Lehrer PFISTER entwickelte „Spaziergangsbehandlung" bei Jugendlichen mit Erfolg ein (ZULLIGER 1969).

Die vielfältigen Neuerungen der analytischen Kinderpsychotherapie dokumentiert eindrucksvoll das „Handbuch der Kinderpsychotherapie", das in inzwischen vier Bänden viele Originalaufsätze berühmter Kinderanalytiker enthält (BIERMANN 1969 a, b, 1976, 1981). Einen Überblick über die geschichtliche Entwicklung und die verschiedenen Schulen vermittelt BIERMANN (1969c).

Erweiterungen des klassischen psychoanalytischen Ansatzes

Neopsychoanalyse

Orientieren sich die im vorigen Abschnitt dargestellten Richtungen der Kinderanalyse an FREUDS metatheoretischen Konzepten, so sollen hier einige Hinweise auf neopsychoanalytische Schulen und deren Bedeutung für die Kinder- und Jugendpsychiatrie folgen. Gemeinsam ist den Vertretern der neoanalytischen Schulen die Ablehnung der Libidotheorie, der Instanzenlehre und der Rolle des Unbewußten und der Sexualität bei FREUD (WYSS 1977, S. 175).

ALFRED ADLER trennte sich von FREUD als erster seiner Schüler. Seine Individualpsychologie geht von einem primären Minderwertigkeitsgefühl beim Kinde aus, das dieses durch Streben nach Macht und Überlegenheit zu „kompensieren" versucht. Die von ihm untersuchte Geschwisterrivalität und das Verhalten der Eltern beeinflussen weitgehend mit, ob ein Kind zu innerer Sicherheit findet. Der sogenannte „Lebensstil", der zumeist mit dem vierten Lebensjahr schon festgelegt ist, bestimmt die weitere neurotische oder gesunde Entwicklung. Die Bewältigung der Lebensaufgaben im zwischenmenschlichen Bereich, im Beruf und der Liebe sind weitere, dafür maßgebende Momente. Neurotische Symptome sind nach ADLER Ausdruck eines übersteigerten Geltungsbedürfnisses und männlichen Protests.

In der Kinder- und Jugendpsychotherapie unserer Tage spielt die Individualpsychologie kaum noch eine Rolle. ADLERS Lehre fand jedoch Eingang in die Schriften von HARALD SCHULTZ-HENCKE, KAREN HORNEY, ERICH FROMM und HARRY STACK SULLIVAN (s. dazu KAUSEN 1977, S. 648f.). Eine Renaissance erfuhr sie in den siebziger Jahren durch Gründung einer eigenen Therapiegesellschaft. Für die Kinder- und Jugendpsychiatrie und die Pädagogik sind die Arbeiten von DREIKURS (1973; DREIKURS u. SOLTZ (1975), von KOS-ROBES (1981), ACKERKNECHT (1982) und HEISTERKAMP (1983) hervorzuheben.

Auf HARALD SCHULTZ-HENCKES Entwicklungstheorie wurde bereits eingegangen. Die Grundlagen der Neurosenentstehung sieht er zum einen in anlagemäßigen, begünstigenden Eigenschaften wie Hypersensitivität, Hypermotorik und Organminderwertigkeiten, zum anderen in stabilisierenden Umgebungsfaktoren (Härte/Verwöhnung). Dadurch kommt es zur Hemmung des Antriebserlebens; Haltungen besonders in Form von Riesenerwartungen und Gehemmtheiten, die zu Ersatzbefriedigungen und Bequemlichkeit führen, bilden sich aus. Als auslösende Situationen einer Neurose kommen Versuchungs- und Versagungssituationen in Frage. Er beschreibt verschiedene neurotische Strukturen (schizoide, depressive, zwangsneurotische, hysterische und neurasthenische), die er zu den phasentypischen Antriebserlebnissen in Beziehung setzt. A. DÜHRSSEN (1954) legte diese Theorie der Neurosenentstehung ihrer Darstellung psychogener Erkrankungen bei Kindern und Jugendlichen zugrunde. In der praktischen Gestaltung der Therapie fordert die Neoanalyse ebenso wie die Individualpsychologie ein aktiveres Vorgehen vom Therapeuten. Allerdings nähern sich die klassische analytische Technik und die neoanalytische Richtung immer mehr einander an. Über Praxis und Ergebnisse der „dynamischen" Psychotherapie geben die Arbeiten von A. DÜHRSSEN (1972) und FAHRIG (1976) Auskunft.

C. G. JUNG kann als Hauptvertreter eines philosophisch orientierten psychodynamischen Ansatzes gelten (WYSS 1977, S. 231ff.). Seine komplexe analytische Psychologie versteht psychopathologische Entwicklungen als Folge fehlerhafter Individuation. Aufgabe der Therapie ist demgemäß die „Selbstwerdung" des seelisch Kranken durch Selbsterkenntnis. Unbewußte Komplexe, die sich in persönlichen wie archetypischen (kollektiven) Symbolen äußern, sollen bewußt gemacht und in die eigene Person integriert werden. Individualität wird dabei der maskenhaften „Persona" gegenübergestellt, die bei psychischen Fehlentwicklungen das eigentliche Ich verdeckt. Der Prozeß der Assimilation des kollektiven Unbewußten wird analog einer Odyssee verstanden, wobei die „amplifikatorische" Deutung der in Träumen, Zeichnungen und Phantasien auftauchenden Symbole im Rückgriff auf Märchen, Mythen und religiöse Lehren geschieht. Eine Gesamtdarstellung von JUNGS Werk findet sich bei FREY-WEHRLIN (1977). Über Weiterentwicklungen berichten DIECKMANN u. E. JUNG (1977).
Die Auswirkungen der Jungschen Lehre auf die Kindertherapie blieben vergleichsweise gering. Hier sind vor allem der Londoner Kinderanalytiker MICHAEL FORDHAM und die Kindertherapeutin DORA KALFF (beide in BIERMANN 1969a) zu nennen. FORDHAM faßte in seinem Buch „Das Kind als Individuum" (1974) seine Konzeption der Ich-Entwicklung aus einem primären Selbst über sich wiederholende Stadien der „Deintegration" und nachfolgenden Integration zusammen. Er nahm wesentlichen Einfluß auf die Fortentwicklung der komplexen Psychologie in England. DORA KALFF (1966) beschreibt den Selbstfindungsprozeß von Kindern durch archetypische Deutungen des Sandspiels.

Neuere Entwicklungen

Die Vielfalt der Neuentwicklungen psychodynamischer Ansätze läßt sich im Rahmen eines Übersichtsreferates nicht erschöpfend darstellen. Erweiterungen der klassischen analytischen Theorie und Praxis ergaben sich durch stärkere Berücksichtigung interaktioneller und familiärer Wirkfaktoren. So beschäftigte sich H. E. RICHTER (1970) mit pathologischen Familienkonstellationen, die über die Erwartungen und Rollenzuweisungen der Eltern zu Konflikten beim Kind führen können. Er unterschied dabei fünf solcher Rollen: die eines Partner-Substituts, eines Abbildes, des idealen oder des negativen eigenen Selbst sowie die des Bundesgenossen. Außerdem beschrieb er zwei Formen der Familienneurose, bei der entweder ein Familienmitglied zum Symptomträger der innerfamiliären Konflikte gemacht wird oder die ganze Familie sich in eine neurotische Scheinwelt flüchtet. Die Konsequenz aus dieser interaktionalen Wende der analytischen Theorienbildung war, daß nunmehr eine Milieuveränderung durch eine analytische Familientherapie angestrebt wurde.
Ebenfalls interaktionstheoretisch begründet, doch in starker Anlehnung an die Strukturtheorie FREUDS entstand die Transaktionsanalyse (BERNE 1967; HARRIS 1975). Jede Äußerung einer Person läßt sich danach einer der drei Positionen Eltern-Ich, Erwachsenen-Ich und Kindheits-Ich zuordnen. Mißverständnisse und Konflikte in der familiären oder Gruppeninteraktion sind somit Folge widersprüchlicher oder nicht gleichgerichteter Botschaften. Über die Anwendung dieser für die Kinderpsychiatrie neuen Therapieform im Rahmen einer Familientherapie berichtet z. B. KOTTWITZ (1984).
Zu den für die Kinderpsychiatrie bedeutsamen Neuerungen psychodynamischer Therapiemethoden zählt auch das „Katathyme Bilderleben" (LEUNER 1982). Diese Tagtraumtechnik arbeitet mit vorgegebenen Bildmotiven, die im Patienten symbolhafte Projektionen in zentralen Konfliktbereichen anregen. Symboldeutungen, das Durcharbeiten der bedeutungshaltigen Imaginationen und die Bearbeitung von Widerständen weisen das katathyme Bilderleben als psychoanalytisch orientiertes Verfahren aus, in das allerdings auch kathartische Momente einfließen. Als kurze Einzeltherapie ist es auch bei Kindern und Jugendlichen anwendbar (LEUNER u. Mitarb. 1978; SEITHE u. Mitarb. 1984). Der Einfluß der Psychoanalyse auf eine Reihe von neueren Therapiemethoden wie die Gesprächspsychotherapie nach ROGERS oder die Gestalttherapie nach PERLS soll hier nicht berücksichtigt werden, da diese Verfahren nicht zum engeren Kreis der psychodynamischen Ansätze gehören. Auch auf die gegenseitige Befruchtung tiefenpsychologischer und interaktionstheoretischer Schu-

len, wie sie u. a. im psychoanalytischen Psychodrama (LEBOVICI u. Mitarb. 1958; ANZIEU 1984) zum Ausdruck kommt, kann nicht eingegangen werden.

Kritik am psychoanalytischen Ansatz

Die Theorien FREUDS und seiner Nachfolger sowie die daraus abgeleiteten praktischen Folgerungen für die Therapie psychogener Störungen sind nicht ohne Widerspruch hingenommen worden. Dies gilt sowohl für die Frage der Wissenschaftlichkeit seines methodischen Vorgehens, die aus klinischen Beobachtungen abgeleiteten, scheinbar allgemeingültigen Gesetzesaussagen (Phasenlehre, Strukturtheorie), als auch für die Therapiegestaltung. Nach psychoanalytischer Auffassung ist die Charakterstruktur eines Menschen bis zum sechsten Lebensjahr weitgehend festgelegt. Erwachsenenneurosen sollen immer auf einer in der frühen Kindheit erworbenen Kindheitsneurose aufbauen. Wie Längsschnittuntersuchungen zeigten, ist weder diese Annahme noch die einer Latenzphase berechtigt. Die frühe Kindheit bestimmt das weitere Lebensschicksal eines Menschen keineswegs in dem von Psychoanalytikern angenommenen Ausmaß (HEMMINGER 1982). Die in der Phasenlehre unterstellten Zusammenhänge zwischen Triebentwicklung und späteren Persönlichkeitsmerkmalen – wie z. B. die zwischen Reinlichkeitserziehung in der analen Phase und zwanghaften Eigenarten – lassen sich nicht aufrechterhalten. Auch eine monokausale Erklärung späterer psychiatrischer Auffälligkeit, von Entwicklungsretardierungen, Persönlichkeitsstörungen oder einer kriminellen Karriere aus einem frühen Mutterverlust oder unzureichender mütterlicher Zuwendung (GOLDFARB, SPITZ, BOWLBY, MAHLER), ist nach neueren Längsschnittstudien nicht länger haltbar (ERNST u. VON LUCKNER 1985).

Viele der „metatheoretischen" Konstruktionen auch von neoanalytischer Seite (s. z. B. M. KLEIN) sind spekulativ und entziehen sich empirischer Überprüfbarkeit. Durch die Vermischung von Beschreibungs- und Interpretationsebene und die ungerechtfertigte Extrapolation von klinischen Einzelfallbeobachtungen zu Gesetzen mit dem Anspruch auf universelle Gültigkeit wird deren Wissenschaftlichkeit stark in Frage gestellt (ESCHENRÖDER 1984).

Klassische psychoanalytische Therapien dauern in der Regel mehrere Jahre mit ca. vier Sitzungen pro Woche. Dies stellt hohe Anforderungen an die Motivation und das Durchhaltevermögen der Patienten und im Falle von Kindern auch an deren Eltern. Die lange Therapiedauer wird damit begründet, daß das Behandlungsziel nicht in erster Linie in einer Symptomreduktion bestehe, sondern in einer „Strukturveränderung im Ich", einem grundlegenden Persönlichkeitswandel. Gegen verhaltenstherapeutische Ansätze wird der Einwand erhoben, sie förderten Symptomsubstitutionen. Die Gefahr solcher im Krankheitsverlauf neu hinzukommender Symptome wird jedoch heute wesentlich geringer eingeschätzt, als nach analytischer Auffassung anzunehmen wäre.

Allzu hoch gesteckte, allgemein gehaltene Therapieziele haben demgegenüber den gravierenden Nachteil, daß keine nachprüfbaren Kriterien für den Zeitpunkt des Therapieabschlusses und den Therapieerfolg angegeben werden. Eine vom Therapeuten unabhängige Evaluation von Behandlungen wird dadurch erschwert. Es liegen nur wenige Vergleichsuntersuchungen zur Wirksamkeit verschiedener Behandlungsmethoden im Vergleich zu einer Analyse – und dies nur bei Erwachsenen – vor. Wie die methodisch gut kontrollierte Studie von SLOANE u. Mitarb. (1981) zeigt, sind eine analytische Kurztherapie und Verhaltenstherapie etwa gleich effektiv. Andere Untersuchungen legen nahe, daß Therapieerfolge nicht auf spezifischen (psychoanalytischen) Techniken, sondern auf dem Vertrauensverhältnis zwischen Therapeut und Patient beruhen. Intensive psychoanalytische Langzeitbehandlungen sind anscheinend nicht wirksamer als zeitlich begrenzte Kurztherapien, begünstigen jedoch eine stärkere Abhängigkeit des Patienten vom Therapeuten (ESCHENRÖDER 1984, Kap. 11). Die Verkürzung der Therapiedauer und die Verringerung der Stundenzahl pro Woche auf ein bis zwei Sitzungen sind die in der großen Zahl analytisch orientierter Therapien realisierten Folgerungen. Die Einführung deutungsfreier Verfahren, des Spiels und anderer Modifikationen des klassischen analytischen Vorgehens diente auch dazu, deren Indikationsbereich auszuweiten. Dennoch bleibt die analytische oder analytisch ausgerichtete Psychotherapie überwiegend auf Patienten aus der Mittelschicht beschränkt, die am ehesten die Fähigkeit zur Selbstreflexion mitbringen.

Bei aller Kritik sollte aber nicht übersehen werden, daß wir gerade auf dem Gebiet der Kindertherapie den psychodynamischen Ansätzen wesentliche Anregungen verdanken. Die Beachtung verdeckter, nicht bewußter Motive, die sich im kindlichen Spiel offenbarenden Konflikte, die Anleitungen zur Gestaltung des therapeutischen Settings und der Beziehung zum Kinde und Jugendlichen, die von Analytikern wie ANNA FREUD, MELANIE KLEIN u. v. a. ins Zentrum ihrer therapeutischen Arbeit gerückt wurden, gehören zum festen Wissensbestand jedes klinisch tätigen Arztes und Psychologen.

Literatur

Abraham, K.: Versuch einer Entwicklungsgeschichte der Libido aufgrund der Psychoanalyse seelischer Störungen. (1924). In: Psychoanalytische Studien zur Charakterbildung, hrsg. von K. Abraham. Fischer, Frankfurt 1969
Ackerknecht, L. K.: Individualpsychologische Kinder- und Jugendpsychotherapie. Reinhardt, München 1982
Adams, E. C.: Das Werk von Erik H. Erikson. In: Psychologie des 20. Jahrhunderts, Bd. III: Freud und die Folgen (II), hrsg. von D. Eicke. Kindler, Zürich 1977 (S. 301)
Anzieu, D.: Analytisches Psychodrama mit Kindern und Jugendlichen. Junfermann, Paderborn 1984
Arnold, W., H. J. Eysenck, R. Meili (Hrsg.): Lexikon der Psychologie, 3 Bde. Herder, Freiburg 1972. Unveränd. Ausgabe: Herder-Taschenbuch, 2. Aufl., Freiburg 1977.
Balint, M.: Primärer Narzißmus und primäre Liebe. Jb. Psychoanal. 1 (1960) 3
Berne, E.: Spiele der Erwachsenen. Rowohlt, Reinbek 1967
Besser, R.: Leben und Werk von Anna Freud. In: Psychologie des 20. Jahrhunderts, Bd. III: Freud und die Folgen (II), hrsg. von D. Eicke. Kindler, Zürich 1977 (S. 130)
Biermann, G. (Hrsg.): Handbuch der Kinderpsychotherapie. Reinhardt, München, Bd. I/1969a, Bd. II/1969b, Bd. III/1976, Bd. IV/1981
Biermann, G.: Zur Geschichte der analytischen Kinderpsychotherapie. In: Handbuch der Kinderpsychotherapie, Bd. I, hrsg. von G. Biermann. Reinhardt, München 1969c (S. 1)
Dieckmann, H., E. Jung: Weiterentwicklung der analytischen (komplexen) Psychologie. In: Psychologie des 20. Jahrhunderts, Bd. III: Freud und die Folgen (II), hrsg. von D. Eicke. Kindler, Zürich 1977 (S. 853)
Dreikurs, R.: Psychologie im Klassenzimmer. Klett, Stuttgart 1973
Dreikurs, R., V. Soltz: Kinder fordern uns heraus. Klett, Stuttgart 1975
Dührssen, A.: Psychogene Erkrankungen bei Kindern und Jugendlichen. Verlag für medizinische Psychologie, Göttingen 1954
Dührssen, A.: Analytische Psychotherapie in Theorie, Praxis und Ergebnissen. Verlag für medizinische Psychologie, Göttingen 1972
Erikson, E. H.: Identität und Lebenszyklus. Suhrkamp, Frankfurt 1976
Ernst, C., N. von Luckner: Stellt die Frühkindheit die Weichen? Eine Kritik an der Lehre von der schicksalshaften Bedeutung erster Erlebnisse. Enke, Stuttgart 1985
Eschenröder, Ch. T.: Hier irrte Freud. Zur Kritik der psychoanalytischen Theorie und Praxis. Urban & Schwarzenberg, München 1984
Fahrig, H.: Dynamische Psychotherapie bei Kindern und Jugendlichen. In: Handbuch der Kinderpsychotherapie, Bd. III, hrsg. von G. Biermann. Reinhardt, München 1976 (S. 230)
Federn, E.: Ich-Psychologische Aspekte in der Psychotherapie von Jugendlichen. In: Handbuch der Kinderpsychotherapie, Bd. III, hrsg. von G. Biermann. Reinhardt, München 1976 (S. 65)
Fenichel, O.: Psychoanalytische Neurosenlehre (1945). Walter-Verlag, Freiburg, Bd. I/1974, Bd. II/1975, Bd. III/1977
Flapan, D., P. B. Neubauer: The Assessment of Early Child Development. Aronson, New York 1975
Fordham, M.: Das Kind als Individuum. Reinhardt, München 1974
Freud, A.: Das Ich und die Abwehrmechanismen. Internationaler Psychoanalytischer Verlag, Wien 1936. 9. Aufl., Fischer, Frankfurt 1977
Freud, A.: Wege und Irrwege in der Kinderentwicklung (Orig. 1965). Huber, Bern u. Klett, Stuttgart 1968
Freud, A.: Einführung in die Technik der Kinderanalyse (1927). Kindler, München 1973
Freud, S.: Analyse der Phobie eines fünfjährigen Knaben (1909). In: Gesammelte Werke, Bd. VII. Imago, London 1946 (S. 243)
Freud, S.: Zur Einführung des Narzißmus (1914). In: Gesammelte Werke, Bd. X. Imago, London 1946 (S. 137)
Freud, S.: Neue Folge der Vorlesungen zur Einführung in die Psychoanalyse (1933). In: Gesammelte Werke, Bd. XV. Imago, London 1946
Freud, S.: Die endliche und die unendliche Analyse (1937). In: Gesammelte Werke, Bd. XVI. Imago, London 1946
Frey-Wehrlin, C. T.: Die analytische (komplexe) Psychologie Jungs. In: Psychologie des 20. Jahrhunderts, Bd. III: Freud und die Folgen (II), hrsg. von D. Eicke. Kindler, 1977
Harris, Th. A.: Ich bin o.k., Du bist o.k. Rowohlt, Reinbek 1975
Hart de Ruyter, Th.: Psychotherapie im Pubertätsalter. In: Handbuch der Kinderpsychotherapie, Bd. I, hrsg. von G. Biermann. Reinhardt, München 1969 (S. 240)
Hartmann, H.: Ich-Psychologie und Anpassungsproblem. Internat. Z. Psychoanal. u. Imago 24 (1939) 62
Hartmann, H.: Ich-Psychologie und Anpassungsproblem. Klett, Stuttgart 1960. 3. Aufl. 1975
Heisterkamp, G.: Psychotherapie als Beziehungsanalyse. Z. Individualpsychol. 8 (1983) H. 2
Hemminger, H.: Kindheit als Schicksal? Rowohlt, Reinbek 1982
Henseler, H.: Die Theorie des Narzißmus. In: Psychologie des 20. Jahrhunderts, Bd. II: Freud und die Folgen (I), hrsg. von D. Eicke. Kindler, Zürich 1976 (S. 459)
Kalff, D. M.: Sandspiel: Seine therapeutische Wirkung auf die Psyche. Rascher, Zürich 1966
Kausen, R.: Die Wirkungen der Individualpsychologie heute. In: Psychologie des 20. Jahrhunderts, Bd. III: Freud und die Folgen (II), hrsg. von D. Eicke. Kindler, Zürich 1977 (S. 643)
Klein, M.: Die Psychoanalyse des Kindes, 2. Aufl. Reinhardt, München 1971
Klein, M.: The psychoanalytic play technique. In: The Therapeutic Use of Child's Play, hrsg. von Ch. Schaefer. Aronson, New York 1976 (S. 125)
Klein, M.: Ein Kind entwickelt sich. Methode und Technik der Kinderpsychoanalyse. Kindler, München 1981
Kohut, H.: Narzißmus. Suhrkamp, Frankfurt 1973
Kos-Robes, M.: Individualpsychologische Kindertherapie. In: Handbuch der Kinderpsychotherapie, Bd. IV, hrsg. von G. Biermann. Reinhardt, München 1981 (S. 194)
Kottwitz, G.: Transaktionsanalytische Familientherapie. In: Psychotherapie mit Kindern, Jugendlichen und Familien, Bd. I, hrsg. von H. Remschmidt. Enke, Stuttgart 1984 (S. 130)
Lebovici, S., R. Diatkine, E. Kestemberg: Bilan de dix ans de pratique psychodramatique chez l'enfant et l'adolescent. Psychiat. Enf. 1 (1958) 63
Leuner, H.: Katathymes Bilderleben. Grundstufe. Einführung in die Psychotherapie mit der Tagtraumtechnik, 3. Aufl. Thieme, Stuttgart 1982
Leuner, H., G. Horn, E. Klessmann (Hrsg.): Katathymes Bilderleben mit Kindern und Jugendlichen, 2. Aufl. Reinhardt, München 1978
Loch, W. (Hrsg.): Die Krankheitslehre der Psychoanalyse, 2. Aufl. Hirzel, Stuttgart 1971
Mahler, M. S.: Symbiose und Individuation. Klett, Stuttgart 1972, 3. Aufl. 1983
Mahler, M. S., F. Pine, A. Bergman: Symbiose und Individuation. Die psychische Geburt des Menschenkindes. Psyche 29 (1975) 609
Rapaport, D.: Die Struktur der psychoanalytischen Theorie. Versuch einer Systematik, 3. Aufl. Klett, Stuttgart 1973
Richter, H. E.: Patient Familie. Rowohlt, Reinbek 1970
Riesenberg, R.: Das Werk von Melanie Klein. In: Psychologie des 20. Jahrhunderts, Bd. III: Freud und die Folgen (II), hrsg. von D. Eicke. Kindler, Zürich 1977 (S. 210)
Scharfman, M. A.: Psychoanalytic treatment. In: Handbook of Treatment of Mental Disorders in Childhood and Adolescence, hrsg. von B. B. Wolman, J. Egan, A. O. Ross. Prentice-Hall, Englewood Cliffs/N. J. 1978 (S. 47)
Schraml, W. J.: Einführung in die Tiefenpsychologie. Klett, Stuttgart 1968

Schultz-Hencke, H.: Der gehemmte Mensch. Entwurf eines Lehrbuches der Neo-Psychoanalyse, 3. Aufl. Thieme, Stuttgart 1969
Schultz-Hencke, H.: Lehrbuch der analytischen Psychotherapie, 2. Aufl. Thieme, Stuttgart 1970
Seithe, A., E. Klessmann, H. Leuner: Katathymes Bilderleben bei Kindern und Jugendlichen. In: Psychotherapie mit Kindern, Jugendlichen und Familien, Bd. I, hrsg. von H. Remschmidt. Enke, Stuttgart 1984 (S. 163)
Sloane, R. B., F. R. Staples, A. H. Cristol, N. Y. Yorkston, K. Whipple: Analytische Psychotherapie und Verhaltenstherapie. Enke, Stuttgart 1981
Spitz, R.: Vom Säugling zum Kleinkind. Klett, Stuttgart 1967
Spitz, R.: Psychotherapie im frühesten Kindesalter. In: Handbuch der Kinderpsychotherapie, Bd. I, hrsg. von G. Biermann. Reinhardt, München 1969 (S. 217)
Waldhorn, H. F.: Heinz Hartmann und die moderne Psychoanalyse. In: Psychologie des 20. Jahrhunderts, Bd. III: Freud und die Folgen (II), hrsg. von D. Eicke. Kindler, Zürich 1977 (S. 182)
Wyss, D.: Die tiefenpsychologischen Schulen von den Anfängen bis zur Gegenwart, 2. Aufl. Vandenhoeck & Ruprecht, Göttingen 1977
Zauner, K., A. Stieber: Klinische Psychotherapie von Jugendlichen. In: Handbuch der Kinderpsychotherapie, Bd. III, hrsg. von G. Biermann. Reinhardt, München 1976 (S. 73)
Zulliger, H.: Bausteine zur Kinderpsychotherapie und Kindertiefenpsychologie, 2. Aufl. Huber, Bern 1966
Zulliger, H.: Die Spaziergang-Behandlung – eine Form des psychotherapeutischen Umgangs mit gefährdeten Jugendlichen. In: Handbuch der Kinderpsychotherapie, Bd. I, hrsg. von G. Biermann. Reinhardt, München 1969 (S. 428)

Interaktionstheoretische Ansätze

Fritz Mattejat

Einleitung: Entwicklungstendenzen in Theorie, Forschung und Praxis

„Unser Ansatz ist interaktionsorientiert, weil wir glauben, daß Persönlichkeit, Charakterstruktur und Verhaltensabweichungen durch die Beziehungen des Individuums zu seinen Mitmenschen geformt werden ..." (JACKSON 1965). Die Einsicht, daß der Mensch nicht isoliert lebt, sondern durch seinen sozialen Kontext bestimmt ist und selbst aktiv auf seine soziale Umgebung einwirkt, ist nicht neu. Gleichwohl war die traditionelle Perspektive bei der Behandlung psychischer Störungen vorwiegend monadisch um das Individuum zentriert. Erst in den letzten 30 Jahren ergab sich eine Perspektivenverschiebung: die Interaktion rückt als Gegenstand der Psychiatrie und klinischen Psychologie zunehmend in den Vordergrund.

Im Rückblick auf frühe Ansätze zu diesem Wandel wird häufig die 1877 erschienene Arbeit von LASÈGUE u. FALRET über die „folie à deux" oder „folie communiquée" genannt. Ein weiterer Markstein in dieser Entwicklung ist die Psychoanalyse FREUDS, der besonders in seiner entwicklungspsychologischen Konzeption explizit auf soziale Konstellationen (z. B. mit dem Begriff der „ödipalen Situation") Bezug nimmt. SULLIVAN, der diese Gedankengänge aus der Psychoanalyse aufgriff und mit sozialpsychologischen Theorien, insbesondere denen von MEAD (1973), verband, kann wohl als einer der ersten Vertreter einer dezidiert interaktionistischen Psychiatrie verstanden werden (s. z. B. SULLIVAN 1953). Seit Ende des 2. Weltkriegs finden sich zunehmend Versuche, das soziale Umfeld, insbesondere die Familie in die Behandlung psychisch Kranker miteinzubeziehen; vielfach sind diese Ansätze unabhängig voneinander entstanden (vgl. hierzu die Übersicht von BRODERICK u. SCHRADER 1980); parallel hierzu ergaben sich Entwicklungen im Bereich der Theorie und Forschung, die mit diesen praktischen Ansätzen konvergieren. Eine breitere Öffentlichkeit fand der interaktionistische Ansatz seit dem Ende der 50er Jahre durch einige einflußreiche Veröffentlichungen, wie z. B. die Arbeit „Toward a theory of schizophrenia" von BATESON u. Mitarb. (1956) oder familientherapeutische Monographien wie z. B. die von ACKERMAN (1958) oder BELL (1961). Wie schon in der Definition von JACKSON deutlich wurde, liegt das Hauptmerkmal des „modernen" Interaktionismus in der Verlagerung von der Betrachtung des Individuums zur Betrachtung der Interaktion, von der Person zu den interpersonalen Beziehungen. Die sozialen, zwischenmenschlichen Prozesse rücken in den Vordergrund; Begriffe wie „Kommunikation" (WATZLAWICK u. Mitarb. 1969), „Transaktion" (MINUCHIN 1977), „Interpersonale Erfahrung" (LAING 1969) markieren diesen Wandel. Der „Ort des pathologischen Geschehens" (MINUCHIN 1977) wird nicht nur im Individuum lokalisiert, neben intrapsychischen Mechanismen rücken interpersonale Prozesse in den Vordergrund: Psychopathologie wird im wesentlichen als Störung des kommunikativen Verhaltens verstanden (RUESCH 1973).

Mit der Akzentverlagerung vom Individuum auf seine sozialen Beziehungen ergibt sich auch eine Veränderung in der Art des Verständnisses: Wenn im individuum-zentrierten Paradigma monadische Einheiten betrachtet werden, so wird jetzt in Begriffen interagierender Systeme gedacht. Durch die Rezeption der „Integrationswissenschaften" (Systemtheorie, Informationstheorie, Kybernetik, Regelungstheorie, Entscheidungstheorie, Automatentheorie, Theorie der Algorithmen, formale Sprachtheorie, Theorie der Modelle, Theorie der Informationsverarbeitung; vgl. ZEMANEK 1968, S. 22) steht ein neues Begriffssystem zur Analyse interpersonaler Strukturen und Prozesse zur Verfügung (s. z.B. BERTALANFFY 1969; LASZLO u. Mitarb. 1974). Ihr Grundbegriff „System" nimmt auch im klinischen Bereich eine zentrale Stelle ein; daneben fanden Begriffe wie z.B. „Regelung", „Informationsübertragung", „Homöostase" ein fruchtbares Anwendungsfeld. Wesentliches Charakteristikum eines systemtheoretisch-kybernetischen Vorgehens ist dabei der ganzheitlich-integrative Ansatz, der stärker auf die Organisation und Dynamik des Systems als auf seine physikalischen Teile abzielt. Hier kann auch die innere Verbindung zwischen der sozialpsychologischen und der systemtheoretischen Perspektive aufgezeigt werden: Bei der Untersuchung organisierter Ganzheiten und der in ihnen wirksamen Steuerungs-, Regelungs- und Organisationsprinzipien steht die Frage der Übertragung von Materie, Energie und Information und damit die Untersuchung kommunikativer Prozesse im Vordergrund.

Die Entwicklung des interaktionalen und systemischen Ansatzes in der Psychiatrie und klinischen Psychologie schließlich repräsentiert einen allgemeinen Entwicklungstrend, der in vielen Wissenschaften beobachtbar ist und bis in erkenntnistheoretische und philosophische Grundprobleme zurückverfolgt werden kann. Mit der Systemtheorie verbindet sich ein Wandel erkenntnistheoretischer Grundauffassungen von linear-kausalen Zusammenhangvorstellungen hin zur Betrachtung von Ganzheiten, in denen sich die Teilsysteme wechselseitig beeinflussen; die Betonung des interaktionalen Aspekts findet in der Existenzphilosophie und Phänomenologie, speziell in der dialogischen Philosophie BUBERS (1984; vgl. auch STADTER 1973), ihren Hintergrund, die analytische Philosophie rückte das Problem der Sprache und der Kommunikation ins Zentrum der Betrachtung (s. z.B. WITTGENSTEIN 1971).

In der Kinderpsychiatrie findet der interaktionale Ansatz seine praktische Realisation primär durch eine *familienorientierte Betrachtung* psychischer Störungen bei Kindern und seine entsprechende therapeutische Umsetzung in der *Familientherapie*. Aber auch die neueren Ansätze zu einer gemeindenahen psychiatrischen Versorgung stützen sich auf einen interaktions- und systemtheoretischen Hintergrund. Wie die Kinderpsychiatrie, so orientieren sich auch andere klinische Berufsfelder, wie z.B. Erziehungsberatung, Sozialpsychiatrie, Sozialarbeit und Ehetherapie, zunehmend an interaktionstheoretischen Modellen.

Eine umfassende Darstellung interaktionsorientierter Ansätze und ihrer wissenschaftlichen Grundlagen ist im vorgegebenen Rahmen auch nicht annähernd möglich; hierzu wird auf die vorliegenden Einführungen, Übersichtsreferate und Handbücher zu diesem Bereich verwiesen (Einführungen: SPERLING 1979; KAUFMANN 1975; KAPUSTE u. GIESSEN 1974; REITER 1978. Handbücher: GURMAN u. KNISKERN 1980; SAGER u. KAPLAN 1973; RICHTER u. Mitarb. 1976. Grundlagen: GRAUMANN 1972; MATTEJAT u. BRUMM 1977; MATTEJAT 1980; HASSAN 1977; JACOB 1975; DOANE 1978; REMSCHMIDT 1980).

Vielmehr sollen die zwei Hauptaspekte des interaktionalen Ansatzes exemplarisch beleuchtet werden:
– Die Verlagerung der Betrachtungsweise vom Individuum hin auf die interpersonalen Prozesse wird durch die Darstellung der Double-bind-Theorie von BATESON und anderen verdeutlicht;
– die Anwendung des Systemgedankens in der Kinderpsychiatrie wird am Beispiel der „strukturellen Familientherapie" von MINUCHIN aufgezeigt.

Der Aspekt „interpersonale Kommunikation": Die Double-bind-Theorie von Bateson und Mitarbeitern

Der theoretische Ansatz

Das bekannteste und geradezu prototypische Beispiel für eine interaktionstheoretische Interpretation psychischer Störungen ist die von BATESON und seinen Mitarbeitern entwickelte „Double-bind-Theorie" der Schizophrenie. Ihre Publikation im Jahre 1956 („Toward a Theory of Schizophrenia") inspirierte eine schnell wachsende Zahl von theoretischen und empirischen Untersuchungen zu diesem Thema.

Kernpunkt dieser – zum damaligen Zeitpunkt aufsehenerregenden – Arbeit ist die Hypothese, daß die Schizophrenie „im wesentlichen ein Ergebnis der Interaktion in der Familie ist" (BATESON u. Mitarb. 1956; zit. n. BATESON u. Mitarb. 1969, S. 15). Die Schizophrenie wird als Ergebnis eines bestimmten, in der Familie häufig wiederkehrenden Kommunikationsmusters, des „Double bind" (im Deutschen mit „Doppelbindung" oder „Beziehungsfalle" wiedergegeben) dargestellt.

„Ein junger Mann, der sich von einem akuten schizophrenen Schub ziemlich gut erholt hatte, erhielt im Hospital Besuch von seiner Mutter. Er freute sich, sie zu sehen, und legte ihr impulsiv seinen Arm um die Schulter, worauf sie erstarrte.
Er zog seinen Arm zurück, und sie fragte: „Liebst du mich nicht mehr?" Er wurde rot, und sie sagte: „Lieber, du mußt nicht so leicht verlegen werden und Angst vor deinen Gefühlen haben."
Der Patient war danach nicht in der Lage, länger als ein paar Minuten mit ihr zu verbringen ..." (BATESON u. Mitarb. 1969, S. 29).

Die Autoren nehmen an, daß der schizophrene Patient in seiner Familie häufig solchen Situationen ausgesetzt ist, in denen ihm gleichzeitig, innerhalb einer Kommunikation, zwei unterschiedliche Botschaften mitgeteilt werden:
– feindseliges Verhalten oder Rückzug, wenn sich das Kind nähert, und

– Annäherung, wenn das Kind auf den Rückzug reagiert; durch dieses Annäherungsverhalten wird der eigene Rückzug verleugnet.

Die schizophrene Double-bind-Situation ist genauer durch die folgenden sechs „Elemente" charakterisiert (vgl. BATESON u. Mitarb. 1969, S. 16 ff.): In einer Beziehung zwischen zwei oder mehreren Personen (1) wiederholt sich (2) häufig ein Kommunikationsmuster, bei dem eine der Personen gleichzeitig mit drei Aufforderungen konfrontiert wird:
– Ein primäres Gebot (3).
  Dieses Gebot hat die Form „Tu das nicht, sonst wirst du bestraft", oder „Tu das, sonst wirst du bestraft."
– Ein sekundäres Gebot, das mit dem ersten Gebot auf einer abstrakteren Ebene in Konflikt gerät und auch über Strafen durchgesetzt wird (4). Dieses Gebot wird häufig nonverbal übermittelt. Es kann z. B. die Form „Betrachte das nicht als Strafandrohung" oder „Unterwirf dich nicht meinen Geboten" annehmen.
– Ein tertiäres Gebot, das dem „Opfer" untersagt, das Feld zu räumen (5). Bei einem Kind ist diese Bedingung ohnehin erfüllt, da es auf seine Eltern angewiesen ist und der Interaktion mit ihnen nicht entfliehen kann.

Wenn die Interaktionsteilnehmer habituell auf eine solche Kommunikationsstruktur eingestellt sind, kann jeder Teil der Double-bind-Sequenz ausreichen, um sie in Verwirrung zu stürzen. Nach der ursprünglichen Formulierung der Double-bind-Hypothese ist der Schizophrene das „Opfer" solcher Interaktionen. Schizophrenes Verhalten ist in einem gewissen Sinne diesen Double-bind-Situationen angepaßt.

Weiterentwicklungen

Der Double-bind-Begriff

Die empirische Forschung konnte die Hypothese in dieser Form nicht bestätigen. Sie zeigte vielmehr, daß das Double-bind-Konzept nicht *direkt* in empirische Fragestellungen umgesetzt werden kann (vgl. OLSON 1971; ABELES 1976). Es wurden z. B. einzelne Elemente aus der „Liste der notwendigen Bestandteile" herausgegriffen und in ihren Auswirkungen überprüft, oder „Double-bind" wurde in operationale Begriffe wie „mittlere Ambivalenz der Botschaften", „Annäherungs-Vermeidungs-Konflikt" oder „Widerspruch zwischen der nonverbalen und verbalen Kommunikationsebene" übersetzt. Dabei wird aber ein entscheidender Aspekt des Double-bind-Konzeptes aufgegeben: Doppelbindung ist ein *komplexes Konzept*, erst mit dem Zusammentreten aller Aspekte ist das Eigentliche des Double bind gegeben (Übersummativität). Durch die verwendeten Beispiele wurde ein weiteres grundlegendes Mißverständnis nahegelegt. Es konnte der Eindruck entstehen, daß die Doppelbindung ein direkt identifizierbares Ereignis sei (vgl. hierzu SLUZKI u. RANSOM 1976, S. 161). Die pathogene Doppelbindung ist aber kein einzelnes Ereignis und auch keine Aufsummierung einzelner Ereignisse, sondern eine den Einzelereignissen zugrundeliegende Struktur.

In der *reifizierenden Interpretation* des Double-bind-Konzeptes (Vernachlässigung des Komplexitäts- und Abstraktionsgrades) gehen seine entscheidenden Vorteile verloren. Mit dem Begriff „Double bind" ist primär eine neue Betrachtungsweise psychischer Störungen, eine neue Sprache oder Epistemologie (s. hierzu BATESON 1966; WEAKLAND 1974) eingeführt, erst in zweiter Linie eine spezifische, empirisch zu überprüfende Theorie. Die „neue Sprache" besteht darin, daß in methodologischer Hinsicht der Suche nach linearen ätiologischen Bedingungszusammenhängen (Was ist die Ursache für die psychische Störung X?) die Untersuchung zirkulärer Strukturen (In welchem Wechselwirkungszusammenhang steht die psychische Störung X?) gegenübergestellt wird. In inhaltlicher Hinsicht wird gegenüber der Betrachtung biologischer oder intrapsychischer Strukturen die Bedeutung des interaktionalen Kontextes psychischer Störungen in den Vordergrund gerückt.

Durch die Aufdeckung solcher Mißverständnisse aber konnten die entscheidenden Momente einer Double-bind-Situation – so wie sie auch schon in den ersten Veröffentlichungen angesprochen sind (s. BATESON 1969, S. 19) – deutlicher herausgearbeitet werden (s. hierzu SLUZKI u. Mitarb. 1976, S. 219–236; ABELES 1976).

(1) *Paradoxe Aufforderung*

Die paradoxe Aufforderung („paradoxical injunction") ist als wesentliches Moment des Double bind gegenüber dem einfachen Widerspruch und damit auch gegenüber den genannten Operationalisierungen abzuheben.

Ein wichtiger Ausgangspunkt für die Entwicklung der Kommunikationstheorie der BATESON-Arbeitsgruppe war die Rezeption der logischen Typentheorie von RUSSEL u. WHITEHEAD (1910), in der u. a. logische Paradoxien wie die des vielzitierten Lügners von Kreta untersucht wurden. Die Äußerung des Kreters „Ich lüge" ist logisch paradox. Denn wenn er die Wahrheit sagt, so lügt er, und wenn er lügt, so spricht er die Wahrheit. In Abhebung vom einfachen Widerspruch besteht das Charakteristikum der Paradoxie darin, daß der Widerspruch zwischen zwei unterschiedlichen logischen Ebenen besteht. Dies macht auch ihren verwirrenden Charakter aus.

Für den klinischen Bereich der Kommunikationstheorie sind weniger kognitive Äußerungen wie die des Lügners von Kreta, sonder paradoxe *Aufforderungen* von besonderer Bedeutung, etwa eine Aufforderung der Art:

| Bitte lesen Sie diese Zeile nicht. |

Die Bitte kann nicht befolgt werden, denn sobald der Leser die Bitte kennt, ist er nicht mehr in der Lage, sie zu befolgen. Solche kommunikativen Paradoxien spiegeln dem Leser bzw. Hörer Wahlmöglichkeiten vor, die er gar nicht hat. Klinisch-psychologische Beispiele hierfür sind paradoxe Aufforderungen wie „Sei unabhängig" oder „Sei spontan". Der Angesprochene hat auch bei diesen Aufforderungen keine Wahl. Dies ist der entscheidende Unterschied zum einfachen kommunikativen Widerspruch, in dem durchaus eine Wahlmöglichkeit besteht. Die paradoxe Aufforderung bietet nur die Illusion einer Wahl, und jede Reaktion auf sie bindet umgekehrt wieder den ersten Sprecher in der Beziehungsfalle. Die Paradoxie kann eine andauernde Oszillation zwischen nicht existenten Alternativen in Gang setzen. Darin besteht ihr lähmender und pathogenetisch relevanter Aspekt.

(2) *Verstrickung*
Auf paradoxe Aufforderungen vom „Sei-spontan"-Typus sind Antworten wie „Ja, ich werde es versuchen" oder „Nein, das fällt mir nicht ein" vorstellbar. Der Angesprochene kann auch versuchen, in seinen Handlungen die Aufforderung nach Möglichkeit zu befolgen oder einfach passiven Widerstand leisten. Keine dieser Reaktionen führt aus der Doppelbindung heraus. Die Reaktionen sind selbst genauso paradox wie die Aufforderung. Ein Versprechen, etwas zu versuchen, was man überhaupt nicht versuchen kann, ist selbst wieder paradox. Die Interaktionspartner verwickeln sich in einen unlösbaren Teufelskreis.
Die Lösung eines solchen Problems besteht darin, aus dem Teufelskreis, dem paradoxen Setting, herauszutreten, auf eine andere „Ebene" der Interaktion überzuwechseln. WATZLAWICK u. Mitarb. (1974) nennen dies eine „Lösung zweiter Ordnung" in Abhebung von den „Pseudolösungen" oder „Lösungen erster Ordnung", die das Verhalten innerhalb des paradoxen Musters charakterisieren. Die Lösungen zweiter Ordnung beziehen sich nicht mehr auf das Problem, so wie es ursprünglich definiert wurde (z.B. die mangelnde Spontaneität oder die Unfähigkeit, bestimmte Gefühle zu empfinden), sondern auf die Pseudolösungen (z.B. den Versuch, spontan zu sein, oder den Versuch, ein bestimmtes Gefühl zu empfinden). So wird das Problem umdefiniert und damit einer wirklichen Lösung zugänglich gemacht.
Psychopathologisch relevant ist eine paradoxe Situation dann, wenn die beteiligten Personen sich in ihr verstricken und keine Auswegmöglichkeit mehr finden, d.h. nicht in der Lage sind, die Interaktionsebene zu wechseln. Eine Einschränkung der Kommunikations- oder Handlungsmöglichkeiten wie z.B. die Unfähigkeit zur Metakommunikation oder zu „systemüberschreitenden Handlungen" oder das Verbot von solchen Metakommunikationen oder Handlungen können eine solche ausweglose Situation schaffen.

(3) *Beziehung*
Zu den beiden genannten wesentlichen Aspekten einer Double-bind-Struktur wird als dritter und *pathogenetisch entscheidender* Aspekt die Beziehung zwischen den Interaktionspartnern angegeben. Ausweglosen kommunikativen Paradoxien wird erst dann eine wirklich pathogene Bedeutung zugeschrieben, wenn eine hinreichend enge Beziehung zwischen den Interagierenden vorhanden ist und die Interaktionen damit für die Beteiligten eine entsprechend gewichtige Bedeutung haben. Dies gilt insbesondere für solche Interaktionen, in denen ein Teilnehmer von den anderen Interaktionspartnern abhängig ist, so wie dies bei Kindern gegenüber ihren Eltern der Fall ist.

Die Double-bind-Hypothese und ihre empirische Fundierung

Mit der Präzisierung dessen, was unter einer Double-bind-Struktur zu verstehen ist, wurde auch die Hypothese über den pathogenen Charakter dieser Struktur diskutiert und modifiziert. Die Double-bind-Hypothese der Schizophrenie, so wie sie heute formuliert werden kann (s. ABELES 1976, S. 120f.), besagt, daß dort, wo eine intensive lebensbedeutsame interpersonale Beziehung durch eine ausweglose paradoxe Interaktionsstruktur charakterisiert ist, schizophrenes Verhalten resultiert. Es ist zu beachten, daß diese Hypothese nichts über die Entstehung von Double-bind-Strukturen aussagt. Sie charakterisiert zirkulär-kausale Zusammenhänge, ihre Überprüfung kann deshalb auch keine Antworten auf (linear-)ätiologische Fragestellungen geben.
Selbst in dieser Form wird die Double-bind-Hypothese der Schizophrenie nur noch sehr zurückhaltend vertreten. Die Diskussion und Anwendung des Konzeptes zeigte, daß der Zusammenhang zwischen Double-bind-Situationen und Schizophrenie nicht spezifisch ist; Double bind oder ähnliche Kommunikationsmuster wurden auch bei einer großen Zahl anderer psychischer Störungen beschrieben (vgl. etwa SLUZKI u. VERON 1971; WATZLAWICK u. Mitarb. 1969, 1974) und in einigen empirischen Untersuchungen auch nachgewiesen (vgl. etwa SOIJT 1969, 1971). Darüber hinaus gibt es kaum Interaktions- und Beziehungsformen, bei denen nicht schon „Double binds" gefunden worden wären (s. ANGERMEYER 1978, S. 110). Wenn man dabei von unzulässigen und inadäquaten Verwendungen absieht, die bei der geradezu inflationären Verwendung des Begriffs nicht selten sind, so bleibt doch das Resultat, daß auch in alltäglichen „normalen" Interaktionen häufig paradoxe Strukturen und auch Double-bind-Situationen erkennbar sind. Paradoxe Kommunikationen und Double-bind-Situationen sind ein universelles und ubiquitäres Phänomen menschlicher Kommunikation (s. WYNNE 1976).

Was aber bleibt nach einer solchen Ausweitung noch von der Double-bind-Hypothese bestehen? Welche klinische Relevanz hat sie dann überhaupt noch? Wenn Double-bind-Situationen nicht nur bei der Schizophrenie, sondern auch im Kontext anderer psychischer Störungen und sogar in der „normalen" Kommunikation gefunden werden, so bedeutet das noch nicht, daß die Hypothese dadurch wertlos wird; wohl aber wird die Notwendigkeit zu einer Präzisierung und Differenzierung der Hypothesenbildung deutlich.

Ein Ansatz, der in diese Richtung geht, läßt sich aus der empirischen Forschung ableiten: Die vorliegenden Ergebnisse deuten darauf hin, daß Double-bind-Strukturen und verwandte Kommunikationsstörungen bei Familien mit psychotischen Kindern oder Jugendlichen am deutlichsten ausgeprägt sind, „normale" Familien zeigen diese Kommunikationsmuster am wenigsten, Familien mit psychisch gestörten Kindern (nicht schizophrene) liegen zwischen diesen beiden Extremen (s. hierzu MATTEJAT 1980; HASSAN 1974; SOIJT 1969, 1971). Diese Ergebnisse legen die Hypothese einer graduellen Abstufung der Häufigkeit und der Intensität von Double-bind-Mustern je nach Familientyp nahe.

In der kasuistischen Literatur lassen sich weitere, eher qualitative Hinweise zur Hypothesenbildung finden, die mit den empirischen Ergebnissen in Einklang stehen: Bei neurotischen Störungen scheinen die familiären Double binds thematisch oder situativ umgrenzt zu sein, bei psychotischen Störungen eher allgemein (s. WATZLAWICK u. Mitarb. 1969). Wenn man wie WYNNE (1976) annimmt, daß Double-bind-Situationen auch bei normalen Familien immer wieder auftreten, so nimmt die Frage eine andere Wendung: Sind die Familienmitglieder in der Lage, sich aus der Verstrickung in Double-bind-Situationen zu lösen und ein neues Familiengleichgewicht zu finden, oder führen alle Lösungsversuche immer tiefer in die Verstrickung und Desorientierung? Wie gehen die Familienmitglieder mit Schwellensituationen und den darin auftretenden Double binds um? Pathogen wäre nach einer solchen Auffassung die Unfähigkeit der Familie, sich aus einer temporären Double-bind-Situation herauszulösen. Eine solche Interpretation, die das kreative Potential und die Möglichkeiten zur Weiterentwicklung einer Familie hervorhebt, steht auch therapeutischen Überlegungen, die sich an das Double-bind-Konzept anschließen, nahe.

Zur Anwendung der Double-bind-Theorie in der klinischen Praxis

Im Double-bind-Konzept sind seine therapeutischen Anwendungen schon vorgezeichnet: Die Verstrickung in die Paradoxie kann durch einen Wechsel auf eine andere Systemebene aufgelöst werden (s. o.). Die Aufgabe der Therapie ist es, diesen Ebenenwechsel, den „Sprung" in ein neues System (vgl. RABKIN 1976), zu ermöglichen. Eine hierzu häufig verwendete Vorgehensweise ist die des „Gegenparadoxons" (SELVINI-PALAZZOLI u. Mitarb. 1977). Der pathogenen wird eine therapeutische Paradoxie entgegengesetzt. Die Patienten werden dabei in der Therapie in eine Double-bind-ähnliche Situation gebracht, die ihnen eine Aufrechterhaltung ihres vitiösen Interaktionszirkels unmöglich machen soll (zu einer präzisen Beschreibung des „therapeutischen Double-bind" s. WATZLAWICK u. Mitarb. 1969, S. 225).

„Ein Ehepaar findet sich dauernd in Zwiste verwickelt. Statt seine Aufmerksamkeit auf die Analyse ihrer Konflikte und deren Entstehung in der Vergangenheit zu konzentrieren, deutet der Therapeut ihre Streitereien um, indem er den Ehepartnern erklärt, daß sie sich in Wirklichkeit tief lieben, denn, um so zu streiten, wie sie es tun, müssen sie sehr eng und ausschließlich aufeinander bezogen sein. Die Absurdität (um nicht zu sagen Lächerlichkeit) dieser Deutung fordert die Partner dazu heraus, dem Therapeuten zu beweisen, wie wenig er sie versteht. Damit aber beziehen sie nicht nur zum ersten Mal gemeinsam Stellung gegen die Umwelt (und sind sich also wenigstens in *einem* Punkt einig, was bereits eine wesentliche Änderung ihrer Beziehung bedeuten kann), sondern der Gegenbeweis zur Deutung des Therapeuten läßt sich am besten dadurch liefern, daß sie weniger streiten. Sobald sie aber weniger streiten (um zu beweisen, daß sie sich im Sinne der Deutung nicht lieben), bemerken sie, daß sie viel besser miteinander auskommen" (WATZLAWICK u. Mitarb. 1969, S. 236).

Eine alternative Möglichkeit zu dieser *paradoxen Umdeutung* (kognitive Interventionsebene) ist die *paradoxe Verschreibung* (Intervention bezogen auf die Handlungsebene). Die Ehepartner könnten z. B. vom Therapeuten die Aufgabe bekommen, zu ganz bestimmten Tageszeiten heftig zu streiten. Der Therapeut bindet die Patienten durch eine solche Intervention in eine „Sei-spontan-Paradoxie" (s. o.): Sie sollen eine Interaktion, in die sie nur „hineingeraten" können, nun gezielt anstreben. Ihr „Scheitern" hierbei kann ein Ansatz zur Auflösung des Streitzirkels sein; die Symptomverschreibung bietet neue Erfahrungsmöglichkeiten, sie öffnet Möglichkeiten zur Änderung des Interaktionssystems.

Dieselben Techniken sind auch im kinder- und jugendpsychiatrischen Bereich anwendbar, das angeführte Beispiel kann auch auf den Fall aggressiver Auseinandersetzung zwischen Eltern und Jugendlichen angewandt werden. Paradoxe Umdeutungen oder Verschreibungen können auch bei anderen kinderpsychiatrischen Problemen eingesetzt werden, wie z. B. beim Interaktionszirkel zwischen elterlichem Mißtrauen und elterlichen Kontrollen auf der einen Seite und kindlichen dissozialen Verhaltensweisen wie Stehlen und Lügen auf der anderen Seite oder bei einem Interaktionszirkel zwischen elterlicher Fürsorge und Stützung und ängstlichem Rückzug auf der Seite des Kindes (vgl. WATZLAWICK u. Mitarb., 1974, S. 142ff.). Auch bei schweren kinder- und jugendpsychiatrischen

Störungen wie z. B. der Anorexie haben sich solche Interventionsmethoden in der Praxis bewährt (s. SELVINI-PALAZZOLI u. Mitarb., 1977).

Das Setting für solche kommunikationstheoretisch orientierten Erziehungstechniken kann sehr unterschiedlich sein. Häufig können schon Umdeutungen in Elternberatungsgesprächen positive Entwicklungen anstoßen, vielfach sind aber auch komplizierte und aufwendige familientherapeutische Maßnahmen erforderlich.

Die hier skizzierten Techniken sind keineswegs prinzipiell neu. FRANKLS „paradoxe Intention" beruht auf ähnlichen Überlegungen (FRANKL 1960); bei den unterschiedlichsten therapeutischen Vorgehensweisen sind ähnliche Double-bind-Muster identifizierbar (s. z.B. HALEY 1973; TSCHEULIN 1975). Das Double-bind-Konzept verdeutlicht die Struktur dieser Interventionstechniken und stellt sie in den Rahmen einer psychopathologischen Theorie.

Der Aspekt „interpersonales System": Die Familientheorie von Minuchin

Die Familie als System

Anwendung des Systembegriffs auf die Familie

Die Familientheorie MINUCHINS (s. MINUCHIN 1977) begreift die Familie als System, d. h. als eine komplexe, in sich in mehrere Komponenten strukturierte und nach außen hin abgrenzbare Einheit. (Zu einer genaueren Darstellung der Anwendung der Systemtheorie auf soziale Systeme siehe LASZLO u. Mitarb. 1974.) Die einzelnen Systemteile zusammen mit ihrer Wechselwirkung untereinander konstituieren ein dynamisches System. Das Familiensystem ergibt sich aus den Interaktionen der einzelnen Familienmitglieder. Wiederholte Transaktionen (MINUCHIN verwendet diese Bezeichnung anstelle des im allgemeinen häufiger gebrauchten Begriffs „Interaktion") führen zu transaktionalen Mustern; die transaktionalen Muster wiederum konstituieren das Familiensystem. Umgekehrt ist die Aufrechterhaltung eines bestimmten Familiensystems davon abhängig, ob die in der Familie auftretenden Transaktionen und Transaktionsmuster das System stützen.

Beispiel:

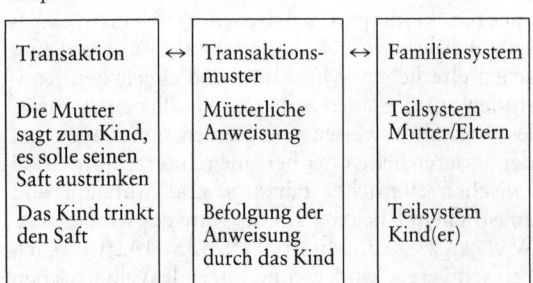

Transaktion	↔	Transaktionsmuster	↔	Familiensystem
Die Mutter sagt zum Kind, es solle seinen Saft austrinken		Mütterliche Anweisung		Teilsystem Mutter/Eltern
Das Kind trinkt den Saft		Befolgung der Anweisung durch das Kind		Teilsystem Kind(er)

Struktur des Familiensystems

Ein System kann durch seine innere Differenzierung und Strukturierung und durch seine Abgrenzung nach außen hin beschrieben werden. Der Systembegriff ist eng verbunden mit dem Begriff der Ordnung (Information) oder Struktur. Die Existenz eines Systems ist abhängig vom Vorliegen einer Struktur.

Eine funktionsfähige Familie kann nur existieren, wenn eine klare Abgrenzung nach außen hin existiert (äußere Grenzen des Systems) und die Familie in sich deutlich strukturiert ist (innere Grenzen des Systems). Die inneren Grenzen differenzieren das System in einzelne Subsysteme. Als wichtigste Subsysteme der Familie nennt MINUCHIN (1977)
– das eheliche Subsystem,
– das elterliche Subsystem und
– das geschwisterliche Subsystem.

Von großer Bedeutsamkeit ist auch die Abgrenzung der einzelnen Individuen voneinander. Durch die Grenzen wird die Differenzierung des Systems, insbesondere die Differenzierung der Funktionen und Aufgaben, die in der Familie zu erfüllen sind, hergestellt und aufrechterhalten. Mit dieser Differenzierung ist insbesondere auch eine *hierarchische Strukturierung* der Familie gegeben.

Eine Familie kann nur funktionieren, und die einzelnen Individuen können sich in der Familie nur entwickeln, wenn die Grenzen nicht verwischt, sondern deutlich sind. Umgekehrt behindern zu starre Abgrenzungen die Anpassungsfähigkeit der Familie:

Starre Grenzen   Klare Grenzen   Diffuse Grenzen
←――――――――――――――――――――――――――――――――→
Loslösung   Verstrickung
(nach *Minuchin* 1977, S. 74)

Die Entwicklung der psychischen Struktur des Kindes ist direkt von diesen familiären Abgrenzungen abhängig:

„Das Gefühl des Abgetrenntseins und der individuellen Existenz entwickelt sich durch die Beteiligung an unterschiedlichen familialen Subsystemen in unterschiedlichen familialen Kontexten und durch die Beteiligung an extrafamilialen Gruppen. Gleichzeitig mit dem Prozeß, durch den das Kind und die Familie zusammenwachsen, markiert die Anpassung der Familie an die Bedürfnisse des Kindes gewisse autonome Bereiche, die das Kind als Abgetrenntsein empfindet. Für das betreffende einzelne Kind wird ein psychologisches und transaktionales Territorium abgesteckt" (MINUCHIN 1977, S. 66).

Den Zusammenhang zwischen der Art der Familienstruktur und psychischen Störungen bei Kindern oder Jugendlichen charakterisiert MINUCHIN folgendermaßen:

„Ein stark verstricktes Subsystem aus Mutter und Kindern kann beispielsweise den Vater ganz ausschließen, der sich dann in extremem Ausmaß löst. Die daraus resultierende Untergrabung der Unabhängigkeit der Kinder kann eine bedeutsame Rolle bei der Entstehung von Symptomen spielen. Mitglieder verstrickter Subsysteme oder verstrickter Familien sind insofern beeinträchtigt, als das stark ausgeprägte Zugehörigkeitsgefühl ihre Autonomie beschneidet. Die mangelnde Differenzierung innerhalb des Subsystems ist der autonomen Erkundung und Bewältigung von Problemen hinderlich. Besonders bei Kindern werden dadurch die kognitiv-affektiven Fähigkeiten beschnitten. Mitglieder „losgelöster" Subsysteme oder Familien können dagegen autonom funktionieren, aber ihr Bewußtsein der eigenen Unabhängigkeit ist nicht im Lot; ihre Loyalität und ihr Zugehörigkeitsgefühl sind schlecht ausgebildet; die Interdependenz wird von ihnen nicht erkannt und nicht genutzt; sie können nicht um Unterstützung bitten, wenn sie nötig ist" (MINUCHIN 1977, S. 75).

Dynamik des Familiensystems

In der Forderung nach klaren Grenzen ist bereits die Dynamik des Familiensystems angesprochen:

- Das Familiensystem ist *homöostatisch*, es erhält sich selbst aufrecht (problematische Extremform: starre Grenze),
- gleichzeitig ist das System *adaptiv*, es muß sich wechselnden inneren und äußeren Bedingungen anpassen und sich damit verändern (problematische Extremform: diffuse Grenzen).

Die Familiendynamik, d. h. die Entwicklung und Veränderung der Familie, ist bezogen auf die Familienfunktionen. In der sich rasch verändernden westlichen Gesellschaft werden dem einzelnen Individuum in der Familie die grundlegendsten psychosozialen Fähigkeiten und Fertigkeiten vermittelt. Die Familie hat nach MINUCHIN zwei Funktionsbereiche:

- Nach innen gerichtet: psychosozialer Schutz der Familienmitglieder.
- Nach außen gerichtet: Anpassung der Individuen an die jeweiligen gesellschaftlichen Bedingungen.

Die Erfüllung dieser Familienfunktionen ist abhängig von der Aufrechterhaltung und der Anpassungsfähigkeit der Familie. Aufrechterhaltung und Anpassung bedingen sich gegenseitig. Ein starres Festhalten an einer bestimmten Familienstruktur erschwert Anpassungsprozesse; je weniger das Familiensystem in der Lage ist, sich an die wechselnden Bedingungen anzupassen, um so instabiler wird es und um so stärker ist seine Existenz gefährdet. Das System wird zunehmend dysfunktional. Homöostatische und adaptive Regulationsprozesse werden insbesondere in Belastungssituationen erforderlich. MINUCHIN unterscheidet:

- Belastungen der Familie durch extrafamiliäre Kräfte.
  Beispiele: Berufliche Belastungen eines Familienmitgliedes, z. B. des Vaters am Arbeitsplatz; Veränderung des Wohnortes der Familie.
- Belastungen der Familie in Übergangsstadien.
  Beispiel: Geburt eines Kindes; Einschulung eines Kindes; Eintritt eines Kindes in die Pubertät; Tod, Trennung oder Scheidung.
- Belastungen der Familie durch spezifische Faktoren.
  Beispiel: Familie mit einem körperbehinderten Kind.

Ist ein Familiensystem nicht in der Lage, sich solchen Situationen flexibel anzupassen und eine stabile Familienstruktur zu bewahren, so kommt es zu Dysfunktionalitäten und pathologischen Prozessen.

Interpersonale Prozesse in der Familie

Struktur und Dynamik des Familiensystems ist Ergebnis der in der Familie stattfindenden Transaktionen. Die familiären Transaktionsmuster konstituieren das System, in den Transaktionsstilen werden die homöostatischen und adaptiven Familienfunktionen realisiert.

MINUCHIN berücksichtigt insbesondere die interpersonalen Prozesse:

- *Konflikt* zwischen zwei oder mehreren Personen und der Prozeß der Umleitung (Verschiebung) eines interpersonalen Konfliktes auf ein anderes „Schlachtfeld",
- *Koalition* zwischen zwei oder mehreren Individuen gegen ein oder mehrere andere Familienmitglieder und
- *Engagement* zwischen zwei oder mehreren Familienmitgliedern. Klinisch bedeutsam sind hier besonders Formen des Überengagements oder Unterengagements zwischen einzelnen Familienmitgliedern.

Zur Darstellung von Familiensituationen verwendet er häufig eine grafische Darstellung seines begrifflichen Systems mit folgenden Symbolen:

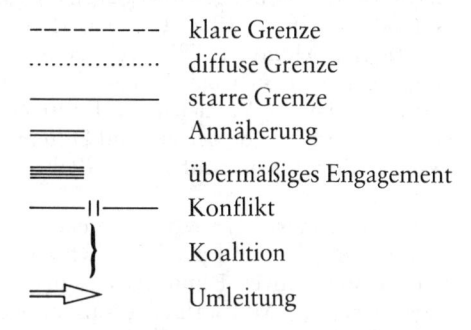

‒ ‒ ‒ ‒ ‒ ‒ ‒ ‒	klare Grenze
················	diffuse Grenze
────────	starre Grenze
════════	Annäherung
≡≡≡≡≡≡≡	übermäßiges Engagement
───‖───	Konflikt
}	Koalition
⇒	Umleitung

(aus *S. Minuchin:* Familie und Familientherapie. Lambertus, Freiburg 1977, S. 73)

Wie weiter unten an einem Beispiel gezeigt wird, können durch diese Schematisierung familiendiagnostische Aussagen prägnant dargestellt werden.

Empirische Untersuchungen zum systemtheoretischen Familienkonzept

In den empirischen Untersuchungen zur systemischen Familientheorie kann es genausowenig wie bei der Double-bind-Theorie darum gehen, die Theorie insgesamt auf ihre Richtigkeit hin zu überprüfen (zu „verifizieren" oder „falsifizieren"). Es handelt sich vielmehr um ein komplexes System, das eine ganze Reihe von möglichen Hypothesen zuläßt, für die wiederum die unterschiedlichsten Operationalisierungen denkbar sind. Durch die Untersuchung einzelner Aspekte jedoch konnte die bisherige Forschung bereits Hinweise zur klinischen Fruchtbarkeit und Validität des Ansatzes liefern.

Die differenzierte Beschreibung der zentralen Dimension „Verstrickung" versus „Loslösung" ergab sich aus einer empirischen Untersuchung, in der Familien mit dissozial verhaltensgestörten Kindern mit „normalen" Familien verglichen wurden (Beobachtung und Einschätzung der Familieninteraktion; s. MINUCHIN u. Mitarb. 1967). Die „Problemfamilien" wurden familientherapeutisch betreut, nach der Familientherapie wurden diese Familien noch einmal mit denselben strukturierten Interaktionsaufgaben untersucht. MINUCHIN u. Mitarb. (1967) interpretieren ihre Ergebnisse in dem Sinne, daß „Problemfamilien" eher auf den Extrempolen der Dimension „Familiäre Abgrenzungen" angesiedelt sind, die Kontrollfamilien dagegen befinden sich eher im Mittelbereich dieser Dimension. Bei der Therapiekontrolle zeigten die „verstrickten" Problemfamilien deutliche positive Veränderungen, bei den „losgelösten" „Problemfamilien" konnten keine therapeutischen Veränderungen objektiviert werden. In ähnlicher Weise wurden Kontrollen bei Familien mit psychosomatischen Kindern (z.B. Anorexie, Asthma) und mit Alkohol- und mit Drogenabhängigen durchgeführt (s. BAKER u. Mitarb. 1975; DAVIS u. Mitarb. 1977; STANTON u. Mitarb. 1978). Recht einheitliche Ergebnisse zeigten sich bei den psychosomatischen Familien, die im Vergleich zu Kontrollfamilien eine geringere Strukturierung und Differenzierung des Familiensystems aufweisen (Pol „Verstrickung").

OLSON u. Mitarb. (1979b) entwickelten aus systemtheoretischen und psychoanalytischen Ansätzen ein integratives Familienkonzept, das einen engen Bezug zu MINUCHINS Ansatz aufweist. Sie unterscheiden zwei Hauptdimensionen, nach denen das Familiensystem beschrieben wird: „Kohäsion" mit den Polen „enmeshed" und „disengaged" entspricht MINUCHINS Dimension der „familiären Abgrenzungen"; „Adaptivität" mit den Polen „chaotisch" versus „rigide" erfaßt die Differenzierung der Funktionen und Rollen in der Familie. In mehreren Untersuchungen konnte RUSSELL (1978, 1979) zeigen, daß es sich hierbei um unabhängige Dimensionen handelt. In einer weiteren Validierungsstudie untersuchte RUSSELL (1979) 31 Familien, die er in die zwei Gruppen „gut funktionierende" und „schlecht funktionierende" Familien einteilte. Die „schlecht funktionierenden" Familien liegen auf beiden Dimensionen jeweils in den Extrembereichen, die „gut funktionierenden" Familien dagegen eher in den Mittelbereichen beider Dimensionen. Die klinische Relevanz dieser Dimensionen zeigte sich auch in einer Untersuchung von MATTEJAT u. REMSCHMIDT (1981), in der praktisch tätige Kinderpsychiater und klinische Psychologen „klinische" Familien einschätzen sollten. In der Ergebnisinterpretation gelangen die Autoren zum Schluß, daß die Beurteiler die Einschätzungen anhand von zwei zugrundeliegenden impliziten Dimensionen, „Emotionale Familiendifferenzierung" (entspricht „Kohäsion") und „Funktionale Familiendifferenzierung" (entspricht „Adaptivität") durchführten. Zusammengefaßt sprechen die vorliegenden empirischen Befunde für die Fruchtbarkeit und Validität des systemtheoretischen Ansatzes, eine Fülle von Fragen bleibt jedoch offen. Theorie und Hypothesenbildung müßten differenziert und präzisiert werden; größere Probleme bestehen nach wie vor in methodischen Fragen, besonders bei der Frage der experimentellen Operationalisierung der theoretischen Begriffe, die ja einen sehr hohen Abstraktionsgrad aufweisen.

Zur Anwendung von Minuchins Familientheorie in der klinischen Praxis

MINUCHINS Familientheorie findet in der „strukturellen Familientherapie" ihre praktische Umsetzung. Die Anwendungsmöglichkeiten sollen hier anhand eines Beispiels demonstriert werden (vgl. MINUCHIN 1977, S. 130f.). Eine in der Kinder- und Jugendpsychiatrie häufig beobachtbare dysfunktionale Familienstruktur ist die „rigide Eltern-Kind-Triade". Ein Konflikt zwischen den Eltern wird von beiden Eltern auf das Kind umgeleitet oder abgebogen, von jedem Ehepartner wird das Kind im Rahmen der ehelichen Konflikte eingesetzt. Die Grenzen um das eheliche Subsystem sind diffus und die Grenze um die dysfunktionale Eltern-Kind-Triade unangemessen starr.

```
                               umgeleiteter Konflikt
  V ⇌ M  ............ diffuse Grenze
       ↓
       K
  ─────────────────── starre Grenze
  Geschwister
```

Ein solcher starrer Einsatz eines Kindes im Rahmen ehelicher Konflikte kann verschiedene Formen annehmen:
– Jeder Elternteil verlangt z.B., daß das Kind sich mit ihm gegen den anderen verbündet. Jede

Aktion des Kindes gilt als Angriff auf einen Ehepartner. Das Kind ist in einer solchen dysfunktionalen Struktur gelähmt.
- In einer anderen Form der starren Eltern-Kind-Triade werden alle Konflikte zwischen den Eltern als Erziehungsprobleme über das Kind verhandelt. Die eigenen Probleme werden in Erziehungsprobleme umgeleitet, um so die Illusion einer harmonischen Ehe aufrechterhalten zu können. In einer solchen Struktur wird ein abweichendes Verhalten des Kindes von beiden Ehepartnern bekräftigt, oder die Umleitung des Konfliktes kann sich als aggressives Verhalten beider Eltern gegen das Kind äußern.

Die therapeutische Intervention bei solchen Abgrenzungsproblemen zielt darauf ab, die „Organisation der Subsysteme nach dem Muster der üblichen Eltern-Kind-Beziehung" neu zu strukturieren. Je nach der spezifischen Ausprägung der Familienstruktur kann die therapeutische Intervention verschiedene Formen annehmen. Wenn z. B. die psychosomatische Symptomatik eines Kindes von beiden Eltern verstärkt wird und dazu dient, die Konflikte zwischen den Eltern zu umgehen, kann der Therapeut die Familie anweisen, nicht mehr miteinander über die Symptomatik zu sprechen. Das Kind soll die körperlichen Beschwerden nur noch mit dem Therapeuten besprechen. Durch eine solche Anweisung verstärkt der Therapeut die Grenzen zwischen dem elterlichen Subsystem und dem Kind. Er setzt sich selbst als „Barriere" mit dem Ziel, einerseits die Autonomie des Kindes, andererseits die Nähe und Interaktionsintensität zwischen den Eltern zu fördern.

MINUCHINS Familientheorie und die dazugehörigen Interventionsformen wurden aus der kinder- und jugendpsychiatrischen Praxis heraus entwickelt und sind auf diese abgestimmt. Sie sind deshalb gerade für diesen Bereich besonders wertvoll. Nicht nur familientherapeutische Behandlungen im engeren Sinne (z. B. in Familiensitzungen), sondern auch andere Maßnahmen (wie z. B. sozialfürsorgerische Maßnahmen, Entscheidungen über die Unterbringung von Kindern und die Indikation zur stationären Aufnahme) können anhand dieser Konzeption besser reflektiert und gezielter durchgeführt werden. Dies ist auch durch eine Reihe von kinderpsychiatrischen Falldarstellungen und Untersuchungen belegt (vgl. etwa: MINUCHIN u. Mitarb. 1967; MINUCHIN u. MONTALVO 1971; MINUCHIN 1977).

Vielfalt und Gemeinsamkeit interaktionsorientierter Ansätze

Das interaktionsorientierte Verständnis psychischer Störungen markiert einen grundlegenden qualitativen Wandel in der klinischen Praxis, der selbst wiederum als Ergebnis einer kontinuierlichen Entwicklung verstanden werden kann: Interaktionstheoretische und familientherapeutische Ansätze finden sich in den „traditionellen" psychotherapeutischen Richtungen als organische Weiterentwicklungen von bereits bestehenden Verständnisformen.

Am deutlichsten wird dies am Beispiel der Psychoanalyse. Die aus der Praxis entstandenen frühen Ansätze zur Familientherapie stammen zum überwiegenden Teil selbst von psychoanalytisch orientierten Therapeuten, wie z. B. J. BOWLBY (1949), TH. LIDZ (vgl. LIDZ u. Mitarb. 1969) oder N. ACKERMAN (1958). Mittlerweile sind diese Ansätze zu äußerst differenzierten familientherapeutischen Modellen weiterentwickelt, wie z. B. der Sammelband von BOSZORMENYI-NAGY u. FRAMO (1975) zeigt. Im deutschen Sprachraum gingen insbesondere von den Arbeitsgruppen um STIERLIN (s. z. B. STIERLIN u. Mitarb. 1977) und um RICHTER (s. z. B. RICHTER u. Mitarb. 1976) für die Entwicklung der Familientherapie entscheidende Impulse aus. Die Modelle einer psychoanalytischen Familientherapie haben die kommunikationstheoretischen und systemtheoretischen Gedankengänge aufgegriffen und diese durch Konzepte erweitert, die einem psychodynamischen Familienverständnis entspringen. Begriffe wie „Delegation", „Bindung", „Ausstoßung" (vgl. STIERLIN u. Mitarb. 1977) oder „Verdienstkonto", „unsichtbare Loyalität" (BOSZORMENYI-NAGY) oder die Familientypologie von RICHTER (1972) zeugen von einer gegenseitigen Befruchtung kommunikationstheoretisch-systemischer und psychoanalytischer Perspektiven.

Praktisch wertvolle Impulse zu einer kinderpsychiatrischen Familientherapie finden sich auch in Arbeiten mit neoanalytisch-gesprächspsychotherapeutischem Hintergrund; im familientherapeutischen Modell von SATIR (1973) z. B. steht die familiäre Konstitution des individuellen Selbstwertgefühls im Vordergrund.

Die Verhaltenstherapie schließlich hat schon in ihren frühen Ansätzen die Umweltbedingungen des Individuums immer in besonderer Weise berücksichtigt, so daß auch hier die Rezeption und Weiterentwicklung des interaktionsorientierten Gedankenguts als kontinuierliche Fortentwicklung geschehen konnte. Der kommunikationstheoretische Ansatz von WATZLAWICK u. Mitarb. (1969, 1974) kommt verhaltenstherapeutischen Denkweisen besonders auch deshalb entgegen, da in beiden besonderer Wert auf das offen beobachtbare Verhalten gelegt wird. Während sich in der psychoanalytischen Familientherapie das „gemeinsame Familiengespräch" mit der ganzen Familie, teilweise sogar mit mehr als zwei Generationen als zentrales therapeutisches Setting entwickelte, ergaben sich aus der Verbindung verhaltenstherapeutischer und interaktionaler Ansätze vorwiegend zwei Arbeitsfelder, die Paartherapie und die Eltern-Kind-Therapie. Für die Kinderpsychiatrie sind die Methoden einer verhaltenstherapeutischen Beeinflussung der Eltern-Kind-Beziehung von besonderem Interesse; einer der bekanntesten Proponenten dieses Ansatzes ist PATTERSON (s. z. B. PATTERSON u. Mitarb. 1975; PATTERSON 1978), im deutschen Sprachraum wurde der Ansatz von INNERHOFER (1977) zur Analyse und Therapie von Eltern-Kind-Interaktion einflußreich. Aus der Vielfalt dieser Entwicklungslinien wird verständlich, daß die praktischen interaktionsorientierten Behandlungsansätze − ähnlich wie individuenzentrierte Behandlungsformen − sehr unterschiedliche therapeutische Akzentsetzungen aufweisen; es scheint sogar so zu sein, daß bei der gleichzeitigen Behandlung mehrerer Personen spezifische Persönlichkeitseigenschaften des Therapeuten stärker zum Tragen kommen als in der Einzeltherapie, so daß ACKERMAN (1971; zit. n. REITER 1978) meint: „Every family therapy is doing his own thing." Eine Einteilung familientherapeutischer Ansätze in verschiedene klar voneinander abgrenzbare Schulen ist deshalb nicht möglich, wohl aber können Akzentsetzungen ausgemacht werden. STIERLIN u. RÜCKER-EMBDEN (1976) z. B. haben ein strukturalistisches familientherapeutisches Modell mit kommunikationstheoretisch-systemischem Hintergrund von einem Konfliktverarbeitungsmodell unterschieden, das sich stärker auf psychoanalytische Verständnisformen stützt. Während im strukturalistischen Modell primär Veränderungen im Interaktionsverhalten der Familienmitglieder angezielt werden, versucht eine Therapie nach dem Konfliktverarbeitungsmodell stärker die Einsicht in die Familiendynamik zu fördern. Neben dieser Einteilung sind eine Reihe weiterer Ordnungsgesichtspunkte denkbar, nach denen familientherapeutische Betrachtungsweisen differenziert werden können, wie z. B.:

Betonung der Kommunikations*prozesse*	vs.	Betonung des Kommunikations*inhalts*
Betonung des beobachteten Interaktions*verhaltens*	vs.	Betonung der mitgeteilten *erlebten* interpersonalen *Beziehungen*
Betonung der *aktuellen* Interaktionen und Beziehungen	vs.	Betonung der *Entwicklungsgeschichte* (z. B. Familienbiographie)
Fokussierte Betrachtung	vs.	*Hintergrund*betrachtung
*Kurz*therapie	vs.	*Längerfristige* Therapie
Aktiv steuerndes Therapeutenverhalten	vs.	*Reaktiv aufgreifendes* Therapeutenverhalten
Primäre Therapietechnik: *Direkte Intervention;* interaktive *Handlungen*	vs.	Primäre Therapietechnik: *Deutung, Interpretation*

Bei aller Vielfalt und Divergenz im theoretischen Hintergrund und in der Ausrichtung des therapeutischen Vorgehens bleiben jedoch charakteristische invariante Aspekte, die allen interaktionstheoretischen und familientherapeutischen Ansätzen eigen sind:
a) Der sozialpsychologische Aspekt
  Gegenstand der Betrachtung ist nicht mehr das Individuum und seine intrapsychischen Prozesse, die Aufmerksamkeit ist vielmehr auf die interpersonalen Prozesse (Interaktion/Kommunikation) und Beziehungen gerichtet.
b) Der systemtheoretische Aspekt
  Die Behandlung ist nicht mehr fixiert auf das einzelne Individuum als Einheit der Betrachtung, es werden vielmehr Systeme auf unterschiedlichen Ebenen (Individuum, Paar, Familie, Eltern, Geschwister, Gemeinde) betrachtet. Inhaltlich kann es sich dabei um Systeme aufeinander eingespielter Interaktionen oder um Systeme wechselseitiger Erwartungen, um gemeinsame „Ideologien" oder „Mythen" handeln.

In der Praxis folgt aus diesen Invarianten eine Veränderung des Therapieziels: Neben einer Veränderung individuellen Verhaltens geht es immer auch um eine Veränderung des gesamten Interaktionssystems bzw. des interpersonalen Systems; dieser letztere Aspekt rückt gegenüber dem der individuellen Veränderung als therapeutisches Hauptziel in den Vordergrund. Damit ist auch eine Veränderung im Therapiesetting verbunden; das natürliche soziale System des „Index-Patienten" wird in die Behandlung einbezogen. Therapeutische Interventionen beziehen sich auf das interpersonale System, in dem der Index-Patient steht.

Entwicklungsmöglichkeiten interaktionsorientierter Ansätze

Welchen Gewinn oder welchen praktischen Nutzen haben interaktionsorientierte Betrachtungsweisen erbracht? Welche Hoffnungen und Wünsche können sich heute mit einer interaktionsorientierten Betrachtung verbinden, welche Fehler wurden gemacht, welche Probleme oder gar Gefahren sind feststellbar? Als vorläufiges Resümee sollen einige Antworten auf diese Fragen versucht werden.

a) *Erweiterung des Blickwinkels*
Sicherlich ist die interaktionsorientierte Betrachtung und insbesondere die Berücksichtigung der Familieninteraktion hinsichtlich der Entstehung und Aufrechterhaltung psychischer Störungen bei Kindern und Jugendlichen eine wesentliche Bereicherung und Erweiterung der klinischen Betrachtung: Neben die biologische, genetische, lerntheoretische und psychodynamische Betrachtung tritt eine neue Perspektive. Der interaktionstheoretisch-systemische Ansatz ist darüber hinaus aber auch in sich differenziert: MINUCHIN (1977) vergleicht die familienorientierte Perspektive mit einer Gummilinse, die unterschiedlich eingestellt werden kann; einzelne Individuen können betrachtet werden, auf der nächsten Systemebene dyadische Beziehungen wie z.B. das eheliche Subsystem, auf einer weiteren Systemebene die „Kernfamilie", in der Mehr-Generationen-Perspektive oder bei der Betrachtung des sozialen Umfelds der Familie noch umfassendere Systeme. Bei der systemtheoretischen Sicht therapeutischer Prozesse ist der Therapeut selbst ein Teil des therapeutischen Systems; systemische Betrachtung ist – konsequent betrieben – demnach reflexiv, sie schließt den Beobachter systematisch mit in die Betrachtung ein und eröffnet so ein neues kritisches Potential. Dies gilt nicht nur für einzelne therapeutische Systeme (Therapeut-Familien-Interaktion), sondern für die psychiatrische Versorgung insgesamt: Interaktionale Denkformen ermöglichen grundsätzliche und kritische Überlegungen zur psychiatrischen Versorgung insgesamt. Dabei ist es nur konsequent, daß die Frage auftaucht, inwieweit die Psychiatrie selbst zur Entstehung und Aufrechterhaltung psychischer Störungen beiträgt (SZASZ 1974, 1976). Ein solches selbstkritisches Potential ermöglicht neue produktive Ansätze wie z.B. die Versuche einer gemeindenahen Psychiatrie. Dabei erfordert es allerdings ein sensibles Gespür dafür, wann Kritik selbst wieder zu einer fixierten und praxisfernen „antipsychiatrischen" Dogmatik erstarrt.
Schließlich hat die interaktionsorientierte Betrachtung den Blickwinkel nicht nur erweitert, sondern auch vertieft; die große Resonanz, die die Doublebind-Theorie gefunden hat, ist wohl darauf zurückzuführen, daß einige Verhaltensaspekte tatsächlich besser *verstanden* werden können. „Verrücktes", völlig uneinfühlbar erscheinendes Verhalten wird verständlich; das Verhalten des Patienten ist als Reaktion auf den interaktionalen Kontext begreifbar.

b) *Neue therapeutische Möglichkeiten*
Bereits bei der Darstellung des Double-bind-Konzepts und der strukturellen Familientherapie konnte gezeigt werden, daß sich aus den theoretischen Konzepten direkt neue therapeutische Wege ableiten lassen; die klinisch-therapeutische Relevanz liegt bei diesen beiden Theorien auf der Hand. Das Feld der Familientherapie zeichnet sich gegenüber anderen therapeutischen Bereichen außerdem dadurch aus, daß hier eine Fülle von Techniken neu entwickelt oder auch aus anderen therapeutischen Bereichen übernommen werden: Sie reichen von analytischen Familiengesprächen über körpernahe Gestaltungstechniken (ähnlich wie in der Gestalttherapie), Rollenspiel (ähnlich wie im Psychodrama) und Situationssimulationen bis hin zu übenden Therapieformen, Trainings- und verhaltenstherapeutischen Programmen. Dabei werden in unterschiedlichem Maße auch apparative und technische Hilfsmittel eingesetzt, dem Videofeedback kommt eine große Bedeutung zu.

c) *Auflösen dogmatischer Fixierungen*
Familientherapie und allgemein interaktionsorientierte Therapie ist wie kein anderes therapeutisches Feld vielfältig in den verwendeten Ansätzen und Methoden. Obwohl eine einheitliche Perspektive ausmachbar ist, handelt es sich dennoch nicht um eine therapeutische „Schulrichtung"; alle therapeutischen Richtungen haben Beiträge zu ihr geleistet, alle partizipieren am interaktionsorientierten Ansatz. Die Praxis interaktionsorientierter Therapie hat in diesem Sinne zu einer Auflösung dogmatischer Fixierungen beigetragen; ein sehr gutes Beispiel für eine problemorientiert eklektizistische Vorgehensweise im positiven Sinne ist neben den bereits genannten Therapiemodellen die „Kommunikationstherapie" der Arbeitsgruppe um MANDEL (s. MANDEL u. Mitarb. 1973). In diesem Therapiemodell wird versucht, alle relevanten Ergebnisse der psychologischen Forschung in die therapeutische Praxis umzusetzen.

d) *Theoretische Konvergenz*
Der positive Eklektizismus der therapeutischen Praxis (Problemorientierung vs. Schulrichtungsorientierung) ist zugleich Impuls und Aufforderung an die Theorienbildung. Theoretische Konvergenz war im familientherapeutischen Bereich von vornherein feststellbar: Unabhängig voneinander wurden ganz ähnliche theoretische Ansätze entwickelt, am deutlichsten ist dies bei der Dimension „Enmeshment vs. Disengagement" zu sehen, zu der man gleichermaßen auf systemtheoretischem wie auch auf psychoanalytischem Wege gelangte; sozialpsychologische Interaktionsforschung und Kommunikationstheorie sind ebenso auf diese Dimension beziehbar.
Wenn auch theoretische Konvergenztendenzen ausmachbar sind, bleibt doch die Forderung nach theoretischer Integration. Wie es für relativ junge Wissenschaftsgebiete nicht anders zu erwarten ist, so ist auch hier eine überschießende Zahl von theoretischen Ansätzen vorzufinden; deren Integration wäre von großem praktischem Nutzen. Das Feld ist insgesamt noch so offen, daß eine Integration durchaus möglich erscheint, allerdings ist der Gegenstand auch so komplex, daß sich diese Arbeit sehr schwierig gestalten dürfte.

e) *Empirische Fundierung*

Die Verwendung interaktionstheoretischer Begriffe im klinischen Bereich eröffnet einen neuen Forschungsbereich und ermöglicht die Empirifizierung von vorher nicht empirisch faßbaren Sachverhalten. WATZLAWICK hat mehrfach darauf verwiesen, daß mit der Kommunikationstheorie eine theoretische Terminologie zur Verfügung steht, die empirische Ableitungen und Überprüfungen erst zuläßt. Sachverhalte, die vorher in Begriffen hypostasierter intrapsychischer Prozesse formuliert werden konnten, können nun – gefaßt in einer interaktionistischen Terminologie – empirisch zugänglich gemacht werden. Wie dies geschehen könnte, hat LORENZER (1973, 1974) für die psychoanalytische Theorie gezeigt: Er formulierte deren Begriffe in eine interaktionale Terminologie um. Damit wiederum können klinische Untersuchungen enger auf die psychologische Forschung, etwa in der Sozialpsychologie oder Erziehungspsychologie, bezogen werden. Das Problem der Operationalisierung theoretischer Begriffe, d.h. die Aufgabe, relevante und repräsentative Interaktionsmaße zu finden, ist eines der schwierigsten methodischen Probleme in diesem Bereich. Das inkonsistente Bild, das die empirische Interaktionsforschung bietet, ist auch darauf zurückzuführen, daß die verwendeten experimentellen Settings und Prozeduren nicht vergleichbar sind und die Frage der Abgrenzung der Untersuchungsgruppen sehr unterschiedlich angegangen wird. Trotz dieser methodischen Probleme sind aus den bisherigen Untersuchungsergebnissen einige deutliche Tendenzen ablesbar (vgl. hierzu z.B. HASSAN 1977; JACOB 1975; DOANE 1978), so daß es möglich ist, Zielsetzung und Planung familientherapeutischer Maßnahmen auf eine empirische Grundlage zu stellen (vgl. MATTEJAT 1980).

Schließlich hat sich die Familieninteraktionsforschung bisher auf gruppenvergleichende Querschnittsuntersuchungen beschränkt, in denen korrelative Zusammenhänge zwischen Familieninteraktion und psychischer Störung erfaßt werden können, die aber keinesfalls kausale Interpretationen zulassen. Dieser Untersuchungsanlage entspricht das systemtheoretische Paradigma der zirkulären Kausalität, wo eine wechselseitige Beeinflussung der einzelnen Subsysteme angenommen wird: Familieninteraktion und individuelles Verhalten sind zwei Seiten einer Medaille, Aspekte eines Gesamtsystems. Unbeantwortet bleibt dabei aber die Frage nach dem Entstehungszusammenhang individueller und familieninteraktionaler Dysfunktionalitäten. Die „ätiologische Interpretation", die in der Familieninteraktion als verursachendes Moment der Symptomatik gesehen wird, ist genauso möglich wie die „familienreaktive Interpretation", in der die Interaktionsmuster als Reaktion auf eine primäre Störung eines Familienmitglieds aufgefaßt wird (s. MISHLER u. WAXLER 1968). Die ätiologische Fragestellung im engeren Sinne wird dadurch aber nicht überflüssig: Das Modell der zirkulären Kausalität und das der linearen Kausalität sind zwei unterschiedliche, sich wechselseitig ergänzende Perspektiven, die beide zur Erhellung psychischen Leidens beitragen können. So sind Längsschnittstudien, die sich auf Familienaspekte beziehen, eine sinnvolle Weiterführung und Ergänzung vergleichender Arbeiten. Neben Untersuchungen zur Familientherapie selbst (s. PINSOF 1980; GURMAN u. KNISKERN 1980) sind hier besonders die „High-risk"-Studien zu nennen, in denen Kinder mit einem erhöhten Erkrankungsrisiko über mehrere Jahre hinweg untersucht werden. In einer Weiterführung dieses Ansatzes wird die Untersuchung vulnerabler Kinder mit einer präventiven Betreuung verbunden (s. z.B. MEDNICK u. SCHULSINGER 1980). Neben den „High-risk"-Studien konnten auch Adoptionsstudien Hinweise über den ätiologischen Zusammenhang von Interaktionsverhalten und psychischen Störungen bei Kindern liefern (s. z.B. ROSENTHAL u. Mitarb. 1975; WYNNE u. Mitarb. 1977).

Bei der Diskussion der Möglichkeiten, die der interaktionsorientierte Ansatz eröffnet, soll nicht unerwähnt bleiben, daß eine Verabsolutierung dieser Betrachtungsweise wissenschaftlich irreführend und praktisch fatal sein kann. Die Forschung zur Familieninteraktion hat bereits zur Genüge gezeigt, daß es nicht möglich ist, psychische Störungen in einfacher und direkter Weise aus der Familieninteraktion herzuleiten (s. Double-bind-Theorie). Eine Eins-zu-Eins-Zuordnung zwischen Interaktion und Psychopathologie gibt es nicht. Praktisch schädlich werden solche Vereinfachungen besonders dann, wenn korrelative Zusammenhänge als Verursachungszusammenhänge interpretiert werden. Der interaktionsorientierte Ansatz verkehrt sich in sein genaues Gegenteil, wenn er dazu dient, den Eltern die Schuld für die psychischen Probleme des Kindes zuzuschreiben (vgl. die Ausführungen von WATZLAWICK 1980). Auch eine Verengung des Blickwinkels in der Weise, daß andere Erklärungsmöglichkeiten für psychische Störungen – z.B. biologisch-psychiatrische Aspekte – außer acht gelassen werden oder gar als falsch deklariert werden, verwandelt das kritische und progressive Potential der Interaktionstheorie in eine starre und schädliche Dogmatik. Das Erwerben ausführlicher Erfahrungen in der praktischen klinischen Arbeit, die sich auf die Ergebnisse der empirischen Forschung stützt, ist noch immer die beste Vorbeugung gegen Vereinseitigungen dieser Art.

Literatur

Abeles, G.: Researching the unresearchable: Experimentation on the double bind. In: Double Bind, hrsg. von C. E. Sluzki, D. C. Ransom. Grune & Stratton, New York 1976 (S. 113)

Ackerman, N. W.: The Psychodynamics of Family life. Basic Books, New York 1958

Ackerman, N. W.: The family approach and levels of intervention. Amer. J. Psychiat. 22 (1968) 5

Angermeyer, M.: 20 Jahre Double Bind. Versuch einer Bilanz. Psychiat. Prax. 5 (1978) 106

Baker, L., S. Minuchin, L. Milman, R. Liebman, T. Todd: Psychosomatic aspects of juvenile diabetes mellitus: A progress report. Mod. Probl. Pediat. 12 (1975)

Bateson, G.: Slippery theories. Int. J. Psychiat. 2 (1966) 415

Bateson, G., D. D. Jackson, J. Haley, J. W. Weakland: Toward a theory of schizophrenia. Behav. Sci. 1 (1956) 251

Bateson, G., D. D. Jackson, J. Haley, J. W. Weakland: Auf dem Wege zu einer Schizophrenie-Theorie. In: Bateson, G., Jackson, D. D., Haley, J. u. a.: Schizophrenie und Familie. Suhrkamp, Frankfurt 1969 (S. 11)

Bell, J. E.: Family Group Therapy. Public Health Monograph Nr. 64. US Dept. of Health, Education and Welfare. US Government Printing Office, Washington/D.C. 1961

Bertalanffy, L. von: General Systems Theory. George Braziller, New York 1969

Boszormenyi-Nagy, I., J. L. Framo (Hrsg.): Familientherapie. Theorie und Praxis. Rowohlt, Reinbek 1975

Bowlby, J.: The study and reduction of group tension in the family. Hum. Rel. 2 (1949) 123

Broderick, C. B., S. S. Schrader: The history of professional marriage and family therapy. In: Handbook of Family Therapy, hrsg. von A. S. Gurman, D. P. Kniskern. Brunner & Mazel, New York 1980

Buber, M.: Das dialogische Prinzip, 4. Aufl. Schneider, Heidelberg 1984

Davis, P., D. Stern, J. VanDeusen: Enmeshment-disengagement in the alcoholic family. In: Alcoholism: Clinical and Experimental Research, hrsg. von F. Seixas. Grune & Stratton, New York 1977

Doane, J. A.: Family interaction and communication deviance in disturbed and normal families: A review of research. Fam. Proc. 17 (1978) 357

Frankl, V. E.: Paradoxical intention: A logotherapeutic technique. Amer. J. Psychother. 14 (1960) 520

Frankl, V. E.: Theorie und Therapie der Neurosen. Reinhardt, München 1967

Goeppert, S.: Über Stellenwert und Aussagekraft der Double-Bind-Hypothese in der Psychoanalyse. Linguist. Ber. 33 (1974) 1

Graumann, C. F.: Interaktion und Kommunikation. In: Handbuch der Psychologie, Bd. 7/2, Sozialpsychologie, hrsg. von C. F. Graumann. Hogrefe, Göttingen 1972 (S. 1109)

Gurman, A. S., D. P. Kniskern (Hrsg.): Handbook of Family Therapy. Brunner & Mazel, New York 1980

Gurman, A. S., D. P. Kniskern: Family therapy outcome research: Knowns and unknowns. In: Handbook of Family Therapy, hrsg. von A. S. Gurman, D. P. Kniskern. Brunner & Mazel, New York 1980 (S. 742)

Haley, J.: Familientherapie. In: Handbuch der Ehe-, Familien- und Gruppentherapie, Bd. II, hrsg. von C. J. Sager, H. S. Kaplan. Kindler, München 1973 (S. 318)

Hassan, S. A.: Transactional and contextual invalidation between the parents of disturbed families: a comparative study. Fam. Proc. 13 (1974) 53

Hassan, S. A.: Familie und Störungen Jugendlicher. Eine Literaturübersicht. Familiendynamik 2 (1977), Teil I, 69–100, Teil II, 242–278

Innerhofer, P.: Das Münchener Trainingsmodell. Springer, Berlin 1977

Jackson, D. D.: The study of the family. Fam. Proc. 4 (1965) 1

Jacob, Th.: Family interaction in disturbed and normal families: A methodological and substantive review. Psychol. Bull. 82 (1975) 33

Kapuste, H., F. Giessen: Therapie in der Familie. Psychol. heute (1974) 66

Kaufmann, L.: Familientherapie. In: Psychiatrie der Gegenwart, Bd. III, hrsg. von K. P. Kisker, J. E. Meyer. Springer, Berlin 1975 (S. 669)

Laing, R. D.: Phänomenologie der Erfahrung. Suhrkamp, Frankfurt 1969

Lasègue, Ch., J. Falret: La folie à deux ou folie communiquée. Ann. méd. psychol. 18 (1877)

Laszlo, C. A., M. D. Levine, J. H. Milsum: A general systems framework for social systems. Behav. Sci. 19 (1974) 79

Lidz, Th., A. Cornelison, St. Fleck, D. Terry: Spaltung und Strukturverschiebung in der Ehe. In: Bateson, G., Jackson, D. D., Haley, J. u. a.: Schizophrenie und Familie. Suhrkamp, Frankfurt 1969 (S. 108)

Lorenzer, A.: Ansätze zu einer materialistischen Sozialisationstheorie. Suhrkamp, Frankfurt 1973

Lorenzer, A.: Die Wahrheit der psychoanalytischen Erkenntnis. Suhrkamp, Frankfurt 1974.

Mandel, A., K. H. Mandel, E. Stadter, D. Zimmer: Einübung in Partnerschaft durch Kommunikationstherapie und Verhaltenstherapie. Pfeiffer, München 1973

Mattejat, F.: Familieninteraktion und psychische Störungen bei Kindern und Jugendlichen. Überblick zur Familieninteraktionsforschung und Erörterung ihrer praktischen Relevanz für die Kinder- und Jugendpsychiatrie. In: Psychopathologie der Familie und kinderpsychiatrische Erkrankungen, hrsg. von H. Remschmidt. Huber, Bern 1980

Mattejat, F., J. Brumm: Kommunikationspsychologische Grundlagen. In: Handbuch der Psychologie, Bd. 8/1: Klinische Psychologie, hrsg. von L. J. Pongratz. Hogrefe, Göttingen 1977 (S. 715)

Mattejat, F., H. Remschmidt: Emotionale und funktionale Differenzierung: Zwei Aspekte bei der Wahrnehmung von Familien mit einem psychisch kranken Kind. Z. Kinder- u. Jugendpsychiat. 9 (1981) 139

Mead, G. H.: Geist, Identität und Gesellschaft. Suhrkamp, Frankfurt 1973

Mednick, S. A., F. Schulsinger: Kinder schizophrener Eltern. In: Psychopathologie der Familie und kinderpsychiatrische Erkrankungen, hrsg. von H. Remschmidt. Huber, Bern 1980 (S. 35)

Minuchin, S.: Familie und Familientherapie. Theorie und Praxis struktureller Familientherapie. Lambertus, Freiburg 1977

Minuchin, S., B. Montalvo: Techniques for working with disorganized low socioeconomic families. In: Changing Families, hrsg. von J. Haley. Grune & Stratton, New York 1971 (S. 202)

Minuchin, S., B. Montalvo, B. Guerney, B. Rosman, F. Schumer: Families of the Slums. Basic Books, New York 1967

Mishler, E. G., N. E. Waxler: Interaction in Families: An Experimental Study of Family Processes and Schizophrenia. Wiley, New York 1968

Olson, D. H.: Empirically unbinding the double bind: review of research and conceptual reformulations. Fam. Proc. 10 (1971)

Olson, D. H., C. S. Russell, D. H. Sprenkle: Circumplex model of marital and family systems, II: Empirical studies and clinical intervention. In: Advances in Family Intervention, Assessment and Theory, hrsg. von J. P. Vincent. JAI Press, Greenwich/Conn. 1979a

Olson, D. H., D. H. Sprenkle, C. S. Russell: Circumplex model of marital and family systems, I: Cohesion and adaptability dimensions, family types, and clinical applications. Fam. Proc. 18 (1979b) 3

Patterson, G. R.: The aggressive child: victim and architect of a coercive system. In: Behavior Modification and Families, hrsg. von E. J. Mash, L. A. Hammerlynck, L. C. Handy. Brunner & Mazel, New York 1978 (S. 267)

Patterson, G. R., J. B. Reid, R. R. Jones, R. E. Conger: A Social Learning Approach to Family Intervention. Castelia Publ. Co., Eugene, Oregon 1975

Pinsof, W. M.: Family therapy process research. In: Handbook of Family Therapy, hrsg. von A. S. Gurman, D. P. Kniskern. Brunner & Mazel, New York 1980 (S. 699)

Rabkin, R.: Critique of the clinical use of the double bind hypothesis. In: Double Bind, hrsg. von C. E. Sluzki, D. C. Ransom. Grune & Stratton, New York 1976 (S. 287)

Reiter, L.: Partnerschafts- und Familientherapie. In: Lehrbuch der klinischen Psychologie, hrsg. von L. R. Schmidt. Enke, Stuttgart 1978

Remschmidt, H. (Hrsg.): Psychopathologie der Familie und kinderpsychiatrische Erkrankungen. Huber, Bern 1980

Richter, H. E.: Patient Familie: Entstehung, Struktur und Therapie von Konflikten in Ehe und Familie. Rowohlt, Reinbek 1972

Richter, H. E., H. Strotzka, J. Will (Hrsg.:): Familie und seelische Krankheit. Rowohlt, Reinbek 1976

Rosenthal, D., P. H. Wender, S. S. Kety, F. Schulsinger, J. Welner, R. O. Rieder: Parent-child relationships and psychopathological disorder in the child. Arch. gen. Psychiat. 32 (1975)

Ruesch, J.: Therapeutic communication, 2. Aufl. Norton, New York 1973

Russel, R., A. N. Whitehead: Principia Mathematica. Cambridge, 1910

Russell, C. S.: A factor analysis of family cohesion and adaptability. Unpubl. Manuscript, 1978

Russell, C. S.: Circumplex model of marital and family systems, III: Empirical evaluation of families. Fam. Proc. 18 (1979)

Sager, C. J., H. S. Kaplan (Hrsg.): Handbuch der Ehe-, Familien- und Gruppentherapie. Kindler, München 1973

Satir, V.: Familienbehandlung. Lambertus, Freiburg 1973

Selvini-Palazzoli, M., L. Boscolo, G. Cechin, G. Prata: Paradoxon und Gegenparadoxon. Ein neues Therapiemodell für die Familie mit schizophrener Störung. Klett, Stuttgart 1977

Sluzki, C. E., D. C. Ransom (Hrsg.): Double Bind: The foundation of the communicational approach to the family. Grune & Stratton, New York 1976

Sluzki, C. E., E. Veron: The Double Bind as a universal pathogenic situation, 1971. In: Double Bind, hrsg. von C. E. Sluzki, D. C. Ransom. Grune & Stratton, New York 1976 (S. 251)

Sluzki, C. E., J. Beavin, A. Tarnopolsky, E. Veron: Transactional disqualification. In: Double Bind, hrsg. von C. E. Sluzki, D. C. Ransom. Grune & Stratton, New York 1976

Soijt, C. M.: Dyadic interaction in a double-bind situation. Fam. Proc. 8 (1969) 235

Soijt, C. M.: The double bind hypothesis and the parents of schizophrenics. Fam. Proc. 11 (1971) 53

Sperling, E.: Der Weg in die Familientherapie. In: Die Psychologie des 20. Jahrhunderts, Bd. VIII: Lewin und die Folgen, hrsg. von A. Heigl-Evers, U. Streeck. Kindler, Zürich 1979 (S. 1074)

Stadter, E.: Philosophische Aspekte der Partnerbeziehung und der Kommunikationstherapie. In: Einübung in Partnerschaft durch Kommunikationstherapie und Verhaltenstherapie, 7. Aufl., von A. Mandel, K. H. Mandel, E. Stadter, D. Zimmer. Pfeiffer, München 1973

Stanton, M. D., D., T. Todd, S. Kirschner, J. Kleinman, D. Mowatt, P. Rilex, S. Scott, J. VanDeusen: Heroin addiction as a family phenomenon: A new conceptual model. Amer. J. Drug Alcohol Abuse 5 (1978) 125

Stierlin, H., I. Rücker-Embden: Wie lernt man Familientherapie? In: Familie und seelische Krankheit, hrsg. von H. E. Richter, H. Strotzka, J. Willi. Rowohlt, Reinbek 1976 (S. 331)

Stierlin, H., I. Rücker-Embden, N. Wetzel, M. Wirsching: Das erste Familiengespräch. Klett, Stuttgart 1977

Sullivan, H. S.: The Interpersonal Theory of Psychiatry. Norton, New York 1953

Szasz, T. S.: Die Fabrikation des Wahnsinns. Fischer, Frankfurt 1974

Szasz, T. S.: Geisteskrankheit – Ein moderner Mythos? Kindler, München 1976

Tscheulin, D.: Gesprächspsychotherapie als zwischenmenschlicher Kommunikationsprozeß. In: Die klientzentrierte Gesprächspsychotherapie, hrsg. von der Gesellschaft für wissenschaftliche Gesprächspsychotherapie. Kindler, München 1975

Watzlawick, P.: Interaktionsstörungen in der Familie und psychiatrische Erkrankungen bei Kindern. In: Psychopathologie der Familie und kinderpsychiatrische Erkrankungen, hrsg. von H. Remschmidt. Huber, Bern 1980 (S. 71)

Watzlawick, P., J. H. Beavin, D. D. Jackson: Menschliche Kommunikation. Huber, Bern 1969

Watzlawick, P., J. H. Weakland, R. Fisch: Lösungen. Huber, Bern 1974

Weakland, J. H.: „The double-bind theory" by self-reflexive hindsight. Fam. Proc. 13 (1974) 269

Wittgenstein, L.: Philosophische Untersuchungen. Frankfurt, Suhrkamp 1971

Wynne, L. C.: On the anguish and creative passions of not escaping double binds: A reformulation. In: Double Bind, hrsg. von C. E. Sluzki, D. C. Ransom. Grune & Stratton, New York 1976 (S. 243)

Wynne, L. C., M. T. Singer, M. L. Toohey: Kommunikation von Adoptiveltern Schizophrener. Familiendynamik 2 (1977) 125

Zemanek, H.: Auffassung der Kybernetik. In: Information und Kommunikation, hrsg. von S. Moser. Oldenbourg, München 1968 (S. 21)

Sozialpsychologische Theorien

Hans-Georg Eisert

Einleitung

Die Sozialpsychologie hat es Lehrbuchdefinitionen zufolge mit Verhalten, Denken und Fühlen in deren Abhängigkeit vom sozialen Kontext zu tun. Die unter Sozialpsychologie gefaßten Theorien weisen inhaltlich eine erhebliche Bandbreite auf (vgl. z. B. FREY u. GREIF 1983). Es liegt nahe, sie zum einen auf ihre praktische Relevanz und Tragweite in Anwendungsbereichen zu überprüfen, andererseits die Theorienbildung aufgrund der in Praxisfeldern gewonnenen Befunde zu revidieren und zu erweitern. Einige dieser Theorien oder Modellvorstellungen liefern alternative Erklärungsmuster zur Pathogenese, etwa depressiver Störungen.

Die Sozialpsychologie sei geeignet, so BREHM (1980), zwischen Skylla und Charybdis – zwischen Psychoanalyse und Verhaltensmodifikation – sicheres Navigieren zu versprechen, ein Alternativmodell für klinisches Handeln auf experimenteller Basis, wenn auch nicht vorgefertigt, bereitzustel-

len, dies ohne universalistischen Anspruch, alles andere als im Detail ausformuliert; und zudem aus einer Reihe von Theorien oder Modellen bestehend, mit unterschiedlichem Geltungsanspruch.
Als sozialpsychologische Theorien von praktisch-klinischer Relevanz werden häufig die Attributionstheorien (Übersichten s. ANTAKI u. BREWIN 1982; BREHM 1980; HERKNER 1980; FINCHAM 1983; HAISCH 1983b; HEWSTONE 1983), die Dissonanztheorie (BREHM 1980; HAISCH u. Mitarb. 1983) und die Reaktanztheorie (BREHM 1980; DICKENBERGER 1983) angeführt, Theorien, die weniger mit Gruppenprozessen zu tun haben als mit intrapsychischen Prozessen im Gefolge sozialer Ereignisse (BREHM 1980, S. 15). Dissonanztheorie und Reaktanztheorie werden hier knapp erwähnt, um auf die Attributionstheorie und erste kinderpsychiatrische Anwendungen hinzuweisen, ohne dabei der Komplexität der Modelle und ihrer Implikationen allerdings auch nur annähernd gerecht zu werden. Hierzu wird auf die jeweils angeführte Literatur verwiesen.

Dissonanztheorie

Die Dissonanztheorie (FESTINGER 1957) geht davon aus, daß miteinander in inhaltlicher Beziehung stehende Kognitionen – Überzeugungen, Meinungen, Wissensaspekte – miteinander vereinbar (konsonant) sein können oder nicht (dissonant). Nichteinhalten der Fastenregeln bei strenger Religiosität etwa bedeutet Dissonanz. Dissonanz kennzeichnet einen aversiven Zustand, der dazu führen kann, weitere Dissonanz zu vermeiden und die bestehende Dissonanz zu reduzieren, nach Maßgabe der Wichtigkeit der Kognitionen und dem Anteil dissonanter Elemente. Dissonanz läßt sich mindern, indem etwa dissonante Kognitionen in konsonante verwandelt oder ausgeblendet werden. Es können auch konsonante Kognitionen hinzugefügt werden. Zu den Untersuchungsbereichen der Dissonanztheorie zählen die selektive Auswahl von Informationen, Folgen von Entscheidungsprozessen und erzwungene Einwilligung (s. BREHM 1980, S. 89 ff.; HAISCH u. Mitarb. 1983). Die Entscheidungsfreiheit des Patienten (als Voraussetzung für das Entstehen kognitiver Dissonanz), der Hinweis auf mögliche unangenehme Aspekte der Intervention führen zu besseren Therapieerfolgen. Mit Hilfe der Dissonanztheorie läßt sich die verhaltenstherapeutische Technik der Reizüberflutung („Flooding") bei phobischen Patienten auch anders als lerntheoretisch (Löschung) erklären, wird doch dadurch, daß der Patient der am stärksten angstauslösenden Situation ausgesetzt wird, Dissonanz erzeugt (1. „Ich habe Angst davor", 2. „Ich bin in dieser Situation"; KRISCH 1979, zit. nach HAISCH u. Mitarb. 1983, S. 48). Zur Breite der Anwendungsmöglichkeit wird auf BREHM (1980) und HAISCH u. Mitarb. (1983) verwiesen.

Reaktanztheorie

Erfährt ein Individuum, daß ihm zuvor potentiell in der Zukunft oder vor einem Augenblick noch verfügbare Handlungsmöglichkeiten genommen werden oder deren Verfügbarkeit bedroht ist, so entwickelt es einen motivationalen Zustand, der auf die Restitution der zuvor herrschenden Wahlmöglichkeiten abzielt, allemal darauf, eine weitere Beschneidung der „freien Verhaltensweise" (BREHM 1980) zu verhindern.
Reaktanz, so die Bezeichnung für diese Motivation, hat u. a. zur Voraussetzung, daß diese Freiheit, zwischen Alternativen wählen zu können, für wichtig erachtet und deren Bedrohung wahrgenommen wird. Das Ausmaß der Reaktanz bestimmt sich auch nach der Stärke der Bedrohung und der Bedeutung, die dieser Bedrohung für andere Freiheiten zugemessen wird. Die Reaktanztheorie erlaubt Vorhersagen, wie ein Individuum in Interaktionssituationen auf Einflußnahmen, Gebote, Vorschriften etwa, reagiert, wenn ihm einige Wahlfreiheit bleibt. Beispiele aus der Kindererziehung gibt DICKENBERGER (1983). Soll ein Verhalten verändert werden, so gilt es, die erwartete Verhaltensfreiheit zu ändern. Ohne Wahlmöglichkeit wird das einzige, was man machen kann, getan, und zwar ohne Gegenwehr. Wo hingegen Verhaltensalternativen bestehen, können angesichts der Bedrohung verschiedene Strategien mit dem Ziel, Freiheiten wieder zu gewinnen, ausprobiert und erfolgreiche Vorgehensweisen beibehalten werden.
BREHM (1980, S. 49ff.) erklärt mit Hilfe der Reaktanztheorie zum einen therapeutische Techniken wie die paradoxe Intention (FRANKL) oder paradoxe Anweisung (HALEY), die gemeinsam haben, daß der Therapeut den Patienten dazu bringt, jedenfalls die Erwartung ausspricht, ein Verhalten an den Tag zu legen, das man eigentlich gerade abzubauen beabsichtigt. (Dadurch wird die Freiheit des Patienten bedroht, sich gerade auch unsymptomatisch zu verhalten). Zum anderen zeigt BREHM (1980) u. a. auf, wie prosoziales Verhalten gefördert werden kann, wie Patienten überzeugt werden können, wie allgemein Reaktanz in der therapeutischen Situation gemindert werden kann. Die oft auftretende Feindseligkeit und Wut der Patienten wird mit erhöhter Reaktanzneigung in Zusammenhang gebracht.

Attributionstheorie

Wie erklären wir uns unsere alltäglichen Erfahrungen und die, die andere um uns herum machen? Warum verhalten die sich so? Welche Auswirkungen haben diese Erklärungen für unser und anderer (zukünftiges) Verhalten und Erleben? Wie entstehen diese (Ursachen-)Zuschreibungen? Das sind Themen einer Reihe von Theorien alltagspsychologischer Verhaltenserklärungen, die unter der allgemeinen Bezeichnung „Attributionstheorie" gefaßt werden. Zwei Theorienstränge lassen sich unterscheiden, zum einen danach, ob sie Modelle entwickeln über die Prozesse, wie Individuen zu Attributionen kommen (Attributionstheorien), zum anderen, welche Effekte diesen Attributionen zukommen, d. h. welchen Einfluß sie auf das Verhalten des Attribuierenden haben (attributionale Theorien; vgl. ANTAKI 1982).

Die Attributionstheorie wird immer wieder als das beherrschende Paradigma experimenteller Sozialpsychologie bezeichnet. Entsprechend ist der Umfang allein der zusammenfassenden Literatur. Bestenfalls angedeutet werden können hier schon deshalb nur einige Themenbereiche von besonderer Relevanz für die Kinder- und Jugendpsychiatrie.

Die kausalen Attribuierungen sind zu verstehen als Beurteilungen der Ursachen von Leistungsergebnissen, also von Erfolg oder Mißerfolg: Auf welche Ursachen führt eine Person ihren Erfolg oder Mißerfolg in einer Leistungssituation zurück? Diese Beurteilung der Situation beeinflußt die Erwartungen zukünftiger Leistungsresultate in ähnlichen Situationen, die affektiven Reaktionen (Selbsteinschätzung) und das zukünftige Leistungsverhalten. WEINER (1979, 1982) unterscheidet drei Dimensionen der Kausalattribuierungen von Erfolg und Mißerfolg in Leistungssituationen: 1. Die *Lokalisation* der Ursachen: Liegen die verursachenden Faktoren innerhalb oder außerhalb der Person? Es wird beurteilt, ob der Erfolg oder Mißerfolg Faktoren zuzuschreiben ist, die „innerhalb" der Person liegen, wie Fähigkeit, Anstrengung, Persönlichkeit, Stimmung, Gesundheit, oder aber Faktoren, die „außerhalb" der Person liegen, wie Zufall, Glück, Aufgabenschwierigkeit, Eingriffe von anderen usw. 2. Die *zeitliche Stabilität*: Sind die Ursachen von Erfolg und Mißerfolg dauerhafter oder vorübergehender Natur? Die Beurteilung betrifft Faktoren wie Fähigkeit oder häusliche Bedingungen, die (relativ) stabil sind, und Faktoren wie Glück, Stimmung, Anstrengung usw., die instabil sind. 3. Die *Kontrollierbarkeit*: Sind die Ursachen für Erfolg oder Mißerfolg von der Person beeinflußbar oder nicht? Die Beurteilung betrifft Faktoren, die dem willentlichen Einfluß der Person unterliegen, wie Anstrengung, Konzentration usw., oder Faktoren, die sich ihrem Einfluß entziehen, wie Zufall, Glück, Fähigkeit usw.

Von mindestens mittelbarem Interesse für die Kinderpsychiatrie sind pädagogische Anwendungen der Attributionstheorie, sind doch Lern- und Leistungsprobleme mit kinderpsychiatrischen Auffälligkeiten häufig verquickt. Die Entwicklung etwa von Leistungsorientierung und Anstrengungsbereitschaft, deren Zusammenhang mit kausalen Zuschreibungen („Attribuierungen") für (schulischen) Erfolg und Mißerfolg versucht das Modell von WEINER (1979) aufzuzeigen.

Individuen, die ihr Versagen eher instabil-kontrollierbaren Ursachen zuschreiben, Anstrengung etwa, halten länger durch in Situationen, in denen sie versagen. Wird hingegen das Versagen stabilen, unkontrollierbaren Ursachen zugeschrieben – Ursachen also, die keine Hoffnung zulassen, das Ergebnis in der Zukunft zu verbessern –, so wird eher aufgegeben in schwierigen Situationen. Zudem werden von Schülern Aufgaben bevorzugt, die mit ihrer kausalen Attribution eher übereinstimmen. Wer seinen Erfolg eher seinen Fähigkeiten zuschreibt, bevorzugt Aufgaben, in denen Kompetenz bei der Bewältigung vorausgesetzt wird. Wird der Erfolg dagegen dem Glück zugeschrieben, so werden eher Aufgaben gewählt, bei deren Lösung Glück eine Rolle spielt.

Die pädagogischen Konsequenzen zahlreicher Untersuchungen zur Attributionstheorie werden u. a. in GÖRLITZ (1983) und von MEYER (1984) aufgezeigt. Zur Entwicklung kausaler Attributionen von Handlungsergebnissen bei Kindern wird auf HECKHAUSEN (1983) verwiesen (s. auch ULICH 1983).

Zur klinischen Anwendung der Attributionstheorie

Erlernte Hilflosigkeit

Unkontrollierbare Ereignisse führen zu der Erwartung, daß zwischen Handeln und dem, was darauf geschieht, kein Zusammenhang besteht, so daß eine durchaus mögliche Situationsbewältigung unter gleichen und ähnlichen Stimulusbedingungen ausbleibt; so lautet knapp gefaßt die aus tierexperimentellen Befunden gewonnene und als Paradigma für Depressionen gewertete Modellvorstellung der erlernten Hilflosigkeit. Hunde, die unvermeidbaren elektrischen Schlägen ausgesetzt sind, lernen offenbar, daß das, was ihnen geschieht, was immer sie auch machen, nicht von ihrem Handeln abhängt, so daß sie zu einem späteren Zeitpunkt, wo ihr Handeln durchaus ergebnisrelevant wäre, gleichermaßen, nämlich hilflos, reagieren. Die Parallelität hinsichtlich Ursachen, Symptomen (Passivität, verzögertes Lernen, Antriebsmangel, Mangel an Durchsetzungsvermögen, Gewichtsverlust) und Verlauf der gelernten Hilflosigkeit und depressivem Verhalten ist von SELIGMAN (1975) herausgestellt worden. (Zu den experimentellen Ergebnissen vgl. ABRAMSON u. Mitarb. 1978.) Aus dem Modell erlernter Hilflosigkeit ergeben sich unmittelbare Implikationen für die Behandlung.

So kommt es darauf an, das Individuum gegen die Auswirkungen unkontrollierbarer Ereignisse – die Ohnmacht, die davon ausgeht, daß sein Handeln in diesen Situationen nicht zählt – von vornherein zu immunisieren; dies, indem ihm wiederholt der Zusammenhang von seinem Verhalten und dessen Ergebnis verdeutlicht wird, so daß es eine stabile

Erwartung der Verknüpfung von Handeln und Ergebnis erwirbt. Ist erst einmal Hilflosigkeit erlernt – Verhalten und Ergebnis werden als nicht kontingent gesehen –, so gilt es, immer wieder die Abhängigkeit bzw. den Beitrag eigenen Handelns zu dem, was daraufhin einem widerfährt, aufzuzeigen. Experimentelle Untersuchungen zeigten bald, daß das Modell der Komplexität menschlicher Hilflosigkeit nicht hinreichend gerecht wurde. So ergab sich u. a. gelegentlich, daß Hilflosigkeit sich nur in eng umschriebenem Rahmen einstellte, sich jedenfalls nicht generell, wie erwartet, auswirkte. Auch wenn „hilflos" gemachte Versuchspersonen objektiv gegebene Verhaltensmöglichkeiten nicht nutzen, so beruht dies offenbar nicht durchweg auf dem postulierten Motivationsmangel, Verhalten zu initiieren. Naheliegend für die Erklärung dieser und ähnlicher inkonsistenter und mit der Modellvorstellung nicht vereinbarer Untersuchungsergebnisse dürfte sein, daß die Interpretation dessen, was dem Individuum geschieht, das sich von ihm nicht kontrollierbaren Ereignissen ausgesetzt sieht, bedeutsam ist. Die neuformulierte Hypothese von der erlernten Hilflosigkeit (MILLER u. SELIGMAN 1975; PETERSON u. SELIGMAN 1984) sieht die Erfahrung nicht beeinflußbarer Ereignisse und die Erwartung mangelnder Kontingenz von Handeln und Ergebnis als notwendige, aber nicht hinlängliche Bedingungen für anhaltende Hilflosigkeit und „Depression". Worauf es letztlich ankommt, sind die Ursachenzuschreibungen, die das Individuum anstellt, wie es ihm widerfahrenden schlechten, unangenehmen Ereignissen Sinn gibt, sie sich interpretiert. Generelle Hilflosigkeit, geringer Selbstwert und Depression stellen sich dem Modell zufolge ein, wenn unkontrollierbare Ereignisse 1. internen (im Individuum liegende) Faktoren, 2. stabilen und 3. globalen Faktoren zugeschrieben werden. Dieser Formulierung zufolge ist der Attributionsstil also ein erheblicher Risikofaktor für Depressionen. Wer negative Ereignisse auf sich zurückführt, sie festen und umfassenden Ursachen attribuiert, positive Ereignisse hingegen äußeren Einflüssen, instabilen und spezifischen Ursachen zuschreibt, weist ein erhöhtes Risiko für Depression auf. Depression wird dabei als ein Verhalten angesehen, das prinzipiell von jedem an den Tag gelegt werden kann. Es läßt sich im Laboratorium, wenn auch in abgeschwächter Form, herstellen. Es bedarf dazu primär keines spezifischen biochemischen oder psychologischen Mechanismus. Es kann kontinuierlich – von sehr leicht bis schwer – auftreten. Auch Kinder können darunter leiden.
In einer Untersuchung an 8- bis 13jährigen Schülern (SELIGMAN u. Mitarb. 1984) ließen sich depressive Symptome 6 Monate später aufgrund eines depressiven Attributionsstils – Gründe für negative Ereignisse werden intern, stabil und global gesehen – vorhersagen. Die Studie liefert zudem Hinweise, wenn auch nicht Belege dafür, daß das verstimmte Kind von der Mutter gelernt haben

könnte, negative Ereignisse sich so depressionsdisponierend zu erklären – mit (bisher nur vermuteten) Folgen für die Vulnerabilität im Hinblick auf depressives Reagieren im Erwachsenenalter.*
Therapeutische Implikationen der überarbeiteten Hypothese von der erlernten Hilflosigkeit hat SELIGMAN (1980, zit. nach PETERSON 1982) aufgezeigt. Dazu zählt die Umgebungsanreicherung bzw. -veränderung, ein Vorgehen aus dem traditionellen therapeutischen Armamentarium, ist damit doch gemeint, daß das Individuum, das negative Ereignisse erwartet, von seiner Depression befreit werden kann, wenn es gelingt, durch Umstrukturierung seiner Umgebung positive Ereignisse in seiner Umwelt – in Familie, Beruf, Gesundheit – wahrscheinlicher zu machen, deren Abhängigkeit auch von seinem Handeln ihm zu verdeutlichen. Wirksam soll auch sein, die Erwartungen über Ereignisse von „unkontrollierbar" zu „kontrollierbar" (von mir beeinflußbar) zu verändern, etwa mit Hilfe eines Trainings, das auf die Vermittlung sozialer Fertigkeiten abzielt. SELIGMAN führt ferner ein (eher Anti-)Resignationstraining an, das dazu dienen soll, adaptiv mit immer wieder auftretenden negativen Ereignissen, die Depressivität auszulösen in der Lage sind, zu impfen – auch da, wo negative Erwartungen durchaus realistisch sind, deren Übertreibung zu vermeiden und nach Lösungsmöglichkeiten zu suchen. Beim Attributionsumlernen werden die erst einmal aufgedeckten, zu Hilflosigkeit führenden Attributionen vom Therapeuten angegangen, sowohl im Rahmen (verbaler) Disputation als auch in vivo. Interne, stabile und globale Kausalattributionen, die sich dem Individuum für ihm widerfahrendes Negatives aufdrängen, sollen in ihr Gegenteil verändert werden. Gleichermaßen soll der Patient lernen, seinen Anteil an positiven Ereignissen zu sehen. Ob dies so einfach gelingen kann, steht dahin. Was ein solches Umlernen der Attributionen zu berücksichtigen hat, beschreibt PETERSON (1982, S. 103ff).
Die neuformulierte Hilflosigkeitshypothese mit ihren unmittelbar therapeutischen Implikationen reiht sich ein in die der kognitiven Verhaltensmodifikation zugeschlagenen therapeutischen Modellvorstellungen und Vorgehensweisen, die Denken und Fühlen, das „Glaubenssystem" (nun nicht im religiösen Sinne) des Patienten für wesentlich erachten hinsichtlich Entstehung und Aufrechter-

---

* Ob kindliche Depression eine sinnvolle diagnostische Kategorie darstellt, ist umstritten (LEFKOWITZ u. BURTON 1978). Zum Stand der Diskussion s. z.B. CANTWELL (1983). Dysphorische Stimmung tritt unspezifisch über eine breite Palette kinderpsychiatrischer Störungen auf. Spezifisch sind offenbar herabsetzende Vorstellungen über sich selbst: nichtsnutzig, überflüssig, schuldig, blöd (FEINSTEIN u. Mitarb. 1984).

halten von auffälligem, beeinträchtigendem Verhalten.

Die Bedeutung unterschiedlicher Attributionen bei der Behandlung hyperaktiver Kinder

Welcher Zusammenhang besteht zwischen Attributionen hyperaktiver Kinder und ihrem Verhalten? Welche attributive Strategie ist geeignet, hyperaktives Verhalten zu ändern? Hyperaktive Kinder sehen schulische Erfolge und Mißerfolge weniger abhängig von ihren Anstrengungen als eine unausgelesene Vergleichsgruppe. Auch eigene Fähigkeiten werden in geringerem Ausmaß als ursächlich für Schulerfolg gesehen (vgl. CHANEY u. BLUNT BUGENTAL 1982). Daß dies nicht hyperaktive von anderen auffälligen Kindern abhebt, darauf verweisen ähnliche Untersuchungen jedenfalls an lernbehinderten Kindern, die etwa gleichermaßen schulische Mißerfolge weniger mangelnder Anstrengung zuschreiben. Bedeutsam ist der Versuch der Arbeitsgruppe um BLUNT BUGENTAL, die Intervention dem vorherrschenden Attributionsstil des hyperaktiven Kindes jeweils anzupassen. Wenn hyperaktive Kinder vorwiegend zu Externalisierung neigen, so mag dies den Erfolg eines Kontingenzmanagements bei diesen Kindern erklären: Verstärkung, unmittelbar als Folge auf ein erwartetes Verhalten gegeben, von außen also, korrespondiert mit einer Ursachenerklärung, die externe Kräfte für das einem Widerfahrene verantwortlich macht. Andererseits entsprechen Selbstkontrolltechniken wie Beobachten und Protokollieren, Selbstinstruktionen und Selbstverstärken einem internen Attributionsstil. Eine mit dem Attributionsstil übereinstimmende Intervention führt zu einer Minderung der kognitiven Impulsivität bei hyperaktiven Kindern. Internal Attribuierende profitieren eher von einem Selbstinstruktionstraining, external attribuierende hyperaktive Jungen eher von kontingenter sozialer Verstärkung. Hyperaktive, die mit dem Attributionsstil nicht konform behandelt wurden, wiesen geringere Verbesserungen bzw. mehr Fehler auf, jedenfalls unmittelbar nach der Untersuchung. 6 Monate später lassen sich diese differentiellen Auswirkungen nicht mehr nachweisen. Die Untersucherinnen gehen davon aus, daß die Berücksichtigung des Attributionsstils eher die Empfänglichkeit für Veränderungen begünstigt. Berücksichtigt man die Kausalattribution der Kinder, so werden schneller Veränderungen erzielt, die allerdings nicht notwendigerweise dauerhafter sind (CHANEY u. BLUNT BUGENTAL 1982).

Nicht übersehen werden sollte, daß es letztlich immer darauf ankommt, dem Kind zur Selbstkontrolle zu verhelfen, und sei es nur, weil Verstärkung von außen, außerhalb eines therapeutischen Rahmens, gemeinhin nicht so kontingent, so dicht und regelmäßig, anfällt. Andere Untersuchungen dieser Arbeitsgruppe gehen dem Einfluß des elterlichen Attributionsstils auf das Erziehungsverhalten gegenüber ihren hyperaktiven Kindern nach (vgl. CHANEY u. BLUNT BUGENTAL 1982). Diese und ähnliche Studien dürften weniger ihrer Ergebnisse als der Forschungsansätze wegen bedeutsam sein.

Soziokognitive Auswirkungen medikamentöser Therapie

Wird hier auf die mögliche differentielle Wirksamkeit einer Intervention nach Maßgabe vorherrschender kausaler Attributionen abgehoben, so haben WHALEN u. HENKER (1976) die Rolle kausaler Attributionen bei dem, was sie die soziokognitiven Aspekte medikamentöser Behandlung bei hyperaktiven Kindern nennen, hervorgehoben. Soziokognitive Auswirkungen sind die von einem verabreichten Medikament ausgehenden Effekte, die über direkte (erwünschte) Auswirkungen auf Verhalten und Erleben und Nebenwirkungen hinausgehen. Von einer Diagnose und der folgenden Intervention gehen Botschaften aus. Ein Patient erfährt an sich, daß sein Verhalten durch ein Medikament alteriert wird. Das ist dem Betroffenen ein erklärungsbedürftiger Zustand. So wie die unter Medikament zu beobachtenden Verhaltensveränderungen dazu führen, daß andere ihn anders sehen, anderes von ihm erwarten. Welche Erklärungen generiert der kleine Patient, um diese Ereignisse und deren Folgen sich verständlich zu machen? Welche Schlüsse zieht er daraus für zukünftiges eigenes Handeln und dessen Konsequenzen? – Wie die Untersuchungen zeigen, sind die Befunde zu komplex, um eindeutige Vorhersagen von der Art, Medikamente führen zu externer Attribution und langfristig zu geringer Anstrengungsbereitschaft, zu rechtfertigen. Auch wenn immer wieder Kinder beobachtet werden können, die von ihnen und anderen für positiv erachtete Verhaltensänderungen ausschließlich der Einnahme eines Medikamentes attribuieren („Das ist so, ohne die Pille geht es nicht"), so zeigen intensive Interviews der Kinder keinen generellen Trend in Richtung auf externale Kausalattribuierung. Dennoch, so eine Konsequenz aus den Befunden zu den „emanativen Effekten" medikamentöser Therapie, scheint eine „kognitive Impfung" angezeigt. Es gilt, dem Patienten und seiner Umgebung zuerst die positiven Konsequenzen eigenen Handelns zu verdeutlichen, etwa dank einer pädagogisch-psychotherapeutischen Intervention, bevor eine häufig sehr wirksame Stimulanzientherapie begonnen wird, um so mehr, als einmal gefundene Erklärungsmuster oft langfristig beibehalten werden (WHALEN u. HENKER 1976; HENKER u. WHALEN 1980; EISERT u. Mitarb. 1982).

Abschließende Bemerkungen

Attributionsphänomene dürften bei jeder Intervention bedeutsam sein und die Dauerhaftigkeit der unter der Behandlung erzielten Veränderungen mitbestimmen. In der Tat werden Attributionen ja auch in einer Reihe von therapeutischen Vorgehensweisen zu verändern versucht, so etwa in der Familientherapie oder in der kognitiven Verhaltensmodifikation. (Ob die Attributionstheorie allerdings eine hinlängliche Beschreibung der in diesen Interventionen beobachteten kognitiven Umstrukturierung zu liefern vermag, steht dahin [HARVEY u. HARRIS 1983].)

Ursachenzuschreibungen können auch zu einem direkten Ziel der Intervention werden, so daß von einer Attributionstherapie zu sprechen ist (vgl. z.B. HAISCH 1983a; LAYDEN 1982), wenn beispielsweise Individuen mit hoher Selbsteinschätzung Versagen äußeren Faktoren attribuieren; so könnten bei Patienten mit niedriger Selbsteinschätzung externe Ursachen für ihr Versagen, solche also, die die Verantwortlichkeit für das Mißlingen mindern, immer wieder vom Therapeuten hervorgehoben werden. Scheint ein solches Vorgehen am ehesten angebracht, wenn ein von Schuldgefühlen gepeinigter Patient ein u.U. einmaliges, abgeschlossenes Ereignis ausschließlich eigenem Versagen zuschreibt, so könnte andererseits ein Vorgehen bei Patienten, die versagt haben und sich hilflos ähnlichen, immer wiederkehrenden Situationen ausgeliefert sehen, angemessen sein, das die Stabilität der internen Ursachenzuschreibung, nicht die interne Attribution zu erschüttern versucht; dies etwa, indem es dem Patienten mangelnde Anstrengung als Ursache für das Versagen nahelegt und damit die Möglichkeit, dank verstärkter Bemühungen, von Erfolgen wahrscheinlicher erscheinen läßt (LAYDEN 1982).

So zeigen Mißerfolg erwartende, entmutigte Kinder, die als Erklärung für ihr teilweises Versagen bei Mathematikaufgaben mangelnde Anstrengung angeboten bekommen, Leistungsverbesserungen, die eine stets erfolgreiche Kontrollgruppe nicht aufweist. Kognition und Verhalten wird gleichermaßen durch dieses Attributionstraining verbessert.

Es ist eingangs vom Alternativmodell der Sozialpsychologie (BREHM 1980, S. 14) die Rede gewesen. Abgesehen davon, daß es sich um mehrere, teilweise überlappende, sich widersprechende Modelle handelt, so dürften sie, gerade auch weil sie keinen Universalitätsanspruch stellen, oft eher Ergänzungen zu anderen therapeutischen Vorgehensweisen darstellen. Wie häufig bei der Anwendung theoretischen Wissens auf praktische Situationen, gelingt es mit Hilfe der sozialpsychologischen Theorien bisher eher, im nachhinein Erklärungsmuster für Verhalten zu liefern, als über dieses eher exegetische Bemühen hinaus, dank präziser Ableitungen aus den Theorien, Bedingungen in therapeutischen Situationen zu definieren, die Verhalten vorhersagen oder den Erfolg einer aus den Theorien hergeleiteten Technik hochwahrscheinlich machen würden. Die Auseinandersetzung von Sozialpsychologen mit umschriebenen klinischen Problemen, bei der sich alsbald schlichte Übersetzungen als unzulänglich erweisen, läßt Fortschritte sowohl für den klinischen Alltag als auch für die sozialpsychologischen Theorien längerfristig erwarten und damit auch Beiträge zur Pathogenese kinder- und jugendpsychiatrischer Störungen.

Literatur

Abramson, L. Y., M. E. P. Seligman, J. D. Teasdale: Learned helplessness in humans: Critique and reformulation. J. abnorm. Psychol. 87 (1978) 49

Antaki, C.: A brief introduction to attribution and attributional theories. In: Attributions and Psychological Change, hrsg. von C. Antaki, C. Brewin. Academic Press, London 1982 (S. 3)

Antaki, C., C. Brewin (Hrsg.): Attributions and Psychological Change. Applications of Attributional theories to Clinical and Educational Practice. Academic Press, London 1982

Brehm, S. S.: Anwendung der Sozialpsychologie in der klinischen Praxis. Huber, Bern 1980

Cantwell, D. P.: Childhood depression: What do we know, where do we go. In: Childhood Psychopathology and Development, hrsg. von S. B. Guze, F. J. Earls, J. E. Barrett. Raven Press, New York 1983 (S. 67)

Chaney, L. A., D. Blunt Bugental: An attributional approach to hyperactive behavior. In: Attributions and Psychological Change, hrsg. von C. Antaki, C. Brewin. Academic Press, London 1982 (S. 211)

Dickenberger, D.: Reaktanztheorie – Widerstand bei der Kindererziehung. In: Angewandte Sozialpsychologie, hrsg. von J. Haisch. Huber, Bern 1983

Eisert, H. G., M. Eisert, M. H. Schmidt: Stimulantientherapie und kognitive Verhaltensmodifikation bei hyperaktiven Kindern. Z. Kinder- u. Jugendpsychiat. 10 (1982) 196

Feinstein, C., A. G. Blonin, J. Egan, C. K. Conners: Depressive symptomatology in a child psychiatric out patient population: Correlations with diagnosis. Comprehens. Psychiat. 25 (1984) 379

Festinger, L.: A theory of cognitive dissonance. Stanford University Press, Stanford/Calif. 1957

Fincham, F. D.: Clinical applications of attribution theory: Problems and prospects. In: Attribution Theory. Social and Functional Extensions, hrsg. von M. Hewstone. Basil Blackwell, Oxford 1983 (S. 187)

Frey, D., S. Greif (Hrsg.): Sozialpsychologie. Ein Handbuch in Schlüsselbegriffen. Urban & Schwarzenberg, München 1983

Görlitz, D. (Hrsg.): Kindliche Erklärungsmuster. Entwicklungspsychologische Beiträge zur Attributionsforschung, Bd. I. Beltz, Weinheim 1983

Haisch, J. (Hrsg.): Angewandte Sozialpsychologie. Bedingungen, Möglichkeiten und Ergebnisse der praktischen Anwendung sozialpsychologischer Theorien. Huber, Bern 1983a

Haisch, J.: Attributionstheorie – Attributionstherapie. Zur Bestimmung attributionstherapeutischer Techniken aus der Attributionstheorie. In: Angewandte Sozialpsychologie, hrsg. von J. Haisch. Huber, Bern 1983 b (S. 23)

Haisch, J., G. Osnabrügge, D. Frey: Dissonanztheorie – Dissonanztherapie. Zur Bestimmung therapeutischer Techniken aus der Dissonanztheorie. In: Angewandte Sozialpsychologie, hrsg. von J. Haisch. Huber, Bern 1983 (S. 39)

Harvey, J. H., B. Harris: On the continued vitality of the attributional approach. In: Attribution Theory, hrsg. von M. Hewstone. Basil Blackwell, Oxford 1983 (S. 206)

Heckhausen, H.: Entwicklungsschritte in der Kausalattribution von Handlungsergebnissen. In: Kindliche Erklärungsmuster, Bd. I, hrsg. von D. Görlitz. Beltz, Weinheim 1983 (S. 49)

Henker, B., C. K. Whalen: The many messages of medication: Hyperactive children's perceptions and attributions. In: The Ecosystem of the „Sick" Child, hrsg. von S. Salzinger, J. Atrosus, J. Glick. Academic Press, New York 1980 (S. 141)

Herkner, W.: Attribution – Psychologie der Kausalität. Huber, Bern 1980

Hewstone, M. (Ed.): Attribution Theory. Social and Functional Extensions. Basil Blackwell, Oxford 1983

Layden, M. A.: Attributional style therapy. In: Attributions and Psychological Change, hrsg. von C. Antaki, C. Brewin. Academic Press, London 1982 (S. 63)

Lefkowitz, M. M., N. Burton: Childhood depression: A critique of the concept. Psychol. Bull. 85 (1978) 716

Meyer, W.-U.: Das Konzept von der eigenen Begabung. Huber, Bern 1984

Miller, W. R., M. E. P. Seligman: Depression and learned helplessness in man. J. abnorm. Psychol. 84 (1975) 228

Peterson, C.: Learned helplessness and attributional interventions in depression. In: Attributions and Psychological Change, hrsg. von C. Antaki, C. Brewin. Academic Press, London 1982 (S. 97)

Peterson, C., M. E. P. Seligman: Causal explanations as a risk factor for depression: Theory and evidence. Psychol. Rev. 91 (1984) 347

Seligman, M. E. P.: Helplessness: On Depression, Development, and Death. Freeman, San Francisco 1975

Seligman, M. E. P., N. J. Kaslow, L. B. Alloy, C. Peterson, R. L. Tanenbaum, L. Y. Abramson: Attributional Style and depressive symptoms among children. J. abnorm. Psychol. 93 (1984), 235

Ulich, D.: Produkt-orientierte und prozeß-orientierte Ansätze in der Attributionsforschung. Theoretische und methodische Probleme aus entwicklungspsychologischer Sicht. In: Kindliche Erklärungsmuster, Bd. I, hrsg. von D. Görlitz. Beltz, Weinheim 1983 (S. 122)

Whalen, C. K., B. Henker: Psychostimulants and children: A review and analysis. Psychol. Bull. 83 (1976) 1113

Weiner, B.: A theory of motivation for some classroom experiences. J. Educational Psychol. 71 (1979) 3

Weiner, B.: An attribution theory of motivation and emotion. In: Achievement, Stress, and Anxiety, hrsg. von H. W. Krohne, L. Laux. Hemisphere, Washington 1982 (S. 223)

5 Forschungsmethoden in der Kinder- und Jugendpsychiatrie

Entwicklungsphysiologie und Auxologie: Wachstum und Reifung

Jürgen R. Bierich

Als biologisches Charakteristikum des Kindes- und Jugendalters hat das Wachstum schon immer das praktische und wissenschaftliche Interesse der Pädiatrie gefunden. Tabellen mit den Durchschnittsmaßen der einzelnen Altersgruppen, gewonnen durch Querschnittsuntersuchungen in Schulen, sind bereits in den pädiatrischen Lehrbüchern des 19. Jahrhunderts zu finden. Einen entscheidenden Fortschritt in der Auxologie brachte die Erkenntnis, daß nur Längsschnittuntersuchungen in der Lage sind, die Dynamik des Wachstums in sinnvoller Weise zu erfassen. Die Parameter Geschwindigkeit, Beschleunigung und Verlangsamung des Wachstums (growth velocity, acceleration, deceleration) setzen longitudinale Untersuchungen voraus. Systematische Messungen dieser Art hat in großem Stile zuerst J. TANNER in London vorgenommen, der zugleich verschiedene andere anthropometrische und endokrinologische Parameter untersuchte (TANNER 1962; TANNER u. Mitarb. 1966; TANNER u. WHITEHOUSE 1976). Seit den 50er Jahren werden ähnliche Datensammlungen an zahlreichen weiteren Zentren durchgeführt. Aufgrund derartiger Untersuchungen liegt heute ein überaus großes Datenmaterial vor, von dem wichtige Teile bereits veröffentlicht worden sind und für wissenschaftliche Projekte zur Verfügung stehen (HEIMENDINGER 1958, 1964; HEIERLI 1960; KARLBERG u. Mitarb. 1968, 1976; PRADER u. BUDLIGER 1977; REED u. STUART 1959; ROBSON u. Mitarb. 1975; ROCHE u. Mitarb. 1975; SEMPÉ u. Mitarb. 1964; VAN WIERINGEN 1968; DE WIJN u. DE HAAS 1958).

Bekanntlich ist die Körpergröße in hohem Maße von Erbanlagen abhängig; große Eltern haben große Kinder, kleine Eltern kleine. Die absolute Körpergröße einer Population ist deshalb in jedem Alter relativ inhomogen. Ein konstanteres Maß ist die Skelettreife, deren interindividuelle Streuung in allen Altersgruppen wesentlich geringer ist. Offenbar stellt die Skelettentwicklung einen guten Parameter für die biologische Gesamtentwicklung dar. Die erwähnten auxologischen Untersuchungen der letzten Jahrzehnte haben erkennen lassen, daß die sexuelle Reifung eng mit der Knochenreifung korreliert. Beispielsweise tritt beim weiblichen Geschlecht die Menarche bei sehr verschiedener Körpergröße und auch in unterschiedlichem Alter auf; fast immer erfolgt jedoch die erste Regel bei einem Knochenalter zwischen 13 und 14 Jahren. Mit $r = 0,7$ ist der Korrelationskoeffizient sehr hoch.

Ähnliche positive Beziehungen haben FRISCH u. REVELLE (1969) zwischen Geschlechtsreifung und Körpergewicht ermittelt. Als Fazit ergibt sich die Feststellung, daß es eine bestimmte somatische Gesamtentwicklung gibt, die – vom Organismus im Hypothalamus registriert – als Auslöser für den Beginn und die Vollendung der Pubertät dient.

Wechselwirkungen anderer Art spielen sich zwischen Physis und Psyche des Heranwachsenden ab. Ohne die psychophysische Einheit des Individuums in Abrede zu stellen, ist daran festzuhalten, daß der einzelne nicht in jeder Situation mit seiner Körperlichkeit übereinstimmt und einverstanden ist. Der zu klein geratene Junge hadert mit seinem Minderwuchs, das adipöse Kind mag nicht in den Spiegel schauen, das zu hoch gewachsene Mädchen schämt sich seiner Länge. Zur eigenen Unzufriedenheit tritt die Furcht vor der Kritik der Altersgenossen. Zu gravierender Bedeutung können sich derartige Ablehnungen der eigenen Körperlichkeit angesichts der Pubertät steigern; das bekannteste Beispiel ist die Anorexia nervosa.

Andererseits darf nicht übersehen werden, daß die Pubertät per se, auf dem Wege über die vor allem beim Jungen sehr rasch auftretende Überschwemmung des Organismus mit Sexualhormonen, psychische Störungen hervorrufen kann, die letztlich somatischer Genese sind.

Im Rahmen der hier erörterten Beziehungen können Wechselwirkungen aber auch in entgegengesetzter Richtung verlaufen; primär psychische Konflikte können Störungen des Wachstums und der Geschlechtsreifung nach sich ziehen. Ein schweres Krankheitsbild, das in diesen Rahmen hineingehört, ist der psychosoziale Zwergwuchs. Mangel an Zuwendung infolge Abwesenheit oder Fehlverhalten der Mutter führt zu schwerer Depression, in deren Folge der Umweltkontakt abreißt und die vitalen Funktionen, namentlich die Nahrungsaufnahme, zunehmend erlöschen. Hier bestehen enge Beziehungen zur „anaklitischen Depression", die SPITZ u. WOLFF (1946) bei hospitalisierten Kindern aus Pflegeheimen beschrieben haben.

Im folgenden sollen zunächst die physiologischen und morphologischen Vorgänge des Wachstums und der sexuellen Reifung beschrieben und mit ihren statistischen Parametern dargestellt werden. Im Anschluß daran werden Diagnose und Differentialdiagnose der wichtigsten Störungen der Entwicklung erörtert. Dabei soll ausführlich auf die psychophysischen Wechselwirkungen eingegangen werden, die im Zusammenhang mit der normalen und der gestörten körperlichen Entwicklung auftreten.

Wachstum

Physiologische Vorbemerkungen

Wachstum bedeutet, morphologisch betrachtet, Proliferation von Zellen, Ablagerung von Grundsubstanz und Kollagen, biochemisch gesehen Aufbau von Eiweiß und Mukopolysacchariden und die Akkumulation bestimmter Mineralien. Im Hinblick auf das Längenwachstum ist in erster Linie das Skelett betroffen, dessen Matrix mit 30% des Gesamtproteins nächst der Muskulatur den höchsten Anteil am Eiweißbestand des Körpers besitzt. Faktoren, die seinen Stoffwechsel in anabolischer Richtung beeinflussen, wirken fördernd auf das Wachstum, so die Zufuhr von Substrat, namentlich von Eiweiß, von Vitaminen, die in Koenzyme eingebaut werden, von Sauerstoff und von anabolischen Hormonen. Faktoren, die den Stoffwechsel katabolisch beeinflussen, wirken wachstumshemmend, so z. B. Unterernährung, vor allem Eiweißmangel, intestinale Malabsorption, Mineralverlust im Urin, Sauerstoffmangel, ferner akute und chronische Infektionen.

Auxologische Definitionen

Prinzipiell läßt sich das Größenwachstum nach zwei verschiedenen Methoden darstellen, welche einander in Abb. 5.1 gegenübergestellt sind. Auf der linken Seite ist die Körpergröße heranwachsender Kinder kurvenmäßig erfaßt. Es handelt sich um absolute Maße, um Distanzen vom Nullpunkt (distant growth). Auf der rechten Seite ist die Größenzunahme pro Zeiteinheit dargestellt, d. h. die Wachstumsgeschwindigkeit. Vergleicht man die beiden Teile der Abbildung, so wird klar, daß der Parameter der Wachstumsgeschwindigkeit dem Prozeß des Wachstums als dynamischem Vorgang weit besser gerecht wird. Um bei der ärztlichen Beratung wachstumsgestörter Kinder im Einzelfall zu einer richtigen Interpretation der Daten zu kommen, ist es aber nötig, beide Verfahren anzuwenden. Hierzu bedient man sich am besten vorgedruckter Formblätter wie der in Abb. 5.2 und 5.3 wiedergegebenen, die außer den 50er Perzentilkurven auch die wichtigsten anderen Perzentilen verzeichnen. Die von TANNER in London herausgegebenen Formblätter berücksichtigen außerdem, ob der Patient nur ein- oder zweimal vorgestellt (Querschnittsuntersuchungen) oder regelmäßig kontrolliert wird (Längsschnittuntersuchungen); bei longitudinalen Untersuchungen ist die interindividuelle Streuung beträchtlich geringer. In der Regel folgt das Wachstum gesunder Kinder einer bestimmten Perzentilkurve oder einem eng begrenzten „Perzentil-Kanal". Erworbene Erkrankungen sowie die therapeutische Verabreichung von Hormonen führen zu einem Wechsel des Kanals. Die Eintragung der Meßwerte gibt dem behandelnden Arzt die Möglichkeit, den Erfolg seiner Therapie in optimaler Form zu kontrollieren.

Veränderungen der Geschwindigkeit bezeichnet man je nach ihrer Richtung als Beschleunigung (Akzeleration) oder Verlangsamung (Dezeleration). Aus Abb. 5.1b geht hervor, daß das außerordentlich hohe Wachstumstempo der Säuglings-

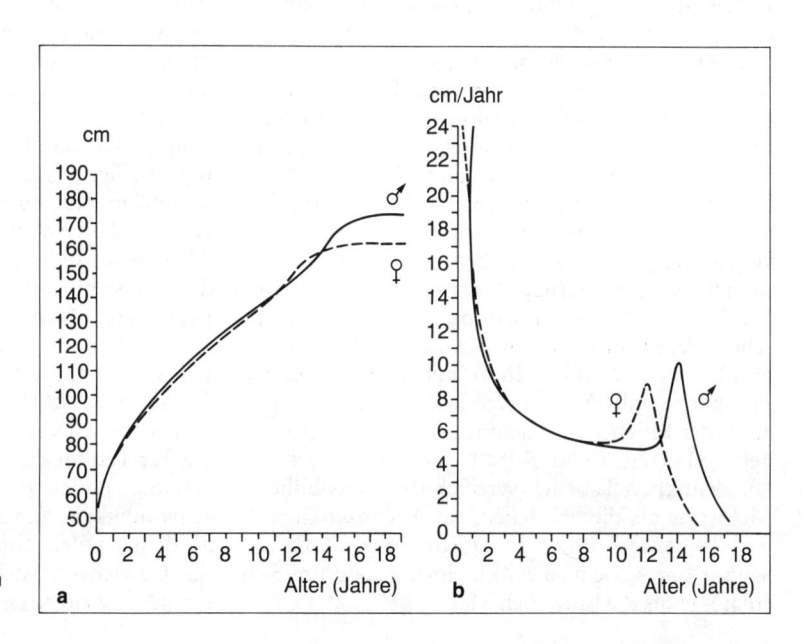

Abb. 5.1 **a** Mittlere Körpergröße, **b** mittlere Wachstumsgeschwindigkeit britischer Knaben und Mädchen (nach *Tanner* 1962).

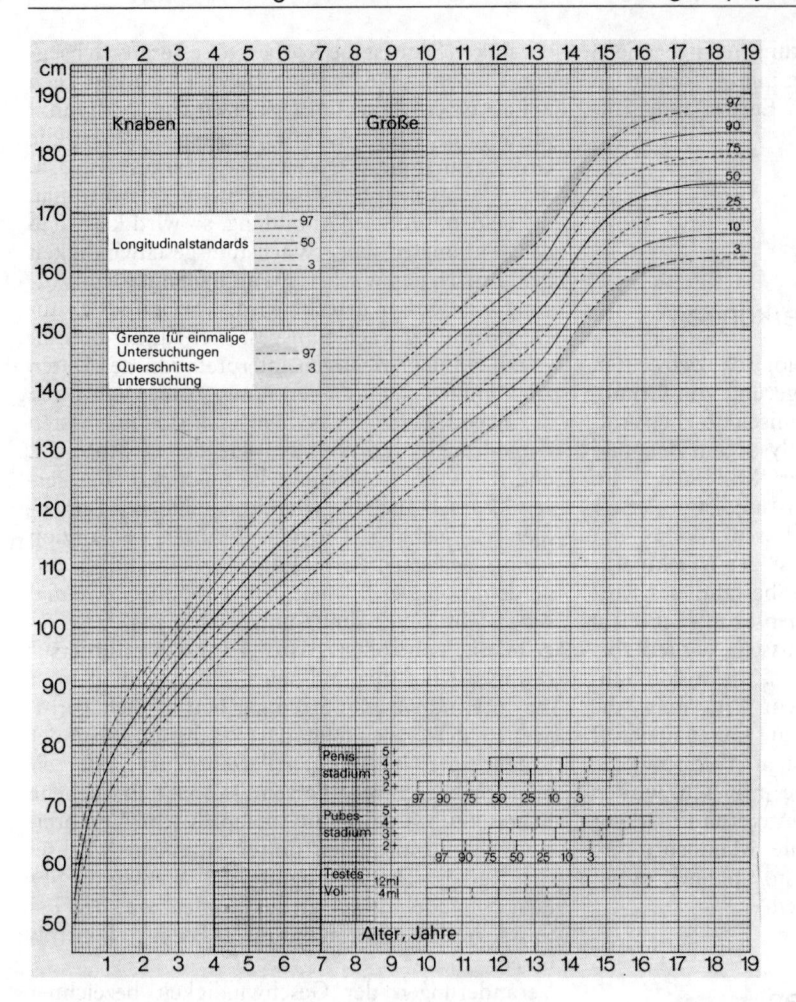

Abb. 5.2 Standardgrößen britischer Knaben (nach *Tanner* u. *Whitehouse* 1976).

zeit im 3. und 4. Lebensjahr erheblich nachläßt; im Anschluß erfolgt eine langsamer fortschreitende Dezeleration bis zur Pubertät. Die sexuelle Reifung ist mit einer beträchtlichen Akzeleration des Wachstumstempos verbunden, die von einer erneuten Dezeleration abgelöst wird. Die vom Institute of Child Health, London, erstellten Kurven für die Wachstumsgeschwindigkeit finden sich in Abb. 5.4 und 5.5. Die britischen Kurven werden hier zur Darstellung gebracht, weil sie international die größte Verbreitung gefunden haben und für vergleichende Untersuchungen am häufigsten gebraucht werden. Darüber hinaus ist die statistische Bearbeitung des Materials optimal. Für die deutschen Verhältnisse haben MAASER in Dortmund und KUNZE u. MURKEN in München in den letzten Jahren ebenfalls Normwerttabellen erstellt, denen ein beträchtliches Beobachtungsmaterial zugrunde liegt (MAASER 1974; KUNZE u. MURKEN 1974). Die deutschen Tabellen verzeichnen etwas höhere Meßwerte als die britischen. Im Alter zwischen 4 und 14 Jahren liegen die Dortmunder Maße im Schnitt um 4,3 cm, die Münchner Maße um 3,5 cm höher als die britischen Meßwerte.

Gewicht

Abb. 5.6 und 5.7 geben die Normalwerte für das Gewicht wieder, die die Londoner Arbeitsgruppe veröffentlicht hat. Wie bei den Kurven für die Größe sind für die Bewertung einmaliger bzw. sporadischer Messungen (Querschnittsuntersuchungen) andere Kurvenbereiche zu wählen als für regelmäßig vorgenommene Messungen (Längsschnittuntersuchungen). Es ist wenig sinnvoll, festgestellte Abweichungen des Gewichts allein auf die Altersnorm zu beziehen, da das Gewicht enger mit der Größe als mit dem Lebensalter korreliert. Die Bezugnahme auf das Größenalter, das aus den Abb. 5.2 und 5.3 abzulesen ist, ist vorzuziehen. Die Somatogramme von MAASER (1974) und von KUNZE u. MURKEN (1974) werden diesen Verhältnissen ebenfalls gerecht.
Die Kurven für die Geschwindigkeit der Gewichtszunahme ähneln denjenigen für die Wachstumsgeschwindigkeit, unterscheiden sich aber insofern, als dem rapiden Abfall der Geschwindigkeitskurve des Gewichtszuwachses in den ersten Lebensjahren keine weitere Dezeleration, sondern eine gelin-

Abb. 5.3 Standardgrößen britischer Mädchen (nach *Tanner* u. *Whitehouse* 1976).

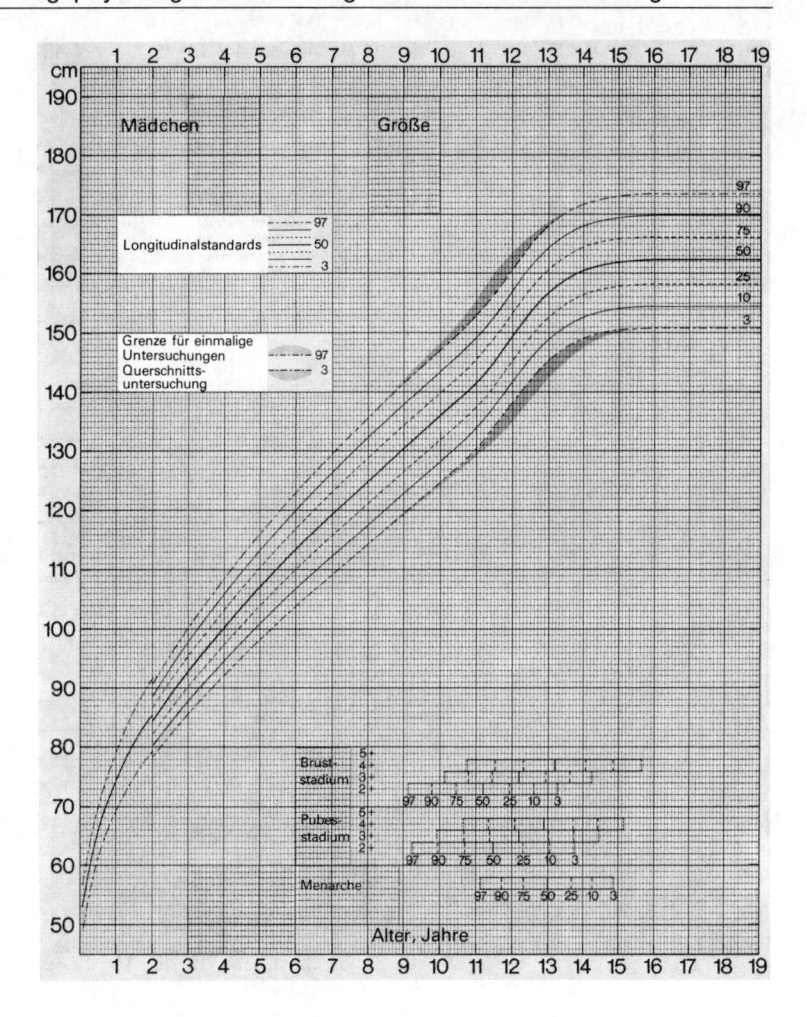

de Akzeleration folgt. Zeitlich und kausal im Zusammenhang mit der Pubertät kommt es danach bei beiden Geschlechtern zu einer außerordentlichen Beschleunigung der Gewichtszunahme. Das Maximum der Zunahme beträgt bei Mädchen im Mittel 8,8 kg pro Jahr und wird mit 12,9 Jahren erreicht; bei Jungen beträgt es 9,8 kg pro Jahr und wird erst 1,4 Jahre später, im Alter von 14,3 Jahren, erreicht.

Veränderungen der Zusammensetzung des Körpers

Die Hauptbestandteile des Körpers sind Mineralien, Wasser, Eiweiß und Fett. Im Laufe des Wachstums ändert sich die Zusammensetzung namentlich in bezug auf das Fett und das Eiweiß. Die Veränderungen des Fettes lassen sich durch die Messung der Dicke aufgehobener Hautfalten registrieren. Die Veränderungen des Proteinanteils werden vor allem durch die Zunahme der Muskelmasse hervorgerufen, die bei beiden Geschlechtern mit der Pubertät einsetzt. Chemisch lassen sie sich 1. durch Ganzkörpermessung des natürlichen Isotops K 40, 2. mit Hilfe des Kreatininkoeffizienten erfassen.

Im ersten Lebensjahr nimmt das Unterhautfett bei beiden Geschlechtern erheblich zu; anschließend zeigt es bis zum 8. Jahr einen mäßigen Rückgang. In der Folge steigt die Fettgewebsdicke bei Mädchen, deren Fettpolster in jedem Alter stärker ist als dasjenige der Knaben, kontinuierlich bis zum Ende der Geschlechtsentwicklung an. Beim männlichen Geschlecht verhält sich nur das Unterhautfett des Rumpfes ähnlich, während die Hautfaltendicke an den Extremitäten mit dem Beginn der Pubertät zurückgeht (EDWARDS u. Mitarb. 1955; TANNER u. WHITEHOUSE 1962; GRIMM 1970; NEWMAN 1956; MALINA 1966; MAASER u. Mitarb. 1972; PRADER u. BUDLIGER 1977).

Die ^{40}K-Messungen haben ergeben, daß der fettfreie Anteil der Körpermasse („lean body mass") im Lauf der Pubertät scharf ansteigt, namentlich beim Manne, dessen Maximalwert 1,4mal so hoch ist wie derjenige der Frau (FORBES u. HURSH 1963; FORBES 1964). Den Hauptbestandteil der fettfreien Körpermasse bildet die Muskulatur. Als Metabolit

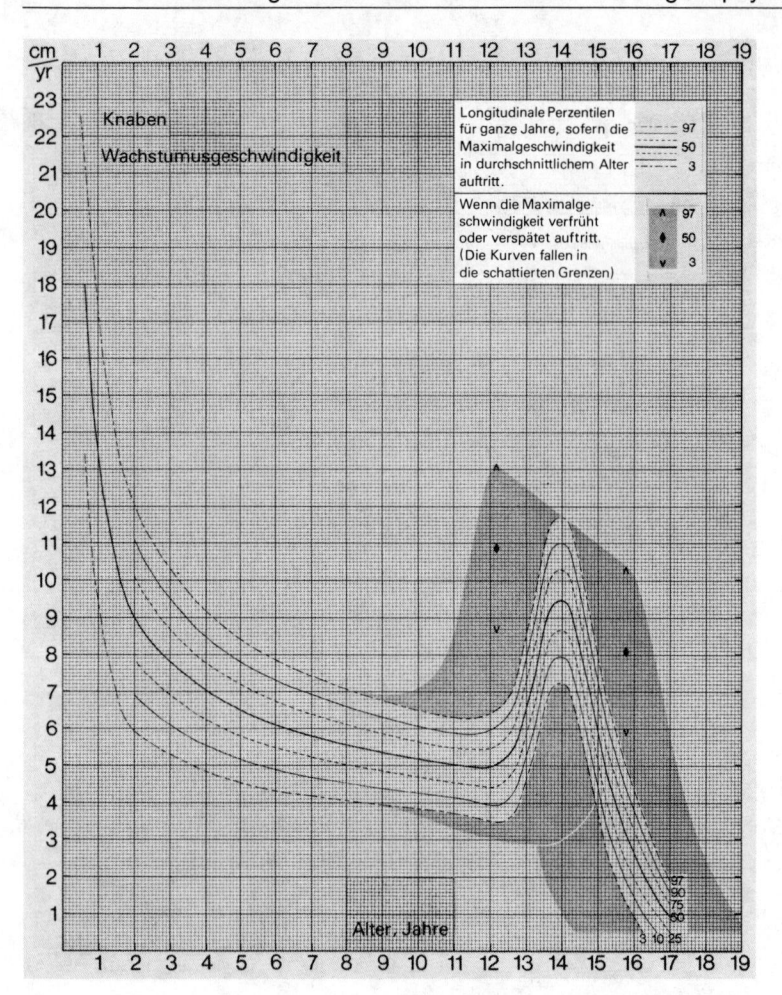

Abb. 5.4 Wachstumsgeschwindigkeit britischer Knaben (nach *Tanner* u. *Whitehouse* 1976).

des Kreatinstoffwechsels im Muskel wird Kreatinin mit großer Konstanz im Harn ausgeschieden; der Kreatininkoeffizient, d.h. die Kreatininausscheidung pro kg Körpergewicht, ist ein zuverlässiger Parameter für die Muskelmasse. Im Lauf der Pubertät steigt der Koeffizient von den Durchschnittswerten der späteren Kindheit um 12 mg/kg und Tag, beim männlichen Geschlecht auf Werte zwischen 25 und 30, beim weiblichen auf Werte zwischen 18 und 25 mg/kg und Tag an.

Skelettentwicklung

Eine exakte auxologische Diagnostik erfordert stets die Bestimmung des Knochenalters. Wie erwähnt, stellt die Skelettreife den besten Parameter für die biologische Gesamtentwicklung dar. Man bedient sich für die ersten 18 Lebensmonate am besten des Atlas von PYLE u. HOERR (1969), in dem Standardröntgenbilder des Knies zusammengestellt sind. Für das spätere Alter werden Röntgenfilme der Hand verwendet, die nach dem Atlas von GREULICH u. PYLE (1970) oder nach dem Buch von TANNER u. Mitarb. (1975b) ausgewertet werden. Die in dem Atlas von GREULICH u. PYLE (1970) abgebildeten Röntgenogramme stammen aus den Jahren 1931 bis 1942 und sind durch die inzwischen eingetretene Akzeleration überholt, so daß sie nur *relative* Gültigkeit beanspruchen können. Trotzdem ist die Greulich-Pyle-Methode das bei weitem gebräuchlichste Verfahren. – Die von TANNER und Mitarbeitern angegebene Methode impliziert die separate Reifebestimmung zahlreicher Ossifikationszentren nach Punkten, welche am Schluß addiert werden. Aus der erhaltenen Summe wird das aktuelle Skelettalter errechnet. Das Verfahren ist objektiv und liefert gut reproduzierbare Resultate. Es ist aber komplizierter und zeitraubender als dasjenige von GREULICH u. PYLE (1970).

Daß das Knochenalter der beste erfaßbare Parameter für die biologische Reife eines Individuums ist, wurde bereits erwähnt, ebenso die positiven Korrelationen zu bestimmten Meilensteinen der Pubertät. Nach den britischen Untersuchungen tritt die Menarche bei 85% aller Mädchen bei einem Knochenalter zwischen 13 und 14 Jahren auf

Abb. 5.5 Wachstumsgeschwindigkeit britischer Mädchen (nach *Tanner* u. *Whitehouse* 1976).

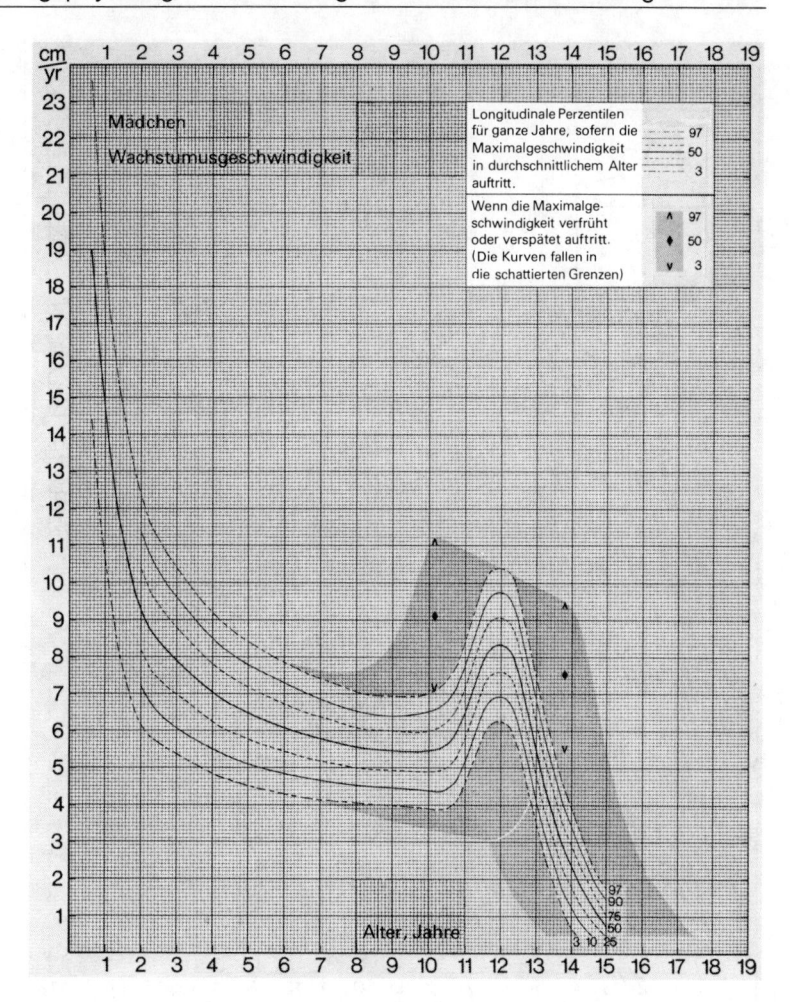

(MARSHALL 1974). Die Ausscheidung der Derivate der Androgene, namentlich des Testosterons im Harn bei Jungen, ist ebenfalls weit enger mit dem Knochenalter als mit dem Lebensalter korreliert, wie aus den Longitudinaluntersuchungen GUPTAS (1970) hervorgeht. Nicht alle Merkmale der Geschlechtsentwicklung zeigen jedoch so enge Beziehungen zum Knochenalter.

Wie erwähnt, schwankt die Körpergröße Erwachsener in außerordentlich weitem Maße, was auf den Erbeinfluß von rund 100 Genen zurückzuführen ist (LENZ 1970). Die Normgrenzen ($\bar{x} \pm 2\,S$) für die Größe britischer Männer liegen zwischen 162 und 187 cm und umfassen damit eine Spielbreite von 25 cm. Für Kinder gelten in verkleinertem Maßstab ähnliche Variationen. Demgegenüber weist die Skelettentwicklung eine geringere Variationsbreite auf und erreicht bei allen Individuen mit 16 bis 20 Jahren denselben Wert. Für den Vergleich der Reife verschiedener Individuen eignet sie sich daher besser als die Größe. Für die Beurteilung physiologischer und pathologischer Wachstumsvorgänge ist es jedoch notwendig, stets beide Parameter nebeneinander zu betrachten und miteinander in Beziehung zu bringen, – einerseits die absolute Größe und die davon abgeleitete Wachstumsgeschwindigkeit, andererseits die Skelettreife und die Skelettreifungsgeschwindigkeit. Ein für diesen Zweck geeignetes Mittel ist der Entwicklungsquotient $\frac{\Delta\,\text{LA}}{\Delta\,\text{KA}}$; der Zähler beinhaltet die Zunahme des Längenalters pro Zeiteinheit, der Nenner den Anstieg des Knochenalters pro Zeiteinheit (BIERICH 1962; GELLER 1964; BOSSI u. Mitarb. 1973). Da Längenalter und Knochenalter gewöhnlich in gleichem Tempo fortschreiten, beträgt der Quotient normalerweise 1. Bei der konstitutionellen Entwicklungsverzögerung und der frühnormalen Reifung ist das Tempo von Längenwachstum und Skelettreifung ebenfalls gleich, wenn auch insgesamt im ersten Fall verzögert und im zweiten Fall beschleunigt. Der Entwicklungsquotient beträgt deshalb ebenfalls 1. Bei hochwüchsigen Individuen ist der Wert größer, bei kleinwüchsigen Kindern kleiner als 1. Die kongenitale Hypothyreose geht mit erheblichem Minderwuchs einher; stärker als das Längenwachstum ist jedoch die Ossifikation retardiert. Dementspre-

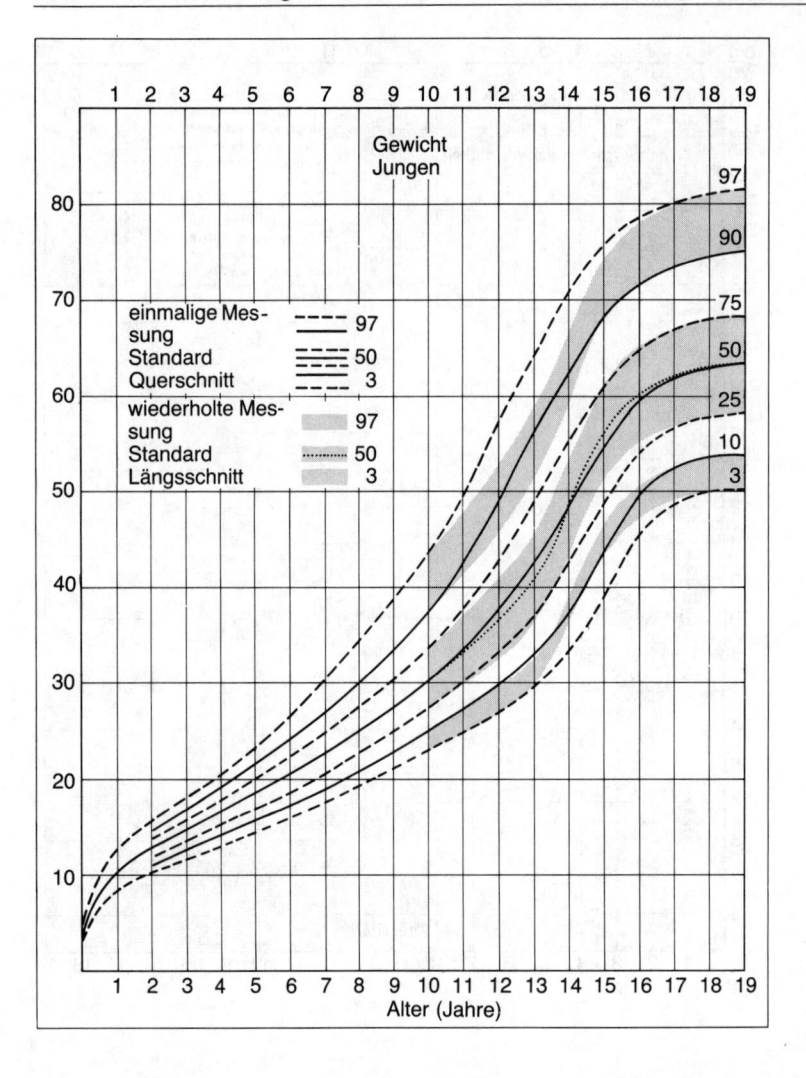

Abb. 5.6 Standardgewichte britischer Knaben (nach *Tanner* u. *Whitehouse* 1976).

chend ist der Entwicklungsquotient größer als 1. Einer disproportionierten Beschleunigung der Ossifikation begegnet man bei allen Formen von Pubertas praecox und Pseudopubertas praecox sowie bei inadäquater Verabreichung von Sexualhormonen. Der Entwicklungsquotient ist in diesen Fällen kleiner als 1.

Wachstumsprognose

Die Bestimmung des Knochenalters macht es möglich, das Ausmaß des weiteren Wachstums eines Kindes zu prognostizieren und die zu erwartende Erwachsenengröße im Rahmen bestimmter Fehlergrenzen vorauszusagen. Die verschiedenen Verfahren beruhen im Prinzip darauf, daß aus Längsschnittuntersuchungen bekannt ist, wieviel Prozent der zu erwartenden Endgröße eines Individuums bei einem bestimmten Knochenalter bereits erreicht sind. Die einfachste Methode ist diejenige von BAYLEY u. PINNEAU (1952), bei der außer der Knochenalterbestimmung nach dem Atlas von GREULICH u. PYLE (1970) lediglich die Feststellung nötig ist, ob die Knochenreifung verzögert, normal oder beschleunigt ist. Bei den komplizierteren Methoden von ROCHE u. Mitarb. (1974) und von TANNER u. Mitarb. (1975 a, b) werden zur Berechnung weitere Faktoren herangezogen: chronologisches Alter, Gewicht, sexuelle Entwicklung, mittlere Elterngröße. Man muß sich darüber klar sein, daß derartige Prognosen stets Schätzungen und keine exakten Aussagen sind; TANNER u. Mitarb. (1975 b) haben für ihr Verfahren eine entsprechende Fehlerrechnung publiziert. Ferner sind die Prognosen allein bei Kindern möglich, die keine endokrinen Störungen aufweisen, da sie auf Erfahrungswerten aufbauen, die ausschließlich bei Gesunden gewonnen worden sind. Bei Kindern, deren Wachstumsstörung letztlich als Normvariante zu betrachten ist, d. h. bei konstitutionellem Hochwuchs und Kleinwuchs sowie konstitutioneller Entwicklungsverzögerung und frühnormaler Reifung, lassen sich Voraussagen hingegen durchaus machen.

Abb. 5.7 Standardgewichte britischer Mädchen (nach *Tanner* u. *Whitehouse* 1976).

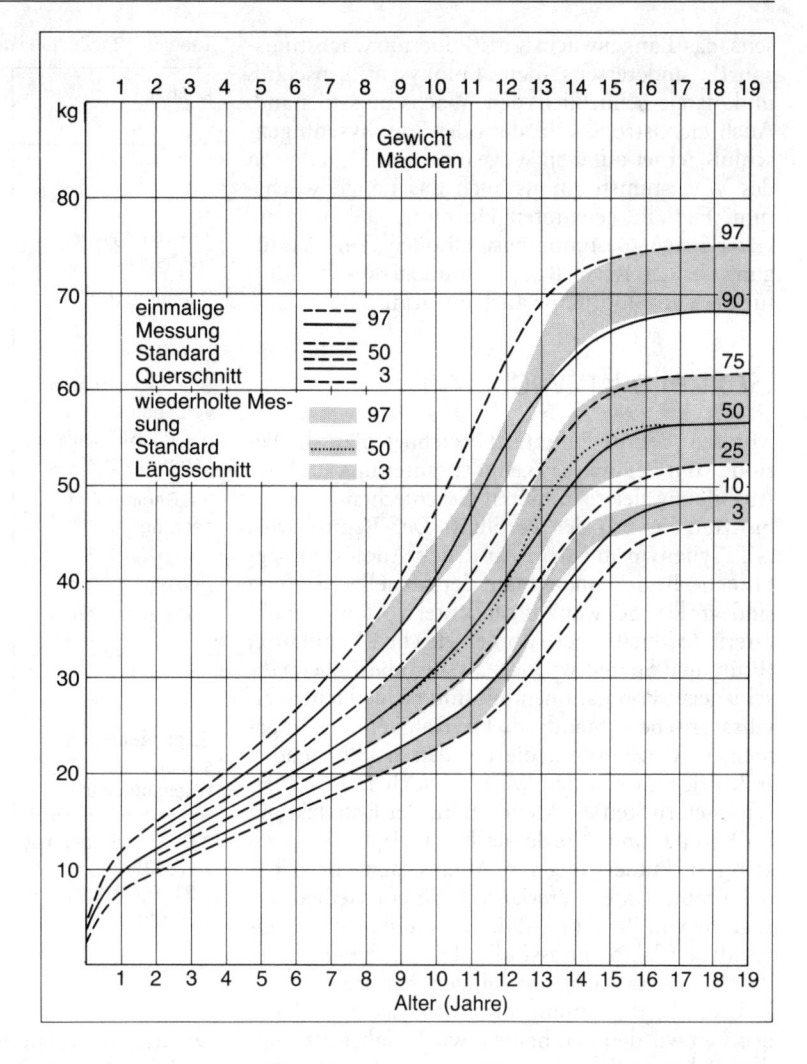

Hormone

Die verschiedenen Vorgänge, die sich am wachsenden Skelett abspielen, werden von unterschiedlichen Hormonen gesteuert (Tab. 5.1).
Das Längenwachstum steht vornehmlich unter dem Einfluß der Somatomedine, zu denen auch die NSILA-S (non suppressible insulin-like activity) gehört (FROESCH u. Mitarb. 1974). Die Synthese der Somatomedine, die in Leber und Niere stattfindet, wird vom Wachstumshormon reguliert, dessen direkte Wirkung auf den Knochen umstritten ist. Für die Modellierung der Ossifikationszentren, d.h. für die Skelettreifung, kommt in Analogie zur Metamorphose des Amphibienskeletts den Schilddrüsenhormonen die Hauptrolle zu. Die androgenen Steroide der Testes und der Nebennieren fördern in Gegenwart von Wachstumshormon einer-

Tabelle 5.1 Die Wirkungen der Hormone auf das Skelettwachstum

Hormon	Längenwachstum	Knochenreifung	Epiphysenfugenschluß
Wachstumshormon	++	+	0
Somatomedine	++	+	0
Insulin	permissiv	?	0
Schilddrüsenhormone	+	++	0
Androgene	+	++	++
Östrogene	0	++	++
Kortikosteroide	–	–	–

seits das Längenwachstum (Pubertätswachstumsspurt), andererseits den Epiphysenfugenschluß und damit schließlich den Wachstumsstillstand. Auch die Östrogene fördern den Epiphysenfugenschluß, ferner auf dem Wege über eine Stimulation des Wachstumshormons auch das Längenwachstum. Für alle genannten Hormone stehen heute zuverlässige Bestimmungsmethoden zur Verfügung, in der Regel Radioimmunoassays im Blut, für die Steroidhormone auch im Urin.

Sexuelle Entwicklung

Mit dem Begriff Pubertät bezeichnet man die Periode vom Beginn der Keimdrüsenreifung und der Ausbildung der sekundären Geschlechtsmerkmale bis zum Erwerb der Fertilität. Der Begriff wird z. T. synonym mit dem Ausdruck Adoleszenz gebraucht. Beginn und Ablauf der sexuellen Reifung sind großen Schwankungen unterworfen, sowohl interindividuell innerhalb der gleichen Population (Früh- und Spätentwickler) als auch bezüglich verschiedener Populationen mit unterschiedlichem zivilisatorischem Standard. Im Rahmen der allgemeinen Akzeleration, die bei den wohlhabenden Industrienationen des Westens noch immer fortschreitet, rücken die Meilensteine der Entwicklung in Europa und Nordamerika auch heute noch stetig zu immer jüngeren Altersstufen vor. Über das größte Datenmaterial auf diesem Gebiet verfügt die von Paris koordinierte internationale longitudinale Wachstumsstudie. Die in dieser Studie durchgeführten Untersuchungen betrafen jedoch Individuen, die Anfang bis Mitte der 50er Jahre geboren wurden und heute etwa 30 Jahre alt sind; ihre Pubertät liegt demgemäß etwa 15 Jahre zurück. Die Akzeleration hat in diesem Zeitabschnitt weitere Fortschritte gemacht, denen wir gerecht werden müssen. Als mittleren Menarchetermin gaben die Londoner und die Zürcher Longitudinalstudie übereinstimmend 13,4 Jahre an. Nach neueren Daten tritt die Menarche heute im Mittel mit 12,5 Jahren auf (MARDER u. Mitarb. 1974; JOHNSTON u. Mitarb. 1975; BELLONE u. Mitarb. 1979; KNORR u. Mitarb. 1979). Tab. 5.2 zeigt die Abfolge des Auftretens der wichtigsten Reifemerkmale, wie sie unter Zugrundelegung des Menarchetermins von 12½ Jahren dem heutigen Stand der Entwicklung entspricht.

Die hier angegebene Reihenfolge wird in der Regel eingehalten. Eine disharmonische Reifung, bei der die sekundären Geschlechtsmerkmale in veränderter Folge auftreten, muß den Verdacht auf eine endokrine Störung erwecken. Während bei allen Formen von echter Pubertas praecox die normale Reihenfolge beibehalten wird, ist dies bei der Pseudopubertas praecox nie der Fall. Die Keimdrüsenentwicklung bleibt aus; beim adrenogenitalen Syndrom und auch beim Hirsutismus stehen Virilisationserscheinungen im Vordergrund.

Tabelle 5.2 Zeittafel der Pubertätsentwicklung

Knaben	Alter (J.)	Mädchen
	10	Thelarche (B2)* Pubarche (P2)
Testes beginnen zu wachsen	11	
Pubarche (P2)	12	B3, P3. Stärkstes Längenwachstum Menarche
Starkes Wachstum von Testes und Penis. P3. Stärkstes Längenwachstum	13	B4, P4
P4. Beginn. Ax.behaarung	14	Regelmäß.ovulator. Zyklen B5, P5
Stimmbruch. P5 Reife Spermien	15	
	16	Epiphysenfugenschluß Wachstumsstillstand
Epiphysenfugenschluß Wachstumsstillstand	17	

* B1–B5: Stadium der Brustentwicklung nach *Tanner* (1962)
P1–P5: Stadium der Pubesentwicklung nach *Tanner* (1962)

Die der Menarche folgenden vaginalen Blutungen sind meistens anovulatorisch, auch wenn sie regelmäßig erfolgen. Ovulatorische Zyklen treten 1 bis 2 Jahre später auf; erst damit ist die Möglichkeit einer Schwangerschaft gegeben. Wann dieser von Fall zu Fall beträchtlich variierende Zeitpunkt erreicht ist, läßt sich im Einzelfall nur durch die Messung der Basaltemperatur bestimmen.

Um die einzelnen Stufen der sexuellen Entwicklung genauer zu differenzieren, bedient man sich heute international der Stadieneinteilung von TANNER (1962). Für die Reifung des männlichen Genitales, der Mammae und der Schambehaarung werden je 5 Stadien unterschieden (Tab. 5.3 bis Tab. 5.5). Stadium 1 entspricht jeweils dem präpubertären, infantilen Zustand, Stadium 5 der vollen Reife des Erwachsenen.

Für die Reifebeurteilung des männlichen Genitales verwendet man außer den Daten der Tab. 5.3 am besten die Volumenmaße der Hoden (Abb. 5.8). Hierfür steht der von ZACHMANN und Mitarbeitern konstruierte Orchidometer zur Verfügung, der aus einer Kette perlenartig auf eine Schnur aufgereihter Plastikkörper verschiedener Größe besteht, die in der Form Hoden entsprechen und mit den Testes der Probanden verglichen werden.

Tabelle 5.3 Genitalentwicklung beim Jungen

G1	Präpubertäres Stadium; noch keine Hodenvergrößerung
G2	Beginnende Hodenvergrößerung. Beginnende Rötung der Skrotalhaut
G3	Weitere Vergrößerung der Hoden (s. Abb. 5.**8**). Penis nimmt an Länge, geringer an Umfang zu
G4	Weitere Vergrößerung von Testes und Skrotum (s. Abb. 5.**8**) Dunklere Färbung der Skrotalhaut. Weitere Größenzunahme des Penis, Entwicklung der Glans
G5	Adulte Form und Größe

Tabelle 5.4 Entwicklung der Schambehaarung

P1	Keine Pubes
P2	Wenige Pubes um die Peniswurzel bzw. auf den großen Schamlippen, auf Fotos des ganzen Körpers nicht erkennbar
P3	Dichtere, dunklere, oft gelockte Behaarung, jetzt auch über der Symphyse
P4	Kräftige Behaarung wie beim Erwachsenen, doch geringere Ausdehnung. Obere Begrenzung horizontal, kein Übergreifen auf die Oberschenkel
P5	Adulte Schambehaarung, auf die Innenseite der Oberschenkel übergreifend. Bei der Frau nach oben horizontale Begrenzung; beim Mann zeltförmig zum Nabel zulaufende Ausdehnung

Tabelle 5.5 Brustenwicklung

B1	Infantile Brust
B2	Brustknospe; Vergrößerung der Areola, Zunahme des Drüsenkörpers unter der Areola
B3	Das sich vergrößernde Drüsengewebe überschreitet die Areola
B4	Knospenbrust. Brustdrüse weiter vergrößert, Areola insgesamt vorgewölbt
B5	Reife Brust. Vorwölbung der Areola verschwunden

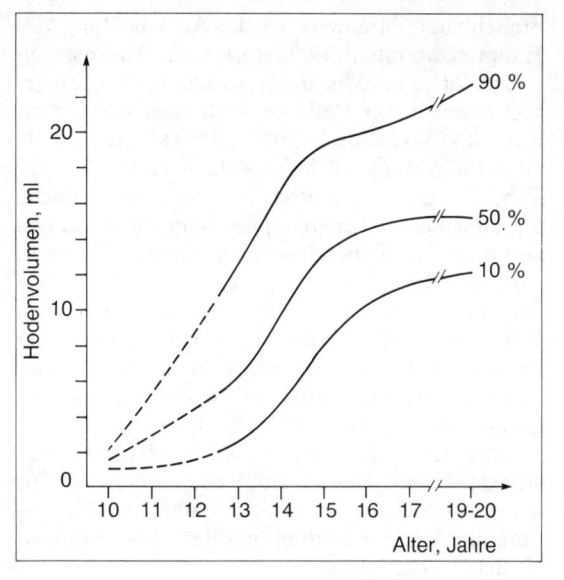

Abb. 5.**8** Hodenvolumen im Verlauf der Pubertät (nach *Zachmann* u. Mitarb. 1974).

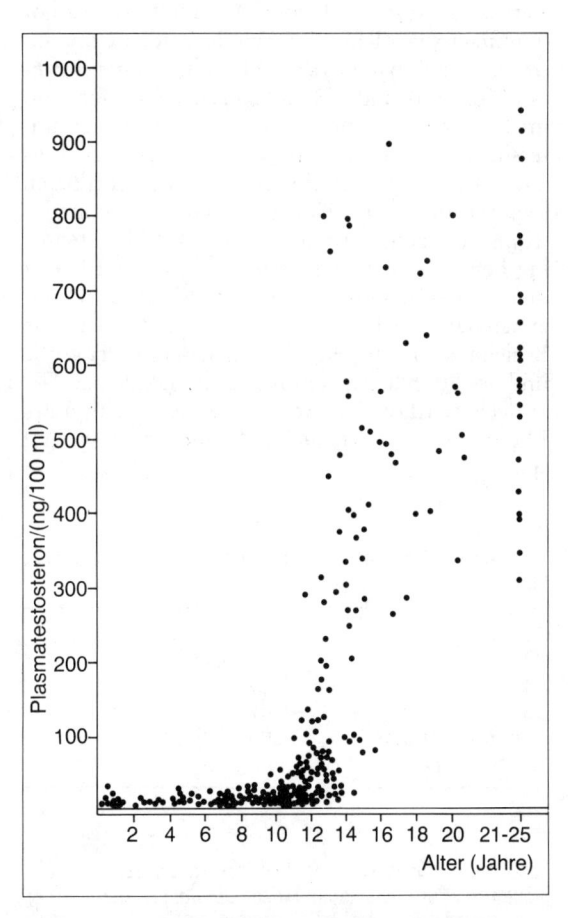

Abb. 5.**9** Plasmatestosteron bei Knaben (nach *Winter* u. *Faiman* 1972).

Hormonbefunde

Knaben. Die inkretorische Funktion der Hoden läßt sich heutzutage durch genaue Steroidbestimmungen in Blut und Harn präzise erfassen. Der lange geübten 17-Ketosteroid-Bestimmung im Harn, die eine biochemische Gruppenreaktion darstellt und biologisch sehr verschiedene Steroide zusammen erfaßt, kommt heute nurmehr geringe Bedeutung zu. Exakter ist die Bestimmung des Testosterons in Blut und Harn. Das im Urin ausgeschiedene Testosteron (Abb. 5.9) steigt vom 12. Lebensjahr an mit der Aktivierung der Leydig-Zellen sehr steil, nahezu plötzlich an. Ein weiterer brauchbarer Parameter ist die Ausscheidung der Hauptmetaboliten des Testosterons, Androsteron und Ätiocholanolon im Harn. Längsschnittuntersuchungen dieser Derivate verdanken wir vor allem GUPTA (1970; GUPTA u. MARSHALL 1971; GUPTA u. Mitarb. 1975; TANNER u. GUPTA 1968). Tab. 5.6 gibt die Mittelwerte und die einfache Streuung des Testosteronspiegels im Plasma in den verschiedenen Pubertätsstadien wieder (GUPTA u. Mitarb. 1975).

Aus der Tabelle geht erneut hervor, daß vom Pubertätsstadium 4, vom Alter von rund 14 Jahren an, eine erhebliche Mehrsekretion von Testosteron registriert werden kann. – Die Bestimmung der genannten Hormone gestattet die Beurteilung der Ruhefunktion der Hoden. Standardisierte Belastungstests mit Gonadotropinpräparaten, vor allem mit HCG, lassen darüber hinaus die Beurteilung der Ansprechbarkeit und der Reservekapazität der Keimdrüsen zu.

In den letzten Jahren sind in zunehmendem Umfang Methoden entwickelt worden, die einen Einblick in das den Gonaden übergeordnete zentrale Regulationssystem erlauben. Mit Hilfe von Radioimmunoassays (RIAs) können die beiden Gonadotropine der Hypophyse FSH (follikelstimulierendes Hormon) und LH (luteinisierendes Hormon) im Plasma bestimmt werden. Im allgemeinen untersucht man die Gonadotropine sowohl basal als auch nach Verabreichung des übergeordneten hypothalamischen Hormons GnRH (gonadotropin-releasing-hormone) bzw. LHRH (luteinising hormone releasing hormone). Abb. 5.10 zeigt den Anstieg der Basalwerte für FSH und LH mit zunehmendem Knochenalter sowie die zeitliche Beziehung zu den Veränderungen der Hodengröße und des Plasmatestosterons. Beim männlichen Geschlecht wird die Pubertät durch die Sekretion des LH in Gang gesetzt; die FSH-Zunahme folgt erst später.

Tabelle 5.6 Testosteron im Plasma, ng/dl (nach *Gupta* u. Mitarb. 1975)

G1, G2	30 ± 15
G3	80 ± 50
G4	250 ± 100
G5	415 ± 60
Erwachsene Männer (20- bis 30jähr.)	600 ± 175

Tabelle 5.7 Östradiolspiegel im Plasma (pg/ml) in Abhängigkeit von Pubertätsstadium (nach *Jenner* u. Mitarb. 1972)

P1	7
P2	13 ± 2,4
P3	25 ± 4,5
P4	44 ± 12,0
P5	58 ± 5,7

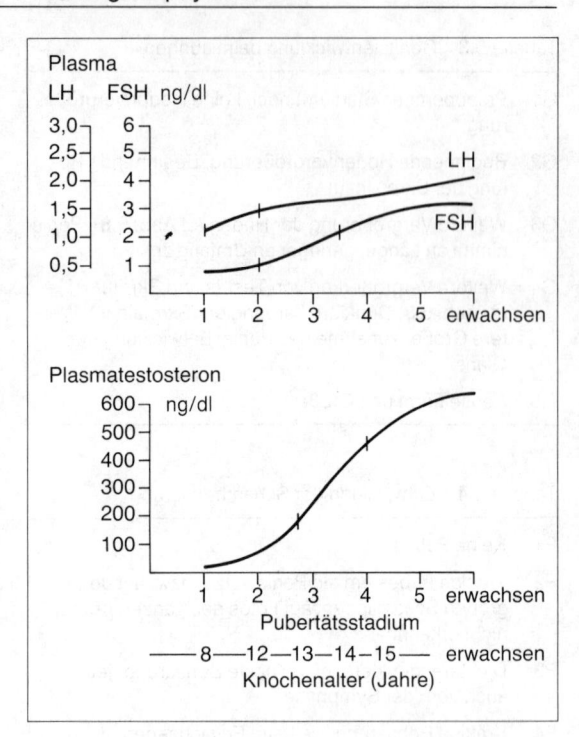

Abb. 5.10 Plasma-FSH, -LH und -Testosteron bei Knaben in den verschiedenen Entwicklungsstadien (nach *Visser* 1973).

Mädchen. Auch die Östrogene steigen im Lauf der Pubertät an, doch bei weitem nicht so steil und hoch wie das Testosteron. Die Mittelwerte für die einzelnen Altersgruppen gehen aus Tab. 5.7 hervor.

Die Produktion des Progesterons, des physiologisch wichtigsten Hormons des Corpus luteum, wird gewöhnlich über die Ausscheidung des Pregnandiols, des Harnhauptmetaboliten des Progesterons im Urin, erfaßt. Vor der Pubertät werden nur minimale Mengen ausgeschieden. Die für die zweite Hälfte des Menstruationszyklus charakteristischen hohen Pregnandiolwerte werden erst 1 bis 2 Jahre nach der Menarche beobachtet, nachdem ovulatorische Zyklen eingetreten sind.

Abb. 5.11 vermittelt eine Synopsis der wichtigsten endokrinen Vorgänge bei der weiblichen Pubertät. Bei Mädchen beginnt die Reifung mit der Erhöhung des FSH-Spiegels, während eine stärkere LH-Zunahme erst später einsetzt. Diese Verzögerung der LH-Sekretion wird dafür verantwortlich gemacht, daß ovulatorische Zyklen nach der Menarche zunächst vermißt werden.

Auslösung der Pubertät

Die Pubertät ist ein komplexes Geschehen, an dem alle drei Ebenen des endokrinen Systems beteiligt sind. Der negative Rückkoppelungsmechanismus zwischen den Keimdrüsen und dem zentralen Reg-

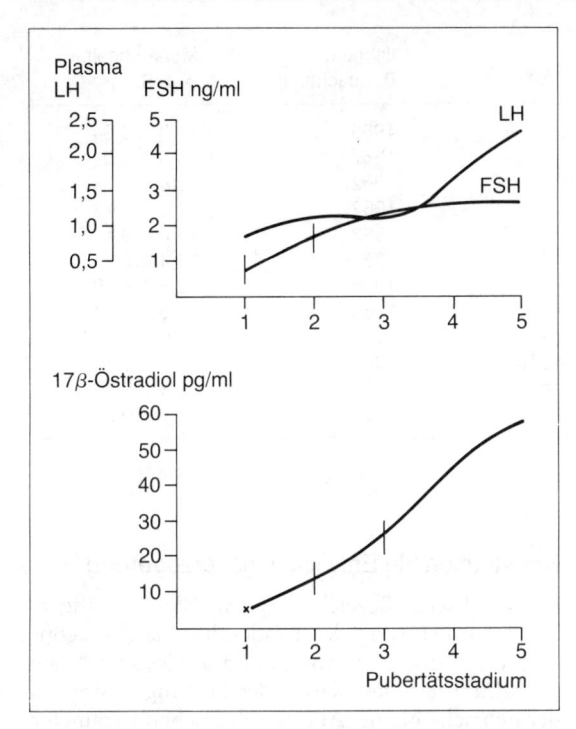

Abb. 5.11 Plasma-FSH-LH und Östradiol bei Mädchen in den verschiedenen Entwicklungsstadien (nach *Visser* 1973). (ˣ Vor Beginn der sexuellen Reifung < 7 pg/ml.)

ler ist in der Kindheit so eingestellt, daß schon minimale Sexualhormonspiegel im Blut genügen, um die Gonadotropinsekretion der Hypophyse zu unterdrücken (HOHLWEG u. DOHRN 1931; BIDULPH u. Mitarb. 1940). Vieles spricht dafür, daß das Melatonin der Epiphyse die Hauptrolle bei dieser Drosselung spielt. Im Verlauf der Pubertät wird die Empfindlichkeit des zentralen Reglers stark herabgesetzt; um die hypophysäre Gonadotropinsekretion zu supprimieren, werden jetzt viel höhere Sexualhormonspiegel notwendig. Gleichzeitig nimmt die Empfindlichkeit der Hypophyse gegenüber dem GnRH zu, das in der hypophysiotropen Area am Boden des III. Ventrikels gebildet wird. Ein weiteres neues Phänomen ist beim weiblichen Geschlecht schließlich das Auftreten eines positiven Rückkoppelungsmechanismus; Zuführung von Östrogenen verursacht eine erhöhte LH-Ausschüttung aus der Hypophyse (GRUMBACH u. Mitarb. 1974).

Zeitlich bedarf es einer langen Periode, bis diese Vorgänge voll entwickelt sind. Zwischen dem Auftreten der ersten Reifemerkmale beim Mädchen (Thelarche) und der Menarche vergehen 2 Jahre. Auslösend für den Beginn der Pubertät ist – wie schon erwähnt – ein definiertes Stadium der biologischen Gesamtreife, dessen klinisch faßbares Korrelat ein bestimmtes Skelettalter (bei Mädchen rund 10½ Jahre, bei Jungen 11½ bis 12 Jahre) und ein bestimmtes Körpergewicht ist. Es ist anzunehmen, daß die biologische Gesamtentwicklung analog zum Einfluß auf das Skelettsystem auch die Ausreifung der hypothalamischen Regelmechanismen bewirkt.

Akzeleration

Unter Akzeleration versteht man die Beschleunigung des Wachstums und der sexuellen Entwicklung, die in zahlreichen Ländern mit steigendem zivilisatorischem Standard seit dem vorigen Jahrhundert beobachtet worden ist. Die Beschleunigung des Wachstumstempos betrifft vor allem die ersten Lebensjahre; bei der Einschulung sind die Kinder heute 5 bis 10 cm größer als am Anfang des Jahrhunderts. Während der Schulzeit wachsen sie hingegen nicht wesentlich rascher (KOCH 1953; LENZ 1959; PASCHLAU u. PASCHLAU 1963). Die Vorverlegung des Menarchealters geht mit dem beschleunigten Wachstum Hand in Hand. Mitte des 19. Jahrhunderts trat die Menarche mit rund 17 Jahren auf, heutzutage mit 12½ Jahren.

Der in den 50er Jahren speziell in Deutschland wogende Streit um die Ursachen der Akzeleration ist heute überholt. Damals vertraten vor allem DE RUDDER (1960) und BENNHOLDT-THOMSEN (1942) und ihre Schulen die Hypothese, daß 1. die allgemeine Landflucht eine Massierung besonders lebhafter, reizempfänglicher, vegetativ labiler Menschen in den Städten bewirke, daß 2. das Vegetativum dieser Individuen durch das „Urbanisationstrauma" der Großstädte heftig irritiert würde und daß 3. diese Störung zur Beschleunigung des Wachstums und der sexuellen Entwicklung führe.

Heute besteht kein Zweifel mehr darüber, daß die Akzeleration, wo immer sie beobachtet wird, die Folge verbesserter sozioökonomischer Verhältnisse, namentlich verbesserter Ernährungsbedingungen, ist. Dieser Zusammenhang hat sich sowohl im Hinblick auf das Wachstum – besonders im Säuglings- und Kleinkindalter – als auch hinsichtlich der sexuellen Entwicklung nachweisen lassen (Zusammenfassung bei LENZ [1958] und bei LENZ u. KELLNER [1965]). Die in Tab. 5.8 zitierten Angaben sind einer Aufstellung entnommen, die MARSHALL (1975) über die Menschetermine in verschiedenen Teilen der Welt gemacht hat.

Die Abhängigkeit des Menarchealters vom ökonomischen Standard ist eindeutig. Die einzige Bevölkerungsgruppe, bei der die Menarche mit 18 Jahren so spät auftritt wie in Europa Mitte des 19. Jahrhunderts, sind die Bundi, die im schwer zugänglichen Gebirge Neuguineas in sehr primitiven Verhältnissen leben. In den wirtschaftlich entwickelten Küstengebieten derselben Insel erfolgt die erste Menstruation 2½ Jahre früher.

Ebenso wie bei den einzelnen Individuen können wir auch bei verschiedenen Populationen den engen Zusammenhang zwischen Wachstum und sexueller Reifung feststellen. Schnell wachsende Kin-

Tabelle 5.8 Menarchealter in verschiedenen Populationen (nach *Marshall* 1975)

Population	Jahr der Beobachtung	Menarchealter ($\bar{x} \pm$ S.E.)
Polen, Warschau	1965	13,0 ± 0,04
Polen, ländlich	1967	14,0 ± 0,02
Madras, Stadt	1962	12,8 ± 0,14
Madras, Land	1962	14,2 ± 0,13
Kerala, Stadt	1962	13,2 ± 0,17
Kerala, Land	1962	14,4 ± 0,14
Singapur, reich	1968	12,4 ± 0,09
Singapur, arm	1968	13,0 ± 0,04
Neuguinea, Kaipit, Küste	1967	15,6 ± 0,25
Neuguinea, Bundi, Hochland	1967	18,0 ± 0,19
Guatemala, Spanier, begütert	1963	13,3 ± 0,40
Guatemala, Maya, Land	1963	15,1 ± 0,25

der, bei denen Gewicht und Skelettreife rasch avancieren, kommen früh, langsam wachsende Kinder spät in die Pubertät. Das gleiche gilt für Bevölkerungsgruppen mit unterschiedlichem ökonomischem Standard. Dabei ist es gleichgültig, ob das Entwicklungstempo infolge endogener Faktoren oder aufgrund exogener Bedingungen, namentlich der Ernährung, zur einen oder anderen Richtung abweicht.

Normvarianten und krankhafte Störungen

Wachstumsstörungen

Eine der häufigsten Ursachen des Minderwuchses ist der *konstitutionelle* oder *familiäre Kleinwuchs*. In der Regel sind beide Eltern unterdurchschnittlich groß. Endokrinologisch sind diese Kinder vollständig gesund; Knochenalter und Zahnalter sind normal. Nicht die hormonale Regulation, sondern das verminderte Ansprechen des wachsenden Skeletts ist schuld an dem geringen Wachstum. Da die wachstumsfördernden Hormone in normaler Menge hervorgebracht werden, ist eine hormonale „Substitutionstherapie" erfolglos. Das Gegenstück ist der *konstitutionelle Hochwuchs,* von dem gesprochen wird, wenn die Größe oberhalb der 97. Perzentile liegt, d. h. beim männlichen Geschlecht mehr als 188 cm beträgt, beim weiblichen Geschlecht mehr als 174 cm. Auch hier ist die Skelettentwicklung altersgemäß. Der konstitutionelle Hochwuchs ist heute bei beiden Geschlechtern der Therapie mit isosexuellen Sexualhormonen zugänglich. Um einen guten Erfolg zu erzielen, muß man die Behandlung nur früh genug beginnen, – bei Mädchen im Jahr vor der Menarche, beim Jungen bei einer Körpergröße um 175 cm.

Konstitutionelle Entwicklungsverzögerung

Die englische Bezeichnung für diese häufigste Wachstumsstörung des Kindesalters lautet „constitutional delay of growth and adolescence"; sie charakterisiert das Wesen der Störung besser als der deutsche Name. Alle auxologischen Parameter – Größe, Skelettreifung und Geschlechtsentwicklung – sind gleichmäßig retardiert. In Abb. 5.12 ist eine Reihe von Beispielen für diese harmonische Reifungsverzögerung aufgezeichnet. Abb. 5.13 zeigt die Wachstumsgeschwindigkeit eines typischen Falles im Längsschnitt. Die Kurve bewegt sich entlang der 3. Perzentile, der Pubertätswachstumsspurt erfolgt mit einer Verspätung von 2½ Jahren. Die Ursache des Syndroms ist in einer von der frühsten Kindheit an bestehenden Mindersekretion des Wachstumshormons zu erblicken (BIERICH 1979; BIERICH u. POTTHOFF 1979). Eine Behandlung ist meistens nicht erforderlich, da die Kinder ohnedies als Erwachsene eine Körpergröße im (unteren) Normbereich erreichen. Nur wenn gravierende psychische Störungen (s. u.) angegeben werden, sollte man sich zur Therapie entschließen. Bei jüngeren Kindern hat sich die Behandlung mit menschlichem Wachstumshormon bewährt. Bei Jungen ab 12 Jahren ist die Behandlung mit Depottestosteron vorzuziehen, die einfacher zu handhaben und wesentlich billiger ist und darüber hinaus in kurzer Zeit eine kräftige maskuline Pubertätsentwicklung einleitet.

Frühnormale Reifung

Sie ist in jeder Hinsicht das Gegenstück zur konstitutionellen Entwicklungsverzögerung (SECKEL 1951). Alle auxologischen Parameter sind gleichmäßig akzeleriert. Beim Mädchen fängt die sexuelle Reifung schon im 8. oder 9. Lebensjahr an, die erste Menstruation tritt im 10. oder 11. Lebensjahr auf. Da das Wachstum und die Skelettentwicklung gleich rasch avancieren, ist der Entwicklungsquotient 1; dementsprechend wird eine nor-

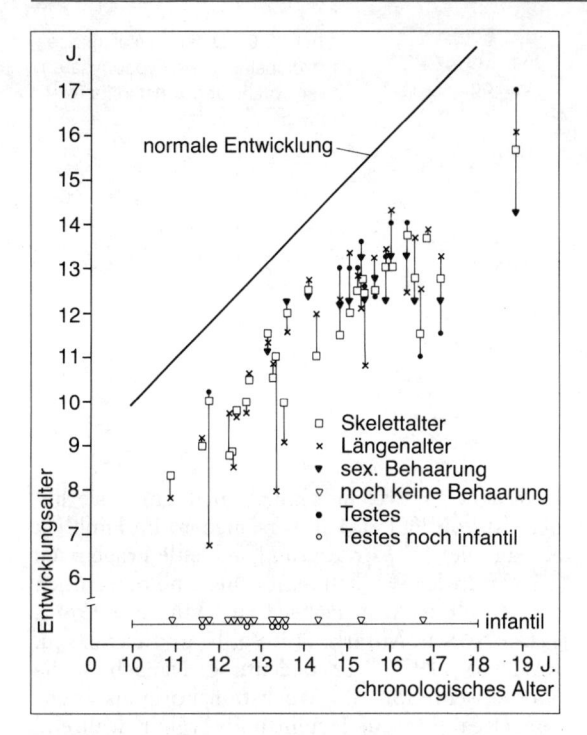

Abb. 5.**12** Parameter der körperlichen Entwicklung bei Knaben mit konstitutioneller Entwicklungsverzögerung (nach *Bierich* u. Mitarb. 1972).

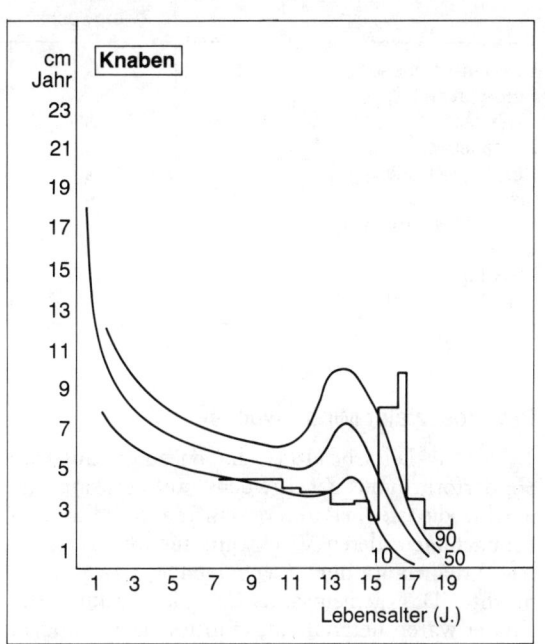

Abb. 5.**13** Wachstumsgeschwindigkeit eines Knaben mit konstitutioneller Entwicklungsverzögerung (nach *Bierich* 1975).

male Erwachsenengröße erreicht – im Gegensatz zur echten Frühreife, bei der Patienten als Erwachsene stets beträchtlich zu klein sind. Die Ursache des akzelerierten Wachstums ist eine im Rahmen des Physiologischen hohe Wachstumshormonsekretion (BIERICH u. POTTHOFF 1979). Die verfrühte Geschlechtsentwicklung ist lediglich die Konsequenz der beschleunigten biologischen Gesamtreifung des Organismus.

Pathologische Formen des Minderwuchses

Den beiden im vorigen Abschnitt beschriebenen konstitutionell bedingten Wachstumsstörungen steht eine große Zahl pathologischer Formen von Minderwuchs gegenüber. Eine Beeinträchtigung des Wachstums kann ihren Ausgangspunkt von allen Organen des Körpers nehmen; man unterscheidet z. B. kardialen, intestinalen, hepatischen, renalen und ossären Minderwuchs. Es ist nicht die Aufgabe dieses Beitrags, hierauf einzugehen. Hier soll lediglich versucht werden, diejenigen Minderwuchsformen kurz zu skizzieren, die differentialdiagnostisch gegenüber den konstitutionellen Wachstumsstörungen abgegrenzt werden müssen. Bei den meisten der genannten Erkrankungen steht die primäre Organstörung ganz im Vordergrund und beherrscht das klinische Bild.

Der familiäre Kleinwuchs und die konstitutionelle Entwicklungsverzögerung gehen mit harmonischen Körperproportionen, regelrechter Schädelform und unauffälligem Gesicht einher. Dies trifft im großen und ganzen auch für den *idiopathischen hypophysären Minderwuchs und Zwergwuchs* zu, zumal für die leichteren Formen mit nur partiellem Hypophysenausfall. Zwar bleiben die infantilen Proportionen länger als gewöhnlich erhalten, und das Gesicht macht zuweilen einen „puppenhaften" Eindruck, doch sind die Grenzen zum Normalen fließend. Die Skelett- und Gebißentwicklung ist wie bei der konstitutionellen Entwicklungsverzögerung harmonisch retardiert und die Pubertät verzögert. Die Differentialdiagnose kann aus diesen Gründen tatsächlich schwierig sein. Tab. 5.9 gibt einige differentialdiagnostische Anhaltspunkte; wie sich zeigt, sind es vornehmlich die endokrinologischen Laboruntersuchungen, die eine exakte Unterscheidung ermöglichen.

Rund zwei Drittel der hypophysären Zwerge gehören zur „idiopathischen" Form, von der wir heute wissen, daß sie im wesentlichen durch perinatale Schädigungen bedingt ist. In rund 20% der Fälle wird der Hypophysenausfall durch ein Kraniopharyngeom verursacht. Aufgrund der charakteristischen ophthalmologischen und radiologischen Symptome ist die Diagnose dieser Krankheitsform einfach.

Tabelle 5.9 Differentialdiagnose von idiopathischem hypophysärem Zwergwuchs und konstitutioneller Entwicklungsverzögerung

	Hypoph. Zwergwuchs	Konst. Entw.-verzög.
Familienanamnese	0	+
Körpergröße	↘↘	↘-↘↘
Skelettalter	↘	↘
Zahnalter	↘	↘
Sex. Entwicklung	↘	↘
Insulintoleranz	↘	normal
Wachstumshormon in Provokationstests	↘	meist normal
NNR-Funktion	z. T. ↘	normal
Schilddrüsenfunktion	oft ↘	normal

Psychosozialer Minderwuchs

TALBOT u. Mitarb. (1947) haben zuerst auf eine Sonderform von Zwergwuchs aufmerksam gemacht, die sie bei unterernährten Kleinkindern beobachteten, deren Wachstum auch bei adäquater Ernährung nur ungenügende Fortschritte machte. Das gemeinsame Charakteristikum der Kinder waren tiefgreifende emotionale Störungen, entweder aufgrund einer feindseligen Einstellung der Eltern, vor allem seitens der Mütter, oder infolge Auseinanderbrechens der Familie durch Trennung oder Scheidung der Eltern. Wie bei hypophysären Zwergen war nicht nur die Größe, sondern auch die Skelettreife und das Gewicht reduziert, letzteres oft in starkem Maße. Körperporportionen und Gesichtsbildung entsprachen dagegen nicht dem vom hypophysären Zwergwuchs her gewohnten Bild. Die Autoren äußerten aufgrund ihrer Beobachtungen die Vermutung, daß manche Fälle von „idiopathischem hypophysärem Zwergwuchs" psychogen zu interpretieren seien. Diese Befunde sind seither von zahlreichen anderen Arbeitsgruppen bestätigt worden. Die im Schrifttum erscheinenden Bezeichnungen „emotional deprivation", „maternal deprivation", „Deprivationsminderwuchs" und „Blechtrommelsyndrom" sind Synonyme für die gleiche Störung. Als die wichtigsten psychischen Voraussetzungen für die Entstehung derartiger emotionaler Deprivationen haben CLARKE u. CLARKE (1960) folgendes genannt: Isolation, Grausamkeit und Vernachlässigung, harte Erziehungspraktiken (graduell von „Grausamkeit" unterschieden), Aufzucht in Heimen, langdauernde Trennungen von der Familie und sozioökonomischer Mangel. Auf die psychologischen Hintergründe und Befunde wird im Detail in Band III, Kapitel 12 eingegangen.
Pathogenetisch kommen im Prinzip für die Wachstumsstörung folgende Mechanismen in Betracht: 1. Unterernährung; 2. Appetitmangel; 3. reduzierte gastrointestinale Funktionen (Darmatonie, verminderte Sekretproduktion, Malabsorption); 4. verringerter Stoffwechselanabolismus infolge gestörter endokriner Stimulation. Wie sich aus dem Schrifttum ergibt, können alle vier Faktoren eine Rolle spielen; welche aktuelle Bedeutung sie haben, ist von Fall zu Fall verschieden. Im Hinblick auf die hier im Vordergrund stehende Frage nach der Natur der Wachstumsstörung sind namentlich die Resultate von POWELL u. Mitarb. (1967), THOMPSON u. Mitarb. (1969 a, b) und FRASIER u. RALLISON (1972) von Bedeutung. Danach ist die Spontansekretion des Wachstumshormons sowie seine Reaktion auf Insulin und Arginin während der Perioden fehlenden oder mangelhaften Wachstums ebenso stark erniedrigt wie beim hypophysären Zwergwuchs, während in Phasen guter Stimmung und guten Gedeihens bei denselben Kindern völlig normale Plasmaspiegel gemessen werden können. Darüber hinaus ist auch die metabolische Ansprechbarkeit des Organismus verändert. In Zeiten psychischer Spannungen fördert exogen verabreichtes Wachstumshormon das Längenwachstum nur unzureichend; in Zeiten ausgeglichener Stimmung weisen die Patienten dagegen ohne Zufuhr exogenen Wachstumshormons spontan ein hervorragendes Catch-up-Wachstum auf. Der psychosoziale Zwergwuchs ist ein psychogenes Leiden par excellence. Es ist zu vermuten, daß neben den ins Auge springenden schweren Fällen leichtere Formen dieser Störung häufiger vorkommen – bis jetzt als solche im allgemeinen unerkannt.

Turner-Syndrom

Das Vollbild der X0-Monosomie ist unverkennbar (Abb. 5.14). Abgesehen von dem stets vorhandenen erheblichen Minderwuchs sind die typischsten Merkmale die untersetzte, vierschrötige Gestalt mit breitem und tiefem Thorax, vergrößertem Mamillenabstand, Trichterbrust und kurzem Hals sowie die Gesichtsdysmorphie. Die Fazies ist grob geschnitten und meistens unschön (Sphinxgesicht), das Kinn abnorm klein. Oft findet man einen Epikanthus und dysplastische Ohren. Der von TURNER als besonders charakteristisch herausgestellte Cubitus valgus ist nur bei einem Viertel der Patienten vorhanden, und auch die Flügelfelle am Hals kommen nur in knapp der Hälfte der Fälle vor.

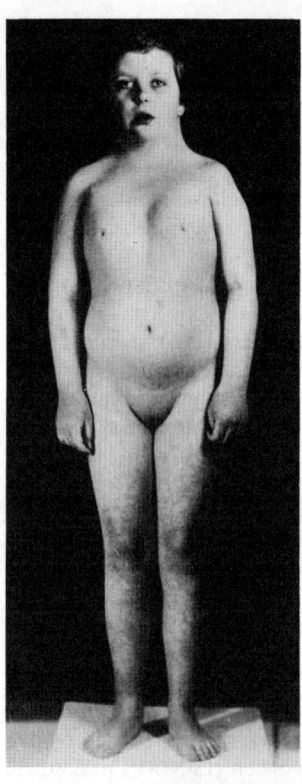

Abb. 5.14 12jähriges Mädchen mit Turner-Syndrom. Kleines Kinn, kurzer, breiter Hals mit Flügelfellen, Schildthorax, Mamillenhypoplasie, fehlende sexuelle Reifung.

Bei den inkompletten Formen des Syndroms, z. B. X0/XX-Mosaik, XXr (Ringchromosom), werden viele dieser Symptome wesentlich seltener beobachtet. Im eigenen Krankengut fanden wir einen Kurzhals nur in 52%, ein Pterygium colli in 21% und eine auffällige Fazies nur in 38% der Mosaikfälle. Die Erfahrung hat uns gezeigt, daß die richtige Diagnose in der Mehrzahl dieser Fälle nicht gestellt wird. Infolge des typischen Aspekts, den die Mädchen mit klassischer X0-Monosomie bieten, ist die Vorstellung, wie ein Turner-Syndrom auszusehen hat, beim Arzt offenbar derart fixiert, daß bei leichteren „atypischen" Fällen die richtige Assoziation nicht aufkommt.

Störungen der sexuellen Reifung

Verzögerte und fehlende Reifung

Die konstitutionelle oder benigne Form der Entwicklungsverzögerung ist bereits auf S. 282 abgehandelt worden. Tritt die Pubertät stärker verzögert oder gar nicht ein, so kann die Ursache einmal auf einer mangelhaften Stimulation der Keimdrüsen beruhen, was als *hypogonadotroper Hypogonadismus* bezeichnet wird, zum anderen primär in Störungen der Keimdrüse selbst – hypergonadotroper Hypogonadismus.

Die meisten hypophysären Insuffizienzen des Kindesalters sind globaler Natur und betreffen nicht nur eines, sondern mehrere Hormone des Vorderlappens. Das häufigste Syndrom ist der hypophysäre Zwergwuchs, der auf S. 283 abgehandelt worden ist. Isolierten monohormonalen Hypophysendefizienten begegnet man beim *idiopathischen Eunuchoidismus* und beim *Kallmann-Syndrom*. Die Gonadotropine FSH und LH sind erniedrigt und steigen nach Verabreichung von GnRH nur unzureichend an. Die Entwicklung der Hoden verharrt auf infantiler Stufe, Pubes fehlen. Beim Kallmann-Syndrom tritt zu den beschriebenen Symptomen eine Anosmie oder Hyposmie hinzu, deren Ursache eine mangelhafte Entwicklung des Bulbus und Tractus olfactorius ist. Die beiden Störungen kommen in den gleichen Familien nebeneinander vor; man ist deshalb heute der Auffassung, daß es sich um ein einziges Erbleiden mit verschiedenen Manifestationen handelt. Der Erbgang ist autosomal dominant. Das *Prader-Labhart-Willi-Syndrom* ist durch einen wahrscheinlich hypothalamisch bedingten hypogonadotropen Hypogonadismus, Oligophrenie, Kleinwuchs und eine oft monströse Adipositas gekennzeichnet. Als Säuglinge sind die Kinder myatonisch. Die Freß- und Fettsucht zieht einen Diabetes mellitus vom Erwachsenentyp nach sich. Da die schwachsinnigen, willenlosen Patienten ihre Polyphagie nicht zu bezähmen vermögen, müssen u. U. operative Maßnahmen ergriffen werden (gastrointestinaler Bypass, Magenverkleinerung), um die Kalorienaufnahme in Grenzen zu halten. Das *Laurence-Moon-Biedl-Syndrom* ähnelt dem Prader-Labhart-Willi-Syndrom in manchen Zügen. Auch bei diesem familiär gehäuft auftretenden Leiden wird die Kombination von Oligophrenie, Kleinwuchs und Fettsucht mit z. T. hypogonadotropem, z. T. hypergonadotropem Hypogonadismus beobachtet. Obligat ist die Retinitis pigmentosa, die wie der Schwachsinn im Sinne einer zerebralen Beteiligung zu interpretieren ist. Häufig kommen Hexa- und Syndaktylien vor.

Zum Formenkreis des hypogonadotropen Hypogonadismus gehört auch das funktionell bedingte Syndrom der *psychogenen Amenorrhoe,* welches ungleich häufiger als die bisher genannten organischen Erkrankungen vorkommt. Es kann durch alle möglichen seelischen Belastungen ausgelöst werden und ist im Zusammenhang mit dem Zweiten Weltkrieg als Notstands-, Flucht- und Lageramenorrhoe vielfach beschrieben worden (TIETZE 1948, 1952; HEYNEMANN 1948). Ebenso wie allgemeine Katastrophen können individuelle psychische Belastungen und Konflikte, u. a. Milieuwechsel, berufliche Probleme und sexuelle Schwierigkeiten, zu einer psychogenen Amenorrhoe führen, und zwar bei Frauen in allen Altersgruppen.

Eine Sonderform ist die *Anorexia nervosa* oder Anorexia mentalis, deren Kardinalsymptome Amenorrhoe, Magersucht infolge Nahrungsverweigerung und Obstipation sind. In der Mehrzahl handelt es sich um sekundäre Amenorrhoen, d. h. solche, die im Abstand von mehreren Monaten oder Jahren nach der Menarche auftreten. Das Syndrom kommt vorwiegend im 2. und 3. Dezennium vor und hat einen Häufigkeitsgipfel in der Pubertät (Pubertätsmagersucht). Je nach dem Schweregrad und der Dauer der Erscheinungen unterscheidet man zwischen dem Vollbild der Anorexia nervosa und der anorektischen Reaktion (BAHNER 1954; BOEHNCKE 1961; FRICK 1975; SCHINDLER u. Mitarb. 1978).

Auf die prämorbide Persönlichkeitsstruktur, die Familienkonstellation und das charakteristische psychologische Bild der Erkrankung wird in Band III, Kapitel 5 (S. 180ff) ausführlich eingegangen. Hier sollen lediglich die typischen Hormonbefunde skizziert werden, welche die endokrinen Störungen als hypothalamisch verursacht erweisen.

Der charakteristischste endokrinologische Befund, die Amenorrhoe, beruht auf einer starken Verminderung der spontanen Gonadotropinsekretion, die normalerweise in pulsatiler Form, d. h. in einzelnen Hormonstößen, verläuft; dieser Sekretionsmodus fehlt bei der Anorexia nervosa (BOAR u. Mitarb. 1974; WENTZ u. Mitarb. 1976). Während die Abgabe von FSH ungestört erscheint, ist sowohl die basale als auch die LHRH-stimulierte Sekretion von LH in der Mehrzahl der Fälle erniedrigt (SCHINDLER u. Mitarb. 1978). Für den hypothalamischen Ursprung der Störung spricht – im Sinne eines Fehlens des positiven Rückkoppelungsmechanismus – der negative Ausfall des Clomiphentests sowie die Beobachtung, daß sich mittels LHRH in vielen Fällen Ovulationen auslösen lassen, was die Integrität der Achse Hypophyse-Ovar voraussetzt (NILLIUS u. WIDE 1975). SCHINDLER u. Mitarb. (1978) haben darauf hingewiesen, daß die bei der Anorexia nervosa festgestellten hormonalen Verhältnisse weitgehend denjenigen im Beginn der weiblichen Pubertät, vor der Menarche entsprechen. Damit stellt die Krankheit nicht nur psychologisch, sondern auch endokrinologisch eine Regression in ein unreiferes Entwicklungsstadium dar. Alle beschriebenen Veränderungen sind bei Patientinnen mit anorektischer Reaktion geringer ausgeprägt als bei solchen mit dem Vollbild der Anorexia nervosa. Sie bessern sich bei beiden Krankheitsformen bei erfolgreicher Therapie, oft parallel mit der erzielten Gewichtszunahme. Damit erhebt sich die Frage, ob die Rückkehr der Menstruation lediglich als Folgeerscheinung der Normalisierung des Gewichts im Sinne von FRISCH u. REVELLE (1970) zu betrachten ist. Daß Amenorrhoen bei hungerbedingten Gewichtsverlusten verschwinden, wenn die Patienten adäquat ernährt werden, ist bekannt (MCARTHUR u. Mitarb. 1976). In manchen Fällen von Anorexia nervosa mögen derartige Zusammenhänge vorliegen, doch sicherlich nicht in allen. Dagegen sprechen die Beobachtungen von WARREN u. VAN DE WIELE (1973), daß bei einem Drittel ihrer Kranken die Amenorrhoe dem Gewichtsverlust vorausging und daß bei rund der Hälfte der Patientinnen auch nach Korrektur des Gewichts und der Plasmagonadotropine keine normalen Zyklen zustande kamen. Offenbar wird der Hypothalamus bzw. das limbische System nicht mittelbar, sondern unmittelbar durch die psychische Störung in Mitleidenschaft gezogen.

Das endokrine System ist nicht nur in bezug auf die Achse Hypothalamus–Hypophyse–Keimdrüsen beeinträchtigt, wie neuere Untersuchungen gezeigt haben. Grundumsatzuntersuchungen, wie sie vor allem vor der Ära der Plasmahormonbestimmungen durchgeführt wurden, haben erniedrigte Werte ergeben. Rechnet man aber die Resultate auf kg Körpergewicht um, so ergeben sich völlig normale Werte (BAHNER 1954; MÜLLER 1956, 1963; SOLBACH 1966). Während TSH und Thyroxin im Normbereich gefunden werden, gibt es eine Reihe von Mitteilungen über erniedrigte Trijodthyroninwerte im Plasma (MIYAI u. Mitarb. 1975; MOSHANG u. Mitarb. 1975; SCHINDLER u. Mitarb. 1978).

Stark *erhöhte* Hormonspiegel sind bei den Untersuchungen der adrenalen und der somatotropen Funktion festgestellt worden (LANDON u. Mitarb. 1966; FRANKEL u. JENKING 1975). Die erhöhten Kortisolwerte gingen zum Teil mit einem Verlust des zirkadianen Rhythmus des Hormons einher und waren durch Dexamethason nur unzureichend zu supprimieren, was für eine hypothalamisch verursachte Dysregulation spricht. Die überhöhten Wachstumshormonspiegel, die man auch bei anderen Formen schwerer Unterernährung gefunden hat (PIMSTONE u. Mitarb. 1968; MILNER 1972) sind höchstwahrscheinlich eine Folge der hungerbedingten Abnahme des Plasmasomatomedins. Bei einem der Patienten von FRANKEL u. JENKING (1975) konnte zu Beginn der Erkrankung nahezu gar kein Somatomedin im Plasma nachgewiesen werden, während nach erfolgter Auffütterung normale Spiegel gemessen wurden.

Von den verschiedenen Formen der hypergonadotropen Keimdrüseninsuffizienzen wurde das *Turner-Syndrom* schon erörtert, das beim Mädchen die häufigste derartige Störung darstellt (S. 280f). Beim männlichen Geschlecht ist die *kongenitale Anorchie* der primäre Hypogonadismus par excellence. Obgleich die Hoden bei der Geburt fehlen, liegt keine Anlagestörung vor. Die Testes müssen in der Embryonalzeit vorhanden gewesen sein; die normale männliche Prägung des Genitales wäre sonst ausgeblieben. Welche Prozesse in der Fetalzeit die Keimdrüsen zerstören, ist unbekannt. Ohne Hormontherapie werden die betreffenden Kinder zu Eunuchen ohne jede sexuelle Entwicklung. Mit Depottestosteronpräparaten, die vom 12. Lebensjahr an verabreicht werden, läßt sich die Pubertätsentwicklung herbeiführen und das spätere Hormondefizit befriedigend substituieren.

Wie aus systematisch durchgeführten Chromosomenanalysen an Neugeborenen hervorgeht, ist das *Klinefelter-Syndrom* mit einer Frequenz von mindestens 1:1000 eine der häufigsten primären Hodenstörungen. In praxi wird die Diagnose jedoch viel zu selten gestellt; offenbar ist das Krankheitsbild noch immer zu wenig bekannt. In Schulen für Minderbegabte sind Frequenzen bis zu 1:40 gezählt worden. Klinisch kann das Syndrom freilich vor der Pubertät nur aufgrund des bestehenden Intelligenzmangels vermutet werden, da die körperliche Durchuntersuchung keinen pathologischen Befund ergibt. Mit Chromosomenanalysen läßt sich der Verdacht einwandfrei verifizieren. In der Pubertätszeit bleibt das Hodenwachstum aus. Das Germinalepithel ist spärlich und atrophiert zunehmend. Die Leydig-Zellen sind zahlenmäßig nicht reduziert, doch funktionell minderwertig. Die Testosteronsekretion ist daher vermindert oder im unteren Normbereich. Damit in Übereinstimmung kann die Entwicklung der sekundären Geschlechtsmerkmale alle Zwischenstufen zwischen normal und eunuchoid zeigen. Zwei Drittel der Patienten entwickeln während der Pubertät eine Gynäkomastie, deren Ausmaß sehr variabel ist. Daß der *Kryptorchismus* bei längerem Bestehen zur Atrophie des Keimepithels und zur Tubulussklerose führt, war seit langem bekannt. Daß der Beginn dieser Veränderungen bereits auf das Ende des zweiten Lebensjahres zu datieren ist, ist erst in den vergangenen 20 Jahren durch systematische Untersuchungen, namentlich durch Auszählung der Spermatogonien, die schon früh vermindert sind, erkannt worden (MANCINI u. Mitarb. 1965; HEDINGER 1971). Dementsprechend müssen alle therapeutischen Maßnahmen bereits im Kleinkindesalter begonnen werden, wenn die Gefahr einer späteren Sterilität behoben werden soll.

Frühreife

Von Frühreife wird gesprochen, wenn die ersten Reifemerkmale beim Knaben vor dem 7. Geburtstag, beim Mädchen vor dem 6. Geburtstag auftreten und wenn die erste Menstruation vor dem Alter von 8½ Jahren erfolgt. Die Definition *echte* Frühreife (Pubertas praecox vera) bedeutet, daß das gesamte endokrine System involviert ist, das die sexuellen Funktionen steuert, während bei den verschiedenen Formen der *Schein*frühreife nur ein Teil des Systems aktiv ist – so z. B. die Keimdrüsen selbst bei den Leydig-Zell-Tumoren der Hoden und den Granulosazelltumoren des Ovars.
Wir kennen vier Formen der echten Frühreife, die – der erwähnten Definition entsprechend – ihren Ausgang vom Hypothalamus nehmen:
1. idiopathische, konstitutionelle Frühreife,
2. zerebral-organische Frühreife,
3. Weil-Albright-Syndrom (nur bei Mädchen),
4. hormonale Überlappung.

Die *idiopathische* Form ist bei weitem die häufigste; sie wird bei Mädchen siebenmal öfter gesehen als bei Knaben. Familiär gehäuftes („konstitutionelles") Auftreten ist vor allem bei Knaben beschrieben worden. Therapeutisch gelingt die Unterdrückung der Frühreifeerscheinungen mit Progesteronderivaten ohne Schwierigkeiten. Problematisch ist die kaum beeinflußbar fortschreitende Akzeleration der Skelettreifung, die zum frühzeitigen Epiphysenfugenschluß und damit zum Wachstumsstillstand bei einer Körpergröße zwischen 135 und 145 cm führt. Diese ungünstige Entwicklung wird am ehesten durch das Cyproteronacetat gehemmt, das außer gestagenen und antigonatropen auch antiandrogene Wirkungen entfaltet.
Unter den *zerebral-organisch* bedingten Frühreifesyndromen sind zwei Sonderformen herauszustellen, bei denen der Zusammenhang mit der zentralen Regulation der sexuellen Reifung eklatant ist.
1. Die Hamartome des Sexualzentrums am Boden des III. Ventrikels stellen eine Vervielfachung des kleinzelligen dienzephalen Gewebes dar, das das GnRH produziert. Da es sich um angeborene Fehlbildungen des Gehirns handelt, mit denen oft weitere Fehlbildungen anderer Hirnanteile kombiniert sind, beginnt die klinische Symptomatik oft schon im 1. Lebensjahr. Die Syntropie mit Krampfleiden ist häufig. 2. Mit Pubertas praecox einhergehende Epiphysentumoren werden allein beim männlichen Geschlecht beobachtet. Wahrscheinlich kommt es zur Frühreife, weil die Pinealisgeschwülste die Sekretion des Melatonin zum Erliegen bringen, welches normalerweise die sexuelle Reifung hemmt. Im übrigen können alle möglichen zerebralen Erkrankungen neben anderen Symptomen wie Diabetes insipidus und hypothalamische Fettsucht auch Frühreife hervorrufen, vor allem wenn sie mit einem Hydrozephalus des III. Ventrikels verbunden sind. Neurologische Krankheitszeichen, Hirndruckerscheinungen und Sehstörungen stehen im Vordergrund des klinischen Bildes.
Das *Weil-Albright-Syndrom* stellt die Syntropie von Pubertas praecox, fibröser Knochendysplasie und milchkaffeefarbenen, flächenhaften Hautpigmentationen dar und kommt nahezu ausschließlich bei Mädchen vor. Die Pathogenese ist bisher unklar. Die bei den übrigen Formen der Frühreife gefundene Gonadotropinerhöhung im Blut fehlt. Die therapeutische Ansprechbarkeit auf Gestagene ist oft unbefriedigend. Untersuchungen der letzten Jahre sprechen dafür, daß das primum movens eine verfrühte autonome Funktionsaufnahme der Ovarien ist.
Das Syndrom der *hormonalen Überlappung* ist außerordentlich selten. Bei Kindern mit Hypothyreose, namentlich solchen, bei denen gleichzeitig ein Morbus Down besteht, beobachtet man zuweilen leichte Frühreifeerscheinungen, – mäßige Vergrößerungen der Mammae bei den Mädchen, der Testikel bei den Knaben; nur wenige Fälle weisen Symptome einer weiter fortgeschrittenen Pubertät

auf. Die für primäre Hypothyreosen typische TSH-Erhöhung im Serum ist mit einem erhöhten Spiegel von FSH, oft auch von Prolaktin, nicht dagegen von LH kombiniert. Der negative Rückkopplungsmechanismus infolge des verminderten Thyroxinspiegels wird nicht nur durch eine vermehrte Sekretion von TSH, sondern gleichzeitig „überlappend" von FSH und Prolaktin beantwortet – offenbar infolge einer gesteigerten Ausschüttung des übergeordneten TRF.

Scheinfrühreife

Mit Scheinfrühreife oder Pseudopubertas praecox bezeichnet man diejenigen Akzelerationen der sexuellen Entwicklung, bei denen nur ein Teil des gesamten Systems Hypothalamus–Adenohypophyse–Keimdrüsen aktiv ist. Eine vollständige Geschlechtsreifung mit späterer Fertilität kommt dementsprechend nicht zustande. Die *prämature Thelarche* ist durch eine isolierte Brustdrüsenvergrößerung, meistens mäßigen Umfangs, gekennzeichnet, die im späteren Säuglingsalter oder frühen Kleinkindalter auftritt und nach ½ bis 1½ Jahren spontan verschwindet. Symptome einer vorzeitigen Adrenarche wie Schambehaarung und beschleunigtes Größenwachstum fehlen. Bei der Belastung mit LHRH erweisen sich die hypothalamischen Gonadotropine als leichter mobilisierbar als gewöhnlich (JOB u. Mitarb. 1973). Umgekehrt ist bei der *prämaturen Pubarche* allein die Achse Hypothalamus–Adenohypophyse–sexuelle Nebennierenrinde aktiviert, während die Keimdrüsen funktionslos bleiben und erst zur normalen Zeit reifen. Die zugrundeliegende vorzeitige Adrenarche kommt in einer leicht erhöhten Ausscheidung der 17-Ketosteroide zum Ausdruck. Das Syndrom wird bei Mädchen öfter als bei Knaben beobachtet, vor allem bei hirngeschädigten Kindern.

Die klinischen Symptome bei den beiden genannten Störungen sind Folgeerscheinungen vorzeitig in Gang gesetzter, an sich regelrechter zentraler Reifungsvorgänge, welche die Adenohypophyse aktivieren. Die prämature Thelarche beruht auf einer vorzeitigen hypophysären Gonadotropinsekretion. Selten werden Fälle von Frühreife aufgrund einer nicht hypophysären Gonadotropinproduktion beobachtet. Einerseits sind es *Chorionepitheliome und Teratome,* welche Choriongonadotropin mit vorwiegender LH-Aktivität synthetisieren, andererseits *Hepatome,* welche unter anderen Polypeptiden auch Verbindungen mit Gonadotropinaktivität bilden. Derartige Hepatome werden nur bei Knaben beobachtet.

Am häufigsten führt das *kongenitale adrenogenitale Syndrom* (kong. AGS) zu einer Scheinfrühreife – beim männlichen Geschlecht in isosexueller, beim weiblichen in heterosexueller Form. In der Regel wird das kong. AGS beim Mädchen heute schon bei der Geburt richtig diagnostiziert, da es einen Pseudohermaphroditismus femininus hervorruft. Beim Jungen wird die Störung häufig erst später erkannt, da die Penisvergrößerung anfangs oft gering ist; in solchen Fällen wird die Diagnose u. U. erst gestellt, wenn die ersten Pubes in Erscheinung treten. Bei adäquater Behandlung mit Hydrokortison kann die Pseudopubertas praecox und die konsekutive Akzeleration der Skelettentwicklung völlig vermieden werden. Differentialdiagnostisch muß bei Vorliegen isosexueller Frühreifesymptome bei Knaben außer an ein kong. AGS an ein *Adenom der Leydig-Zellen des Hodens* gedacht werden, das freilich selten vorkommt. Die Symptomatik ist die gleiche wie beim AGS („androgenes Syndrom"). Die exakte Untersuchung deckt den stets der Palpation zugänglichen Hodentumor auf. Das Pendant beim Mädchen sind die *Granulosazelltumoren,* die eine feminine Pseudopubertas praecox hervorrufen. Im Gegensatz zur echten Frühreife sind die vaginalen Blutungen völlig unregelmäßig und von wechselnder Dauer. Die Tumoren sind erbsen- bis faustgroß und fast immer bei Rektaluntersuchung palpabel. Die Ultraschalluntersuchung ergänzt den Tastbefund. Im Kindesalter sind sie in der Regel benigne.

Psychosomatische Beziehungen

Wachstumsstörungen

Konstitutionelle Varianten

Daß bei Schülern gleichen Alters die intellektuelle Leistungsfähigkeit bis zu einem gewissen Grade mit der Körpergröße und der sexuellen Entwicklung korreliert, war schon im 19. Jahrhundert bekannt (GRATIANOFF 1889, zit. nach LENZ u. KELLNER 1965). Anfang unseres Jahrhunderts wurde dieser Zusammenhang von BINET und von MONTESSORI (zit. nach LENZ u. KELLNER 1965) erneut festgestellt und seither in zahlreichen Untersuchungen bestätigt (z. B. SCHLESINGER 1925; PAULL 1930; OSTER u. LEUTHOLD 1957; PASCHLAU u. PASCHLAU 1963). Direkte Beziehungen zwischen den auxologischen Parametern, namentlich der absoluten Größe und der Intelligenz, lassen sich indessen nicht herstellen. Beispielsweise übertraf die Körpergröße Hamburger Hilfsschüler von 1960 diejenige von Hamburger Gymnasiasten im Jahre 1877 um durchschnittlich 5 bis 11 cm (LENZ u. KELLNER 1965). Im gleichen Maße wie mit der Größe ist die Intelligenz mit dem sozialen Milieu, aus dem die Kinder stammen, korreliert. Die Herkunft beeinflußt via Selektion die genetische Anlage für die Körpermaße und für die Intelligenz, durch die unterschiedliche Ernährung die Geschwindigkeit des Wachstums und der Geschlechtsentwicklung und durch Unterschiede im

Bildungsstand der Familie die Erziehung und Leistungsmotivation der Kinder.

Abgesehen von den Vorteilen, die das gehobene soziale Milieu mit sich bringt, sind es vor allem die Vorteile, die die Kinder aus ihrer fortgeschritteneren Größe und Entwicklung selbst ziehen, welche der Gesamtpersönlichkeit auf emotionalem und intellektuellem Sektor zugute kommen. Die individuelle Größe des Menschen ist nie wertfrei, sondern stets als positiver Wert betrachtet worden; andernfalls würden wir nicht von einem *großen* Künstler oder *großen* Wissenschaftler sprechen und würden Friedrich den II. von Preußen nicht Friedrich den *Großen* nennen, obwohl er nur 157 cm maß.

J. TANNER, einer der kompetentesten Kenner dieser Materie, hat in seinem Buch „Growth at Adolescence" (1962) die Einflüsse frühzeitiger und verzögerter Reifung, die ja stets mit beschleunigtem und vermehrtem bzw. verzögertem und vermindertem Wachstum einhergehen, folgendermaßen beschrieben:

„Frühreifen Knaben gelingt es bei sportlichen Wettbewerben in der Schule relativ leicht, die Führung zu übernehmen, und ebenso wird ihnen auch sonst innerhalb der Gemeinschaft gern eine angesehenere Rolle eingeräumt (LATHAM 1951). In der Schule wirken sie sicherer und ausgeglichener, auf Erwachsene pflegen sie einen vorteilhafteren Eindruck zu machen, und selbst die Lehrer erkennen sie wahrscheinlich mehr als ihresgleichen an (JONES u. BAYLEY 1950; vgl. auch MORE 1953). Nach den Tests der Interessen und Einstellungen bieten 17jährige spätreife Knaben und Mädchen häufiger Anzeichen für Minderwertigkeitskomplexe. Sie fühlen sich oft nicht anerkannt und bedürfen der Geborgenheit und Sicherheit weit mehr als die Frühreifen. Bei frühentwickelten Knaben zeigte sich dagegen ein ausgeprägter Hang zu aggressivem Verhalten und dem Ziel, über andere zu dominieren (MUSSEN u. JONES 1957; JONES u. MUSSEN 1958). Erwachsene mit einer guten Kenntnis der einzelnen Kinder fanden bei spätreifen Knaben ein größeres Bedürfnis nach Bindungen innerhalb einer Gemeinschaft. Zugleich neigten diese Kinder stärker zu einer neurotischen Aggressivität, die sich darin erschöpft, das Ansehen anderer durch fortgesetzte Sticheleien herabzusetzen, ein Wesenszug, der häufig mit einer mangelnden Anpassung einhergeht (MUSSEN u. JONES 1958). Bei einer späteren Nachuntersuchung frühreifer Kinder war festzustellen, daß sie in ihren Dreißigerjahren besser angepaßt waren, größeren Einfluß gewonnen hatten und generell ein ausgeprägteres Streben und eine bessere Befähigung zeigten, ihre Umgebung zu beeindrucken (JONES 1957). Außerdem war erkennbar, daß die ehemals Frühreifen häufiger Stellungen erreicht hatten, die mit Verantwortung und Ansehen verknüpft sind, obgleich sich die beiden Gruppen in ihrem Bildungsstand nicht unterschieden! ... In jedem Fall sind aber die Spätentwickler und unter ihnen besonders die Knaben mit Sicherheit benachteiligt. Spätreife Knaben und ihre Eltern machen sich nicht selten wegen einer noch ungenügend ausgeprägten Männlichkeit beträchtliche Sorgen."

Größe und sexuelle Reife verleihen also Macht und Prestige, Kleinheit und sexuelle Unreife Inferiorität, was zu mangelndem Selbstvertrauen, Unsicherheit und Minderwertigkeitskomplexen führt. Spätentwickler werden oft nicht für voll genommen und werden zur Zielscheibe des Spotts ihrer weiterentwickelten Altersgenossen; „halbe Portion", „Würstchen", „kleiner Furz" sind übliche Epitheta. Je nach dem Grad der Spätreife dauern derartige Frustrationen bis zum 18. bis 20. Lebensjahr an. MONEY u. EHRHARDT (1972) berichten, daß solche bitteren Erfahrungen nicht selten bleibende Narben in der Persönlichkeitsstruktur hinterlassen, u.a. eine bleibende Kontaktschwäche und die Tendenz, unverheiratet zu bleiben. Daß ehemals frühzeitig gereifte Individuen im Vergleich zu Spätentwicklern bei gleicher Intelligenz im späteren Leben bessere Erfolgschancen haben, vor allem in leitenden Berufen (JONES 1957), wurde schon erwähnt.

Wie sich ergibt, hat das Tempo des Wachstums und der Entwicklung weitreichende Folgen, u.U. Konsequenzen für das ganze Leben. Um so verantwortlicher muß die Entscheidung getroffen werden, ob und wann Entwicklungsverzögerungen behandelt werden sollen. Oft genügt es, den Kindern – meistens sind es Jungen – ihre Wachstumsprognose (s. S. 276) auszurechnen und ihnen die Gewißheit zu geben, daß sie sowohl hinsichtlich der Größe als auch der sexuellen Entwicklung in absehbarer Zeit den Anschluß finden werden. Bei schwerer frustrierten Patienten, bei Verstimmungen und Neurotisierungen tritt dagegen die Hormontherapie in ihr Recht (s. S. 282).

Während die *konstitutionelle Entwicklungsverzögerung* zwar bei beiden Geschlechtern gleich häufig auftritt, doch nahezu ausschließlich beim männlichen Geschlecht als gravierend und u.U. behandlungsbedürftig empfunden wird, ist es bei der *frühnormalen Reifung* umgekehrt. Als Extremvariante der Norm tritt sie ebenfalls bei beiden Geschlechtern in gleicher Frequenz auf, doch werden nur die betroffenen Mädchen dem Arzt vorgestellt. Anlaß dazu gibt nicht die Übergröße, sondern das frühzeitige Auftreten der sekundären Geschlechtsmerkmale, z.B. eine Brustentwicklung mit 8 Jahren.

Die Patientinnen haben nur selten gravierende psychische Probleme. Meistens sind sie sich ihrer „Abartigkeit" – die lediglich in einer Vorverlegung der normalen Pubertät um 2 bis 3 Jahre besteht – nicht bewußt; die Entwicklung der Geschlechtsmerkmale wird als rein somatische Veränderung erlebt. Da die Kinder aber 2 bis 4 Jahre älter wirken, droht ihnen in erhöhtem Maße die Gefahr frühzeitiger sexueller Verführung. Bei einem solchen Fall, den W. KRETSCHMER (1966) beschrieben hat, divergierten sexuelle und emotionale Reifung in krasser Weise; auch die erotische Bindung des Mädchens war infantil. In einer Stichprobe älterer Mädchen, die eine frühnormale Reifung durchgemacht hatten, fanden FRISK u. Mitarb. (1971) ein mehr oder minder charakteristisches Muster psychischer Störungen, das sich von demjenigen normal gereifter Mädchen unterschied: ängstliche Verspanntheit, Neigung zu Aggressionen, dissoziales Verhalten.

Die von den Autoren beschriebenen Patientinnen hatten die Adoleszentenpoliklinik in Helsinki aber wegen derartiger Störungen aufgesucht und stellen somit eine Selektion dar.

Publikationen über systematische psychologische Untersuchungen von Kindern mit *konstitutionellem Hochwuchs* fehlen bislang, wie sich auf mehreren internationalen Konferenzen über das Thema Hochwuchs gezeigt hat. Hochwuchs kommt bei beiden Geschlechtern gleich häufig vor, führt aber bei Mädchen ca. 5mal öfter zur Vorstellung beim Arzt als bei Jungen; Mädchen leiden unter Übergröße weit stärker als Jungen. Ein charakteristischer Zug ist die krumme Haltung dieser Patientinnen, mit der sie versuchen, die Übergröße zu verbergen. Vor der Pubertät macht die Übergröße den Patientinnen kaum zu schaffen. Erst wenn im Laufe der Adoleszenz der Kontakt mit dem anderen Geschlecht gesucht wird, treten Probleme auf. Ein bekanntes Beispiel ist die Tanzstunde, wo die zu lang geratenen Mädchen sitzengelassen werden. Häufig wird aber ein „Leidensdruck" auch später noch vermißt, was dazu führt, daß die Mädchen zu spät in eine erfolgversprechende ärztliche Behandlung kommen. Meistens sind es die Mütter, die sich wegen des übermäßigen Wachstums ihrer Töchter Sorgen machen; in der Regel sind sie selbst ebenfalls übergroß und haben mit ihrem Hochwuchs im eigenen Leben schlechte Erfahrungen gemacht. Immer wieder hört man, welche Schwierigkeiten übergroße Frauen haben, adäquate Freunde und Ehepartner zu bekommen. Tatsächlich sind in den „Clubs übergroßer Menschen" unverhältnismäßig viele Junggesellen und Junggesellinnen zu finden.

Hypophysärer Minderwuchs

Für die Charakterisierung dieser Gruppe ist es erforderlich, die verschiedenen Formen des Leidens, das Alter der Patienten und die Therapie zu berücksichtigen. Die Beschreibungen in den Lehrbüchern der Vergangenheit geben zu pauschale Urteile ab. Die relativ seltenen Fälle von tumorbedingtem hypophysärem Zwergwuchs weisen neben den endokrinen Defekten zerebrale Störungen – Hirndruck, Hirnnervenausfälle etc. – auf und können hier nicht erörtert werden.

Üblicherweise gliedert man heute den hypophysären Zwergwuchs in eine multihormonale und eine monohormonale Form. Für die psychologische Betrachtung ist diese Unterteilung vor allem im Hinblick auf die thyreotrope Funktion der Hypophyse bedeutsam. Zwerge mit unbehandelter sekundärer Hypothyreose zeigen oft eine Verminderung der Intelligenz und des Antriebs, die bei euthyreoten Patienten fehlt (WALLIS 1960a, b, c). Vor der Einführung des menschlichen Wachstumshormons in die Therapie führte die hypophysäre Insuffizienz unausweichlich zu dauerndem hochgradigem Zwergwuchs. Im Erwachsenenalter betrug die Körpergröße der Patienten, die man öfters in Liliputanertruppen vorfand, 110 bis 140 cm – wesentlich weniger als beim konstitutionellen Kleinwuchs und der konstitutionellen Entwicklungsverzögerung. ECKE (1939), BLEULER (1954) und JONES (1955) haben die hypophysären Zwerge im *Erwachsenenalter* als überempfindlich, verstimmbar, scheu, einzelgängerisch und manchmal mißtrauisch beschrieben. All diese Eigenschaften erklären sich ohne Schwierigkeiten reaktiv aus dem ständigen Erleben der eigenen Kleinheit und Insuffizienz. In den ersten Jahrzehnten des Lebens werden die Patienten stets für viel jünger gehalten, als sie sind, und werden auch so behandelt. Hierzu trägt nicht allein die Kleinheit, sondern auch das „Puppengesicht", die hohe Stimme und beim männlichen Geschlecht der fehlende Bartwuchs bei. Daß derartige ständige Frustrationen gelegentlich zu Boshaftigkeiten führen (JONES 1955), nimmt nicht wunder; Aggressivität gehört jedoch nicht zum typischen Bild.

Bei unbehandelten, *kindlichen* hypophysären Zwergen ohne thyreotrope Insuffizienz hat WALLIS (1960c) weder Antriebsstörungen noch psychischen Infantilismus beobachtet, hingegen einen hohen Grad charakterlicher Differenziertheit. Bei normaler oder guter Intelligenz erleben die Kinder ihre Außenseiterstellung bewußt, verarbeiten sie rational und setzen entsprechende Kompensationsmechanismen ein. Derartige Kompensationen schießen gelegentlich über das Ziel hinaus und führen dann zu Bramarbasieren und Renommisterei, u. U. auch zu Clownerie; eine introvertierte, reservierte Haltung wird jedoch öfter beobachtet. Nach WALLIS weisen die Patienten oft eine Erfahrenheit und innere Reife auf, die sie über ihre Altersstufe hinaushebt. Im Kontrast zu der krassen körperlichen Unreife ist die psychische Entwicklung nicht retardiert. Heute wird die Diagnose oft schon in den ersten Lebensjahren gestellt, so daß die Wachstumshormontherapie früh begonnen werden und ein allzu krasser Minderwuchs bzw. echter Zwergwuchs vermieden werden kann. Dementsprechend bekommt man das voll ausgeprägte klinische und psychische Bild, das diese Patienten in der Vergangenheit charakterisierte, kaum mehr zu sehen.

Turner-Syndrom

Die Intelligenz wird in der Regel im Normbereich oder geringgradig herabgesetzt gefunden (WALLIS 1960a; MONEY u. LEWIS 1966; ZÜBLIN 1969). Vergleicht man sie mit der Intelligenz der übrigen Familienmitglieder, so schneiden die Patienten schlechter ab. Originalität und geistige Kreativität fehlen. In der Schule wird die schwache Begabung durch Fleiß wettgemacht; die Mädchen sind bemüht, pflichtbewußt und leistungsbereit. Bei guter intellektueller Erbanlage erreichen einzelne Patientinnen gelegentlich auch eine Hochschulausbildung.

Bei den meisten Mädchen besteht ein ausgeprägter psychischer Infantilismus. Die Persönlichkeit bleibt mehr oder weniger undifferenziert, eine eigenständige Vorstellungs- und Gedankenwelt wird nicht aufgebaut. Die Ansichten und Einstellungen der Umwelt, namentlich der Familie und Schule, werden ohne viel Kritik übernommen, die Mädchen sind bemüht, sich den geltenden Regeln und Konventionen anzupassen und erkennen die Autorität der Eltern und anderer Respektspersonen vorbehaltlos an. Die Unselbständigkeit und Lenkbarkeit der Turner-Patientinnen wird von allen Untersuchern hervorgehoben.

Die Geschlechtsidentität ist eindeutig weiblich (WALLIS 1960a; EHRHARDT u. Mitarb. 1970). Die weibliche Geschlechtsrolle wird von den Mädchen ohne Auflehnung als die ihnen zugewiesene Daseinsform angenommen. Wie die psychische Entfaltung und Differenzierung insgesamt, so verharrt aber auch die psychosexuelle Entwicklung auf infantiler Stufe. In der Adoleszenz bleiben die Kontakte mit dem anderen Geschlecht spärlich. Es ist schwer auszumachen, welche Bedeutung dabei reaktiven Momenten, vor allem den massiv vorhandenen Frustrationen, zukommt, denen die Patientinnen ausgesetzt sind. Mädchen mit Turner-Syndrom sind ja nicht allein hochgradig minderwüchsig, sondern überdies meistens unansehnlich oder häßlich (Sphinxgesicht). Außerdem kommen sie wegen ihrer Gonadendysgenesie nicht in die Pubertät (sexueller Infantilismus); zu der Zeit, in der ihre normalen Altersgenossinnen pubertieren, entwickeln die Patientinnen für das andere Geschlecht keinerlei Anziehungskraft und stellen rechte Aschenputtel dar. Natürlich bringt das Ausbleiben der Geschlechtsentwicklung auch für die eigene psychische Reifung wesentliche Mankos mit sich. Therapeutisch muß man den so verschiedenartigen Aspekten des Syndroms bewußt Rechnung tragen. Eine Reihe der entstellenden dysplastischen Zeichen, wie die Ptosis der Augenlider, der Epikanthus und vor allem die Flügelfelle, läßt sich durch kosmetische Operationen beseitigen. Das Wachstum kann mit Anabolika in den meisten Fällen deutlich gefördert werden (SCHÖNBERGER u. Mitarb. 1978; LENKO u. Mitarb. 1979). Die sexuelle Entwicklung einschließlich regelmäßiger Menstruationen läßt sich durch Verabreichen von Östrogenen und Gestagenen ohne Schwierigkeiten induzieren. Während man bis vor kurzem jedoch dem Größenwachstum den Vorrang ließ und die artifizielle Pubertät erst herbeiführte, wenn die Skelettentwicklung relativ weit fortgeschritten war, ist man heute der Ansicht, daß man mit der Sexualhormontherapie nicht über das 14. Lebensjahr hinaus warten sollte. Die präzisen Untersuchungen von PERHEENTUPA u. Mitarb. (1974) haben gezeigt, daß die Jahre der Adoleszenz die seelische Entfaltung und das Selbstwertgefühl der Patientinnen nachhaltig stören können, wenn die eigene sexuelle Entwicklung ausbleibt, während die Altersgenossinen zur Reife gelangen.

Störungen der sexuellen Entwicklung

Normale Pubertät

Die gewaltige Umstellung des Organismus vom Stadium der sexuellen Infantilität zur Geschlechtsreife hat biologisch bei beiden Geschlechtern die Sekretion von Androgenen, beim weiblichen Geschlecht außerdem diejenige von Östrogenen und Progesteron zur Grundlage. Vergleichen wir das psychische Naturell gesunder Männer mit demjenigen von Eunuchen und im Tierreich das Temperament und Antriebsverhalten von Hengsten mit demjenigen von Wallachen und von Stieren mit dem von Ochsen, so ist unmittelbar klar, daß Eigenschaften, die als vorwiegend männlich gelten – Kampflust, Aggressivität, Expansionsdrang, Mut und Initiative –, die intakte Funktion der Testes und die Sekretion von Testosteron voraussetzen. F. KURT (1974) hat mehrere Jahre lang auf Ceylon das Sozialverhalten von Elefanten untersucht. Bei Elefantenbullen können aufgrund bestimmter äußerlich leicht erkennbarer Symptome 1 bis 35 Tage dauernde Perioden von Brunst (sogenannte Musth) beobachtet werden, während derer der Testosteronspiegel im Blut um das 30fache erhöht ist (JAINUDEEN u. Mitarb. 1972). In diesen Perioden sind die Männchen äußerst aggressiv, meistens absolut dominant und fungieren als Führer der Herde. In ähnlicher Weise haben ROSE u. Mitarb. (1971) bei Rhesusaffen Korrelationen zwischen Aggressivität und Dominanz einerseits und dem Plasmatestosteronspiegel andererseits beschrieben. Aus der pädiatrischen Endokrinologie ist die Erfahrung geläufig, daß Knaben, die wegen Hodenhochstands mit Gonadotropin behandelt werden, was eine kräftige Testosteronerhöhung im Plasma nach sich zieht, oft nervös, irritiert, in der Schule unkonzentriert und aggressiv werden. Demgegenüber scheinen die weiblichen Sexualhormone nicht derartig mächtig auf das Antriebsverhalten zu wirken, wie u. a. Erfahrungen mit der Östrogentherapie bei Männern mit Prostatakarzinom gezeigt haben. Sie entfalten ihre Einflüsse überwiegend im eigentlichen Sexualverhalten.

Expansionsdrang und gesteigerte Initiative bilden nur einen Teilaspekt der psychischen Veränderungen in der Pubertät. Zunehmendes Ichbewußtsein, wachsende Selbständigkeit und Ausdifferenzierung der Persönlichkeit sind andere charakteristische Züge, mit denen wiederum die Emanzipation vom Elternhaus und von anderen Autoritäten zusammenhängen. Neu tritt ferner bei beiden Geschlechtern das sinnliche Erleben der sich ändernden Körpergestalt und der Geschlechtsmerkmale sowie das Erfahren der eigenen Sexualität hinzu. Diese Phase ist natürlicherweise oft mit Autosexualität, später auch mit Homosexualität verknüpft. Schließlich löst der durch die Geschlechtsentwicklung entstehende Sex-Appeal in der Umwelt Reaktionen und Erwartungen aus, die für den

Pubertierenden neu sind und ihm eine veränderte soziale Rolle abverlangen.

Besitzt der Jugendliche ein intaktes Zuhause und in Eltern und Geschwistern gute Identifikationsmöglichkeiten, so wird ihm eine geordnete Integration der verschiedenen Triebe, Gestimmtheiten und Spannungen gelingen. Ist dies nicht der Fall, so werden Entwicklung, Emanzipation, erneute Sozialisation und Bindungsaufnahme behindert, und die klassischen Pubertätskonflikte brechen auf. Hier ist nicht der Ort, diese Probleme zu erörtern. An dieser Stelle soll lediglich betont werden, daß die psychische Entwicklung und Persönlichkeitsgestaltung nicht allein vom Jugendlichen aus betrachtet, sondern bilateral in der Auseinandersetzung mit der Umwelt gesehen und verstanden werden muß, vor allem mit Elternhaus und Schule.

Frühreife

Weitaus den größten Teil der Patienten mit Frühreife machen die Fälle mit idiopathischer Pubertas praecox aus, von denen fast 90% Mädchen sind. Nach den übereinstimmenden Erfahrungen aller Autoren (WALLIS 1960a, b, c; ZÜBLIN 1969; MONEY u. WALKER 1971; EHRHARDT u. MEYER-BAHLBURG 1975) und nach eigenen Beobachtungen entspricht die psychosexuelle Reifung der Kinder eher dem chronologischen Alter als der sexuellen Reifestufe; die verfrühte sexuelle Entwicklung bleibt für die Kinder ein rein somatisches Phänomen. Das Interesse am anderen Geschlecht erwacht nicht vorzeitig, sexuelle Spielereien und Masturbationen werden nicht wesentlich verfrüht beobachtet. Entgegen den Erwartungen und Befürchtungen der Eltern kommt es bei den Mädchen im Durchschnitt erst im Alter von 17 Jahren und mehr zum ersten Geschlechtsverkehr und werden Schwangerschaften bei minderjährigen Mädchen nicht häufiger gesehen als sonst (MONEY u. WALKER 1971). Auch bei frühreifen Jungen fanden MONEY u. ALEXANDER (1969), MONEY u. EHRHARDT (1972) und EHRHARDT u. BAKER (1973) eine etwa zeitgerechte Entwicklung der Psychosexualität, wenngleich die Autoren zugeben, daß erotische Phantasien und Masturbationen manchmal etwas früher als gewöhnlich auftreten. Gleichartige Beobachtungen von verfrühter Triebhaftigkeit, verbunden mit Onanie und sexueller Bedrängung junger Frauen, haben BIERICH u. Mitarb. (1967) an einzelnen Knaben mit Frühreife gemacht, welche gleichzeitig schwachsinnig waren. Von einer echten psychosexuellen Reife konnte bei diesen Patienten nicht gesprochen werden. Die Masturbationen erfolgten zwanghaft und erinnerten an gleichartige Vorgänge bei Tieren. Bei Mädchen mit in den ersten 3 Lebensjahren aufgetretener Frühreife haben wir ein frühzeitiges Erwachen der Psychosexualität niemals erlebt. Über periodisch wechselnde Stimmungen bei kleinen Mädchen mit idiopathischer Pubertas praecox haben EHRHARDT u. MEYER-BAHLBURG (1975) berichtet; sie deuten sie im Sinne eines prämenstruellen Syndroms, wie es bei vegetativ labilen erwachsenen Frauen wohlbekannt ist.

Anderweitige emotionale Probleme treten bei frühreifen Kindern im Zusammenhang mit der Außenseiterrolle auf, die sie häufig spielen. Es ist die Tendenz der meisten Heranwachsenden, möglichst wenig aus dem Rahmen des Gewohnten herauszufallen und der durchschnittlichen Sollvorstellung, die die Altersgenossen haben, weitgehend zu entsprechen. Soll und Ist sind für die Patienten aber je länger desto weniger zur Deckung zu bringen. Im Vergleich zu den gleichaltrigen Spielkameraden kommen die Kinder sich abnorm und u. U. anstößig vor, was in besonderem Maße für Mädchen gilt, die ihre ersten Menstruationen erleben. Oft wird die Situation zusätzlich dadurch erschwert, daß die Patientinnen über die Ursachen der fortschreitenden körperlichen Veränderungen von den Eltern, denen derartige Themen tabu sind, im unklaren gelassen werden und von den Vorgängen, z. B. den vaginalen Blutungen, erschreckt werden. Aus derartigen Situationen können sich psychische Krisen entwickeln, die einerseits zur Abkapselung von der Umwelt und zu desperater Depression, andererseits zu Aggressionen gegen die Familie führen, von der sie sich im Stich gelassen fühlen (EHRHARDT u. MEYER-BAHLBURG 1975). Der die Frühreife behandelnde Arzt sollte sich über die Möglichkeiten derartiger Komplikationen im klaren sein und zusammen mit den Eltern dafür sorgen, daß den Kindern adäquate Beratung, Information und Zuwendung zuteil werden.

Pseudopubertas praecox

Das *kongenitale adrenogenitale Syndrom* (kong. AGS) wird heutzutage meistens schon im Neugeborenenalter diagnostiziert und eine entsprechende Kortisonbehandlung bald darauf begonnen. Die Krankheit bietet aus diesem Grunde die einzigartige Möglichkeit, die Folgen einer allein pränatal, d. h. nur in der Embryonal- und Fetalzeit erfolgenden Androgenisierung des Körpers zu explorieren. Derartige Untersuchungen sind an einer großen Anzahl von Mädchen von dem Arbeitskreis in Baltimore vorgenommen worden (EHRHARDT u. MONEY 1967; EHRHARDT u. Mitarb. 1968a; EHRHARDT u. BAKER 1973). Die pränatal androgenisierten Mädchen hatten zwar keine Zweifel an ihrer Zugehörigkeit zum weiblichen Geschlecht; überzufällig häufig äußerten sie aber Unzufriedenheit mit ihrer weiblichen Rolle, 80% betrachteten sich als Tomboys und waren stolz auf ihr jungenhaftes, wildes Benehmen. Viele bevorzugten in jungenhafter Weise Wettspiele im Freien, namentlich Fußball und Baseball, die meisten zogen dabei Knaben gegenüber Mädchen als Spielpartner vor. Spiel mit Puppen wurde nicht geschätzt oder offen

abgelehnt. Anders als die gesunden Mädchen der Kontrollgruppe zogen die fetal androgenisierten Mädchen lieber Hosen als Kleider an. Der Mehrzahl der Patientinnen war – im Gegensatz zur Kontrollgruppe – der spätere berufliche Erfolg wichtiger oder doch ebenso wichtig wie Ehe, Familie und Haushalt. Romantische bzw. erotische Beziehungen zum männlichen Geschlecht wurden relativ spät aufgenommen. EHRHARDT und Mitarbeiter nehmen an, daß das Tomboy-Verhalten die Folge eines virilisierenden Effekts der Androgene auf das sich entwickelnde fetale Gehirn ist. Die Maskulinisierung manifestiert sich in der Zunahme kompetitiver physischer Aktivität – möglicherweise eines Äquivalentes des animalischen Dominanzverhaltens bei der Inbesitznahme von Territorien. Echtes Kampfverhalten und Aggressivität stehen primär nicht damit im Zusammenhang. Diejenigen zerebralen Areale, die die Richtung der psychosexuellen Orientierung bestimmen, werden nach diesen Beobachtungen nicht maskulinisiert.
Beobachtungen an Patientinnen mit kong. AGS, die gar nicht oder erst nach Ablauf der Säuglings- und Kleinkindzeit mit Kortison behandelt wurden, sind von ZÜBLIN (1953), HAMPSON (1955), WALLIS (1960 a, b, c) und EHRHARDT u. Mitarb. (1968 b) publiziert worden. ZÜBLIN hat seine Patienten als scheue, zurückhaltende, in größerer Gesellschaft gehemmte Individuen mit oft infantilen Zügen beschrieben. Auch seine zwei männlichen Patienten waren ängstlich. WALLIS hat diese Infantilität bestätigt und von einer Hemmung der Differenzierung und Ausfaltung der Persönlichkeit gesprochen; Eigeninitiative und Selbständigkeit ihrer Patientinnen waren gering, ihre Emotionalität nicht differenziert, ihr Bemühen auf Anpassung gerichtet. Das Stimmungsverhalten der oft in sich gekehrten, scheuen Patienten ist labiler und reizbarer als dasjenige gesunder Gleichaltriger, wenn auch von einer durchgehenden Dysphorie nicht gesprochen werden kann und manche Kinder auch vor der Kortisonbehandlung eine ausgeglichene Stimmungslage zeigten. EHRHARDT u. Mitarb. (1968 b) haben bei den spät behandelten Patientinnen die gleichen psychopathologischen Züge gefunden wie bei ihrer schon erwähnten früh behandelten Gruppe – namentlich tomboyhaftes Verhalten, die Prävalenz beruflicher Interessen vor familiären Neigungen und das mangelnde Interesse an Mutterschaft und Babys. Die Baltimorer Arbeitsgruppe betrachtet diese Auffälligkeiten als vorwiegend reaktive Folge der mit der abnormen Körperbeschaffenheit verbundenen Diskriminierung. ZÜBLIN und WALLIS sehen darin eine Mischung aus direkten metabolischen psychopathologischen Folgen der Endokrinopathie und reaktiven Mechanismen. Ich selbst teile diese Auffassung, zumal ich mehrfach den frappierenden, sehr rasch einsetzenden Erfolg der Behandlung mit Kortison beobachten konnte. Aus spröden, unzugänglichen, dysphorischen Mädchen, an denen die Eltern wenig Mädchenhaftes entdeckt hatten, wurden in verschiedenen Fällen zugewandte, freundliche Kinder, die sich in bis dahin ungewohnter Weise mit Puppen beschäftigten und erstmals zärtlich mit den Eltern und den jüngeren Geschwistern umgingen. Am äußeren Erscheinungsbild hatte sich in den wenigen Monaten der Therapie nicht allzuviel verändert; die Interpretation der Wesensänderung als reaktiv bedingt erscheint daher nicht überzeugend. Daß freilich vor allem in der Adoleszenz reaktive Momente bei Mädchen von großer Bedeutung sein können, soll nicht in Abrede gestellt werden.
Nachzutragen ist die bis heute ursächlich ungeklärte Beobachtung, daß das kong. AGS überzufällig häufig mit hoher Intelligenz vergesellschaftet ist (MONEY u. LEWIS 1966). Es ist noch offen, ob es sich dabei um eine zufallsbedingte Auslese, ein mit dem AGS direkt verbundenes Phänomen oder darum handelt, daß hohe Intelligenz und kong. AGS sich häufig kombiniert vererben.

Über psychische Veränderungen bei Pseudopubertas praecox anderer Genese gibt es im Schrifttum keine systematischen Untersuchungen. Kasuistische Beiträge hat WALLIS (1960a, b) über zwei Kinder mit virilisierenden Tumoren geliefert, deren Krankengeschichten bemerkenswert sind. Bei dem einen Patienten handelte es sich um einen Knaben mit einem Leydig-Zell-Adenom. Als der Junge in klinische Behandlung kam, bestanden erhebliche Verhaltensstörungen. Der Junge war in der Schule aufsässig geworden, was er zuvor nicht gewesen war, rauchte stark und masturbierte unablässig. Er hatte verschiedene sexuelle Attacken gegen jüngere Mädchen ausgeführt, galt in dem Wohnlager, in dem er lebte, als untragbar und wurde von anderen Kindern ferngehalten. Wie die Beobachtung in der Klinik zeigte, nahm der Junge die starke sexuelle Triebhaftigkeit mit Unbehagen und Ratlosigkeit hin; seine sexuellen Handlungen waren dranghaft und ungesteuert. Nach der Entfernung des Tumors schwanden sämtliche Verhaltensauffälligkeiten vollständig – nicht allein die gesteigerte Sexualität, sondern auch seine Reizbarkeit und Aggressivität. Ein Schulbericht spricht von einer „völligen Wandlung". Da der äußere Aspekt des frühreifen Knaben unverändert blieb, kann die Wesensänderung nach der Operation sicher nicht reaktiv, sondern nur als Folge des Abfalls des Testosteronspiegels im Blut interpretiert werden.
Bei dem zweiten Fall, einem 2½jährigen Mädchen, beruhte die Virilisation auf einem androgenbildenden Adenom der linken Nebenniere. Auch dieses Kind zeigte ein auffälliges Verhalten. Es war der Umwelt gegenüber ablehnend, trotzig und mißgestimmt, begegnete dem Pflegepersonal mit zunehmender Aggressivität und biß und kratzte die anderen Kinder. Das Mädchen erweckte „den Eindruck eines bösartigen kleinen Monstrums, dem nahezukommen nicht ratsam war". Nach der operativen Entfernung des Tumors und der Entlassung normalisierten sich auch in diesem Fall Stimmung und Kontaktfähigkeit. Nach dem Urteil der Mutter war das Verhalten 5 Monate später wieder so wie vor der Erkrankung.
Einen ganz entsprechenden Fall, ein 3jähriges Mädchen, das einen androgen- und glukokortikoidbildenden Nebennierentumor hatte, hat BIERICH (1971) beobachtet. Das klinische Bild entsprach der Kombination eines Cushing-Syndroms mit einem AGS. Vor der Operation war das Kind depressiv verstört, stupurös und sowohl dem Pflegepersonal als den Eltern gegenüber trotzig und ablehnend. Sämtliche

Verhaltensstörungen verschwanden nach der erfolgreichen Operation in wenigen Wochen.

Eine vierte hierher gehörige Beobachtung hat ALBRECHT (1960, zit. nach WALLIS) mitgeteilt – eine Scheinfrühreife infolge unbeabsichtigter Applikation einer östrogenhaltigen Salbe. Somatisch kam es zur vorzeitigen Brustentwicklung, psychisch zu einer schweren depressiven Verstimmung mit autistischem Verhalten.

Die zitierten vier Fälle von Pseudopubertas praecox, bei denen im engen zeitlichen Zusammenhang mit hormonalen Veränderungen schwere psychische Alterationen auftraten, welche in allen Fällen nach Normalisierung des Hormonstatus rasch verschwanden, machen eine enge kausale Verknüpfung des endokrinen und psychischen Geschehens höchst wahrscheinlich. M. BLEULER (1954) und ZÜBLIN (1953) sprechen von einem „unspezifischen endokrinen Psychosyndrom", welches sie weitgehend dem „hirnlokalen Psychosyndrom" M. BLEULERS gleichsetzen. U. E. kann kein Zweifel daran bestehen, daß es endokrin bedingte Psychosyndrome gibt. Im Gegensatz zu BLEULER und ZÜBLIN und in Übereinstimmung mit WALLIS bin ich aber der Auffassung, daß den verschiedenen Endokrinopathien *verschiedenartige,* jeweils für die bestehende Störung charakteristische psychopathologische Muster entsprechen. Auf die gravierenden Unterschiede beispielsweise zwischen dem psychologischen Muster der Turner-Patientinnen und der hypophysären Zwerge und auf die Differenzen innerhalb der letztgenannten Gruppe in Abhängigkeit vom Vorliegen einer sekundären Schilddrüseninsuffizienz ist bereits hingewiesen worden. – Im Rahmen des vorliegenden Abschnitts sind wir bei der Erörterung der physiologischen und pathologischen Vorgänge bei der sexuellen Entwicklung immer wieder auf die Sonderstellung des Testosterons (bzw. der Androgene überhaupt) gestoßen. Schon in der Fetalzeit werden durch das Testosteron bestimmte Hirnareale offenbar in spezifisch maskuliner Richtung vorprogrammiert. Bei der normalen männlichen Pubertät scheinen die typisch männlichen Wesenszüge und Verhaltensweisen in gleicher Form mit dem rasch ansteigenden Testosteronspiegel im Blut zusammenzuhängen, wie bei der medizinischen Verabreichung von HCG oder Testosteron sowie bei rasch wachsenden, virilisierenden Tumoren. Der charakteristische Einfluß auf das Antriebsverhalten, den die Androgene ausüben (S. 291), fehlt den übrigen Hormonen. Offenbar sind den Androgenen *spezifische* psychische Wirkungen zuzuerkennen.

Verzögerte und fehlende sexuelle Reifung

Weitaus die Mehrzahl der Kinder, die nicht rechtzeitig in die Pubertät gelangen, leidet an einer konstitutionell bedingten Entwicklungsverzögerung, deren Prognose letztlich gut ist und die in der Regel keiner Therapie bedarf. Die psychologischen Probleme, die diese Störung mit sich bringen kann, sind im Zusammenhang mit den Wachstumsstörungen erörtert worden (S. 289); die verzögerte sexuelle Entwicklung ist stets mit einer Verzögerung des Größenwachstums und der Skelettreifung verbunden, ja, im Grunde die Folge davon. Echte primäre oder sekundäre Keimdrüseninsuffizienzen mit dauerhaft fehlender sexueller Entwicklung sind demgegenüber selten. Beim weiblichen Geschlecht ist die nächsthäufige Störung das Turner-Syndrom, dessen psychopathologische Charakteristika auf S. 290 f abgehandelt wurden. Beim männlichen Geschlecht sind es einerseits die Anorchien, andererseits die hypothalamisch und hypophysär verursachten Reifungsstörungen, welche ohne Behandlung sämtlich zum klinischen Bild des Eunuchoidismus führen. Ohne Therapie bleiben die Patienten sexuell indifferent und apathisch, nicht nur während der Zeit der normalen Adoleszenz, sondern auch als Erwachsene. Diese Indifferenz ist jedoch nicht mit Effeminiertheit gleichzusetzen; das Fehlen funktionstüchtiger Hoden stellt keine Disposition für weibliche Emotionalität dar und führt nicht zu einer gesteigerten Fähigkeit, Gefühle zu empfinden und zu artikulieren (MONEY u. EHRHARDT 1972). Nichtsdestoweniger lastet auf Adoleszenten mit Hypogonadismus das Bewußtsein, keine vollwertigen Männer zu sein. Wer mit solchen Patienten praktische Erfahrungen hat, weiß, wie leidend und in ihrem Selbstwertgefühl verunsichert sie sein können. Das, was über die Jungen mit konstitutioneller Entwicklungsverzögerung gesagt worden ist, gilt hier in erhöhtem Maße. Treten im Alter von 15 bis 20 Jahren bei der Kontaktaufnahme mit Mädchen die ersten erotischen und sexuellen Frustrationen auf, so kann es zu schweren depressiven Krisen und suizidalen Intentionen kommen. Einer solchen Entwicklung kann heute durch eine rechtzeitig einsetzende Testosterontherapie durchaus vorgebeugt werden. Es ist bereits die Aufgabe des Kinderarztes, die Differentialdiagnose des Hypogonadismus vorzunehmen und im Falle einer echten Keimdrüseninsuffizienz bzw. Anorchie prospektiv ein Therapieprogramm aufzustellen. Die Testosteronbehandlung selbst zeitigt hervorragende Erfolge. Die somatische Virilisation erfolgt prompt und vollständig, die Zahl der Erektionen (und Masturbationen) steigt stark an, die erotischen Tag- und Nachtträume, die Verabredungen mit Mädchen und der Geschlechtsverkehr nehmen zu (MONEY u. ALEXANDER 1969; MONEY u. EHRHARDT 1972). Über die Verabreichung von Sexualhormonen hinaus ist eine vertrauensvolle Beratung notwendig, bei der die diffizilen Probleme der Sterilität, u. U. der Substitution der fehlenden Hoden durch Plastikprothesen und vor allem die bange Frage nach der Maskulinität besprochen werden müssen. Unter diesen Umständen sind auch die psychologischen Erfolge der Behandlung ausgezeichnet. Selbstvertrauen und Sicherheit wachsen, die Kontaktscheu verschwindet. Viele Patienten erscheinen im Vergleich zu der Zeit vor der Therapie wie ausgewechselt.

Literatur

Bahner, F.: Fettsucht und Magersucht. In: Handbuch der Inneren Medizin, Bd. VII, 4. Aufl., hrsg. von G. v. Bergmann, W. Frey, H. Schwiegk. Springer, Berlin 1954 (S. 978)

Bayley, N., S. R. Pinneau: Tables for predicting adult height from skeletal age: revised for use with the Greulich-Pyle hand standards. J. Pediat. 40 (1952) 432

Bellone, F., E. Tanganelli, D. Pecorari: Menarche gesunder und kranker Mädchen. Fortschr. Med. 97 (1979) 299

Bennholdt-Thomsen, C.: Die Entwicklungsbeschleunigung der Jugend. Grundtatsachen, Theorien, Folgerungen des Accelerationsproblems. Ergebn. inn. Med. u. Kinderheilk. 62 (1942) 1153

Bidulph, C., R. K. Meyer, L. G. Grumbreck: The influence of estriol, estradiol and progesterone on the secretion of gonadotropic hormones in parabiotic rats. Endocrinology 26 (1940) 280

Bierich, J. R.: Effects and side effects of anabolic steroids in children. Acta endocrin., Suppl. 63 (1962) 89

Bierich, J. R.: Nebennierenrinde. In: Handbuch der Kinderheilkunde, Bd. 1/I, hrsg. von H. Opitz, F. Schmid. Springer, Berlin 1971 (S. 262)

Bierich, J. R.: Investigations on constitutionally delayed adolescence and "early normal puberty". Ped. Res. 7 (1973) 45

Bierich, J. R.: Entwicklungsverzögerung. Mschr. Kinderheilk. 123 (1975) 301

Bierich, J. R.: Growth velocity and spontaneous secretion of hGH in healthy children. Abstract d. Vortrags a. d. Internat. Konferenz d. Europ. Länder "The healthy child", UNEPSA, Moskau, 25.–30. Sept. 1979

Bierich, J. R., K. Potthoff: Die Spontansekretion des Wachstumshormons bei der konstitutionellen Entwicklungsverzögerung und der frühnormalen Pubertät. Mschr. Kinderheilk. 127 (1979) 561

Bierich, J. R., W. Blunck, D. Schönberg: Über Frühreife. II. Mitteilung. Zerebrale Pubertas praecox. Mschr. Kinderheilk. 115 (1967) 509

Bierich, J. R., B. Brodt, D. Gupta, D. Schönberg: Über die konstitutionelle Entwicklungsverzögerung. Mschr. Kinderheilk. 120 (1972) 334

Bleuler, M.: Endokrinologische Psychiatrie. Thieme, Stuttgart 1954

Boar, R. M., J. Katz, J. W. Finkelstein, S. Kapen, H. Weimer, J. D. Weitzmann, L. Hellmann: Anorexia nervosa. Immaturity of the 24-hour luteinizing hormone secretory pattern. New Engl. J. Med. 291 (1974) 861

Boehncke, H.: Anorexia mentalis in Kindheit und Pubertät. Med. Klinik 56 (1961) 1559

Bossi, E., R. P. Zurbrügg, E. E. Joss: Improvement of adult height prognosis in precocious puberty by cyproterone acetate. Acta paediat. scand. 62 (1973) 405

Clarke, A. D. B., A. M. Clarke: Some recent advances in the study of early deprivation. J. Child Psychol. Psychiat. 1 (1960) 26

Ecke, W.: Zur Morphologie und Genese des Zwergwuchses. Fortschr. Röntgenstrahlen 60 (1939) 107

Edwards, D. A., W. H. Hammond, M. J. R. Healy, J. M. Tanner, R. H. Whitehouse: Design and accuracy of calipers for measuring subcutaneous tissue thickness. Brit. J. Nutr. 9 (1955) 133

Ehrhardt, A. A.: Psychosexuality; psychological problems in intersexuality. Acta endocr., Suppl. 184 (1974) 194

Ehrhardt, A. A., S. W. Baker: Hormonal aberrations and their implications for the understanding of normal sex differentiation. Paper presented at the Soc. of Research in Child Development, Philadelphia 1973

Ehrhardt, A. A., H. F. L. Meyer-Bahlburg: Psychological correlates of abnormal pubertal development. Clin. Endocr. Metab. 4 (1975) 207

Ehrhardt, A. A., J. Money: Progestin-induced hermaphroditism: IQ and psychosexual identity in a study of 10 girls. J. Sex. Res. 3 (1967) 83

Ehrhardt, A. A., R. Epstein, J. Money: Fetal androgens and female gender identity in the early treated adrenogenital syndrome. Johns Hopk. Med. J. 122 (1968a) 160

Ehrhardt, A. A., K. Evers, J. Money: Influence of androgen and some aspects of sexually dimorphic behavior in women with the late-treated adrenogenital syndrome. Johns Hopk. Med. J. 123 (1968b) 115

Ehrhardt, A. A., N. Greenberg, J. Money: Female gender identity and absence of fetal hormones: Turner's syndrome. Johns Hopk. Med. J. 126 (1970) 237

Forbes, G. B.: Growth of the lean body mass through childhood and adolescence. J. Pediat. 64 (1964) 822

Forbes, G. B., J. B. Hursh: Age and sex trend in lean body mass and fat. Ann. N. Y. Acad. Sci. 110 (1963) 255

Frankel, R. J., J. S. Jenking: Hypothalamic-pituitary function in anorexia nervosa. Acta endocr. 78 (1975) 209

Frasier, D., M. L. Rallison: Growth retardation and emotional deprivation: Relative resistance to treatment with human growth hormone. J. Pediat. 80 (1972) 603

Frick, V.: Psychological aspects of secondary amenorrhoea. In: The Family, hrsg. von H. Hirsch. Karger, Basel 1975 (S. 245)

Frisch, R. E., R. Revelle: The height and weight of adolescent boys and girls of the time of peak velocity of growth in height and weight: longitudinal data. Human. Biol. 41 (1969) 536

Frisch, R. E., R. Revelle: Height and weight at menarche and a hypothesis of critical body weights and adolescent events. Science 169 (1970) 397

Frisk, M., O. Widholm, H. Hortling: Symptomatology of early maturing girls. J. Neuro-Visc. Rel., Suppl. 10 (1971) 627

Froesch, E. R., B. Morell, J. Zapf, A. E. Zingg, C. Meuli, K. Schlumpf, R. Heimann, E. Eigenmann, R. E. Humbel: NSILA-S: Insulin-like properties, receptor binding activities, and relationship to somatomedin. Acta endocr., Suppl. 184 (1974) 183

Geller, J.: The effect of 17α-Ethinyl-19-nortestosterone and 17α-Ethyl-19-nortestosterone-3-enolpropionate on growth and endocrine function in normal young males of short stature. Acta endocr. (Kbh) 45 (1964) 13

Greulich, W. W., S. I. Pyle: Radiographic atlas of skeletal development of the hand and wrist, 2. Aufl. Stanford University Press, Stanford/Calif. 1970

Grimm, H.: Die Hautfaltendicke bei Kindern und Jugendlichen der Deutschen Demokratischen Republik. Ärztl. Jugendkde. 61 (1970) 526

Grumbach, M. M., J. C. Roth, S. L. Kaplan, L. P. Kelch: Hypothalamic-pituitary regulation of puberty in man. In: Control of the Onset of Puberty, hrsg. von M. M. Grumbach, G. D. Grave, F. E. Mayer. Wiley, New York 1974 (S. 115)

Gupta, D.: A longitudinal study of steroid excretion patterns in children during adolescent growth. Steroidologia 1 (1970) 267

Gupta, D., A. Attanasio, S. Raaf: Plasma estrogen and androgen concentrations in children during adolescence. J. clin. Endocr. Metab. 40 (1975) 636

Gupta, D., W. A. Marshall: A longitudinal study of urinary excretion of individual steroids in children from 3 to 7 years. Acta endocr. 68 (1971) 141

Hampson, J. G.: Hermaphroditic genital appearance, rearing and eroticism in hyperadrenocorticism. Bull. Johns Hopk. Hosp. 96 (1955) 265

Hedinger, Chr.: Über den Zeitpunkt frühest erkennbarer Hodenveränderungen beim Kryptorchismus des Kleinkindes. Verh. dtsch. Ges. Path. 55 (1971) 172

Heierli, E.: Longitudinale Wachstumsstudie. Resultate von Länge, Gewicht und Kopfumfang in den ersten vier Lebensjahren. Helv. paediat. Acta 15 (1960) 311

Heimendinger, J.: Die Ergebnisse von Körpermessungen an 5000 Basler Kindern von 0 bis 18 Jahren. Schweiz. med. Wschr. 88 (1958) 785

Heimendinger, J.: Die Ergebnisse von Körpermessungen von 5000 Basler Kindern von 2–18 Jahren. Helv. paediat. Acta, Suppl. 13 (1964)

Heynemann, Th.: Die Nachkriegsamenorrhoe. Klin. Wschr. (1948) 129

Hoerr, N. L., S. J. Pyle, C. C. Francis: Radiographic Atlas of Skeleton Development of the Foot and Ankle. Thomas, Springfield/Ill. 1962

Hohlweg, W., M. Dohrn: Beziehungen zwischen Hypophysenvorderlappen und Keimdrüsen. Wien. Arch. inn. Med. 21 (1931) 337

Jainudeen, M. R., R. V. Short, C. Katongole: Plasma testosterone in the male asiatic elephant. J. Reprod. Fertil. 29 (1972) 99

Jenner, M. R., R. P. Kelch, S. L. Kaplan, M. M. Grumbach: Hormonal changes in puberty. IV. Plasma estradiol, LH and FSH in prepubertal children, pubertal females and in precocious puberty, premature thelarche, hypogonadism and in the child with a feminising tumor. J. clin. Endocr. 34 (1972) 521

Job, J. C., P. E. Garnier, J. L. Chaussain, P. Canlorbe: Effect of synthetic luteinizing hormone-releasing hormone (LHRH) on the release of gonadotropins in hypophyseogonadal disorders of children and adolescents. III. Precocious puberty and premature thelarche. Biomed. Expr. 19 (1973) 77

Johnston, F. E., A. F. Roche, L. M. Schell, H. N. B. Wettenhall: Critical weight at menarche. Amer. J. Dis. Child 129 (1975) 19

Jones, A.: Die Keimdrüsen und ihre Krankheiten. In: Handbuch der Inneren Medizin, Bd. VII/1, 4. Aufl., hrsg. von G. v. Bergmann, W. Frey, H. Schwiegk. Springer, Berlin 1955

Jones, M. C.: The later careers of boys who were early or late maturing. Child Develop. 28 (1957) 113

Jones, M. C., N. Bayley: Physical maturing among boys as related to behaviour. J. Educ. Psychol. 41 (1950) 129

Jones, M. C., P. H. Mussen: Self-conceptions, motivations and interpersonal attitudes of early- and late-maturing girls. Child Develop. 29 (1958) 491

Karlberg, P., G. Klackenberg, I. Engström, J. Klackenberg-Larsson, H. Lichtenstein, J. Stensson, J. Svennberg: The development of children in a Swedish urban community, a prospective longitudinal study. Acta paediat. scand., Suppl. 187 (1968)

Karlberg, P., J. Taranger, J. Engström, H. Lichtenstein, J. Svennberg-Redegren: The somatic development of children in a Swedish urban community. A prospective longitudinal study. Acta paediat. scand., Suppl. 258 (1976)

Knorr, D., O. Butenandt, F. Bidlingmaier: Physiologie und Pathologie der Mädchen. Dtsch. Ärztebl. 76 (1979) 707

Koch, E. W.: Die Akzeleration und Retardation des Wachstums und ihre Beziehungen zum erreichbaren Höchstalter des Menschen. Das Gesundheitswesen 8 (1953) 1492

Kretschmer, W. E.: Wachstumsbeschleunigung und geschlechtliche Frühreife und ihre seelischen Begleiterscheinungen. Acta paedopsychiat. 33 (1966) 34

Kunze, D., J. D. Murken: Diagnostik von Längenalter und Gewichtsalter mit neuen Somatogrammen. Der Kinderarzt 5 (1974) 1077

Kurt, F.: Asiatische Elefanten – Gestalten des Dschungels. Image Roche 59 (1974) 2

Landon, J., F. C. Greenwood, T. C. B. Stamp, V. Wynn: Plasma sugar, free fatty acid, cortisol, and growth hormone response to insuline, and the comparison of this procedure with other tests of pituitary and adrenal function. J. clin. Invest. 45 (1966) 437

Latham, A. J.: The relationship between pubertal status and leadership in junior high school boys. J. genet. Psychol. 78 (1951) 185

Lenko, H. L., J. Perheentupa, A. Söderholm: Growth in Turner's syndrome: Spontaneous and fluoxymesterone induced. Acta paediat. scand., Suppl. 277 (1979) 57

Lenz, W.: Besonderheiten des Wachstums im Säuglingsalter. II. Abhängigkeit von Umwelt und Rasse. Homo 8 (1958) 207

Lenz, W.: Ursachen des gesteigerten Wachstums der heutigen Jugend. Akzeleration und Ernährung. Fettlösl. Wirkstoffe, Bd. IV. Wiss. Veröffentl. d. dtsch. Ges. f. Ernährung, Darmstadt 1959

Lenz, W.: Medizinische Genetik, 2. Aufl. Thieme, Stuttgart 1970, 6. Aufl. 1983

Lenz, W., H. Kellner: Die körperliche Akzeleration. Dtsch. Jugendinstitut, Juventa, München 1965

Maaser, R.: Eine Untersuchung gebräuchlicher Längen/Gewichtskontrollen – zugleich ein Vorschlag für ein neues Somatogramm 0–14jähriger Kinder. Mschr. Kinderheilk. 122 (1974) 146

Maaser, R., H. Stolley, W. Droese: Die Hautfaltenmessung mit den Caliper – II. Standardwerte der subcutanen Fettgewebsdicke 2–14jähriger Kinder. Mschr. Kinderheilk. 120 (1972) 350

McArthur, J. W., K. M. D'Loughlin, L. Johnson, J. Hourihan, C. Alonso: Endocrine studies during the refeeding of young women with nutritional amenorrhoea and infertility. Mayo Clin. Proc. 51 (1976) 607

Malina, R. M.: Patterns of development in skinfold of negro and white Philadelphia children. Hum. Biol. 38 (1966) 89

Mancini, R. E., E. Rosemberg, M. Cullen, J. C. Lavieri, O. Vilar, C. Bergada, J. A. Andrada: Cryptorchid and scrotal human testes. In: Cytological, cytochemical and quantitative studies. J. clin. Endocr. 25 (1965) 927

Marder, K., J. Harvey, P. Russo: The age of menarche in Sydney schoolgirls in 1973 with comment on the secular trend. Austral. paed. J. 10 (1974) 125

Marshall, W. A.: Interrelationships of skeletal maturation, sexual development and somatic growth in man. Ann. hum. Biol. 1 (1974) 29

Marshall, W. A.: Growth and Sexual Maturation in Normal Puberty. J. clin. Endocr. Metab. 4 (1975) 3

Miyai, K., T. Yamamoto, M. Azukizawa, K. Ishibashi, G. Kumahara: Serum, thyroid hormones and thyrotropin in anorexia nervosa. J. clin. Endocr. Metab. 40 (1975) 334

Money, J., D. Alexander: Psychosexual development and absence of homosexuality in males with precocious puberty: review of 18 cases. J. nerv. ment. Dis. 148 (1969) 111

Money, J., A. Ehrhardt: Man and Women. Boy and Girl. Differentiation and Dimorphism of Gender Identity from Conception to Maturity. Johns Hopkins University Press, Baltimore 1972

Money, J., V. Lewis: IQ, genetics and accelerated growth: Adrenogenital syndrome. Bull. Johns Hopk. Hosp. 118 (1966) 365

Money, J., P. Walker: Psychosexual development, maternalism, nonpromiscuity and body image in 15 females with precocious puberty. Arch. Sex. Behav. 1 (1971) 45

More, D. M.: Developmental concordance and discordance during puberty and early adolescence. Monogr. Soc. Res. Child Develop. 18 (1953) 1

Moshang, T., J. S. Parks, L. Baker, V. Vaidya, R. D. Utiger, A. M. Bongiovanni, P. Snyder: Low serum trijodthyronine in patients with anorexia nervosa. J. clin. Endocr. Metab. 40 (1975) 470

Müller, H.: Die Pubertätsmagersucht der jungen Mädchen. Med. Klin. 5 (1956) 209

Müller, H.: Pubertätsmagersucht. Münch. med. Wschr. 105 (1963) 1332

Mussen, P. H., F. C. Jones: Self-conceptions, motivations and interpersonal attitudes of late- and early-maturing boys. Child Develop. 28 (1957) 243

Mussen, P. H., F. C. Jones: The behaviour-interfered motivations of early- and late-maturing boys. Child Develop. 29 (1958) 61

Newman, R. W.: Skinfold measurements in young American males. Hum. Biol. 28 (1956) 154

Nillius, S. J., L. Wide: Gonadotropin-releasing hormone treatment for induction of follicular maturation and ovulation in amenorrhoic women with anorexia nervosa. Brit. med. J. 5 (1975) 405

Oster, H., W. Leuthold: Bericht über die Tätigkeit des schulärztlichen Dienstes in Nürnberg in den Schuljahren 1953/56. Schulärztl. Jahresberichte der Stadt Nürnberg 1957

Paschlau, R., G. Paschlau: Beitrag zur Frage des Verhältnisses der körperlichen Entwicklungsbeschleunigung unserer

Jugend zu ihrer Leistungsfähigkeit in der Schule. Öff. Gesundh.-Dienst 25 (1963) 63

Paull, H.: Körper-Konstitution und Begabung. Arch. Rassen- und Gesellschaftsbiol. 22 (1930) 21

Perheentupa, J., H. L. Lenko, J. Nevalainen, M. Niitymaki, A. Söderholm, V. Taipale: Hormonal therapy in Turner's syndrome: growth and psychological aspects. In: Paediatria XIV (Internat. Congress). Growth & Development, Bd. V. Editorial Medica Panamericana, S. A. Buenos Aires 1974 (S. 121)

Pimstone, B. L., G. Barbezat, J. D. L. Hansen, P. Murray: Studies on growth hormone secretion in protein-calorie malnutrition. Amer. J. clin. Nutr. 21 (1968) 482

Powell, G. F., J. A. Brasch, R. M. Blizzard: Emotional deprivation and growth retardation simulating idiopathic hypopituitarism. I. Clinical evaluation. New Engl. J. Med. 276 (1967a) 1271

Powell, G. F., J. A. Brasch, S. Raiti, R. M. Blizzard: Emotional deprivation and growth retardation simulating idiopathic hypopituitarism. II. Endocrinologic evaluation. New Engl. J. Med. 276 (1967b) 1279

Prader, A., H. Budliger: Körpermaße, Wachstumsgeschwindigkeit und Knochenalter gesunder Kinder in den ersten zwölf Jahren. Helv. paediat. Acta, Suppl. 37 (1977) 1

Pyle, S. I., N. L. Hoerr: A radiographic standard of reference for the growing knee. Thomas, Springfield/Ill. 1969

Reed, R. B., H. C. Stuart: Pattern of growth in height and weight from birth to 18 years. Pediatrics 24 (1959) 904

Robson, J. R. K., D. P. H. Larkin, J. A. Bursick, U. P. Perri: Growth standards for infants and children. Pediatrics 56 (1975) 957

Roche, A. F., J. J. McKigney: Physical growth of ethnic groups comprising the U. S. population. Amer. J. Dis. Child 130 (1976) 62

Roche, A. F., H. Wainer, D. Thissen: Predicting adult stature for individuals. Monogr. Paediatr. 3 (1974) 1

Roche, A. F., H. Wainer, D. Thissen: The RWT method for the prediction of adult stature. Pediatrics 56 (1975) 1026

Rose, R. M., J. W. Holaday, J. S. Bernstein: Plasma testosterone dominance rank and aggressive behavior in male rhesus monkeys. Nature 231 (1971) 366

Rudder, B. de: Zur Frage nach der Akzelerationsursache. Dtsch. med. Wschr. 85 (1960) 1193

Schindler, A. E., I. Schier, V. Frick, F. Grundling, R. Göser, E. Keller: Psychogenic amenorrhoea: endocrine evaluation and follow up. In: Clinical Neuroendocrinology in Reproduction, hrsg. von L. Carenza, P. Pancheri, L. Zichella. Academic Press, London 1978

Schlesinger, E.: Das Wachstum des Kindes. Ergebn. inn. Med. u. Kinderheilk. 28 (1925) 456

Schönberger, W., P. Benes, R. Ziegler, B. Zabel, B. Morsches: Erniedrigte NNR-Steroidausscheidung bei Patienten mit Turner-Syndrom. Vortrag a. d. 75. Tagg. d. Dtsch. Ges. f. Kinderheilk., Freiburg, 4.–6.9.1978

Seckel, H. P. G.: Condition simulating sexual precocity. Ann. paediat. Basel 176 (1951) 361

Sempé, M., C. Tutin, N. P. Masse: La croissance de l'enfant de 0 à 7 ans. Arch. franç. Pédiat. 21 (1964) 111

Solbach, H. G.: Die Anorexia nervosa. Dtsch. Ärztebl. 63 (1966) 1049

Spitz, R. A., K. Wolff: Anaclitic depression. Psychoanal. Study Child 2 (1946) 313

Talbot, N. B., E. H. Sobel, B. S. Burke, E. Lindemann, S. B. Kaufmann: Dwarfism in healthy children: Its possible relation to emotional, nutritional and endocrine disturbances. New Engl. J. Med. 236 (1947) 783

Tanner, J. M.: Growth at Adolescence, 2. Aufl. Blackwell, Oxford 1962

Tanner, J. M., D. Gupta: A longitudinal study of the urinary excretion of individual steroids in children from 8 to 12 years old. J. Endocr. 41 (1968) 139

Tanner, J. M., R. H. Whitehouse: Standards for subcutaneous fat in British children. Brit. med. J. 5 (1962) 447

Tanner, J. M., R. H. Whitehouse: Clinical longitudinal standards for height, weight, height velocity, weight velocity, and the stages of puberty. Arch. Dis. Childh. 51 (1976) 170

Tanner, J. M., R. H. Whitehouse, M. Takaishi: Standards from birth to maturity for height, weight, height velocity, and weight velocity: British children 1965 I, II. Arch. Dis. Childh. 41 (1966) 454

Tanner, J. M., R. H. Whitehouse, W. A. Marshall, B. S. Carter: Prediction of adult height from height, bone age, and occurrence of menarche at ages 4 to 16 with allowance for midparent height. Arch. Dis. Childh. 50 (1975 a) 14

Tanner, J. M., R. H. Whitehouse, W. H. Marshall, M. J. R. Healy, H. Goldstein: Assessment of Skeletal Maturity and Prediction of Adult Height: TW 2 Method. Academic Press, New York 1975 b

Thompson, R. G., A. Parra, R. B. Schultz, R. M. Blizzard: Endocrine evaluation in psychosocial dwarfism. Clin. Res. 17 (1969) 592

Tietze, K.: Zur Genese und Prognose der Notstandsamenorrhoe. Zbl. Gynäk. 70 (1948) 377

Tietze, K.: Der weibliche Zyklus und seine Störungen. In: Biologie und Pathologie des Weibes, hrsg. von Seitz-Amreich. Urban & Schwarzenberg, Berlin 1952

Visser, H. K. A.: Some physiological and clinical aspects of puberty. Arch. Dis. Childh. 48 (1973) 169

Wallis, H.: Psychopathologische Studien bei endokrin gestörten Kindern und Jugendlichen. I. Mitteilung. Ovarialdysgenesie und adrenogenitales Syndrom. Zschr. Kinderheilk. 83 (1960a) 420

Wallis, H.: Psychopathologische Studien bei endokrin gestörten Kindern und Jugendlichen. II. Mitteilung. Pseudohermaphroditismus masculinus externus. Zschr. Kinderheilk. 83 (1960b) 629

Wallis, H.: Psychopathologische Studien bei endokrin gestörten Kindern und Jugendlichen. III. Mitteilung. Hypophysärer Zwergwuchs und Pubertas praecox. Zschr. Kinderheilk. 84 (1960c) 89

Warren, M. P., R. L. van de Wiele: Clinical and metabolic features of anorexia nervosa. Amer. J. Obstet. Gynec. 117 (1973) 435

Wentz, A. C., G. S. Jones, K. Sapp: Effect of clomiphen citrate on gonadotropin responses to LHRH administration in secondary amenorrhoe and oligomenorrhoea. Obstet. and Gynec. 47 (1976) 309

Wieringen, J. C. van, F. van Wafelbakker, H. P. Verbrugge, J. H. de Haas: Groeidiagrammen Nederland 1965. Wolters-Noordhoff, N. V., Groningen 1968

Wijn, J. F. de, J. H. de Haas: Groei en Ontwikkeling. Verhandelingen von het Ned. Inst. v. Praev. Geneesk. N. V. Organon, Oss 1958

Winter, J. S. D., Ch. Faiman: Pituitary-gonadal relations in male children and adolescents. Pediat. Res. 6 (1972) 126

Zachmann, M., A. Prader, H. P. Kind, H. Häflinger, H. Budlinger: Testicular volume during adolescence. Helv. paediat. Acta 29 (1974) 61

Züblin, W.: Zur Psychiatrie des adrenogenitalen Syndroms bei kongenitaler Nebennierenrinden-Hyperplasie. Helv. paediat. Acta 8 (1953) 117

Züblin, W.: Kinderpsychiatrische Probleme der sexuellen Entwicklung. Pädiat. Fortbild. Prax. 25 (1969) 161

Neurologische und neurophysiologische Methoden

Joest Martinius

Eine biologische Kinderpsychiatrie kann ihren Auftrag nur erfüllen, wenn sie sich bei ihren Patienten über das Erkennen von Aktionen, Interaktionen und Gefühlen hinaus mit grundlegenden Voraussetzungen von Funktion, mit Struktur und Genetik befaßt und alles dies auf Entwicklung als den gemeinsamen Nenner bezieht. Entwicklung wiederum ist eine sich ändernde und in sich selbst komplexe Größe, innerhalb deren strukturelle Reifung und Lernprozesse sich wechselseitig bedingen. Wissenschaftliche Bemühungen unseres Fachgebietes haben es deshalb stets mit einem multivariaten Geschehen zu tun. Bei diesen Bemühungen ist die Darstellung der Beziehungen zwischen Hirnfunktion und Verhalten von zentraler Bedeutung. Zusammenhänge sind offensichtlich, beim Kind wie beim Erwachsenen.

Das exogene Psychosyndrom steht als gewichtiges Beispiel für diese Kausalität, zugleich aber auch für diametrale Unterschiede zwischen den Folgen struktureller Läsionen am Anfang und am Ende der Entwicklung des Nervensystems. Unsere Kenntnisse über die Folgen allgemeiner oder lokalisierter Läsionen beim Erwachsenen sind deshalb nicht ohne Inkaufnahme schwerwiegender Irrtümer auf das Entwicklungsalter übertragbar. Nutzbar für die wissenschaftliche Untersuchung psychiatrischer Fragestellungen des Entwicklungsalters sind jedoch die meisten der etablierten Methoden, z. B. aus der Neuroradiologie und Neurophysiologie. Einige haben für die besonderen Bedürfnisse Abwandlungen erfahren, andere bedurften der Neuentwicklung.

Neurologische Methoden

Neurologische Untersuchung

Die klinische Kinderpsychiatrie schließt die neurologische Untersuchung stets ein. Eine wissenschaftliche Arbeit, die diese Voraussetzung umgeht, ist schon deshalb kaum vorstellbar. Denn selbst bei den anscheinend rein psychogenen Störungen ist der Anteil jener Kinder, deren Vorgeschichte Hinweise auf eine mögliche Schädigung enthält und die in dieselbe Richtung weisende Befunde bieten, groß. Erworbene strukturelle und funktionelle Schwächen stehen oft als eigentlicher pathogenetischer Faktor hinter allgemeinen Erklärungen, die wiederum gern als „Disposition" zusammengefaßt werden. Der Psychopathiebegriff hat von hier Kritik, aber ebenso neue Impulse für seine Präzisierung erfahren. Es darf erwartet werden, daß Verlaufsuntersuchungen nach sorgfältiger Dokumentation zentralnervöser Befunde in den ersten Lebensjahren nach heutigem Stand der Möglichkeiten für eine solche Dokumentation unsere Vorstellungen über psychopathologische Erscheinungen beim Erwachsenen entscheidend verändern werden.

Der neurologischen Untersuchung fallen in unserem Fachbereich unterschiedliche Aufgaben zu. Wo es um offensichtliche Erkrankungen des Nervensystems geht, ermöglicht sie die genaue topologische Beschreibung eines vermuteten Defektes oder eines die Funktion beeinträchtigenden Prozesses. Hierzu werden die Prüfung von Tonus und Koordination sowie der Reflexstatus und die Untersuchung der Hirnnerven als Instrumente, die der Neurologie des Erwachsenen entnommen wurden, eine brauchbare Orientierung und oft die verläßliche Diagnose ermöglichen. Ihre erfolgreiche Anwendung setzt einen bestimmten Reifegrad des Nervensystems und das Vorhandensein bestimmter Störungen voraus. Zerebralparesen entgehen der konventionellen Untersuchung jenseits des Säuglingsalters nicht. Beim Neugeborenen und jungen Säugling hingegen findet sich eine reifungsspezifische Reflextätigkeit, deren Ausprägung sich mit den rasch wechselnden Verhaltenszuständen ändert. Die Früherkennung von Zerebralparesen und zentral bedingten Bewegungsstörungen setzt daher die Anwendung eigener, in den letzten 15 Jahren entwickelter neurologischer Untersuchungsinstrumente voraus (PRECHTL u. BEINTEMA 1968; VLACH 1972; BOBATH 1968; VOJTA 1976).

Die Erkenntnisse der Entwicklungsneurologie am Säugling und Kleinkind werfen nicht zuletzt die Frage auf, ob die Beschränkung auf die „klassische" neurologische Untersuchung beim Kind überhaupt sinnvoll ist. Denn sie vernachlässigt den Entwicklungsaspekt und erfaßt situative Abhängigkeiten nicht, die gerade bei Kindern mit psychischen und geistigen Störungen von großer Relevanz sind.

Ziel der neurologischen Untersuchung in Kinderpsychiatrie und kinderpsychiatrischer Forschung ist weniger die Darstellung des Zusammenhangs zwischen einer gegebenen neurologischen Erkrankung und neurologischen Befunden, so wichtig sie als Korrelat sicherer Defekte auch sind, sondern die exakte Beschreibung der Funktion und ihrer Abweichungen. Dabei muß nicht selten offenbleiben, ob ein struktureller Defekt besteht. Entwicklung und das aus ihr resultierende Potential zur Reparation („Plastizität") lassen häufig die Beziehung zwischen schädigendem Ereignis und einer Jahre danach vorhandenen Störung zu einer durch Spekulationen belasteten Annahme werden, in der das Vorhandensein einer bestimmten Zahl bekannter Risikofaktoren einen Kausalzusammenhang wahrscheinlich, aber nicht zwingend macht. Vorhersagen oder Schlüsse post hoc sind deshalb immer nur bedingt möglich.

Um so verständlicher sind die Schwierigkeiten, die wir als psychiatrische Untersucher nach wie vor mit der uns vordringlich beschäftigenden Frage haben, ob eine gegebene Auffälligkeit des Verhaltens durch gleichzeitig vorhandene neurologische Befunde als zerebral bedingt erklärt werden kann und ob vice versa das Fehlen neurologischer Befunde die Integrität auch jener Strukturen und Funktionssysteme, die für die Steuerung von Verhalten verantwortlich sind, anzeigt. Es hat an Bemühungen nicht gefehlt, die in solchen Annahmen liegende diagnostische Unsicherheit zu überbrücken und zu beseitigen. Die etablierte Hilfskonstruktion, die diesen Zweck erfüllen soll und kann, ist das Konzept der „minimalen zerebralen Dysfunktion". Dieses Konzept hat seinen Wert, solange klar ist, daß es Störungen von Verhalten, Lernen und Leistung global gestörten Hirnfunktionen anlastet, ohne zunächst den direkten Nachweis dafür zu erbringen. Dieser Nachweis kann Ergebnis der neurologischen Untersuchung sein, wenn Aspekte des Verhaltens betroffen sind, die direkt neurologisch erfaßt werden können, wie z. B. Motilität. Der Untersucher sollte jedoch Erkenntnisse aus einem Funktionsbereich, dem neurologischen, stets mit kritischer Distanz auf Störungen in einem anderen, z. B. Lernen und Lernfähigkeit, übertragen. Wenn überhaupt, ist in der kinderpsychiatrischen Forschung der Begriff „minimale zerebrale Dysfunktion" grundsätzlich als Hypothese zu benutzen, aufgrund deren die Suche nach spezifisch gestörten Hirnfunktionen erst eröffnet wird. Sie erfordert ein methodisches Spektrum, in welchem neben neuropsychologischen Ansätzen und dem Erfassen von Umgebungseinflüssen die neurologische Untersuchung den kleineren Raum einnimmt. Schließlich ist zu bedenken, daß die neurologische Untersuchung selbst keine unabhängigen Funktionen prüft, sondern ihre Ergebnisse je nach Bereich mehr oder weniger dem Einfluß der Grundvoraussetzungen Perzeption, Aufmerksamkeit, Sprache und Intelligenz unterliegen. Dies ist vorwiegend bei Prüfung der Sensorik der Fall.

Eine auf das Kind zugeschnittene neurologische Untersuchung wurde als standardisiertes Instrument 1970 von TOUWEN u. PRECHTL verfügbar

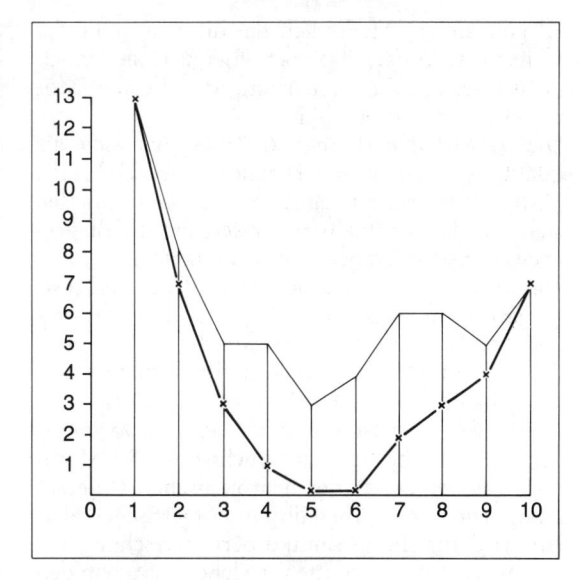

Abb. 5.15 Ergebnis der neurologischen Untersuchung eines 6jährigen, aufgegliedert in 10 Bereiche und dargestellt als Profil. Die obere Profilgrenze bezeichnet den Optimalbereich. Die als Untersuchungsergebnis eingetragenen Werte sind in den Bereichen 3–8 deutlich erniedrigt. 1 Sensomotorischer Apparat, 2 Haltung, 3 Rumpfbalance, 4 Extremitätenkoordination, 5 Feinmotorik, 6 (Dys)kinese, 7 Grobmotorik, 8 Bewegungsqualität, 9 assoziierte Bewegungen, 10 visuelles System (nach *Touwen* 1979).

gemacht, seither in Einzelheiten verfeinert, aber in grundsätzlich gleicher Form erneut aufgelegt (TOUWEN 1979). Sie hat rasch allgemeine Anerkennung und Verbreitung gefunden, da sie altersspezifisch, d. h. entwicklungsbezogen, neurologische Funktionen untersucht und auch leichte Störungen replizierbar erfaßt. Ihr Einsatz erfordert ein vorheriges Untersuchertraining. Außerdem ist der zeitliche Aufwand der Untersuchung selbst nicht gering. Sie bietet große Vorteile, die den Aufwand rechtfertigen. Der Befunderhebung liegt das Optimalitätskonzept (PRECHTL 1968) zugrunde, welches den Vergleich mit einer Normpopulation erübrigt. Der Verhaltenszustand des Kindes wird als wichtige Determinante berücksichtigt. Die Qualität von Funktionen wird quantitativ registriert. 10 Funktionsbereiche wurden definiert, die jeweils mit einer Anzahl standardisierter Items geprüft werden. Als Gesamtergebnis einer solchen Untersuchung kann über die genannten Bereiche ein Profil aufgestellt werden (Abb. 5.15), aus dem das differenzierte Verhältnis zur Optimalität ablesbar ist.

Wie sich bereits abzeichnet, werden nunmehr die Untersuchungsergebnisse verschiedener Untersuchungen vergleichbar, so daß bei entsprechender Dokumentation multizentrische Studien an vergleichbar ausgewählten Patientengruppen möglich werden. Gleichzeitig wird die Diskussion um sogenannte weiche neurologische Zeichen („soft signs") ein Ende finden.

Es gibt andere Methoden, die die neurologische Untersuchung nach TOUWEN ergänzen, sie jedoch nicht ersetzen. Zu nennen sind Motoskopie, Motometrie und Motographie.

Die *Motoskopie* (LESIGANG 1973) hat sich als qualitativ beschreibende Diagnostik bei zerebralen Bewegungsstörungen einen Namen gemacht. Sie zielt auf die unmittelbare Umsetzung in entsprechende physiotherapeutische Maßnahmen.

Die *Motometrie* verwendet genau definierte Testaufgaben, die exakt gemessen und bewertet werden. Das bekannteste motometrische Verfahren ist der Hamm-Marburger-Körperkoordinationstest für Kinder (HMKTK; KIPHARD u. SCHILLING 1970). Der Test ist standardisiert und normiert. Seine Durchführung beansprucht etwa 30 Minuten, was der Dauer der neurologischen Untersuchung entspricht. Mit Hilfe motometrischer Skalen wird für die Gesamtkörperbeherrschung ein motorisches Alter ermittelt, welches vor allem den psychomotorischen Entwicklungsstand und dessen Abweichungen wiedergibt.

Die *Motographie* versucht, quantifizierend in die Feinanalyse von Bewegungsabläufen vorzudringen, wobei nach wie vor Schwierigkeiten bestehen, frei ablaufende Bewegungen als Bewegungskurven aufzuzeichnen und solche Analogaufzeichnungen einer weiteren quantitativen Analyse zu unterziehen, die mit vertretbarem Zeitaufwand ohne Einbuße wesentlicher Information mehr aussagt als die quantifizierende Beobachtung. Sie erfordert den kombinierten Einsatz apparativer Hilfsmethoden, von Aufzeichnungsgeräten, z. B. Videokameras, und von Systemen zur Umsetzung von Beobachtungsdaten in die elektronische Datenverarbeitung (NEUHÄUSER 1975).

Für die kinderpsychiatrische Forschung sind gerade diese Ansätze von großem Interesse, da Motorik der direkten Kontrolle des Nervensystems unterliegt und Verhalten in vielfältiger Weise in Bewegung umgesetzt wird oder gar seinen alleinigen Ausdruck in Bewegung findet. Eine notwendige, gegenwärtig bereits fortgeschrittene Entwicklungsphase wird aus dem Laboratorium zur praktischen Anwendung führen, wie das Beispiel des „Biofeedback" in jüngerer Vergangenheit gezeigt hat.

Neuroradiologische Methoden

Die Neuroradiologie nimmt in der Diagnostik der Erkrankungen des zentralen Nervensystems einen so wichtigen Platz ein, daß kinderpsychiatrische Forschung dort, wo sie Hirnprozesse untersucht, konsequenterweise auch auf neuroradiologische Befunde angewiesen ist. Dies ist um so mehr der Fall, als im Laufe des vergangenen Jahrzehnts die Röntgenuntersuchung des Nervensystems entscheidend verbessert wurde, indem invasive, zumal für das Kind traumatische Techniken wie die Pneumenzephalographie weitgehend ersetzt werden konnten durch schonendere Methoden, die dennoch einen Zuwachs an Genauigkeit brachten. Die Erfindung der kranialen Computertomographie (CCT) durch HOUNSFIELD (1973) und deren Einführung in die Klinik durch AMBROSE (1973) hat die gesamte neurologische Diagnostik revolutioniert. Vom Rechner erstellte und in Bilder umgesetzte Absorptionswerte ergeben die Darstellung normaler und pathologischer Strukturen und Gewebe des Gehirns. Somit sind z. B. alle Prozesse und Defekte, die mit einer Verformung der inneren und äußeren Liquorräume einhergehen, im Computertomogramm leicht erkennbar. Mittlerweile liegen umfangreiche Erfahrungen über Anwendungsmöglichkeiten der CCT beim Kind vor. Sie beinhalten gleichermaßen akute Erkrankungen und Folgezustände. Ein typisches Beispiel hierfür ist die Neurotraumatologie. Mit der Möglichkeit, Kontusionsherde, Blutungen und Ödembildung darstellen sowie ihren Verlauf verfolgen zu können, ist die Voraussetzung für wissenschaftliche Untersuchungen geschaffen, die unmittelbare und mittelbare Traumafolgen zu therapeutischen Maßnahmen in direkte Beziehung setzen.

Unter gleichzeitigem Einsatz psychologischer Instrumente entsteht ein neues Verständnis von den Zuständen eingeschränkten Bewußtseins (V. CRAMON 1979). Sogenannte Komaskalen können neuropsychologisch standardisiert und prognostisch aussagekräftig gemacht werden. Entsprechende Ansätze für das Kindesalter stehen noch aus. Sie sind nicht zuletzt deshalb von großer Relevanz, weil zumindest im frühen Schulalter Hirnverletzungen und andere zerebrale Erkrankungen auf Entwicklungspotenzen treffen, die kompensatorische Wirkungen haben. Unsere Kenntnisse über die Reparationsfähigkeit des kindlichen Gehirns sind noch sehr lückenhaft. Wann immer ein Schaden u. a. mittels neuroradiologischer Methoden strukturell definiert werden kann, ergibt sich die Chance, solche Wissenslücken zu schließen. Voraussetzung ist die sorgfältige diagnostische Selektion, die, was das Kindesalter betrifft, erst begonnen hat (KAZNER u. Mitarb. 1976). Es wird eine Epoche vergehen, bis Verlaufsuntersuchungen, die notwendigerweise multivariat angesetzt sein müssen, uns die Bedeutung früh erhobener CT-Befunde für später vorhandene Auffälligkeiten des Verhaltens erkennen lassen. Freilich ist die Ausbeute an hirnlokalen Befunden in der transversal angelegten Untersuchung groß genug, um Korrelationen mit kinderpsychiatrischen Syndromen hinlänglich wahrscheinlich werden zu lassen (Abb. 5.16). Die neuropädiatrische Literatur verzeichnet auf diesem Sektor ein rasches Anwachsen.

Andere neuroradiologische Methoden stehen wegen ihrer invasiven Technik im Hintergrund. Zu ihnen gehört die superselektive Gefäßdarstellung im Carotis-Gebiet. Innerhalb begrenzter Indikationen ist die Angiographie jedoch nach wie vor nicht zu ersetzen.

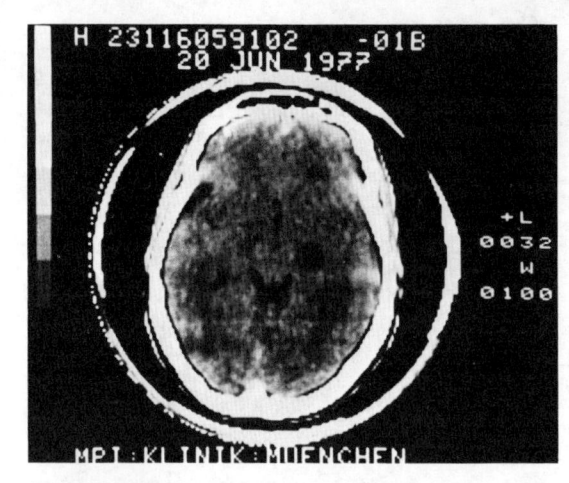

Abb. 5.**16** Computertomographische Darstellung eines Substanzdefektes im rechten Temporalhirn bei einem aggressiven Jugendlichen (aus *J. Martinius, P. Strunk:* Tötungsdelikt eines aggressiven Jugendlichen mit umschriebener Läsion im rechten Temporallappen. Z. Kinder- u. Jugendpsychiat. 7 [1979] 203).

Über die neueste Entdeckung in der Nuklearmedizin, die sogenannte Positronen aussendende transversale Tomographie (PETT), die eine quantitative Autoradiographie am lebenden Gehirn angeblich schadlos und unbelastend ermöglicht, liegen noch keine ausreichenden Erfahrungen vor. Mit Sicherheit wird diese Methode, die den direkten Einblick in die Tätigkeit der Nervenzellen eröffnet, im kommenden Jahrzehnt die Untersuchung von Hirnprozessen erneut revolutionieren.

Neurophysiologische Methoden

Jede Form von Verhalten wird vom Nervensystem und damit durch neuronale Aktivität gesteuert. Auf dieser Tatsache basiert die prinzipiell enge Beziehung zwischen Psychiatrie und Neurophysiologie. Da jedoch einerseits beim Patienten direkte Messungen neuronaler Aktivität nur ausnahmsweise möglich sind und andererseits die Ursache psychiatrischer Erkrankungen nicht in elektrischen Potentialen zu finden war und sein wird, ist verständlich, warum in der Vergangenheit auf beiden Seiten große Erwartungen enttäuscht worden sind. In der Person des Psychiaters H. BERGER vereinigte sich die Fähigkeit zu experimentell neurophysiologischer Forschung mit dem Wissen um den psychisch kranken Menschen. Daß er, nachdem er das menschliche Elektroenzephalogramm (EEG) entdeckt und 1929 beschrieben hatte, mit dessen Erscheinungsformen psychische Störungen erklären wollte, war naheliegend. Die seither eingetretene Ernüchterung hat jedoch die Verbindung zwischen Psychiatrie und Neurophysiologie nicht abreißen lassen, sondern zur Definition von Teilbereichen geführt, in denen beide voneinander profitieren. JUNG (1980) nennt zwei Bereiche:
1. Praktisch-klinische Leistungen zur Diagnose und Therapie.
2. Experimentelle Beiträge zur Grundlagenforschung zerebraler Mechanismen.

Die praktisch-klinischen Leistungen der Neurophysiologie resultieren aus dem von der Kopfhaut abgeleiteten EEG. Obwohl die Natur seiner Entstehung in der Hirnrinde als nicht endgültig aufgeklärt gilt, darf angenommen werden, daß die Spontanschwankungen des EEG über gruppierte Entladungsfolgen postsynaptischer Potentiale und deren Summierung zustande kommen (CREUTZFELDT 1971). Diese Spontanschwankungen sind zeitlich als Komponenten eines Spektrums organisiert, wobei aus vorherrschenden Frequenzbändern und aus dem Auftreten spezieller Muster Hinweise auf die Normalität der Hirntätigkeit und ihre Entwicklung sowie auf Störungen der Hirnfunktion entnommen werden können. Neben den sich im EEG dokumentierenden Änderungen der Bewußtseinslage zwischen Wachen und Schlaf sind es organische Erkrankungen, pathologische Veränderungen im Stoffwechsel und vor allem epileptische Störungen, die zu registrierbaren EEG-Veränderungen führen, seien sie lokalisiert, hemisphärenbezogen oder generalisiert.

Mit dem verbreiteten Betrieb von EEG-Geräten in Kliniken und zunehmend auch Praxen sind zahlreiche Untersuchungen an Kindern mit psychiatrischen Störungen gemacht worden, unter denen nach ihrer Häufigkeit an erster Stelle solche an Kindern mit „Verhaltensstörungen" rangieren. Die an das EEG gerichtete Frage zielt in dieser Art Ansatz meistens auf Befunde, die eine „organische" Grundlage für die vorhandene Störung belegen oder ausschließen sollen. Einziges Ergebnis ist jedoch, daß pathologische EEG-Befunde bei Kindern mit Verhaltensauffälligkeiten deutlich häufiger angetroffen werden als bei gesunden Kindern (Tab. 5.10). Die Zahl der untersuchten Kinder, ihr

Tabelle 5.**10** Zusammenstellung der Ergebnisse einiger Publikationen zur Häufigkeit abnormer EEG-Befunde bei Kindern mit Verhaltensstörung

Autor	Zahl der untersuchten Kinder	Abnorme Befunde in Prozent
Jasper u. Mitarb. (1938)	71	59
Schwade u. *Geiger* (1956)	623	72
Dober (1966)	684	26
Groh u. *Rosenmayr* (1968)	261	46
Spilimbergo u. *Nissen* (1971)	300	49
Christiani u. Mitarb. (1977)	250	18

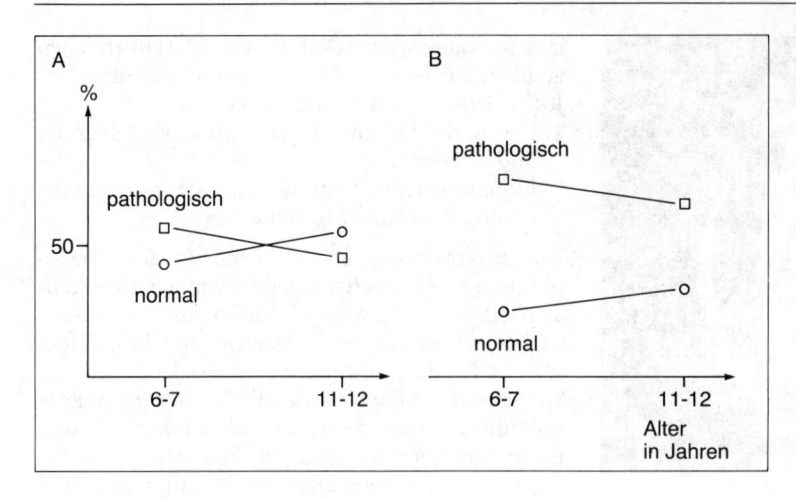

Abb. 5.17 EEG-Befunde bei verhaltensgestörten Kindern im Entwicklungsverlauf. A: Psychoreaktive Störungen. B: Exogenes Psychosyndrom (nach *Rybin* 1979).

Alter und Geschlecht sowie die Art der Verhaltensstörung variieren derart, daß eine Interpretation mit Bezug auf bestimmte Störungen nicht möglich ist.
Die Darstellung dieser Untersuchungen und Befunde beschreibt ein Dilemma, aus dem die kinderpsychiatrische Forschung sich lösen muß, wenn sie die möglichen praktisch-klinischen Leistungen der Elektroenzephalographie ausschöpfen will. Zunächst ist natürlich die Feststellung wichtig, daß die Häufigkeit abnormer EEG-Befunde bei überwiegend psychogenen Störungen des Verhaltens gleich groß ist wie bei solchen wahrscheinlich organischer Genese (GROH u. ROSENMAYR 1968).
Die Abnormität des EEG besteht in erster Linie aus Allgemeinveränderungen, also unspezifischen Befunden, die meistens leichterer Art sind. Ein solcher Befund ist bei einer psychogenen Störung unerheblich, denn er hat für die Therapie keine Relevanz, und als Grundlage für die Vermutung einer „organischen Disposition" ist er allenfalls theoriebildend. Der Nachweis steht bis heute aus. Dennoch produziert die Kinderpsychiatrie weiter Untersuchungen, mit denen Art und Häufigkeit von EEG-Befunden an pauschal definierten Kollektiven erfaßt werden sollen. So fanden CHRISTIANI u. Mitarb. (1977) in einer altersmäßig und diagnostisch heterogenen Gruppe von Kindern und Jugendlichen mit psychogenen Störungen (psychosomatische Störungen, Neurosen u. a.) einen Anteil von 18% „auffälliger" EEG-Befunde, vor allem Allgemeinveränderungen und Dysrhythmien, aufgrund deren ebenfalls nur Spekulationen über eine somatische Disposition möglich waren.
Die Differenzen in den Ergebnissen aller Untersuchungen zum Thema „EEG bei Verhaltensstörungen im Entwicklungsalter" sowie das heuristisch jeweils wenig substantielle Resultat eines Belegs der Somatogenese bei mutmaßlich organisch bedingten und der somatischen Disposition bei psychogenen Störungen sollten nunmehr Anlaß zum Nachdenken über methodische Fragen geben. Sie betreffen die Selektion zu untersuchender Patienten, die Ableitebedingungen, die Definition pathologischer EEG-Befunde, den transversalen Ansatz und schließlich die Spezifität des EEG im Hinblick auf das, was untersucht werden soll. Unter Beachtung strenger Kriterien wäre es jetzt an der Zeit, prospektive Untersuchungen durchzuführen, die die zentrale Bezugsgröße unseres Fachgebietes, die Entwicklung, zum Gegenstand haben.
An solchen Untersuchungen besteht ein auffälliges Defizit, welches um so unverständlicher erscheint, als doch die Frage nach der Konstanz von Befunden ganze Bündel von Hypothesen betrifft. In einer prospektiven Untersuchung (RYBIN 1979) an verhaltensgestörten Kindern eines eng umgrenzten Altersbereichs, von denen die eine Hälfte als psychoreaktiv und die andere als Folgezustand nach leichter frühkindlicher Hirnschädigung diagnostiziert war, fanden sich in der Ausgangsuntersuchung in beiden Gruppen häufiger pathologische als unauffällige EEG-Befunde. Bei der Zweituntersuchung 5 Jahre später hatte sich die Relation verändert: Bei den psychoreaktiv Gestörten waren nunmehr häufiger unauffällige Befunde anzutreffen (Abb. 5.17). Zu Veränderungen kam es jedoch bei beiden Gruppen in der Seitenbetonung pathologischer Befunde. Ein im Alter von 5 bis 7 Jahren deutliches Linksüberwiegen war bei der Zweituntersuchung signifikant seltener zu beobachten (Abb. 5.18).
Auch aus anderen Untersuchungen (STORES 1978) deutet einiges darauf hin, daß linkslaterale EEG-Befunde von kritischer Bedeutung sind, für Lern- und Leistungsstörungen wie für Auffälligkeiten des Verhaltens, und daß die klinische Neurophysiologie hierauf ihr besonderes Augenmerk zu richten hat. Weiterhin zeichnet sich eine entwicklungsabhängige Inkonstanz von EEG-Befunden ab, die einerseits Untersuchungen mit großer Altersstreuung fragwürdig erscheinen läßt und andererseits die Möglichkeit eröffnet, daß einem normalen EEG ein pathologisches vorausgegangen ist. Eine

ursprünglich vorhandene Hirnfunktionsstörung mag sich nicht mehr im Oberflächen-EEG dokumentieren, gleichwohl aber in subkortikalen, für die Verhaltensregulation relevanten Bereichen noch vorhanden sein. Dies sind Fragen, denen die kinderpsychiatrische Forschung im Zusammenhang mit frühkindlicher Hirnschädigung, sogenannter minimaler zerebraler Dysfunktion, Lernstörungen und einer Reihe psychopathologischer Erscheinungsformen unter Beachtung des Entwicklungsaspektes klinisch-neurophysiologisch nachgehen kann.

Als Einzeluntersuchung hat das EEG, abgeleitet unter Routinebedingungen, in mehrfacher Hinsicht einen begrenzten Wert (MARTINIUS 1976). Für die aktuelle klinische Diagnostik wie für wissenschaftliche Untersuchungen kann seine Aussagekraft durch die gleichzeitige Registrierung weiterer physiologischer Vorgänge gesteigert werden. Die EEG-Ableitung beim Neugeborenen, die stets die Bestimmung des Verhaltenszustandes erfordert, kann ohne die gleichzeitige Registrierung von Augenbewegungen, Atmung und Muskeltonus nicht auskommen. Polygraphische Ableitungen haben sich in der Epileptologie für jedes Lebensalter bewährt, z. T. als telemetrische Untersuchung (Abb. 5.19).

In den letzten Jahren hat darüber hinaus die synchrone Aufzeichnung von Videobild, EEG und Ton einen Entwicklungsstand erreicht, der den Einsatz in der Praxis ermöglichte, wenn nicht hohe Kosten dem entgegenstünden. Gekoppelt mit einer automatischen EEG-Analyse (BENTE u. Mitarb. 1975) eignet sich dieses Instrument der Interaktions- und Aktivierungsforschung selbstverständlich auch für eine Anwendung in der Kinderpsychiatrie.

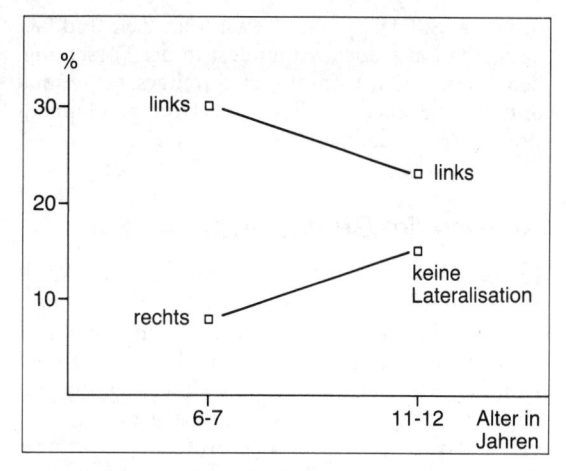

Abb. 5.**18** Prozentuale Häufigkeit seitenbetonter Verlangsamung der EEG-Grundaktivität im Entwicklungsverlauf bei verhaltensgestörten Kindern (nach *Rybin* 1979).

Der zweite eingangs genannte Bereich, der der experimentellen Beiträge der Neurophysiologie zur Grundlagenforschung zerebraler Mechanismen, ist das eigentliche Aktionsfeld in den Beziehungen zwischen Neurophysiologie und Psychiatrie. Hier haben methodische Entwicklungen den Zugang zu Strukturen des EEG, die dem bloßen Betrachten verschlossen sind, ermöglicht. Im einzelnen sind dies die quantitative, automatisierte EEG-Analyse und die ebenfalls durch Rechner bewerkstelligte Darstellung evozierter Potentiale. Zwar sind bis in die jüngere Vergangenheit Versuche unternommen worden, EEG-Kurven mit „der Hand" Welle für Welle auszumessen (PECHSTEIN

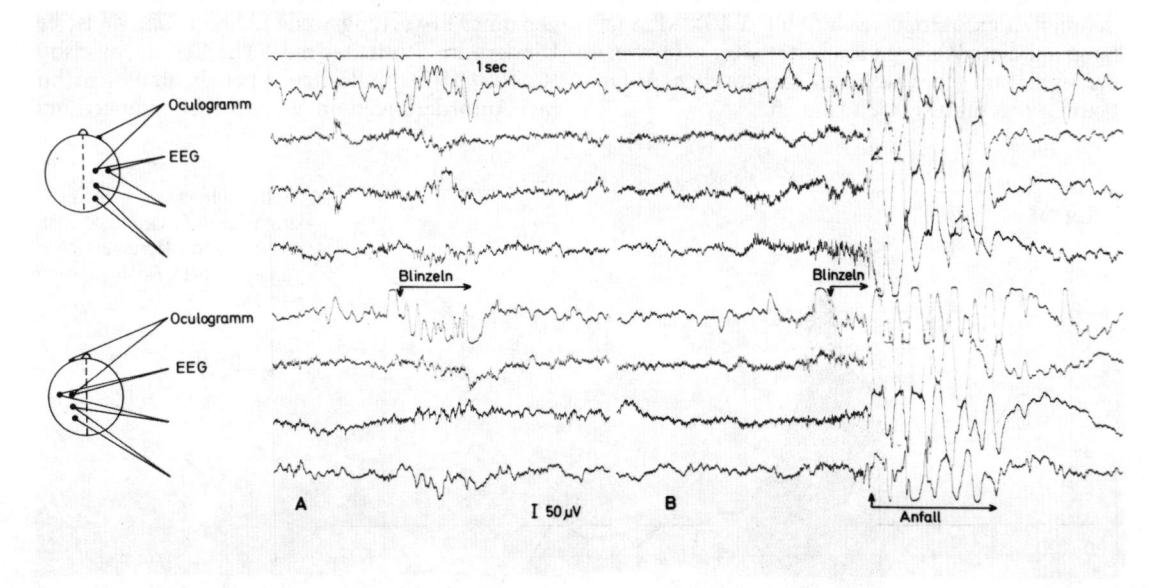

Abb. 5.**19** Telemetrische Ableitung von EEG und Okulogramm bei einem 7jährigen Jungen, der durch Blinzeln (A) kurze Absencen provoziert (B).

u. DOLANSKI 1970); der Gewinn an Zeit und Genauigkeit hat jedoch, zumindest in der Forschung, den Einsatz von Computern durchgesetzt, zumal mittlerweile auch die Kosten vertretbare Dimensionen erreicht haben.

Analyse der Grundaktivität

In der EEG-Analyse wurden verschiedene Wege zur Quantifizierung der Grundaktivität beschritten. Am Beginn stand die Darstellung von Frequenzverteilungen (LOOMIS u. Mitarb. 1936). Komplizierter, aber z. B. für die Untersuchung psychopharmakologischer Wirkungen geeigneter, ist ein Verfahren, welches das Auftreten von Frequenzbändern auf Registrierabschnitte bezieht („period analysis") und als Frequenzprofile darstellt (ITIL 1975; KÜNKEL 1980).
Ohne komplexe statistische Voraussetzungen anwendbar ist ein Verfahren zur Beschreibung der Synchronie der EEG-Hintergrundaktivität zweier Ableitekanäle (HOOVEY u. Mitarb. 1972), das sich mit neuropsychologischen Fragestellungen gut auf das kindliche EEG hat anwenden lassen (MARTINIUS u. HOOVEY 1972).
Am häufigsten verwendet wird mittlerweile die Spektralanalyse, die das EEG als Zeitreihe betrachtet und seine Autokorrelationsfunktion darstellt. Wird das EEG über mehreren Ableitepunkten registriert und analysiert, lassen sich Kreuz- und Kohärenzfunktionen berechnen und ebenfalls als Spektren darstellen. Die Berechnung solcher Spektren ist an bestimmte statistische Voraussetzungen gebunden (Zufallsverteilung des Signals und deren Konstanz über den zugrunde gelegten Zeitabschnitt). Spektren werden wiederum zerlegt, der konventionellen Einteilung der Frequenzbänder folgend, unter Berechnung der Fläche für jeden definierten Frequenzbereich (Abb. 5.20). Man gelangt auf diese Weise zu Intensitätswerten (power), die wiederum einer weiteren statistischen Aufarbeitung zugeführt werden können.

Evozierte Potentiale

Das EEG zeigt auf starke und neue Reize eine deutliche Reaktion, die Alphablockade, die bei Wiederholung des gleichen Reizes jedoch rasch abklingt. Dennoch bleiben kortikale Reaktionen auf wiederholte Reize in allen Sinnesmodalitäten als eine kurzdauernde elektrische Schwingung, die vom Spontan-EEG verdeckt wird, erhalten. Das Sichtbarmachen solcher reizabhängiger in gleicher Form auftretender Schwingungen geschieht durch eine einfache Summationstechnik, die bereits analog möglich ist (DAWSON 1954), seit langem aber mit Digitalrechnern bewerkstelligt wird. Die so erhaltenen evozierten Potentiale (EP) haben je nach Sinnesmodalität und Ableiteposition über der Hirnoberfläche eine charakteristische Form (Abb. 5.21), für deren Komponenten wiederum Latenz- und Amplitudenwerte angegeben werden.
Evozierte Potentiale weisen eine nicht geringe intra- wie interindividuelle Variabilität auf, da Stimulusvariablen, z. B. Intensität und Aktivierungsniveau, sich auf die Komponenten des Potentials auswirken. Das Einhalten konstanter und vergleichbarer Untersuchungsbedingungen ist wesentliche Voraussetzung, gleichzeitig aber auch ein Hindernis, zumal bei Kindern. Dennoch hat diese Untersuchungsmethode Eingang in die kinderpsychiatrische Forschung gefunden, da sie eine einzigartige Möglichkeit darstellt, sowohl kognitive Prozesse als auch adaptive Eigenschaften des Nervensystems wie Orientierung, Aufmerksamkeit, Gedächtnis und Habituierung über zentrale Korrelate zu erfassen.
Mit der gleichen Summationstechnik, aber unter Verwendung langer Zeitkonstanten für die EEG-Ableitung, entdeckten WALTER u. Mitarb. (1964) eine mit der Erwartung einer bevorstehenden Reaktion entstehenden Potentialschwankung, die sogenannte Erwartungswelle (Abb. 5.22). Sie ist bei Kindern im Schulalter mit Sicherheit nachweisbar (COHEN 1973) und erlaubt bei ebenfalls sehr hohen Anforderungen an Versuchsbedingungen und

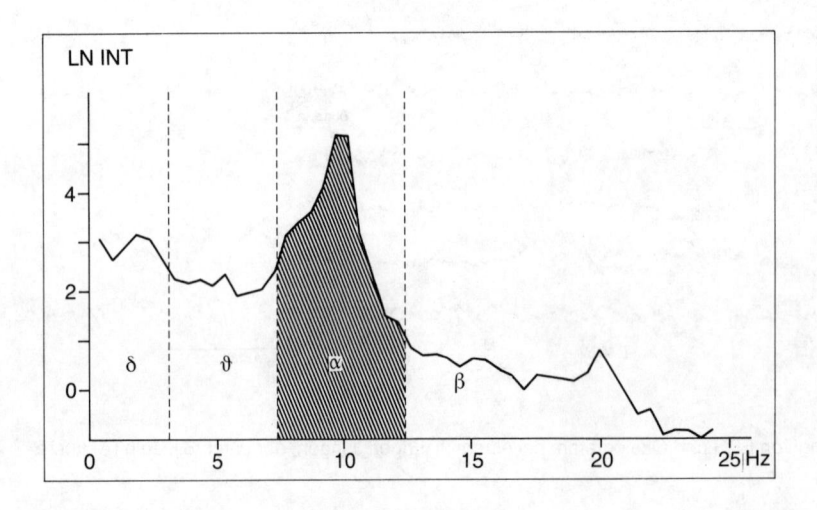

Abb. 5.**20** Intensitäts-(„power") Spektrum der EEG-Grundaktivität. Der dominierende Alphabereich (Schraffur) kann als Fläche berechnet werden.

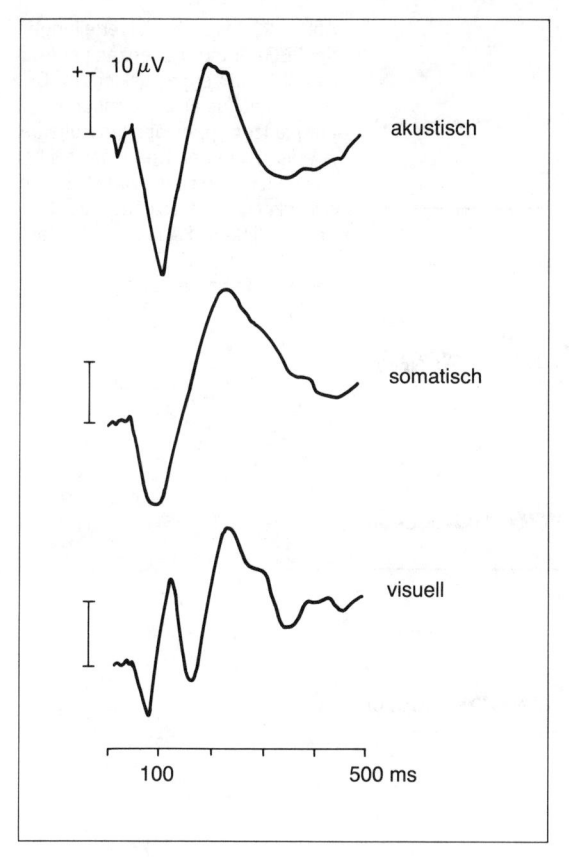

Abb. 5.**21** Summierte gemittelte evozierte Potentiale auf einfache Reize von drei Sinnesmodalitäten (aus N. Birbaumer: Physiologische Psychologie. Springer, Berlin 1975, S. 39).

Abb. 5.**22** Entstehung der Erwartungswelle (Contingent Negative Variation) bei Koppelung von Warnsignal (Ton) und kritischem Ereignis (Folge von Lichtblitzen) mit einer motorischen Reaktion (Knopfdruck) (aus W. G. Walter, R. Cooper, V. J. Aldridge, M. C. McCallum, A. L. Winter: Contingent negative variation. Nature 203 [1964] 381).

Ableitetechnik Einsichten in Hirnprozesse, die mit Aufmerksamkeit, Konzentration und deren Störungen zusammenhängen.

Normwerte sind von gleicher Bedeutung für Klinik und Forschung. Die konventionelle Elektroenzephalographie hat die Aufgabe, Normwerte für die Entwicklung des EEG zu ermitteln, aus technischen Gründen nie vollständig bewältigt. Erst die automatische EEG-Analyse bot hierfür die Voraussetzungen. Für die Frequenzzusammensetzung des EEG wurden, nach Altersstufen gegliedert, Referenzwerte publiziert (MATOUSEK u. PETERSEN 1973). Damit kann diese Arbeit jedoch nicht als abgeschlossen gelten, da z. B. reifungsspezifische Geschlechtsunterschiede zu erwarten sind. Untersuchungen von MATTHIS u. Mitarb. (1980) deuten in diese Richtung. Die Reifungsbestimmung durch das EEG wird nie der alleinige und einzig verläßliche Entwicklungstest am Nervensystem sein, sondern eine sinnvolle Ergänzung entwicklungspsychologischer Untersuchungen. Da zwischen homologen Ableitepunkten beider Hemisphären beim gesunden Kind eine wiederum mit der Entwicklung korrelierende Symmetrie der EEG-Grundaktivität (MARTINIUS u. HOOVEY 1971; MATOUSEK u. PETERSEN 1973) besteht, ergibt sich ein weiterer Parameter, mit dem normale und pathologische Reifung mit Bezug auf Hemisphärenfunktion untersucht werden kann. Hier liegt ein interdisziplinäres Forschungsfeld, auf dem die Kinderpsychiatrie mit Hypothesenbildung und sorgfältiger klinischer Definition neuropsychiatrischer Störungen wesentliche Beiträge leisten und tragfähige Ergebnisse erwarten darf.

Es hat an Versuchen nicht gefehlt, die EEG-Analyse zur pathogenetischen Aufklärung diagnostisch als Einheit betrachteter psychiatrischer Krankheitsbilder einzusetzen, so z. B. bei der Schizophrenie. Das Ergebnis waren Befunde, die weniger Erklärungen boten als neue Fragen aufwarfen. Übereinstimmend fanden verschiedene Untersucher einen höheren Anteil rascher (Beta-)Frequenzen und eine geringere Modulation der Alphaamplituden (s. KÜNKEL 1980). Die Latenzen visuell und akustisch evozierter Potentiale wurden als verkürzt festgestellt (SHAGASS u. SCHWARTZ 1965; SALETU u. Mitarb. 1971).

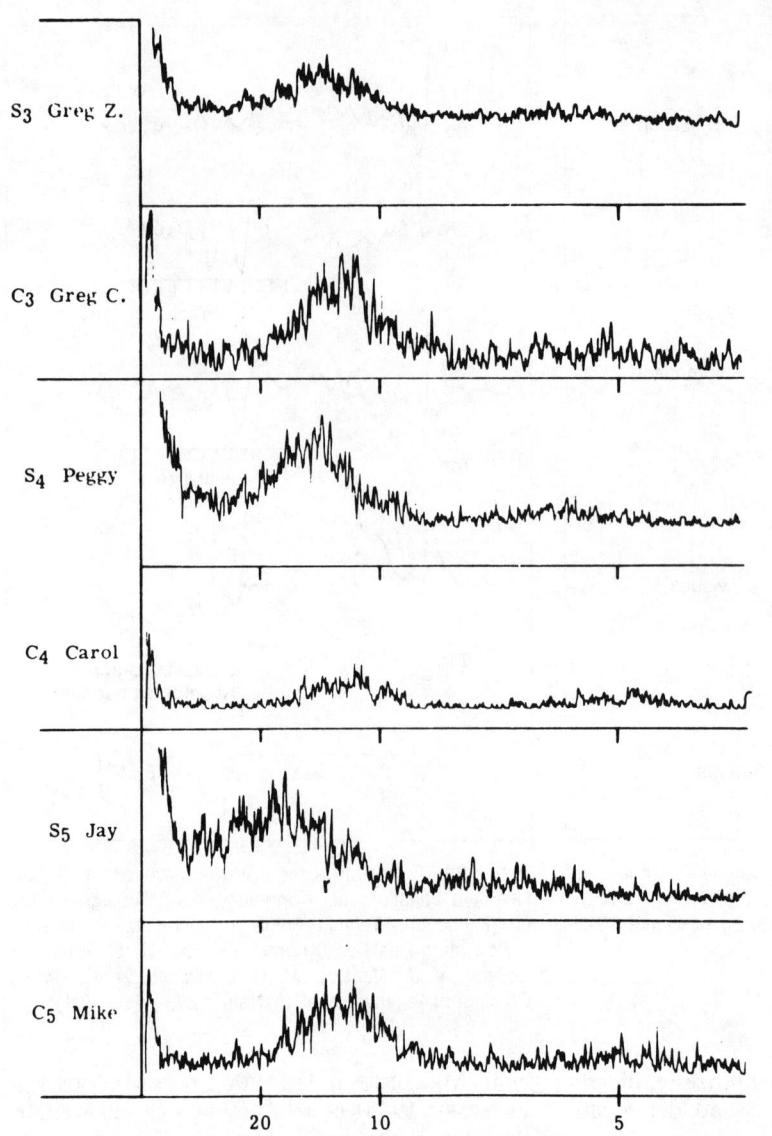

Abb. 5.23 Häufigkeitsverteilungen der EEG-Grundfrequenzen bei Autisten (S) und Vergleichskindern (C). Die am häufigsten angetroffenen Frequenzen liegen bei den Autisten jeweils in höheren Bereichen als bei Gesunden. (Aus *J. G. Small:* Sensory evoked potentials of autistic children. In: Infantile Autism, hrsg. von D. W. Churchill, G. D. Alpern, M. K. DeMyer. Thomas, Springfield 1971, S.237).

Analoge Befunde erhob SMALL (1971) bei autistischen Kindern (Abb. 5.23) mit einer einfachen Frequenzanalyse. Frequenzbeschleunigung der Grundaktivität und Verkürzung der Latenz lassen einen Zustand erhöhter Aktivierung vermuten. Was den frühkindlichen Autismus betrifft, bei dem es sich mit Sicherheit um eine mit der Schizophrenie des Erwachsenen nicht vergleichbare Störung handelt, so war von HUTT u. Mitarb. (1965) bereits am telemetrisch abgeleiteten konventionellen EEG der Befund eines Dominierens rascher Frequenzen erhoben und darauf die Theorie eines erhöhten „arousal" begründet worden. Wenn, wie das Beispiel zeigt, die gleiche Theorie für sehr unterschiedliche Störungen gültig sein soll, kann sie sich nur auf einen sehr unspezifischen Aspekt beziehen. Immerhin mag dieser Aspekt einen mehreren Störungen gemeinsamen allgemeinen Funktionszustand bezeichnen. Wenn die Neurophysiologie dazu beiträgt, Hirnfunktionen zu erkennen und zu beschreiben und sie zu psychiatrischen Störungen in Beziehung zu setzen, statt diese selbst zu erklären, hat sie ihre Möglichkeiten genutzt.

Innerhalb des Spektrums kinderpsychiatrischer Erkrankungen und Störungen sind es die Anfallsleiden und die Lern- und Leistungsstörungen, die für die Neurophysiologie direkt zugänglich sind. Für die Untersuchung von anfallskranken Kindern hat das konventionelle EEG seine Aussagekraft gegenüber der EEG-Analyse bisher behaupten können. Allenfalls spezielle, im Entwicklungsalter zu beobachtende abnorme Formen der Hintergrundaktivität wie die Thetarhythmen (DOOSE u. Mitarb. 1972; GUNDEL u. Mitarb. 1980), die eine gesicherte Beziehung zur Epilepsie haben, lassen von der automatischen Analyse, z. B. der Kohärenzfunktion, weitere Aufschlüsse über ihre Natur erwarten. Es wäre immerhin denkbar, daß der quantitativen Darstellung der bei Kindern mit Anfallsleiden häufig veränderten Hintergrundaktivität im Entwicklungsverlauf prognostische Hinweise zu entnehmen sind. Im Grenzbereich der Epilepsie hat sich, wie die Kasuistik von WIESSE u. Mitarb. (1979) zur Dysmegalopsie zeigt, die EEG-Analyse der Hintergrundaktivität vor und während eines Anfallsgeschehens für die Beurteilung der Vigilanz als hilfreich erwiesen.

In der Anfangsphase der Anwendung automatischer Analyseverfahren auf das EEG wurden Lern- und Leistungsstörungen auf der einen und Verhaltensstörungen im Kindesalter auf der anderen Seite ebenfalls als Einheiten verstanden. Dies ist für den Aussagewert der Untersuchungen um so bedenklicher, als weithin Syndrombeschreibungen wie „Lernstörungen", „Hyperkinetisches Syndrom", „Minimale zerebrale Dysfunktion" synonym angewendet werden, jedes der genannten Syndrome aber eine etwas andere und jeweils in sich heterogene Gruppe auffälliger Kinder bezeichnet. Innerhalb der Lernstörungen waren Legasthenie und Rechenschwäche die am engsten gefaßten Syndrombezeichnungen. Analysiert wurden Ruheableitungen oder mit neutralen Lichtblitzen ausgelöste evozierte Potentiale.

An auffälligen Befunden wurden z. B. bei hyperkinetischen Kindern Power-Spektren mit in den langsamen Frequenzen hoher Intensität festgestellt (SATTERFIELD u. Mitarb. 1972). Die Beobachtung blieb nicht unwidersprochen (MONTAGU 1975; MARTINIUS 1977). Bei Kindern mit der gleichen Syndromdiagnose lieferte die Ableitung visuell evozierter Potentiale ebenfalls uneinheitliche Ergebnisse: Im Gegensatz zu CONNERS (1972) fanden SALETU u. Mitarb. (1975) eine Zunahme der Potentialamplitude. BARKLEY kam 1976 zu dem Schluß, daß bei diesen Kindern das EEG noch keine verläßlichen Parameter für Diagnose und Vorhersage der Stimulanzienbehandlung liefere. SKLAR u. Mitarb. (1973) meinten anhand von EEG-Spektren die Legasthenie diagnostizieren zu können. Weiterhin wurden bei Kindern mit Lernstörungen Asymmetrien beobachtet (CONNERS 1971).

Und schließlich brachte der Vergleich evozierter Potentiale gesunder Kinder mit solchen, die bestimmte Lernstörungen aufwiesen, das bereits in eine spezifische Richtung weisende Ergebnis, daß bei Leseschwachen die späten Komponenten (300 und 450 ms) über der linken Hemisphäre und bei Kindern mit Rechenschwäche späte Komponenten (300 und 350 ms) über der rechten Hemisphäre verändert waren (JOHN u. Mitarb. 1977). Letztere Untersuchung ist überdies bemerkenswert, weil sie ein Untersuchungs- und Analysesystem benutzt, in dem Testuntersuchung und EEG-Ableitung simultan ablaufen und zur kognitiven Testung Muster als Stimuli benutzt werden. Das Testprogramm und die gesamte Auswertung, einschließlich des in 19 Kanälen registrierten EEG, wird von Rechnern bewerkstelligt. Das Verfahren trägt die Bezeichnung „Neurometrie".

Man mag zweifeln an der Notwendigkeit eines solchen Aufwandes, ebenso an der Zulässigkeit der Anwendung statistischer Tests, die an strenge Voraussetzungen geknüpft sind (Faktorenanalyse, Varianzanalyse), kann aber an der Bedeutung des Grundprinzips der von JOHN u. Mitarb. (1977) vertretenen Arbeitsweise nicht vorbeisehen. Es kommt darauf an, kognitive Grundfunktionen, Lernprozesse und Leistungsverhalten mit neurophysiologischen Methoden zu untersuchen, bei Kindern, deren Lernstörungen über eine allgemeine Syndrombeschreibung wie „Legasthenie" schon weiter differenziert sind.

Leistungsverhalten hat qualitative Aspekte, die den Kinderpsychiater nicht weniger beschäftigen als die Einzelschritte der Informationsverarbeitung und deren Ergebnis. Hierzu gehören u. a. Tempo, Kontinuität und Variabilität als operationalisierbare Parameter von Grundprozessen, die Leistungsverhalten steuern: Aktivation, Aufmerksamkeit, Motivation.

Aktivation als Ausdruck neurophysiologischer Erregung steht in einer gesetzmäßigen Beziehung zur Leistung (DUFFY 1957), innerhalb deren sowohl Unter- als auch Überaktivierung mit einem Leistungsminimum und ein mittlerer Aktivierungsgrad mit einem Leistungsmaximum korrelieren. Die kombinierte Untersuchung von Leistungsverhalten und neurophysiologischen Parametern hat gezeigt, daß die Aktivationsforschung für das Verständnis kinderpsychiatrischer Syndrome aussagekräftig ist (MARTINIUS u. HOOVEY 1972; SCHLACK 1978; MARTINIUS u. Mitarb. 1979; MARTINIUS 1980).

Eine Gesellschaft, die Bewährung in hohem Maße von bereits im Entwicklungsalter zu erbringender geistiger und psychischer Leistung abhängig macht, dürfte daran interessiert sein, biologische Grundlagen und Bedingungen von Leistungsverhalten und dessen Störungen beim Kind besser kennenzulernen. Neurophysiologische Methoden sind fester Bestandteil dieses Bemühens.

Literatur

Ambrose, J.: Computerized transverse axial scanning (tomography), Part 2: Clinical application. Brit. J. Radiol. 46 (1973) 1023

Barkley, R. A.: Predicting the response of hyperkinetic children to stimulant drugs: A review. J. abnorm. Child Psychol. 4 (1976) 327

Bente, D., K. Frick, M. Lewinski, W. Scheuler: Videography in psychophysiology. A system for acquisition, synchronization and retrieval of analog and video data. In: Quantitative Analysis of the EEG, Methods and Applications, hrsg. von M. Matejcek, G. K. Schenk. AEG Telefunken, Konstanz 1975

Berger, H.: Über das Elektrenkephalogramm des Menschen. 1. Mitteilung. Arch. Psychiat. Nervenkr. 87 (1929) 527

Birbaumer, N.: Physiologische Psychologie. Springer, Berlin 1975

Bobath, B.: Abnorme Haltungsreflexe bei Gehirnschäden. Thieme, Stuttgart 1968, 3. Aufl. 1976

Christiani, K., R. Siebert, B. Völker: Elektroencephalographische Untersuchungen bei Verhaltensstörungen im Kindes- und Jugendalter. Fortschr. Neurol. Psychiat. 45 (1977) 321

Cohen, J.: Developmental aspects of the CNV. In: Event related slow potentials of the brain, hrsg. von W. McCallum, J. R. Knott. Electroenceph. clin. Neurophysiol., Suppl. 33 (1973) 133

Conners, C. K.: Cortical visual evoked response in children with learning disorders. Psychophysiology 7 (1971) 418

Conners, C. K.: Stimulant drugs and cortical evoked responses in learning and behavior disorders in children. In: Drugs, Development and Cerebral Function, hrsg. von W. L. Smith. Thomas, Springfield/Ill. 1972

Cramon, D. v.: Quantitative Bestimmung des Verhaltensdefizits bei Störungen des skalaren Bewußtseins. Thieme, Stuttgart 1979

Creutzfeldt, O. D.: Neurophysiologische Grundlagen des Elektroenzephalogramms. In: Neuropsychologie, hrsg. von M. Haider. Huber, Bern 1971

Dawson, G. D.: A summation technique for the detection of small evoked potentials. Electroenceph. clin. Neurophysiol. 6 (1954) 65

Dober, B.: EEG-Befunde bei Verhaltensauffälligkeiten im Kindesalter. Psychiat. Neurol. med. Psychol. 18 (1966) 405

Doose, H., H. Gerken, E. Völzke: On the genetics of EEG-anomalies in childhood, I: Abnormal theta rhythms. Neuropädiatrie 3 (1972) 386

Duffy, E.: The psychological significance of the concept of arousal or activation. Psychol. Rev. 64 (1957) 265

Groh, Ch., F. Rosenmayr: EEG-Untersuchungen an Kindern mit Verhaltensstörungen. Z. Kinderheilk. 104 (1968) 46

Gundel, A., W. Baier, Z. Hoovey, B. Glasow, H. Doose: Spektralanalyse des EEG bei myoklonisch-astatischer Epilepsie. In: Epilepsie 1979, hrsg. von H. Doose, M. Dam, G. Groß-Selbeck, H. Meinardi. Thieme, Stuttgart 1980

Hoovey, Z. B., U. Heinemann, O. D. Creutzfeldt: Interhemispheric „synchrony" of alpha waves. Electroenceph. clin. Neurophysiol. 32 (1972) 337

Hounsfield, G. N.: Computerized transverse axial scanning (tomography), Part 1: Description of system. Brit. J. Radiol. 46 (1973) 1016

Hutt, S. J., C. Hutt, D. Lee, C. Ounsted: A behavioural and electroencephalographic study of autistic children. J. psychiat. Res. 3 (1965) 181

Itil, T. M.: Digital computer period analyzed EEG in psychiatry and psychopharmacology. In: Computerized EEG Analysis, hrsg. von G. Dolce, H. Künkel. Fischer, Stuttgart 1975

Jasper, H. H., P. Salomon, C. Bradley: Electroencephalographic analysis of behavior problem children. Amer. J. Psychiat. 95 (1938) 641

John, E. R., B. Z. Karmel, W. C. Corning, P. Easton, D. Brown, H. Ahn, M. John, T. Harmony, L. Prichep, A. Toro, I. Gerson, F. Bartlett, R. Thatcher, H. Kaye, P. Valdes, E. Schwartz: Neurometrics. Science 196 (1977) 1393

Jung, R.: Neurophysiologie und Psychiatrie. In: Psychiatrie der Gegenwart, Bd. I/2, hrsg. von K. P. Kisker, J. E. Meyer, C. Müller, E. Strömgren. Springer, Berlin 1980

Kazner, E., W. Lanksch, H. Steinhoff: Cranial computerized tomography in the diagnosis of brain disorders in infants and children. Neuropädiatrie 7 (1976) 136

Kiphard, E. J., F. Schilling: Der Hamm-Marburger-Körperkoordinationstest für Kinder (HMKTK). Mschr. Kinderheilk. 118 (1970) 473

Künkel, H.: Elektroenzephalographie und Psychiatrie. In: Psychiatrie der Gegenwart, Bd. I/2, hrsg. von K. P. Kisker, J. E. Meyer, C. Müller, E. Strömgren. Springer, Berlin 1980

Lesigang, Ch.: Minimale cerebrale Bewegungsstörungen. Pädiat. Prax. 12 (1973) 461

Loomis, A. L., E. N. Harvey, G. A. Hobart: Electrical potentials of the human brain. J. exp. Psychol. 19 (1936) 249

Martinius, J.: Leistungsfähigkeit und Grenzen der Elektroenzephalographie in Diagnostik und Therapie kindlicher Epilepsien. Akt. Neurol. 3 (1976) 147

Martinius, J.: Das hyperkinetische Syndrom. Verhaltensschema, Befunde, Spekulationen. In: Aktuelle Neuropädiatrie, hrsg. von H. Doose. Thieme, Stuttgart 1977

Martinius, J.: Das unruhige Kind. Med. Klin. 75 (1980) 149

Martinius, J., Z. B. Hoovey: Automatische Analyse der interokzipitalen Synchronie im EEG verhaltensgestörter Kinder. Z. EEG-EMG 2 (1971) 95

Martinius, J., Z. B. Hoovey: Bilateral synchrony of occipital alpha waves, oculomotor activity and „attention" in children. Electroenceph. clin. Neurophysiol. 32 (1972) 349

Martinius, J., P. Strunk: Tötungsdelikt eines aggressiven Jugendlichen mit umschriebener Läsion im rechten Temporallappen: Ein Fallbericht. Z. Kinder- u. Jugendpsychiat. 7 (1979) 199

Martinius, J., H. Zucker, F. X. Mayer: Programmiertes neuropsychologisches Testen bei leistungsgestörten Kindern. In: Teilleistungsstörungen im Kindesalter, hrsg. von R. Lempp. Huber, Bern 1979

Matousek, M., I. Petersen: Frequency analysis of the EEG in normal children and adolescents. In: Automation of Clinical Electroencephalography, hrsg. von P. Kellaway, I. Petersen. Raven Press, New York 1973

Matthis, P., D. Scheffner, C. Benninger, C. Lipinski, L. Stolzis: Changes in the background activity of the electroencephalogram, according to age. Electroenceph. clin. Neurophysiol. 49 (1980) 626

Montagu, J. D.: The hyperkinetic child: a behavioral, electrodermal and EEG investigation. Develop. Med. Child Neurol. 17 (1975) 299

Neuhäuser, G.: Methods of assessing and recording motor skills and movement patterns. Develop. Med. Child Neurol. 17 (1975) 369

Pechstein, J., J. Dolanski: Zur Methodik der visuellen Frequenzanalyse des Wach-EEG im Kindesalter. Z. EEG-EMG 1 (1970) 35

Prechtl, H. F. R.: Neurological findings in newborn infants after pre- and perinatal complications. In: Aspects of Prematurity and Dysmaturity, hrsg. von J. H. P. Jonxis, H. K. A. Visser, J. A. Troelstra. Stenfert & Kroese, Leiden 1968

Prechtl, H. F. R., D. Beintema: Die neurologische Untersuchung des reifen Neugeborenen. Thieme, Stuttgart 1968, 2. Aufl. 1976

Rybin, M.: Verlaufsuntersuchungen über das EEG bei verhaltensgestörten Kindern. Med. Dissertation, München 1979

Saletu, B., T. M. Itil, M. Saletu: Auditory evoked response, EEG and thought processes in schizophrenics. Amer. J. Psychiat. 128 (1971) 336

Saletu, B., M. Saletu, J. Simeon, G. Viamontes, T. M. Itil: Comparative symptomatological and evoked potential studies with d-amphetamine, thioridazine and placebo in hyperkinetic children. Biol. Psychiat. 10 (1975) 253

Satterfield, J., D. Cantwell, L. Lesser, R. Podosin: Physiological studies of the hyperkinetic child, I. Amer. J. Psychiat. 128 (1972) 1418

Schlack, H. G.: Aktivation und geistige Leistung bei Kindern. Urban & Schwarzenberg, München 1978

Schwade, E. D., S. G. Geiger: Abnormal electroencephalographic findings in severe behavior disorders. Dis. nerv. System 17 (1956) 307

Shagass, C., M. Schwartz: Visual evoked response characteristics in a psychiatric population. Amer. J. Psychiat. 121 (1965) 979

Sklar, B., J. Hanley, W. W. Simmons: A computer analysis of EEG spectral signatures from normal and dyslexic children. IEEE Trans. Biomed. Engin. 20 (1973) 20

Small, J. G.: Sensory evoked potentials of autistic children. In: Infantile Autism, hrsg. von D. W. Churchill, G. D. Alpern, M. K. DeMyer. Thomas, Springfield/Ill. 1971

Spilimbergo, A., G. Nissen: Verhaltensstörungen und EEG-Veränderungen bei Kindern. Acta paedopsychiat. 38 (1971) 59

Stores, G.: School-children with epilepsy at risk for learning and behaviour problems. Develop. Med. Child Neurol. 20 (1978) 502

Touwen, B. C. L.: Examination of the Child with Minor Neurological Dysfunction. Spastics International Medical Publications. Heinemann, London 1979

Vlach, V.: Ein Screening Test zur Früherkennung von Entwicklungsstörungen. pädiat. prax. 11 (1972) 385

Vojta, V.: Die cerebralen Bewegungsstörungen im Säuglingsalter. Frühdiagnose und Frühtherapie. Enke, Stuttgart 1976

Walter, W. G., R. Cooper, V. J. Aldridge, W. C. McCallum, A. L. Winter: Contingent negative variation: An electric sign of sensorimotor association and expectancy in the human brain. Nature (Lond.) 203 (1964) 380

Wiesse, J., G. Ulrich, W. Scheuler: Zur Psychophysiologie der infantilen Dysmegalopsie. Neuropädiatrie 10 (1979) 183

Psychologische Methoden

Hans-Georg Heinscher, Helmut Remschmidt

Psychologie wird allgemein als empirische Wissenschaft vom Verhalten und Erleben des Menschen in seinen biologischen und sozialen Bezügen verstanden. Die zur Aufklärung von Gemeinsamkeiten, Unterschieden und Ursachen psychischen Geschehens in bestimmten Gruppen angewandten Erhebungsmethoden sind Beobachtung und Beschreibung, Befragung, Messung und Experiment. Psychologische Forschung will dazu beitragen, diese Erhebungsformen und die mit ihrer Hilfe gewonnenen Erkenntnisse wissenschaftlich so weit abzusichern, daß sie nachprüfbar, objektiv und zuverlässig sind.

Als wissenschafts- und erkenntnistheoretische Grundposition der empirischen Psychologie hat sich der logische Positivismus durchgesetzt, der die Formulierung allgemeingültiger, nomothetischer Gesetzesaussagen anstrebt, die sich in konkrete Wenn-Dann-Beziehungen übersetzen (operationalisieren) und somit einer empirischen Überprüfung unterziehen lassen (wissenschaftstheoretische Voraussetzungen und Kritiken am positivistischen Paradigma behandelt LEGEWIE 1979).

Für die klinische Psychologie und Psychiatrie sind vor allem folgende Aufgabenbereiche der psychologischen Forschung von Interesse:
- Erfassung psychischer Merkmale oder von Grunddimensionen des Verhaltens und Erlebens, die sich zur Messung interindividueller Unterschiede eignen.
  Beispiele: Konstruktion von Persönlichkeitsfragebögen, Verhaltensbeobachtungslisten, Ratingskalen oder Intelligenztests.
- Klassifikation von Personen nach Merkmalsunterschieden in Gruppen.
  Beispiele: Bildung von Gruppen psychiatrischer Patienten anhand taxometrischer Verfahren, Zuordnung von Personen zu diesen Gruppen.
- Untersuchung von Bedingungszusammenhängen zwischen physiologischen, psychologischen und sozialen Merkmalen.
  Beispiele: experimentelle Überprüfung von Hypothesen zur Pathogenese, Wirkungsnachweis von (Psycho-)Therapieformen.
- Aufklärung von Merkmalsveränderungen über die Zeit.
  Beispiele: Erfassung von Entwicklungs- oder Therapieverläufen.

Dieser Einteilung folgend werden die Erhebungsstrategien, Planungsschritte und Auswertungsmethoden psychologischer Forschungsansätze skizziert. Der Bezug zum Bereich der Kinder- und Jugendpsychiatrie wird jeweils durch Beispiele hergestellt.

Messung psychischer Merkmale: Merkmalskonstruktion

In dem Bestreben, eine einheitliche, zwischen Beobachtungsgegenständen und beschreibenden Subjekten vergleichbare und zugleich ökonomische (auf wenige Grunddimensionen reduzierbare) Charakterisierung menschlichen Verhaltens zu erreichen, werden in der Persönlichkeitsforschung und differentiellen Psychologie Verfahren zur Gewinnung von Dimensionen und Eigenschaften angewandt. Als Ausgangsmaterialien dienen Fragebögen, Beobachtungs- oder Einschätzungslisten sowie Testaufgaben. Mit Hilfe statistischer Auswertungsmethoden werden die „Items", d. h. Aufgaben (bei Intelligenz- und Leistungstests) oder Fragen bzw. Aussagen (bei Persönlichkeitsfragebogen), so ausgewählt, daß sie einen möglichst engen Zusammenhang untereinander und mit dem zu messenden Merkmal aufweisen. (Auf die grundlegenden Fragen der Messung und Modellbildung in der Psychologie kann an dieser Stelle lediglich verwiesen werden; eine ausführliche neuere Darstellung von Meß- und Skalierungsverfahren legte GIGERENZER 1981 vor.) Je nach Fragestellung wird entweder eine möglichst umfassende Beschreibung einer Person (Persönlichkeitstests mit vielen disparaten Merkmalen) oder eine Erhebung nur einer (zusammengesetzten) Eigenschaft (Intelligenzquotient oder eindimensionaler Fragebogen) angestrebt.

Ausgehend von der Annahme relativ zeitstabiler, individuumspezifischer Verhaltensmerkmale versucht die Persönlichkeitsforschung die zugrundeliegenden Eigenschaften („traits") oder „Dispositionen" herauszufinden. Die Zusammenhänge einzelner beobachtbarer oder meßbarer Phänomene erhalten ihre theoretische Bedeutung erst durch die Formulierung von „hypothetischen Konstrukten" (HERRMANN 1969), deren wissenschaftliche Absicherung (Validierung) durch eine empirisch-methodische Prozedur der *Testkonstruktion* erfolgt. Jeder Test oder Fragebogen, der als Indikator einer

Disposition zur Verhaltensvorhersage eingesetzt werden soll, muß die folgenden Hauptgütekriterien erfüllen (LIENERT 1969):
1. Objektivität: der Grad der Unabhängigkeit eines Testergebnisses vom Untersucher.
2. Reliabilität: die Zuverlässigkeit oder Meßgenauigkeit eines Tests im Sinne interner Konsistenz und zeitlicher Stabilität.
3. Validität: der Test mißt tatsächlich das angenommene Merkmal. Überprüft wird dies durch Korrelation mit Außenkriterien (kriterienbezogene Validität) oder bei komplexen Merkmalen durch mehrfache z. T. faktorielle Überprüfungen (Konstruktvalidität). (Zu weiteren Gütekriterien und den Phasen der Testkonstruktion siehe LIENERT 1969; SARRIS u. LIENERT 1974; REY 1977; BRICKENKAMP 1977).

Zur Bedeutung von Tests für die psychologische Untersuchung von Kindern und Jugendlichen siehe SCHMIDTCHEN (Beitrag „Psychologische Untersuchungen", S. 546 ff in diesem Band).

Als Beispiel einer kinderpsychiatrisch bedeutsamen Verhaltensdisposition sei das bipolare Konstrukt der „Impulsivität – Reflexivität" genannt (MESSER 1976), das sich bei der Diagnose und Therapieverlaufskontrolle hyperkinetischer Syndrome bewährt hat. Mit diesem Begriffspaar werden zwei entgegengesetzte Reaktionstendenzen bei der Problemlösung von Aufgaben bezeichnet, in denen mehrere Antwortalternativen bei gleichzeitiger großer Entscheidungsunsicherheit über die richtige Wahl verfügbar sind. Im bekanntesten Test zur Messung von Reflexivität vs. Impulsivität, dem Matching Familiar Figures Test (MFFT; KAGAN u. Mitarb. 1964), wird ein zu untersuchendes Kind mit einer Figur (z. B. einem Schiff) und sechs in wenigen Details veränderten Faksimiles konfrontiert, aus denen es das einzige gleiche auswählen soll. Kinder, die sehr schnell antworten und sich dabei oft irren, gelten als impulsiv, während jene, die sich die Alternativen erst genau anschauen und nur wenige Fehler machen, einen reflexiven Arbeitsstil zeigen. Die dazu unternommenen Untersuchungen zeigten, daß das Konstrukt zumindest bei Schulkindern relativ stabil ist und sich auf viele andere Leistungsanforderungen erstreckt und daß Impulsivität häufig mit Schulversagen, Hyperaktivität, Hirnschädigungen, Epilepsie und geistiger Behinderung einhergeht. Da die Impulsivität unter Ritalinbehandlung und dem Einsatz kognitiv-verhaltenstherapeutischen Trainings nachläßt (EISERT u. EISERT 1984), lassen sich Tests wie der MFFT auch zur Erfolgs- und Verlaufskontrolle in Therapiestudien verwenden.

Soll ein Meßinstrument gleichzeitig mehrere Merkmale erfassen, die entweder als theoretisch voneinander unabhängige (Verhaltens-)Dimensionen oder als Teilaspekte eines komplexen Konstrukts wie der Intelligenz angesehen werden, so sind *Faktorenanalysen* zur Aufklärung der Merkmalsstruktur erforderlich (zur faktorenanalytischen Persönlichkeitsforschung s. PAWLIK 1977; eine methodische Einführung geben GAENSSLEN u. SCHUBÖ 1976).
Als Ausgangsmaterialien dienen dabei die an einer großen Stichprobe erhobenen Antworten auf einen Satz verschiedener Variablen bzw. Items. Anhand der Interkorrelationen der Variablen werden über verschiedene Schritte (Faktorenextraktion, orthogonale oder schiefwinklige Rotation und Interpretation) Faktoren gewonnen, die Ausdruck der zwischen den Items bestehenden Zusammenhänge sind. Daran schließt sich die Skalenkonstruktion an, bei der die Einzelitems nach Höhe der Ladungen auf den Faktoren zu bestimmten deskriptiven Merkmalsbereichen zusammengefaßt werden. Bei schiefwinkliger Rotation der Faktoren, d. h., wenn diese nicht unabhängig voneinander sind, kann eine sogenannte Faktorenanalyse zweiter Ordnung durchgeführt werden, die die Primärfaktoren in einer hierarchischen Struktur zu Sekundärfaktoren bündelt.

Als Beispiel sei die zur Elternbefragung konstruierte „Child Behavior Check List" (CBCL; ACHENBACH u. EDELBROCK 1983) aufgeführt. Dieser Fragebogen enthält im ersten Teil Einschätzungen der sozialen Kompetenzen eines Kindes, im zweiten 113 Aussagen zu Problemverhaltensweisen. Letztere werden nach der Häufigkeit des Verhaltens entweder mit „ziemlich genau oder oft", „manchmal oder etwas" oder mit „überhaupt nicht" zutreffend beantwortet. Anhand der Elternurteile von insgesamt 2300 Kindern, die in 42 sehr unterschiedlichen klinisch-psychiatrischen Einrichtungen im Osten der Vereinigten Staaten aufgenommen worden waren, wurden für die Altersgruppen 4–5, 6–11 und 12–16 Jahre sowie für Jungen und Mädchen getrennt Faktorenanalysen gerechnet. Diese erbrachten unterschiedliche Faktorenlösungen von je nach Altersgruppe zwischen acht und neun sinnvoll interpretierbaren und in verschiedenen Rotationsverfahren replizierbaren Faktoren. Items mit hohen Ladungen auf einem Faktor wurden zu entsprechenden Skalen zusammengefaßt. Diese Skalen erhielten sodann Bezeichnungen, die aus den sie konstituierenden Item-Inhalten abgeleitet wurden. Um eine Vergleichsbasis für normales Verhalten zu gewinnen, wurden die Eltern von 1300 psychiatrisch unauffälligen Kindern mit der CBCL befragt. Dies stellte die sogenannte *Eichstichprobe* zur Berechnung von Normwerten (hier von T-Werten) dar. Damit war es nun möglich, für jedes zu untersuchende Kind nicht nur die Skalenwerte als Summe der Ausprägungen auf den zugehörigen Items zu berechnen, sondern auch zu entscheiden, ob dieser Wert als klinisch auffällig anzusehen ist. Die Skalen ließen sich jetzt auch in einem sogenannten *Profil* („Child Behavior Profile") anordnen, in dem die nach Elternmeinung problematischen Verhaltensbereiche unmittelbar grafisch abgelesen werden können.

Ein weiterer Analyseschritt bestand in einer Faktorenanalyse der Interkorrelationen zwischen den Skalenwerten. Dabei kamen zwei für alle Alters- und Geschlechtsgruppen gleichartige Breitband-Faktoren zutage, die in Übereinstimmung mit früheren Analysen anderer Elternfragebogen (dazu ACHENBACH u. EDELBROCK 1978) als Externalisierungs- bzw. Internalisierungssyndrome bezeichnet wurden. Für diese, mit der klinischen Einteilung in Verhaltens- versus Emotionalstörungen korrespondierenden Faktoren wie auch für den Gesamtscore wurden ebenfalls Normwerte berechnet.

Klassifikation von Merkmalsträgern: Selektion und Taxometrie

Im letzten Beispiel wurde bereits auf Skalenprofile, d. h. die zahlenmäßige oder grafische Repräsentation von Ausprägungsunterschieden auf den in einem Test oder Fragebogen enthaltenen Skalen, hingewiesen. Auch diese bei bestimmten Probanden wiederkehrenden, typischen Profile bedürfen zu ihrer Absicherung weiterer Untersuchungen. Damit verbunden ist oft das Problem, erhöhte Skalenwerte direkt auf bestimmte klinische Gruppen oder Persönlichkeitstypen zu beziehen, was – wie wir am Beispiel der Impulsivität sahen – nicht immer eindeutig gelingt. Stand bei der Merkmalskonstruktion die Aufdeckung von Verhaltensdispositionen und (für eine bestimmte Population charakteristischen) -dimensionen im Vordergrund, so geht es hier um die klassifikatorische Zuordnung von Personenmerkmalen zu bestimmten empirisch-statistisch ermittelten Gruppen anhand zuverlässig beobachtbarer und gültiger Kriterien. Im einfachsten Fall nur eines verfügbaren Kriteriums – z. B. eines Gesamtwertes in einem Fragebogen – kann das Problem darin bestehen, aus einer Grundgesamtheit von Schülern jene auszuwählen, die aufgrund ihrer Werte für eine genauere klinische Untersuchung oder eine bestimmte Behandlung in Frage kommen. Ein solches *Screening* kann die Selektion von behandlungsbedürftigen Kindern verbessern helfen. Die Voraussetzungen für die Anwendung eines Fragebogens als Screeninginstrument sind, daß eine Normierung an gesunden und klinischen Gruppen erfolgt ist und sich ein hinreichend zuverlässiger Trennwert (Cut-off-Score) zwischen den Gruppen angeben läßt (s. dazu Kapitel 5, Beitrag „Epidemiologische Methoden", S. 320ff in diesem Band).

Im Rahmen einer Feldstudie zur Prävalenz und Bedeutung zerebraler Dysfunktion entwickelten GEISEL u. Mitarb. (1982) ein solches Screeningverfahren für kinderpsychiatrisch auffällige Achtjährige (SKA 8), das in Form einer Ratingskala von Eltern und Klassenlehrern zweier Stichproben der Jahrgänge 1969 und 1970 in Mannheim ausgefüllt wurde.
Neben Berechnungen zur Reliabilität, Validität und faktorenanalytischen Dimensionalität des Instruments werden die Vorteile eines Screenings in der Population für die Selektion der nach Expertenurteil kinderpsychiatrisch behandlungsbedürftigen Kinder diskutiert. Die Höhe des Validitätskoeffizienten (Übereinstimmung zwischen Eltern- bzw. Lehrer- und Expertenurteil), die Prävalenzrate kinderpsychiatrischer Störungen und die Selektionsrate (Anteil der Kinder an der Bezugspopulation, die für eine weitergehende Untersuchung ausgewählt werden können) entscheiden darüber, wie hoch der durch ein Screening ermittelte Prozentsatz der tatsächlich auffälligen Kinder ist und welchen Wert dementsprechend das Cut-off-Kriterium annehmen muß. Als Beispiel führen GEISEL u. Mitarb. (1982) an, daß bei einer angestrebten Selektion von 72 auffälligen Kindern aus 1000 einer Altersgruppe und einer Prävalenzrate von 15,9% mit Hilfe ihres Screeningverfahrens nur mehr 121 Auffällige mit einem Cut-off-Wert größer als 5 genauer vom Kinderpsychiater untersucht werden müßten, während ohne ein Screening 453 Einzeluntersuchungen notwendig würden.

Im Falle mehrerer Merkmale und Gruppen, für die eine Klassifikation angestrebt wird, kommen multivariate statistische Verfahren zur Anwendung. Allgemein ist die Gruppierung von Elementen (Personen, Symptomen, Variablen) in übergeordnete Einheiten (z. B. Klassifikationsschemata) das Aufgabengebiet der *Taxonomie*. Werden zum Zwecke der Gruppierung mathematisch-statistische Verfahren verwendet, so spricht man von *Taxometrie* (BAUMANN 1974; GIGERENZER 1977). Grob können zwei Aufgaben der Klassifikation unterschieden werden:

a) Empirisch-statistische Suche nach Gruppen ähnlicher Personen: Allgemeiner die Bildung von k Klassen aus n Objekten (Taxonomie). Als Verfahren wird dabei vorwiegend die sogenannte Clusteranalyse angewandt.

b) Unterschiede zwischen vorgegebenen (klinischen) Gruppen feststellen und Zuordnung von Personen zu diesen Gruppen. Dieser Vorgang der Eingruppierung von n Objekten zu k bereits vorhandenen Klassen wird auch als *Diskrimination* bezeichnet. Die entsprechenden Methoden sind z. B. Gruppenvergleiche anhand von Varianz- und Diskriminanzanalysen und im Falle der Zuordnung einer Person Ähnlichkeitskoeffizienten, die die wahrscheinliche Klassenzugehörigkeit angeben.

Eine Übersicht über die im Rahmen klinisch-psychologischer Forschung einsetzbaren Klassifikations- und Gruppierungsverfahren gibt BAUMANN (1974). Die mathematischen Methoden zur Klassifikation behandelt GIGERENZER (1977). Auf eine ausführliche Darstellung der clusteranalytischen Verfahren zur hierarchischen Klassifikation muß hier verzichtet werden (s. dazu STEINHAUSEN u. LANGER 1977; KOPP 1978a, b, c). Grundsätzlich bieten sich dabei verschiedene Ähnlichkeitsmaße (Distanzen) zwischen individuellen Werten oder Profilen als Ausgangsbasis an. Für die Verknüpfung der Profile zu Clustern stehen ebenfalls unterschiedliche (divisive, agglomerative u. a.) Verfahren zur Verfügung (s. dazu BRAUCHLI 1981; PETERMANN 1982a). Die Angemessenheit der Clusterbildung sowie der Prozentsatz klassifizierter Personen (coverage) jeder Prozedur wird in Simulationsstudien untersucht (siehe z. B. die Vergleichsstudie von EDELBROCK u. MCLAUGHLIN 1980).

Dies soll wieder am Beispiel des empirisch-methodisch herausragenden Elternfragebogens CBCL (ACHENBACH u. EDELBROCK 1983) erläutert werden. Ausgehend von den Skalenprofilen ihrer klinischen Stichprobe berechneten sie anhand eines korrelativen Maßes die zwischen diesen bestehenden Ähnlichkeiten. Über ein sequentielles clusteranalytisches

Verfahren wurden durch Mittelbildung je zwei ähnliche Profile zu Zentroiden zusammengefaßt, denen weitere korrelierende Profile hinzugefügt wurden (zum Vorgehen im einzelnen siehe EDELBROCK u. ACHENBACH 1980). Das Ergebnis dieses Algorithmus waren je nach Alter und Geschlecht sechs oder sieben Cluster oder Profiltypen, von denen jeder 4 bis 22 Prozent der klinisch auffälligen Kinder klassifizierte. Durch Verwendung des gleichen Korrelationsmaßes zwischen den ermittelten Profiltypen und den Werten neuer Probanden wurde auch die Möglichkeit geschaffen, anhand der Ähnlichkeiten zu beurteilen, welcher klinischen Gruppe ein Kind am ehesten zuzuordnen ist.

Die Bedeutung solcher empirischen Klassifikationen und Merkmalsgruppierungen für die psychologische Differentialdiagnostik diskutieren FRANK u. FRIEDRICH-FREISEWINKEL (1978) sowie ACHENBACH (1982). Eine methodenkritische Darstellung von Klassifikationsverfahren mit Betonung auf Clusteranalysen sowie eigenen Untersuchungen anhand psychiatrischer Diagnosen Erwachsener gibt BRAUCHLI (1981).

Für die praktische Bewährung solcher mathematischen Klassifikationen und Selektionen sind hohe Anforderungen an entsprechende Testverfahren oder Persönlichkeitsfragebogen zu stellen. Zur Sicherung der Gültigkeit von Merkmalen wie Gruppierungen sind insbesondere Kreuzvalidierungen (Überprüfung der Zusammenhänge an weiteren Stichproben) und Untersuchungen der differentiellen (Geltungsbereich für bestimmte klinische Gruppen) und diskriminanten Validität (Abgrenzung von anderen relevanten Merkmalen) unumgänglich. Für differentialdiagnostische Entscheidungen sind darüber hinaus nicht nur kritische Skalenwerte (cut-off-points) anzugeben, sondern auch auf die Basiswahrscheinlichkeiten von Diagnosegruppen zu beziehen (SARRIS u. LIENERT 1974; SCHMIDT 1984).

Untersuchung von Bedingungszusammenhängen

Die in bestimmten klinischen Gruppen oder normalen Populationen untersuchten Merkmale können untereinander zusammenhängen. Um solche gruppenspezifischen Merkmalskovariationen aufzudecken, werden *Erkundungsstudien* durchgeführt. Darüber hinaus kann die Analyse auf Bedingungszusammenhänge zwischen psychiatrischen Auffälligkeiten, sozialen oder psychischen Variablen in bestimmten (klinischen) Gruppen gerichtet sein. Für diese Aufgaben bieten sich grundsätzlich zwei Vorgehensweisen an:

(1) Korrelationsstatistischer Ansatz: Hierbei geht man von gemessenen Merkmalszusammenhängen aus und versucht – zumeist nachträglich – die Verursachungsrichtung und den Grad der Beeinflussung zu bestimmen.

(2) Experimentelle Versuchspläne: Durch kontrollierte Variation einer (unabhängigen) Variablen wird deren Einfluß auf andere sogenannte abhängige Variablen mittels varianzanalytischer Auswertungsverfahren untersucht.

Ausgangspunkt der beiden Ansätze sollte immer eine begründete Hypothese sein, die aus einer theoretischen Modellvorstellung der Ursache-Wirkung-Beziehung abgeleitet ist.

Korrelationsstatistische Verfahren

Untersucht man eine Gruppe von Personen gleichzeitig nach zwei oder mehr verschiedenen Merkmalen (Tests, Fragebogen oder Verhaltensbeobachtung), so kann die (einfache oder multiple) Korrelation Aufschluß über relevante Merkmalszusammenhänge geben. Der Korrelationskoeffizient ist im Falle von gleichgerichteten Ausprägungen der erhobenen Variablen positiv, im Falle entgegengesetzter Variablenwerte negativ, und bei nicht vorhandenem linearen Zusammenhang liegt eine Nullkorrelation vor. *Korrelationsstudien* dieser Art unter Einbezug von Gruppenvergleichen sind wohl der gegenwärtig am häufigsten durchgeführte Studientyp in der klinischen Forschung. Sie werden angewandt, um z. B. relevante Merkmalszusammenhänge zu erkunden oder um für neue Meßinstrumente und Schätzskalen die Beurteilerübereinstimmung zu prüfen. Zur Aufklärung von Merkmalsinterdependenzen stehen eine Reihe von (einfachen oder multivariaten) regressions- und korrelationsstatistischen Verfahren wie z. B. multiple Regression und Korrelation, kanonische, Varianz- und Kovarianzanalysen zur Verfügung, die vom Modell linearer Abhängigkeiten ausgehen (eine Einführung geben GAENSSLEN u. SCHUBÖ 1976). Eine kausale Interpretation von Korrelationen ist dabei jedoch nicht statthaft, da sie lediglich deskriptive Maße darstellen. Unter bestimmten Umständen kann aber auch mit Korrelationsstatistiken die Wirkungsrichtung von einem Merkmal auf andere erschlossen und damit eine Verursachung angenommen werden.

Mit der sogenannten „*Cross-lagged Panel Analysis*" (KENNEY 1979) lassen sich für jeweils zwei Variablen, die im Rahmen einer quasi-experimentellen Versuchsanordnung an zwei Meßzeitpunkten erhoben werden, anhand der resultierenden Korrelationen Angaben über die Abhängigkeitsrichtung machen. Dabei werden folgende Korrelationen berechnet:

– Autokorrelation zwischen den Ergebnissen der Erst- und Zweitmessung für jede der beiden Variablen.
– Synchrone Kreuzkorrelation, d. h. die zu jedem der beiden Zeitpunkte bestehende Korrelation zwischen den beiden Variablen.
– Zeitverschobene Kreuzkorrelation, die für jede zum ersten Zeitpunkt gemessene Variable deren Zusammenhang mit der jeweils anderen, bei der zweiten Messung erhobenen Variablen angibt.

Für diese insgesamt sechs Korrelationen ist sodann deren statistische Bedeutsamkeit (Signifikanz) zu prüfen, was erst bei einer genügend großen Stichprobe möglich ist. Unter günstigen Randbedingungen, bezogen auf die Ausprägung der Auto- und der synchronen Kreuzkorrelationen, kann die Differenz der beiden zeitverschobenen Kreuzkorrelationen eine Aussage über die Wirkungsrichtung (welche Variable wirkt auf die andere ein?) erlauben. Ein Beispiel für eine kreuzverzögerte Korrelationsanalyse gibt PETERMANN (1982a).

Eine weitere, für die Untersuchung von komplexeren Bedingungszusammenhängen geeignete Methode stellt die sogenannte *Pfadanalyse* dar. Können gezielte Annahmen über die Abfolge verschiedener Variablen in ihrem Einfluß auf eine Zielvariable angestellt werden, so gibt die Pfadanalyse für das vermutete Wirkungsgefüge die Gewichte („Pfadkoeffizienten") der einzelnen Einflußfaktoren an. Die Abhängigkeitsverhältnisse (Pfade) zwischen den Variablen und deren Wirkgrößen werden in einem Pfaddiagramm anschaulich dargestellt (zur Pfadanalyse s. BRANDSTÄDTER u. BERNITZKE 1976). Ein Anwendungsbeispiel, das den Einfluß von Streß, Temperament und negativer Eltern-Kind-Interaktion auf die Entwicklung von Verhaltensproblemen bei Dreijährigen untersuchte, findet sich in BARRON u. EARLS (1984, S. 29).

Die Berücksichtigung und Abgrenzung aller Einflußgrößen und die theoretische Begründung des Abfolgemodells sind allerdings beim gegenwärtigen Forschungsstand kaum erfüllbare Forderungen (PETERMANN 1982a). Beide Verfahren wurden hier aufgeführt, um das Dilemma der klinischen Forschung zwischen praktischer Realisierbarkeit und methodischen Anforderungen zu dokumentieren. Die Entwicklung neuer Auswertungsverfahren sollte in jedem Falle ein Ansporn zur Planung und Durchführung komplexerer Studien sein.

Die Gefahr einer Überinterpretation ist auch bei solchen komplexen korrelationsstatistischen Modellen nicht zu unterschätzen (SKINNER 1984). Dies gilt ganz allgemein für alle statistischen Verfahren, die nicht nur von Studenten häufig wegen mangelhafter Voraussetzungen falsch angewandt oder fehlerhaft ausgewertet und interpretiert werden (STELZL 1982). Bei klinischen Studien sollte von daher schon in der Planungsphase ein Statistiker hinzugezogen werden.

Experimentelle Versuchspläne

„Unter einem *Experiment* als der grundlegenden Methode der induktiven Erfahrungswissenschaften versteht man ... die planmäßige Beobachtung eines Vorganges unter systematisch variierten, hinreichend kontrollierten und möglichst replizierbaren Bedingungen zum Zwecke der Erweiterung der Kenntnisse über die herrschenden Gesetzmäßigkeiten oder der Überprüfung von Hypothesen" (FISCHER 1977, S. 137).

Im Gegensatz zur Korrelationsstudie wird beim Experiment eine (oder mehrere) Variable(n) derart manipuliert, daß anhand der Veränderungen auf der (oder den) anschließend erhobenen abhängigen Variablen die Behauptung einer Ursache-Wirkung-Beziehung angenommen oder widerlegt wird (manipulative research). Um sicherzustellen, daß ein solcher Schluß zulässig ist, müssen eventuelle Fremdeinflüsse auf die abhängige Variable kontrolliert oder ausgeschaltet (neutralisiert) werden. Vorher-Nachher-Messungen des Zielmerkmals, Kontrollgruppen, die der experimentellen Behandlung nicht ausgesetzt werden, zufallsmäßige Zuteilung (Randomisierung) der Versuchspersonen auf Experimental- und Vergleichsbedingung oder Parallelisierung (Matching) stellen die wichtigsten diesbezüglichen Kontrolltechniken dar. Den vielfältigen Anordnungs- und Kombinationsmöglichkeiten dieser Techniken entsprechend, lassen sich mehr oder weniger aussagekräftige *Versuchspläne* abgrenzen (ZIMMERMANN 1972; MCGUIGAN 1979; HÖLZEL u. ÜBERLA 1978; BECK u. Mitarb. 1984).

Dabei unterscheidet man zwischen *echten experimentellen Versuchsanordnungen*, bei denen der Forscher selbst die unabhängige Variable verändern, die Versuchspersonen auswählen und auf die Gruppen zufällig verteilen kann, und sogenannten *Quasi-Experimenten*, bei denen einige dieser Bedingungen nicht erfüllbar sind (COOK u. CAMPBELL 1979a). Stehen äquivalente Kontrollgruppen – wie in der klinischen Forschung häufig – nicht zur Verfügung, so bieten sich quasi-experimentelle Versuchspläne als Alternative an. Auch zur Untersuchung von zeitlichen Verläufen und Behandlungseffekten können quasi-experimentelle Zeitreihenpläne (interrupted time-series designs, s. „Einzelfallstudien und Verlaufsforschung", S. 316 ff) eingesetzt werden.

Zur statistischen Auswertung von Versuchen wird im allgemeinen die *Varianzanalyse* angewandt, die den Varianzanteil in der abhängigen Variablen bestimmt, der auf die experimentell manipulierte Variable zurückgeht (SELBMANN 1978).

Die Realisierung eines Versuchsplanes und die statistische Auswertung sind jedoch allein keine Garanten für die Gültigkeit der daraus ableitbaren Schlußfolgerungen. Gefährdungen der Validität sind durch vielerlei Einflußfaktoren (Störgrößen) gegeben (s. Beitrag „Methoden der evaluativen Forschung", S. 328 ff in diesem Band). COOK u. CAMPBELL (1979a) haben insgesamt 33 solcher Fehlerquellen zusammengetragen, die sie vier Validitätskategorien bzw. Entscheidungsfragen zuordnen:

1. Validität der statistischen Schlußfolgerung:
   Existiert die hypostasierte Beziehung zwischen den unabhängigen und abhängigen Variablen?

2. Interne Validität:
   Ist die gefundene Beziehung glaubhaft als kausale ausgewiesen?
3. Konstruktvalidität der Operationalisierungen:
   Wie repräsentativ sind die operationalisierten Variablen für die angenommenen, dahinter stehenden Konstrukte?
4. Externe Validität:
   In welchem Ausmaß sind die gefundenen Zusammenhänge auf andere Personen, Situationen (settings) und Zeiten übertragbar?

Für die klinische Psychologie und Psychiatrie sind echte Experimente vor allem im Rahmen sogenannter Analogstudien von Interesse, die an Versuchstieren oder mit „normalen" Personen die Verursachungsbedingungen psychiatrischer Erkrankungen erforschen. Arbeiten zur experimentellen Psychopathologie, Therapieforschung und klinischen Differentialpsychologie referieren BUTOLLO (1978) und (am Beispiel schizophrener Verhaltensstörungen) COHEN u. MEYER-OSTERKAMP (1974). Im Rahmen der Erwachsenenpsychiatrie wurden vorwiegend die sogenannten Basisstörungen bei Erkrankungen aus dem schizophrenen Formenkreis und psychophysiologische Variablen bei depressiven Störungsbildern experimentell untersucht (WITTCHEN u. REY 1984).

Hinzuweisen ist in diesem Zusammenhang auch auf die Simulationsforschung psychotherapeutischer Prozesse (BECKMANN u. Mitarb. 1978, S. 1089ff.; siehe auch unten, Abschnitt „Einzelfallstudien und Verlaufsforschung").

Der Einsatzbereich der (quasi-)experimentellen Versuchspläne liegt im kinderpsychiatrisch-klinischen Sektor hauptsächlich auf der Erfolgsforschung von medikamentöser und Psychotherapie. Die hierbei auftretenden allgemeinen Probleme der Stichprobenauswahl, der Datenerhebung und -auswertung behandeln BECKMANN u. Mitarb. (1978). Zur Systematisierung der Methodenkriterien und zur konkreten Planung von Therapiestudien und Arzneimittelprüfungen liegen ausführliche Darstellungen vor (KÖHNKEN u. Mitarb. 1979; BIEFANG u. Mitarb. 1979). Auf die besondere Problematik der Evaluationsforschung bei Kindern und Jugendlichen gehen BRENNER (Beitrag „Methoden der evaluativen Forschung", S. 328ff in diesem Band), HARTMANN u. Mitarb. (1977) sowie REMSCHMIDT u. SCHMIDT (1986) ein.

Aufklärung zeitlicher Merkmalsvariationen

Jede psychische Funktion unterliegt im Entwicklungsverlauf bestimmten Veränderungen, die sich entweder in unterschiedlichen Ausprägungsgraden eines Merkmals (z. B. zunehmende Ängstlichkeit) oder in qualitativen Änderungen der relevanten Merkmalsstruktur (z. B. Erwerb neuer Fertigkeiten) kundtut. Die Aufklärung der Persistenz oder Fluktuation von Verhaltensweisen über längere Zeiträume ist das Aufgabengebiet der Entwicklungspsychologie. Über Untersuchungen an größeren Gruppen versucht sie, Normen und Skalen zur Beurteilung durchschnittlicher bzw. „gesunder" Entwicklungsverläufe zu konstruieren (s. OERTER, Beitrag „Entwicklungspsychologie", S. 25 ff in diesem Band). Die hierbei angewandten Methoden sind u. a. Quer- und Längsschnittstudien. Die psychopathologische Forschung setzt ähnliche Verfahren mit dem Ziel einer möglichst frühzeitigen Prognose und zur Katamnese psychiatrischer Erkrankungen ein.

Merkmalsvariationen innerhalb kürzerer Zeiträume und bezogen auf kleine Gruppen oder Individuen sind klinisch vor allem im Rahmen der Psychotherapieforschung von Interesse. Hier steht der Nachweis von Behandlungseffekten am Einzelfall wie auch die detaillierte Untersuchung von Therapieverläufen im Vordergrund.

Bei beiden Fragestellungen spielen Probleme der Veränderungsmessung eine herausragende Rolle (PETERMANN 1978).

Langzeitstudien

Die Untersuchung von langfristigen Verläufen geschieht im allgemeinen durch Längs- oder Querschnittstudien oder durch deren Kombination. Bei der *Querschnittuntersuchung* werden aus verschiedenen Altersgruppen stammende Stichproben (Kohorten) jeweils einmal zu einem bestimmten Zeitpunkt und anhand desselben oder eines vergleichbaren Meßinstrumentes untersucht. Da in solchen Studien die aus divergenten Generationen gezogenen Stichproben voneinander abweichende Ausgangsbedingungen (Sozialisationserfahrungen, selektive Populationsveränderung) aufweisen, lassen die erzielten Ergebnisse keine Aussage über die Entwicklung z. B. von Problemverhalten zu (PETERMANN 1978, 1982a). Eine Veränderung kann nicht auf die Variable „Alter" zurückgeführt werden, da diese nicht unabhängig von der Kohorte untersucht worden ist.

Längsschnittstudien gehen demgegenüber von einer Stichprobe von Individuen aus, die mehrmals, d. h. zu verschiedenen Zeitpunkten mit einem gleichbleibenden oder ähnlichen Meßinstrument untersucht werden.

Bezogen auf die jeweiligen Erhebungszeitpunkte können drei Typen von Längsschnittstudien unterschieden werden (ROBINS 1979, S. 632ff):

– Bei der *retrospektiven Langzeitstudie* („Followback"-study) wird eine identifizierte (z. B. klinisch auffällige) Gruppe daraufhin untersucht, ob sie zu einem früheren Zeitpunkt (meist vor der Erkrankung) wesentliche, ätiologisch bedeutsame Merkmale aufwies.

Dazu werden rückwirkend Daten aus der Vorgeschichte (z. B. Schulakten) herangezogen und mit nicht erkrankten Kontrollfällen verglichen. Wegen der möglicherweise einseitigen Gruppenauswahl und der mangelnden Zuverlässigkeit solcher Angaben sind der Interpretation der Gruppenunterschiede enge Grenzen gesetzt.

- Die *prospektive Nachholstudie* („Catch-up" prospective study) geht von einer anhand von Akten identifizierten Stichprobe aus, die dann begleitend untersucht und mit einer nach relevanten soziografischen Kriterien parallelisierten Kontrollgruppe verglichen wird. Der Untersucher stützt sich hierbei anstelle einer eigenen Ersterhebung auf die nach Art und Qualität für die Fragestellung nicht immer hinreichenden und geeigneten Unterlagen aus Institutionen.
- Demgegenüber werden bei der *prospektiven Echtzeitstudie* („Real-time" prospective study) Versuchs- und Kontrollgruppen zu verschiedenen Zeitpunkten vom Forscher persönlich untersucht. Die Erhebungsmethoden lassen sich im voraus planen und dem Untersuchungszweck individuell anpassen. Für therapeutische Versuche stellt sie in der Regel die einzig akzeptable Forschungsmethode dar.

Der Schluß von beobachteten Veränderungen auf tatsächliche Entwicklungsprozesse kann jedoch auch hier erschwert sein, und zwar durch systematischen Ausfall von Personen aus der Stichprobe (positive oder negative Selektion) oder etwa durch Testungseffekte (vgl. PETERMANN 1978, S. 19ff). Kombinationen von Längs- mit Querschnittanalyse, die diese Nachteile teilweise aufheben, sind von SCHAIE (1965) und BALTES (1968) im Rahmen entwicklungspsychologischer Fragestellungen entwickelt worden.

Eine schwedische Längsschnittstudie untersuchte das Risiko sozialer Fehlanpassung bei unerwünschten Kindern nach deren Plazierung in unterschiedliche Erziehungsmilieus (BOHMAN 1980; zusammenfassend BOHMAN u. SIGVARDSSON 1984). Die ursprüngliche Kohorte von 624 meist alleinstehenden Müttern mit nicht gewollten Kindern, die in den Jahren 1956 und 1957 in Stockholm geboren waren, wurde nach Unterbringung der Kinder bei Adoptiv- und Pflegeeltern oder nach Erziehung durch ihre biologischen Mütter in drei Gruppen unterteilt. Im Alter von 11, 15, 18 und 22 Jahren wurden diese Gruppen anhand verschiedener Datenquellen (Lehrerbefragung, Schulberichte, Musterungsuntersuchung und Strafregister) und unter Hinzuziehung von Kontrollfällen untersucht bzw. nachuntersucht. Die leiblichen Eltern dieser Kinder gehörten zum Großteil der Unterschicht an und waren häufiger mit dem Gesetz in Konflikt geraten als die Adoptiv- und Pflegeeltern.

Bei der mit 11 Jahren durchgeführten Lehrerbefragung zur schulischen Anpassung wurden erheblich mehr Kinder aus allen drei Untersuchungsgruppen als „Problemkinder" klassifiziert als in den Kontrollgruppen. Das im Alter von 15 Jahren vorgenommene Lehrer-Rating anhand einer Schätzskala zeigte, daß sich die Adoptivkinder ähnlich entwickelten wie die (parallelisierten) Kontrollfälle. Die während der Musterungsuntersuchung zum schwedischen Militär an den 18jährigen Jungen erhobenen Daten (Intelligenz, Leistungsfähigkeit) bestätigten die im Vergleich zu den beiden anderen Gruppen günstigere Entwicklung der Adoptivkinder. Im frühen Erwachsenenalter (mit 22 Jahren) wurde die Häufigkeit von Straftaten und Alkoholmißbrauch, wie sie in entsprechenden Strafregistern verfügbar waren, für beide Geschlechter erfaßt. Lediglich die Pflegekinder waren gegenüber einer nach Alter parallelisierten Kontrollgruppe signifikant häufiger registriert worden.

Die Autoren weisen bei der Diskussion der Ergebnisse auf selektive Zuweisungspraktiken wie die Plazierung der weniger belasteten Kinder in die sozial gut gestellten und vorbereiteten Adoptivfamilien hin. Die Bedeutung einer längsschnittmäßigen Betrachtung wird insbesondere bei den Adoptivkindern durch den Vergleich der ersten Erhebung zu den folgenden offenkundig.

Die vorgestellte Studie zeigt nicht nur, wie durch Einsatz von Kontrollgruppen bestimmte Effekte auf ihre Besonderheit hin geprüft werden können, sie kann zudem als Beispiel für die sogenannte Feldforschung dienen. Die unbeeinflußt zustandegekommenen Unterbringungsformen der Kinder stellen ein „natürliches Experiment" dar, dessen Hintergründe und Folgen näher untersucht werden (vgl. dagegen das experimentelle Vorgehen im Kapitel 3, Beitrag „Psychophysische Wechselbeziehungen", S. 126ff in diesem Band). Auf die Bedeutung von Längsschnittstudien für die epidemiologische Forschung zur Genese von Verhaltensstörungen gehen z. B. BUTOLLO u. Mitarb. (1978) ein.

Einzelfallstudien und Verlaufsforschung

Die Untersuchung von Therapieverläufen an Einzelfällen oder Gruppen ist ein methodengeschichtlich recht junges Forschungsgebiet, dem eine breitere Anwendung nicht nur in der Kindertherapie zu wünschen ist. In der klinischen Praxis kommen Richtungsänderungen im Therapieverlauf häufig vor. Vorübergehende Besserungen nach Behandlungsbeginn, Rückkopplungseffekte während und Ablösungsprobleme nach Beendigung von Therapien lassen sich mit Hilfe spezieller inhaltsanalytischer Techniken des Kommunikationsverhaltens zwischen Therapeut und Patient erfassen (dazu BECKMANN u. Mitarb. 1978, S. 1109ff; LEISTIKOW 1977).

Kontrollierte Einzelfallstudien werden in der klinischen Psychologie vor allem zum Nachweis der Wirksamkeit verhaltenstherapeutischer Behandlungsprogramme eingesetzt. Durch systematische Änderung der Bedingungen, die ein bestimmtes problematisches Verhalten begleiten, können zum einen die im Einzelfall maßgebenden Verstärkungsmechanismen identifiziert werden (funktionale Verhaltensanalyse, s. dazu ROSS 1980), zum anderen können dadurch die eingesetzten Interventionsschritte auf ihren jeweiligen Beitrag zum Therapieerfolg untersucht werden. Die Behandlung hat den Charakter eines quasi-experimentellen Versuchsplans, bei dem sich Phasen der Nicht-

Abb. 5.**24** Schulbeobachtung durch den Klassenlehrer (Kind: 1.Klasse; 7,8 Jahre). Häufigkeitszählung (f) von als besonders störend erachteten Verhaltensweisen bei einem hyperaktiven Kind durch die Lehrerin über die gesamte Intervention (aus *M. Eisert, H. G. Eisert:* Zur Wirksamkeitseinschätzung eines integrierten Behandlungsprogramms für Kinder. In: Psychotherapie mit Kindern, Jugendlichen und Familien, Bd. I, hrsg. von H. Remschmidt. Enke, Stuttgart 1984).

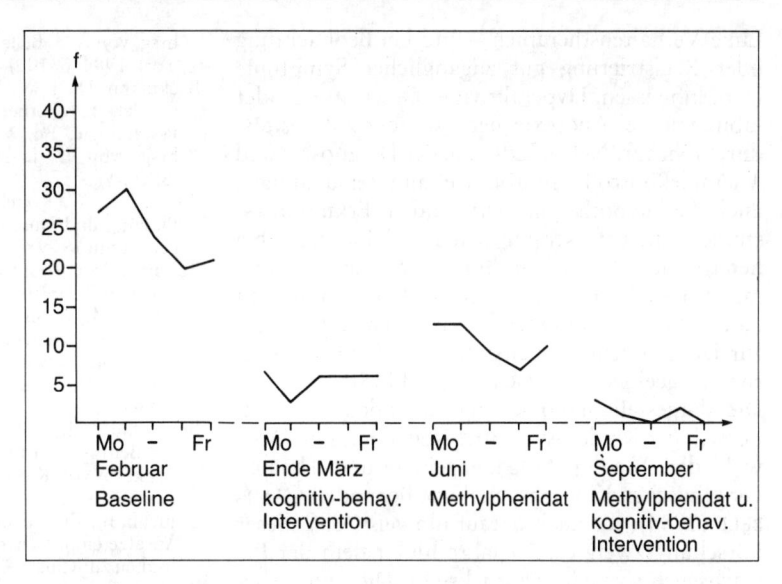

behandlung, in denen die Grundrate (Baseline) des Verhaltens erhoben wird, mit gezielten Interventionen abwechseln. Durch wiederholte Messungen in jeder Phase und Änderung nur jeweils einer Variablen pro Zeiteinheit sind bestimmte Versuchspläne (Umkehrplan, multiples Baseline-Design u. a.) und statistische Auswertungsverfahren (Varianz- und Zeitreihenanalysen) anwendbar (HERSEN u. BARLOW 1976; HUBER 1978; COOK u. CAMPBELL 1979b; PETERMANN 1982b).

Als *Umkehrplan* wird ein Vorgehen bezeichnet, bei dem die auf eine initiale Baseline-Phase folgende Intervention in einem dritten Schritt zurückgenommen und nach einer erneuten Erhebung der Grundrate wieder eingesetzt wird. Kehrt die Verhaltensrate während dieser zweiten Baseline-Phase zum ursprünglichen Niveau zurück und ändert sich das Verhalten nach Wiederaufnahme der Intervention, so wird dies als Hinweis auf die Wirksamkeit der Behandlung angesehen. Beim sogenannten *multiplen Baseline-Design* können mehrere zu verändernde Verhaltensweisen berücksichtigt werden. Man beginnt zunächst mit einem – einer Besserung möglichst gut zugänglichen – Zielverhalten, nach dessen gesicherter Beeinflussung ein weiteres problematisches Verhalten behandelt wird. Die Vor- und Nachteile der einzelnen Versuchspläne diskutieren HERSEN u. BARLOW (1976).

Zur Auswertung von kontrollierten Fallstudien, aber auch von Therapieverlaufsstudien stehen statistische Verfahren zur Verfügung, die der seriellen Abhängigkeit der Meßdaten Rechnung tragen. Die Methoden der Zeitreihenanalyse (insbesondere die sogenannten ARIMA-Modelle, s. MCCAIN u. MCCLEARY 1979) bieten sich dafür an, verlangen jedoch in der Regel über 50 Erhebungen pro Behandlungsphase – eine Forderung, die selbst in klinischen Therapiestudien selten erfüllbar ist.

Aus diesem Grunde bemüht man sich in neuerer Zeit um die Entwicklung von Statistiken, die weniger Anforderungen hinsichtlich der notwendigen Meßzeitpunkte und des mathematischen Modells machen, z. B. die C-Statistik nach TRYON (1982) oder die DEL-Analyse (PETERMANN 1982b). Zeitreihen weisen grundsätzlich drei bedeutsame Verlaufscharakteristika auf (HUBER 1978):

1. Als *Trend* wird der Anstieg oder Abfall (die Richtungsänderung) einer Verlaufskurve bezeichnet.
2. Die Stagnation einer Kurve auf einem bestimmten *Niveau*. Niveauänderungen können abrupt oder allmählich erfolgen.
3. Die Schwingung der Kurve um Trend oder Niveau heißt *Oszillation*.

Zeitreihenanalysen sollen diese drei Komponenten zuverlässig voneinander trennen können.

In einer Untersuchung an hyperaktiven Kindern zur Wirksamkeitseinschätzung einer kognitiv-behavioralen Intervention in Kombination mit Methylphenidatapplikation (EISERT u. EISERT 1984) wurde die Häufigkeit störenden Verhaltens während des Unterrichts von einer Lehrerin beobachtet. Zunächst wurde die Grundrate für jedes Kind erhoben. Daraufhin wurde das kognitiv-behaviorale Training eingeführt, auf das eine Phase der ausschließlichen Methylphenidatbehandlung und schließlich eine Kombination beider Behandlungsformen folgte. Abb. 5.24 zeigt die mit diesen Therapieabschnitten einhergehenden Verhaltensänderungen bei einem Kind. In diesem Falle legt schon die optische Inspektion eine besondere Wirksamkeit des kognitiven Trainingsprogramms nahe. Die kombinierte Therapie bewirkte hier nur eine unwesentliche Verbesserung. Bei anderen Kindern erwies sich die Stimulanzientherapie als erfolgreicher. In der Regel war die Wirkung der Kombination beider Ansätze kleiner als die Summe der Einzelwirkungen.

Kontrollierte Fallstudien sind nur bei Behandlungsformen mit gut voneinander abgrenzbaren Therapiezielen und Einzelschritten – also in erster

Linie Verhaltenstherapien – und bei Beobachtung oder Registrierung gut zugänglicher Symptome (z. B. Einnässen, Hyperaktivität, Gewichtszu- oder -abnahme bei Anorexia nervosa oder Adipositas) durchführbar. Neben individueller Diagnostik und Therapiekontrolle sind Einzelfalluntersuchungen auch bei hypothesengenerierenden Erkundungsstudien, zur Erforschung seltener Phänomene, bei heterogenen (klinischen) Stichproben und Problemen der Stichprobenauswahl, zur Vermeidung von „ansteckenden" Effekten bei Gruppenstudien oder zur Durchführung arbeitsintensiver Langzeitexperimente geeignet (HUBER 1978, S. 1158ff).

Die dargestellten Forschungsmethoden aus dem Bereich der Kinderpsychiatrie stellen nur eine Auswahl dar. Weitere Aufgabengebiete und Themen der klinischen Kinderpsychologie behandelt CAMPBELL (1984), die auch darauf hinweist, daß dieser Forschungszweig ca. 10 Jahre hinter dem der Erwachsenenpsychiatrie zurücksteht. Dies gilt insbesondere für die Bereiche der empirischen Klassifikation psychiatrischer Störungen, des Wirkungsnachweises therapeutischer Interventionen und der Bedeutung potentieller ätiologischer Faktoren. Ein inzwischen von vielen Kinderpsychologen und -psychiatern anerkanntes Problem ist die Umgebungs- und Entwicklungsspezifität kindlichen Verhaltens gerade auch da, wo es pathologischen Stellenwert hat (RUTTER 1980; ACHENBACH 1982). Geeignete Forschungsmethoden (Längsschnitt- und Einzelfallstudien) zur Untersuchung von Entstehung und Verlauf kinderpsychiatrischer Störungen stehen grundsätzlich zur Verfügung. Dabei ist jedoch zu berücksichtigen, daß entwicklungssensitive Meß- und Erhebungsverfahren für Kinder und Jugendliche noch weitgehend fehlen, so daß bei Langzeituntersuchungen häufig unterschiedliche Instrumente, die auch kaum an klinischen Gruppen validiert sind, angewandt werden.

Literatur

Achenbach, Th. M.: Developmental Psychopathology, 2. Aufl. Wiley, New York 1982
Achenbach, Th. M., C. S. Edelbrock: The classification of child psychopathology: A review and analysis of empirical efforts. Psychol. Bull. 85 (1978) 1275
Achenbach, Th. M., C. S. Edelbrock: Manual for the Child Behavior Checklist and Revised Child Behavior Profile. University of Vermont, Burlington/VT 1983
Baltes, P. B.: Longitudinal and cross-sectional sequences in the study of age and generation effects. Hum. Develop. 11 (1968) 145
Barron, A. P., F. Earls: The relation of temperament and social factors to behavior problems in three-year-old children. J. Child Psychol. Psychiat. 25 (1984) 23
Baumann, U.: Gruppierung und Klassifikation: Statistische Probleme in der Klinischen Psychologie. In: Klinische Psychologie, Bd. II, hrsg. von W. J. Schraml, U. Baumann. Huber, Bern 1974 (S. 77)
Beck, J. G., F. Andrasik, J. Garena: Group comparison designs. In: Research Methods in Clinical Psychology, hrsg. von A. S. Bellack, M. Hersen. Pergamon Press, New York 1984 (S. 100)
Beckmann, D., J. W. Scheer, H. Zenz: Methodenprobleme in der Psychotherapieforschung. In: Handbuch der Psychologie, Bd. VIII: Klinische Psychologie, 2. Hbd., hrsg. von L. J. Pongratz. Hogrefe, Göttingen 1978 (S. 1085)
Biefang, S., W. Köpcke, M. A. Schreiber: Manual für die Planung und Durchführung von Therapiestudien. Springer, Berlin 1979
Bohman, M.: Adoptivkinder und ihre Familien. Vandenhoeck & Ruprecht, Göttingen 1980
Bohman, M., S. Sigvardsson: Adoption als Präventionsinstrument – Neuere Erkenntnisse der Adoptivforschung. In: Psychotherapie mit Kindern, Jugendlichen und Familien, Bd. II, hrsg. von H. Remschmidt. Enke, Stuttgart 1984 (S. 151)
Brandstädter, J., F. Bernitzke: Zur Technik der Pfadanalyse. Ein Beitrag zum Problem der nichtexperimentellen Konstruktion von Kausalmodellen. Psychol. Beitr. 18 (1976) 12
Brauchli, B.: Zur Nosologie in der Psychiatrie. Methodische Ansätze empirischer Forschung: Theorie und Methodenstudien zur Cluster-Analyse. Enke, Stuttgart 1981
Brickenkamp, R.: Testdiagnostik. In: Handbuch psychologischer Grundbegriffe, hrsg. von Th. Herrmann. Kösel, München 1977 (S. 482)
Butollo, W. H. L.: Das systematische Experiment. In: Handbuch der Psychologie, Bd. VIII: Klinische Psychologie, 2. Hbd., hrsg. von L. J. Pongratz. Hogrefe, Göttingen 1978 (S. 1125)
Butollo, W. H. L., S. Meyer-Plath, B. Winkler: Bedingungen der Entwicklung von Verhaltensstörungen. In: Handbuch der Psychologie, Bd. VIII: Klinische Psychologie, 2. Hbd., hrsg. von L. J. Pongratz. Hogrefe, Göttingen 1978 (S. 3074)
Campbell, S. B.: Research issues in clinical child psychology. In: Research Methods in Clinical Psychology, hrsg. von A. S. Bellack, M. Hersen. Pergamon Press, New York 1984 (S. 324)
Cohen, R., S. Meyer-Osterkamp: Experimentalpsychologische Untersuchungen in der psychopathologischen Forschung (dargestellt an Arbeiten zur Eigenart schizophrener Verhaltensstörungen). In: Klinische Psychologie, Bd. II, hrsg. von W. J. Schraml, V. Baumann. Huber, Bern 1974 (S. 457)
Cook, Th. D., D. T. Campbell (Hrsg.): Quasi-experimentation. Design and Analysis Issues for Field Settings. Rand McNally College Publ., Chicago 1979 a
Cook, Th. D., D. T. Campbell: Quasi-experimentation. Interrupted time-series designs. In: Quasi-experimentation. Design and Analysis Issues for Field Settings, hrsg. von Th. D. Cook, D. T. Campbell. Rand McNally College Publ., Chicago 1979 b (S. 207)
Edelbrock, C., Th. M. Achenbach: A typology of child behavior profile pattern: Distribution and correlates in disturbed children aged 6 to 16. J. abnorm. Child Psychol. 8 (1980) 441
Edelbrock, C., B. McLaughlin: Hierarchical cluster analysis using interclass correlations: A mixture model study. Multivar. Behav. Res. 15 (1980) 299
Eisert, M., H. G. Eisert: Zur Wirksamkeitseinschätzung eines integrierten Behandlungsprogramms für hyperaktive Kinder. In: Psychotherapie mit Kindern, Jugendlichen und Familien, Bd. I, hrsg. von H. Remschmidt. Enke, Stuttgart 1984 (S. 215)
Fischer, G.: Experiment. In: Handbuch psychologischer Grundbegriffe, hrsg. von Th. Herrmann. Kösel, München 1977 (S. 136)
Frank, R., G. Friedrich-Freisewinkel: Entwicklung und gegenwärtiger Stand psychologischer Differentialdiagnostik. In: Handbuch der Psychologie, Bd. VIII: Klinische Psychologie, 2. Hbd., hrsg. von L. J. Pongratz. Hogrefe, Göttingen 1978 (S. 1562)
Gaensslen, H., W. Schubö: Einfache und komplexe statistische Analyse, 2. Aufl. Reinhardt, München 1976

Geisel, B., H. G. Eisert, M.-H. Schmidt, H. Schwarzbach: Entwicklung und Erprobung eines Screening-Verfahrens für kinderpsychiatrisch auffällige Achtjährige (SKA 8). Prax. Kinderpsychol. Kinderpsychiat. 31 (1982) 173

Gigerenzer, G.: Mathematische Methoden zur Klassifikation von Personen. In: Psychologie des 20. Jahrhunderts, Bd. V: Binet und die Folgen, hrsg. von G. Strube. Kindler, Zürich 1977 (S. 738)

Gigerenzer, G.: Messung und Modellbildung in der Psychologie. Reinhardt, München 1981

Hartmann, D. P., B. L. Roper, D. M. Gelfand: An evaluation of alternative modes of child psychotherapy. In: Advances in Clinical Child Psychology 1, hrsg. von B. B. Lahey, A. E. Kazdin. Plenum Press, New York 1977 (S. 1)

Herrmann, Th.: Lehrbuch der empirischen Persönlichkeitsforschung. Hogrefe, Göttingen 1969

Hersen, M., D. H. Barlow: Single Case Experimental Designs. Strategies for Studying Behavior Change. Pergamon Press, New York 1976

Hölzel, D., K. Überla: Grundsätze der Versuchsplanung. In: Methoden der klinischen Pharmakologie, hrsg. von H.-P. Kuemmerle. Urban & Schwarzenberg, München 1978 (S. 37)

Huber, H. P.: Kontrollierte Fallstudie. In: Handbuch der Psychologie, Bd. VIII: Klinische Psychologie, 2. Hbd., hrsg. von L. J. Pongratz. Hogrefe, Göttingen 1978 (S. 1153)

Kagan, J., B. L. Rosman, D. Day, J. Albert, W. Phillips: Information processing in the child. Significance of analytic and reflective attitudes. Psychol. Monogr. 78 (1964) 578

Kenney, D. A.: Correlation and Causality. Wiley, New York 1979

Köhnken, G., G. Seidenstücker, U. Baumann: Zur Systematisierung von Methodenkriterien für Psychotherapiestudien. In: Klinische Psychologie. Trends in Forschung und Praxis, Bd. II, hrsg. von U. Baumann, H. Berbalk, G. Seidenstücker. Huber, Bern 1979 (S. 72)

Kopp, B.: Hierarchical classification, I: Single-linkage method. Biomed. J. 20 (1978a) 495

Kopp, B.: Hierarchical classification, II: Complete-linkage method. Biomed. J. 20 (1978b) 597

Kopp. B.: Hierarchical classification, III: Average-linkage, median, centroid, WARD, flexible strategy. Biomed. J. 20 (1978c) 703

Legewie, H.: Theoretische Grundlagen psychologischer Forschungsmethoden in der Psychiatrie. In: Psychiatrie der Gegenwart, Bd. I/1: Grundlagen und Methoden der Psychiatrie, hrsg. von K. P. Kisker, J. E. Meyer, C. Müller, E. Strömgren, 2. Aufl. Springer, Berlin 1979 (S. 451)

Leistikow, J.: Voraussetzungen, Methode und Ergebnisse einer Interaktionsanalyse in der klienten-zentrierten Kinderpsychotherapie. In: Methodische Grundlagen klinischer Psychologie, hrsg. von F. Petermann. Beltz, Weinheim 1977 (S. 193)

Lienert, G. A.: Testaufbau und Testanalyse, 3. Aufl. Beltz, Weinheim 1969

McCain, L. J., R. McCleary: The statistical analysis of the simple interrupted time-series quasi-experiment. In: Quasi-experimentation. Design and Analysis Issues for Field Settings, hrsg. von Th. D. Cook, D. T. Campbell. Rand McNally College Publ., Chicago 1979 (S. 233)

McGuigan, F. J.: Einführung in die experimentelle Psychologie. (Deutsche Bearbeitung von J. M. Diehl.) Fachbuchhandlung für Psychologie, Frankfurt/M. 1979

Messer, S. B.: Reflection – Impulsivity: A review. Psychol. Bull. 83 (1976) 1026

Pawlik, K.: Faktorenanalytische Persönlichkeitsforschung. In: Psychologie des 20. Jahrhunderts, Bd. V: Binet und die Folgen, hrsg. von G. Strube. Kindler, Zürich 1977 (S. 617)

Petermann, F.: Veränderungsmessung. Kohlhammer, Stuttgart 1978

Petermann, F.: Daten, Dimensionen, Verfahrensweisen. In: Entwicklungspsychologie, hrsg. von R. Oerter, L. Montada. Urban & Schwarzenberg, München 1982a (S. 791)

Petermann, F.: Einzelfalldiagnose und klinische Praxis. Kohlhammer, Stuttgart 1982b

Remschmidt, H., M. Schmidt (Hrsg.): Therapieevaluation in der Kinder- und Jugendpsychiatrie. Enke, Stuttgart 1986

Rey, E.-R.: Allgemeine Probleme psychologischer Tests. In: Psychologie des 20. Jahrhunderts, Bd. V: Binet und die Folgen, hrsg. von G. Strube. Kindler, Zürich 1977 (S. 65)

Robins, L. N.: Longitudinal methods in the study of normal and pathological development. In: Psychiatrie der Gegenwart, Bd. I/1: Grundlagen und Methoden der Psychiatrie, 2. Aufl., hrsg. von K. P. Kisker, J. E. Meyer, C. Müller, E. Strömgren. Springer, Berlin 1979 (S. 627)

Ross, A. O.: Psychische Störungen bei Kindern. Ihre Erforschung, Diagnostizierung und Behandlung. Hippokrates, Stuttgart 1980 (Orig. engl. 1974[2])

Rutter, M. (Hrsg.): Scientific Foundations of Developmental Psychiatry. Heinemann, London 1980

Sarris, V., G. A. Lienert: Konstruktion und Bewährung klinisch-psychologischer Testverfahren. In: Klinische Psychologie, Bd. II, hrsg. von W. J. Schraml, U. Baumann. Huber, Bern 1974 (S. 286)

Schaie, K. W.: A general model for the study of developmental problems. Psychol. Bull. 64 (1965) 92

Schmidt, L. R.: Probleme der Forschung in der Klinischen Psychologie. In: Lehrbuch der Klinischen Psychologie, 2. Aufl., hrsg. von L. R. Schmidt. Enke, Stuttgart 1984 (S. 46)

Selbmann, H.-K.: Statistische Auswertungsverfahren in der klinisch-therapeutischen Forschung. In: Methoden der klinischen Pharmakologie, hrsg. von H.-P. Kuemmerle. Urban & Schwarzenberg, München 1978 (S. 37)

Skinner, H. A.: Correlational methods in clinical research. In: Research Methods in Clinical Psychology, hrsg. von A. S. Bellack, M. Hersen. Pergamon Press, New York 1984 (S. 139)

Steinhausen, D., K. Langer: Clusteranalyse. Einführung in Methoden und Verfahren der automatischen Klassifikation. De Gruyter, Berlin 1977

Stelzl, I.: Fehler und Fallen der Statistik für Psychologen, Pädagogen, Sozialwissenschaftler. Huber, Bern 1982

Tryon, W. W.: A simplified time-series analysis for evaluating treatment interventions. J. appl. Behav. Anal. 15 (1982) 423

Wittchen, H.-U., E.-R. Rey: Experimentelle Methoden und Untersuchungen. In: Lehrbuch der Klinischen Psychologie, 2. Aufl., hrsg. von L. R. Schmidt. Enke, Stuttgart 1984 (S. 308)

Zimmermann, E.: Das Experiment in den Sozialwissenschaften. Teubner, Stuttgart 1972

Epidemiologische Methoden

Marita Detzner, Martin H. Schmidt

Ziele epidemiologischer Forschung

Die Epidemiologie ist eine noch relativ junge Teildisziplin der Medizin. Die ersten bahnbrechenden Arbeiten, die im wesentlichen bereits das ganze methodische Inventar enthielten, wurden Mitte des letzten Jahrhunderts veröffentlicht und erlaubten es, erste Ursachenmodelle zur Ätiologie von epidemieartigen Infektionskrankheiten zu studieren und präventive Maßnahmen zu evaluieren (vgl. SNOW 1853 [COMMONWEALTH FUND 1936] über die Cholera in London). Schon früh erkannte man die Übertragbarkeit dieses Ansatzes auch auf psychiatrische Fragestellungen (DURKHEIM 1897). MCMAHON u. PUGH (1970) definieren Epidemiologie daher ganz allgemein als Analyse der Verteilung und der Determinanten menschlicher Krankheiten.

MORRIS (1957) nennt im einzelnen folgende sieben Anwendungsmöglichkeiten epidemiologischer Forschungsergebnisse:
— Untersuchung des Gesundheitszustands einer Gemeinde.
— Vervollständigung phänomenologischer Beschreibungen klinischer Zustandsbilder.
— Auffinden und Darstellen neuer Syndrome.
— Angaben zur Beratung und Bestimmung des individuellen Krankheitsrisikos.
— Feststellung historischer Trends der Morbiditätsentwicklung.
— Pathogenetische Forschung durch Suche nach krankheitssimultanen, -auslösenden oder -disponierenden Faktoren.
— Planung und Evaluation von Gesundheitsdiensten oder von bestimmten präventiven Maßnahmen.

Nach EARLS (1980) lassen sich epidemiologische Arbeiten im Bereich der Kinder- und Jugendpsychiatrie entsprechend ihrem Untersuchungsschwerpunkt in zwei Gruppen einteilen:
— Wissenschaftliche epidemiologische Arbeiten bemühen sich darum, psychische Erkrankungen besser verstehbar zu machen, und suchen nach Hinweisen für Erklärungs- und Verursachungsmodelle.
— Administrative epidemiologische Arbeiten sollen dagegen Grundlagen für die Planung des Gesundheitswesens liefern und eine Evaluation von psychiatrischen Diensten oder Maßnahmen ermöglichen.

Zur Erreichung der von MORRIS (1957) und EARLS (1980) genannten Ziele bedient sich die epidemiologische Forschung im wesentlichen zweier Häufigkeitsmaße:
— *Prävalenz* ist das Maß für die Anzahl der Erkrankungen zu einem bestimmten Zeitpunkt (auch wenn sich die Erfragung in der Regel auf einen bestimmten Zeitraum, z. B. das letzte halbe Jahr, bezieht, um Fluktuationen in der Symptomatik zu berücksichtigen).
— *Inzidenz* ist das Maß für die Anzahl der auftretenden Erkrankungen innerhalb eines bestimmten Zeitraumes (meist eines Jahres).

Die Definitionen lassen erkennen, daß die Maße miteinander korreliert sind, sich jedoch durch den Zeitaspekt unterscheiden (STEIN u. SUSSER 1981). Ihre Übereinstimmung ist von der Erkrankungsdauer abhängig. Chronische Erkrankungen mit niedriger Inzidenz führen zu hoher Prävalenz, bei kurzzeitigen Erkrankungen ähneln Inzidenz und Prävalenz einander stärker.

Zur Ermittlung der Verteilung psychiatrischer Auffälligkeiten wurden bislang meist nur Prävalenzdaten erhoben; weil Inzidenzangaben in der Regel Mehrfachuntersuchungen erforderlich machen, will man nicht die Gefahr der Datenverfälschung durch Erinnerungsfehler in Kauf nehmen. Epidemiologische Forschung gehört fast stets zur Kategorie der Feldforschung (vgl. PATRY 1982), da sich experimentelle Designs schon aus ethischen Gründen verbieten. Bei der Feldforschung ist es weitaus wichtiger, methodische Probleme zu beachten, gerade weil keine experimentelle Kontrolle der Bedingungsvariablen gegeben ist. Methodische Überlegungen bilden daher nicht nur für den epidemiologisch tätigen Forscher, sondern auch für den interessierten Leser das wichtigste Gütekriterium zur Beurteilung der Forschungsergebnisse.

Methodische Probleme

Stichprobenziehung

Epidemiologische Daten beziehen sich stets auf bestimmte Populationen, die genau definiert sein müssen. COOPER u. MORGAN (1977) empfehlen, sich bei der geographischen Eingrenzung der Population an Verwaltungsgrenzen zu halten, um statistische Angaben als Hintergrundinformationen verwenden zu können.

Wichtiger als die geographische ist besonders im Bereich der Kinder- und Jugendpsychiatrie die alters- und entwicklungsmäßige Eingrenzung. Breitbanduntersuchungen, die eine große Altersspanne in die Untersuchung einbeziehen, stoßen bei der Datenerhebung (vgl. S. 330) auf enorme Schwierigkeiten, da die meisten Meßinstrumente nur für bestimmte Altersgruppen normiert sind.

Aus finanziellen Gründen, vor allem da es sich gezeigt hat, daß Daten für epidemiologische Studien nur von gut ausgebildeten Spezialisten erhoben werden sollten, ist es selten möglich, die ausgewählte Population vollständig zu untersuchen. Die Ziehung von Stichproben ist also notwendig.

Einige Autoren versuchen sich dem zu entziehen, indem sie die Population relativ klein wählen. Vermutlich ist dies neben der geringen Mobilität einer der Gründe, warum die Bewohner kleinerer Inseln so oft untersucht wurden (vgl. RUTTER u. Mitarb. 1977; KASTRUP 1977; HAGNELL 1966).

Von Stichproben fordert man, daß sie repräsentativ für die Gesamtpopulation sind. Dabei treten immer noch Verständnisfehler auf; so schließt THALMANN (1974) aus seiner Studie über das Auftreten psychischer Störungen bei 7- bis 10jährigen Jungen drei Kinder aus, die in einem Heim für geistig Behinderte leben, mit der Begründung, daß „sie nicht repräsentativ für den Reutlinger Durchschnittsjungen sind" (S. 45).

Prinzipiell bieten sich zwei Verfahren zur Ziehung einer repräsentativen Stichprobe an (vgl. KERLINGER 1975), die Zufallsstichprobe und die Quotenstichprobe. Die Anwendung dieser Verfahren setzt voraus, daß man ein vollständiges Verzeichnis der Population z. B. in Form eines Geburtsregisters vorliegen hat.

In der Praxis werden jedoch häufig andere Stichprobenziehungsverfahren angewendet. Um die Probanden der Stichprobe leichter erreichen zu können, bedienen sich viele Autoren einer Klumpenauswahl, d. h., größere Einheiten, wie z. B. ganze Schulklassen oder bestimmte Straßenzüge, werden in die Untersuchung einbezogen. Eine für die Allgemeinbevölkerung repräsentative Stichprobe ist so nicht zu gewinnen, da zum Beispiel kranke oder geistig behinderte Kinder oft keine Schule besuchen. Meist hilft man sich, indem man die Aussagefähigkeit der Studie auf Schulkinder einschränkt. Auch scheint sich der Fehler, den man macht, zahlenmäßig (zumindest bei der Analyse nicht allzu seltener Erkrankungen) nicht so sehr auszuwirken; jedenfalls legt das ein Vergleich der Studien mit repräsentativen und nur teilrepräsentativen Stichproben nahe.

Wesentlich schwerwiegender ist wohl der Fehler dann, wenn man die Stichprobe anhand von Telefonverzeichnissen oder, wie in Großbritannien öfter üblich, anhand von Patientenlisten einzelner Ärzte zieht. Allerdings liegen keine Erfahrungswerte vor, anhand derer die Größe des Fehlers abschätzbar wäre.

Häufig wird versucht, die Repräsentativität einer Stichprobe über den Vergleich ihrer soziodemographischen Merkmale mit denen der Grundgesamtheit zu überprüfen. Dies ist zwar ein gutgemeintes Unterfangen, jedoch muß angezweifelt werden, ob diese Überprüfung anhand relevanter Merkmale erfolgt.

Für das Studium bestimmter seltener Erkrankungen oder Krankheitsbedingungen kann es durchaus sinnvoll sein, Stichproben zu untersuchen, die nicht für die Allgemeinbevölkerung repräsentativ sind, und statt dessen eine mit Fällen angereicherte Stichprobe zu ziehen, um eine genügende Anzahl kranker Kinder zu finden. Generell kommen drei *Anreicherungsverfahren* in Betracht:

1. *Untersuchung einer Risikopopulation*
   Als Beispiel hierfür läßt sich die epidemiologische Studie zur Häufigkeit von Anorexia nervosa von GARNER u. GARFINKEL (1980) anführen, die unter Ballettschülerinnen 7% anorektische Mädchen fanden (ungefähr 7mal soviel, wie per Zufall zu erwarten gewesen wäre).

2. *Anreicherung einer Stichprobe mittels Screening*
   Die Arbeitsgruppe um SCHMIDT (vgl. GEISEL u. Mitarb. 1982) verwendete einen Lehrerfragebogen, mit dem eine Anreicherung der Stichprobe mit psychiatrisch Auffälligen erzielt werden konnte. Ein solches Screeningverfahren sollte möglichst sensitiv sein, es muß jedoch nicht unbedingt spezifisch sein (man nimmt also eher falsch positive Screeningresultate in Kauf, um falsch negative zu vermeiden).

3. *Anreicherung durch Schlüsselinformanten*
   Ein Beispiel für dieses Vorgehen stellt die Arbeit von GILBERG (1984) zur Häufigkeit des frühkindlichen Autismus dar. Da man für den frühkindlichen Autismus nur niedrige Prävalenzraten erwarten kann und die Stichprobe entsprechend groß sein muß (s. u.), muß man ein Anreicherungsverfahren für eine untersuchbare Teilstichprobe wählen. Der Autor bat deshalb Lehrer, Ärzte, Kliniken und verschiedene Sondereinrichtungen, die ihnen bekannten Fälle von autistischem Verhalten, kindlichen Psychosen und frühkindlichem Autismus etc. mitzuteilen. Die von diesen Schlüsselinformanten angegebenen Kinder wurden dann vom Autor bezüglich des Merkmals persönlich untersucht, während von den nicht untersuchten Kindern angenommen wird, daß sie nicht an Autismus leiden.

Stichproben, die mit Hilfe des ersten oder zweiten Verfahrens angereichert wurden, sind als Quelle für Prävalenzangaben aufgrund ihrer mangelnden Generalisierbarkeit unbrauchbar, wohingegen sie für das Studium der Determinanten psychischer Störungen von besonderer Bedeutung sind. Will

Tabelle 5.11 Berechnungsbeispiel für die Stichprobengröße

	Original-studie	Gegen-beispiel
Prävalenz	10%	10%
Stichprobengröße	24997	3460
Standardfehler	0,19	0,51
Konfidenzintervall	9,63–10,3%	9,0–11,0%
Irrtumswahrscheinlichkeit	5% (= 1,96)	5% (= 1,96)

man trotzdem Prävalenzangaben erzielen, bieten sich mehrstufige Stichprobenverfahren an. Dabei wählt man einen Teil der Stichprobe per Zufall aus (dies ist die repräsentative Teilstichprobe, die die Grundlage für Prävalenzaussagen bildet), den anderen Teil der Stichprobe versucht man, durch eines der oben aufgeführten Verfahren anzureichern (vgl. POUSTKA u. Mitarb. 1977).

Ein weiterer wichtiger Kennwert einer Stichprobe ist ihre Größe. Die benötigte *Stichprobengröße* läßt sich in Abhängigkeit von der Größe des Vertrauensintervalls, das man in Kauf zu nehmen bereit ist, nach folgender Formel berechnen:

$$SE = \frac{P(100-P)}{N}; K = P \pm Z \cdot SE$$

P = Prävalenz K = Konfidenzintervall
N = Stichprobengröße Z = Irrtumswahrscheinlichkeit
SE = Standardfehler

Neben der Minimalgröße lassen sich mit dieser Formel auch Obergrenzen für den Stichprobenumfang berechnen. So muß die Untersuchung von STONE (1981) weitgehend als Geldverschwendung bezeichnet werden. Der Autor untersuchte die Häufigkeit von Verhaltensproblemen bei 24 977 Grundschulkindern. Für die von ihm ermittelte Prävalenzrate (vgl. Tab. 5.11) ergibt sich ein Konfidenzintervall für die 5%-Irrtumswahrscheinlichkeit von 9,63 bis 10,3%. Hätte der Autor ein Vertrauensintervall von 9 bis 11% in Kauf genommen, hätte er nur 3460 Kinder untersuchen müssen.

EARLS (1980) empfiehlt, den Standardfehler nicht wesentlich größer als zwei zu wählen. Damit ergibt sich ein Vertrauensintervall von etwa 10%, d.h., mit einer Wahrscheinlichkeit von 5% liegt der ermittelte Prävalenzwert tatsächlich in einem Intervall von etwa plus/minus 5%-Punkten. Es wäre in jedem Fall zu begrüßen, wenn in künftigen Arbeiten nicht nur die mittlere Prävalenz, sondern auch das Vertrauensintervall angegeben würde.

Die Größe des Vertrauensintervalls ist jedoch nicht das einzige Argument für einen nicht zu kleinen Stichprobenumfang. Um den Einfluß von Bedingungsvariablen zu ermitteln oder ihren Einfluß auf die Ergebnisse zu kontrollieren, ist es notwendig, die Stichprobe in mehrere Gruppen aufzuteilen.

Ein Beispiel für eine solche Gruppierung ist die nach Geschlechtern getrennte Betrachtung (vgl. S. 330). Die meisten statistischen Auswertungsverfahren setzen gewisse Mindestgrößen dieser Subgruppen voraus, um sinnvoll interpretierbare Ergebnisse liefern zu können.

Auch die Abspaltung einer Definitionsstichprobe – die insbesondere bei den Studien nötig ist, die nicht umhin können, eine empirische Falldefinition erst zu erarbeiten – muß bei der Planung des Stichprobenumfangs einer Studie berücksichtigt werden. Diese Definitionsstichprobe darf später nicht mehr zur eigentlichen Stichprobe gerechnet werden, um Tautologien auszuschließen.

Verweigerungsproblem

Stichproben werden in der Regel durch praktisch-technische Probleme eingeengt. Beispiele dafür sind fehlende Sprachkenntnisse bei ausländischen Kindern oder schwere körperliche Behinderungen, die die Teilnahme an bestimmten Tests nicht erlauben. Eine weitere Einengung ergibt sich durch die Fluktuation in der Population infolge horizontaler und vertikaler Mobilität.

Neben diesen eher unsystematischen Faktoren wird die Stichprobengröße auch durch die Anzahl derer reduziert, die die Einwilligung in die Untersuchung verweigern oder sich ihr entziehen. Die Verweigerraten hängen vom sozialen Setting ab, in dem die Untersuchung stattfindet. MINDE u. MINDE (1977) untersuchten ihre Probanden bei der Anmeldung zum Kindergarten und hatten keine Verweigerer. Bei der brieflichen Aufforderung zur Teilnahme ist mit Verweigererraten von 10–30% zu rechnen, während bei Fragebogenversand per Post meist nur mit Rücklaufquoten von 30% zu rechnen ist, also 70% verweigern. Eine wesentliche Rolle spielt auch die Vertrautheit des Untersuchers mit seiner Stichprobe. Im Zuge der Sensibilisierung der Bevölkerung im Zusammenhang mit der Diskussion um den Schutz persönlicher Daten ist mit einem weiteren Ansteigen der Verweigereranteile zu rechnen.

Die Bedeutung hoher Verweigererraten für die Gültigkeit der Ergebnisse epidemiologischer Studien wird in der Literatur kontrovers diskutiert. Einerseits wird postuliert, daß sich die Gruppe der Verweigerer in ihrer Schulleistung (SHEPHERD u. Mitarb. 1973) und in der Rate psychischer Auffälligkeiten (COX u. Mitarb. 1977) von den Teilnehmern unterscheidet. Dabei gibt es Hinweise, daß vor allem die Personen oder Familien auffällig sind, die die Untersuchung nicht generell ablehnen, sondern nie Zeit für sie haben. Andererseits hatten nach ALLEHOFF u. Mitarb. (1983a) die Kinder verweigernder Eltern zwar eine niedrigere Testintelligenz und mehr Schulschwierigkeiten als die der teilnehmenden, wiesen jedoch keine höhere Belastung mit psychiatrischen Symptomen auf. Diese im Gegensatz zu COX u. Mitarb. (1977) stehenden Ergebnisse erklären die Autoren durch ihre aufgrund des mehrstufigen Vorgehens höhere Verweigererquote, zu der neben echter Verweigerungsabsicht vielfältige andere Motive (mangelndes Interesse, zu große Entfernung, geringe Information) beigetragen haben.

Diese Ergebnisse wurden bisher jeweils durch gesonderte Studien, die die Bedeutung der Kooperationsverweigerung aufklären sollten, ermittelt. Nur wenig untersucht wurde bislang die Bedeutung der Frage, wer verweigert. Insbesondere bei mehrstufigen Vorgehensweisen könnte geprüft werden, durch welche Merkmale verweigernde Kinder und durch welche verweigernde Eltern beschrieben werden können. Nach den neuen Gesetzen über den Schutz persönlicher Daten sind solche Verweigerungsstudien nur noch sehr beschränkt zulässig.

Probleme der Falldefinition

Mit der Ausweitung des Gegenstandsbereichs der Epidemiologie über die leichter erkennbaren Infektionskrankheiten hinaus wird die Diagnose zum wichtigsten Forschungsproblem, also die Frage, mit welchen Regeln man festlegt, wer krank bzw. auffällig und wer gesund bzw. unauffällig ist. Dies bezeichnet man als Falldefinition. Die Anwendung dieser Regeln führt zur Fallidentifikation.
Eine Falldefinition muß drei testtheoretischen Anforderungen Genüge tun:
- *Objektivität*
  bezieht sich auf die Nachvollziehbarkeit der Fallidentifikation.
- *Reliabilität*
  bezieht sich auf die Genauigkeit der Messung.
- *Validität*
  bezieht sich auf die inhaltliche Gültigkeit der Messung.

Dies sind hohe Anforderungen eingedenk der Schwierigkeit, überhaupt zu definieren, was psychische Gesundheit und psychische Krankheit ist. Abweichungen von der optimalen Funktion des Organismus bereiten der somatischen Medizin ähnliche Schwierigkeiten. Schwellenwerte lassen sich jedoch in der somatischen Medizin leichter festlegen als in der psychologischen Medizin. In der Charta der Weltgesundheitsorganisation wird psychische Gesundheit als ein „Zustand vollkommenen körperlichen, psychischen und sozialen Wohlbefindens, nicht definiert durch die Abwesenheit von Krankheit oder Behinderung" beschrieben (zit. nach DEUTSCHER BUNDESTAG 1975). Die Formulierung macht klar, daß dies nur eine Idealvorstellung sein kann, die nicht zur Unterscheidung zwischen psychiatrischen Auffälligkeiten und zur normalen psychischen Entwicklung gehörenden Problemen und Konflikten herangezogen werden kann. Deshalb ziehen sich viele Untersucher auf einen statistischen Normbegriff zurück. Welche Probleme dies nach sich ziehen kann, zeigt die Arbeit von SHEPHERD u. Mitarb. (1973): Für die Bestimmung eines Belastungsscores wurde ein Verhalten dann als Symptom gewertet, wenn es eine Auftretenswahrscheinlichkeit von < 10% besaß; das traf beispielsweise auch für das Merkmal „gehorcht immer" zu.

Zumindest die Definition für psychische Krankheit hat sich durch die Einführung geeigneter Klassifikationsschemata (vgl. S. 324), die auch internationale Vergleiche ermöglichen, entscheidend verbessert. Dennoch ist in der Forschung die Einführung zusätzlicher pragmatischer Schwellenwerte (z. B. Einnässen mindestens dreimal pro Woche, bei Anorexie mindestens 25% Gewichtsverlust) unumgänglich. Für einige Störungsbilder kann man dazu auf die von SPITZER u. Mitarb. (1982) definierten „Research Diagnostic Criteria" (RDC) zurückgreifen.

Für die Bestimmung der psychiatrischen Auffälligkeit im Bereich der Kinder- und Jugendpsychiatrie gibt es im wesentlichen drei Falldefinitionsstrategien, die im folgenden jeweils anhand eines Beispiels kurz dargestellt und auf ihre Schwierigkeiten bezüglich der genannten testtheoretischen Kriterien hinterfragt werden sollen.

Falldefinition auf der Basis von Symptomlisten

RICHMAN u. Mitarb. (1982) fragten die Eltern von dreijährigen Kindern nach zwölf Verhaltensweisen, die dann auf einer dreistufigen Skala nach folgendem Schema verschlüsselt wurden:
0 = nicht zutreffend,
1 = fraglich oder etwas zutreffend,
2 = sicher oder voll zutreffend.
Dann wurde pro Kind ein Summenwert gebildet, der einen Minimalwert von 0 und einen Höchstwert von 24 erreichen kann. Ab einem Wert von zehn Punkten wurde ein Kind als psychiatrisch auffällig angesehen.

Unter der Voraussetzung, daß man nach Verhaltensweisen und weniger nach Verhaltensdispositionen fragt und die Fragen gut operationalisiert sind, kann diese Art der Falldefinition als befriedigend reliabel bezeichnet werden. Da die Summenwertbildung sogar automatisiert ablaufen kann, ist auch die Fallidentifikation sehr objektiv.

Inhaltlich allerdings erscheint dieses Vorgehen auf den ersten Blick willkürlich und weit entfernt vom klinischen Vorgehen.

Dies liegt zum ersten an den Symptomen, die in einigen Studien erfragt und für die Falldefinition verwendet werden (vgl. Tab. 5.12).

Angesichts der Bandbreite erfragter Verhaltensweisen, -dispositionen und -mängel schlägt LEIGHTON (1979) vor, statt von „Symptomen" lieber von „Behaviors of Psychiatric Interest" (psychiatrisch interessanten Verhaltensweisen) zu sprechen.

Tabelle 5.12 Beispiele aus Symptomlisten

Ißt wenig

Kann sich schlecht konzentrieren

Ist oft ungehorsam

Macht nachts ins Bett

Kaut an den Fingernägeln

Lutscht am Daumen

Lügt oft

Hat im letzten halben Jahr gestohlen

Ist häufig aggressiv

Zum zweiten erscheint die Falldefinition auf der Basis von Symptombelastungsscores arbiträr, weil ihr ein Modell zugrunde liegt, das die Schwere der psychischen Erkrankung mit der Anzahl der Symptome gleichsetzt. Validierungsversuche dieser Falldefinitionsstrategie haben allerdings recht gute Übereinstimmungen zu anderen Falldefinitionsstrategien erbracht (vgl. S. 326).

Das dritte Problem ist die Setzung des kritischen Cut-off-Wertes, ab dem jemand für psychiatrisch auffällig gehalten wird. Häufigkeitsanalysen solcher Symptombelastungsscores zeigen nur selten einen „hump" am rechten Verteilungsende, der einen „natürlichen" Grenzwert nahelegen würde. Verschiedene Autoren (wie z. B. VERHULST 1985; PLACE u. Mitarb. 1985) haben daher einen Cut-off-Wert in einer Vorstudie erst erarbeitet. VERHULST (1985) verglich in einer Vorstudie die Symptombelastungsscores einer Inanspruchnahmestichprobe mit denen einer Zufallsstichprobe und wählte dann den Cut-off-Wert, der die beste Trennung zwischen den beiden Gruppen ermöglichte. Eine solche Bestimmung des Cut-off-Wertes über Spezifität und Sensitivität setzt ein zweites Validierungskriterium voraus. Ob die Inanspruchnahme psychiatrischer Dienste (wie bei VERHULST 1985) ein geeignetes Validierungskriterium darstellt, muß bezweifelt werden.

Generell kann man sagen, daß Studien, die die Falldefinition auf der Basis von Symptombelastungsscores vornehmen, zu höheren Prävalenzraten führen.

Falldefinition auf der Basis von Diagnosen

Bei diesem Vorgehen werden Informationen über die Symptome eines Kindes einem erfahrenen Kliniker vorgelegt, der dann anhand dieser Unterlagen eine klinische Diagnose vergibt (vgl. z. B. SCHMIDT u. Mitarb. 1982; weitere Beispiele für diese Vorgehensweise finden sich in Tab. 5.13, S. 329). Dies erfordert nicht nur eine Zuordnung der Probanden zu den Kategorien „behandlungsbedürftig krank" und „nicht behandlungsbedürftig", sondern auch die Zuordnung zu bestimmten diagnostischen Kategorien. Grundlage für eine solche Zuordnung ist die Verfügbarkeit geeigneter Klassifikationssysteme, die eine Einordnung anhand phänomenologischer Beschreibungen ermöglichen, ohne daß man auf theoretische Konstrukte über Ursachen zurückgreifen muß. Im deutschen Sprachraum ist dafür das an die ICD 9 angelehnte Multiaxiale Klassifikationsschema nach RUTTER, SHAFFER und STURGE (REMSCHMIDT u. SCHMIDT 1977) verbreitet. Daneben wird das Diagnostic and Statistical Manual of Mental Disorders (DSM-III) (AMERICAN PSYCHIATRIC ASSOCIATION 1980) benutzt.

Die Reliabilität (sowohl Interrater- als auch Retestreliabilität) einer solchen Diagnosevergabe ist eher niedrig, wie verschiedene Studien zeigen konnten (vgl. REMSCHMIDT u. Mitarb. 1983), sie kann jedoch durch zwei Maßnahmen verbessert werden. Zum einen ist sie um so besser, je mehr auf hierarchisch höhere Krankheitseinheiten (z. B. neurotische Störung) im Vergleich zu hierarchisch niedrigeren Einheiten (z. B. neurotische Störung mit vorherrschender Angstsymptomatik) zurückgegriffen wird. Zum anderen kann die Reliabilität der Diagnose durch Schulung der Beurteiler oder die Einführung eines Glossars verbessert werden. Dabei hat sich gezeigt, daß Anfänger von der Einführung eines Glossars mehr profitieren als Ärzte mit langjähriger klinischer Erfahrung.

Die Validität der Falldefinition auf der Basis von Diagnosen ist nur schwer einschätzbar, da Außenkriterien fehlen. Allerdings kann diese Falldefinitionsstrategie zumindest „face validity" für sich in Anspruch nehmen, da sie dem klinischen Alltag nachempfunden ist. Ansonsten kann man nur auf Konstrukte der „concurrent validity" (Übereinstimmungsvalidität) zurückgreifen, die in diesem Falle mit der Interraterreliabilität verschwimmt. Die Übereinstimmung zwischen verschiedenen Experten ist jedoch von der einzelnen Diagnose abhängig. Bei einigen Störungsbildern lassen sich gut objektivierbare Diagnosekriterien definieren, bei anderen gelingt dies weniger gut.

Ähnlich schwierig wie die Frage der Validität ist auch die Frage der Objektivität, da Untersuchungen zum Indikationsstereotyp gezeigt haben, daß die Informationen, die in das klinische Urteil eingehen, von Patient zu Patient unterschiedlich gewertet und gewichtet werden.

Falldefinition auf der Basis von empirisch gefundenen Krankheitskategorien

Während die Klassifikationsschemata von theoretischen Vorstellungen über die Natur einer Störung beeinflußt sind, auch wenn sie sich um relative Theoriefreiheit bemühen, ist dies bei empirisch gefundenen Krankheitskategorien nicht der Fall. Bei dieser Falldefinitionsstrategie werden die Angaben zur Symptomatik der Kinder mit dem mathematischen Verfahren der Faktorenanalyse (oder auch der Clusteranalyse) dimensioniert. Jede Versuchsperson ist dabei als ein Punkt mit genau festgelegten Koordinaten in einem n-faktoriellen Raum darstellbar. Als Falldefinitionskriterium wird dann in der Regel ein Faktorwert von mehr als zwei Standardabweichungen gewählt. Durch diese Wahl des Cut-off von zwei Standardabweichungen und die Anzahl der zu extrahierenden Faktoren ist ebenfalls eine Obergrenze für die Rate psychiatrischer Auffälligkeiten festgelegt. Als Hauptvertreter für diese Falldefinitionsstrategie ist ACHENBACH (1980) zu nennen, der als Vorteile für dieses Vorgehen die bessere Objektivität und Reliabilität ins Feld führt. Nach einer Übersicht von ACHENBACH u. EDELBROCK (1978) führen diese Arbeiten meist zu einer dreifaktoriellen Lösung, wobei die drei Faktoren übereinstimmend etwa folgendermaßen bezeichnet werden können:

1. Faktor: emotionale Störungen (scheu, gehemmt, zurückgezogen).
2. Faktor: expansive Störungen (ausagierend, aggressiv).
3. Faktor: hyperkinetische Störungen oder Unreife (schlechte Konzentration).

Auch hier ist die Einschätzung der Validität wieder die Hauptschwierigkeit. RUTTER (1982) kritisiert an diesem Vorgehen, daß nur die allen Symptomen gemeinsame Varianz in die Analyse eingeht. Er hält es jedoch für wahrscheinlich, daß diese gemeinsame Varianz besonders stark durch Antworttendenzen beeinflußt ist. Dies ist sicherlich ein extremer Standpunkt, doch muß darauf hingewiesen werden, daß die Ergebnisse faktorenanalytischer Arbeiten nur dann gültig sind, wenn die theoretischen Modellannahmen der Faktorenanalyse (vor allem das lineare Modell) zutreffend sind.

Weitere Ansätze und Vorschläge

Jede der dargestellten Falldefinitionsstrategien weist Vor- und Nachteile auf, und keine kann als eindeutig überlegen dargestellt werden. Verschiedene Autoren (vgl. POUSTKA 1984; KASTRUP 1977; RICHMAN u. Mitarb. 1982) haben daher mehrere Falldefinitionsstrategien parallel zueinander zur gegenseitigen Validierung angewendet. Ein solcher Ansatz ist zwar aus theoretischen Überlegungen heraus wünschenswert, da auf diesem Weg weitere Informationen über Stärken, Schwächen und Besonderheiten einzelner Falldefinitionsstrategien erzielt werden können, praktisch kommt man jedoch in neue Schwierigkeiten, da man die Informationen zur psychiatrischen Auffälligkeit nun erneut gewichten muß. Wählt man ein konservatives Verfahren und identifiziert nur die Fälle, die beiden Falldefinitionsregeln entsprechen, steigt die Gefahr für die Unterschätzung der wahren Prävalenzzahlen, bei umgekehrtem Vorgehen erhält man zu hohe Prävalenzschätzungen.

Ein möglicher Ausweg aus diesem Dilemma wäre die Einführung eines Schweregradindex, aus dem möglichst der therapeutische Aufwand ableitbar sein sollte. Damit wäre endlich auch die Dichotomie gesund vs. krank überwunden und Forschung in bestimmten homogenen Schweregradgruppen, z. B. im subklinischen Bereich, durchführbar. Diese Art der Falldefinition, die übrigens auch für die statistische Auswertung Vorteile böte, wäre insbesondere für die administrative Forschung von Bedeutung, da sich so Angaben über die Relation ambulanter zu stationärer Behandlung gewinnen ließen (vgl. HÄFNER 1978). Leider sind solche Schweregraddefinitionen erst im Experimentierstadium (vgl. STEINHAUSEN 1984). Ihre Anwendung in Feldstudien wird durch die notwendige Berücksichtigung chronischer Krankheitsbilder zusätzlich erschwert.

Informationsquelle

Die Ergebnisse epidemiologischer Studien hängen im kinder- und jugendpsychiatrischen Bereich wesentlich von den Informanten ab, die man befragt. Im Gegensatz zum erwachsenenpsychiatrischen Bereich werden die Informationen zur psychischen Erkrankung nämlich nur selten von den Betroffenen selbst erhoben. In älteren Arbeiten bat man vorwiegend Lehrer oder Erzieherinnen um Verhaltenseinschätzungen, später trat die Befragung der Eltern in den Vordergrund; heute sind mehrstufige Vorgehensweisen üblich, die allerdings erhöhte Verweigererraten nach sich ziehen (vgl. S. 322). Die Befragung des betroffenen Kindes selbst bringt schon im Schulalter zusätzliche Aspekte, aber erst mit Beginn der Adoleszenz mehr Informationen als das Elterninterview alleine (vgl. RUTTER u. GRAHAM 1968; SCHWARZBACH 1978; BERG u. FIELDING 1979).
In Abhängigkeit von der Informationsquelle werden zwar nicht unterschiedlich viele Kinder als auffällig identifiziert, sie unterscheiden sich aber in der Art der Störung. GRAHAM u. RUTTER (1973) konnten zeigen, daß der Überschneidungsbereich zwischen Lehrer- und Elternangaben nur etwa 7% beträgt. MINDE u. MINDE (1977) fanden eine Korrelation von 0,16, die einem Überschneidungsbereich von nur 2,5% entspricht; dagegen fällt der Überschneidungsbereich bei SHEPHERD u. Mitarb. (1973) mit 25% eher hoch aus (vgl. ebenso MC GEE u. Mitarb. 1984a). Während die Eltern am ehesten Leistungsstörungen angaben, klagten Lehrer und Erzieher weitaus häufiger über expansive Störungen, die die Arbeitsbedingungen beeinträchtigen, vor allem bei Kindern aus der sozialen Unterschicht (vgl. STEINHAUSEN u. Mitarb. 1983). Jugendliche und schon Kinder sind selbst die beste Informationsquelle zum Vorliegen emotionaler Störungen (COLEMAN u. Mitarb. 1977; MINDE u. MINDE 1977; SCHMIDT u. Mitarb. 1982). Väter

scheinen als Informanten eher ungeeignet zu sein. In der Studie von BEHAR u. SPRINGFIELD (1974) zeigten Väter nicht nur geringe Übereinstimmung mit den Müttern, sondern auch mit den Beobachtern.

Divergierende Beurteilungen durch verschiedene Informanten sind jedoch nicht nur auf Beurteilungsfehler zurückzuführen, sondern können auch unterschiedliche situationsspezifische Verhaltensweisen des Kindes widerspiegeln. Vor allem Unterschiede zwischen Beurteilungen durch Lehrer und durch Eltern sind zu einem nicht geringen Teil durch die unterschiedlichen Anforderungen in schulischer und häuslicher Situation und die Reaktionen des Kindes auf diese erklärbar.

Erhebungsinstrumente

Die Erhebungsinstrumente epidemiologischer Arbeiten sollen nach ihrem Gegenstand in zwei Gruppen dargestellt werden.

Erhebungsinstrumente zur Definition der psychiatrischen Auffälligkeit

Neben der Frage, wen man befragt, spielt das Befragungsinstrument eine Rolle für die Ergebnisse. Zwar ist die Wahl der Falldefinitionsstrategie prinzipiell nicht vom Erhebungsinstrument abhängig, doch haben sich gewisse Vorlieben und Automatismen herauskristallisiert. Generell kommen drei Befragungsverfahren in Betracht:
– Direkte Verhaltensbeobachtungen,
– Fragebogenverfahren,
– Interviews.

Direkte Verhaltensbeobachtungen wurden in epidemiologischen Studien bislang nur selten verwendet. Probleme ergeben sich aus der Schaffung einer standardisierten Beobachtungssituation, der Segmentierung des Ereignisstroms und der Protokollierung, die zu niedrigen Interraterreliabilitäten führen.

Fragebögen sind zwar ökonomisch, doch ist es schwierig, sie so eindeutig zu formulieren, daß Rückfragen unnötig sind. Auch muß man mit vielen teilweise oder gar nicht ausgefüllten Einzelfragen rechnen, die die Interpretation der Ergebnisse zusätzlich erschweren. Fragebögen scheinen mit der Falldefinitionsstrategie der Symptombelastungsscores und der faktoranalytischen Vorgehensweise liiert.

Das Mittel der Wahl für diagnosebezogene Falldefinitionen ist meist das Interview, das möglichst hoch strukturiert sein sollte.

Die Effizienz solcher Interviews wurde anhand von klinischen Untersuchungen überprüft. RICHMAN (1977) fand in einer Stichprobe von 200 Kindern bei 100 Auffälligen nur sechs durch das Interview fälschlich als auffällig Bezeichnete und 10 Kinder, deren Auffälligkeiten übersehen worden waren; bei der letztgenannten Gruppe handelte es sich durchweg um leichte Verhaltensprobleme.

Zu einer ähnlichen Effizienzschätzung führte die klinische Kreuzvalidierung eines Interviews durch KASTRUP (1977): Ihr Interview beschrieb im Mittel 9,5% Auffällige. Die klinische Untersuchung ergab die gleiche Rate, allerdings weitere 15% mit emotionalen Problemen oder Verhaltensauffälligkeiten, also auch eine gewisse Wahrscheinlichkeit für das Übersehen leichterer Störungen.

MINDE u. MINDE (1977) verglichen die Ergebnisse von Interviews mit denen von Fragebögen. Bei einer Korrelation von 0,57 tendierten die Mütter dazu, im Fragebogen mehr Symptome als im Interview anzugeben, insbesondere bezüglich Eßverhalten, Konzentration, Selbständigkeit und Emotionen. Im Interview dagegen wurden mehr Ängste und Beziehungsstörungen problematisiert, ein Effekt der unterschiedlichen Operationalisierung in Fragebogen und Interview. Der Informationswert der Fragebögen stieg, wenn sie nach dem Interview ausgefüllt wurden.

RICHMAN (1977) berichtet eine stärkere Überschätzung von Verhaltensauffälligkeiten durch Mütter in Fragebögen. PLACE u. Mitarb. (1985) konnten zeigen, daß 70% derer, die in einem Fragebogenscreening als auffällig angesehen wurden, auch nach einem psychiatrischen Interview als auffällig bezeichnet wurden. Diese und ähnliche Ergebnisse sprechen für die Brauchbarkeit von Fragebögen als Screeninginstrumente, wenn über die im Screening Auffälligen durch Interviews genauere Informationen eingeholt werden können (vgl. SCHMIDT u. Mitarb. 1984).

Leider ist es im kinderpsychiatrischen Bereich üblich, die Meßinstrumente „hauszuschneidern", übrigens ganz im Gegensatz zu der Forschungspraxis in der Erwachsenenpsychiatrie, wo bestimmte Standardinterviewverfahren angeboten werden (vgl. WING 1970; GOLDBERG u. Mitarb. 1970), für die es zum Teil bereits automatisierte Auswerteverfahren gibt. Unter diesem „Hang zur Individualität" leidet nicht nur die Vergleichbarkeit epidemiologischer Forschungsergebnisse, auch Informationen über mögliche Fehlerquellen (z.B. das Übersehen leichterer Störungen) müssen stets neu erarbeitet werden. In diesem Zusammenhang sei auch vor dem unkritischen Übersetzen englischer Forschungsinstrumente gewarnt (vgl. TURNER u. MO 1984); auch Übersetzungen müssen erst standardisiert werden. Entsprechende deutsche Forschungsverfahren finden sich im Kapitel 7, Beitrag „Kinderpsychiatrische Untersuchungen" (in diesem Band, S. 468 ff).

Erhebungsinstrumente zur Erfassung von Bedingungsvariablen

Neben Fragen zur psychiatrischen Symptomatik wird man, wenn man nicht nur „Köpfe zählen" will, sondern auch an Ergebnissen über Determinanten psychischer Störungen interessiert ist, eine Vielzahl weiterer Daten erheben müssen. Um eine vollständige Diagnostik zu erhalten, sollten auch Informationen zu den Achsen 2–5 des MAS erhoben werden.

Relativ einfach ist dies für die Achse drei (Intelligenzniveau), da man hier auf eine große Auswahl standardisierter psychologischer Testverfahren zurückgreifen kann, die meist auch als Gruppentests durchgeführt werden können. Bei repräsentativen Kohortenstichproben kann man einen kleinen Teil der Kinder nicht mit diesen Standardverfahren untersuchen (z. B. geistig oder körperlich behinderte Kinder); hier muß man eventuell unter Rückgriff auf spezielle andere Verfahren die entsprechenden Werte zu schätzen versuchen. Bei Breitbanduntersuchungen, die einen größeren Altersbereich in die Untersuchung einbeziehen, kommt die Schwierigkeit hinzu, daß die meisten Tests nur für einen bestimmten Altersbereich normiert sind.

Angaben über Teilleistungsschwächen können nur erhoben werden, wenn gleichzeitig auch Intelligenztests vorliegen, da Teilleistungsschwächen über eine Differenz von zwei Standardabweichungen zur Intelligenztestleistung (meist auf dem Reasoning-Faktor) definiert sind. Für die Teilleistungsbereiche Rechtschreibung und Sprachbeherrschung gibt es standardisierte Testverfahren.

Angaben über die vierte Achse (körperliche Symptomatik) werden in den meisten epidemiologischen Studien gar nicht oder nur für einen Teilbereich (meist die zerebrale Dysfunktion, vgl. SCHMIDT u. Mitarb. 1982) erhoben, da in jedem Fall eine Einzeluntersuchung durch einen Arzt erforderlich ist. Eine gute Alternative ist es, wenn man (eventuell auch zusätzlich) Daten über den Gesundheitszustand der Kinder von den regionalen Haus- oder Kinderärzten erhalten kann (vgl. z. B. ARTNER u. Mitarb. 1984).

Die weitaus gewichtigste Rolle spielt jedoch die Erfassung der familiären und sozialen Umstände, in denen das Kind lebt. Diese im MAS unter Achse fünf gefaßten Lebensbereiche des Kindes sind offenbar nur schwer reliabel erfaßbar, wie die Arbeit von Frau GOOR-LAMBO (1984) zeigt. Auch hier erzielt man durch bessere Operationalisierungen Reliabilitätsverbesserungen. Bei den familiären und sozialen Umständen muß man zwischen drei verschiedenen Bereichen unterscheiden, der Erfassung von:

– adversiven Faktoren,
– protektiven Faktoren,
– Life-events.

Adversive Faktoren werden meist mittels Fragebogen analog zu den Vorschlägen in Achse fünf des MAS erhoben und zu Belastungsscores aufsummiert. Ein Beispiel für einen solchen Belastungsscore, der neben Schichtvariablen vor allem Fragen zur familiären Beziehungsstruktur beinhaltet, findet man auf S. 332.

Das Konzept der protektiven Faktoren ist inhaltlich noch nicht so scharf umrissen (vgl. S. 333). Meist werden darunter jedoch Charakteristika des Individuums verstanden, die eine psychiatrische Erkrankung verhindern oder weniger wahrscheinlich machen. Untersucht werden in diesem Zusammenhang die Auswirkungen von Temperamentseigenschaften, bestimmten Coping-Stilen und des Selbstkonzepts. Im kinder- und jugendpsychiatrischen Bereich wurde vor allem auf das Temperamentskonzept rekurriert (vgl. THOMAS u. CHESS 1982; BARON u. EARLS 1984); ungeachtet der Schwierigkeiten, Temperamentseigenschaften vor allem auf verschiedenen Altersstufen zu erfassen (vgl. RUTTER 1982). Auch zum Coping-Verhalten und zum Selbstkonzept liegen bislang nur wenige Fragebögen (meist für Erwachsene) vor, deren Übertragbarkeit von Laborsituationen auf reale Situationen (ökologische Validität) angezweifelt wird.

Im Bereich der Kinder- und Jugendpsychiatrie wurde bislang nur die Wirkung einzelner (leicht zu erfragender) Life-events, wie Tod eines Elternteils oder Scheidung der Eltern (vgl. RUTTER 1974; DOHRENWEND u. DE FIGUERIDO 1980), untersucht. Anspruchsvollere Life-event-Forschung, die nicht nur die Wirkung kindspezifisch gewichteter Life-events, die allerdings oft nur von den Eltern erfragt werden können, sondern auch ihre Verarbeitung in Abhängigkeit von dem zur Verfügung stehenden Netz sozialer Beziehungen untersucht, findet man bislang nicht; wohl auch aufgrund eines eklatanten Mangels an für Kinder und Jugendliche geeigneten Forschungsinstrumenten.

Besondere methodische Probleme bei längsschnittlichen Ansätzen

Für viele epidemiologische Fragestellungen sind einzig längsschnittliche Untersuchungsdesigns adäquat. Auf die Notwendigkeit, longitudinale Forschungsansätze zu verwenden, wenn man nicht nur Prävalenz-, sondern auch Inzidenzangaben erzielen will, wurde bereits hingewiesen (vgl. S. 320). Auch alle Fragestellungen, die sich mit der Prognose und Stabilität von psychischen Störungen auseinandersetzen, können nur längsschnittlich untersucht werden (vgl. S. 334).

Des weiteren hat RUTTER (1981) darauf hingewiesen, daß bei Feldforschung und daher auch bei epidemiologischer Forschung nur die Ergebnisse von Longitudinalstudien nach mehrfacher Replizierung im Sinne von Kausalketten interpretiert werden dürfen. Zwar werden bei Querschnittuntersuchungen auch Korrelationen ermittelt; diese können jedoch nur als Hinweis auf krankheitssimultane, nicht aber als krankheitsdisponierende oder -auslösende Faktoren angesehen werden. Als illustratives Beispiel führt RUTTER (1981) die frühere Auffassung an, Syphiliserkrankungen seien durch Streß in der Ehe verursacht, da man es signifikant häufiger bei unglücklich verheirateten Paaren fand.

Diesen besonderen Vorzügen von Longitudinalstudien stehen jedoch zahlreiche methodische Probleme gegenüber (vgl. ROBINS 1980). Längsschnittuntersuchungen sind bei Geldgebern schon deshalb wenig beliebt, weil sie sehr zeit- und geldaufwendig sind. Damit sie in einheitlicher Form durchgeführt werden können, muß bereits von der personellen Besetzung her eine große Konstanz gegeben sein. Deshalb wählt man meist kleine Stichproben, um den Aufwand in Grenzen zu halten. Gerade bei diesen kleinen Stichproben macht sich jedoch ein Abbröckeln der Stichprobe durch systematische und unsystematische Ausfälle (Verweigerer, Umzügler etc.) viel stärker bemerkbar. Auch liefern längsschnittliche Untersuchungsansätze kein kontinuierliches Entwicklungsbild, sondern eigentlich nur verschiedene Momentaufnahmen. Wie die Life-event-Forschung dokumentieren konnte, sind reliable Informationen nur über die Zeitspanne des jeweils letzten halben Jahres erfragbar. Käme man nun auf die Idee, die Kinder und Jugendlichen möglichst oft zu untersuchen (z.B. jedes halbe Jahr), so würde allein durch diese häufigen Untersuchungen ein eigener psychosozialer Faktor entstehen. Auch kann gezeigt werden, daß bei mehreren Messungen ein sogenannter Regressionseffekt auftritt, d.h., die Meßwerte streben einem mittleren Wert zu.

Ein weiteres Problem von Längsschnittuntersuchungen liegt bei den Erhebungsinstrumenten. Um die Prävalenzraten zu verschiedenen Zeitpunkten vergleichen zu können, ist es notwendig, die Erhebungsinstrumente und die Falldefinitionsstrategie gleich zu halten. Dagegen erfordert jedoch die kindliche Entwicklung eine Anpassung der Instrumente an die jeweilige Entwicklungsstufe. Während man z.B. beim Vorschulkind intensiv nach körperlichen Störungen fragen wird (z.B. Schlafstörungen, Eßstörungen, Enuresis), treten beim Schulkind emotionale und soziale Störungen in den Vordergrund.

Entwicklungspsychologen haben, um diese Forschungsprobleme in den Griff zu bekommen, verschiedene Designs entwickelt, die Quer- und Längsschnittuntersuchungen miteinander koppeln (vgl. NUNNALLY 1979). Diese Forschungsstrategien, die auch die Analyse von Kohorteneffekten ermöglichen, fanden bislang jedoch noch keinen Eingang in die epidemiologisch-kinderpsychiatrische Forschung.

Ergebnisse epidemiologischer Forschung zum Vorkommen kinderpsychiatrischer Auffälligkeiten

Tab. 5.13 stellt die Resultate von Studien zusammen, die die Prävalenz kinder- und jugendpsychiatrischer Störungen unter Verwendung der Diagnose als Kriterium der Falldefinition ermitteln. Aus den Angaben läßt sich bei unausgelesenen Populationen ein Median von 12% an Kindern mit kinder- und jugendpsychiatrischen Störungen ermitteln.

Tab. 5.14 stellt dem die Ergebnisse von Untersuchungen gegenüber, die Symptomhäufigkeiten als Falldefinitionskriterium benutzen. Aus Platzgründen werden hier nur die Ergebnisse deutscher Studien wiedergegeben. Aus ihnen ergibt sich ein Median von etwa 19%, also eine etwas höhere Rate. (Zur Frage der Alters- und Geschlechtsabhängigkeit der Gesamtprävalenzrate vgl. S. 330.)

Angaben zum Vorkommen einzelner psychiatrischer Syndrome und Symptome werden hier vernachlässigt, da sie jeweils an entsprechender Stelle aufgeführt sind.

Neben der Beschäftigung mit psychiatrischen Syndromen und Symptomen im engeren Sinn spielen in der Kinder- und Jugendpsychiatrie weitere Merkmale des Kindes im Sinne von Risikofaktoren eine Rolle, die sowohl eigenen Krankheitswert haben können als auch eine Krankheit auslösen oder verschlimmern können. Daneben besteht bei stigmatisierenden Bedingungen noch die Gefahr einer Sekundärneurotisierung (vgl. WEINSCHENK 1981; LEMPP 1978). Zu diesen Risikofaktoren werden, der Einteilung des Multiaxialen Klassifikationsschemas folgend (dort entsprechen sie den Achsen II–V), gezählt:
– Entwicklungsverzögerungen und Teilleistungsschwächen,
– Intelligenzausstattung,
– zusätzliche somatische Erkrankungen,
– soziale und familiäre Belastungen.

Determinanten psychiatrischer Störungen

Da in der psychiatrischen Forschung aus ethischen Gründen selten auf experimentelle Methoden zurückgegriffen werden kann, ist es außerordentlich schwierig, den Einfluß einzelner Determinanten abzuschätzen, zumal sie in natürlichen Situationen nur selten isoliert auftreten. Bevor jedoch auf die oben genannten Risikofaktoren eingegangen wird, sei kurz auf die Frage der Alters- und Geschlechtsabhängigkeit der Prävalenzraten eingegangen.

Tabelle 5.13 Psychiatrische Störungen, definiert durch die Diagnose

Autor und Erscheinungsjahr	Stichprobe (N)	Vorgehen	Alter (Jahre)	Prävalenzrate	Verweigereranteil
Jenkins u. Mitarb. 1980	Londoner Vorschulkinder (40 + 73 + 59)	klinische Untersuchung	2 3 4–5	5% 11% 7%	k.A.
Kastrup 1977	dän. Kinder aus d. Großstadt (119) und vom Land (56)	klinische Untersuchung	6	8% 11%	3%
Schmidt u. Mitarb. 1982	Mannheimer Kinder (216)	Elterninterview	8	16%	38%
Kastrup 1983	dänische Kinder (164)	klinische Untersuchung	9–10	9%	6%
Rutter u. Mitarb. 1975	Londoner Kinder (1689) Kinder der Isle of Wight (1279)	Lehrerfragebogen und Elterninterview	10–11	25% 12%	8%
Werner u. Smith 1979	Kinder aus Hawaii (594)	Elterninterview und klin. Untersuchung	10	14%	k.A.
Esser u. Schmidt 1985	Mannheimer Kinder (191)	Interview mit Eltern und Kindern	13	18%	k.A.
Lavik 1977	Jugendliche aus Oslo (382) und vom Land (101)	Interview mit den Jugendlichen	15–16	19% 8%	k.A.
Castell u. Mitarb. 1981	bayrische Landkinder (358)	Elterninterview, klin. Untersuchung	3–14	20%	5%
Langner u. Mitarb. 1974	Kinder aus Manhattan (1034)	Elterninterview	6–18	13,5%	15%

k.A. = keine Angaben
(N) = Stichprobengröße

Tabelle 5.14 Prävalenzraten in deutschen Studien mit Symptomhäufigkeiten als Falldefinitionskriterium

Autor und Jahr	Stichprobe (N)	Vorgehen	Alter (Jahre)	Prävalenzrate	Verweigereranteil
Welding 1977	Kindergartenkinder (1372)	Erzieherinterview	2–6	13%	k.A.
Esser 1980	Kindergartenkinder (553)	Elternfragebogen	4–5	18,3%	16%
Kohlscheen u. Mitarb. 1975	Erstkläßler an Grundschule (941)	Elterninterview	6–9	19%	k.A.
Thalmann 1974	Reutlinger Jungen (150)	Lehrer- und Elterninterview	7–10	20%	3%
Steuber 1973	Grundschulkinder (621)	Lehrerfragebogen	6–12	25%	k.A.
Harnack 1958	Hamburger Schulkinder (1335)	klinische Untersuchung	10	20%	k.A.
Kulessa 1971	Grundschulkinder (96)	Elternfragebogen, Kinderinterview	10	12,5%	47%

k.A. = keine Angaben
(N) = Stichprobengröße

Alters- und Geschlechtsabhängigkeit

Will man die Altersabhängigkeit der kinderpsychiatrischen Gesamtprävalenz prüfen, so muß man berücksichtigen, daß viele Störungen erst ab einem gewissen Lebensalter diagnostizierbar sind. So fehlen Prävalenzangaben für Kinder unter drei Jahren fast völlig. Korreliert man die Prävalenzangaben vieler Studien mit dem angegebenen Altersrang, so erzielt man eine auf dem 3%-Niveau signifikante Korrelation von 0,20. Damit muß ein signifikanter Einfluß unterstellt werden, der jedoch nur für etwa 4% der Varianz verantwortlich ist. (In diese Berechnung wurden die Angaben aus 43 Studien einbezogen.) Die Prävalenzrate von 15–20% für psychiatrische Auffälligkeiten ist bis ins Alter und wahrscheinlich auch über verschiedene Kulturkreise konstant, weshalb BASH (1983) hierfür den Begriff der „psychobiologischen Konstante" gebraucht.

Für einzelne Symptome ist mit Alterseinflüssen im Sinne eines Abnehmens der Symptomhäufigkeit nur bei den Störungen der Ausscheidungsfunktionen zu rechnen. Bei den sogenannten unerwünschten Gewohnheiten zeigt sich ein Wechsel mit dem Alter. Während das Daumenlutschen mit zunehmendem Alter zurückgeht, steigt die Häufigkeit des Nägelbeißens an. Suizidversuche können frühestens ab dem Schulalter diagnostiziert werden, da vorher kein kognitives Verständnis des Todes vorausgesetzt werden kann.

Studien, die die Diagnose als Falldefinitionskriterium heranziehen, finden im Schulalter 2- bis 3mal so viele Jungen wie Mädchen mit psychiatrischen Auffälligkeiten. Bei Studien, die die Symptombelastung zur Falldefinition verwenden, ist eine stärkere Belastung der Jungen nicht durchgängig nachweisbar, was zum Teil auf die Setzung geschlechtsspezifischer Schwellenwerte zurückzuführen ist. Bezüglich einzelner Diagnosen findet sich die größte Knabenwendigkeit bei der Diagnose hyperkinetisches Syndrom. Unter den autistischen Störungen überwiegen die Jungen zu 2/3, während bei der Anorexia nervosa die Mädchen mit etwa 10:1 überrepräsentiert sind (PALMER 1980).

Die Frage der Geschlechtsabhängigkeit einzelner Symptome läßt sich nur schwer beantworten. Zwar berechnen viele Autoren geschlechtsspezifische Werte, doch wie ESSER (1980) zu Recht kritisiert, berücksichtigen die meisten Autoren bei der Prüfung auf statistische Bedeutsamkeit die durch die Mehrfachtestungen erhöhte Wahrscheinlichkeit nicht. Führt man jedoch nachträglich die Bonferoni-Korrektur durch, ergeben sich lediglich Trends für eine höhere Belastung der Jungen mit den Symptomen Aggressivität, Destruktivität und hyperkinetisches Verhalten sowie eine höhere Belastung mit dem Symptom nächtliches Einnässen bei Jungen ab Beginn des Schulalters. Ein höherer Mädchenanteil bei den eher emotionalen Symptomen wie Stimmungslabilität und Ängstlichkeit

Tabelle 5.15 Geschlechtsunterschiede in Symptomen und Diagnosen

	Mehr Jungen	Mehr Mädchen
Diagnosen	generell 2- bis 3mal soviele Diagnosen Hyperkinetisches Syndrom Autismus	Anorexien
Symptome	Aggressivität Destruktivität hyperkinetisches Verhalten nächtliches Einnässen	
Abweichendes Verhalten	Suizide	Suizidversuche

kann dagegen nicht behauptet werden. Für die Symptome Enuresis diurna, Eßstörungen, Lügen und Streunen liegen nicht genügend Studien zur Beantwortung der Frage nach der Geschlechtsabhängigkeit vor.

Beim abweichenden Verhalten zeigt sich ein bereits aus dem Erwachsenenbereich bekannter Trend zu mehr vollendeten Selbstmorden bei Jungen und mehr Suizidversuchen bei Mädchen.

Tab. 5.15 stellt die im Text dargestellten Geschlechtsunterschiede noch einmal im Überblick zusammen.

Entwicklungsverzögerungen und Teilleistungsschwächen

Der im deutschen Sprachraum gebräuchliche Terminus der Entwicklungsverzögerungen wurde vor allem deshalb kritisiert, weil er impliziert, daß die qualitativ gleiche Entwicklung bei einem gestörten Kind nur mit zeitlicher Verzögerung abläuft. Neuere Untersuchungen haben jedoch gezeigt, daß der Abstand zwischen Entwicklungsrückständigen und Normalentwicklern mit zunehmendem Alter nicht etwa ab-, sondern weiter zunimmt. Auch fanden sich Hinweise für qualitativ andere Entwicklungsverläufe. Deshalb wird in neuerer Zeit gern der Begriff der „Teilleistungsschwäche" verwendet. Damit wird ausgedrückt, daß Schwierigkeiten nur beim Erlernen von Fertigkeiten in umschriebenen Bereichen bestehen bei sonst altersgemäßer Intelligenzleistung und Förderung. Die Koppelung an den ohnehin problematischen Intelligenzbegriff bringt jedoch eine Einengung auf kognitive Leistungsdefizite.

Insgesamt findet man etwa 12% teilleistungsschwache Kinder (vgl. ESSER u. Mitarb. 1983), wobei die beiden Hauptgruppen der Legastheniker und der Sprachentwicklungsverzögerten den größten Anteil ausmachen. Angaben zur Häufigkeit von Rechenschwächen und motorischen Entwicklungsrückständen liegen nur für Inanspruchnahmestichproben vor. Jungen weisen häufiger Teilleistungsschwächen auf als Mädchen (ESSER u. Mitarb. 1983). Darüber hinaus haben teilleistungsschwache Kinder trotz besserer Intelligenztestleistungen schlechtere Schulnoten (ESSER u. Mitarb. 1983; KOLVIN 1977), entstammen häufiger der sozialen Unterschicht (CASTELL u. Mitarb. 1981) und finden sich gehäuft in Familien mit vielen psychosozialen Belastungen (KOLVIN u. Mitarb. 1983).

In epidemiologischen Studien konnte gezeigt werden, daß Teilleistungsschwächen häufiger mit Verhaltensauffälligkeiten einhergehen (ESSER u. Mitarb. 1983; CASTELL u. Mitarb. 1981; RICHMAN 1977; MCGEE u. Mitarb. 1984b) beziehungsweise Verhaltensauffälligkeiten nach sich ziehen (ESSER u. SCHMIDT 1985). CANTWELL u. Mitarb. (1979) untersuchten als Risikogruppe Kinder, die in einer Sprach- und Hörklinik in Los Angeles behandelt wurden. Dabei konnte 53% der Kinder eine psychiatrische Diagnose zugeordnet werden.

Während sich bei jungen teilleistungsschwachen Kindern keine spezifische Diagnosenverteilung zeigt, ändert sich dies offenbar im Laufe der Entwicklung. STURGE (1982) konnte zeigen, daß teilleistungsschwache Kinder im Jugendalter häufiger Störungen des Sozialverhaltens aufweisen, wobei den Schulschwierigkeiten eine spezifische Triggerfunktion zugeschrieben wird. Damit kommt der frühzeitigen Diagnose und Behandlung von Teilleistungsschwächen eine besondere präventive Funktion zu.

Intelligenzausstattung

In der Bundesrepublik Deutschland besuchen etwa 7% aller Kinder eine Sonderschule, wobei dies bei 5% auf mangelnde schulische Leistungsfähigkeit zurückgeht.

Während bei den schweren Intelligenzminderungen die Ätiologie in 50% geklärt ist, trifft dies bei den leichteren Fällen nur bei etwa 20% zu. Jedoch nimmt man an, daß die Intelligenzdefizite bei etwa 50% auf Schädigungen des unreifen Gehirns zurückzuführen sind.

Während bei den leichteren Intelligenzminderungen die Jungen mit fast 2:1 überrepräsentiert sind, vermindert sich diese Knabenwendigkeit bei den schweren Intelligenzminderungen auf 1,2:1. Ähnlich gleicht sich der höhere Anteil von Unterschichtpatienten bei leichten Graden intellektueller Behinderung zugunsten einer relativen Gleichverteilung bei den schwereren Fällen aus (vgl. COOPER u. ORT 1983).

Bei Kindern mit unterdurchschnittlicher Intelligenz findet man häufiger psychiatrische Auffälligkeiten, wenngleich der Unterschied zu den normalintelligenten nicht signifikant ist (vgl. ARTNER u.

Tabelle 5.16 Prävalenzangaben für Intelligenzminderungen (nach *Schmidt* 1981)

IQ < 75 : 5,0% aller Schulkinder
IQ < 70 : 2,6% aller Schulkinder
IQ < 60 : 0,8% aller Schulkinder
IQ < 50 : 0,4% aller Schulkinder

Mitarb. 1984; STONE 1981; SCHMIDT u. Mitarb. 1982). CORBETT (1977) untersuchte eine Stichprobe geistig Behinderter und fand bei der Hälfte der Kinder psychiatrische Auffälligkeiten. Unter den Diagnosen fanden sich gehäuft Autismus, Stereotypien und Störungen des hyperkinetischen Formenkreises.

Daneben gibt es Anhaltspunkte, daß auch eine überdurchschnittliche Intelligenzausstattung das Risiko der psychiatrischen Auffälligkeit erhöhen könnte (vgl. TERMAN u. ODEN 1947; SCHMIDT 1977; REINHARD 1981).

Zusätzliche somatische Erkrankungen

Das beliebteste ätiologische Erklärungsmodell für kinder- und jugendpsychiatrische Erkrankungen war noch zu Beginn der 70er Jahre das Konzept der (minimalen) zerebralen Schädigung, das später aufgrund der Schwierigkeiten im Nachweis durch das Konzept der Dysfunktion ersetzt wurde (FÖRSTER 1970). Für das Vorkommen der zerebralen Dysfunktion oder auch des sogenannten frühkindlich exogenen Psychosyndroms werden Angaben gemacht, die zwischen 1,9 (STRUNK u. FAUST 1967) und 17,9 (LEMPP 1978) Prozent schwanken; eine Streubreite, die Anlaß zur Zurückhaltung gegenüber diesem Konzept gibt. Ein einheitliches Syndrom von Hirnfunktionsstörungen bei Kindern konnte empirisch allenfalls für eine kleine Kerngruppe nachgewiesen werden; ansonsten bestehen neurophysiologische, neuropsychologische oder Leistungsdefizite im Sinne von Teilleistungsschwächen. Sie werden jedoch nicht von dem einheitlichen psychologischen Bild des hyperkinetischen Syndroms begleitet und lassen sich auch nicht schlüssig auf perinatale Belastungen zurückführen.

In verschiedenen Feldstudien konnte gezeigt werden, daß Kinder mit unterschiedlichen Symptomen einer Hirnfunktionsstörung eine zwei- bis dreimal so hohe Rate an psychiatrischen Auffälligkeiten zeigen wie nicht hirnfunktionsgestörte (SCHMIDT u. Mitarb. 1982; RUTTER 1977; GILBERG u. Mitarb. 1982). Intelligenzdefizite können diesen Effekt nicht allein erklären, jedoch sind Leistungsbeeinträchtigungen an ihm beteiligt. Die Dekompensation im Sinne psychiatrischer Auffälligkeiten ereignet sich besonders beim Vorliegen ungünstiger sozialer und familiärer Umstände.

Eine weitere herausragende Stellung nehmen hier die Epilepsien ein. LINDSAY u. Mitarb. (1979) verfolgten 100 Kinder mit Temporallappenepilepsie bis ins Erwachsenenalter. Davon zeigten nur 15 keine psychiatrischen Auffälligkeiten. Berücksichtigt man jedoch nur solche Fälle, bei denen kein Intelligenzdefizit vorliegt, so sinkt die Rate der psychiatrischen Auffälligkeiten von 85 auf 30%. In einer neueren Übersicht von LEHMKUHL u. Mitarb. (1985) schwankt die Rate psychiatrischer Auffälligkeiten bei Kindern mit einem Anfallsleiden zwischen 12 und 85%. Bei Epileptikern findet man gehäuft Psychosen, Autismus und hyperkinetische Störungen (LINDSAY u. Mitarb. 1979; RIIKONEN u. AMNELL 1981). Dabei muß berücksichtigt werden, daß vor allem bei aggressiver Symptomatik Nebenwirkungen der antikonvulsiven Medikation nicht auszuschließen sind.

Bei Kindern mit anderen chronischen Erkrankungen, z. B. Diabetes, sind psychiatrische Störungen dreimal häufiger (CASTELL u. Mitarb. 1981); wobei hier auch die lange und häufige Hospitalisierung der Kinder als pathogener Faktor in Rechnung gezogen werden muß, wie MARTINIUS u. Mitarb. (1983) an Kindern mit angeborenen Atresien zeigen konnten.

Gestützt auf seine epidemiologischen Studien brachte RUTTER (1977) somatische Erkrankungen bezüglich des durch sie bedingten Risikos, psychiatrisch zu erkranken, in eine Rangreihe (Wiedergabe in aufsteigender Reihenfolge):
- somatische Erkrankungen,
- somatische Erkrankungen mit zerebralen Anteilen,
- somatische Erkrankungen mit zerebralen Anteilen und neurologischen Auffälligkeiten.

Psychosoziale Risikofaktoren

Die oft vertretene Hypothese, ein niedriger sozioökonomischer Status gehe mit vermehrten psychiatrischen Auffälligkeiten einher (vgl. ROBINS 1981; BETTSCHART 1981), kann in dieser Einfachheit nicht aufrechterhalten werden, da die meisten Autoren keine substantielle Korrelation zwischen psychiatrischer Auffälligkeit und sozialer Schichtzugehörigkeit nachweisen konnten (vgl. THALMANN 1974; SHEPHERD u. Mitarb. 1973). ALLEHOFF u. Mitarb. (1983b) bringen daher nichtlineare Modelle des Zusammenhangs in die Diskussion. Jenseits aller Kontroversen scheinen doch einige mit der sozialen Schichtzugehörigkeit in Zusammenhang stehende Variablen wie ökonomische Probleme (KASTRUP 1983; KOLVIN u. Mitarb. 1983) oder ein niedriges Bildungsniveau (THALMANN 1974; LAVIK 1977) mit einer erhöhten Auffälligkeitsrate in Beziehung zu stehen.

Auf ähnliche Schwierigkeiten wie die Schichttheorie stößt die Hypothese, die erhöhte Raten psychiatrischer Auffälligkeit in urbanen gegenüber ländlichen Gebieten postuliert. Dies trifft in entwickelten Ländern nur bei Extremvergleichen zu, wie etwa Isle of Wight versus London (RUTTER u. Mitarb. 1975) oder ein norwegisches Holzfällergebiet versus Oslo (LAVIK 1977). Demgegenüber scheint die rasche Urbanisierung in den Entwicklungsländern eindeutig einen nachteiligen Effekt auf die psychische Gesundheit der Kinder zu haben (vgl. RAHIM u. CEDERBLAD 1984). Die WHO glaubt, in der schnellen Veränderung der Umwelt in den Entwicklungsländern die Hauptursache für die hohen Raten psychischer Auffälligkeiten bei diesen Kindern sehen zu können (WHO 1981).

Auf besonderes Forschungsinteresse stießen auch die Gastarbeiterfamilien. Unter der Annahme, daß die Migration und das Leben in einem fremden Kulturkreis eine psychosoziale Belastung darstellt, erwartete man höhere Raten psychiatrischer Auffälligkeit. Feldstudien konnten jedoch zeigen, daß dies, wenn man einmal die Zeitspanne unmittelbar nach der Migration außer acht läßt, nicht der Fall ist. Mit anderen Worten: Die Kinder der mediterranen Gastarbeiter haben kein höheres Risiko, psychiatrisch zu erkranken (vgl. STEINHAUSEN u. REMSCHMIDT 1982; POUSTKA 1984). Unter den psychiatrisch auffälligen Gastarbeiterkindern findet man etwas seltener expansive Störungen und gehäuft Enuretiker.

Ebenfalls kein erhöhtes Risiko für psychiatrische Auffälligkeiten fand JUNGMANN (1980) beim Vergleich von Adoptivkindern mit leiblichen Kindern. Wichtigster Agent in der Sozialisation des Kindes und damit auch wesentlich für die psychische Gesundheit des Kindes ist und bleibt nach wie vor die Familie. Ihre Bedeutung tritt oft erst dann zutage, wenn ihr Bestand gefährdet ist. So wachsen in der Bundesrepublik Deutschland 1,3 Millionen Kinder in unvollständigen Familien auf. 1984 waren 100 113 Kinder durch die Scheidung ihrer Eltern betroffen. Derzeit leben etwa 62 000 Kinder, meist auf dem Wege über Freiwillige Erziehungshilfe (FEH) oder Fürsorgeerziehung (FE), in 2030 Heimen.

Da Einzelvariablen jedoch keine guten Differenzierungsmöglichkeiten bieten, schufen RUTTER u. QUINTON (1977) mit dem sogenannten „Family Adversity Index" (FAI) einen neuen, vielversprechenden Ansatz (vgl. Tab. 5.17). Sie gehen davon

Tabelle 5.17 Items des „Family Adversity Index" und Vorkommen in der Allgemeinbevölkerung (z. T. nach *Voll* u. Mitarb. 1982)

Vater ungelernter oder angelernter Arbeiter	11,8%
Neurose, Depression oder psychosomatische Beschwerden der Mutter	14,8%
Beengte Wohnverhältnisse	10,0%
Kriminalität des Vaters	2,3%
Ehezwistigkeiten, Streit	14,5%
Heimaufenthalt des Kindes	0,4%

aus, daß sich psychosoziale Beeinträchtigungen kumulieren, und entwickelten daher einen additiven Belastungsscore, der zwischen psychiatrisch Auffälligen und Unauffälligen differenziert.
In einer Feldstudie stieg die Rate der psychiatrischen Auffälligkeit von 12,4% bei null Punkten im FAI auf 50,9% bei zwei Punkten. Ab drei Punkten im FAI fanden sich keine psychiatrisch unauffälligen Kinder mehr. RICHMAN (1977), KOLVIN u. Mitarb. (1983) und BARON u. EARLS (1984) entwickelten ähnliche Scores.
Da Schulkinder etwa 15 000 Stunden (vgl. RUTTER u. Mitarb. 1979) ihres Lebens in der Schule verbringen, darf der Einfluß der Schule auf das Verhalten der Schüler nicht unterschätzt werden. Zwar fördert die Schule in erster Linie die kognitive Leistungsfähigkeit, doch gibt es auch schulische Einflüsse auf das Sozialverhalten, und zwar sowohl indirekter Art, indem schulischer Erfolg bestimmte Möglichkeiten eröffnet und andere verschließt, als auch direkter Art, indem bestimmte soziale Muster vorgelebt und gefördert werden. RUTTER u. Mitarb. (1979) konnten zeigen, daß verschiedene Schulen nicht nur unterschiedlich erfolgreich in bezug auf die Leistung sind – so waren die Schüler des untersten Quartils der besten Schule gleich gut wie die Schüler des obersten Quartils der schlechtesten Schule –, sondern auch unterschiedliche Delinquenzraten produzieren, ohne daß diese Ergebnisse durch Selektionsmechanismen, etwa durch unterschiedliche Einzugsgebiete, erklärbar wären.
Noch wenig erforscht ist der Einfluß der „peer group" auf die psychiatrische Auffälligkeit von Kindern und Jugendlichen. Aus Befragungen von Jugendlichen weiß man, daß der Erstkontakt mit Drogen meist nicht durch professionelle Dealer erfolgt, sondern die Rauschmittel von Freunden angeboten werden. In eine ähnliche Richtung gehen auch die Ergebnisse von LAVIK (1977). Während in ländlicher Umgebung Kontakte zu Gleichaltrigen hauptsächlich über Sport- und Musikgruppen, deren Besuch generell eine negative Korrelation zur psychiatrischen Auffälligkeit aufweist, vermittelt wird, wirken sich die vielfältigeren Kommunikationsmöglichkeiten der Jugendlichen in der Großstadt durch Kino, Diskotheken oder das Aufsuchen sonstiger Treffpunkte eher als Risikofaktoren in Richtung auf eine erhöhte Störungsrate aus.

Protektive Faktoren

Längsschnittuntersuchungen konnten zeigen, daß die bisher dargestellten psychosozialen Belastungsfaktoren als Prädiktoren für die psychiatrische Auffälligkeit nur bedingt geeignet sind. Nach RUTTER (1979) entwickelt sich etwa ein Viertel der Kinder, die unter ungünstigen psychosozialen Umständen aufwachsen, normal und bleibt gesund. Dagegen gibt es jedoch auch Kinder, die unter eher günstigen psychosozialen Umständen aufwachsen und dennoch psychiatrisch erkranken. Demzufolge wird die Wirkung ungünstiger Lebensbedingungen durch Persönlichkeitseigenschaften des betroffenen Kindes modifiziert. Wirken die Persönlichkeitseigenschaften als Schutz vor einer psychiatrischen Erkrankung, bezeichnet man sie als protektive Faktoren. Nach BONNEY (1984) können protektive Faktoren definiert werden als „angeborene und erworbene individuelle Eigenschaften und Potenzen, sowie Beziehungskonstellationen zwischen Individuum und Personen seiner Umgebung, die den zu erwartenden Effekt von belastenden Ereignissen und Lebensbedingungen auf das psychische Gleichgewicht und die langfristige seelische Entwicklung vermindern oder wettmachen". Analog zu den protektiven Faktoren gibt es nach der Manifestation einer Krankheit kompensatorische Faktoren, die zusammen mit therapeutischen Bemühungen für eine Wiedergesundung sorgen können. Die Erforschung protektiver Mechanismen ist von besonderer Bedeutung für die Weiterentwicklung therapeutischer und präventiver Maßnahmen. Bei der Darstellung der Forschungsergebnisse zu diesem Thema ist es notwendig, weitere begriffliche Differenzierungen zu berücksichtigen, die als Unterbegriffe zum Begriff des protektiven Faktors zu verstehen sind.
Der Einfluß genetischer Faktoren wurde zumeist im Sinne von Risikofaktoren untersucht. Bekannt sind die höheren Erkrankungswahrscheinlichkeiten für Kinder von Schizophrenen und Kriminellen, die in Adoptionsstudien nachgewiesen werden konnten (MEDNICK u. SCHULSINGER 1980). CIARANELLO (1983) nennt die Reagibilität des Katecholamin- und Neurotransmitterstoffwechsels, die genetisch festgelegt ist und die individuellen Reaktionsmechanismen determiniert. Die auf diesem Wege vorgegebene Reaktionskapazität bestimmt, in welchem Maße es möglich ist, auf neurochemischer Ebene Streßerfahrungen zu bewältigen.
Generell scheint die Tatsache, weiblichen Geschlechts zu sein, einen protektiven Faktor darzustellen (vgl. S. 330). Dabei konnten bereits bei Neugeborenen geschlechtsspezifische Reaktionsunterschiede auf Stressoren festgestellt werden (BRONSON 1973).
CHESS (1978) betont die besondere Bedeutung von Temperamentseigenschaften. Sie nennt drei Temperamentstypen, die unter anderem Aktivitätsniveau, Ablenkbarkeit, Aufmerksamkeitsspanne und Reaktionsintensität beeinflussen.
Der Kompetenzbegriff steht in entwicklungspsychologischer Tradition und bezeichnet die Beherrschung erworbener Fähigkeiten kognitiver und sozialer Art. BAUMRIND u. BLACK (1967) nennen folgende protektive Kompetenzfaktoren:

- ein positives Selbstwertgefühl,
- hohe Intelligenz,
- Kreativität,
- Leistungsbereitschaft,
- internal locus of control,
- soziale Reagibilität,
- Vertrauen in soziale Beziehungen.

Am wichtigsten ist das in Zusammenhang mit der Life-event-Forschung entwickelte Coping-Konzept. Dabei handelt es sich um eine Weiterentwicklung des psychoanalytischen Abwehrbegriffs, wobei jedoch neben emotionalen und kognitiven Komponenten auch interaktionale Momente mitberücksichtigt werden. Die wichtigsten Autoren sind hier HAAN (1977) und LAZARUS. Nach COYNE u. LAZARUS (1980) kommt bei der Verarbeitung eines als Belastung empfundenen Life-events der ersten Einschätzung (primary appraisal) ein entscheidender Einfluß zu. Die zweite Einschätzung (secondary appraisal) besteht aus Überlegungen, welche Ressourcen mobilisiert werden können, um das Ereignis zu verarbeiten. Derzeit wird das Coping-Konzept familiendynamisch erweitert.

Stabilität von Verhaltensstörungen

Zur Untersuchung dieser Fragestellung, für die sich grundsätzlich nur längsschnittliche Ansätze eignen (vgl. GERSTEN u. Mitarb. 1976), gibt es zwei unterschiedliche Vorgehensweisen. Eine Nachuntersuchung der gesamten Stichprobe ist zwar das optimale Vorgehen, jedoch sehr aufwendig, und durch steigende Verweigererraten können Probleme bezüglich der Aussagekraft der Studie entstehen. Deshalb gehen die meisten Autoren den Weg des Extremgruppenvergleichs und verfolgen nur die Gruppe der Auffälligen, zu der sie nach dem System der „matched pairs" eine nach Alter, Geschlecht und Sozialstatus parallelisierte Kontrollgruppe bilden, die jedoch nur wenig Symptome aufweist.

In Anlehnung an GRAHAM (1982) lassen sich die bisherigen Studien zu diesem Thema etwa folgendermaßen zusammenfassen: Emotionale Störungen, die im Schulalter auftreten, persistieren nach zweieinhalb Jahren zu 85% (vgl. SHEPHERD u. Mitarb. 1973), nach drei bis vier Jahren aber immer noch zu 50% (vgl. GRAHAM u. RUTTER 1973). Ob die Prognose langfristig jedoch gut ist (ROBINS 1966), ist immer noch umstritten (WALDRON 1976). Treten die emotionalen Störungen jedoch bereits im Vorschulalter auf, so sind nach fünf Jahren noch ⅔ der Kinder gestört (vgl. RICHMAN u. Mitarb. 1983).

Wesentlich ungünstiger erscheint die Prognose bei Störungen des Sozialverhaltens, die in weit höherem Maße als emotionale Störungen persistieren, was VICTOR u. HALVERSON (1976) für das 2-Jahres-Intervall und GERSTEN u. Mitarb. (1976) für das 5-Jahres-Intervall zeigen konnten (vgl. auch ESSER u. SCHMIDT 1985). Dabei ist die Prognose um so ungünstiger, je generalisierter die Störung ist.

Isolierte Störungen im Sinne von spezifischen Symptomen und Syndromen haben, sofern keine kognitive Beeinträchtigung besteht, im allgemeinen eine gute Prognose (vgl. MINDE u. MINDE 1977). Eine Ausnahme bilden Sprachentwicklungsverzögerungen, die meist Schulprobleme nach sich ziehen und in dieser Kombination offensichtlich zu einer chronischen Überforderung des Kindes führen, so daß sich langfristig gehäuft Störungen des Sozialverhaltens entwickeln (vgl. ROBINS 1966).

Bei Kindern mit hyperkinetischem Syndrom scheint die hypermotorische Symptomatik im Laufe der Entwicklung zwar abzunehmen, die Aufmerksamkeitsstörung und die Impulsivität persistieren jedoch bis in die Adoleszenz, wodurch die individuellen Probleme des Kindes eher noch zunehmen.

Autistische Kinder erreichen nur etwa zu 10% ein Leben in gewisser Selbständigkeit.

KOLVIN u. Mitarb. (1983) und MCGEE u. Mitarb. (1984b) stellten die Bedeutung familiärer und sozialer Variablen nicht nur für die Entstehung, sondern auch für die Persistenz psychiatrischer Auffälligkeiten heraus, und KOLVIN u. Mitarb. (1983) weisen die Wirkung dieser Einflüsse bis in die nächste Generation hinein nach. ESSER und SCHMIDT (1985) zeigen dagegen die Bedeutung der Teilleistungsschwäche sowohl für die Neuentstehung als auch für die Persistenz kinderpsychiatrischer Auffälligkeiten.

Literatur

Achenbach, T. M.: What is child psychiatric epidemiology the epidemiology of? In: Studies of Children, hrsg. von F. Earls. Prodist, New York 1980 (S. 96)

Achenbach, T. M., C. S. Edelbrock: The classification of child psychopathology: a review and analysis of epidemiological efforts. Psychol. Bull. 85 (1978) 1275

Allehoff, W. H., G. Esser, M. H. Schmidt, K. Hennicke: Die Bedeutung der Informations- und Kooperationsverweigerung für die Interpretationsreichweite einer mehrstufigen kinderpsychiatrisch-epidemiologischen Untersuchung. Soc. Psychiat. 18 (1983a) 29

Allehoff, W. H., G. Esser, R. E. Voll, M. H. Schmidt: Social class, social mobility and status difference in marriage: relevant for child psychiatry? Soc. Psychiat. 18 (1983b) 1

American Psychiatric Association (Hrsg.): Diagnostic and Statistical Manual of Mental Disorders (DSM-III), 3. Aufl. APA, Washington 1980

Artner, K., A.-M. Biener, R. Castell: Psychiatrische Epidemiologie im Kindesalter. Untersuchung an 3–14jährigen Kindern. In: Psychische Erkrankungen in der Bevölkerung, hrsg. von H. Dilling, S. Weyerer, R. Castell. Enke, Stuttgart 1984 (S. 123)

Baron, A., F. Earls: The relation of temperament and social factors to behavior problems in three year old children. J. Child Psychol. Psychiat. 25 (1984) 23

Bash, K. W.: Die psychiatrische Gesamtprävalenz: eine psychobiologische Konstante? Psycho 1 (1983) 27

Baumrind, D., A. E. Black: Socialization practices associated with dimensions of competence in preschool boys and girls. Child Develop. 38 (1967) 291

Behar, L., S. Springfield: A behavior rating scale for the preschool child. Develop. Psychol. 10 (1974) 601

Berg, I., D. Fielding: An interview with a child to assess psychiatric disturbance. J. abnorm. Child Psychol. 1 (1979) 83

Bettschart, W.: The nine year old child. Paper presented at the Second Symposion on Child Psychiatry. Mannheim 1981

Bonney, H.: Protektive Faktoren. Unveröffentl. Vortrag. Mannheim 1984

Bronson, G. W.: Fear of visual novelty: developmental patterns in males and females. In: The Competent Infant, hrsg. von L. J. Stone, H. T. Smith, L. B. Murphy. Tavistock, London 1973 (S. 1258)

Cantwell, D. P., L. Baker, R. E. Mattison: The prevalence of psychiatric disorder in children with speech and language disorder. J. Amer. Acad. Child Psychiat. 18 (1979) 450

Castell, R., A. Biener, K. Artner, H. Dilling: Häufigkeiten von psychischen Störungen und Verhaltensauffälligkeiten bei Kindern und ihre psychiatrische Versorgung. Z. Kinder- u. Jugendpsychiat. 9 (1981) 115

Chess, S.: Temperament and children at risk. In: The Child in His Family, Vol. V, hrsg. von E. J. Anthony, A. C. Koupernik. Wiley, New York 1978 (S. 145)

Ciaranello, R. D.: Neurochemical aspects of stress. In: Stress, Coping and Development in Children, hrsg. von N. Garmezy, M. Rutter. McGraw-Hill, New York 1983 (S. 1)

Coleman, J., S. Wolkind, L. Ashley: Symptoms of behaviour disturbance and adjustment to school. J. Child Psychol. Psychiat. 18 (1977) 201

Commonwealth Fund (Hrsg.): Snow on Cholera. Oxford University Press, New York 1936

Cooper, B., H. G. Morgan: Epidemiologische Psychiatrie. Urban & Schwarzenberg, München 1977

Cooper, B., M. Ort: Clinical and social characteristics of severely mentally retarded school-age children in Mannheim. In: Epidemiological Approaches in Child Psychiatry II, hrsg. von M. H. Schmidt, H. Remschmidt. Thieme, Stuttgart 1983 (S. 151)

Corbett, J.: Population studies of mental retardation. In: Epidemiological Approaches in Child Psychiatry, hrsg. von P. J. Graham. Academic Press, London 1977 (S. 305)

Cox, A., M. Rutter, B. Yule, D. Quinton: Bias resulting from missing information. Brit. J. prev. soc. Med. 31 (1977) 131

Coyne, J. C., R. S. Lazarus: Cognitive style, stress perception, and coping. In: Handbook on Stress and Anxiety, hrsg. von I. L. Kutash, L. B. Schlesinger. Jossey-Bass Publ., San Francisco 1980

Deutscher Bundestag (Hrsg.): Bericht über die Lage der Psychiatrie. Drucksache 7/4200. 1975

Dohrenwend, B. P., J. M. de Figuerido: Remote and recent life events and psychopathology. In: Life History Research in Psychopathology, hrsg. von D. Ricks, D. S. Dohrenwend. Cambridge University Press, New York 1980

Durkheim, E.: Der Selbstmord. Luchterhand, Neuwied 1973 (Orig. franz. 1897)

Earls, F.: Epidemiologic methods for research in child psychiatry. In: Studies of Children, hrsg. von F. Earls. Prodist, New York 1980

Esser, G.: Über den Zusammenhang von Verhaltens- und Leistungsstörungen im Vorschulalter (und Grundschulalter). Phil. Fak. Diss., Mannheim 1980

Esser, G., M. H. Schmidt: Prognose und Verlauf kinderpsychiatrischer Störungen im Längsschnitt von 8 bis 13 Jahren. Vortrag bei European Symposium on Social Psychiatry, Kopenhagen 1985

Esser, G., G. Lehmkuhl, M. H. Schmidt: Die Beziehung von Sprechstörungen und sprachlichem Entwicklungsrückstand zur cerebralen Dysfunktion und psychiatrischer Auffälligkeit bei 8jährigen Grundschülern. Sprache-Stimme-Gehör 7 (1983) 59

Förster, E.: Zur Problematik des Begriffs Hirnschädigung in der Psychopathologie. In: Charakteropathien nach frühkindlichen Hirnschäden, hrsg. von H. Stutte, H. Koch. Springer, Berlin 1970

Garner, D., P. E. Garfinkel: Socio-cultural factors in the development of anorexia nervosa. Psychol. Med. 10 (1980) 647

Geisel, B., H.-G. Eisert, M. H. Schmidt, H. Schwarzbach: Entwicklung und Erprobung eines Screening-Verfahrens für kinderpsychiatrisch auffällige Achtjährige (SKA8). Prax. Kinderpsychol. Kinderpsychiat. 31 (1982) 173

Gersten, J. C., T. S. Langner, J. G. Eisenberg, O. Simcha-Fagan, E. D. McCarthy: Stability and change in types of behavioral disturbance of children and adolescents. J. abnorm. Child Psychol. 4 (1976) 111

Gilberg, C.: Infantile autism and other childhood psychoses in a Swedish urban region. J. Child Psychol. Psychiat. 25 (1984) 35

Gilberg, C., P. Rasmussen, G. Carlstroem, B. Svenson, E. Waldenstroem: Perceptual, motor and attentional deficits in 6-year-old-children: epidemiological aspects. J. Child Psychol. Psychiat. 23 (1982) 131

Goldberg, D. P., B. Cooper, H. B. Eastwood, H. B. Kedward, M. Shepherd: A standardized psychiatric interview for use in community surveys. Brit. J. prev. soc. Med. 24 (1970) 18

Goor-Lambo, G. van: Wie zuverlässig ist die Achse V? Eine intersubjektive und intrasubjektive Zuverlässigkeitsuntersuchung der Achse V des Multiaxialen Klassifikationsschemas und deren Konsequenzen. Z. Kinder- u. Jugendpsychiat. 12 (1984) 62

Graham, P. J.: Child psychiatry in relation to primary health care. Soc. Psychiat. 17 (1982) 109

Graham, P., M. Rutter: Psychiatric disorders in the young adolescent: a follow-up study. Proc. roy. Soc. Med. 66 (1973) 1226

Haan, N.: Coping and Defending: Process of Self-Environment Organization. Academic Press, San Francisco 1977

Häfner, H.: Einführung in die psychiatrische Epidemiologie. Geschichte, Suchfeld, Problemlage. In: Psychiatrische Epidemiologie, hrsg. von H. Häfner. Springer, Berlin 1978 (S. 1)

Hagnell, O.: A Prospective Study of the Incidence of Mental Disorder. Svenska Bokförlaget Norstedts, Lundby 1966

Harnack, G. A. von: Nervöse Verhaltensstörungen beim Schulkind. Thieme, Stuttgart 1958

Jenkins, S., M. Bax, H. Hart: Behavior problems in preschool children. J. Child Psychol. Psychiat. 21 (1980) 5

Jungmann, J.: Forschungsergebnisse zur Entwicklung von Adoptivkindern. Z. Kinder- u. Jugendpsychiat. 8 (1980) 184

Kastrup, M.: Urban-rural differences in 6 year olds. In: Epidemiological Approaches in Child Psychiatry, hrsg. von P. J. Graham. Academic Press, London 1977 (S. 181)

Kastrup, M.: The influence of environmental factors on the prevalence of psychic disorders. In: Epidemiological Approaches in Child Psychiatry II, hrsg. von M. H. Schmidt, H. Remschmidt. Thieme, Stuttgart 1983 (S. 93)

Kerlinger, N.: Grundlagen der Sozialwissenschaften, Bd. I. Beltz, Weinheim 1975

Kohlscheen, G. (unter Mitarbeit von Buff, K., Hellemann, R.): Untersuchung zur Bedarfsermittlung eines Versorgungssystems für somatisch und psychisch auffällige Kinder und Jugendliche. In: Bericht über die Lage der Psychiatrie, Anhang, hrsg. vom Deutschen Bundestag. Drucksache 7/4201. 1975 (S. 432)

Kolvin, I., R. F. Garside, A. Nicol, A. MacMillan: Familial sociological correlates of behavioural and sociometric deviance in 8 year old children. In: Epidemiological Approaches in Child Psychiatry, hrsg. von P. J. Graham. Academic Press, London 1977 (S. 195)

Kolvin, I., F. J. W. Miller, R. F. Garside, F. Wolstenholme, S. R. M. Gatzanis: A longitudinal study of deprivation: life cycle changes in one generation – implications for the next generation. In: Epidemiological Approaches in Child Psychiatry II, hrsg. von M. H. Schmidt, H. Remschmidt. Thieme, Stuttgart 1983 (S. 24)

Kulessa, Ch.: Über Verhaltensstörungen bei 10jährigen Grundschulkindern. Eine epidemiologische Vorstudie. Med. Diss., Heidelberg 1971

Langner, T. S., J. C. Gersten, E. L. Greene, J. G. Eisenberg, J. H. Herson, E. D. McCarthy: Treatment of psychological disorders among urban children. J. consult. clin. Psychol. 42 (1974) 170

Lavik, N. J.: Urban-rural differences in rates of disorder. In: Epidemiological Approaches in Child Psychiatry, hrsg. von P. J. Graham. Academic Press, London 1977 (S. 223)

Lehmkuhl, G., M. Detzner, F. Poustka: Epilepsie, antikonvulsive Behandlung und kinderpsychiatrische Auffälligkeit. Z. Kinder- u. Jugendpsychiat. 13 (1985) 199

Leighton, A. H.: Research directions in psychiatric epidemiology. Psychol. Med. 9 (1979) 235

Lempp, R.: Frühkindliche Hirnschädigung und Neurose, 3. Aufl. Huber, Bern 1978

Lindsay, J., C. Ounsted, P. Richards: Long-term outcome in children with temporal lobe seizures, III: Psychiatric aspects in childhood and adult life. Develop. Med. Child Neurol. 21 (1979) 630

McGee, R., P. A. Silva, S. E. Williams: Behavior problems in a population of seven-year-old children: prevalence, stability and types of disorder – a research report. J. Child Psychol. Psychiat. 25 (1984a) 251

McGee, R., P. A. Silva, S. Williams: Perinatal, neurological, environmental and developmental characteristics of seven-year-old children with stable behavior problems. J. Child Psychol. Psychiat. 25 (1984b) 573

McMahon, B., T. F. Pugh: Epidemiology. Little, Brown & Co, Boston 1970

Martinius, J., U. Mies, M. Dera, J. Tiesler: Psychosocial development of children after early operation for atretic malformations. In: Epidemiological Approaches in Child Psychiatry II, hrsg. von M. H. Schmidt, H. Remschmidt. Thieme, Stuttgart 1983 (S. 72)

Mednick, S. A., F. Schulsinger: Kinder schizophrener Eltern. In: Psychopathologie der Familie und kinderpsychiatrische Erkrankungen, hrsg. von H. Remschmidt. Huber, Bern 1980 (S. 35)

Minde, R., K. Minde: Behavioural screening of preschool children: a new approach to mental health? In: Epidemiological Approaches in Child Psychiatry, hrsg. von P. J. Graham. Academic Press, London 1977

Morris, J. N.: Uses of Epidemiology. Livingstone, Edinburgh 1957

Nunnally, J. C.: Forschungsstrategien und Meßmethoden zur Untersuchung der menschlichen Entwicklung. In: Entwicklungspsychologie der Lebensspanne, hrsg. von P. B. Baltes, L. H. Eckensberger. Klett, Stuttgart 1979 (S. 111)

Palmer, R. L.: Anorexia Nervosa: A Guide for Sufferers and Families. Penguin, Harmondsworth 1980

Patry, J.-L.: Feldforschung. Huber, Bern 1982

Place, M., I. Kolvin, A. MacMillan, R. Nicol: The relevance of a multiple criterion screen to an adolescent population. Psychol. Med. 15 (1985) 661

Poustka, F.: Psychiatrische Störungen bei Kindern ausländischer Arbeitnehmer. Enke, Stuttgart 1984

Poustka, F., H. B. Schwarzbach, M. H. Schmidt, H. G. Eisert: Planning an epidemiological study in Mannheim, I u. II. In: Epidemiological Approaches in Child Psychiatry, hrsg. von P. J. Graham. Academic Press, London 1977

Rahim, S. J. A., M. Cederblad: Effects of rapid urbanisation on child behaviour and health in a part of Khartoum, Sudan. J. Child Psychol. Psychiat. 25 (1984) 629

Reinhard, H. G.: Kinder- und jugendpsychiatrische Probleme hochbegabter Kinder und Jugendlicher. In: Das hochbegabte Kind, hrsg. von W. Wieczerkowski, H. Wagner. Pädagogischer Verlag Schwann, Düsseldorf 1981

Remschmidt, H., M. H. Schmidt (Hrsg.): Multiaxiales Klassifikationsschema für psychiatrische Erkrankungen im Kindes- und Jugendalter nach Rutter, Shaffer und Sturge. Huber, Bern 1977 (2. Aufl. 1986)

Remschmidt, H., M. H. Schmidt, D. Goebel: Erprobungs- und Reliabilitätsstudie zum multiaxialen Klassifikationsschema für psychiatrische Erkrankungen. In: Multiaxiale Diagnostik in der Kinder- und Jugendpsychiatrie hrsg. von H. Remschmidt, M. Schmidt. Huber, Bern 1983 (S. 43)

Richman, N.: Short term outcome of behavior problems in three year old children. In: Epidemiological Approaches in Child Psychiatry, hrsg. von P. J. Graham. Academic Press, London 1977 (S. 165)

Richman, N., J. Stevenson, P. Graham: Pre-School to School. A Behavioural Study. Academic Press, London 1982

Richman, N., J. Stevenson, P. Graham: The relationship between language, development and behaviour. In: Epidemiological Approaches in Child Psychiatry II, hrsg. von M. H. Schmidt, H. Remschmidt. Thieme, Stuttgart 1983 (S. 57)

Riikonen, R., G. Amnell: Psychiatric disorder in children with earlier infantile spasms. Develop. Med. Child Neurol. 23 (1981) 747

Robins, L. N.: Deviant Children Grown Up. Williams & Wilkins, Baltimore 1966

Robins, L. N.: Longitudinal methods in the study of normal and pathological development. In: Studies of Children, hrsg. von F. Earls. Prodist, New York 1980 (S. 34)

Robins, L. N.: Epidemiological approaches to natural history research: antisocial disorders in children. J. Amer. Academ. Child Psychiat. 20 (1981) 566

Rutter, M.: The Qualities of Mothering. Maternal Deprivation Reassessed. Jason Aronson, New York 1974

Rutter, M.: Brain damage syndromes in childhood: concepts and findings. J. Child Psychol. Psychiat. 18 (1977) 1

Rutter, M.: Protective factors in children's responses to stress and disadvantage. In: Primary Prevention of Psychopathology, Vol. III: Social Competence in Children, hrsg. von M. Whalen Kent, J. E. Rolf. University Press of New England, New Hampshire 1979 (S. 49)

Rutter, M.: Epidemiological/longitudinal studies and causal research in child psychiatry. J. Amer. Acad. Child Psychiat. 20 (1981) 513

Rutter, M.: Temperament: concepts, issues and problems. In: Temperamental Differences in Infants and Young Children, hrsg. von R. Porter, G. M. Collins. Ciba Foundation Symposium 89. Pitman, London 1982 (S. 1)

Rutter, M., P. J. Graham: The reliability and validity of the psychiatric assessment of the child. I: Interview with the child. Brit. J. Psychiat. 114 (1968) 563

Rutter, M., D. Quinton: Psychiatric disorder–ecological factors and concepts of causation. In: Ecological Factors in Human Development, hrsg. von M. McGurk. Elsevier, Amsterdam 1977

Rutter, M., B. Maughan, J. Ouston, A. Smith: Fifteen Thousand Hours: Secondary Schools and Their Effects on Children. Harvard University Press, Cambridge 1979

Rutter, M., A. Cox, M. Tupling, M. Berger, W. Yule: Attainment and adjustment in two geographical areas. Brit. J. Psychiat. 126 (1975) 493

Rutter, M., J. Tizard, W. Yule, P. J. Graham, K. Whitmore: Epidemiologie in der Kinderpsychiatrie – die Isle of Wight Studien 1964–1974. Z. Kinder- u. Jugendpsychiat. 5 (1977) 238

Schmidt, M. H.: Verhaltensstörungen bei Kindern mit sehr hoher Intelligenz. Huber, Bern 1977

Schmidt, M. H.: Neuropsychologische Befunde bei Oligophrenien und Demenzprozessen. In: Neuropsychologie des Kindesalters, hrsg. von H. Remschmidt, M. H. Schmidt. Enke, Stuttgart 1981 (S. 320)

Schmidt, M. H., J. Goehring, F. Armbruster: Einschätzung von Verhaltensauffälligkeiten im Einschulungsalter durch Screening – Fragen an die Eltern. Öff. Gesundh.-Wes. 46 (1984) 237

Schmidt, M. H., G. Esser, W. H. Allehoff, B. Geisel, M. Laucht, R. Voll: Bedeutung cerebraler Dysfunktion bei Achtjährigen. Z. Kinder- u. Jugendpsychiat. 10 (1982) 365

Schwarzbach, H.: Zur Güte und Praktikabilität eines strukturierten kinderpsychiatrischen Interviews. Z. Kinder- u. Jugedpsychiat. 6 (1978) 18

Shepherd, M., B. Oppenheim, S. Mitchell: Auffälliges Verhalten bei Kindern. Verbreitung und Verlauf. Eine epidemiologische Studie. Vandenhoeck & Ruprecht, Göttingen 1973

Spitzer, R. L., J. Endicott, E. Robins: Forschungs-Diagnose Kriterien (RDC). Beltz, Weinheim 1982

Stein, Z., M. Susser: Methods in epidemiology. J. Amer. Acad. Child Psychiat. 20 (1981) 444

Steinhausen, H.-Ch.: Die Beurteilung des Schweregrades kinderpsychiatrischer Störungen. In: Psychotherapie mit Kindern, Jugendlichen und Familien, Bd. I, hrsg. von H. Remschmidt. Enke, Stuttgart 1984 (S. 205)

Steinhausen, H.-Ch., H. Remschmidt: Migration und psychische Störungen – Ein Vergleich von Kindern griechischer „Gastarbeiter" und deutschen Kindern in West-Berlin. Z. Kinder- u. Jugendpsychiat. 10 (1982) 344

Steinhausen, H.-Ch., A. Rentz, D. Goebel: Kindliche Verhaltensauffälligkeiten im Eltern- und Lehrerurteil. Acta paedopsychiat. 49 (1983) 61

Steuber, H.: Zur Häufigkeit von Verhaltensstörungen im Grundschulalter. Prax. Kinderpsychol. 22 (1973) 246

Stone, B. F.: Behavior problems of elementary school children. J. abnorm. Child Psychol. 9 (1981) 407

Strunk, P., B. Faust: Bewertung hirnorganischer Befunde bei Verhaltensstörungen im Kindesalter. Arch. Psychiat. Nervenkr. 210 (1967) 152

Sturge, C.: Reading retardation and antisocial behaviour. J. Child Psychol. Psychiat. 23 (1982) 21

Terman, L. M., M. H. Oden: The Gifted Child Grows Up: Twenty-Five Years Follow-up of a Superior Group. Genetic Studies of Genius, Bd. IV. Stanford 1947

Thalmann, H. C.: Verhaltensstörungen bei Kindern im Grundschulalter, 2. Aufl. Klett, Stuttgart 1974

Thomas, A., S. Chess: Temperament and follow-up to adulthood. In: Temperament Differences in Infants and Young Children. Ciba Foundation Symposium 89, hrsg. von R. Porter, G. M. Collins. Pitman, London 1982 (S. 168)

Turner, S. M., L. Mo: Chinese adolescents' self-concept as measured by the Offer Self-Image Questionnaire. J. Youth Adolesc. 13 (1984) 131

Verhulst, F. C.: Mental Health in Dutch Children. Krips Repro Meppel, Rotterdam 1985

Victor, J. B., C. F. Halverson: Behavior problems in elementary school children: a follow-up study. J. abnorm. Child Psychol. 4 (1976) 17

Voll, R., W. H. Allehoff, G. Esser, F. Poustka, M. H. Schmidt: Widrige familiäre und soziale Bedingungen und psychiatrische Auffälligkeiten bei Achtjährigen. Z. Kinder- u. Jugendpsychiat. 10 (1982) 100

Waldron, S.: The significance of childhood neurosis for adult mental health: a follow-up study. Amer. J. Psychiat. 133 (1976) 532

Weinschenk, C.: Die Eingliederungshilfe für Legastheniker und Rechengestörte nach dem Bundessozialhilfegesetz (BSHG). Z. Kinder- u. Jugendpsychiat. 9 (1981) 435

Welding, G.: Zur Häufigkeit von Verhaltensauffälligkeiten im Kindergartenalter. Z. Kinder- u. Jugendpsychiat. 5 (1977) 299

Werner, E. E., R. S. Smith: An epidemiological perspective on some antecedents and consequences of childhood mental health problems and learning disabilities. J. Amer. Acad. Child Psychiat. 18 (1979) 292

WHO (Ed.): Social Dimensions of Mental Health. Genf 1981

Wing, J. K.: A standard form of psychiatric present state examination. In: Psychiatric Epidemiology, hrsg. von H. E. Hare, J. K. Wing. Oxford University Press, London 1970

Methoden der evaluativen Forschung

*Hans Dieter Brenner**

Einleitung

Alle Leser kennen vermutlich die sehr vergnügliche, aber auch sehr weise Geschichte von „Alice im Wunderland". An einer Stelle dieser Geschichte fragt die darin vorkommende Pussy-Katze Alice: „Könntest du mir wohl bitte sagen, welchen Weg ich von hier aus einschlagen muß?" Die Katze antwortet darauf mit jener tiefsinnigen Weisheit: „Das hängt ganz davon ab, wohin du schließlich gelangen willst."
Bedenken wir, wie rasch und wie differenziert sich neue Entwicklungen in der Kinder- und Jugendpsychiatrie vollziehen, dann befinden wir uns in einer Lage, in der wir über die Antwort der Katze in Alices Geschichte nachdenken sollten. Wenn wir mit einem Patienten arbeiten, sollten wir genau wissen, wohin wir gelangen wollen, welche Möglichkeiten uns dafür zur Verfügung stehen und wie gut wir auf dem Weg dorthin vorwärtskommen. Und selbst wenn wir unser Ziel erreicht haben, sollten wir wissen, ob es vielleicht einen anderen, besseren Weg dorthin gibt, den wir künftig benützen könnten. Wir sollten uns wie Alice aber auch nach unseren Gründen für „die Reise" und unseren Wertvorstellungen fragen, die uns veranlassen, einen bestimmten Weg und ein bestimmtes Ziel auszuwählen. Denn ob wir uns dessen bewußt sind oder nicht, alle unsere nachfolgenden Urteile hängen immer von unseren ursprünglichen Wertannahmen ab.
Mit diesen bildhaften Aussagen haben wir bereits Wesentliches zum Begriff „Evaluative Forschung" gesagt. Etwas nüchterner ließe sich formulieren, daß man unter Evaluation ganz allgemein die wissenschaftliche Beschäftigung mit der Anwendung genau beschriebener Maßnahmen auf bestimmte Probleme unter dem Hauptgesichtspunkt der Effektivität oder Effizienz versteht. Bei der Effektivität geht es ausschließlich um die mit den durchgeführten Maßnahmen erzielbaren Ergebnisse, bei der Effizienz kommt als weiterer Gesichtspunkt hinzu, daß man die jeweiligen Ergebnisse noch mit dem zu ihrer Erreichung erforderlichen Aufwand in Beziehung setzt. Im Bereich medizinischer, psychotherapeutischer oder klinisch-psychologischer Problemstellungen läßt sich der Begriff Evaluation also dahingehend eingrenzen, daß er hier die wissenschaftliche Beschäftigung mit der Effektivität oder Effizienz von therapeutischen Maßnahmen bezeichnet. Das Therapieergebnis bleibt nämlich immer, unter welchen Aspekten die Durchführung einer Therapie auch evaluiert werden mag, ein letztlich zentrales Kriterium.
Dabei mehren sich gegenwärtig die Stimmen, welche fordern, daß Psychotherapie nicht nur auf der Ebene des konkreten Therapiegeschehens untersucht werden sollte. Ausgangspunkt für solche Überlegungen ist die beobachtete Kluft zwischen Forschung und Praxis und die Tatsache, daß therapeutische Maßnahmen sich immer in einem sozialen Kontext vollziehen (BRENNER 1978). Wenn die Psychotherapieforschung etwas für die Praxis beitragen will, sollte sie nach dieser Auffassung die in der Praxis vorliegenden Determinanten zu evaluieren versuchen. Auf einer Makroebene der Systeme würde dies eine Evaluation der psychiatrischen Versorgung bedeuten. So sollten z. B. der Einfluß von Versorgungskonzepten, Institutionen, Berufsgruppen und Gesetzen auf Psychotherapien vermehrt untersucht werden (BIEFANG 1980; BAUMANN 1984). Eine weitere Aufgabe der evaluativen Forschung auf der Systemebene würde in der Durchführung von Kosten-Effektivitäts- bzw. Kosten-Nutzen-Analysen bestehen (vgl. BRENNER 1980).
Uns interessieren in diesem Beitrag vorrangig methodische Besonderheiten evaluativer Forschung in der Kinder- und Jugendpsychiatrie. Sie sind in der Tat wesentlich und zahlreich. Trotzdem läßt sich diese spezifische Wissensvermittlung nicht losgelöst von einer zumindest skizzenhaften Darstellung der allgemeinen Methoden evaluativer Forschung erreichen, weil das jeweils Spezifische nur in Beziehung zu den allgemeineren Methoden transparent gemacht werden kann. Damit ist das didaktische Vorgehen in diesem Beitrag festgelegt. Einer Skizzierung der Methoden der allgemeinen evaluativen Forschung von ihren Grundlagen bis zu ihren spezielleren Problemen folgend, sollen jeweils spezifische Fragen der Methoden evaluativer Forschung in der Kinder- und Jugendpsychiatrie diskutiert werden. Das Hauptaugenmerk gilt dabei der Psychotherapieforschung. Für die Durchführung pharmakologischer Therapiestudien gelten auch in der Kinder- und Jugendpsychiatrie die allgemeinen

---

* Für ihre Mitarbeit bei den Ergänzungen danke ich Frau cand. phil. Sibylle Würgler, Psychiatrische Universitätsklinik, Bern.

Richtlinien, wie sie z. B. von JESDINSKY u. Mitarb. (1978) niedergelegt wurden. Außerdem zeigten MOELLER u. BENKERT (1980), daß die Evaluation psychopharmakologischer und psychologischer Therapieverfahren mit weitgehend ähnlichen methodischen Problemen verbunden ist.

Allgemeine Voraussetzungen

Wesentliche Voraussetzungen ergeben sich für die Methoden evaluativer Forschung daraus, daß Evaluation stets der umfassenden Anwendung statistischer Verfahren zur Überprüfung der allgemeineren Aussagekraft von Ergebnissen einzelner Untersuchungen bedarf. Mit den dadurch entstehenden Fragen und Problemen haben sich ausführlich CRONBACH u. FURBY (1970) auseinandergesetzt.
Weitere wichtige Voraussetzungen für eine zeitgemäße Methodik evaluativer Forschung lassen sich aus der Betrachtung ihrer bisherigen Entwicklung erkennen (z. B. BERGIN 1971; BRENNER 1978). Einer langen, am Ende recht unfruchtbaren Periode der wissenschaftlichen Beschäftigung mit der Frage nach der generellen Effektivität von Psychotherapie folgte eine kaum erfolgreichere Forschungsperiode, in der hauptsächlich die Effektivität verschiedener therapeutischer Schulen verglichen werden sollte. All diese Bemühungen führten letztlich zu der Einsicht, daß die im Zusammenhang mit der Evaluation von Psychotherapie verständlicherweise am häufigsten gestellten Fragen nach der „Wirksamkeit von Psychotherapie" und der „besten Therapieform" wenig sinnvoll und in dieser allgemeinen Form nicht beantwortbar sind. Es waren unabhängig von den verschiedenen therapeutischen Richtungen gerade die Ergebnisse einiger weniger methodisch herausragender Einzeluntersuchungen (z. B. PAUL 1967; DI LORETO 1971; SLOANE u. Mitarb. 1975), die aufzeigten, daß ganz offensichtlich sehr viel spezifischere Fragen gestellt werden müssen, wenn die Ergebnisse eine direkte Relevanz für die therapeutische Praxis haben sollen. Wesentlich ist, welche Behandlungsmethoden mit speziell welchen Patienten bei welchen Problemen unter welchen spezifischen Umständen effektiv sind. Eine Fortsetzung bisheriger globaler und undifferenzierter Forschungsstrategien in der evaluativen Forschung scheint demgegenüber nicht nur nutzlos, sondern sogar hinderlich für ein tieferes Verständnis therapeutischer Prozesse. Die entscheidende Schwäche der so lange durchgeführten kumulativen Übersichtsarbeiten liegt nämlich in der völlig heterogenen Natur der berücksichtigten Untersuchungen. Dies macht das Sammeln kumulativer marginaler Evidenz in höchstem Maße fragwürdig. Die methodischen Aspekte dieser grundlegenden Richtungsänderung in der evaluativen Forschung werden besonders anschaulich von TEMPLETON (1974) und SABSHIN (1974) referiert.

Verbunden mit der Absage an eine globale Erfolgsforschung zeigte sich in den letzten Jahren auch eine verstärkte Thematisierung diagnostischer Fragestellungen und der Indikationsproblematik (z. B. BAUMANN 1981). Außerdem wurde deutlich, daß trotz stärkerer Differenzierung der Untersuchungsziele Erfolgsprüfungen relativ wertlos sind, wenn sie nicht mit einer Analyse der den therapeutischen Interaktions- und Veränderungsvorgängen zugrundeliegenden Mechanismen (Prozeßforschung) kombiniert werden. Auf der Ebene der Versuchspläne wird zunehmend Abstand genommen von Zweipunktstudien (Vorher-Nachher-Messungen) zugunsten einer größeren Betonung von Verlaufsuntersuchungen mit mehreren Meßzeitpunkten. Vom methodischen Gesichtspunkt aus gesehen nimmt die Forderung nach multivariaten Veränderungsbeurteilungen nach wie vor eine zentrale Stellung ein.

Methodische Grundlagen

Um also der dem heutigen Stand unseres Wissens angemessenen Komplexität evaluativer Forschung auch in der Kinder- und Jugendpsychiatrie gerecht werden zu können, müssen wir zunächst versuchen, für diesen Bereich möglichst verbindliche Festlegungen hinsichtlich der Problemkreise Therapiemethoden, Therapieziele und anzuwendende Forschungsbegriffe vorzunehmen. Am leichtesten dürfte dies noch bei der Begriffsbestimmung der Kindertherapie sein. Der *Therapeut* oder das *therapeutische Team* wenden ganz verschiedene, aber jeweils spezifische *therapeutische Methoden* bei bestimmten *Patienten* oder *Patientengruppen* mit sowohl nach *Art* als auch *Schweregrad* unterschiedlichen *seelischen Krankheiten* an, wobei sie jeweils unterschiedliche, aber ganz bestimmte *Hilfsmittel* benützen, um jeweils unterschiedliche, aber wiederum ganz bestimmte *Therapieziele* zu erreichen. Die therapeutischen Methoden richten sich dabei nach ganz bestimmten Annahmen oder Theorien, die aussagen, daß spezifische Therapiemaßnahmen bei den Patienten *Veränderungen* in Richtung ganz bestimmter Zielvorstellungen bewirken. Außerdem erfordert jede Therapie einen *therapeutischen Rahmen* (Räumlichkeiten, Häufigkeit der therapeutischen Intervention, Koordination verschiedener Therapiemaßnahmen usw.). Etwas weniger formal könnte man Kindertherapie formulieren als eine Kette von Situationen, in denen der Therapeut auf das Verhalten des Kindes in einer Form reagiert, die es aus seinen bisherigen Erfahrungen heraus nicht erwartet hat. Dadurch lernt das Kind neue Verhaltensweisen und Reaktionen auf seine Umwelt, neue Einstellungen zu sich selbst und zu seinen Mitmenschen. Je nach theoretischer Orientierung wird dieser Lernprozeß durch Deuten, Spiegelung der Erlebniswelt oder Belohnung und Strafe in Gang gesetzt.

In der evaluativen Forschung kann man nun sowohl im Hinblick auf alle genannten Komponenten als auch auf ihre Wechselbeziehungen Fragen stellen. Beispielsweise kann man danach fragen, ob der Therapeut für die angewandte Behandlungsmethode ausreichend qualifiziert ist oder ob die Patienten wirklich die vorher festgelegten Therapieziele erreichen, ob die Therapieergebnisse den Therapieaufwand rechtfertigen oder ob die den therapeutischen Maßnahmen zugrundeliegenden Annahmen und Theorien sich als gültig erweisen oder ob der therapeutische Rahmen für den Therapeuten, die Therapiemethode oder den Patienten angemessen ist oder nicht. Aber selbst wenn sich die evaluative Forschung hauptsächlich auf die Frage nach den Therapieergebnissen richtet, dann muß man immer noch davon ausgehen, daß für seelische Störungen und ihre Unterformen mehrere therapeutische Möglichkeiten in Betracht gezogen werden können und daß die Wirksamkeit einer Behandlung neben der Art der Störung von bestimmten Merkmalen des Patienten und des Therapeuten abhängt (z. B. LUBORSKY u. Mitarb. 1971; GOLDSTEIN u. Mitarb. 1966; KOEHNKEN u. Mitarb. 1979; BAUMANN 1984). Eine Spezifizierung dieser Grundkomponenten des therapeutischen Prozesses, welche eine so verstandene evaluative Forschung in ihren Methoden heute zu beachten hat, zeigt die Tab. 5.18.

Schwieriger ist bereits der Versuch einer verbindlichen Festlegung beim Problemkreis der *Therapieziele*. In der einschlägigen Literatur sieht man sich hier mit einer Vielzahl von Angaben konfrontiert, die einerseits verschiedenen Theorien entstammen und andererseits auf unterschiedliche Persönlichkeitsbereiche abzielen. Man könnte sie auf einem Kontinuum anordnen, dessen einer Pol mit der Reduzierung eines umschriebenen Symptoms zu erfassen wäre und dessen anderer Pol als eine die gesamte Persönlichkeit umfassende Veränderung charakterisiert werden könnte. Doch sollte man sich dabei der Tatsache bewußt sein, daß in der Kindertherapie wie auch in anderen medizinisch-psychologischen Disziplinen die Faktoren von geringerer Bedeutung mit größerer Objektivität und Reliabilität bestimmt werden können, während die Faktoren von größerer Tragweite derart komplex werden, daß vor allem ihre systematische Beobachtung kaum mehr durchzuführen ist.

Trotz dieser Problematik wurden die unterschiedliche Wertigkeit der behandlungsdeterminierten Veränderungen, Fragen nach dem Objektivitäts- oder Reliabilitätsgrad entsprechender Messungen oder Probleme bei der Interpretation auftretender Differenzen bisher in der Literatur zur Kindertherapie ebensowenig diskutiert wie etwa Objektivität und Zuverlässigkeit der kontrollierenden Personen. Eine Möglichkeit, hier zu einer einheitlichen Lösung zu gelangen, sehen wir in einer Unterscheidung dreier Ebenen von Behandlungszielen, nämlich von strukturellen Änderungen, von inter-

Tabelle 5.**18** Grundkomponenten des therapeutischen Prozesses

Patient:
demographische Daten: z. B. Alter, Geschlecht, Schul- und Berufsausbildung, sozioökonomischer Status

Persönlichkeitsmerkmale: z. B. Intelligenz, emotionale Erregbarkeit, allgemeine Angstbereitschaft, Extraversion, Neurotizismus

Krankheitssymptomatik: z. B. Diagnose, Symptome, Verhaltensweisen (autonom, motorisch, emotional, kognitiv), Genese und Verlauf der Störung

situative Merkmale: z. B. Erwartungen, Leidensdruck, Motivation

Therapeut:
demographische Daten
Persönlichkeitsmerkmale
Berufscharakteristika: z. B. Ausbildung, Erfahrung
unspezifisches Therapeutenverhalten: z. B. emotionale Wärme, Direktivität, einfühlendes Verständnis

Therapie:
therapeutische Techniken
therapeutisches Setting

Relationale Merkmale:
Patient-Therapeut: z. B. Ähnlichkeit bezüglich demographischer Merkmale, Interaktionsstile
Patient-Therapie: z. B. Informiertheit, Einstellungen, Erwartungen
Therapeut-Therapie: z. B. Erfahrung, Vertrauen

Soziale Bedingungen:
engere soziale Umgebung
umfassendes soziales Feld

Therapieziele:
strukturelle Änderungen
interpersonale Änderungen
Verhaltensänderungen

Kontrollmittel:
Meßkriterien
Meßmethoden

personalen Änderungen und von Verhaltensänderungen. Diese drei Ebenen bilden dabei eine natürliche Hierarchie hinsichtlich ihres Abstraktionsgrades. Dementsprechend sind z. B. strukturelle Änderungen, die oft das Haupt- oder Endziel darstellen, allgemein und theorieabhängig formuliert, wohingegen etwa Verhaltensänderungen konkret und theorieunabhängig ausgedrückt werden können. Berücksichtigt man bei der Trennung dieser drei Ebenen von Behandlungszielen zusätzlich noch den intrapsychischen, den familiären und den außerfamiliären Bereich eines Patienten, so ergeben sich daraus verschiedene Möglichkeiten einer definitorischen Eingrenzung der Zielsetzung. Beispielsweise könnten sich strukturelle Änderungen im familiären Bereich dahingehend auswirken, daß sie jedem Familienmitglied eine alters- und geschlechtsspezifische Rolle ermöglichen und eine entwicklungsfördernde Atmosphäre schaffen, in der neue und günstige Erziehungsmethoden entstehen können. Auf der interpersonalen Ebene könnten sich Behandlungsziele im intrapsychischen Bereich auf eine neue Art der emotionalen Erfahrung mit Hilfe der Beziehung zum Therapeuten richten. Auf der Ebene der Verhaltensänderungen schließlich könnten Behandlungsziele im außerfamiliären Bereich z. B. wünschenswerte Veränderungen der Familie in ihren Beziehungen zur Schule oder zu Arbeitsstellen einschließen.

Aus diesen wenigen Beispielen geht bereits hervor, daß sich vermutlich für alle nach diesem Kategorisierungssystem definierbaren Bereiche dem Behandlungsziel Schwierigkeiten und auch Grenzen entgegenstellen. So kann etwa im intrapsychischen Bereich der Patient intellektuell, psychisch oder organisch behindert sein, er kann extrem infantile Einstellungen oder irreversible Ich-Störungen usw. zeigen. Im intrafamiliären Bereich werden die Grenzen im wesentlichen in der Pathologie der Familie als Gruppe und in beschränkten Möglichkeiten und Widerständen der einzelnen Familienmitglieder liegen. Außerfamiliären Veränderungen werden dagegen vor allem soziokulturelle und wirtschaftliche Faktoren entgegenwirken. Die Formulierbarkeit solcher Grenzen scheint aber für die Verwendung dieses Kategorisierungssystems in der Kindertherapie eher vorteilhaft zu sein, da ja die möglichst klare Definierbarkeit der Therapieziele angestrebt wird.

Am schwierigsten dürfte eine Festlegung hinsichtlich des als *methodische Grundlage* dienenden Forschungsbegriffs sein. Diese Festlegung ist aber deshalb unverzichtbar, weil von ihr abhängt, welche Untersuchungen für die evaluative Forschung berücksichtigt und welche als „unwissenschaftlich" ausgeklammert werden sollen. Läßt man z. B. nur das möglichst vollständig kontrollierte Experiment als wissenschaftliches Vorgehen gelten, so charakterisiert man die Mehrzahl der konventionellen Einzelfalldarstellungen, die früher fast 100% der einschlägigen Literatur zur Kindertherapie darstellten und auch heute noch mehr als 90% davon ausmachen, automatisch als unwissenschaftlich. Sie beruhen im wesentlichen auf naturalistischer und weit seltener auf kontrollierter oder systematischer Beobachtung. Beleuchtet man aber die wenigen vorliegenden experimentellen Arbeiten näher, so zeigen sich gerade auch ihre Designs wissenschaftlichen Ansprüchen nur selten gewachsen, vor allem wenn man sie mit Untersuchungen aus anderen Bereichen der Psychiatrie oder Psychologie vergleicht. Es kommt hinzu, daß unabhängig von wissenschaftsmethodischen Gesichtspunkten das Experiment vor allem von Verhaltenstherapeuten und von Autoren anderer nicht aufdeckender Verfahren als ideale Forschungsmethode betrachtet wird, während auf der anderen Seite eine ebenso einleuchtende Beziehung zwischen der psychoanalytischen Orientierung und der naturalistischen Beobachtung im Rahmen der Fallstudie besteht.

Angesichts dieser Sachverhalte scheint uns der Vorschlag berechtigt, in der Kindertherapie von der traditionellen Klassifikation empirischer Forschung in naturalistische, kontrollierte oder systematische Beobachtung und in kontrolliertes Experiment abzulassen und statt dessen andere Beurteilungskriterien zu verwenden. Es gibt durchaus entsprechende Möglichkeiten. So unterscheiden z. B. FORD u. URBAN (1966) drei gleichwertige Forschungsschritte:

— Das erste Stadium bildet die experimentelle Forschung, die sich hauptsächlich im Laboratorium abspielt.
— Das zweite Stadium bildet die klinische Forschung, bei der die Resultate der experimentellen Laboratoriumsforschung unter Beibehaltung bestimmter experimenteller Kontrollen in reale Situationen übertragen werden.
— Das dritte Stadium bildet der klinische Versuch, bei dem Beobachtungen an Patienten in konkreten Therapiesituationen gemacht werden, wobei naturgemäß ein geringeres Ausmaß an Kontrolle als bei der experimentellen oder der klinischen Forschung möglich ist.

Es ist leicht zu verstehen, daß der Gang der Forschung durchaus nicht in dieser Reihenfolge vor sich gehen muß. Historisch gesehen war die Reihenfolge vielmehr meist umgekehrt, und auch heute geht man bei der Durchführung vieler Forschungsarbeiten nach wie vor von der naturalistischen Beobachtung aus. Zudem dürften klinische Versuche, z. B. exakt durchgeführte Einzelfallstudien, immer dann notwendig sein, wenn keine Vergleichbarkeit der Patienten, Therapeuten oder Behandlungstechniken vorliegt. So gesehen wären sie die letzte praktische Überprüfungsmöglichkeit des therapeutischen Vorgehens, sie sollten aber nach Möglichkeit nicht allein zur Prüfung bestimmter Behandlungsmethoden verwendet werden. Eine solche Diversität ist sicherlich nicht von Nachteil für den Fortschritt der Psychotherapieforschung, denn die verschiedenen Forschungsschritte können sich gegenseitig fruchtbar ergänzen und sind nach unserer Auffassung eigentlich aufeinander angewiesen. Entsprechend dem gewählten Forschungsschritt und der speziellen Fragestellung muß dann hinsichtlich der speziellen methodischen Vorgehensweise noch eine Entscheidung zwischen drei hauptsächlichen Forschungsansätzen getroffen werden: dem korrelationsstatistischen Ansatz, dem experimentellen Ansatz oder dem Feldexperiment. Da sich hier keine spezifischen Probleme für den Bereich der Kinder- und Jugendpsychiatrie ergeben, kann auf entsprechende allgemeine Darstellungen dieser Ansätze verwiesen werden (z. B. HARTIG 1975). Ein so definierter und in mehreren Forschungsschritten und -ansätzen differenzierter Forschungsbegriff, der eine Reihe methodischer Kombinationen erlaubt, scheint uns den besonders vielfältigen Anforderungen der Kindertherapie angemessen und als Grundlage der Diskussion weiterer methodischer Probleme geeignet zu sein.

Validitätsprobleme

In engem Zusammenhang mit der bisher erörterten Basis evaluativer Forschung stehen die spezifischeren Problemkreise der internen und der externen Validität. Hierbei treten insbesondere bei der internen Validität bedeutsame Besonderheiten für die evaluative Forschung im Bereich der Kinder- und Jugendpsychiatrie auf, die im folgenden ausführlich diskutiert werden. Als Ausgangspunkt dafür zeigt Tab. 5.19 zunächst die hauptsächlichen Fehlerquellen der internen und externen Validität.
Der Begriff der *internen Validität* bezieht sich auf die Richtigkeit der aus den Befunden einer Untersuchung gezogenen Schlußfolgerungen. Das Ergebnis einer psychotherapeutischen Untersuchung ist insoweit valide, als die beobachteten Veränderungen auf die durchgeführte psychotherapeutische Behandlung zurückgeführt werden können. Folgende sieben Faktoren sind u. a. mögliche Einflußgrößen, die eine Gefährdung der internen Validität darstellen und deshalb kontrolliert werden sollten:
a) *Der Therapie zeitlich gleichgeschaltete Ereignisse* (Geschichte), z. B. Geburt eines Geschwisters, Einstellungs- oder Verhaltensänderungen der Eltern, Wiederholung einer Schulklasse usw., können Therapieverlauf und Ergebnis wesentlich beeinflussen. Im allgemeinen wird in Untersuchungen zur Kindertherapie mit kleinen Gruppen gearbeitet, so daß eine Normalverteilung ihrer Wirkungen nur selten gegeben ist. Deshalb sollten Untersuchungen, bei denen angenommene Veränderungen nur einmal nach der Therapie („one-shot-case-study") oder nur zweimal, vor und nach der Behandlung („pretest-post-test-design"), überprüft werden, keine Verwendung mehr finden.
b) *Reifungsprozesse* sind ebenfalls ein schwer überprüfbarer Faktor, der bei Kindern das Therapieergebnis besonders nachhaltig beeinflußt. Während in der Erwachsenentherapie gewöhnlich angenommen wird, daß das Ausmaß des Unterschiedes zwischen Vor- und Nachmessungen auf die Behandlung zurückgeführt werden kann, ist eine solche Annahme bei Kindern in dieser Einfachheit keinesfalls erlaubt. Bei jedem Kind werden schon normalerweise deutliche Änderungen allein als Funktion der Reifung unabhängig von jeglicher Behandlung eintreten. Die effektivste Methode für dieses Problem ist im allgemeinen der Einsatz von Kontrollgruppen. In der Kindertherapie ergeben sich aber auch hier besondere Schwierigkeiten, auf die später noch eingegangen wird. Es ist daher besser, Kinder zweier verschiedener Behandlungsgruppen zu vergleichen. Allerdings werden dadurch Schlußfolgerungen auf diesen Vergleich eingeschränkt. Wenn also die Kinder in beiden Behandlungsgruppen etwa gleiche Fortschritte machen, ist es wiederum schwierig zu entscheiden, ob diese Fortschritte der Behandlung oder Reifungsprozessen zuzuschreiben sind. Als aussichtsreicheren Ansatz schlagen wir vor, nach Möglichkeit Meßverfahren zu verwenden, für die normative Daten verschiedener Altersgruppen vorhanden sind. Man kann dann tatsächliche Veränderungen gegen normative Veränderungen vergleichen. Allerdings stehen vor allem im emotionalen Bereich noch nicht genügend normative Daten für Kinder zur Verfügung.
c) Ein besonderes Problem stellen *Testwirkungen* dar. Während in der Erwachsenenpsychiatrie dabei vor allem beachtet werden muß, daß eine psychodiagnostische Untersuchung selbst einen therapeutischen Effekt haben kann oder daß sich bei Testwiederholungen häufig Übungseffekte und Änderungen in der Motivation einstellen, ergeben sich in der Kindertherapie in diesem Zusammenhang eine ganze Reihe weiterer spezifischer Schwierigkeiten. So haben vor allem emotional gestörte Kinder häufig sehr kurze Aufmerksamkeitsspannen. Es ist deshalb ratsam, als Meßinstrument nur solche Tests auszuwählen, die entweder nur eine kurze Zeit für ihre Anwendung benötigen oder leicht in Segmente zerlegt werden können. Ebenfalls aufgrund ihrer großen Ablenkbarkeit und ihrer kurzen Aufmerksamkeitsspanne tendieren emo-

Tabelle 5.**19** Fehlerquellen der internen und externen Validität

Fehlerquellen der internen Validität:
1. Geschichte (der Therapie zeitlich gleichgeschaltete Ereignisse)
2. Reifungsprozesse
3. Testwirkungen
4. Instrumentation
5. Statistische Regression
6. Unterschiedliche Selektion
7. Unterschiedliche Ausfallquoten

Fehlerquellen der externen Validität:
1. Interaktion zwischen Voruntersuchung und Behandlung
2. Reaktivität auf die experimentelle Situation
3. Interaktion zwischen Selektion und Behandlung
4. Interferenzen durch multiple Behandlungen
5. Fehler bei der Stichprobengewinnung

tional gestörte Kinder dazu, besser abzuschneiden, wenn Meßinstrumente individuell angewandt werden. Bei Untersuchungen mit Gruppen sollte man daher zwar ein Meßinstrument wählen, das in der Gruppe angewandt werden kann, den Test aber bei denjenigen Kindern, die eine individuelle Messung benötigen, auf einer individuellen Basis durchführen. Als weiteres spezifisches Problem kommt hinzu, daß Kinder häufig Schwierigkeiten beim Verständnis von Instruktionen haben und der Untersucher deshalb nicht immer damit rechnen kann, reliable Daten in einer verbal strukturierten Situation zu bekommen. Insbesondere Kinder aus einer soziokulturellen Umgebung, in der die Verbalisation von Gefühlen nicht besonders gefördert wird, stehen einer intensiven Befragung häufig mit Befremden und Ablehnung gegenüber. Hinzu kommt noch, daß Kinder und Erwachsene bei vielen Gelegenheiten nicht „dieselbe Sprache" sprechen. Bei Erwachsenen kann man normalerweise eine klare Unterscheidung zwischen Realität und Einbildung voraussetzen. Bei Kindern, auch bei normalen Kindern, ist diese Unterscheidung oft vermischt, besonders wenn man bei Fragen hypothetische Situationen verwendet. Eine andere Schwierigkeit ist die größere Suggestibilität vor allem jüngerer Kinder und ihre größere Tendenz, dem erwachsenen Untersucher gefallen zu wollen. Deshalb muß in der Regel auf eine sorgfältige Formulierung und Neutralität von Frage und Ausdruck geachtet werden. Manchmal kann es aber gerade bei Kindern auch notwendig sein, sie zur Äußerung von Gefühlen zu ermutigen, vor allem bei Gefühlen, die sie für unakzeptabel halten, also etwa Aggressionen und Ärger. Nach unserer Erfahrung können z. B. kindliche Einstellungen am besten eingeschätzt werden, wenn man die üblichen soziometrischen Tests im Sinne von „Rate-wer-Fragen" abändert.

d) Unter den Faktor *Instrumentation* fällt neben den bereits bei dem Faktor der Testwirkungen mitbesprochenen allgemeinen Auswirkungen in der Anwendung von Meßinstrumenten wesentlich die sogenannte beurteilende Instanz, worunter vor allem Probleme der Übereinstimmung verschiedener Beurteiler untereinander und der Reliabilität der Einschätzung jedes einzelnen Beurteilers verstanden werden. In der Kinder- und Jugendpsychiatrie ergibt sich dabei ein erstes spezifisches Problem, wenn Patienten als Informanten dienen sollen. Solange das Kind noch klein ist, stellen sich Fragen nach der Verständnisfähigkeit und damit nach der Reliabilität und der Validität der erhaltenen Angaben. Dies gilt insbesondere hinsichtlich der Fähigkeit zur Einschätzung des eigenen Verhaltens, zumal diese Fähigkeit schon beim Erwachsenen durchaus fragwürdig ist (z. B. PAUL 1967). Mindestens genauso problematisch ist aber auch die Einschätzung des Therapieerfolgs durch die Eltern. Beispielsweise haben viele Eltern emotional gestörter Kinder aufgrund ihrer eigenen Pathologie ein Bedürfnis, ihre Kinder ebenfalls als mit emotionalen Problemen belastet wahrzunehmen oder aber grundsätzlich zu leugnen, daß ihre Kinder irgendeine Pathologie haben oder hatten. Bei der Einschätzung des Therapieerfolgs durch den Therapeuten kommt zu den aus der Erwachsenenpsychiatrie bekannten Problemen hinzu, daß der Therapeut durch die gleichzeitig notwendige Beziehung zu den Eltern in der Kindertherapie insofern in einer besonders schwierigen Situation ist, als sich hier Identifikationsmöglichkeiten sowohl mit dem Kind, oft verbunden mit Rivalität zu den Eltern, als auch Identifikationsmöglichkeiten mit den Eltern, verbunden mit der Übernahme ihrer Erwartungen, ergeben. Eine mögliche Lösung dürfte sein, die Information im Sinne eines Multiinformantenansatzes aus einer ganzen Reihe von Quellen zu gewinnen. Dieser Ansatz geht davon aus, daß jeder Informant Zugang zu verschiedenen Arten valider Informationen über den Patienten und die Effektivität der Behandlung hat und daß die Verbindung dieser Perspektiven einen generellen Index der Behandlungseffektivität liefern kann. Es ist eine begründete Annahme, daß nicht alle Quellen in Übereinstimmung sein werden. Dies ist aber vermutlich gerade ein Vorteil dieses Ansatzes, weil ihre Unterschiede dazu beitragen, einen umfassenderen Index der Behandlungseffektivität zu erhalten. Sollten die Quellen aber übereinstimmen, würde auch dies einen zusätzlichen Informationsgewinn ergeben.

e) *Statistische Regression* wirkt sich dort aus, wo Gruppen aufgrund extremer Meßwerte zusammengestellt werden: Bei Verfahren mit geringer Reliabilität tendieren diese extremen Meßwerte bei der Wiederholung der Messung zum Mittelwert. Da Reliabilitätsprobleme in der Kinder- und Jugendpsychiatrie eine relativ große Rolle spielen, muß dieser Faktor entsprechend sorgfältig kontrolliert werden. Die erhöhte Möglichkeit der statistischen Regression könnte darüber hinaus der von LEVITT (1963) angestoßenen Diskussion um die spontane Remission einen interessanten zusätzlichen Aspekt geben. Untersuchungen dazu fehlen aber bisher noch.

f) *Die Auswahl der behandelten und nichtbehandelten Gruppen* erfolgt oft unterschiedlich und nicht nach dem Zufall. So werden gerade bei Kindern Kontrollgruppen häufig aus Patienten gebildet, welche die Therapie abbrachen. Auch ist eine zufällige Verteilung behandlungsbedürftiger Kinder, an denen Untersuchungen durchgeführt werden, in Kontroll- und experimentelle Gruppe im klinischen Rahmen schwerer durchführbar als in der Erwachsenenpsychiatrie. Außerdem kann allein die Tatsache, daß alle Kin-

der eine bestimmte klinische Einrichtung oder Beratungsstelle aufsuchen, eine unerwünschte Vorauswahl darstellen.
g) *Der Ausfall von Patienten* einer experimentellen Gruppe, der sehr unterschiedlich bedingt sein kann, muß bei der Auswertung der Untersuchungen mit in Betracht gezogen werden. In der Kinder- und Jugendpsychiatrie wird dieses Problem dadurch verschärft, daß Kinder in der Regel viel schwerer nachzuuntersuchen sind als Erwachsene, weil sie sehr viel häufiger einer regelmäßigen Nachbetreuung fernbleiben. Vor allem emotional gestörte Kinder werden außerdem oft von einem Heim ins andere verlegt, so daß es schwierig wird, einen Erwachsenen zu finden, der das Verhalten des Kindes vor und nach der Behandlung beurteilen kann. Bei Kindern gibt es auch Schwierigkeiten mit den am meisten gebräuchlichen Methoden der Erhebung katamnestischer Daten, beispielsweise mit durch die Post versandten Fragebögen. Hier ist es grundsätzlich notwendig, zusätzlich die Eltern direkt um ihre Mitarbeit zu bitten.

Der Begriff der *externen Validität* bezieht sich auf die Generalisierbarkeit der Untersuchungsergebnisse, d. h. auf die Frage, in welchem Maße die Ergebnisse einer spezifischen Versuchsanordnung auf andere Situationen, Patientengruppen usw. übertragbar sind. Die Faktoren der externen Validität werden in der evaluativen Forschung in der Kinder- und Jugendpsychiatrie bisher kaum berücksichtigt. Das führt dazu, daß häufig Generalisierungen vorgenommen werden, die nicht zu vertreten sind, weil Fehlerquellen der externen Validität nicht kontrolliert wurden. Da sich hier im Gegensatz zu Fehlerquellen bei der internen Validität kaum spezifische Probleme für die Kindertherapie ergeben, werden diese mit Ausnahme des dritten Faktors (vgl. Tab. 5.19) nicht weiter besprochen.

Dieser Faktor bezieht sich darauf, daß zwischen der Selektion einer untersuchten Patientengruppe und der Behandlung eine *Interaktion* stattfinden kann. Wenn etwa mit Stichproben gearbeitet wird, die in einer bestimmten Institution, z. B. einem heilpädagogischen Heim oder einer Erziehungsberatungsstelle, zur Verfügung stehen und die Stichproben nicht nach einem bestimmten Selektionsverfahren gewählt werden, besteht die Gefahr, daß die Gruppen in einer bestimmten, dem Untersucher unbekannten Art vorselektiert sind. Eine solche unerwünschte Interaktion müßte man beispielsweise bei konfessionell geleiteten Beratungsstellen vermuten.

KOEHNKEN u. Mitarb. (1979) haben in ihrem Methodenkatalog für Psychotherapiestudien basierend auf COOK u. CAMPBELL (1976) eine weitere Auffächerung der Validitätskonzepte vorgeschlagen; neben der internen und externen Validität werden die Konzepte der statistischen und Konstruktvalidität eingeführt. Der Begriff der *statistischen Validität* bezieht sich auf die Frage, in welchem Maße die Ergebnisse einer Untersuchung durch unterschiedliche Formen von Zufallsfehlern oder die Verwendung unangemessener statistischer Analyseverfahren verzerrt sind. Die statistische Validität ist somit ein Teilbereich der internen Validität. Mögliche Fehlerquellen, speziell in bezug auf die Kinderpsychotherapie, haben wir schon im Rahmen der internen Validität erörtert (siehe v. a. Faktoren c, d, e). Die *Konstruktvalidität* stellt nach BAUMANN (1981) eigentlich ein übergeordnetes Konzept dar. Eine Untersuchung gilt als konstruktvalide, wenn die Operationalisierungen möglichst stringent und umfassend aus den Bedingungs- und Effektkonstrukten abgeleitet sind. Dieses Konzept stellt letztlich die Frage nach der Relation zwischen Theorie (Konstrukt) und empirischem Vorgehen (Operationalisierung). Die damit verbundenen Probleme tauchen bei jeder empirischen Studie auf und lassen sich nicht spezifizieren für die Psychotherapieforschung im Bereich der Kinder- und Jugendpsychiatrie.

Um aussagekräftige Untersuchungsergebnisse zu erreichen, ist es wichtig, möglichst viele der die Validität einer Studie beeinflussenden Faktoren zu kontrollieren. Allerdings kann es eine im Sinne der Validitätskonzepte einwandfreie Untersuchung nicht geben, da die Einflußgrößen oder Fehlerquellen prinzipiell unbegrenzt sind und jede Faktorenliste nur einen Ausschnitt der möglichen Gefährdungen zu erfassen vermag.

Untersuchungspläne

Nach der Diskussion über einen für die evaluative Forschung in der Kinder- und Jugendpsychiatrie angemessenen Forschungsbegriff und die für alle auf der Grundlage dieses Forschungsbegriffs durchgeführten Untersuchungen gültigen Validitätsprobleme müssen wir uns nun noch mit den innerhalb des so abgesteckten methodischen Rahmens empfehlenswerten Forschungsdesigns bzw. mit der Methodik von Untersuchungsplänen beschäftigen.

Eine Übersicht über die wichtigsten Untersuchungspläne in der evaluativen Forschung zeigen die Tab. 5.20 und 5.21.

Auch auf diese Untersuchungspläne soll hier nur insoweit eingegangen werden, als sich Besonderheiten für den Bereich der Kinder- und Jugendpsychiatrie ergeben. Einige grundsätzlichere Erwägungen dazu wurden bereits bei der Diskussion um die Validität von Evaluationsstudien angestellt. So wurde dort z. B. darauf hingewiesen, daß Eigenkontrollgruppen bei Kindern wegen der keineswegs stetig ablaufenden Reifeprozesse besonders problematisch sind. Es bestehen aber auch spezifische Schwierigkeiten hinsichtlich der Fremdkontrollgruppen. Wir haben schon begründet, warum

in der Kindertherapie den Kontrollgruppen ohne Behandlung Kontrollgruppen mit Alternativbehandlungen vorzuziehen sind. Allerdings besteht bei diesen Kontrollgruppen die Gefahr, daß die experimentellen Ergebnisse mit Therapeutendifferenzen konfundiert werden. Es muß deshalb hier streng auf eine Konstanthaltung der Variablenklasse Therapeut über die verschiedenen Behandlungsgruppen geachtet werden. Weiterhin genügt es nicht, wenn Kontrollgruppen den experimentellen Gruppen nur hinsichtlich Alter und Geschlecht der Kinder ähnlich sind; die Vergleichbarkeit muß sich vielmehr vor allem auch auf den jeweiligen Entwicklungsstand, auf den Familienhintergrund und auf das Ausmaß der psychischen Störung beziehen. Trotzdem spielen auch schon die Faktoren Alter und Geschlecht allein besonders bei der Gruppentherapie von Kindern eine sehr viel größere Rolle als bei Erwachsenengruppen. In mehreren Untersuchungen wurden die besten Erfolge bei Gruppen erzielt, die aus 5–8 Kindern gleichen Geschlechts und Alters bestanden, die einander kannten und eine ähnliche Problematik aufwiesen. Allgemein kann gesagt werden, daß entsprechende Arbeiten um so mehr aus dem Stadium der klinischen Versuche in das Stadium der klinischen Forschung gelangen, je mehr die besonderen Faktoren beachtet werden, welche in der Kindertherapie hinsichtlich der Zusammenstellung von Kontrollgruppen eine Rolle spielen. Dabei darf aber nicht der Gesamtzusammenhang mit weiteren speziellen Kontrollproblemen übersehen werden, auf die im nächsten Abschnitt ausführlich eingegangen wird. In nicht wenigen Arbeiten wird nämlich der Anschein erweckt, als sei die Richtigkeit der Ergebnisse ausschließlich von der Kontrollgruppe abhängig. Daß der Gebrauch von Kontrollgruppen über andere Fehlerquellen nichts aussagt, gerät dabei leicht in Vergessenheit. Beispielsweise geht auf der Suche nach der idealen Kontrollgruppe leider oft die Einsicht in die Notwendigkeit hinreichend langer Katamnesestudien verloren, die bei Untersuchungen an Kindern einen noch größeren Stellenwert einnehmen sollten als bei Erwachsenen.
Grundsätzliches zur Anwendbarkeit der in Tab. 5.21 aufgeführten Einzelfallstudien wurde ebenfalls bereits diskutiert. Darüber hinaus spricht für ihre besondere Verwendbarkeit in der Kinder- und Jugendpsychiatrie, daß die Kindertherapie gegenwärtig überwiegend als Behandlung des einzelnen Kindes durchgeführt wird und ihre Ziele größtenteils individualpsychologisch ausgedrückt werden, sogar wenn es sich dabei offiziell um eine Gruppentherapie handelt. Es kommt hinzu, daß sich in den letzten Jahren die Einzelfallanalyse zu einem Gegenstand intensiver wissenschaftlicher Forschung entwickelt hat, um die Aussagekraft individueller Fallstudien durch experimentelle Kontrolle erhöhen zu können. Zur Betrachtung einer einzelnen Untersuchungseinheit (N=1–Experiment) wurden geeignete wissenschaftstheoretische und methodische Grundlagen erarbeitet (z.B. PETERMANN u. HEHL 1979), so daß heute Einzelfallstudien gegenüber der Vorwurf der Unwissenschaftlichkeit nicht mehr a priori gerechtfertigt zu sein scheint.

Allerdings bringen Einzelfallexperimente immer nur Daten über den einen untersuchten Patienten. Der Untersucher ist aber in der Regel nicht nur an diesem einen Patienten interessiert, sondern daran, ob sich ähnliche therapeutische Zusammenhänge auch bei anderen Patienten aufzeigen lassen. Um also zu allgemeingültigen Aussagen zu gelangen, bietet sich neben dem gruppenstatistischen Ansatz an, Einzelfallexperimente mit einer Reihe anderer Patienten zu wiederholen und die Ergebnisse der einzelnen Unersuchungen zu vergleichen. WESTMEYER (1979, S. 29) schlägt in diesem Zusammenhang vor, Einzelfallanalysen und Replikationsstudien als eine „Art von Filter" zu verwenden, „der darüber entscheidet, welche Treatments überhaupt unter welchen Bedingungen zu den aufwendigeren und weniger flexiblen Gruppenuntersuchungen zugelassen werden". In die gleiche Richtung geht der Vorschlag von HUBER (1983), der ein ver-

Tabelle 5.20 Kontrollgruppenpläne in der Psychotherapieforschung

1. *Versuchspläne mit Eigenkontrollgruppen*
1.1 Eigenwartegruppen
1.2 Zeitreihen-Einzelplan
1.3 Äquivalenter Zeitstichproben-Einzelplan

2. *Versuchspläne mit Fremdkontrollgruppen*
    Voraussetzung: Parallelisierung: Zuordnen innerhalb einer Stichprobe
    Randomisierung: Zuordnen zwischen verschiedenen Stichproben
2.1 Kontrollgruppen ohne Behandlung
2.2 Fremdwartegruppen
2.3 Placebo-Kontrollgruppen
2.4 Kontrollgruppen mit Alternativbehandlungen

Tabelle 5.21 Einzelfallstudien in der Psychotherapie

1. Fallgeschichte

2. Einzelfallstudien mit Vor- und Nachuntersuchung (Pre-post-Versuchsplan)

3. Einzelfallexperiment (experimentelle Fallstudie) z. B. Reversionsplan (ABAB-Design) multipler Grundkurvenplan

4. Replikation und Agglutination von Einzelfallexperimenten

suchsplanstrategisches, sequentiell strukturiertes Evaluationskonzept diskutiert, in dem einzelfall- und gruppenstatistische Ansätze kenntnisabhängige Evaluationsmaßnahmen in einem hierarchisch strukturierten Suchprozeß darstellen. Bisher ist der Weg der Replikation und Agglutination von Einzelfallexperimenten jedoch deshalb noch schwierig, weil mit der Agglutination der bei verschiedenen Patienten gewonnenen zufallskritischen Befunde eine Vielzahl logischer und statistischer Probleme verbunden ist, die auch in der einzelfallstatistischen Fachliteratur höchstens kurz gestreift werden. Trotzdem haben Einzelfallexperimente gegenüber dem gruppenstatistischen Ansatz auch Vorzüge, die gerade in der Kinder- und Jugendpsychiatrie von großer Bedeutung sind. Sie erlauben beispielsweise, Wirkungsmuster psychotherapeutischer Interventionen über verschiedene, längerfristige Zeiträume hinweg zu beobachten. Außerdem geben sie nicht nur Auskunft darüber, ob eine psychotherapeutische Intervention wirksam war, sondern auch, ob die Wirkung sofort oder erst nach einer bestimmten Zeit eintrat, ob sie sich im Verlauf verstärkte oder verminderte, ob sie zeitlich begrenzt oder beständig war. Für die insgesamt mehr individuumbezogene und praxisorientierte Kindertherapie erscheint aber als vielleicht wesentlichster Vorteil der Einzelfallstudien, daß sie dem Therapeuten während des gesamten Verlaufs der Behandlung eine ständige Rückmeldung über spezifische therapeutische Interventionsschritte geben können und damit eine unmittelbare Prüfung und Korrektur des therapeutischen Handelns ermöglichen. Einzelfallexperimente sind deshalb auch ganz besonders geeignet, die vor allem in der Kinder- und Jugendpsychiatrie noch weite Kluft zwischen evaluativer Forschung und Praxis zu überbrücken.

Kontrollmittel

Ein weiterer Problembereich der Methoden evaluativer Forschung steht in enger Verbindung mit der Problematik bei der Beantwortung der psychotherapeutischen Zielfrage, nämlich der Bereich der Meßkriterien und Meßmethoden, mit denen die Wirkungen der therapeutischen Intervention überprüft werden sollen. Zusammenfassend kann man hier den Begriff der Kontrollmittel verwenden. Entsprechend der Uneinigkeit darüber, was durch die therapeutische Intervention letztlich erreicht werden soll, sind auch die bisher verwendeten Kontrollmittel höchst unterschiedlich.
ALTORFER (1985) diskutiert einige der damit zusammenhängenden Probleme. So gibt es zahlreiche Methoden, die beanspruchen, dem Kriterium der *Objektivität* zu genügen (Rating-Skalen, Fragebögen, Selbstbeurteilungsskalen, Fremdbeurteilungsskalen etc.). Zudem wird versucht, der Forderung nach einer multimethodalen Verlaufsdiagnostik

(SEIDENSTÜCKER u. BAUMANN 1978) gerecht zu werden, indem Information auf verschiedenen Datenebenen (Psychologie, Biochemie, Physiologie etc.) und mit Hilfe verschiedener Meßinstrumente erhoben wird. Obwohl im Rahmen des Konzeptes der multimethodalen Verlaufsdiagnostik – auch mit Methoden der Verhaltensbeobachtung – umfangreiches Datenmaterial über therapeutisch induzierte Veränderungen gewonnen werden kann, vermag dieser Zugang jedoch aus den folgenden Gründen nicht restlos zu befriedigen:

a) Eine zufriedenstellende Reliabilität ist bei Meßinstrumenten wie Rating-Skalen, Fragebögen etc. häufig schwer zu erreichen.

b) Bei der Anwendung der Meßinstrumente werden häufig experimentelle Fehlerquellen wie selektive Ausgangsstichproben, Stichprobenveränderungen, Rosenthal-Effekt, Halo-Effekt etc. nicht beachtet (vgl. PETERMANN 1978; MOELLER u. BENKERT 1980).

c) Die Therapieevaluationsstudien sind so angelegt, daß mit diesen Meßinstrumenten *Zustände* im Sinne des Vorher-Nachher-Vergleichs erfaßt werden. Es ist jedoch fraglich, ob damit das relevante Phänomen, nämlich die bereits in der psychopathologischen Beschreibung als auffällig hervorgehobenen Verhaltensweisen und Verhaltensabläufe abgebildet werden.

In den ersten zwei Punkten werden grundsätzliche Probleme der Testkonstruktion und der Evaluationsforschung angesprochen. Der dritte Punkt scheint für die Durchführung von Evaluationsstudien jedoch der wichtigste: Wenn man etwas über die therapeutische Beeinflußbarkeit eines spezifischen Phänomens erfahren möchte, so scheint es dringlich, dieses auch tatsächlich zu erfassen. Tab. 5.22 zeigt zunächst einen Überblick über die gebräuchlichen Meßkriterien zur Erfassung der Therapiewirkungen.

Tabelle 5.22 Meßkriterien zur Erfassung der Therapiewirkung

---

1. Globale Schätzung des Therapieerfolgs

   Vorteile: z. B. unterschiedliche Gewichtung von Änderungen entsprechend der Multidimensionalität psychischer Störungen und ihrer Änderungen

   Nachteile: z. B. nur qualitative Urteile

   spezifische Probleme: *Therapeut*
   prognostische Erwartungen
   Patient
   Anforderungscharakteristika
   „Hello good bye"-Effekt
   Relevante Sozialpartner
   Projektionen, Identifikationen, Einstellungen

---

2. Veränderungsmaße
2.1 Intratherapeutisches Verhalten
2.2 Extratherapeutisches Verhalten

Die in der Tab. 5.22 aufgeführten Meßkriterien zur Erfassung der Therapiewirkungen sollen hier nur insoweit besprochen werden, als sich dabei in der Kinder- und Jugendpsychiatrie Besonderheiten ergeben. Hinsichtlich der globalen Schätzung des Therapieerfolgs wurden die besonderen Schwierigkeiten bereits diskutiert, die daraus entstehen, daß man in der Kindertherapie etwa den Patienten, die Eltern oder andere Bezugspersonen wie Lehrer, aber auch den Therapeuten selbst als Beurteiler heranzieht. Es sei dazu nochmals auf unseren Vorschlag der Verwendung eines Multiinformantenansatzes im Abschnitt über Validitätsprobleme (s. S. 343) hingewiesen.

Hinsichtlich der Veränderungsmaße wird in der Kindertherapie vor allem zwischen dem intratherapeutischen und dem extratherapeutischen Verhalten unterschieden. Beim intratherapeutischen Verhalten gilt die besondere Aufmerksamkeit dem verbalen Verhalten während der Therapie. Vor allem von Autoren einer nichtdirektiven Orientierung wird die Meinung vertreten, daß bestimmte Veränderungen im Verbalverhalten während der Therapie, beispielsweise ein Anwachsen positiver Gefühlsäußerungen, ein Maßstab für Persönlichkeitsveränderungen sind, die als therapiebedingt angesehen werden können. Interessant ist hier die Anmerkung, daß die Autoren, welche die Rogers-Schule vertreten und sich speziell mit der Kinderbehandlung befassen, bei Kindern eigentlich das Spiel und nicht den verbalen Ausdruck als adäquates Therapiemedium beschreiben. Trotzdem haben sie in Anlehnung an die Forschung zur Erwachsenentherapie an der Quantifizierung des Verbalverhaltens festgehalten und bisher kaum Versuche unternommen, auch das Spielverhalten quantitativ zu erfassen. Grundsätzlich ist zur Verwendung intratherapeutischen Verhaltens als Kontrollmittel zu sagen, daß praktisch immer wieder versäumt wird, die Verhaltensänderungen während der Therapie auch in einen Bezug zu außertherapeutischem Verhalten zu bringen, weshalb die Generalisierbarkeit der Ergebnisse gerade in der Kindertherapie ungeklärt bleibt. Weiter ist für den Bereich der Kindertherapie zu fordern, daß in Zukunft bei entsprechenden Untersuchungen die Stabilität der Änderung intratherapeutischen Verhaltens katamnestisch überprüft wird. In bezug auf das extratherapeutische Verhalten besteht in der Kinder- und Jugendpsychiatrie eine besondere Schwierigkeit bei der Entwicklung von Kriterien, die einerseits reliabel gemessen werden können (statistische Validität) und gleichzeitig eine gewisse Tragweite besitzen und repräsentativ sind (externe Validität). In den meisten Arbeiten werden bisher die Therapiewirkungen nach Symptomreduktion oder nach dem allgemeinen Verhalten des Kindes bestimmt. Dabei fällt der Therapeut aufgrund der Aussage von Eltern und u. U. auch von Lehrern selbst sein Urteil unter Einbeziehung des Materials aus den Behandlungsstunden. Methodisch weitaus besser dürfte es sein, über die Patienten täglich einen Verhaltensbericht schreiben zu lassen, der einzelne, vorher genau festgelegte Verhaltensweisen analysiert, die sich dann auf ein Klassifizierungssystem übertragen lassen. Dabei kann dann je nach Definition des Therapieziels besonderer Wert etwa auf Veränderungen in der Einstellung zur eigenen Person oder zur Schule oder in den mitmenschlichen Beziehungen gelegt werden. Im Abschnitt über methodische Grundlagen (s. S. 340f) wurde ein entsprechendes Kategorisierungssystem für Therapieziele bereits diskutiert. Eine derartige Vorgehensweise entspricht einerseits der Forderung, gezielt einen wichtigen Bereich der therapiebedingten Veränderungen zu erfassen, und ist andererseits, verglichen mit globalen Einschätzungen, relativ genau.

Als spezifische extratherapeutische Kontrollmittel werden bei Kindern häufig Betragensnoten als Maßstab des Therapieerfolgs verwendet. Die Reliabilität dieses Kontrollmittels ist aber bisher noch umstritten, so daß vor seiner weiteren Anwendung eine entsprechende Klärung abgewartet werden sollte. Häufig wird auch versucht, therapiebedingte Leistungsänderungen mittels Verschiebungen in den Schulnoten zu erfassen. Dazu ist zu sagen, daß sich diese Methode nur dann bewährt hat, wenn gleichzeitig das intratherapeutische Verbalverhalten und die in der Therapie parallel zu Leistungsänderungen auftretenden Konflikte beachtet werden. Bei einer einfachen Verwendung der Schulnoten als Kontrollmittel können nur dort aussagekräftige Veränderungen erwartet werden, wo eine anfängliche Leistungsschwäche das behandlungsbedürftige Symptom der Kinder war. Eine Steigerung des Objektivitätsgrades von Kontrollmitteln wurde auch dadurch versucht, daß die Anzahl versäumter Schultage vor der Therapie mit den versäumten Schultagen nach der Therapie verglichen wurde. Dies kann allerdings nur dann zulässig sein, wenn dieses Veränderungsmaß in bezug auf die Therapieziele relevant ist. Wenn man nun angesichts der Schwächen der einzelnen Meßkriterien die Frage nach den optimalen Kriterien stellt, kann diese Frage beim gegenwärtigen Stand der evaluativen Forschung in der Kindertherapie so nicht schlüssig beantwortet werden. Man muß vielmehr sehen, daß es das optimale Kriterium vermutlich gar nicht geben kann. Schon wegen der Multidimensionalität der am psychotherapeutischen Geschehen beteiligten Variablen erscheint jeweils eine Kombination unterschiedlicher Kriterienmaße am sinnvollsten. Diese Notwendigkeit multipler Kriterienmaße ergibt sich außerdem auch wegen der mangelnden Korrelation der einzelnen Kriterien untereinander.

Auch bei den Meßmethoden zur Erfassung der Therapiewirkung, die in Tab. 5.23 übersichtlich zusammengestellt sind, sollen nur die im Bereich der Kinder- und Jugendpsychiatrie auftretenden Besonderheiten diskutiert werden.

Tabelle 5.**23** Meßmethoden zur Erfassung der Therapiewirkung

1. Schätzverfahren (Ratings)
   Patient, Therapeut, relevanter Sozialpartner, neutrale und geschulte Beobachter

2. Testverfahren
   objektive Testverfahren, projektive Testverfahren, subjektive Testverfahren (Fragebögen)

3. Objektive Ereignisse

4. Analyse von Therapieprotokollen

5. Verhaltensbeobachtung

Hinsichtlich der Schätzverfahren (Ratings) wurde bereits auf die besonderen Schwierigkeiten hingewiesen, die sich bei der Verwendung von Patienten, Therapeuten, Eltern oder Lehrern als Beurteiler ergeben. Zur Anwendung von Testverfahren in der Kinder- und Jugendpsychiatrie ist hier über allgemeinere Anmerkungen im Abschnitt Validitätsprobleme (s. S. 342 ff) hinaus festzustellen, daß bisher häufig ausschließlich Leistungstests eingesetzt werden. Wir sind der Auffassung, daß dies allein angesichts der oft sehr viel weiterreichenden Therapieziele nicht ausreicht. So können z. B. Leistungstests durchaus verbunden werden mit der Beurteilung etwa von Veränderungen in der Einstellung Autoritätspersonen gegenüber, in der Selbstachtung oder in der Kontrolle von Aggressionen. Oft findet man nämlich überraschende Korrelationen zwischen einer Leistungssteigerung und derartigen Einstellungsänderungen. Als besonderer Mangel aber muß die Tatsache gewertet werden, daß zwar Angst und Ängstlichkeit bei vielen Kindertherapeuten als zentral bei psychischen Störungen angesehen werden, bisher aber aussagekräftige Untersuchungen zur Überprüfung gerade dieser Kriterien fehlen. Die übrigen Besonderheiten, die sich bei der Anwendung der in Tab. 5.23 aufgeführten Meßmethoden zur Erfassung der Therapiewirkung in der Kinder- und Jugendpsychiatrie ergeben, wurden bereits im Zusammenhang mit den Meßkriterien diskutiert.

Therapiedeterminierende Faktoren

Ein nochmaliger Blick auf Tab. 5.18, in der die wichtigsten Grundkomponenten des therapeutischen Prozesses zusammengestellt wurden, zeigt, daß diese Grundkomponenten auch eine Reihe differenzierter Variablenbereiche umfassen, die bisher noch nicht diskutiert wurden. Sie können als sogenannte therapiedeterminierende Faktoren zusammengefaßt werden. Im folgenden sollen entsprechend der Auflistung in Tab. 5.18 spezifische Besonderheiten dieser Variablen im Bereich der Kinder- und Jugendpsychiatrie besprochen werden, die in der evaluativen Forschung beachtet werden müssen.

Unter den sogenannten *Patientenvariablen* interessiert hier zunächst einmal die Symptomatik. Insgesamt ergibt ein Vergleich der vorliegenden Untersuchungen in der Erwachsenenpsychiatrie und in der Kinder- und Jugendpsychiatrie, daß bei der Behandlung von Kindern der Zusammenhang zwischen den übrigen therapiedeterminierenden Variablen und der Art der Symptomatik weniger eindeutig ist als bei Erwachsenen. Eine größere Rolle als bei Erwachsenen spielt bei Kindern hingegen offensichtlich die Schwere der Symptomatik. Eine weitere Besonderheit ergibt sich hinsichtlich des Geschlechts der Patienten. Während in der Erwachsenenpsychiatrie insgesamt gesehen in bezug zum Therapeuten gegengeschlechtliche Patienten bessere Therapiechancen zeigen, ergibt sich für Untersuchungen innerhalb der Kinder- und Jugendpsychiatrie eine generelle Tendenz zugunsten der Mädchen. Dies erfordert allgemein eine besonders genaue Kontrolle der Geschlechtsvariablen. Da die Ergebnisse jedoch nicht einheitlich sind, muß man annehmen, daß hier mehrere unkontrollierte Behandlungsdeterminanten gleichzeitig auftreten. Es ist deshalb ratsam, weitere, möglicherweise geschlechtsabhängige Variablen mitzukontrollieren und nicht die Geschlechtszugehörigkeit als einzelnen Faktor zu isolieren.

Von den anderen Patientenvariablen verdient vor allem das Alter besondere Beachtung. Die wesentliche Rolle scheint dabei dem Einfluß des Alters auf die Qualität und den Inhalt der sprachlichen Ausdrucksfähigkeit während der Therapie zuzukommen. Dies ist vor allem wichtig beim Vergleich verschiedener Therapiearten, z. B. Spieltherapie versus verbalstrukturierte Therapieform. Insgesamt machen die vorliegenden Untersuchungen zum Faktor Alter aber deutlich, daß vorrangig nicht das Alter in Jahren, sondern der Entwicklungsstand entscheidend ist. Will man diesen Zusammenhang in der Forschungsmethodik ausdrücklich berücksichtigen, empfiehlt sich nach unserer Erfahrung die Verwendung eines Entwicklungsbildes, das von der Erkenntnis ausgeht, daß in der Kindheit die primäre Symptomatologie an sich weniger von Bedeutung ist, weil sie vor allem sekundäre Auswirkung auf die Reifungsvorgänge hat. Ein dieser Einsicht entsprechendes Entwicklungsbild muß also unabhängig von der theoretischen Orientierung multidimensional sein.

Für den Bereich der *Therapeutenvariablen* fallen gesicherte Aussagen über Besonderheiten der Kindertherapie schwer, da der Therapeut als möglicher therapiedeterminierender Faktor hier bisher kaum in Erwägung gezogen wurde. Einige Feststellungen aber lassen sich doch treffen. So ist zunächst das Geschlecht des Therapeuten hervorzuheben. Seit den Anfängen der Kindertherapie wird immer wieder ohne stichhaltigen Nachweis die Meinung vertreten, weibliche Therapeuten seien für die Behandlung von Kindern besser geeignet. Wir sind der Auffassung, daß eine gemeinsame Kontrolle des Geschlechts des Therapeuten und der Entwicklungsphase des Kindes von weitaus größerer Bedeutung ist. Das Geschlecht des Therapeuten dürfte den Behandlungserfolg vor allem dann wesentlich beeinflussen, wenn das Kind eine ganz bestimmte Konfliktsituation im Verlauf der Therapie durchzuarbeiten hat. Wichtiger als die Erfassung einzelner Persönlichkeitsmerkmale des Therapeuten könnte also zukünftig der Versuch sein, Veränderungen des Therapeuten während des Behandlungsverlaufes mit Veränderungen auf seiten des Kindes zu vergleichen. Von dieser Möglichkeit wurde bisher kein Gebrauch gemacht. Das Problem der Erfahrung des Therapeuten wird in der Kindertherapie vor allem indirekt thematisiert bei der Frage, ob die Therapeutenrolle auf Eltern, Lehrer oder andere Personen übertragen werden kann, was gegenwärtig unter dem Ansatz des Hometreatment Gegenstand von Evaluationsstudien ist (REIMER 1983). Leider liegen eindeutige Untersuchungsergebnisse bisher nicht vor. Auch hinsichtlich des unspezifischen Therapeutenverhaltens gibt es nur Hinweise auf mögliche relevante Faktoren. Hier scheint es vor allem erforderlich, die Fähigkeit oder Unfähigkeit des Therapeuten zu berücksichtigen, nicht als Experte zu agieren, sondern eine direkte, lebendige und persönliche Beziehung zum Patienten herzustellen und direkte emotionale Reaktionen zu zeigen.

Bei den *relationalen Merkmalen* ergibt sich als Besonderheit in der Kinder- und Jugendpsychiatrie hinsichtlich der Patienten-Therapeuten-Kombination die Problematik, die dem Kindertherapeuten aus der gleichzeitigen Verbindung zu den Eltern erwächst. Er kann beispielsweise mit ihnen rivalisieren oder sie ablehnen, wenn er sich zu sehr mit dem Kind identifiziert. Andererseits besteht auch eine gegensätzliche Gefahr. Identifiziert sich der Therapeut nicht mit dem in Behandlung stehenden Kind, sondern mit den Eltern, so erwartet er oft mit diesen einen baldigen Erfolg. Bei keiner dieser Möglichkeiten steht der Therapeut dem Kind emotional offen gegenüber und nimmt ihm dadurch möglicherweise die Gelegenheit, seine Gefühle und Einstellungen in Richtung eines Behandlungserfolges zu korrigieren.

Bei den Variablen *sozialer Bedingungen* ist vor allem zu beachten, daß die Eltern häufig auf Therapieverlauf und Therapieergebnis einen entscheidenden Einfluß haben. Oft werden sie in irgendeiner Form in die Behandlung einbezogen. Bei verhaltenstherapeutischem Vorgehen werden sie z. B. gerne als positive Verstärker eingesetzt. Daneben gibt es aber auch zahlreiche Hinweise auf einen engen Zusammenhang der psychopathologischen Symptomatik bei Kind und Eltern. Nicht selten findet sich beispielsweise das Phänomen, daß ein neurotisiertes Kind als Katalysator von Ehekonflikten dient. Auch die Einstellung der Eltern zum Kind oder zur Therapie muß als therapierelevanter Faktor beachtet werden. So erhöhen in der Regel behandlungsfreundliche Eltern die Behandlungschance eines Kindes. Auch hier gilt aber, daß die therapierelevanten Variablen in ihrem größeren Zusammenhang gesehen werden sollten. Einige Untersuchungen zeigen nämlich, daß behandlungsfreundliche Eltern im allgemeinen gebildeter und ehrgeiziger sowie beruflich und sozial besser gestellt sind. Hier ergeben sich also direkte Beziehungen zu dem Variablenbereich des sozioökonomischen Status. Interessant ist in diesem Zusammenhang, daß die elterlichen Einstellungen dagegen allem Anschein nach in keinem unmittelbaren Zusammenhang mit der Symptomatik des Kindes stehen.

Ein weiteres Beispiel für einen komplexeren Zusammenhang einzelner Variablen sind Untersuchungsergebnisse, die zeigen, daß viele Eltern hochbegabter Kinder mit Lern- und Leistungsstörungen überdurchschnittlich intelligent sind, dabei jedoch einen Beruf ausüben, der ihren Fähigkeiten und Wünschen nicht entspricht. Diese Eltern haben zudem eine besonders negative Einstellung leistungsschwachen Kindern gegenüber.

Während die Eltern die ersten und entscheidenden Beziehungspersonen des Kindes sind, können auch Lehrer seine Entwicklung beeinflussen und psychische Störungen verstärken. Es gibt zahlreiche Hinweise darauf, daß Lernhaltung und schulische Anpassung wesentlich von der Person des Lehrers abhängen. Über Versuche, gleichzeitig mit der Kindertherapie eine Lehrertherapie bzw. eine psychologische Lehrerberatung durchzuführen, liegen bisher zuverlässige quantitative Ergebnisse ebenfalls noch nicht vor.

Angesichts der bisher getroffenen Feststellungen soll zum Abschluß dieser methodisch orientierten Diskussion therapiedeterminierender Variablen noch einmal auf die Notwendigkeit einer möglichst multidimensionalen Erfassung der relevanten Variablen hingewiesen werden. So fand beispielsweise LEVI (1961), die mehrere Variablen, wie etwa Elterntyp, gleichzeitige Elternbehandlung und Behandlungsdauer mituntersuchte, keinen Zusammenhang mehr zwischen Behandlungsergebnis und einzelnen Variablen wie Alter, Geschlecht oder Symptomatik des Kindes.

Schlußfolgerungen

In den vorausgegangenen Abschnitten sind viele Fragen zu den Methoden evaluativer Forschung in der Kinder- und Jugendpsychiatrie aufgeworfen worden, von denen ein großer Teil nur unzulänglich beantwortet werden konnte. Dies ist eine direkte Folge der Tatsache, daß die Zahl derjenigen Arbeiten, die sich kritisch mit Theorie und Methoden der Forschung zur Kindertherapie auseinandersetzen, im Vergleich zu den insgesamt durchgeführten Untersuchungen äußerst gering ist. Hauptursache dafür ist vermutlich, daß methodisch adäquate Arbeiten eine adäquate Theorie voraussetzen. Häufig fehlt jedoch in der Kindertherapie ein fester theoretischer Bezugsrahmen, und viele Techniken werden mehr nach dem Prinzip von Versuch und Irrtum angewandt. Selbst dort, wo ausformulierte Theorienbildungen vorliegen, geben die theoretischen Positionen nicht an, welches die unabhängigen, die abhängigen und die intervenierenden Variablen sind. Die verschiedenen theoretischen Formulierungen erwecken auch übereinstimmend den Anschein, es handle sich bei Patienten und Therapeuten um homogene Gruppen. Bei diesen Annahmen („uniformity assumption myth") werden die individuellen Differenzen bzw. die behandlungsdeterminierenden Charakteristika zwischen den Patienten zu Beginn der Behandlung und die Differenzen unter den Therapeuten übersehen. Dies hat einen Mangel bei der Erstellung differenzierter Hypothesen zur Folge. Der Mythos der Uniformität von Patienten ist bei der Forschung zur Kindertherapie besonders schwerwiegend, da bei Kindern zusätzlich starke intraindividuelle Veränderungen berücksichtigt werden müssen, die vor allem durch die Entwicklung gegeben sind. Beurteilt man die vorliegenden Arbeiten unter diesem Aspekt im einzelnen, dann fehlen bei den meisten schon die Vorbedingungen objektiver Untersuchungen, wie etwa

– genaue Beschreibung der Behandlungstechniken, die eine Replikation ermöglichen,
– Information über Gesamtzahl der Behandlungsstunden, Dauer jeder einzelnen Stunde und Zeitabstände zwischen den Sitzungen,
– Beschreibung von Art und Ausmaß der Kontakte mit Eltern, Lehrern und anderen Bezugspersonen der behandelten Kinder,
– Beobachtung des zu ändernden Verhaltens während jeder Therapiestunde,
– systematische Variation und u. U. Umkehrung der Behandlungsbedingungen (besonders wichtig, wenn mit N = 1 gearbeitet wird),
– objektive Verhaltensbeobachtung und adäquate Meßeinheiten der erwünschten und unerwünschten Verhaltensweisen,
– Feststellung der Beobachtungsreliabilität vor Therapiebeginn,
– katamnestische Überprüfung der Stabilität von Verhaltensänderungen.

Von spezielleren methodischen Problemen werden in Untersuchungen zur Kindertherapie vor allem die folgenden häufig unbefriedigend gelöst:
– Kontrollgruppen fehlen, oder es ist Kritik an ihrer Auswahl und Zusammenstellung zu üben,
– die Objektivität von Verhaltensbeobachtungen und Erfolgsbeurteilungen ist oft anzuzweifeln, da die Übereinstimmung der Beurteiler untereinander und die Aussagereliabilität des einzelnen Beurteilers kaum überprüft werden. Die Fehler, die sich bei der Erfolgsbeurteilung durch den Therapeuten einschleichen können, bleiben unberücksichtigt,
– bei der Überprüfung therapiebedingter Veränderungen anhand von psychodiagnostischen Untersuchungen werden Reliabilität und Validität der verwendeten Tests unkontrolliert vorausgesetzt,
– Verhaltensänderungen innerhalb der Therapiestunden werden oft nicht in Beziehung gebracht mit außertherapeutischem Verhalten. Folglich bleibt die Generalisierbarkeit der Ergebnisse ungeklärt.

Abschließend kann also zu den Methoden evaluativer Forschung in der Kinder- und Jugendpsychiatrie formuliert werden, daß Untersuchungen, in denen nur eine Gruppe oder nur ein einzelnes Therapieverfahren oder isolierte therapierelevante Faktoren untersucht werden, für eine methodenkritische Forschung kaum relevant sind. Wissenschaftsmethodisch ausgedrückt handelt es sich dabei um univariate Untersuchungen, in denen nur ein Merkmal der Grunddimensionen in zwei Ausprägungen realisiert ist. Wirklich aussagekräftige Untersuchungen in der evaluativen Forschung sollten von der Methodik her multivariat angelegt sein. Sie sollten also vom Versuchsplan her folgende formale Struktur aufweisen:

(univariat: P_i vs. P_j)
bivariat: $P_i T_i$ vs. $P_i T_j$ vs. $P_j T_i$ vs. $P_j T_j$
trivariat: $P_i T_i B_i$ vs. $P_i T_i B_j$ vs. ... vs. $P_j T_j B_j$

Dabei sind die Patientenmerkmale mit P_i, P_j, die Therapeutenmerkmale mit T_i, T_j und die Behandlungsmerkmale mit B_i, B_j bezeichnet.
Wie weit wir von diesem Ziel einer adäquaten Methodik noch entfernt sind, zeigt eine ganze Reihe von Übersichtsarbeiten, die sich mit der Prüfung empirischer Forschungsergebnisse nach ihrer methodischen Qualität beschäftigen (z. B. GOLDSTEIN u. STEIN 1976; ZAX u. SPECTER 1974). Danach liegt der Anteil methodisch unbefriedigender oder ungenügender Arbeiten bei ca. 80%. Wir sind der Meinung, daß ein derart hoher, wiederholt bestätigter Anteil fehlerbehafteter und damit kaum aussagekräftiger Untersuchungen nicht länger akzeptiert werden sollte. Deshalb muß die evaluative Forschung neben der gewissenhaften Einhaltung der erreichten Standards vermehrt auch weitere methodenbezogene Arbeit der hier vorgestellten Art leisten. Wie in der Erwachsenenpsychotherapieforschung auf sehr systematische Weise bereits durch KOEHNKEN u. Mitarb. (1979) erarbeitet, sollten auch für den Bereich der Kinder- und Jugendpsychotherapie dringend methodische Kriterien gesammelt, formuliert und begründet werden, die es erlauben, eher schlüssige

von eher nicht schlüssigen Untersuchungen zu trennen und die bei der Planung schlüssiger Untersuchungen hilfreich sind. Das erste hier angesprochene Problem ist selektiver, das zweite präventiver Art.

Eine letzte Anmerkung soll die vorausgegangenen Überlegungen und die darin enthaltenen Anliegen noch einmal lebendig werden lassen. Bei einer historischen Betrachtung standen am Anfang der Entwicklung vor allem heute weitverbreiteter Psychotherapieverfahren nicht selten Berichte über Therapien mit Kindern. Ein gutes Beispiel dafür ist etwa FREUDS Falldarstellung des Kleinen Hans (1909). Sicherlich ist es richtig, daß die in der Zwischenzeit entstandene außerordentliche Vielfalt verschiedener Formen und der große Reichtum an Methoden in der Kindertherapie besondere Herausforderungen für die evaluative Forschung darstellen. Darin liegt aber gleichzeitig auch eine Chance. Es wäre deshalb nicht überraschend, wenn in Zukunft von der Kindertherapie her erneut entscheidende Anstöße für eine gezielte Weiterentwicklung der gesamten psychiatrischen Therapie kämen.

Literatur

Altorfer, A.: Die nichtverbale Interaktion – ein Indikator für die Wirksamkeit von Psychopharmaka: Methodische Grundlagen. Forschungsbericht an die SANDOZ-Stiftung zur Förderung der Medizinisch-Biologischen Wissenschaften. Psychiatrische Universitätsklinik Bern, 1985
Baumann, U. (Hrsg.): Indikation zur Psychotherapie. Urban & Schwarzenberg, München 1981
Baumann, U. (Hrsg.): Psychotherapie. Makro-/Mikroperspektive. Hogrefe, Göttingen 1984
Bergin, A. E.: The evaluation of therapeutic outcomes. In: Handbook of Psychotherapy and Behaviour Change, hrsg. von A. E. Bergin, S. L. Garfield. Wiley, New York 1971
Biefang, S. (Hrsg.): Evaluationsforschung in der Psychiatrie. Fragestellung und Methoden. Enke, Stuttgart 1980
Brenner, H. D.: Zur Effizienz von Psychotherapie. MMG 3 (1978) 78
Brenner, H. D.: Cost assessment of mental health programmes. Paper 4th meeting of investigators collaborating in the project of Monitoring Mental Health Needs. Stara Zagora, Bulgaria, 9–12 December 1980
Cook, Th. D., D. T. Campbell: The design and conduct of quasi-experiments and true experiments in field settings. In: Handbook of Industrial and Organization Psychology, hrsg. von M. D. Dunnette. Rand McNally, Chicago 1976
Cronbach, L. J., L. Furby: How we should measure change – or should we? Psychol. Bull. 74 (1970) 68
Di Loreto, A.: Comparative Psychotherapy. Aldine-Atherton, New York 1971
Ford, D. A., H. B. Urban: Psychotherapy. Ann. Rev. Psychol. 18 (1966) 333
Freud, S.: Analyse der Phobie eines fünfjährigen Knaben (1909). Studienausgabe, Bd. VIII. Fischer, Frankfurt 1969
Goldstein, A. P., K. Heller, L. B. Seckrest: Psychotherapy and the Psychology of Behaviour Change. Wiley, New York 1966
Goldstein, A. P., N. Stein (Hrsg.): Prescriptive Psychotherapies. Pergamon Press, New York 1976
Hartig, M.: Probleme und Methoden der Psychotherapieforschung. Urban & Schwarzenberg, München 1975
Huber, H. P.: Strategien zur Evaluation therapeutischer Prozesse. In: Brennpunkte der Klinischen Psychologie, Bd. VI, hrsg. von W.-R. Minsel, R. Scheller. Kösel, München 1983
Jesdinski, H.-J. (Hrsg.): Memorandum zur Planung und Durchführung kontrollierter klinischer Therapiestudien. Schattauer, Stuttgart 1978
Koehnken, G., U. Seidenstücker, U. Baumann: Zur Systematisierung von Methodenkriterien für Psychotherapiestudien. In: Klinische Psychologie, Trends in Forschung und Praxis, Bd. II, hrsg. von U. Baumann, H. Berbalk, G. Seidenstücker. Huber, Bern 1979
Levitt, E. E.: Psychotherapy with children: A further evaluation. Behav. Res. Ther. 1 (1963) 45
Levi, A. L.: Parent treatment and outcome of child's therapy. Diss. Abstr. 22 (1961) 1255
Luborsky, L., A. H. Chandler, A. H. Auerbach, J. Cohen, A. M. Bachrock: Factors influencing the outcome of psychotherapy. A review of quantitative research. Psychol. Bull. 75 (1971) 145
Moeller, H.-J., O. Benkert: Methoden und Probleme der Beurteilung der Effektivität psycho-pharmakologischer und psychologischer Therapieverfahren. In: Evaluationsforschung in der Psychiatrie, Fragestellungen und Methoden, hrsg. von S. Biefang. Enke, Stuttgart 1980
Paul, G.: Insight versus desensitization in psychotherapy two years after termination. J. cons. Psychol. 31 (1967) 333
Paul, G. L.: Strategy of outcome research in psychotherapy. J. cons. Psychol. 31 (1967) 109
Petermann, F.: Veränderungsmessung. Kohlhammer, Stuttgart 1978
Petermann, F., F.-J. Hehl (Hrsg.): Einzelfallanalyse. Urban & Schwarzenberg, München 1979
Reimer, M.: Verhaltensänderung in der Familie. Enke, Stuttgart 1983
Sabshin, H.: Historical perspectives of evaluation in psychiatry. In: Evaluative Methods in Psychiatric Education, hrsg. von H. L. Muslin, R. J. Thurnblad, B. Templeton, C. H. McGuire. Amer. Psychiat. Ass., Washington/D. C. 1974
Seidenstücker, G., U. Baumann: Multimethodale Diagnostik. In: Klinische Psychologie, Trends in Forschung und Praxis, Bd. I, hrsg. von U. Baumann, G. Berbalk, G. Seidenstücker. Huber, Bern 1978 (S. 134)
Sloane, R. B., F. R. Staples, A. H. Cristol, N. J. Yorkston, K. Whipple: Psychotherapy versus Behaviour Therapy. Harvard University Press, Cambridge/Mass. 1975
Templeton, B.: Multiple choice testing in psychiatry. In: Evaluative Methods in Psychiatric Education, hrsg. von H. L. Muslin, R. J. Thurnblad, B. Templeton, C. H. McGuire. Amer. Psychiat. Ass., Washington/D. C. 1974
Westmeyer, H.: Wissenschaftstheoretische Grundlagen der Einzelfallanalyse. In: Einzelfallanalyse, hrsg. von F. Petermann, F.-J. Hehl. Urban & Schwarzenberg, München 1979
Zax, M., G. Specter: An Introduction to Community Psychology. Wiley, New York 1974

6 Symptomatologie psychischer Störungen und Erkrankungen im Kindes- und Jugendalter

Störungen des Bewußtseins

Gert Jacobi

Begriffsbstimmung

Bewußtsein ist das „Gewahrsein seiner selbst und seiner Umwelt" (PLUM u. POSNER 1980); bewußt sein setzt daher eine Spaltung in Subjekt und Objekt voraus; dieses Urphänomen einer Spaltung in Subjekt und Objekt bedeutet gleichzeitig die Zusammengehörigkeit von Ich- und Gegenstandsbewußtsein (JASPERS 1956). Bewußtseinsinhalte sind an eine Bewußtseinstätigkeit gebunden. Dabei bedeutet es eine Abstraktion anzunehmen, daß Bewußtseinsinhalte bei einer Person zu verschiedenen Zeitpunkten oder für verschiedene Personen zum gleichen Zeitpunkt das gleiche meinen (JASPERS 1953).

Die *Bewußtseinstätigkeit* wird mediiert vom unspezifischen *a*szendierenden *r*etikulären *a*ktivierenden *S*ystem (ARAS) des Thalamus: Nucleus centralis, commissuralis, parafascicularis und limitans sowie den intralaminären Kernen. Diese wiederum werden von der Formatio reticularis des Mittelhirns und des Pons erregt; es bestehen Querverbindungen zu hypothalamischen Kernarealen und zum limbischen System. Ein Nebenschluß geht von den intralaminären Thalamuskernen zum äußeren Pallidumglied, von hier zu den rostralen Thalamuskernen; diese wiederum projizieren auf den Kortex, vor allem die I. Rindenschicht (HASSLER 1974).

Die spezifischen Afferenzen verlaufen im lemniskalen System zu den spezifischen Thalamuskernen und projizieren von dort vor allem auf die III. und IV. Hirnrindenschicht. Die spezifischen Projektionssysteme vermitteln die *Bewußtseinsinhalte*. Aus dem Gesagten geht hervor, daß das retikulokortikale Projektionssystem als ein Schrittmacher, nicht aber als ein Organisator oder endgültiger Empfänger von Bewußtseinsinhalten gelten kann (WALSHE 1957). Beide Anteile, die neokortikale Hirnrinde und ihre spezifischen und unspezifischen subkortikalen Verbindungen, vermitteln Bewußtseinsinhalte, ermöglichen also gemeinsam mit der Bewußtseinstätigkeit *das Bewußtsein*.

Bewußtseinstätigkeit und -helle wird von der *Vigilanz* entscheidend beeinflußt. Nach JOUVET (1972) beeinflußt das hauptsächlich in Pons und Medulla gelegene, serotoninerge Raphe-Kernsystem das Schlafverhalten des Menschen und führt sowohl zum ruhigen Schlaf (slow wave sleep) als auch zum REM-Schlaf (rapid eye movement-sleep). Umgekehrt sind die adrenergen Strukturen des Tegmentum pontis et mesencephali für die kortikale Weckreaktion (arousal) verantwortlich. Diese Neuronenverbände sind aber diffuser verteilt als die Zellen des Raphe-Kernsystems. Das Nigrasystem wiederum ist dopaminerg. Es beeinflußt Ideation und Bewegungsablauf. Antagonistisch verhalten sich auch bezüglich der Vigilanz Teile des limbischen Systems und der Großhirnrinde: Bei einer Synchronisation im Hippokampus tritt eine kortikale Desynchronisation, also eine Weckreaktion, ein (MONNIER 1961).

Pathoanatomie

Eine Reizung der Area praeoptica des vorderen Hypothalamus bewirkt Schlaf, eine Destruktion dagegen Insomnie (HESS 1954; CARMEL 1985). Man muß annehmen, daß diese „dynamogene Zone" des vorderen Hypothalamus (HESS) in einem Antagonismus zur mesenzephalen Retikularis steht: Reizung der erstgenannten Zwischenhirnregion bewirkt im EEG eine Synchronisation (verhaltensmäßig: Schlaf), der Mittelhirnretikularis dagegen „arousal", Desynchronisation (verhaltensmäßig: gerichtete Aufmerksamkeit). Bilaterale Läsionen der periventrikulären Anteile des hinteren Hypothalamus lösen Somnolenz aus. Nosologisch zeichnen sich diese chronischen hypothalamischen Krankheiten und Defektzustände durch eine Störung des Schlaf-Wach-Rhythmus aus, etwa nach einer Economo-Enzephalitis oder bei der Wernickeschen Enzephalopathie. JEFFERSON u. JOHNSON (1961) weisen darauf hin, daß ein hypothalamisches Koma durch unruhigen „Schlaf" gekennzeichnet ist, wobei der Patient gleich wieder in einen stuporösen Zustand verfällt, begleitet von Blutdruck- und Temperaturanstieg. Tumoren des kaudalen Hirnstamms manifestieren sich häufig ohne jede Vigilanzänderung. Wenn jedoch der Tumor weite Teile des Dienzephalons und der Basalganglien befallen hat, sind Vigilanzabsenkung und Bewußtseinsstörung (BWST) häufig (D'AMBROSIO u. VIZIOLI 1984).

Ausgedehnte Läsionen der Formatio reticularis des Pons, des Mittelhirns und des hinteren Zwischenhirns sind mit dem Leben meist nicht zu vereinbaren; werden sie überlebt, sind sie fast immer mit zusätzlichen Läsionen der Großhirnhemisphären und des Marklagers verbunden; es resultiert dann

ein bleibendes apallisches Syndrom (= irreversibles Koma = vegetativer Zustand).
Die Schadensmuster, die zu anhaltender BWST führen können, sind folgende (HOLDORFF u. SCHNEIDER 1975; JELLINGER 1965, 1977; MAYER 1969; PLUM u. POSNER 1980; SCHIFFTER u. SCHLIACK 1975; SCHNEIDER u. STOLTENBURG 1982):
a) ausgedehnte Schäden im Isokortex beider Großhirnhälften einschließlich der Basalganglien und des Thalamus (SCHEIDEGGER 1961),
b) schwere doppelseitige Marklagerschäden, etwa als primäre axonale Scherungsverletzungen beim geschlossenen SHT, durch „high velocity accidents" hervorgerufen (ADAMS u. Mitarb. 1977, 1982; STRICH 1956),
c) bilaterale Pallidumnekrosen, etwa nach Anoxie, Kohlenmonoxydvergiftungen oder Perfusionsstörungen bei gesteigertem intrakraniellem Druck (ikD) (HASSLER 1974),
d) Läsionen der oberen Teile des kaudalen Hirnstamms, also des oberen Pons und des Mittelhirns, vor allem der beiden oberen äußeren Quadranten (ADAMS u. Mitarb. 1977, 1982; HASSLER 1974; MAYER 1969). Auch dieses Schädigungsmuster ist häufig Folge einer Steigerung des ikD, etwa nach SHT durch transtentorielle Herniation nach unten.

Wichtig erscheinen zwei Feststellungen bei allen diesen Läsionstypen:
1. Es kommt auf die Akuität der Schädigung an: beim langsam wachsenden Tumor hat das Gehirn ganz andere Kompensationsmöglichkeiten als etwa bei einer Läsion durch Trauma oder Operation.
2. Bilaterale, symmetrische Läsionen vermögen weit eher bleibende Vigilanzänderungen zu setzen als ausgedehnte Herde auf nur einer Seite.

In der *Perinatalperiode* führen die häufig zirkulatorisch ausgelösten Hirnschäden oft zum fast reaktionslosen Untergang des Hirnparenchyms. Es können sich große zystische Einschmelzungen ausbilden, ja eine ganze Hemisphäre kann zystisch umgewandelt werden. Bei doppelseitigem Ereignis bedeutet dies Hydranenzephalie.
Die unbemarkte weiße Substanz ist gegenüber Mikrozirkulationsstörungen viel empfindlicher als im späteren Leben. Neben den genannten zystischen Umwandlungen können beobachtet werden (SCHNEIDER u. STOLTENBURG 1982):
a) säulenförmige Nekrosen, die vom Thalamus bis zum Lumbalmark reichen,
b) Nekrosen mit kortikaler Dominanz,
c) disseminierte Nekrosen.

Pathophysiologie

Es soll hier nicht die Pathophysiologie extra- und intrakranieller Prozesse ausführlich diskutiert werden, etwa im Rahmen endokriner Störungen oder der intrakraniellen Drucksteigerung, die zur BWST führen können. Klinisch bedeutsam sind jedoch zentral ausgelöste hyper- und hypoosmolare Komaformen, die innerhalb von Stunden ein Kind komatös werden lassen können und etwas mit der hypothalamischen Regulierung des Durstes und des Elektrolythaushaltes zu tun haben.

a) Das Trinkverhalten wird durch die Nuclei supraoptici und paraventriculares des vorderen Hypothalamus gesteuert. Fallen 85% der magnozellulären Elemente der erstgenannten und über 50% der zweitgenannten Kerngruppen aus, etwa durch Tumorwachstum, ein Trauma oder eine ausgedehnte Tumorresektion im prasellären Bereich, so resultiert ein *Diabetes insipidus (DI)* centralis infolge Mangels an antidiuretischem Hormon (ADH). Dieses an Trägerproteine gebundene Peptid wird durch axoplasmatischen Fluß in den Hypophysenhinterlappen transportiert und gelangt von dort über ein Pfortadergeflecht in den systemischen Kreislauf.
Nach Durchtrennung des Hypophysenstiels kann es innerhalb von 12–24 Stunden zum DI kommen (O'CONNOR 1952; VERBALIS u. Mitarb. 1985), der sich nach Tagen oder wenigen Wochen bei 50–60% der Patienten wieder zurückbildet. Bei den 30–40% der Patienten, bei denen die Kernareale sehr ausgedehnte Schäden aufweisen, persistiert der DI viele Monate oder für immer.

b) Bei etwa 10% findet man einen „triphasischen" Verlauf (O'CONNOR 1952; VERBALIS u. Mitarb. 1985): Nach einigen Tagen eines DI, der auch äußerst diskret verlaufen kann und dadurch der Entdeckung entgangen sein kann, kommt es zwischen dem 6. und dem 11. Tag nach Durchtrennung des Hypophysenstiels zu einem Syndrom einer inappropriaten ADH-Sekretion (SIADH). Dabei kann ADH in großen Mengen durch ein Radioimmunassay im Plasma nachgewiesen werden (COGAN u. Mitarb. 1986), aber auch vermindert sein, so daß ein gestörter axonaler Transport postuliert wird (KERN u. Mitarb. 1986). Dieser zweiten Phase ohne Polyurie kann dann erneut ein echter DI folgen.
Klinisch sind sowohl ein DI als auch ein SIADH durch Koma und Krämpfe gekennzeichnet, wobei der Patient beim DI dehydriert, polyurisch ist und eine Hämokonzentration infolge der Natriumretention aufweist, beim SIADH Wasser retiniert und infolge Natriumverlustes in ein hypoosmolares Koma gerät. Bei Natriumwerten unter 110 mval/l muß mit zentralnervösen Symptomen gerechnet werden. Ein SIADH kann auch durch andere Krankheitszustände, etwa leukämische Infiltrate des Hypothalamus, eine Meningitis, Retikulose, Druckhydrozephalus, aber auch durch extrazerebrale Krankheiten wie eine Pneumonie, ein Malignom oder durch Medikamente wie Vinca-Alkaloide ausgelöst werden.

c) Die Situation wird noch erheblich dadurch kompliziert, vor allem bei einem neurointensiv behandelten Patienten, daß die Homöostase durch plötzliche Volumenüberlastung der Herzatria, vor allem des rechten Vorhofs, gestört werden kann:

Durch plötzliche Volumenüberlastung, etwa durch eine iatrogene Überwässerung oder Gabe von hohen Volumina mit onkotischer Wirkung, wird aus kernnahen Granula ein „atriales natriuretisches Peptid" (ANP) sezerniert, das im Tierversuch jedenfalls die Diurese um das 40fache und die Natriurese um das 100fache zu steigern vermag (GERZER 1985; WAMBACH 1987). Kinder nach schwerem SHT können hierbei eine um das 20–40fache des Normalen gesteigerte Natriurese entwickeln und geraten hierbei sehr rasch in ein hypoosmolares Koma bzw. bekommen hierdurch erneut einen – eventuell gefährlichen – Anstieg des ikD. ANP ist während eines SIADH erhöht nachweisbar (COGAN u. Mitarb. 1986; KIMURA u. Mitarb. 1986). ANP wirkt dem Renin-Angiotensin-Aldosteron-Mechanismus entgegen, es führt zur vermehrten Filtration von Na^+-Ionen und zu einer verminderten Rückabsorption derselben, wobei die Ausscheidung von K^+, Ca^{++} und Mg^{++} unbeeinflußt bleibt (GERZER 1985; KIMURA u. Mitarb. 1986; WAMBACH 1987). Es wird sehr schnell in Leber und Nieren metabolisiert, hat eine kurze Halbwertszeit von nur 3 Minuten und ist dadurch sehr gut geeignet, plötzliche Volumenanstiege rasch auszugleichen. Es kann daher ein SIADH durch den Einfluß des ANP insofern verfremdet werden, als der Patient große Mengen Urin und Natrium ausscheidet.

Hohe ANP-Werte wurden bei feuchter Leberzirrhose und Rechtsherzinsuffizienz oder nach supraventrikulären paroxysmalen Tachykardien gefunden. ANP wird als großmolekulares Peptid (Sequenz von 28 Aminosäuren oder mehr) in die Zielzellen durch ein Second-messenger-System, vermutlich zyklisches Guanosin-Monophosphat, eingeschleust. Die dessen Synthese fördernde Guanylatzyklase kann als intrazellulärer Marker für das ANP angesehen werden. An einzelnen Zielzellen ließen sich bis zu 300 000 Bindungsstellen nachweisen, wobei die Guanylatzyklase besonders reichlich in den Glomerula, weniger in den Henleschen Schleifen und den Sammelrohren und überhaupt nicht in den proximalen Tubuli nachweisbar ist (GERZER 1985; WAMBACH 1987). Weitere ANP-Bindungsstellen wurden in Gefäßmuskelzellen, Darmepithelien, der Nebennierenrinde und dem Hypophysenvorder- und -hinterlappen nachgewiesen. Auf eng gestellte Muskelzellen, etwa die der Arterienwand, wirkt ANP vasodilatatorisch, auf dilatierte Gefäße jedoch vasokonstriktiv (COGAN u. Mitarb. 1986).

Klinik

Der Kliniker beurteilt herkömmlicherweise eine Bewußtseinsstörung (BWST) nach verschiedenen Schweregraden:

Somnolenz = Schläfrigkeit. Der Patient ist in seinen psychomotorischen Reaktionen verlangsamt, dabei aber durch entsprechende Außenreize voll erweckbar. Klagen über Muskelschwäche, Kopfweh und Perseverieren können beobachtet werden. Beim Säugling und Kleinkind können leichte Grade einer BWST sich allein durch eine Änderung im Schlafverhalten äußern.

Sopor = Zustand ähnlich einem sehr tiefen Schlaf. Starke Außenreize lösen diffuse, seltener gezielte Abwehrbewegungen aus. Der Patient ist aber nicht mehr voll erweckbar. Seine sprachlichen Äußerungen zeigen eine Desorientiertheit an, sind fragmentarisch oder unverständlich.

Koma = Bewußtlosigkeit. Heftige Außenreize werden reflexhaft, durch Bewegungsschablonen, einschießende Spasmen und/oder Massenbewegungen oder überhaupt nicht mehr beantwortet. PLUM u. POSNER (1980) definieren das Koma als „nicht erweckbare Unansprechbarkeit" („unarousable unresponsiveness").

Akutes Mittelhirnsyndrom

Die Symptomatologie des akuten Mittelhirnsyndroms ist in Tab. 6.1 zusammengefaßt (nach BUTENUTH u. Mitarb. 1975; GEMENDE 1977; GERSTENBRAND 1967; MCNEALY u. PLUM 1962; PLUM u. POSNER 1980).

Man kann drei Phasen unterscheiden. Dabei entspricht das „frühe Stadium des Mittelhirnsyndroms" der deutschsprachigen Autoren dem „early diencephalic stage of transtentorial herniation" der angelsächsischen Autoren, das „Übergangsstadium" dem „late diencephalic stage" und das „Vollbild" dem „midbrain-upper pons stage".

Neben den hier skizzierten neurologischen Symptomen sind diese verschiedenen Stadien des Mittelhirnsyndroms gekennzeichnet durch eine *Enthemmung der vegetativen Funktionen*. Nach der Monroe-Kellieschen Regel wird eine Steigerung des ikD im supratentoriellen Raum von einem arteriellen Druckanstieg gefolgt. Der Sinn dieses Regulationsvorganges ist es, einen ausreichenden zerebralen Perfusionsdruck über 50 mm Hg zu erhalten.

Weiter verändert sich die Atmung: Zunächst wird ein Cheyne-Stokescher Atemtyp beobachtet mit

Tabelle 6.1 Akutes Mittelhirnsyndrom

	Frühes Stadium	Übergangsstadium	Vollbild
Bewußtsein:	eingetrübt – soporös	soporös – komatös	komatös
Haltung:	keine Zwangshaltung	Dekortikationshaltung, evtl. positiver ATNR	Dezerebrationsstarre
Verstärkung durch:	–	äußere Reize wie Schmerz, Erschütterung, Geräusch, Licht u. a.	äußere und innere Reize
Bewegungen:	Massen-, Wisch- und Wälzbewegungen, ungezielte Abwehrbewegungen	Massenbewegungen werden seltener	„Streckspasmen", „Streckkrämpfe"
Muskeltonus:	leicht gesteigert	stark gesteigert	sehr stark erhöht
Eigenreflexe:	lebhaft bis gesteigert	gesteigert – Kloni	gesteigert – Kloni
Babinski-Reflex:	(+)	+	+ oft spontan
Augen:	Pupillen eng oder mittelweit Lichtreaktion evtl. träge	oft Anisokorie Lichtreaktion träge	meist eng, oft Anisokorie Lichtreaktion u. U. einseitig verzögert – autonome Pupille
	Bulbi schwimmen – koordinierte Blickbewegung möglich	Bulbusbewegungen meist unkoordiniert	Divergenzstellung – pathologischer Ausfall der vestibulookulären und okulozephalen Reflexe

langen Perioden und Pausen. Dieser Atemtyp, der der Kußmaulschen Atmung im ketotischen Koma gleicht, bedeutet in der Regel noch keine Gefahr für den Patienten. Die dann folgende große neurogene Atmung („Maschinentyp") signalisiert dagegen bereits eine Funktionsstörung auf dienzephalmesenzephaler Ebene und bedeutet eine beginnende transtentorielle Herniation (FRUHMANN 1974; PLUM u. SWANSON 1959). In der Regel wird heute ein Patient mit großer neurogener Atmung intubiert und maschinell beatmet, um eine Kontrolle über die respirationsbedingten Veränderungen des Säure-Basen-Haushaltes (SBH) zu gewinnen. Bei anhaltender zentraler Hyperventilation droht ein „zentrales" Lungenödem (MAROSKE u. Mitarb. 1970).

Im Vollbild des Mittelhirnsyndroms kommt es oft zu profusen oder auch umschriebenen Schweißausbrüchen; weiter kann eine plötzliche Harnverhaltung auftreten, so daß einer der ersten Untersuchungsgriffe beim Komatösen immer der nach dem Füllungsstand der Harnblase sein muß. Sehr häufig tritt auch eine Paralyse der Darmtätigkeit auf, so daß eine Magenüberlaufsonde gelegt und nach einigen Tagen für Darmentleerung gesorgt werden muß.

Beim Klein- und Schulkind ist im Mittelhirnsyndrom ein Anstieg der Körperkerntemperatur die Regel, beim Säugling oder Neonaten kann es indes zur Hypothermie kommen (BROWN u. Mitarb. 1973; eigene Beobachtung). Dabei kann die Kerntemperatur und die im Schädelinneren um 0,2–1,4 °C differieren. Unterschiede über 2 °C zuungunsten des Schädelinhaltes sprechen für den Eintritt des Hirntodes (HANEFELD u. Mitarb. 1982).

Besonders wichtig im Rahmen eines akuten Mittelhirnsyndroms sind seitendifferente Reiz- und Ausfallserscheinungen: Herdanfälle, die sich im Status nur durch epileptischen Nystagmus und/oder periorale Automatismen äußern können (MEIER-EWERT 1982), eine einseitige Hypotonie als Ausdruck einer kontralateralen hemisphärischen oder kapsulären Läsion und vor allem die Symptome einer Unkusherniation: eine homolaterale Pupillenerweiterung, wobei die zunächst reaktive Pupille mit fortschreitender Einklemmung areaktiv wird. Eine solche Ophthalmoplegia interna oder totalis lokalisiert beim Kind in 95–98 % (BRUCE u. Mitarb. 1979; JACOBI 1983, 1984). Eine einseitige Strecksymptomatik oder einseitige pyramidale Symptome lokalisieren dagegen nur in etwa 80 %: Der herabdrängende Uncus hippocampi kann die Mittelhirnbasis zur Gegenseite und damit an den scharfen Rand des Tentoriumschlitzes verschieben, so daß eine hämorrhagische Infarzierung des Mittelhirnfußes eintritt: „Kernohan notch" der Angelsachsen (PLUM u. POSNER 1980).

Bei durch supratentoriellen Druckanstieg ausgelösten Herniationen kann es zur Abdrosselung der beiden hinteren Hirnarterien oder der oberen Kleinhirnarterien kommen; gefährdet sind weiter die vorderen Chorioidalarterien und die A. pericallosa durch eine Verschiebung frontoparietaler Hirnanteile unter die Falx cerebri. Alle diese Herniationen können zu ausgedehnten Hirninfarkten führen, die dann einmal die Bewußtseinsstörung nach Abklingen der Steigerung des ikD prolongieren und zum anderen herdförmige Ausfallserscheinungen bewirken können, besonders zentrale Sehstörungen, kapsuläre Hemiplegien und Gedächtnisstörungen durch Schäden am hernierenden Uncus hippocampi.

Akutes Bulbärhirnsyndrom

In diesem Zustand ist der Patient tief komatös. Außenreize werden praktisch nicht mehr beantwortet. Der vorher gesteigerte Muskeltonus erlischt ebenso wie die Reflextätigkeit. Anfangs ist das Babinski-Zeichen noch positiv. Spontanbewegungen sind selten und fallen dann ganz aus.
Im Beginn des Bulbärhirnsyndroms („lower pons – upper medullary stage", MCNEALY u. PLUM 1962; PLUM u. POSNER 1980) ist eine Spontanatmung noch erhalten, meist flach und unregelmäßig. Der Atemtyp kann apneustisch sein, kurze, unregelmäßige Perioden mit länger werdenden Pausen, oder er wird ataktisch, also völlig irregulär mit Pausen. Schluck- und Schnappatmung sind terminale Atemtypen. Auch die anderen vegetativen Funktionen, die im Zustand des Mittelhirnsyndroms enthemmt waren, erlöschen allmählich: Der Blutdruck sinkt ab und kann nur noch mit Hilfe von Katecholamininfusionen aufrechterhalten werden. Die Herzfrequenz, anfangs beim jungen Kinde hoch, sinkt zusammen mit der Temperatur ab und wird autonom, d.h., sie folgt keinen äußeren oder inneren Reizen mehr, sondern nur noch der Körpertemperatur. Das Verhalten der Herzfrequenz wird am besten mit Hilfe supraorbitalen Drucks auf den Austrittspunkt des I. Trigeminusastes geprüft oder durch einen Druck auf den Bulbus oculi oder durch intravenöse Gabe von Alupent oder Atropin. Weiter erlischt die Schweißproduktion ganz, und Darm und Blase stellen ihre Funktionen ganz ein: Es herrscht bei der Auskultation des Abdomens Totenstille.
Neben diesen Änderungen der Motilität, des Muskeltonus und der vegetativen Reaktionen ist es der Ausfall der Hirnstammreflexe (s. u.), der den Kliniker die Frage stellen lassen muß, ob möglicherweise inzwischen das Bild des dissoziierten Hirntodes eingetreten ist.

Hirntod

Aufgrund der Stellungnahmen des Wissenschaftlichen Beirates der Bundesärztekammer (BÄK) (1982, 1986) gelten heute folgende *Empfehlungen*, die dem behandelnden Arzt zur Feststellung der Diagnose des Hirntodes gegeben werden können; dabei sind die *Voraussetzungen* zur Diagnose der wichtigere Teil dieser Empfehlungen, die keine Richtlinien sind und dies auch niemals sein können.

Voraussetzungen zur Feststellung des Hirntodes:
(1) *Nachweis* einer *akuten primären* und schweren, strukturellen Hirnläsion, etwa nach traumatischer oder spontaner intrakranieller Blutung oder SHT, selten nach Hirninfarkt, beim (malignen) Hirntumor oder akutem Okklusionshydrozephalus.
Als wichtigste Ursachen einer *sekundären* Hirnschädigung gelten: Herz-Atem-Stillstand (HAST), anhaltender Schock, Asphyxie/Anoxie.
(2) *Ausschluß* einer primären Hypothermie (z.B. Lawinenunglück, Ertrinken im kalten Wasser), von Intoxikationen, Sedativa, neuromuskulärer Blockade, Kreislaufschock, endokrinem oder metabolischem Koma als Ursache oder Teilursache des Ausfalls der Hirnfunktionen.

Das *klinisch-neurologische Bild* des Hirntodes ist gekennzeichnet durch:
a) tiefe Bewußtlosigkeit,
b) Ausfall der Spontanatmung,
c) lichtstarre, weite und bisweilen entrundete Pupillen,
d) Augen in Mittelstellung, Ausfall der okulozephalen und okulovestibulären Reflexe,
e) Ausfall des Kornealreflexes,
f) fehlende Schmerzreizbeantwortung im Trigeminusgebiet,
g) fehlenden Pharyngeal-, Laryngeal-, Trachealreflex.

In manchen Ländern berechtigt nur die Feststellung einer primären, nicht aber einer sekundären Hirnschädigung zu Handlungskonsequenzen aus der Diagnose Hirntod (PALLIS 1983; WALKER 1981). Die BÄK empfiehlt daher bei alleiniger klinischer Feststellung des Hirntodes bei primärer Ursache eine Wartezeit von 12 Stunden, bei sekundären Hirnschäden eine solche von 3 Tagen. Aus eigener Erfahrung erscheint es wichtig darauf hinzuweisen, daß nicht die *Annahme* einer gravierenden Strukturläsion, sondern der *Nachweis* derselben gefordert werden muß, der heute in der Regel durch eine kraniale Computer-Tomographie (CT) geführt werden kann.
Für Kinder unter zwei Jahren ist noch dringender die Forderung nach Feststellung einer primären Strukturläsion zu erheben: Sedativa, Narkotika und potente Analgetika vermögen – oft schon in niedriger therapeutischer Dosierung – eine anhaltende Depression der Hirnstammreflexe zu bewirken, so daß man sich hier besonders zurückhaltend äußern muß (ISLER 1982). Vor allem der Kornealreflex ist durch Sedativa/Analgetika/Antikonvulsiva nachhaltig auszulöschen. Aus diesem Grunde ist für Kinder, die jünger als zwei Jahre sind, eine Wartezeit bei primärer Hirnläsion von mindestens

24 Stunden, bei sekundärer Hirnschädigung von mindestens 72 Stunden geboten.
Weiter muß gewährleistet sein, daß der Befund einer areaktiven Pupille nicht Folge eines Mydriatikums ist, eines Medikamentes vom Typ des Atropins etwa oder einer Intoxikation, beispielsweise durch Tollkirschen. Auch muß ausgeschlossen werden, daß der Ausfall der Okulomotorik nicht Antibiotika vom Typ des Gentamycin, oder Sedativa, etwa Barbituraten, oder Phenytoin oder trizyklischen Antidepressiva zugeschrieben werden kann. Eine neuromuskuläre Blockade oder hochdosierte Gabe von Phenobarbital mit Plasmawerten über 120 µg/ml vermag mit Ausnahme der Lichtreaktion der Pupillen alle Hirnstammreflexe auszulöschen. Die Pupillen sind in diesem Zustand sehr eng und reagieren kaum mehr wahrnehmbar auf Licht, was am besten mit einer Lupe beobachtet werden kann.
Spinale Reflexe können im Zustand des Hirntodes wiederkehren und verschwinden dann in der Regel wieder. Bei plötzlichem Eintritt des Hirntodes ist dieser Vorgang als Abklingen einer Diaschisiswirkung aufzufassen nach Art des Wiederauftretens der Rückenmarkstätigkeit beim akuten Querschnittssyndrom. Im Zustand des Hirntodes kann es zu eigenartigen Entladungsphänomenen des neuromuskulären Übergangs kommen: Muskelfaszikulieren und -fibrillieren, bisweilen auch Myokymien können stundenlang anhalten (eigene Beobachtungen). Eine eigenartige Bewegungsschablone ist auch eine langsame Einwärtsrotation eines oder beider Arme aus den Schultern heraus. Diese unregelmäßige motorische Schablone kann spontan oder bei Reizen am Trachealtubus über Stunden beobachtet werden (JACOBI u. JANSSEN 1982). Möglicherweise entspricht sie einer zunehmenden Infarzierung oberer Halsmarkanteile durch den herabtretenden Konus von Kleinhirnanteilen, die in den obersten Halsmarkkanal eingepreßt werden (SCHNEIDER u. STOLTENBURG 1982). Der hirntote Patient muß nicht hypotherm sein. Es kann eine normale Temperatur oder auch Fieber bestehen; diese wird durch spinale Mechanismen ausgelöst und nicht durch Temperaturrezeptoren im Hypothalamus (JACOBI u. JANSSEN 1982).
Im anoxiebedingten Koma sind die Pupillen nach einer erfolgreichen Reanimation meist eng – oder sie werden nach initialer Mydriase wieder eng. Werden sie dann erneut weit und bleiben dies länger als sechs Stunden und bleiben areaktiv, kann mit Sicherheit gesagt werden, daß ein Überleben nicht möglich ist, auch wenn zu diesem Zeitpunkt nicht alle weiteren Kriterien des Hirntodes erfüllt sind (JACOBI 1983, 1984). Großhirn und Hirnstamm stellen nach einem derartigen Ereignis ihre Tätigkeit nicht aufgrund eines zunehmenden intrakraniellen Druckanstiegs ein, sondern das schwere metabolische Defizit hat die Membranfunktion der einzelnen Neurone derartig geschädigt, daß ihre Funktion nicht aufrechterhalten werden kann; laborchemisch der sicherste Hinweis hierfür ist ein – nicht iatrogen bedingter – Anstieg des Blutzuckers auf Werte über 500 mg%.
Insgesamt ist der Zustand des Hirntodes, der erstmals 1959 von MOLLARET u. GOULON beschrieben wurde, nicht ohne die Gegebenheiten der modernen Intensivmedizin möglich; vor allem die Übernahme der Atmung und die Aufrechterhaltung der Kreislauffunktionen hat diesen Zustand ermöglicht. Der Mensch wird mit Hilfe der modernen Überlebenstechniken vom Zustand der Re-Animation in den einer De-Animation gebracht (KRAMER 1963). Im Angelsächsischen wird hierbei der Ausdruck „respirator-brain" verwendet (WALKER 1981). Das erhebliche ärztliche und menschliche Problem ist aber nicht die Feststellung des Hirntodes, da hier – wenn im Einzelfall irgendeine Unklarheit besteht – vom Zeitfaktor Gebrauch gemacht werden kann und sollte. Es ist vielmehr die Frage nach dem Sinn und einer Berechtigung intensivmedizinischer Bemühungen in der prämoribunden Phase (ISLER 1985) zu stellen, welche dem Arzt die schwerwiegenderen Entscheidungen abverlangt.

Apallisches Syndrom

Dieser Begriff wurde 1940 von E. KRETSCHMER eingeführt (GERSTENBRAND 1967). Apallisch bedeutet: ohne Funktion des Hirnmantels = der Hirnrinde. Das klinisch Wichtige an dieser Definition ist: ohne Funktion. Dies kann eine Destruktion der Hirnrinde bedeuten, aber auch eine nur gestörte Funktion, die sich erholen kann. Mittelhirn- und Bulbärhirnsyndrom sind ebenso Durchgangszustand wie das apallische Syndrom; in der Regel schließt sich das apallische Syndrom an ein akutes Mittelhirnsyndrom an. Symptome (GERSTENBRAND 1967; GEMENDE 1977; eigene Beobachtungen):

1. Coma vigile: Bewußtseinsstörungen vom Grade eines Komas, wobei der Patient jedoch mit offenen Augen daliegt, ohne echte Ausdrucksbewegungen erkennen zu lassen. Er fixiert und verfolgt nicht, zeigt keinen Bedrohreflex, Auropalpebral- und Nasenblinzelreflex sind jedoch erhalten.
2. Änderungen im Schlaf-Wach-Rhythmus.
3. Primitive Reflexbewegungen auf sensorische Reize: armbetonte Beugemassenbewegungen, eventuell mit erheblicher Latenz. Sie sind oft von erheblichen vegetativen Reaktionen (Schweißausbruch, Herzfrequenzveränderungen) begleitet.
4. Fehlen emotionaler Reaktionen; am frühesten kehren Äußerungen auf akustische und periorale taktile Reize wieder.
5. Haltungsanomalien: vor allem eine Dekortikationshaltung. Groteske fixierte Fehlhaltungen der Beine (Beuge-/Adduktionshaltung) können

auf eine Hüftgelenkluxation oder/und paraartikuläre Ossifikationen hinweisen.
6. Positive Stellreflexe: symmetrischer oder asymmetrischer Nackenreflex. Der okulozephale Reflex ist konstant positiv.
7. Primitivschablonen. Oral: Such-, Saug- und Schluckreflex. Bulldoggenreflex. Babinski-Reflex. Greifreflexe: der tonische und phasische Greifreflex ist fast immer nachweisbar. Die Gruppe der Mentalreflexe ist positiv.
8. Vegetative Störungen: Das Gleichgewicht ist gestört und zugunsten des Sympathikus verschoben; es werden Mydriasis, Pulsbeschleunigungen, Temperatursteigerungen und vor allem umschriebene (Gesicht, Thorax) oder profuse Schweißausbrüche beobachtet. Die Patienten magern oft innerhalb von wenigen Wochen trotz ausreichender Kalorienzufuhr ab; man kann bei einzelnen Patienten eine Steigerung des Energiebedarfs um 250% berechnen. Es resultieren oft schwere Ulzerationen, Miktions- und Defäkationsstörungen.
9. Störungen der Bulbusmotilität sind obligat: Unkoordinierte Augenbewegungen, Rollbewegungen und zeitweise Divergenzstellungen werden beobachtet. Die Pupillen können ungleich weit sein, reagieren oft verzögert auf Licht, die konsensuelle Lichtreaktion ist erhalten. Zusammen mit einem Abmagerungssyndrom (s. o., Punkt 8) und beim Übergang in den Zustand einer Bulimie (Klüver-Bucy-Syndrom) beobachten wir gelegentlich einen optischen Greifreflex, der den apallischen Zustand Jahre überdauern kann.
10. Symptome einer Quadroplegie und Pseudobulbärparalyse sind immer vorhanden.
11. Fokale Symptome (Parkinson-Syndrom nach SHT, betonte Hemiplegien, Hirnnervenausfälle, Herdanfälle) können hinzutreten.

Ein apallisches Syndrom beim Kind bessert sich oft; entweder tritt eine Restitutio ad integrum oder paene integrum ein. Oder, und dies ist weit häufiger der Fall, es folgt ein hirnorganisches Psychosyndrom, ein Korsakow-Syndrom oder ein Klüver-Bucy-Syndrom. Besondere Schwierigkeiten in der Diagnostik können Patienten mit dysphasischen Störungen bereiten, bei denen das Brocasche oder Wernickesche Sprachzentrum zerstört wurde und die aus dem apallischen Zustand herauskommen: sie werden oft als funktionell oder überlagert verkannt.
Im internationalen Sprachgebrauch wird das apallische Syndrom heute als „vegetativer Zustand" („vegetative state") bezeichnet (JENNETT u. BOND 1975; JENNETT 1976; JENNETT u. Mitarb. 1977; TEASDALE u. JENNETT 1974, 1976). Die Autoren betonen, daß etwa 20% der Patienten, die für dauernd in einem vegetativen Zustand überleben, innerhalb eines Jahres interkurrenten Erkrankungen zum Opfer fallen.

Parasomnie

Dieser Begriff wurde durch JEFFERSON (1944, 1952) geprägt: Der Patient befindet sich in einem schlafähnlichen Zustand, ohne daß er Streckspasmen oder -krämpfe auf innere oder äußere Reize zeigt. Auf anhaltende Schmerzreize hin kommt es zu einer Verstärkung der spontan eingenommenen Dekortikationshaltung oder zu Abwehrbewegungen. Tonus und Eigenreflexe sind erhöht bzw. gesteigert auszulösen; die Reflexe der Babinski-Gruppe sind positiv. Anisokorie und verzögerte Lichtreaktionen können beobachtet werden, das Puppenaugenphänomen ist positiv, orale Schablonen sind auslösbar oder laufen spontan ab. Der Zustand ist ebenso wie das akute Mittelhirnsyndrom ein Durchgangsstadium, in der Regel zur Besserung (GERSTENBRAND 1967).

Akinetischer Mutismus

Dieser Zustand wurde von CAIRNS u. Mitarb. (1941; CAIRNS 1952) beschrieben. Es handelt sich um ein akutes Mittelhirnsyndrom in unvollständiger Ausprägung; mit Dekortikationshaltung, Divergenz der Bulbi, intakten vestibulookulären und okulozephalen Reflexen, trägen Pupillenreaktionen und – als führendem Symptom – einer Akinese: der Patient verharrt in den einmal eingenommenen Haltungen für lange Zeit, oder seine spontanen oder reflektorischen Bewegungen laufen im Zeitlupentempo ab. Die tonischen Nackenreflexe sind oft auslösbar. Orale Schablonen sind lebhaft. Phasen motorischer Reagibilität wechseln mit schlafähnlichen Phasen, die auch durch intensive Weckreize nicht zu durchbrechen sind. Beide Zustände beruhen auf einer funktionellen Störung (CAIRNS) oder auf morphologischen Läsionen im mesenzephal-dienzephalen Übergangsbereich der Formatio reticularis.

Locked-in-Syndrom

Dieses Syndrom tritt vor allem nach Verschlüssen oder anderen Ereignissen im Bereich der A. basilaris ein; es ist nicht als Koma im eigentlichen Sinne zu verstehen, obwohl initial oft tiefe Bewußtlosigkeit vorliegt. Die Patienten sind infolge einer Läsion des ventralen Bereiches des Pons (ventrales Ponssyndrom) tetraplegisch mit Einschluß des Fazialis und der Augenmuskeln. Nur einzelne Blickbewegungen sind möglich, vor allem eine in vertikaler Richtung. Diese gestattet über ein Code-System, sich mit dem Patienten zu verständigen.
Die Schmerzempfindung kann voll erhalten sein (FELDMAN 1971; KARP u. HURTIG 1974; GOLDEN

u. Mitarb. 1976). Der Zustand kann überlebt werden, und der Patient hat dann für diese Episode eine Amnesie (GÖTZE u. KÜHNE 1977).

Neurologische Begleitsymptomatik bei Bewußtseinsstörungen (BWST)

Spontanmotorik – Haltung – Tonus

Beim soporösen oder komatösen Kind können eine allgemeine Bewegungsunruhe, Wälz- und Wischbewegungen, einschießende Streckbewegungen, zunächst der Beine, dann aller vier Extremitäten, beobachtet werden. Solche Streckspasmen können durch bestimmte äußere Reize (Schmerz, Erschütterung, Geräusch) ausgelöst werden oder spontan auftreten. Streckspasmen sind ein wichtiger Teil des akuten Mittelhirnsyndroms, das immer ein Durchgangszustand ist (GERSTENBRAND 1967). Eine Dekortikationshaltung (Arme gebeugt, Hände proniert, Beine hyperextendiert) zeigt eine Desintegration der Bewegungskontrolle auf einer höheren Ebene an als eine Dezerebrationshaltung, die eine funktionelle und/oder morphologische Diskonnektion von Mittelhirnstrukturen bedeutet, ähnlich dem Interkollikulärschnitt nach SHERRINGTON. Bei der Dezerebrationshaltung sind die Arme an den Rumpf gepreßt, im Ellbogen gestreckt und die Hände überproniert. Die Großzehe steht oft in einer spontanen Babinski-Stellung oder läßt sich durch inadäquate Reize in eine solche bringen.

Vom kaudalen Hirnstamm integrierte Bewegungsschablonen können wieder auftreten, die in der frühen Individualentwicklung einmal als normale Haltungen und Bewegungen durchlaufen wurden: ein asymmetrischer tonischer Nackenreflex (ATNR), ein symmetrischer Nackenreflex und ein tonischer Labyrinthreflex. Diagnostisch am wichtigsten ist eine konstante Opisthotonushaltung, da diese eine meningeale Komplikation oder eine Einklemmung anzeigen kann. Die Kombination eines maximalen Opisthotonus mit Berühren des Okziputs in der Gegend der Vertebra prominens bei erhaltenem Bewußtsein oder nur leicht eingetrübtem Bewußtsein spricht für eine akute Raumforderung im Bereich des Foramen magnum (eigene Beobachtungen).

Bei metabolischen Komata, besonders dem Coma hepaticum, kann ein Flügelschlagtremor („flapping tremor") bei spontanen und reflektorisch ausgelösten Bewegungen auffallen. Der Muskelgrundtonus ist dabei hypoton. Nach Anoxieereignissen sind bei Kindern (JACOBI 1983, 1984; MEIER-EWERT 1982; PAMPIGLIONE u. HARDEN 1968a, b) und Erwachsenen (BUTENUTH u. KUBICKI 1971; PRIOR 1969) oft Myoklonien mit Betonung im Bereich der motorischen Hirnnerven zu sehen, die Stunden anhalten können. Sie sind als iktales, rudimentäres Phänomen aufzufassen, wenn sie von generalisierten, anarchischen Entladungsmustern im EEG begleitet sind, oder als Enthemmungsphänomen der motorischen Kerne des Hirnstamms, wenn ein derartiger hirnelektrischer Befund nicht nachweisbar ist. Diese Kinder sterben praktisch alle. Mit diesen motorischen Reizerscheinungen einher gehen oft Streckkrämpfe, die hier *nicht* als Folge einer Steigerung des ikD gewertet werden sollten. Strecktendenzen nach Anoxie können noch Monate nach dem akuten Ereignis im vegetativen Zustand beobachtet werden. – Beim Neugeborenen ist die Kombination: Myoklonien im Bereich motorischer Hirnnerven – Ausfall der Hirnstammreflexe – Hypotonie ein prognostisch immer infaustes Zeichen (HANEFELD u. Mitarb. 1982).

Hirnnerven

Augenhintergrund: Die Untersuchung des Fundus ist beim Komatösen unbedingt notwendig, da Stauungspapille, Optikusatrophie und präretinale Blutungen richtungweisende Befunde sind; ähnliches gilt für chorioretinitische Herde, den Nachweis einer Retinopathie diabetica oder hypertonica oder von Phakomen.

Pupillomotorik: Im mitteltiefen Koma reagieren die Pupillen oft autonom, d. h., sie erweitern und verengen sich unabhängig von der Lichthelligkeit. Stecknadelkopfenge, auf Licht kaum reagierende Pupillen deuten bei entsprechenden neurologischen Begleitsymptomen auf pontine Läsionen hin, insbesondere Hämorrhagien und Infarzierungen (MCNEALY u. PLUM 1962; FISHER 1969). Die mittelweite, reaktionslose Pupille ist ein Hinweis auf den Übergang zum Bulbärhirnsyndrom, die lichtstarre, extrem weite und entrundete Pupille Zeichen des Coma dépassé. Extrem weite, reaktionslose Pupillen findet man aber auch bei einer Atropinintoxikation, während bei Opiatmißbrauch eine Miosis die Regel ist. Als Grundregel darf gelten, daß beim Bewußtlosen die Pupillen nicht künstlich erweitert werden dürfen.

Okulomotorik: Die konjugierten Blickfolgebewegungen sind Leistungen zunächst des Kortex; rasche Sakkaden werden im frontalen Adversivfeld initiiert (Area 8 nach BRODMANN), optisch induzierte, gleitende Blickbewegungen und optokinetischer Nystagmus im okzipitalen Adversivfeld (Area 17–19). Der Nachweis einer spontanen Blickfolgebewegung des bewußtseinsgestörten Patienten und von optokinetischem Nystagmus beweist also bereits die Intaktheit dieser Großhirnstrukturen und des tiefer gelegenen Schaltapparates. – Kann eine Blickfolgebewegung nicht ausgelöst werden, betrachtet man die spontane Stellung

und Bewegung der Bulbi: Primäre und konstante Bulbusabweichungen weisen auf die verschiedenen Augenmuskelparesen oder auf Läsionen von deren Kerngebieten hin. Wichtiger ist aber meist der Nachweis disjugierter Bulbusbewegungen oder von Blickparesen, wobei bei Großhirnläsionen der Patient „seinen Herd anschaut" (die kortikobulbäre Bahn kreuzt noch, das kontralaterale, horizontale, pontine Blickzentrum wird nicht erregt, und dadurch fällt die homolaterale Blickbewegung aus) und der Kranke mit einer Ponsläsion „weg vom Herd" schaut.
Okulozephaler Reflex („Puppenaugenphänomen"): Die Augen wenden sich reflektorisch koordiniert *gegen* die jeweilige Drehrichtung bei passiven Kopfbewegungen (horizontal, Kopfbeugung und -streckung). Bei Nackenbeugung wird gleichzeitig der N. facialis (M. corrugator supercilii) und der N. III (M. levator palpebrae superioris) mitgeprüft. Ein intaktes Puppenaugenphänomen bedeutet, daß die Labyrinthfunktionen, die des N. VIII, das horizontale und vertikale Blickzentrum, das mediane Längsbündel und die Augenmuskelkerne und -nerven intakt sind (FISHER 1969). Disjugierte Blickabweichungen oder konstante Bulbusabweichungen zeigen eine Schädigung entweder des Schaltapparates und/oder einzelner Augenmuskelkerne oder -nerven an. Auch eine internukleäre Ophthalmoplegie (ein Auge wendet sich bei Kopfseitdrehung nach außen, das andere wird nicht adduziert) ist beim Puppenaugenphänomen nachweisbar. Bei Barbituratintoxikationen und nach Inhalationsnarkosen kann der Schaltapparat der Bulbomotorik gestört sein.
Der *vestibulookuläre Reflex* wird beim bewußtseinsgestörten Patienten durch Spülung des äußeren Gehörganges mit kaltem Wasser ausgeführt: Dabei wird der Kopf nach vorn gebeugt, damit der horizontale Bogengang vertikal zu stehen kommt. Der Versuch darf nicht bei Trommelfellverletzungen oder bei Verdacht auf Felsenbeinfrakturen durchgeführt werden (also bei Austritt von Blut und/oder Liquor aus dem äußeren Gehörgang). Es kommt bei kalter Spülung zu einem 2–3 Minuten anhaltenden Nystagmus, dessen schnelle Komponente zur nicht gespülten Seite schlägt. Spült man beide Seiten gleichzeitig kalt, folgt eine Abwärtsbewegung beider Bulbi, bei gleichzeitiger warmer Spülung (= 44 °C) eine Aufwärtsbewegung. Bei tiefer Bewußtlosigkeit, aber intaktem Schaltapparat des Mittelhirns und der Brücke fällt die schnelle Nystagmuskomponente aus, und es kommt zu tonischen Blickabweichungen zur gespülten Seite mit oder ohne einige Nystagmusschläge; diese Blickabweichung kann auch disjugiert verlaufen, oder sie kann völlig fehlen, was eine Funktionsstörung im Hirnstamm bedeutet.
Hören: Beim lauten Klatschen oder Ansprechen öffnet der Kranke die Augen und schaut zur Geräuschquelle; dies bedeutet – auch bei Fehlen einer sprachlichen Reaktion – eine weitgehende Intaktheit der das Sehen und Hören vermittelnden Großhirn- und Hirnstammstrukturen. Ausbleiben von Augenöffnen und Fixieren bedeutet meist eine Vertiefung der BWST; das Fehlen einer Blinzelreaktion (Auropalpebralreflex) bedeutet entweder eine weitere Vertiefung des Komas oder eine Desintegration von Strukturen, die im Hirnstamm der Hörfunktion dienen und/oder im Fazialiskerngebiet oder dem Verlauf des Fazialis selbst.
Kornealreflex: Neben dem Lichtreflex der wichtigste Reflex zur Beurteilung der Tiefe einer BWST. Voraussetzung für sein Zustandekommen sind eine intakte Afferenz (N. ophthalmicus V), ein intakter Schaltapparat und eine intakte Efferenz (N. VII). Er muß also immer doppelseitig geprüft werden, um eine periphere Trigeminus- oder Fazialisschädigung auszuschließen. Eine Abschwächung des Kornealreflexes tritt im mitteltiefen Koma ein, sein Ausfall im tiefen Koma.

Schmerzreize

Diese werden bei leichterer BWST mit einem gezielten Abwehren oder Wegziehen beantwortet; bei mitteltiefer BWST mit Massenbewegungen, wobei zunächst Beugebewegungen, später Streckbewegungen und noch später einschießende Streckspasmen auftreten. Diese Prüfung sollte immer an einer oberen Extremität erfolgen, wenn möglich doppelseitig, da eine Seite durch eine zentrale oder periphere Parese oder durch Schmerz (Fraktur, Hämatom) in ihrer Antwort behindert sein kann. Im tiefen Koma fällt dann jede Schmerzbeantwortung aus; Schmerzreize führen auch zu einer vegetativen Antwort (besonders an Puls und Atmung erkennbar).

Vegetative Zeichen

Bei ausgedehnten Hemisphärenläsionen kann eine Cheyne-Stokessche Atmung beobachtet werden. Dabei können in den Perioden einer geringen Atemexkursion auch Apnoen auftreten (FRUHMANN 1974). Eine zentrale neurogene Hyperventilation („Maschinenatmung") weist auf eine Störung zentraler Anteile im Tegmentum von Mittelhirn und Brücke hin. Sie ist vor allem bei drohender oder stattgefundener Tentoriumschlitzeinklemmung zu beobachten, bei Kindern vor allem bei supratentoriellen Tumoren, nach Schädel-Hirn-Trauma (SHT) und beim dekompensierten Hydrozephalus (Ventilblockade?). Dieser Atemtyp kann aber auch rein peripher, beispielsweise durch eine pulmonale Obstruktion oder eine metabolische, dekompensierte Azidose (Kußmaulsche Atmung), bedingt sein. Bei der apneustischen Atmung treten Atempausen oder eine Verkrampfung am Ende des Inspiriums auf, bei unregelmäßigem Atemrhythmus. Dieser seltene Atemtyp ist von großem lokalisatorischem Wert: Er weist auf meist ausgedehnte Läsionen im dorsolateralen Tegmentum kaudal oder in Höhe der Austrittszone des N. trigeminus hin (PLUM u. SWANSON 1959; PLUM u. POSNER 1980). Eine ataktische Atmung spricht für eine dorsomedian gelegene, medulläre Läsion (Biotscher Atemtyp). Diese in Frequenz und Tiefe ständig wechselnde Atmung, bei der auch in dem einzelnen Atemzug kleine Pausen eingelegt sein können, kann einer terminalen Schnapp- oder Schluckatmung vorausgehen.

Bei Anstieg des ikD versucht der Organismus, einen ausreichenden zerebralen Perfusionsdruck durch eine Blutdrucksteigerung auszugleichen: Cushing-Reflex. Der zerebrale Perfusionsdruck läßt sich aus dem mittleren arteriellen Druck (maD) minus ikD jederzeit errechnen. Für die Funktion des Gehirns des älteren Kindes und Erwachsenen sind zerebrale Perfusionsdruckwerte über 50 mm Hg notwendig. Wird der Druckwert unterschritten, treten zunächst psychische Symptome auf: Gereiztheit, Müdigkeit, Sinnestäuschungen und BWST ab Werten unter 40 mm Hg. Gähnen, Bradykardie, Bradypnoe und Erbrechen ohne Nausea sind dagegen Begleitsymptome des Cushing-Reflexes, der durch Stimulation des Locus coeruleus am Boden des IV. Ventrikels auch direkt ausgelöst werden kann. Praktisch bedeutet dies: Wenn ich bei einem längere Zeit bewußtlosen Patienten aus welchen klinischen Überlegungen auch immer eine Steigerung des ikD annehmen muß, bin ich verpflichtet, mir Gedanken über einen ausreichenden zerebralen Perfusionsdruck zu machen; ich muß daher das Kind dorthin verlegen, wo eine rationelle Handhabung des Problems möglich ist, wo also eine kontinuierliche Registrierung des maD und ikD möglich ist. Bei länger anhaltenden zentralen Perfusionsdruckwerten unter 15 mm Hg ist mit neuronalen Nekrosen zu rechnen, bei Druckangleich mit dem Ableben des Patienten innerhalb von Minuten.

Die Temperatur steigt oft im Zustand des Mittelhirnsyndroms langsam auf Werte bis 40°C an; meist ist diese Temperatursteigerung mit einer zentralen neurogenen Hyperventilation und profusen Schweißausbrüchen verbunden. Ein Absinken der Kerntemperatur unter 32°C oder eine Abhängigkeit von der Außentemperatur (Poikilothermie) ist ebenfalls ein prognostisch sehr ungünstiges Zeichen. Bei bereits abgesunkener Körpertemperatur ist das Kaltwerden der Hinterhaupt-/Nackenpartie ein klinischer Hinweis auf ein eingetretenes Coma dépassé (eigene Beobachtungen).

Schweißausbrüche, vor allem im Gesichtsbereich, können im Rahmen eines akuten Mittelhirnsyndroms exzessiv sein. Sie sind oft mit einer fleckigen oder allgemeinen Hautrötung verbunden. Eine Anhidrose einer Gesichtshälfte oder eines oberen Körperquadranten (Harlekinsyndrom) weist meist auf eine Läsion des Ganglion cervicale craniale hin. Hier werden die sympathischen, sudomotorischen Fasern umgeschaltet; oder das Symptom bedeutet eine Schädigung der zentralen Sympathikusbahn, die vom Hypothalamus über den Subthalamus, den kaudalen Hirnstamm ungekreuzt bis zum unteren Halsmark verläuft und über die Vorderwurzeln C 8 bis D 2 austritt. Plötzliche, anfallsweise, abundante Speichelproduktion ist ein Zeichen einer Läsion des unteren Pons und der Medulla oblongata.

Komaskalen

Von einer internationalen neurochirurgischen Arbeitsgruppe wurde zu Beginn der 70er Jahre die *Glasgow Coma Scale (GCS)* als ein einfacher, auch von einem Laienhelfer zu erstellender Score für Patienten nach SHT eingeführt (JENNETT 1976; JENNETT u. BOND 1975; JENNETT u. Mitarb. 1977; TEASDALE u. JENNETT 1974, 1976; TEASDALE u. Mitarb. 1979). Die ursprünglich drei Items der GCS (Augenöffnen, beste verbale Antwort, beste motorische Antwort) wurden später um eine vierte Symptomgruppe erweitert, die Okulomotorik, da Hirnstammsymptome hierdurch besser erfaßt werden können und diese erweiterte Skala auf Komaformen aller Ursachen anwendbar ist (BATES u. Mitarb. 1977; LEVY u. Mitarb. 1978; BENZER 1987). Diese Feststellung trifft auch für Kinder zu (GORDON u. Mitarb. 1983; JACOBI 1983, 1984).

Die Schwierigkeiten einer jeden Komaskala liegen in dem Umstand, daß die verbalen Fähigkeiten des Säuglings und jungen Kleinkindes *nicht* mit denen eines älteren Kindes oder Erwachsenen verglichen werden können. Unsere eigene Arbeitsgruppe (RITZ u. Mitarb. 1982) hat sich daher bemüht, den Verbalteil der GCS für diese Altersgruppe zu modifizieren, wobei wir uns überwiegend am Verhalten des Kindes orientieren. Andere Autoren geben nur zwei oder drei Punkte; BRUCE u. Mitarb. (1979): schreit – schreit nicht; RAIMONDI u. HIRSCHAUER (1986): schreit – atmet spontan – apnoisch. Diese letzte Version erscheint deswegen unbrauchbar, weil hier psychomotorische mit vegetativen Parametern verglichen werden. Wir sehen auch keinen Vorteil darin, mit variablen Gesamtscores in verschiedenen Altersstufen zu arbeiten; SIMPSON u. REILLY (1982) benützen 2 Punkte bis zum Alter von 6 Monaten, je nachdem, ob das Baby schreit oder nicht schreit, 3 Punkte bis zu 12 Monaten: vokalisiert – schreit – schreit nicht, dann 4 Punkte bis zu 2 Jahren: spricht – vokalisiert – schreit – schreit nicht, dann 5 Punkte bis zu 5 Jahren: spricht verständlich – spricht – vokalisiert – schreit – schreit nicht und zuletzt 6 Punkte bei über 5jährigen: ist orientiert – spricht verständlich – spricht – vokalisiert – schreit – schreit nicht. Außer der ständigen Variabilität des optimalen Scores ist hier die Einschätzung des sprach-

lichen Entwicklungsstandes eines bewußtlosen Kindes sehr problematisch.
Es ist heute (1987) aufgrund der gesammelten klinischen Erfahrungen möglich, bereits nach sechs Stunden eine orientierende Prognose aufgrund der GCS zu geben: überlebt – ohne oder mit schweren Schäden – vegetativ/stirbt (JENNETT u. BOND 1975; LEVY u. Mitarb. 1978; TEASDALE u. JENNETT 1976). Selbstverständlich können interkurrente Ereignisse, vor allem nach einem Polytrauma, wie etwa Sepsis, Verbrauchskoagulopathie oder Nierenversagen, nicht in diese prognostische Aussage mit einbezogen werden.

Die Glasgow-Koma-Skala

Items der Glasgow-Koma-Skala

I: Augenöffnen (A 1–4)
A4: spontan
A3: auf Anruf
A2: auf Schmerz
A1: kein Augenöffnen

II: beste verbale Antwort (V 1–5) (über 24 Monate)
V5: spricht verständlich – ist orientiert
V4: spricht unverständlich – ist verwirrt, desorientiert
V3: Antwort inadäquat – Wortsalat
V2: nur Laute
V1: keine Lautäußerung

II: beste verbale Antwort (V 1–5) (unter 24 Monate)
V5: fixiert – erkennt – verfolgt – lacht
V4: fixiert inkonstant – erkennt nicht sicher
V3: nur zeitweise erweckbar, trinkt/ißt nicht/ Bedrohreflex (ab viertem Lebensmonat) fehlt
V2: motorische Unruhe – nicht erweckbar
V1: kein Kontakt – keine Antwort auf visuelle, akustische oder sensorische Reize – kein Schreien oder Laute

III: beste motorische Antwort (M1–6)
M6: greift gezielt – befolgt Aufforderung prompt motorisch
M5: gezielte Abwehr auf Schmerz
M4: ungezielte Beugebewegungen auf Schmerz
M3: Beugung der Arme, Streckung der Beine auf Schmerz: Dekortikationshaltung
M2: Streckung aller vier Extremitäten auf Schmerz: Dezerebrationshaltung
M1: keine motorische Antwort auf Schmerz

IV: Okulomotorik (OM 1–4)
OM4: konjugierte Augenbewegungen – prompte Pupillenlichtreaktion
OM3: konjugierte tonische Augenbewegungen beim Auslösen des okulozephalen und des vestibulookulären Reflexes
OM2: disjugierte Augenreflexbewegungen
OM1: keine Augenreflexbewegungen auslösbar – Ausfall des Lichtreflexes beider Pupillen

Bedeutung der GCS

Die Symptomgruppen A und V geben einen Hinweis auf die Tiefe einer BWST. Die Items M und OM gestatten weitergehende Aussagen; OM3 und M3 bedeuten intakte Hirnstammfunktionen, was die Prinzipalmotorik und die Funktion des anatomisch sehr ausgedehnten medianen Längsbündels betrifft; da die meisten akut bewußtlosen Kinder A1 und V1 haben, wird die Frage M2 oder M3 oder OM2 oder OM3 entscheidend für Prognose und Management:
Kinder mit 5–6 Punkten im Gesamtscore haben Hirnstammsymptome; die Prognose quoad restitutio ad integrum wird zweifelhaft. Verschlechtert sich der Score weiter, muß mit dem Tod, vegetativem Überleben oder sehr schwerer Behinderung gerechnet werden. Umgekehrt ist zwischen 5–6 und 7–8 Punkten eine Wasserscheide gelegen; das höhere Scorepaar läßt den Tod, vegetatives Überleben und eine schwere Restschädigung als sehr unwahrscheinlichen Ausgang erwarten. Diese Aussage gilt weiterhin auch für mentale Funktionen: Hirnstammsymptome, wenn sie intensiv und anhaltend vorhanden waren, bedeuten praktisch immer erhebliche mentale Einbußen für das Kind. Die Begründung liegt darin, daß limbische Strukturen einer oder beider Hemisphären beim Vorgang der Herniation geschädigt wurden; zum anderen auch darin, daß sich Funktionsausfälle der Retikularis auf Dauer nicht in BWST, sondern in psychomentalen Einbußen, vor allem im Antriebsverhalten, äußern.
Die zweite Schlußfolgerung ist bedeutsam für das praktische Vorgehen. Bei einem Score von 9–10 ist der Patient im Beobachtungsbereich; bei 7–8 müssen neurointensive Überwachungsmaßnahmen einschließlich der kontinuierlichen Messung des ikD diskutiert oder begonnen werden, je nach Einschätzung der klinischen Situation; bei Werten von 5–6 oder gar 4 sind sie unumgänglich (s. u., Abschnitt „Überwachung und Behandlung", S. 369).

Die Glasgow-Ausgangs-Skala

Neben der Glasgow-Koma-Skala hat sich international auch die *Glasgow Outcome Scale* durchgesetzt, die ausdrücklich empfohlen wird, da hierin neben dem Grad einer Behinderung *auch* die soziale Implikation für den Betroffenen und seine Angehörigen gewürdigt wird (JENNETT u. BOND 1975; JENNETT u. Mitarb. 1977; TEASDALE u. JENNETT 1974, 1976).
Die Glasgow-Ausgangs-Skala (neurologischer Befund) umfaßt folgende Einteilung:

vE = völlige Erholung – keine Folgen
FkB = Folgen, keine Behinderung – völlig unabhängig
mB = mäßige Behinderung – braucht Hilfe, nicht abhängig

sB = schwere und schwerste Behinderung – abhängig
vZ = vegetativer Zustand – apallisches Syndrom

Mentale Entwicklung nach Koma eines Kindes

Unsere eigene Arbeitsgruppe (JACOBI 1983, 1984; RITZ u. Mitarb. 1982) hat zur Beurteilung der Folgen eines Komas (SHT, Anoxieereignisse, Status epilepticus u. a. m.) bezüglich der mentalen Entwicklung des Kindes folgende Gradierung aufgestellt:

I = normale Entwicklung – kein Entwicklungsknick oder -stillstand
II = Entwicklungsknick – muß 1 Klasse wiederholen – 1 Jahr verspätet eingeschult
III = deutlicher Entwicklungsknick – muß 2 Klassen wiederholen – Wechsel des Schultyps – 2 Jahre zu spät eingeschult
IV = Sonderschüler – IQ von 50–69
V = praktisch bildbar – IQ von 30–49
VI = schwerste mentale Behinderung (nach WHO)

Zwischen dem Koma und den hier skizzierten Endzuständen machen Kinder nach tage- oder wochenlanger BWST hirnorganische Durchgangssyndrome durch, die wie folgt gekennzeichnet werden sollen:

a) ein *apallisches Syndrom,* das sich fast immer an ein akutes Mittelhirnsyndrom anschließt und entweder bessert, aufhellt oder sich bis zum Tode verschlechtert oder persistiert (GERSTENBRAND 1967);
b) ein *Klüver-Bucy-Barrera-Syndrom* durch eine doppelseitige Läsion von Anteilen des limbischen Systems, vor allem von Mandelkern und Hippokampus: Orale Tendenzen, die so weit gehen können, daß alles Feste in den Mund gesteckt, gekaut und verschlungen wird; Hypersexualität bei beiden Geschlechtern mit der Tendenz, jemanden abzuküssen, ständig zu umarmen, zu masturbieren oder zu kohibieren; dazu kommen Störungen des Gedächtnisses und der Orientierung;
c) ein *Korsakow-Syndrom* (amnestischer Symptomenkomplex), das ebenfalls Bezüge zum limbischen System (Corpus mamillare) hat und gekennzeichnet ist durch eine Störung des Junggedächtnisses mit der Tendenz zur Konfabulation und vor allem zur zeitlichen Desorientierung;
d) ein *allgemeines hirnorganisches Durchgangssyndrom,* gekennzeichnet durch eine psychomotorische, meist ungezielte Unruhe, aggressives oder weinerliches Verhalten, Schreien oder, vor allem bei expressiver Dysphasie, depressiv gefärbten Mutismus.

Alle diese organischen Psychosyndrome weisen auf einen lokalisierten Hirnprozeß hin und kommen bei älteren Kindern deutlicher ausgeprägt als bei Kleinkindern vor. Eine Färbung und Beeinflussung durch die Primärpersönlichkeit des Kindes ist oft festzustellen. Umgekehrt *beweist* das Auftreten eines organischen Psychosyndroms eine herdförmige Störung, etwa nach SHT bei negativem CT-Befund.

Störungen des Antriebs und der emotionalen Befindlichkeit nach Koma lassen sich weniger treffend kategorisieren und gradieren als neurologische oder mentale Folgen. Sie können aber ganz im Vordergrund des Beschwerdebildes stehen.

Wichtig ist, sich klar zu machen, daß die mentale *und* neurologische Behinderung eines Kindes sich zumeist um eine Stufe verschlechtert, wenn im weiteren Verlauf epileptische Anfälle hinzukommen, die eine antikonvulsive Behandlung notwendig machen. Dies ist nach einem substantiellen SHT besonders in den ersten beiden Jahren nach dem Unfall möglich, so daß hier eine prophylaktische, niedrig dosierte Behandlung mit einem Antikonvulsivum (Carbamazepin oder Phenobarbital) sinnvoll erscheint. Komplizierter liegen die Verhältnisse nach schwersten Meningitiden, Enzephalitiden, wo eine Epilepsie sich noch nach Jahren entwickeln kann, oder nach Angiom-/Aneurysmablutungen, wo statistisch gesehen Anfälle mit einem Maximum erst 5 Jahre nach dem Ereignis auftreten; hier sind vor allem regelmäßige EEG-Kontrolluntersuchungen notwendig.

Koma und EEG

EEG-Veränderungen sind ein feiner Indikator zur Beurteilung des Funktionszustandes der Hirnrinde, wahrscheinlich nur der obersten 3–4 Schichten. Durch die retikulokortikalen Verknüpfungen jedoch spiegelt die Hirnrindenaktivität auch den Funktionszustand subkortikaler Areale wider. Dabei ist die Arbeitshypothese gegeben, daß ein spezifischer Sinnesimpuls *und* eine unspezifische Erregung zum Ergebnis eines bewußtseinshell empfundenen Sinneseindrucks führt. Die unspezifische Erregung des retikulokortikalen Systems allein führt zur Wachheit *ohne* Inhalt, die Tätigkeit spezifischer sensibler Rindenschichten allein *ohne* Anhebung der Vigilanz zur reflektorischen Reizbeantwortung („reaktives Lächeln", „Weinen als Schmerzreflex") *ohne* Möglichkeit eines bewußten Erlebens. Beide Möglichkeiten sind im Zustand des irreversiblen Komas gegeben, obwohl ein solches aus einer Ursache allein eher die Ausnahme denn die Regel ist. Wichtig ist, daß es als Endzustand angesehen werden muß, wenn sich – nach wochenlanger Bewußtlosigkeit und dabei dokumentierten schweren Allgemeinstörungen des EEG – das hirnelektrische Bild wieder einem regelmäßigen Alpha-Rhythmus nähert, allerdings oft auf einem etwas niedrigeren Frequenz- und deutlich niedrigeren Amplitudenniveau. Ist der Patient in der Zwischenzeit nicht wieder „wach" geworden, also fähig, bewußt zu erleben und Reize zu beantworten, muß man annehmen, daß ein Endzustand erreicht ist, der sich in Zukunft kaum mehr ändern dürfte. Die meist deutliche Amplitudenreduktion des vorherigen Grundrhythmus drückt in etwa den quantitativen Verlust von Hirnrindensubstanz aus, läßt sich also allein nicht mehr als Funktionsreduktion beschreiben.

Für die Beurteilung des Komas ist die Änderung des Grundrhythmus des EEG ausschlaggebend. Dies gilt vor allem für medizinische Komata, also toxisch-metabolisch-endokrin-anoxisch bedingte Zustände. Der umschriebene Hirnprozeß, etwa ein Tumor, Kontusionsherd oder Infarkt, drückt sich *auch* häufig in einem Herdbefund aus. Der höherwertige Befund ist aber immer die Allgemeinveränderung. Besonders wichtig zu wissen ist, daß Herdbefunde im Zustand leichter und mittlerer Eintrübung des Bewußtseins sehr deutlich sein und dann zunehmend durch eine immer schwerer werdende Allgemeinveränderung völlig verdeckt werden können.

Zweckmäßigerweise machen wir uns die Veränderung der Grundaktivität (KUBICKI u. Mitarb. 1970; KUBICKI u. HAAS 1975; MEIER-EWERT 1982; RUMPL 1979) am Beispiel des Zirkulationsstillstandes klar. Von PAMPIGLIONE u. HARDEN (1968 a, b) wurden hierzu besonders sorgfältige Untersuchungen bei Kindern vorgelegt, die auf Registrierungen des EEG bei intraoperativ gesetztem und zeitlich kontrolliertem Herzstillstand beruhen, außerdem auf Beobachtungen nach HAST: Nach nur kurzer, wenige Sekunden dauernder Anoxie kann es zu einer kurzfristigen Überlagerung durch Betawellen kommen. Wir können nun folgende Stadien der Allgemeinveränderung des EEG und einen klinischen Befund in der Regel korrelieren:

(1) Ersatz der Alpha- oder Theta-Aktivität des Kindes durch bifrontal betonte Deltawellen, die oft in rhythmischen Gruppen auftreten. Klinisch: Somnolenz und später Stupor.

(2) Flache Kurvenstücke wechseln mit den Deltawellen ab. Diese sogenannten „black-outs", also sehr niedergespannte Ausklingstrecken, können sich unmittelbar an Gruppen hoher Deltawellen anschließen. Die black-outs spiegeln eine beginnende Funktionsstörung des Hirnstamms wider: Die Atmung bleibt während längerer Ausklingstrecken stehen, läßt sich aber – ebenso wie hohe Deltawellengruppen – durch Schmerz- oder andere heftige Außenreize wieder anstoßen. Der Patient ist klinisch in einem komatösen Zustand und hat die Sphinkterkontrolle verloren.

(3) Monoton flache Kurve, die „areaktiv" ist, d.h. auf Außenreize sich nicht ändert. Klinisch: tiefes Koma mit Verlust von Blink-, Korneal- und Schluck-/Nies-/Würgreflexen.

Die Atmung *muß* künstlich übernommen werden.

(4) Anfangs kann diese Phase durch ein „burst-suppression-pattern" gekennzeichnet sein, vor allem im postanoxischen Koma, bei Schlafmittelintoxikationen (KUBICKI u. Mitarb. 1970) und heute besonders häufig deren Sonderform, dem iatrogen induzierten, therapeutischen Phenobarbitalkoma. Nach eigener Erfahrung erscheinen Bursts aus einer fast isoelektrischen Grundaktivität beim phenobarbitalinduzierten Koma bei Plasmawerten von 100–120 µg/ml. Postanoxisch treten in dieser Phase bei extremer Hypotonie während und auch zeitlich zu den EEG-Entladungen versetzt polytope Myoklonien auf, die im Bereich der motorischen Hirnnerven eine Bevorzugung zeigen und ein Signum mali ominis sind (BUTENUTH u. KUBICKI 1971; HANEFELD u. Mitarb. 1982; JACOBI 1983, 1984; MEIER-EWERT 1982; PRIOR 1969). Die Phase der Bursts kann stunden- oder tagelang anhalten. Sie wird dann gefolgt von einer Phase der fast isoelektrischen Aktivität; bei normaler EEG-Schreibung (100 oder 70 µV pro 1 cm Amplitudenausschlag) vermag man keine Aktivität mehr zu erkennen; bei höherer Verstärkung (30 oder 20 µV pro cm Amplitudenhöhe) erkennt man eine ungeordnete, extrem flache Kurve aus Alpha-, Theta-, Delta- und Subdeltawellen; die Kurve ist völlig areaktiv und wird oft durch den QRS-Komplex des EKG überlagert.

(5) Der klassische Befund des eingetretenen Hirntodes ist die „Null-Linie" im EEG. Eine solche Aussage darf nur dann gemacht werden, wenn eine medikamentöse Verursachung, etwa durch Barbiturate, Opiate oder Analgetika vom Typ des Fentanyl, nicht gegeben ist. Im Zweifelsfall hat der Untersucher mit dieser Aussage zu warten, bis entsprechende pharmakologische Untersuchungsergebnisse vorliegen.

Beim jungen Kind kann – bedingt durch ein schnelles Nachgeben der noch nicht geschlossenen Schädelnähte oder durch eine klaffende Fraktur, die dem Parenchymdruck bei einer begleitenden Duralazeration besonders leicht Platz geben kann – der Zustand des Hirntodes sich angiographisch und aufgrund aller anderen klinischen Kriterien nachweisen lassen, *ohne* daß ein völlig isoelektrisches EEG vorliegt (ASHWAL u. SCHNEIDER 1979; JACOBI u. JANSSEN 1982). Auch bei geschlossener Schädelkapsel im späteren Lebensalter kann das EEG noch Aktivität zeigen nach Eintritt des klinischen Hirntodes, nämlich dann, wenn eine plötzliche Läsion (Trauma, Spontanblutung) im Bereich der hinteren Schädelgrube bereits eine irreversible Schädigung des Hirnstamms nach sich gezogen hat. Hier sind besonders sorgfältige EEG-Kontrolluntersuchungen dringend angezeigt (s. Empfehlungen des Wissenschaftlichen Beirats der Bundesärztekammer 1986).

Alpha-Koma

Das hirnelektrische Bild eines kontinuierlichen oder spindelförmig angeordneten Alphawellenrhythmus bei einem komatösen Patienten ist zunächst ein paradoxer Befund. Ursprünglich wurde ein solcher Zustand immer mit einem paramedianen doppelseitigen Ponsinfarkt in ursächlichen Zusammenhang gebracht. Es wurden aber Alpha-Komata später auch nach diffuser Hypoxie (MØLLER 1978), nach SHT, Hirnblutungen, Intoxikationen, Hypoglykämie bekannt, so daß heute festgestellt werden kann, daß ein Alpha-Koma auch bei einer Großhirn- oder thalamischen Läsion beobachtet werden kann (HANSOTIA u. Mitarb. 1981; MØLLER 1978; OBESO u. Mitarb. 1980; WESTMORELAND u. Mitarb. 1975; YAMADA u. Mitarb. 1979). Dabei zeichnen sich manche Alpha-Komata durch eine posteriore Betonung der Alphawellen oder -spindeln mit Reaktivität aus, besonders nach Ponsinfarkten, während die durch eine diffuse Hirnschädigung entstandenen Alpha-Komata areaktiv sind mit anteriorer Betonung der Alphawellen (MEIER-EWERT 1982; YAMADA u. Mitarb. 1979). Die Prognose des Alpha-Komas ist offen: Ursprünglich wurde angenommen, daß alle Patienten aufgrund der doch ausgedehnten Hirnstammläsion im pontomesenzephalen Bereich nicht überleben oder vegetativ bleiben (KRÜGER u. Mitarb. 1981; MEIER-EWERT 1982). Es scheint aber so, daß metabolisch-toxisch-anoxisch ausgelöste Alpha-Komata eine insgesamt bessere Prognose haben, vor allem, wenn die evozierten Potentiale (SEP, AEHP) erhalten bleiben oder nur eine geringe Latenzverzögerung erfahren (LÜTSCHG 1985). Nach anoxischen Episoden und überstandenem Alpha-Koma muß besonders mit Störungen des Junggedächtnisses gerechnet werden (SØRENSEN u. Mitarb. 1978), während nach einem Deltawellenkoma im Gefolge eines HAST weit mehr neurologische Defektzustände zu befürchten sind. Alle genannten Autoren nennen die ersten Stunden und Tage bis zum Ende der ersten Woche nach dem auslösenden Ereignis als die Periode, während der nach Alphawellen gesucht werden muß. Bereits beim Kleinkind und Säugling wurde ein Alpha-Koma beschrieben, also in einem Alter, in dem normalerweise noch kein Alphawellenbild vorherrscht (YAMADA u. Mitarb. 1979: 2jähriges Kind mit Reye-Syndrom; HOMAN u. JONES 1981: 2monatiges Baby nach HAST). Es wird daher vermutet, daß ein Alpha-Koma durch Wegfall inhibitorischer Impulse und damit einen Überschuß exzitatorischer Impulse, die von mid-thalamischen Strukturen auf die Hirnrinde projizieren, zustande kommt (HOMAN u. JONES 1981; MEIER-EWERT 1982).

Kurz bevor das EEG im Zustande des Hirntodes zur Null-Linie wird, stellt sich manchmal noch für Minuten ein areaktiver Alpharhythmus ein (MEIER-EWERT 1982).

Koma und evozierte Potentiale (EP)

Die Methodik evozierter Potentialableitungen ist heute eine wichtige Hilfe bei der Betreuung des bewußtlosen Kindes. Dabei ist zu beachten, daß durch tiefe Narkose oder hohe Phenobarbitalgaben die *a*kustisch *e*vozierten *H*irnstamm*p*otentiale (AEHP) kaum, die kortikale Komponente des *s*omatosensorisch *e*vozierten *P*otentials (SEP) und das *v*isuell *e*vozierte *P*otential (VEP) eine deutliche Latenzverzögerung erfahren oder sogar ausgelöscht werden können (LÜTSCHG 1985; RITZ u. Mitarb. 1984; STOCKARD u. Mitarb. 1977). Diese Aussage gilt auch für Alkohol und Phenytoin in hohen Dosen. Zu den einzelnen Möglichkeiten:

a) *VEP:* Sie haben eine hohe Sensitivität, was Läsionen im Verlauf der Sehbahn betrifft: Tumor, Trauma, Entzündung, insbesondere MS, sogar komplizierte Migräne. Für den komatösen Patienten jedoch sind sie nur in bezug auf diese Frage, nämlich Schädigung der Sehbahn, wichtig, nicht zur allgemeinen Beurteilung.

b) *SEP:* Das frühe kortikale Potential wird vermutlich im ventrolateralen Anteil des Thalamus generiert (FERBERT u. Mitarb. 1985; GOLDIE u. Mitarb. 1981; LÜTSCHG 1985; RUMPL 1985). Als *z*entrale *s*omatosensorische *L*atenz *(ZSL)* wird die Zeitdifferenz zwischen der nuchalen (Ableitung bei C7 oder C2) und der frühen kortikalen Antwort bezeichnet (RUMPL 1985). Letztere wird nicht durch hohe Phenobarbitalgaben beeinflußt (LÜTSCHG 1985). Sie verschwindet erst bei sehr ausgedehnten kortikalen Schäden oder im Zustand des Hirntodes, dann auf beiden Seiten. Läßt sich die nuchale Komponente nicht erfassen, bedeutet dies Plexusausriß, Halsmarkschädigung oder technischer Fehler. Wichtig ist, daß beim SEP eine Amplitudenreduktion der frühen kortikalen Komponente um etwa 50% ein wichtiges Zeichen einer Schädigung auf Tentoriumebene (Einklemmung!) oder im tiefen Hirnstamm (Tumor, Anoxie, direkte traumatische Läsion) ist, während die Verzögerung der ZSL eher ein Frühzeichen einer beginnenden Einklemmung ist, wenn sie ohne Amplitudenminderung auftritt. Ein ein- oder doppelseitiger Komponentenverlust des SEP bedeutet immer, daß eine sehr schwere Schädigung oder der Tod des Patienten erwartet werden muß. Da die ZSL vom Bemarkungszustand der zentralen Schmerzbahn und ihrer kortikalen Projektionen abhängig ist und diese erst mit 10 Jahren etwa abgeschlossen ist (YAKOVLEV u. LECOURS

1967), sind Latenzverzögerungen bei jungen Kindern nur in deutlicher Ausprägung als pathologisch interpretierbar. Außerdem besteht eine erhebliche Abhängigkeit der ZSL von der Körpertemperatur (LÜTSCHG 1985).

c) *AEHP:* Wichtige Voraussetzung zur Ableitung der AEHP beim komatösen Kind ist, daß auf beiden Seiten Hörfähigkeit gegeben ist. So banal diese Feststellung auch ist, so wichtig ist sie doch. Dabei sind ototoxische Medikamente (wie Cisplatinum, Aminoglykoside, Streptomycin, Kanamycin) ebenso zu berücksichtigen wie ein Hämatotympanon oder eine Läsion des VIII. Hirnnervs bei einer Felsenbeinfraktur oder auch angeborene oder erworbene Taubheit. Der Verlust der Wellen IV und V der AEHP, die im dorsalen pontomesenzephalen Übergang generiert werden, ist klinisch mit einer Blickparese nach oben und einer Minderung des Pupillenlichtreflexes zu korrelieren, der Verlust der Welle III (Komplex der oberen Olive) mit einer horizontalen Blicklähmung, internukleärer Ophthalmoplegie und völligem Verlust des Pupillenlichtreflexes (UZIEL u. Mitarb. 1982). Wichtig ist vor allem die Reihenfolge der Latenzverzögerung bei der tentoriellen Einklemmung von oben: zunächst und immer am ausgeprägtesten der Wellen IV/V, dann von III (CHIAPPA 1982, 1983; FERBERT u. Mitarb. 1985; RITZ u. Mitarb. 1984; STÖHR u. Mitarb. 1982; UZIEL u. Mitarb. 1982). Ein Verlust der Komponenten IV/V ein- oder doppelseitig bedeutet, daß schwere Dauerschäden zu erwarten sind oder daß der Patient nicht überleben wird. Eine erhaltene Welle I und II spricht dafür, daß eine Zirkulation im Bereich der A. auditiva noch besteht. Dies ist beim Komponentenverlust III–V wichtig, da hierbei eine Rest-Zirkulation im Bereich der unteren hinteren Kleinhirnarterie bei sonstigem zerebralen Zirkulationsstillstand beobachtet werden (RITZ u. Mitarb. 1984) und sogar der Atemantrieb erhalten sein kann (BUCHNER u. Mitarb. 1986).

EP und Hirntod

Zur Feststellung des Hirntodes sind nur die SEP und AEHP geeignet; sie haben sich als die einfachste und sicherste technische Hilfsmethode bewährt, obwohl auch hier Erholung nach völligem Verschwinden im postanoxischen Koma (zwischen dem 5. und 9. Tag) beschrieben wurde. Allerdings handelte es sich um ein extrem unterkühltes Kleinkind mit schwerer metabolischer Azidose, erhaltenem EEG und nachweisbarer Pupillenlichtreaktion (TAYLOR u. Mitarb. 1983).
Alle Untersucher stimmen jedoch überein, daß bei etwa 25% der untersuchten Patienten die Welle I ein- oder doppelseitig noch erhalten sein kann, seltener die Welle II (BUCHNER u. Mitarb. 1986; FERBERT u. Mitarb. 1985; GOLDIE u. Mitarb. 1981; STÖHR u. Mitarb. 1982). LÜTSCHG (1985) sieht mit Recht in der kombinierten Ableitung von SEP und AEHP die heute sicherste Aussagemöglichkeit zur Feststellung eines Coma dépassé: Bei doppelseitigem Komponentenverlust III–V des AEHP und des frühen kortikalen Potentials des SEP gibt es keine Umkehr.

Ursachen von Bewußtseinsstörungen

1. Zerebrale Ursachen

a) Schädel-Hirn-Traumen.
b) Zustand nach Krampfanfall, nur hirnelektrisch erkennbarer Anfallsstatus.
c) Infektionen des ZNS (Meningitis, Enzephalitis, Hirnabszeß, Subduralempyem, Thrombophlebitis, Sinusthrombosen).
d) Intrakranielle Drucksteigerung (aktiver Hydrozephalus, Hirntumor, raumfordernde Zysten und Hygrome). Beim Hirntumor ist eine BWST in der Regel ein Druckzeichen, kann aber auch ein Lokalzeichen sein (s. o.).
e) Subarachnoidale und/oder intrazerebrale (spontane) Blutungen.
f) Zerebrale Gefäßprozesse einschließlich extrakranieller Abzapfsyndrome.

2. Exogene Intoxikationen

3. Metabolische Entgleisungen

a) Exogen bedingt durch Hyperhydratation, zu hohe parenterale Natriumzufuhr, medikamentös bedingte Hypoglykämien.
b) Endogen ausgelöst: Coma diabeticum, uraemicum, hepaticum, hypochlorämische Alkalose, spontane oder leuzinabhängige Hypoglykämie.
c) Endokrin: Addison-Krise, Koma bei Myxödem oder Morbus Basedow, hypophysäres Koma.

4. Zirkulationsbedingte Ursachen

a) Herzrhythmusstörungen (bei totalem Herzblock oder bei Kontraktion des Infundibulums bei der infundibulären Pulmonalstenose), verlängerte QT-Zeit (Romano-Ward-Syndrom).
b) Zustand nach Herz-Atem-Stillstand (HAST).

c) Synkopen: vagovasal, okulovasal, beim Tauchreflex nach schwerstem Hustenanfall (Pertussis, Mukoviszidose), bei hypersensitivem Karotissinus.
d) Schock – schwere akute Anämie.
e) Hypertone Enzephalopathie.

5. Ventilationsbedingte Ursachen

a) Globalinsuffizienz (erniedrigter pO_2-, erhöhter pCO_2-Wert).
b) Hyperkapnie (kritischer Anstieg des pCO_2 im akuten Asthmaanfall [„maligne Asthmakrise"] oder bei chronischem Cor pulmonale).
c) Hypoxie bei stark eingeschränkter respiratorischer Fläche.
d) Zentral ausgelöste Atemstörungen (Pickwick-Syndrom, Kleine-Levin-Syndrom, selten hypothalamische oder medulläre Tumoren).

BWST bei Kindern können auch bei einer Reihe von Allgemeinerkrankungen, insbesondere im späteren Säuglings- und Kleinkindesalter, auftreten, vor allem dann, wenn diese mit einem Meningismus verbunden sind: kruppöse Pneumonie, Peritonitis gleich welcher Ursache, Typhus abdominalis ohne Begleitmeningitis, Pyelonephritis, Otitis media, schwere Verbrennungen. Am häufigsten sind bei Kindern Krampfanfälle, Schädel-Hirn-Traumen und Intoxikationen Ursachen von BWST.

Überwachung und Behandlung

Das Kind mit einem Wert von 9–10 Punkten der GCS liegt im Beobachtungsbereich, während in der Regel bei 8 und weniger Punkten (s. S. 364) neurointensive Überwachungs- und Behandlungsmaßnahmen durchgeführt werden müssen, es sei denn, man sieht ärztlich und ethisch keinen Sinn darin, etwa bei einem fortschreitenden, inkurablen Hirnprozeß.
Die Überwachung des Kindes mit intrakranieller Drucksteigerung umfaßt:
– Herzfrequenz,
– Körpertemperatur,
– mittleren arteriellen Druck (maD),
– intrakraniellen Druck (ikD),
– zentralvenösen Druck (zvD),
– Elektrolyt- und Flüssigkeitsbilanz,
– pH/PaO_2/$PaCO_2$–HB/HKT/Leucos/Thrombos–GOT/GPT/GT/CK/LDH
– Kreatininbestimmung, Gerinnungsstatus,
– Plasmaspiegelbestimmung von Phenobarbital/anderen Antikonvulsiva/Glykosiden/Antibiotika/Antimetaboliten u. a. m.

Die Messung des intrakraniellen Drucks kann auf epiduralem, subduralem und intraventrikulärem Wege erfolgen; der epidurale Weg ist der risikoärmste, der intraventrikuläre der risikobeladenere Weg: Infektion, intrakranielle Blutung und Porusbildung mit neurologischen Herd- oder Reizsymptomen sind die Hauptkomplikationen.
Die Behandlung eines Kindes mit intrakranieller Drucksteigerung umfaßt:
– kontrollierte Beatmung – $PaCO_2$: 20–25 mm Hg,
– Hochdosis von Phenobarbital: 30–50 mg/kg KG Tag 1–3,
– Erhaltungsdosis: 5–20 mg/kg KG – Plasmawerte > 100 µg/ml,
– Thiopental-Natrium i. v. als Bolusinjektion: 2–4 mg/kg KG,
– Dexamethason: 1–2 mg/kg KG i. v. in 4 bis 6 ED,
– Mannit/Sorbit i. v.: 0,5–1,5 ml/kg KG bei ikD-Spitzen,
– Induktion einer Hypothermie.

Hauptsächliche Risiken dieser Therapie: Eine Absenkung des $PaCO_2$ unter 20 mm Hg ist nicht sinnvoll, da hierbei die O_2-Gewebsdiffusion zu stark abgesenkt wird. Hohe Phenobarbitalwerte über 100 µg/ml bergen nach eigener Erfahrung bei einer zeitlichen Begrenzung auf 8–10 Tage kaum Gefahren für das Kind, wenn man gelernt hat, sich in der Beurteilung nicht an den klassischen neurologischen Kriterien zu orientieren, sondern das Verhalten der vegetativen Parameter, der Pupillenlichtreaktion und der evozierten Potentiale zu bewerten. Thiopental-Natrium in hohen Dosen über mehrere Tage gegeben kann zur Hepatomegalie und zum Anstieg der Transaminasen führen. Dexamethason und die Tiefe des Komas können eine systemische Infektion begünstigen. Die Kinder müssen daher prophylaktisch und breit antibiotisch abgeschirmt werden. Mannit-/Sorbit-Infusionen können einen Rebound-Effekt nach sich ziehen: Nach vorläufiger Entquellung des Gewebes kommt es zu einem eventuell stärkeren Wiedereinströmen von Wasser in den Extrazellularraum als vorher. Von allen Behandlungsmaßnahmen ist die induzierte Hypothermie die differenteste: Bei Körperkerntemperaturen unter 29 °C können Herzflattern und -flimmern sowie eine foudroyante Sepsis auftreten.
Neben den genannten pflegerischen Maßnahmen ist zu beachten, daß Komatöse eine Paralyse des Magen-Darm-Traktes haben oder bekommen können. Es ist daher neben der Entleerung der Harnblase auch für eine Abführung Sorge zu tragen, was ab dem 4. bis 5. Behandlungstag zum Problem werden kann. Außerdem erhalten die Kinder regelmäßig eine Überlauf-Magensonde, damit der Inhalt des Magens (gallig, hämatinhaltig) jederzeit auf Menge und Qualität geprüft werden kann und es nicht zum Erbrechen kommt. Prophylaktisch (Streßsituation, Dexamethasonbehand-

lung!) erhalten auch alle Kinder ein lokales Antazidum und einen H2-Blocker (Cimetidin) gegen eine hämorrhagische Gastritis bzw. ein Streßulkus.
Ebenso wichtig wie die hier skizzierten Maßnahmen ist die allgemeinpädiatrische Behandlung von Grunderkrankungen auf dem internistischen und/oder chirurgischen Fachgebiet (GORDON u. Mitarb. 1983; PLUM u. POSNER 1980), wobei ein komatöser kindlicher Patient fast immer der multidisziplinären Konsultation und differenzierter ärztlicher Maßnahmen bedarf.

Zusammenfassend ist festzustellen:
Bewußtlosigkeit ist Folge einer Funktionsstörung der Hirnrinde – der unspezifischen Kerne des Thalamus – des ARAS (aszendierenden retikulären aktivierenden Systems) – eventuell auch des limbischen Systems (Corpus mammillare) und des Globus pallidus beiderseits. Wird aus einer Funktionsstörung dieser Strukturen eine Substratschädigung, ist mit einem irreversiblen, vegetativen (= apallischen) Dauerzustand zu rechnen. Auf funktioneller Ebene ist das Ausmaß der Hirnrindenfunktionsstörung am besten durch das EEG zu erfassen und geht in etwa mit dessen Allgemeinveränderung parallel. Ein Alpha-Koma ist eine transitorische Sonderform des hirnelektrischen Korrelats verschiedener Ursachen von Bewußtlosigkeit. Die Komadiagnostik hat durch die Bestimmung der evozierten Potentiale (besonders AEHP und SEP) eine Bereicherung erfahren; Latenzverzögerung und vor allem ein Komponentenverlust der einzelnen Anteile eines evozierten Potentials sind wichtige Hinweise auf eine Hirnstammfunktionsstörung oder -schädigung. Letztendlich – und dies ist die wesentliche Erkenntnis einer klinischen Forschung der letzten 20 Jahre – wird der Ausgang eines Komas und die Qualität des Überlebens vor allem von dem Ausmaß der Hirnstammfunktionsstörung und -schädigung bestimmt, wobei hierzu nicht nur der kaudale Hirnstamm bis hinauf zur Mittelhirneingangsebene, sondern auch Thalamus, Subthalamus und Zwischenhirn zu rechnen sind. Einfache klinische Untersuchungen, neurophysiologische Methoden und bildgebende Verfahren, besonders die kraniale CT, gestatten es heute bereits früh, etwa am Ende der ersten Krankheitswoche, eine richtungsweisende, nicht aber definitive prognostische Aussage zu machen. Die Erfassung eines komatösen Zustandes ist daher ein kardinales ärztliches Problem.

Abkürzungen:
ADH = antidiuretisches Hormon
AEHP = akustisch evoziertes Hirnstammpotential
ANP = atriales natriuretisches Peptid
ARAS = aszendierendes retikuläres aktivierendes System
BWST = Bewußtseinsstörung
DI = Diabetes insipidus
EP = evoziertes Potential
GCS = Glasgow Coma Scale
HAST = Herz-Atem-Stillstand
ikD = intrakranieller Druck
maD = mittlerer arterieller Druck
SBH = Säure-Basen-Haushalt
SEP = somatosensibel evoziertes Potential
SHT = Schädel-Hirn-Trauma
SIADH = Syndrom einer inappropriaten ADH-Sekretion
VEP = visuell evoziertes Potential
ZSL = zentrale somatosensorische Latenz
zvD = zentralvenöser Druck

Literatur

Adams, J. H., D. I. Graham, L. S. Murray, G. Scott: Diffuse axonal injury due to nonmissile head injury in humans. An analysis of 45 cases. Ann. Neurol. 12 (1982) 557

Adams, J. H., D. E. Mitchell, D. I. Graham, D. Doyle: Diffuse brain damage of immediate impact type. Its relationship to „primary brainstem damage" in head injury. Brain 100 (1977) 489

Ashwal, S., S. Schneider: Failure of electroencephalography to diagnose brain death in comatose children. Ann. Neurol. 6 (1979) 512

Bates, D., J. J. Caronna, N. E. F. Cartlidge, R. P. Knill-Jones, D. E. Levy, D. A. Shaw, F. Plum: A prognostic study of non-traumatic coma: methods and results in 310 patients. Ann. Neurol. 2 (1977) 211

Benzer, A., G. Mitterschiffthaler, M. Prugger, E. Rumpl: Innsbruck-Koma-Skala versus Glasgow-Coma-Scale. Notfallmedizin 13 (1987) 41

Brown, J. K., T. T. S. Ingram, S. S. Seshia: Patterns of decerebration in infants and children: defects in homeostasis and sequelae. J. Neurol. Neurosurg. Psychiat. 36 (1973) 431

Bruce, D. A., R. C. Raphaely, A. I. Goldberg, R. A. Zimmerman, L. T. Bilaniuk, L. Schut, D. E. Kuhl: Pathophysiology, treatment and outcome following severe head injury in children. Child's Brain 5 (1979) 174

Buchner, H., A. Ferbert, H. Brückmann, H. Zeumer, W. Hacke: Zur Validität der frühen akustisch evozierten Potentiale in der Diagnose des Hirntodes. EEG–EMG 17 (1986) 117

Butenuth, J., S. Kubicki: Über die prognostische Bedeutung bestimmter Formen der Myoklonien und korrespondierender EEG-Muster nach Hypoxie. EEG-EMG 2 (1971) 78

Butenuth, J., E. C. Fuchs, P. Schiffter, P. Wolff: Klinische Kriterien zur Bestimmung der Comatiefe. Akt. Neurol. 2 (1975) 81

Cairns, H.: Disturbances of consciousness with lesions of the brainstem and diencephalon. Brain 75 (1952) 109

Cairns, H., R. C. Oldfield, J. B. Pennybacker, D. Whitteridge: Akinetic mutism with an epidermoid cyst of the 3rd ventricle (with a report of the associated disturbances of brain potentials). Brain 64 (1941) 273

Carmel, P. W.: Vegetative dysfunctions of the hypothalamus. Acta neurochir. 75 (1985) 113

Chiappa, K. H.: Brainstem auditory evoked potentials in clinical neurology. In: Clinical Applications of Evoked Potentials in Neurology, hrsg. von J. Courjon, F. Maugière, M. Revol. Raven, New York 1982 (S. 157)

Chiappa, K. H.: Evoked Potentials in Clinical Medicine. Raven, New York 1983 (S. 178)

Cogan, E., M. F. Debiève, I. Philipart, T. Pepersack, M. Abramow: High plasma levels of atrial natriuretic factor in SIADH. New Engl. J. Med. 314 (1986) 1258

D'Ambrosio, G., R. Vizioli: Diskrepanz zwischen klinischen und neurophysiologischen Befunden bei Vigilanzstörungen. EEG-EMG 15 (1984) 198

Feldman, M. H.: Physiological observations in a chronic case of „locked-in" syndrome. Neurology 21 (1971) 459

Ferbert, A., B. Riffel, H. Buchner, A. Ullrich, M. Stöhr: Evozierte Potentiale in der neurologischen Intensivmedizin – eine Standortbestimmung. Akt. Neurol. 12 (1985) 193

Fisher, G. M.: The neurological examination of the comatose patient. Acta neurol. scand. 45, Suppl. 36 (1969) 1
Fruhmann, G.: Neurogene Atemstörungen. In: Differentialdiagnose neurologischer Krankheitsbilder, hrsg. von G. Bodechtel, 3. Aufl. Thieme, Stuttgart 1974 (S. 1037) (4. Aufl. 1984)
Gemende, G.: Bewußtloser Schädel-Hirn-Verletzter. In: Schädel-Hirn-Trauma und Kombinationsverletzungen, hrsg. von G. Reding, G. Lang. Barth, Leipzig 1977 (S. 136)
Gerstenbrand, F.: Das traumatische apallische Syndrom. Springer, Wien 1967
Gerzer, R.: Das Herz, ein endokrines Organ: Die Entdeckung eines neuen Hormons. Klin. Wschr. 63 (1985) 529
Götze, P., D. Kühne: Akinetischer Mutismus – ein bemerkenswertes klinisches Phänomen bei Verschluß der A. basilaris. Akt. Neurol. 4 (1977) 121
Golden, G. S., N. Leeds, M. W. Kremenitzer, B. S. Russman: The „locked-in" syndrome in children. J. Pediat. 89 (1976) 596
Goldie, W. D., K. H. Chiappa, R. R. Young, E. B. Brooks: Brainstem auditory and short-latency somatosensory evoked responses in brain death. Neurology 31 (1981) 248
Gordon, N. S., A. Fois, G. Jacobi, R. A. Minns, S. S. Seshia: Consensus statement: The management of the comatose child. Neuropediatrics 14 (1983) 3
Hanefeld, F., H. Klopp, H. Schachinger, H. Schneider, H. Schröder: Die prognostische Wertigkeit neurologischer Symptome und der Körpertemperatur beim Koma im Säuglingsalter. In: Aktuelle Neuropädiatrie IV, hrsg. von G. Jacobi. Thieme, Stuttgart 1982 (S. 35)
Hansotia, P., P. Gottschalk, P. Green, D. Zais: Spindle coma: incidence, clinicopathological correlates, and prognostic value. Neurology 31 (1981) 83
Hassler, R.: Pathophysiologie der Bewußtlosigkeit. In: Der Notfall: Bewußtlosigkeit. III. Wuppertaler Notfallsymposium 1972, hrsg. von H. J. Streicher, J. Rolle. Thieme, Stuttgart 1974 (S. 1)
Hess, W. R.: Das Zwischenhirn: Syndrome, Lokalisationen, Funktionen, 2. Aufl. Schwabe, Basel 1954 (S. 218)
Holdorff, B., H. Schneider: Zur Morphologie komatöser Verläufe. Akt. Neurol. 2 (1975) 73
Homan, R. W., M. G. Jones: Alpha-pattern coma in a 2 months old child. Ann. Neurol. 9 (1981) 911
Isler, W.: Coma dépassé beim Kind. Definition – Kriterien. In: Aktuelle Neuropädiatrie IV, hrsg. von G. Jacobi. Thieme, Stuttgart 1982 (S. 53)
Isler, W.: Pädiatrische Probleme des Hirntodes. In: Kardiovaskuläre Erkrankungen und Nervensystem – Neurotoxikologie – Probleme des Hirntodes, hrsg. von H. Gänshirt, P. Berlit, G. Haack. Springer, Berlin 1985 (S. 554)
Jacobi, G.: Das bewußtlose Kind aus der Sicht des Kinderneurologen. Extr. paediat. 7 (1983) 275
Jacobi, G.: Bewußtlosigkeit beim Kind: wie erkennt man eine Schädigung des Hirnstamms? Notfallmedizin 10 (1984) 249
Jacobi, G., W. Janssen: Coma dépassé: Klinische, hirnelektrische und angiographische Befunde beim Kind. In: Pädiatrische Intensivmedizin III, hrsg. von V. v. Loewenich. Thieme, Stuttgart 1982 (S. 1)
Jaspers, K.: Allgemeine Psychopathologie, 6. Aufl. Springer, Berlin 1953 (S. 114 u. 635)
Jaspers, K.: Philosophie, 3. Aufl., Bd. I. Springer, Berlin 1956 (S. 6)
Jefferson, G.: The nature of concussion. Brit. med. J. 1944/I, 1
Jefferson, G.: Altered consciousness associated with brainstem lesions. Brain 75 (1952) 55
Jefferson, G., R. T. Johnson: Sites of election for causation of changes of consciousness. In: Bewußtseinsstörungen, hrsg. von H. Staub, H. Thölen. Thieme, Stuttgart 1961 (S. 101)
Jellinger, K.: Protrahierte Formen der posttraumatischen Enzephalopathie. Beitr. gerichtl. Med. 23 (1965) 5
Jellinger, K.: Morphologie und Genese traumatischer Hirn- und Rückenmarkschäden. Akt. Neurol. 4 (1977) 1

Jennett, W. B.: Assessment of severity of head injury. J. Neurol. Neurosurg. Psychiat. 39 (1976) 647
Jennett, W. B., M. Bond: Assessment of outcome after severe brain damage. Lancet 1975/I, 480
Jennett, W. B., G. Teasdale, S. Galbraith, J. Pickard, H. Grant, B. Braakman, C. Avezaat, A. Maas, J. Minderhoud, C. J. Vecht, J. Heiden, R. Small, W. Caton, T. Kurze: Severe head injury in three countries. J. Neurol. Neurosurg. Psychiat. 40 (1977) 291
Jouvet, M.: Some monoaminergic mechanisms controlling sleep and waking. In: Brain and Human Behaviour, hrsg. von A. G. Karczmar, J. C. Eccles. Springer, Berlin 1972 (S. 131)
Karp, J. S., H. I. Hurtig: „Locked-in" state with bilateral midbrain infarcts. Arch. Neurol. 30 (1974) 176
Kern, P. A., R. J. Robbins, D. Bichet, T. Berl, J. Verbalis: Syndrome of inappriate antidiuresis in the absence of arginine vasopressin. J. clin. Endocr. Metab. 62 (1986) 148
Kimura, T., K. Abe, K. Ota, K. Omata, M. Shoji, M. Kudo, K. Matsui, M. Inoue, M. Yasujima, K. Yoshinaga: Effects of acute water load, hypertonic saline infusion, and furosemide administration on atrial natriuretic peptide and vasopressin release in humans. J. clin. Endocr. Metab. 62 (1986) 1003
Kramer, W.: From reanimation to deanimation (intravital death of the brain during artificial respiration). Acta neurol. scand. 39, Suppl. 4 (1963) 139
Krüger, J., W. I. Steudel, H. C. Grau: Traumatic lesions of the brain stem: electroencephalographic and computertomographic follow-up study in the acute phase. Electroencephal. clin. Neurophysiol. 51 (1981) 526
Kubicki, S., J. Haas: Elektroklinische Korrelationen bei Komata unterschiedlicher Genese. Akt. Neurol. 2 (1975) 103
Kubicki, S., H. Rieger, G. Busse, D. Barckow: EEG-Befunde bei schweren Schlafmittelvergiftungen. EEG-EMG 1 (1970) 80
Levy, D. E., D. Bates, J. J. Caronna, N. E. F. Cartlidge, R. P. Knill-Sones, D. A. Shaw, F. Plum: Recovery from nontraumatic coma. Trans. Amer. neurol. Ass. 103 (1978) 104
Lütschg, J.: Evozierte Potentiale bei komatösen Kindern. Methodik und klinische Anwendung. Fischer, Stuttgart 1985
Maroske, D., K. Hupe, H. Drews: Akutes Lungenödem bei Schädel-Hirn-Traumen. Münch. med. Wschr. 112 (1970) 824
Mayer, E. T.: Zur Pathologie des traumatischen Mittelhirn- und apallischen Syndroms. Radiologe 9 (1969) 16
McNealy, D. E., F. Plum: Brain-stem dysfunction with supratentorial mass lesions. Arch. Neurol. (Chic.) 7 (1962) 26
Meier-Ewert, K. H.: Neurophysiologische Korrelate verschiedener Komaformen. In: Aktuelle Neuropädiatrie IV, hrsg. von G. Jacobi. Thieme, Stuttgart 1982 (S. 25)
Møller, M.: „Alpha-pattern coma" and survival after cardiac arrest. Electroenceph. clin. Neurophysiol. 44 (1978) 518
Mollaret, P., M. Goulon: Le coma dépassé (Mémoire preliminaire). Rev. Neurol. (Paris) 101 (1959) 3
Monnier, M.: Die Regulierung des Bewußtseins und ihre Störungen. In: Bewußtseinsstörungen, hrsg. von H. Staub, H. Thölen. Thieme, Stuttgart 1961 (S. 23)
Obeso, J. A., M. I. Iragui, J. F. Marti-Massi, E. Maravi, J. M. Teijera, N. Carrera, J. Teijera: Neurophysiological assessment of alpha pattern coma. J. Neurol. Neurosurg. Psychiat. 43 (1980) 63
O'Connor, W. J.: The normal interphase in the polyuria which follows section of the supraoptico-hypophyseal tracts in the dog. Quart. J. exp. Physiol. 37 (1952) 1
Pallis, C.: ABC of brain stem death. I: The declaration of death, II: Prognostic significance of a dead brain stem, III: The position in the USA and elsewhere, IV: The arguments about the EEG. Brit. med. J. 286 (1983/I) 39; 123; 209; 284

Pampiglione, G., A. Harden: Prognostic value of neurophysiological studies in the first hours following resuscitation. A review of 120 children after cardiac arrest. Electroenceph. clin. Neurophysiol. 25 (1968a) 91

Pampiglione, G., A. Harden: Resuscitation after cardiocirculatory arrest: prognostic evaluation of early electroencephalographic findings. Lancet 1968b/I, 1261

Plum, F., J. B. Posner: Diagnosis of Stupor and Coma, 3rd ed. Contemp. Neurol. Ser. 19. Davis, Philadelphia 1980

Plum, F., A. G. Swanson: Central neurogenic hyperventilation in man. Arch. Neurol. Psychiat. (Chic.) 81 (1959) 535

Prior, P. E.: EEG findings in dying and resuscitated adult patients. Electroenceph. clin. Neurophysiol. 27 (1969) 333

Raimondi, A. J., J. Hirschauer: Clinical criteria – children's coma score and outcome scale – for decision making in managing head-injured infants and toddlers. In: Principles of Neurosurgery: Head Injuries in the Newborn and Infant, hrsg. von A. J. Raimondi, M. Choux, C. DiRocco. Springer, New York 1986 (S. 141)

Ritz, A., R. Emrich, G. Jacobi, R. Thorbeck: Prognostische Wichtigkeit der Glasgow-Coma-Scale bei Schädel-Hirn-Traumen im Kindesalter. In: Pädiatrische Intensivmedizin III, hrsg. von V. v. Loewenich. Thieme, Stuttgart 1982 (S. 18)

Ritz, A., W. Janssen, G. Jacobi, H. L. Schmidts: Significance of brainstem auditory evoked responses (BAERs) in comatose children during intensive care. Electroenceph. clin. Neurophysiol. 58 (1984) 95

Rumpl, E.: Elektro-neurologische Korrelate in den frühen Phasen des posttraumatischen Komas. EEG-EMG 10 (1979) 148

Rumpl, E.: Anwendung der SEP in der Intensivmedizin. Akt. Neurol. 12 (1985) 53

Scheidegger, S.: Histopathologie der Bewußtseinsstörungen. In: Bewußtseinsstörungen, hrsg. von H. Staub, H. Thölen. Thieme, Stuttgart 1961 (S. 38)

Schiffter, R., H. Schliack: Bewußtseinsverlust. Akt. Neurol. 2 (1975) 69

Schneider, H., G. Stoltenburg: Morphologische Befunde beim Koma im Kindesalter. In: Aktuelle Neuropädiatrie IV, hrsg. von G. Jacobi. Thieme, Stuttgart 1982 (S. 2)

Simpson, D., P. Reilly: Pediatric coma scale. Lancet 1982/II, 450

Sørenson, K., A. Thomassen, M. Wernberg: Prognostic significance of alpha frequency EEG rhythm in coma after cardiac arrest. J. Neurol. Neurosurg. Psychiat. 41 (1978) 840

Starr, A.: Auditory brain stem responses in brain death. Brain 99 (1976) 543

Stockard, J. J., T. A. Rossiter, F. W. Jones: Effects of centrally acting drugs on brainstem auditory responses. Electroenceph. clin. Neurophysiol. 43 (1977) 550

Stöhr, M., J. Dichgans, H. C. Diener, U. W. Buettner: Evozierte Potentiale. Springer, Berlin 1982 (S. 368)

Strich, S. J.: Diffuse degeneration of the cerebral white matter in severe dementia following head injury. J. Neurol. Neurosurg. Psychiat. 19 (1956) 163

Taylor, M. J., B. D. Houston. N. J. Lowry: Recovery of auditory brain-stem responses after severe hypoxic ischemic insult. New Engl. J. Med. 309 (1983) 1169

Teasdale, G., W. B. Jennett: Assessment of coma and impaired consciousness. Lancet 1974/I, 81

Teasdale, G., W. B. Jennett: Assessment and prognosis of coma after head injury. Acta neurochir. 34 (1976) 45

Teasdale, G., G. Murry, L. Parker, W. B. Jennett: Adding-up the Glasgow-Coma-Scale. Acta neurochir. 28, Suppl. 1 (1979) 13

Uziel, A., J. Benezech, Y. Monstrey, S. Lorenzo, M. P. Duboin, B. Roquefeuil: Clinical applications of brainstem auditory evoked potentials in comatose patients. In: Clinical Applications of Evoked Potentials in Neurology, hrsg. von J. Courjon, F. Maugière, M. Revol. Raven, New York 1982 (S. 195)

Verbalis, J. G., A. G. Robinson, A. M. Moses: Postoperative and posttraumatic diabetes insipidus. Front. Horm. Res. 13 (1985) 247

Walker, A. E.: Cerebral Death, 2nd ed. Urban & Schwarzenberg, Baltimore 1981

Walshe, F. M. R.: The brain-stem conceived as the „Highest Level" of function in the nervous system; with particular reference to the „Automatic Apparatus" of Carpenter (1850) and the „Centrencephalic Integrating System" of Penfield. Brain 80 (1957) 510

Wambach, G.: Das Herz ist ein endokrin aktives Organ. Dtsch. Ärztebl. 84 (1987) 69

Westmoreland, B. F., D. W. Klass, F. W. Sharbrough, T. J. Reagan: Alpha-coma. Electroencephalographic, clinical, pathologic, and etiologic considerations. Arch. Neurol. (Chic.) 32 (1975) 713

Wissenschaftlicher Beirat der Bundesärztekammer: Kriterien des Hirntodes. Dtsch. Ärztebl. 79 (1982) 45

Wissenschaftlicher Beirat der Bundesärztekammer: Kriterien des Hirntodes. Dtsch. Ärztebl. 83 (1986) 2940

Yakovlev, P. I., A. R. Lecours: The myelogenetic cycles of regional maturation of the brain. In: Regional Development of the Brain in Early Life, hrsg. von A. Minkowski. Blackwell, Oxford 1967 (S. 3)

Yamada, T., N. Stevland, J. Kimura: Alpha-pattern coma in a 2 year-old child. Arch. Neurol. (Chic.) 36 (1979) 225

Störungen der Wahrnehmung

Günter Esser

Einleitung

Die Darstellung von Wahrnehmungsstörungen im Rahmen der Kinder- und Jugendpsychiatrie wird erschwert durch das Fehlen einer allgemeinen Psychopathologie des Kindes- und Jugendalters. Wo dennoch renommierte Autoren (OLLENDIECK u. HERSEN 1983; SCHOPLER u. REICHLER 1976; QUAY u. WERRY 1979; NISSEN 1977; SCHWARTZ u. JOHNSON 1981; LACHENMEYER u. GIBBS 1982; SHAGASS u. Mitarb. 1977) mit ihren Buchtiteln eine Darstellung der kindlichen Psychopathologie versprechen, stellt der Leser rasch fest, daß es sich wiederum „nur" um eine Abhandlung der Kinderpsychiatrie handelt. Kinderpsychiatrie statt Kinderpsychopathologie, ist letztere entbehrlich? Ist die Psychopathologie des Erwachsenenalters für die Arbeit des Kinderpsychiaters ausreichend? Beide Fragen müssen mit einem klaren Nein beantwortet werden. Welche Konzepte der Erwachsenenpsychopathologie sollten zutreffend die Wahrnehmungsstörungen von Autisten und Legasthenikern erklären? Das Dilemma tritt offen zutage: Zwei schwer integrierbare Konzepte von Wahrnehmungsstörungen stehen nebeneinander, das der klassischen Psychopathologie, das zur Beschreibung beispielsweise jugendlicher Psychosen erforderlich ist, und eine an der Entwicklung von Wahrnehmungsprozessen orientierte Beschreibung von Entwicklungsverzögerungen, Wahrnehmungsdefiziten, Funktionsstörungen. Diese kann als Spezifikum des Kindesalters betrachtet werden – wiewohl sie auch im Jugendlichen- und Erwachsenenalter Bedeutung besitzt – und bedient sich neuropsychologischer, informationstheoretischer Modelle.

Wie die klassische Psychopathologie der Definition des Normalpsychischen, in unserem Fall der normalen, d.h. nicht krankhaften Wahrnehmungsvorgänge bedarf, also einer Psychologie der Wahrnehmung, was lange vergessen schien (GLATZEL 1981), erfordert die Definition von entwicklungsabhängigen Wahrnehmungsstörungen eine Beschreibung der normalen Wahrnehmungsentwicklung.

Entwicklungsabhängiger Ansatz

Ergebnisse der Entwicklungspsychologie

Beschreibungen der Wahrnehmungsentwicklung werden von zwei Positionen aus vorgenommen. Auf der einen Seite die biologisch-physiologische Position, die Wahrnehmungsentwicklung als Hirnentwicklung begreift und häufig ontogenetische und phylogenetische Entwicklungsmodelle bemüht (AYRES 1979). Auf der anderen Seite die entwicklungspsychologische Position, die zum Teil auch unter Einbezug von neurophysiologischen Grundlagen (z. B. DUMKE 1982) einen eher normativen Ansatz verfolgt.

Während jene eher die Funktion verschiedener hirnanatomischer Subsysteme beschreibt, nach Maßgabe einer hierarchisch lokalisationistischen Auffassung, befaßt sich diese mit dem Auftreten einzelner Wahrnehmungsleistungen entlang der Entwicklungsachse. Beiden Ansätzen ist gemein, daß sie für eine klinische Beschreibung von Wahrnehmungsstörungen zu global und ungenau sind. Das, was der Entwicklungspsychologie in bezug auf die Sprache gelungen ist, nämlich eine dezidierte Auflistung der zum jeweiligen Entwicklungszeitpunkt zu erwartenden Leistungen, fehlt für den Bereich der Wahrnehmung noch weitgehend. Eine Darlegung der wichtigsten entwicklungspsychologischen Ergebnisse ist dennoch nicht entbehrlich.

Wie der Tab. 6.2 zu entnehmen ist, wurde die Entwicklung der visuellen Wahrnehmung sehr viel intensiver erforscht als die jedes anderen Sinneskanals. Die Gründe hierfür sind einerseits in der Dominanz des visuellen Systems, seiner Bedeutung für die sensomotorische Entwicklung und die spätere Entwicklung komplexer kognitiver Schemata zu suchen, darüber hinaus jedoch auch in forschungstechnischen Möglichkeiten – das visuelle System ist am einfachsten zu erforschen (LABARBA 1981).

Die Tatsache, daß alle Grundleistungen der Wahrnehmung bereits bei Geburt möglich sind, könnte die nativistische Entwicklungsauffassung (GIBSON u. GIBSON 1955) unterstützen, die besagt, daß im Unterschied zur kognitiven Entwicklung Wahrnehmungsentwicklung lediglich eine Verfeinerung der bereits vollständig vorhandenen Wahrneh-

Tabelle 6.2 Entwicklung von Wahrnehmungsleistungen. Die Auflistung folgt den Darstellungen von *Nickel* (1972, 1975) sowie *Dumke* (1982)

Alter	Visuelle Wahrnehmungsleistungen	Auditive Wahrnehmungsleistungen	Leistungen anderer Wahrnehmungskanäle
Neugeborene	Neugeborene sind in der Lage, Figuren auf einem Grund kurzzeitig zu fixieren und zu verfolgen. Es besteht eine deutliche Bevorzugung gemusterter gegenüber schlichten oder einfarbigen Flächen. Kurvige Ränder werden gegenüber geradlinigen, bewegte Objekte gegenüber ruhenden bevorzugt. Objekte mit stereometrischer Wirkung werden planometrischen Reizen vorgezogen (*Jones-Molfese* 1972). Die Fähigkeit der Farbunterscheidung ist in Anfängen bereits vorhanden, die Zuwendungsdauer ist am längsten für Blautöne. Nach *White* (1965) sind vielgestaltige, wechselnde Reizsituationen in den ersten Lebenswochen und -monaten eine wichtige Voraussetzung für die weitere Entwicklung der visuellen Wahrnehmung. Eine mangelnde visuelle Stimulation in dieser Zeit könne zu teilweise irreparablen Beeinträchtigungen führen.	Neugeborene reagieren bereits auf reine Töne und weißes Rauschen, wenn die Reize länger als eine Sekunde dargeboten werden (*Kearsley* 1973). *Bridger* (1961) konnte bei ein bis fünf Tage alten Säuglingen sogar schon die Unterscheidungsfähigkeit zwischen zwei verschiedenen Tönen nachweisen.	Die taktil-kinästhetische Empfindlichkeit ist bereits bei Geburt gut entwickelt. Reflektorische Reaktionen gegen Positionsänderungen. Änderungen der Bewegungsaktivität mit veränderter Temperatur. Eine sehr rasche Entwicklung der Geschmackswahrnehmung wird in den ersten beiden Lebenswochen nachgewiesen. Auch Reaktionen auf starke Gerüche sind gesichert, desgleichen Schmerzreaktionen. Taktil-motorische Wahrnehmungen sind im Säuglings- und Kleinkindalter entscheidende Umwelterfahrungen, die Annahme wesentlicher Entwicklungsfortschritte in diesem Wahrnehmungsbereich ist daher berechtigt.
1–2 Monate	Die Beachtung komplexer Formen nimmt zu. Gebilde mit räumlicher Wirkung werden intensiver abgesucht. Bereits nach einem Monat erkennt der Säugling charakteristische Züge im Gesicht der Bezugsperson. Gesichtern auf Fotografien wird zu diesem Entwicklungszeitpunkt noch keine Beachtung geschenkt. Auf Fotografien werden Gesichter erstmals mit 2 Monaten erkannt, neben der Umrißlinie findet auch das Innere, insbesondere die Augenregion, Beachtung (*Hainline* 1978). Mit etwa 10 Wochen ist das Gesichtsschema so weit entwickelt, daß sich das Suchverhalten auf alle wesentlichen Merkmale verlagert.	Beachten der menschlichen Stimme (*Morse* 1972); Unterscheidungsfähigkeit für zwei verschiedene Stimmen, für verschiedene Intonationen (die gleiche Person mit harter und sanfter Stimme) und Inhalte konnten nachgewiesen werden (*Culp* u. *Boyd* 1975).	
3–6 Monate	Eine differenzierte Beachtung der Spektralfarben und ihre Unterscheidbarkeit konnte bereits bei 4 Monate alten Kindern nachgewiesen werden (*Bornstein* 1975). In dem berühmten Experiment von *Gibson* u. *Walk* (1960) wurde gezeigt, daß 6 Monate alte Kinder über eine eindeutige Tiefenwahrnehmung verfügen. Mit 5–6 Monaten sind Kinder in der Lage, unterschiedliche Gesichter auf Fotos wiederzuerkennen. Aufgaben zur visuellen Größenkonstanz gelingen in diesem Alter noch nicht, wohl aber Größenunterscheidungen.		

Tabelle 6.2 (Fortsetzung)

Alter	Visuelle Wahrnehmungsleistungen	Auditive Wahrnehmungsleistungen	Leistungen anderer Wahrnehmungskanäle
12 Monate	Ab 7 Monaten werden invariante Merkmale von Gesichtern auf Fotografien entdeckt und bereits so weit abstrahiert, daß sie auch bei veränderten Positionen erkannt werden. In diesem Alter kommt es darüber hinaus zu einer allmählichen Stabilisierung im Erkennen der Umwelt durch die Genese des Objektbegriffs (Invarianz, Konstanz). Der Beginn dieser Entwicklung liegt zwar bereits in diesem Altersbereich, es dauert jedoch noch viele Jahre, bis die volle Invarianz hergestellt ist.		
1.–5. Lebensjahr	Vorschulkinder gruppieren Objekte vor allem nach den äußeren Wahrnehmungseigenschaften Größe, Form und Farbe und weniger nach ihrer Funktion. Bei Dreijährigen dominiert vor allem die Farbbeachtung, während ab vollendetem vierten Lebensjahr Formen größere Aufmerksamkeit erfahren. Die Differenzierungsfähigkeit von Farben und Formen steigt mit dem Alter monoton an, bereits Vierjährige sind zu sehr feinen visuellen Diskriminationsleistungen fähig (*Nickel* 1967). Relativ große Schwierigkeiten bereitet bis zum Einschulungsalter noch die spezifische räumliche Lage einer Figur. Die Kinder erkennen zwar die Strukturelemente des Objekts, nicht aber seine Position zur Umwelt. Die Lagebeziehung erscheint dem Vorschulkind auch nicht sonderlich wichtig (*Ryan* u. Mitarb. 1979). Beachtliche Leistungen sind bereits bei Größenunterscheidungen zu beobachten (Unterschiede von $1/20$ werden eindeutig wahrgenommen). Für Flächen und stereometrische Figuren ist diese Unterscheidungsfähigkeit bereits ähnlich der von Erwachsenen. Die Formunterscheidungsfähigkeit nimmt stark zu. Desgleichen die Größenkonstanzphänome ab dem dritten Lebensjahr sowie Form-, Farb- und Helligkeitskonstanz. Die Unterscheidung von Abbild und Objekt gelingt bereits gegen Ende des zweiten Lebensjahres, die Wahrnehmungsdifferenzierung reicht bereits im Alter von drei bis vier Jahren aus, um das Lesen zu erlernen.	Vier- bis Fünfjährige sind bereits in einem beträchtlichen Ausmaß zu einer auditiven Durchgliederung der Sprache fähig und erfüllen damit die Grundvoraussetzung für das Lesenlernen (*Schmalohr* 1968).	
ab 6 Jahren	Deutliche Fortschritte in der Raum-Lage-Wahrnehmung, visueller Differenzierungsleistung und der Wahrnehmungskonstanz	Es kommt zu einer deutlichen Verbesserung der Unterscheidungsfähigkeit für Tonhöhen (bei Zehnjährigen fünfmal besser als bei Sechsjährigen). Die Auffassung komplexer Hörmuster verbessert sich deutlich.	

mungsfunktionen sei. Für einfache Wahrnehmungsleistungen (Sehschärfe, Hörschärfe, Tonhöhenunterscheidung) trifft dies auch zu, nicht aber für intermodale oder seriative Leistungen, die als neue Entwicklungsqualität (wie z. B. die Auge-Hand-Koordination im Alter von 6 Monaten) erst später entstehen. Grundlage für seriative und intermodale Leistungen sind die beginnende Objektkonstanz und die Erfassung der Bedeutung verschiedener Stimuli im Gegensatz zu ihrer einfachen Unterscheidung (PICK 1976).

Entwicklungsmodell der Wahrnehmung

Ein Entwicklungsmodell, das diesem Sachverhalt gerecht wird, ist das „Arbeitsmodell der Entwicklung der Sprache und ihrer Vorprozesse" von F. AFFOLTER (1975), das wegen seiner klinischen Entwicklung und der engen Orientierung an pathologischen Phänomenen überaus wertvoll ist (Abb. 6.1).

Im dargestellten Modell lassen sich drei Stufen unterscheiden: Intramodalstufe, intermodale und seriale Integrationsstufe. Bei Betrachtung des Modells ist der Hinweis wichtig, daß die Entwicklung von in der Hierarchie niedriger plazierten Prozessen auch nach Einsetzen höherer Prozesse fortdauert (s. durchgezogene Pfeile am rechten Rand der Skizze).

Intramodalstufe
Die intramodale Wahrnehmungsentwicklung erfaßt das Anwachsen der Wahrnehmungsleistungen innerhalb eines Wahrnehmungskanals, ohne daß eine Integration zwischen zwei Kanälen stattfindet. Im visuellen Bereich sind hierunter zum Beispiel das binokulare scharfe Sehen, Tiefensehen, Unterscheiden von Farben und Formen, visuelle Konstanzphänomene und Diskriminationsleistungen zu subsumieren. Im auditiven Kanal sind Unterscheidungen von Lautstärke und Frequenz sowie die akustische Gliederung komplexer Schallereignisse zu nennen, die in der Diskrimination von Sprachlauten gipfeln. Im taktil-kinästhetischen Bereich geht es vor allem um die Organisation von Bewegungsabläufen und deren Regulation aufgrund taktil-kinästhetischer Kontrollmöglichkeiten sowie um stereognostische Leistungen.

Intermodale Integrationsstufe
Auf der intermodalen Integrationsstufe rücken die in der Umwelt im Vergleich zu den intramodalen Leistungen wesentlich zahlreicheren Verknüpfungen zweier Sinneskanäle in den Blickpunkt. Es ergeben sich somit drei (bzw. vier) Kombinationsmöglichkeiten: visuell-auditive Integration, visuell-taktil-kinästhetische Integration, auditiv-taktilkinästhetische Integration (visuell-auditiv-taktilkinästhetische Integration). Bei der Integration zweier (dreier) Sinneskanäle wird eine Verknüpfung simultan auftretender Wahrnehmungsstimuli verlangt; so zum Beispiel Verknüpfung des visuellen Bildes „Hund" mit dem akustischen Eindruck „Bellen" oder des visuellen Eindrucks „Kugel" mit der taktilen Erfahrung der runden Form.

Seriale Integrationsstufe
Seriale Integration bedeutet Integration von Reizfolgen vorwiegend intramodaler Art, also Integration von zeitlich nacheinander eintreffenden Stimuli zu einem Gesamteindruck. Diese Integra-

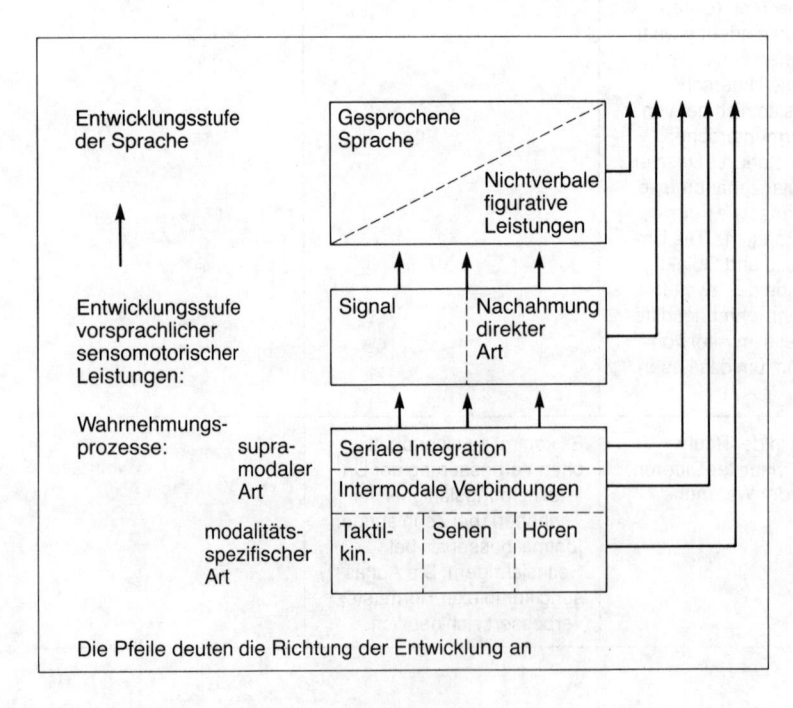

Abb. 6.1 Entwicklung der Sprache und deren Vorprozesse (aus F. Affolter: Wahrnehmungsprozesse, deren Störung und Auswirkung auf die Schulleistungen, insbesondere Lesen und Schreiben. Z. Kinder- u. Jugendpsychiat. 3 [1975] 225).

tionsstufe grenzt sehr an kognitive Prozesse und Gedächtnisprozesse. Seriation erfordert einerseits das Einsehen eines kausalen oder funktionalen Zusammenhangs zwischen zwei Stimuli und andererseits das unmittelbare Behalten von aufeinanderfolgenden Reizen, um sie zu integrieren.

Beim Begriff der serialen Integration ist zu bedenken, daß nahezu alle Wahrnehmungsprozesse auf der Zeitdimension abgebildet werden können, so daß es einer Bestimmung von Wahrnehmungselementen bedarf, um von einer Integration zu sprechen.

Aufgrund dieses Modells ist eine therapierelevante Klassifikation der Wahrnehmungsstörungen möglich, wenn hierzu auch standardisierte Testverfahren fehlen. Von einer Reihe von amerikanischen Autoren wird zudem auf die Bedeutung der intramodalen Integration verwiesen, die in diesem Modell fehlt und die das simultane In-Beziehung-Setzen von Stimuli gleicher Modalität umfaßt.

Wahrnehmungsstörungen bei frühkindlichem Autismus

Betrachtet man die Wahrnehmungsstörungen autistischer Kinder im Rahmen eines informationstheoretischen Modells (ESSER u. FOCKEN 1981; LITROWNIK u. MCINNIS 1982), so sind einige dieser Störungen Vorprozessen der Wahrnehmung zuzuordnen, d. h., in einem engen Sinne handelt es sich hierbei nicht um Wahrnehmungsstörungen. Eine Behandlung dieser relevanten Störungen ist jedoch nur im Zusammenhang mit der Wahrnehmung sinnvoll. Im einzelnen handelt es sich um postulierte Sensitivitätsstörungen, eine abnorme sensorische Dominanz sowie Störungen der Filterfunktionen. Diesen Vorprozessen werden komplexere Wahrnehmungsleistungen wie intramodale Diskrimination, intermodale und seriale Integration gegenübergestellt.

Sensitivitätsstörungen

Häufig werden abnorme Reaktionen autistischer Kinder auf sensorische Stimuli beschrieben (RIMLAND 1964; WING 1976). Diese abnormen Reaktionen werden auf Hyper- und Hyposensibilität zurückgeführt. Abnorme Reaktionen, die in Zusammenhang mit Hyposensibilität gebracht werden, sind beispielsweise das fehlende Reagieren auf laute Aufforderungen oder Geräusche. Im visuellen Kanal fehlen häufig Reaktionen auf neue Personen oder Objekte. Im beschriebenen Verhalten ähneln autistische Kinder sinnesgeschädigten Kindern. Auf der anderen Seite existieren Reaktionen, die auf eine Hypersensibilität hinweisen (KANNER 1943). Die intensive Zuwendung zu selbsterzeugten Geräuschen, das Reiben und Betasten von Gegenständen sowie die genaue Exploration beispielsweise von Fingerbewegungen oder kleinster Objektdetails werden als Hinweis auf eine Hypersensibilität gewertet.

Ergebnisse der Entwicklungspsychologie (siehe oben) zeigen, daß komplexe und neue Stimuli bereits im Säuglingsalter mehr Aufmerksamkeit und eine längere Betrachtungsdauer hervorrufen. Ein Vergleich von autistischen, normalen und minderbegabten Kindern mit verschieden komplexen visuellen Stimuli erbrachte keine Unterschiede zwischen den Untersuchungsgruppen (O'CONNOR u. HERMELIN 1967). Autistische Kinder verbrachten lediglich mehr Zeit mit ungezieltem Herumgukken. Auf der Ebene dieser sehr basalen Funktionen ergeben sich also offenbar keine Unterschiede zwischen autistischen und normalen Kindern.

Mit Hilfe auditiv evozierter Potentiale konnte tatsächlich eine stark schwankende sensorische Schwelle nachgewiesen werden (KOEGEL u. SCHREIBMAN 1976), dazu sind die frühen Latenzen auf auditiv evozierte Potentiale bei autistischen Kindern über die Zeitpunkte variabler und insgesamt verlängert (ROSENBLUM u. Mitarb. 1980; FEIN u. Mitarb. 1981).

Diese ersten Studien, die auf eine Rezeptordysfunktion auf Hirnstammebene hinweisen, bedürfen noch einer Kreuzvalidierung.

Sensorische Dominanz

Es wurde postuliert, daß autistische Kinder die Fernsinne Sehen und Hören zugunsten der Nahsinne Tasten, Riechen und Schmecken vernachlässigen. Unterstützt wird diese Hypothese durch die Untersuchung von HERMELIN u. O'CONNOR (1964) zur Stimuluspräferenz. In einer Anordnung zum sensorischen Konflikt reagierten autistische Kinder wie andere retardierte Kinder vor allem auf Lichtsignale, im Unterschied zu diesen bevorzugten autistische Kinder jedoch taktile Reize gegenüber auditiven Reizen. Andere Wahrnehmungsexperimente der Autoren (HERMELIN u. O'CONNOR 1970), u. a. zur Auge-Hand-Koordination, legten nahe, daß autistische Kinder keine besseren taktilen Wahrnehmungsleistungen erbringen, im Unterschied zu normalen Kindern jedoch ihre Leistungen durch Hinzunahme der visuellen Kontrolle nur geringfügig steigern können. Andererseits sind die Leistungen autistischer Kinder bei visuellen Wahrnehmungsaufgaben dann genauso gut wie die von normalen Kindern, wenn mit der Aufgabe keine oder nur geringe konzeptuelle oder integrative Prozesse verbunden sind. Die scheinbar andere sensorische Präferenz könnte somit als Resultat des allgemeinen kognitiven Entwicklungsrückstandes autistischer Kinder interpretiert werden. Die Bevorzugung der Nahsinne erscheint unter diesem Gesichtspunkt als nicht mehr als eine Bevorzugung nicht abstrakter Aufgaben. Die Annahme, die taktile Sinnesentwicklung gehe der visuellen voraus (SCHOPLER u. REICHLER 1971), steht jedoch nicht in Einklang mit entwicklungspsychologischen Resultaten (BOWER 1971; COLLIN u. MOODY 1973; PICK u. Mitarb. 1967). MASTERTON u. BIEDERMAN (1983) konnten die fehlende visuelle Kontrolle bei motorischen Tätigkeiten nachweisen. Die scheinbare Dominanz des propriozeptiven Systems kann als Kompensation des gestörten visuellen Systems aufgefaßt werden.

Die bis in neueste Veröffentlichungen reichende Diskussion um die fraglich abnorme sensorische Präferenz autistischer Kinder (SCHWARTZ u. JOHNSON 1981; LITROWNIK u. MCINNIS 1982) ist möglicherweise auf die mangelnde Homogenität autistischer Kinder zurückzuführen. FRITH u. HERMELIN konnten bereits 1969 zeigen, daß anpassungsfähigere autistische Kinder in ihrer sensorischen Präferenz eher normalen retardierten Kindern entsprechen, während die weniger anpassungsfähigen eine abnorme sensorische Dominanz zeigten.

Aus Untersuchungen zur Hemisphärendominanz wurde eine Bevorzugung für Stimulusmaterial abgeleitet, das vorwiegend von der rechten Hemisphäre verarbeitet wird. Die rechte Hemisphäre wird bei autistischen Kindern als aktiver angesehen (BLACKSTOCK 1978), was möglicherweise im Zusammenhang mit Strukturdefekten in der linken Hemisphäre steht (HAUSER u. Mitarb. 1975).

Filterfunktionen

Die Fülle externaler und internaler Stimuli wird vom Individuum im Zuge eines vorbewußten Prozesses gefiltert, bevor eine weitere Verarbeitung der Information erfolgt. Die Menge des zur Filterung anstehenden Materials ist abhängig von der Aufmerksamkeitszuwendung des Individuums. O'CONNOR u. HERMELIN (1967) konnten nachweisen, daß autistische Kinder sich nicht in gleicher Weise externalen Stimuli zuwenden wie andere retardierte oder normale Kinder. Autistische Kinder schenken wenig relevanten Reizen ein hohes Maß an Aufmerksamkeit. Bei multiplen Reizen neigen sie dazu, sich nur einer Art von Stimulus zuzuwenden und andere relevante Informationen zu vernachlässigen. Ein Phänomen, das als Reizüberselektivität (stimulus-overselectivity) von LOVAAS u. Mitarb. (1971) herausgestellt wurde. Die Reizüberselektivität wird als der primäre Defekt autistischer Kinder angesehen (LOVAAS u. Mitarb. 1979; ROSS u. PELHAM 1981). Ihr werden die Lerndefizite autistischer Kinder beim Lernen durch Beobachtung (VARNI u. Mitarb. 1979), Spracherwerb (REYNOLDS u. Mitarb. 1974), Entwicklung angemessener emotionaler Äußerungen (LOVAAS u. NEWSOM 1976) und Reaktionen auf soziale Stimuli (SCHREIBMAN u. LOVAAS 1973) sowie das fehlende Generalisieren von Lernerfolgen (RINCOVER u. KOEGEL 1975) zugeschrieben. Die Annahme, die Reizüberselektivität sei ein spezifisches Defizit ausschließlich von Autisten, erwies sich als nicht haltbar, auch junge Kinder und retardierte Kinder (LOVAAS u. Mitarb. 1971; WIL-

HELM u. LOVAAS 1976) zeigen ähnliche Überselektivitätsphänomene. Der Grad der Überselektivität ist mithin eine Funktion des Intelligenzalters, dementsprechend finden sich bei aufgrund des Intelligenzalters gematchten Paaren von autistischen und normalen Kindern keine Unterschiede in den Leistungen entsprechender Wahrnehmungsaufgaben (SCHOVER u. NEWSOM 1976). Eine Minderung der Überselektivität durch Training konnte in jüngerer Zeit nachgewiesen werden (KOEGEL u. SCHREIBMAN 1977; KOEGEL u. Mitarb. 1979; SCHREIBMAN u. Mitarb. 1977), sie macht einer simultanen Erfassung von Reizen Platz.

Intramodale Wahrnehmungsstörungen

Autistische Kinder haben Defizite sowohl in der visuellen als auch in der auditiven Diskrimination (KOEGEL u. RINCOVER 1976; KOEGEL u. WILHELM 1973; REYNOLDS u. Mitarb. 1974). Als Ursache für diese Diskriminationsprobleme wurde eine fehlende Wahrnehmungskonstanz postuliert (ORNITZ u. RITVO 1968). Danach sind autistische Kinder nicht in der Lage, identische Stimuli identisch wahrzunehmen, wenn sie zu zwei verschiedenen Zeitpunkten dargeboten werden. Auf diese Weise fehlt ihnen der Aufbau einer konstanten Umwelt. Das Postulat steht in Einklang mit dem Konzept der Hyper- und Hyporesponsivität und den Befunden, daß autistische Kinder auf dieselben Stimuli verschieden stark reagieren (vgl. auch die oben zitierten Untersuchungen mit auditiv evozierten Potentialen!). Trotzdem erwies sich die Annahme einer generellen Wahrnehmungsinkonstanz als zu umfassend und in entsprechenden Untersuchungen nicht haltbar (LOVAAS u. Mitarb. 1971; RINCOVER u. Mitarb. 1977). Die Hypothese einer generellen Wahrnehmungsinkonstanz wurde daher von ORNITZ (1976) modifiziert in eine sensomotorische Inkonstanz. Die Hypothese der sensomotorischen Inkonstanz trägt der Tatsache Rechnung, daß alle Wahrnehmungsinhalte in bezug auf die Wahrnehmung der eigenen Körperposition im Raum gesehen werden müssen. Die Wahrnehmung der eigenen Körperposition wird bei autistischen Kindern aufgrund einer vestibulären Dysfunktion als gestört angesehen. Die Studien des Autors (ORNITZ u. Mitarb. 1973a, b) über einen reduzierten Nystagmus bei vestibulärer Stimulation sowie die gefundene Dämpfung der phasischen Okularaktivität des REM-Schlafes als Reaktion auf eine vestibuläre Stimulation bei autistischen, jedoch nicht bei normalen Kindern stützen die Hypothese.

Intermodale Wahrnehmungsstörungen

Verknüpfungen von Sinnesreizen aus zwei oder drei Modalitäten können in zwei Mechanismen unterteilt werden (ESSER 1981):
1. Die Assoziation zwischen zwei Sinneseindrücken verschiedener Modalität und

2. die Transposition eines Stimuluspattern in ein äquivalentes anderer Modalität.

Die Assoziation geht der Transposition voraus. Beide Mechanismen sind von Diskriminationsleistungen innerhalb der beteiligten Modalität abhängig. Je höher die Diskriminationsfähigkeit (und die Speicherkapazität), desto komplexere Wahrnehmungsmuster können miteinander assoziiert werden. Bei sehr komplexen Mustern ist die Transposition der Assoziation überlegen. Transposition benötigt Symbole und bedarf einer Umsetzung auf Symbolebene. BLANK u. BRIDGER (1964) fordern die Unterscheidung zwischen der Transposition (crossmodaler Transfer) von Konzepten und von gleichbedeutenden Eindrücken. Letztere bedeutet das Erkennen desselben Objekts durch verschiedene Sinnesmodalitäten, eine im wesentlichen altersabhängige Leistung. Erstere wird erforderlich, wenn ungleiche, aber analoge Stimuli in den verschiedenen Modalitäten präsentiert werden, und ist abhängig von der Sprache. Sprache ist für die Transposition von Konzepten eine notwendige, wenn auch nicht hinreichende Bedingung.

Autistische Kinder haben große Schwierigkeiten mit intermodalen Wahrnehmungsleistungen. Im Vergleich zu intramodalen Integrationen fallen sie gegenüber normalen Kindern in ihren Leistungen sehr viel stärker ab (BRYSON 1970). Die Transposition taktiler Reize in die visuelle Modalität ist schwieriger als der umgekehrte Modalitätentransfer, jedoch nicht nur für autistische Kinder. Für autistische Kinder bereitet die visuell-vokale Transposition besonders große Schwierigkeiten, was nicht als Resultat einer Schwäche im unmittelbaren Behalten aufgefaßt werden kann (BRYSON 1972).

Seriative Wahrnehmungsstörungen

Wie oben dargestellt, sind seriative Wahrnehmungsprozesse nur schwer abgrenzbar gegen die Leistungen des unmittelbaren Behaltens. Dieses ist, wie die guten echoischen Leistungen autistischer Kinder zeigen, eher ungestört, was mit Hilfe verschiedener Aufgaben aus dem ITPA (Englische Originalversion des Psycholinguistischen Entwicklungstests) bestätigt werden konnte (TUBBS 1966). Nach den Ergebnissen dieser Untersuchung sind die visuell-serialen Leistungen autistischer Kinder weniger gestört als die auditiv-serialen. AFFOLTER u. STRICKER (1980) halten seriative Wahrnehmungsstörungen nicht für typisch autistisch, vielmehr seien dies intermodale Störungen (AFFOLTER 1976), während seriale Wahrnehmungsstörungen spezifisch für aphasische Kinder seien.

Wahrnehmungsstörungen bei spezifischer Lese-Rechtschreib-Schwäche

Die Suche nach den der Lese-Rechtschreib-Schwäche zugrundeliegenden Funktionsstörungen hat eine vergleichsweise lange Tradition, sie beginnt mit der Beschreibung der Lese-Rechtschreib-Schwäche durch HINSHELWOOD (1895). Wahrnehmungsstörungen wurden erstmals von ORTON (1928) für dyslektische Beeinträchtigungen verantwortlich gemacht. Seitdem ist die Literatur zu verschieden modalen und komplexen Wahrnehmungsstörungen unübersehbar angewachsen. Die letzte umfassende Darstellung wurde von BENTON u. PEARL (1978) vorgelegt.

Die Wahrnehmungsstörungen lese- und rechtschreibschwacher Kinder unterscheiden sich z.T. deutlich von den sehr grundlegenden Störungen autistischer Kinder. So basale Funktionen wie Reintonschwellen, Tonhöhenunterscheidung, Visus, Wahrnehmungskonstanz u.ä. sind bei lese- und rechtschreibschwachen Kindern ungestört (AFFOLTER 1975). Die betroffenen Wahrnehmungsstörungen sind komplexerer Natur und häufig nur schwer zu isolieren. Neben der Definition einzelner Wahrnehmungsleistungen bereitet ihre Abgrenzung gegen Aufmerksamkeits- und Gedächtnisfunktionen Schwierigkeiten. In viel stärkerem Maße als bei autistischen Kindern ist zudem in bezug auf zugrundeliegende Funktionsstörungen mit Subpopulationen zu rechnen. Alle genannten Wahrnehmungsstörungen sowie Aufmerksamkeits- und Gedächtnisstörungen (vgl. ESSER u. FOCKEN 1981) können daher im Sinne einer multikausalen Pathogenese bei einer umschriebenen Fallzahl von Lese-Rechtschreib-Schwachen vorhanden sein. Das Ausmaß der Einstimmigkeit wissenschaftlicher Ergebnisse kann auch als Höhe der Wahrscheinlichkeit für das Vorliegen der jeweils beschriebenen Störung in der Gesamtgruppe Lese-Rechtschreib-Schwacher angesehen werden.

Intramodale Wahrnehmungsstörungen

Visuelle Modalität

Die visuelle Diskrimination erreicht beim Erwerb des Lesens und Schreibens eine hohe Bedeutung. Nach RUTTER u. YULE (1977) lassen sich die visuellen Diskriminationsprobleme dyslektischer Kinder einteilen in Schwierigkeiten bei der Unterscheidung offener und geschlossener (z.B. C und O) sowie kurviger und eckiger Formen (U und V). Weitere Fehlerquellen sind horizontale (b und d) und vertikale (M und W) Rotationen, Verdoppelungen (n und m, V und W) sowie die Unterscheidung zwischen Ober- und Unterlängen. Diese eher schwerwiegenden Diskriminationsschwächen sind vor allem zu Beginn des Lernprozesses feststellbar, ältere Kinder zeigen sie nur noch in Ausnahmefällen (BENTON 1978). Die visuellen Diskriminationsschwächen werden teilweise auf Probleme bei der Figur-Hintergrund-Differenzierung zurückgeführt (BENDER 1956). Die Front der Untersucher, die die genannten visuellen Diskriminationsschwächen als wesentlich für das Versagen beim Lesen und Rechtschreiben ansehen, ist breit (ANGERMAIER 1970; FROSTIG 1963; SCHENK-DANZINGER 1968; VALTIN 1970; BENTON 1978), die etwas schwächer besetzte Gegenposition soll jedoch nicht verschwiegen werden. VELLUTINO (1978) versteht die Leseschwäche primär als ein kognitiv-linguistisches Problem, die sogenannten Wahrnehmungsfehler seien daher lediglich als Hinweis auf linguistische Fehlleistungen zu werten. Dyslektische Kinder sehen die Buchstaben b und d nicht anders als andere Kinder, sie haben vielmehr Probleme, zu definierten Symbolen den entsprechenden Laut abzurufen. Mithin erweise sich die visuelle Wahrnehmungsschwäche als ein Codier- und Speicherproblem. Beleg für diese Interpretation ist der Befund, daß die betroffenen Kinder viel weniger Probleme beim Abschreiben von gestaltähnlichen Buchstaben als beim Zuordnen von Laut zu Buchstabe haben. Keine schlechteren visuellen Wahrnehmungsleistungen legasthenischer Kinder wurden auch von KOSSOW (1975) berichtet. Ob den Codierungsproblemen jedoch nicht wiederum visuelle Diskriminationsschwächen zugrunde liegen, die die eindeutige Zuordnung von Laut und Symbol erschweren, bleibt offen. Die divergierenden Befunde können z. T. auf Stichprobenunterschiede zurückgeführt werden; mit JOHNSON u. MYKLEBUST (1965) kann ein visueller Typ des Lese-Rechtschreib-Schwachen angenommen werden, wobei jedoch der intramodal visuell Gestörte an der Gesamtheit lese- und rechtschreibschwacher Kinder nur eine Minderheit ausmacht.

Auditive Modalität

Auditive Diskriminationsschwächen und andere auditive Wahrnehmungsstörungen werden in großer Einmütigkeit als charakteristisch für Kinder mit Lese-Rechtschreib-Schwäche angesehen (SCHENK-DANZINGER 1968; VALTIN 1970; KOSSOW 1975; ANGERMAIER 1977; WEPMAN 1975; JOHNSON u. MYKLEBUST 1965; VELLUTINO 1978). Grundannahme ist, daß lese- und rechtschreibschwache Kinder ähnlich klingende Laute (b und p, d und t, g und k, r und ch) nicht oder nur unsicher unterscheiden können. Daneben sind sie nicht in der Lage, aus einer komplexen Lautfolge, insbesondere bei Konsonantenhäufungen (rzt, lstt u. ä.), alle beteiligten Einzellaute herauszuhören, d. h., das Zerlegen des akustischen Gesamteindruckes in seine Teile gelingt nur unvollständig. Bei diesen Prozessen spielen seriative Wahrnehmungskomponenten eine Rolle (siehe unten). VELLUTINO sieht die Schwierigkeiten in der phonemischen Segmentierung als Defizit des Kurzzeitgedächtnisses an, danach mißlinge die Unterscheidung der Gesamtheit von Einzellauten eines Wortes aufgrund einer Speicherschwäche. Die Existenz einer derartigen Speicherschwäche wird von vielen Autoren bestätigt, trotzdem wird die Selbständigkeit der auditiven Wahrnehmungsschwäche betont, die als verbreitetste Grundstörung lese- und rechtschreibschwacher Kinder bezeichnet werden kann. Das gleichzeitige Auftreten von auditiver Speicherschwäche und Wahrnehmungsstörung wirkt potenzierend auf das Ausmaß der Lese-Rechtschreib-Schwäche (WEPMAN u. MORENCY 1973).

Taktil-kinästhetische Modalität

Aus ihren Beobachtungen an sprachgestörten und legasthenischen Kindern folgert AFFOLTER, daß taktil-kinästhetische Störungen die einzigen sind, die auf der intramodalen Stufe Bedeutung erlangen. Visuelle und akustische Diskriminationsschwierigkeiten werden von der Autorin weitgehend auf die motorische Reproduktionsmethode zurückgeführt, an der stets taktil-kinästhetische Prozesse beteiligt sind. Die Annahme, daß taktil-kinästhetische Wahrnehmungsprozesse sich vor denen der anderen Modalitäten entwickeln und somit Schrittmacherdienste für die auditive und visuelle Wahrnehmung leisten, wurde von der Entwicklungspsychologie mittlerweile widerlegt (s. oben). Die Betonung dieses Wahrnehmungskanals erscheint trotzdem wichtig, obwohl gerade die Bedeutung seiner intramodalen Leistungen für die Lese-Rechtschreib-Schwäche unklar bleibt.

Intermodale Wahrnehmungsstörungen

Bei intermodalen Verknüpfungen von zwei oder drei Sinnesmodalitäten kann grundsätzlich zwischen rein assoziativen und transponierenden Vorgängen (vgl. oben) unterschieden werden. Eine große Anzahl von lese- und rechtschreibschwachen Kindern hat Schwierigkeiten beim Umsetzen des gehörten in das geschriebene Wort und umgekehrt. Die bildhafte (Klangbild/Wortbild) Assoziation läßt sie oft noch die ersten Versuche beim Erlernen des Lesens und Schreibens bewältigen, bevor die zunehmende Fülle und Komplexität des Materials den rein assoziativen Vorgang unmöglich macht. Die relevanten Probleme liegen also vor allem in Schwierigkeiten bei der Transposition eines Stimuluspattern in ein äquivalentes anderer Modalität. MYKLEBUST u. JOHNSON (1962) definieren Lesen als ein visuelles Symbolsystem, das auf ein früher erworbenes auditives Sprachsystem gestülpt wird. Schwächen in einer der beiden Modalitäten sind dann für eine fehlerhafte Transposition verantwortlich. Aus dieser Grundüberlegung ließen sich die o. g. visuellen und auditiven Typen ableiten. Die Schwäche der audiovisuellen Integration wird auch von BIRCH u. BELMONT (1965) und VALTIN (1970) als wesentliche Grundstörung hervorgehoben. Eine andere Gruppe von Autoren betont visuell-taktile Wahrnehmungsstörungen als Grundlage für eine visuomotorische Schwäche (BENDER 1956; KEPHART 1960; CRUICKSHANK 1968; FROSTIG u. MASLOW 1973; AFFOLTER 1977). Für AFFOLTER, die Schwächen der intermodalen Integration dieser beiden Wahrnehmungskanäle als einen Hauptpfeiler in der Genese der Lese-Rechtschreib-Schwäche ansieht (AFFOLTER 1975), ist auch die Figur-Hintergrund-Differenzierungsschwäche als intermodales Problem zwischen taktil-kinästhetischer und visueller Modalität anzusehen, eine Auffassung, die umstritten ist (ESSER 1981).

Seriative Störungen

Unter seriativen Störungen werden Störungen von zwei verschiedenen Lernprozessen subsumiert. JOHNSON u. MYKLEBUST (1965) wiesen darauf hin, daß lese- und rechtschreibschwache Kinder Schwierigkeiten beim Lernen von Reihen haben, wie dem Alphabet, den Monaten usw. Allgemein sei der zeitliche und damit verbunden der positionale Aspekt der Wahrnehmung gestört. Wie die Autoren hält auch BENTON (1978) dies für ein Problem des Kurzzeitgedächtnisses. Neben dieser Art der Reihenbildung ist die seriative Integration, d.h. die Integration auf der Zeitachse ablaufender Informationseinheiten, zu einem Gesamteindruck – also z.B. die Integration einzelner vorgesprochener Laute zu einem Wort – eine überaus relevante Störung bei Kindern mit Lese-Rechtschreib-Schwäche (ESSER u. SCHMIDT 1987). Diese Art der Störung kann häufig gegen Beeinträchtigungen des unmittelbaren Behaltens abgegrenzt werden, Überschneidungen sind jedoch, solange es sich um auditives Material handelt, nicht selten. Visuell seriative Prozesse spielen mit großer Wahrscheinlichkeit eine bedeutende, wenn auch im Vergleich zu auditiven doch untergeordnete Rolle.

Auf die Diagnostik entwicklungsabhängiger Wahrnehmungsstörungen wird hier nicht näher eingegangen (vgl. dazu ESSER 1981).

Ansatz der klassischen Psychopathologie

Die umfassendste Darstellung der allgemeinen Psychopathologie hat KARL JASPERS 1913 (1965) vorgelegt. Seine Einteilung der Wahrnehmungsstörungen ist auch heute noch Grundlage für eine Psychopathologie der Wahrnehmung (TAYLOR 1979), auch wenn bei weitem nicht alle erarbeiteten Kategorien klinische Bedeutung erlangen.

Um dem Leser die Orientierung in dem zumindest sprachlich verwirrenden Gliederungssystem von JASPERS zu erleichtern, wurde eine tabellarische Darstellung gewählt (vgl. Tab. 6.3).

Im folgenden werden nur die unter IV genannten Trugwahrnehmungen ausführlich abgehandelt. Daneben wird die Verbreitung von Wahrnehmungsanomalien (I) summarisch dargestellt.

Illusionen (Illusionäre Verkennungen)

Illusionen sind Trugwahrnehmungen, bei denen wirkliche Empfindungen falsch gedeutet werden (BARZ 1975). Die in der allgemeinen Psychopathologie verwendete Begriffsbedeutung weicht dem-

Tabelle 6.3 Gliederung von Wahrnehmungsstörungen nach *Jaspers* (1965)

I. Wahrnehmungsanomalien	II. Abnorme Wahrnehmungscharaktere	III. Wahrnehmungsspaltung	IV. Trugwahrnehmungen
1. Intensitätsveränderungen (z. B. lauter, greller)	1. Entfremdung der Wahrnehmungswelt	Trennung zwischen den Sinneseindrücken zweier Modalitäten, die normalerweise zusammengehören (Anblick eines zwitschernden Vogels)	1. Illusionen
2. Qualitätsverschiebungen (z. B. weiß wird zu rot)	2. Wahrnehmungswelt als neu oder von überwältigender Schönheit		1.1. Unaufmerksamkeitsillusionen
3. Abnorme Mitempfindungen (z. B. körperliche Mitempfindungen von Geräuschen)	3. Versagen der Einfühlung in andere Menschen		1.2. Affektillusionen
			1.3. Pareidolien
			2. Halluzinationen
			2.1. Akustische Halluzinationen
			2.2. Visuelle Halluzinationen
			2.3. Haptische und Leibhalluzinationen
			2.4. Olfaktorische und gustatorische Halluzinationen
			3. Pseudohalluzinationen

nach von der in der Alltagssprache gebräuchlichen Bedeutung von Illusion ab. In der klassischen Gliederung von JASPERS werden als Unterformen Unaufmerksamkeitsillusionen, Affektillusionen und Pareidolien subsumiert. Die Erstgenannten werden von vielen Autoren vernachlässigt, Pareidolien werden zum Teil synonym (z. B. SCHULTE u. TÖLLE 1971) mit Illusionen oder als nebengeordnet abgehandelt (z. B. SCHARFETTER 1985).

Unaufmerksamkeitsillusionen

Unter Unaufmerksamkeitsillusionen versteht JASPERS Ungenauigkeiten in der Wahrnehmung, die bei Hinlenkung der Aufmerksamkeit sofort verschwinden, z. B. das Überlesen von Druckfehlern in einem Buch. Es handelt sich also um Wahrnehmungsstörungen, die durch die Selektivität der Wahrnehmung bedingt sind. Um im Beispiel zu bleiben: Ist der Leser auf die Erfassung des Sinngehaltes des Textes konzentriert, entgehen ihm die Druckfehler. Die „Wahrnehmungsstörung" besitzt psychopathologisch so lange keine Bedeutung, wie es sich nicht um eine abnorme Schwäche in der Informationsverarbeitung handelt (vgl. entwicklungsabhängige Störungen).

Affektillusionen

Affektillusionen sind illusionäre Verkennungen, die durch den affektiven Zustand des Wahrnehmenden begünstigt sind. So wird z. B. derjenige, dem es im Dunkeln unheimlich ist, aus vielerlei harmlosen Gegenständen (Büschen, Baumstümpfen oder Mauervorsprüngen) bedrohliche Gestalten wahrnehmen. Neben Angstgefühlen können auch andere affektive Zustände wie freudige oder sehnsüchtige Erwartungen zu illusionären Verkennungen führen. So hält z. B. der Mann, der gerade eine schmerzliche Trennung von seiner Frau hinter sich hat, immer wieder Frauen auf der Straße für die verlorengegangene Partnerin. Neben der affektiven Situation des Wahrnehmenden erleichtern unscharfe und verschwommene Stimulusbedingungen (z. B. Stimmengewirr, zu großer Betrachtungsabstand, schlechte Lichtverhältnisse) das Entstehen von illusionären Verkennungen. Während der Normale sofort den Irrtum erkennt, bestehen bei psychotischen Erkrankungen fließende Übergänge zu Halluzinationen und Wahnwahrnehmung.

Pareidolien

Unter Pareidolien versteht man die Ausgestaltung von unvollkommenen Sinneseindrücken durch die Phantasie des Betrachters. Beispiele sind das Hineinsehen von Figuren in Wolken, das Heraushören von Stimmen aus einem Stimmengewirr, das Deuten von Rorschach-Klecksen oder der Produkte des Bleigießens. Im Gegensatz zu den Affektillusionen ist sich der Betrachter zu jedem Zeitpunkt darüber im klaren, daß die gedeuteten Objekte oder Stimmen nicht real existieren. Der Prozeß des Hineindeutens kann bewußt vom Betrachter gesteuert werden und ist abhängig von seinen kreativen Fähigkeiten.

Halluzinationen

Halluzinationen sind Wahrnehmungen, die ohne Empfindungen entstehen (BARZ 1975). Sie entstehen demnach auch nicht durch Umbildung realer Wahrnehmungen, sondern unabhängig von diesen, obwohl sie neben und gleichzeitig mit realen Wahrnehmungen auftreten können. Halluzinationen gehören im engeren Sinne nicht zur Gruppe der Wahrnehmungsstörungen, weil ihnen keine Empfindungen zugrunde liegen. Sie sind infolgedessen Erlebnisse von wahrnehmungsähnlichem Charakter, die für den Mitmenschen nicht nachvollziehbar sind. Von der Realität dessen, was der Halluzinierende erlebt, ist er trotzdem unkorrigierbar überzeugt. Halluzinationen können in allen Sinnesmodalitäten vorkommen, auch simultan in mehreren. Der Wahrnehmungscharakter schwankt zwischen eindeutiger Sinneserfahrung und Vorstellung (SCHARFETTER 1985), für den Bereich akustischer Halluzinationen beispielsweise zwischen einem Hören von Stimmen und einem Wissen um die Existenz derartiger Stimmen. Halluzinationen können sich massiv aufdrängen oder nur latent im Hintergrund vorhanden sein. Optische und taktile Halluzinationen können auch als von innen kommend charakterisiert werden, ihre räumliche Herkunft ist weniger klar.

Akustische Halluzinationen

Akustische Halluzinationen betreffen einerseits mehr oder weniger differenzierte Geräusche, häufiger jedoch Sprachinhalte in Form von Stimmen oder Geflüster. Dabei können die gehörten Laute oder Stimmen von sehr ferne oder ganz aus der Nähe, im Extremfall im eigenen Körper vernommen werden. Dementsprechend variiert die Lautstärke. Die Inhalte können für den Halluzinierenden klar verständlich oder nur schwer oder teilweise identifizierbar sein. Der akustische Sinnesbereich ist der am häufigsten von Halluzinationen betroffene. Die gehörten Stimmen können den Halluzinierenden direkt ansprechen, ihm Befehle und Ratschläge erteilen, sich über ihn unterhalten, ihn verspotten oder loben, sein Handeln kommentieren. Zum Teil tritt der Halluzinierende mit den gehörten Stimmen in Kommunikation.

Optische Halluzinationen

Ähnlich wie bei den akustischen Halluzinationen sind auch im optischen Kanal amorphe Sinneseindrücke wie Blitze, Farben und ähnliches von differenzierten Wahrnehmungsinhalten wie Tier- oder Menschengestalten zu trennen. Differenzierte Wahrnehmungsinhalte können zu komplexen Szenen ausgestaltet werden. Auch hier können die Inhalte eher flüchtig oder sehr eindringlich wahrgenommen werden.

Taktile (haptische) und Leibhalluzinationen

Obwohl durchaus voneinander abzugrenzen, werden taktile und Leibhalluzinationen wegen ihrer engen Verwandtschaft und der fließenden Übergänge gemeinsam abgehandelt. Insgesamt kommt es zu Körpergefühlen, die entweder überwiegend die Haut betreffen oder von innen heraus erlebt werden. So werden Gefühle des Brennens, Stechens, Krabbelns, thermische Empfindungen, der Leere, des Hohlen, der Versteinerung, des Durchflutetwerdens empfunden. Sie können mit und ohne Schmerzen auftreten, unbestimmt den ganzen Körper betreffen oder auf eine Körperregion begrenzt sein, meist die Geschlechtsteile, wie Gefühle des Samenabsaugens oder des Eindringens in die Scheide. Daneben werden Elevationsgefühle und Leibentstellungen im Sinne von Vergrößerungen oder Verzerrungen einzelner Körperteile berichtet.

Als Sonderform ist die chronisch-taktile Halluzinose zu nennen, die durch einen Dermatozoenwahn (auf der Haut werden krabbelnde Insekten wahrgenommen) oder Enterozoenwahn (im Körperinneren, z. B. in Därmen oder Geschlechtsorganen, werden wühlende Insekten erlebt) gekennzeichnet ist. Die Kranken sind fest von der Existenz des Ungeziefers überzeugt und deuten jede normale Hautveränderung, wie kleinere Kratz- oder Schmutzspuren als Beweis. Als präsenile Psychose hat der Dermatozoenwahn für das Jugendalter keinerlei Bedeutung, die gleichen Symptome können jedoch als Drogenhalluzinose (nach Kokain- oder Pervitinabusus) auch im Jugendalter auftreten.

Olfaktorische und gustatorische Halluzinationen

Bei Vergiftungsängsten kann bisweilen giftiger Geruch oder Geschmack wahrgenommen werden. Ausgeprägte Geruchs- und Geschmackshalluzinationen sind jedoch meist organisch bedingt (Tumor oder Aura vor epileptischen Anfällen).

Vorkommen wesentlicher Wahrnehmungsstörungen

Halluzinationen

Halluzinationen im Bereich des Normalpsychischen

Auch im Bereich des Normalpsychischen sind Halluzinationen unter bestimmten Bedingungen zu beobachten. Am häufigsten sind Sinnestäuschungen während des Einschlafens (hypnagoge) oder während des Aufwachens (hypnopompe). Die Inhalte dieser meist optischen oder akustischen Halluzinationen hängen eng mit der momentanen emotionalen Situation des Betroffenen zusammen; z. B. wird die Stimme eines gerade verstorbenen engen Verwandten gehört oder halluziniert, er sitze in seinem Lieblingssessel, so wie früher. Halluzinatorische Erlebnisse dieser Art erschrecken den Betroffenen häufig; viele glauben, jetzt verrückt zu werden. Diese Art von Halluzination ist jedoch nicht krankhaft, oft auch eher als Pseudohalluzination zu werten.

Unter extremen emotionalen und sensorischen Bedingungen kann es auch im Wachzustand zu Halluzinationen kommen. Beispiele sind Gefangene in Einzelhaft, Verschüttete nach Grubenunglück und ähnliches. Eine massive sensorische Deprivation, verbunden mit Existenzangst, führt in diesen Fällen zu halluzinatorischen Erlebnissen, meist akustischer, seltener optischer Art. Diese stehen im Zusammenhang mit der konkreten Lebenssituation des Betroffenen. So hört der Verschüttete die vermeintlichen Stimmen der herannahenden Helfer, der Gefangene, wie sein Urteil gesprochen wird. In diesem Zusammenhang sind auch die Visionen stark religiöser Menschen zu nennen, insbesondere wenn sie im Zustand der Meditation oder nach massivem Fasten auftreten.

Halluzinationen aufgrund organischer Erkrankungen

Unter den organischen Erkrankungen sind periphere von zentralen Schädigungen zu unterscheiden. Bei peripheren Schädigungen der Sinnesorgane dominieren einfache, unstrukturierte Halluzinationen wie Geräusche oder Lichtblitze. Bei zentralen Schädigungen, insbesondere organisch begründbaren Psychosen, sind die erlebten Halluzinationen meist komplexer Art. Als chronische, organisch begründbare Psychose ist der Dermatozoenwahn infolge präseniler Demenz zu nennen. Unter den akuten exogenen Psychosen gehen vor allem alkoholbedingte Delirien und Drogenintoxikationen mit überwiegend optischen Halluzinationen einher, nicht selten werden auch vestibuläre und kinästhetische Halluzinationen beobachtet.

Halluzinationen sind auch bei epileptischen Erkrankungen anzutreffen, es handelt sich vorwiegend um visionäre Ekstasen, Leib- und Geruchshalluzinationen. Es bestehen fließende Übergänge zur Schizophrenie.

Halluzinationen bei endogenen Psychosen

Charakteristisch für die Schizophrenie sind akustische Halluzinationen in Form von Stimmenhören. Daneben sind Leibhalluzinationen häufig. Optische Halluzinationen sind eher untypisch. Die Halluzinationen der Schizophrenen erfahren meist eine wahnhafte Ausgestaltung, was das beste Unterscheidungskriterium gegen exogene Psychosen darstellt.
Für die endogene Depression oder manische Erkrankungen sind Halluzinationen untypisch. Selten sind im Rahmen der Depression Geruchshalluzinationen (der eigene Leib riecht verwest) oder flüchtige optische Halluzinationen (Totenskelette). Wenn Halluzinationen bei endogenen Depressionen auftreten, stehen sie stets im Zusammenhang mit der Grundstimmung des Kranken. Die zum Teil zu beobachtenden Leibgefühle (ausgebrannt sein, zugeschnürter Hals, Druck wie von einem Reifen um die Brust) werden eher den charakteristischen Vitalsymptomen und dem hypochondrischen Wahn zugeordnet. Halluzinationen im Rahmen von Manien sind praktisch nicht zu beobachten.

Wahrnehmungsanomalien

Wahrnehmungsanomalien sind am häufigsten im Drogenrausch bei Psychodysleptika (LSD, Meskalin und Haschisch) anzutreffen. Es treten vor allem Intensitätssteigerungen auf wie frischere, leuchtendere Farben, jedoch auch Qualitätsverschiebungen, Größen- und Gestaltveränderungen (z. B. scheinen die Füße viele Meter weit weg und doch riesengroß). Auch abnorme Mitempfindungen sind häufig. Es handelt sich hierbei um ein Mitklingen in einem anderen als dem zur Wahrnehmung notwendigen Kanal (z. B. Musikempfindungen bei Farbensehen).
Eine veränderte Größen- und Gestaltwahrnehmung (Metamorphopsie) kommt auch im Bereich des Normalpsychischen beim Einschlafen, Aufwachen oder im Zustand starker Erschöpfung vor. Hier handelt es sich dann nur um Sekunden andauernde Wahrnehmungsstörungen, während unter dem Einfluß von Halluzinogenen die veränderten Erlebnisse auch über viele Minuten anhalten können.
Metamorphopsien sind auch bei Temporalepilepsien oder beginnender Schizophrenie anzutreffen.
Zustände schwerer Erschöpfung und Depression können eine intensitätsgeminderte Wahrnehmung bedingen.
Im Rahmen von Konversionsneurosen sind letztlich alle Arten von Wahrnehmungsanomalien möglich, häufiger sind jedoch Sensibilitätsstörungen anzutreffen, daneben psychogene Blindheit und Taubheit. Konversionsneurotische Wahrnehmungsstörungen sind oft nur schwer gegen Simulation abzugrenzen.

Pseudohalluzinationen

Im Gegensatz zu Halluzinationen sind Pseudohalluzinationen weniger den Wahrnehmungsphänomen als vielmehr den Vorstellungen zuzuordnen. Aus den allgemeinen Unterscheidungen zwischen Wahrnehmung und Vorstellung (JASPERS 1965) lassen sich für die Abgrenzung von Halluzinationen und Pseudohalluzinationen die polaren Paare leibhaftige Wahrnehmung vs. bildhafte Vorstellung, äußerer objektiver Wahrnehmungsraum vs. innerer subjektiver Vorstellungsraum benennen. Von Pseudohalluzinationen spricht man, wenn der Betroffene weiß, daß es sich um Trugwahrnehmungen handelt, sie nicht als wirklich ansieht. Zwischen Halluzinationen und Pseudohalluzinationen bestehen beim Schizophrenen fließende Übergänge. Pseudohalluzinationen können im Rahmen eines Drogenrausches auftreten oder als hypnagoge oder hypnopompe Erlebnisse.

Literatur

Affolter, F.: Wahrnehmungsprozesse, deren Störung und Auswirkung auf die Schulleistungen, insbesondere Lesen und Schreiben. Z. Kinder- u. Jugendpsychiat. 3 (1975) 223

Affolter, F.: Therapeutische Erfahrungen mit einer Gruppe autistischer Kinder. In: Therapeutische Erfahrungen und neuere Überlegungen zum Verständnis des Autismus. Tagungsbericht. Crummenerl, Lüdenscheid 1976

Affolter, F.: Die Fehlentwicklung von Wahrnehmungsprozessen insbesondere im auditiven Bereich. In: Teilleistungsschwächen bei Kindern, hrsg. von E. Berger. Huber, Bern 1977

Affolter, F., E. Stricker (Hrsg.): Perceptual Processes as Prerequisites for Complex Human Behavior. Huber, Bern 1980

Angermaier, M.: Legasthenie – Verursachungsmomente einer Lernstörung. Beltz, Weinheim 1970

Angermaier, M.: Legasthenie – Pro und Contra. Beltz, Weinheim 1977

Ayres, A. J.: Lernstörungen. Springer, Berlin 1979

Barz, H.: Psychopathologie und ihre psychologischen Grundlagen. Huber, Bern 1975

Bender, L.: Psychopathology of Children with Organic Brain Disorders. Thomas, Springfield/Ill. 1956

Benton, A. L.: Some conclusions about dyslexia. In: Dyslexia, hrsg. von A. L. Benton, D. Pearl. Oxford University Press, New York 1978

Benton, A. L., D. Pearl (Hrsg.): Dyslexia. Oxford University Press, New York 1978

Birch, H. G., L. Belmont: Auditory-visual integration in normal and retarded readers. Amer. J. Orthopsychiat. 34 (1964) 852

Blackstock, E. G.: Cerebral asymmetry and the development of early infantile autism. J. Autism Childh. Schizophr. 8 (1978) 339

Blank, M., W. H. Bridger: Cross-modal transfer in nursery-school children. J. comp. physiol. Psychol. 58 (1964) 277

Bornstein, M. H.: Qualities of color vision in infancy. J. Exp. Child Psychol. 19 (1975) 401

Bower, T. G.: The object in the world of the infant. Sci. Amer. 225 (1971) 30

Bridger, W. H.: Sensory habituation and discrimination in the human neonate. Amer. J. Psychiat. 117 (1961) 991

Bryson, C. Q.: Systematic identification of perceptual disabilities in autistic children. Percept. Mot. Skills 31 (1970) 239

Bryson, C. Q.: Short-term and cross-modal information processing in autistic children. J. Learn. Disabil. 5 (1972) 25

Collin, E. S., M. Moody: Developmental Psychology. Annual Reviews, Palo Alto 1973

Cruickshank, W. M.: The problems of delayed recognition and its correction. In: Dyslexia. Diagnosis and Treatment of Reading Disorders, hrsg. von A. H. Keeney, V. T. Keeny. Mosby, St. Louis 1968

Culp, R. E., E. F. Boyd: Visual fixation and the effect of voice quality and content differences in 2-month-old infants. In: Visual Attention, Auditory Stimulation, and Language Discrimination in Young Infants, hrsg. von F. D. Horowitz. Monogr. Soc. Res. Child Develop. 39 (1975) 158

Dumke: D.: Entwicklung von Wahrnehmung und Gedächtnis. In: Lehrbuch der Entwicklungspsychologie, hrsg. von W. Wieczerkowski, H. zur Oeveste. Schwann, Düsseldorf 1982

Esser, G.: Störungen der Wahrnehmung. In: Neuropsychologie des Kindesalters, hrsg. von H. Remschmidt, M. H. Schmidt. Enke, Stuttgart 1981

Esser, G., A. Focken: Entwicklung von Gedächtnis und Lernen. In: Neuropsychologie des Kindesalters, hrsg. von H. Remschmidt, M. H. Schmidt. Enke, Stuttgart 1981

Esser, G., A. Focken: Störungen der Gedächtnisfunktionen und des Lernens. In: Neuropsychologie des Kindesalters, hrsg. von H. Remschmidt, M. H. Schmidt. Enke, Stuttgart 1981

Esser, G., M. H. Schmidt: Minimale Cerebrale Dysfunktion – Leerformel oder Syndrom? Enke, Stuttgart 1987

Fein, D., B. Skoff, A. F. Mirsky: Clinical correlates of brainstem dysfunction in autistic children. J. Autism Develop. Disord. 11 (1981) 303

Frith, U., B. Hermelin: The role of visual and motor cues for normal, subnormal, and autistic children. J. Child Psychol. Psychiat. 10 (1969) 153

Frostig, M.: Visual perception in the brain-injured child. Amer. J. Orthopsychiat. 33 (1963) 665

Frostig, M., P. Maslow: Learning Problems in the Classroom: Prevention and Remediation. Grune & Stratton, New York 1973

Gibson, J. J., E. J. Gibson: Perceptual learning: Differentiation or enrichment? Psychol. Rev. 62 (1955) 32

Gibson, E. J., R. D. Walk: The visual cliff. Sci. Amer. 202 (1960) 64

Glatzel, J.: Spezielle Psychopathologie. Enke, Stuttgart 1981

Hainline, J.: Developmental changes in visual scanning of face and non face patterns by infants. J. exp. Child Psychol. 25 (1978) 90

Hauser, S. L., G. R. De Long, P. Rosman: Pneumographic findings in the infantile autism syndrome: A correlation with temporal lobe disease. Brain 98 (1975) 667

Hermelin, B., N. O'Connor: Effects of sensory inputs and sensory dominance on severely disturbed children and on subnormal controls. Brit. J. Psychol. 55 (1964) 201

Hermelin, B., N. O'Connor: Psychological Experiments with Autistic Children. Pergamon Press, London 1970

Hinshelwood, J.: Word blindness and visual memory. Lancet 1895/II, 1564

Jaspers, K.: Allgemeine Psychopathologie, 8. Aufl. Springer, Berlin 1965

Jones-Molfese, V. J.: Individual differences in neonatal preferences for planometric and stereometric visual patterns. Child Develop. 43 (1972) 1289

Johnson, D., H. Myklebust: Dyslexia in childhood. In: Learning Disorders, hrsg. von J. Hellmuth. Special Child Publications, Seattle 1965

Kanner, L.: Autistic disturbances of affective contact. Nerv. Child 2 (1943) 217

Kearsley, R. B.: The newborn's response to auditory stimulation: a demonstration of orienting and defensive behavior. Child Develop. 44 (1973) 582

Kephart, N.: The Slow Learner in the Classroom. Merrill, Columbus/Ohio 1960

Koegel, R. L., A. Rincover: Some detrimental effects of using extra stimuli to guide learning in normal and autistic children. J. abnorm. Child Psychol. 4 (1976) 59

Koegel, R. L., L. Schreibman: Identification of consistent responding to auditory stimuli by a functionally „deaf" autistic child. J. Autism Childh. Schizophr. 6 (1976) 147

Koegel, R. L., L. Schreibman: Teaching autistic children to respond to simultaneous multiple cues. J. exp. Child Psychol. 24 (1977) 299

Koegel, R. L., H. Wilhelm: Selective responding to the components of multiple cues by autistic children. J. exp. Child Psychol. 15 (1973) 442

Koegel, R. L., L. Schreibman, K. Beitten, R. Laitinen: The effects of schedule of reinforcement on stimulus overselectivity in autistic children. J. Autism Develop. Disord. 9 (1979) 383

Kossow, H.-J.: Zur Therapie der Lese-Rechtschreibschwäche. VEB Deutscher Verlag der Wissenschaften, Berlin 1975

Labarba, R. C.: Developmental Psychology. Academic Press, New York 1981

Lachenmeyer, J. R., M. S. Gibbs: Psychopathology in Childhood. Gardner Press, New York 1982

Litrownik, A. J., E. T. McInnis: Cognitive and perceptual deficits in autistic children. In: Autism and Severe Psychopathology, hrsg. von. J. J. Steffen, P. Karoly. Lexington Books, Massachusetts-Toronto 1982

Lovaas, O. I., C. D. Newsom: Behavior modification with psychotic children. In: Handbook of Behavior Modification and Behavior Therapy, hrsg. von H. Leitenberg. Prentice Hall, Englewood Cliffs 1976

Lovaas, O. I., R. L. Koegel, L. Schreibman: Stimulus overselectivity in autism: A review of research. Psychol. Bull. 86 (1979) 1236

Lovaas, O. I., A. Litrownik, R. Mann: Response latencies to auditory stimuli in autistic children engaged in self-stimulatory behavior. Behav. Res. Ther. 9 (1971) 39

Masterton, B. A., G. B. Biederman: Proprioceptive versus visual control in autistic children. J. Autism Develop. Disord. 13 (1983) 141

Morse, P. H.: The discrimination of speech and nonspeech stimuli in early infancy. J. exp. Child Psychol. 14 (1972) 477

Myklebust, H., D. Johnson: Dyslexia in children. Except. Child 29 (1962) 14

Nickel, H.: Die visuelle Wahrnehmung im Kindergarten- und Einschulungsalter. Huber, Bern, Klett, Stuttgart 1967

Nickel, H.: Entwicklungspsychologie des Kindes- und Jugendalters, Bd. I. Huber, Bern 1972

Nickel, H.: Entwicklungspsychologie des Kindes- und Jugendalters, Bd. II. Huber, Bern 1975

Nissen, G.: Psychopathologie des Kindesalters. Wissenschaftliche Buchgesellschaft, Darmstadt 1977

O'Connor, N., B. Hermelin: The selective visual attention of psychotic children. J. Child Psychol. Psychiat. 8 (1967) 167

Ollendieck, T. H., M. Hersen (Hrsg.): Handbook of Child Psychopathology. Plenum Press, New York 1983

Ornitz, E. M.: The modulation of sensory input and motor output in autistic children. In: Psychopathology and Child Development, hrsg. von E. Schopler, R. Reichler. Plenum Press, New York 1976

Ornitz, E. M., E. R. Ritvo: Perceptual inconstancy in early infantile autism. Arch. gen. Psychiat 18 (1968) 76

Ornitz, E. M., A. M. Forsythe, A. de la Pena: The effect of vestibular and auditory stimulation on the rapid eye movements of REM sleep in normal children. Electroenceph. clin. Neurophysiol. 34 (1973a) 379

Ornitz, E. M., A. M. Forsythe, A. de la Pena: The effect of vestibular and auditory stimulation on the rapid eye movements of REM sleep in autistic children. Arch. gen. Psychiat. 29 (1973b) 786

Orton, S. T.: Specific reading disability-strephosymbolia. J. Amer. med. Ass. 90 (1928) 1095

Pick, H. L.: Development in complex perceptual activities. In: Psychopathology and Child Development, hrsg. von E. Schopler, R. J. Reichler. Plenum Press, New York 1976

Pick, H. L., A. D. Pick, R. E. Klein: Perceptual integration in children. In: Advances in Child Development and Behavior, Vol. 3, hrsg. von L. P. Lipsitt, C. S. Spiker. Academic Press, New York 1967

Quay, H. C., J. S. Werry: Psychopathological Disorders of Childhood, 2nd ed. Wiley, New York 1979

Reynolds, B. S., C. D. Newsom, O. I. Lovaas: Auditory overselectivity in autistic children. J. abnorm. Child Psychol. 2 (1974) 253

Rimland, B.: Infantile Autism. Appleton-Century-Crofts, New York 1964

Rincover, A., R. L. Koegel: Setting generality and stimulus control in autistic children. J. appl. Behav. Anal. 8 (1975) 235

Rincover, A., C. D. Newsom, O. I. Lovaas, R. L. Koegel: Some motivational properties of sensory stimuli in psychotic children. J. exp. Child Psychol. 24 (1977) 312

Rosenblum, S. M., J. R. Arick, D. A. Krug, E. G. Stubbs, N. B. Young, R. O. Pelson: Auditory brainstem evoked responses in autistic children. J. Autism Develop. Disord. 10 (1980) 215

Ross, A. O., W. E. Pelham: Child psychopathology. Ann. Rev. Psychol. 32 (1981) 243

Rutter, M., W. Yule: Reading difficulties. In: Child Psychiatry: Modern Approaches, hrsg. von M. Rutter, L. Hersov. Blackwell, London 1977

Ryan, A. S., A. Schulte, R. L. Klatzky: Functional significance of stimulus orientation: effects on orientation discrimination. J. exp. Child Psychol. 27 (1979) 512

Scharfetter, Ch.: Allgemeine Psychopathologie, 2. Aufl. Thieme, Stuttgart 1985

Schenk-Danzinger, L.: Handbuch der Legasthenie im Kindesalter. Beltz, Weinheim 1968

Schmalohr, E.: Zur akustischen Durchgliederungsfähigkeit als Voraussetzung des Lesenlernens bei 4- bis 6jährigen Kindern. Schule u. Psychol. 15 (1968) 295

Schopler, E., R. J. Reichler: Psychobiological referents for the treatment of autism. In: Infantile Autism, hrsg. von D. W. Churchill, G. D. Alpern, M. K. De Myer. Thomas, Springfield/Ill. 1971

Schopler, E., R. J. Reichler (Hrsg.): Psychopathology and Child Development. Plenum Press, New York 1976

Schover, L. R., C. D. Newsom: Overselectivity, developmental level and overtraining in autistic and normal children. J. abnorm. Child Psychol. 4 (1976) 289

Schreibman, L., O. I. Lovaas: Overselective response to social stimuli by autistic children. J. abnorm. Child Psychol. 1 (1973) 152

Schreibman, L., R. L. Koegel, M. S. Craig: Reducing stimulus overselectivity in autistic children. J. abnorm. Child Psychol. 5 (1977) 425

Schulte, W., R. Tölle: Psychiatrie. Springer, Berlin 1971

Schwartz, S., J. H. Johnson: Psychopathology of Childhood. Pergamon Press, New York 1981

Shagass, C., S. Gershon, A. J. Friedhoff (Hrsg.): Psychopathology and Brain Dysfunction. Raven Press, New York 1977

Taylor, F. K.: Psychopathology, Its Causes and Symptoms. Johns Hopkins University Press, Baltimore 1979

Tubbs, V. K.: Types of linguistic ability-disability in psychotic children. J. ment. Defic. Res. 10 (1966) 230

Valtin, R.: Legasthenie – Theorien und Untersuchungen. Beltz, Weinheim 1970

Varni, J. W., O. I. Lovaas, R. L. Koegel, N. L. Everett: An analysis of observational learning in autistic and normal children. J. abnorm. Child Psychol. 7 (1979) 31

Vellutino, F. R.: Toward an understanding of dyslexia. Psychological factors in specific reading disability. In: Dyslexia, hrsg. von A. L. Benton, D. Pearl. Oxford University Press, New York 1978

Wepman, J. M.: Auditory perception and imperception. In: Perceptual and Learning Disabilities in Children, hrsg. von W. M. Cruickshank, D. P. Hallahan. Syracuse University Press, Syracuse 1975

Wepman, J. M., A. Morency: Auditory Memory Span Test-manual. Language Res. Ass., Chicago 1973

White, S. H.: Evidence for a hierarchical arrangement of learning processes. In: Advances in Child Development and Behavior, hrsg. von L. P. Lipsitt, C. C. Spiker. Academic Press, New York 1965

Wilhelm, H., O. I. Lovaas: Stimulus overselectivity: a common feature in autism and mental retardation. Amer. J. ment. Defic. 81 (1976) 26

Wing, L. (Hrsg.): Early Childhood Autism: Clinical, Educational and Social Aspects. Pergamon Press, New York 1976

Störungen der Aufmerksamkeit

Helmut Remschmidt, Gerhard Niebergall

Definitorisches

Dem Begriff „Aufmerksamkeit" fehlt in der Fachliteratur eine klar definierte Einheitlichkeit. Die Gründe dafür liegen in den unterschiedlichen Auffassungen über den funktionalen Stellenwert der „Aufmerksamkeit" bei psychischen Vorgängen. Viele deskriptive Begriffe haben eine ähnliche, einige eine synonyme Bedeutung. Dies sind z.B. Konzentration, Vigilanz, Vigilität, Wachheit, bewußte psychische Vorgänge, Einstellung und Einstellungsänderung. Hinzu kommen Aspekte wie Tenazität, Umfang und Intensität sowie aktives und passives Ausrichten der Aufmerksamkeit, als Gegenteil und Funktionsminderung der Aufmerksamkeit die Zerstreutheit, die Ermüdung und Erschöpfung.

Nach ROHRACHER (1984), der eine grundlegende Unterteilung der bewußten Erlebnisse in psychische Kräfte (Triebe, Interessen, Gefühle, Willensvorgänge) und psychische Funktionen (Wahrnehmung, Gedächtnis, Denken) vornimmt, zählt die Aufmerksamkeit in systematischer Hinsicht zu den psychischen Funktionen, wobei die psychischen Kräfte die Aufträge erteilen, die von den psychischen Funktionen ausgeführt werden („Aufmerksamkeit ist der jeweilige Aktivitätsgrad der psychischen Funktionen").

Diese Auffassung unterscheidet sich kaum von der BLEULERS (1918). Nach BLEULER ist die Aufmerksamkeit eine Äußerung der Affektivität. „Sie besteht darin, daß bestimmte Sinnesempfindungen und Ideen, die unser Interesse erregt haben, gebahnt, alle anderen gehemmt werden."

Ausführlich diskutiert auch WEINSCHENK (1981) Begriff und Funktion der Aufmerksamkeit besonders in bezug auf das Bewußtsein bzw. die „Enge des Bewußtseins". Er stellt zum Beispiel heraus, daß es keine verschiedenen Grade des Bewußtseins gibt, daß aber die Kapazität des Bewußtseins begrenzt ist – vier bis sechs Gegenstände können gleichzeitig bewußt sein –, und durch das Richten der Aufmerksamkeit können „diese Gegenstände inhaltlich vollkommener ins Bewußtsein" eintreten. Und „die Konzentration besteht darin, die begrenzte Kapazität des Bewußtseins für einen bestimmten Gegenstand, für ein bestimmtes Gegenstandsgebiet oder Problem ausschließlich einzusetzen" (WEINSCHENK 1981).

Nicht unähnlich dieser Definition wird auch von anderen Autoren die *Konzentrationsfähigkeit* „als die Höchstform der willkürlichen Aufmerksamkeit" bezeichnet (z.B. KURTH 1975, in Anlehnung an MIERKE 1957).

Im Zusammenhang mit „Aufmerksamkeit" werden auch die Begriffe „Vigilanz" und „Vigilität" häufig – und gelegentlich fälschlicherweise synonym – verwendet. Obwohl die Definitionen dieser Begriffe in der Literatur gleichfalls selten völlig übereinstimmen, so läßt sich dennoch für die „Vigilanz" sagen, daß hiermit einerseits ein Zustand der Wachheit bezeichnet wird, der zwischen den beiden Polen „höchste Erregung" und „traumloser Tiefschlaf" variieren kann, andererseits bedeutet Vigilanz aber auch „Daueraufmerksamkeit", und drittens bezeichnet „Vigilanz" einen kortikalen Aktivierungsgrad, der neurophysiologisch von dem aufsteigenden retikulären Aktivierungssystem (ARAS) abhängig ist, welches im Hirnstamm, vorwiegend in der Formatio reticularis, lokalisierbar ist. Mit Hilfe des Elektroenzephalogramms läßt sich dieser kortikale Aktivierungsgrad objektivieren, und es können entsprechend dem Stadium der Vigilanz typische EEG-Muster unterschieden werden (vgl. EISERT 1981; CLAUSS u. Mitarb. 1976; WEINSCHENK 1981).

„Vigilität" bezeichnet in weitgehender Übereinstimmung in der Literatur eine Eigenschaft der Aufmerksamkeitsleistungen, nämlich im Gegensatz zu der „Tenazität" die Fähigkeit eines Menschen, „die Aufmerksamkeit einem neuen Gegenstand zuzuwenden" (BLEULER 1918). „Tenazität", heute ein selten gebrauchter Terminus, findet zur Kennzeichnung der Fähigkeit Verwendung, „seine Aufmerksamkeit dauernd auf einen Gegenstand gerichtet zu halten" (BLEULER 1918).

Für den Begriff und die Funktion der Aufmerksamkeit läßt sich somit sagen, daß die Auffassungen darüber in der wissenschaftlichen Literatur nicht einheitlich sind. Nach dem bisher Dargestellten bietet es sich an, Aufmerksamkeit als eine Funktion des Bewußtseins zu definieren und damit einen willkürlichen oder unwillkürlichen psychischen Vorgang zu bezeichnen, bei dem Wahrnehmungen, Vorstellungen, Denkinhalte und Erinnerungen für eine vorübergehende Dauer in das Zentrum des bewußten Erlebens rücken und dadurch klarer, prägnanter und differenzierter erscheinen; durch das Richten der Aufmerksamkeit auf Einzeldinge nimmt ihr Umfang ab, wobei dieser ohnehin durch die „Enge des Bewußtseins" limitiert ist.

Voraussetzungen für eine normale Leistungsfähigkeit der Aufmerksamkeit sind ein gesunder Organismus einschließlich der intakten Funktionen des ZNS und des Bewußtseins, eine stabile Affektivitäts- und Interessenlage, ausreichende Willenskraft und Intelligenz.

Aufmerksamkeitsleistungen sind von dem psychophysiologischen Entwicklungsstand abhängig (vgl. EISERT 1981; OERTER 1982; OSWALD u. FLEISCHMANN 1983). Psychometrisch festgestellt werden Aufmerksamkeitsleistungen durch Aufgaben, die eine dauerhafte Anspannung der psychischen Funktionen erforderlich machen und aus Gründen der Validität keine zu hohen Ansprüche an die Sinnesorgane, Motorik, Intelligenz etc. des Individuums stellen dürfen (vgl. BARTENWERFER 1971).

Störungen der Aufmerksamkeit sind sekundär, und sie äußern sich in einer Reduktion der quantitativen Aufmerksamkeitsleistungen oder qualitativen Veränderungen der Aufmerksamkeitsinhalte, und sie wirken sich nachteilig auf alle anderen psychischen Funktionen aus. Schwankungen der Aufmerksamkeitsleistungen und ein Absinken dieser im Zustand der Ermüdung und Erschöpfung sind unpathologisch und abhängig z. B. von der affektiven Beteiligung des Individuums an den zu bewältigenden Aufgaben. Die Grenzen zu pathologischen Aufmerksamkeitsstörungen sind fließend, und diese sind nicht spezifisch für bestimmte Krankheitsbilder. Der zuletzt genannte Aspekt kommt auch in den gebräuchlichen diagnostischen Klassifikationsschemata zum Ausdruck.

Klassifikation der Aufmerksamkeitsstörungen

Nach dem AMDP-System (1981) ist bei der Erhebung des psychischen Befundes die Einschätzung der Aufmerksamkeitsfähigkeit erforderlich. Eine Störung derselben kann nach diesem Schema als Folge von Bewußtseinsstörungen auftreten. Konzentrationsstörungen werden als eine Unfähigkeit zur Ausrichtung, Sammlung und Hinwendung auf einen Gegenstand definiert, als „Störung der Fähigkeit, bei der Sache zu bleiben, seine Aufmerksamkeit ausdauernd zu einer bestimmten Tätigkeit oder einem bestimmten Gegenstand zuzuwenden".

Einen relativ großen Raum widmet das amerikanische „Diagnostic and Statistical Manual of Mental Disorders, DSM-III" der „Attention Deficit Disorder". Als wesentliche Merkmale dieser Störung werden „signs of developmentally inappropriate inattention and impulsivity" hervorgehoben. Es erfolgt eine Unterteilung in drei diagnostische Untergruppen:

– Aufmerksamkeitsschwäche mit Hyperaktivität (314.01).
– Aufmerksamkeitsschwäche ohne Hyperaktivität (314.00).
– Aufmerksamkeitsschwäche, Residualtyp (314.80).

In den USA besteht eine Prävalenz von 3%, mit einem Verhältnis von 10:1 zwischen Jungen und Mädchen für die erstgenannte Diagnosegruppe. Gemeinsam mit dieser Störung kommen nicht selten leichte neurologische Auffälligkeiten („soft signs"), Dysfunktionen der motorisch-perzeptiven Koordination und abnorme EEG-Muster vor, doch lediglich bei 5% der Patienten wird eine regelrechte neurologische Störung diagnostiziert. In der Regel führen diese Auffälligkeiten zu Leistungs- und sozialen Anpassungsschwierigkeiten.

Die Beschreibung des hyperkinetischen Syndroms im DSM-III unterscheidet sich nicht wesentlich von der des „Multiaxialen Klassifikationsschemas für psychiatrische Erkrankungen im Kindes- und Jugendalter nach Rutter, Shaffer und Sturge" (REMSCHMIDT u. SCHMIDT 1977). Auch dort stehen als entscheidende Merkmale „eine kurze Aufmerksamkeitsspanne und eine erhöhte Ablenkbarkeit" sowie eine „ungehemmte, wenig organisierte und schlecht gesteuerte, extreme Überaktivität" im Zentrum des klinischen Bildes.

Im einzelnen werden ein „hyperkinetisches Syndrom mit Störung von Aktivität und Aufmerksamkeit" (ICD 314.0) sowie „mit Entwicklungsrückständen" (ICD 314.1) und „mit Störungen des Sozialverhaltens" (314.2) unterschieden.

Wichtig in diesem Klassifikationsschema ist noch der Verweis, daß bei einer Hyperaktivität, die symptomatisch für eine Grundkrankheit ist, eine Verschlüsselung der letzteren erfolgen muß.

Klinisch-neuropsychologische Untersuchungsbefunde

Umfassende Hirnschädigungen führen zu hirnorganischen Psychosyndromen und dabei regelmäßig zu Störungen der Aufmerksamkeit. Speziell treten diese als Folge von Läsionen der Region des oberen Hirnstammes, der Formatio reticularis, sowie insgesamt des „aufsteigenden Aktivierungssystems" auf (KAHLE u. Mitarb. 1979; LURIA 1973). Durch diese umschriebenen Hirnschädigungen ist ein besonderer Aspekt der Aufmerksamkeit betroffen, der allgemeine Zustand der Wachheit, das kortikale Aktivierungsniveau. Von diesem unterschieden wird eine „höhere, willkürliche Form der Aufmerksamkeit", die für ein selektives Wahrnehmen und Erkennen eines einzelnen Reizes oder einer bestimmten Situation und im Sinne einer Filterfunktion für die Hemmung der Reaktionsbereitschaft von Stimuli zuständig ist, die für die aktuelle Situation unbedeutend sind. Die hirnorganischen Korrelate hierfür sind das „limbische System" sowie die Frontallappen, die durch zahlreiche Nervenbahnen mit der Formatio reticularis verbunden sind (nach LURIA 1973).

Läsionen der Frontallappen führen zu typischen Störungen der Aufmerksamkeit, insbesondere zu einer erhöhten Ablenkbarkeit, aber auch zu Perseverationen sowie zu einem Mangel der systematischen, vorwegnehmenden Planung von Handlungen. Diese Symptome sind zum Beispiel ein Bestandteil des „Frontalhirnsyndroms" (FILSKOV u. Mitarb. 1981; LURIA 1973; MILLER 1972).

Störungen der Aufmerksamkeit, vorwiegend im Sinne einer erhöhten Reaktionsbereitschaft für situationsirrelevante Reize, können aber auch nach Schädigungen der Temporallappen auftreten (z. B. bei dem sogenannten Klüver-Bucy-Syndrom).

Spezifische Krankheitsbilder mit Aufmerksamkeitsstörungen im Kindes- und Jugendalter (Ätiologie und Pathogenese)

In typischer Weise kommen Aufmerksamkeits- und Konzentrationsstörungen in Verbindung mit Störungen anderer Funktionsbereiche im Kindesalter bei frühkindlichen oder später erworbenen Hirnschädigungen, bei dem Syndrom der minimalen zerebralen Dysfunktion, im Rahmen von Epilepsien, amentiellen Syndromen etc. vor.

Hierbei sind Störungen der Aufmerksamkeit ein fakultatives und individuell unterschiedlich ausgeprägtes Symptom. Neben diesen durch hirnorganische Läsionen oder Dysfunktionen begründeten Störungen der Aufmerksamkeit kann der Pathogenese ebenso ein psychogener Mechanismus zugrunde liegen. Hierzu zählen Störungen der Aufmerksamkeit im Rahmen vielfältiger Verhaltensauffälligkeiten als Folge eines unbewältigten Konfliktes und ständiger psychischer Traumatisierungen, z. B. bei Schulkindern mit einer Legasthenie oder Rechenstörung (WEINSCHENK 1965, 1975).

Eine entscheidende Rolle spielen Aufmerksamkeitsstörungen auch bei endogenen Psychosen (Schizophrenien, manisch-depressive Erkrankungen), und gerade in dieser Hinsicht wird neuerdings vermehrt diskutiert, ob sie als sogenannte „Basisstörung" nicht nur die Folge, sondern Grundlage für andere Symptome bei schizophrenen Psychosen sind (SÜLLWOLD 1977).

Aufmerksamkeitsstörungen bei Kindern und Jugendlichen nach Hirnschädigungen

Von vielen Autoren wird übereinstimmend darauf hingewiesen, daß im Rahmen der Syndrome nach frühkindlichen Hirnschädigungen und der minimalen zerebralen Dysfunktion Störungen der Aufmerksamkeit regelmäßig vorhanden sind (z. B. STRAUSS u. LEHTINEN 1947; LEMPP 1964, 1974; GÖLLNITZ 1954).

Diese Befunde wurden später von empirisch gut fundierten Untersuchungen, bei denen auch testpsychologische Verfahren zum Einsatz kamen, immer wieder bestätigt (ESSER u. Mitarb. 1981; SCHMIDT u. Mitarb. 1982).

KURTH (1977) verwendete zur Prüfung der Frage, welche Unterschiede der Aufmerksamkeits- bzw. Konzentrationsleistungen zwischen frühkindlich hirngeschädigten und hirngesunden Kindern bestehen, zwei psychometrische Verfahren (Durchstreichtest nach BOURDON [1955] und den Konzentrations-Leistungstest von DÜKER u. LIENERT [1959]). Dabei fand er, daß die Leistungen der hirngeschädigten Probanden als Gruppe signifikant schlechter waren, wobei sich noch differenzieren ließ, daß die Aufmerksamkeit dieser Kinder durch eine Labilität, „die Unfähigkeit zu anhaltender Konzentration", auffiel. Sicher ist aber außerdem, daß für die Erzielung dieser Leistungen allgemeinere Faktoren wie Antrieb und Aktivität eine Rolle spielen und daß „Leistungsreserven" nach einer Steigerung der Motivation sogar noch nach einer einstündigen Dauerbelastung auch bei Kindern mit einer frühkindlichen Hirnschädigung erkennbar werden (TEICHMANN 1975). Ferner zeigten diese Untersuchungen, daß sich die Mittelwerte der Patienten- und Kontrollgruppen unterschieden, daß einzelne Kinder mit der Diagnose „frühkindliche Hirnschädigung" jedoch bessere Leistungen aufwiesen als eine Vielzahl hirngesunder Kinder.

Auch bei Patienten mit schwereren, in späteren Lebensjahren erworbenen Hirnschädigungen kann man damit rechnen, daß einerseits noch Jahre nach dem Erleiden des Traumas Störungen der Aufmerksamkeit bestehen, daß es sich hierbei aber andererseits um eine Funktion handelt, die nicht dauerhaft und irreversibel gestört ist. Durch gezielte Übungen können vielmehr noch zum Teil erhebliche Leistungssteigerungen erzielt werden.

So fanden REMSCHMIDT u. STUTTE (1980), daß unabhängig vom Schweregrad Hirnschädigungen bei Patienten im Kindes- und Jugendalter regelmäßig auch zu Störungen der Aufmerksamkeit führten, daß es aber allen Patientengruppen (variierend zwischen leichter Hirnkontusion und apallischem Syndrom) gelang, ihre Leistungen im „Aufmerksamkeits-Belastungs-Test d2" von BRICKENKAMP (1978) nach mehreren Übungsdurchgängen deutlich zu steigern (s. Abb. 6.2, 6.3).

Weitere psychiatrische Krankheiten mit Aufmerksamkeitsstörungen

Während bei den bisher dargestellten Patientengruppen Aufmerksamkeitsstörungen in einem umfassenderen hirnorganischen Psychosyndrom eine mehr oder weniger periphere Bedeutung hatten,

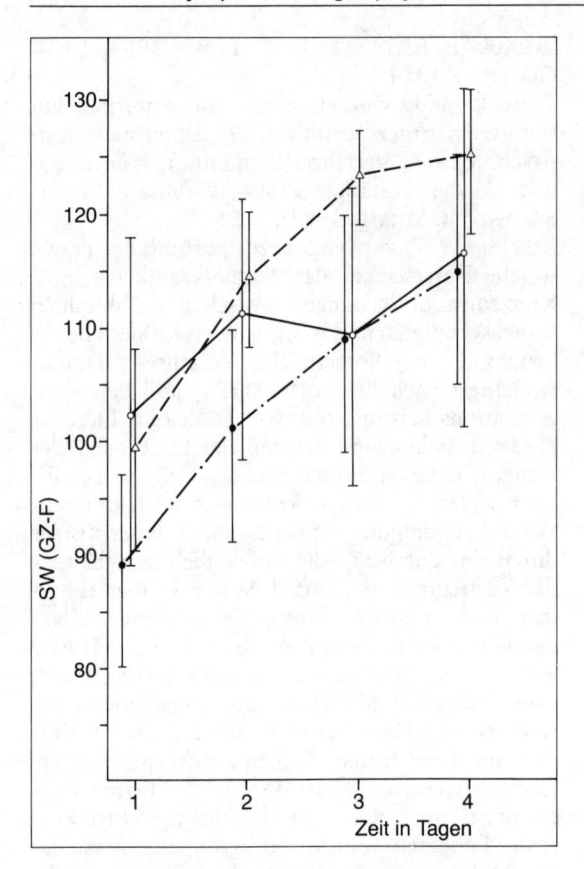

Abb. 6.2 Lernleistung im d2-Aufmerksamkeits-Belastungs-Test über einen Zeitraum von vier Tagen bei Kindern und Jugendlichen mit Zustand nach Hirnkontusion.
- - - - - Gruppe A: Patienten mit Zustand nach leichter Hirnkontusion (Unfall bis 3,5 Jahre zurückliegend).
——— Gruppe B: Patienten mit Zustand nach schwerer Hirnkontusion (Unfall bis 3,5 Jahre zurückliegend).
–·–·–·– Gruppe C: Patienten mit Zustand nach schwerer Hirnkontusion (Unfall länger als 4,5 Jahre zurückliegend).
(aus *H. Remschmidt, G. Lamberti, E. Hausmann, R. Sachartschenko, W. Merschmann:* Klinische und neurologische Verlaufsuntersuchungen an Kindern und Jugendlichen mit Zustand nach Hirnkontusion. In: Neuropsychiatrische Folgen nach Schädel-Hirn-Traumen bei Kindern und Jugendlichen, hrsg. von H. Remschmidt, H. Stutte. Huber, Bern 1980 [S. 170]).

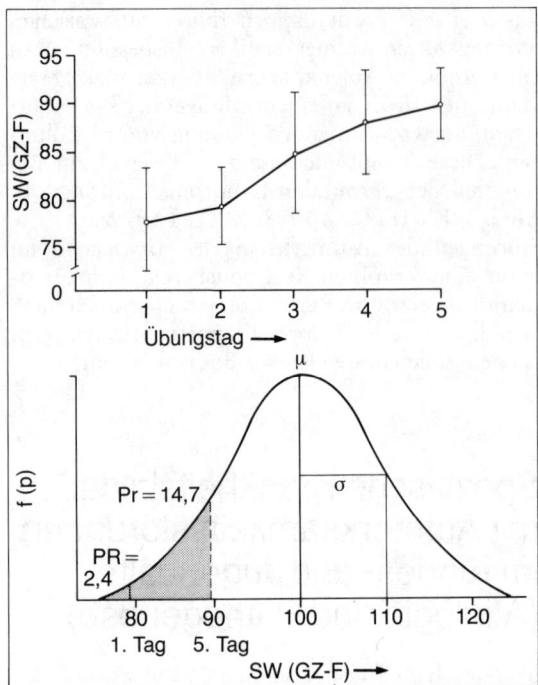

Abb. 6.3 Ergebnisse einer Übungsserie über 5 Tage im d2-Aufmerksamkeits-Belastungs-Test für 7 Patienten mit Zustand nach apallischem Syndrom. Der obere Teil der Abb. zeigt den Übungsfortschritt in absoluten Beträgen, der untere Teil in Form einer Verbesserung des Prozentranges, bezogen auf die Eichstichprobe (aus *G. Lamberti, M. Geyer, E. Hausmann, G. Niebergall, H. Remschmidt*: Klinische und neuropsychologische Verlaufsuntersuchungen an Kindern und Jugendlichen mit Zustand nach apallischem Syndrom. In: Neuropsychiatrische Folgen nach Schädel-Hirn-Traumen bei Kindern und Jugendlichen, hrsg. von H. Remschmidt, H. Stutte. Huber, Bern 1980 [S. 220]).

stehen sie bei dem „hyperkinetischen Syndrom", besonders in Form extrem erhöhter Ablenkbarkeit, im Zentrum des klinischen Bildes (vgl. EISERT 1981; STEINHAUSEN 1980; STRAUSS u. LEHTINEN 1947). So wiesen z. B. FOCKEN u. Mitarb. (1984) nach, daß die positive therapeutische Wirkung des Methylphenidats bei hyperkinetischen Kindern vornehmlich in einer Steigerung der Aufmerksamkeits- und Konzentrationsleistungen unter verschiedenen situativen Bedingungen besteht.
Im Unterschied zu der Nosologie der europäischen Kinder- und Jugendpsychiatrie werden von amerikanischen Autoren regelrechte Syndrome beschrieben, die auf einer Störung der Aufmerksamkeit beruhen sollen. Dabei werden zwei Diagnosegruppen voneinander abgegrenzt, einmal „Attention Deficit Disorder with Hyperactivity (ADDH)", zum anderen „Attention Deficit Disorder without Hyperactivity (ADD)" (CANTWELL 1984). In dieser Differenzierung sind beide Syndrome auch nach dem DSM-III zu verschlüsseln (s. o., „Klassifikation der Aufmerksamkeitsstörungen", S. 388). In den letzten Jahren hat für die klinisch-experimentelle Forschung die Frage erneut an Bedeutung gewonnen, ob pathologische Beeinträchtigungen der Aufmerksamkeitsleistungen bei endogenen Psychosen, insbesondere bei Schizophrenien, eine sogenannte „Basisstörung" darstellen (Übersicht bei SÜLLWOLD 1977).
Bereits KRAEPELIN hatte bei der Beschreibung der „Dementia praecox" auf schwere Störungen der Aufmerksamkeit (im Sinne von erhöhter Ablenkbarkeit und fehlender affektiver Ansprechbarkeit)

hingewiesen, ebenso betonte BLEULER (1918) den zentralen Stellenwert der Aufmerksamkeitsstörungen bei schizophrenen Erkrankungen, die in vielfältiger Weise die übrigen psychischen Vorgänge beeinträchtigen.

BLEULER beobachtete, daß die Aufmerksamkeit zum Beispiel stark mit den Affekten variiert, daß es bei Patienten mit einer Paranoia zu einer krankhaften Assoziationsbereitschaft kommt; ferner berichtete er über Phänomene wie Sperrung und zwangsmäßiges Richten der Aufmerksamkeit auf bestimmte, für den Kranken subjektiv bedeutsame Inhalte.

Während Patienten mit einer schizophrenen Psychose oft in bestimmten Phasen der Erkrankung darüber klagen, daß sie sich nicht konzentrieren, daß sie ihre Gedanken nicht bündeln können, ist dies für die Pathologie der kognitiven Leistungsfähigkeit im manischen Zustand einer Zyklothymie besonders charakteristisch, hier im Sinne der „Ideenflucht", der extrem ausgeprägten Ablenkbarkeit und Assoziationslockerung sowie der Unfähigkeit, situationsirrelevante Reize auszublenden.

So kam zum Beispiel bei einem 17jährigen Patienten, bei dem während einer manischen Phase der Rorschach-Test durchgeführt wurde, in den etwa 120 Antworten, die er zu diesen Tafeln gab (die durchschnittliche Antwortzahl Erwachsener liegt etwa bei 20), nicht nur seine deutlich erhöhte Antriebslage zum Ausdruck, sondern es zeigte sich außerdem, daß er für jedes auch noch so kleine Detail am Rand der Abbildungen Deutungen mit zum Teil weit abschweifenden Assoziationen lieferte. Hier wie auch in anderen Situationen war er unfähig, die Aufmerksamkeit auf das Wesentliche zu richten, so daß es nicht zuletzt deswegen immer wieder zu Auseinandersetzungen mit anderen Patienten auf der Station kam. Im Aufmerksamkeits-Belastungs-Test d2 (BRICKENKAMP 1978) erreichte er im übrigen bei sehr schlechter Qualität eine hohe quantitative Leistung.

Die im Rahmen schizophrener Psychosen auftretenden Störungen der Aufmerksamkeit sind für einige Autoren neben anderen Beweismöglichkeiten ein zusätzlicher Beleg für die Somatogenese dieser Krankheit, die sich somit auf grundlegende hirnpathologische Prozesse zurückführen läßt (Übersicht z. B. bei HUBER 1980). Es besteht kein Zweifel, daß psychogene Mechanismen gleichfalls Ursachen für Störungen der Aufmerksamkeit sein können, die besonders über die Dynamik unbewältigter Konflikte und die Affektivität wirken. Hierzu zählt das gedankliche Haftenbleiben bei konfliktbesetzten Themen, z. B. bei Patienten mit einer Zwangsneurose oder Phobie. Beeinträchtigt wird dadurch der Umfang der Aufmerksamkeit, das willkürliche Richten der Aufmerksamkeit auf bestimmte Inhalte des Bewußtseins sowie eine flexible Assoziationsfähigkeit.

Eine jugendliche Patientin mit der Diagnose „Anorexia nervosa und Bulimie" berichtete z. B., daß sie seit Jahren in ihren Denk- und Handlungsabläufen außerordentlich limitiert sei, weil sie sich in Gedanken ständig damit beschäftigte, wie sie an Nahrungsmittel gelangen könnte, um damit ihre Heißhungerattacken zu befriedigen. So gab es immer wiederkehrende Perioden, in denen die Denk- und Vorstellungsabläufe durch diese Thematik fast vollständig absorbiert wurden und die Patientin kaum fähig war, ihre Aufmerksamkeit für wenige Minuten auf andere Inhalte zu lenken.

Ferner sind Konzentrationsstörungen ein häufiges sekundäres Symptom bei Kindern mit einer Legasthenie oder einer Rechenstörung und bei Überforderungssituationen in der Schule (WEINSCHENK 1965, 1975; RENTZ 1982). Bei diesen Patienten stellt sich dann oft heraus, daß die Konzentrationsmängel in Abhängigkeit von bestimmten konfliktbeladenen Situationen und Aufgaben auftreten, z. B. in der Schule beim Lesen, Schreiben oder Rechnen und beim Erledigen der Hausaufgaben, daß aber dieselben Kinder beim Spielen oder in der Einzelsituation der psychologischen Testuntersuchung sehr ausdauernd und wenig ablenkbar sind, mitunter überdurchschnittliche Leistungen bei speziellen Konzentrationstests erzielen.

Methoden zur Erfassung der Aufmerksamkeitsstörungen

Zur Feststellung von Konzentrations- und Aufmerksamkeitsstörungen haben *Beobachtungen* der Patienten trotz inzwischen zahlreicher spezifischer Testverfahren noch immer eine große Bedeutung. Günstig ist es dabei, verschiedene Situationen zu wählen und die Kinder z. B. beim Spiel- und Leistungsverhalten, einzeln und in Gruppen zu beobachten.

Wenn Kinder in der Einzelsituation untersucht werden, stellt sich gelegentlich heraus, daß sie die vorgelegten Aufgaben ohne die berichteten Aufmerksamkeitsstörungen bewältigen oder in speziellen psychologischen Testverfahren so gut abschneiden wie die Mehrzahl altersgleicher Kinder. Daß Diskrepanzen bei der Beurteilung der Konzentrationsfähigkeit auftreten, läßt sich wohl auf verschiedene Gründe zurückführen. Oft divergiert das Konzept über die Aufmerksamkeit zwischen Eltern, Lehrern, Psychologen und Ärzten. Ferner fallen in der diagnostischen Einzelsituation störende Faktoren fort, und schließlich ist die Beobachtungsdauer bei der Diagnostik nicht immer ausreichend, um zum Beispiel zeitliche Schwankungen oder einen Abfall der Konzentrationsleistungen feststellen zu können.

Die Zahl der Kinder mit Konzentrationsstörungen in der Schule ist nach einer Angabe von FREDERKING (1975) mit 63%, hier bezüglich der 10jährigen Schüler, sehr hoch und entspricht nicht den Erfahrungen in der Ambulanz einer Kinder- und Jugendpsychiatrie. Unter 1200 Patienten, die in einem Jahr in unserer Abteilung poliklinisch untersucht wurden, befanden sich 30% mit einer „mangelnden Leistungshaltung", welche vorwiegend durch gestörtes und unkonzentriertes Arbeitsverhalten gekennzeichnet war. Ausgeprägt bzw. häufig traten diese Auffälligkeiten bei 10% der Patienten auf. Diese Angaben beruhen im wesentlichen auf Beobachtungen der Eltern und der Lehrer der Kinder. Es ist hierbei zu berücksichtigen, daß sich unter diesen Patienten auch noch nicht schulpflichtige Kinder befanden, bei denen, falls vorhanden, Konzentrationsstörungen noch nicht in dem Maß auffallen wie bei Schulkindern.

Um standardisierte Untersuchungen bezüglich der Aufmerksamkeitsstörungen vornehmen und ihre Ergebnisse vergleichen zu können, sind inzwischen einige *Beobachtungsskalen,* die vorwiegend von Eltern und/oder Lehrern ausgefüllt werden, entwickelt worden (z.B. Conners-Skala, CONNERS 1973).

Die eigentlichen *Testverfahren zur Erfassung der Konzentrationsfähigkeit* gehen in Deutschland historisch gesehen auf die Versuche der Arbeitsgruppe um KRAEPELIN Ende des 19. Jahrhunderts zurück, die mit fortlaufenden Additionsaufgaben (bis zu einer Dauer von zwei Stunden) Gesamtleistungen und Schwankungen der Arbeitsintensität bei einzelnen Individuen und Patienten erfassen.

Dieses Vorgehen ist später von PAULI (1936) zu einem regelrechten Test mit genauen Instruktionen, vorgefertigten Arbeitsbögen und Normen ausgebaut worden (ARNOLD 1961).

Für Erwachsene spielen noch heute der Konzentrations-Verlaufs-Test – KVT (ABELS 1961) und der Konzentrations-Leistungs-Test – KLT (DÜKER u. LIENERT 1959) bei der Erfassung von Konzentrationsleistungen eine Rolle, für orientierende klinische Prüfungen sind diese Verfahren aber oft zu aufwendig.

Aus Gesichtspunkten der Ökonomie und der Validität – die bisher genannten Verfahren sind für psychiatrische Patienten im Kindes- und Jugendalter oft zu anspruchsvoll – sind für den routinemäßigen Gebrauch sogenannte „Durchstreichtests" oder spezielle Untertests aus umfangreicheren Testbatterien besser geeignet.

Die Durchstreichtests zur Erfassung von Konzentrationsleistungen wurden zunächst von BOURDON um die Jahrhundertwende für wissenschaftliche Zwecke entwickelt, später in vielfältigen Modifikationen eingesetzt (vgl. BARTENWERFER 1971).

Im deutschsprachigen Raum ist der „Aufmerksamkeits-Belastungs-Test (d2)" von BRICKENKAMP (1981) am weitesten verbreitet. Bei diesem Test besteht die Aufgabe für den Probanden darin, aus einer Reihe von vorgegebenen Buchstaben bestimmte Buchstaben herauszusuchen und diese anzustreichen. Die Auswertung geschieht nach verschiedenen Gesichtspunkten und führt zu Aussagen über die Gesamtleistung sowie über Schwankungen der Aufmerksamkeitsleistungen aufgrund von Normwerten, die für einzelne Altersstufen ab 10 Jahren vorhanden sind.

Abwandlungen dieser Testanordnung für jüngere Kinder sind inzwischen von ESSER u. GEISEL (1978) sowie von SCHILLING (1974) entwickelt worden.

Der Untertest „Zahlen-Symbol-Test" der Wechsler-Intelligenz-Skalen ist ebenfalls für eine relativ zuverlässige und gültige Erfassung der Konzentrationsfähigkeit geeignet; für die Kinderversion liegen Normwerte ab 6 Jahren vor (HARDESTY u. PRIESTER 1966).

Doch werden zur Überprüfung eines allgemeinen Niveaus und eines Verlaufs der Aufmerksamkeitsleistungen nicht nur Papier- und Bleistifttests eingesetzt, sondern auch im Handel erhältliche, in der Anwendung und Auswertung aufwendigere Geräte wie der „Daueraufmerksamkeitstest PD6" (nach RICOSSAY), das „Leistungsprüfgerät" (nach PAULI), das „Wiener-Determinationsgerät" sowie weitere Apparaturen zur Erfassung dauerhafter Reaktions- und Aufmerksamkeitsleistungen (vgl. BARTENWERFER 1971).

Therapie und Prognose

Allgemein läßt sich sagen, daß sich die Therapie der Aufmerksamkeitsstörungen nach der Grundkrankheit und ihren Ursachen richten muß und von diesen die Prognose gleichfalls abhängig ist.

So ist der Restitutionsverlauf bei Patienten mit erworbenen Hirnschädigungen, bei denen Störungen der Aufmerksamkeit im Rahmen eines umfassenderen hirnorganischen oder spezifischen hirnlokalen Psychosyndroms auftreten, weitgehend spontan und weder medikamentös noch durch andere therapeutische Maßnahmen entscheidend beeinflußbar. Dies heißt aber nicht, daß nach dem Abklingen der akuten Erkrankung und der unmittelbar mit einem Schädel-Hirn-Trauma in Verbindung stehenden Störungen, zum Beispiel im Rahmen eines Durchgangssyndroms, Behandlungsmaßnahmen überflüssig sind. In den Untersuchungen von REMSCHMIDT, STUTTE und Mitarbeitern (REMSCHMIDT u. STUTTE 1980) bei Kindern und Jugendlichen mit sehr unterschiedlichen Schweregraden erworbener Hirnschädigungen stellte sich vielmehr heraus, daß zum Teil noch nach Jahren neben Restsymptomen Leistungsreserven in verschiedenen kognitiven Bereichen vorhanden waren, die durch gezielte Übungen, auch bezüglich der Aufmerksamkeitsleistungen, von den Patienten wieder genutzt werden konnten.

Aufmerksamkeitsstörungen bei Kindern mit einem hyperkinetischen Syndrom lassen sich in etwa ⅔ der Fälle positiv medikamentös durch Stimulanzien beeinflussen (EISERT 1981; MARTINIUS 1984; SOLANTO 1984).

Neuroleptische Behandlungsmaßnahmen bei Patienten mit einer schizophrenen Psychose führen nicht selten zu einer Verbesserung, gelegentlich zu einer Verschlechterung der Aufmerksamkeitsleistungen. Die sedierende Nebenwirkung hat zum Beispiel häufig eine Verlängerung der Reaktionszeiten zur Folge, doch scheinen davon nach einer Untersuchung von ERICKSON u. Mitarb. (1984) Jugendliche nicht in demselben Ausmaß wie Erwachsene betroffen zu sein. Bei Patienten mit einer Psychose ist eine isolierte Betrachtung der Aufmerksamkeitsstörungen aber besonders problematisch, da sie teils die Folge anderer Symptome (z. B. Wahnerleben, Halluzinationen), teils die Ursache für weitere kognitive Störungen (z. B. Denken) sein können.

Bei einer systematischen Erfassung der Veränderungen der Aufmerksamkeitsleistungen (mit dem Aufmerksamkeits-Belastungs-Test d2) im Verlauf schizophrener Erkrankungen jugendlicher Patienten haben wir beobachtet, daß diese mit der übrigen klinischen Symptomatik eng kovariieren und ein Abklingen der produktiven Symptomatik in der Regel mit einer Verbesserung der Konzentrationsfähigkeit zeitlich korrespondiert.

Sind Aufmerksamkeitsstörungen das Resultat einer psychogenen Dynamik, so muß es das Ziel therapeutischer Maßnahmen sein, ihre Ursachen zu behandeln. Ein gutes Beispiel hierfür sind Selbstwertkonflikte und vielerlei Störungen der Emotionalität und des Verhaltens einschließlich der Beeinträchtigung der Konzentrationsfähigkeit, die als Folge umschriebener Funktionsdefizite (Legasthenie, Rechenstörung) auftreten. Als Behandlungskonzept hat sich für diese Patientengruppe bewährt, nach einer Psychotherapie eine gezielte Behandlung der Grundstörung vorzunehmen, um den Konfliktherd für die sekundäre Symptomatik dauerhaft zu beseitigen (WEINSCHENK 1965). Die Durchführung lediglich spezieller Kurse zur Erhöhung der Konzentrationsfähigkeit, die ausschließliche Anwendung des autogenen Trainings oder „Selbstsicherheitsübungen" sind kontraindiziert, bei einzelnen Patienten führen sie möglicherweise zu einer vorübergehenden Eindämmung der Sekundärsymptomatik.

Allgemeinere pädagogische Maßnahmen bestehen darin, bei konzentrationsgestörten Kindern für eine regelmäßige Tageseinteilung und Fernsehbeschränkung zu sorgen, in der Erziehungshaltung ruhig und konsequent vorzugehen sowie Interessen und Aktivitäten zu wecken (KURTH 1975). Speziell für den Umgang mit diesen Kindern in der Schule schlägt EISERT (1981) vor, eine bessere Organisation und Differenzierung der Aufgaben, eine Strukturierung motivationaler Komponenten unter systematischem Einsatz von sogenannten Verstärkern sowie die Vermittlung kognitiver Strategien vorzunehmen.

Positive Veränderungen können hierbei zum Beispiel durch das Selbstinstruktionstraining von MEICHENBAUM (1977) erreicht werden, wobei nach EISERT das Kind lernt, „in handlungsanleitender Weise" zu sich selbst zu sprechen und so seine Aufmerksamkeit auf relevante Teile der zu bewältigenden Aufgabe zu lenken, seine Impulsivität und u. U. seine Hyperaktivität zu reduzieren.

Der Einsatz von Psychopharmaka bei Konzentrationsstörungen sollte nur zurückhaltend und bei klarer Indikation erfolgen.

Literatur

Abels, D.: Konzentrations-Verlaufs-Test (K-V-T), 2. Aufl. Hogrefe, Göttingen 1961
AMDP: Das AMDP-System. Manual zur Dokumentation psychiatrischer Befunde, 4. Aufl., hrsg. von der Arbeitsgemeinschaft für Methodik und Dokumentation in der Psychiatrie. Springer, Berlin 1981
American Psychiatric Association: Diagnostic and Statistical Manual of Mental Disorders (DSM-III), 3. Aufl. APA, Washington/D. C. 1980
Arnold, W.: Der Pauli-Test, 3. Aufl. Barth, München 1961
Bartenwerfer, H.: Allgemeine Leistungstests. In: Handbuch der Psychologie, Bd. 6: Psychologische Diagnostik, hrsg. von R. Heiss, 3. Aufl. Hogrefe, Göttingen 1971
Bleuler, E.: Lehrbuch der Psychiatrie. Springer, Berlin 1918
Bourdon, B.: Bourdon-Test. Hogrefe, Göttingen 1955
Brickenkamp, R.: Test d2: Aufmerksamkeits-Belastungs-Test, 6. Aufl. Hogrefe, Göttingen 1978
Cantwell, D. P.: The attention deficit disorder syndrome. Current knowledge, future needs. J. Amer. Acad. Child Psychiat. 23 (1984) 315
Clauß, G. (Hrsg.): Wörterbuch der Psychologie. Pahl-Rugenstein, Köln 1976
Conners, C. K.: Rating scales for use in drug studies with children. Psychopharmacology Bulletin, Special Issue, Pharmacotherapy with children (1973) 24.
Düker, H., G. A. Lienert: Der Konzentrations-Leistungs-Test (K-L-T). Hogrefe, Göttingen 1959
Eisert, H. G.: Entwicklung der Vigilanzfunktionen. In: Neuropsychologie des Kindesalters, hrsg. von H. Remschmidt, M. Schmidt. Enke, Stuttgart 1981
Eisert, H. G.: Störungen der Vigilanzfunktionen. In: Neuropsychologie des Kindesalters, hrsg. von H. Remschmidt, M. Schmidt. Enke, Stuttgart 1981
Erickson, W. D., A. M. Yellin, J. H. Hopwood, G. M. Realmuto, L. M. Greenberg: The effects of neuroleptics on attention in adolescent schizophrenics. Biol. Psychiat. 19 (1984) 745
Esser, G., B. Geisel: bp-Test, Konzentrationstest für Achtjährige. Unveröffentlicht, Mannheim 1978
Esser, G., M. H. Schmidt, W. Allehoff, B. Geisel: Zerebrale Funktionsstörungen bei Achtjährigen: Mehrebenenfalldefinition in einer epidemiologischen Untersuchung. Z. Kinder- u. Jugendpsychiat. 9 (1981) 399
Filskov, S. B., B. H. Grimm, J. A. Lewis: Brain-behavior relationships. In: Handbook of Clinical Neuropsychology, hrsg. von S. B. Filskov, J. T. Boll. Wiley, New York 1981
Focken, A., E. Rossel, A. Wellstein, E. Appel, D. Costa, D. Palm: Wirkungen von Methylphenidat bei hyperkinetischen Kindern mit minimaler cerebraler Dysfunktion – Beeinflussung psychologischer, physiologischer und biochemischer Parameter im Doppelblindversuch. Z. Kinder- u. Jugendpsychiat. 12 (1984) 235
Frederking, U.: Häufigkeiten, somatische und soziale Bedingungen von Verhaltensstörungen 10jähriger Schulkinder. Prax. Kinderpsychol. Kinderpsychiat. 24 (1975) 204
Göllnitz, G.: Die Bedeutung der frühkindlichen Hirnschädigung für die Kinderpsychiatrie. VEB Thieme, Leipzig 1954
Hardesty, F. P., M. J. Priester: Handbuch für den Hamburg-Wechsler-Intelligenztest für Kinder, 3. Aufl. Huber, Bern 1966

Huber, G.: Hauptströme in der gegenwärtigen ätiologischen Diskussion der Schizophrenie. In: Die Psychologie des 20. Jahrhunderts, Bd. X: Ergebnisse für die Medizin (2), hrsg. von U. K. Peters. Kindler, Zürich 1980

Kahle, W., H. Leonhardt, W. Platzer: Taschenatlas der Anatomie, Bd. 3: Nervensystem und Sinnesorgane, 3. Aufl. Thieme, Stuttgart 1979; 4. Aufl. 1984

Kurth, U. E.: Konzentrationsleistung. In: Psychologische Untersuchungen zur Entwicklung hirngeschädigter Kinder, hrsg. von G. Göllnitz, H.-D. Rösler. VEB Deutscher Verlag der Wissenschaften, Berlin 1975

Lamberti, G., M. Geyer, E. Hausmann, G. Niebergall, H. Remschmidt: Klinische und neuropsychologische Verlaufsuntersuchungen an Kindern und Jugendlichen mit Zustand nach apallischem Syndrom. In: Neuropsychiatrische Folgen nach Schädel-Hirn-Traumen bei Kindern und Jugendlichen, hrsg. von H. Remschmidt, H. Stutte. Huber, Bern 1980

Lempp, R.: Frühkindliche Hirnschädigung und Neurose. Huber, Bern 1964, 3. Auflage 1978

Lempp, R.: Organische Psychosyndrome. In: H. Harbauer, R. Lempp, G. Nissen, P. Strunk: Lehrbuch der speziellen Kinder- und Jugendpsychiatrie, 2. Aufl. Springer, Berlin 1974

Luria, A. R.: The Working Brain. Penguin, Harmondsworth 1973

Martinius, J.: Substanzen. In: Kinder- und jugendpsychiatrische Pharmakotherapie in Klinik und Praxis, hrsg. von G. Nissen, Ch. Eggers, J. Martinius. Springer, Berlin 1984

Meichenbaum, D.: Cognitive-behavior Modification. An Integrative Approach. Plenum Press, New York 1977

Mierke, K.: Konzentrationsfähigkeit und Konzentrationsschwäche. Huber, Stuttgart 1957

Miller, E.: Clinical Neuropsychology. Penguin, Harmondsworth 1972

Oerter, R.: Zur Entwicklung der Motivation und Handlungssteuerung. In: Entwicklungspsychologie, hrsg. von R. Oerter, L. Montada. Urban & Schwarzenberg, München 1982

Oswald, W. D., U. M. Fleischmann: Gerontopsychologie. Kohlhammer, Stuttgart 1983

Pauli, R.: Beiträge zur Kenntnis der Arbeitskurve. Archiv f. d. ges. Psychol. 97 (1936) 466

Remschmidt, H., M. Schmidt (Hrsg.): Multiaxiales Klassifikationsschema für psychiatrische Erkrankungen im Kindes- und Jugendalter nach Rutter, Shaffer und Sturge. Huber, Bern 1977, 2. Aufl. 1986

Remschmidt, H., H. Stutte: Neuropsychiatrische Folgen nach Schädel-Hirn-Traumen bei Kindern und Jugendlichen. Huber, Bern 1980

Remschmidt, H., G. Lamberti, E. Hausmann, R. Sachartschenko, W. Merschmann: Klinische und neurologische Verlaufsuntersuchungen an Kindern und Jugendlichen mit Zustand nach Hirnkontusion. In: Neuropsychiatrische Folgen nach Schädel-Hirn-Traumen bei Kindern und Jugendlichen, hrsg. von H. Remschmidt, H. Stutte. Huber, Bern 1980

Rentz, R.: Die Legasthenie im Lichte neuerer medizinischer Forschungsergebnisse. Z. Kinder- u. Jugendpsychiat. 10 (1982) 50

Rohracher, H.: Einführung in die Psychologie, 12. Aufl. Urban & Schwarzenberg, München 1984

Schilling, F.: Untersuchungen zur diagnostischen Valenz der manuellen Geschicklichkeit im Kindesalter. Mschr. Kinderheilk. 122 (1974) 763

Schmidt, M. H., G. Esser, W. H. Allehoff, B. Geisel, M. Laucht, R. Voll: Bedeutung cerebraler Dysfunktion bei Achtjährigen. Z. Kinder- u. Jugendpsychiat. 10 (1982) 365

Solanto, M. V.: Neuropharmacological basis of stimulant drug action in attention deficit disorder with hyperactivity: Review and synthesis. Psychol. Bull. 95 (1984) 387

Steinhausen, H. C.: Das hyperkinetische Syndrom – Mehrdimensionale Diagnostik, Therapiebewertung und Verlauf in der klinischen Praxis. Z. Kinder- u. Jugendpsychiat. 8 (1980) 269

Strauss, A. A., L. E. Lehtinen: Psychopathology and Education of the Brain Injured Child, Vol. I. Grune & Stratton, New York 1947

Süllwold, L.: Symptome schizophrener Erkrankungen. Springer, Berlin 1977

Teichmann, M.: Aktivität und Belastbarkeit. In: Psychologische Untersuchungen zur Entwicklung hirngeschädigter Kinder, hrsg. von G. Göllnitz, H.-D. Rösler. VEB Deutscher Verlag der Wissenschaften, Berlin 1975

Weinschenk, C.: Die erbliche Lese-Rechtschreibeschwäche und ihre sozialpsychiatrischen Auswirkungen, 2. Aufl. Huber, Bern 1965

Weinschenk, C.: Rechenstörungen, 2. Aufl. Huber, Bern 1975

Weinschenk, C.: Entschluß zur Tat, Schuldfähigkeit, Resozialisierung, Prävention. Athenäum, Königstein/Ts. 1981

Störungen der Psychomotorik

Gerhard Neuhäuser

Begriffsbestimmung

Bewegung ist eine Grundeigenschaft des Lebendigen. Vielfältige motorische Aktionen kennzeichnen das menschliche Verhalten. Am Zustandekommen der gesteuerten, willkürlichen oder der unbewußten, autonom ablaufenden Bewegungsäußerungen sind zahlreiche zentrale und periphere Strukturen des Nervensystems beteiligt. Es muß eine feine Abstimmung, ein ständiger Austausch zwischen den planenden, entwerfenden und anstoßenden Zentren sowie den ausführenden Organen erfolgen; dabei greifen auch psychische Reaktionen gestaltend und modifizierend ein.
Motorik umfaßt Haltung, Ruhe und Bewegung des handelnden Menschen (SCHARFETTER 1976). Die Neuromotorik beschäftigt sich mit den neurophysiologischen Grundlagen; die Sensomotorik will den Funktionszusammenhang von Bewegen und Wahrnehmen aufzeigen. Mit dem Begriff Psychomotorik soll die enge Beziehung von Erleben und Agieren in den Vordergrund gestellt werden; als Soziomotorik wird die Verknüpfung von Bewegung und Kommunikation bezeichnet. Das Bewegungsverhalten gibt in seinen mannigfachen Äußerungen auch ein Abbild von der seelischen Verfassung; es vermittelt dem Betrachter Eindrücke von psychischen Vorgängen beim Patienten. Andererseits sind seelisch-geistige Äußerungen auch über und durch Bewegung zu beeinflussen, können Befindlichkeit und Stimmung, Antrieb und Motivation durch motorisches Agieren verändert werden.
Psychomotorik entspricht dem Bewegungsgesamt (HOMBURGER 1923), beinhaltet den steten Wandel von Bewegungsäußerungen und Haltung, die Willkürbewegungen und Ausdruckserscheinungen, wie Gestik, Mimik und Physiognomik. Das Erfassen psychomotorischer Phänomene und Störungen bildet einen wichtigen Bestandteil des psychopathologischen Urteils; gerade bei Kindern und Jugendlichen kann das Beobachten des spontanen und provozierten Bewegungsverhaltens wertvolle diagnostische Informationen vermitteln.
Mit der Motorik und ihren Teilgebieten befassen sich verschiedene Fachrichtungen (Abb. 6.4). Interdisziplinäre Bemühungen führten in den letzten Jahren zu zahlreichen neuen Erkenntnissen, welche die Eigenständigkeit der „Motologie" begründen, sich durch Motodiagnostik, Mototherapie und Motopädagogik aber auch unmittelbar im ärztlichen und erzieherischen Bereich auswirken (SCHILLING 1973 b, 1978).

Entwicklung und Psychomotorik

Bewegungsäußerungen beginnen schon früh während des vorgeburtlichen Lebens: Bei Ultraschalluntersuchung sind bereits in der 7. bis 8. Schwangerschaftswoche komplexe, offenbar spontan generierte Bewegungsmuster zu beobachten. Die alte Meinung, daß Reflexantworten im Trigeminusgebiet (8. bis 9. Woche) oder Greifreaktionen der Hand (10. Woche) erste Bewegungsphänomene seien, muß revidiert werden; schon intrauterin besteht eine erstaunliche Bewegungskoordination. Das neugeborene Kind verfügt bereits über eine Vielzahl differenzierter motorischer Fähigkeiten (PRECHTL 1956), die zwar vorwiegend autonom als scheinbar festgelegte Reaktionen ablaufen, aber auch bereits Lernvorgänge durch Anpassung an bestimmte Umweltstimuli ermöglichen (PAPOUŠEK 1975).
Mit fortschreitender Entwicklung des Nervensystems werden die „primitiven" Bewegungen in komplexe Funktionsabläufe integriert. Im Verlauf des ersten Lebensjahres vollzieht sich bei engem Wechselspiel von Reifung, Lernprozessen und Umwelteinwirkungen die Umgestaltung zu einem differenzierten Aktionsvermögen: Es bilden sich die Voraussetzungen aus, die Fortbewegung, visuellmotorische Koordination und Manipulation, nicht zuletzt auch sprachliche Funktionen ermöglichen.
Bei gleichen äußeren Umständen sind individuelle Unterschiede im Bewegungsverhalten zunächst mehr von Erb- als von Umweltfaktoren beeinflußt; mit zunehmender Übung verlieren die genetischen Komponenten aber an Bedeutung (MARISI 1977). Neurophysiologische Reifung und motorisches Lernen interagieren in vielfältiger Weise (SCHILLING 1978). Bewegungsleistung wird durch das Auftreten von Bewegungsmustern ermöglicht.
Als Bewegungsmuster bezeichnet man eine Kette von motorischen Handlungen, bei denen die Ausführung eine untergeordnete Rolle spielt, vielmehr das Ziel, der Zweck ganz im Vordergrund steht (KEPHART 1971). Das Erlernen solcher Bewegungsmuster ist ein fortschreitender adaptiver Prozeß. Dabei wird Adaptation als Antwort des Orga-

6 Symptomatologie psychischer Störungen im Kindes- und Jugendalter

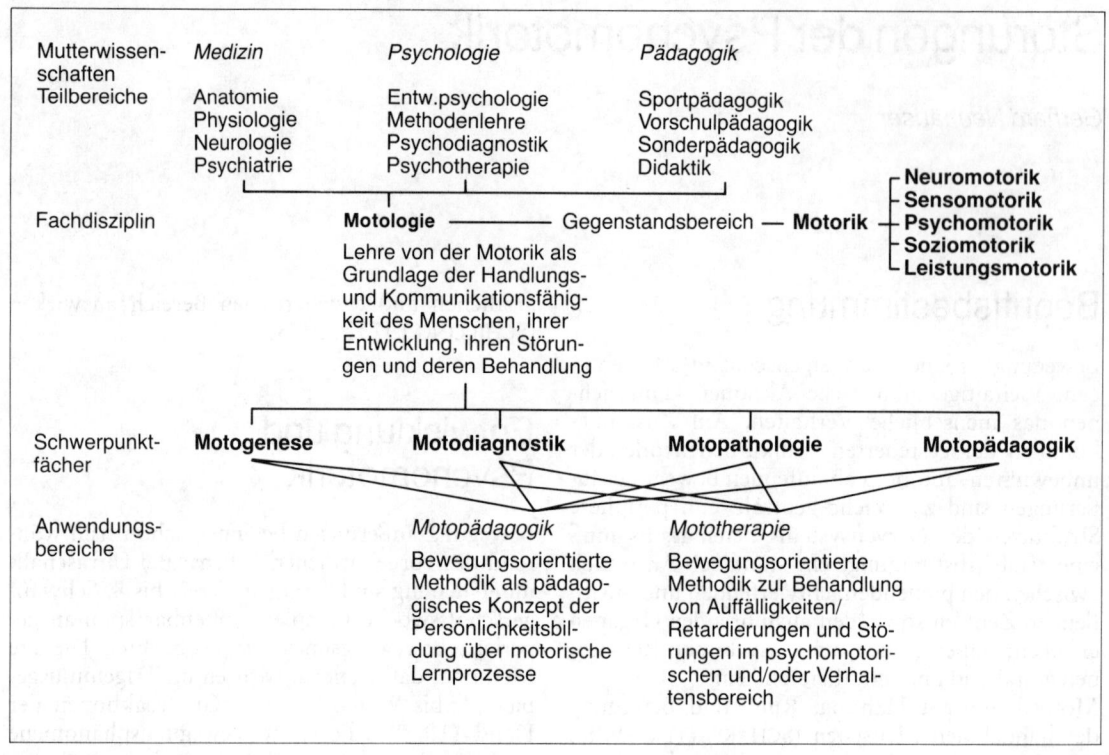

Mutterwissenschaften	*Medizin*	*Psychologie*	*Pädagogik*	
Teilbereiche	Anatomie Physiologie Neurologie Psychiatrie	Entw.psychologie Methodenlehre Psychodiagnostik Psychotherapie	Sportpädagogik Vorschulpädagogik Sonderpädagogik Didaktik	
Fachdisziplin		**Motologie** ——— Gegenstandsbereich — **Motorik**		Neuromotorik Sensomotorik Psychomotorik Soziomotorik Leistungsmotorik
		Lehre von der Motorik als Grundlage der Handlungs- und Kommunikationsfähigkeit des Menschen, ihrer Entwicklung, ihren Störungen und deren Behandlung		
Schwerpunktfächer	**Motogenese**	**Motodiagnostik**	**Motopathologie**	**Motopädagogik**
Anwendungsbereiche		*Motopädagogik* Bewegungsorientierte Methodik als pädagogisches Konzept der Persönlichkeitsbildung über motorische Lernprozesse	*Mototherapie* Bewegungsorientierte Methodik zur Behandlung von Auffälligkeiten/Retardierungen und Störungen im psychomotorischen und/oder Verhaltensbereich	

Abb. 6.4 Konzeption des Fachgebietes Motologie (nach *Göbel* 1978).

nismus auf die Änderung äußerer und innerer Bedingungen verstanden, kann durch Akkommodation und Assimilation erreicht werden (PIAGET). Die Bewegungen vervollkommnen sich durch Ökonomie, Stabilisierung und Kapazitätssteigerung nach Maßgabe der Umweltbedingungen. Der Mensch kommt durch den Erwerb vielfältig variabler Bewegungsmuster in die Lage, sich den wechselnden Umweltsituationen bestmöglich anzupassen. Motorische Fertigkeiten können auf diesen Bewegungsmustern aufgebaut werden. Sie bestehen aus spezifischen, vielfach geübten Bewegungsketten, deren Umfang begrenzt ist, die aber mit einem hohen Grad an Präzision ausgeführt werden (SCHILLING 1978).

So wird die zunächst vorwiegend nach neurophysiologischen Reifungsvorgängen ablaufende, genetisch gesteuerte statomotorische Entwicklung des Säuglings sehr bald durch Umwelteinflüsse geprägt, modifiziert, verändert. Dies zeigen zahlreiche transkulturelle Beobachtungen bei unterschiedlichen Pflegegewohnheiten, nicht zuletzt auch die Erfahrungen mit deprivierten Kindern. Jede Adaptation wird von einem Gefühl der Sicherheit bestimmt; somit sind Gemütsentwicklung, Affektivität und Bewegungsverhalten beim Kleinkind besonders eng miteinander verbunden. Motorische Äußerungen lassen auf die geistig-seelische Entwicklung schließen, in Bewegungen werden affektiv-emotionale Vorgänge deutlich. Durch Greifen, Gestik, Mimik und Sprechen vollzieht sich die Kommunikation mit der Umwelt; Haltung und Bewegung sind entscheidende Voraussetzungen für diese Fähigkeit (FELDMANN 1965). So wird die Entwicklung der Psychomotorik von der Reifung nervaler Strukturen und Funktionen (Konstitution), durch die vermittelten Anregungen (soziales Umfeld) und affektiven Stimulationen (Motivation) bestimmt.

Das psychomotorische Verhalten (Bewegungsgesamt) wandelt sich im Ablauf des Lebens (HOMBURGER 1923, 1926); individuelle Eigenschaften bleiben aber trotzdem kenntlich. Jeder Mensch hat seine eigene, ihn als vererbtes Merkmal charakterisierende Motorik, die sich im Verlauf der Zeit, nach seiner Eigenart, entsprechend der Gebräuche, Normen und Vorbilder seiner Gruppe ausbildet. Sie wird von seiner jeweiligen Gesamtverfassung geprägt (SCHARFETTER 1976).

In den ersten beiden Lebensjahren entwickeln sich wesentliche psychomotorische Fähigkeiten, wenn das Kind durch den Erwerb des aufrechten Ganges zunehmend Selbständigkeit erlangt, wenn es mit der Möglichkeit zur gezielten Manipulation im Zusammenspiel von Auge und Hand die Umwelt immer mehr zu be-greifen lernt, wenn sich mit der komplexen psychomotorischen Funktion des Sprechens eine weitere Dimension in der sozialen Beziehung zur Umwelt eröffnet. Mit den statomotorischen Leistungen, der visuell-motorischen Koordination, durch Gestik, Mimik und Sprechen sind die Voraussetzungen des psychomotorischen Verhaltens gegeben. Sie werden im Kleinkindesalter weiter vervollkommnet, in zahlreichen Anpassungsvorgängen erprobt. Die zunehmend besser abgestimmte Koordination der einzelnen Bewegungen wird in der „kleinkindlichen Grazie" deutlich; „Bewegungsluxus" kennzeichnet das Auftreten überflüssiger Mitbewegungen (HOMBURGER 1923). In den Grundformen der kindlichen Motorik – Laufen, Klettern, Steigen, Springen, Fangen, Werfen, Greifen und Manipulieren – wird immer größere Sicherheit erlangt.

Im Schulalter werden sich besonders bei der Ausgestaltung der Leistungsmotorik die Außeneinflüsse bemerkbar machen, während die individuelle Eigenart vor allem in der Ausdrucksmotorik sichtbar bleibt. Mit der Pubertät wird ein „Umbruch" auch im psychomotorischen Verhalten deutlich; ungebärdige, zerrissene, ungelenk-schlaksige Bewegungen kennzeichnen einen neuen „plumpen Bewegungsluxus" (HOMBURGER 1923), spiegeln die Unausgeglichenheit dieses Entwicklungsabschnittes. Es folgt eine Periode der Neuformung, in der durch Ökonomisierung, Rationalisierung und Automatisierung das psychomotorische Verhalten des Erwachsenen gefestigt wird; mit dem Älterwerden ist dann wieder ein Wandel verbunden. Geschlechtsunterschiede sind in den einzelnen Perioden der Entwicklung mehr oder weniger deutlich (HOMBURGER 1923), zeigen „Arbeits- und Ausdrucksmotorik in der Rolle der Mittlerin zwischen dem vegetativen Dasein und dem seelischen Leben".

Neurophysiologische Grundlagen

Trotz einer Fülle neurophysiologischer Einzelergebnisse von Untersuchungen am motorischen System sind die komplexen Mechanismen, welche Bewegungsgesamt und Bewegungsspiel des Menschen steuern und regulieren, also auf die jeweilige Umweltsituation einstellen, nur bruchstückweise bekannt. Die Analyse der vielfach miteinander verbundenen Vorgänge ist schwierig; so fehlen noch manche Voraussetzungen für das Verstehen wesentlicher Zusammenhänge. Ein von JUNG (1976) angeführter Vergleich läßt dies erkennen.

„Wenn man die Koordination der Motorik mit einem Automobil und seiner Steuerung und Schaltung durch den Fahrer vergleicht, wird auch das Schichtverhältnis der höheren (übergeordneten kortikalen) Intentionen und der niederen (untergeordnet automatischen) Mechanismen der Bewegung klarer. Beim Auto ist ein Fahrer für die Zielbewegungen notwendig. Aktionen und Sinnesmeldungen des Autofahrers können höhere intentionale Komponenten der Willkürhandlung und ihre Abhängigkeit von der Wahrnehmung anschaulicher darstellen als eine Computerautomatik, obwohl beide nach ähnlichen Prinzipien arbeiten... Dem Start jeder Bewegung muß eine Vorbereitung und eine Bereitschaftsaktivierung vorangehen, wie beim Auto der Motor eine gewisse Umdrehungsgeschwindigkeit noch im ausgekuppelten Zustand haben muß, bevor der Wagen abfahren kann. Die mechanische Bewegungsbereitschaft wäre daher zu vergleichen mit dem Anlassen und der Vorbeschleunigung des Motors. Die Gangschaltung und Richtungsorientierung mit dem ersten Ausrichten der Steuerung bedarf der übergeordneten Fahrerinitiative, die der Intention und Vorprogrammierung einer Zielbewegung entspricht. Nur nach programmierter Zielbestimmung kann die Einzelausführung der Willkürbewegung dem niederen sensomotorischen Mechanismus überlassen werden. Erst nach dieser Ziel- und Bereitschaftsvorbereitung erfolgt der eigentliche Bewegungsstart durch die Kupplung von Motor und Getriebe. Dieses Einkuppeln ist daher dem Willkürstart über die Pyramidenbahn vergleichbar.

Die Fahrleistungen des Autos sind von zwei Kontrollfunktionen abhängig, die beide geregelt sind, während nur die zweite zielgesteuert ist. Die erste ist die mechanische Konstruktion und ihre Automatik, die bei der menschlichen Bewegung den vorgebildeten Strukturmechanismen des sensomotorischen Bewegungsapparates und ihrer Koordination und inneren Kontrolle entsprechen. Die zweite ist die Fahrtsteuerung nach einem Zielprogramm, das an die jeweiligen Außenbedingungen angepaßt wird. Nur diese äußere Zielsteuerung wird durch den Fahrer verwirklicht, der sich aber für die inneren Regelungen auf zahlreiche eingebaute Automatismen der mechanisch-energetischen Prozesse verläßt. Die Kontrollen der Fahrleistung erhalten also übergeordnete Steuerungen des Fahrers und untergeordnete Regelungen des Apparates. Für die Zielprogrammsteuerung werden die Sinnesorgane des Fahrers, besonders die Augen benötigt, die auch die Ausführung laufend kontrollieren, während die innere Kontrolle der Benzinzufuhr, der Kühlung, des Differentials usw. automatisch abläuft. Die äußere Steuerung ist im lebenden Organismus vorwiegend von exteroceptiven Sinnen kontrolliert, während die innere Kontrolle mehr den proprioceptiven Regelungen der Motorik vergleichbar ist".

Diese Parabel macht die komplexen Zusammenhänge zwischen willkürlicher Steuerung durch übergeordnete Zentren und automatischer Regelung durch untergeordnete Mechanismen zwar deutlich, berücksichtigt aber nur wenig die engen Beziehungen, die auch zu psychischen Reaktionen bestehen – die Zielvorstellung des Fahrers, seine Motivation und Befindlichkeit dürften für die ausgeübte Tätigkeit ebenfalls eine Rolle spielen, können das psychomotorische Verhalten in vielfältiger Weise beeinflussen und damit auch den Bewegungserfolg modifizieren.

Gewisse Prinzipien der Bewegungsphysiologie haben als Grundlage des psychomotorischen Verhaltens zu gelten: Das motorische Neuron bildet mit den spinalen Vorderhornzellen und den von ihnen versorgten Muskelfasern (motorische Einheit) die gemeinsame Endstrecke; an seinen Synapsen konvergieren periphere, propriospinale und zerebrale Impulse der sensomotorischen Koordination (JUNG 1976). Durch den vorgeschalteten propriospinalen Apparat werden zentrale und periphere Impulse koordinativ geregelt.

Zielbewegungen und Stützmotorik sind eng aufeinander bezogen und voneinander abhängig; jede motorische Aktion erfordert eine adäquate Ausgangsposition, Bewegungsabläufe können auch als eine Serie sich wandelnder Haltungen aufgefaßt werden. Alle Bewegungen werden mehrfach kontrolliert. Die Vorstellung von JACKSON ist durch zahlreiche Studien belegt: Bestimmte Funktionen sind mehrfach, auf verschiedenen Organisationsebenen repräsentiert („evolution is a passage from the most automatic to the most voluntary"). Periphere Regelsysteme arbeiten mit zentralen Steuerungsapparaten und Rückmeldemechanismen zwischen Großhirn, Kleinhirn und Stammganglien sowie dem limbischen System eng zusammen.

Rasche, präzise, feine Bewegungen werden über die Pyramidenbahn vom Kortex aus gestartet und gesteuert; durch periphere Rückinformation sind sie an die jeweiligen Umweltbedingungen anzupassen. Willkürmotorik und „Triebverhalten" mit willkürlichen Bewegungsabläufen verwenden bestimmte Programme, die durch Sinnesmeldungen und Lernen modifiziert werden, in Assoziationszentren zu speichern sind. Mit Bewegungsabsicht und Bewegungsentwurf überformt die Willkürhandlung das Instinkt- und Lernverhalten; Ziel- und Zeitsetzung sind einer höheren Schicht zuzuordnen. Die Durchführung aber erfordert Mechanismen und Regelungen der „niederen" Motorik (JUNG 1976). In der Koordination verschiedener Systeme kommt dem Kleinhirn eine wichtige Rolle zu („motor-move" bzw. „motor-hold" system; HENATSCH 1976).

Trotz intensiver neurophysiologischer Forschung in den letzten Jahrzehnten (HAASE 1976; HENATSCH 1976; JUNG 1976) sind die das Bewegungsgesamt des Menschen bestimmenden komplexen Systeme und Mechanismen noch nicht ausreichend bekannt. Neue Erkenntnisse dürften auch weiterhin dazu führen, daß manche alte Vorstellung von der Funktionsweise bestimmter Einheiten revidiert werden muß; erinnert sei an die Rolle der Pyramidenbahn oder des motorischen Kortex. Ein Schema kann immer nur vorläufig die komplexen Beziehungen darstellen (Abb. 6.5).

Bewegen und Wahrnehmen

Für die Kontrolle des motorischen Verhaltens sind Rückmeldungen aus der Peripherie erforderlich: Motorik und Perzeption sind im Sinn eines Regelkreises eng miteinander verbunden; dies gilt in besonderer Weise auch für die Betrachtung der Psychomotorik (Abb. 6.6). Im „Gestaltkreis" (V. WEIZSÄCKER) soll deutlich werden, daß Erkennen und Handeln, Bewegen und Wahrnehmen als untrennbare Einheit zu sehen sind, als Verbindung von „Organismusinnenwelt und -umwelt in einer Ganzheit". Bewegungsäußerungen geben ein Abbild von seelischen Vorgängen; durch Beeinflussen der Motorik kann auch eine Wirkung auf psychische Erscheinungen ausgeübt werden. Die Seele des Menschen kommt im Leib und in dessen Bewegung zum Ausdruck (JASPERS 1973); als Äußerung psychomotorischen Verhaltens haben vor allem

Abb. 6.5 Funktionsschema des motorischen Systems (nach *Altherr* in Anlehnung an *Henatsch* (1976), wenig verändert). Zeichenerklärung: MSC = motorisch-sensorischer Kortex, SAC = sensorischer Assoziationskortex, EPYK = extrapyramidale Kerngebiete, CE = Zerebellum, mTH und STh = motorischer und sensibler Thalamusanteil, P = Pons, FR = Formatio reticularis, LS = limbisches System, mHnk = motorische Hirnnervenkerne, SHSk = sensible Hinterstrangkerne, SpTK = spinaler Trigeminuskern, PY = Pyramidenbahn, EPY = sogenannte extrapyramidale Bahnen, RM = Rückenmark, MN = Motoneurone, JN = Interneurone, RZ = Rezeptorafferenzen.

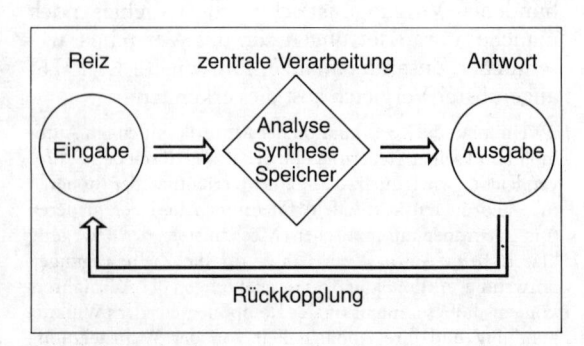

Abb. 6.6 Regelmodell der Informationsverarbeitung (nach *Chalfant* u. *Scheffelin* 1969; dargestellt nach *Neuhäuser* 1976).

Gestik, Physiognomik, Mimik und graphische Funktionen zu gelten. Merkmale der motorischen Vorgänge, wie Tempo, Dynamik oder Rhythmus (HOMBURGER 1926), lassen einen Schluß auf die Persönlichkeit zu.

Als Bewegungskoordination wird die Organisation motorischer Aktionen in Abhängigkeit von einem antizipierten Ziel aufgefaßt, wobei verschiedene Bewegungsparameter, zum Beispiel Muskeltätigkeit, Kraftimpuls oder Bewegungsphase, in Wechselwirkung mit der jeweils gegebenen Umweltsituation stehen (RÖSLER u. Mitarb. 1973), also wiederum durch perzeptive Informationen gesteuert und geregelt werden (Abb. 6.7). Die Bewegungskoordination in ihren Beziehungen ist bei der Analyse von psychomotorischen Störungen hilfreich: Werden die komplexen Rückmeldungssysteme an irgendeiner Stelle beeinträchtigt, macht sich dies in einer Abweichung der koordinativen Funktion bemerkbar. Psychomotorik als Ausdruck von Bewegung und Erleben hat auch die engen Beziehungen zu affektiv-emotionalen Vorgängen zu berücksichtigen; auch hier spielt die Wahrnehmung eine wichtige Rolle.

Für Freigeben oder Anstoßen von „bereitgestellten" Bewegungsentwürfen ist wahrscheinlich ein Auslösemechanismus erforderlich; dieser kann in den medialen Thalamuskernen lokalisiert werden (VANDERWOLF 1971). Vorausgehen muß ein Auswahlvorgang, der die angemessene Bewegungsabfolge heraushebt; diese Aufgabe dürfte dem Hippokampus, also einer Struktur des limbischen Systems, zukommen, wobei auch Einflüsse von anderen Bereichen wirksam werden. Jedenfalls ist für erworbenes, adaptives Verhalten ein intaktes limbisches System mit besonderer Beteiligung des Hippokampus erforderlich; demgegenüber werden

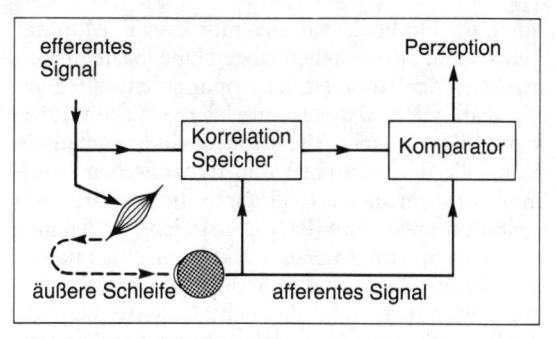

Abb. 6.7 Diagramm der sensomotorischen (visuell-motorischen) Koordination (nach *Hein* u. *Held* 1962; dargestellt nach *Neuhäuser* 1976). Das afferente Signal wird im Komparator mit dem Signal verglichen, das vom efferenten Reiz aus dem Korrelationsspeicher abgerufen wird. Dieser wirkt als eine Art Gedächtnis, welches die Spuren früherer Kombination von gleichzeitig eintreffenden efferenten und afferenten Signalen bewahrt. Das im Moment dann ankommende efferente Signal soll die Spurenkombination auswählen, welche identische efferente Information enthält, und die afferente Erinnerung aktivieren, welche damit verbunden ist. Das so reaktivierte afferente Signal wird zum Komparator gesandt, wo der Vergleich mit dem neuen afferenten Signal erfolgt. Dieses Ergebnis bestimmt dann die weitere Handlung.

automatische Bewegungsvollzüge zwar vom limbischen System „registriert", wahrscheinlich auch ausgewählt und angestoßen, aber vom Hirnstamm produziert und auf Mittelhirnebene integriert (PLOOG u. GOTTWALD 1974). Hier kann auch der Zusammenhang zwischen Lernen und Motivation verständlich werden (Abb. 6.8).

Die für die Funktion des Zentralnervensystems wichtigen Transmittersubstanzen sind natürlich

Abb. 6.8 Schematischer Ablauf erfolgreicher motorischer Anpassung (aus *H. Papoušek*: Soziale Interaktion als Grundlage der kognitiven Frühentwicklung, in: Kindliche Sozialisation und Sozialentwicklung, Bd II, hrsg. von Th. Hellbrügge. Urban & Schwarzenberg, München 1975).

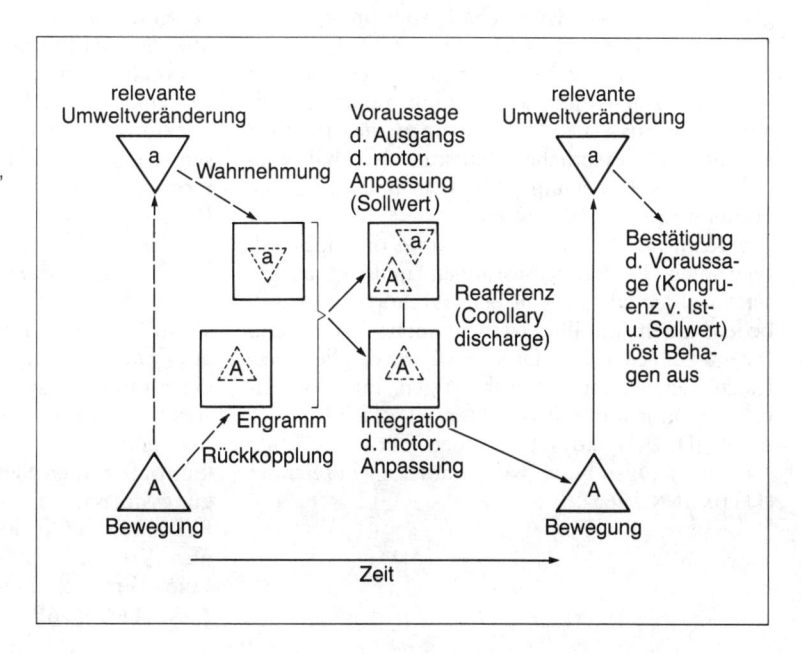

auch im Hinblick auf die motorische Aktivität bedeutsam. So bestehen allgemeine Beziehungen zwischen der Tätigkeit der Dopamin enthaltenden nigrostriatalen Bahnen und der psychomotorischen Regsamkeit; die striatopallidotegmentale Kontrolle der statischen und dynamischen Gamma-Motoneuronen erfolgt durch die noradrenerge retikulospinale Bahn (PAPESCHI 1972). An den motorischen Störungen beim Parkinsonismus und deren Beeinflußbarkeit durch Dopamin werden solche Zusammenhänge deutlich. Gewisse Befunde deuten auch darauf hin, daß bei manchen Kindern mit hyperkinetischem Syndrom ein funktioneller Mangel an dopaminergen Synapsen besteht (PYCK u. BAINES 1978). Es ist zu erwarten, daß eine bessere Kenntnis der neurochemischen Mechanismen, von der man allerdings noch weit entfernt ist, bestimmte psychopharmakologische Wirkungen im Hinblick auf das Bewegungsverhalten verständlich macht und damit eine gezielte Indikation begründen kann. Jedenfalls ist davon auszugehen, daß auch auf molekularbiologischer Ebene ein rechtes Ausgewogensein von Hemmung und Erregung notwendig ist, um einen „reibungslosen" Ablauf der Bewegungssteuerung zu ermöglichen. Welche Bedeutung gerade den Hemmungsmechanismen in diesem Zusammenhang zukommt, wird durch neurophysiologische Befunde immer wieder unterstrichen. Das zyklomorphe Prinzip ist auch hier zu erkennen.

Psychomotorische Störungen

Erscheinungsbild

Komplex und vielfältig wie die Steuerung der psychomotorischen Vorgänge sind auch die Störungen, die entstehen, wenn das System in irgendeinem Bereich beeinträchtigt wird.
Bei der engen Verflechtung verschiedener Faktoren ist für die Darstellung der Störungen eine gewisse Schematisierung nicht zu vermeiden; sie orientiert sich an den wesentlichen Aspekten der Phänomenologie des Bewegungsverhaltens und sucht die Hintergründe zu analysieren.
Die Kenntnis der neurologisch und orthopädisch relevanten Bewegungsstörungen muß vorausgesetzt werden, da sie von den psychopathologisch bedeutsamen Auffälligkeiten zu unterscheiden sind (SCHARFETTER 1976). Diese wurden vor allem von französischen Autoren frühzeitig in ihrer Bedeutung erkannt und mit Begriffen wie „débilité motrice" (DUPRÉ), „dyspraxie idéo-motrice" (WALLON) oder „instabilité psychomotrice" bezeichnet (FELDMANN 1965).

Störung der psychomotorischen Entwicklung

Der zeitliche Ablauf psychomotorischer Entwicklungsvorgänge im Verlauf des Säuglings- und Kleinkindesalters vermittelt wichtige Informationen von den strukturellen und funktionellen Reifungsvorgängen am Zentralnervensystem, aber auch von den Umweltbedingungen, unter denen die Adaptationsprozesse des Kindes sich vollziehen.
Man spricht von Verzögerung (Retardierung) der psychomotorischen Entwicklung, wenn Funktionen, die dem Erwerb der aufrechten Körperhaltung und Fortbewegung sowie der visuell-motorischen Koordination und Manipulation dienen, verspätet erworben werden. Der enge Zusammenhang zwischen Bewegungsverhalten und geistig-seelischen Funktionen wird auch darin deutlich, daß Entwicklungstests in einem wesentlichen Umfang aus motorischen Items bestehen, je jünger das Kind ist, um so mehr. Bei der Abgrenzung einer verzögerten Entwicklung ist große Vorsicht geboten, da die verfügbaren Normwerte bei der Variabilität und Umweltabhängigkeit des Bewegungsverhaltens nur Anhaltspunkte sein können; damit sind auch die unterschiedlichen Angaben in verschiedenen Tabellen zu erklären (Tab. 6.4).
Es kann unmöglich sein, im frühen Kindesalter zu entscheiden, ob tatsächlich eine Retardierung der motorischen Entwicklung vorliegt, in deren Verlauf dann das „normale" Endstadium später erreicht wird, oder ob nicht vielmehr infolge irgendeiner Schädigung die Entwicklungsmöglichkeiten begrenzt sind, so daß schließlich ein Rückstand bleibt, ein der Norm entsprechendes Verhalten nicht verwirklicht werden kann (AEBI 1968). Hier wäre der „motorische Infantilismus" (HOMBURGER 1926) zu erwähnen; die Ursachen können sehr verschieden sein, organische Komponenten oder aber Umweltfaktoren umfassen bzw. eine Kombination im Sinn der „Noxenkette" darstellen.
Bei einer abweichenden psychomotorischen Entwicklung ist nicht nur der Ablauf in seiner Geschwindigkeit verändert, es treten auch besondere motorische Verhaltensweisen auf. Dies gilt zum Beispiel für die Phase des Rutschens, die manche Kinder durchleben, bevor sie zum Stehen und Gehen kommen; dabei wird die Fähigkeit des Kriechens und Krabbelns „übersprungen". Das Rutschen kann eine Entwicklungsvariante sein; es ist aber mitunter auch ein Hinweis auf das Vorliegen einer motorischen Störung (ROBSON 1970; ROBSON u. MACKEITH 1971). „Zehengang" wird vorübergehend bei gesunden Kindern beobachtet, kann aber auch Symptom einer zerebralen Bewegungsstörung sein oder als bleibendes, variables Phänomen bei frühkindlichem Autismus vorkommen (WEBER 1977).
Eine Entwicklungsdissoziation (HAGBERG u. LUNDBERG 1969; LESIGANG 1977a) ist als Aus-

Tabelle 6.4 Vergleichende Übersicht zu Angaben über die Entwicklung des motorischen Verhaltens im frühen Kindesalter (nach *Kurth* 1978)

Monat	Bühler-Hetzer	Schmidt-Kolmer	Wagner u. Eggers
6.	Kopf und Schulter in Rückenlage heben, mit Hilfe aufrichten	Rollen vom Bauch auf Rücken u. umgekehrt Hochziehen mit Unterstützung aus Rückenlage	Drehen von Rückenlage in Bauchlage nimmt Würfel in jede Hand
9.	freies Sitzen Kriechen	Vorwärtskriechen Hochziehen am Bett	sitzt u. legt sich allein zieht sich am Gitter hoch
12.	Aufrichten zum Sitzen, Aufstehen mit Unterstützung	freies Stehen für kurze Zeit, Gehen mit Festhalten seitlich u. vorwärts	Gehen an einer Hand geschicktes Greifen mit Zeigefinger und Daumen
18.	freies Gehen frei stehend etwas halten	sicheres Gehen Treppensteigen im Nachstellschritt	steigt auf Stuhl Treppensteigen
24.	Klettern auf einen Stuhl Turmbau aus Hohlwürfeln	Treppensteigen ohne Festhalten kann Körper in Bauchlage über eine Bank ziehen	geht Treppen allein hinauf und hinunter versucht auf einem Bein zu stehen
30.		Hüpfen mit beiden Beinen am Ort Fangen eines mittelgroßen Balles am Körper	zeichnet senkrechte u. waagrechte Linien kleine Perlenkette auffädeln
36.	vier Figuren einpassen Bauwerk herstellen	gezieltes Werfen nach kopfhohem 1,5 m entferntem Ziel Hüpfen vorwärts mit Nachstellen eines Beines	malt umgrenzte Flächen aus kann mit einer Schere umgehen

druck der Variabilität des Verhaltens, mitunter auch als Folge von Umwelteinflüssen zu beobachten; sie kann aber auch das erste Anzeichen einer Bewegungsstörung sein. Dies gilt zum Beispiel für jene Kinder, bei denen sich die Fähigkeit des Gehens im Verhältnis zu einer normal entwickelten Funktion beim Sitzen und Manipulieren deutlich verspätet ausbildet, die lange Zeit das Gewicht ihres Körpers nicht auf die gestreckten Beine übernehmen, sondern diese beim Hinstellen in der Hüfte abbeugen („Sitz auf Luft").

Im Verlauf der Entwicklung können Reaktionen und Bewegungsfolgen wieder auftreten, die bereits verschwunden waren bzw. in komplexere motorische Vollzüge integriert worden waren. Hierfür sind meist pathologische Vorgänge verantwortlich; erinnert sei an das Vorkommen von Primitivreaktionen (orale Mechanismen, Greifreflexe usw.) im Rahmen des traumatischen apallischen Syndroms, aber auch an das Auftreten „infantilen" Bewegungsverhaltens bei psychischer Regression.

Störung des psychomotorischen Verhaltens

Das Bewegungsverhalten kann durch unterschiedliche Einflüsse und in sehr vielen Aspekten verändert werden; nicht selten ist dies mit einer Störung der psychomotorischen Entwicklung verbunden. Wird die Bewegungsquantität betroffen, kommt es zu einer Steigerung bzw. zu einer Hemmung oder Verlangsamung der motorischen Äußerungen. Ist die Steuerung der rasch aufeinanderfolgenden Bewegungsabläufe besonders gestört, spricht man von Dyskoordination. Im Zusammenhang damit oder isoliert können abnorme Bewegungen komplexen Charakters auftreten, wie Ticbewegungen oder Stereotypien. Allgemein beobachtet man bei Bewegungsstörungen eine Begrenzung der Mannigfaltigkeit und der Variationsmöglichkeiten des normalen Verhaltens, mangelnde Fähigkeit der Anpassung bei zunehmender Stereotypie (TOUWEN 1978). Eine Kombination verschiedener Phänomene ist nicht selten (Tab. 6.5).

Tabelle 6.5 Störungen des Bewegungsverhaltens

Hypokinese, Akinese, Stupor, Katatonie
Hyperkinese, katatone Erregung, Raptus
Haltungsverharren (Katalepsie), Haltungsstereotypie
Grimassieren, Fratzenschneiden, Paramimie
Tic (Gilles-de-la-Tourette-Syndrom)
Motorische Stereotypien, Echopraxie
Bizarres und inadäquates Bewegungsverhalten
Motorische Schablonen
Mitbewegungen (Synkinesien, assoziierte Bewegungen)
Habituelle Hantierungen

Quantitative Abweichung des Bewegungsverhaltens (Störung der Bewegungsmenge)

Ist das Bewegungsausmaß bzw. die Bewegungsmenge vermehrt, spricht man von Hyperkinese (im Hinblick auf den Bewegungsumfang auch von Hypermetrie). Bei Hyperaktivität ist das Bewegungsgesamt in all seinen Äußerungen betroffen, diese können gerichtet oder ungezielt sein; „Bewegungsluxus" zeigt sich in Vermehrung von Zahl, Ausmaß und Umfang der motorischen Verhaltensweisen. Antriebsarmut, Langsamkeit, Starre der Bewegungen kennzeichnen die Hypokinese; völliges Fehlen motorischer Äußerungen wird beim akinetischen Syndrom bzw. bei der Katatonie beobachtet. Es bestehen enge Beziehungen zu den das Bewegungsverhalten steuernden Transmittersystemen, wie die erfolgreiche Behandlung beim Parkinson-Syndrom gezeigt hat (Besserung der Hypokinese durch Gabe von Dopaminpräparaten).

Bei den Störungen der Bewegungsmenge wird nicht selten die enge Verflechtung zu den affektiv-emotionalen Regungen deutlich: Hyperaktivität kann durch entsprechende Motivation bzw. durch Verhaltensmodifikation gelegentlich wirksam beherrscht werden; andererseits werden bei hypokinetischen Patienten nach starken Gemütsregungen vorübergehend vollkommen ungestörte Bewegungsäußerungen beobachtet.

Qualitative Abweichung des Bewegungsverhaltens

Eine Störung des psychomotorischen Verhaltens äußert sich beim Kind häufig durch mangelhaftes Zusammenspiel der verschiedenen motorischen Funktionen, in einer Dyskoordination (NEUHÄUSER 1975c, 1976). Es fehlt dann die besonders im Kleinkindesalter typische „Grazie" des Bewegungsgesamts (HOMBURGER 1923); statt dessen werden die motorischen Äußerungen ungeschickt, ungelenk, tapsig. Dies zeigt sich vor allem bei der Abstimmung rasch alternierender Bewegungen, wie sie beim Balancieren oder Hüpfen bzw. bei feinmotorischen Funktionen erforderlich sind. Der Übergang zu den deutlich ausgeprägten Koordinationsstörungen – Ataxie, Dysmetrie, Dysdiadochokinese, Dyssynergie – ist fließend; diesen liegt eine meist lokalisierbare Läsion entsprechender Bahnen und Zentren zugrunde (verschiedene Formen der spinalen, spinozerebellären und zerebellären Ataxien). Bei nur schwach ausgeprägten Symptomen der Dyskoordination kann eine Abgrenzung von sogenannten Normvarianten schwierig sein; es gibt wohl auch eine konstitutionell begründete Bewegungsungeschicklichkeit, bei deren Entstehung genetische Faktoren mitspielen. Andererseits kann die Störung koordinativer Funktionen Ausdruck einer Entwicklungsdissoziation sein oder aber auf einen beginnenden progredienten Prozeß hinweisen (NEUHÄUSER 1975c). Über die Ursache einer motorischen Dyskoordination ist deshalb häufig zunächst keine Aussage möglich; es sind zusätzliche Informationen erforderlich.

Abnorme Bewegungsäußerungen treten bei Läsionen im Bereich des sogenannten extrapyramidal-motorischen Systems auf, dem ja eine wichtige Funktion im Rahmen der Bewegungssteuerung zukommt. Athetotische bzw. athetoide Abläufe (langsame, wurmförmige, bizarre Bewegungen besonders distaler Extremitätenabschnitte) entstehen bei Störungen im Bereich des striatopallidären Systems, seltener auch im Thalamus oder anderen Kernen; für choreatische bzw. choreatiforme Bewegungen (rasche, ruckartige, mehr die proximalen Gliedabschnitte betreffende Aktionen) wird ein Ausfall kleiner Zellen im Neostriatum (Putamen und Nucleus caudatus) verantwortlich gemacht. Bei Kombination spricht man von choreoathetotischen Bewegungsstörungen. Dystone bzw. torsionsdystone Erscheinungen (anfänglich labile, später fixierte Anomalien der Haltungs- und Stellungskomposition) treten bei Läsionen im Putamen und zentralen Thalamusgebiet auf; es ist das „Dreieck" Striatum – Pallidum – Thalamus funktionell gestört (HENATSCH 1976). In gewissermaßen abgeschwächter Form können diese abnormen Bewegungsabläufe auch im Rahmen der Störungen des psychomotorischen Verhaltens vorkommen (choreatiformes Syndrom [PRECHTL u. STEMMER 1962]; Bajonettfingerstellung). Bei Tics mag es schwierig sein, zwischen organisch oder psychogen verursachten Abläufen zu unterscheiden; es ist möglich, daß auch bei vorwiegend umweltbedingter Entstehung eine „latente" Funktionsstörung (bzw. -schwäche) des striären Systems bedeutsam wird. Auch komplexe Stereotypien sind mitunter nicht einfach von den extrapyramidal-motorischen Störungen zu differenzieren; sie sind allerdings stärker von exogenen Faktoren beeinflußt. Häufig treten die verschiedenen Abweichungen im psychomotorischen Verhalten gemeinsam auf; auch kann sich durch gegenseitige Beeinflussung eine Verstärkung bestimmter Komponenten ergeben.

Die enge Beziehung zu den psychischen Reaktionen macht eine Analyse besonders schwierig, wenn nicht unmöglich.

Diagnose psychomotorischer Störungen

Die Beurteilung des psychomotorischen Verhaltens von Kindern und Jugendlichen gilt als wichtiger Bestandteil des psychopathologischen Befundes; es werden Reaktionen und Äußerungen deutlich, die sich oft bei der Exploration nur schwer erschließen lassen. So kommt der Verhaltensbeobachtung unter verschiedenen, mehr oder weniger strukturierten Bedingungen eine bedeutsame Aufgabe zu. Dies gilt in besonderer Weise bei der Diagnose von psychomotorischen Störungen.

Trotz der Mannigfaltigkeit und Komplexität des Bewegungsverhaltens sollte man bestrebt sein, möglichst objektive, vergleichbare Informationen zu gewinnen. Es wird notwendig, spontane und provozierte Bewegungsäußerungen zu registrieren, zu beurteilen und zusammen mit dem neurologischen Befund zu werten (NEUHÄUSER 1975 a). Verschiedene Variablen sind zu kontrollieren, zum Beispiel die Umgebung und der Verhaltenszustand des Kindes und welche Bewegungsäußerungen in besonderer Weise zu verändern in der Lage sind.

Möglichkeiten objektiv-quantitativen Erfassens und Registrierens von Bewegungsäußerungen, Bewegungsmustern und motorischen Fertigkeiten (NEUHÄUSER 1975 a) sind bei der Komplexität und Variabilität des psychomotorischen Verhaltens von vornherein begrenzt. Es ist schwierig, wenigstens die wichtigsten Variablen zu kontrollieren, um vergleichbare Ergebnisse zu erzielen. Im Rahmen der diagnostischen Bemühungen sollen Bewegungsäußerungen möglichst objektiv erfaßt, in ihrem qualitativen wie quantitativen Aspekt dokumentiert werden.

Neuropädiatrische Untersuchung

Bei der Prüfung von Funktionen des Nervensystems werden in besonderer Weise motorische Reaktionen beurteilt; man sucht nach Hinweisen auf das Vorliegen zerebraler Läsionen, will ihre Lokalisation, Ausdehnung und Wirkung bestimmen.

Die neuropädiatrische Untersuchung muß besonderen Voraussetzungen folgen, soll sie mit dem Nachweis von Funktionsstörungen diagnostisch verwertbare Informationen liefern. Es ist eine andere Technik erforderlich als beim Erwachsenen; bei der Beurteilung sind entwicklungsneurologische Gesichtspunkte zu berücksichtigen. Bewährt hat sich die von TOUWEN u. PRECHTL (1970) angegebene, weitgehend standardisierte Untersuchungsweise, die sich besonders für Kinder mit leichter zerebraler Dysfunktion eignet (Tab. 6.6).

Tabelle 6.6 Schema einer standardisierten neuropädiatrischen Untersuchung (nach *Touwen* u. *Prechtl* 1970)

Untersuchung im Sitzen
Haltung von Kopf, Rumpf, Beinen, Füßen
Spontanbewegungen
Unwillkürliche Bewegungen
Zielbewegung der Beine

Untersuchung des motorischen Systems
Muskelkraft
Widerstand gegen passive Bewegungen
Bewegungsausmaß (Kopf, Schulter, Ellenbogen, Handgelenk, Hüfte, Knie, Fußgelenk)

Untersuchung der Reflexe
ASR, PSR, BSR, TSR
Fußsohlenreflex

Untersuchung im Stehen
Haltung von Kopf, Rumpf, Armen, Becken, Beinen, Füßen
Spontanbewegungen
Unwillkürliche Bewegungen
Pronation und Supination der Arme

Unwillkürliche Bewegungen
Choreatiforme Bewegungen
Athetoide Bewegungen
Choreatische oder athetotische Bewegungen
Tremor

Tests für Koordination und Mitbewegungen
Mundöffnungs-Fingerspreiz-Phänomen
Diadochokinese
Finger-Nasen-Versuch
Nasen-Finger-Versuch
Finger-Oppositions-Test
Stehen mit geschlossenen Augen

Untersuchung des Gehens
Haltung von Kopf, Rumpf, Armen
Gangauffälligkeit
Plazierung der Füße
Strichgang

Untersuchung des Rumpfes
Rücken und Wirbelsäule
Exterozeptive Reflexe (BHR, Kremaster, Galant)

Untersuchung im Liegen
Haltung
Pronation und Supination der Füße
Knie-Hacken-Versuch
Aufsetzen

Untersuchung des Kopfes
Mimische Muskulatur
Augen (Lage, Fixation, Verfolgen, Konvergenz, Nystagmus, Pupillen, Sehschärfe, Gesichtsfeld, Fundoskopie)
Ohren
Zunge, Rachen
Allgemeine Daten (Körpermaße, Lateralität, Sensibilität, Sprache usw.)

Dabei werden auch psychomotorische Funktionen erfaßt und nach Möglichkeit quantitativ bewertet. Eine Kombination verschiedener Abweichungen kann in Form eines „neurologischen Scores" dargestellt werden (TOUWEN 1978). Besondere Beachtung ist Seitendifferenzen und Störungen der Koordination zu schenken; damit werden Bereiche des psychomotorischen Verhaltens berücksichtigt, die wesentliche Funktionen des Nervensystems widerspiegeln.

Motoskopisches Beurteilen des Bewegungsverhaltens

Durch Beobachten und Beschreiben spontaner und provozierter Bewegungsäußerungen (Motoskopie) sind wertvolle Informationen zu gewinnen, sowohl was die Funktionsfähigkeit des motorischen Apparates als auch was das Zusammenspiel im Rahmen des Bewegungsgesamts betrifft. Damit ist diese Methode gut geeignet, psychomotorisches Verhalten zu erfassen, verschiedene Steuerungsmechanismen zu beurteilen (LESIGANG 1977b), auch die Bedeutung affektiv-emotionaler Regungen zu erfassen. Schwierig ist es aber, vergleichbar und objektiv zu beschreiben, da Beobachtung und Urteil sehr wesentlich von Training und Erfahrung des Untersuchers bestimmt werden (NEUHÄUSER 1975a). Die möglichen Aussagen beruhen ja auf der Fähigkeit des menschlichen Gehirns, komplexe Vorgänge rasch zu erfassen und aufgrund bereits gespeicherter Informationen zu werten, bestimmten Kategorien zuzuordnen.

Es empfiehlt sich, bei der motoskopischen Untersuchung einem Schema zu folgen (Tab. 6.7), das den Ablauf der einzelnen Bewegungsweisen festhält. Für die Beurteilung kann eine gewisse Standardisierung (z. B. durch ein Punktesystem) nützlich sein. Durch Trampolinspringen mögen bestimmte Bewegungsauffälligkeiten deutlicher sichtbar gemacht werden (Trampolin-Koordinations-Test, TKT; KIPHARD 1972). Eine vergleichbare Beschreibung wird mittels der „Checkliste motorischer Verhaltensweisen" (CMV) möglich (SCHILLING 1975); es ist dabei eine relativ gute Übereinstimmung zwischen den Untersuchern gefunden worden. Video- und Filmaufnahmen sind für die Schulung des Beobachtens nützlich und helfen bei der Dokumentation.

Ein Nachteil motoskopischer Methoden ist ihre Subjektivität, die sich auch bei weitgehender Standardisierung der Anweisung und Beschreibung nur schwer vermeiden läßt. Der neuropädiatrische Befund aber kann eine wertvolle Ergänzung erfahren, wenn Bewegungsabweichungen erkannt werden, die auf eine zerebrale Funktionsstörung hinweisen (minimale Zerebralparese; LESIGANG 1973). Vorteilhaft ist, daß die Untersuchung in weitgehend ungezwungener Atmosphäre geschieht, daß meist eine gute Motivation des Kindes zu erreichen ist. Als aussagekräftig haben sich besonders folgende Aufgaben[*] erwiesen: Langsitz, Kniegang vorwärts und rückwärts, Stehen auf einem Bein, Strichgang, einbeinig hüpfen, Diadochokinese, Finger-Finger- und Finger-Nasen-Versuch. Sie reichen für eine Kurzuntersuchung aus (NEUHÄUSER u. Mitarb. 1977); werden Auffälligkeiten festgestellt, sollte die ausführliche Prüfung (Tab. 6.7) angeschlossen werden.

Mit der Motoskopie sind wichtige Informationen auch über andere Verhaltensbereiche zu erhalten, die in engem Zusammenhang mit den psychomotorischen Reaktionen stehen; es wird wiederum eine Vielzahl von Variablen erfaßt.

Motometrische Untersuchungsverfahren

Durch Verwendung von Bandmaß und Stoppuhr bei der Motoskopie können manche Bewegungsweisen besser vergleichbar, objektiv erfaßt werden (NEUHÄUSER 1975a). Durch Motometrie soll dies im Rahmen von standardisierten Tests erreicht werden: Es sind bestimmte Bewegungsaufgaben unterschiedlicher Schwierigkeit, dem Alter und Entwicklungsstand des Kindes angepaßt, in ihrer Ausführung zu bewerten. Damit wird eine quantitative Beurteilung psychomotorischen Verhaltens möglich. Bei der Komplexität der zu untersuchenden Vorgänge können jedoch immer nur Teilaspekte erfaßt werden. Zudem sind Aufgaben auszuwählen, welche im täglichen Leben von Kindern möglichst wenig geübt werden; sie müssen Spaß machen, gut motivieren und nach Möglichkeit den unterschiedlichen Entwicklungsstand berücksichtigen. Es ist schwer, all diesen Forderungen gerecht zu werden und Methoden zu entwickeln, welche zudem die Kriterien eines aussagekräftigen, verläßlichen Testverfahrens erfüllen. So verwundert es nicht, daß die Entwicklung motometrischer Instrumente gerade erst begonnen hat (SCHILLING 1973b) und noch viele Schwierigkeiten zu überwinden sind.

Bereits 1925 hat OSERETZKY eine „metrische Stufenleiter zur Untersuchung der motorischen Begabung bei Kindern" angegeben. Dabei sollten mit mehr als 100 Aufgaben folgende Bewegungskomponenten erfaßt werden: statische Koordination, dynamische Koordination der oberen Extremitäten, dynamische Koordination des ganzen Körpers, Bewegungsgeschwindigkeit, Koordination

---

[*] Von SCHMIDT u. Mitarb. (1981) wurden in einem Selektionsprozeß von 54 Merkmalen der Untersuchung nach TOUWEN u. PRECHTL sowie nach LESIGANG folgende acht aussagekräftige Items gefunden: Vorhandensein von Spiegelbewegungen bei der Diadochokinese, Mängel beim Fingeroppositionsversuch, Vorhandensein choreoathetotischer Bewegungen, Auftreten des Spooning-Phänomens, Beurteilung des Einbeinhüpfens, Beurteilung pathologischer Haltungsmuster beim Zehengang, Beurteilung des Hackengangs rückwärts, Beurteilung des Seiltänzergangs rückwärts.

Tabelle 6.7 Schema der motoskopischen Untersuchung (nach *Neuhäuser* 1974)

Funktionsbereich		Pathologische Reaktionen
Sitzen	Langsitz	erschwerte Hüftbeugung; kompensatorische Kyphose der LWS; Lordose der HWS; Beine im Knie flektiert und innenrotiert mit Streckung des Rückens Vorgreifen zu den Zehen; Spitzfußtendenz
	Seitsitz	asymmetrische Belastung der Gesäßhälften; Seitflexion der BWS (Skoliose)
	Kniestand	Hüfte gebeugt; Hüftstreckung führt zu Anheben der Unterschenkel von der Unterlage und zu Lordose der LWS
Kriechen	Kniegang vorwärts	vermehrt Hüftbeugung; Abduktion der Beine; Knieflexion; Dorsalflexion der Füße
	rückwärts	Knierückwärtsgang erschwert
	Kriechstand	bei Kopfheben übermäßig Lordosierung der Wirbelsäule
	Vierfüßlergang	Anheben der Unterschenkel; mangelnde Öffnung der abstützenden Hände
	Aufstehen aus dem Kriechstand	Bein wird mühsam nach vorn gesetzt; Gleichgewicht nur mangelhaft gehalten
Stehen	Ruhig Stehen	asymmetrische Körperhaltung; Kopfneigung; vermehrt Bewegung
	Stehen mit geschlossenen Augen	Unsicherheit, Fallneigung; Absinkeoder Pronationstendenz bei Vorstrecken der Arme
	Einbeinstand	Asymmetrie; assoziierte Reaktionen (Arme, Hände, Faustschluß), verstärktes Balancieren
Gehen	Einfach Gehen	Asymmetrien, Mitbewegungen
	Strichgang	vermehrt Innenrotation und Adduktion der Füße bzw. Beine; Überkreuzen, Abweichen, ausfahrende Gleichgewichtsreaktion, athetotische Bewegungen
Hüpfen	Zehengang	Schleifen, Zehenkrallen
	Fersengang	Vorfuß „klebt am Boden"
	Einbeinig Hüpfen	ungeschickt, unsicher; Seitendifferenz
	Hampelmannspringen	eckig, unelastisch, unkoordiniert
	Scherensprung	unkoordiniert, gelingt nicht
Handfunktion	Diadochokinese	choreoathetotische Bewegungen; Dysdiadochokinese; assoziierte Reaktionen
	Finger-Nasen-Versuch	Abweichung; Tremor
	Finger-Finger-Versuch	Abweichung; unsicher
	Finger-Daumen-Versuch	unsicher; langsam; erschwerte Ausführung
	Vorhalten der Arme Seitwärts Hochhalten	Innenrotation von Arm und Hand Absinken eines Armes; choreatiforme Bewegungen; Tremor; Bajonettfingerstellung; erschwerte Hebung

von zwei gleichzeitigen Bewegungen und Präzision isolierter Bewegungen. Der Test wurde mehrfach modifiziert (GÖLLNITZ 1954; KURTH 1978; LÜER u. Mitarb. 1970) und in seinen Anforderungen reduziert. Faktorenanalytische Untersuchungen zeigten, daß zwar der Entwicklungsstand eines Kindes zuverlässig zu ermitteln ist, daß aber differenzierte Aussagen bei einer hohen Korrelation der

Items kaum möglich sind (SCHILLING 1970); dies gilt auch für die von LÜER u. Mitarb. (1970) für die „Testbatterie für geistig Behinderte" (TBGB) standardisierte Form (LOS-KF 18; Tab. 6.8). KURTH (1978) hat den Test weiter gekürzt und die Aussagekraft der folgenden Aufgaben nachweisen können: Münzen legen, Labyrinth durchfahren, dynamische Balance (7 verschieden breite Holzleisten), statische Balance (Zehen-Fersen-Stand mit offenen und geschlossenen Augen, Zehenspitzenstand, Stehen auf einem Bein usw.), motorisch-rhythmische Koordination.

Tabelle 6.8 Schwierigkeitsrangreihen der Aufgaben des modifizierten Oseretzky-Tests (nach Kurth 1978)

| Oseretzky-Göllnitz | | Lüer u. Mitarb. | Sloan | Aufgabe |
Jahre	Komponente	neue Rangfolge		
4	2	1	4	Zeigefinger-Nasen-Versuch
5	4	2	14	Fäden aufwickeln
10	5	3	11	simultan beidhändig punktieren
8	5	4	6	Taktschlagen mit einem Fuß, Klopfen mit gleichseitigem Zeigefinger
13	4	5	17	Punktieren mit einer Hand
–	–	6	1	rückwärts gehen (Zehen-Hacken-Gang)
6	3	7	7	über ein Seil springen
8	2	8	5	Fingerspitzen antippen
11	6	9	10	abwechselnd Öffnen und Schließen der Hände
5	2	10	13	Papierkugeln herstellen
11	1	11	3	auf einem Bein stehen, den anderen Fuß seitlich ans Knie gesetzt
4	1	12	9	Zehen-Hacken-Stand (Augen geschlossen)
6	2	13	22	Zielwerfen mit Ball
7	1	14	2	gebeugt auf Zehenspitzen stehen (Augen geschlossen)
6	4	15	24	Ziehen vertikaler Linien
4	5	16	16	Kreise in der Luft beschreiben mit Fingern bei vorgestreckten Armen
–	–	17	19	Drehsprung mit anschließendem Zehenstand
11	2	18	12	Ball fangen mit einer Hand
6	5	19	21	Fäden aufwickeln im Gehen
10	4	20	23	Streichhölzer in 4 Häufchen ordnen
11	3	21	30	Hochspringen, dabei Hacken berühren
5	5	22	20	Streichhölzer beidhändig einsammeln
13	2	23	8	Strickbewegung
–	–	24	15	Holzstab horizontal balancieren
13	5	25	18	Pfennige und Streichhölzer beidhändig einsortieren
7	2	26	27	Labyrinth durchfahren
10	1	27	28	Stehen auf Zehen (Augen geschlossen)
9	2	28	25	Kreis ausschneiden
15	6	29	35	Öffnen und Schließen der Hände bei Armdrehung
4	4	30	26	Münzen in Schachteln legen
7	5	31	31	Taktschlagen mit Füßen, Kreise beschreiben mit Fingern, Arme seitwärts gestreckt
9	5	32	29	Taktschlagen mit Füßen, bei rechtem Fuß mit beiden Zeigefingern klopfen
–	–	33	32	auf einem Bein stehen, anderen Fuß ans Kniegelenk gesetzt (Augen geschlossen)
9	3	34	33	Hochspringen, dreimal Händeklatschen
12	1	35	34	auf einer Fußspitze stehen
13	2	36	36	Balancieren eines vertikalen Stabes

Bei Untersuchung von „frühkindlich hirngeschädigten" Patienten, Risikokindern und Sonderschülern war im Vergleich zu gesunden Probanden der Unterschied in einer niedrigeren motorischen Gesamtleistung statistisch zu sichern. Es wurden auch qualitative Gemeinsamkeiten motorischer Koordinationsstörungen gefunden, vor allem in den Tests der dynamischen und statischen Balance sowie in der Münzenaufgabe (feinmotorisches Tempo), und als motorisches Syndrom nach frühkindlicher Hirnschädigung bezeichnet (KURTH 1978). Mittels einer Diskriminanzanalyse konnte deutlich häufiger eine richtige Zuordnung getroffen werden als mit der bisherigen Oseretzky-Skala (76% bzw. 92% gegenüber 53%).

Ausgehend von einer motometrischen Funktionsprüfung (HÜNNEKENS u. Mitarb. 1967) haben KIPHARD u. SCHILLING (1970) den Hamm-Marburger-Körperkoordinationstest für Kinder (HMKTK) entwickelt, der nach testtheoretischen Gesichtspunkten modifiziert, standardisiert und an verschiedenen Gruppen „hirngeschädigter" Kinder erprobt wurde (SCHILLING 1973b); er ist als Körperkoordinationstest (KTK) verfügbar und eignet sich zur Untersuchung von Kindern im Alter von 5 bis 14 Jahren (KIPHARD u. SCHILLING 1974). Die Durchführung von vier Aufgaben (Tab. 6.9) beansprucht etwa 20–30 Minuten; damit ist das Verfahren für die Praxis gut geeignet. Es wird die Entwicklung von Leistungen in der Bewegungsdimension Gesamtkörperbeherrschung geprüft, wobei die Steigerung des Schwierigkeitsgrades in den einzelnen Tests eine gute Differenzierung gestattet. Die Übbarkeit der Aufgaben ist hinreichend gering. Ein genereller Zusammenhang zwischen den Motorikvariablen des KTK und der Intelligenz konnte nicht nachgewiesen werden.

Objektivität der Durchführung und Auswertung ist vom Versuchsplan her weitgehend gewährleistet. Die Zuverlässigkeit des Tests ist gut (SCHILLING u. KIPHARD 1977). Für die einzelnen Aufgaben und das Gesamtergebnis kann jeweils ein Motorikquotient (MQ) errechnet und auf die im Manual (KIPHARD u. SCHILLING 1974) angegebenen Normwerte bezogen werden.

Es zeigte sich, daß mit Hilfe einer Diskriminanzanalyse die Trennung „leicht frühkindlich Hirngeschädigter" (IQ größer als 85) von entsprechenden Vergleichskindern zu 92% gelang. Lediglich 5% der Kontrollen hatten nach dem Test motorische Auffälligkeiten; von den „Hirngeschädigten" wurden nur 16% fälschlich der Normalgruppe zugeordnet. Somit vermag der KTK gerade im Bereich der mittleren Begabung motorische Störungen aufzudecken, wie sie bei zerebraler Dysfunktion (frühkindlicher Hirnschädigung) vorkommen (SCHILLING 1973b). Bei Kindern, deren Läsion nach dem ersten Lebensjahr erfolgt war, wurde nur in 39% ein abweichendes KTK-Ergebnis gefunden; dies deutet auf eine bessere Kompensation motorischer Funktionen hin, während frühe Schädigung nachhaltigere Folgen hat. Dieser Feststellung entsprechen Ergebnisse hinsichtlich der perzeptiven, kognitiven und sozialen Entwicklung (SCHNEIDER 1978); der enge Zusammenhang dieser Funktionen mit der Psychomotorik wird deutlich.

Für das Kleinkindesalter ist der von ZIMMER u. VOLKAMER (1984) entwickelte Motoriktest geeignet. Einzelne Aufgaben können dazu dienen, bei Reihenuntersuchungen im Kindergarten psychomotorische Störungen zu erkennen. Allerdings ist zu berücksichtigen, daß Motivation und Umweltfaktoren in diesem Alter eine besonderes große Rolle spielen.

Tabelle 6.9 Aufgaben des Körperkoordinationstests für Kinder (KTK) (nach *Kiphard* u. *Schilling* 1974)

Aufgabe 1: Balancieren rückwärts (BR)
Das Kind soll in jeweils drei gültigen Versuchen rückwärts über drei Balken von 3 m Länge und 6 cm, 4,5 cm bzw. 3 cm Breite balancieren. Der Versuchsleiter demonstriert die Aufgabe, indem er über den 6 cm breiten Balken vorwärts balanciert, auf einem angestellten Brettchen mit geschlossenen Füßen kurz stehenbleibt und dann rückwärts über diesen Balken balanciert.
Gezählt wird die Anzahl des Fußaufsetzens beim Rückwärtsbalancieren, beginnend mit dem zweiten Fuß, der das Brettchen verläßt, bis das Kind den Boden berührt oder acht Schritte erreicht hat (maximal 72 Punkte).

Aufgabe 2: Monopedales Überhüpfen (HÜ)
Es sind eine oder mehrere aufeinander gelegte Schaumstoffplatten (Höhe 5 cm) auf einem Bein zu überhüpfen. Der Versuchsleiter demonstriert die Aufgabe, indem er ein Schaumstoffteil, das quer zur Hüpfrichtung liegt, mit einem Anlauf von etwa 1,50 m auf einem Bein überhüpft. Nach dem Überhüpfen soll das Kind noch mindestens zweimal auf diesem Bein aufspringen. Es sind je drei Versuche für jedes Bein möglich; nach jedem gelungenen Versuch wird eine weitere Schaumstoffplatte aufgelegt, bis zu einer Höhe von 30 cm. Als Fehler gilt das Berühren des Bodens mit dem anderen Bein, Umwerfen der Schaumstoffplatten und weniger als zwei Hüpfer nach dem Hindernis (maximal 42 Punkte, 21 für jedes Bein).

Aufgabe 3: Seitliches Hin- und Herspringen (SH)
Das Kind soll mit beiden Beinen gleichzeitig so schnell wie möglich innerhalb von 15 Sekunden seitlich über eine Holzleiste hin- und herspringen. Nach einer Vorübung von 5 Sprüngen wird die Anzahl der Hüpfer aus zwei Durchgängen gewertet.

Aufgabe 4: Seitliches Umsetzen (SU)
Das Kind soll in zwei gültigen Versuchen innerhalb von jeweils 20 Sekunden zwei Brettchen (25 × 25 cm) seitlich umsetzen. Es stellt sich zunächst auf ein Brettchen, nimmt das andere mit beiden Händen und stellt es rechts (oder links) neben sich, steigt um und greift das erste Brettchen usw. Es muß eine Richtung beibehalten werden, die das Kind selbst wählen kann. Die Anzahl der Brettchen- und Körperumsetzungen innerhalb jedes 20-Sekunden-Durchganges wird als Punktzahl gewertet.

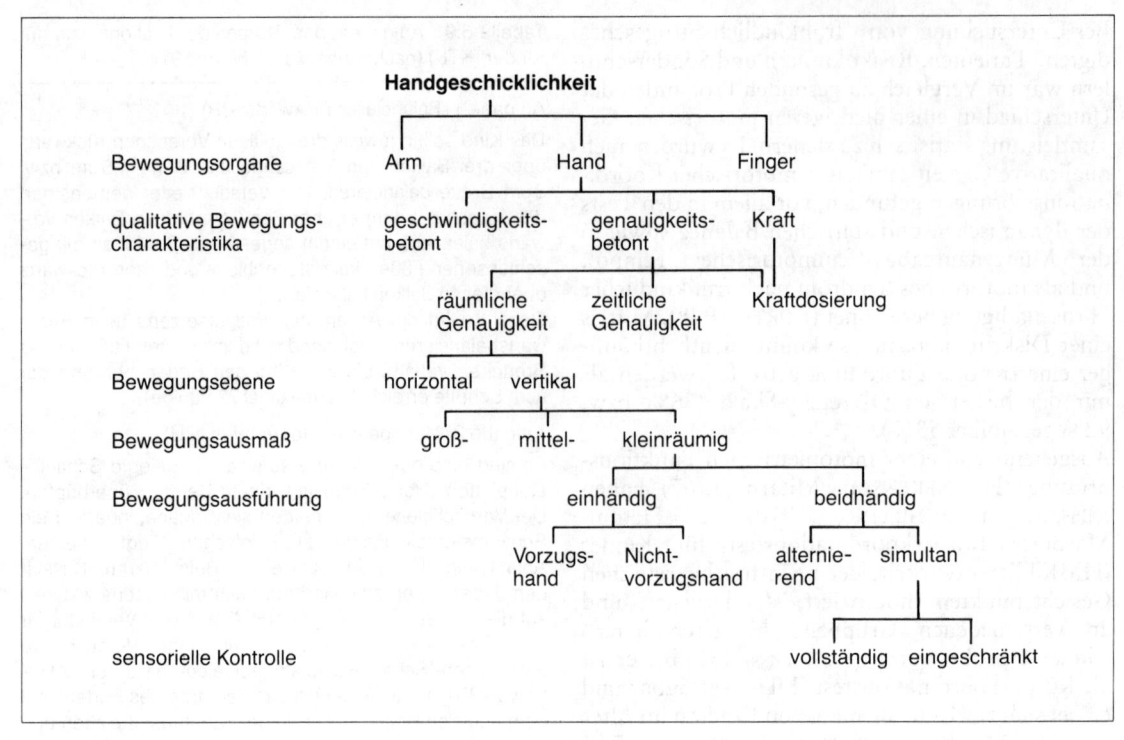

```
                              Handgeschicklichkeit
                           ┌────────────┼────────────┐
Bewegungsorgane           Arm          Hand         Finger
                                  ┌─────┴──────┬──────────┐
qualitative Bewegungs-      geschwindigkeits- genauigkeits- Kraft
charakteristika                  betont        betont
                                          ┌──────┴──────┬──────────┐
                                     räumliche      zeitliche    Kraftdosierung
                                     Genauigkeit    Genauigkeit
                                    ┌─────┴─────┐
Bewegungsebene                 horizontal    vertikal
                              ┌──────┬──────────┐
Bewegungsausmaß             groß-  mittel-   kleinräumig
                                          ┌─────┴──────┐
Bewegungsausführung                  einhändig      beidhändig
                                    ┌────┴────┐     ┌────┴─────┐
                                 Vorzugs-  Nicht-  alternie-  simultan
                                  hand    vorzugshand  rend
                                                        ┌─────┴────────┐
sensorielle Kontrolle                             vollständig    eingeschränkt
```

Abb. 6.9 Phänomenologisch orientiertes Grundschema zur Dimensionalität der Handgeschicklichkeit (nach *Baedke* 1972).

Neben der Gesamtkörperkoordination spielen die *feinmotorischen Fähigkeiten* eine wichtige Rolle für das psychomotorische Verhalten (NEUHÄUSER 1975b); Hand- und Fingergeschicklichkeit bestehen wiederum aus einer Vielzahl von Einzelkomponenten (Abb. 6.9), die zu analysieren sind (BAEDKE 1977). Eine Beurteilung komplexer Bewegungsvollzüge, wie sie zum Beispiel in der Handschrift (Graphomotorik) zum Ausdruck kommen, bringt im Gegensatz zu motometrischen Verfahren nur wenig eindeutige Informationen (KURTH 1978), wenn auch Hinweise abzuleiten sind. Die bisher für Erwachsene entwickelten Tests zur Untersuchung der Handgeschicklichkeit berücksichtigen vielfach die altersabhängigen Veränderungen kaum. So sind noch wenig Verfahren ausreichend erprobt, welche Feinmotorik und Handgeschicklichkeit bei Kindern zuverlässig erfassen (GLEISS 1973; KURTH 1978; NEUHÄUSER 1974). Das „kindgerechte Kreisepunktieren", Bestandteil des Leistungsdominanztests (LDT), ermöglicht die Differenzierung feinmotorisch geschickter und psychomotorisch gestörter Kinder (SCHILLING 1973a). Es hilft, die Handpräferenz zu erkennen, was vor der Einschulung eine evtl. nötige Förderung erleichtert, z.B. mit Hilfe einer graphomotorischen Trainingsmethode (SCHILLING 1979).

Es sind noch umfangreiche Systemanalysen notwendig, um die verschiedenen Komponenten des psychomotorischen Verhaltens sicher zu differenzieren und mit geeigneten motometrischen Methoden zuverlässig zu prüfen. Für die Diagnose einer Störung des Bewegungsgesamts können damit wertvolle Informationen gewonnen werden, möglicherweise sogar Hinweise auf die zugrundeliegenden pathogenetischen Mechanismen.

Motographische Analysemethoden

Ein Nachteil motometrischer Verfahren besteht darin, daß sie den Ablauf eines Bewegungsvorganges nur unzureichend erfassen; es wird vor allem der Erfolg einer Aufgabe beurteilt, weniger die Lösungsstrategie. Diese aber enthält wahrscheinlich gerade wertvolle Informationen über die Integrationsfähigkeit der zerebralen Funktionskreise im Rahmen des psychomotorischen Verhaltens (NEUHÄUSER 1975a, 1976).

Mit einer motographischen Analyse kann der Verlauf von Bewegungsabfolgen registriert und in verschiedenen Komponenten erfaßt werden. Mehrere technische Verfahren gestatten die Aufzeichnung von Bewegungskurven (Lichtspurmethode, kinematographische Analyse, elektronische Auswertung von Videoaufnahmen usw.), die dann in ihren Korrelationen zu analysieren sind, wenn gleichzeitig verschiedene andere Parameter (Gelenkbewegung, Veränderung des Schwerpunktes usw.) registriert werden (NEUHÄUSER 1976). Der apparative Aufwand ist meist relativ groß, mit dem derartige

Daten in einem „Bewegungslabor" gewonnen werden. Deshalb bleibt die praktische Anwendung begrenzt. Die umfangreichsten Erfahrungen liegen aus der Sportmedizin und Rehabilitationskunde vor; sie könnten wohl auch erfolgreich für kinder- und jugendpsychiatrische Fragestellungen nutzbar gemacht werden. Damit dürften sich neue Möglichkeiten eröffnen, verschiedene Aspekte des psychomotorischen Verhaltens objektivierend zu analysieren; bei der Komplexität des Bewegungsgesamts aber wird es wohl immer nur gelingen, Einzelkomponenten zu erfassen.

Differentialdiagnose

Die zahlreichen Variablen, welche das Bewegungsverhalten eines Kindes bestimmen, sind auch bei differentialdiagnostischen Überlegungen zu berücksichtigen, wenn eine Aussage über die mögliche Pathogenese oder gar Ätiologie von psychomotorischen Störungen abgegeben werden soll.
Es muß versucht werden, zwischen einer organisch begründeten Funktionsstörung und den psychoreaktiv entstandenen Bewegungsauffälligkeiten zu unterscheiden. Dazu ist es notwendig, möglichst genaue anamnestische Informationen zu gewinnen, eine sorgfältige somatische Untersuchung mit Analyse des Bewegungsverhaltens durchzuführen und die gesamte psychosoziale Situation des Kindes zu beurteilen. Besondere Schwierigkeiten kann es bereiten, konstitutionell begründete Abweichungen (genetisch bedingte Ungeschicklichkeit) abzugrenzen oder Bewegungsauffälligkeiten, die im Rahmen von Allgemeinerkrankungen beim Kind auftreten können (z. B. rheumatisches Fieber). Gerade in den ersten Lebensjahren ist ja das motorische Verhalten ein wichtiger Gradmesser für die allgemeine Befindlichkeit.

Störung des psychomotorischen Verhaltens bei verschiedenen Erkrankungen

Abweichendes Bewegungsverhalten kann Ausdruck einer zerebralen Funktionsstörung sein. Dieser mögliche Zusammenhang hat besonderes Interesse für die Diagnose der sogenannten zerebralen Dysfunktion gefunden. Dabei muß allerdings kritisch angemerkt werden, daß kausale Beziehungen nur schwer zu erkennen sind und bei sorgfältigen Analysen ein einheitliches Syndrom nicht nachzuweisen ist. Da über die Grundlagen des gestörten Bewegungsverhaltens und seine Modifikation im Verlauf der Entwicklung so wenig bekannt ist, muß als problematisch angesehen werden, die Diagnose einer zerebralen Dysfunktion allein aufgrund des motoskopischen oder motometrischen Befundes zu stellen, wie dies leider vielfach geschieht. Vielfältige Faktoren sind an der Ausgestaltung von Bewegungen beteiligt; statt fragwürdige Kausalbeziehungen herzustellen, sollte auffallendes Verhalten sorgfältig registriert und in seinen einzelnen Komponenten genau analysiert werden. Dabei dürften auch Interventionsmaßnahmen wertvolle Hinweise geben (YULE 1978).

Psychomotorisches Verhalten geistig behinderter Kinder

Im frühen Kindesalter sind geistige Entwicklung und Bewegungsverhalten besonders eng miteinander verbunden; auch später werden bei Minderung der Intelligenzfunktionen, vor allem bei geistiger Behinderung, abweichende Bewegungsäußerungen beobachtet. Es ist eine alte Erfahrungstatsache, daß verschiedene geistig behinderte Kinder (Down-Syndrom, Kinder mit autistischen Verhaltensweisen usw.) ein besonderes Bewegungsverhalten zeigen, welches mitunter sogar als charakteristisch gelten kann. Bei geistig behinderten Kindern ist die Ausbildung von Bewegungsmustern gestört (SCHILLING 1978); damit ist ihre Adaptationsfähigkeit begrenzt, sie erreichen gewisse motorische Fertigkeiten nicht oder nur unvollkommen. Die Variationsmöglichkeiten sind eingeschränkt, viele Bewegungsäußerungen erscheinen stereotyp. Mangelnde Anpassungsfähigkeit wird besonders in Streßsituationen oder bei emotional-affektiver Erregung deutlich; stereotype Bewegungen sind dann stärker ausgeprägt oder treten neu auf. Rhythmus und Mitbewegungen laufen erschwert ab, bizarre oder zögernde Bewegungsabläufe deuten auf eine Beeinträchtigung der Integration, der Kontinuität in der motorischen Steuerung hin. Eine Beziehung zur Schwere der geistigen Behinderung kann auch mittels motometrischer Tests nachgewiesen werden (SCHILLING 1973b, 1978); als bestimmend für die Ausprägung des psychomotorischen Verhaltens bei schwer geistig Behinderten erweisen sich auch die Ätiologie sowie Ort und Ausmaß der zugrundeliegenden Läsion (SEEBANDT 1964).
Mitunter kann es schwierig sein, Störungen des psychomotorischen Verhaltens (Stereotypien, Manierismen) bei geistig Behinderten von zerebralen Anfällen (psychomotorische Anfallsformen mit Verhaltensketten) zu unterscheiden; längerdauernde Beobachtung, Elektroenzephalographie, notfalls auch ein Therapieversuch sind erforderlich.

Psychomotorisches Verhalten sinnesbehinderter Kinder

Bei Ausfall oder Beeinträchtigung der durch Sinnesorgane vermittelten afferenten Informationen ist häufig auch das Bewegungsverhalten gestört. Dies wird besonders bei sehbehinderten und blinden Kindern deutlich (KALOUD 1970; MAKKENSEN 1956); es treten „Blindengewohnheiten" auf mit rhythmischen Bewegungsstereotypien, Dreh- und Kreisbewegungen, Trippeln, Wippen und Wiegen des Körpers, Jaktationen. Diese „motorischen Infantilismen" verschwinden oft im Verlauf der Entwicklung. Mimische Besonderheiten mit Grimassen, Tics, ausdruckslosem und inadäquatem Lachen kontrastieren zu einem sonst verarmten Mienenspiel. Schon im Säuglingsalter beginnt nicht selten ein hartnäckiges Augenbohren (digitookuläres Phänomen), durch das die Kinder sich offenbar gewisse Sensationen verschaffen.

Als Ursache für die „Blindengewohnheiten", die mit vorwiegend rhythmischen Bewegungen elementare Grundformen der Motorik darstellen (KALOUD 1970), kommt der behinderte physiologische Bewegungsdrang in Frage; bedeutsam sind aber auch die mangelnde Wahrnehmung motorischer Leitbilder, das Fehlen bestimmter Anregungs- und Hemm-Mechanismen.

Bei schwerhörigen und tauben Kindern ist das Bewegungsverhalten meist weniger auffällig; auch bei ihnen kommen aber verschiedene Stereotypien vor. Infolge des Fehlens akustischer Kontrolle bleibt die Variabilität in der Entwicklung des Bewegungsverhaltens begrenzt; die Auswahl der verfügbaren Bewegungsmuster ist geringer, die motorischen Fertigkeiten sind in ihrer Vielfalt und Differenziertheit eingeschränkt.

Folge einer perzeptiven Störung sind auch die auffälligen Bewegungen bei autistischen Kindern (WEBER 1970, 1977). Es werden auch bei ihnen verschiedene Stereotypien beobachtet, wie Händeschütteln, Dreh- und Pendelbewegungen, Zehengang, Einnehmen absonderlicher Körperstellungen, gelegentlich auch das digitookuläre Phänomen. Schwer gestört ist die Psychomotorik bei Psychosen.

Psychomotorisches Verhalten bei körperbehinderten Kindern

Bei den neurologisch relevanten Bewegungsstörungen steht die Beeinträchtigung der Funktionsfähigkeit im Vordergrund, die eine Körperbehinderung zur Folge hat. Allerdings ist dabei nicht selten auch das psychomotorische Verhalten in seiner Gesamtheit in Mitleidenschaft gezogen, was auf die engen Beziehungen zur Sensomotorik und zu den psychischen Reaktionen aufgrund der Behinderung hindeutet (NEUHÄUSER 1974).

Psychomotorisches Verhalten bei seelisch behinderten Kindern

Kinder mit reaktiven und neurotischen Störungen der verschiedensten Ausprägung sind meist auch in ihrem psychomotorischen Verhalten auffällig. Es kommt hyperaktive Motorik vor, aber auch qualitativ abnorme Bewegungsweisen sind nicht selten (Jaktationen, Tics usw.). Motorische Dyskoordination kann wohl als ein Zeichen der zerebralen Dysfunktionen angesehen werden, ist mitunter aber auch auf milieureaktive Ursachen zurückzuführen. Hier wird besonders deutlich, wie eng verflochten Bewegungsverhalten und emotional-affektives Reagieren sind. Konflikthafte Auseinandersetzungen mit der Umwelt spiegeln sich auch in den Bewegungsvollzügen des Kindes wider und sind nicht notwendigerweise Ausdruck einer organisch begründeten Funktionsstörung.

Diagnostische Bedeutung des psychomotorischen Verhaltens

Mit ihren vielfältigen Wechselbeziehungen vermittelt die Psychomotorik – Einheit von Erleben und Sich-Bewegen – wichtige Informationen für den psychopathologischen Befund bei Kindern und Jugendlichen. Das Bewegungsgesamt und die komplexen motorischen Vorgänge, Äußerungen oder Fertigkeiten (Mimik, Gestik, Schreiben, Sprechen) sind von zerebralen Funktionen, seelisch-geistigem Erleben sowie Umwelteinflüssen geprägt und bestimmt.

Die Beurteilung des psychomotorischen Verhaltens, für die verschiedene Methoden verfügbar sind, zeigt Entwicklungsvorgänge auf. Organisch begründete Funktionsstörungen beeinträchtigen die Steuer- und Regelmechanismen und führen zu quantitativ wie qualitativ abweichenden Bewegungsäußerungen. Für die gestörte Psychomotorik können aber auch reaktive, milieuabhängige Faktoren anzuschuldigen sein. Im Kindesalter hat die Längsschnittbeobachtung eine große Bedeutung – auch der Wandel des psychomotorischen Verhaltens kann diagnostisch wichtige Informationen liefern, wenn es gelingt, die Variabilität der normalen Entwicklung in der richtigen Weise zu berücksichtigen.

Therapeutische Bedeutung des psychomotorischen Verhaltens

Das Bewegungsverhalten des Kindes ist ein Ausdruck seelischen Erlebens und psychischer Befindlichkeit. Bei der engen Verflechtung von Bewegen und Wahrnehmen bietet sich hier eine Möglichkeit, psychische Funktionen zu beeinflussen. Dies beweist die gute Wirkung bewegungsorientierter Therapiemethoden, die von unterschiedlichen Voraussetzungen ausgehen. Als Mototherapie hat die „psychomotorische Übungsbehandlung" zum Ziel, individuell-ganzheitlich durch und mit Bewegung gestörte psychomotorische Funktionen zu bessern. Mit einem am Kind, an dessen Entwicklungsstand und Problemen orientierten Vorgehen soll unter anderem das Erleben des eigenen Körpers (Ich-Kompetenz), der Umgang mit der dinglichen Umwelt (Sach-Kompetenz), aber auch die Kommunikations- und Interaktionsfähigkeit (Sozial-Kompetenz) beeinflußt werden. Vielfältige praktische Erfahrungen haben gezeigt, daß dieses Bemühen erfolgreich ist, so daß die Mototherapie als bewegungsorientiertes Verfahren zur Behandlung von Auffälligkeiten und Störungen im psychomotorischen und/oder Verhaltensbereich einen festen Platz beanspruchen kann (EGGERT u. KIPHARD 1972; GÖLLNITZ u. SCHULZ-WULF 1976; HÜNNEKENS u. KIPHARD 1971; MÜLLER u. Mitarb. 1975); Bemühungen um den Ausbau der Mototherapie werden vom Aktionskreis Psychomotorik unterstützt, der auch die Zeitschrift „Motorik" (Hofmann-Verlag, Schorndorf) herausgibt und Fortbildungskurse anbietet.

Literatur

Aebi, U.: Normale Variation der psychomotorischen Entwicklung in ihrer praktischen Bedeutung. Pädiat. Pädol. 4 (1968) 100
Baedke, D.: Empirische Untersuchung zur Differenzierung der manuellen Geschicklichkeit im Kindesalter. Dipl. Arbeit, Giessen 1972
Baedke, D.: Handgeschicklichkeit bei Kindern. Theoretische Grundlagen, Erfassungsmethoden und therapeutische Ansätze. Psychomotorik 2 (1977) 136
Eggert, D., E. J. Kiphard: Die Bedeutung der Motorik für die Entwicklung normaler und behinderter Kinder. Hofmann, Schorndorf 1972
Feldmann, H.: Les bases théoretiques et l'aspect clinique des troubles de la psychomotoricité chez l'enfant. Acta paedopsychiat. 32 (1965) 3; 45
Gleiss, J.: Zur Prüfung der Psychomotorik beim Kind. Klin. Pädiat. 185 (1973) 103
Göbel, H.: Ein Vergleich ausgewählter Variablen der motorischen Entwicklung von 5- bis 6jährigen Vorschulkindern aus je vier Stadt- und Landkindergärten. Päd. Diplomarbeit, Marburg 1978
Göllnitz, G.: Die Bedeutung der frühkindlichen Hirnschädigung für die Kinderpsychiatrie. VEB Thieme, Leipzig 1954
Göllnitz, G., G. Schulz-Wulf: Rhythmisch-psychomotorische Musiktherapie. VEB G. Fischer, Jena 1976
Haase, J.: Haltung und Bewegung und ihre spinale Koordination. In: Sensomotorik. Physiologie des Menschen, Bd. XIV, hrsg. von O. H. Gauer, K. Kramer, R. Jung. Urban & Schwarzenberg, München 1976
Hagberg, B., A. Lundberg: Dissociated motor development simulating cerebral palsy. Neuropädiatrie 1 (1969) 187
Henatsch, H.-D.: Zerebrale Regulation der Sensomotorik. In: Sensomotorik. Physiologie des Menschen, Bd. XIV, hrsg. von O. H. Gauer, K. Kramer, R. Jung. Urban & Schwarzenberg, München 1976
Homburger, A.: Zur Gestaltung der normalen menschlichen Motorik und ihre Beurteilung. Z. ges. Neurol. Psychiat. 85 (1923) 274
Homburger, A.: Vorlesungen über Psychopathologie des Kindesalters. Springer, Berlin 1926
Hünnekens, H., E. J. Kiphard: Bewegung heilt, 4. Aufl. Flöttmann, Gütersloh 1971
Hünnekens, H., E. J. Kiphard, G. Kesselmann: Untersuchungen zur Motodiagnostik im Kindesalter. Acta paedopsychiat. 34 (1967) 17
Jaspers, K.: Allgemeine Psychopathologie, 9. Aufl. Springer, Berlin 1973
Jung, R.: Einführung in die Bewegungsphysiologie. In: Sensomotorik. Physiologie des Menschen, Bd. XIV, hrsg. von O. H. Gauer, K. Kramer, R. Jung. Urban & Schwarzenberg, München 1976
Kaloud, H.: Zur somatischen Entwicklung und Motorik blinder Kinder. Wien. med. Wschr. 120 (1970) 895
Kephart, N. C.: The Slow Learner in the Classroom, 2. Aufl. Merrill, Columbus 1971
Kiphard, E. J.: Bewegungsdiagnostik bei Kindern. Flöttmann, Gütersloh 1972
Kiphard, E. J., F. Schilling: Der Hamm-Marburger Körperkoordinationstest für Kinder (HMKTK). Mschr. Kinderheilk. 118 (1970) 473
Kiphard, E. J., F. Schilling: Der Körperkoordinationstest für Kinder (KTK), Manual. Beltz, Weinheim 1974
Kurth, E.: Motometrische Entwicklungsdiagnostik. VEB Deutscher Verlag der Wissenschaften, Berlin 1978
Lesigang, Ch.: Minimale cerebrale Bewegungsstörungen. Pädiat. Prax. 12 (1973) 461; 13 (1973/74) 261
Lesigang, Ch.: Reifungsdissoziation; eine typische Variante der statomotorischen Entwicklung. Wien. klin. Wschr. 98 (1977a) 53
Lesigang, Ch.: Der Beitrag der Motoskopie zur Diagnostik von Teilleistungsschwächen. In: Teilleistungsschwächen bei Kindern, hrsg. von E. Berger. Huber, Bern 1977b
Lüer, G., R. Cohen, D. Eggert: Zur Erfassung der motorischen Begabung bei minderbegabten Kindern durch eine Hamburger Version des Lincoln-Oseretzky Motor Development Scale. Prax. Kinderpsychol. 19 (1970) 18
Mackensen, G.: Die Psychomotorik blinder Kinder. Enke, Stuttgart 1956
Marisi, D. Q.: Genetic and extragenetic variance in motor performance. Acta Genet. med. Gemellol. 26 (1977) 197
Monnier, M.: Functions of the Nervous System. Vol. 2 Motor and Psychomotor Functions. Elsevier, Amsterdam 1970
Müller, H.-J., R. Decker, F. Schilling: Motorik im Vorschulalter. Hofmann, Schorndorf 1975
Neuhäuser, G.: Störungen der motorischen Entwicklung bei frühkindlichen Hirnschädigungen und ihre Behandlung. Med. Welt NF 25 (1974) 1870
Neuhäuser, G.: Methods of assessing and recording motor skills and movement patterns. Develop. Med. Child Neurol. 17 (1975a) 369
Neuhäuser, G.: Zur Bedeutung motorischer Tests für die entwicklungsneurologische Diagnostik. Fortschr. Med. 93 (1975b) 1159
Neuhäuser, G.: Differentialdiagnose von Koordinationsstörungen im Kindesalter. Med. Mschr. 29 (1975c) 355
Neuhäuser, G.: Motorische Koordination und Perzeption. Mschr. Kinderheilk. 124 (1976) 619
Neuhäuser, G., Ch. Hauenstein, W. B. Gmelin: Psychomotorisches Verhalten bei leichter Hirnfunktionsstörung. Mschr. Kinderheilk. 125 (1977) 390
Oseretzky, N. I.: Eine metrische Stufenleiter zur Untersuchung der motorischen Begabung bei Kindern. Z. Kinderforsch. 30 (1925) 300
Papeschi, R.: Dopamine, extrapyramidal system, and psychomotor function. Psychiat. Neurol. Neurochir. 75 (1972) 13
Papoušek, H.: Soziale Interaktion als Grundlage der kognitiven Frühentwicklung. In: Kindliche Sozialisation und Sozialentwicklung. Fortschritte der Sozialpädiatrie, Bd. II, hrsg. von Th. Hellbrügge. Urban & Schwarzenberg, München 1975
Ploog, D., P. Gottwald: Verhaltensforschung. Instinkt-Lernen-Hirnfunktion. Urban & Schwarzenberg, München 1974
Prechtl, H. F. R.: Die Entwicklung und Eigenart frühkindlicher Bewegungsweisen. Klin. Wschr. 34 (1956) 281
Prechtl, H. F. R., C. Stemmer: The choreiform syndrome in children. Develop. Med. Child Neurol. 4 (1962) 119
Pyck, K., P. Baines: The influence of drugs on minimal brain dysfunction. In: Minimal Brain Dysfunction: Fact or Fiction, hrsg. von A. F. Kalverboer, H. M. van Praag, J. Mendlewicz. Karger, Basel 1978

Robson, P.: Shuffling, hitching, scooting or sliding; some observations on 30 otherwise normal children. Develop. Med. Child Neurol. 12 (1970) 608

Robson, P., R. C. MacKeith: Shufflers with spastic diplegic cerebral palsy: a confusing clinical picture. Develop. Med. Child Neurol. 13 (1971) 651

Rösler, H.-D., H. Eggers, J. Külz, E. Kurth, K.-D. Wagner: Kriterien und Normative der normalen somatischen und psychischen Entwicklung vom Neugeborenenalter bis zum Abschluß der Reifung. In: Beiträge zur somatopsychischen Entwicklung im Kindesalter, hrsg. von G. K. Uschakow, G. Göllnitz, H. Eggers. VEB G. Fischer, Jena 1973

Scharfetter, Ch.: Allgemeine Psychopathologie. Thieme, Stuttgart 1976, 2. Aufl. 1985

Schilling, F.: Zur Aussagefähigkeit des Oseretzky-Tests bei normalen und hirngeschädigten Kindern. Acta paedopsychiat. 37 (1970) 249

Schilling, F.: Die Bedeutung der Motorik für die Differentialdiagnostik leichter frühkindlicher Hirnschäden im Kindesalter. Mschr. Kinderheilk. 121 (1973 a) 308

Schilling, F.: Motodiagnostik des Kindesalters. Marhold, Berlin 1973 b

Schilling, F.: Checkliste motorischer Verhaltensweisen (CMV), Manual. Westermann, Braunschweig 1975

Schilling, F.: Bereich Motorik bei Geistigbehinderten. In: Handbuch der Sonderpädagogik, Bd. V: Pädagogik der Geistigbehinderten, hrsg. von H. Bach. Marhold, Berlin 1978

Schilling, F.: Die Bestimmung der Händigkeit. Motorik 2 (1979) 43

Schilling, F., E. J. Kiphard: Ziele und differentialdiagnostische Möglichkeiten des Körper-Koordinationstests für Kinder (KTK). Psychomotorik 2 (1977) 148

Schmidt, M. H., A. Althoff, G. Esser, W. Allehoff: Selektion diagnostischer Merkmale, dargestellt an der neurologisch-motoskopischen Untersuchung Achtjähriger. Z. Kinder- u. Jugendpsychiat. 9 (1981) 423

Schneider, R.: Hirnfunktionsstörungen im Kindesalter. Enke, Stuttgart 1978

Seebandt, G.: Die Psychomotorik des schwachsinnigen Kindes und ihre Bedeutung für die heilpädagogische Arbeit im Rahmen der Lebenshilfe für das geistig behinderte Kind. Prax. Kinderpsychol. 13 (1964) 56

Ten Bruggencate, G.: Experimentelle Neurophysiologie. Goldmann, München 1972

Touwen, B. C. L.: Minimal brain dysfunction and minor neurological dysfunction. In: Minimal Brain Dysfunction: Fact or Fiction, hrsg. von A. F. Kalverboer, H. M. von Praag, J. Mendlewicz. Karger, Basel 1978

Touwen, B. C. L., H. F. R. Prechtl: The neurological examination of the child with minor nervous dysfunction. Clin. Dev. Med. No. 38. Heinemann, London 1970

Vanderwolf, C. H.: Limbic-diencephalic mechanisms of voluntary movement. Psychol. Rev. 78 (1971) 83

Weber, D.: Der frühkindliche Autismus unter dem Aspekt der Entwicklung. Huber, Bern 1970

Weber, D.: „Zehengang" bei Kindern. Z. Kinder- u. Jugendpsychiat. 5 (1977) 115

Yule, W.: Diagnosis: developmental psychological assessment. In: Minimal Brain Dysfunction: Fact or Fiction, hrsg. von A. F. Kalverboer, H. M. van Praag, J. Mendlewicz. Karger, Basel 1978

Zimmer, R., M. Volkamer: Motoriktest für vier- bis sechsjährige Kinder. Manual. Beltz, Weinheim 1984

Nachtrag zur Literatur

Vor Drucklegung des Manuskriptes waren noch folgende Arbeiten erschienen, auf die im Text nicht eigens verwiesen werden konnte.

Adams, J. A.: Learning of movement sequences. Psychol. Bull. 96 (1984) 3

Baird, H. W., E. C. Gordon: Neurological evaluation of infants and children. Clin. Dev. Med. No. 84/85. SIMP with Heinemann-Lippincott, London-Philadelphia 1983

Baum, E., E. Kiphard: Die Sofortbild-Motografie – dargestellt an einem Beispiel aus der Bewegungsdiagnostik. Prax. Psychomot. 6 (1981) 77

Berger, W., V. Dietz, A. Hufschmidt, R. Jung, K.-H. Mauritz, D. Schmidtbleicher: Haltung und Bewegung beim Menschen. Physiologie, Pathophysiologie, Gangentwicklung und Sporttraining. Springer, Berlin 1984

Berndt, J., F. Ströver, G. Tiesler: Beurteilung der Fingerschicklichkeit mit dem O'Connor-Test. Kinderarzt 13 (1982) 859

Claus, A. (Hrsg.): Förderung entwicklungsgefährdeter und behinderter Heranwachsender. Beiträge zur Sportmedizin, Bd. XII. Perimed, Erlangen 1981

Connolly, K. J., H. F. R. Prechtl (Hrsg.): Maturation and development. Biological and psychological perpectives. Clin. Dev. Med. No. 77/78. SIMP with Heinemann-Lippincott, London-Philadelphia 1981

Diem, L., U. Lehr, E. Olbrich, U. Undeutsch: Längsschnittuntersuchung über die Wirkung frühzeitiger motorischer Stimulation auf die Gesamtentwicklung des Kindes im 4.–6. Lebensjahr. Hofmann, Schorndorf 1980

Eggert, D., G. Ratschinski: Interventionsorientierte Diagnostik psychomotorischer Basisfaktoren bei lern- und entwicklungsgestörten Kindern. Motorik 7 (1984) 3

Freund, H.-J.: Motor unit and muscle activity in voluntary motor control. Physiol. Rev. 63 (1983) 387

Gordon, N., J. McKinlay (bearb. von G. Neuhäuser): Das ungeschickte Kind. Hippokrates, Stuttgart 1985

Greden, J. F., B. J. Carroli: Psychomotor function in affective disorders: An overview of new monitoring techniques. Amer. J. Psychiat. 138 (1981) 1441

Holt, K. (Hrsg.): Movement and child development. Clin. Dev. Med. No. 55. SIMP with Heinemann-Lippincott, London-Philadelphia 1975

Irmischer, T.: Motopädagogik bei geistig Behinderten. Hofmann, Schorndorf 1980

Keidel, M.: Das motorische Intentionspotential. Dtsch. med. Wschr. 109 (1984) 1692

Kiphard, E. J.: Motopädagogik. Psychomotorische Entwicklungsförderung, Bd. I. Modernes Lernen, Dortmund 1980

Kiphard, E. J.: Mototherapie – Teil I und Teil II. Psychomotorische Entwicklungsförderung, Bd. II und III. Modernes Lernen, Dortmund 1983

Kirchert, C.: Die Ermittlung der Schreibhand und Probleme der Linkshänderbetreuung. Motorik 2 (1979) 50

Küchler, G.: Motorik – Steuerung der Muskeltätigkeit und begleitende Anpassungsprozesse. VEB Thieme, Leipzig 1983

Marsden, C. D.: The mysterious motor function of the basal ganglia. Neurology 32 (1982) 514

Michaelis, R., R. Nolte, M. Buchwald-Saal, G. H. Haas (Hrsg.): Entwicklungsneurologie. Kohlhammer, Stuttgart 1984

Neuhäuser, G.: Motometrische Untersuchung bei zerebraler Dysfunktion im Kindesalter. Med. Welt 31 (1980) 267

Neuhäuser, G.: Minimale cerebrale Dysfunktion. Nervenarzt 52 (1981) 125

Neuhäuser, G.: Ursachen psychomotorischer Unruhe bei Kindern. In: Therapeutische Probleme bei psychomotorisch unruhigen Kindern, hrsg. von G. Nissen, U. Knölker. Thieme, Stuttgart 1982 (S. 7–12)

Neuhäuser, G.: Motodiagnostik im frühen Kindesalter. Dokumentation von Entwicklungsverläufen. Pädiat. Prax. 27 (1982/83) 577

Neuhäuser, G.: Gangstörungen bei Kindern. Differentialdiagnostische Hinweise. Therapiewoche 34 (1984) 920

Neuhäuser, G.: Minimale cerebrale Dysfunction (MCD) und Bewegungsverhalten. In: Motopädagogik in der Heimerziehung, hrsg. von E. Knab. Peter Lang, Frankfurt 1984 (S. 85)

Neuhäuser, G.: Entwicklungsneurologische Grundlagen von Bewegungsverhalten und Körperschema. Motorik 7 (1984) 153

Poeck, K. (Hrsg.): Klinische Neuropsychologie. Thieme, Stuttgart 1982

Prechtl, H. F. R. (Hrsg.): Continuity of neural functions from prenatal to postnatal life. Clin. Dev. Med. No. 94. SIMP with Blackwell-Lippincott, Oxford-Philadelphia 1984

Rinn, W. E.: The neuropsychology of facial expression: A review of the neurological and psychological mechanisms for producing facial expressions. Psychol. Bull. 95 (1984) 52

Roberton, M. A., L. E. Halverson: Developing Children – Their Changing Movement. Lea & Febiger, Philadelphia 1984

Rondot, P.: Involuntary movements and neurotransmitters. Neuropediatrics 14 (1983) 59

Roob, I.: Motorische Adaptationsleistungen bei geistig behinderten Kindern. Beltz, Weinheim 1980

Rutter, M. (Hrsg.): Developmental Neuropsychiatry. Churchill-Livingstone, Edinburgh 1984

Salmoni, A. W., R. A. Schmidt, Ch. B. Walter: Knowledge of results and motor learning: A review and critical reappraisal. Psychol. Bull. 95 (1984) 355

Schenck, K., F. Schilling: Störungen der Motorik. In: Neuropsychologie des Kindesalters, hrsg. von H. Remschmidt, M. Schmidt. Enke, Stuttgart 1981

Scherer, F.: Sport mit blinden und sehbehinderten Kindern und Jugendlichen. Hofmann, Schorndorf 1983

Schilling, F.: Entwicklung der Motorik. In: Neuropsychologie des Kindesalters, hrsg. von H. Remschmidt, M. Schmidt. Stuttgart 1981

Sergeant, J. A., R. van Velthoven, A. Virginia: Hyperactivity, impulsivity and reflectivity. An examination of their relationship and implications for clinical child psychology. J. Child Psychol. Psychiat. 20 (1979) 47

Sinnhuber, H.: Optische Wahrnehmung und Handgeschick. Psychomotorische Entwicklungsförderung, Bd. V. Modernes Lernen, Dortmund 1983

Szatmari, P., D. C. Taylor: Overflow movements and behavior problems: Scoring and using a modification of Fog's test. Develop. Med. Child Neurol. 26 (1984) 297

Teipel, D.: Zur Entwicklung und Anwendung einer fein- und grobmotorischen Testbatterie. In: Motopädagogik in der Heimerziehung, hrsg. von E. Knab. Peter Lang, Frankfurt 1984 (S. 101)

Wallbott, H. G.: Bewegungsstil und Bewegungsqualität. Beltz, Weinheim 1982

Willimczik, K.: Bewegungsverhalten und Bewegungsstörungen im Grundschulalter – Entwicklung, Ursachen, Abbaumöglichkeiten. Schriftenreihe des Bundesministers für Jugend, Familie und Gesundheit, Bd. 97. Kohlhammer, Stuttgart 1981

Zimmer, R.: Motorik und Persönlichkeitsentwicklung bei Kindern im Vorschulalter. Hofmann, Schorndorf 1981

Störungen der Gedächtnisfunktionen

Gerhard Niebergall, Helmut Remschmidt

Definitionen

Die systematische psychologische Gedächtnisforschung hat zum Ergebnis geführt, daß verschiedene Arten sowie Teilfunktionen des Gedächtnisses bestehen. Obgleich die Nomenklatur und die Auffassungen darüber nicht einheitlich sind, werden im allgemeinen drei Gedächtnisarten voneinander differenziert, je nach ihrer Funktionsdauer und ihren Beziehungen zu den Teilfunktionen. Dies sind das Ultrakurzzeitgedächtnis (UZG), das Kurzzeitgedächtnis (KZG) sowie das Langzeitgedächtnis (LZG) (vgl. SINZ 1977).

Teilfunktionen sind die den eigentlichen Gedächtnisprozessen zeitlich vorangehenden Wahrnehmungen und Vorstellungen, die unmittelbar das Bewußtsein inhaltlich ausfüllen und nach einer eventuellen Selektion in Form von „Engrammen" (SEMON 1904) in verschiedenen Hirnarealen, vornehmlich im Neokortex, zur „Ablagerung" kommen. Dieser Vorgang wird „Engraphierung" oder „Enkodierung", die „Speicherung der Engramme" auch „Behalten" genannt.

Um einen ehemals bewußten Inhalt wieder in das Gedächtnis zu rufen oder einen unbewußt ablaufenden Denkprozeß bewußt zu machen, ist ein Vorgang des Erinnerns oder Reproduzierens („Ekphorieren") notwendig.

Die Gedächtnisarten sowie die Teilfunktionen sind teilweise bewußt, teilweise verlaufen ihre Prozesse unbewußt; dann können sie lediglich mittelbar erschlossen werden (vgl. Abb. 6.10). Somit ist das *Gedächtnis* eine Einrichtung im menschlichen Organismus, die bei intaktem Bewußtsein zu kurz- und langdauernden, dynamischen Leistungen der Selektion, der Engraphierung, des Behaltens und

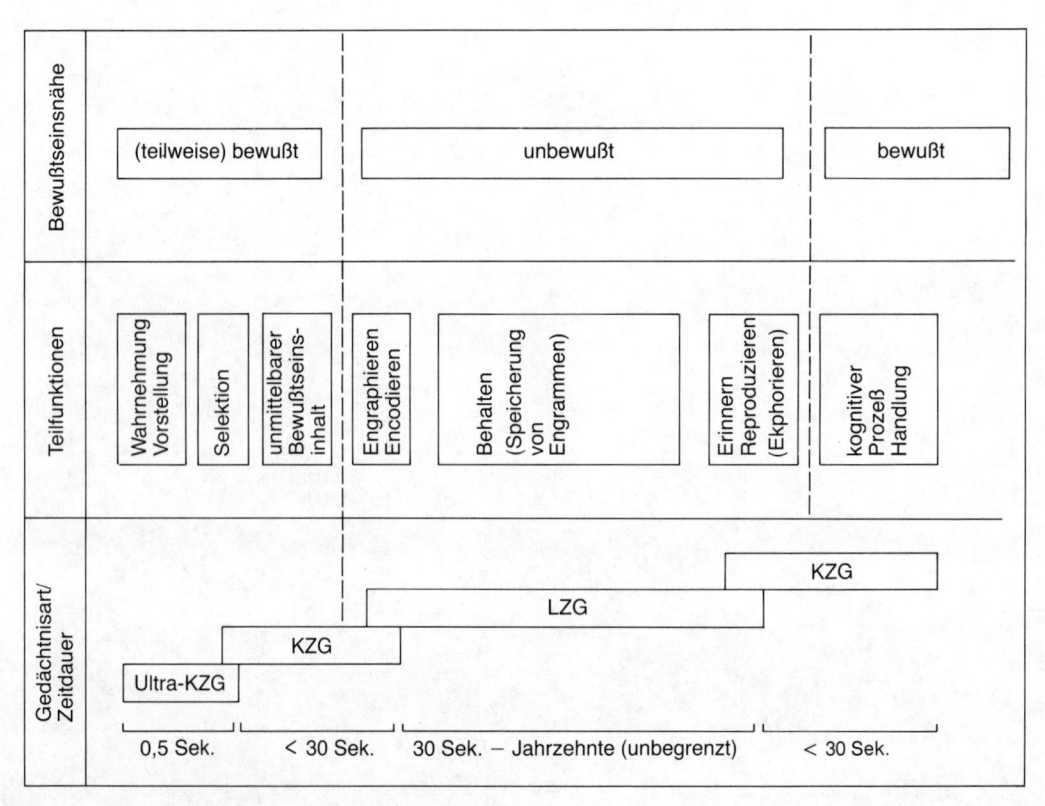

Abb. 6.**10** Gedächtnisarten und Funktionsdauer, Teilfunktionen und ihre Bewußtseinsnähe (KZG: Kurzzeitgedächtnis; LZG: Langzeitgedächtnis).

Reproduzierens von Wahrnehmungen, Vorstellungen und Denkresultaten befähigt.

Gedächtnisvorgänge beeinflussen alle kognitiven und motorischen Leistungen wie Sprache (Sprechen, Schreiben, Lesen), Rechnen, Denken, zeitliche, räumliche, personelle und situative Orientierung sowie Bewegungs- und Handlungsabläufe.

Die volle Funktionsfähigkeit der verschiedenen Arten und Teilfunktionen des Gedächtnisses ist von einem unversehrten ZNS und regelrechten neurophysiologischen sowie biologischen Prozessen abhängig (vgl. ESSER u. FOCKEN 1981).

Störungen der Gedächtnisfunktionen äußern sich in einer quantitativen Reduktion und einer qualitativen Veränderung der Gedächtnisleistungen, bei einer extremen Ausprägung der Störung kann es zu einem völligen Verlust der Gedächtnisleistungen kommen.

Entsprechend der Typologisierung der Gedächtnisarten sowie der Teilfunktionen in Abb. 6.10 können durch eine Störung theoretisch das Ultrakurzzeitgedächtnis, das Kurzzeitgedächtnis sowie das Langzeitgedächtnis bzw. die Funktionen Selektion, Engraphierung, Speicherung der Engramme sowie Ekphorierung betroffen sein. Störungen der einzelnen Gedächtnisarten und -funktionen sind jedoch nicht in beliebiger, zufälliger Kombination möglich.

So führte WEINSCHENK (1955) zum Beispiel den Nachweis, daß es zu Störungen der mittelbaren Gedächtnisfunktionen bei Intaktheit der unmittelbaren Gedächtnisfunktionen kommen kann, nicht aber zu dem umgekehrten Vorgang.* Diskutiert wird gleichfalls, ob es durch Gedächtnisstörungen zu einem teilweisen Verlust des Engrammvorrats kommen kann oder ob es sich vielmehr bei den beobachtbaren Phänomenen um einen Verlust der Fähigkeit des Reproduzierens handelt.

Zur Klassifikation der Gedächtnisstörungen

Im AMDP-System (1981), einem deutschsprachigen „Manual zur Dokumentation psychiatrischer Befunde" für Erwachsene, sind Gedächtnisstörungen als Bestandteil des „Psychischen Befundes" aufgeführt. Unterschieden werden dabei Merkfähigkeitsstörungen, Gedächtnisstörungen (Hypomnesien und Amnesien), Konfabulationen, Paramnesien (Wahnerinnerungen, falsches Wiedererkennen, vermeintliches Vertrautsein oder Fremdheit), Ekmesie (Störung des Zeiterlebens) sowie Hypermnesie. Eine Zuordnung dieser Symptome zu bestimmten psychiatrischen Krankheiten erfolgt nicht.

In dem von der American Psychiatric Association herausgegebenen „Diagnostic and Statistical Manual of Mental Disorders (DSM-III)" (1980) sind Amnesien in eigenen Rubriken unter „Amnestic Disorder", „Amnestic Syndrome" und „Psychogenic Amnesia" klassifiziert. Ätiologisch ist eine „Amnestic Disorder" die Folge von unspezifischen oder spezifischen Substanzen (z. B. Alkohol und Barbituraten), wobei das Kurzzeitgedächtnis (i. S. der Unfähigkeit, neue Informationen zu verwerten) und/oder das Langzeitgedächtnis (i. S. der Unfähigkeit der Erinnerung an Vergangenes) pathologisch beeinträchtigt sein können.

Während die „Amnestic Disorder" nicht näher spezifiziert wird, ist diagnostisches Kriterium für „Psychogenic Amnesia" die plötzliche, über die gewöhnliche Vergeßlichkeit hinausgehende Unfähigkeit der Erinnerung an wichtige persönliche Ereignisse, ohne daß organische Ursachen für diesen Gedächtnisausfall verantwortlich sind.

Das „Multiaxiale Klassifikationsschema für psychiatrische Erkrankungen im Kindes- und Jugendalter nach Rutter, Shaffer und Sturge" (REMSCHMIDT u. SCHMIDT 1977), entwickelt in Anlehnung an die „International Classification of Diseases" (ICD) der WHO, enthält ein „amnestisches Syndrom" nicht als nosologische Einheit.

Es gibt unter „Gedächtnisstörungen" lediglich Verweise auf „Intelligenz- oder Persönlichkeitsveränderungen nach Hirnschädigungen" (ICD 310.1), „senile Demenz" (ICD 290.0) und „drogenbedingtes Entzugssyndrom" (ICD 292.0).

Aus dem Dargestellten wird deutlich, daß in den diagnostischen Klassifikationsschemata Mängel hinsichtlich der Rubrizierung von Gedächtnisstörungen bestehen. Dies trifft besonders für das Kindes- und Jugendalter zu.

Klinisches Bild

Gedächtnisstörungen nach Hirnschädigungen

Amnestische Syndrome und Symptome, Verlaufsuntersuchungen und Kasuistiken

Die wichtigsten Gedächtnisstörungen im Erwachsenenalter sind das Korsakow-Syndrom, das amnestische Syndrom, Gedächtnisstörungen im

---

* „Unmittelbar nennen wir diese Gedächtnisart, weil ihre Quelle dem Bewußtsein unmittelbar nahe ist und die Gedächtnisleistung quasi in einem Wiederaufleben eines vor kurzer Zeit abgelaufenen, aber noch nicht in allen Teilen abgeklungenen Wahrnehmungs- oder Vorstellungsvorganges besteht. Demgegenüber ist die Quelle des bisher allgemein bekannten mittelbaren Gedächtnisses nicht ein Vorgang, der als Bestandteil des ursprünglichen Wahrnehmungs- oder Vorstellungsvorganges mit diesem nach kurzer Zeit abklingt. Vielmehr bleiben die Engramme für längere Zeit bestehen. Sie sind in der Genese eines Wahrnehmungs- oder Vorstellungsvorganges systematisch gesehen nach dem Bewußtsein vorhanden" (WEINSCHENK 1955).

Rahmen einer Demenz und nach epileptischen Anfällen, transitorische amnestische Ausfälle, Gedächtnisstörungen nach Schädel-Hirn-Traumen und im Rahmen aphasischer Syndrome sowie bei Drogen- und Alkoholmißbrauch (vgl. HELAEN u. ALBERT 1978; POECK 1982; RUSSELL 1981).
Bei Kindern und Jugendlichen, für die kaum gezielte Untersuchungen zu dieser Problematik durchgeführt wurden, kommen so umschriebene, typische amnestische Syndrome vergleichsweise selten vor; aber als Folge von Erkrankungen und Schädigungen des Gehirns können, meist im Rahmen eines umfassenderen hirnorganischen Psychosyndroms, Gedächtnisstörungen auftreten, wobei diese Merkmale aufweisen, die sich nicht von denen bei erwachsenen Patienten mit Hirnschädigungen unterscheiden.
So spielt der Schweregrad der ursächlichen Schädigung natürlich auch bei Kindern eine entscheidende Rolle für die Entstehung und die Dauer der Gedächtnisstörungen. REMSCHMIDT u. Mitarb. (1980) stellten bei *Kindern mit leichten akuten Schädel-Hirn-Traumen* mit Hilfe des „Syndrom-Tests" nach BÖCKER (1959) fest, daß sich bei einem Vergleich der Befunde im akuten Stadium und etwa drei Wochen nach dem Unfall relativ labile und relativ stabile psychische Funktionen unterscheiden lassen. Als labil, das heißt störungsanfällig, erwies sich das mittelbare Gedächtnis, als relativ stabil die unmittelbare Gedächtnisfunktion. Insgesamt hatten sich mit Ausnahme einiger schwergeschädigter Kinder die psychischen Ausfallserscheinungen nach drei Wochen fast vollständig zurückgebildet.
ANSORGE u. Mitarb. (1975) untersuchten bei 105 Kindern im Alter zwischen 9 und 14 Jahren die Folgen einer *frühkindlichen Hirnschädigung* für Gedächtnisstörungen. Sie fanden, daß das Kurzzeitgedächtnis bei diesen Kindern nicht gestört ist, sofern ein Vergleich der Gedächtnisleistungen mit dem von hirngesunden Kindern auf gleichem Intelligenzniveau erfolgte. Gedächtnisstörungen treten nach den Untersuchungsbefunden dieser Autoren im Kindesalter fast ausschließlich bei akuten Verletzungen, Erkrankungen und Atrophien des Gehirns auf. Ferner weisen die Autoren darauf hin, daß besonders bei Kindern eine „kognitive Kompensation" spezifischer, hirnorganisch begründeter Leistungsausfälle häufig vorkommt, insbesondere nach frühkindlichen Hirnschädigungen (vgl. REMSCHMIDT 1977).
Entsprechende Befunde stellt SCHOLTZ (1972) in seiner umfassenden Literaturübersicht ebenfalls heraus. Hirngeschädigte Kinder müssen bei „Merkfähigkeits- und Lernaufgaben" gegenüber hirngesunden Kindern nicht prinzipiell benachteiligt sein.
Die Wirkung *der Ursachen, des Schweregrades und des Alters* beim Auftreten einer Hirnschädigung auf das Ausmaß und den Restitutionsverlauf von Gedächtnisstörungen untersuchten REM-SCHMIDT u. Mitarb. (1980) bei verschiedenen Patientengruppen.
Sie fanden, daß sich noch viele Jahre nach dem im Kindes- und Jugendalter erlittenen Unfall bei Patienten mit „apallischem Syndrom" massive Gedächtnisstörungen testpsychologisch objektivieren lassen.
Auch bei Jugendlichen mit leichten und schweren Hirnkontusionen bestanden nach einer katamnestischen Frist von durchschnittlich vier Jahren noch deutlich nachweisbare Gedächtnisstörungen, doch waren diese bei den Patienten mit einer leichten Contusio weniger ausgeprägt (s. Abb. 6.11). Aus dem im Diagramm dargestellten Verlauf wird zusätzlich ersichtlich, daß sich bei sehr schweren Schädel-Hirn-Traumen die Gedächtnisstörungen nicht vollständig zurückbilden, vielmehr sind sie noch Jahre nach dem Zeitpunkt der Schädigung nachweisbar (z. B. bei Untersuchungen für Versicherungsgutachten). Daß für den Grad der Restitution der gestörten Gedächtnisfunktionen die Dauer der Rekonvaleszenz ein entscheidender Faktor ist, wird ebenfalls in Abb. 6.12 deutlich. Dargestellt sind in diesem Diagramm die Lernverläufe im „Diagnosticum für Cerebralschädigung – DCS" (WEIDLICH u. LAMBERTI 1980) bei einem 10jährigen Jungen.

Als Bestandteil *aphasischer Syndrome* können typische amnestische Defizite auftreten. Am Beispiel eines 17jährigen Patienten mit einer zunächst globalen Aphasie wird erkennbar, welche Eigenarten und Schwierigkeiten beim Benennen von Bildern, eingesetzt zur Überprüfung des Wortschatzes, bestehen können. Zu dem Bild einer Sonne sagte der Patient: „Wenn's so schön ist – schön schonse – schonse – wenn das Wetter schön ist, scheint die Schone, Schone nee, Schone, Sonse." Auch nach mehrfachem Vorsprechen konnte der Patient „Sonne" nicht richtig nachsprechen. Dieses Beispiel zeigt, daß der Patient unmittelbar bei Ansicht des Bildes eine klare Vorstellung von dem Begriff des Gegenstandes hatte und versuchte, über Assoziationen der Eigenschaften das zutreffende Wort zu finden und zu artikulieren. Daneben werden noch andere pathologische Phänomene wie Perseverationen, Kontaminationen und motorische Paraphasien deutlich. Theoretisch interessant ist bei diesem Patienten, daß er offenbar keinen eigentlichen Verlust des Engrammvorrats erlitten hatte, denn spontan war die richtige Vorstellung von dem zutreffenden Wort vorhanden. Vielmehr handelte es sich bei ihm um eine Störung des Ekphorierens, eine Störung des eigentlichen Erinnerungsvorganges (vgl. Abb. 6.10). Bereits BLEULER (1918) wies darauf hin, „daß Engramme so lange zu dauern scheinen, als das Gehirn nicht in großer Ausdehnung ganz schwer lädiert ist. . ."
Eine weitere kasuistische Darstellung soll verdeutlichen, welche Auswirkungen Gedächtnisstörungen auf andere Intelligenzleistungen haben können. Eine 18 Jahre alte Patientin mit einer „kongenitalen Agenesie des Corpus callosum" wurde im Rahmen einer stationären Behandlung umfassend neurologisch und psychologisch untersucht. Sie erreichte im „Hamburg-Wechsler-Intelligenztest für Erwachsene" einen Gesamt-IQ von 63 (Verbalteil: 71, Handlungsteil: 58), doch bestanden über die allgemeine Intelligenzminderung hinaus spezifische kognitive Leistungseinbußen. Im Vordergrund stand eine Störung der mittelbaren Gedächtnisfunktion, diagnostiziert nach einer auf S. 420 beschriebenen Methode

Abb. 6.11 Verlauf der durchschnittlichen Reproduktionsleistung im DCS bei drei Gruppen hirntraumatisch geschädigter Kinder (aus *G. Lamberti, H. Remschmidt:* Untersuchungen zur Normierung des Diagnostikums für Zerebralschädigung [DCS] für das Kindes- und Jugendalter. In: Neuropsychiatrische Folgen nach Schädel-Hirn-Traumen bei Kindern und Jugendlichen, hrsg. von H. Remschmidt, H. Stutte. Huber, Bern 1980 [S. 347]).

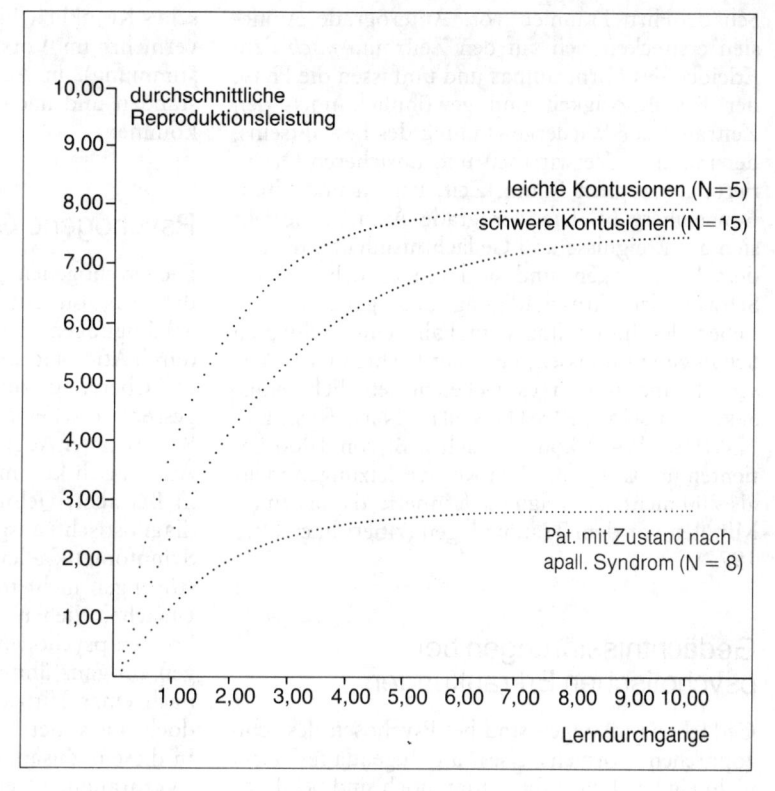

Abb. 6.12 Darstellung der Rückbildung mnestischer Störungen anhand des DCS-Lernverlaufes bei einem zehnjährigen Patienten mit Zustand nach schwerem Schädel-Hirn-Trauma und anschließendem apallischem Syndrom (aus *G. Lamberti, H. Remschmidt:* Untersuchungen zur Normierung des Diagnostikums für Zerebralschädigung [DCS] für das Kindes- und Jugendalter. In: Neuropsychiatrische Folgen nach Schädel-Hirn-Traumen bei Kindern und Jugendlichen, hrsg. von H. Remschmidt, H. Stutte. Huber, Bern 1980 [S. 352]).

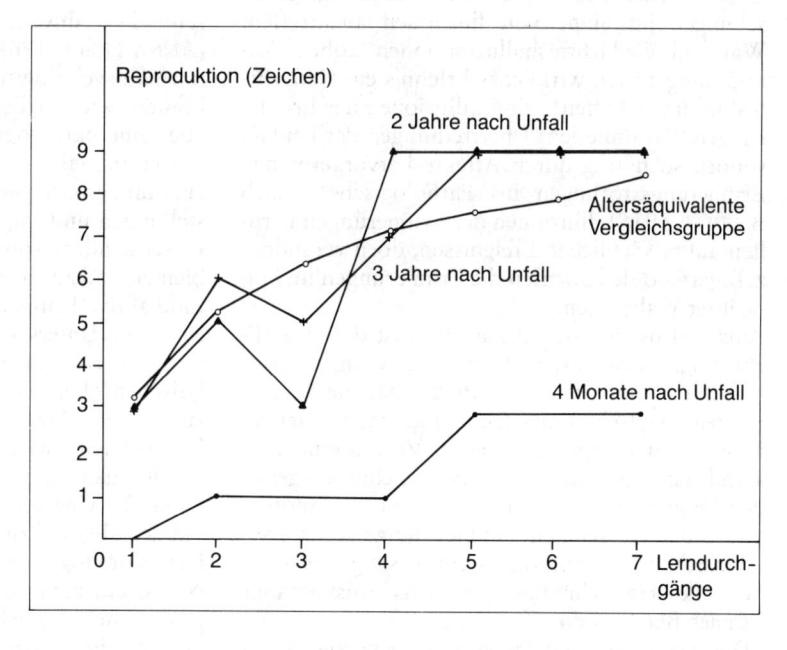

von WEINSCHENK (1955). Die Störung der mittelbaren Gedächtnisfunktion führte u. a. zu einer Beeinträchtigung der Rechenfähigkeit der Patientin. Sie konnte zwar relativ rasch die Ergebnisse auswendig gelernter Multiplikationsaufgaben wie 6 × 6 oder 7 × 13 richtig nennen, doch Additions- und Subtraktionsaufgaben mit größeren Zahlen wie 45 + 36 gelangen ihr nicht mehr, da sie, wie sie selbst berichtete, die Zwischenergebnisse nicht behalten konnte. Ferner fiel auf, daß sie relativ viel Zeit benötigte, um die Ergebnisse zu nennen. Bei näherer Überprüfung stellte sich dann heraus, daß die Patientin sogar bei kleineren Zahlen die Finger zu Hilfe nahm, um die Ergebnisse auszuzählen, und dies konnte ihr bei größeren Zahlen natürlich nicht mehr gelingen (vgl. WEINSCHENK 1975).

Wie bei Erwachsenen kommen auch bei Kindern und Jugendlichen Gedächtnisstörungen in Form *anterograder* und *retrograder Amnesien* nach

Schädel-Hirn-Traumen vor. Anterograde Amnesien erstrecken sich auf den Zeitraum *nach* dem Erleiden des Hirntraumas und umfassen die Phase der Bewußtlosigkeit und gewöhnlich noch den Zeitraum der Wiedergewinnung des Bewußtseins, der mit einer Verwirrtheit und unsicheren Orientierung bezüglich Raum, Zeit, Person und Situation einhergeht. Die retrograde Amnesie bezieht sich auf Ereignisse und Gedächtnisinhalte, die *vor* dem Unfall lagen, und sie kann zeitlich, je nach Schwere der Hirnschädigung, „das ganze frühere Leben des Individuums im Falle einer schweren Schädigung umfassen, bei einer leichten Gehirnerschütterung mögen es vielleicht lediglich einige Sekunden sein" (RUSSELL 1981). Nach RUSSEL u. NATHAN (1946) konnten sich z. B. von 1000 Patienten mit traumatischen Kopfverletzungen mehr als 700 nicht an Ereignisse erinnern, die bis zu 30 Minuten vor dem Trauma lagen (zitiert nach SINZ 1977).

Gedächtnisstörungen bei psychotischen Erkrankungen

Gedächtnisstörungen sind bei Psychosen des schizophrenen Formenkreises im Jugendalter zwar nicht ein kardinales Symptom, doch sind bei ihnen Gedächtnishalluzinationen und Erinnerungsverfälschungen im Sinne von Illusionen anzutreffen. Während Gedächtnishalluzinationen „ohne Anknüpfung an ein wirkliches Erlebnis ein Gedächtnisbild frei schaffen", sind „Illusionen der Erinnerungen (Paramnesien) Übertreibungen der bei Gesunden so häufig durch Affekte hervorgerufenen Erinnerungsstörungen ins Pathologische" (nach BLEULER 1918). Illusionen der Erinnerungen beruhen auf tatsächlichen Ereignissen, doch verändern z. B. paranoide Patienten die Erinnerungen im Sinne ihrer Wahnideen.

Auch bei psychotischen Patienten ist der eigentliche Engrammvorrat nicht gestört, vielmehr werden durch die veränderte Affektivität die Erinnerungen verfälscht, umgedeutet und umgewertet. So kann es in einem depressiven Verstimmungszustand dazu kommen, daß etwa leichte Vergehen der Vergangenheit als grobe kriminelle Handlungen und unverzeihliche Sünden umgewertet werden. Schaltstelle für die Beeinflussung des Denkens, des Handelns und der Gedächtnisvorgänge ist nach BLEULER die Affektivität:

„Die einem aktuellen Affekt entsprechenden Assoziationen werden gebahnt, d. h. begünstigt, alle anderen, vor allem die ihm widersprechenden, werden erschwert (Schaltungskraft der Affekte)" (BLEULER 1918).

Neben Hypomnesien können auch Hypermnesien, z. B. in der manischen Phase einer Zyklothymie, ein pathologischer Indikator sein. Gedächtnisphänomene wie Vertrautheits- und Fremdheitserlebnisse sind hingegen für ein spezifisches psychiatrisches Krankheitsbild nicht typisch, selbst wenn sie vermehrt im Vorstadium einer Psychose (Wahnstimmung), in Adoleszentenkrisen, in Rauschzuständen und nach körperlicher Erschöpfung vorkommen.

Psychogene Gedächtnisstörungen

Die psychogenen Gedächtnisstörungen unterscheiden sich von jenen, bei denen Erkrankungen und Schädigungen des Gehirns die Ursachen sind, durch Ätiologie, Symptomatik und Dynamik.

Die Übergänge zum normalpsychologischen „Vergessen" erscheinen fließend, doch gibt es klare Kriterien der Abgrenzung.

Ätiologisch kommen Hirnschäden natürlich nicht in Betracht, vielmehr müssen solche differentialdiagnostisch ausgeschlossen werden. Von der Symptomatik allein läßt sich bei den Gedächtnisstörungen nicht mit Sicherheit ein Schluß auf die Ursachen ziehen, denn in der Erscheinungsform können psychogen verursachte Gedächtnisstörungen ein ganz ähnliches Bild annehmen wie solche nach einer Hirnschädigung. Die Dynamik ist jedoch eine andere.

In diesem Zusammenhang spielt der Vorgang der „Verdrängung" eine Rolle. Nach psychoanalytischer Auffassung ist die „Verdrängung" ein wesentlicher Abwehrmechanismus des Individuums (ANNA FREUD 1964). Bei diesem Vorgang, der im normalpsychologischen Geschehen ebenso vorkommt wie bei der Bildung von Neurosen, hier aber eine pathologische Wirkung ausübt, handelt es sich um eine Abwehr unerwünschter, bedrohlicher und angsterzeugender Wahrnehmungen, Vorstellungen und Impulse, wobei diese nicht einfach verschwinden, sondern im Unbewußten erhalten bleiben und zu einer inneren Dynamik führen.

Eine aktive Erinnerung dieser verdrängten Inhalte ist – im Unterschied zum „Vergessen" – nicht möglich, vielmehr ist es Aufgabe einer psychoanalytischen Therapie, das Unbewußte wieder bewußt zu machen. Nach DÜHRSSEN (1980) besteht der Unterschied zwischen einfachem Vergessen und Verdrängen darin, „daß bei der Verdrängung dynamische Gegenimpulse am Werke sind, die sich auf den abgewehrten Impuls richten."

Der Vorgang der Verdrängung spielt bei allen Neuroseformen eine Rolle, als regelrechtes Symptom einer Gedächtnisstörung im engeren Sinne kommt diese Symptomatik vorwiegend bei der Hysterie vor. Allgemein entstehen „hysterische Symptome selbständig oder gehen aus ursprünglich organischem Leiden hervor, indem sie deren Erscheinungsbild fortsetzen, evtl. ausbauen" (KRETSCHMER 1974). Nach einem hysterischen Anfall, einhergehend mit einer Einengung des Bewußtseins, kann es zu einer selektiven Amnesie für die Dauer des Anfalls kommen. Mit der Produktion von psychogenen Symptomen ist häufig ein

unbewußter Zweck verbunden; so ist es auch bei Jugendlichen nicht ausgeschlossen, daß Amnesien simuliert werden, um z. B. einer unangenehmen Situation oder Erinnerung zu entgehen.
Zu den psychogenen Gedächtnisstörungen zählt die „Pseudologia phantastica". Dieses Phänomen tritt meist bei hysterischen Patienten mit einer lebhaften Phantasie auf, die dann den Boden der Realität verlieren, wenn sie vorgeben, bestimmte Erlebnisse gehabt, bestimmte Taten vollbracht zu haben und sie sich darin so sehr verstricken, daß sie schließlich zwischen dem eigenen Lügengebäude und der Realität nicht mehr unterscheiden können.
Das Gemeinsame der psychogenen Amnesien liegt darin, daß sie prinzipiell revidierbar sind, da es sich bei ihnen nicht um eine Störung oder Schädigung der Engraphie und des Engrammvorrats handelt, sondern um eine Blockierung oder durch die Affektivität verursachte Verfälschung der Erinnerung.

Einige der eben genannten Aspekte sind in der folgenden Falldarstellung enthalten. Die knapp 16jährige U. wurde mit der differentialdiagnostischen Fragestellung „Durchgangssyndrom oder psychogene Mechanismen" vorgestellt und zur stationären Beobachtung und Behandlung aufgenommen. Die Patientin hatte mit einem Mofa einen Unfall erlitten. Nach der akuten Versorgung konnte sie sich an den Unfallhergang so weit erinnern, daß sie auf dem Weg zu ihrer Arbeitsstelle ein von links einbiegendes Auto gesehen und versucht habe zu bremsen, doch danach bestand für die Patientin eine Erinnerungslücke bis zu dem Zeitpunkt, als sie sich – etwa eine halbe Stunde später – auf dem Röntgentisch in einem Krankenhaus befand. Die Patientin gab erhebliche Schmerzen im rechten Knöchel-, Knie-, Hüft- und Schulterbereich an. Es wurde die Diagnose „Zustand nach gedecktem Schädel-Hirn-Trauma ersten Grades" gestellt. Eine drei Wochen später durchgeführte computertomographische Untersuchung ergab keine Hinweise für einen Kontusionsherd oder eine Blutung. Die Patientin war massiv auffällig.
So gab sie an, die Mutter bei einem Besuch am Unfalltag nicht wiederzuerkennen, und als sie 4 Tage später entlassen wurde, kam es zu vielen psychopathologischen Ausfallserscheinungen, die die Mutter sehr beunruhigten. Zentral dabei war angeblich eine retrograde Amnesie, durch die nahezu alle Erinnerungen der Patientin an Erlebnisse vor dem Unfall ausgelöscht waren. Diese war so umfassend, daß sie sich nicht einmal an die nächsten Angehörigen erinnern konnte, sich im eigenen Ort nicht mehr zurechtfand, das eigene Haus nicht wiedererkannte, nicht mehr schreiben und lesen konnte. Ferner konnte sie einem Gespräch nur unzureichend folgen, sie schien bestimmte Wörter in linguistisch komplexeren Satzstrukturen nicht zu verstehen, zählen konnte sie lückenlos nur bis 20, Rechenaufgaben bewältigte sie lediglich im Zahlenraum bis 10 sehr umständlich und unter Zuhilfenahme der Finger, beim Schreiben unterliefen ihr sehr viele Fehler, wobei die Art der Fehler wenig Ähnlichkeiten mit echten dysgraphischen oder legasthenen Fehlern hatte. Daneben bestand eine Reihe weiterer Auffälligkeiten wie erhebliche Verlangsamung der kognitiven Prozesse, ein Fluktuieren der Aufmerksamkeitsspanne sowie Unsicherheiten bei der Rechts-Links-Orientierung. Sie wirkte verwirrt, desorientiert bezüglich Situation, Zeit und Ort, einfache Aufgaben schien sie unzureichend zu verstehen bzw. zu „vergessen", bei Gedächtnisprüfungen schnitt sie schlecht ab. Diesen umfassenden Störungen versuchte sie auch in ihrer verständnislosen, irritierten Mimik, durch mehrfaches Nachfragen und Nichtreagieren auf Aufgaben, Ausdruck zu verleihen. Doch stand dieses anscheinend sehr umfassende „hirnorganische Psychosyndrom" bzw. „amnestische Syndrom" in starkem Kontrast zu den unauffälligen hirnorganischen Befunden, den Beobachtungen der Mutter, daß die Patientin meist „quietschfidel" war, zu dem fehlenden Leidensgefühl sowie zu einigen guten testpsychologischen Leistungen.
Im weiteren Verlauf wurde bald deutlich, daß es sich um eine hysterische Reaktion (Ganser-Syndrom) handelte, die Patientin über eine deutlich überdurchschnittliche Intelligenz verfügte und im Behandlungsverlauf sich die „Symptome" rasch zurückbildeten. Als sich herausstellte, daß es sich um die oben genannte Diagnose handelte, lag die Vermutung nahe, daß die Patientin im Sinne der Verfolgung eines unbewußten Zweckes und in stiller Übereinstimmung mit der Mutter vielleicht eine finanzielle Entschädigung durch die Versicherung des Unfallgegners erreichen wollte. Dies bestätigte sich nicht. Psychodynamisch erschien es jedoch plausibel, daß die Patientin unbewußt einen Schlußstrich unter ihre Vergangenheit ziehen wollte, die gekennzeichnet war durch viele psychotraumatische Erlebnisse (Suizid des Vaters, Tötungsversuche des Vaters an der Mutter, soziale Isolation im Wohnort) und sich dies symbolisch in der totalen „retrograden Amnesie" manifestierte. Nach dieser Interpretation des Geschehens war der Unfall mit der relativ leichten hirntraumatischen Schädigung lediglich ein Auslöser für die latent vorhandene Bereitschaft zu einer hysterischen Reaktion. Es erschien uns nicht ausgeschlossen, daß bei einem Unfall mit anderen Verletzungsfolgen z. B. eine (hysterische) Gangstörung das Resultat hätte sein können. Unklar blieb jedoch bis zum Schluß, ob die Patientin das „Syndrom" lediglich simulierte oder ob es sich dabei tatsächlich um eine psychogene Gedächtnisstörung im engeren Sinne, möglicherweise im Anschluß an die tatsächliche Bewußtlosigkeit unmittelbar nach dem Unfallgeschehen handelte.

Methoden zur Erfassung von Gedächtnisleistungen und Gedächtnisstörungen

Klinische Verfahren

Grobe Gedächtnisstörungen lassen sich bei Patienten oft schon bei der Kontaktaufnahme vermuten; sind sie vorhanden, bestätigen sie sich meist bei der Anamnese und bei Fragen, die sich auf vergangene Erlebnisse, die aktuelle Orientierung zur Person, zur Situation und zum Ort beziehen.
Bei Kindern und Jugendlichen verläuft die Erfassung von Gedächtnisstörungen prinzipiell ähnlich wie bei Erwachsenen. Bei jeder Gedächtnisüberprüfung sollten die verschiedenen Funktionen und Gedächtnisarten erfaßt werden. LURIA (1970) weist darauf hin, daß die einzelnen Modalitäten (visuelle, akustische, haptische und kinästhetische Modalität) durch eine Gedächtnisstörung in unterschiedlichem Ausmaß betroffen sein können. Des-

halb ist es nicht ausreichend, nur eine modalitätsspezifische Gedächtnisprüfung vorzunehmen.
Die Überprüfung der Gedächtnisfunktionen in verschiedenen Modalitätsbereichen kann überdies Hinweise für bestimmte lokale Hirnschädigungen liefern.
Geeignete Verfahren zur Erfassung von Gedächtnisstörungen sind zum Beispiel das Vorlesen und das anschließende Reproduzierenlassen altersentsprechender Geschichten, wobei die Reproduktion zur Überprüfung der mittelbaren Gedächtnisfunktionen nach einer Ablenkung oder Pause zwischen der Präsentation und der Wiederholung des Lernmaterials vorgenommen werden sollte.
Die Überprüfung der unmittelbaren Gedächtnisfunktion kann durch das direkte Nachsprechen von Zahlen und kürzeren Wortserien erfolgen.
Bei Kindern hat es sich bewährt, ein Bild zu zeigen und nach einer Pause sich den Inhalt des Gesehenen schildern zu lassen. Ein geeignetes Verfahren ist es auch, geometrische Figuren nach einigen Sekunden aufzeichnen zu lassen.
Zur Untersuchung des kinästhetischen Gedächtnisses schlägt LURIA (1970) die Reproduktion von Handstellungen vor.
Zur Überprüfung der räumlichen Orientierung verwendete PERRET (1973) ein Labyrinth, in dem die Patienten einen bestimmten Weg finden müssen.
Ferner sind *Beobachtungen* bei der Durchführung der Gedächtnisproben gelegentlich entscheidend. So können vor allem Perseverationen, Kontaminationen und bei kurzen Lernverläufen starke Ermüdungserscheinungen auftreten.
Auch WEINSCHENK (1955) fand bei hirngeschädigten Patienten nicht selten eine rasche Erschöpfbarkeit der Gedächtnisfunktionen. Wichtiger als diese Beobachtung war jedoch der Nachweis der beiden unterschiedlichen mnestischen Leistungen, der unmittelbaren und mittelbaren Gedächtnisfunktionen. Die Überprüfung der *unmittelbaren* Gedächtnisfunktionen wird durch das direkte Nachsprechen einzelner Zahlen vorgenommen. Die Reproduktion von mindestens sechs Zahlen entspricht dabei den normalen Leistungen Jugendlicher und Erwachsener.
Für die Erfassung der *mittelbaren* Gedächtnisfunktionen schlägt WEINSCHENK (1955) ein anderes Verfahren vor. Hierbei nennt der Untersucher dem Patienten eine mehrstellige Zahl, die dieser zunächst laut nachsprechen soll, um die Gewißheit zu haben, daß der Patient sie richtig verstanden hat. Nach einer etwa halbminütigen Ablenkung, während der zum Beispiel eine Interpretation von Sprichwörtern zur Verhinderung der stillen Wiederholung der vorgesprochenen Zahl vorgenommen wird, soll der Patient erneut die Zahl reproduzieren. Reproduktionsleistungen von fünfstelligen Zahlen sind dabei unpathologisch, geringere Leistungen weisen auf krankhafte Einschränkungen der Gedächtnisfunktionen hin.

WEINSCHENK stellte bei der Entwicklung dieser Methodik fest, daß Simulanten z. B. bei Gerichts- oder Versicherungsgutachten gelegentlich ein pathologisches Bild bieten wollen. So kann z. B. bei Patienten mit einer „Rentenneurose" beobachtet werden, daß sie bei der unmittelbaren Gedächtnisüberprüfung sechs Zahlen sehr verlangsamt, mit sekundenlangen Abständen zwischen ihnen, aber schließlich doch richtig reproduzieren. Im Gegensatz dazu kann man aber bei tatsächlichen Gedächtnisstörungen infolge von Hirnschädigungen die Beobachtung machen, daß bei dem unmittelbaren Nachsprechen die Patienten die Zahlen sehr schnell aufsagen, da sie diese andernfalls nicht mehr reproduzieren können.

Normierte psychologische Testverfahren

Zu diesen Verfahren zählen reine Gedächtnistests, spezielle Untertests zur Erfassung der Gedächtnisfunktionen in umfassenderen Testbatterien sowie Testverfahren, bei denen Gedächtnisleistungen eine entscheidende Rolle spielen.
Einer der bekanntesten Gedächtnistests ist die „Memory Scale" von WECHSLER (1945), die in deutscher Fassung jedoch nicht vorliegt. Dieses Verfahren beinhaltet Fragen, die sich auf die Person, die zeitliche und räumliche Orientierung sowie aktuelle Sachverhalte beziehen. Ferner sind Gedächtnisproben wie Zahlennachsprechen, Lernen von Assoziationspaaren und Rückwärtsaufsagen des Alphabets und der Zahlen von 20 bis 1 enthalten (vgl. TALLAND 1971).
Ein deutschsprachiges Verfahren ist der „Lern- und Gedächtnistest LGT-3" von BÄUMLER (1974). Für diesen Test existieren Normwerte für das Alter von 16 bis 35 Jahren, doch auch außerhalb dieses Altersbereiches kann der Test eingesetzt werden.
Als Bestandteile sind Gedächtnistests in verschiedenen Testbatterien enthalten. Am bekanntesten sind das „Zahlennachsprechen vorwärts" und „Zahlennachsprechen rückwärts" in den Intelligenztests von WECHSLER, wobei sie in den deutschen Versionen des „Hamburg-Wechsler-Intelligenztests für Kinder" (HARDESTY u. PRIESTER 1966) und im „Hamburg-Wechsler-Intelligenztest für Erwachsene" (WECHSLER 1964) vorkommen. Die Normwerte erstrecken sich auf die Altersbereiche von 6 bis 16 bzw. von 10 bis 59 Jahren.
Inzwischen liegt auch eine revidierte Form des Tests für Kinder mit aktuellen Normwerten und verbesserten Aufgabenstellungen vor (TEWES 1983).
Die Wechsler-Skalen haben gegenüber einer Reihe anderer Verfahren den Vorteil, daß ein Untertestprofil Hinweise für bestimmte Leistungsstärken oder -schwächen liefert. Aber bei einem relativ schlechten Ergebnis in dem Untertest „Zahlennachsprechen" kann man nicht mit Sicherheit eine

Gedächtnisstörung diagnostizieren, ebenso schließt ein relativ gutes Ergebnis in diesem Untertest nicht aus, daß eine spezifische Störung der mittelbaren Gedächtnisfunktion vorliegt.

Ein Untertest mit der Bezeichnung „Merkfähigkeit" ist im „Intelligenz-Struktur-Test (I-S-T) von AMTHAUER (1973) mit Normwerten für 13- bis 60jährige Probanden enthalten.

Bereits für 3jährige Kinder anwendbar ist der „Psycholinguistische Entwicklungstest (PET)" von ANGERMAIER (1974). Dieser enthält einige Untertests zur Überprüfung der Gedächtnisleistungen. Die Normwerte reichen bis zum Alter von 10 Jahren.

Schließlich läßt sich mit dem Untertest „Kurzzeitgedächtnis" im „French-Bilder-Intelligenz-Test (FBIT)", in der deutschen Fassung von HEBBEL u. HORN (1976), bei 4- bis 8jährigen Kindern die unmittelbare Gedächtnisfunktion testmetrisch erfassen.

In dem in Form eines Stufentests aufgebauten Kramer-Test (KRAMER 1977) kommen Aufgaben für die Altersstufen von zwei bis 14 Jahren vor, die gleichfalls Gedächtnisleistungen überprüfen.

Ein breites Anwendungsgebiet für die Erfassung zerebraler Funktionsstörungen haben der Benton-Test (BENTON 1968) sowie das „Diagnosticum für Cerebralschädigung – DCS" von WEIDLICH u. LAMBERTI (1980).

Bei dem Benton-Test besteht die Aufgabe für die Patienten darin, sich im Laufe von jeweils 10 Sekunden verschiedene geometrische Figuren einzuprägen und anschließend aufzuzeichnen. Bei Validierungsuntersuchungen hat sich aber herausgestellt, daß mit diesem Testverfahren nur mit einer unzureichenden Gültigkeit der eigentliche Zweck, nämlich die Diagnose von Leistungseinbußen infolge von Hirnschädigungen, erfüllt wird.

Zu besseren Resultaten in dieser Hinsicht führt das DCS. Hierbei handelt es sich um neun sinnarme, aus jeweils fünf Elementen bestehende Figuren, die nacheinander dem Patienten visuell angeboten werden. Seine Aufgabe besteht darin, in einem Durchgang alle neun Figuren mit Stäbchen nachzulegen. Aus dieser kurzen Beschreibung wird deutlich, daß hiermit zu einem wesentlichen Teil Gedächtnisfunktionen der visuellen Modalität erfaßt werden, aber auch motorische Komponenten, und daß sich hierbei spezielle pathologische Phänomene wie Perseverationen und Kontaminationen im Lernverlauf einstellen können.

International verbreitet ist ein Verfahren von REY (1959) („figure complexe"), bei dem gleichfalls die Aufgabe ist, eine aus sehr vielen Elementen bestehende Figur wahrzunehmen, zu behalten und schließlich in einer Zeichnung zu reproduzieren (vgl. PERRET 1973).

Vorteile der beschriebenen Testverfahren bestehen darin, daß für die meisten Gedächtnistests Normwerte existieren und, wenn diese Bestandteile einer umfassenden Testbatterie sind, die Leistungen hierbei mit jenen anderer Untertests verglichen werden können. Aus möglichen Diskrepanzen ergeben sich gewisse Hinweise für spezifische Minderleistungen der Gedächtnisfunktionen.

Nachteile bestehen darin, daß die meisten Testverfahren nicht in ausreichendem Maße Aufgaben enthalten, mit denen sich die verschiedenen Gedächtnisfunktionen erfassen lassen, und es ist dann oft nicht möglich, eine spezifische Gedächtnisstörung zu diagnostizieren.

Literatur

AMDP: Das AMDP-System. Manual zur Dokumentation psychiatrischer Befunde, 4. Aufl., hrsg. von der Arbeitsgemeinschaft für Methodik und Dokumentation in der Psychiatrie. Springer, Berlin 1981

American Psychiatric Association (APA) (Hrsg.): Diagnostic and Statistical Manual of Mental Disorders (DSM-III), 3. Aufl. APA, Washington/D.C. 1980

Amthauer, R.: Intelligenz-Struktur-Test 70 (I-S-T 70), 2. Aufl. Hogrefe, Göttingen 1973

Angermaier, M.: Psycholinguistischer Entwicklungstest (PET). Beltz-Test, Weinheim 1974

Ansorge, H., M. Meyer-Probst, H.-D. Rösler: Gedächtnis. In: Psychologische Untersuchungen zur Entwicklung hirngeschädigter Kinder, hrsg. von G. Göllnitz, H.-D. Rösler. VEB Deutscher Verlag der Wissenschaften, Berlin 1975

Bäumler, G.: Lern- und Gedächtnis-Test (L-G-T 3). Hogrefe, Göttingen 1974

Benton, A. L.: Der Benton-Test. Huber, Bern 1968

Bleuler, E.: Lehrbuch der Psychiatrie, 2. Aufl. Springer, Berlin 1918

Böcker, F.: Zur Abgrenzung der Bewußtseinsstörung vom Durchgangssyndrom. Med. Diss., Köln 1959

Dührssen, A.: Psychotherapie bei Kindern und Jugendlichen, 6. Aufl. Vandenhoeck & Ruprecht, Göttingen 1980

Esser, G., A. Focken: Störungen der Gedächtnisfunktionen und des Lernens. In: Neuropsychologie des Kindesalters, hrsg. von H. Remschmidt, M. Schmidt. Enke, Stuttgart 1981

Esser, G., A. Focken: Entwicklung von Gedächtnis und Lernen. In: Neuropsychologie des Kindesalters, hrsg. von H. Remschmidt, M. Schmidt. Enke, Stuttgart 1981

Freud, A.: Das Ich und die Abwehrmechanismen. Kindler, München 1964

Hardesty, F. P., H. J. Priester: Hamburg-Wechsler-Intelligenztest für Kinder, Textband, 3. Aufl. Huber, Bern 1966

Hebbel, G., R. Horn: French-Bilder-Intelligenz-Test (FBIT). Beltz-Test, Weinheim 1976

Helaen, H., M. L. Albert: Human Neuropsychology. Wiley, New York 1978

Kramer, J.: Kurze Anleitung zum Kramer-Test, 3. Aufl. Antonius, Solothurn 1977

Kretschmer, E.: Hysterie, 7. Aufl. Thieme, Stuttgart 1974

Lamberti, G., H. Remschmidt: Untersuchungen zur Normierung des Diagnostikums für Cerebralschädigung (DCS) für das Kindes- und Jugendalter. In: Neuropsychiatrische Folgen nach Schädel-Hirn-Traumen bei Kindern und Jugendlichen, hrsg. von H. Remschmidt, H. Stutte. Huber, Bern 1980

Luria, A. R.: Die höheren kortikalen Funktionen des Menschen und ihre Störungen bei örtlichen Hirnschädigungen. VEB Deutscher Verlag der Wissenschaften, Berlin 1970

Perret, E.: Gehirn und Verhalten. Neuropsychologie des Menschen. Huber, Bern 1973

Poeck, K. (Hrsg.): Klinische Neuropsychologie. Thieme, Stuttgart 1982

Remschmidt, H.: Posttraumatische Lernstörungen im Kindesalter und ihre Behandlung. In: Intelligenz, Lernen und Lernstörungen, hrsg. von G. Nissen. Springer, Berlin 1977

Remschmidt, H., W. Merschmann, G. Niebergall: Testpsychologische und klinische Verlaufsuntersuchungen an Kindern und Jugendlichen mit akuten Schädel-Hirn-Traumen. In: Neuropsychiatrische Folgen nach Schädel-Hirn-Traumen bei Kindern und Jugendlichen, hrsg. von H. Remschmidt, H. Stutte. Huber, Bern 1980

Remschmidt, H., M. Schmidt (Hrsg.): Multiaxiales Klassifikationsschema für psychiatrische Erkrankungen im Kindes- und Jugendalter nach Rutter, Shaffer und Sturge. Huber, Bern 1977; 2. Aufl. 1986

Rey, A.: Test de copie et de reproduction de mémoire de figures géometriques complexes. Paris, Centre de psychologie appliquée 1959

Russell, E. W.: The pathology and clinical examination of memory. In: Handbook of Clinical Neuropsychology, hrsg. von S. Filskov, T. J. Boll. Wiley, New York 1981

Russel, W. R., P. W. Nathan: Traumatic amnesia. Brain 69 (1946) 280

Scholtz, W.: Testpsychologische Untersuchungen bei hirngeschädigten Kindern. Marhold, Berlin 1972

Semon, R.: Die Mneme. Leipzig 1904

Sinz, R.: Neurophysiologische und biochemische Grundlagen des Gedächtnisses. In: Zur Psychologie des Gedächtnisses, hrsg. von F. Klix, H. Sydow. Huber, Bern 1977 (S. 207)

Talland, G. A.: Disorders of Memory and Learning, 2. Aufl. Penguin Books, Harmondsworth 1971

Tewes, U.: Hamburg-Wechsler-Intelligenztest für Kinder, Revision 1983. Huber, Bern 1983

Wechsler, D.: A standardized memory scale for clinical use. J. Psychol. 19 (1945) 87

Wechsler, D.: Die Messung der Intelligenz Erwachsener, 3. Aufl. Huber, Bern 1964

Weidlich, S., G. Lamberti: DCS-Diagnosticum für Cerebralschädigung. Huber, Bern 1980

Weinschenk, C.: Das unmittelbare Gedächtnis als selbständige Funktion. Hogrefe, Göttingen 1955

Weinschenk, C.: Rechenstörungen, 2. Aufl. Huber, Bern 1975

Störungen der kognitiven Funktionen (Denken)

Martin H. Schmidt

Definition

Zu den kognitiven Funktionen im weiteren Sinne können Aufmerksamkeit, Wahrnehmung, Gedächtnis, Lernen und Denken gezählt werden, die bis auf das Lernen in den Beiträgen über Störungen des Bewußtseins, der Wahrnehmung und des Gedächtnisses separat behandelt werden. Zu den kognitiven Funktionen im engeren Sinne zählen Strukturierung der Wahrnehmungsinhalte (ein Vorgang, der für das intelligente Verhalten jüngerer Kinder eine deutlich erkennbare Rolle spielt), schlußfolgerndes Denken, problemlösendes Denken und kritisches Bewerten. All diese Funktionen sind – das Lernen in Gestalt seines Endprodukts, nämlich des Behaltens – in GUILFORDS „Hierarchie kognitiver Funktionen" enthalten, meinen also Intelligenz im Sinne der Fähigkeit, sich aufgrund eigener Einsichten in vorzugsweise unbekannten Situationen angemessen zu verhalten, und zwar mehr aufgrund der Erfassung von Beziehungen als aufgrund von Erfahrungen.

Die obengenannten kognitiven Funktionen Aufmerksamkeit, Wahrnehmung und Gedächtnis sind ebenfalls Voraussetzungen der Intelligenz. Eine weitere Voraussetzung ist die Lernfähigkeit (zur Unterscheidbarkeit von Lernen und Intelligenz vgl. BECKER u. SCHMIDTKE 1977). Die Abhängigkeit des Erlernten von der Umwelt führt zu einer Kulturabhängigkeit bestimmter Intelligenzfunktionen, die bei der Diagnostik kognitiver Funktionen berücksichtigt werden muß. Aufgrund dieser Vorüberlegungen werden die psychopathologischen Phänomene der Denkstörung – sowohl der formalen wie der inhaltlichen – als Sonderform der Intelligenzstörungen betrachtet und nicht, wie SCHARFETTER (1976) dies tut, von diesen abgegrenzt.

Führen Lernstörungen im engeren Sinne zu Intelligenzmängeln, weil die zerebralen Voraussetzungen des Lernens nicht gegeben sind, etwa Bahnung durch Wiederholung nicht gelingt oder Wahrgenommenes nicht behalten werden kann, dann sind solche Lernstörungen Basis der Intelligenzstörung. Anders verhält es sich bei der Variante der Lernstörung, bei der das Individuum mangels Einsicht aus den Gegebenheiten die zu lernenden Zusammenhänge nicht ableiten kann und folglich auch nicht wieder anzuwenden vermag, hier ist die Intelligenzstörung Folge der Lernstörung.

Entwicklung kognitiver Funktionen

Die Kenntnis wesentlicher Merkmale der kognitiven Entwicklung des Kindes ist nötig, um zwischen psychopathologischen Sachverhalten, Entwicklungsverzögerungen und alterstypischen Phänomenen zu unterscheiden. Bis zum Ende des 2. Lebensjahrs zeichnet sich das kognitive Verhalten des Kindes vor allem durch das Fehlen von Vorstellungen aus. Alle Objekte kognitiver Funktionen müssen – ähnlich wie bei höheren Tieren – in der Wahrnehmung gegenwärtig sein, und Zusammenhänge zwischen ihnen müssen unmittelbar sein. In den ersten Lebenswochen kann das Kind einfache zweckmäßige Gewohnheiten entwickeln, vom 2. Lebensmonat ab zirkuläre Reaktionen, also Handlungswiederholungen, zunächst am eigenen Körper und ohne Intention. Im 3. Lebensmonat erfolgen solche Zirkulärreaktionen bei Veränderungen in der äußeren Umwelt, nach dem 8. Lebensmonat die Kombination solcher Zirkulärreaktionen zur Erreichung eines Ziels. In der zweiten Hälfte des 1. Lebensjahres wird experimentierendes Handeln möglich: Das Kind geht aktiv mit ihm bisher unbekannten Gegenständen um und bewirkt bei diesen gezielt Veränderungen. Die zunehmende Verknüpfung von Handlungs- und Wahrnehmungsschemata läßt das Kind eigene Handlungen erfinden, ein Verhalten, das den Charakter von Versuch und Irrtum hat, wenn etwa an einer Unterlage gezogen wird, um einen Gegenstand zu bekommen. Solche Handlungen kann das Kleinkind erst in der zweiten Hälfte des 2. Lebensjahres durch Vorstellungen ersetzen. Die bis dahin möglichen Verhaltensformen helfen beim Erwerb des Konzepts der Konstanz der Gegenstände, beim Erwerb einfacher Vorstellungen von Raum und von zeitlichen Abfolgen sowie von Ursache-Wirkungs-Zusammenhängen.

Diese Schritte sind nicht nur die Voraussetzung für die Entstehung vorstellender Intelligenz im 3. Lebensjahr, sondern auch für die Entwicklung der Sprache. Gegen Ende des 2. Lebensjahres wird die beginnende Vorstellungstätigkeit durch Nachahmung unterstützt, weiter durch das Spiel, zunächst in Form des Übungsspiels, später in Gestalt des symbolischen und schließlich des Gestaltungsspiels. Der Entwicklung der Vorstellungstätigkeit hilft auch der Sprachgebrauch der Umwelt, bei dem das Kind lernt, daß über nicht vorhandene Gegenstände oder Sachverhalte kommuniziert werden kann. Muß man die in ihrer Wirkung noch begrenzten ersten Begriffe des Kindes noch als Vorbegriffe bezeichnen, werden vom 4. Lebensjahr ab durch den fortschreitenden Aufbau von Gegenstandsklassen allgemeingültige und stabile Begriffe möglich. Sie werden schon durch die äußere Korrektur beim Gebrauch präziser und korrigieren ihrerseits das kindliche Denken. Das egozentrische Weltbild weicht damit zunehmend einem realistischen, weil auch die räumlichen und zeitlichen Vorstellungen strukturiert werden. Die Operationen der Klassifikation und Seriation und des Zählens werden erworben. Am Ende dieser Periode stehen konkrete Operationen, die im wesentlichen realistisch und nicht mehr vom kindlichen Egozentrismus bestimmt sind. Ein einfaches Begriffssystem und die Möglichkeit zur Symbolisierung, d. h. zur beliebigen Zuordnung von Deutungen zu Symbolen sind u. a. Vorbedingung für das Erlernen der Kulturtechniken. Störungen dieser einfachen Funktionen werden heute als Vorläufer von Teilleistungsschwächen betrachtet.

Während der anschließenden Phase der konkreten Operationen, etwa ab dem 7./8. Lebensjahr, werden die erworbenen Operationen zu hypothetisch-deduktiven Operationen ausgebaut, die also an einer Wirklichkeit vorgenommen werden können, die sich von der im Augenblick wahrgenommenen unterscheidet, jedoch real möglich ist. Mit 11 Jahren ist dieser Prozeß im wesentlichen abgeschlossen. Bei der Sprachentwicklung entspricht ihm die zunehmende Übereinstimmung über Mitgeteiltes, die selbst bei Schulanfängern noch begrenzt ist. Die Wirklichkeiten, über die gesprochen wird, stimmen nur teilweise überein, die Sprache ist egozentrisch und noch nicht sozialisiert (geht davon aus, daß der Gesprächspartner von denselben Prämissen und vom selben Kenntnisstand aus spricht). Eine spätere soziolinguistische Richtung (OEVERMANN 1972) hat diesen Sprachstil als restringierten Kode bezeichnet und darauf hingewiesen, daß ihn viele Erwachsene behalten. Der synkretistische Umgang mit der Sprache geht mit der weiteren Entwicklung zurück, die Analyse wird genauer, die Notwendigkeit der Beweisführung bewußter. Das Kind begnügt sich nicht mehr mit einem assimilierenden Wortverständnis oder entsprechend unscharfen Erklärungen, kann dementsprechend auch nicht mehr jede Tatsache rechtfertigen. Die sprachlogischen Verknüpfungen werden differenzierter und können schwierigere Zu- oder Unterordnungen von Sachverhalten ausdrücken.

Erst im folgenden Entwicklungszeitraum – frühestens im 11. Lebensjahr – wird Denken über das Denken möglich. Das Kind wird zur Introspektion fähig, es kann abstrakte Begriffe bilden, es kann schließlich mögliche Wirklichkeiten nicht nur phantasieren, sondern auch schlußfolgernd darüber nachdenken. Dieses Stadium der sogenannten formalen Operationen wird nicht von allen Kindern und Jugendlichen erreicht (die systematische Variation von Operationen, nämlich die Variation eines Faktors bei Gleichhaltung der anderen, entspricht noch den konkreten Operationen). In dieser Zeit werden auch moralische Urteile logisch abgeleitet und differenzierter begründet und in größere Zusammenhänge eingebettet gesehen. Dem entspricht das Unabhängigwerden der Kinder von den moralischen Überzeugungen ihrer Umgebung und die Möglichkeit eigener Gewissensbildung. Wahrscheinlichkeitsdenken setzt ein, über die Möglichkeit der Voraussagbarkeit und nur partiellen Voraussagbarkeit eines Ereignisses kann nachgedacht werden, während eindeutig voraussagbare Ergebnisse bereits auf der Stufe der konkreten Operationen verstanden werden. Die Wahrscheinlichkeit wird somit quantifizierbar, und nach dem Zufallsbegriff entstehen der Wahrscheinlichkeitsbegriff und eine Vorstellung von einem Wahrscheinlichkeitssystem (PETTER 1976).

Bestimmte kognitive Leistungen sind also vor dem Erreichen bestimmter Entwicklungsstufen nicht möglich. Diese Entwicklungsvoraussetzungen sind in der Regel hierarchisch aufgebaut, bei vorübergehenden oder generellen Entwicklungseinbrüchen leiden die hierarchisch höheren Funktionen als erste.

Das kreative Denken des Vorschulkindes ist reicher als das späterer Altersstufen, zunächst wird es unkorrigiert, d. h. ohne Bewertung geäußert, zunehmend aber zurückgedrängt und reduziert. Die Fähigkeit kritischen Bewertens wächst mit dem Schulalter an, wird aber, wie das divergente Denken, nicht von allen Jugendlichen gleichermaßen erreicht, da sie hypothetisch-deduktives Denken oder sogar formale Denkoperationen voraussetzt. Die Kreativität des älteren Kindes äußert sich vor allem im Erfinden origineller Lösungen für unbekannte Situationen oder Sachverhalte, hängt mithin nicht nur von der Flexibilität des Denkens, sondern auch von den verfügbaren Inhalten ab, insofern ist sie umweltabhängig; letzteres gilt aber noch stärker für das kritische Bewerten gefundener Lösungen, das sich weitgehend an den Maßstäben der Umwelt orientiert.

Klassifikation von Störungen der kognitiven Funktionen

Abb. 6.13 zeigt den Einteilungsvorschlag, der den Überlegungen im nächsten Abschnitt (s. u.) zugrunde liegt. Er unterscheidet zunächst zustands- und entwicklungsabhängige Varianten des kognitiven Verhaltens von kognitiven Auffälligkeiten im engeren Sinne. Bei letzteren werden quantitative von qualitativen Veränderungen unterschieden, eine Trennung, die sich nicht völlig durchhalten

```
                    Störungen der kognitiven Funktionen
                                    |
        Entwicklungs- und zustands-
        abhängige Varianten, z.B.
        Konfabulationen bei Kindern,
        Verlangsamung bei Ermüdung
              quantitative                                    qualitative
              Veränderungen                                   Veränderungen
         ┌────────┴────────┐                          ┌──────────┴──────────┐
       stabile           instabile
       Alterationen      Alterationen
   ┌─────┴─────┐      ┌──────┴──────┐
generell, z.B.  partiell, z.B.  passager, z.B.  progredient, –  – zeitlich        dauerhaft
Intelligenz-    umschriebene    nach Schädel-   z.B. bei         begrenzt         (kognitiver
minderung bei   Ausfälle, Sonder- Hirn-Traumen  Demenz-         (evtl. chroni-    Stil)
Oligophrenie    begabungen                      prozessen        fizierend)
                                                        ┌──────────┴──────────┐
                                                    formale Denk-      inhaltliche
                                                    störungen, z.B.    Denkstörungen,
                                                    Ideenflucht,       z. B. Zwangsgedanken,
                                                    Gedanken-          Wahnideen
                                                    abreißen
```

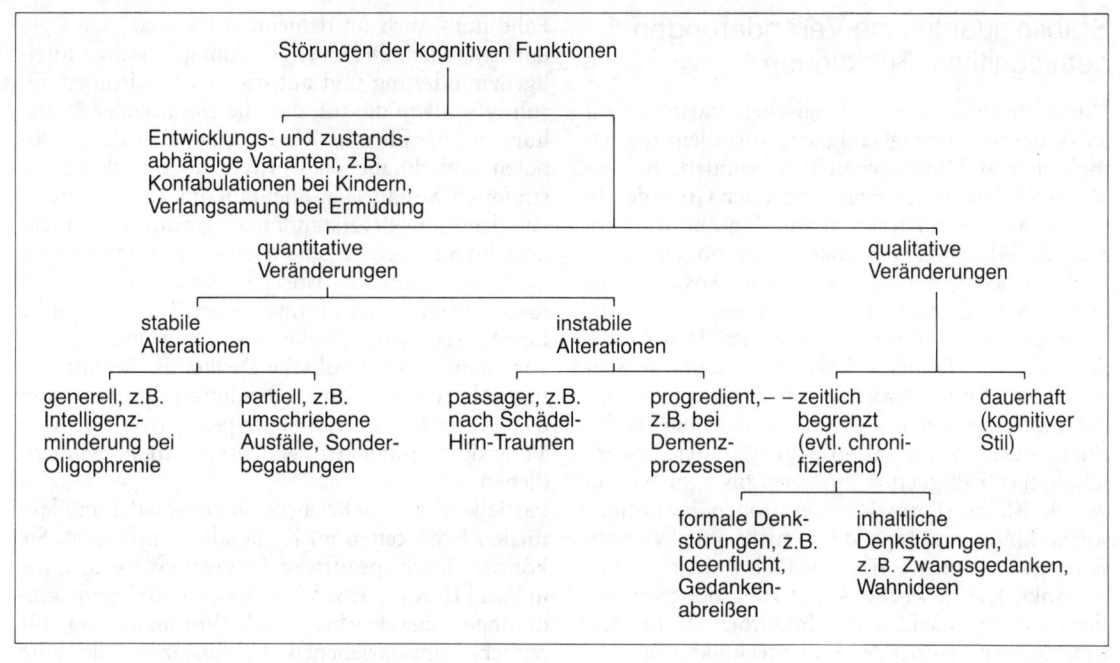

Abb. 6.13   Klassifikation von Störungen kognitiver Funktionen.

läßt. Unter den quantitativen Störungen der kognitiven Funktionen – bei Intaktheit des Denkens auf der jeweiligen Leistungsebene – imponieren stabile Veränderungen vor allem als Varianten der Norm bzw. als krankhafte Extreme; solche stabilen Varianten sind alle generellen oder partiellen Störungen der intellektuellen Funktionen. Als instabil werden Intelligenzbeeinträchtigungen nach Schädel-Hirn-Traumen, die sich vorwiegend in einer quantitativen Beeinträchtigung auswirken, bezeichnet, außerdem solche mit progredienten Veränderungen bei dementiven Prozessen.

Bezüglich der qualitativen Veränderungen werden dauerhafte und zeitlich begrenzte unterschieden. Als dauerhafte qualitative Veränderungen werden sogenannte kognitive Stile betrachtet; bei ihnen überschneiden sich allerdings kognitive Funktionen im engeren Sinne mit Aufmerksamkeitsfunktionen. In der Regel zeitlich umgrenzt sind die formalen und inhaltlichen Denkstörungen.

Vorkommen, Diagnostik und Differentialdiagnostik

Zur Einordnung kognitiver Störungen werden diese bezüglich Form und Inhalt, Ort und Umständen des Auftretens beschrieben. Dabei muß auch das Entwicklungsalter von Kindern und Jugendlichen berücksichtigt werden. Psychopathologische Phänomene können bei bestimmten Entwicklungsbedingungen und in bestimmten körperlichen Zuständen auch physiologischerweise auftreten.

Entwicklungs- und zustandsabhängige Varianten

Das Vorschulkind weist als Folge seines Weltbildes, das die eigene Person im Mittelpunkt des Geschehens erlebt, einen Egozentrismus des Denkens auf, der sich am häufigsten in unrealistischen Vorstellungen äußert, die typisch magische Beeinflussungsgedanken enthalten. Im 7./8. Lebensjahr schwinden diese Zeichen der noch fehlenden Realitätskontrolle, aber auch danach bleibt kritisches Bewerten schlußfolgernder Operationen bis zum 10./12. Lebensjahr unsicher und beeinflußbar. Jüngere Kinder sind in ihrem Symbolverständnis sicherer als im Verständnis komplizierter sprachlicher Informationen, dementsprechend verstehen erst 9- bis 10jährige den Doppelsinn von Worten und lernen mit der Reversibilität des Denkens Begriffe mehrdeutig zu gebrauchen, womit auch das Verstehen von Metaphern, von Witz und Ironie einsetzt. Gelegentlich wird eine Variante kindlicher Vorstellungen, nämlich das Auftreten von sogenannten Phantasiegefährten, mit Halluzinationen oder Wahnvorstellungen verwechselt; Kindern mit Phantasiegefährten ist jedoch die Irrealität dieser Vorstellungen voll bewußt. Situationsabhängige Veränderungen des Denkens betreffen vor allem formale Denkstörungen, namentlich Verlangsamung und Inkohärenz des Denkens bei physiologischer, aber auch bei medikamenteninduzierter Müdigkeit, die Logik der Argumentation läßt in solchen Zuständen nach. Bei hohem Fieber sind bei Kindern illusionäre Verkennungen häufig, die von Halluzinationen unterschieden werden müssen.

Stabile quantitative Veränderungen der kognitiven Funktionen

Hierunter sind die physiologischen Varianten intellektueller Leistungsfähigkeit, vor allem die pathologischen Minusvarianten subsumiert. Bei unterdurchschnittlicher Begabung oder Grenzdebilität (IQ 80–70; zur Klassifikation vgl. Bd. II [Tab. 3.2], S. 34) gelingen formale Operationen in der Regel schlecht, der Gebrauch von Abstrakta ist beschränkt, die Begriffsbildung bezieht sich vorzugsweise auf konkrete Sachverhalte. Den Anforderungen der Hauptschule kommen solche Kinder in der Regel noch nach, der schwächeren Gruppe der Lernbehinderten (entsprechend einem Intelligenzquotienten von 50–69) gelingt der Erwerb schulischer Fähigkeiten nur etwa bis zum Niveau der 4. Klasse. Formale Operationen bewältigen solche Kinder und Jugendliche nicht, ihre Symbolisierungsfunktionen sind jedoch nicht eingeschränkt. Die deutliche Begrenzung der Symbolisierungsfunktionen, deren Intaktheit Voraussetzung für den Erwerb der Kulturtechniken ist, charakterisiert die Gruppe der Kinder mit mäßiger intellektueller Behinderung (entsprechend einem Intelligenzquotienten von 35–49). Die kommunikativen Fertigkeiten sind ausreichend. Sie lernen vorzugsweise mit Hilfe von Verhaltensmodifikation, haben Schwierigkeiten bei der Realitätsprüfung und zeigen auch als Erwachsene Züge magischen Denkens. Die Lernfähigkeit leistungsschwächerer Oligophrener (IQ unter 35) ist auf Nachahmung und das Lernen durch Versuch und Irrtum begrenzt, weil häufig die sprachliche Entwicklung stark beeinträchtigt ist oder Sprache völlig fehlt. Solche Kinder zeigen nicht selten auch Einschränkungen der motorischen Entwicklung.

Die Intelligenzminderungen sind in Band II (Kap. 3, S. 29 ff) ausführlich beschrieben, dort finden sich auch Detailangaben über die Möglichkeiten zur Diagnostik der Oligophrenie und anderer Varianten des kognitiven Niveaus. Das Kapitel geht außerdem auf die Fehlermöglichkeiten bei der Intelligenzdiagnostik ein, die sich aus dem Übersehen von Sinnesbehinderungen, von Leistungsbeeinträchtigungen durch emotionale Störungen, von Aufmerksamkeitsstörungen und von ausgeprägteren Teilleistungsschwächen im Hinblick auf die Sprachentwicklung und die Figur-Hintergrund-Unterscheidung ergeben. Überschätzungen entstehen durch falsche Testanwendung und durch den Einfluß begünstigender Umweltverhältnisse auf den aktuellen Entwicklungsstand eines Kindes; allein unter Erwachsenen erzogene Kinder imponieren zudem häufig durch altkluges Verhalten, das ebenfalls von überdurchschnittlicher Intelligenz unterschieden werden muß.

Zur Differentialdiagnose gegenüber psychischen Störungen verhilft die Kontrolle, ob der intellektuelle Entwicklungsrückstand alle Bereiche gleichermaßen betrifft, also „harmonisch" ist. Im anderen Falle muß auch an dementive Prozesse (s. u.) gedacht werden. Die Unterscheidung zwischen Intelligenzminderung und autistischen Syndromen beruht vor allem darauf, daß die emotionalen Beziehungen oligophrener Kinder gegenüber der personalen und dinglichen Umwelt, aber auch zu bestimmten Situationen allenfalls im Kontext mangelnden Umweltverständnisses gestört sind, nicht aber im Sinne einer generellen Beziehungsstörung. Das Gedächtnis autistischer Kinder ist mechanisch, sie haben rein formal in der Regel eine hohe Lernfähigkeit, ihr Denken ist aber wenig flexibel, vor allem das symbolische Denken ist beeinträchtigt. Als weiteres Unterscheidungskriterium kann das Auftreten von Stereotypien, Ritualen und Veränderungsängsten bei autistischen Kindern dienen.

Partielle, d. h umschriebene Störungen der intellektuellen Fähigkeiten im Kindesalter sind selten. Sie können durch spezifische Tests erfaßt werden, die in Band II (Kap. 3, S. 50) unter den Intelligenzminderungen beschrieben sind. Voraussetzung für manche umschriebenen Intelligenzausfälle sind spezifische Entwicklungsrückstände oder Teilleistungsschwächen, also Beeinträchtigungen der Sprache, des Lesens, Schreibens, Rechnens, der Motorik, der Wahrnehmung, des Zeichnens und der räumlichen Orientierung, die in Band II (Kap. 6, S. 247 ff) einschließlich ihrer Diagnostik behandelt werden. Als scheinbar psychopathologische Phänomene imponieren sogenannte Sonderbegabungen bei intelligenzgeminderten Kindern und Jugendlichen. Sie beruhen, wie z. B. die Fähigkeit, zu Kalenderdaten die Wochentage zu ermitteln, nicht auf Spezialbegabungen, sondern eher darauf, daß bestimmte Bereiche der intellektuellen Leistungsfähigkeit von einem Beeinträchtigungsprozeß ausgespart blieben.

Instabile quantitative Veränderungen der kognitiven Funktionen

Passagere Beeinträchtigungen der intellektuellen Fähigkeiten im Sinne einer Minderung, nicht einer qualitativen Veränderung, sind vorübergehende Beeinträchtigungen nach Schädel-Hirn-Traumen, bei exogenen Psychosen (bei denen auch qualitative Veränderungen vorkommen können) und bei dementiven Prozessen, schließlich bei den selteneren desintegrativen Psychosen des Kindesalters.

Beeinträchtigungen der kognitiven Funktionen nach Schädel-Hirn-Traumen (REMSCHMIDT u. STUTTE 1980; LEHMKUHL 1986) können selbstverständlich irreversibel bleiben und rücken damit in den Bereich der stabilen Veränderungen (s. o.). Etwa ein Jahr nach dem Trauma ist mit wesentlichen Besserungen bezüglich etwaiger Leistungsausfälle nicht mehr zu rechnen. Sie erscheinen auch im instabilen Stadium als generelle (komplexe kognitive Funktionen betreffende) oder umschriebene (besonders von der räumlichen Wahrnehmung und Vorstellung abhängige) Intelligenzminderungen. Neuere Untersuchungen konnten typische Profile für neuropsychologische Folgezustände nach Schädel-Hirn-Traumen auch in Abhängigkeit vom Schweregrad des Traumas nicht feststellen, also auch keine typischen Leistungsprofile. Es scheint gesichert, daß die Ausprägung der Ausfälle mit dem Schweregrad des Traumas korreliert, nicht aber mit dem Alter zum Schädigungszeitpunkt. Qualitativ gehören zu den Zuständen nach Schädel-Hirn-Traumen Perseverationen und mangelnde Flexibilität im Denken sowie verminderte Fähigkeit zum kritischen Urteilen.

Im Rahmen exogener Psychosen werden neben Bewußtseins- und Gedächtnisstörungen Minderungen der intellektuellen Funktionen registriert, aber auch Wahneinfälle (s. u.) und Trugwahrnehmungen im Sinne eines Durchgangssyndroms. Häufig geht die begleitende Kontrolle bezüglich des eigenen Denkens verloren oder verschlechtert sich, Gedachtes kann nicht mehr erinnert werden; hierbei handelt es sich mehr um Störungen des Bewußtseins als der kognitiven Fähigkeiten. Zusätzlich wird inkohärentes, zerfahrenes und delirant-verworrenes Denken beschrieben (s. u.).

Die Demenzprozesse werden den instabilen Alterationen der kognitiven Funktionen zugeordnet, weil sie sich im Laufe ihrer Entwicklung ständig verschieben. Bei früh einsetzenden Stoffwechselstörungen ist der eigentliche Abbau nicht gut erkennbar, aber schon die Demenzprozesse mit Manifestation im Vorschulalter zeichnen sich durch einen deutlichen hierarchischen Abbau aus. Je später er beginnt, desto mehr entspricht er dem Vollbild der dementiellen Entwicklung mit Verlust der ethischen Norm und der kritischen Urteilsfähigkeit, am Anfang mit Einschränkung des komplexen Sprachverständnisses, der Rechenfähigkeit und der sprachlichen Ausdrucksfähigkeit. Im weiteren Verlauf zeigen sich Wortfindungsschwierigkeiten, Reduktion der Sprache auf telegrammstilhafte Verständigung, unter Umständen Wiederauftreten von Stammeln, schließlich Sprachverlust und Nachsprechen im Sinne einer Echolalie. Unmittelbares Behalten und Kurzzeitgedächtnis werden drastisch beeinträchtigt, damit auch jegliches Lernen; schließlich folgen Verlust der Orientierungsreaktionen und der sensomotorischen Fertigkeiten. Bezüglich des Denkens wird im Rahmen solcher Prozesse die oben beschriebene Entwicklungsreihe (S. 423 f) rückwärts durchlaufen. Das jeweilige Niveau der kognitiven Entwicklung läßt sich (wie nach Schädel-Hirn-Traumen) mittels der Testbatterie zur Erfassung kognitiver Operationen (WINKELMANN 1975) ermitteln.

Die desintegrativen Psychosen des Kindesalters werden von verschiedenen Autoren als atypische Verläufe kindlicher Demenzprozesse betrachtet, bei denen, im Vorschulalter beginnend, ein massiver Abbau umschriebener Funktionen einsetzt, der intellektuelle Fähigkeiten oft einschließt, aber nicht dem typisch hierarchischen Abbaumuster von Demenzprozessen folgt, später aber in solche Prozesse münden kann.

Formale Denkstörungen

Nosologisch sind formale Denkstörungen unspezifisch, obwohl die Hauptdomäne ihres Vorkommens im Kindes- und Jugendalter schizophrene Psychosen sind. Angegeben werden das Abreißen der Gedanken sowie Sperrungen, die ebenfalls passiv erlebt werden. Das Denken kann verlangsamt sein, ist häufig eingeengt oder umständlich. Unter Paralogien wird die Kontamination oder Verdichtung von Denkinhalten verstanden. Häufig beim schizophrenen Patienten ist das Denken inkohärent, d. h. zerfahren, ihm fehlt der affektiv oder logisch verständliche Zusammenhang. Der Patient ist überzeugt, andere könnten seine Gedanken beeinflussen, indem sie sie lenken oder ihm Gedanken aufdrängen, oder daß andere seine Gedanken erkennen können, aber auch in der Lage sind, eigene Gedanken von dem Kranken wegzuziehen. Gehemmtes und perseverierendes Denken tritt häufiger bei depressiven Psychosen, vor allem im Zusammenhang mit Schlaflosigkeit, auf, dabei kann das Denken verlangsamt sein. Der Manie entspricht ideenflüchtiges, beschleunigtes, assoziatives Denken, Ratlosigkeit tritt bei depressiven wie bei schizophrenen Syndromen auf, bei letzteren häufig bei kurzen schizophrenen Episoden. Schreiten Schizophrenien ohne Restitution fort, dann können die beschriebenen Denkstörungen im Sinne eines dementiven Abbaus zunehmen. Diese Chronifizierung des intellektuellen Leistungsabfalls wird für die Schizophrenia simplex am deutlichsten beschrieben. Bei paranoiden Schizophrenien kann das Denken trotz der schweren Verzerrung der Realitätswahrnehmung formal geordnet sein.

Typische formale Denkstörungen im Gefolge hirnorganischer Beeinträchtigungen sind Perseverationen, also Wiederholungen im Denken, Haften an Details bei Verlust des Blicks für das Wesentliche, Verlangsamung, Rigidität und Beeinträchtigung des logischen und kritischen Urteils.

Im Rahmen hysterischer Zustandsbilder werden Beeinträchtigungen der Denkfunktionen gesehen, bei Verlust auch basaler Fähigkeiten werden sie als Ganser-Syndrom bezeichnet. Die Urteilsfähigkeit hysterischer Persönlichkeiten ist häufig durch ihre Suggestibilität beeinträchtigt. Grübeln, Wiederholungen und Weitschweifigkeit kennzeichnen formal das Denken von Zwangskranken bzw. Zwangsneurotikern.

Inhaltliche Denkstörungen

Mannigfaltige Formen des Wahns werden von SCHARFETTER (1976) als „Privatwirklichkeit" charakterisiert, die krankhaft wird, wenn sie die Lebensführung behindert. Wahneinfälle, Wahndenken und Wahnwahrnehmungen entwickeln sich häufig auf dem Hintergrund einer sogenannten Wahnstimmung, in der die Patienten sich und ihre Umgebung bedrohlich verändert erleben. Beim Wahn handelt es sich um eine schwere Störung des Realitätsbezuges, an ihm wird starr festgehalten, der Kranke beschäftigt sich mit seinen Wahngedanken und grübelt ihnen nach, kann keine kritische Distanz zu ihnen gewinnen. Gelegentlich können Wahninhalte mit der Realität verschmelzen. In solchen Zuständen können Versuche des Patienten beobachtet werden, Wirklichkeit und Wahn zu unterscheiden, also realitätsgerecht zu denken.

Domäne der Wahnbilder sind die paranoiden bzw. paranoid-halluzinatorischen Formen der Schizophrenie mit relativ dauerhaften und beherrschenden Wahninhalten. Themen sind Erkrankungen, Verwandlungen, Beeinflussungen, Herkunft und Identität sowie religiöse Vorstellungen, auch bei Jugendlichen schon gelegentlich Eifersucht. Schuldwahn herrscht bei depressiven Psychosen häufig vor. An Wahngedanken wird unabhängig von kritischer Gegenargumentation festgehalten, die Patienten sind ihrer Wahnwirklichkeit sicher. Diese Gewißheit kann nicht relativiert werden. Bei Manien beherrschen Machtgedanken die vorkommenden Wahnsysteme. Größenwahn ist das häufigste Thema. Wahneinfälle können Anlaß zu suizidalen Handlungen sowohl bei depressiven wie auch bei schizophrenen Patienten sein.

Paranoide Syndrome mit systematisierten Wahnideen, die logisch konstruiert sind und ohne sonstige Denkstörungen bestehen, werden im Jugendalter kaum gesehen. Wahnideen finden sich auch bei schweren reaktiven Depressionen. Gelegentlich werden sie durch emotional belastende Ereignisse hervorgerufen. Diese Zustandsbilder werden nicht den Psychosen, auch nicht psychotischen Episoden zugerechnet, sondern den paranoiden Reaktionen. Sie treten in fremder Umgebung häufiger auf als in gewohnter (Bouffée délirante). Chronische Wahnsyndrome im Rahmen eines Folie à deux treten im Rahmen enger Bindungen von Kindern an schizophrene Elternteile auf und ähneln bezüglich ihrer Inhalte dem Wahn der Bezugspersonen.

Bei Zwangskranken kann sich das Denken auf eine Thematik fixieren, etwa auf das Vermeiden von Situationen, die vermeintlich Unglück bringen, oder auf das Vermeiden schädlicher Gedanken. Zwangsimpulse (z. B. sexuelle oder aggressive), die jedoch nicht zur Ausführung gelangen, sind häufig und werden wie Zwangsgedanken als ichfremd erkannt. Die vom Zwangsdenken abzugrenzenden überwertigen Ideen werden bei Kindern und Jugendlichen selten gesehen.

Dauerhafte qualitative Besonderheiten kognitiver Funktionen

Es handelt sich dabei um Variationen der kognitiven Funktionen im Sinne dauernder Denkstile, die sogenannten kognitiven Stile. Von Bedeutung für das Kindesalter ist vor allem hohe Impulsivität, die konzeptuell als Gegenpol hoher Reflexivität aufgefaßt wird. Impulsive Kinder sind in ihrem Denken stark feldabhängig, kurzschlüssig und wenig von eigener Reflexion begleitet, die bei Entschlüssen Kontrollfunktionen ausüben könnte (ZELNIKER u. JEFFREY 1976). Impulsivität wird gehäuft bei Kindern mit hyperkinetischen Syndromen registriert.

Literatur

Becker, P., A. Schmidtke: Intelligenz und Hirnschädigung in ihrer Beziehung zur intellektuellen Lernfähigkeit. Heilpädag. Forsch. 7 (1977) 186

Lehmkuhl, G.: Kognitive, neuropsychologische, psychopathologische und klinische Befunde bei 12- bis 14jährigen Kindern nach unterschiedlich schweren und lang zurückliegenden Schädel-Hirn-Traumen. Habil., Heidelberg 1986

Oevermann, U.: Sprache und soziale Herkunft. Suhrkamp, Frankfurt 1972

Petter, G.: Die geistige Entwicklung des Kindes im Werk von Jean Piaget, 2. Aufl. Huber, Bern 1976

Remschmidt, H., H. Stutte: Neuropsychiatrische Folgen nach Schädel-Hirn-Traumen bei Kindern und Jugendlichen. Huber, Bern 1980

Scharfetter, Ch.: Allgemeine Psychopathologie. Thieme, Stuttgart 1976; 2. Aufl. 1985

Winkelmann, W.: Testbatterie zur Erfassung kognitiver Operationen (TEKO). Westermann, Braunschweig 1975

Zelniker, T., W. E. Jeffrey: Reflective and impulsive children: Strategies of information processing underlying differences in problem solving. Monogr. Soc. Res. Child Develop. 41 (5, Serial No. 168), 1976

Störungen der sprachlichen Funktionen

Helmut Remschmidt, Gerhard Niebergall

Grundlegende Gesichtspunkte und Einführung

Wenn man Störungen des Sprechens und der Sprache unter dem Gesichtspunkt ihrer Symptomatik betrachtet, so gerät man in Schwierigkeiten. Denn anders als bei einer Reihe von anderen Störungen ist die Symptomatik vielfach mit der Störung als solche identisch. Während z. B. Wahrnehmungsstörungen auf eine Psychose hinweisen können, Störungen der Aufmerksamkeit auf ein hyperkinetisches Syndrom oder Gedächtnisstörungen auf ein hirnorganisches Psychosyndrom, so sind Stottern und Poltern zugleich Symptome und, jedenfalls bislang, abgrenzbare Krankheitseinheiten. Etwas anders sieht es bereits bei Symptomen aus, die sich den Sprachentwicklungsstörungen zuordnen lassen (z. B. Dyslalie, Dysgrammatismus). Hier kann das Symptom Hinweis auf eine Reihe unterschiedlicher Krankheitsbilder sein, die differentialdiagnostisch in Erwägung gezogen werden müssen. In Band III dieses Werkes haben wir die Störungen des Sprechens und der Sprache in drei große Gruppen eingeteilt: *Sprachentwicklungsstörungen* (Sprachentwicklungsverzögerung, Hörstummheit, Stammeln, Dysgrammatismus, Sprachentwicklungsstörung bei verschiedenen klinischen Syndromen), *Sprechstörungen* (Stottern und Poltern) und *Sprachabbau-* und *Sprachverlustsyndrome* (Sprachabbau bei Demenzprozessen, bei kindlichen Schizophrenien und Sprachverlust bei Aphasien). Diese starre ätiologisch ausgerichtete Einteilung wird im folgenden nicht beibehalten. Vielmehr geht es hier um die Symptomatik selbst, die im einen Falle das Störungsbild bereits verkörpert, im anderen Falle Hinweis auf unterschiedliche zugrundeliegende Störungsmuster sein kann.

Der Hör-Sprach-Kreis und seine Störungen

Für den normalen Sprech- und Spracherwerb ist ein ungestörter Hör-Sprach-Kreis die wichtigste Voraussetzung (VON ARENTSSCHILD 1982). Dieser ist in Abb. 6.14 wiedergegeben.

Der Hör- und Sprachkreis ist hier „auseinandergerollt" dargestellt und wird bei jeder lautsprachli-

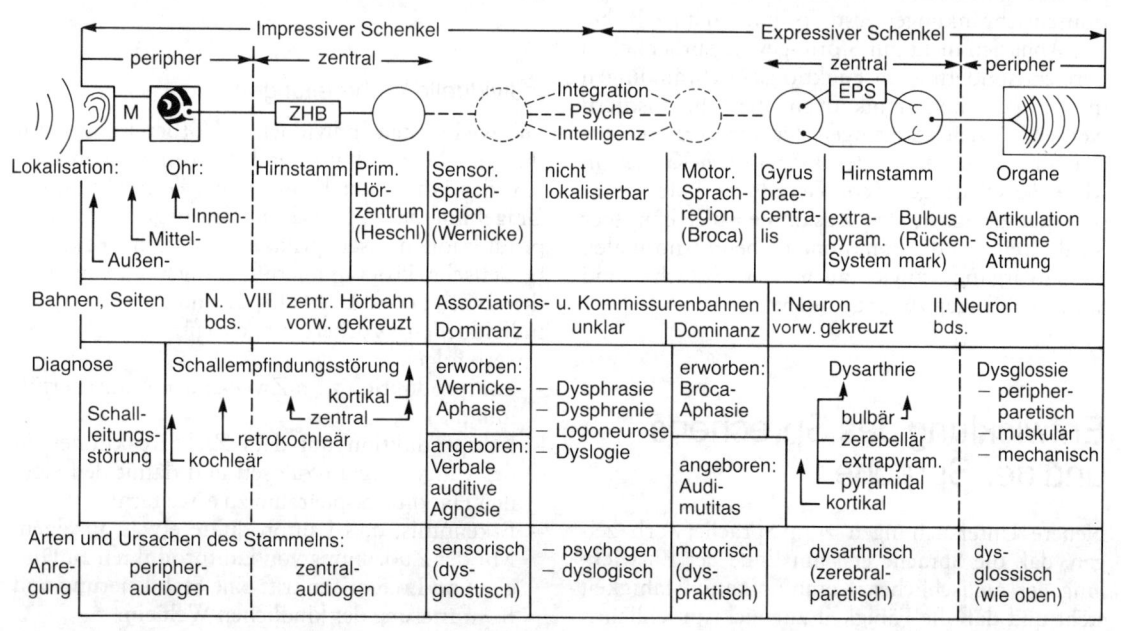

Abb. 6.**14** Der Hör-Sprach-Kreis und seine Störungen (aus *O. von Arentsschild:* Sprach- und Sprechstörungen. In: Phoniatrie – Pädaudiologie, hrsg. von P. Biesalski, F. Frank. Thieme, Stuttgart 1982 [S. 117]).

chen Kommunikation in allen Teilen in Anspruch genommen. Er gliedert sich in einen impressiven und expressiven Teil, die beide in der Mitte eingezeichnet sind, und in zwei periphere Anteile, die auf der linken Seite die akustische Aufnahme, auf der rechten Seite die periphere Wiedergabe darstellen. Wenn an einer Stelle des Hör-Sprach-Kreises ein Defekt oder eine Störung auftritt (primärer Defekt), so ruft dieser sekundäre Funktionsstörungen hervor, die sich entweder in Richtung des impressiven Schenkels bis zur Hirnrinde fortsetzen können oder auch Störungen in Richtung des expressiven Schenkels erzeugen können. Mit anderen Worten: Die Einschränkung in einem Bereich ruft Ausfälle in anderen Bereichen hervor. Der Hör- und Sprachkreis ist in Abb. 6.14 symmetrisch dargestellt, d. h., zwischen impressivem und expressivem Teil herrscht Symmetrie. Die beiden Bereiche sind durch eine gestrichelte Linie getrennt, die den peripheren Teil von dem zentralen Teil abgrenzt. Innerhalb der beiden gestrichelten Linien bewegt sich alles im zentralen Bereich.

Im unteren Teil der Abbildung wurde der Versuch unternommen, Sprech- und Sprachstörungen bzw. deren Symptomatik bestimmten Strukturen bzw. Funktionen des Hör-Sprach-Kreises zuzuordnen. Dies gelingt nach heutigem Wissensstand für die verschiedenen Sprech- und Sprachstörungen in sehr unterschiedlicher Weise. Während z. B. für die Aphasien und Dysarthrien noch relativ direkte Zuordnungen möglich sind, kann man die Störungen des Redeflusses (Stottern und Poltern) nicht klar zuordnen. Im übrigen stellt man aber auch bei denjenigen Störungen, bei denen eine nach heutigen Erkenntnissen akzeptable Zuordnung zu einer Funktion oder Struktur möglich ist, darüber hinaus häufig auch noch in anderen Bereichen Funktionseinschränkungen fest. So findet man z. B. bei den Aphasien nicht nur Störungen im sprachlichen Bereich, sondern auch Funktionseinschränkungen im übrigen kommunikativen Bereich. Insofern werden bei vielen Störungen stets mehrere Strukturen und Bestandteile des Hör-Sprach-Kreises in Mitleidenschaft gezogen. Gerade deshalb ist er sehr gut geeignet, das Zusammenspiel einzelner Strukturen und Funktionen beim normalen Sprechvorgang sowie auch bei Sprech- und Sprachstörungen zu verdeutlichen.

Entwicklung des Sprechens und der Sprache

Neuere Untersuchungen zum Spracherwerb zeigen, daß die Sprache erst am Ende der Entwicklung der menschlichen Kommunikationsfähigkeit steht und daß die Fähigkeit zur nichtsprachlichen Kommunikation der sprachlichen vorausgeht (MAC NAMARA 1972). Im Hinblick auf die Beurteilung von Sprech- und Sprachstörungen ist die Kenntnis der Etappen der Sprachentwicklung ebenso von Bedeutung wie ihre Voraussetzungen und Vorbereitungen.

Voraussetzungen und Vorbereitungen für die Sprachentwicklung

Sie lassen sich, etwas vereinfacht, unter drei Aspekten klassifizieren: biologische Voraussetzungen, individuelle Vorbereitungen und psychosoziale Einflüsse (NIEBERGALL u. REMSCHMIDT 1981).

Biologische Voraussetzungen

Nach HÖRMANN (1977) sind unter diesem Aspekt folgende Gesichtspunkte zu beachten, die nur für den Menschen gelten:
- Korrelation des sprachlichen Verhaltens mit zahlreichen speziellen, morphologischen und funktionellen Entwicklungen des ZNS sowie der peripheren Sprechwerkzeuge;
- regelmäßiger Verlauf der Sprachentwicklung bei Kindern;
- Möglichkeit der Sprachentwicklung selbst bei schwersten Sinnesbehinderungen (Blindheit, Taubheit);
- Existenz von Sprachuniversalien, d. h. für alle Sprachen geltende universelle Prinzipien, unabhängig von historischen Zusammenhängen.

Nach dieser Auffassung „hängt die Fähigkeit, eine menschliche Sprache zu erwerben und zu verwenden, nicht davon ab, daß der Organismus intelligent ist oder ein großes Gehirn hat, sondern davon, daß es ein menschlicher Organismus ist" (HÖRMANN 1977).

Individuelle Vorbereitungen

Die wichtigsten individuellen Vorbereitungen für die Sprachentwicklung sind das Äußern von Lauten, das Hören der Laute sowie die Reaktion der Umgebung darauf. Auch für den Beginn der Lautproduktion müssen primär biologische Faktoren (genetische Programmierung) angenommen werden. Nach HERRMANN (1972) sind die wichtigsten individuellen Vorbereitungen für den Spracherwerb folgende:
- Lautproduktion zum Zwecke der Wunscherfüllung;
- Lautproduktion mit dem Ziel, Reaktionen in der Umgebung auszulösen und damit den eigenen Handlungsspielraum zu erweitern;
- Erkenntnis, daß Lautprodukte etwas anzeigen. Mit der Zuordnung von Lautprodukten zu Dingen und Ereignissen tritt eine Stabilisierung und Konturierung der kindlichen Welt ein;
- Kontrolle der Lautproduktion durch das Hören.

Für diese und andere Vorstufen der individuellen Sprachentwicklung wird nicht nur die Eigenlautproduktion bedeutsam, sondern ebenso die Sprache der Umgebung.

Psychosoziale Einflüsse

Psychosoziale Faktoren verschiedenster Art beeinflussen die Sprachentwicklung. Zu ihnen gehören sprachliche und nichtsprachliche Stimulation, emotionale Zuwendung, Förderung der motorischen und der kognitiven Funktionen. Die Ergebnisse von Untersuchungen zu deren Einfluß auf die Sprachentwicklung lassen sich wie folgt zusammenfassen:
- Psychosoziale Einflüsse stimulierender Art sind für die Entwicklung der Sprache notwendig. Dies geht daraus hervor, daß Kinder, die völlig ohne kommunikative Anregungen und unter Deprivationsbedingungen aufwachsen, keine Sprache entwickeln. Haben sie jedoch Gelegenheit, in den ersten Lebensjahren ein irgendwie geartetes Kommunikationssystem (auch ein nichtsprachliches) aufzubauen, so bleibt ihnen später die Möglichkeit erhalten, sprechen zu lernen (LEBRUN 1978).
- Die Mutter-Kind-Interaktion hat eine wichtige Anregungsfunktion für den Spracherwerb. In dieser Interaktion lernt das Kind auch die ersten Worte nachsprechen. Aus den Reduktionen, die ein Kind beim Nachsprechen vornimmt, sind Rückschlüsse auf das Niveau der Grammatik des Kindes möglich, die sich mit zunehmender Entwicklung weiter differenziert.
- Unterschiede im sprachlichen Milieu können den Sprach-Code der Kinder beeinflussen (BERNSTEIN 1967). Dies führt dazu, daß bei Angehörigen der unteren sozialen Schichten eher ein restringierter, bei solchen der höheren sozioökonomischen Schichten ein erweiterter (elaborierter) Sprach-Code verwendet wird. Dies führt aber nicht zu einem grundsätzlichen Unterschied in der Sprachentwicklung, wohl aber zu einem graduellen.

Etappen der Sprachentwicklung

Die Etappen der Sprachentwicklung können unter sehr verschiedenen Gesichtspunkten betrachtet werden. In den letzten Jahren sind insbesondere durch die linguistische Forschung neue Gesichtspunkte hierzu erarbeitet worden. Auf diese Aspekte, die ein ganz neues und kompliziertes Forschungsgebiet verkörpern, kann hier nicht im einzelnen eingegangen werden. Die Sprache entwickelt sich nicht isoliert, sondern im Kontext mit der Entwicklung anderer Funktionen. Dies ist für den Kliniker von besonderer Bedeutung, der nach sorgfältiger Untersuchung im Rahmen eines Entwicklungsprofils auch den Stand der sprachlichen Entwicklung einordnen können muß. In dieses Bemühen wird er stets auch die Entwicklung im vorsprachlichen Bereich einbeziehen müssen. In Tab. 6.10 ist eine Übersicht über die Entwicklung von Sprachverständnis, Expressivsprache und Motorik unter Einbeziehung des vorsprachlichen Stadiums wiedergegeben. Die Tabelle soll eine Feststellung des sprachlichen Entwicklungsstandes erleichtern. Auf weitere Einzelheiten kann an dieser Stelle jedoch nicht eingegangen werden. Über die in der Tabelle angegebenen Bereiche hinaus ist noch auf den Zusammenhang zwischen sprachlicher und kognitiver Entwicklung hinzuweisen.

Symptomatik der Sprech- und Sprachstörungen

An anderer Stelle haben wir die Störungen des Sprechens und der Sprache in drei Gruppen eingeteilt (REMSCHMIDT u. NIEBERGALL 1985):
1. Sprachentwicklungsstörungen,
2. Störungen des Redeflusses (Stottern und Poltern) und
3. Sprachabbau- und Sprachverlustsyndrome.

Diese Einteilung wird hier nicht zugrunde gelegt, weil wir primär auf die Symptomatik eingehen wollen und zunächst ätiologische Gesichtspunkte außer acht lassen. Dabei zeigt sich immer wieder die eingangs erwähnte Problematik, daß nach derzeitigem Kenntnisstand zumindest viele Symptome von Sprech- und Sprachstörungen mit der Störung identisch sind.

Epidemiologie

Die Zahlenangaben über die Verbreitung von Sprech- und Sprachstörungen bei Kindern variieren außerordentlich stark. Unter Zugrundelegung einer sehr restriktiven Definition fanden RUTTER u. Mitarb. (1970) ein Kind unter 1000 mit einer schweren Sprachentwicklungsstörung. Bei etwas weiter gefaßter Definition steigt die Quote. Nach VON ARENTSSCHILD (1983) kann die Häufigkeit kindlicher Sprachstörungen (unter Einbeziehung *aller* Störungsmuster) auf 5,5% aller Kinder geschätzt werden. Diese Schätzung beruht auf einer Rückrechnung aller Erstvorstellungen einer Poliklinik für Stimm- und Sprachkranke auf die kindliche Bevölkerung der Großstadt Berlin. In Tab. 6.11 ist die Altersverteilung bei Erstvorstellung von Kindern und Jugendlichen mit Sprachstörungen aller Art in der Poliklinik für Stimm- und Sprachkranke der FU Berlin wiedergegeben (VON ARENTSSCHILD 1983). Wie aus der Tabelle hervorgeht, stellen die 4jährigen Kinder das Hauptkontingent dar.

Tabelle 6.**10** Entwicklung von Sprachverständnis, Expressivsprache, Motorik (nach *Berry* 1969) und Händigkeit (nach *Gesell* u. *Ames* 1947)

Monate		Sprachverständnis	Expressivsprache	Entwicklung adaptiven Verhaltens und der Händigkeit
1.		reagiert auf Geräusche	Signale körperlichen Unwohlseins	seitliche Bewegungen des Kopfes, ungezielte Arm- und Beinbewegungen
2.		lenkt Aufmerksamkeit sprechenden Stimmen zu	Beginn des Lallens	Augen folgen einer Person
3.		nimmt viele visuelle und auditive Stimuli der Umgebung wahr	sprechlautähnliche Äußerungen	richtet Bewegungen auf einen Gegenstand, hebt Kopf
4.		reagiert auf Geräusche und Stimmen durch Hinwendung	Lautäußerungen ändern sich mit körperlichem Zustand	Abklingen des tonischen Nackenreflexes; Sitzen mit Unterstützung; Tendenz: Bevorzugung *linker Hand*
5	Vorsprachliches Stadium	Reaktion auf Stimmen durch Drehen des Kopfes auch ohne visuellen Kontakt	Äußerungen emotionaler Zufriedenheit; integrativer Prozeß der Abstimmung der Sprechwerkzeuge	Ergreifen von Spielzeug, steckt es in den Mund, unterscheidet Fremde
6.		hört eigener Stimme zu	Beginn der Lautbildung. Jargon-Sprache	ergreift und hält zwei Gegenstände. 30 Sekunden Sitzen ohne Unterstützung. *Bilateralität*
7.		lenkt Aufmerksamkeit dem Sprechen der Familie zu	Freude bei der Nachahmung von Lautfolgen	beim Greifen nach Gegenständen kommen räumliche Fehleinschätzungen vor. *Unilateralität*. Überwiegend *rechte Hand*
8.		hört Grußworten und anderen vertrauten Redewendungen zu	Lautbildung setzt sich fort; Silben: da, ba, ka	beständiges Greifen nach Spielzeug. Sitzt allein. *Bilateralität*
9.		aktive Antwort nach verbaler Aufforderung versteht seinen Namen	Echolalie. Ahmt Melodien von vertrauten Redewendungen nach. Mimik und Armbewegungen begleiten die Lautäußerungen	ergreift eine Murmel mit Daumen und Fingerspitzen. *Unilateralität* überwiegend *links*
10.		versteht „Auf Wiedersehen", nickt mit dem Kopf auf Fragen	Versuche, vertraute Gegenstände zu benennen. Wortähnliche Silbenverbindungen (ma-ma-ma)	erste Schrittbewegungen zieht sich hoch in eine stehende Position. *Unilateralität*. Nun überwiegend *rechts*

Tabelle 6.**11** Altersverteilung bei Erstvorstellung von Kindern und Jugendlichen mit Sprachstörungen aller Art (n = 2199) (aus *O. v. Arentsschild:* Konzepte und Organisationsformen zur Rehabilitation Sprachbehinderter, hrsg. von Deutsche Gesellschaft für Sprachheilpädagogik. Wartenberg, Hamburg 1983 [S. 8])

1 Jahr	= 0,2 Prozent
2 Jahre	= 5,0 Prozent
3 Jahre	= 20,9 Prozent
4 Jahre	= 31,6 Prozent
5 Jahre	= 17,9 Prozent
6 Jahre	= 9,5 Prozent
7 Jahre	= 3,8 Prozent
8 Jahre	= 2,2 Prozent
9–16 Jahre	= noch weniger

Der Erfassungsgrad (altersunabhängig) dieser Poliklinik betrug etwa 5,5 Prozent.

Sprachentwicklungsstörungen

Sprachentwicklungsstörungen (SES) sind zeitliche oder inhaltliche Abweichungen vom normalen Spracherwerb. Sie zeigen sich dadurch, daß das Kind mit seinen sprachlichen Leistungen nicht seinem Altersdurchschnitt entspricht (VON ARENTSSCHILD 1982). Es gibt eine Reihe von Synonymen bzw. verwandten Bezeichnungen wie Sprachentwicklungsrückstand, Sprachentwicklungsverzögerung und Sprachentwicklungsbehinderung (LEISCHNER 1979). Nach LEISCHNER (1967, 1976) unterscheiden sich Sprachentwicklungs*behinderungen* von Sprachentwicklungs*verzögerungen* dadurch, daß bei ersteren die Entwicklung der Sprache durch erworbene organische Schädigungen be-

hindert wird, bei letzteren jedoch tritt die Sprachentwicklungsstörung (dies ist für beide Gruppen der Oberbegriff) durch extreme Reifungsverzögerungen ohne nachweisbare organische Ursache ein. Man kann sich natürlich fragen, ob nicht auch die Sprachentwicklungsverzögerungen letztlich auf eine organische Ursache zurückgehen. Dies wird um so wahrscheinlicher, je mehr man von der Hirn*funktion* ausgeht, welche ja auch durch Umgebungseinflüsse (z. B. Stimulation oder fehlende Stimulation) beeinflußt werden kann.

Ein einfaches Schema zur Einteilung der Sprachentwicklungsstörungen aus linguistischer Sicht ist in Tab. 6.12 wiedergegeben. In diesem Schema werden drei Ebenen unterschieden, denen die wichtigsten Sprachentwicklungsstörungen zugeordnet sind. Dieses Schema ist für die Erfassung der Symptomatologie von großer praktischer Bedeutung, weil sich dem Untersucher die Symptomatik von Sprech- und Sprachstörungen ganz unmittelbar in der Phonetik, Syntaktik und Semantik zeigt und somit erfaßbar und beschreibbar wird.

In Tab. 6.13 sind die Sprech- und Sprachstörungen einer Inanspruchnahmepopulation von Kindern und Jugendlichen, die eine Poliklinik für Stimm- und Sprachkranke aufgesucht haben, wiedergegeben. Es wird deutlich, daß die Sprachentwicklungsstörungen an erster Stelle stehen. Dies unterstreicht die klinische Bedeutung dieser Störungsmuster. Bemerkenswert ist auch, daß bei 15,2% der vorgestellten Kinder und Jugendlichen eine beidseitige Hörstörung bestand (VON ARENTSSCHILD 1983).

Die Ansätze zur Klassifikation von Sprachentwicklungsstörungen sind sehr unterschiedlich (Übersicht bei AMOROSA 1984). *Eindimensionale* Ansätze gehen von einem Gesichtspunkt, z. B. dem linguistischen oder dem ätiologischen, aus und versuchen die jeweiligen Sprachentwicklungsstörungen auf diesen Ebenen zu beschreiben (SHRIBERG 1982; NATION u. ARAM 1977). Diese Autoren gehen von linguistischen Kategorien aus, ordnen ihnen aber dann ursächliche Faktoren zu. *Mehrdimensionale* Klassifikationssysteme beschreiben Sprachentwicklungsstörungen von vornherein auf mehreren Ebenen und kommen damit zu einer gemeinsamen Anwendung von sprachlichen und nichtsprachlichen Kategorien (RAPIN u. ALLEN 1983). Diese Autoren kommen zu einer typologischen Einteilung, die zu folgenden sieben Störungsmustern führt: phonologisch-syntaktisches Syndrom, expressive Störungen mit gutem Sprachverständnis, verbale auditorische Agnosie, autistisches Syndrom bei nichtsprechenden Kindern, autistisches Syndrom mit Echolalie, semantisch-pragmatisches Syndrom mit Autismus und syntaktisch-pragmatisches Syndrom. Diese Vorgehensweise, die auf den ersten Blick etwas kompliziert erscheint, hat durchaus ihre praktische klinische Bedeutung, weil die „Zusammenschau" von Störungen auf der linguistischen Ebene und Verhaltensauffälligkeiten am ehesten dem klinischen Alltag entspricht, in dem der Untersucher, besonders auch bei der Abgrenzung neuartiger Störungen, zunächst Typologien bildet. Ein andersartiges Vorgehen findet man bei *statistischen* Klassifikationsversuchen, z. B. bei ARAM u. NATION (1975), die aufgrund der Ergebnisse in einer Reihe von standardisierten Sprachtests zu neun Sprachdimensionen kommen, welche wiederum zur Gruppenbildung verwendet werden. Schließlich ließe sich auch auf dem Gebiet der Sprachentwicklungsstörungen ein multiaxialer Ansatz realisieren, was AMOROSA (1984) vorgeschlagen hat.

Unter Berücksichtigung dieser grundsätzlichen Gesichtspunkte soll nun auf die Symptomatik im einzelnen eingegangen werden.

Die wichtigsten Symptome einer *Sprachentwicklungsstörung* sind:
- prolongierte Sprachanbahnung,
- nicht altersentsprechender Wortschatz,
- dysgrammatische Sprache,
- Dyslalie.

Die notwendige *Untersuchung* besteht aus einer phoniatrisch-pädaudiologischen Untersuchung, die immer mit einer Hörprüfung beginnt und auch den Sprachentwicklungsstand zu objektivieren versucht. Geprüft werden Sprachverständnis, aktiver und passiver Wortschatz, Nachsprechen, spontanes Sprechen durch dem Alter des Kindes ent-

Tabelle 6.12 Einteilung der Sprachentwicklungsstörungen aus linguistischer Sicht

Phonetisch-phonologische Ebene:	Dyslalien
Syntaktisch-morphologische Ebene:	Agrammatismus Dysgrammatismus
Semantisch-lexikalische Ebene:	Einschränkungen des aktiven und passiven Wortschatzes

Tabelle 6.13 Prozentverteilung der Arten von Sprachstörungen bei den vorgestellten Kindern und Jugendlichen (n = 2199, teilweise Mehrfachdiagnose) (aus *O. v. Arentsschild:* Konzepte und Organisationsformen zur Rehabilitation Sprachbehinderter, hrsg. von Deutsche Gesellschaft für Sprachheilpädagogik. Wartenberg, Hamburg 1983 [S. 9])

Sprachentwicklungsstörungen (SES)	=	54,6 Prozent
Multiple Dyslalien ohne SES	=	12,7 Prozent
Zischlautstörungen ohne SES	=	16,3 Prozent
Näselstörungen	=	5,0 Prozent
Poltern ohne Stottern	=	1,3 Prozent
Stottern und Polterstottern	=	15,0 Prozent
Mutismus, Autismus und seelische Hauptfaktoren	=	1,7 Prozent
Eine beiderseitige Hörstörung bestand bei	=	15,2 Prozent

sprechende Testuntersuchungen. Sehr wichtig ist eine genaue neurologische Untersuchung und eine differenzierte allgemeine sowie Sprachanamnese.
Die Hauptursachen einer Sprachentwicklungsstörung sind (nach VON ARENTSSCHILD 1983): familiäre Sprachschwäche in 6,3% der Fälle, MCD oder frühkindlicher Hirnschaden in 49,2%, erhebliche Anregungsmängel in 12,9%, Hörstörungen in 4,6%, geistige Behinderung in 12,1% aller Fälle. In 22,1% konnte in der erwähnten Untersuchung die Ursache nicht geklärt werden. Die Untersuchung bezog sich auf 1190 Kinder und Jugendliche mit Sprachentwicklungsstörungen (VON ARENTSSCHILD 1983).
Eine besonders schwere Form der Sprachentwicklungsstörung stellt die *Hörstummheit* dar (kongenitale Aphasie, Entwicklungsaphasie, Entwicklungsdysphasie). Darunter versteht man eine mehr oder weniger ausgeprägte Sprechunfähigkeit bei erhaltener Hörfähigkeit und nicht nennenswert beeinträchtigter Intelligenz. Früher wurde in Anlehnung an die Aphasielehre zwischen motorischer und sensorischer Hörstummheit unterschieden. In den letzten Jahren wurde die Unterscheidung jedoch zweifelhaft. Die Störung ist dadurch gekennzeichnet, daß die Kinder die Sprache nicht altersentsprechend lernen, sich zum Teil aber auf nichtsprachlichem Wege gut verständlich machen können. Bei der eher motorischen Hörstummheit verstehen sie zwar die Sprache, können sich aber nicht sprachlich ausdrücken, sondern verständigen sich vorwiegend durch Gesten oder produzieren nur Summ- und Schnalzlaute. Bei der eher sensorischen Form ist auch das Sprachverständnis bei erhaltener Hörfähigkeit hochgradig beeinträchtigt. Die Kinder können akustische Reize nicht differenzieren. Bei allen Störungen dieser Art kommt es häufig zu sekundären Verhaltensauffälligkeiten, die aus Mißverständnissen in der Kommunikation mit der Umgebung entstehen.
Schließlich muß angemerkt werden, daß bei allen Formen von Sprachentwicklungsstörungen oft neurologische Ausfälle verschiedenster Art zu finden sind (z. B. dyspraktische Störungen), weshalb stets eine umfassende und ausführliche neurologische Untersuchung erfolgen muß.

Dyslalien (Stammeln)

Dyslalien sind Störungen des Lautgebrauchs und/oder des Lauterwerbs. Es handelt sich um eine Bezeichnung für sehr heterogene Formen des Lautgebrauchs, die sich in Fehlbildungen, Auslassungen oder Ersetzungen von Lauten (Konsonanten und Vokalen) äußern. Es kann auch vorkommen, daß ein Phonem ganz fehlt. Wichtig ist, daß es sich um rein sprachliche Erscheinungen handelt. Die Kinder können oft ähnlich klingende Laute, die nicht im sprachlichen Kontext angewandt werden, durchaus bilden. Dies wirft ein interessantes Licht auf die Ätiologie der Dyslalien, die weder als zerebrale Bewegungsstörungen noch als Störungen der peripheren Sprechorgane aufgefaßt werden können, sondern „zentrale phonologische oder phonetische Musterstörungen" darstellen (VON ARENTSSCHILD 1982). Dyslalien können Teilsymptome bei Sprachentwicklungsstörungen sein. Im medizinischen Sinne wird die Diagnose Dyslalie nur dann angewendet, wenn die übrigen Symptome einer Sprachentwicklungsstörung fehlen. Die Bezeichnung Rest-Dyslalie bezieht sich auf eine Sprachentwicklungsstörung, die sich weitgehend gebessert hat, bei der aber noch die Dyslalie als einziges Symptom übriggeblieben ist. Die Dyslalien können nach der Ätiologie und nach der Symptomatik eingeteilt werden. Nach der Symptomatik unterscheidet man je nach Anzahl der „verstammelten Laute" eine partielle Dyslalie (ein oder zwei Lautausfälle), eine multiple Dyslalie (drei oder mehr Lautausfälle) und eine universelle Dyslalie, bei der nahezu der gesamte Lautbestand betroffen ist. Die partielle Dyslalie kann wiederum je nach betroffenen Lauten oder Buchstaben weiter differenziert werden: z. B. werden artikulatorische Fehlbildungen der S-, R- und G-Laute als „Sigmatismus", „Rhotazismus" und „Gammazismus" bezeichnet. Auf diese Gesichtspunkte sind wir in Band III (Kap. 2: „Störungen des Sprechens und der Sprache", S. 25 ff) näher eingegangen.
Epidemiologie:
Bis zum 7. Lebensjahr findet man Dyslalien noch etwa bei 37% der Schulkinder, bei Schulentlassenen bei etwa 12%.
Diagnostik:
Zunächst kommt es darauf an, den Lautbestand festzustellen und den sprachlichen Entwicklungsstand zu eruieren. Dies kann durch spontanes Sprechen, durch Benennungen oder durch Nachsprechen, z. B. anhand der Lauttreppe von MÖHRING (vgl. Bd. III, S. 27) erfolgen. Je jünger das Kind ist, um so mehr ist ein spielerisches Vorgehen zu empfehlen. Der Phoniater hat darüber hinaus noch die Möglichkeit zu einer eingehenderen phonetischen Analyse der Lautfehlbildungen.
Die Ursachen der Dyslalien sind sehr verschieden. Nach VON ARENTSSCHILD (1982) können wir folgende Formen unterscheiden, die sich anhand des Hör-Sprach-Kreises recht gut rekonstruieren lassen:
1. Fremd-, Anregungs- und Nachahmungsdyslalien
   Sie entstehen durch fehlerhafte oder schlechte sprachliche Vorbilder. Bei Verdacht auf eine derartige Störung ist die Beziehungsperson in die sprachliche Untersuchung einzubeziehen.
2. Peripher-audiogene Dyslalien
   Sie entstehen durch Schalleitungs-, Innenohr- und Hörnervenschwerhörigkeiten.
3. Zentral-audiogene Dyslalien
   Ihre Ursache liegt in organischen oder funktionellen Störungen der zentralen Hörbahnen.

4. Sensorische (dysgnostische) Dyslalien
Bei dieser Form bemerkt das Kind seine phonetischen Fehler bei sich selbst, aber auch bei anderen nicht. Es handelt sich offenbar um eine Störung des „sprachlichen Mustererkennens".
5. Konditionierte Dyslalien
Bei dieser Störung nimmt das Kind phonetische Fehler anderer Menschen wahr, nicht jedoch die eigenen.
6. Dyslogische Dyslalien
kommen bei Intelligenzminderungen vor. Ursache ist meist eine geistige Behinderung bzw. eine frühkindliche Hirnschädigung.
7. Psychogene Dyslalien
sind als infantile Fixierungen des Sprechens oder als Regression auf frühkindliche Sprechmuster zu verstehen.
8. Motorische (dyspraktische) Dyslalien
Bei diesen Störungen ist das Kind nicht in der Lage, einen bestimmten Laut phonetisch korrekt zu bilden, obwohl es derartige Fehler bei sich und anderen bemerkt. Sie treten oft gemeinsam mit Dyspraxien auf, die den sprachlichen Bereich nicht direkt berühren. Deshalb werden die Störungen von manchen Autoren auch als „verbale Dyspraxien" aufgefaßt, also als Störungen des artikulatorischen Bewegungsentwurfes.

Dyslalien kommen ferner im Zusammenhang mit zerebralen Bewegungsstörungen vor. Es ist aber die Frage, ob man diese Form als eine eigene ätiologische Kategorie auffassen soll.

Dysgrammatismus

Unter Dysgrammatismus verstehen wir die Unfähigkeit, grammatikalisch richtige Sätze zu bilden. Es handelt sich um eine Störung des Spracherwerbs und des Sprachgebrauches, die durch die Unfähigkeit oder verminderte Fähigkeit gekennzeichnet ist, die Gedanken morphologisch und syntaktisch korrekt auszudrücken. In den letzten Jahren hat man die Störung stark unter linguistischen Gesichtspunkten gesehen. Auch konnte nachgewiesen werden, daß die Kinder während ihrer Sprachentwicklung verschiedene, jedoch wohl definierte Stufen einer „Kindergrammatik" durchlaufen. Diese Kindergrammatik stellt jeweils ein System von Regeln dar, das auf sprachliche Produktionen angewandt wird.

Dysgrammatismus tritt praktisch immer gleichzeitig mit anderen Symptomen auf und ist in der Regel eine weiter gefaßte Sprachentwicklungsstörung. Die Störung geht meist mit einer verkürzten Hör-Merk-Spanne einher. Dies wird als Hinweis auf eine zentrale Leistungsschwäche angesehen. Die schwerste Form ist der Agrammatismus, bei dem praktisch keine grammatikalischen Regeln eingehalten werden können.

Noch heute wird die Schweregradeinteilung nach LIEBMANN (1900) angewandt, nach der man die folgenden drei Grade der dysgrammatischen Ausfälle unterscheiden kann:

1. Grad: Agrammatismus „strukturloser Worthaufen". Es können weder Sätze selbst gebildet noch nachgesprochen werden. Die Worte werden zusammenhanglos aneinandergereiht und zum Teil in Ausrufungsform gebraucht. Die strukturlosen Sätze werden oft erst durch begleitende Gebärden oder den Tonfall verständlich, nicht jedoch durch den regelhaften Satzaufbau. Meist liegt ein Intelligenzdefekt vor.

2. Grad: Die Sätze bestehen aus verbindungslosen Wortreihen, die Wortbeugung wird nicht beherrscht. Einfache Sätze können nachgesprochen werden. Die Spontansprache ist gekennzeichnet durch den Gebrauch der Verben im Infinitiv. Die Ich-Form fehlt.

3. Grad: Die syntaktische Satzgliederung ist erkennbar und teilweise richtig. Es kommen aber falsche Wortbeugungen vor. Häufig kommt es zu merkwürdigen, verschrobenen Wortbildungen. Das Nachsprechen von nicht allzu komplizierten Sätzen ist in der Regel möglich. In schriftlichen Leistungen tauchen die gleichen Fehler auf.

Untersuchung:
Zweckmäßig ist, mit der Prüfung der Hör-Merk-Spanne zu beginnen, die man am besten durch Nachsprechaufgaben unterschiedlicher Länge erfaßt. Wenn das Kind an die Grenze seiner Hör-Merk-Spanne kommt, so ist es gezwungen, den Inhalt des Satzes in eigenen Worten wiederzugeben, was sehr rasch sein Gefühl für die grammatische Struktur erkennen läßt. Weitere Methoden sind Nacherzählen, spontane Sprache, Lesen und Schreiben sowie entsprechende Prüfbögen (z. B. FIEGE 1965).

Nach LUCHSINGER u. ARNOLD (1970) kann man folgende Formen des Dysgrammatismus unterscheiden:

1. den *physiologischen* Dysgrammatismus, der eine normale Durchgangserscheinung während der Sprachentwicklung ist;
2. den *sprachschwachen* Dysgrammatismus, der sich bei schweren Sprachentwicklungsstörungen in Form von grammatischen und syntaktischen Fehlern zeigt;
3. den *idiopathischen* Dysgrammatismus, der häufig mit dyspraktisch-motorischen Schwierigkeiten einhergeht, und
4. den *symptomatischen* Dysgrammatismus, der bei einer Vielzahl anderer Störungen auftreten kann (z. B. bei Oligophrenien, bei Hirnschädigungen, im Rahmen von Aphasien).

Dysarthrien

Als Dysarthrien bezeichnet man Störungen der Aussprache oder der Sprechbewegungen, die durch Entwicklungsstörungen oder Erkrankungen des zentralen Nervensystems verursacht sind. Sie zeigen sich in Form von Artikulationsstörungen, Störungen der Stimme und Störungen der Atmung beim Sprechen und gehen häufig mit Bewegungsstörungen einher, die nicht den Sprechvorgang betreffen. Im Gegensatz zu den Apraxien, die als Störungen des Bewegungsentwurfes aufgefaßt werden können, sind Dysarthrien Störungen der Bewegungsausführung. Die schwerste Form ist die Anarthrie, bei der keinerlei Bewegungen zur Sprachproduktion möglich sind. Die Dysarthrien müssen von den Dysglossien abgegrenzt werden. Bei den Dysglossien handelt es sich auch um Artikulationsstörungen, die allerdings durch Störungen oder Schädigungen der peripheren Nerven oder der Sprechmuskulatur verursacht sind. Bei den Dysarthrien als zentralen Störungen ist der gesamte Sprechvorgang gestört, bei den Dysglossien ist lediglich die Aussprache beeinträchtigt. Dysarthrien sind auch von den Dysphasien bzw. Aphasien abzugrenzen, welche als Störungen von Wort- und Satzbildung bzw. Wort- und Satzverständnis die höchste Stufe der zentralen Sprachfunktionen darstellen (LUCHSINGER u. ARNOLD 1970).

Je nach Sitz der zentralen Störung lassen sich verschiedene Formen der Dysarthrien unterscheiden (vgl. LUCHSINGER u. ARNOLD 1970). Im folgenden wird nur auf die im Kindes- und Jugendalter wichtigen Formen eingegangen.

1. *Pyramidale Dysarthrien*
Sie kommen durch Läsion der Pyramidenbahn zustande und verursachen spastisch-hypertonische, plumpe Bewegungen in der gesamten Gesichts- und Artikulationsmuskulatur. Häufig besteht auch offenes Näseln. Die Sprache ist meist stark verwaschen, die Stimme klingt hyperkinetisch gepreßt, manchmal auch aphonisch.

2. *Extrapyramidale Dysarthrien*
äußern sich in einer oberflächlichen und rasch wechselnden Atmung. Die Stimme schwankt ebenfalls stark hinsichtlich ihrer Lautstärke und kann teilweise aphonisch sein. Es finden sich im gesamten Gesichtsbereich extrapyramidale Störungen, hauptsächlich Grimassieren, oft kommt es auch zu Schluckstörungen und Speichelfluß. Die Artikulation ist häufig verwaschen. Aufgrund von athetoiden Bewegungen kommt es oft zu Verzerrungen der Atembewegung, der Sprechmelodie und der Lautbildung.

3. *Zerebelläre Dysarthrien*
zeigen sich in Form einer rauhen, gepreßten Stimme. Darüber hinaus kommt es zu einer abgehackten skandierenden Sprache bei sehr langsamem Sprechtempo.

4. *Bulbäre Dysarthrien und Anarthrien*
Bei der schwerwiegendsten Form, der Anarthrie, ist gar keine Sprachmotorik mehr möglich. Bei leichteren Störungen ist Heiserkeit oder Aphonie festzustellen. Die Sprache ist extrem verwaschen, die artikulierten Laute sind kaum zu erkennen. Für die Art des Sprechens gibt es die Bezeichnung „Hot-Potato-Speech", damit ist gemeint, daß die Sprache so klingt, als ob der Betroffene während des Sprechens an einem heißen Kartoffelstück würgen würde.

Daneben gibt es auch noch kombinierte Dysarthrien, die auf sehr unterschiedlichen Läsionen in verschiedenen Bereichen des ZNS beruhen.
Die Prognose hängt von der Grundkrankheit ab. Die Behandlung hat nicht eine untadelige Artikulation zum Ziel, sondern will den Kindern dazu verhelfen, ohne übermäßige Anstrengung zu sprechen.

Dysglossien

Auch bei den Dysglossien handelt es sich um Artikulationsstörungen. Sie sind aber, im Gegensatz zu den Dysarthrien, durch Schädigungen der peripheren Nerven und Muskeln bzw. Organe verursacht. Sie äußern sich in einer fehlerhaften Sprachlautproduktion bei gleichzeitigem Vorhandensein peripherer Lähmungen.
Wir unterscheiden drei Formen:

1. *Labiale Dysglossien*
Sie werden verursacht durch Mißbildungen im Lippenbereich oder peripherer Lähmungen des N. facialis. Auch Kernaplasien können dazu führen.

2. *Dentale Dysglossien*
Sie sind weniger bedeutsam und kommen häufig durch Zahn- oder Kieferstellungsanomalien zustande, vielfach sind auch Bißanomalien an der Störung beteiligt.

3. *Linguale Dysglossien*
können ebenfalls durch Mißbildungen oder Lähmungen zustande kommen. Ursachen sind z. B. die angeborene Makroglossie oder Lähmungen des N. hypoglossus.

Näseln

Beim Näseln handelt es sich um Störungen des Stimmklanges und der Artikulation bei fehlerhafter Nasenresonanz. Man unterscheidet das offene Näseln (Rhinolalia aperta), das durch eine zu starke Nasenresonanz zustande kommt, vom geschlossenen Näseln (Rhinolalia clausa), bei dem eine zu geringe Nasenresonanz mit geringem Luftaustritt aus der Nase bei Nasallauten vorkommt.
Die Formen des Näselns gehören in das Gebiet der Phoniatrie und Pädaudiologie, weshalb hier nicht

näher auf dessen Symptomatik eingegangen wird. Hingewiesen sei auf die sehr empfehlenswerte Darstellung von VON ARENTSSCHILD (1982).

Stottern und Poltern

Stottern und Poltern werden als Störungen des Redeflusses zusammengefaßt. Auf die Symptomatik beider Syndrome sowie auf Diagnose, Differentialdiagnose und Therapie sind wir ausführlich in Band III dieses Werkes (S. 30 ff) eingegangen. Deshalb wird hier auf weitere Ausführungen verzichtet.

Untersuchungsgang und Untersuchungsmethodik

Indikationen für eine phoniatrisch-pädaudiologische Untersuchung

Nach VON ARENTSSCHILD (1983) ist eine solche Untersuchung bei folgenden Indikationen angezeigt:
- sofort bei jedem Verdacht auf Schwerhörigkeit,
- mit 18 Monaten, wenn ein Kind noch nicht zehn Wörter sinnbezogen und verständlich spricht, und
- nach dem 2. Lebensjahr, wenn die Sprachentwicklung 6 (später: 12) Monate im Rückstand ist.

Durch eine derartige frühzeitige Untersuchung können nach Klärung der Diagnose rechtzeitig Behandlungsmaßnahmen eingeleitet werden. Aber auch bei älteren Kindern ist die Indikation zur Erhebung eines genauen Sprachstatus immer erforderlich, wenn der Eindruck eines deutlichen Sprachentwicklungsrückstandes besteht oder eine Einschränkung der Hörfähigkeit vermutet wird.

Untersuchungsvorgehen

Die Untersuchung beginnt zunächst mit den üblichen Schritten: Anamneseerhebung, Beobachtung, orientierende Sprachprüfung und berührt dann, wenn ein Vertrauensverhältnis entstanden ist, speziellere Bereiche. In jedem Fall ist eine Hörprüfung durchzuführen.
Zur orientierenden Sprachprüfung gehören: Prüfung des Sprachverständnisses, Benennen von Gegenständen, Erklärungen von Bildern, Zählen, Beantwortung von Fragen, Befolgen von Aufträgen, Nachsprechen von Sätzen verschiedener Länge, Prüfung der Hör-Merk-Spanne, der grammatischen Struktur und Ausdrucksweise, des Wortschatzes (aktiv und passiv), die Beurteilung der spontanen Sprache und der nichtsprachlichen kommunikativen Fähigkeiten. *Immer* sollte zum geeigneten Zeitpunkt im Untersuchungsgang eine sorgfältige neurologische Untersuchung durchgeführt werden und, allerdings erst später im Untersuchungsgang, ein Befund an den HNO-Organen erhoben werden.
Erst wenn man einen guten Zugang zu dem Kind hat, sollten testpsychologische Untersuchungen folgen, wobei eine Reihe unterschiedlicher Verfahren angewandt werden kann. Ein sehr bekannt gewordenes Verfahren ist der psycholinguistische Entwicklungstest (ANGERMAIER 1977), mit Hilfe dessen versucht wird, rezeptive, expressive und assoziative Sprachstörungen auf einer Repräsentations- und einer Integrationsstufe zu erfassen. Erwähnenswert ist auch der Heidelberger Sprachentwicklungstest (GRIMM u. SCHÖLER 1978), der linguistische und entwicklungspsychologische Aspekte berücksichtigt. Daneben existiert eine Reihe von Verfahren und Methoden, die nicht ausgesprochenen Testcharakter haben, sich jedoch zur teilstandardisierten Erfassung von Sprech- und Sprachstörungen eignen.

Literatur

Amorosa, H.: Die diagnostische Klassifikation kindlicher Sprachentwicklungsstörungen. Z. Kinder- u. Jugendpsychiat. 12 (1984) 379
Angermaier, M.: Psycholinguistischer Entwicklungstest, 2. Aufl. Beltz, Weinheim 1977
Aram, D. M., J. E. Nation: Patterns of language behavior in children with developmental language disorders. J. Speech Hear. Res. 18 (1975) 229
Arentsschild, O. von: Sprach- und Sprechstörungen. In: Phoniatrie – Pädaudiologie, hrsg. von P. Biesalski, F. Frank. Thieme, Stuttgart 1982
Arentsschild, O. von: Konzepte und Organisationsformen zur Rehabilitation Sprachbehinderter. In: Konzepte und Organisationsformen zur Rehabilitation Sprachbehinderter, hrsg. von Deutsche Gesellschaft für Sprachheilpädagogik. Wartenberg, Hamburg 1983
Bernstein, B.: Soziokulturelle Determinanten des Lernens. In: Pädagogische Psychologie, hrsg. von F. Weinert. Kiepenheuer & Witsch, Köln 1967
Berry, F. M.: Language disorders of children. Prentice-Hall, Englewood Cliffs 1969
Fiege, A.: Prüfmaterial für Agrammatiker. Sonderschule 10 (1965) 110
Gesell, A., L. B. Ames: The development of handedness. J. Genet. Psychol. 70 (1947) 155
Grimm, H., H. Schöler: Heidelberger Sprachentwicklungstest. Westermann, Braunschweig 1978
Herrmann, Th.: Sprache. Akad. Verlagsgesellschaft, Frankfurt und Huber, Bern 1972
Hörmann, H.: Psychologie der Sprache, 2. Aufl. Springer, Berlin 1977
Lebrun, J.: Warum sprach Victor aus Aveyron nicht? Z. Kinder- u. Jugendpsychiat. 6 (1978) 396
Leischner, A.: Die Sprachstörungen im Kindesalter. Z. Kinderheilk. 100 (1967) 137
Leischner, A.: Die Sprachentwicklungsbehinderung. In: Sensomotorische Störungen bei frühkindlichen Hirnschäden, hrsg. von H. Hager, H. Lange-Cosack, R. Kunze, R. Ch. Behrend. Hansisches Verlagskontor, Lübeck 1976

Leischner, A.: Aphasien und Sprachentwicklungsstörungen. Thieme, Stuttgart 1979

Liebmann, A.: Die Ätiologie des Stotterns, Stammelns und Polterns und der Hörstummheit. Arch. Laryngol. 10 (1900)

Luchsinger, R., G. E. Arnold (Hrsg.): Handbuch der Stimm- und Sprachheilkunde, Bd. II: Die Sprache und ihre Störungen, 3. Aufl. Springer, Berlin 1970

Mac Namara, J.: Cognitive basis of language learning in infants. Psychol. Rev. 74 (1972) 1

Nation, J. E., D. M. Aram: Diagnosis of Speech and Language Disorders. Mosby, St. Louis 1977

Niebergall, G., H. Remschmidt: Entwicklung des Sprechens und der Sprache. In: Neuropsychologie des Kindesalters, hrsg. von H. Remschmidt, M. Schmidt. Enke, Stuttgart 1981

Rapin, J., D. A. Allen: Developmental language disorders: nosologic considerations. In: Neuropsychology of Language, Reading and Spelling, hrsg. von U. Kirk. Academic Press, New York 1983

Remschmidt, H., G. Niebergall: Störungen des Sprechens und der Sprache. In: Kinder- und Jugendpsychiatrie in Klinik und Praxis, Bd. III, hrsg. von H. Remschmidt, M. H. Schmidt. Thieme, Stuttgart 1985

Rutter, M., P. Graham, W. Yule: A Neuropsychiatric Study in Childhood. Clinics in Developmental Medicine No. 35/36. Heinemann, London 1970

Shriberg, L. D.: Toward a classification of developmental phonological disorders. In: Speech and Language: Advances in Basic Research and Practice, vol. 8, hrsg. von N. J. Lass. Academic Press, New York 1982

Störungen der Emotionen und Affekte, des Antriebs, der Motive und des Temperaments

Martin H. Schmidt

Begriffsbestimmungen

Während in der kinderpsychiatrischen Literatur, den englischen Sprachgebrauch übernehmend, häufig von *Emotionen* die Rede ist, spricht die psychologische Literatur im deutschen Sprachraum von *Gefühlen*. Sie sind nach BERGIUS (1965) nicht auf andere Begriffe zurückführbare psychische Phänomene, die stellungnehmend Erlebnisse oder andere psychische Eindrücke begleiten. Häufig ist dabei eine Lust- oder Unlustbetonung gegeben. Gefühle von weniger stellungnehmendem Charakter werden häufig als Gestimmtheiten oder Ausdruck einer *Grundstimmung* bezeichnet, können überdauernden Charakter haben und gehen entweder auf konstitutionelle *(Temperaments-)* Merkmale zurück oder sind durch Akkumulationen stellungnehmender Empfindungen zu früheren psychischen Prozessen entstanden.

Gefühle sind von unterschiedlicher Intensität und unterschiedlicher Modulation. Nicht nur ihre augenblickliche Ausprägung und Registrierbarkeit ist graduell verschieden, sondern auch ihr Auf- und Abklingen. Heftige – rasch entstehende und häufig kurzdauernde – Gefühle werden – das ist auch psychiatrischer Sprachgebrauch – als *Affekte* bezeichnet. Affekte sind also immer Emotionen, nicht aber umgekehrt; Emotionen oder Gefühle werden lediglich affektiven Prozessen im weiteren Sinn zugeordnet. Affekte äußern sich – weit stärker als Emotionen – in Ausdrucksbewegungen und sind mit körperlichen Empfindungen verknüpft. Der Katalog der Affektinhalte entspricht dem der Emotionen. Ihre Intensität, ihre Modulation und teilweise auch ihre Inhalte sind von Temperamentsvariablen ebenso bestimmt wie von Lernerfahrungen, die Inhalte allerdings primär von Lernerfahrungen.

Unter *Antrieb* wird im weiteren Sinne, wie unter Emotion, ein nicht weiter zurückführbares psychisches Phänomen verstanden, das die nicht aktionsspezifische Energie beschreibt. Es entspricht psychologisch dem physiologischen Vorgang der (unspezifischen) Aktivierung, ist aber auch teilweise psychisches Korrelat spezifischer Aktivierungsprozesse.

Antriebe sind die unspezifische Basis der *Motive*, also der auf Situationsveränderung gerichteten psychischen Kräfte unterschiedlichen Inhalts. Motive unterscheiden sich außerdem – wie die Antriebe – nach Intensität und Dauer. Man kann sie auch als Beweggründe für Verhalten umschreiben (THOMAE 1965). Antrieb stellt ihre notwendige Voraussetzung dar. Motive sind u. a. durch kognitive Momente bestimmt, ihre Wechselwirkung mit kognitiven Prozessen, insbesondere beim Leistungsmotiv (WASNA 1976), ist unumstritten. Ihre Bedingtheit durch emotionale oder affektive Momente wird in der Regel so weit unterstellt, als Emotionen oder Affekte ein bestimmtes Verhalten in Gang setzen oder zumindest begünstigen können.

Umgangssprachlich wird *Aggression* primär als Affekt oder Motiv verstanden. Der Inhalt des Begriffs Aggression wird heute jedoch weitgehend auf Verhaltensweisen reduziert, die mit der Absicht ausgeführt werden, einen anderen direkt oder indirekt zu schädigen (KORNADT 1982; MERZ 1965); Aggressionen gegen Sachen bezwecken indirekte Schädigungen oder sind lediglich Ausdruck von Ärger oder Wut. Diese Bestimmung trifft nur auf die sogenannte Heteroaggressivität zu und deckt autoaggressives Verhalten ausdrücklich nicht ab (ebensowenig das aggressive Verhalten von Tieren, die sich bedroht fühlen, oder mögliche analoge Verhaltensweisen beim Menschen ohne direkte Schädigungsabsicht). *Aggressivität* als Bereitschaft zur Aggression hingegen kennzeichnet nicht ein Verhalten, sondern begünstigt antisoziale, d. h. aggressive Motive, die von Affekten wie Wut, Ärger oder Haß begleitet sein können.

Das *Temperament* wird verstanden als überwiegender Verhaltens- oder Reaktionsstil eines Individuums, also die Art seines Verhaltens, unabhängig von dessen Inhalten oder den zugrundeliegenden Motiven und Fähigkeiten. Temperamentsvariablen sind nicht direkt beobachtbar, sondern nur ableitbar – insoweit sind sie eine Abstraktion des Verhaltens (RUTTER 1982).

Psychopathologie der Emotionen und Affekte

Die diagnostische Erfaßbarkeit emotionaler Störungen hängt teilweise eng mit der *Entwicklung der Emotionen* zusammen. Zu den Temperamentsvariablen gehört eine Neigung zu eher positiven oder negativen, also Lust- oder Unlustgefühlen. Während das Neugeborene nur undifferenzierte Erregung zeigt, sind diese beiden Gefühlsqualitäten schon dem *Säugling* zugänglich (GILBERT 1970). Vor allem Unlustgefühle kann er – zunächst vorwiegend biologisch determiniert – schon frühzeitig äußern. Im dritten Lebensmonat gestattet das Lächeln Äußerungen von Freude, ab dem fünften die mimische Entwicklung Äußerungen von Ärger, Wut und Ekel. Ab dem sechsten Lebensmonat kann der Säugling Freude am Erfolg zeigen, wenigstens vom achten Monat an Angst vor Fremden. Im *2./3. Lebensjahr* wird die Palette der Emotionen breiter und situationsspezifischer, der Ausdruck differenzierter. Soziale Faktoren spielen bei der Äußerung von Eifersucht, Trennungsangst und Trotz eine wichtige Rolle. Mit dem Nachlassen des kindlichen Egozentrismus werden Erziehungsvorbilder wichtig etwa für die Übernahme von Ängsten. Fortschreitende kognitive Entwicklung im *Vorschulalter* – besonders die Sprachentwicklung – erlaubt Vorstellungen, die entsprechende Gefühle (Vorfreude oder Angst vor Schmerzen) auslösen können. Erstmals wird das Kind jetzt mit der Forderung der Kontrolle seiner Gefühle konfrontiert und unternimmt von außen geleitete erste Versuche der Selbstkontrolle. Geschlechts- und schichtspezifische Unterschiede werden deutlich.

Mit dem *Schulalter* läßt die Rolle kognitiver Entwicklungen als Schrittmacher der emotionalen Differenzierung nach, Emotionen begünstigen jetzt und im späteren Schulalter die weitere Differenzierung von Wahrnehmungs- und Äußerungsmöglichkeiten. Neben der relativ realitätsbezogenen Grundeinstellung differenzieren sich insbesondere ängstliche Affekte (Auseinandersetzung mit dem Tod, Entwicklung von Schulängsten). Die weitere kognitive Entwicklung erlaubt die Einfühlung in Fremdseelisches und damit die exakte Beschreibung differenzierter Emotionen im Übergang zur Adoleszenz. Damit werden Kinder auch fähig, Emotionen vorzutäuschen oder durch Selbstkontrolle zu verbergen und die Echtheit der Emotionen ihrer Gegenüber zu hinterfragen.

Vorübergehend spielen Gefühle von Unsicherheit und Unzufriedenheit mit sich selbst in der *Adoleszenz* eine wichtige Rolle. Fremdbild und Selbstbild regulieren die weitere emotionale Entwicklung im Sinne von Katalysatoren. Emotionen sind von zunächst unspezifischem Arousal begleitet; die Aktivierung erzeugt auf der physiologischen Ebene die gefühlsbegleitenden Veränderungen des Vegetativums. Der emotionale Zustand wird bestimmt durch die (unspezifische) Höhe des Arousals und die vorhandene kognitive Deutung, die von der äußeren Situation ausgelöst und von früheren Erfahrungen mitbestimmt wird. Die Vorstellung, daß die Deutung eines Erregungszustandes als Angst, Freude oder Wut, also erst sekundär bestimmt wird (BIRBAUMER 1977), blieb zwar nicht ohne Kritik, kann aber die Vorbildabhängigkeit entwickelter Emotionen beim Kind gut erklären.

Bezüglich der Emotionen und Affekte können neben dem *Inhalt Intensitätsgrad* und *Modulation,* bei situationsbezogenen Affekten auch die *Angemessenheit,* beurteilt werden. Bezüglich der *Intensität* wird der gering ausgeprägte, flache Affekt (im psychiatrischen Sprachgebrauch werden schwach ausgeprägte Emotionen auch als Affektlahmheit bezeichnet) abgehoben von angemessen starken oder übersteigerten Emotionen. Die letzteren werden immer als Affekte bezeichnet (siehe oben). Mit steigender Intensität gewinnen Affekte intrapsychisch derart an Bedeutung, daß sie handlungsbestimmend werden, d. h. Handlungen initiieren oder blockieren können. Von kognitiven Überlegungen bestimmte gegenläufige Motive sind dann unter Umständen außerstande, das Verhalten zu steuern. Im forensischen Sprachgebrauch entsprechen solche Zustände sogenannten *Affekthandlungen,* für die unter Umständen erheblich verminderte Schuldfähigkeit angenommen werden kann. Derartiges affektives Verhalten entspricht nicht den Emotionen, Gedanken und Motiven, die das Verhalten des Individuums üblicherweise bestimmen, ist also „persönlichkeitsfremd". In solchen Situationen wird das Handeln auch vom eigentlichen Ziel abgelenkt (Verlust der finalen Handlungsdetermination). Zum Teil werden solche Zustände durch das Wiederaufleben phylogenetisch geprägter Verhaltensschemata (Ohnmacht, Reflex, Bewegungssturm, Davonlaufen) erklärt. Eine andere Erklärungsmöglichkeit ist die Unmöglichkeit aufgrund äußerer oder innerer Kontrollinstanzen, bestimmten Motiven gemäß zu handeln, wobei Antrieb und mit ihnen verbundene Affekte gestaut werden und sich durchbruchartig entladen können.

Affektausbrüche können aber auch durch geringe *Affektmodulation* bedingt sein oder bei einfach strukturierten Persönlichkeiten durch geringe kognitive Streuung und/oder geringe Hemmungsfähigkeit. Temperamentsvariablen (siehe unten) spielen hierbei eine wichtige Rolle. Besondere Erlebnisse begünstigen die plötzliche Entstehung und das rasche Überhandnehmen von Affekten. Emotionale Verflachung oder Affektverödung beinhaltet nicht nur geringe Intensität der Affekte, sondern auch geringe emotionale Ansprechbarkeit oder Anregbarkeit. Bei affektiver Starre oder Affektsteife hingegen herrschen durchaus vorhandene Affekte langzeitig vor, ohne durch die äußere Situation moduliert werden zu können.

Demgegenüber rückt hohe emotionale Ansprechbarkeit rasch in die Nähe der Affektlabilität. Deren extremste Ausprägung ist die Affektinkontinenz, das unvermittelte Wechseln von einem Affekt zu einem gegensätzlichen, vom Weinen zum Lachen. Das Umschlagen wird auch als Affektinversion bezeichnet. Bei der übermäßig raschen Ausbreitung von Affekten spricht man auch von Affektsturm. Affektinkontinenz muß unterschieden werden von der Parathymie oder Gefühlsambivalenz, bei der – am häufigsten bei schizophrenen Patienten – gegensätzliche Gefühle nebeneinander bestehen (und nicht miteinander wechseln!). Die Beurteilung der *Angemessenheit* von Affekten ist nur bei intersubjektiv replizierbaren Bedeutungen möglich, die Angemessenheit emotionaler Reaktionen auf subjektive Empfindungen kann nicht überprüft werden.

Das diagnostische Problem besteht darin, daß Emotionen nur dem Erlebenden selbst zugänglich sind. Indikatoren des psychischen Befindens werden in der Regel aus ihren Verhaltenskorrelaten – also aus Mimik, Gestik, ihren vegetativen Begleiterscheinungen (die unspezifisch sind) und aus verbalen Äußerungen gewonnen.

Im Rahmen dementiver Prozesse wird in der Regel eine Affektverflachung diagnostiziert. Im Verlauf schizophrener Psychosen vom Typ der Schizophrenien der Erwachsenen kommt es im Sinne einer Basisstörung zu Inadäquatheit der Affekte (Parathymie), als Reaktion auf Wahrnehmungsstörungen auch zu übersteigerten Affekten, zum Beispiel Angst bei Halluzinationen; bei dem Teil der Psychosen, der in Defektzuständen endet, werden Affektverflachung und Affektverödung beobachtet. Depressive Affekte spielen im Rahmen affektiver Psychosen und auch schizoaffektiver Psychosen eine wesentliche Rolle. Grundloses Niedergedrücktsein im Sinne einer traurigen Verstimmung mit hemmenden Auswirkungen auf Aktivität, Vitalität, Entschlußfähigkeit und Denken stehen im Vordergrund, außerdem eine generelle Beeinträchtigung des emotional-affektiven Erlebens bis hin zum typischen Gefühl der Gefühllosigkeit. Kennzeichnend für bipolare affektive Psychosen sind extreme Schwankungen der Gefühlsqualität vom niedergedrückt-depressiven Zustand bis zur unkritisch-überschwenglich-heiteren Stimmungslage. Beim manischen Syndrom wird häufig eine Überzeichnung positiver Gefühle von Leistungsfähigkeit, Unternehmungsfreude und Optimismus beobachtet, alternativ dazu eine Variante mit Gereiztheit und Verstimmung, in der Regel als gereizt-dysphorische Form (SCHARFETTER 1976) bezeichnet. Der gespannte Affekt mit erhöhter Erregungsbereitschaft kann hier auch auftreten, ist aber typischer für affektive Veränderungen bei Schizophrenien.

Depressiv-neurotische Syndrome unterscheiden sich von den psychotischen qualitativ lediglich durch die mögliche Wahrnehmung der Inadäquatheit depressiver Gefühle, entsprechendes gilt für Angstsyndrome; Angstsyndrome ohne begleitende andere Affekte (mit Besorgnis, Unsicherheit, Eingeengtheit, Unruhe und panischer Erregung, begleitenden körperlichen Symptomen wie Kopfdruck, Irritationen der Herztätigkeit, Zittern, Pulsbeschleunigung und Mundtrockenheit, manchmal auch Übelkeit, Durchfällen und Harndrang) treten bei neurotischen Störungen mit vorherrschender Angstsymptomatik häufiger auf als bei Psychosen.

Überhaupt stehen bei neurotischen Syndromen inhaltliche Aspekte der Affektveränderung stärker im Vordergrund als formale. Bei neurotischen Störungen mit hauptsächlich phobischen Inhalten steigern sich die Angstgefühle zu Panikreaktionen, während die Einsicht hinsichtlich der Unbegründetheit der Angst vor den Objekten deutlicher ist als bei Angstneurosen. (Zur Erfassung von Angst s. S. 556.) Ängstliche Affekte begleiten auch Zwangsneurosen und werden in der Regel durch Zwangsgedanken, Zwangsimpulse oder Zwangshandlungen reduziert, in einigen Fällen auch erhöht. Depressive Stimmungsveränderungen begleiten neurotische Störungen mit hypochondrischer Symptomatik und Neurasthenien, im ersteren Falle in deutlicher Kombination mit Ängsten. Hysterische Syndrome werden durch die formale Besonderheit unechter oder übersteigerter Gefühle charakterisiert, deren subjektive Unangemessenheit zwar wahrgenommen werden kann, jedoch nur begrenzt perzipiert wird. Im beschriebenen Sinne charakterisieren die genannten affektiven Veränderungen – oft quantitativ weniger ausgeprägt, aber überdauernd – verschiedene Persönlichkeitsstörungen. Die für das Kindes- und Jugendalter wichtige schizoide Persönlichkeitsstörung, die dem Aspergerschen Autismus oder der autistischen Psychopathie ASPERGERS (ASPERGER 1968) relativ nahe kommt, zeigt dabei formal wie inhaltlich sehr widersprüchliche Ausprägung der Affektivität, einmal im Sinne von Unempfindlichkeit und verminderter Mitschwingungsfähigkeit (die oft aber die Unfähigkeit, Gefühle auszudrücken, verdeckt) bzw. großer Überempfindlichkeit, vor allem Ängstlichkeit bei Beeinträchtigung zwanghaft festgehaltener Absichten oder Gewohnheiten, zum anderen im Sinne nebeneinander bestehender Affekte, etwa Zuneigung und Haß gegenüber engen Bezugspersonen; dysphorische Gereiztheit macht mit zunehmendem Alter nicht selten aggressiven Affektdurchbrüchen Platz. Generell gelten die gleichen emotional-affektiven Besonderheiten für den frühkindlichen Autismus, die Wahrscheinlichkeit von Panikreaktionen bei unerwünschten Veränderungen ist hier eher stärker.

Die emotionalen Störungen des Kindesalters beruhen auf der erlebnismäßig stärkeren Ausprägung „physiologischer" Emotionen, besonders bezüglich der Ängstlichkeit ist sie altersgebunden, kann jedoch auch in der Adoleszenz bestehen bleiben und sich hier in Stimmungsschwankungen äußern. Die gleiche Irritierbarkeit und Affektlabilität wird häufig für hyperkinetische Syndrome des Kindesalters beschrieben; nach Hirntraumen werden solche Symptome bis hin zur Affektinkontinenz ebenfalls beobachtet, nehmen jedoch mit zeitlicher Entfernung vom Trauma ab. Mit Störungen des Sozialverhaltens sind ängstliche und depressive Affekte häufig gekoppelt (der aggressive Anteil dieser Syndrome wird bei den Störungen der Motivation beschrieben).

Depressive Verstimmungen im Kindesalter haben häufig die Eigenschaft des Unglücklichseins, sie sind häufig von Eß- und Schlafstörungen begleitet bzw. umgekehrt, ohne daß aus dieser Korrelation der Schluß gezogen werden kann, Eß- und Schlafstörungen bei Kindern seien generell Ausdruck depressiver Syndrome (vgl. dazu die Überlegungen zur Diagnostik depressiver Syndrome bei Kindern, GRAHAM 1980/81). Von den pharmakologisch induzierten Affektveränderungen muß vor allem die pharmakogene Depression bei Kindern erwähnt werden, die bei Überdosierung von Stimulanzien gelegentlich gesehen wird.

Eine spezifische emotionale Basis für psychosomatische Störungen hat sich bisher nicht belegen lassen, ist auch unwahrscheinlich. Abgesehen von somatischen Dispositionen spielen für die Entstehung und Aufrechterhaltung somatopsychischer Erkrankungen eher die Tatsache des Bestehens von Konflikten und deren subjektive Wirkung eine Rolle als die Art der sie begleitenden Emotionen. Zur möglichen Bedeutung emotionaler Wahrnehmungen, die auch intrapsychischen Ursprungs sein können, sei auf das von EMRICH (1983) vorgeschlagene Modell hingewiesen.

Störung von Antrieb, Motivation und Motiven

Die Überschrift zu diesem Abschnitt wurde bewußt gewählt. Es sollen neben Antriebsstörungen nicht nur Störungen einzelner Motive, vor allem des Leistungs- und Aggressionsmotivs, dargestellt werden, sondern auch Beeinträchtigungen der Motivation als Vorgang insgesamt, nämlich des Zusammenwirkens einzelner Motive mit jeweiligen Situationsbedingungen, die sich neurophysiologisch im Sinne spezifischer Aktivierung auswirken. Motivation repräsentiert so verstanden die Intensität von Handlungsbestrebungen im jeweiligen Moment, denn sie ist Produkt aus Motivstärke, Erfolgswahrscheinlichkeit und Wertschätzung von Ziel oder erwarteter Belohnung. Diese Überlegungen gelten vor allem für sekundäre Motive (siehe unten, S. 443).

Antriebe als Handlungsenergie werden bezüglich ihrer Intensität und Dauer beurteilt. Als *Antriebsverarmung* wird der Zustand nachlassender Antriebe beschrieben, als Torpidität die mangelnde Erregbarkeit durch irgendwelche Ereignisse. Unter dem Begriff der Anhormie werden die Schwäche des Antriebs und Verlangsamungen bei intendierten Handlungen zusammengefaßt. Auf psychomotorischem Gebiet entspricht ihr die Bewegungsverarmung akinetischer Bilder, die mit neurologischen Störungen verwechselt werden können. Bei Antriebsüberschuß sind die Reaktionen überstark und bis zur Enthemmung beschleunigt; auch hier ist bezüglich des psychomotorischen Ausdrucks die Verwechslung mit neurologisch bedingten Hyperkinesen möglich. Jeweils nur kurzfristige Antriebsimpulse resultieren in stets wiederholten Versuchen, ein bestimmtes Ziel zu erreichen.

Antriebsverminderungen werden bei Schizophrenien als Basisstörung und als Ausdruck von Defektzuständen gesehen, außer im sogenannten katatonen *Stupor*, den SCHARFETTER (1976) auf ängstliche Affekte zurückführt. Der depressiv stuporöse Patient wirkt demgegenüber nicht ängstlich gespannt, sondern ratlos, entschlußunfähig und in Antriebsarmut erstarrt. Weitere Stuporformen sind die akute stuporöse Reaktion auf abnorme Erlebnisse und der pharmakogene Stupor bei verschiedenen Vergiftungen. Eine chronische Antriebsschwäche zeigen asthenische Persönlichkeiten. Zunehmendes Nachlassen des Antriebs wird im Kontext dementiver Prozesse registriert. Antriebsbeeinträchtigungen unterschiedlichen Ausmaßes finden sich bei intelligenzgeminderten Kindern, ebenso passager nach schweren Schädel-Hirn-Traumen wie überhaupt im Rahmen exogener Psychosen.

Antriebsüberschuß im Rahmen psychotischer Erkrankungen äußert sich vornehmlich in katatonen Erregungszuständen und bei Manien oder manischen Phasen bipolarer Psychosen. Antrieb und Aktivität sind hierbei erheblich gesteigert, das Ruhebedürfnis nimmt ab, ebenfalls die Kohärenz des Handelns. Unter affektiver Erregung kann die Handlungsbereitschaft, wie oben (S. 440) erwähnt, grundsätzlich zunehmen. Die Psychopathologie unterscheidet Zustände gesteigerten Antriebs von *Antriebsschwankungen* (Dyshormie). Extreme Antriebsschwankungen zeigen sich in den Erregungsstürmen katatoner Patienten. Zu Aktivitätssteigerungen kommt es unter dem Eindruck paranoider Einfälle oder von Halluzinationen bei schizophrenen Psychosen, bei erregbaren Persönlichkeiten aufgrund relativ unspezifischer Schlüsselreize, die auf eine bestimmte affektive Ausgangslage zurückgehen. Auch bei dranghaften Zuständen, wie sie unter den Erscheinungsbildern zwanghaften Spielens, der Pyromanie und der Kleptomanie als nosologische Einheiten erwogen werden, wird eine spezifisch erhöhte Antriebskomponente unterstellt. Hirnorganische Beeinträchtigungen führen vor allem zu Antriebssteigerungen, wenn kortikale Hemmung wegfällt, also beim Frontalhirnsyndrom, beim Klüver-Bucy-Syndrom und beim postenzephalitischen Syndrom. Ungehemmtes und schlecht gesteuertes Verhalten mit extremer Überaktivität ist vor allem im frühen Kindesalter bei hyperkinetischen Syndromen verbreitet, Impulsivität kann hinzutreten.

Wie die Antriebsstörungen sind Störungen der *primären Motive* häufig biologisch bedingt. Sie betreffen die Bedürfnisse nach Nahrung, Flüssigkeit, Schlaf (Traum?), konstanter Körpertemperatur und Sauerstoffzufuhr, zum Teil nach sexueller Befriedigung und unterliegen wegen ihres homöostatischen Charakters der Möglichkeit der Sättigung. Weitgehend durch Lernprozesse geprägt ist die Art der Befriedigung primärer Motive, obwohl die dazu benutzten Verhaltensmuster vorzugsweise der Beseitigung von Mangelerlebnissen, die als Spannung erlebt werden und ein Suchverhalten auslösen, dienen. Die Befriedigung primärer Motive kann also durch sekundäre überlagert sein, so der Hunger durch die Vorliebe für bestimmte Nahrung oder sexuelle Appetenz durch Wünsche nach unterschiedlicher Bedürfnisbefriedigung bis hin zu Perversionen. Aber auch die Motive selbst können durch Lernerfahrungen gesteigert sein, etwa bei phobischen Ängsten und Vermeidungsreaktionen bezüglich bestimmter Situationen.

Wie das *Sexualverhalten* werden *Neugiermotive* des Erkennens und Erprobens zwischen den primären und sekundären Motiven eingeordnet. Exploratives Verhalten kann vitalen Interessen wie Nahrungssuche oder Ergründung von Vermeidungsreaktionen dienen, produziert aber nicht immer verwertbare Verhaltensresultate. Situationen, die widerstreitende Verhaltensreaktionen hervorrufen, lösen es aus. Ist es allein durch kognitive Konflikte angesichts einander widerstreitender Behauptungen oder scheinbar unvereinbarer Konsequenzen bedingt, entspringt es einem rein sekundären Neugiermotiv. Verbunden mit dem Neugierverhalten ist die Entwicklung von Interessen, die in typischer Weise durch das Reizangebot in der frühen Kindheit mitbestimmt wird, das eine gewisse Variation der Reize einschließen muß, um die Produktion der genannten kognitiven Konflikte zu fördern und um im Gegensatz zu monotonem Reizangebot zu einer fragenden Haltung zu führen, die auch Voraussetzung wissenschaftlichen Interesses ist.

Sekundäre, erlernte Motive dienen stärker sozialen Bedürfnissen. Dazu gehören Motive der Sicherheit, der Geborgenheit, des Angenommenseins, der Geltung und Wertschätzung und der Selbstverwirklichung. Sie können primäre Motive überlagern, bleiben lebenslang variabel (während die soziogene Überformung ihrer Motive überwiegend in früher Lebenszeit erfolgt), werden jedoch gegenüber Umwelteinflüssen autonom. In der Regel gelten sie als hierarchisch aufgebaut: Sicherheitsmotive setzen die Befriedigung mehrerer physiologischer Motive voraus, das Bedürfnis nach Geborgenheit und Angenommensein die Befriedigung des Sicherheitsmotivs; Motive der Geltung und Wertschätzung entwickeln sich nur, wenn Geborgenheit und Angenommensein gegeben sind, Selbstverwirklichungsmotive lediglich, wenn Geltung und Wertschätzung in bestimmten Bereichen erreicht sind.

Sekundäre Motive bedürfen zu ihrer Entstehung der realen oder vorgestellten Kommunikation mit anderen, ihre Genese führt über die Befriedigung primärer Motive durch frühe Bezugspersonen. Die Bindung an sie wird durch diese Motivbefriedigung verstärkt, dadurch werden Sicherheits- und Bindungsbedürfnisse begünstigt, so daß die Bezugsperson nicht mehr neutrales Objekt bleibt. Aus dem Fehlen primärer Bezugspersonen oder lediglich mechanischer Befriedigung primärer Bedürfnisse des Kindes wird die Schwierigkeit der Entwicklung von Bindungen bei frühkindlicher Deprivation erklärt. Bindungsbedürfnisse werden im weiteren Verlauf der Entwicklung auf andere Bezugspersonen – zunächst Erwachsene, später Altersgleiche – übertragen, zu denen schließlich auch Konkurrenzsituationen bestehen, in denen die Bedürfnisse nach Geltung und Wertschätzung entwickelt werden.

Inhaltlich bestimmte Motive können bezüglich ihrer *Intensität, Dauer* und *Richtung* beurteilt werden. Diese drei Parameter sind für unterschiedliche Motive in der Regel verschieden, lediglich depressiver Affekt führt zur generellen Einschränkung von Motiven bzw. des Motivationsvorgangs. Mangelhafte oder nur kurzfristig vorhandene Antriebe beeinträchtigen motiviertes Verhalten, während übersteigerte Antriebe nicht grundsätzlich zu einer besseren Motivationslage führen müssen. Primäre Motive nehmen an Intensität hauptsächlich im Zusammenhang mit organischen Erkrankungen oder Altersveränderungen ab, die Reaktionen auf sie können jedoch durch Lernvorgänge pathologisch überformt sein wie etwa bei der Anorexia nervosa, bei der das Hungern sekundären Motiven dient. Grundsätzlich ist die Unterdrückung primärer Bedürfnisse auf der Basis sekundärer möglich. Völliges Fehlen sekundärer Motive läßt auf ungünstige Lernbedingungen im Sinne früher Deprivation schließen, geringe Ausprägung sekundärer Motive auf mangelhafte Entwicklung der jeweils hierarchisch niedrigeren. Das vermeintliche Fehlen verschiedener Motive kann auch darin begründet sein, daß die betreffenden Motive zwar entwickelt, aber aus dem Zentrum des Bewußtseins abgedrängt sind.

Gesteigerte Intensität, Dauer und Richtung primärer Motive ist häufiger über sekundäre erlernt als biologisch bedingt, so das Essen bei Übergewichtigen, bestimmte Schlafgewohnheiten und die Kompensation von Minderwertigkeitsgefühlen durch verstärkte sexuelle Betätigung, wobei bei Veränderungen der Motivrichtung oft frühe Prägungen eine Rolle spielen, beispielsweise bei der Entstehung von Perversionen oder bei auf bestimmte Sachverhalte ausgerichtetem explorativem Verhalten. Beim Bedürfnis nach bestimmten Substanzen spielen in der Regel zunächst rasch erlernte sekundäre Motive eine Rolle, die allerdings dominierenden Charakter annehmen können: erst beim Entstehen körperlicher Abhängigkeit wird von erworbenen Motiven ausgegangen, die wegen ihrer Unabweisbarkeit den Charakter primärer Motive annehmen.

Wegen der notwendigen kognitiven Voraussetzungen für das Erlernen der Befriedigung primärer und den Erwerb sekundärer Motive häufen sich entsprechende Mängel oder Beeinträchtigungen bei intellektuellen Behinderungen. Für die Genese neurotischer Störungen wird von den oben erwähnten – zwar erlernten, aber nicht bewußten – Motiven ausgegangen; auch hierzu sei auf EMRICHS Modell verwiesen (EMRICH 1983). Bei vielen altersspezifischen emotionalen Störungen werden vorhandene Motive nicht realisiert und zum Teil praktisch völlig aufgegeben (z. B. die Selbstbehauptung bei sehr ängstlichen Kindern), weil Erfolg nicht mehr erwartet wird, und erst in der Adoleszenz neu erworben.

Bei hysterischen Persönlichkeiten überwiegen Motive des Geschätzt- und Geachtetwerden-Wollens, bei anankastischen solche der Perfektionierung eigener Tätigkeit. Überwertige Gedanken oder schwere Störungen des Realitätsbezugs können bei schizophrenen oder depressiven Psychosen die Intensität bestimmter Motive z. B. gewalttätiger Abwehr oder suizidalen Handelns massiv steigern. Das Fehlen sozialer Motive bei soziopathischen Persönlichkeiten wird auf konstitutionelle Mängel oder früheste Lernerfahrungen zurückgeführt, die mangelnde Entwicklung sozialer Motive bei dissozialen Syndromen auf das Nichterlernen alternativer Verhaltensmöglichkeiten zu aggressivem bzw. dominantem Verhalten.

Das *Leistungsmotiv* (eines der bestuntersuchten Motive, HECKHAUSEN 1980) ist primär im Streben nach Geltung und Wertschätzung, im weiteren Entwicklungsverlauf im Streben nach Selbstverwirklichung enthalten. Bezüglich der Richtung sind Hoffnung auf Erfolg und Furcht vor Mißerfolg zu unterscheiden. Im letzteren Falle werden Leistungen vorwiegend äußeren Faktoren (Zufall, Leichtigkeit der Aufgabe) zugeschrieben. Gegenüber dieser extrinsischen Motivation ist Voraussetzung für die Entwicklung der überwiegend intrinsisch motivierten Hoffnung auf Erfolg die Zuschreibung des Erfolgs zur eigenen Anstrengung (und „Befähigung"), die sich zwischen dem 6. und 14. Lebensjahr entwickelt und durch extrinsische Motivation vorbereitet wird. Intrinsisch motivierte Kinder und Jugendliche handeln, weil sie Aufgabenerfüllung genießen, nicht wegen der erwarteten Belohnung. Beide Motivarten bestehen nebeneinander. Kognitive Voraussetzung der Entwicklung von Leistungsansprüchen ist die Unterscheidung unterschiedlicher Leistungen, die bei extrinsisch wie intrinsisch Motivierten ein individuelles Anspruchsniveau erzeugt. Ein mittlerer Erreichbarkeitsgrad der Lösung der gestellten Aufgabe begünstigt dabei überdauernde Leistungsmotivation ebenso wie die Rückführung auf eigene Anstrengung und die Wertschätzung der Ziele sowie etwaiger materieller oder sozialer Verstärker. Erfolgsmotiviertes Handeln erzeugt mehr Selbstverstärkung, die Rückführung des Erfolgs auf eigene Anstrengung günstigere emotionale Reaktionen als die auf Befähigung. Leistungsmotive sind ein transkulturelles Phänomen, werden aber schichtenspezifisch entwickelt.

Störungen der Leistungsmotivation sind selten krankheitsbedingt, aber aufgrund der Reaktionen der Umwelt häufiger Konsultationsanlaß beim Kinderpsychiater, so daß es verwunderlich erscheint, wie wenig Motivationsvariablen die Aufmerksamkeit des Fachs bislang auf sich gezogen haben (SCHMIDT 1979). Die heutige Forschung über Verhaltenskonsequenzen der Leistungsmotivation (SCHMALT u. MEYER 1976) zeigt die Schwierigkeiten der Beurteilung von Störungen der Leistungsmotivation und der Analyse ihrer Ursachen. HECKHAUSEN (1963) hat analog zum Thematischen Apperzeptionstest ein Verfahren für die Messung des Leistungsmotivs vorgeschlagen, SCHMALT (1976) hat dieses zur sogenannten Gittertechnik weiterentwickelt, einem objektiven Verfahren zur Messung des Leistungsmotivs bei Kindern der 3.–5. Klasse. Es mißt die Orientierung eigener Leistungsmotivation bezüglich Hoffnung auf Erfolg bzw. Furcht vor Mißerfolg.

Ein generelles Anstrengungsvermeidungsmotiv scheint demgegenüber nicht zu bestehen (obwohl den Einwänden von JOPT [1982] auch Zweifel entgegengesetzt wurden [ROLLETT 1983]), damit entfällt auch die Behandlungsmöglichkeit eines solchen Motivs oder die Notwendigkeit, bei Kindern oder Jugendlichen mit Störungen der Leistungsmotivation entsprechende Strategien abzubauen. Diagnostisch kann der Test zur Erfassung der Anstrengungs- und Vermeidungstendenz von ROLLETT u. BARTRAM (1977) jedoch hilfreich sein. Spezifische *Vermeidungsmotive* legt das neurosenpsychologische Konzept der Gehemmtheit (in Abgrenzung vom lerntheoretischen Konstrukt der Hemmung) nahe, das Vermeidungsverhalten auf Entmutigung nach Versagen zurückführt. Jedoch wurden solche Motive als eigenständige psychologische Konstrukte bisher nicht untersucht. Derzeitige klinische Vorstellungen unterstellen ein Motiv der Kontaktvermeidung, das relativ wenig mit Angst assoziiert ist. Die betroffenen Kinder sind kontaktscheu, halten sich zurück, besonders in neuen Situationen oder gegenüber unbekannten Personen. Das Nachlassen solcher Verhaltensweisen mit zunehmendem Alter – sei es aufgrund von Lernerfahrungen oder wegen des Erwerbs kompensatorischer Techniken – legt entwicklungsabhängige neben reaktiven und konstitutionellen (wie z. B. Aspergerschen Autismus) Momenten nahe. Durch Verlernen der sprachlichen Kommunikation wird der Autismus schizophren-psychotischer Patienten als Sonderform dieses Rückzugsverhaltens erklärt. Bei negativistischem Verhalten wird demgegenüber von einem Motiv subjektiv spürbaren Widerstandes ausgegangen, gleich ob sich dieses in passivem Widerstand oder im Tun des Gegenteils des Erwarteten oder Verlangten äußert. Negativistisches Verhalten kommt bei katatonen Schizophrenen ebenso wie bei nichtpsychotischen Patienten vor, klinisch häufig in Kombination mit Autismus. Vom *Negativismus* abgegrenzt werden muß das Phänomen der *Sperrung,* bei dem schizophrene Patienten für Sekunden oder Minuten eine Unterbrechung ihrer Resonanz- und Reaktionsfähigkeit erleben.

Aggressives Verhalten – Verhalten mit Schädigungsabsicht im weitesten Sinne also – ist neben der Mitwirkung konstitutionell-biologischer Faktoren bezüglich seiner Genese am besten durch Verstärkungslernen und soziales Lernen erklärbar, d. h., durch Erfahrungen in bezug auf das Erreichen direkter oder indirekter (Neben-)Ziele, auf die Abwendung unerwünschter Situationen, auf Ausbleiben erwarteter Mißbilligung und durch Erfahrungen und Verstärkungen, die an einem Modell erlebt werden. Hier wird von der Existenz eines unabhängigen erworbenen Aggressionsmotivs ausgegangen, das mehr oder weniger gut selbst kontrolliert werden kann, daneben aber von anderen Motiven für aggressives Verhalten wie z. B. Angst, Anerkennung oder Durchsetzung. Begünstigend für die Entwicklung aggressiven Verhaltens, für seine Auslösung und Aufrechterhaltung sind zahlreiche äußere Umstände, aber auch Persönlichkeitsmerkmale im Zusammenwirken mit der jeweiligen Situation. Als Persönlichkeitsmerkmale sind vor allem Hemmungspotentiale, verfügbare alternative Verhaltensweisen, Kontrollüberzeugungen und Wahrnehmungsausrichtungen hervorzuheben. Für diesen wichtigen Verhaltensbereich stehen als diagnostische Instrumente heute der Erfassungsbogen für aggressives Verhalten in konkreten Situationen in je einer Fassung für 9- bis 13jährige Jungen und Mädchen (wegen des deutlichen, wenn auch genetisch ungeklärten Geschlechtsunterschiedes bezüglich aggressiven Verhaltens) von PETERMANN u. PETERMANN (1985), der Aggressions-TAT von KORNADT (1982) mit seinem systematischen Anwendungsschlüssel und genauen Verrechnungsanweisungen, die zu einem Aggressions- und einem Aggressions-Hemmungs-Kennwert führen, und der gegen Simulationstendenzen relativ unanfällige Aggressions-Wort-Assoziations-Test (KORNADT 1982) sowie der Fragebogen zur Erfassung von Aggressionsfaktoren von HAMPEL u. SELG (1975) zur Verfügung.

Störungen des Temperaments

Zweifelsfrei sind *Temperamentsvariablen* partiell genetisch bedingt, womöglich teilweise erlernt. Sie sind für die Verhaltensentwicklung und für die Pathogenese kinderpsychiatrischer Störungen von Relevanz. Für die Diagnostik stellen die Konsistenz von Temperamentsvariablen, ihre Kontextabhängigkeit, ihre Messung und Kategorisierung, auch ihre Beziehungen zu hirnorganischen Beeinträchtigungen und intellektueller Retardierung Probleme dar. Auch ihr Einfluß auf mütterliches Erziehungsverhalten und den psychischen Status der Mutter ist ein Forschungsschwerpunkt (WOLKIND u. DE SALIS 1982). Die Temperamentsforschung bei Kindern hat GESELL (1937) begründet; sie wurde wieder aufgenommen durch GRAHAM u. Mitarb. (1973) und THOMAS u. CHESS (1977).

Die Erfassung von Temperamentsvariablen erfolgt mittels Interviews oder Fragebögen, die in keiner geprüften oder verbreiteten deutschen Fassung existieren, im günstigen Falle durch direkte Beobachtung multipler Verhaltensstichproben. Eine Meßschwierigkeit ist die Berücksichtigung der Variation der Norm und pathologischer Extreme mit den gleichen Instrumenten. Die Dimensionierung der Verhaltens- und Reaktionsstile ist trotz faktorenanalytischer Versuche noch nicht hinreichend geklärt. Gemessen wird mit Hilfe von Skalen, die für Säuglinge, Kleinstkinder, Vorschulkinder und Schulkinder bis zum 12. Lebensjahr vorliegen (CAREY 1982) und auf Vorschläge von THOMAS u. CHESS (1977) zurückgehen. Sie benutzen – wie die meisten einschlägigen Versuche – neun Skalen, nämlich Aktivität, Arrhythmie vs. Regulierung, positive Annäherung vs. Rückzug, Anpassungsfähigkeit, Adaptivität, Intensität, Stimmung, Ablenkbarkeit und Empfindsamkeit. Aus ihnen wurden spezielle Profile ermittelt, so das des *„difficult child"*, des *„timid child"*, des *„slow-to-warm-up child"* (die beiden letzteren ähneln einander) und des als protektiven Faktor interpretierten *„easy child"*. Für jede Temperamentsdimension werden acht Items in einer Ausprägung zwischen 1 und 6 beurteilt.

Temperamentsvariablen können von frühester Kindheit an beobachtet werden. Sie zeigen im Vergleich mit anderem Verhalten nur geringe Geschlechtsunterschiede und lassen spätere Verhaltensauffälligkeiten voraussagen, vor allem der Typ des „difficult child". Für diesen Typ ist das Erkrankungsrisiko auch später hoch (THOMAS u. CHESS 1982). 34% der Varianz entsprechend belasteter Personen ließen sich aus ihrem Verhalten im frühen Kindesalter vorhersagen. Gleichen sich bei entsprechenden Auffälligkeiten die während der Kindheit beobachteten Störungen, die in der Regel eher mild sind, nicht aus, zeigen sich im frühen Erwachsenenalter bei den Betroffenen eher schwerere Störungen, die sich vorzugsweise den Kategorien „conduct disorder" und „reaktive Depression" zuordnen lassen. Korrelationen bestehen zu degenerativen Stigmata im Sinne der „minor physical anomalies", bei Jungen zu aggressiv-impulsivem Verhalten, bei Mädchen zur Hemmungsfähigkeit. Andere ungünstige Voraussagemerkmale sind ebenfalls negative Stimmung und hohe Intensität des Verhaltens (HUTTUNEN u. NYMAN 1982).

Für bestimmte Persönlichkeitsstörungen sind Temperamentsfaktoren direkt relevant, vor allem für paranoide, schizoide und erregbare Persönlichkeiten. Wahrscheinlich werden ihre Auswirkungen durch Hirnschädigungen in ungünstiger Weise beeinflußt. Neben den Störungen des Sozialverhaltens scheinen sie auch bei der Genese hyperkinetischer Syndrome eine Rolle zu spielen, die aber noch nicht näher geklärt ist.

Literatur

Asperger, H.: Heilpädagogik, 5. Aufl. Springer, Wien 1968
Bergius, R.: Behavioristische Motivationsbegriffe. In: Handbuch der Psychologie, 2. Bd. Allgemeine Psychologie, II: Motivation, hrsg. von H. Thomae. Hogrefe, Göttingen 1965
Birbaumer, N. (Hrsg.): Psychophysiologie der Angst, 2. Aufl. Urban & Schwarzenberg, München 1977
Carey, W. B.: Clinical use of temperament data in paediatrics. In: Temperamental Differences in Infants and Young Children, hrsg. von R. Porter, G. M. Collins. Pitman, London 1982
Emrich, H.: Psychophysiologische Grundlagen der Psychiatrie und Psychosomatik – Bewußte und nicht bewußte Wahrnehmung emotionaler Reize. Huber, Bern 1983
Gesell, A.: Early evidences of individuality in the human infant. Sci. Month. 45 (1937) 217
Gilbert, G.: Personality Dynamics: A Biosocial Approach. Harper & Row, New York 1970
Graham, P. J.: Depressive disorders in children – a reconsideration. Acta paedopsychiat. 46 (1980/81) 285
Graham, P., M. Rutter, S. Georges: Temperamental characteristics as predictors of behavior disorders in children. Amer. J. Orthopsychiat. 43 (1973) 328
Hampel, R., H. Selg: Fragebogen zur Erfassung von Aggressionsfaktoren. Hogrefe, Göttingen 1975
Heckhausen, H.: Hoffnung und Furcht in der Leistungsmotivation. Hain, Meisenheim 1963
Heckhausen, H.: Motivation und Handeln. Springer, Berlin 1980
Huttunen, M. O., G. Nyman: On the continuity, change and clinical value of infant temperament in a prospective epidemiological study. In: Temperamental Differences in Infants and Young Children, hrsg. von R. Porter, G. M. Collins. Pitman, London 1982
Jopt, U.-J.: Anstrengungsvermeidungstendenz: „Faulpelz" im neuen Gewand? Z. Entwicklungspsychol. Pädagog. Psychol. 14 (1982) 324
Kornadt, H. J.: Aggressionsmotiv und Aggressionshemmung. 2 Bde. Huber, Bern 1982
Merz, F.: Aggressionen und Aggressionstrieb. In: Handbuch der Psychologie, 2. Bd. Allgemeine Psychologie, II: Motivation, hrsg. von H. Thomae. Hogrefe, Göttingen 1965
Petermann, F., U. Petermann: Erfassung aggressiven Verhaltens in konkreten Situationen bei Kindern. Hogrefe, Göttingen 1985
Rollett, B.: Anstrengungsvermeidung als Motiv – Eine Antwort auf U.-J. Jopt. Z. Entwicklungspsychol. Pädagog. Psychol. 15 (1983) 75
Rollett, B., M. Bartram: Anstrengungsvermeidungstest. Westermann, Braunschweig 1977, 2. Aufl. 1981
Rutter, M.: Temperament: concepts, issues and problems. In: Temperamental Differences in Infants and Young Children, hrsg. von R. Porter, G. M. Collins. Pitman, London 1982
Scharfetter, C.: Allgemeine Psychopathologie. Thieme, Stuttgart 1976; 2. Aufl. 1985
Schmalt, H.-D.: Das LM-Gitter: Ein objektives Verfahren zur Messung des Leistungsmotivs bei Kindern. Hogrefe, Göttingen 1976
Schmalt, H.-D., W.-U. Meyer: Leistungsmotivation und Verhalten. Klett, Stuttgart 1976
Schmidt, M. H.: Motivationsvariablen in kinderpsychiatrischen Krankengeschichten. Z. Kinder- u. Jugendpsychiat. 7 (1979) 362
Thomae, H. (Hrsg.): Handbuch der Psychologie, 2. Bd. Allgemeine Psychologie, II: Motivation. Hogrefe, Göttingen 1965
Thomas, A., S. Chess: Temperament and Development. Brunner & Mazel, New York 1977
Thomas, H., S. Chess: Temperament and follow-up to adulthood. In: Temperamental Differences in Infants and Young Children, hrsg. von R. Porter, G. M. Collins. Pitman, London 1982
Wasna, M.: Motivation, Intelligenz und Lernerfolg. Kösel, München 1976
Wolkind, S. N., W. De Salis: Infant temperament, maternal mental state and child behavioural problems. In: Temperamental Differences in Infants and Young Children, hrsg. von R. Porter, G. M. Collins. Pitman, London 1982

Störungen der Sexualität im Kindes- und Jugendalter

Manfred Müller-Küppers

Sexualität ist mehr als eine spezialisierte Form der Fortpflanzung. Sie ist auch nicht nur eine bestimmte lustvolle Erlebnisqualität, die eng mit der körperlichen Reifung verbunden ist, sondern sie ist ein leib-seelisches Phänomen, das im zwischenmenschlichen und sozialen Bereich über die Geschlechtsorgane hinaus auf Kontakt und Kommunikation angelegt und ausgerichtet ist.
Mit der körperlichen und seelisch-geistigen Entwicklung des Menschen, die sich über einen Zeitraum von fast zwei Jahrzehnten erstreckt und damit fast ein Viertel des Lebens umfaßt, ist aber die Fähigkeit zu einer sexuellen Partnerschaft noch nicht gegeben; sie ist vielmehr von der allgemeinen psychosozialen Reife und den Erfahrungen in der eigenen Familie und in der Gesellschaft abhängig. Es ist das Verdienst der Psychoanalyse, erkannt zu haben, daß die sexuelle Entwicklung von den lebensgeschichtlichen Erfahrungen der frühen Kindheit mitbestimmt wird und daß Störungen der sexuellen Funktionsfähigkeit entwicklungsabhängig sind und in der frühen Kindheit ihren Ursprung haben.
Zu den Grunddispositionen sexueller Verhaltensweisen gehört weiterhin die Erkenntnis, daß der Mensch – im Gegensatz zu anderen Tier- und Säugetierarten – eine durchgehende sexuelle Erregbarkeit nach dem Eintreten der Geschlechtsreife zeigt. Auf diese Weise ist die menschliche Sexualität durch einen Antriebsüberschuß gekennzeichnet, der mit einer weitgehenden Instinktreduktion einhergeht. Diese Erkenntnis macht es verständlicher, daß die Sexualität sich nicht immer zwanglos in die Persönlichkeitsentwicklung einfügt. Anders ausgedrückt: Die Bewältigung der Sexualität läßt krisenhafte Knotenpunkte mit dem Eintritt und Austritt aus der Generationsphase erkennen. Das Besondere des menschlichen Geschlechtstriebes besteht in seiner Daueraktualität, der durch das Fehlen des jahreszeitlichen Rhythmus der sexuellen Antriebe (Brunstzeiten) bedingt ist. Bei dem gleichzeitigen Fehlen von angeborenen Verhaltensschemata bedeutet diese Situation eine biologische Gefährdung des menschlichen Trieblebens. Gleichzeitig ist hier aber auch eine Chance zu sehen und die Erklärung dafür zu finden, daß die kulturelle Überformung der sexuellen Antriebe Leistungen hervorgebracht hat, die menschliches und tierisches Verhalten grundlegend voneinander unterschieden sein lassen.

Psychosexuelle Reifungsverfrühung

Wir wissen heute, daß die psychischen Merkmale der Pubertät nicht nur von der genetischen Anlage oder der Funktionsfähigkeit des hormonalen Systems abhängig sind. Es hat sich vielmehr gezeigt – und wir sind zur Zeit Zeuge einer derartigen Entwicklung –, daß die soziokulturellen Faktoren die puberale Entwicklung entscheidend mitbestimmen.
Eine psychosexuelle Reifungsverfrühung, die nicht zwingend mit einer entsprechenden körperlichen Entwicklung einhergehen muß, findet sich eher in der sozialen Unterschicht. Der weniger tabuierte Umgang mit sexuellen Themen und die unmittelbare Erfahrung, ja Berührung von Geschwistern und Eltern durch die Ungunst der Wohnverhältnisse begünstigt eine Atmosphäre, in der das Interesse an der Sexualsphäre gefördert wird. Aber auch der sehr intensive Umgang eines allein lebenden Elternteils mit seinem Kind – vorwiegend als Partnerersatz von der Mutter gegenüber dem Knaben so erlebt und bewußt und unbewußt gefördert – kann in bewußten oder unbewußten Verführungssituationen enden. Die regelrechte „Verführung" für Geld und Schokolade von älteren Männern durch kleinere Schulmädchen ist ein nicht ganz seltenes Problem für den forensisch tätigen Kinderpsychiater. Der Mechanismus läuft über die Sexualneugier des Kindes und die Sexualnot von Personen, die ihrerseits keine Möglichkeit sehen, eine altersentsprechende Partnerin zu gewinnen.
Das Beispiel psychosexueller Reifungsverfrühung für das Mädchen ist aus der Literatur als Lolita-Typ bekannt geworden. Für diese Mädchen ist eher typisch, daß das Interesse an sexuellen Problemen in striktem Gegensatz zu der eigenen körperlichen Entwicklung steht: diese Mädchen lassen eher die Merkmale ihres eigenen Geschlechts vermissen und geraten auf diese Weise in eine besondere Gefährdungszone.
Von dieser Form physiologischer, körperlicher und seelischer Frühreife sind Sonderformen zu unterscheiden, die auf zerebralen oder endogenen Erkrankungen beruhen. Ihnen allen gemeinsam ist das Merkmal der Pubertas praecox. Die Mehrzahl dieser Kinder steht ihrer eigenen körperlichen Entwicklung hilflos gegenüber. Die Gefährdung kommt nicht selten aus dem familiären Bereich:

aus gerichtsmedizinischer Sicht werden immer wieder die Großväter oder andere vertraute Personen der unmittelbaren Umgebung als Verführer angeschuldigt. Die Gefährdung erhöht sich, wenn die Intelligenz des Kindes zusätzlich gemindert ist.

Hier sollte auch noch ein Hinweis auf eine seelische Frühreife bei zerebralen und endogenen Erkrankungen gegeben werden. Bei der sogenannten Pubertas praecox unterscheiden wir verschiedene, teilweise noch umstrittene Ätiologien, die als idiopathisch-konstitutionell, zerebral bzw. gonadal oder endokrin beschrieben werden. (Bei der sogenannten „Pseudopubertas" wird keine psychische Frühentwicklung beobachtet. Die Intelligenz dieser Kinder entspricht dem Lebensalter, die Sexualität bleibt sogar eher schwach und infantil.)

Kinder mit einer echten Pubertas praecox zeigen eine seelische Vorausentwicklung in einem frühreif wirkenden Gehabe. Diese Kinder lassen ein ausgesprochenes soziales Verständnis oder betont fürsorgliches Verhalten erkennen. Eine intellektuelle Vorausentwicklung ist dagegen selten. Gelegentlich fällt ein vorzeitiges sexuelles Triebverlangen und überdurchschnittliche erotische Kontaktsuche auf. Die vorauseilende sexuelle Aktivität wird überwiegend bei Knaben registriert, während die erkrankten Mädchen kein Interesse in dieser Richtung erkennen lassen. Die Gefährdung dieser Kinder ist evident, und sie stellt sich vor allem – wie auch sonst bei sexuellen Übergriffen durch Erwachsene – in der gleichen Familie bzw. Großfamilie.

An dieser Stelle sei auch noch auf die Verzögerung der psychosexuellen Entwicklung hingewiesen. Unter einer Retardierung wird in unserem Sprachgebrauch ein allgemeiner, aufholbarer, nicht erkennbar hirnorganisch verursachter psychophysischer Entwicklungsrückstand verstanden. Bei den hier gemeinten Pubertierenden handelt es sich um eine spätreife Gruppe von Kindern und Jugendlichen, deren seelisch-geistige Entwicklung langsamer verläuft, die aber im Erwachsenenalter den in der Durchschnittsbevölkerung üblichen Reifezustand erreichen bzw. sich ihm nähern. Die Retardierten bilden den Gegenpol zu der durch den Entwicklungswandel herausgestellten akzelerierten Gruppe. Bei der echten Pubertas tarda handelt es sich um eine konstitutionelle Verzögerung, die erst nach Ausschluß anderer – z. B. hirnorganisch verursachter – Ursachen diagnostiziert werden darf. Auf jeden Fall sollte bei diesen Patienten sorgfältig differentialdiagnostisch ein hypophysärer Minderwuchs, ein Hypogonadismus, aber auch eine zerebrale Erkrankung (Hirngeschwülste, Kraniopharyngeom etc.) ausgeschlossen werden. Die Bestimmung des Kerngeschlechts würde auch ein Turner- bzw. Klinefelter-Syndrom erfassen.

Endlich bleibt eine Gruppe von Jugendlichen mit psychosozialen Fehlhaltungen und dissozialen Entwicklungen, die auch körperlich unausgereift sind. Wir sprechen dann von sogenannten Reifungsasynchronien, die Jugendliche zu abnormen Erlebnisreaktionen oder zum neurotischen Fehlverhalten prädisponieren. In der Mehrzahl der Fälle ist die Disharmonie zwischen vorauseilendem Körperwachstum und korrespondierendem sexuellem Reifungszustand mit nachhinkender seelischer Reife erkennbar. Dieses Neben- bzw. Nacheinander nicht ausgereifter und noch nicht entsprechend belastungsfähiger Entwicklungselemente kann zu vermehrter Dissozialität und Kriminalität führen.

Masturbation

Die Masturbation wird als psychische Stimulation und genitale Manipulation definiert, die durch starke sexuelle Spannung mit nachfolgender Lösung gekennzeichnet ist. Bei Mädchen spielt dabei der Schenkeldruck und die klitoridale Reizung, seltener die Einführung von Fingern oder Gegenständen eine Rolle. Die „Spielonanie" kleiner Kinder ist aber noch nicht auf ein Sexualobjekt bezogen und hat den uneingeschränkten Charakter der Ersatzbefriedigung. Für diese Verhaltensweise sollte eigentlich der Ausdruck Masturbation nicht gebraucht werden. In diesem Sinne sind auch genitale Manipulationen von schwachsinnigen Mädchen abzugrenzen. Nicht selten findet man bei diesem Personenkreis eine motorische Abfuhrreaktion, Stereotypien etc., die nicht primär auf die Genitalsphäre orientiert sind. Weiterhin sind Reaktionen auf Juckreiz, Sekretstauungen, Hautreizungen oder beengende Kleidung nicht als Masturbation fehlzudeuten. Die Verbreitungszahlen über Masturbation sind allgemein bekannt: männliche Jugendliche onanieren durchschnittlich zweimal wöchentlich, und die Masturbationsrate unter 15 Jahren wird mit 70% aller Orgasmen angegeben (nach KINSEY 82%; SIGUSCH u. SCHMIDT [1973] ermittelten eine Häufigkeit von 92%). Dagegen ist in der Altersgruppe der 16- bis 20jährigen nur noch eine Rate von 51% zu finden, so daß hier bereits heterosexuelle Kontakte diese Praktik abgelöst haben. Außerdem konnte festgestellt werden, daß Masturbationsenthaltsamkeit und religiöse Bindung ebenso in einer positiven Relation steht wie soziale Schichtzugehörigkeit und Häufigkeit der Masturbation: Jugendliche mit höherer Schulbildung bzw. Studenten haben eine größere Masturbationsaktivität (BRODERICK 1970).

Die Zahlen für die Mädchen liegen deutlich niedriger: im Alter von 15 Jahren hatten nur 30% eine Masturbationserfahrung, die sich mit 20 Jahren auf 43% erhöhte. Auch die mittlere Häufigkeit liegt um etwa die Hälfte niedriger als bei Jungen. Interessant ist in diesem Zusammenhang noch die „Entdeckung" der Masturbation: während 30% der Jungen selbst darauf kommen, wird die Zahl der Mädchen, die diese Form der Sexualitätsbetätigung selbständig finden, mit 80–90% angegeben. Als Erklärung wird diskutiert, ob Jungen nicht freizügiger und toleranter über dieses Thema sprechen, während Mädchen seltener Erfahrungen austauschen und auch nicht dazu neigen, mit Gleichaltrigen diese Befriedigung zu suchen. Es wird immer wieder darauf hingewiesen, daß die weibliche Masturbation von vielen Mädchen überhaupt nicht als sexuelle Handlung begriffen wird und daß diese Mädchen einen Schock erleben, wenn sie diesen Zusammenhang erkennen oder er ihnen erklärt wird (BRODERICK 1970).

Während man bisher glaubte, daß psychische Stimulationen bei Knaben zu sexueller Erregung ungleich häufiger sind, haben neuere Untersuchungen ergeben, daß die visuelle Darstellung von Reizobjekten gerade bei weiblichen Jugendlichen stärkere Reaktionen hervorruft. Als Durchgangsstadium ist die digitale genitale Reizung des gleichgeschlechtlichen Partners bei Mädchen ebenso bekannt wie bei männlichen Jugendlichen. Der Arzt sollte darin primär keine Gefährdung in Richtung einer Perversion sehen, auch wenn gelegentlich sadistische oder masochistische Phantasievorstellungen Platz greifen. Er sollte um die Variationsbreite sexuellen Verhaltens insbesondere in der puberalen Phase bei der Einschwingung in die Heterosexualität wissen.

Der Gynäkologe wird mit der Thematik der Masturbation überwiegend durch Veränderungen im Genitalbereich in Form von Entzündungen, Epithelveränderungen, Fremdkörper, Ausfluß etc. indirekt konfrontiert werden. Er sollte aber wissen, daß besonders bei Mädchen, die in einer emotionalen Mangelsituation leben, bei der Masturbation der Charakter der Ersatzbefriedigung für Zuwendung und Bergung deutlich wird. Die Frage, wann wir es hier mit einer Symptomatik von Störwert zu tun haben – im Extremfalle einer exzessiven Masturbation –, wird auch für den Erfahrenen nicht immer leicht zu beantworten sein. Vor allem muß an die seelische Isolation des jungen Menschen gedacht werden, der in einer narzißtischen Fixierung steckt und aus Angst vor seiner Bewährung in der Schule, am Arbeitsplatz oder unter Gleichaltrigen den masturbatorischen Praktiken verhaftet bleibt. Wir sollten aber nicht übersehen, daß für viele junge Menschen die Masturbation die einzige sexuelle Betätigung darstellt, die sicher zum Orgasmus führt.

Genitale Manipulationen sind seit Jahrhunderten – und auch heute noch – mit Skrupeln, Schuld- und Versündigungsvorstellungen, aber auch mit realen Ängsten und hypochondrischen Befürchtungen gekoppelt. Durch eine moralisierende Umwelt wird diese Schuld- und Sühneeinstellung weiterhin unterhalten. Gelegentlich wird aus ärztlicher Sicht noch immer dieser Auffassung Vorschub geleistet. Die Verstärkung ohnehin vorhandener suizidaler Tendenzen sollte hier nicht unterschätzt werden.

Ein anderes Problem stellen genitale Manipulationen und Fremdkörpereinführungen Dritter dar, die im Zusammenhang mit sogenannten Aufklärungs- oder „Doktor"-Spielen vorgenommen werden. Kinder geben sich dem Beschauen, Betasten, Beriechen und eventuellen Einführungen ziemlich unbekümmert hin, während die Eltern entsetzt sind und um ärztlichen Rat nachsuchen. Diese Spiele von Jungen und Mädchen in der sogenannten Latenzzeit, d. h. vor der Zeit körperlicher und seelischer Sexualreife, sind als Neugierverhalten einzugliedern und dürfen keinesfalls moralisierend bewertet werden. Vor allem gilt es, der Meinung entgegenzutreten, daß ein Mädchen, das sich auf derartige Spiele einlasse, damit einen Hinweis auf die spätere Sexualentwicklung gebe. In ähnlicher Weise ist der Auffassung entgegenzutreten, die die Masturbation für jedwede Form körperlicher und seelischer Störung verantwortlich macht.

Das vorgebliche pädagogische Ziel dieser Abschreckungsmaßnahmen ist, aufgrund von Angsterzeugung bei dem Kind eine Vermeidungsreaktion hervorzurufen. Das Gegenteil pflegt häufig einzutreten: die Kinder können aus inneren Gründen von ihrer Ersatzbefriedigung nicht lassen und reagieren zusätzlich mit Schuldgefühlen, die in ihrer psychologischen Wirkung ungleich relevanter sein können als die genitalen Manipulationen. Aus diesem Circulus vitiosus können sich wiederum weitere neurotische Fehlhaltungen entwickeln.

Paraphilien und Perversionen

An dieser Stelle sollen eine Reihe von Verhaltensmustern gemeinsam abgehandelt werden, die als deviantes Sexualverhalten den Kinderpsychiater eher selten beschäftigen: Fetischismus, Exhibitionismus, Transvestismus und Sodomie.

Die psychopathologische Einordnung dieser Störungen in die Gruppe der Perversionen ist für die Kindheit und das puberale Jugendalter leicht, denn für diese Lebensphase wird der Vollzug des „normalen Geschlechtsaktes" nicht toleriert, wenn man von einigen ideologisierten Gruppierungen absieht, die eine Frühsexualisierung auf ihre Fahnen geschrieben haben.

Als persistierende Verhaltensweisen erscheinen sie ebenfalls unerwünscht, zumal aus psychoanalytischer Sicht die Perversionen als ein Überdauern der einzelnen Partialtriebe, d. h. eine Fixierung infantiler Neigungen, oder als Folge sekundärer Verdrängungen und Regressionen aufgefaßt werden. Die bewußt überspitzte psychoanalytische Formulierung von dem Kinde als „polymorph-perversem Wesen" soll die Durchgangsphase des Kindes noch einmal verdeutlichen.

Beim *Fetischismus* wird nicht mehr das lebende Haar, der Schnitt der Augen und die Form der

Füße, sondern von den Personen losgelöste Requisiten in Form von Perücken, Wäschestücken, Schuhen, Pelzen oder ähnliches – früher Zöpfe, Schwesternhauben etc. – als einziges Mittel zur sexuellen Erregung und Triebbefriedigung gesucht. Es handelt sich um eine klassische Ersatzbefriedigung, die als pars pro toto entweder das Produkt früher Prägungen oder Symbolbesetzungen ist. Diese Gegenstände werden zunächst in sexuelle Handlungen – gelegentlich auch mit anderen Perversionen – miteinbezogen, um dann später als unersetzliches Requisit den sexuellen Partner entbehrlich zu machen.

Diese pathologische Konstellation ist davon zu differenzieren, daß Gegenstände insbesondere bei kleinen Kindern als Puppen, Stofftiere, Taschentücher und „Zipfel" oder ähnliches fetischähnliche Funktionen haben. Hier sollte besser von Übergangsobjekten gesprochen und ihre Funktion als Repräsentanz der Mutter gedeutet werden, sofern es sich hierbei nicht um Objekte handelt, die auch zur Abwehr kindlicher Ängste genutzt werden. Die Fehlentwicklung beginnt, wenn die Mutter die Liebesbedürfnisse des Kindes nicht absättigen kann und als Person weder körperlich noch seelisch erfahrbar wird. Auf diese Weise bleibt dem Kind nur der Rückgriff auf das Objekt.

Ob eine Differenzierung zwischen neurosenpsychologischen Entwicklungen und/oder frühen Prägungen überhaupt möglich ist, muß die Analyse des Einzelfalles zeigen. Hier sei auch an die sogenannten symbolischen Diebstähle erinnert, bei denen eine Trennung von einer geliebten Person besser überbrückt werden soll.

Echte fetischistische Handlungen werden bei älteren Kindern und Jugendlichen nicht selten als Diebstähle von Schlüpfern, Strümpfen, Büstenhaltern von Balkonen und Wäscheleinen verkannt oder zunächst ausschließlich unter diesem Gesichtspunkt juristisch bewertet.

Abzugrenzen sind Verhaltensmuster autistischer und mehr oder minder schwachbegabter Kinder, die aus Illustrierten ausgeschnittene Filmschauspieler, Sänger oder sonstige „Helden der Popszene" als „Phantasiebegleiter" mit sich herumtragen, diese küssen und in den Tagesablauf magisch miteinbeziehen.

Der *Exhibitionismus* ist das triebhafte Sichzeigen bei gleichzeitiger Entblößung der männlichen Genitalien vor unbekannten Mädchen oder Frauen. Auch diese Handlung wird in der frühen Kindheit als Schau- und Zeigelust toleriert oder allenfalls belächelt. Die Handlung kann nur als prägenitale Verhaltensweise richtig verstanden und eingeschätzt werden: das Kind hat das eigene Genitale und seine Funktion zum Urinieren entdeckt, spielt und provoziert damit unbekümmert. In der Folgezeit kommt es unter Kindern zu Handlungen, in denen die Geschlechtsteile Prestigecharakter bekommen: die Genitalien werden verglichen und zu urethralen Spielereien benutzt. Dabei kann es zu Manipulationen und masturbatorischen Aktivitäten in Gruppen kommen.

Exhibitionistische Aktivitäten im engeren Sinne werden erst in der Pubertät beobachtet: es kommt zu mehr oder minder plumpen Annäherungsversuchen, die in der Mehrzahl als Durchgangsstadien beim Einschwingen in die Heterosexualität gewertet werden müssen. Nur bei einzelnen jugendlichen Persönlichkeiten mit stark narzißtischen und geltungsbedürftigen Zügen kommt es dann zu einer Fixierung an diese infantilen Praktiken. Ein anderer Typ ist eher timid-gehemmt und durch eine leibfeindliche Erziehung gekennzeichnet. Die heftige Reaktion in der Öffentlichkeit ist weniger die objektive Schädigung, als in der spezifischen Form der „Beleidigung" zu sehen, da fälschlicherweise der exhibitionistische Akt als sexuelles Angebot fehlgedeutet wird. Auch die angebliche Schädigung von Kindern konnte bisher nicht belegt werden, zumal es kaum Frauen gibt, die nicht entsprechende Erfahrungen in ihrer eigenen Kindheit gemacht haben.

Exhibitionistische Aktivitäten von schwachsinnigen Kindern und Jugendlichen werden nicht selten in ihrem Ausdrucksgehalt überschätzt, es sei denn, sie gehen mit sexuellen Handlungen bis zu Kopulierungsversuchen einher. Eine Antiandrogenbehandlung ist heute die Empfehlung der Wahl; eine Einweisung in eine geschlossene Abteilung wegen Gefährdung der Öffentlichkeit ist als unverhältnismäßige Maßnahme anzusehen.

Die Neigung von Kindern, sich zu verkleiden und sich mit den Attributen des anderen Geschlechts zu identifizieren, ist als ein entwicklungspsychologisches Durchgangsstadium aufzufassen, das nicht überbewertet werden sollte. Die Entwicklung der Mode und die zunehmende Feminisierung der Kleidung für Knaben sowie das Tragen von Anhängern, Armringen, Ketten etc., die früher dem weiblichen Geschlecht vorbehalten waren, hat auch hier ausgleichend gewirkt. Gleichwohl ist die Auseinandersetzung mit der eigenen Geschlechtsrolle und die Identifikation mit dem eigenen Geschlecht eine der wichtigsten Aufgaben, die Kinder und Eltern leisten müssen. Gelingt diese Identifikation nicht, sind durchaus schwere seelische Störungen, nicht aber zwingend perverse, d. h. tranvestitische Neigungen, zu erwarten. Der *Transvestismus* ist selten, tritt frühestens in der Pubertät auf und geht mit einer Neigung, die Kleidung des anderen Geschlechts zu tragen, einher. Mit dieser Neigung müssen noch keine sexuellen Anomalien gekoppelt sein. Bei gleichzeitiger Ablehnung der Geschlechtsrolle ist auch an eine Psychose, eine Chromosomenanomalie (Klinefelter-Syndrom) sowie einen Pseudohermaphroditismus zu denken.

Unter *Sodomie* versteht man sexuelle Handlungen mit Tieren; dabei werden die verschiedensten Praktiken entwickelt, die man gelegentlich aus Analysen oder bei forensischen Begutachtungen im Nebenbefund erfahren kann. In der Mehrzahl handelt es sich aber um halbwüchsige und heranwachsende Schwachsinnige auf dem Lande, die auf diese Weise die sexuelle Entspannung suchen. Die Strafbarkeit ist ein alttestamentarisches Relikt, das dringend reformbedürftig ist. In der Mythologie und in Sagen wird dieses Thema keineswegs pönalisiert, sondern vielfältig künstlerisch bearbeitet (z. B. Leda mit dem Schwan).

Pubertätsaskese

Die mehr oder weniger vollständige Ablehnung sexueller Antriebe und Bedürfnisse wird als Pubertätsaskese bezeichnet. Die Störung steht der Pubertätsmagersucht nahe und ist überwiegend psychogen bedingt. Differentialdiagnostisch ist an eine hypophysäre Insuffizienz oder eine organisch bedingte Pubertas tarda zu denken. In der Mehrzahl tritt diese Störung bei Knaben auf, und in abgemilderter Form ist sie als Durchgangsphase der normalen Pubertät zu finden.

Es gibt aber immer wieder auch Mädchen, die nachhaltig jede sexuelle Regung unterdrücken, ein asexuelles Amazonenideal anstreben, indem sie männliche Tugenden und Tätigkeiten zu ihrem Leitziel erheben. Zärtlichkeiten und Lustgewinn – welcher Art auch immer – werden abgelehnt und die Sexualsphäre geradezu als ekelerregend erlebt. Die körperlichen Reifungsmerkmale (Brüste, Genitalbehaarung, Menstruation etc.) werden verleugnet und abgewehrt. Die Haltung geht einher mit einem Protest gegen die Zivilisation, Kultur, Bequemlichkeit, Genuß und Wohlstand und findet eine Idealisierung im „einfachen Leben" in „verlorenen Paradiesen", in denen Menschen und Tiere angstfrei nebeneinander leben (NISSEN 1976).

Bei der Entstehung wird man sich den prägenden Umwelteinfluß durch Elternhaus und Freunde vor Augen halten müssen. Nicht selten sind auch religiöse oder weltanschauliche Wurzeln in der Umgebung auszumachen. Die Prognose ist günstig, die Therapie wird tiefenpsychologisch orientiert sein. Auf die Möglichkeit chronischer Somatisierung (Magersucht) wird zu achten sein.

Vorzeitige und häufig wechselnde Sexualbeziehungen

Vorzeitige, ja gehäufte sexuelle Beziehungen meist körperlich auch akzelerierter junger Mädchen, die sich ihrerseits durch eine gewisse Kontaktschwäche und eine mangelnde affektive Reaktions- und Orgasmusfähigkeit auszeichnen, gehören nicht mehr zu den Ausnahmen der ärztlichen Sprechstunde. Die Mädchen befinden sich zumeist in der Vorpubertät bzw. Pubertät, und die Partner sind nicht selten Erwachsene.

Man sollte sich in diesem Zusammenhang daran erinnern, daß Verwahrlosungserscheinungen von jungen Mädchen ungleich weniger variantenreich ablaufen, als dies bei Knaben der Fall zu sein pflegt. Neben den Eigentumsdelikten ist die sexuelle Verwahrlosung die für das junge Mädchen führende Verwahrlosungsform. Von sexuellen Beziehungen erhofft sich das pubertierende Mädchen Abwechslung, Bequemlichkeit, ja materielle Zuwendung bzw. Unabhängigkeit, kurzum: Erfüllung aller Wünsche und Erwartungen. In den seltensten Fällen stehen abnorme sexuelle Triebbedürfnisse am Beginn einer solchen Entwicklung. Die sexuellen Manipulationen werden eher geduldet, aber gleichzeitig auch mit der Vorstellung verbunden, auf diese Weise Anerkennung „als Frau" und damit als quasi Erwachsene zu finden.

Die Persönlichkeit dieser Mädchen zeichnet sich durch ein schwaches Ich bzw. Über-Ich aus, das auch sonst zur Nachgiebigkeit bzw. zum Gewährenlassen neigt.

Wir finden aber auch Mädchen, die durch die sexuelle Handlung ihren Protest gegen das Elternhaus bzw. die Umwelt anmelden und sich bewußt in diese Rolle begeben. Am seltensten sind echte Liebesbeziehungen zu jungen Erwachsenen, die auch über eine längere Distanz, unter Umständen über die Haftstrafe des Partners hinaus, durchgehalten werden. In diesem Falle finden sich in der Biographie dieser Mädchen Hinweise auf emotionale Mangelsituationen, überstrenge Erziehung, leibfeindliche Triebverdammung etc. Diese persönlichen Entwicklungskriterien sind aber für uns auf dem Hintergrund einer epochalen Veränderung in der Einstellung zur Sexualität zu sehen: der Einfluß der Massenmedien, die Mode, der veränderte Konzeptionsschutz und die Art des Umgangs bei gleichzeitigem Verlust der Erotik haben eine liberalisierte Einstellung zu vorzeitigen und wechselnden Partnerbeziehungen hervorgerufen und zu einem Abbau bzw. einer Veränderung der Wertvorstellungen geführt.

Eine zusätzliche Begünstigung findet diese Fehlentwicklung natürlich in einem hypersexualisierten Milieu, wie wir es nicht selten in der sozialen Unterschicht antreffen. Über die prägenden Normen, die das Umweltverhalten ausübt, wissen wir heute mehr als über die Normvarianten der Triebfaktoren, die wohl unter konstitutionell-erbbiologischen Faktoren zu betrachten sind.

Die eigentliche Gefährdung muß in der Tatsache gesehen werden, daß diese Mädchen vorzeitig und ohne emotionale Mitschwingung in eine Rolle hineingedrängt werden, die eine echte Liebesfähigkeit beeinträchtigt.

Dabei ist die Prognose bei rechtzeitiger Herausnahme aus dem die Verwahrlosung begünstigenden Milieu und bei Ausschaltung verführender Einflüsse recht günstig. Gelegentlich glückt eine endgültige Triebkontrolle aber erst nach einer Phase manifester sexueller Verwahrlosung in der Partnerwahl.

Vereinzelt kommt es im Zusammenhang mit Drogenkonsum schon bei unter 14jährigen Mädchen zu geheimer oder öffentlicher Promiskuität. Dabei handelt es sich zumeist aber ausschließlich um eine Variante der Beschaffungskriminalität. Die Mädchen gehen der Prostitution nach, um Mittel für den Erwerb von Rauschgiften zur Verfügung zu haben.

Inzest

Die sexuelle Beziehung zwischen Verwandten, besonders zwischen Eltern und Kindern, aber auch Geschwistern und Stiefgeschwistern sowie Verschwägerten wird als Inzest bezeichnet und steht in allen Kulturstaaten unter Strafe. Das Inzestverbot gilt auch in Primitivkulturen, wie ethnologische Untersuchungen gezeigt haben. Die Dunkelziffer für den Inzest liegt in der Kriminalstatistik – ähnlich wie bei der Kindesmißhandlung, mit der sie Ähnlichkeit hat – sehr hoch. Die Mehrzahl der Inzestfälle gelangt nicht zur Anzeige. Für die 70er Jahre liegt die Zahl der in der Bundesrepublik Deutschland rechtskräftig verurteilten Personen, die wegen sogenannter Blutschande angeklagt waren, in der gleichen Größenordnung wie die Zahl der zu Tode mißhandelten Kinder: um 100. Die Durchbrechung der Inzestschranke gilt in der Bevölkerung als ein besonders schweres Vergehen. Der Arzt, der die gerichtliche Instanz als höheres Rechtsgut einschaltet, wird sich zugleich auch darüber im klaren sein müssen, daß er damit die Auflösung einer familiären Bindung riskiert. Die häufigste Inzestform ist die sexuelle Beziehung des Vaters mit der heranwachsenden Tochter. Sie zeichnet sich häufig durch eine auffallende emotionale Bindungslosigkeit aus. In der Mehrzahl der Fälle spielen sich inzestuöse Beziehungen auf dem Hintergrund ungeordneter familiärer Verhältnisse in schlechten sozioökonomischen Verhältnissen ab. Alkoholismus, Kriminalität – nicht selten auch Mindersinnigkeit eines Elternteils – spielen eine große Rolle. Häufig ist auch die Ehe der Eltern zerrüttet, d. h., die sexuellen Beziehungen der Eltern sind durch chronische Erkrankungen, Schwangerschaften etc. gestört. Das Kind wird als Sexualobjekt entdeckt und zu Ersatzhandlungen verführt bzw. unter Gewaltdrohung gezwungen. Die Entdeckung erfolgt meist durch Zufall bei einem Suizidversuch, einer psychosomatischen Erkrankung, einer Schwangerschaft oder ähnlichem. Der Geschwisterinzest stellt einen Sonderfall blutschänderischen Verhaltens dar. (Er wurde in Hochkulturen in der Herrscherschicht, z. B. im alten Ägypten, bei den Inkas und im alten Irland, gestaltet bzw. geboten.) In der Sprechstunde wird man zu differenzieren haben zwischen echten Liebesbeziehungen, wie sie auch in der Literatur, z. B. von Thomas Mann und Frank Thiess beschrieben wurden, und Kindern aus ungeordneten dissozialen Verhältnissen, bei denen zusätzliche Enthemmungen durch sogenannte Hirnschädigungen/Debilitäten sexuelle Beziehungen zwischen den Geschwistern begünstigen.

Ein besonderes Problem stellt die Glaubwürdigkeit dieser Kinder dar, die unter dem Druck der Familie widerrufen oder mit Unterstützung der Mutter Falschanschuldigungen gegen den Vater richten, der aus dem Familienverband entfernt werden soll. Die Kinder werden durch eine inzestuöse Beziehung in ihrer sozialen und psychosexuellen Entwicklung schwer beeinträchtigt.

Für das Kind wird durch eine inzestuöse Beziehung das Vater- und damit das Partnerbild entscheidend deformiert. Nicht selten nimmt von einer solchen Beziehung die sexuelle Verwahrlosung ihren Ausgang, so daß hier nicht so sehr die Ursache als vielmehr bereits ein Symptom einer gestörten Beziehung der Familie vorlag.

Die Rechtsauffassung hat sich für den Arzt in der schwierigen Frage, ob er der ärztlichen Schweigepflicht oder dem Wohle des Kindes den Vorrang geben soll, in den letzten Jahren eindeutig geändert. Der Inzest wird als spezielle Form einer Kindesmißhandlung angesehen, so daß dem Schutz des Kindes eindeutig der Vorrang eingeräumt wird. Der Arzt ist zwar nicht zur Anzeige verpflichtet, er wird aber auch auf die Gefahr hin, daß sich dadurch eine Zerstörung der Familie ergibt, ein Kind aus der Familie herausnehmen. Ein Spezialproblem sind Kinder aus inzestuösen Verbindungen; hier wird man schwer allgemeine Empfehlungen geben können.

Schwangerschaft bei Jugendlichen und Heranwachsenden

Die Motivationen zur Aufnahme frühzeitiger sexueller Beziehungen sind mannigfaltig. Junge Menschen sind heute unbekümmerter und aufgeklärter; sie haben weniger weltanschauliche oder religiöse Skrupel und glauben früher, für sich selbst verantwortlich sein zu können. Sie sind körperlich akzeleriert und verhalten sich als 15- bis 17jährige, wie sich vor 10 Jahren die 18- bis 20jährigen verhalten haben. Dabei muß aber gleichzeitig darauf hingewiesen werden, daß die traditionell anerkannten Regulative wie Freundschaft, Liebe und Treue nach wie vor gelten und von einer einschneidenden Änderung der Moral- und Sexualideologie nicht generell gesprochen werden kann. Letzteres gilt insbesondere für Jugendliche mit Gymnasialbildung. Tendenzen zur Enthemmung und Verwahrlosung finden sich vor allem bei Mädchen, die in ihren intellektuellen Fähigkeiten beeinträchtigt sind. Auch im Zusammenhang mit Drogengebrauch und allgemeiner Verwahrlosung – letzteres geht keineswegs mit einer Minderbegabung einher – finden wir eine Einstellung zur Sexualität, die von der Mehrheit der Jugendlichen nicht geteilt wird. In diesem Zusammenhang muß aber auch gesehen werden, daß 55% der unter 18 Jahre alten Erstgebärenden aus „Broken-home-Situationen" kommen und durch Institutionen der öffentlichen Fürsorge betreut werden müssen.

Aus der Sicht des Jugendpsychiaters stellt sich die Problematik des schwangeren Teenagers recht heterogen dar: da gibt es auf der Ebene der bereits beschriebenen intelligenzgeminderten Jugendlichen eine nicht selten zu beobachtende Indolenz, die sich auch gegenüber der eingetretenen Gravidität findet. Die Tragweite einer Schwangerschaft mit ihren sozialen Implikationen wird nicht gesehen. Häufig ist auch die Vaterschaft des Kindes zweifelhaft, und die (begründete) Hoffnung auf Hilfe durch den Sozialstaat ist fast unbegrenzt.

Das andere Extrem sind einzelne Jugendliche, die mit dem Risiko einer Schwangerschaft bewußt gespielt haben und eigene Aggressionen gegen ihre Eltern auf diese Weise abreagieren. Gelegentlich fühlt man sich an Jugendliche erinnert, die appellativ in ähnlicher Weise mit dem Suizid bzw. der Suiziddrohung umgehen und auf diese Weise glauben, ihre Umgebung manipulieren zu können.

Die Problematik einer Schwangerschaft bei einer Jugendlichen ist nicht von der Zentralfrage der Antikonzeption zu trennen. Junge Mädchen lassen sich immer noch auf einen ungeschützten Verkehr ein, da sie aus ihrer allgemeinen Erfahrung begründet davon ausgehen können, daß ihre Fertilität gegenüber der einer erwachsenen Frau stark herabgesetzt ist. Diese Erfahrung wird nicht nur durch die unvollkommene Ovarialfunktion, sondern auch durch die niedrigere Koitusfrequenz begünstigt.

Die Vielzahl von psychophysiologischen und soziokulturellen Faktoren läßt eine generelle Aussage über die psychische Situation von geschwängerten Jugendlichen nur bedingt zu. Man geht aber nicht fehl in der Annahme, wenn man für den Regelfall unterstellt, daß die angestrebte Verhinderung einer Schwangerschaft weniger durch die angewandten antikonzeptionellen Mittel als durch Faktoren begründet sind, die in der Physiologie des jugendlichen Organismus liegen. Man kann wohl weiter davon ausgehen, daß mit einer unbekümmerteren Einstellung zur Sexualität auch eine geringere Furcht vor einer Schwängerung – begünstigt durch das Halbwissen um schwangerschaftsverhütende Maßnahmen – einhergeht. Hierher gehört wohl auch die Beobachtung, daß die Diskussion um den Abtreibungsparagraphen gerade von Jugendlichen teilweise sehr engagiert geführt wird. Es werden auch heute kaum noch Suizide oder Suizidversuche im Zusammenhang mit einer eingetretenen Gravidität bekannt, so daß sich hier vielleicht erste Ansätze einer veränderten Einstellung der Gesellschaft zeigen.

Gleichwohl reagieren Jugendliche nach eingetretener Gravidität auch heute noch unverändert mit Verdrängungs- und Verleugnungstendenzen. Wir beobachten depressive Reaktionen und gelegentlich überschießende dissoziale Verhaltensmuster, bis es zu einer Entlastungsreaktion kommt, wenn die Umgebung die körperlichen Veränderungen richtig deutet und die Schwangerschaft auf diese Weise publik wird. Eine unerwünschte Gravidität eines jungen Mädchens im Alter zwischen 13 und 16 Jahren bedeutet ja gewöhnlich die Unterbrechung oder das Verlassen eines festen Ausbildungsganges. Sie bedeutet nicht selten den Verlust von Bindungen durch einen Ortswechsel und den zusätzlichen Verlust des Partners, der seinerseits auf die Eröffnung einer eingetretenen Schwangerschaft mit Verleugnungen, Vorwürfen, vielleicht auch einem finanziellen Angebot für eine Abtreibung, häufiger aber mit Flucht aus dem Felde antwortet. Die Jugendliche ihrerseits ist damit länger als wünschenswert von Menschen isoliert, die ihr psychisch und sozial helfen könnten. Erst durch die Eingliederung in eine Institution der Jugendhilfe kommt sie aus einer sozialen Isolierung heraus und trifft auf die Gruppe von Gleichaltrigen, mit denen sie das gleiche Schicksal verbindet. Hier bestehen – wie die Erfahrungen seit Jahrzehnten zeigen – durchaus gute Voraussetzungen für eine verständige Führung durch qualifizierte Sozialpädagogen und Therapeuten in einer Atmosphäre, die frei von moralisierenden Vorwurfshaltungen ist. Diese Institutionen bieten Schutz für die Mutter und das Kind und werden nicht nur unter dem Gesichtspunkt einer Geburtsvorbereitung und medizinischen Versorgung (Frühgeburtlichkeit, Gestosen, Anämie etc.) gesehen. Die psychologische Aufarbeitung des Traumas einer Schwangerschaft, die Verarbeitung von Phantasien, die sich gegen das unerwünschte Kind bis zur Tötung richten, und voreilige Entscheidungen über Adoption, In-Pflege-Gabe oder Heimeinweisung können hier in Ruhe überdacht und diskutiert werden. Der Aufbau einer gemeinsamen Zukunft scheint durch eine unzureichende Berufsausbildung der Mutter beeinträchtigt zu sein, so daß diesen Institutionen mit ihrer Konzeption einer Mutter-Kind-Einheit eine nicht zu überschätzende Bedeutung zukommt. Zu einem breitgefächerten Hilfs- und Ausbildungsprogramm gehören aber auch therapeutische, insbesondere psychotherapeutische Maßnahmen, um das Schicksal des Kindes nicht einseitig unter dem Gesichtspunkt der erhöhten Mortalität, der Frühgeburts- und Asphyxiefolgen und der chronischen Ernährungsstörungen zu sehen. Weil nichteheliche Mütter nicht selten eine emotionale Störung aufweisen, muß nachhaltig verhindert werden, daß sich diese Problematik durch eine frühe Störung der Mutter-Kind-Beziehung fortsetzt und damit wiederum die psychologischen Voraussetzungen für eine Fehlentwicklung einer neuen Generation gelegt werden.

Kinder und Jugendliche als Opfer sexueller Handlungen

Die Frage nach den Opfern von Notzuchts- und Sittlichkeitsverbrechen setzt die Kenntnis von Art, Häufigkeit und Prognose der durch die erlittenen Verbrechen verursachten Schäden voraus. Aus medizinischer Sicht muß eingeräumt werden, daß katamnestische Untersuchungen mit differenzierten Untersuchungsmethoden bisher fehlen und am ehesten die psychoanalytische Literatur belegen kann, daß schwere Neurosen und sexuelle Fehlhaltungen Folgen von Sittlichkeitsdelikten der Kindheit sein können. Das vorliegende kasuistische Material sagt aber nichts darüber aus, wie häufig derartige Folgezustände auftreten müssen. Die Bedeutung dieser Aussage soll an einigen Zahlen verdeutlicht werden: in der Bundesrepublik Deutschland werden jährlich ca. 35000 Frauen vergewaltigt; 7000 Vergewaltiger werden angezeigt, aber nur 700 davon verurteilt. Andererseits beträgt die Aufklärungsquote nach der Bundeskriminalstatistik für das Jahr 1976 für Notzuchtsverbrechen 73,3%.

Aus der Sicht des analytisch orientierten Kinder- und Jugendpsychiaters ist auch das Opfer einer Vergewaltigung nicht ausschließlich im Bereich des weiblichen Geschlechts zu suchen und zu sehen. Auch Knaben und männliche Jugendliche werden Opfer, und es wird ihnen sexuell Gewalt angetan.

Ein 6jähriger türkischer Knabe sollte zu einer sexuellen Handlung verführt werden, der er sich durch die Flucht entzog. Dabei wurde er eingeholt, und es wurde ihm eine Serie von Schlägen versetzt; vier Wochen später findet der Gerichtsmediziner – begünstigt durch einen heißen Hochsommer – eine skelettierte Leiche.

Die Besonderheit des Falles ist darin zu sehen, daß zum Zeitpunkt des Leichenfundes der Täter sich in einem 10jährigen deutschen Knaben ein neues Opfer suchte, das gefügig war, die erzwungene masturbatorische Aktivität aufbrachte und – unter der Auflage, zu schweigen, da es ihm sonst „wie dem türkischen Bub" erginge – körperlich unversehrt blieb. Über die seelischen Schädigungen dieses Kindes ist nichts bekannt, sie können aber vermutet werden. Damit ist die Aufmerksamkeit auf das Opfer gerichtet, das bisher in der Literatur zu wenig Beachtung gefunden hat und als neuer Gegenstand der Kriminologie bekannt wurde: Die Viktimologie untersucht, ob und inwieweit das Opfer an der strafbaren Handlung durch sein Verhalten eine Ursache für die Tat setzt, d.h. eine „Mitschuld" des Opfers vorliegt, und zum anderen, wie der Täter die Anfälligkeit des Opfers ausnützt. Sie zeigt weiter, daß sich Täter und Opfer im Rahmen der Straftat nicht immer wie „schwarz und weiß" gegenüberstehen. Die Feststellungen führender Kriminologen, wie VON HENTIG, ELLENBERGER und DE GREEFF, stellen fest, daß „immer wieder die geradezu typische Blindheit des Opfers" für seine Gefährdung auffalle und daß recht häufig zu beobachten sei, daß das Verhalten des Opfers zuweilen wie ein geradezu raffiniertes Reizen des Täters anmute. Dieser Sachverhalt muß sicherlich auch für die Vergewaltigung in Anspruch genommen werden.

Nach dem bisherigen Stand unseres Wissens kann folgendes gesagt werden: die Art, Intensität und Dauer einer Schädigung, evtl. auch einer endgültigen Deformierung der psychosexuellen und psychosozialen Entwicklung des Opfers, hängt von einer Reihe von Faktoren ab, zu denen die Persönlichkeit des Opfers, das Verhältnis des Täters zum Opfer und nicht zuletzt das Alter des Opfers zählen. Weiterhin spielt die Reaktion der Umgebung nach Aufdeckung der Tat eine Rolle, sei es z.B. der Zusammenbruch einer Familie bei inzestuösen Bindungen oder die Diskriminierung in der Nachbarschaft und in der Schule als Umweltfolgen. Eine besondere Rolle spielen noch unangebrachte fürsorgerische Maßnahmen bzw. die Auswirkung der Strafprozeßordnung.

Die bei dem Opfer möglichen Schädigungen können nach WALLIS (1965) ohne Berücksichtigung der am Zustandekommen beteiligten vielfältigen Faktoren in folgende Tatfolgen eingeteilt werden: unmittelbare körperliche Folgen, zu denen Verletzungen, Schwangerschaft und venerische Infektionen zu rechnen sind. Wahrscheinlich vorübergehende Symptome wie Angst, Schlafstörungen, Pavor nocturnus, Leistungsminderungen in Schule und Beruf, psychosomatische Störungen wie z.B. rezidivierendes Erbrechen nach Fellatio und regressive Tendenzen, die nach verschiedenen Autoren besonders bei sehr jungen geschwängerten Mädchen zu beobachten sind.

Wahrscheinlich dauerhafte Schädigungen sind Sexualängste, Schwierigkeiten bei der Partnerwahl – besonders bei Inzestfällen – und Fixierung an bestimmte sexuelle Praktiken und damit Bahnung von Perversionen. Weiterhin Gefahr der manifesten Verwahrlosung mit Neigung zur Promiskuität und Fixierung homosexueller Tendenzen. Weiterhin muß mit neurotischen Fehlentwicklungen z.B. in Form von phobischen bzw. sadomasochistischen Entwicklungen gerechnet werden.

Bei der Fülle der Bedingungsfaktoren und den möglichen Tatfolgen umfassen die Therapiemaßnahmen die gesamte Skala aller therapeutischen Verfahren der Psychiatrie, der Psychotherapie, aber auch der fürsorgerischen und sozialpädagogischen Aktivitäten, deren Anwendung von Diagnose und Prognose des Einzelfalles abhängt. Hier gelten die Regeln und Verfahrensweisen für den Einsatz psychotherapeutischer Maßnahmen schlechthin: die einzelne therapeutische Maßnahme ist nicht abhängig von dem objektiv vorliegenden Ausmaß der Schädigung des Opfers, sondern von der individuellen Reaktion des Opfers auf das sexuelle Widerfahrnis. Um es an einem Beispiel zu verdeutlichen: Das Erlebnis einer exhibitionistischen Aktivität bedeutet für eine sexuell gereifte Frau ein Ärgernis, aber im allgemeinen keine Schädigung, die einer speziellen Therapie bedarf. Man ist fast geneigt zu sagen: sie nimmt „pflichtgemäß" Anstoß und geht zur Tagesordnung über. Anders bei einem Kind oder einer Jugendlichen, für die dieses Ereignis einen traumatischen Charakter haben kann. Im Einzelfall kann aber auch schon ein derartiges Ereignis für eine psychasthenische und vulnerable erwachsene Frau ein Belastung bedeuten, die einer psychotherapeutischen Hilfe bedarf. Von den unmittelbaren körperlichen Folgen dürfte die Schwängerung durch sexuellen Mißbrauch die menschlich und sozial schwerwiegendste sein. Die Zahl der jungen Mädchen, die hier aus Familie, sozialer Bindung, einschließlich Schule, herausgerissen und in speziellen Heimen untergebracht werden müssen, ist auch schon vor der neuen Fassung des § 218 zurückgegangen.

Die Schwängerung eines 14jährigen mongoloiden Mädchens, deren Gravidität erst im 5. Monat entdeckt wurde, konnte schon aus medizinischen Gründen nicht mehr unterbrochen werden. Zu dem damaligen Zeitpunkt war aber auch eine gesetzliche Regelung nicht möglich. Es kam zur Geburt eines gesunden Kindes, das von der Großmutter adoptiert wurde. Eine therapeutische Hilfe für die Mutter des Kindes war weder möglich noch nötig, da sie mit ihrer Tochter wie mit einer Puppe umging und keine tiefer erkennbaren Reaktionen auf die generativen Vorgänge und ihre Mutterschaft erkennen läßt. Ähnliches haben wir auch bei anderen geistig behinderten Mädchen beobachtet.

Geistig behinderte Mädchen und junge Frauen sind in besonderer Weise in Gefahr, Opfer sexueller Übergriffe zu werden, da die Täter begründet hoffen können, daß geistig Behinderte für unglaubwürdig gehalten werden. Wir haben daraus nicht nur die Konsequenz gezogen, diesen Personenkreis durch frühzeitige Sterilisation wenigstens vor einer Schwängerung zu schützen, sondern diese Mädchen und Jugendlichen – soweit dies sexualpädagogisch möglich ist – systematisch aufzuklären. Die geistig Behinderte zeigt nicht selten eine für ihre Störung pathognomonische Distanzlosigkeit gegenüber Männern, und sie lernt nichts aus Erfahrungen. Anders ausgedrückt: dieser Personenkreis ist hochgradig gefährdet. Aus der Sicht der Täter sind geistig Behinderte die idealen Opfer. Die forensische Aufgabe einer Glaubwürdigkeitsbegutachtung dieses Personenkreises ist schwierig und erfordert große Erfahrung. Nicht zuletzt auch bei der psychischen Führung des Opfers in einer Verhandlung.

Bei einer forensischen Exploration von Zwillingsschwestern, die einen Landarbeiter glaubhaft beschuldigten, über einen längeren Zeitraum mit ihnen sexuelle Handlungen vorgenommen zu haben, verweigerte die ältere und auch in der Sache involviertere Patientin bereits das Betreten des Ordinationszimmers. Während die Schwester verwertbare Aussagen machte, die sich mit den Angaben deckten, die bereits bei einer richterlichen Vernehmung vorgetragen worden waren, rannte die Zwillingsschwester plötzlich aus dem Haus. Sie warf sich 200 Meter von der Klinik entfernt auf die Straße, schrie unartikuliert und geriet in einen Erregungssturm, der durch sechs Polizisten kaum unter Kontrolle gebracht werden konnte.

Es erscheint nicht vermessen, diesen verzweifelten Ausbruch vor einer anstehenden Gerichtsverhandlung, vor der beide Mädchen außerordentlich große Angst hatten – der Täter hatte ihnen damit gedroht –, als averbale, kreatürliche und existentielle Antwort auf das Geschehen zu deuten.

Eine zusätzliche spezielle Schwierigkeit der Strafprozeßordnung macht es erforderlich, daß das Opfer als Zeuge nicht nur im Verfahren gehört, sondern auch vorher durch die Kriminalpolizei verhört und u. U. durch einen Gutachter einschlägig exploriert wird. In nicht wenigen Verfahren wird die Zahl der Untersucher noch durch Nachbefragungen und wegen Unstimmigkeiten oder Widersprüchen erheblich vermehrt, so daß das Strafverfahren für das Opfer nicht selten belastender, weil pathogener wirkt als die Tat selbst. Nur so kann man es verstehen, wenn ein führender forensischer Psychiater zu der Aussage kommt: „Wenn heute meine eigene Tochter Opfer eines Sexualdeliktes würde, so bin ich ziemlich sicher, daß ich – aus eben diesen Gründen – den Fall nicht zur Anzeige bringen würde." Diese Haltung kann man verstehen, sollte sie aber nicht teilen. Es gelingt doch zunehmend gerade im Bereich der Jugendgerichtsbarkeit, die Kenntnisse über den Umgang mit Kindern und Jugendlichen, die einem sexuellen Widerfahrnis ausgesetzt waren, auch durch ein Strafverfahren und während der Verhandlung so zu führen, daß sie auf vernünftige Weise geschont werden.

In anderen Fällen wird nicht selten bei der Bearbeitung des Vergewaltigungserlebnisses deutlich, daß die Opfer nicht nur Widerstand, Schmerzen und eine Kränkung erlebten. Eine 16jährige, durch einen Inzest des Stiefvaters 9jährig frühzeitig in ihrer sexuellen Entwicklung deformierte Jugendliche drückte diesen Sachverhalt so aus: „Es war zu 50 Prozent eine Vergewaltigung!"

Die ärztliche Erfahrung lehrt, daß frühe sexuelle Traumen in Form von vergewaltigenden Übergriffen in der puberalen Entwicklung beherrschendes Thema langfristiger therapeutischer Arbeit werden. Junge Frauen, die unter sexuellen Störungen, Anorgasmie, Minderwertigkeitsgefühlen und überkompensatorischen Neurotizismen leiden, durch die das Erlebnis der eigenen Weiblichkeit deformiert worden ist, haben ausnahmslos in ihrer eigenen Kindheit negative sexuelle Erlebnisse nicht zureichend verarbeiten können. Es sollte aber auch diese Seite noch gesehen werden: Vergewaltigung in Form von Überprotektion, Lieblosigkeit, Gleichgültigkeit kann die sexuelle Vergewaltigung auch im Einzelfalle übertreffen und bedarf dann in gleicher Weise der ärztlichen Hilfe. In diesem Sinne ist die Wiedereinführung des Wortes in die Medizin – als Gegengewicht zu unserer apparativen Versorgung – sicherlich nicht nur für die psychische Führung eines Sexualopfers unerläßlich, sondern für Hilfe schlechthin.

Literatur

Bennholdt-Thomsen, C.: Die Entwicklungsbeschleunigung der Jugend. Erg. inn. Med. Kinderheilk. 62 (1942). Zit. bei Harbauer, H.: Körperliche Entwicklung und Reifungsdiagnostik. In: H. Harbauer, R. Lempp, G. Nissen, R. Strunk: Lehrbuch der speziellen Kinder- und Jugendpsychiatrie, Springer, Heidelberg 1976

Bräutigam, W.: Sexualmedizin im Grundriß. Thieme, Stuttgart 1977, 2. Aufl. 1979

Broderick, C. B. (Hrsg.): Kinder- und Jugendsexualität. Rowohlt, Hamburg 1970, 3. Aufl. 1975

Erikson, E. H.: Kindheit und Gesellschaft. Klett, Stuttgart 1962

Geissler, E.: Das sexuell mißbrauchte Kind. Verlag für Medizinische Psychologie, Göttingen 1959

Hammond, B., J. A. Ladner: Socialisation into sexual behavior in a negroe slum ghetto. In: The Individual, Sex and Society, hrsg. von C. B. Broderick, J. S. Bernard. John Hopkins, Baltimore 1969

Hertoft, P.: Das sexuelle Verhalten junger Dänen. In: Modellfall Skandinavien? Sexualität und Sexualpolitik in Dänemark und Schweden, hrsg. von M.-B. Bergström-Walan, R.-M. Eliasson, J. Fredriksson, N. Gustavsson, P. Hertoft, J. Israel, G. Lindberg, A. Nelson. Rowohlt, Reinbek 1970

Kinsey, A. C., W. B. Pomeroy, C. E. Martin: Das sexuelle Verhalten des Mannes. Fischer, Frankfurt 1965

Kinsey, A. C., W. Pomeroy, C. E. Martin, P. E. Gebhard: Das sexuelle Verhalten der Frau. Fischer, Frankfurt 1965

Kreitler, H., S. Kreitler: Children's concepts of sexuality and birth. In: Kinder und Jugendsexualität, hrsg. von C. B. Broderick. Rowohlt, Hamburg 1970

Lenz, W.: Wachstum. In: Biologische Daten für den Kinderarzt, Bd. I., hrsg. von J. Brock. Springer, Berlin 1954

Mead, M.: Mann und Weib. Bianca, Konstanz 1955

Müller-Küppers, M.: Psychiatrische und psychotherapeutische Probleme der Kindergynäkologie. In: Praxis der Gynäkologie im Kindes- und Jugendalter, hrsg. von A. Huber, H. D. Hiersche. Thieme, Stuttgart 1977

Money, J.: Körperlich-sexuelle Fehlentwicklungen. Rowohlt, Hamburg 1969

Nissen, G.: Pubertätskrisen und Störungen der psychosexuellen Entwicklung. In: H. Harbauer, R. Lempp, G. Nissen, P. Strunk: Lehrbuch der speziellen Kinder- und Jugendpsychiatrie. Springer, Heidelberg 1976

Ramsey, G. V.: The sexual development of boys. In: Kinder- und Jugendsexualität, hrsg. von C. B. Broderick. Rowohlt, Hamburg 1970

Schelsky, H.: Soziologie der Sexualität. Rowohlt, Hamburg 1955

Schofield, M.: Sociological Aspects of Homosexuality. In: Sexualmedizin im Grundriß, hrsg. von W. Bräutigam. Thieme, Stuttgart 1977

Schönfelder, T.: Die Initiative des Opfers. Beitr. Sexualforsch. 33 (1965) 109–115

Sigusch, V., G. Schmidt: Jugendsexualität. Enke, Stuttgart 1973

Vogel, P.: Die Viktimologie – ein neuer Zweig der Kriminologie. Das Polizeiblatt 9, 27 (1964)

Wallis, H.: Die Behandlung der kindlichen und jugendlichen Opfer von Sittlichkeitsstraftaten. In: Das sexuell gefährdete Kind. Beitr. Sexualforsch. 33 (1965) 116–123

Zetterberg, H. L.: Om sexuallivet i Svierge, Stockholm 1969. In: Kinder- und Jugendsexualität, hrsg. von C. B. Broderick. Rowohlt, Hamburg 1970

Störungen des Sozialverhaltens

Friedrich Specht

Probleme der Nomenklatur

Die Kategorie „Störungen des Sozialverhaltens" erscheint sowohl in der *Internationalen Klassifikation der Krankheiten, Verletzungen und Todesursachen* der WHO (9. Revision, dtsch. 1980) – ICD 9 – als auch im *Multiaxialen Klassifikationsschema für psychiatrische Erkrankungen des Kindes- und Jugendalters nach Rutter, Shaffer und Sturge* (REMSCHMIDT u. SCHMIDT 1977) – MAS – und im *Diagnostic and Statistical Manual of Mental Disorders – III* (APA 1980) – DSM-III. Im englischen Originaltext lautet die Bezeichnung jeweils „Conduct disorders". In der deutschen Ausgabe des DSM-III (KOEHLER u. SASS 1984) ist *Conduct disorders* mit „Verhaltensstörungen" übersetzt worden. Die Bedeutung von Conduct disorder* wird indessen mit „Störungen des Sozialverhaltens" zutreffender wiedergegeben (conduct = Führung, Betragen); vgl. im übrigen auch LAPLANE (1973), LEWIS u. Mitarb. (1984), PETERANDER (1984).

Die gleichsinnige Verwendung von „Störungen des Sozialverhaltens" und „Verhaltensstörungen" ist aus verschiedenen Gründen problematisch. „Verhaltensstörungen" ist ursprünglich eine Übersetzung von *Behaviour disorders*. Dabei hat *Behaviour* im Zusammenhang der Verhaltenspsychologie die Bedeutung eines Oberbegriffs für eindeutig beobachtbare Verhaltensweisen aller Art (z. B. außer Sozialverhalten auch Arbeits- und Leistungsverhalten, Ausdruck von Emotionen, vgl. u. a. CORRELL 1965). Dementsprechend wurde *Behaviour disorders* als Sammelbegriff für die vielfältigen Schwierigkeiten und Auffälligkeiten eingeführt, die bei Problemkindern zum Anlaß einer fachlichen Intervention werden können. In diesem Sinne wurde *Behaviour disorders*** beim ersten Weltkongreß für Psychiatrie (1950) verwandt und u. a. von BUCKLE u. LEBOVICI (1958) in der WHO-Veröffentlichung *Les Centres de Guidance Infantile* definiert. Entsprechend nennt z. B. dann auch COPEL (1973) einen Band mit Beiträgen aus dem gesamten Gebiet der Kinder- und Jugendpsychiatrie *„Behaviour Pathology of Childhood and Adolescence"*, und CHESS (1969; CHESS u. HASSIBI

---

* Franz.: troubles des conduites sociales
** Franz.: troubles du comportement

1978) beschreibt unter *Behaviour disorders* die Entstehungszusammenhänge von Entwicklungsstörungen und deren Auswirkungen als Angst, Depression und Aggression. Mit der Bedeutung eines Sammelbegriffs tauchen „Verhaltensstörungen" im deutschsprachigen Schrifttum erst nach 1952 auf (z. B. im Sachverzeichnis der *„Praxis der Kinderpsychologie und Kinderpsychiatrie"* seit dem 3. Jahrgang 1954). In solch weitgefaßtem Sinne erscheint „Verhaltensstörungen" dann u. a. auch in Buchtiteln (z. B. MEWES 1971) und bei epidemiologischen Untersuchungen (z. B. THALMANN 1974; STEUBER 1973).

Die Bezeichnung „Verhaltensstörungen" hat sich dann in der Folge zwar rasch verbreitet, hat dabei aber nicht ihre umfassende Bedeutung behalten. Der Wandel der Bedeutung hat sich dabei in zwei Richtungen vollzogen: 1. Bemühungen, „Verhaltensstörungen" als eine Kategorie zu verwenden, die sich von anderen psychischen Abweichungen abgrenzen läßt. 2. Eingrenzung von „Verhaltensstörungen" auf besonders mißbilligte Verhaltensweisen und damit verbundene Zuschreibung und Stigmatisierung. In diesem Sinn werden „Verhaltensstörungen" zumeist außerhalb der engeren Fachsprache verstanden.

Zu 1:
STERN (1953) hat versucht, bei der Beschreibung von Entwicklungsstörungen anstelle von „Neurose" und „Psychopathie" die Kategorien „Verhaltensstörungen" und „Charakterstörungen" zu verwenden. Unter den Verhaltensstörungen nennt er dabei vor allem Auffälligkeiten im Sozialverhalten (Ungehorsam, Jähzorn, Unbeständigkeit, Diebstähle, sexuelle Verfehlungen, Davonlaufen). SCHMIDT (1977, S. 12) hat unter Verhaltensstörungen alle „durch psycho- oder soziogene Faktoren ausgelösten Störungen mit psychischer oder körperlicher Symptomatik" verstanden. – NISSEN (1971) hat vorgeschlagen, zu den Verhaltensstörungen im engeren Sinne nur diejenigen Auffälligkeiten zu rechnen, die sich nicht im Zusammenhang von Neurosen, Psychosen, hirnorganischen Psychosyndromen oder psychopathischen Entwicklungen erklären lassen. Es wären dies die „psychischen Reaktionen, die emotionalen Frustrationssyndrome (Deprivationen), die entwicklungspsychologischen Störungen und die dissozialen Erscheinungen" (NISSEN 1971, S. 22). – Im DSM-II (DSM-III s. o.) und ähnlich in der ICD 8

(ICD 9 s. o.) werden *Behaviour disorders of childhood and adolescence* (308) unterschieden von *Transient situational disturbances* (307). Unter die Ziffer 308 fallen dabei sowohl hyperkinetische Reaktionen, Rückzugsreaktionen und überängstliche Reaktionen als auch Fortlaufen, aggressive Reaktionen und delinquente Reaktionen in Gruppen. Die zuletzt genannten Verhaltensweisen entsprechen in ICD 9 und MAS den *Nicht anderweitig klassifizierbaren Störungen des Sozialverhaltens*.
QUAY (1979) hat „Behaviour disorders" im weitergefaßten Sinn verstanden und eine empirisch-phänomenologische Einteilung vorgenommen. Unter dem Gesichtspunkt des Zusammenhanges der Verhaltensweisen untereinander werden dabei unterschieden (vgl. HAVERS u. PETERHOFF 1984): 1. Verhaltensstörungen aggressiver Art *(Conduct disorder)*, 2. Verhaltensstörungen gehemmter Art *(Personality disorder)*, 3. Verhaltensweisen, die für das Alter des Kindes als unangemessen gelten *(Immaturity)*, 4. Verhaltensstörungen delinquenter Art *(Socialized delinquency)*. Die erste und die letzte dieser Gruppen werden in der ICD 9 und im MAS unter den *Nicht anderweitig klassifizierbaren Störungen des Sozialverhaltens* (312) und im DSM-III unter *Conduct disorders* (312) zusammengefaßt.

Zu 2:
Die Eingrenzung von „Verhaltensstörungen" auf besonders mißbillige Verhaltensweisen ist vor allem von pädagogischer Seite her erfolgt. „Verhaltensstörung" wurde zunehmend gleichsinnig mit „erziehungsschwierig", „schwererziehbar", „gemeinschaftsschwierig" verwandt. Zwar geschah dies zum Teil in der Hoffnung, einen weniger belastenden, wertfreien Begriff gefunden zu haben (vgl. u. a. MÜLLER 1970). Tatsächlich diente der Begriff aber schon nach kurzer Zeit nicht mehr zur Kennzeichnung von Verhaltensweisen, sondern – wie eben jene älteren, gleichsinnigen Begriffe – zur Kennzeichnung von Kindern, für die eine pädagogische Sonderbehandlung nötigenfalls auch in einer Sonderschule begründet werden sollte. Die Bildungskommission des Deutschen Bildungsrates (1973) beschreibt „Verhaltensgestörte" als Kinder, die in sozialen Situationen unangemessen reagieren und selbst geringfügige Konflikte nicht bewältigen. Ihr Anteil wurde – je nach Ausmaß der Schwierigkeiten – mit 1% bis 4% angegeben (vgl. BITTNER u. Mitarb. 1974). So wird dann auch bald von einer *Verhaltensgestörtenpädagogik* und von *Sonderschulen für Verhaltensgestörte* gesprochen (vgl. u. a. SPECK 1979). „Verhaltensgestört" ist auf diese Weise zu einer diskriminierenden Bezeichnung geworden und hat zu einem Verständnis geführt, bei dem die Gründe für die Probleme dem Kind – als dem „Verhaltensgestörten" – zugeschrieben werden.
Der Bedeutungswandel von „Verhaltensstörung" läßt erkennen, wie das Bedürfnis, Personen – ob aus wissenschaftlichen, administrativen oder auch pädagogischen Gründen – zu sortieren und entsprechend zu kennzeichnen, *Vorgänge* zu *Persönlichkeitsmerkmalen* werden läßt. Die Kennzeichnung eines Vorganges (stören oder gestört werden/ behindern oder behindert werden) wird zunächst klassifizierend als Substantiv (Störung/Behinderung) verwandt. Dieser substantivierte Begriff nimmt dann die Bedeutung eines Merkmals an, das bei einem Individuum vorhanden sein oder fehlen kann. Schließlich wird dann der Begriff abgewandelt, um das Individuum – unter der Zuschreibung eines Dauerzustandes – als Merkmalsträger (Gestörter/Behinderter) zu kennzeichnen.

Die Bezeichnung „Verhaltensstörungen" ist wegen ihres – zudem noch unterschiedlichen – Bedeutungswandels für eine zusammenfassende Kennzeichnung von Verhaltensweisen bereits in der Fachsprache mißverständlich und deswegen nicht mehr brauchbar. Die Zuschreibung von negativen Persönlichkeitseigenschaften und die Stigmatisierung, die mit der Bezeichnung in der Allgemeinsprache verbunden werden, sind ein weiterer, ebenso gewichtiger Grund, den Begriff „Verhaltensstörungen" nicht mehr zu verwenden.
Als Sammelbegriff im ursprünglichen Sinn ist *Verhaltensauffälligkeiten* eher geeignet. Dieser Begriff hat sich inzwischen auch mit der weitgefaßten Bedeutung eingebürgert, daß damit Verhaltensweisen gemeint sind, die den Erwartungen der für das Individuum maßgeblichen Beziehungspartner oder Bezugsgruppen derart zuwiderlaufen, daß diese sich aufgrund ihrer subjektiven Einschätzung beunruhigt fühlen und entsprechend reagieren. Der Vorgang des Auffallens bleibt damit im Bereich der sozialen Interaktion lokalisiert, ohne daß die Bedingungen schon vorweg nur einer Seite zugeordnet erscheinen. Der Begriff schließt ein, daß gleichartige Verhaltensweisen in der einen Umgebung auffällig sein können (z. B. in der Schule) und in der anderen nicht (z. B. in der Familie) (vgl. Deutscher Bundestag, Anhang zum Bericht über die Lage der Psychiatrie, 1975, S. 29; Bericht über Bestrebungen und Leistungen der Jugendhilfe – 5. Jugendbericht, 1980, S. 83–87). Als *abweichendes Verhalten* (nonkonform, deviant) lassen sich diejenigen auffälligen Verhaltensweisen eingrenzen, die nach der überwiegenden oder geltenden Meinung innerhalb einer Gesellschaft oder eines Subsystems als unerwünscht oder als Regelverstoß mißbilligt werden. *Verhaltensauffälligkeiten* hält als Begriff einen Vorgang oder Sachverhalt fest und eignet sich nicht zur Klassifizierung zustandsdiagnostischer Feststellungen. In der Allgemeinsprache ist allerdings bereits eine Bedeutungsverschiebung zu beobachten, die derjenigen gleicht, die mit „Verhaltensstörungen" stattgefunden hat und die auch ähnliche Gründe haben dürfte. So wird z. B. in einem ab- und ausgrenzen-

den Sinn von „verhaltensauffälligen Kindern" gesprochen. Sollen Sachverhalte bezeichnet werden, erscheint es zur Zeit noch unproblematisch, wenn der Begriff „Auffälligkeiten" nicht in einem generalisierenden Sinn verwandt wird, sondern jeweils nur auf einen bestimmten Verhaltensbereich oder einzelne Verhaltenskomplexe bezogen wird (z. B. Auffälligkeiten im emotionalen Bereich, auffällige Gewohnheiten, Auffälligkeiten des Sozialverhaltens).

Als *Störungen des Sozialverhaltens* oder als *Auffälligkeiten des Sozialverhaltens* werden im folgenden solche Verhaltensweisen behandelt, die bei QUAY (1979) als *Conduct disorders* und *Delinquency*, in der ICD 9, im MAS und im DSM-III als *Conduct disorders* zusammengefaßt sind. Gemeinsam ist diesen Verhaltensweisen, daß sie von verhaltensbegrenzenden Erwartungen abweichen und bei einer bestimmten Ausprägung und Häufigkeit das Vertrauen der Bezugspersonen oder -gruppen in verläßliche Anpassung in Frage stellen.

Probleme der Definition

Sozialverhalten

Als *Sozialverhalten* werden im allgemeinen Handlungsweisen oder auch Handlungsunterlassungen zusammengefaßt, die unmittelbar oder mittelbar (z. B. dadurch, daß bestimmte Leistungen erbracht werden) auf das Verhalten anderer bezogen sind (d. h. auf das Verhalten anderer Einfluß nehmen oder durch das Verhalten anderer beeinflußt werden). Dabei können unterschieden werden: *instrumentelles Handeln,* das Veränderungen in der materiellen Umwelt bewirken soll, und *kommunikatives Handeln,* dem die Absicht unmittelbarer wechselseitiger Beeinflussung zwischen Personen zugrunde liegt. Unter *sozialer Interaktion* wird der Austausch sozialer Handlungen in einer umschriebenen Beziehung von Personen oder Gruppen verstanden. Wie Handlungen oder Äußerungen beurteilt werden, hängt von den wechselseitig aneinander gerichteten Erwartungen und wiederum von deren kulturellen Bedingungen ab. Die Kenntnis dieser Erwartungen, die Möglichkeit ihrer Vorwegnahme (symbolische Interaktion) und ihre Berücksichtigung sind das Ergebnis der jeweils vorangegangenen sozialen Vermittlungs-, Erfahrungs- und Lernvorgänge, d. h. der Sozialisation.

Entspricht das Verhalten eines Interaktionspartners nicht den beim anderen vorhandenen Erwartungen, dann läßt sich dies zunächst nur als *Störung der Beziehung* bestimmen. Derartige Störungen sind unvermeidlicher und allgegenwärtiger Bestandteil jeder Interaktion. Sie bewirken in der Regel beiderseitige Überprüfung und Korrektur von Verhalten und Erwartungen. Je nach Ausmaß und Häufigkeit der Abweichung von den Erwartungen und je nach Überzeugung von der unbedingten Gültigkeit bestimmter Erwartungen kann es aber auch dazu kommen, daß keine Korrektur stattfindet, sondern der Grund der Störung einseitig dem anderen Partner zugeschrieben wird. Dessen Verhalten gilt dann als störend und veränderungsbedürftig. Findet keine Veränderung statt, kann dies weiter dazu führen, daß aus dem *Ereignis* der Störung auf einen *Zustand* der Gestörtheit geschlossen wird und daß dieser ungünstigen Eigenschaften des Interaktionspartners zugeschrieben wird. Damit wird dann schließlich dessen Stellung in der Beziehung oder im sozialen Bezugssystem insgesamt verändert.

Störungen des Sozialverhaltens

Aus der allgemeinen Kennzeichnung von Sozialverhalten geht hervor, daß *Störungen des Sozialverhaltens* nicht eine feststehende Klasse von Handlungs- und Äußerungsweisen sein kann. Wesentliche Unterschiede zwischen sozialen Systemen betreffen gerade die Maßstäbe, nach denen beurteilt wird, welche Verhaltensformen, Verhaltensausprägungen oder Verhaltensmängel Mißbilligung verdienen, Gegenmaßnahmen notwendig machen oder etwa dazu berechtigen, auf unerwünschte Eigenschaften eines Menschen zu schließen. Solche Unterschiede betreffen sowohl soziale Systeme gleicher Ebene (z. B. von Familie zu Familie, von Gesellschaft zu Gesellschaft) als auch das Verhältnis von Subsystemen zu übergeordneten Systemen (z. B. von Familie zu Gemeinde oder sozialer Schicht, von sozialer Schicht oder Gemeinschaft zur Gesellschaft).

Geben Störungen des Sozialverhaltens Anlaß zur Inanspruchnahme von Fachleuten oder einer Fachinstitution, dann sind bereits erhebliche Veränderungen der Stellung des Kindes oder Jugendlichen in seinem sozialen Bezugssystem eingetreten: Das Verhalten ist als abweichend bewertet worden; die Gründe für das Verhalten werden überwiegend bei dem Kind oder Jugendlichen gesucht; es haben zumeist auch schon verfestigende Reaktionen stattgefunden. Es wird dann von der Fachinstitution erwartet, daß sie die solcherart vorgegebene Definition von Verhalten und Situation ihren Interventionen zugrunde legt. Die Möglichkeit, Symptome als „Störungen des Sozialverhaltens" zu kennzeichnen, kann dazu verführen, sich tatsächlich den schon erfolgten Etikettierungen und Zuschreibungen anzuschließen, statt zunächst deren Herkunft, die zugrundeliegenden Maßstäbe und deren Berechtigung zu hinterfragen. Bei epidemiologischen Untersuchungen ergeben sich entsprechende Probleme. Hinsichtlich des Sozialverhaltens von Kindern und Jugendlichen ist man dabei im allgemeinen auf die Angaben von Erwachsenen angewiesen. In deren Angaben geht ein, welche Verhaltensweisen ihnen „normal" und welche abweichend oder unerwünscht erscheinen. Da dies der Definition von *Auffälligkeit* entspricht, ergibt sich sicherlich ein zutreffendes Bild von der Häufigkeit eines solchen Sachverhaltes hinsichtlich einzelner Verhaltensbereiche. Vergleiche zwischen verschiedenartigen sozialen oder ethnischen Gruppen hinsichtlich der tatsächlichen Häufigkeit bestimmter Verhaltensweisen kann man aufgrund derartiger Angaben aber nicht anstellen (vgl. u. a. DOHRENWEND u. DOHRENWEND 1974). Wenn z. B. in einer ethnischen Gruppe ein gewisses Maß an verbaler und körperlicher Aggressivität von Jungen erwartet wird, dann wird dies nicht als „Störung des Sozialverhaltens" angesehen und angegeben. Gleichartige Aggressionen können aber in einer anderen sozialen Umgebung bereits als erhebliche Störungen des Sozialverhaltens und als Anlaß zu Interventionen bewertet werden. Diese mit der Kategorie „Störungen des Sozialverhaltens" grundlegend verbundene Schwierigkeit läßt sich auch nicht dadurch überwinden, daß man Außenkriterien für Art und Häufigkeit einzelner Verhaltensweisen heranzieht. Würde dadurch z. B. in jener ethnischen Gruppe die Häufigkeit aggressiver Verhaltensweisen offenkundig, bliebe deren Bedeutung dennoch ungewiß: Man könnte sie als Symptome entsprechend häufiger Entwicklungsstörungen deuten, ebensogut aber auch vor ihrem kulturellen Hintergrund als angemessene Entwicklungsreaktionen ansehen.

Probleme der Klassifikation

Die Probleme der Nomenklatur und der Definition spiegeln sich wider in den Problemen der Klassifikation. Es geht dabei um die Fragen:
1. Welche Verhaltensweisen sollen der Bezeichnung *Störungen des Sozialverhaltens* zugeordnet werden?
2. Wie sollen *Störungen des Sozialverhaltens* untergliedert werden?
3. Welchen Platz sollen *Störungen des Sozialverhaltens* innerhalb einer Klassifikation von Symptomen, Syndromen oder Diagnosen einnehmen?

Zu 1:
In Dokumentationssystemen zur Aufzeichnung und statistischen Erfassung von Anlässen zur Inanspruchnahme, Auffälligkeiten und Symptomen finden sich *Störungen des Sozialverhaltens* in unterschiedlichen Gruppierungen.
In der Basisdokumentation für kinder- und jugendpsychiatrische Einrichtungen werden unter den *Auffälligkeiten im Sozialverhalten* genannt: Schwindeln, Lügen, Betrügen – Entwendungen – Weglaufen – Vermeiden oder Verweigern von Schule oder Ausbildungsstelle – Zündeln, Brandstiften – aggressives Verhalten: Zerstörung, Beschädigung von Sachen; Selbstaggression, Automutilation; ungewöhnliche Wutausbrüche; tätliche Angriffe – außerdem aber auch: Kontaktprobleme, soziale Isolation, Abkapselung; Scheu, Kontaktangst; überangepaßtes Verhalten; Distanzlosigkeit.
Bei der Dokumentation kann hinsichtlich der Ausprägung dieser Verhaltensweisen jeweils unterschieden werden zwischen: leicht, gelegentlich – folgenschwer, häufig.
In der *Basisdokumentation für Beratungsstellen für Kinder, Jugendliche und Eltern* (Bundeskonferenz für Erziehungsberatung 1984) werden *Störendes Sozialverhalten* und *Auffälligkeiten der sozialen Beziehungen* voneinander unterschieden und getrennt dokumentiert. Die Kategorie *Störendes Sozialverhalten* setzt eine entsprechende Beurteilung der dort genannten Verhaltensweisen voraus (Stehlen; Weglaufen; destruktive Aggressivität und Sonstiges, wie Schwindeln, Lügen, Betrügen, Streunen, Zündeln, Brandstiften usw.). Unter den *Auffälligkeiten der sozialen Beziehungen* werden aufgeführt: schwere Kontakthemmung; übermäßige Gefügigkeit und Anpassungsbereitschaft; Geschwisterrivalität und Sonstiges, wie soziale Isolation, Partnerprobleme, Beeinflußbarkeit u. ä. Vermeiden der Schule erscheint an anderer Stelle, nämlich unter *Auffälligkeiten im Arbeitsverhalten*.

Zu 2:
Bei der Untergliederung der *Behaviour disorders*, die QUAY (1979) vorgenommen hat, finden sich die eben genannten *Auffälligkeiten der sozialen Beziehungen* unter *Personality disorder*. HAVERS u. PETERHOFF (1984) sprechen bei ihrer Übersetzung seiner Klassifikation von „Verhaltensstörungen gehemmter Art". Störendes Sozialverhalten wird bei QUAY nach *Conduct disorder* und *Socialized delinquency* unterschieden. Zu *Conduct disorder* werden gezählt: Streiten/Schlagen von Mitschülern/Unterrichtsstörungen/Aufdringlichkeit/Ungehorsam/Trotz/Zerstören von Gegenständen/Lärmen/Wutanfälle. Es werden aber auch Hyperaktivität, Ablenkbarkeit und Unaufmerksamkeit hier zugeordnet, Erscheinungen, die in ICD 9 und MAS den hyperkinetischen Syndromen des Kindesalters (314) als besonderer Kategorie – auch dann, wenn sie mit Störungen des Sozialverhaltens verbunden sind – zugerechnet werden und im DSM-III als *Attention deficit disorder* bezeichnet werden.
Conduct disorder in ICD 9, MAS und DSM-III (jeweils 312) fassen aggressives und destruktives Verhalten sowie Delinquenz zusammen. Dabei werden in ICD 9 und MAS unterschieden:

312.0 „Nichtsozialisierte" Störungen des Sozialverhaltens.
312.1 „Sozialisierte" Störungen des Sozialverhaltens.
312.2 Störungen des Sozialverhaltens mit Zwangscharakter.
312.3 Störungen des Sozialverhaltens mit emotionalen Störungen.

Im DSM-III werden die beiden ersten Gruppen noch einmal aufgegliedert:

312.00 Conduct disorder, undersocialized, aggressive.
312.10 Conduct disorder, undersocialized, nonaggressive.
312.23 Conduct disorder, socialized, aggressive.
312.21 Conduct disorder, socialized, nonaggressive.

Unter den aggressiven Störungen des Sozialverhaltens (312.00 bzw. 312.23), mit denen Grundrechte anderer Personen verletzt werden, sind im DSM-III aufgeführt: physische Gewalt gegen Personen oder Eigentum (nicht zur Verteidigung von anderen oder sich selbst), z. B. Vandalismus, Vergewaltigung, Einbruch, Brandstiftung, Schlägereien, Überfälle, Diebstahl außerhalb des eigenen Wohnbereiches bei Konfrontation mit dem Opfer (z. B. Erpressung, Taschendiebstahl, bewaffneter Raub).
Zu den nichtaggressiven Störungen des Sozialverhaltens (312.10 bzw. 312.21), mit denen Grundrechte anderer Personen oder aber wesentliche altersangemessene Normen und Regeln verletzt werden, zählen im DSM-III: ständige Übertretungen verschiedener wichtiger Regeln (sofern sie einsichtig und altersangemessen sind) zu Hause oder in der Schule (z. B. anhaltendes Schuleschwänzen, Drogenmißbrauch), wiederholtes Wegbleiben über Nacht, ständiges schwerwiegendes Lügen innerhalb und außerhalb der Familie, Stehlen ohne Konfrontation mit dem Opfer.
Als Kriterien für Sozialisierungsmängel (bei 312.00 bzw. 312.10) gelten im DSM-III, daß von den folgenden Anzeichen sozialer Bindung höchstens eines vorhanden ist: Freundschaften von mehr als 6 Monaten Dauer; Eintreten für andere, ohne daß ein Vorteil dadurch gegeben ist; Schuld- oder Reuegefühle; Kameraden werden nicht bloßgestellt oder angezeigt; Interesse am Wohlergehen von Freunden oder Kameraden.

Zu 3:
Im DSM-III werden außerdem Kriterien angegeben, mit denen die Kategorie *Störungen des Sozialverhaltens* gegenüber „Streichen" und vorübergehenden Auffälligkeiten abgegrenzt werden soll: Es muß sich um wiederholte und anhaltende Verhaltensweisen handeln, die seit wenigstens 6 Monaten (!) auftreten. Dadurch erfolgt eine Abgrenzung gegenüber vorübergehendem „antisozialen Verhalten von Kindern und Jugendlichen", die im DSM-III unter „Zustände, die keiner psychischen Störung zuzuschreiben sind" (V 71.02) aufgeführt sind. – Derartige Kriterien verhindern einerseits eine voreilige Zuordnung von Verhaltensweisen zu der Kategorie *Störungen des Sozialverhaltens.* Andererseits lassen sie aber auch den Eindruck entstehen, als ließen sich auf solche Weise *Störungen des Sozialverhaltens* im Sinne einer nosologischen Einheit abgrenzen.
Ein solcher Eindruck kann auch durch die Definition der Kategorie *Nicht anderweitig klassifizierbare Störungen des Sozialverhaltens* (312) im *Multiaxialen Klassifikationsschema* (MAS) erweckt werden: „Diese Kategorie sollte ... für abnormes Verhalten benutzt werden, das zur sozialen Mißbilligung führt, aber nicht Teil *einer anderen psychiatrischen Erkrankung* ist." Abgegrenzt wird hier vor allem gegenüber den *Anpassungsreaktionen* mit vorherrschender Störung des Sozialverhaltens bzw. mit emotionaler Störung und Störung des Sozialverhaltens (309.3 bzw. 309.4) und gegenüber *Persönlichkeitsstörungen mit vorwiegend soziopathischem oder asozialem Verhalten* (301.7). – Es werden dann aber auch innerhalb der „nicht anderweitig klassifizierbaren" Kategorie insofern doch anderweitige Klassifizierungen vorgenommen, als *Störungen des Sozialverhaltens mit Zwangscharakter* (312.1) und *Störungen des Sozialverhaltens mit emotionalen Störungen* (312.3) (mit dem Hinweis auf neurotische Delinquenz) besonders aufgeführt werden. Wie Syndrome beschrieben werden lediglich die beiden Kategorien „nichtsozialisierte" (312.0) und „sozialisierte" (312.1) Störungen des Sozialverhaltens. Es sind dies die Kategorien, die im DSM-III noch einmal nach aggressivem und nichtaggressivem Verhalten untergliedert werden. Tatsächlich unterscheiden lassen sich wohl vor allem die beiden Gruppen untersozialisiert-aggressiv und sozialisiert-nichtaggressiv.
Allerdings bleibt die Nomenklatur hier nicht mehr beschreibend, phänomenologisch. Sie unterstellt vielmehr Zusammenhänge mit der Fähigkeit, soziale Bindungen einzugehen, und mit deren Entwicklungsvoraussetzungen. Das heißt dann aber auch, daß diese beiden Kategorien nicht Störungen des *Sozialverhaltens,* sondern bestimmte Störungen der *sozialen Entwicklung* zusammenfassen. Diese Störungen der Entwicklung lassen sich nicht nur nach der Art des auffälligen Sozialverhaltens unterscheiden. Vielmehr kann man sowohl von sozialisationstheoretischen wie von tiefenpsychologischen Ansätzen her zu ähnlichen Kategorien gelangen.
Dies bedeutet, daß *Störungen des Sozialverhaltens* nichts weiter als eine Zusammenfassung von Erscheinungsformen darstellt, die sich als Ausdruck von Anpassungsreaktionen, Veränderungen des Befindens, Aufmerksamkeitsmängeln, anhaltenden Beeinträchtigungen der sozialen Beziehungen und verschiedenartigen Störungen der sozialen und emotionalen Entwicklung verstehen lassen.
Gegenüber anderen Erscheinungsformen unterscheiden sich Störungen des Sozialverhaltens insgesamt aber dadurch, daß sie in besonderer Weise beachtet und bewertet werden. Bei Verstößen gegen verhaltensbegrenzende Normen kommt es leicht dazu, daß einem Kind insgesamt ungünstige Eigenschaften zugeschrieben werden, daß wesentlichere Beeinträchtigungen unbeachtet bleiben und daß Einflußnahme wie Erfolgsbeurteilung sich vorrangig am gestörten Sozialverhalten statt an den zugrundeliegenden Bedingungen orientieren.

Beispiele auffälligen Sozialverhaltens

Auswahl der Beispiele auffälligen Sozialverhaltens

Als Beispiele wurden hier aggressives Verhalten, Entwendungen und Schulvermeiden gewählt. Es sind Verhaltensweisen, die häufig als Störungen des Sozialverhaltens bewertet und als Anlaß für Interventionen genannt werden. Andererseits sind es aber auch Verhaltensweisen, die weit verbreitet sind und im Laufe beinahe jeder Entwicklung zeitweilig vorkommen. Ob sie überhaupt auffallen, hängt ab von den Erwartungen, die als altersangemessen angesehen werden, von den Maßstäben der Bezugsgruppe und von den Wertvorstellungen der jeweils betroffenen Personen. Ausprägung, Häufigkeit, Öffentlichkeit und Verflechtung untereinander sind Kriterien, die bei der Beurteilung solcher Verhaltensweisen als *Störung des Sozialverhaltens* (vgl. Definitionen im DSM-III und im MAS) von Bedeutung sind. Auch die fachliche – pädagogische, psychologische, psychiatrische, forensische – Bewertung als „Störung" geht nicht nur von den Merkmalen des Verhaltens aus, sondern schließt verdeckt oder offen soziale Umstände ein. Das kann zu Zirkelschlüssen führen: Wegen ungünstiger sozialer Bedingungen wird z. B. bereits geringfügig aggressives Verhalten als Anzeichen einer gestörten Entwicklung gedeutet (vgl. u. a. GLÖTZL [1979]: „Das habe ich mir gleich gedacht"). Die nunmehr zur „Verhaltensstörung" erklärte Auffälligkeit gilt dann wiederum als Beweis für den schon vermuteten „Milieuschaden". Würden diejenigen Verhaltensweisen, deren Wiederholung und Häufung die Klassifizierung *Störungen des Sozialverhaltens* bewirken können, im Entwicklungsverlauf etwa völlig fehlen, würde dies zu Recht den Verdacht einer Beeinträchtigung der Entwicklungsmöglichkeiten erwecken.

Aggressives Verhalten

Die Begriffe Aggression und Aggressivität werden zum Teil in einem derart weitgefaßten Sinn verwandt, daß es schwierig wird, sich zu verständigen. Aggressives Verhalten gibt einerseits Anlaß zu therapeutischer Einflußnahme (vgl. u. a. PETERMANN u. PETERMANN 1984). Andererseits ist von „Aggressionshemmungen" z. B. im Zusammenhang behandlungsbedürftiger neurotischer Störungen die Rede. Das Zustandekommen aggressiven Verhaltens wird teils damit erklärt, daß es erlernt werde, teils damit, daß nicht ausreichend gelernt worden sei, vorhandene aggressive Antriebsenergien zu steuern. – Im Alltag wird schnell der Vorwurf erhoben, „aggressiv" zu sein, wenn jemand sich zu behaupten versucht. Täte er es nicht, würde es wohl ebenfalls bemängelt werden.

Der Verständigung wegen sollte zweierlei beachtet werden:

1. Wenn von Aggression und Aggressivität gesprochen wird, müssen die Reichweite und der Kontext der Begriffsverwendung genannt werden.
2. Verhaltensweisen erfahren mit dem Adjektiv *aggressiv* eher eine diffus wertende als eine beschreibende Kennzeichnung. Es ist zweckmäßiger, jeweils zu benennen, ob die Anwendung oder Androhung körperlicher Gewalt, zerstörerisches Verhalten oder z. B. ganz allgemein die Ausnutzung von Überlegenheit zum Schaden eines anderen gemeint ist.

Hinsichtlich der Begriffe gibt es die Übereinkunft, *Aggression* und *Aggressivität* zu unterscheiden. *Aggression* benennt ein Verhalten, das gegen einen anderen Organismus (oder an dessen Stelle – indirekt – gegen einen Gegenstand) gerichtet ist und diesem Schaden zufügen oder androhen soll (vgl. u. a. LISCHKE 1973; SELG 1974; KORNADT 1973). Aggressives Verhalten kann unter Spannung oder ausgelöst durch Schlüsselreize als *spontane* oder *expressive Aggression* ohne Rücksicht auf ein bestimmtes Ergebnis zustande kommen. Es kann als *instrumentelle Aggression* aber auch dazu dienen, ein Bedürfnis zu befriedigen oder ein Ziel zu erreichen (z. B. Raubüberfall) (vgl. FESHBACH 1964). Darüber, ob auch lediglich phantasierte aggressive Verhaltensweisen oder solche, die gegen die eigene Person gerichtet sind, unter die Definition von *Aggression* fallen sollen, gibt es – bei Berücksichtigung der sozialen Auswirkungen – unterschiedliche Auffassungen.

Aggressivität ist die (anhaltende) Neigung oder Bereitschaft zu aggressivem Verhalten. Sie kann danach bestimmt werden, wieweit bei Auseinandersetzungen destruktives Vorgehen konstruktive Lösungsversuche überwiegt. Die Ausprägung von Aggressivität läßt sich aber auch an der Häufigkeit der Anlässe ermessen, die Aggressionen auslösen.

Die Entstehung von Aggressionen und Aggressivität ist von unterschiedlichen Ansätzen her gedeutet worden. Dabei stehen auf der einen Seite tiefenpsychologische und ethologische Erklärungen, denen die Annahme einer aggressiven Antriebsenergie zugrunde liegt, und auf der anderen Seite lerntheoretische Erklärungen.

Von einem *Aggressionstrieb* als einem „Trieb zur Erkämpfung von Befriedigung" hat zuerst ADLER (1907) gesprochen und dabei schon auf die Möglichkeiten von Sublimierung, Regulierung und Hemmung hingewiesen. Demgegenüber hat FREUD (1920) Triebenergien mit grundsätzlich destruktiver Zielsetzung („Todestrieb") angenommen, die im Spannungsverhältnis zu den libidinösen Energien stehen, wobei „Trieblegierungen" unterschiedliche Verhaltensweisen erklären sollen. Die Psychoanalyse ist indessen nicht dabei geblieben, sondern hat den Gedanken der auf Umweltbewäl-

tigung gerichteten Antriebsenergie weiterentwikkelt (vgl. u. a. SCHULTZ-HENCKE 1969; HORNEY 1951; FENICHEL 1974; HARTMANN 1960; HACKER 1973; FROMM 1977). Nach ELHARDT (1968) lassen sich an Erscheinungsformen dieser Triebenergie unterscheiden:
- aktiv spontane Aggression ohne subjektive Feindseligkeit zur *konstruktiven* Bemeisterung der Beziehung zu Personen und Gegenständen (adgredi)*,
- reaktive *defensive* Aggression mit Anteilen von Feindseligkeit (Zurückweisung des Zugriffs),
- aktiv *destruktive* Aggression mit Feindseligkeit (Verletzung, Zerstörung)**.

Zur Erklärung destruktiver und defensiver Aggressivität haben die Frustrationshypothese von DOLLARD u. Mitarb. (1939) und die Theorie von SULLIVAN (1953) beigetragen. Die Frustrations-Aggressions-Hypothese besagt, daß jede Störung einer zielgerichteten Handlung zur Aggression führt. Tatsächlich können allerdings Frustrationen bei Menschen nicht nur extrapunitive, sondern auch intropunitive und impunitive Reaktionen nach sich ziehen. Es wurde versucht, das Anwachsen von Aggressivität mit erweiterten Frustrations-Ärger-Wut-Theorien und Frustrations-Antriebs-Theorien zu erklären. SULLIVAN sah in unbewältigten Früherfahrungen mit Angst und Unsicherheit den Ursprung von Aggressivität. Ähnlich lassen sich fortgesetzte Kränkung und Ohnmachtsgefühle als Ausgangspunkt anhaltender Wut verstehen (KOHUT 1972).

Auch in den ethologischen Erklärungen wird von der Abwandlung einer lebenserhaltenden Energie in destruktives Verhalten ausgegangen. LORENZ (1965) beschreibt neben der interspezifischen Aggression (Beuteverhalten und Feindabwehr gegenüber anderen Arten) als intraspezifische Aggression den Einsatz aggressiver Triebenergien zur Regelung von Fortpflanzungsmöglichkeiten, Revierbesitz und Rangordnungen. Dabei wird die intraspezifische Aggression durch Hemmvorgänge so begrenzt, daß destruktive Auswirkungen auf Artgenossen ausgeschlossen werden. Nur unter ungewöhnlichen Bedingungen brechen diese Hemmungen zusammen.

Die psychoanalytischen und ethologischen Annahmen von der destruktiven Erscheinungsform eines allgemeinen, ebenso auch konstruktiv wirksamen Antriebes schließen bereits ein, daß solchen Umformungen entweder ungünstige aktuelle Interaktionsbedingungen zugrunde liegen oder bestimmte negative Erfahrungen, die das Individuum mit seiner Umwelt gemacht hat. Daß dabei nicht nur soziale Bedingungen der Einzelentwicklung, sondern übergreifende gesellschaftliche Bedingungen Bedeutung haben, ist bereits von FREUD (1930) mit dem Begriff der „Kulturversagung" ausgedrückt worden. Da Sozialisation dem einzelnen stets Versagungen auferlegt, heißt dies, daß mit dem Ausmaß dieser Versagungen auch seine Bereitschaft zu aggressiven Verhaltensweisen zusammenhängt. Diese Annahme, in der sich die Widersprüchlichkeiten wiederfinden, die mit Sozialisation schlechthin verbunden sind, ist bei KRONBERG u. Mitarb. (1973) bis zu einer sehr weitgehenden Erklärung weitergeführt worden: „Weil Gewalt Grundkomponente aller Sozialisationsprozesse ist, wird Aggression als deren psychische Seite zur Grundkomponente allen Verhaltens" (S. 293). Die tatsächlichen Auswirkungen der Erziehung auf die Bereitschaft zu aggressiven Verhaltensweisen dürften von dem Ausmaß abhängen, in dem innerhalb gesellschaftlicher Systeme und Subsysteme (einschließlich der Familie) Gewalt als Unterwerfung, Bestrafung und Kränkung zugelassen ist und stattfindet. – Gesellschaftliche Normentwicklungen entscheiden ohnehin darüber, unter welchen Voraussetzungen und in welcher Form Aggression gebilligt oder mißbilligt wird. Zur Sozialisation gehört es also auch, zwischen unerlaubter und erlaubter Aggression unterscheiden zu lernen. Die jeweilige staatliche Organisation verlangt und unterstützt nicht nur Kontrolle der Aggression, sondern erlaubt sie auch bei Einhaltung bestimmter Regeln und bei offiziellen Rechtfertigungen (Gehorsam, Solidarität) (vgl. HACKER 1973).

Lerntheoretische Aggressionstheorien stehen – trotz anderer Behauptungen – nicht im Gegensatz zu den Annahmen einer Antriebsenergie und deren Erscheinungsformen. Sie können verständlich machen, wie es zu defensiven und destruktiven Erscheinungsformen kommt und in welchen Situationen sie auftreten. Auch die lerntheoretischen Erklärungen setzen im übrigen Bereitschaften voraus, die das Erlernen aggressiven Verhaltens begünstigen. Es wird außerdem auch eine *angstmotivierte, expressive* Aggression beschrieben (FÜRNTRATT 1974). Bei PETERMANN u. PETERMANN (1984) wird ein Kreislauf derartiger angstbedingter Aggression dargestellt (Abb. 6.15).

Beim Erlernen aggressiver Verhaltensweisen werden *Verstärkungslernen, Modellernen* und *Selbstverstärkung* wirksam (vgl. BANDURA 1979). Aggressives Verhalten wird verstärkt, (1) wenn damit Forderungen erfolgreich durchgesetzt werden, Anerkennung und Beachtung bewirkt werden oder das Opfer u. U. mit Leidensäußerungen dazu beiträgt, (2) wenn damit Bedrohungen erfolgreich abgewehrt oder Angst und Ärger abgebaut werden (negative Verstärkung), (3) wenn dem Verhalten durch bedeutsame Erwachsene stillschweigend-duldend oder offen zugestimmt wird (vgl. ROSS 1982). Am Modell wird aggressives Verhalten entweder durch Imitation einzelner Aggressionshandlungen gelernt oder aber in komplexen Verhaltens-

---

* Engl.: *aggressiveness*
** Engl.: *aggressivity*

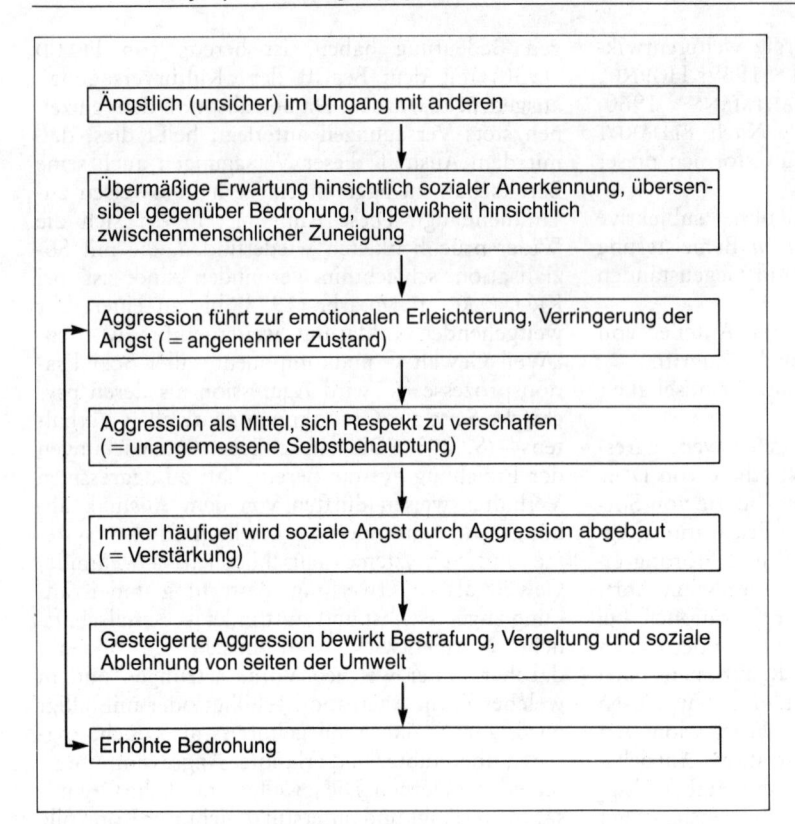

6 Symptomatologie psychischer Störungen im Kindes- und Jugendalter

Abb. 6.**15** Kreislauf angstbedingter Aggression (nach *Petermann* u. *Petermann* 1984).

```
┌─────────────────────────────────────────────────────────────┐
│   Ängstlich (unsicher) im Umgang mit anderen                │
└─────────────────────────────────────────────────────────────┘
                          ↓
┌─────────────────────────────────────────────────────────────┐
│   Übermäßige Erwartung hinsichtlich sozialer Anerkennung,   │
│   übersensibel gegenüber Bedrohung, Ungewißheit hinsichtlich│
│   zwischenmenschlicher Zuneigung                            │
└─────────────────────────────────────────────────────────────┘
                          ↓
┌─────────────────────────────────────────────────────────────┐
│   Aggression führt zur emotionalen Erleichterung,           │
│   Verringerung der Angst ( = angenehmer Zustand)            │
└─────────────────────────────────────────────────────────────┘
                          ↓
┌─────────────────────────────────────────────────────────────┐
│   Aggression als Mittel, sich Respekt zu verschaffen        │
│   ( = unangemessene Selbstbehauptung)                       │
└─────────────────────────────────────────────────────────────┘
                          ↓
┌─────────────────────────────────────────────────────────────┐
│   Immer häufiger wird soziale Angst durch Aggression        │
│   abgebaut ( = Verstärkung)                                 │
└─────────────────────────────────────────────────────────────┘
                          ↓
┌─────────────────────────────────────────────────────────────┐
│   Gesteigerte Aggression bewirkt Bestrafung, Vergeltung und │
│   soziale Ablehnung von seiten der Umwelt                   │
└─────────────────────────────────────────────────────────────┘
                          ↓
┌─────────────────────────────────────────────────────────────┐
│   Erhöhte Bedrohung                                         │
└─────────────────────────────────────────────────────────────┘
```

strukturen, mit denen das Modell erfolgreich (stellvertretende Verstärkung) erscheint. Aggressive Verhaltensweisen von Eltern können auf zweifache Weise zur Entstehung aggressiven Verhaltens bei ihren Kindern beitragen: Einmal als Modell und zum anderen durch das Auslösen angstmotivierter Aggression (s. o.). – Selbstverstärkung findet statt, wenn Aggressionen in Übereinstimmung mit den Vorstellungen und Maßstäben für das eigene Handeln erlebt werden („Ich lasse mir nichts gefallen." „Wo ich erscheine, gibt es keinen Widerspruch.").

Begünstigt werden aggressive Handlungen dabei aber nachweislich durch eine Reihe situativer Bedingungen: Frustration, Anonymität in einer Gruppe, vermeintliche Rechtfertigungen (z. B. gegenüber Außenseitern oder durch Vorschläge oder Anordnungen bedeutsamer Personen), Hinweisreize (aggressive Redensarten) und durch unmittelbare Wirkungen aggressiver Darstellungen in Massenmedien (vgl. u. a. SCHMIDT-MUMMENDEY 1972; NOLTING 1978).

Bedingungsanalytische Erklärungen bringen verschiedene Ansätze miteinander in Verbindung (KAUFMANN 1965; vgl. auch NOLTING 1978): Aktuelle aggressionsfördernde und aggressionshemmende Bedingungen; Voraussetzungen der Situationsbewertung (Bedürfnisse und Befinden); Verstärkungsvorgeschichte (aggressive Gewohnheitsstärke); individuelle Voraussetzungen sozialer Wahrnehmungen und Verpflichtungen; individuelle Voraussetzungen der Reaktionskontrolle und Reaktionsintensität.

Lerntheoretische Erklärungen haben trotz begrenzter Reichweite den Vorteil, daß sich von ihnen praktikable und erfolgversprechende Handlungspläne für eine pädagogische und therapeutische Einflußnahme auf aggressives Verhalten entsprechender Entstehungsgeschichte ableiten lassen (vgl. u. a. NOLTING 1978; DUTSCHMANN 1982; PETERMANN u. PETERMANN 1984).

Umstritten ist, womit zu erklären ist, daß mißbilligtes aggressives Verhalten bei Jungen wesentlich häufiger registriert und mit Interventionen beantwortet wird als bei Mädchen. Bei einer ausschließlich lerntheoretischen Erklärung müßte man dem Modellernen aggressiven Verhaltens bei Jungen sehr hohe Bedeutung beimessen und bei Mädchen demgegenüber ein Erlernen von Nachgiebigkeit, aber wohl auch flexiblere Verfügung über konstruktive Problemlösungsmöglichkeiten annehmen. Ob dies ausschließlich im Rahmen sozial definierter Geschlechtsrollen zu verstehen ist oder ob auch unterschiedliche Reaktionsintensitäten zugrunde liegen, ist nicht genügend geklärt. Jedenfalls werden bei Feldstudien für destruktives Verhalten Unterschiede von etwa 1:3 (SHEPHERD u. Mitarb. 1973) und bei Inanspruchnahmepopulationen von 1:7 angegeben (PETERMANN u. PETERMANN 1984).

Tiefenpsychologische und lerntheoretische Erklärungen der Aggression stellen anhaltend aggressives Verhalten in lebens- und lerngeschichtliche Zusammenhänge. Vermutlich kann Aggressivität ihren Ursprung sowohl in frühen frustrierenden Erfahrungen mit Unsicherheit, Angst, Ohnmacht und Kränkung haben als auch in aggressiven elterlichen Modellen, unzulänglichen innerfamiliären Verhaltensregelungen sowie willkürlichen Belohnungen und Bestrafungen.

Dies sind indessen allgemeine Erklärungsmuster, mit denen man sich nur dann zufrieden geben kann, wenn die Entstehungsbedingungen nicht vom Verhalten her rückschließend einfach unterstellt und scheinbar bestätigt werden, sondern wenn der lebens- oder lerngeschichtliche Zusammenhang sich tatsächlich nachverfolgen und -vollziehen läßt. Aggressives Verhalten kann beim einzelnen Kind oder Jugendlichen auch in Bedingungszusammenhängen (vgl. KAUFMANN 1965) auftreten, in denen andere Einflüsse ausschlaggebende Bedeutung haben. Als Beispiele lassen sich anführen:

– Aggressionen bei sonst überangepaßten, gehemmten, durchsetzungsschwachen Kindern: Es handelt sich um *Durchbrüche bei neurotischen Entwicklungen*. Bei innerer oder äußerer Bedrängnis, bei Kränkung oder Bedrohung kann die Kontrolle der aggressiven Energien nicht mehr aufrechterhalten werden. Expressive, vor allem aber defensive Aggressionen können dann ein bedrohliches Ausmaß an Destruktivität annehmen, da kaum Erfahrung mit den eigenen Reaktionsintensitäten vorhanden ist. Wenn unter solchen Voraussetzungen Kinder Körperverletzungen, Jugendliche u. U. Totschlag begehen, führen diese Handlungen zunächst oft zu einer völligen Fehleinschätzung ihrer Persönlichkeitsentwicklung.

– Aggressionen als *Verarbeitungsform bei depressiven Zuständen*: Kinder häufiger als Jugendliche (allerdings auch Erwachsene) schreiben den Personen ihrer engeren Umgebung Verantwortung für ihr eigenes unglückliches Befinden zu und richten gegen diese dann oft heftige verbale oder auch tätliche Aggressionen. Verbale Aggressionen oder zerstörerisches Verhalten sind außerdem ein Weg, der Verzweiflung über den eigenen Zustand Ausdruck zu geben und kurzfristige Entlastung zu bewirken. Bei Kindern sind es zumeist die Mütter – als für ihr Wohlbefinden verantwortlich –, die dann einem Wechsel von wütenden Aggressionen und hilfesuchender Anklammerung ausgesetzt sind. – Der Ort, an dem die expressive, entlastende Aggression in Erscheinung tritt, kann aber auch außerhalb der Familie, z. B. in der Schule, liegen. Häufiger bleibt dort jedoch das Verhalten bei depressiven Zuständen angepaßt, sofern die Schule überhaupt noch aufgesucht werden kann.

– Aggressionen bei *abweichender sozialer Wahrnehmung*: Bei nicht wenigen Kindern hat das wiederholte aggressive Verhalten aus ihrer eigenen Sicht eine – nicht nur vorgeschobene – verteidigende Bedeutung. DODGE (1980) sowie DODGE u. NEWMAN (1981) konnten feststellen, daß aggressive Kinder vorwiegend feindliche Reize wahrnehmen und sogar neutrale Reize eher als feindselig bewerten (ähnlich NASBY u. Mitarb. 1980). Eine entsprechende Veränderung in der Wahrnehmung der *kritischen Distanz* (ethologisch: die Nähe, die Verteidigung oder Flucht auslöst) findet sich bei Kindern mit umschriebenen Funktionsschwächen des Zentralnervensystems bzw. mit bestimmten Teilleistungsstörungen. Ihre Fehleinschätzung von Annäherung als Bedrohung oder Beeinträchtigung und ihre verteidigenden Aggressionen haben einen unglücklichen Kreislauf zur Folge: Ihr so begründetes aggressives Verhalten führt zu Ablehnung und zur Bedrohung, die dann ihre Befürchtungen wiederum zu rechtfertigen scheinen. In einen derartigen Kreislauf können allerdings auch Kinder mit aggressivem Verhalten anderer Entstehung geraten.

– Aggressionen bei *hirnorganischen Anfallsleiden*: Bei Dämmerattacken und in Dämmerzuständen kann es zu ziellosen wie zielgerichteten Aggressionen kommen. Aggressivität ist aber auch als Korrelat hirnorganischer Krampfbereitschaft ohne Anfallsmanifestationen beschrieben worden (vgl. u. a. NISSEN 1980).

– Aggressionen bei *Residualzuständen nach Enzephalitis* oder *Schädel-Hirn-Verletzungen:* Unter den Wesensänderungen nach entzündlichen oder traumatischen Schädigungen des Zentralnervensystems kommt eine vermehrte und anhaltende Bereitschaft zu Aggressionen sowohl beim *Stammhirnsyndrom* (STUTTE 1960) als auch unspezifisch durch Einbußen an kognitiver Kontrolle (Situations- und Folgenbeurteilung) sowie durch depressive Wesensänderungen (s. o.) vor.

Geht man davon aus, daß aggressivem Verhalten letztlich selbsterhaltende Antriebsenergien zugrunde liegen, darf man Aggression – selbst destruktive Aggression – bei Kindern und Jugendlichen ebensowenig nur unter psychopathologischen oder lern- und bedingungsanalytischen Gesichtspunkten wie etwa nur unter moralisch verurteilenden Gesichtspunkten betrachten. Aggressives Verhalten kann auch eine Antwort, der Versuch einer Einflußnahme auf Lebensumstände sein, die unerträglich erscheinen und für die es konstruktive Veränderungsmöglichkeiten nicht zu geben scheint.

Nicht weiter erörtert wurden hier die Bedeutung von Aggressionen im Rahmen von Spielhandlungen und unter sportlichen Reglements sowie Aggressionen, die dazu dienen, den Verhaltensspielraum gegenüber anderen abzustecken (Erkundung: Wie weit kann ich gehen?).

Angesichts solch vielfältiger Bedingungen, unter

denen aggressives Verhalten zustande kommen kann, ist bei Vorhersagen für die weitere Entwicklung größte Vorsicht angebracht. Längsschnittstudien, aus denen Prognosekriterien hergeleitet worden sind, legen z. T. nur die Erscheinungsformen der Aggressivität zugrunde und berücksichtigen kaum die jeweiligen Bedingungen und die Einflußnahme. Nach LOEBER (1981) sind die Aussichten ungünstig, wenn destruktiv aggressives Verhalten schon im Vorschulalter häufig ist, wenn verschiedenartige Erscheinungsformen von Aggression nebeneinander auftreten und wenn aggressives Verhalten zugleich in mehreren Umweltbereichen auftritt.

Entwendungen

Die Normen unserer zivilisierten Kultur gestehen dem einzelnen grundsätzlich zu, über Gegenstände, Land und in der Vergangenheit auch Personen ausschließlich zu seinem eigenen Nutzen zu verfügen. Sie schützen das Eigentum vor dem gewaltsamen oder heimlichen Zugriff anderer. Sonst aber sind den Möglichkeiten, das Eigentum durch wertsteigernde Leistungen, durch Ansammeln von Leistungsvergütungen oder durch vorteilhaften Tausch zu vermehren, nur wenig Grenzen gesetzt. Vielmehr ist es zugelassen, durch Mehrbesitz Einfluß zu nehmen und Macht über andere auszuüben. Eigentum ist weitgehend maßgeblich dafür, wer als überlegen und wer als unterlegen gilt. Damit ist ein ständig wirksamer Beweggrund vorhanden, sein Eigentum zu vermehren. Regelung der Verteilung (z. B. durch Vorteilsbeschränkungen), Regelung der Besitzansprüche und Schutz des Eigentums beschäftigen in großem Umfang die Gesetzgebung und bestimmen weitgehend politische Ziele und Auseinandersetzungen.

Diese uns selbstverständliche Bedeutung des individuellen Eigentums gilt keineswegs für alle Kulturen. Gemeinschaftliches Eigentum oder an das individuelle Eigentum gebundene Verpflichtungen können von verschiedenartigen Normen bestimmt werden. Es ist ein recht wichtiger Vorgang der Sozialisation, sich die jeweiligen Eigentumsregelungen anzueignen. Grundlegend geschieht dies in unserer Kultur im Verlauf der innerfamiliären Sozialisation. Es müssen aber darüber hinaus weitere, z. T. komplizierte Regelungen erlernt werden, aus deren Übertretung sich Tatbestände wie Veruntreuung, Betrug u. ä. ergeben. – Von vornherein prägt sich dabei aber nicht nur die Bedeutung fremden Eigentums ein, sondern auch die des eigenen Eigentums. Während einerseits den Wünschen nach Verfügung insbesondere über Gegenstände Grenzen gesetzt werden, wird andererseits auch die Intensität des Besitzstrebens angeregt. Dieses von vornherein angelegte Spannungsverhältnis ist wohl der Grund dafür, daß das Vertrauen der Gesellschaft in die erworbene Innensteuerung des Besitzverlangens nicht sehr hoch ist und daß deswegen für Eigentumsübergriffe in Vergangenheit und Gegenwart inoffiziell und offiziell Sanktionen angedroht werden, die häufig in keinem Verhältnis zu Beweggründen und Schaden stehen. Dem entspricht nun allerdings auch, daß unter der selbstberichteten wie unter der registrierten Delinquenz Eigentumsdelikte den weitaus größten Anteil haben (Bundesrepublik Deutschland 1984: schwerer Diebstahl 36,4%, einfacher Diebstahl 26,2% aller registrierten Straftaten). Das gilt ganz besonders für Kinder, bei denen 1978 Diebstähle bei den Jungen 81,3% und bei den Mädchen 84,8% aller angezeigten Tatbestände ausmachten.

Beim Aneignen der Eigentumsregeln gibt es eine Reihe von Problemen: Zum einen sind die Besitzregelungen, die ein Kind innerhalb der Familie erlernt, nicht einfach auf Außenverhältnisse zu übertragen. Innerhalb der Familie gibt es z. B. viele Gegenstände, die gemeinschaftlich zur Verfügung stehen, und es wird außerdem auch Teilen und Abgeben als sozial erwünschtes Verhalten vermittelt. Im Kindergarten sollen Kinder dann bereits deutlichere Besitzabgrenzungen einhalten. Verstöße werden in diesem Alter allerdings zumeist damit erklärt und entschuldigt, daß konformes Verhalten erst noch erlernt werden muß. – Zum anderen nehmen Kinder auch wahr, daß fremde Sachen von ihren Eigentümern auf sehr unterschiedliche Weise gehütet und geachtet werden. Wenn öffentliches Eigentum vernachlässigt wird oder wenn Waren (z. B. in Selbstbedienungsläden) ungeschützt angeboten werden, dann kann dies auch die Orientierung über die Bedeutung eigenen Besitzes und die Bedeutung fremden Eigentums erschweren.

Dies läßt erwarten, was Untersuchungen zur selbstberichteten Delinquenz bestätigen (Dunkelfelduntersuchungen, vgl. u. a. REMSCHMIDT u. Mitarb. 1975), daß es nämlich nur wenige Kinder gibt, die nicht irgendwann im Verlauf ihrer Entwicklung Entwendungen begangen haben. Allerdings fallen offenbar wiederum die wenigsten damit auf. SHEPHERD u. Mitarb. (1973) bekamen bei einer Befragung von Eltern jedenfalls nur in Einzelfällen Diebstähle der Kinder mitgeteilt. Allerdings wurde häufiger berichtet, daß sich die Kinder wenigstens ein- oder zweimal unerlaubt an anderer Leute Sachen bedient hätten (29% der zur Stichprobe gehörigen Jungen und 17% der Mädchen mit den jeweils höchsten Quoten bei den 5- bis 6jährigen und bei den 11- bis 12jährigen).

Entwendungen können offensichtlich, obwohl allgemein verurteilt, nicht ohne weiteres als „Störungen des Sozialverhaltens" angesehen werden. Tatsächlich müßten sie dazu ja auch zumindest entdeckt worden sein. Ein erhöhtes Risiko der Entdeckung geht aber auf weitere Bedingungen zurück, unter denen neben der Häufigkeit der Entwendungen Eigenschaften und Situation des Kindes oder Jugendlichen von Bedeutung sind. Unzulängliche Situationsbeurteilung kann zu unvorsichtigem Vorgehen, verborgenes Bestrafungsbedürfnis zu selbstverräterischen Spuren, unbedachter Gebrauch der entwendeten Gegenstände (Prahlen, Verschenken) zur unmittelbaren Entdeckung führen. Es lassen natürlich aber auch wiederholte Erfolge unvorsichtig werden.

Wenn im DSM-III eine Zuordnung zur Kategorie *Störungen des Sozialverhaltens* erst erlaubt ist (s. o., Abschnitt „Probleme der Klassifikation", S. 461), wenn es sich um wiederholte oder anhaltende Verhaltensweisen während der zurückliegenden 6 Monate handelt, dann ist dies zumindest ein äußeres Kriterium auch für die Bedeutung von Entwendungen.

Der Stellenwert eines Eigentumsdeliktes, auch einer einzigen bekanntgewordenen Entwendung im Entwicklungsverlauf eines Kindes oder Jugendlichen, ergibt sich aber vor allem aus den Beweggründen und deren Zusammenhängen, aus den Gründen für Selbstrechtfertigung oder Selbstverurteilung und aus den Reaktionen maßgeblicher Personen der Umgebung.

Gerade die bekannt gewordenen Entwendungen zeigen deswegen nicht selten Probleme an, für die entweder keine sozial gebilligten Lösungsmöglichkeiten vorhanden zu sein schienen oder für die es aufgrund von Vorerfahrungen als Lösung nahelag, etwas an sich zu bringen.

Als Beispiele lassen sich anführen:

– *Entwendungen, um Ansehen zu gewinnen.* Kinder und Jugendliche, die um ihr Ansehen in der Gleichaltrigengruppe besorgt sind, können Gegenstände entwenden, um ihren Mut zu beweisen, oder auch nur, weil sie sich entsprechenden Vorschlägen oder gar erpresserischen Forderungen nicht widersetzen mögen.

– *Entwendungen, um Zuneigung zu erhalten.* Ähnlich sind Situation und Beweggründe auch dann, wenn Kinder Geld oder Gegenstände nur entwenden, um Geschenke – zumeist für Gleichaltrige, manchmal aber auch für bedeutsame erwachsene Personen – machen zu können.

– *Entwendungen, um Beachtung zu erhalten.* Gelegentlich erleben Kinder die Entdeckung einer Entwendung gar nicht als ein besonders beschämendes Ereignis, sondern als Anlaß für ungewohnte Beachtung durch wichtige erwachsene Personen. Wenn es ihnen so scheint, als sei diese Beachtung anders nicht zu erreichen, kann dies zu einem Beweggrund für die Wiederholung von Entwendungen werden.

– *Entwendungen, um Unzufriedenheit zu beschwichtigen.* Enttäuschungen neurotischer Erwartungen, vor allem aber auch depressive Veränderungen des Befindens können zu einem ausgeprägten, manchmal sehr plötzlich anwachsenden Bedürfnis führen, sich etwas einzuverleiben (orale Gier) oder etwas an sich zu bringen. Dies kann sich zunächst in Kaufwünschen, wenn diese aber nicht erfüllbar erscheinen, auch in Entwendungen vor allem von Süßigkeiten, Kleidungsstücken oder Geld äußern. Unter anderem spielt dies eine Rolle bei Ladendiebstählen während einer Anorexia nervosa oder während kurzfristiger depressiver Verstimmungen.

– *Entwendungen bei Gefühlen von Unsicherheit und Verlassenheit.* Tatsächliche Verlassenheit oder tiefgehende Unsicherheit bei depressiven Zuständen können zu Entwendungen veranlassen, deren Sinn dann offensichtlich darin liegt, sich materieller Sicherheitsgrundlagen zu vergewissern. Deswegen werden bei solchen Beweggründen die entwendeten Gegenstände oft weder benutzt noch verbraucht, sondern – manchmal auf ganz unsinnig erscheinende Weise – gehortet (Geld, aber z. B. auch Fahrräder).

– *Entwendungen, um sich einer Person zu vergewissern.* Es geht auf magisches Denken zurück, wenn Kinder und auch Jugendliche Gegenstände von Personen entwenden, denen ihre besondere – aber dann zumeist nicht erwiderte – Zuneigung gilt. Ungeachtet der Möglichkeit, dadurch gerade deren Mißbilligung zu erfahren, steht dabei dann der Gewinn des *pars pro toto* ganz im Vordergrund der Vorstellungen.

– *Entwendungen, um eine Person zu treffen.* Entwendungen können natürlich auch Rachegefühle oder den Wunsch, z. B. einen Elternteil damit zu verletzen, zum Beweggrund haben. Mißlich ist, daß dieser Erfolg eigentlich immer sicher ist.

Die Beispiele lassen erkennen, daß sich natürlich auch Beweggründe miteinander verbinden oder auseinander hervorgehen können.

Sogenannte Schulverweigerung

Schulvermeiden wird hier deswegen abgehandelt, weil es zumeist als eine wichtige Regelübertretung angesehen wird und, als „Schulschwänzen" deklariert, in Klassifikationen unter dem Oberbegriff „Störungen des Sozialverhaltens" zu finden ist. Auch der teilweise gebräuchlich gewordene Begriff „Schulverweigerung" bringt nicht viel anderes als eine Sichtweise auf die Regelverletzung zum Ausdruck. Es ist aber gerade diese die Nomenklatur bestimmende Sichtweise, die häufig Klärung und Verständnis der Hintergründe eines nicht durch körperliche Krankheit bedingten Fernbleibens von der Schule verhindert. Als Oberbegriff für die verschiedenen Formen und Entstehungszusammenhänge eignet sie sich als Begriff, der ohne eine Motivzuschreibung lediglich den Sachverhalt benennt, nur *Schulvermeiden* (SPECHT 1984).

Schulvermeiden ist ein Beispiel dafür, wie ein Verhalten deswegen äußerst bedenklich erscheint, weil es in einem öffentlichen System in Erscheinung tritt und dessen Selbstverständnis und Bedeutung in Frage stellt. Die Aufmerksamkeit richtet sich dann zunächst fast nur auf eben den Sachverhalt des Fernbleibens von der Schule, und das Bemühen geht darum, fast um jeden Preis – und sei es durch äußeren Zwang – den Schulbesuch wieder herbeizuführen. Dahinter steht ein Verständnis von *Schulpflicht,* bei dem vor allem an die Disziplinierungsfunktion gegenüber den Schülern gedacht wird, nicht aber an die ursprüngliche Pflicht der Erwachsenen, den *Lernanrechten* der Kinder zu entsprechen, d. h. ihnen den Besuch der Schule zu ermöglichen.

Während regelmäßiger Schulbesuch in Wirklichkeit die Ausnahme ist (die meisten Schüler fehlen an 10 oder mehr Tagen des Jahres beim Unterricht) und auch nicht die allein ausschlaggebende Voraussetzung des Lernerfolges ist, wird regelmäßiger Schulbesuch als Maßstab sozialer Anpassung bewertet, und es wird so verfahren, als könne Lernen nicht auch ohne die Organisationsform Schule stattfinden.

Schulvermeiden beruht zumeist auf *Unlust* oder *Angst* oder auf beidem. *Unlust* an der Schule bedeutet, daß die Schule für den einzelnen Schüler an Anziehungskraft verloren hat. Das regelmäßige Zusammentreffen mit Gleichaltrigen, die zugelassene Distanz von Eltern und Familie, Neuigkeiten aller Art und neue Beziehungen sowie die Teilnahme an Öffentlichkeit macht nämlich Schule für die meisten Schüler trotz aller Belastungen und Enttäuschungen anziehend. Dies trifft allerdings für Kinder aus benachteiligten Bevölkerungsgruppen, die sich in der Schule oft ungewohnten Anpassungs- und Beziehungsformen gegenübersehen, manchmal schon vom Schuleintritt an nicht zu. Bei anderen gewinnen – vor allem am Beginn der Adoleszenz – zeitweilig oder auch länger anhaltend Orte und Ereignisse außerhalb der Schule größere Anziehungskraft, oder einzelne der genannten Beweggründe verlieren nach und nach ihre Bedeutung.

Angst vor einzelnen Unterrichtsstunden und -tagen oder vor der Schule überhaupt kann hervorgerufen werden durch tatsächlich oder vermeintlich unerfüllbare Anforderungen, durch verunsichernde und kränkende Bewertungsvorgänge, aber auch durch Verhaltensweisen von Mitschülern oder Lehrkräften, die als feindselig oder verwirrend erlebt werden.

Eine besondere Form des Schulvermeidens, derentwegen Kinder- und Jugendpsychiater in Anspruch genommen werden, ist das *schulphobische Verhalten.* Von phobischem Verhalten zu sprechen rechtfertigt sich damit, daß sich die zum Vermeiden der Schule zwingende Angst nicht allein mit den tatsächlichen äußeren Umständen erklären läßt. *Schulphobisches Verhalten* ist gekennzeichnet durch ein Ausmaß von grundlegender Unsicherheit und von existentieller Angst, bei dem trotz aller Lernbereitschaft und trotz aller guten Vorsätze die Schule nicht mehr aufgesucht werden kann. Gelingt es, die Schule zu betreten, wird der Aufenthalt dort zwar manchmal weniger belastend erlebt, als zuvor befürchtet wurde. Die unüberwindlich erscheinende Angst wird aber durch Zwangsmaßnahmen nur vermehrt, so daß auch schon der Suizid als letzter Ausweg gesehen und gewählt wurde.

Das Ausmaß der Angst beruht beim schulphobischen Verhalten zumeist auf einer Verschränkung von Kränkungs- bzw. Entwertungsängsten mit Trennungsängsten (Ängsten vor Verlust oder Bedrohung der Sicherheitsgrundlagen). Diese Verschränkung von Ängsten erklärt sich mit dem Zusammentreffen von Entstehungsbedingungen aus mehreren Dimensionen. Es sind auf jeweils sehr unterschiedliche Weise Eigenschaften des Kindes (z. B. Labilität der Stimmungsregulation, Teilleistungsschwächen), Besonderheiten der familiären Beziehungen (z. B. besondere Abhängigkeit von Sicherheit und Selbstwertbestätigungen, Zwiespältigkeit der Beziehungen, Stellung am Ende der Geschwisterreihe) sowie Erfahrungen in der Schule (Kränkungen durch Mißerfolge, Ablehnung, Konflikte sowie Beziehungsverwirrung) beteiligt. Die häufig verwandte Bezeichnung „Schulphobie" erweckt dabei den irrtümlichen Eindruck einer einheitlichen Entstehungsweise und ist hier deswegen durch *schulphobisches Verhalten* ersetzt worden.

Die vielfach beschriebene Konstellation zwiespältiger Beziehungen zwischen Mutter und Kind, wenn bei beiderseitig ausgeprägten Abhängigkeiten zugleich auch Abgrenzungs- und Verselbständigungsbestrebungen vorhanden sind, ist noch am ehesten bei schulphobischem Verhalten im Grundschulalter anzutreffen. Allerdings sind auch dann jeweils weitere Bedingungen beteiligt, ehe es zu unüberwindlicher Angst vor der Schule kommt. – Bei älteren Kindern und bei Jugendlichen sind oft depressive Veränderungen des Befindens eine ausschlaggebende Bedingung. Der depressive Zustand hat dann nicht selten auch schon während der Ferien eingesetzt oder tritt deutlich mit weiteren Symptomen (Beeinträchtigungen der Aktivität, Schlaf- und Eßstörungen usw.) in Erscheinung, denen gegenüber aber zunächst nur das schulphobische Verhalten ausreichende Beachtung findet.

In einer Übersicht (Tab. 6.14) werden die wesentlichen Erscheinungsformen des Schulvermeidens miteinander verglichen. Sie läßt noch einmal erkennen, daß Schulvermeiden nicht schlechthin als Störung des Sozialverhaltens klassifiziert werden kann. Das ist allerdings auch nicht so vorgesehen. Im MAS lassen sich Schulangst und schulphobisches Verhalten den *Spezifischen emotionalen Störungen des Kindes- und Jugendalters mit Angst und Furchtsamkeit* (313.0) zuordnen. Im DSM-III würde schulphobisches Verhalten unter *Separation anxiety disorder* (309.21) fallen. Allerdings wird auch dort der Versuch unternommen, noch weitere Unterscheidungen zwischen *School refusal* ausschließlich aus Trennungsangst und anderen Formen mit zusätzlicher Symptomatik zu treffen.

Tabelle 6.14 Bedingungen und Erscheinungsformen des Schulvermeidens

Unmittelbare Entstehung	Bezeichnung	Einstellungen		Verlauf
		Kind	Eltern	
Eltern halten Kind der Schule fern	Verstoß gegen Schulpflicht (Schulverweigerung im engeren Sinne)	fraglich	gegen Schulbesuch	
Kind bevorzugt andere Tätigkeiten und Aufenthalte	„Schulschwänzen"	gegen Schulbesuch	keine Kenntnis	wechselnder Schulbesuch
Furcht vor Bewertungsvorgängen oder Beziehungsprobleme in der Schule	Schulangst	möchte lernen	haben Kenntnis	wechselnder Schulbesuch
Verschränkung von Trennungs- und Kränkungsbefürchtungen	schulphobisches Verhalten	möchte lernen	haben Kenntnis	anhaltendes Schulvermeiden

Literatur

Adler, S.: Studie über die Minderwertigkeit von Organen. Urban & Schwarzenberg, Wien 1907
American Psychiatric Association: Diagnostic and Statistical Manual of Mental Disorders (DSM-III), 3. Aufl. APA, Washington 1980
Bandura, A.: Aggression. Klett-Cotta, Stuttgart 1979
Bittner, G., C. Ertle, V. Schmid: Schule und Unterricht bei verhaltensgestörten Kindern. In: Sonderpädagogik 4, Gutachten und Studien der Bildungskommission. Deutscher Bildungsrat. Klett, Stuttgart 1974
Buckle, D., S. Lebovici: Les centres de guidance infantile. Sér. d. Monograph. Nr. 49, WHO, Genf 1958 (Deutsche Übersetzung: Leitfaden der Erziehungsberatung. Vandenhoeck & Ruprecht, Göttingen 1960)
Bundeskonferenz für Erziehungsberatung: Basisdokumentation für Beratungsstellen für Kinder, Jugendliche und Eltern (Fassung vom 01.03.1984). Fürth 1984
Chess, S.: Genesis of behaviour disorders. In: Modern Perspectives in International Child Psychiatry, hrsg. von J. G. Howells. Oliver & Boyd, Edinburgh 1969 (S. 61)
Chess, S., M. Hassibi: Principles and Practice of Child Psychiatry. Plenum Press, New York 1978
Copel, S. L.: Behaviour Pathology of Childhood and Adolescence. Basic Books, New York 1973
Correll, W.: Pädagogische Verhaltenspsychologie. Reinhardt, München 1965
Deutscher Bildungsrat – Empfehlungen der Bildungskommission: Zur pädagogischen Förderung behinderter und von Behinderung bedrohter Kinder und Jugendlicher. Bonn 1973
Deutscher Bundestag – Unterrichtung durch die Bundesregierung: Anhang zum Bericht über die Lage der Psychiatrie in der Bundesrepublik Deutschland – Zur psychiatrischen und psychotherapeutisch/psychosomatischen Versorgung der Bevölkerung. Drucksache 7/4201. Bonn 1975
Deutscher Bundestag – Unterrichtung durch die Bundesregierung: Bericht über Bestrebungen und Leistungen der Jugendhilfe – Fünfter Jugendbericht. Drucksache 8/3685. Bonn 1980
Dodge, K. A.: Social cognition and children's aggressive behavior. Child Develop. 51 (1980) 162
Dodge, K. A., I. P. Newman: Biased decision-making process in aggressive boys. J. abnorm. Psychol. 90 (1981) 375

Dohrenwend, B. P., B. Snell Dohrenwend: Sozialer Status und psychische Störungen: Bestandsaufnahme epidemiologischer Forschung. In: Verhaltensstörungen und Sozialstruktur, hrsg. von H. Keupp. Urban & Schwarzenberg, München 1974
Dollard, J., L. W. Doob, N. E. Miller, O. H. Mowrer, R. R. Sears: Frustration and aggression. Yale University Press, New Haven 1939
Dutschmann, A.: Aggressivität bei Kindern. Modernes Lernen, Dortmund 1982
Elhardt, S.: Über gesunde und neurotische „Aggression". Z. Psychosom. Med. 14 (1968) 175
Fenichel, O.: Psychoanalytische Neurosenlehre. Olten, Freiburg, Bd. I 1974, Bd. II 1975, Bd. III 1977
Feshbach, S.: The function of aggression and the regulation of aggressive drive. Psychol. Rev. 71 (1964) 257
Freud, S.: Jenseits des Lustprinzips (1920). Gesammelte Werke, Bd. XIII. Imago, London 1946
Freud, S.: Das Unbehagen an der Kultur (1930). Gesammelte Werke, Bd. XIV. Imago, London 1946
Fromm, E.: Anatomie der menschlichen Destruktivität. Rowohlt, Reinbek b. Hamburg 1977
Fürntratt, E.: Angst und instrumentelle Aggression. Beltz, Weinheim 1974
Glötzl, H.: Das habe ich mir gleich gedacht. Beltz, Weinheim 1979
Hacker, F.: Aggression. Rowohlt, Reinbek b. Hamburg 1973
Hartmann, H.: Ich-Psychologie und Anpassungsproblem. Klett, Stuttgart 1960
Havers, N., Peterhoff, K.: Klassifikation der Verhaltensstörungen. Fernuniversität Hagen 1984
Horney, K.: Der neurotische Mensch unserer Zeit. Kindler, München 1951
Kaufmann, H.: Definitions and methodology in the study of aggression. Psychol. Bull. 64 (1965) 351
Koehler, K., H. Saß: Diagnostisches und Statistisches Manual Psychischer Störungen DSM-III (Deutsche Bearbeitung). Beltz, Weinheim 1984
Kohut, H.: Überlegungen zum Narzißmus und zur narzißtischen Wut. Psyche 27 (1972) 513
Kornadt, H.-J.: Aggressionsmotiv und Aggressionshemmung. Huber, Bern 1973
Kronberg Autorenkollektiv: Aggression, Entfremdung und gesellschaftliche Gewalt. In: Friedenserziehung in der Diskussion, hrsg. von Ch. Wulf. Frankfurt 1973
Laplane, R.: Les troubles du comportement de l'enfant. Fayard, Paris 1973

Lewis, D. O., M. Lewis, L. Unger, C. Goldman: Conduct disorder and its synonyms: Diagnoses of dubious validity and usefulness. Amer. J. Psychiat. 141 (1984) 514

Lischke, G.: Aggression und Aggressionsbewältigung. Alber, Freiburg 1973

Loeber, R.: The stability of antisocial child behavior. Psychol. Bull. 90 (1981) 547

Lorenz, K.: Das sogenannte Böse, 11. Aufl. Borotha-Schoeler, Wien 1965

Mewes, C.: Verhaltensstörungen bei Kindern. Piper, München 1971

Müller. R. G. E.: Verhaltensstörungen bei Schulkindern. Reinhardt, München 1970

Nasby, W., B. Hayden, B. M. de Paulo: Attributional bias among aggressive boys to interpret unabiguous social stimuli as display of hostility. J. abnorm. Psychol. 89 (1980) 459

Nissen, G.: Verhaltensstörungen bei Kindern. Piper, München 1971

Nissen, G.: Psychische Entwicklung und ihre Störungen. In H. Harbauer, R. Lempp, G. Nissen, P. Strunk: Lehrbuch der speziellen Kinder- und Jugendpsychiatrie, 4. Aufl. Springer, Berlin 1980

Nolting, H.-P.: Lernfall Aggression. Rowohlt, Reinbek b. Hamburg 1978

Peterander, F. P.: Verhaltensanalyse kindlicher Verhaltensauffälligkeiten. Kurseinheit 4002/1/01/S 1. Fernuniversität Hagen 1984

Petermann, F., U. Petermann: Training mit aggressiven Kindern, 2. Aufl. Urban & Schwarzenberg, München 1984

Quay, H. C.: Classification. In: Psychopathological Disorders of Childhood, 2. Aufl., hrsg. von H. C. Quay, H. S. Werry. Wiley, New York 1979 (S. 1)

Remschmidt, H., W. Merschmann, R. Walter: Zum Dunkelfeld kindlicher Delinquenz. Mschr. Krim. 58 (1975) 133

Remschmidt, H., M. Schmidt: Multiaxiales Klassifikationsschema für psychiatrische Erkrankungen im Kindes- und Jugendalter nach Rutter, Shaffer und Sturge. Huber, Bern 1977, 2. Aufl. 1986

Ross, A. O.: Psychische Störungen bei Kindern. Hippokrates, Stuttgart 1982

Schmidt, M.: Verhaltensstörungen bei Kindern mit sehr hoher Intelligenz. Huber, Bern 1977

Schmidt-Mummendey, A.: Bedingungen aggressiven Verhaltens. Huber, Bern 1972

Schultz-Hencke, H.: Der gehemmte Mensch, 3. Aufl. Thieme, Stuttgart 1969

Selg, H.: Menschliche Aggressivität. Hogrefe, Göttingen 1974

Shepherd, M., B. Oppenheim, S. Mitchell: Auffälliges Verhalten bei Kindern. Vandenhoeck & Ruprecht, Göttingen 1973

Specht, F.: Schulphobisches Verhalten – unüberwindliche Angst vor der Schule. Universität Göttingen, Informationen Juni/Juli 15, 1984

Speck, O.: Verhaltensstörungen. Psychopathologie und Erziehung. Marhold, Berlin 1979

Stern, E.: Über Verhaltens- und Charakterstörungen bei Kindern und Jugendlichen. Rascher, Zürich 1953

Steuber, H.: Zur Häufigkeit von Verhaltensstörungen im Grundschulalter. Prax. Kinderpsychol. Kinderpsychiat. 22 (1973) 246

Stutte, H.: Kinder- und Jugendpsychiatrie. In: Psychiatrie der Gegenwart, Bd. II, hrsg. von H. W. Gruhle, R. Jung, W. Mayer-Gross, M. Müller. Springer, Berlin 1960

Sullivan, H. S.: The Interpersonal Theory of Psychiatry. Norton, New York 1953

Thalmann, H.-C.: Verhaltensstörungen bei Kindern im Grundschulalter, 2. Aufl. Klett, Stuttgart 1974

World Health Organization (WHO): International Classification of Diseases, 9. Revision (ICD9). Deutsche Übersetzung: Diagnosenschlüssel und Glossar psychiatrischer Krankheiten, 5. Aufl., hrsg. von R. Degkwitz, H. Helmchen, G. Kockott, W. Mombour. Springer, Berlin 1980

Störungen des Icherlebens und der Realitätseinschätzung

Christian Eggers

Im Jahre 1898 hat DUGAS das, was unter einer Störung des Icherlebens zu verstehen sei, zu umschreiben versucht (DUGAS 1936). Er bezeichnete dieses Symptom als „aliénation de personalité" bzw. „dépersonnalisation" und verstand darunter nicht den wirklichen Verlust des Ichgefühls, sondern „nur das Gefühl des Verlusts des Ich". Das heißt, das „Ich-Sein als Seinsmöglichkeit und als Daseinsforderung" (GÖPPERT 1960) ist bei der Depersonalisation möglich, aber es wird als verändert, fremd, unvertraut erlebt. Eigenes Denken, Fühlen, Handeln und Erinnern, das Gesamt individuell-existentiellen Erlebens wird als nicht der eigenen Person bzw. dem eigenen Ich zugehörig erfahren und somit nicht als „meinhaftig" empfunden.

Mit der Störung der „Meinhaftigkeit" ist meist eine Entfremdung der Wahrnehmungswelt und damit eine Störung der „fonction du réel" (JANET 1903) verbunden. Soweit sie sich ausschließlich auf die eigene Person bezieht, spricht man von *Depersonalisation,* wenn die Außenwelt betroffen ist, von *Derealisation.* Beide Phänomene kommen in über 50% der Fälle gemeinsam vor; isolierte Depersonalisationssymptome sind etwa doppelt so häufig wie Derealisationserlebnisse (BLANKENBURG 1973).

Depersonalisation und Derealisation

Auch im Kindesalter kommen Depersonalisations- und Derealisationserscheinungen vor, sie erweisen sich auch dort bei näherer Analyse als phänomenologisch vielgestaltig und nosologisch heterogen. Der Versuch einer systematischen Ordnung nach psychopathologischen, phänomenologisch-symptomatologischen, klinischen, entwicklungspsychologischen und nosographischen Gesichtspunkten erscheint deshalb sinnvoll. Wir wenden uns zunächst dem Icherleben im eigentlichen Sinne zu. Störungen des Icherlebens bzw. des Ichgefühls zeigen sich in der Art und Weise, wie das Ich sich seiner selbst bewußt wird bzw. wie die eigenen seelischen Vorgänge als dem eigenen Ich zugehörig erlebt werden. Icherleben, Ichgefühl und Ichbewußtsein werden hier somit als Synonyma verstanden. JASPERS (1959, S. 101) stellt vier formale Merkmale des Ichbewußtseins heraus, die jeweils gestört sein können:
1. Das Aktivitätsbewußtsein (Tätigkeitsgefühl).
2. Das Bewußtsein der Einfachheit (ich bin einer im gleichen Augenblick).
3. Das Bewußtsein der Identität (ich bin derselbe wie bisher).
4. Das Ichbewußtsein im Gegensatz zum Außen und zum Andern.

Verlust des Ichgefühls

Eine erlebte Störung der Aktivität des Ich kann sich nach JASPERS (1959) in einer *Veränderung des Daseinsbewußtseins* zeigen (Entfremdung der Wahrnehmung des eigenen Körpers, subjektive Unfähigkeit zum Vorstellen und Erinnern, Gefühl der autonomen Loslösung des eigenen Wollens und Strebens, Empfindung der Gefühlshemmung). Es sind dies Erscheinungen, die eingangs zusammenfassend als *Verlust des Ichgefühls* bezeichnet worden waren.

Manche schizophrene Patienten berichten *nach* Abklingen des psychotischen Schubs, einige sogar Jahre danach, in eindrucksvollen Beschreibungen über die von ihnen empfundenen Veränderungserlebnisse. Ein im Alter von 12 Jahren erkranktes Mädchen sagte wenige Tage nach einer psychotischen Episode: „Ich weiß nicht, wie das ist, *es ist so ganz anders,* ich weiß, ich habe sehr getobt, ich habe so manche Erinnerung. Ich habe es nicht gewollt, *es kam einfach über mich,* es war alles so *unheimlich, so traumhaft.*" Hier bestehen Beziehungen zum „délire de rêverie" (HEUYER 1960), einer für Kinder charakteristischen Wahnform.

Das gleiche Mädchen sagte im Alter von 17 Jahren nach einem erneuten schizophrenen Schub: „Ich kann gar nichts sagen, *die Sache mit dem veränderten Ich hat mich ganz fertig gemacht.* Es war alles *so komisch, so verändert.*"

Ein 9jähriger Junge, der von uns 11 Jahre später nachuntersucht worden war, schilderte sein Entfremdungsempfinden u. a. so: Es sei „mit dem Sprechen manchmal merkwürdig", es sei, „als ob es ganz von alleine spreche", „als ob ich gar nicht selbst spreche". – Auch die *Welt,* in der er lebte, hatte sich für ihn verändert: „Mutti, die Welt geht unter, wo bist du denn, die Welt wird dunkel, es wird alles kleiner, ich sehe dich ja gar nicht richtig", und: „Hilfe, Hilfe, wo bin ich, das Bett fährt weg, jetzt sind wir ganz tief in der Erde drin."

Das Krankheitsbild dieses Jungen war durch ein ausgeprägtes Depersonalisationssyndrom gekennzeichnet, weshalb er

11 Wochen lang klinisch unter der Diagnose einer kindlichen Schizophrenie beobachtet worden war. Die Selbstschilderung des nunmehr 20jährigen Probanden, 11 Jahre nach dem Klinikaufenthalt, erhärtet die Diagnose eines schweren Depersonalisationssyndroms bei einer schizothymen, seelisch-asthenischen Persönlichkeit. Er sagte jetzt u. a.: „Irgendwie *rückte alles von mir ab, ich fühlte* mich so *eingeengt, es kam einfach,* daß ich schrie;" „plötzlich war *alles so ganz unwirklich", „irgendwas war, was mich entrückt hatte,* so daß *ich mir etwas anders vorkam."*

Das Nicht-mehr-Herr-über-sich-selbst-Sein, das Erlebnis der Fremdheit und Unvertrautheit des eigenen Wesens, das Gefühl des Unwirklichen und Entrücktseins, kommt in diesen Worten deutlich zum Ausdruck und vermittelt, daß der Proband in solchen Zeiten sein Dasein als beengend, verändert und beängstigend erlebt. In der Extremform, z. B. beim Melancholiker, äußert sich die Ich-Erlebensstörung in einem merkwürdigen Gefühl der Leere und der Nichtexistenz („Ich bin nicht." „Ich bin tot." „Ich fühle mich als gar nichts."). Es zeigt sich dann das „sonderbare Phänomen, daß der Mensch daseiend sein Dasein nicht mehr fühlen kann" (JASPERS 1959).
Insbesondere bei psychotisch Kranken kann zu der Veränderung des Daseinsbewußtseins eine Beeinträchtigung des *„Vollzugsbewußtseins"* (JASPERS) kommen. Darunter sind in erster Linie die Denkstörungen Schizophrener zu rechnen (Gedankenleere, Gedankenentzug, Gedankenabreißen, „gemachte" Gedanken, Gedankenbeeinflussung von außen, Gedankenlautwerden). Eine 13jährige schizophrene Patientin klagte über eine quälende „Leere im Kopf" und darüber, nicht mehr denken zu können: „Ich hatte das Gefühl, als wäre es in meinem Kopf dunkel, ich habe keine Gedanken mehr." Ein 12jähriger Junge äußerte, daß er eine „Fernwirkung" verspüre und daß ihm „Gedanken aufgezwungen" würden. Er habe auch nicht essen können, weil er eine „Fernsprechung" empfunden habe.

Spaltungserlebnisse

Zu den Icherlebensstörungen gehört ferner, daß das *Erlebnis der Einheit des Ich* verändert sein kann. Auch kindliche Schizophrene können *„Spaltungserlebnisse"* haben. („Ich bin in zwei kleine Menschlein geteilt." „Ich bin nicht mehr ich selbst." „Das Geschlecht geht entzwei." Ein 29jähriger Patient, der mit 11 Jahren erkrankt war, sagte: „Ich weiß, daß mein Ich gespalten ist", die Spaltung bestehe in „appollinisch und dionysisch", zwischen „Tiefe und Oberflächlichkeit".) Auch *„Verdoppelungserlebnisse"* sind möglich. (Ein 13jähriges psychotisches Mädchen mit dem Namen „Gisela" sagte: „Die kleine Gisela ist in der großen Gisela drin.") Die in diesen Beispielen sichtbar werdende Störung des Einheitserlebens verweist auf die *Doppelstruktur des Ich* (Körperich und seelisches Ich, FEDERN 1956). Solche Störungen des Einheitserlebens sind nicht auf schizophrene Psychosen beschränkt. Sie wurden z. B. bei dem bereits erwähnten 9jährigen Jungen mit einem Depersonalisationssydrom beobachtet (in einem Zustand der Derealisation, in dem er sich als fremd und unwirklich erlebte, fühlte er, daß die eine Hälfte seines Körpers „weg, die andere aber noch da" war).

Ich-Identitätsstörung

Eine weitere charakteristische Störung des Icherlebens, die sich auch bereits bei schizophrenen Kindern äußert, ist die *Störung der Identität des Ich*, d. h. des Bewußtseins, „in der Zeitfolge identisch derselbe zu sein" (JASPERS 1959). Die Patienten behaupten, daß es gar nicht sie selbst gewesen seien, die vor der oder in der Psychose etwas Bestimmtes getan oder gesagt hätten. Oder sie seien „verhext" gewesen durch fremde Mächte oder durch Gegenstände wie z. B. eine Puppenstube. Das bereits zitierte 13jährige Mädchen sagte: „Als die Puppenstube mich ganz irre gemacht hat, habe ich von der furchtbaren Judenstirne träumen müssen." Im Verlauf mehrerer Wochen während der psychotischen Erkrankung fühlte sich dasselbe Mädchen als Ball, als Nacktfrosch, als Olive, die am Steuer sitzt, als Sternkind, als Marienkind. „Der Nacktfrosch, die Olive, ich bin schon ganz komisch davon. So ein bunter Wechsel von der Olive, dann wieder der Nacktfrosch, dann wieder die Gisela, dann von der kleinen Gisela reden."

Transitivistische Depersonalisationserlebnisse

Als viertes Merkmal des Ichbewußtseins nennt JASPERS (1959) das „klare Gegenüberstehen einer Außenwelt." Nach „rätselhaften Äußerungen Schizophrener scheint es, als ob die Kranken sich mit Gegenständen der Außenwelt identifizieren" (JASPERS). Die Neigung, sich mit Personen, Tieren oder Gegenständen der Umgebung zu identifizieren und die Unfähigkeit, sich von anderen Subjekten und Objekten als gesondertes und eigenständiges Wesen zu erfahren, ist besonders jungen schizophrenen Kindern eigen, die bereits vor dem 10. Lebensjahr erkrankt sind. Wir sehen darin in Übereinstimmung mit LAROCHE (1961), SUCHAREWA (1968), STUTTE (1969) und USCHAKOV (1965) eine frühe, alterstypische Manifestationsform des kindlichen Wahns (EGGERS 1967, 1973). Solche *transitivistischen Depersonalisationserlebnisse* werden aber auch beim gesunden Kind beobachtet, und zwar typischerweise im Kleinkindesalter, in der Phase des magisch-animistisch-physiognomischen Welterlebens. Sie gehen meist mit einer Physiognomisierung und Personifizierung der gegenständlichen Welt einher. Dinge und Pflanzen der Umgebung werden anthropomorphisiert, sie sprechen, husten, niesen, haben Köpfchen, Händchen und Beinchen, mit denen sie etwas tun; die Kinder verwandeln sich in die Gestalt eines kleinen Tieres oder eines Spielzeugs. In der transitivistischen Depersonalisation spiegelt sich die Unreife des frühkindlichen und im Falle der Psychose die Desintegration des psychotischen Ich wider.

Für das psychotische Kind ist kennzeichnend, daß es zwar weiß, daß es ein eigenständiges Wesen ist, aber es *fühlt* sich nicht als solches, es ist zu einem *Hiatus zwischen dem kognitiven Niveau und dem Erlebnisbereich* gekommen.

Ebenfalls bevorzugt in der Phase des physiognomisch-animistischen Erlebens tritt im Kindesalter ein Phänomen auf, das sich in diesem Entwicklungsstadium als psychologisch normale Durchgangserscheinung zeigt in Form sogenannter Phantasiegefährten (compagnons imaginaires) bzw. als Heautoskopie (Doppelgängererlebnis). Beides ist Ausdruck eines fließend-dynamischen Hin- und Hergleitens zwischen Phantasie-, Wunsch- und Realwelt, wobei das Kind seine Gefühle, Ängste, Befürchtungen und Hoffnungen in die Phantasiegefährten oder Doppelgänger hineinprojiziert, Gestalten, die sowohl das Kind selbst als auch dessen Ideal-Selbst, sei es als Vertrauter oder als Schutzengel, repräsentieren (AJURIAGUERRA 1974). Es offenbart sich hierin also, anthropologisch gesprochen, eine besondere, alterstypische Form des Zusich-selbst-Seins. BOSCH (1958) berichtete über Phantasiegefährten bei einem hirngeschädigten Kind, das die phantasierten Gestalten („Zungenleute" bzw. „Zungenmännchen") ausschließlich innerhalb des eigenen Leibes erlebte. In der Hinwendung zum eigenen Leib zeigt sich bereits eine Bezugsstörung zur Begegnungswelt des Partners, und der protrahierte Umgang mit Phantasiegefährten über das physiologische Maß ist häufig Zeichen einer Störung der mitmenschlichen Beziehung. – Auf Störungen nicht nur des Ich-Du-, sondern auch des Ich-Welt-Verhältnisses, der Ich-Umwelt-Balance, des Gleichgewichts zwischen Akkommodation und Assimilation (PIAGET 1975), die als Basisstörungen das Ichbewußtsein und den Realitätsaufbau beeinträchtigen, wird noch eingegangen werden.

Wie bei Störungen des Ichbewußtseins, so spielt auch bei Alterationen des Gegenstandsbewußtseins *(Derealisation)* das Gefühl eine dominierende Rolle – Gegenstand sei hier verstanden als ein allgemeiner Begriff all dessen, was dem Subjekt *gegenübersteht*. Mit „Gegenstandsbewußtsein" ist im wesentlichen das Erleben der „Wahrnehmungswelt" (JASPERS) gemeint, die im pathologischen Fall als fremd und unbekannt, als völlig neu oder von „überwältigender Schönheit" (JASPERS 1959) oder auch als gespalten erlebt werden kann. Das Pathologische besteht in einem Versagen oder in einer abnormen Eindringlichkeit der *Einfühlung*.

In einer äußerst feinsinnigen psychopathologischen Analyse der Entfremdungsdepression hat PETRILOWITSCH (1956) aufgezeigt, daß nicht die Tiefengefühle und die Bindungen der Gefühle an Gemüt und Gewissen bei der Entfremdung betroffen sind, wohl aber „die *Bewährung*" (hervorgeh. i. Original) des Gemüts im *aktuellen* (hervorgeh. v. Verf.) Fühlen. Gestört ist die Fähigkeit des Sichselbst-Fühlens bei der *Depersonalisation* oder die Fähigkeit zur Einfühlung bei der *Derealisation*. Bei den Entfremdungsphänomenen ist die „aktive Fühlsphäre" (WELLEK 1950) lahmgelegt, so daß die *Intensität* der Gefühlsempfindung gegenüber dem „gemüthaften Grund der Persönlichkeit" (WELLEK) vermindert ist und dessen Niveau nicht entspricht. Oder aber es besteht eine *qualitative Veränderung* der empfundenen Gefühle.

Entwicklungspsychologische Aspekte der Entfremdung und des Realitätsaufbaus

Ich-Entwicklung in der Kindheit

Bereits in dem Wort „Icherlebensstörung" ist enthalten, daß Ichfunktionen beeinträchtigt sind. Zu ihnen gehören die Wahrnehmung der Außenwelt und die „Akkommodation" des Individuums an sie, sowie die „Assimilation" (PIAGET) der Umwelt an die vom Kind entwickelten Vorstellungs- und Handlungsschemata. Die Synthese proprio- und exterozeptiver Stimuli und Reizwahrnehmungen ist ebenfalls eine Ichfunktion, die in unserem Zusammenhang wichtig ist. Die Differenzierung dieser Ichleistungen erfolgt in einem langen und komplizierten Reifungs- und Entwicklungsprozeß, in dem anfänglich der Übergang von Passivität zur Aktivität (SPITZ 1974), vom „Lust-Ich" zum „Real-Ich" (FREUD 1923) vollzogen wird, wobei das Kind die Fähigkeit erlangt, zwischen sich und Außenwelt zu unterscheiden. Bei diesem Prozeß spielen schon früh partielle Versagungen von seiten der Mutter eine wesentliche Rolle; denn nur dadurch kommt es zu einer allmählichen Aufgabe primordialer Phantasien der Omnipotenz und grenzenlosen Verfügbarkeit über das mütterliche Objekt im frühen Säuglingsalter und damit zu einer stufenweisen Realitätsanpassung. Gleichzeitig wird eine sukzessive Loslösung aus der engen Dualunion mit der Mutter und somit eine zunehmende Verselbständigung ermöglicht.

Versagungen stellen zwar eine notwendige, aber keineswegs ausreichende Bedingung für die Unterscheidung zwischen dem kindlichen Selbst und dem Objekt (= Umwelt des Kindes) dar, worauf HARTMANN u. Mitarb. (1946) zu Recht hingewiesen haben. Es kommt auf der kognitiven Ebene die

Abhängigkeit vom Differenzierungsgrad des Wahrnehmungsapparates hinzu. Das Real-Ich ist aus Wahrnehmungen und Erinnerungen an Wahrnehmungen aufgebaut (GLOVER 1926). Die Wahrnehmungen betreffen zunächst in erster Linie den eigenen Körper. Aus den Vorstellungen, Erfahrungen und Erinnerungen, die mit dem Körper verbunden sind, konstituiert sich nach FREUD (1923) das „Körper-Ich", das den Kern des sich entwickelnden Ich darstellt. Dies bildet wiederum die Grundlage für die Erkenntnis des eigenen Körpers, was jedoch die Entwicklung eines räumlichen Rahmens voraussetzt, der „unsere Wahrnehmungen, Körperhaltungen und Gesten zu einem funktionellen Ganzen ordnet" (PIAGET 1976). Der Körper wird dann von der Außenwelt differenziert, aber diese Erkenntnis ist nur dann konstanter Besitz, und äußeres und inneres Wahrnehmen wird nur dann als getrennt erlebt, wenn das Kind in praxi über ein räumlich-zeitlich-kausales Bezugssystem permanent verfügt. Es muß also die Verarbeitung auch exterozeptiver, visueller, akustischer und taktil-kinästhetischer Stimuli hinzukommen, um ein „echtes" Körpererleben zu ermöglichen. Über die Differenzierung von Außen- und Innenreizen entwickeln sich die *Ich-Grenzen* des jungen Kindes. Bei der Genese von Depersonalisations- und Derealisationsphänomenen, die auch aus entwicklungspsychologischer Sicht zu Recht den Ich-Störungen zugerechnet werden, dürfte ein mangelhafter Differenzierungsprozeß eine wichtige Rolle spielen. Wir stimmen hier mit FEDERN (1956) überein, der einen Verlust der Ich-Grenzen durch Entzug der libidinösen Besetzung für die Entfremdung verantwortlich macht. Dies gilt ganz besonders für die beschriebenen transitivistischen Depersonalisationserlebnisse.

Der Aufbau intakter Ich-Grenzen und eines adäquaten *Reizschutzes* ist für den Aufbau eines gesunden *Realitätsbezugs* von eminenter Bedeutung. Im Falle des Mißlingens kann eine Disposition zu Depersonalisations- und Derealisationserscheinungen oder gar zur psychotischen Desintegration entstehen. Vom Grad der Ich-Reife, d. h. vom Gelingen des Übergangs vom primärprozeßhaften Welterleben der magisch-physiognomisch-animistischen Entwicklungsphase zum sekundärprozeßhaften Denken der zunehmenden Realitätsorientierung und rationalkritischen Welterfahrung des älteren Schulkindes hängt die phänomenologische Ausgestaltung und der Schweregrad der Realitätsbezugsstörung ab, der stets einer Beeinträchtigung der Ichentwicklung zugrunde liegt. Die verschiedenen Ausprägungsformen wurden eingangs beschrieben.

Wenn die eigene Person als fremd, verändert und unvertraut erlebt wird, so liegt es aufgrund der bisherigen Erörterungen nahe, die hierfür verantwortliche Grundstörung sehr früh, nämlich bei der Heranreifung des Körper-Ich, anzusetzen, ein Prozeß, der innerhalb der ersten Lebenswochen beginnt und im Normalfall mit etwa 2–3 Jahren zu einem vorläufigen Abschluß kommt, wobei später noch erhebliche Erweiterungen und Umformungen stattfinden (BRENNER 1955).

Die Erfahrung der Umwelt, die bei der Derealisation verändert ist, geschieht über körperliche, sensorische und sensible Empfindungen, ist also letztlich Körpererfahrung. Es ist nicht nur das kognitive, sondern ganz wesentlich auch das sensorische Erleben (über die Körperfühlssphäre), das ein stabiles Ich-Welt-Erleben ermöglicht – es gilt also auch und vielleicht zuvorderst: *sentio, ergo sum*. Manche Kranke versuchen denn auch, den Bezug zur Realität dadurch wieder herzustellen, indem sie die ihnen unwirklich erscheinenden Dinge berühren.

SPITZ (1974) faßt die Entwicklung der Wahrnehmungsfunktion des kindlichen Ich anschaulich zusammen. Er vergleicht dabei die Ich-Entwicklung mit dem Anwachsen konzentrischer Ringe um einen ursprünglich angelegten Ich-Kern: Die erste Ergänzung dieses Kerns erfolgt durch die Reifung des Wahrnehmungsapparates einerseits und die Entwicklung der libidinösen Besetzung des Sensoriums andererseits, wodurch das Kind instand gesetzt werde, wahrzunehmen, Beziehungen zur Umwelt aufzunehmen und „das ‚Ur-Selbst' vom ‚Nicht-Selbst' zu scheiden". Der zweite Ring stellt die Scheidung des Belebten vom Unbelebten dar, die mit der Besetzung des libidinösen Objekts einhergeht. Der dritte Ring besteht dann in der „Aufnahme von Beziehungen zu einer Umwelt" von „Nicht-Selbst-Struktur", also in der Entwicklung von sozialen Bezügen im eigentlichen Sinne. In der Konstituierung eines Ver-hältnisses zu einem Gegenüber liegt zugleich auch der Ursprung der *Selbstwahrnehmung*, ohne die die Begründung eines Ich-Welt-Verhältnisses nicht denkbar ist. Die Entwicklung des Selbst ist an die Entwicklung der Objektbeziehungen gebunden und geht Hand in Hand mit ihr. Daher ist die Interpretation von Depersonalisation und Derealisation *„als erlebte Kommunikationsstörung* zwischen Ich und Außenwelt" (J. E. MEYER 1959) sinnvoll, denn Ich-Erleben und Welt-Erleben bedingen einander. Depersonalisation und Derealisation gehören somit „ihrem Wesen nach zusammen" (J. E. MEYER), was sich auch in der Häufigkeit des gemeinsamen klinischen Auftretens zeigt. Das „Verschwinden von Ich-Qualität und Realität in der Gegenstandswelt" (KIMURA 1963) wird vom Individuum als Entfremdung (bis hin zum Verlust) des eigenen Ich und/oder der Welt erlebt. Darin ist als ein Grundphänomen der Depersonalisation eine „Störung des Sich-Aktualisierens des eigenen Ich im intentionalen Akt des Bewußtseins" (KIMURA) zu erkennen, die zugleich eine Beeinträchtigung der Fähigkeit zur Begegnung mit der Welt ist.

Depersonalisations- und Derealisationserscheinungen gemeinsam dürften die aus dieser Aktualisierungs- und Begegnungsstörung resultierende Beeinträchtigung der „Ich-Umwelt-Balance" sein, deren Verlust nach AVENARIUS (1976) in die Psychose führt. Damit ist gemeint eine Einschränkung (oder im Fall der psychotischen Entgleisung der Verlust) der „Möglichkeit des stetigen Wechsels des Betrachtungsstandpunktes vom eigenen Ich zu dem der Umwelt" (AVENARIUS). Es ist das Gleichgewicht zwischen der „Assimilation der Dinge an die Schemata des Subjekts" (PIAGET 1975) und der Akkommodation des Subjekts an die Gegebenheiten der Umwelt gestört. Dieses Gleichgewicht wird entwicklungspsychologisch erst durch die Überwindung des egozentrisch-magisch-animistischen Weltbildes allmählich erworben (EGGERS 1979; FAST u. Mitarb. 1981).

In dem *dialektischen Prozeß* der assimilierenden Aneignung des Nicht-Ich durch das Bewußtsein und der Akkommodation des subjektiven Bewußtseins an die Objektivität des Gegenständlichen vollzieht sich das, was *Erfahrung* genannt wird. Hier geschieht die adaequatio intellectus ad rem und die adaequatio rei ad rem, die Angleichung des Gedankens an seinen Gegenstand und die „Adäquation des Gegenstandes an das, was er selber in Wahrheit ist" (BLOCH 1962). *Erfahrung* ist somit „nichts anderes als dialektische Vermittlung, worin das Bewußtsein sich an seinem Gegenstand, der Gegenstand am Bewußtsein sich fortdauernd berichtigt" (BLOCH 1962). Oder mit den Worten HEGELS (1975): „Diese dialektische Bewegung, welche das Bewußtsein an ihm selbst, sowohl an seinem Wissen als an seinem Gegenstand ausübt, insofern ihm der neue wahre Gegenstand daraus entspringt, ist eigentlich dasjenige, was Erfahrung genannt wird."

Für HEIDEGGER (1954) ist Erfahrung ein schöpferischer Akt der Freiheit: Ein Sichrichten nach, das „Sich-freigeben" an die bindende Richte der Wahrheit. Er steht in Übereinstimmung mit HEGEL und BLOCH, wenn er feststellt: „Wahrsein und Wahrheit bedeuten hier Stimmen, und zwar in der gedoppelten Weise: einmal die Einstimmigkeit einer Sache mit dem über sie Vorgemeinten und zum anderen die Übereinstimmung des in der Aussage Gemeinten mit der Sache." Dieses Übereinstimmen ist nur möglich durch das Ineinandergreifen von Assimilation und Akkommodation: Die „Angleichung der Sache an die Erkenntnis" (adaequatio rei ad intellectum) und die „Angleichung der Erkenntnis an die Sache." Dadurch wird Sachwahrheit erst ermöglicht, worunter mit HEIDEGGER die „Einstimmigkeit des vorhandenen Dinges mit seinem vernünftigen Wegensbegriff" verstanden wird. Die „Unwahrheit der Sache" ist gleichbedeutend mit deren Unechtheit und gründet in dem „Nichteinstimmen des Seienden mit seinem Wesen" (HEIDEGGER 1954).

Ist das dynamische Ineinandergreifen von assimilierender Aneignung des Nicht-Ich durch das Bewußtsein und der Akkommodation des subjektiven Bewußtseins an die Gegebenheiten der gegenständlichen Realität alteriert, so können Depersonalisations- und Derealisationsphänomene auftreten. Bei psychasthenisch-selbstunsicheren, schizoiden, skrupulös-angstbereiten, irritablen Individuen ist das Gleichgewicht zwischen Assimilation und Akkommodation bzw. die Ich-Umwelt-Balance *primär* gestört. Sekundär kann es dagegen unter dem Einfluß organischer Bedingungsfaktoren (z. B. Temporallappenepilepsie, postenzephalitische Zustände, Halluzinogeneinwirkungen), infolge emotionalen Stresses, Übermüdung oder in hypnagogem Zustand bei Gesunden, psychoreaktiv oder im Zusammenhang mit einer Reifungskrise oder einer endogenen Psychose ebenfalls zu einem Rückfall in urtümliche magisch-omnipotente Erlebens- und Vorstellungsweisen kommen, die eine realitätsgerechte Anpassung an die Umwelt kurz- oder längerfristig beeinträchtigen bzw. ganz verhindern. Letzteres ist im psychotisch-autistischen Rückzug der Fall.

Ich-Entwicklung in der Pubertät

Eine weitere Krisensituation, die mit einer Prädisposition zu Entfremdungserlebnissen verbunden ist, stellt die *Pubertät* dar. Während es in der Zeit des magisch-animistisch-physiognomischen Welterlebens das für die geistig-seelische Konstitution des Kleinkindes typische noch unreflektierte Nebeneinander von *imaginärem* und *realem* Bewußtsein ist, welches das Entstehen von Depersonalisations- und Derealisationsphänomenen erleichtert, ist es in der Pubertät gerade die Reflexivität des Heranwachsenden, die in dieser Entwicklungsphase bei entsprechend veranlagten Jugendlichen Alterationen des Ich- und Gegenstandsbewußtseins offenbar machen kann. Denn der Pubertierende pflegt die „Dualität des Bewußtseins" (SARTRE 1971) nicht mehr unreflektiert hinzunehmen. Dabei wird das imaginäre Bewußtsein weitgehend in den Hintergrund gedrängt, ohne daß es völlig an Bedeutung und Wirksamkeit verliert; in der künstlerischen Intuition und Kreativität wird es dagegen besonders gegenwärtig. Die konfrontierende Auseinandersetzung mit der sich nun neu gestaltenden inneren und äußeren Realität wird in dieser Phase zwingend, was im allgemeinen zu einer verstärkten Selbstreflexion führt. Damit geht einher, daß der junge Mensch sich der „Reziprozität der Perspektiven" (LITT 1980) im Miteinandersein mit den andern bzw. dem Gegenüber bewußt wird – im Verhältnis zum Gegenüber verhält er sich zugleich auch zu sich selbst, indem er selbst ein Konstituens dieses Ver-hältnisses ist.

Die Pubertät ist aber auch der Entwicklungsabschnitt in der Ontogenese des Individuums, in dem es die Polarität der Doppelfunktion von Leib-Sein und Leib-Haben im Sinne der „exzentrischen Positionalität" (PLESSNER 1970) erstmalig erlebt. Nur dem Nachdenklichen wird die Doppeldeutigkeit sowohl seines Verhältnisses zu seinem Leib als auch zu seiner Umwelt erst bewußt. Wird diese Doppeldeutigkeit nicht als selbstverständlich, und wird die „Doppelrolle" als Rollenträger und Rollenfigur, als agierendes Subjekt und erleidendes Objekt nicht als natürlich und einheitlich-synton erlebt, wie dies besonders bei psychasthenischen, grüblerisch-skrupulös-schizothymen Persönlichkeiten, aber auch häufig bei Pubertierenden der Fall ist, so kann dies das Entstehen von Depersonalisations- und Derealisationsphänomenen fördern.

Literatur

Ajuriaguerra, J. de: Manuel de psychiatrie de l'enfant. Masson, Paris 1974
Avenarius, R.: Der Verlust der Ich-Umwelt-Balance im Beginn der endogenen Psychose. Nervenarzt 47 (1976) 482
Blankenburg, W.: Entfremdungserlebnis. In: Lexikon der Psychiatrie, hrsg. von Ch. Müller. Springer, Berlin 1973
Bloch, E.: Subjekt–Objekt. Erläuterungen zu Hegel. Suhrkamp, Frankfurt/M. 1962
Bosch, G.: Über Phantasiegefährten bei einem hirngeschädigten Kinde. Nervenarzt 29 (1958) 201
Brenner, Ch.: An Elementary Textbook of Psychoanalysis. International University Press, New York 1955
Dugas, L.: Sur la dépersonnalisation. J. Psychol. Neurol. 33 (1936) 276
Eggers, Ch.: Wahninhalte kindlicher und präpuberaler Schizophrenien. Acta paedopsychiat. 34 (1967) 326
Eggers, Ch.: Verlaufsweisen kindlicher und präpuberaler Schizophrenien. Monographien aus dem Gesamtgebiete der Psychiatrie, Psychiatry Series, Bd. 9. Springer, Berlin 1973
Eggers, Ch.: Entfremdungserlebnisse im Kindesalter. Prax. Kinderpsychol. Kinderpsychiat. 28 (1979) 231
Fast, I., M. Chethick, A. Arbor: Depersonalisierungs- und Derealisierungserlebnisse bei Kindern. Psyche 35 (1981) 718
Federn, P.: Ich-Psychologie und die Psychosen. Huber, Bern 1956
Freud, S.: Das Ich und das Es (1923). Gesammelte Werke, Bd. XIII. Imago, London 1946
Glover, J.: Der Begriff des Ichs. Int. Z. Psychoanal. 12 (1926) 286
Göppert, H.: Zwangskrankheit und Depersonalisation. Karger, Basel 1960
Hartmann, H., E. Kris, M. Loewenstein: Anmerkungen zur Entwicklung der psychischen Struktur. Psychoanal. Study Child 2 (1946) 11
Hegel, G. W. F.: Phänomenologie des Geistes. Suhrkamp, Frankfurt 1975
Heidegger, M.: Vom Wesen der Wahrheit. Vittorio Klostermann, Frankfurt/M. 1954
Heuyer, G.: Introduction à la notion de démence en psychiatrie infantile. Rev. Neuropsychiat. infant. 8 (1960) 83
Janet, P.: Les obsessions et la psychasthénie. Alcan, Paris 1903
Jaspers, K.: Allgemeine Psychopathologie, 7. Aufl. Springer, Berlin 1959
Kimura, B.: Zur Phänomenologie der Depersonalisation. Nervenarzt 34 (1963) 391
Laroche, J.: Les idées délirantes de l'enfant. Psychiat. Enf. 4 (1961) 1
Litt, Th.: Das Allgemeine im Aufbau der geisteswissenschaftlichen Erkenntnis. Meiner, Hamburg 1980
Meyer, J. E.: Studien zur Depersonalisation. Psychiat. Neurol. (Basel) 133 (1957) 63
Meyer, J. E.: Die Entfremdungserlebnisse. Thieme, Stuttgart 1959
Petrilowitsch, N.: Zur Psychopathologie und Klinik der Entfremdungsdepression. Arch. Psychiat. Z. Neurol. 194 (1956) 289
Piaget, J.: Der Aufbau der Wirklichkeit beim Kinde. Ges. Werke 2, Studienausgabe. Klett, Stuttgart 1975
Piaget, J.: Probleme der Entwicklungspsychologie. Syndikat, Frankfurt/M. 1976
Plessner, H.: Lachen und Weinen. Eine Untersuchung der Grenzen menschlichen Verhaltens. Fischer, Frankfurt/M. 1970
Sartre, J. P.: Das Imaginäre. Rowohlt, Hamburg 1971
Spitz, R.: Das Selbst und das Ich. In: Psychologie des Ich, hrsg. von P. Kutter, H. Roskamp. Wissenschaftl. Buchgesellsch., Darmstadt 1974
Stutte, H.: Psychosen des Kindesalters. Hdb. Kinderheilkunde, Bd. 8/1. Springer, Berlin 1969
Sucharewa, G.: Die Bedeutung der vergleichenden Berücksichtigung des Lebensalters für die Untersuchung der Verlaufsgesetzmäßigkeiten der Schizophrenie bei Kindern und Jugendlichen. Acta paedopsychiat. 34 (1968) 297
Uschakov, G. K.: Clinique de la schizophrénie. Psychiat. Enf. 8 (1965) 1
Wellek, A.: Die Polarität im Aufbau des Charakters. Francke, Bern 1950
Winnicott, D. W.: Reifungsprozesse und fördernde Umwelt. Kindler, München 1965

7 Diagnostik psychischer Störungen bei Kindern und Jugendlichen

Kinderpsychiatrische Untersuchungen

Fritz Poustka

Einleitung

Bei Kindern und Jugendlichen gilt es als Regel, daß ihre Untersuchung schwieriger ist als die von Erwachsenen mit psychiatrischen Störungen und daß in einem wesentlich größeren Umfang fremdanamnestische Angaben miteinzubeziehen sind. Beides – die größere Schwierigkeit zu eindeutigen klinischen Urteilen bei der Untersuchung von Kindern, insbesondere je jünger sie sind, zu gelangen, und die Notwendigkeit, die Angaben aus verschiedenen Quellen miteinzubeziehen – führt meist zu einem sehr zeitraubenden und kostenintensiven Vorgehen. Um so wichtiger ist es, sich auf ein sinnvolles, strukturiertes Vorgehen festzulegen, das bei Wahrung einer notwendigen Flexibilität den Zugang zum Klienten wie auch zu seinen Bezugspersonen erleichtert. Die damit angestrebte Präzision der Erhebung relevanten und klinisch verfügbaren Materials läßt es notwendig erscheinen, sich eingehend mit zumindest den Neuentwicklungen kinderpsychiatrischer Untersuchungsinstrumente zu beschäftigen.

Die Verwendung derartiger Instrumente (z. B. solcher, die als Mittel zur Exploration bzw. zur Beobachtung dienen) stößt aber manchmal auf erheblichen Widerstand und Einwände verschiedener Art (nicht so sehr seitens der Patienten als der Untersucher, die aus einer ganz bestimmten therapeutischen Einstellung heraus beträchtliche Schwierigkeiten sehen). Die Begründung dafür läßt sich leicht an einigen Beispielen aus der Literatur zusammenfassen: So beschreibt BRÄUTIGAM (1969) zwei Typen des diagnostischen ärztlichen Gesprächs (mit Erwachsenen) und meint, daß die Exploration dazu diene, bestimmte Symptome abzugrenzen, zu differenzieren und über den Verlaufsstand einer Erkrankung zu orientieren; die biographische Anamnese bringe Daten der äußeren und inneren Lebensgeschichte in einen Zusammenhang; nur im Interview würde aber durch die locker assoziierende Selbstdarstellung des Patienten dieser in den Mittelpunkt der Untersuchung gestellt. Letztere sei deshalb eine vorweggenommene psychotherapeutische Behandlung im kleinen. Sie setze eine gewisse Fähigkeit und Bereitschaft zur Introspektion voraus.

ANNA FREUD (1968) weist zwar darauf hin, daß zur Beantwortung vieler Fragen in der psychoanalytischen Kinderpsychologie „die geeignetste Methode eine Kombination von direkter Beobachtung, longitudinalem Studium und Kinderanalyse" ist. Gleichzeitig betont sie aber, „daß eine Deskription der Krankheitszustände ihre Einordnung in Systeme möglich macht, dies ist aber nur für den oberflächlichen Blick befriedigend". Eine derartige Vorgangsweise führe zu unvermeidlichen Irrtümern und bringe Verwirrung in die auf anderen Prinzipien aufgebauten klinischen und therapeutischen Anschauungen. Bestimmte Einzelsymptome könnten verschiedenen zugrundeliegenden Ursachen und damit Bedeutungen zugeordnet werden. Auftauchende Symptome allein seien dann weniger bedeutsam, solange die Entwicklung eines Kindes nicht stocke.

Die Entwicklung verschiedener Anteile der Persönlichkeit einzuschätzen, wird in der Folge dann aber mit Hilfe tiefenpsychologischer Konstrukte beschrieben. Folgerichtig meint LEO KANNER (1966), wenn er über Probleme diagnostischer Adäquatheit schreibt, daß eine psychoanalytische Diagnose eher das Resultat der Therapie als deren Vorbereitung sei. Die Symptome selbst hält er für wichtige Hinweise, die Aufschluß über eine Anzahl wichtiger und eng miteinander in Beziehung stehender Funktionen gibt. Ähnlich wie A. FREUD warnt KANNER aber davor, die Bedeutung des Einzelsymptoms zu sehr zu betonen. Seine häufig zitierte Bewertung eines Symptoms (das Symptom als Eintrittskarte für eine Untersuchung und Behandlung, als Signal, daß etwas nicht in Ordnung ist, oder als Ventil bzw. Reaktion auf Situationen, als Mittel zu Problemlösung) ist eine Aufforderung, nicht isoliert das Symptom selbst zu sehen, sondern damit auch die näheren Begleitumstände und Zusammenhänge mit der Umgebung wie auch mit den Fähigkeiten des Kindes in Beziehung zu setzen.

Nicht die Frage, wer krank ist oder wer schuld ist, bedeutet den Kernpunkt einer Diagnosestellung, sondern was das Problem darstellt (RUTTER 1981): Störungen werden nicht aufgrund einzelner Verhaltensdetails diagnostiziert, sondern aufgrund eines Gesamtgefüges multipler Symptome, die andauern und eine soziale Behinderung darstellen. Solche Störungen können aber situationsspezifisch auftreten, sie können daher oft im Sinne von Interaktionsprozessen gesehen werden, aber Faktoren innerhalb des Kindes sind deswegen nicht irrelevant. RUTTER führt weiter aus, daß die Beurteilung, welches Verhalten des Kindes anormal sei, vom Entwicklungszustand, aber auch von der Persistenz des Verhaltens, von den Normen des unmittelbaren soziokulturellen Milieus und ferner vom Ausmaß der Störung, der Schwere und Häufigkeit der Symptome und wohl auch von der Beurteilung der Verhaltensänderung abhänge. Deshalb wendet sich RUTTER (1981) auch gegen die metapsychologische Wertung, anstatt auf eine psychiatrische Methode aufzubauen, die auf Beobachtung und Beschreibung des nach außen erkennbaren Verhaltens beruht, denn nur letzteres führe zu zumindest hypothetischen Erkenntnissen, die logisch und systematisch testbar sind.

Die Abkehr von Deutung und Ursachenforschung mittels tiefenpsychologischer Methoden in einem gleichsam therapeutischen Verfahren schon zu Beginn einer Untersuchung und die Betonung auf Erfassung und Beschreibung der Symptome bedeutet nicht, daß dies ein weniger kompliziertes, oberflächlicheres und für eine Behandlung schließlich irrelevantes Vorgehen ist. Diese Meinung fußt auf der relativ kurzen Entwicklungsgeschichte der Kinderpsychiatrie selbst, so daß wegen des Kenntnisstands über Art und Bedeutung bzw. Regelhaftigkeit der Zusammenhänge eine Anzahl von Symptomen oft erst relativ spät erkannt und eine diagnostische Bewertung aufgrund von gezielten Erhebungen mit Hilfe elaborierter Untersuchungsinstrumente faktisch erst gegen Ende der 60er Jahre möglich wurde. Dazu haben auch die Entwicklungen mehrachsiger Klassifikationsschemata beigetragen. Diese Entwicklung ist derzeit noch nicht abgeschlossen. Auf die Schwierigkeit bei der Deskription und Bewertung von Symptomen und des Beziehungsgefüges, in dem das Kind steckt, und auch auf die Schwierigkeiten sogenannter innerer Faktoren (z.B. Persönlichkeitszüge, Temperamentseigenschaften) wird in den folgenden Abschnitten noch weiter einzugehen sein.

Zusammenfassend kann man aussagen, daß drei Momente die kinderpsychiatrischen Untersuchungstechniken in den letzten Jahren wesentlich beeinflußt haben: *Erstens* die vertieften Kenntnisse über die Art der Merkmale, die bei bestimmten Störungsbildern von hoher Wertigkeit sind und auch zu einer immer besseren differentiellen Zuordnung führten, *zweitens* die Erkenntnis, daß eine systematische und strukturierte Befragung einer unstrukturierten, was die Fülle der Informationen betrifft, deutlich überlegen ist (GRAHAM u. RUTTER 1968 als Beispiel für Elterninterviews; HERJANIC 1984 als Beispiel für systematische diagnostische Interviews mit Kindern, aber dies gilt nicht nur für die Exploration faktischer Informationen, sondern auch für die von Gefühlen und Stimmungen – siehe unten), und *drittens* die Einführung mehrerer diagnostischer Ebenen (Achsen wie im Multiaxialen Klassifikationsschema [MAS] oder im amerikanischen DSM-III) hat eine Ordnung auch in der Vorgangsweise bei der Exploration gebracht. Im Anschluß an letzteres ist es jetzt z.B. notwendig, auch in der kinderpsychiatrischen Untersuchung zwischen Fragen zur Erhebung kinderpsychiatrisch relevanter Symptome und solchen, die über die aktuellen abnormen psychosozialen Umstände Aufschluß geben sollen, klar zu trennen. Dies mag auch dazu beitragen, unter Verzicht auf frühere „Erklärungen" aus einem bestimmten Bedingungsgefüge zunächst einmal breitgefächerte Informationen zu sammeln. Voreilige, antizipierte ätiologische Fehlschlüsse sollen so vermieden werden.

Ziele

Der eigentliche Wert einer psychiatrischen Untersuchung liegt weder in ihrem Umfang noch in der Masse der Details, sondern in ihren orientierenden Funktionen (KANNER 1966).

Eine derartige Orientierung ergibt sich aber auch schon mit aus der Art der Frageanordnung. Dies setzt nicht eine mechanistische Art der Gesprächsanordnung, aber immerhin eine bestimmte sinnvolle Ordnung voraus. Dagegen wird, wer immer ein Kind oder einen Jugendlichen zur Vorstellung bringt und über das Kind befragt wird, Angaben machen, die von recht unterschiedlichen Vorstellungen geprägt sind und die sich nicht mit der Bewertung durch den Untersucher decken müssen. So kann es auch geschehen, daß die Begründung für ein bestimmtes Verhalten, also eine Interpretation gegeben wird, ohne daß die Verhaltensaspekte selbst deutlich werden. So können z.B. die Eltern angeben, welches Verhalten des Kindes in bestimmten Situationen oder zu bestimmten Zeiten erwartet wird, um weiter anzuführen, warum das Kind sich ihrer Meinung nach nicht in erwünschter Weise verhält. Oder es werden Informationen aus zweiter Hand gegeben, über das, „was der Lehrer meint, weswegen wir hierherkommen sollen". Mitunter werden die gravierendsten Symptome (zumindest nach Ansicht des Untersuchers) nicht genannt, sondern zweitrangige oder völlig unbedeutende. Auch können Symptome, die Eltern nennen, völlig von denen verschieden sein, die Kinder oder Jugendliche als Anlaß für eine Untersuchung als wichtig akzeptieren würden.

Ziel einer kinderpsychiatrischen Untersuchung ist es also, Material über psychiatrische Problembereiche zu erheben, um diese bewerten und zuordnen zu können, um Schlüsse für die Notwendigkeit und Art eines weiteren therapeutischen Vorgehens erstellen und damit auch die Prognose einschätzen zu können.

Insbesondere sollen so nicht nur Aufschlüsse über Verhaltensdefizite und Verhaltensauffälligkeiten gewonnen, sondern auch Faktoren identifiziert werden, die geeignet erscheinen, die festgestellten Probleme aufrechtzuerhalten. Inwieweit das Kind selbst in seinem Beziehungsaspekt, in seinem sozialen, kognitiven und emotionalen Bereich beeinträchtigt ist, gehört ebenso zur diagnostischen Einschätzung.

In einem zweiten Schritt sollten Merkmale erhoben werden, die den Untersucher in die Lage versetzen sollen, die Art der Intervention bzw. Durchführung der Behandlung oder Beratung präzisieren zu können. Dazu gehören neben einer Beschreibung der Verhaltensdefizite und der Verhaltensexzesse auch eine Darstellung kurzfristig oder langfristig anzustrebender Therapieziele. Hiermit ist nicht nur die Wiederherstellung gestörter Funktionen und die Beeinflussung einer psychiatrischen Symptomatik gemeint, sondern auch die Erfassung jener Faktoren, die prognostisch günstig (etwa prosoziales Verhalten) oder ungünstig wirken. Solche Faktoren sind nicht nur in Abhängigkeit von der Einschätzung der psychiatrischen Symptome, ihrer Art, Schwere und Dauer zu sehen, sondern auch von den sie begleitenden oder mitbedingenden Entwicklungsstufen, der kognitiven Leistungsfähigkeit, des körperlichen Zustandes und den die Symptomatik begleitenden psychosozialen Umständen.

Ein weiteres Ziel neben der Befunderhebung, also der Erstellung eines Querschnittbildes während einer kinderpsychiatrischen Untersuchung, ist die Erhebung einer Anamnese, die wiederum verschiedene Zwecke verfolgt: Zum Beispiel sollen Aufschlüsse über die Art der körperlichen, kognitiven und psychischen Entwicklung zu erhalten sein, über Krankheit oder Krankheitsverläufe, Erziehungsbedingungen, weitere Umweltfaktoren, familiäre Beziehungsstrukturen in der Vorgeschichte und deren Veränderungen im Vorfeld zur jetzigen Situation sowie über Sozialisationserfahrungen (über die eingeschränkte Bedeutung von Angaben über die Vorgeschichte s. unten, S. 496).

Verschiedene enger gefaßte Ziele von Befund und Anamnese einer kinderpsychiatrischen Untersuchung gehen über die initialen Feststellungen hinaus. So müssen insbesondere dann neuerliche Untersuchungen angestellt und Fragen aufgeworfen werden, wenn bestimmte Widerstände gegen therapeutische Empfehlungen oder eine Reihe anderer Momente erfaßt werden sollen, die sich im Verlauf einer Beratung oder Therapie ergeben.

Obwohl es bei kinderpsychiatrischen Untersuchungen zunächst um die Problematik des Kindes geht, steht es jedoch nie allein im Mittelpunkt der Untersuchung, da immer wesentliche Angaben durch die Eltern und andere Bezugspersonen aus dem familiären oder außerfamiliären Bereich (Kindergarten, Schule, Arbeitsplatz) gewonnen werden müssen.

Natürlich hat jeder diagnostische Erstkontakt das Ziel, einen Arbeitskonsens herzustellen. Sehr künstlich und der täglichen Praxis zuwiderlaufend ist aber die bereits angesprochene Dichotomisierung in eine rein diagnostische Orientierung auf der einen bzw. auf eine Therapieeinleitung auf der anderen Seite. Trotzdem kann es eine nicht unbeträchtliche Schwierigkeit für eine kinderpsychiatrische Untersuchung bedeuten, sowohl mit dem Kind als auch mit den Bezugspersonen eine grundsätzliche Übereinstimmung zu erarbeiten, da Eltern die Motivation für eine weitere Behandlung eines Kindes entscheidend hemmen bzw. erst ermöglichen können (SCHMIDT 1984). Trotzdem darf deshalb nicht auf eine diagnostische Orientierung verzichtet werden. Diese angeführten Schwierigkeiten können schon beim Erstkontakt eine nicht geringe Rolle für den Zugang zum Kind und zur Bezugsperson bedeuten. Die Vorgangsweise und damit auch das Gespräch über den aktuellen Anlaß zur Vorstellung bedarf daher einer sorgfältigen Planung.

Erstkontakt

Eine kinderpsychiatrische Untersuchung wird so gut wie nie von einem Kind im Alter vor der Adoleszenz selbst veranlaßt, aber auch Eltern sind nur bei etwa 12% der Anmeldungen an einer kinder- und jugendpsychiatrischen Klinik die Erstanreger (POUSTKA u. Mitarb. 1985). Der allererste Kontakt mit einer Praxis, Klinik oder anderen therapeutischen Institutionen geschieht am häufigsten auf Anregung Dritter (Lehrer, Kindergärtner, Arbeitgeber, nicht psychiatrisch tätige Ärzte, Mitarbeiter in sozialen Einrichtungen).

Auf sehr unterschiedliche Art wird deshalb ein Behandlungstermin meist telefonisch und von einem Elternteil urgiert. Bei diesem allerersten Kontakt kann häufig bereits abgeschätzt werden, wie dringend das Problem ist, ob und für welchen Zeitraum die Eintragung in eine Warteliste sich vertreten läßt, d. h., Problembereich und Schwierigkeitsgrad sollen bereits jetzt abgeklärt werden können. Dieses Problem wird aber so gut wie nie in der Literatur behandelt, und es gibt daher kaum Vorschläge, in welcher formalen Art und aufgrund welcher inhaltlichen, hierarchischen Zuordnungen derartige Probleme gelöst werden können, obwohl dies eine Frage ist, die sich in der tagtäglichen Praxis fortwährend stellt.

Für kinderpsychiatrische Kliniken gibt es mindestens zwei Strategien: Zum einen wird als direkter erster Ansprechpartner eine erfahrene Arzthelferin oder eine psychiatrisch ausgebildete Krankenschwester am Telefon erreichbar sein, die die unmittelbaren Organisationsabläufe zu koordinieren versucht. Zum anderen können die Mitarbeiter turnusmäßig telefonisch oder auch direkt erreichbar sein, um die Dringlichkeit und die Art der Problemstellung abschätzen zu können (vgl. STIERLIN u. Mitarb. [1980] für eine familientherapeutische Einrichtung). In beiden Fällen empfiehlt es sich, eine bestimmte Ordnung im Gesprächsablauf einzuhalten, d. h. sich das Problem kurz erklären zu lassen und nachzufragen, um welches Problem es sich handelt, besonders dann, wenn eben zunächst die Meinung des die Vorstellung Anregenden wiedergegeben wird. Nachfragen über die Dauer der Problematik, über deren Intensität und Häufigkeit sind ebenfalls angebracht (siehe Abschnitt über strukturierte Interviews, S. 482 ff). Dabei kann es nützlich sein, zumal wenn das Problem nicht deutlich faßbar sein sollte, sich eines Siebinstrumentes in Form eines kurzen Fragenkataloges zu bedienen (z. B. den in Tab. 7.9 wiedergegebenen, wenn es sich um sehr junge Kinder handelt, bei Kindern im Pflichtschulalter evtl. einen der kürzeren Fragebögen z. B. von CONNERS [1969], in einer deutschen Adaptation in GEISEL u. Mitarb. [1982] oder für ältere Adoleszente bzw. wenn Eltern Beschwerden vorbringen, über die man im Ansatz Auskunft erhalten will, den von COOPER u. MACKENZIE [1981]). Solche oder weitere einfache Fragen schon am Telefon können wertvolle Aufschlüsse über den Schweregrad der Störung geben. Es ist klar, daß man, wenn z. B. eine Pubertätsmagersucht angekündigt wird, neben der Dauer der Schwierigkeit auch die Relation von Gewicht zur Körpergröße erfragen muß oder bei einer Schulverweigerung die Dauer des Fernbleibens von der Schule, um damit auch die Dringlichkeit einer Intervention abschätzen zu können. Es bedarf im übrigen keiner besonderen Schulung, sondern eher eines, fast möchte man sagen, immer vorauszusetzenden Gefühls für Würde, Anstand und Kontaktbereitschaft, wie diese Klärung zustande kommt. Es ist selbstverständlich, daß man nicht abrupt ins Wort fällt oder verärgert reagiert, falls diese Informationen nicht sofort, sondern zunächst umständlich oder gar unverständlich zu erlangen sind. Über die Formen des unmittelbaren Erstkontaktes gibt es mehrere ausführliche Beschreibungen, wie etwa die von SIMMONS 1972 oder von KANFER u. Mitarb. 1983 (s. unten, S. 481 f).

Gewiß sind solche Erläuterungen über das, was man Aufwärmphase oder Kontaktanbahnung nennen kann, wertvoll. Sie sind aber nicht nur vom Untersucher allein abhängig und deshalb auch von diagnostischem Wert, da z. B. das Ausmaß an Scheu oder Distanzlosigkeit oder autistischer Beziehungsschwierigkeit schon recht deutlich werden kann.

Nicht ganz unumstritten ist auch die Frage, mit wem zuerst ein ausführlicher Gesprächskontakt eingegangen werden soll.

Gewöhnlich wird zunächst das Kind mit seinen Eltern (oder falls nicht vorhanden, Bezugspersonen an Eltern Statt) zusammen gesehen werden. Nun gibt es aber immer Probleme, die ältere Kinder ungern im Beisein der Eltern erläutern. Von größerer Schwierigkeit können auch Befürchtungen sein, die die Eltern haben und nicht vor den Kindern aussprechen wollen, z. B. Äußerungen über Verhaltensweisen, die eine Suizidalität anzeigen oder auch über Probleme, die hauptsächlich die Eltern selbst betreffen. Es ist daher sinnvoll, schon beim ersten Kontakt ein getrenntes Gespräch mit dem Untersucher zu ermöglichen. Es gibt dabei keine anerkannten Regeln, mit wem ein derartiges Gespräch zuerst geführt werden soll. Nach dem ersten gemeinsamen Gespräch oder nach der Anmeldung mag sich der Untersucher noch nicht ganz klar sein über verschiedene Faktoren, die eine derartige Entscheidung mit beeinflussen können. Solche Faktoren können z. B. die Art des Problems sein oder die gegenseitigen Abhängigkeiten bzw. das Ausmaß von Vertrauen oder Streit zwischen Eltern und Kindern oder die Art von Trennungsschwierigkeiten und das Entwicklungsalter des Kindes. Der Anspruch der meisten engagierten Familientherapeuten, auf einem gemeinsamen Gespräch zu bestehen, ist aber nicht nur aus forensischen Gründen und den anderen angesprochenen wenig realistisch, sondern auch deswegen, da Beobachtungen über Interaktionsmuster ohne die Anwendung entsprechender Beobachtungsinstrumente bedeutsame Informationen häufig übersehen läßt (STRATFORD u. Mitarb. 1982), und weiter sind offensichtlich entscheidende Hinweise über die Beziehungsqualität in der Familie auch durch geeignete Interviews von einem Familienmitglied in einem ausreichenden Ausmaß zu erhalten (QUINTON u. Mitarb. 1976).

Nur selten stehen zwei Untersucher gleichzeitig zur Verfügung, die dann nach einem Eingangsgespräch getrennt, aber parallel die Untersuchung weiterführen können, mit den Eltern in Form einer weiteren ausführlichen Exploration, mit dem Kind evtl. zusätzlich auch in Form einer Testung.

Ein wichtiger Anhaltspunkt zur Entscheidung, mit wem zuerst allein gesprochen werden soll, ist jedoch das Alter des Kindes. Praktisch sind sich alle Untersucher darüber einig, daß die Angaben der Kinder über sich selbst allein zu einer verläßlichen Beurteilung, ob überhaupt ein psychiatrisches Problem vorliegt, nicht ausreichend sind (RUTTER u. GRAHAM 1968; SCHWARZBACH 1978; BERG u. FIELDING 1979). Zwar sind expansive bzw. Beziehungsprobleme auch schon bei 6- bis 8jährigen verläßlicher explorierbar, doch was insbesondere neurotische Symptome und auch somatisierende Symptome betrifft, sind Angaben erst frühestens ab dem 12.–15. Lebensjahr in einem derartigen Ausmaß zu erwarten, daß daraufhin zumindestens eine Verdachtsdiagnose einer psychiatrischen Störung gestellt werden kann (HERJANIC u. CAMPBELL 1977). Wenn keine anderen Gründe, wie sie oben angeführt wurden, dagegen sprechen, sollten daher bei jungen Kindern die Eltern in der Regel zuerst gehört werden. Manche Autoren wie z. B. ZÜBLIN (1983) empfehlen, unter Umständen Eltern kleiner Kinder schon einmal vorab und allein zu einem Erstgespräch zu bestellen. Wie dem auch immer sei, je jünger die Kinder sind, die zur Vorstellung gebracht werden, desto weniger verstehen sie auch den Zweck der Untersuchung. SIMMONS (1972) weist deshalb nachdrücklich darauf hin, daß es günstig ist, wenn man mit dem Kind kurz über die Gründe für sein Kommen spricht und diese Gelegenheit auch nützt, um das Kind auf die Exploration vorzubereiten. Auf diese Weise können auch Vermutungen angestellt werden, warum andere Kinder zur Untersuchung kommen oder welche Aufklärung das Kind schon erhalten hat. Auf jeden Fall sollte der Untersucher sich auch vorstellen als jemand, der bei Schwierigkeiten und Sorgen hilft, oder zumindestens Sorgen, die sich die Eltern um es machen, auch mit dem Kind selbst besprechen möchte.

Es ist aber ungünstig, gleich auf irgendwelchen Problemen herumzureiten. Besser ist es, zunächst Fragen zu stellen, die mehr allgemeiner Natur sind, um in dieser Aufwärmphase vor der eigentlichen Untersuchung die Atmosphäre etwas zu entspannen, freundlicher zu gestalten oder zu beruhigen, soweit es notwendig ist. KANFER u. Mitarb. (1983) geben besonders bei jungen Kindern Beispiele an, welche Vorgangsweisen geeignet sind, um die Kooperation des Kindes (besonders nach der Trennung von den Eltern) aufrechtzuerhalten: Dazu dienen Äußerungen wie Kommentare über positives Aussehen, Kleidung, Verhalten oder reflektive Bemerkungen, die das, was das Kind sagt, widerspiegeln. Sie helfen mit, das Verhalten des Kindes, seine Gedanken und Gefühle zu organisieren, die Situation zu klären und gemeinsam mit Lob und Ermutigung auch die Richtung der Untersuchung zu beeinflussen. Wie schon angeführt sollten kritische Stellungnahmen besonders zu Beginn vermieden werden und zunächst nur Fragen gestellt werden, die nicht einfach mit Ja oder Nein beantwortet werden können. Dadurch erhöht sich nicht nur der Informationsgehalt der Antworten, sondern das Kind wird damit auch zu eigenen Beiträgen ermutigt und hat nicht so sehr das Gefühl, durch eingeengte Antwortmöglichkeiten in eine bestimmte Richtung, nämlich in die des Untersuchers, gedrängt zu werden.

Wenn von einem etwas älteren Kind Probleme geäußert werden, z.B. weil es von seinen Freunden mißachtet oder geschlagen wird bzw. auf eine andere Art eine Außenseiterposition einnimmt, ist es angebracht, sich zunächst mitfühlend über die Situation, die sich für das Kind selbst daraus ergibt, zu äußern und sich darüber zu erkundigen und nicht gleich die Beantwortung jedes Details darüber zu fordern.

Wenn die Untersuchung gemeinsam mit Eltern und Kind begonnen wurde und dann getrennt weiter fortgesetzt werden soll, ist es besser, das Kind über diese Vorgangsweise zu informieren, nämlich, daß man jetzt einmal auch allein mit den Eltern (bzw. im umgekehrten Fall mit dem Kind allein) sprechen möchte. Mögliche Trennungsprobleme werden dadurch eher vermindert, als wenn ausdrücklich gefragt wird, ob das Kind (bzw. ein Elternteil) allein mit dem Untersucher zusammen sein (warten) will.

Es ist klar, daß im Untersuchungsraum selbst (wie auch im Wartezimmer) einfaches Spielmaterial, besonders wenn kleine Kinder untersucht werden, und auch Papier und Buntstifte zur Verfügung stehen sollten. Mit Hilfe derartiger Utensilien werden kindadäquate Rückzugsmöglichkeiten eröffnet, gleichzeitig können sie als Ausgangspunkt weiterer Untersuchungsschritte und als Dialogmittel dienen, um zu einer vernünftigen Untersuchungssituation zu kommen.

Etwas striktere Hinweise für die Gestaltung der Untersuchungssituation finden sich als Instruktionen bei der Anwendung von Interviewinstrumenten bei RUTTER u. GRAHAM (1968): So sollte das Kind in einem nicht zu großen Untersuchungsraum etwas entfernt vom Untersucher, möglichst diagonal entgegengesetzt an einer Tischseite sitzen; im Raum sollten nur einige wenige Spielsachen sein, die das Kind sehen, aber nicht erreichen kann; eine 15minütige Vorphase mit unstrukturierter Konversation soll vorgeschaltet werden, während der das Kind über kürzlich Erlebtes und Freizeitaktivitäten sprechen kann bzw. über Dinge, die es gern nach der Schule und an Wochenenden tut; es sollte angeregt werden, über Freunde, seine Familie, seine Spiele, die Schule usw. zu sprechen.

Strukturierte Untersuchungsmethoden

Mit der Entwicklung von Interviews, Fragebögen und – in einem geringeren Ausmaß – Beobachtungsmethoden seit den 60er Jahren ist die Kenntnis derartiger Untersuchungsinstrumente von überragendem didaktischem Wert für jede klinische Vorgangsweise. Sie sollte daher Ausgangspunkt für eine detaillierte Untersuchung sein. Gerade weil Einzelsymptome, vor allem jene, die als Anlaß für eine Untersuchung oft vorangestellt werden, zu unsicheren Einschätzungen über das tatsächliche Geschehen führen, ist es wichtig, nach einer Eingangsphase die funktionelle Analyse beobachtbaren Verhaltens auf eine breite Grundlage zu stellen.

Es ist nicht zu befürchten, daß dadurch auf Einfühlungsvermögen und Intuition verzichtet werden muß, um in ein starres Abfragen anhand von Interviewvorlagen oder Beobachtungsprotokollen nach der Phase freier Kontaktanbahnung einzuschwenken. Anders als bei Felduntersuchungen oder versorgungsbegleitenden Forschungsvorhaben, wofür viele der im folgenden vorgestellten Untersuchungsinstrumente entwickelt wurden, sollte der Untersucher nicht an einem bestimmten Wortlaut haften bleiben müssen. Deswegen ersetzen die Kenntnisse eines derartigen Instrumentes nicht eine längere Einarbeitungs- und Trainingsphase.

Die folgenden Interviews, auf die beispielhaft eingegangen wird, unterscheiden sich durch die Anzahl offener Fragen, sind also unterschiedlich hoch strukturiert. Ein weiteres Merkmal von Interviews ist ihre Verzweigung. Eine Schwierigkeit jedes Frageinstrumentes liegt nämlich darin, seinen Umfang zu begrenzen und trotzdem ein möglichst umfassendes Repertoire an Problemen zu erfassen, gleichzeitig aber auch die Zahl möglicher irrelevanter (d. h. nicht zutreffender) Fragen zu reduzieren. Diese Forderungen auf einen Nenner zu bringen ist idealerweise nie möglich. Hat ein Kind z. B. keine Zwänge und keine phobischen Ängste oder ein Adoleszenter kein Einnässen oder Einkoten als derzeitiges Problem, können entsprechend ausführliche Fragen leicht auf Unverständnis oder Widerstand stoßen. Einige Interviews versuchen deshalb derartige Fragen zwar anzuschneiden, aber das Thema nur dann weiter zu vertiefen, wenn dies notwendig erscheint; andernfalls werden einige Fragen übersprungen. Die Häufigkeit des Vorkommens von bestimmten Symptomen, ihre Beziehung zur Alltagssituation und die Bewertung einer Funktionsbeeinträchtigung durch sie soll ebenfalls durch verschiedene Nachfragen ermöglicht werden. Auch hier sind Abstriche dann möglich, wenn offensichtlich bestimmte Symptome nach entsprechenden Eingangsfragen nicht oder kaum vorhanden sind, so daß sie keine wesentliche Rolle spielen können.

Weitere Unterschiede ergeben sich bei den verschiedenen Interviews durch die Art ihrer Strukturierung. Untersuchungen haben ergeben, daß der Informationsgehalt der erhobenen Angaben in strukturierten Interviews höher als in freien Gesprächen ist (COX u. RUTTER 1977; WILL 1979; HERJANIC 1984). Manchmal kann es allerdings günstiger sein, besonders bei der unmittelbaren Untersuchung von Kindern, halbstrukturierte Fragen zu verwenden. Da sie aber zu einer Reihe offener Antworten führen (die Antworten sind nicht vorgegeben und kategorisiert verfügbar), ist der Raum subjektiven Ermessens beim Schätzen über die Wertigkeit der Antwort größer als bei hochstrukturierten Interviews. In der Hand des Experten bei einer Untersuchung in der Klinik mag dies allerdings eine weniger große Rolle spielen als bei Forschungsvorhaben bzw. in epidemiologischen Untersuchungen in den Wohnungen von Probanden.

Sowohl bei verzweigten Interviews wie auch bei Interviews mit unterschiedlicher Strukturierung ist es doch notwendig, hin und wieder redundante Fragen zu stellen bzw. nach globalen Verneinungen nachzufragen. Dies ist von um so größerer Wichtigkeit, je globaler eine oder wenige Eingangsfragen sind und je mehr sie eine bestimmte gefühlsmäßige Haltung betreffen. So haben BROWN u. RUTTER (1966) zeigen können, daß bestimmte positive wie abwertende Bemerkungen eines Elternteils über den anderen bei weiteren Nachfragen (dabei wurden die konkreten Alltagstätigkeiten bzw. deren Häufigkeit erfragt) nicht immer eine inhaltliche Bestätigung erfahren, sondern es kam mitunter zu völlig konträren Aussagen: Etwa wenn über fehlende Mithilfe im Haushalt mit deutlich feindseligem oder depressivem Unterton geklagt wurde, tatsächlich aber nach der Zahl einzelner mithelfender Tätigkeiten in einem überschaubaren Zeitraum der letzten Tage sich objektiv ein völlig anderes Bild ergab. Ähnlich schwierig ist es mitunter, Beziehungsprobleme von Kindern oder Jugendlichen zu erfragen, z. B. wenn ein hyperkinetisches Kind leicht Kontakt bekommt, dadurch viele gleichaltrige Kinder kennt, aber keine befriedigende und belastbare, über einige Zeit andauernde Freundschaft halten kann. Auch hier ist nur nach genauer Nachfrage über Alltagsbeschäftigung, Zahl der regelmäßigen gleichbleibenden Kontakte außerhalb der Schule usw. zu erkennen, wie problematisch die eingangs geschilderte gute Kontaktfähigkeit tatsächlich ist. Im Grunde genommen haben deshalb verzweigte Interviewinstrumente (im Gegensatz zu linearen, in denen immer jedes Detail nachgefragt wird) ebenfalls eine Anzahl von Nachfragen nötig, so daß eine gewisse Mindestdauer von 60 Minuten für Elterninterviews kaum unterschritten werden kann (auf weitere formale Kriterien, z. B. solche der Reliabilität oder Gültigkeit im Sinne von Testkriterien, siehe Angaben im Anschluß an die Beschreibung der Interviews [S. 485 ff], Übersicht über methodische Probleme in SCHMIDT u. KESSLER 1976; EARLS 1980).

Gegen strukturierte Interviews wurden im übrigen immer wieder verschiedene Bedenken erhoben, wie sie etwa HERJANIC (1984) zusammenfaßt: So seien direkte Fragen zu oberflächlich und würden die Spontaneität von Gefühlsausdrücken und emotionalen Informationen beeinträchtigen, sie seien außerdem nicht sensibel genug, um Persönlichkeitsunterschiede zu erfassen (siehe dazu auch den Abschnitt Interviewstile [S. 484 ff] bzw. über Untersuchungen zur Einschätzung von Temperamentseigenschaften [S. 506 ff]).

Demgegenüber überwiegen allerdings die Vorteile bei weitem. Eine umfassende strukturierte Untersuchung ist von vorgefaßten Meinungen und bestimmten Erwartungen der Untersucher unabhängiger und deswegen häufig genauer. Die klinische Erfahrung lehrt, daß häufig die ins Auge springenden Symptome, aber nicht von vornherein bereits vorhandene weitere miterfaßt werden, so daß sich daraus leicht die Meinung eines Symptomwechsels nach einer Therapie ergeben kann oder übersehene Symptome bei der Aufstellung von Therapieplänen erhebliche Schwierigkeiten bereiten können, da sie ständig intervenieren, ihr Einfluß aber nicht erfaßt wird. Zur Illustration dazu sollen die zwei folgenden Beispiele dienen:

Eine 14jährige Patientin war wegen einer „typischen" Pubertätsmagersucht aufgenommen worden. Sie wurde gleichzeitig hautärztlich wegen einer allergischen Gesichtsdermatitis behandelt. Obwohl ihr anankastisches Verhalten nicht nur beim Essen, sondern auch was Sauberkeit, Ordentlichkeit und die Bewältigung der Alltagsgewohnheiten betraf von Anfang an deutlich war, blieben dennoch außerordentliche Schwierigkeiten wie eine exzessive Tierphobie, ebenso exzessive Zwangshandlungen in Form von Hände- und Gesichtswaschungen durch die ersten Monate der Anorexietherapie verborgen. Erst als dies mit einbezogen wurde, war es dem Mädchen möglich, auch zu Hause (Bauernhof) Essen anzufassen und sich frei zu bewegen und damit die Anorexietherapie ambulant fortzusetzen.

Ein 16jähriger wurde wegen seiner dissozialen Symptomatik ebenfalls stationär behandelt. Die Symptomatik hatte dazu geführt, daß er von der Schule ausgeschlossen worden war. Er schien völlig demotiviert, wollte auch einfache Testanweisungen nicht befolgen, und es war lange Zeit auch mit Hilfe verschiedener therapeutischer Vorgangsweisen nicht möglich, auch nur das einfache Befolgen von Alltagsregeln auf der Station durchzusetzen, auch dann nicht, als er bereits in einer öffentlichen Schule gut Fuß gefaßt hatte. Als nach einiger Zeit zufällig seine von ihm mit großem Geschick verborgene bzw. ausgetauschte Unterwäsche gefunden wurde, war klar, daß die Problematik einer seit einem Jahr bestehenden sekundären Enkopresis Ursache seiner rigiden Abwehrhaltung war. Den Eltern war das Problem vertraut. Sie hatten aber von sich aus dem Untersucher nichts davon mitgeteilt, und dieser hatte, nachdem ein normales Sauberkeitsverhalten in der Vorgeschichte angegeben worden war, nicht weiter danach geforscht.

Interviewstile

Die Ergebnisse von Interviews sind natürlich nicht nur von den Interviewvorlagen abhängig, sondern auch mit vom Übungs- und fachlichen Ausbildungsgrad des Interviewers, seiner Einstellung und auch von den Auffassungen und der Mitteilungsbereitschaft der Informanten. Gut konstruierte Interviewinstrumente können aber auch hier als Anleitung und Korrektur dienen und so diese Schwierigkeiten minimieren helfen.

Die Entwicklung von Forschungsinterviews für epidemiologische Studien hat entscheidende Impulse für die Verwendung von Interviews im klinischen Bereich gebracht (COX u. RUTTER 1977). MAGUIRE u. RUTTER (1976) stellten auch bei erfahrenen Studenten gleich große Defizite in den Interviewtechniken fest wie bei Anfängern. Offensichtlich war die medizinische Ausbildung hier wenig erfolgreich. Wahrscheinlich ist die Vermittlung entsprechender Interviewtechniken und verschiedener Interviewstrategien am effektivsten durch die Verwendung bestimmter strukturierter Interviews, aus denen auch die besten Anleitungen für eine routinierte klinische Untersuchung gewonnen werden können.

Es ist klar, daß zum Unterschied von epidemiologischen Vorgangsweisen jede Eingangsfrage nach der ersten Kontaktanbahnungsphase (die bei den Eltern kürzer als bei den Kindern sein kann) zunächst einmal das Problem betrifft, welches das Kind nach Meinung der Eltern hat. Die dann spontan geäußerten Angaben betreffen in der Regel die wichtigsten Probleme, um die es geht (COX u. Mitarb. 1981). Wahrscheinlich sind systematisch erhobene weitere Informationen in Form von strukturierten Interviews vor allem dann von ausschlaggebendem Wert, wenn aus irgend einem Grund Angaben bei Informanten erhoben werden sollen, die einer Beratung oder Therapie sehr zögernd, unschlüssig, gehemmt oder feindselig gegenüberstehen, oder auch bei solchen Eltern, die selbst erhebliche Probleme haben oder auch von einigen besonderen Problemen der Kinder so beeindruckt sind (wie es in den vorangegangenen Beispielen deutlich wurde), daß tatsächlich nur eine recht unvollständige Information zu erhalten ist. Obwohl in der Klinikroutine die Anwendung strukturierter Interviews denen von unstrukturierten auch in der Hand von geübten Untersuchern überlegen ist (WILL 1979), ist es nicht sicher, wieweit dies für alle Gruppen von Informanten oder für verschiedene Störungsbilder zutrifft. Systematische Untersuchungen über derartige Fragestellungen fehlen. Der Stil eines Interviews unterscheidet sich nicht nur danach, ob verzweigte oder mehr lineare, offene oder Fragen mit vorgegebenen Antworten verwendet werden, sondern auch danach, wie aktiv ein Interviewer im Untersuchungsgespräch ist und inwieweit er Sachfragen und Fragen über Gefühle und Stimmungen zu stellen bereit ist. Auf diese Weise lassen sich nach RUTTER u. Mitarb. (1981) vier kontrastierende Stile beschreiben: Resonanzstil, aktiver psychotherapeutischer, strukturierter und systematisch-explorativer Stil.

Der *Resonanzstil* ist derjenige mit der geringsten Aktivität des Interviewers. Er beginnt mit einer offenen Frage, gibt Ermunterungen, weiter fortzufahren, mit Ausdrücken wie „hm", „ja" und dergleichen oder durch Wiederholungen der letzten Worte dessen, der interviewt wird, mit anhebender Betonung oder auch, indem wenig Anleitungen gegeben werden wie „erzählen Sie mir mehr darüber" oder auch mit Hilfe von nicht verbalen Ausdrücken wie nicken, lächeln usw.

Der *aktive Psychotherapiestil* ist mit dem vorhergehenden eng verwandt, bei dem z. B. die Mutter als Interviewte nach ihren eigenen Vorstellungen über das Kind redet und Querfragen bzw. systematische Nachfragen vermieden werden. Aktiv werden hingegen Gefühle und emotionale Beziehungen bzw. deren Bedeutung exploriert. Offene Fragen werden extensiv verwendet, ebenso reflektive Interpretationen, Selbstenthüllungen und Ausdrücke von Sympathie. Fakten werden so hingegen nicht erfaßt.

Im *strukturierten Stil* geht der Interviewer wesentlich aktiver vor – wenn der Interviewer etwas mit eigenen Worten beschrieben hat, schließen sich Querfragen und Sondierungen, aber auch Fragen zu Beispielen detaillierterer Beschreibungen an. Dabei werden auch viele geschlossene Fragen gestellt, und der Interviewer dirigiert auch sehr aktiv das Untersuchungsgespräch. Interpretationen werden hingegen kaum gemacht und ebenso kaum

Gefühlsausdrücke und Stimmungen, sondern fast ausschließlich faktische Informationen registriert. Im *systematisch-explorativen Stil* werden die vorgenannten zwei Stile kombiniert, so daß sowohl Fakten als auch Informationen über Stimmungen und Gefühle erhoben werden.

COX u. Mitarb. (1981) konnten zeigen, daß auf der einen Seite die Informanten keinen Interviewstil wirklich bevorzugten und daß die Vorteile der systematischen Befragung nicht zu Nachteilen führte, insbesondere nicht zu solchen, die von mehr tiefenpsychologisch Orientierten befürchtet werden, nämlich, daß die Exploration von Gefühlen und Stimmungen durch die systematische Vorgangsweise im Gegensatz zu einem mehr freien Stil behindert würde. Faktische Informationen wurden in der Regel besser durch die systematische Vorgangsweise gewonnen, darunter auch solche, die von vornherein nicht spontan geäußert wurden und von klinischer Wertigkeit waren.

Beispiele strukturierter Interviews

Die Interviews, auf die im folgenden im einzelnen eingegangen werden soll, sind letzten Endes nicht nur inhaltlich immer Produkte bestimmter Kompromisse. Sie sollten hochstandardisierte Fragen auf der einen, aber auch die Möglichkeit einer spontanen Antwort durch einige offene Fragen auf der anderen Seite beinhalten, sie sollten nicht zu langweilig, zu ermüdend und damit auch zu künstlich sein, sie sollten eine Sprache verwenden, die nicht zu unexakt und vieldeutig ist, aber auch nicht zu starr wirkt, sie sollte sowohl von den Eltern bzw. von den Kindern leicht verstanden werden können und nicht zu spitzfindige Urteile über Symptome erfordern.

Im folgenden soll auf fünf Interviews eingegangen werden; drei davon stammen von amerikanischen Autoren, sie wurden angeregt durch die Einführung des diagnostischen und statistischen Manuals (DSM-III) bzw. der diagnostischen Forschungskriterien (SPITZER u. Mitarb. 1982); ein Interview ist britischen Ursprungs aus der Forschungsgruppe um RUTTER. Ebenfalls zur Anwendung sowohl im klinischen als auch im epidemiologischen Bereich liegt als deutsche Entwicklung das Mannheimer Eltern- bzw. Kinder- und Jugendlichen-Interview vor. Sämtliche dieser Interviews haben sowohl Vorgänger als auch für bestimmte Zwecke spezielle Veränderungen erfahren. Tab. 7.1 gibt einen Überblick über einige der hauptsächlichen Beschreibungsmerkmale dieser Interviews.

Child Assessment Schedule (CAS)
(HODGES u. Mitarb. 1981)

Nach Angaben der Autoren (HODGES u. Mitarb. 1982 bzw. Manual: HODGES u. Mitarb. 1983) ist das Interview für den Altersbereich der Adoleszenz nicht ohne zusätzliche Fragen geeignet. Auch für bestimmte weitere diagnostische Fragestellungen, z. B. um Auskünfte über das Vorliegen einer organischen Hirnschädigung oder einer schizophrenen Psychose zu erhalten, müssen ebenfalls entsprechende Fragen zu dem vorhandenen Interview hinzugefügt werden.

Das Interview liegt nur in der Form für Kinder, nicht für Eltern, vor und besteht aus zwei Teilen, nämlich einem Fragen- und einem Beobachtungsteil. Im ersten Teil werden 82 Fragen über die Schulsituation, über Freunde, Freizeitaktivitäten und Beziehungen des Kindes zur Familie gestellt. Darauf folgen Fragen zu möglichen psychiatrischen Auffälligkeiten (die Anzahl der Fragen ist in Klammern angeführt), so zu spezifischen Ängsten (19), allgemeinen Ängsten und Sorgen (19), zum Selbstbild (13), zu Stimmung und Verhalten (38) und schließlich zu somatischen Beschwerden (21), ausagierendem, expansivem Verhalten (33) und zur Realitätseinschätzung bzw. Denkstörungen unter Einbeziehung von Fragen zu Derealisationsphänomenen bis Halluzinationen (11).

Fragen und Antworten sind vorgegeben, jede Antwort ist mit nein (in der Bedeutung trifft nicht zu) oder ja (trifft zu) bzw. zweifelhaft (die Antwort des Kindes ist nicht eindeutig zuzuordnen) und keine Antwort (keine Reaktion bzw. das Kind verweigert oder antwortet nicht) zu kennzeichnen. Damit wird im wesentlichen nur das Vorhandensein oder Nichtvorhandensein des Symptoms registriert, aber keine Schweregradzuordnung. Den Antworten sind Hinweiszeichen für die Zugehörigkeit zu einem bestimmten Symptomenkomplex im Sinne einer diagnostischen Zuordnung beigefügt. Diese Hinweise beziehen sich auf eine Reihe von diagnostischen Definitionen gemäß dem DSM-III. Auf diese Weise werden z. B. das hyperkinetische Syndrom mit zwei Unterordnungen (mit und ohne Hyperaktivität), dissoziale Störungen, Trennungsängste, Störungen mit Vermeidungsverhalten, Enuresis, Enkopresis, depressive Störungen und Zwangsstörungen (insgesamt 16 diagnostische Einheiten) erfaßt.

Im zweiten Teil werden zur Komplettierung der Beurteilung Beobachtungen seitens des Interviewers eingetragen, es sind dies insgesamt 58 Items, die ebenfalls den diagnostischen Bereichen zugeordnet werden. Diese beziehen sich auf Einsicht, äußere Erscheinung, motorische Koordination, Aktivitätsniveau, kognitive Fähigkeit, Sprach- und Sprechstörungen, Qualität des emotionalen Ausdrucks und Eindrücke über die Art des Kontaktverhaltens beim Interview.

Der Prävalenzzeitraum der erfaßten Symptome

Tabelle 7.1 Beschreibungsmerkmale strukturierter Interviews

Interview	Autor	Informant	Anwendbar im Altersbereich (Jahre)	Fragen	Antworten	Kodierung	Interviewdauer (Min.)	Diagnostische Orientierung	Untersuchung zur Reliabilität	Validität
Child Assessment Schedule (CAS)	Hodges u. Mitarb. (1981)	Kind	7–12	standardisiert	standardisiert	für Symptom: vorhanden/nicht vorhanden; Diagnoseindex faßt Symptome zusammen	45	DSM-III	ja (kleine Gruppen); für emotionale Symptome/Syndrome nicht befriedigend	ja (gegenüber Eltern-Fragebogen und Diskrimination zu Kontrollkind)
Washington University Diagnostic Interviews for Children and Adolescents (DICA)	Herjanic u. Reich (1982), Reich u. Mitarb. (1982)	Kind/Eltern (anfangs gemeinsam)	6–17	standardisiert	standardisiert	ähnlich wie CAS	60–90	DSM-III	für über 300 Interviews Übereinstimmungen der Angaben von Kindern und Eltern nur mäßig/schlecht für Enkopresis/neurotische Störungen	
Schedule of Affective Disorders and Schizophrenia for School-Age Children (K-SADS)	Puig-Antich u. Chambers (1978)	Kind (analog als Elternform verwendbar)	6–17	Reihe von Fragen pro Symptom als Anleitung vorgegeben	nicht vorgegeben, aber Glossar für Symptombewertung	mehrstufige Schweregradzuordnung (Symptom) derzeit und in der Vorgeschichte	5–15 unstrukturiert Gesamt: 45–90	RDC (Spitzer u. Mitarb. [1982]) und DSM-III	nur für kleine Gruppen, fast nur bei depressiv Gestörten durchgeführt	
Isle-of-Wight-Survey-Interview	Rutter u. Graham (1968), Graham u. Rutter (1968)	Kind/Eltern	7–12	Beispielfragen als Anleitung systematisch geordnet, offenes Ende	nicht vorgegeben; Interviewer müssen mitschreiben	4stufige Schweregradzuordnung für 36 Symptome (Einschätzung aufgrund der Interviewmitschrift)	Kind: 30	MAS (globale Zuordnung)	Elterninterview: Interrater-Korrelation (0.81) Retest-Korrelation (0.64) für kleine Gruppen variabel für verschiedene Symptome (z. B. schlecht für Beziehungsschwierigkeiten, somatische Symptome)	Vergleich von Eltern-Kind-Angaben: Falldefinition durch Interview mit dem Kind allein unsicher
Mannheimer Epidemiologisches Interview (MEI)	Poustka u. Schwarzbach (1977) Böhme u. Mit-	Eltern/Kinder/Jugendliche	7–15	standardisiert	standardisiert	Glossar für Symptomzuordnung (mehrstufiger Schwere-	60–90	MAS	ja, für kleine Gruppen und Falldefinition sehr befriedi-	nein

wird im allgemeinen nicht definiert, jedoch werden bei einer Reihe von Antworten, die durch einen Stern markiert sind, ebenfalls vorformulierte Nachfragen am Ende des Interviews über die Dauer bzw. über den Beginn der Symptomatik notwendig. So ist für das Vorhandensein einer Störung mit einem Aufmerksamkeitsdefizit (hyperkinetisches Syndrom) eine Mindestdauer von sechs Monaten bzw. ein Beginn vor dem 7. Lebensjahr gefordert, hingegen z. B. für das Vorhandensein einer Trennungsangst eine Mindestdauer von 2 Wochen. In Tab. 7.2 werden Ausschnitte aus diesem Interview wiedergegeben.

Zum CAS werden Ergebnisse von Reliabilitäts- und Validitätsuntersuchungen angegeben: für eine Klinikpopulation (22 stationäre, 12 ambulante Patienten) und 19 Kontrollkinder mit einer Interraterreliabilität für den Gesamtscore aus allen Antworten, die ein Symptom betreffen, von r = 0,90. Unter r = 0,70 lagen die Kriterien für ängstliches Verhalten, Separationsängste, Störung der Aufmerksamkeit ohne Hyperaktivität und für sozialisierte Störungen des Sozialverhaltens. Mit einer revidierten Version wurden schließlich zehn Kinder im „Latenzalter" von sowohl affektiv gestörten als auch normalen Müttern untersucht (Interraterreliabilität beim Gesamtscore r = 0,91 und für die einzelnen Symptomenkomplexe zwischen r = 0,87 und 0,96).

In die Validitätsuntersuchung wurden 32 ambulante Patienten, 18 stationäre und 37 Kontrollkinder miteinbezogen. Stationär psychiatrisch behandelte Patienten erreichen einen höheren Gesamtwert als ambulant behandelte, während diese wiederum eine signifikant höhere Anzahl positiver Symptome als die Kontrollkinder erreichten. Besonders deutlich waren diese Unterschiede für ein expansives Verhalten, z. B. Störung des Sozialverhaltens, lediglich bei der Beurteilung von Ängsten und Sorgen bzw. bei Störung der Aufmerksamkeit ohne (motorische) Hyperaktivität fanden sich keine deutlichen Unterschiede zwischen den Untersuchungsgruppen.

Bemerkenswert gut ist die Übereinstimmung mit der Child Behavior Checklist (CBCL, ACHENBACH u. EDELBROCK 1983) in der Fassung als Elternfragebogen: Die Korrelation der Gesamtwerte zwischen den Angaben des Kindes (CAS) und der Eltern (CBCL) war hoch signifikant (r = 0,53; p < 0,000).

Dies sind recht ermutigende Resultate, wenngleich auch Angaben zur Validität hinsichtlich der Unterscheidung von Kindern mit verschiedenen Störungen und Angaben über Untersuchungen von Therapieverläufen fehlen.

Wie eingangs angegeben, ist das Interview für bestimmte Störungen weniger gut geeignet, zu den betreffenden Symptomenkomplexen sind in einem Anhang aber noch weitere Fragen angeführt, die als Anker- bzw. Siebfragen für weitergehende Untersuchungen dienen, z. B. für Eßstörungen (Anorexia nervosa, Bulimie), Tics, Sprechstörungen, Drogenmißbrauch, schizophrene und psychotische Störungen sowie depressive Störungen.

Washington University Diagnostic Interviews for Children and Adolescents (DICA und DICA-P)

(HERJANIC u. REICH 1982; REICH u. Mitarb. 1982; revidiertes Manual: HERJANIC u. Mitarb. 1983)

Das Interview ist umfangreicher als das CAS und bedarf wohl auch eines intensiveren Trainings – direkte Vergleiche zwischen diesen beiden bzw. anderen Interviews gibt es aber nicht.

DICA ist für die Befragung sowohl des Kindes als auch der Eltern über das Kind geeignet. Es besteht aus vier Sektionen, nämlich einem gemeinsamen Interview mit Eltern und Kind, einem Interview mit dem Kind allein und zwei mit den Eltern allein (Elterninterview Teil 1 und Teil 2: DICA–PI und DICA–PII).

Die erste Sektion beinhaltet Eingangsfragen über das Kind und die Familie. Für den klinischen Gebrauch sollten zuerst die Eltern nach der gemeinsamen ersten Sektion weiter interviewt werden, das Kind sollte inzwischen warten. Zum Gebrauch für ein Forschungsvorhaben wird laut Manual erwartet, daß zwei Interviewer für die erste gemeinsame Sektion für Eltern und Kinder anwesend sind. Ein Interviewer fragt dann entweder das Kind und sucht entsprechende Bestätigungen für die Fragen durch die Eltern, oder er geht umgekehrt vor. Sodann wird das Interview getrennt fortgesetzt, ein Interviewer spricht dann mit den Eltern und einer mit dem Kind. Dabei ist es wichtig, daß sich später die Untersucher auf die Angaben der ersten gemeinsamen Sektion beziehen können.

Das Interview mit dem Kind und jenes mit den Eltern (DICA–PI) sind miteinander inhaltlich völlig identisch, lediglich die Form der Anrede ist entsprechend verändert. In diesen Teilen werden jene Informationen gewonnen, die benötigt werden, um „die meisten DSM-III-Diagnosen für Kinder und Adoleszente im Alter zwischen 6 und 17 Jahren" zu erstellen (Angaben des Manual).

Die vierte Sektion (DICA-P, Teil II) beinhaltet Fragen an die Eltern zur Entwicklung und zur medizinischen Anamnese des Kindes und einige über weitere diagnostische Angaben über das Kind, die nicht an das Kind selbst zu stellen sind (z. B. bei Bestehen eines autistischen Syndroms).

Alle Antworten sind vorgegeben, spezielle Anweisungen für Interviewer, vor allem Kodierungsanweisungen und Verzweigungen (um Fragen bei Nichtzutreffen eines Problembereichs überspringen zu können) sind in Großbuchstaben geschrieben. Jede Frage führt zu einer Kodierung (1 = nein

Tabelle 7.2 Beispiele aus den Fragen (über allgemeine Ängste/Sorgen) des CAS (aus *K. Hodges, J. Kline, P. Fitch, D. McKnew, L. Cytryn:* The Child Assessment Schedule: a diagnostic interview for research and clinical use. Catalog of selected documents in Psychology 11 [1981] 56 [revid. Fassung Februar 1983]; übersetzt von *H. G. Eisert*)

		nein	ja	amb.	KA	KR	
Manchmal sind Kinder unruhig/ nervös. Wie oft ist das bei dir? Wie stark ist das bei dir? (*Wenn* besorgt, frage:) Kannst du sagen/beschreiben, was der Grund deiner Besorgnisse ist?	Gibt an, die meiste Zeit besorgt oder gespannt zu sein, oder ist unfähig sich zu entspannen. Prüfe, ob eine der folgenden Beschreibungen zutrifft:	–	–	–	–	–	98⁺OV
	a) Ist ständig um die Zukunft besorgt (antizipatorische Angst).	–	–	–	–	–	99⁺OV
	b) Besorgt darum, vollkommen/ perfekt zu sein oder das in der Vergangenheit nicht gewesen zu sein.	–	–	–	–	–	100⁺OV
	c) Überaus besorgt um eigene Fähigkeiten (z. B. in der Schule, im Sport, in Beziehungen mit anderen).	–	–	–	–	–	101⁺OV
Sorgen Es gibt verschiedene Dinge, über die man besorgt/beunruhigt sein kann. Gibt es etwas, was dich beunruhigt? (*Wenn* das Kind die Frage bejaht, frage:) Was beunruhigt dich? (*Wenn nötig,* frage jedes Antwort-Item ab:) – Beunruhigen dich Stürme, Feuer, etc.? – Beunruhigt dich der Gedanke, daß deine Eltern oder jemand aus der Familie krank werden könnte? sterben könnte? oder ihm etwas zustoßen könnte? – Beunruhigt dich Streit in der Familie? – Beunruhigt dich, verletzt zu werden oder körperliche Auseinandersetzungen aller Art? – Beunruhigt dich die Trennung, Scheidung der Eltern oder das Weggehen eines Familienmitgliedes? – Bist du manchmal über dich selbst beunruhigt? (*Wenn ja,* frage:) Auf welche Weise?	Verneint Sorgen zu haben.	–	–	–	–	–	102
	Prüfe, was zutrifft:						
	a) Übermäßige Beunruhigung wegen Naturkatastrophen (z. B. Feuer, Überschwemmung, Sturm, Dunkelheit) oder äußerer Umstände (z. B. Arbeit zu verlieren).	–	–	–	–	–	103
	b) Ist beunruhigt darüber, daß ein Familienmitglied krank ist oder krank werden könnte.	–	–	–	–	–	104 SA
	c) Ist beunruhigt darüber, daß ein Familienmitglied sterben könnte oder daß ihm etwas zustoßen könnte.	–	–	–	–	–	105⁺SA
	d) Ist beunruhigt darüber, daß die Eltern sich streiten könnten (verbal).	–	–	–	–	–	106
	e) Ist beunruhigt darüber, daß die Eltern sich schlagen könnten.	–	–	–	–	–	107
	f) Ist beunruhigt über Trennung, Scheidung oder das Weggehen eines Familienmitgliedes.	–	–	–	–	–	108 SA
	g) Ist beunruhigt über das psychische Wohlergehen/Befinden der Eltern (z. B. Einsamkeit, Depression, Empfindlichkeit) oder berichtet darüber, etwas zu tun, um diese Probleme oder Symptome erträglicher zu machen.	–	–	–	–	–	109
	h) Ist beunruhigt darüber, er/sie könnte von der Bezugsperson getrennt werden (z. B. Kind könnte verlorengehen, könnte getötet werden, könnte das Opfer eines Unfalls sein).	–	–	–	–	–	110⁺SA
	i) Ist beunruhigt über die eigene Person.	–	–	–	–	–	111

Tabelle 7.**2** (Fortsetzung)

		nein	ja	amb.	KA	KR
(*Wenn* das Kind beunruhigt ist, frage:) Wie sehr bist du darüber beunruhigt, ... (nenne den vom Kind genannten Grund der Beunruhigung)? (*Wenn nötig,* frage:) – Bist du oft darüber beunruhigt? – Bist du so beunruhigt, daß du dauernd daran denken mußt, wenn du etwas anderes machen solltest? – Beunruhigt dich das so sehr, daß es dich daran hindert zur Schule zu gehen, Freunde zu haben, oder Dinge zu tun, die du sonst gerne tätest?	Prüfe das Ausmaß der Beunruhigung: a) Oft (weniger stark als b oder c). b) Ist selbst dann gedanklich damit beschäftigt, wenn er/sie andere Aufgaben erledigen sollte (z. B. Hausaufgaben). Hält ihn/sie davon ab, Aufgaben optimal zu erledigen. c) Stärkste Beeinträchtigung: Behinderung der Entwicklungsziele, kann z. B. nicht regelmäßig zur Schule gehen, nimmt mit Gleichaltrigen keinen adäquaten Kontakt auf.	– – –	– – –	– – –	– – –	112 113⁺SA 114 SA

bzw. Symptom nicht vorhanden, 2 = ja, d. h. Symptom vorhanden, 9 = weiß nicht oder keine Antwort).

Im Manual sind Aufforderungen an den Interviewer enthalten, bei unklaren Informationen oder schwierigen Entscheidungen mitzuschreiben, damit ein Rater möglichst viele Informationen erhält und so zu klaren Zuordnungen gelangt. Bei einigen Fragen sind auch Nachfragen in Form von Frequenzangaben, Dauer der Störung oder Intensität der Störung angeführt. Genauso wie im CAS sind auch hier keine einheitlichen Prävalenzzeiträume definiert, wohl aber wird die Dauer des Problems in der Regel erfaßt.

Die Verzweigungsangaben (d. h., daß bei Nichtzutreffen zu einem bestimmten, angesprochenen Symptombereich die weiteren Fragen übersprungen werden sollen) sind weitaus vorsichtiger gefaßt als im CAS, da in der Regel mehrere Fragen gestellt werden, bevor bei Nichtzutreffen auf eine weitere Sektion übergegangen wird.

Inhaltlich werden in der ersten Sektion (gemeinsames Interview) demographische Informationen erhoben über Alter, Geschlecht, Schule und Schullaufbahn, frühere Kontakte zu Kinderpsychiatern bis Schulberatern, Medikamenteneinnahme, vorausgegangene Krankenhausbehandlung, Aufenthalte außerhalb der Familie (z. B. Heime) und schließlich über die Anzahl und Verwandtschaftsart der Personen im Haushalt; es sind insgesamt 19 Fragenbereiche mit ca. 85 vorgegebenen Antwortkodierungen.

Im psychopathologischen Teil des Kinder- bzw. Elterninterviews (DICA bzw. DICA-P I) werden wiederum Fragen gestellt, die Aufschluß über DSM-III-konforme Diagnosekriterien geben sollen. Die vorgegebenen Antworten übersteigen zum Teil erheblich die Anzahl der Fragen mit bis zu zehn und mehr Antwortmöglichkeiten pro Frage.

Die Fragen zielen nicht nur darauf, festzustellen, ob ein Symptom vorhanden ist oder nicht, sondern auch auf die Dauer des Symptoms und, ähnlich dem CAS, um Ausschlußkriterien für die Symptomdefinition zu erhalten. Selten werden auch offene Fragen gestellt, um nach bestimmten Antworten noch weitere Detailangaben dazu mitschreiben zu können.

Zu folgenden Diagnosekriterien werden Fragen gestellt (die Anzahl der Fragen stehen in Klammern): Störung mit Aufmerksamkeitsdefizit (24), Trotzverhalten (8), Verhaltensstörungen – Störungen des Sozialverhaltens mit einigen Untergruppen und Fragen zur positiven Sozialisation (insgesamt 27 Fragen), Alkohol-, Zigaretten-, Drogengebrauch bzw. -abhängigkeit (34), affektive Störungen depressiver Art (35), Manie (10), Angstsyndrome/Phobien/Zwangssyndrome (38), Anorexie (8), Bulimie (5), organische Störungen (28), Enuresis (4), Enkopresis (1), Menstruationsstörungen (2), Geschlechts- und Identitätsstörungen und sexuelle Erfahrungen (7), Psychosen mit Halluzinationen und Wahn (10), schließlich Fragen zu psychosozialen Belastungsfaktoren (15). Dem Kinderinterview schließt sich ein Beobachtungsteil an über Erscheinungsbild, Affekt, Motorik, Sprache, Aufmerksamkeit, Gedankenfluß u. ä. m.

Im zweiten Teil des Elterninterviews werden dann noch Fragen zu Schwangerschaftskomplikationen, Geburt, postpartale und frühkindliche Entwicklung, Verhalten z. B. im Kindergarten gestellt, ferner zu weiteren Störungen, die beim Kind direkt nicht eindeutig erfragbar sind, wie Schlafstörungen, Sprachprobleme, Hinweise für frühkindlichen Autismus, elektiven Mutismus, Pica, Tics, Stereotypien, ferner Angaben zu früheren organischen Erkrankungen und zu etwaigen Problemen der Geschwister des zu untersuchenden Kindes.

Dieser zweite Teil des Elterninterviews umfaßt

Tabelle 7.**3** Beispiele aus den Fragen des DICA (Störung mit Überängstlichkeit) (aus B. Herjanic u. Mitarb.: Washington University Diagnostic Interview for Children and Adolescents [DICA]. Washington University School of Medicine, 1983)
Kode: 1 = nein, 2 = ja

174	Machst du dir Sorgen? (Glaubst du, daß du dir mehr Sorgen machst als die meisten Kinder [Jugendlichen] in deinem Alter? Ängstigst du dich z. B. sehr über Dinge, bevor diese überhaupt passieren, so wenn die Schule im Herbst wieder beginnt oder wenn du vor einer Prüfung stehst oder wenn du zu einem Arzt gehen sollst?)
175	Machst du dir große Sorgen über Kleinigkeiten aus der Vergangenheit, so z. B., daß du etwas gesagt hast, das möglicherweise falsch verstanden wurde, oder weil du etwas zu tun vergessen hast?
	a) *Wenn ja,* könntest du mir ein Beispiel davon geben?
	Wenn Frage 174 und 175 nicht zutrifft, weiter mit Frage 187.
	Wenn ja in beiden Fragen, weiter mit 176.
176	Machst du dir große Sorgen darüber, daß du ja alles richtig oder perfekt machst?
177	Machst du dir große Sorgen darüber, was dein Vater oder deine Mutter oder der Lehrer sich denken wird, wenn du schlechte Noten bekommst?
178	Denkst du gewöhnlich daran, daß du ihnen nichts recht machen kannst?
179	Bist du jemals durch die Sorgen so krank geworden, daß du z. B. Kopfschmerzen oder Bauchschmerzen bekommen hast?
180	Wirst du zornig und kommst du aus der Fassung, wenn etwas gerade nicht so geht, wie es deiner Meinung nach gehen sollte?
181	Kannst du über Kleinigkeiten sehr verlegen werden?
182	Wenn du dir über etwas Sorgen machst, bist du dann sehr nervös und hast Schwierigkeiten davon loszukommen?
	Wenn weniger als 4 Antworten mit ja für die Fragen 174 bis 182, weiter mit Frage 187.
	Wenn vier oder mehr Antworten mit ja, weiter mit Frage 183.
183	Wie lange geht das schon so, daß du einmal mehr oder weniger aus der Fassung kommst und dir Sorgen machst – dauert dies schon mindestens seit 6 Monaten (ein halbes Schuljahr)?
184	Hast du jemals wegen deiner Sorgen in der Schule gefehlt?
	Wenn ja – wie oft hast du in der Schule gefehlt? Tage: Wochen:
185	Hast du jemals zu einem Arzt gehen müssen, weil du wegen deiner Sorgen so krank oder so beunruhigt warst und deine Eltern dachten, daß irgend etwas nicht in Ordnung sei?
	Wenn nein in Frage 184 und 185, weiter mit Frage 187.
	Wenn jede Frage mit ja beantwortet wurde, dann weiter mit Frage 186.
186	a) Wie alt warst du, als du dir so große Sorgen gemacht hast und deswegen die Schule versäumt hast oder beim Arzt warst?
	b) Wie alt warst du, als du das letzte Mal mit diesen Sorgen so krank warst, daß du die Schule versäumt hast oder etwas anderes nicht machen konntest, was du gerne gemacht hättest?
	Keine Störung mit Angst, hier Kode 1 eintragen

insgesamt 44 Fragen mit bis zu 12 vorformulierten Antwortmöglichkeiten pro Frage.
Untersuchungen zur Reliabilität wurden von REICH u. Mitarb. (1982) bzw. von HERJANIC u. REICH (1982) durchgeführt. Die erste Untersuchung bezieht sich auf den Vergleich von Eltern- bzw. Kinderinterview-Ergebnissen in bezug auf Diagnosen. Übereinstimmungsmaße (Kappa von 0,30 oder höher) wurden für Diagnosen in bezug auf Sozialisationsstörungen, Enuresis, gemischte Verhaltens-, neurotische Störungen und Depressionen gefunden. Bei 307 Mutter- und Kinderinterviews (für Kinder im Alter von 6 bis 16 Jahren) bezogen sich jene Diagnosen mit einem Kappa von 0,30 auf Störungen des Sozialverhaltens, da hier Symptome von seiten der Mütter wesentlich häufiger als von seiten der Kinder angegeben wurden. Bei neurotischen Störungen hingegen machten die Kinder signifikant häufiger positive Angaben. Ein Teil der Unterschiede ging auch darauf zurück, daß insbesondere Knaben vor der Adoleszenz eher dazu neigten, Verhaltensprobleme zu verleugnen, im Gegensatz zu deren Eltern. In der Untersuchung über die Übereinstimmung aufgrund individueller Symptome zeigte sich erwartungsgemäß, daß die Übereinstimmung bei jenen Symptomen hoch ist,

die sehr konkret beobachtbar, schwerwiegend und unzweifelhaft beschreibbar sind. Die Angaben der Mütter und Kinder differierten hingegen in den Angaben über den Schweregrad eines Problems mitunter erheblich. Diese Auswertungsresultate aus diesen Interviews zeigen, daß Kinder selber die beste Quelle für Informationen dann sind, wenn sehr persönliche Antworten mit hoher subjektiver Bedeutung erhoben werden sollen. Weitere Untersuchungen fehlen derzeit zu diesem Interview vor allem in der Richtung, Eltern- und Kinderinterviews durch zwei unabhängige Rater zusammenfassend zu beurteilen, um auf diese Weise zu sehen, inwieweit die Ergebnisse das Instrument geeignet erscheinen lassen, zwischen verschiedenen Gruppen einer Klinikpopulation bzw. zwischen diesen und normalen Probanden differenzieren zu können.

Die Tab. 7.3 gibt Beispiele für die Art der Fragen bzw. der Antwortformulierung wieder.

Schedule for Affective Disorders and Schizophrenia for School-Age Children (KIDDIE-SADS, K-SADS)

(PUIG-ANTICH u. CHAMBERS 1978)

Laut Manual ist das Interview nicht nur für affektive Störungen und Schizophrenie, sondern auch zur Erhebung anderer Symptomkomplexe, vor allem auch für Verhaltensstörungen (Störungen des Sozialverhaltens) und emotionale Störungen verwendbar. Störungen mit Aufmerksamkeitsdefizit (hyperkinetisches Syndrom) sind nur in Verbindung mit einem entsprechenden Fragebogen erhebbar. Das Interview enthält auch keine Fragen zur Erhebung von Syndromen des frühkindlichen Autismus.

Der Untersuchungsfortgang verlangt zunächst das Interview mit den Eltern allein, dann mit dem Kind und schließlich die Zusammenfassung aller Antwortangaben, um zu einer Syndrombewertung zu kommen. Diese Bewertung ist aufgrund der wesentlich schwierigeren und weniger deutlich vorgegebenen diagnostischen Entscheidungsmöglichkeiten nur durch einen erfahrenen und gut geübten Kliniker möglich.

Formal unterscheidet sich dieses Instrument von den vorangegangenen vor allem durch die genauere Definition des Prävalenzzeitraumes. Die meisten Items müssen zweimal eingeschätzt werden, nämlich einmal in bezug auf den größten Schweregrad innerhalb der gegenwärtigen Episode der Erkrankung bzw. innerhalb der letzten 12 Monate und ferner für den größten Schweregrad innerhalb der letzten Wochen. Dieser Vorgang ermöglicht es auch, einen Wechsel des Schweregrades zu erfassen, z. B. am Ende einer Behandlung.

In diesem Interview sind die Fragen genau vorformuliert, dagegen fehlen Formulierungen von Antworten. Statt dessen muß für jedes einzelne Symptom eine mehrstufige Schweregradzuordnung vom Interviewer kodiert werden. Die Schweregradzuordnung ist skaliert vorgegeben und meist mit einem Kurzglossar versehen. Dies ist zwar im Endeffekt ein Vorteil für die klare Bewertung der Symptome, verlangt aber eine sehr hohe Vertrautheit mit dem Instrument, um in einer vernünftigen Zeit und auf zumutbare Weise für den Informanten die Untersuchung durchführen zu können. Die (exzellent) vorformulierten Fragen selber müssen nicht alle verwendet werden, um eine Schweregradzuordnung treffen zu können; sie dienen nur als eine Richtschnur, und der Interviewer wird durchaus ermutigt, dann mehr Fragen zu stellen, wenn immer noch keine befriedigende Antwort zu erzielen war.

Das Interview ist für die Untersuchung von Kindern formuliert, da aber wiederum die Fragen, die an die Eltern gerichtet sind, wortwörtlich mit Ausnahme der Art der Anrede übernommen werden können, kann das Interview auch für fremdanamnestische Angaben verwendet werden.

Der Beginn und erste Teil des Interviews soll über 5 bis 15 Minuten unstrukturiert ablaufen, um eine erste Übersicht über verschiedene Probleme, deren Beginn und Dauer zu erhalten. Dabei wird angenommen, daß dieser unstrukturierte Beginn in seiner Anwendung produktivere Resultate mit den Eltern als mit dem Kind erreichen wird. Für den unstrukturierten Teil wurden einige Fragevorschläge formuliert, die sich zunächst auf die Vorstellung des Interviewers selber, dann auf demographische Informationen und schließlich auf die Probleme beziehen, weswegen der Patient kommt. Der strukturierte Teil beginnt bei Fragen zu etwaigen depressiven Verstimmungen (sogenannte major bzw. minor depression, entsprechend den DSM-III-Kriterien), ferner zur Hypomanie, Manie, zu Separationsängsten, generalisierten Ängsten, Phobien, Zwängen, Depersonalisations- und Derealisationsphänomenen, Störungen des Sozialverhaltens (wieder mit entsprechenden Unterteilungen gemäß DSM-III) und schließlich zu einer schizophrenen Symptomatik. Daran schließt sich ein Beobachtungsteil an, die entsprechenden Merkmale (z. B. affektiver Zustand, Aufmerksamkeitsspanne, Motorik) sollen wieder nach Schweregrad eingeschätzt werden. Am Ende des Interviews soll der Untersucher eine globale Einschätzskala, ebenfalls nach Schweregraden eingeteilt, ausfüllen. Im Ergebnis soll es das Interview ermöglichen, die Symptome entsprechend den Forschungs- und Diagnosekriterien (SPITZER u. Mitarb. 1982) zuordnen zu können. Beispiele für die Fragenanordnung finden sich in Tab. 7.4.

Neben der klinischen Fassung gibt es auch eine epidemiologische Version (K-SADS-E, PUIG-ANTICH u. Mitarb. 1980). Dieses Instrument hat keine Kodierung für Symptomschweregrade, aller-

Ängste/sich Sorgen machen/Grübeln
(Nicht mit Zwängen zu verwechseln!)
Schmerzvolle und ausschließliche Beschäftigung mit unangenehmen Gedanken und Unmöglichkeit davon loszulassen, die Gedanken sind den Umständen und der Art des Problems, worüber sich der Patient Sorgen macht und wovor er Ängste hat, inadäquat. Diese Gedanken können, müssen aber nicht mit einer depressiven Verstimmung verbunden sein.

Hast du irgendwelche Sorgen? Machst du dir über irgendwelche Dinge Sorgen, oder hast du Ängste vor irgendwelchen Dingen? Über was machst du dir Sorgen? Sind das irgendwelche Dinge? Leute? Deine Familie? Ist es etwas anderes? Machst du dir über diese Dinge Sorgen?
  Die ganze Zeit über
  Die meiste Zeit
  Dann und wann
  Nie?
Kannst du dich davon ablenken?

Wie war dies in der vergangenen Woche Letzte Woche: 0 1 2 3 4 5 6

0 Keine Information.
1 Symptom sicher nicht vorhanden.
2 Symptom kaum vorhanden, z. B. macht sich über tatsächliche Probleme gelegentlich Sorgen.
3 Symptom geringfügig vorhanden, z. B. macht sich oft große Sorgen über tatsächliche Probleme oder gelegentlich auch über triviale Probleme.
4 Symptom mittelmäßig vorhanden, z. B. häufig exzessiv starke Sorgen über realistische Probleme oder häufig Sorgen über einige triviale Probleme.
5 Symptom stark vorhanden, z. B. macht sich die meiste Zeit große Sorgen und grübelt.
6 Symptom extrem vorhanden, z. B. grübelt beinahe die ganze Zeit über.

Tabelle 7.4 Beispiel aus dem Schedule for Affective Disorders and Schizophrenia for School-Age Children KIDDIE-SADS (K-SADS) (aus *J. Puig-Antich, W. Chambers:* Schedule for Affective Disorders and Schizophrenia for School-Age Children [6-16 years] KIDDIE-SADS [K-SADS], New York State Psychiatric Institute, Sc. Work Draft, März 1978; übersetzt von F. Poustka)

dings werden hier in Elterninterviews zusätzlich Fragen zu Autismus, Anorexia nervosa, Störungen der Aufmerksamkeit und Alkohol- bzw. Drogenabhängigkeit gestellt.

Beide Interviewversionen sind so strukturiert, daß bei Nichtzutreffen eines bestimmten angesprochenen Störungsbildes nach wenigen Fragen abgebrochen und zu einer nächsten Sektion übergegangen werden kann.

ORVASCHEL u. Mitarb. (1982) berichten in einer Reliabilitätsstudie (allerdings nur über 16 Klinikpatienten, einmal im Alter zwischen 6 und 11, dann zwischen 8 und 13 Jahren) bei retrospektiver Einschätzung und wiederholten Interviews eine hohe diagnostische Übereinstimmung (Kappa = 0,86). Die Diagnosen bezogen sich aber fast ausschließlich auf depressive Störungen. Auch die Untersuchungen in bezug auf Sensitivität (Verhältnis von richtig positiven zu richtig positiven und falsch negativen Items) und Spezifität (analog für negative Items) erbrachten sowohl im Eltern- als auch im Kinderinterview sehr befriedigende Resultate.

Zu diesem Interview berichten LUKENS u. Mitarb. (1983) über eine Ergänzung für denselben Altersbereich: „Psychosocial Schedule for School-Age Children" (PSS), das ebenfalls in derselben semistrukturierten Art demographische Daten, Familienfunktion, interpersonelle Beziehungen des Kindes bzw. des Adoleszenten erfassen soll.

Ein weiterer Teil dieses komplementären Interviews ist die Erhebung einer Anamnese über die Vorgeschichte in bezug auf Gesundheit des Kindes und der Familienmitglieder, Schulereignisse, Arbeitsstatus der Eltern, Änderung der Familienstruktur u. a. m. Auch dafür werden Interrater- und Test-Retest-Reliabilitätsmaße über 14 Kinder im Alter zwischen 6 und 12 Jahren vorgestellt (Kappa zwischen 0,81 und 1,00).

Das Interview in der klinischen Fassung hat sicher bedeutende Vorteile bei der Einschätzung von affektiven und schizophrenen Psychosen bei Jugendlichen und Präadoleszenten, für andere Zwecke ist es weniger gut geeignet.

Isle-of-Wight-Survey-Interview
(mit den Eltern: GRAHAM u. RUTTER 1968; mit dem Kind: RUTTER u. GRAHAM 1968)

Diese Interviews wurden zusammen mit verschiedenen Modifikationen für mehrere epidemiologische Untersuchungen verwendet (RUTTER u. Mitarb. 1970, 1975, 1976; RICHMAN u. Mitarb. 1982). Diese Arbeiten und damit auch die dafür verwendeten Interviews stehen auch eng mit der Etablierung des schließlich fünfachsigen Klassifikationsschemas (in deutscher Fassung von REMSCHMIDT u. SCHMIDT 1977) in engem Zusammenhang. Da dieses ICD-konforme multiaxiale Klassifikationsschema schließlich auch einen mitentscheidenden Impuls für die Entwicklung des amerikanischen, mehrachsigen Klassifikationsschemas der DSM-III gab, ist es damit auch direkt und indirekt für die Entwicklung der amerikanischen

Tabelle 7.5 Beispiel aus dem Isle-of-Wight-Survey-Interview mit Jungen/Mädchen (Sorgen/Hypochondrie/allgemeine Ängste) (aus *M. Rutter, P. Graham:* The reliability and validity of the psychiatric assessment of the child. I. Interview with the child. Brit. J. Psychiat. 114 [1968] 563; übersetzt von *F. Poustka*)

Jeder macht sich über irgend etwas Sorgen; worüber machst du dir Sorgen? (*wenn ja*): Kommen dir deine Sorgen mit dem, was du gerade tust, dazwischen, so daß du dich nicht konzentrieren kannst? Wenn du dir Sorgen machst – kannst du dies unterbrechen, wenn du willst? Kannst du, weil du dir Sorgen machst, nicht schlafen und bleibst wach?

Machst du dir über deine Gesundheit Sorgen? (*wenn ja* – hattest du jemals das Gefühl, daß du eine körperliche Krankheit haben könntest? – was für eine Krankheit könnte das gewesen sein?) Machst du dir über irgend etwas anderes Sorgen?

14 *Allgemeine Sorgen/Grübeln*

kommt nicht vor	zweifelhaft	sicher vorhanden	unbekannt
0	1	2	9

15 *Hypochondrie*

kommt nicht vor	zweifelhaft	sicher vorhanden	Wahn, an einer organischen Krankheit zu leiden	unbekannt
0	1	2	3	9

Bist du jemals nervös oder reagierst du panisch ohne bestimmten Grund? (*Wenn ja,* wie ist das? Gibt es irgend etwas Bestimmtes, weswegen du so reagierst?)

16 *Nichtspezifische Ängste/Panikreaktionen*

kommt nicht vor	zweifelhaft	unspez. Ängste vorhanden	unspez. Panikattacken vorhanden	unbekannt
0	1	2	3	9

Erhebungsinstrumente von Bedeutung (HERJANIC 1984).

Dennoch hat es aus mehreren Gründen für die klinische Anwendung mehr historischen Wert, da seine epidemiologische Ausrichtung nur eine sehr globale Erfassung von Symptomen ermöglicht und die halbstrukturierte Art der Fragestellung nicht zu einer eindeutigen Symptomzuordnung führt, sondern ein oder mehrere Rater die Mitschriften des geschulten Interviewers einschätzen und dann die entsprechenden Zuordnungen kodieren müssen, was einen sehr großen Spielraum für subjektive Entscheidungen bietet und so zu nicht leicht kontrollierbaren Verzerrungen führen kann. Obwohl RUTTER u. GRAHAM ausgedehnte Reliabilitätsuntersuchungen durchführten (allerdings werden nur Übereinstimmungsprozente angegeben) und auch Validitätszuordnungen vorliegen (RUTTER 1977, Übereinstimmung mit Klinikpopulationen nach Expertenurteilen), ist die Wahrscheinlichkeit, daß Schwierigkeiten mit der Kalibrierung (Einschätzung des Schweregrades bzw. klinischer Wertigkeit eines geschilderten Problems im Sinne einer Falldefinition) vorliegen, sehr hoch. Beispiele derartiger Unstimmigkeiten bei an sich perfekter Reliabilität gibt im theoretischen Rahmen RUTTER (1983) selber.

Hinweise für derartige unterschiedliche Zuordnungen der Fallidentifikation finden sich auch in den Ergebnissen zweier Studien, die in derselben Region (Isle of Wight) mit denselben Instrumenten, denselben Projektleitern über Kinder im selben Alter durchgeführt wurden, und zwar in einem Abstand von nur wenigen Jahren: während in der ersten Isle-of-Wight-Studie (RUTTER u. Mitarb. 1970) 6,8% Auffällige diagnostiziert wurden, waren es in der zweiten Isle-of-Wight-Studie, als Vergleichsuntersuchung zur Londoner Untersuchung (RUTTER u. Mitarb. 1975), 12,0%! Allerdings liegen Erfahrungen für derartig umfassende Untersuchungen bei den anderen Interviews nicht vor.

Inhaltlich sind die Interviews darauf abgestimmt, vor allem emotionale und Störungen des Sozialverhaltens zu erfassen, ferner Entwicklungsstörungen, Beziehungsstörungen und das hyperkinetische Syndrom. Gleichzeitig werden aber auch ausgedehnte Freizeitaktivitäten und auch Themen innerfamiliärer Auseinandersetzungen erfaßt, in einem Ausmaß, wie dies in den vorangestellten Interviews häufig nicht berücksichtigt wird. Desgleichen werden ebenso ausgedehnt Fragen zu schulischen Schwierigkeiten, wie sie sich sowohl in der Schule als auch in der Auseinandersetzung über die Schule zu Hause zeigen, gestellt. Beispiele für die Art der Fragen gibt Tab. 7.5.

Mannheimer Jugendpsychiatrische Interviews

(Elterninterview [MEI] bzw. Jugendlicheninterview [JUI], BÖHME u. Mitarb. 1983)

Auch diese Interviews haben mehrere Vorformen (POUSTKA u. SCHWARZBACH 1977) und stützen sich ursprünglich auch auf die Isle-of-Wight-Interviews. Sie wurden in mehreren epidemiologischen Untersuchungen für Kinder im Alter von 8 bzw. 13 Jahren verwendet (SCHMIDT u. Mitarb. 1983; POUSTKA 1984). Da es auch an einer Klinikpopulation (Inzidenzstichprobe) verwendet bzw. erprobt wurde und die Fragen die Altersbereiche des Pflichtschulalters erfassen, ist es für etwa 6- bis

16jährige verwendbar. Fragen über das Vorliegen einer Psychose bzw. autistischer Störungen sind jedoch nicht enthalten.

Das Elterninterview besteht aus sechs Teilen, nämlich mit Fragen zu Demographie und Sozialstatistik des Kindes und der Eltern, Angaben zur Anamnese und zu Lebensereignissen, ferner zur psychiatrischen Symptomatik und schließlich aus einem Teil mit Fragen über Kontakte zu Gleichaltrigen, zur Familienbeziehung bzw. Befindlichkeit und Delinquenz der Eltern.

Das Interview mit dem Kind beinhaltet Fragen zum Sozialverhalten (Freizeitbeschäftigungen), wiederum zur psychiatrischen Symptomatik und ferner Fragen zu familiären Konflikten. Während des Interviews werden auch kurze Fragebögen den Eltern vorgelegt (Beschwerdeliste über somatische Beschwerden, über das Erziehungsverhalten) bzw. den Kindern während des Kinderinterviews über Freizeitbeschäftigung und zur Erhebung von somatischen Beschwerden, Ängsten und Depressionen.

Die einzelnen Symptombereiche, zu denen Fragen gestellt werden (die Anzahl der Fragen dahinter in Klammern), sind somatische Beschwerden (24), Hypochondrie (6), Tics (5), Schlafstörungen (17), Sprach-, Sprechstörungen (7), Enuresis (4), Enkopresis (4), Eßstörungen und Gewichtsprobleme unter Einschluß von Fragen zur Anorexie (24), Leistungsstörungen in der Schule (4), Disziplinschwierigkeiten in der Schule (9), Schulverweigerung, Schulangst, Schulphobie (14), Geschwisterrivalität (6), Kommunikations-, Distanz-, Kontaktstörungen (11), hyperkinetisches Verhalten (16), pathologische Ängste (7), Zwangshandlungen, Zwangsgedanken (5), Nägelkauen (4), Automutilation (15), Mutismus (6), depressive Verstimmungen (13), Selbstmordgefährdung (13), Alkoholmißbrauch, Medikamentenmißbrauch, Mißbrauch anderer Drogen (14), antisoziales Verhalten (34).

Zum Teil sind allerdings zu den einzelnen Komplexen mehrere Nachfragen über die Frequenz, Intensität, Beginn der Störung formuliert und im Kinderinterview direkte Beobachtungen während des Interviews in die Beurteilung ebenfalls mit integriert. Das Interview beinhaltet auch eine Kurzdefinition für den Interviewer und eine Definition einer meist dreistufigen Symptombeurteilung, so daß zu den einzelnen Symptomenkomplexen eine zusammenfassende Kodierung zumindest für 11 verschiedene Diagnosen möglich ist, die kompatibel mit dem Multiaxialen Klassifikationsschema für psychiatrische Störungen im Kindes- und Jugendalter (REMSCHMIDT u. SCHMIDT 1977) sind. Diese Diagnosen oder Diagnosegruppen beziehen sich auf neurotische oder kindheitsspezifische, emotionale Störungen, gemischte neurotische und antisoziale Störung, unsozialisierte Verhaltensstörung, hyperkinetisches Syndrom, Stammeln oder Stottern, Anorexie, Tics, Eßstörungen, Ein-

nässen, Einkoten, Alkohol-, Drogen-, Medikamentenabhängigkeit, kurzfristige Anpassungsreaktion. Ebenso soll eine Zuordnung auf der Achse V des Multiaxialen Klassifikationsschemas, d.h. für „aktuelle, abnorme psychosoziale Umstände" möglich sein. Der Prävalenzzeitraum wurde durchgehend mit sechs Monaten festgelegt. In der Tab. 7.6 ist ein Ausschnitt aus diesem Interview (in der Fassung für Kinder) wiedergegeben.

Über eine weitgehende Parallelform wurde eine Überprüfung der Interraterreliabilität mit vier Interviewern, allerdings nur für 22 Kinder im Alter von 8 Jahren, durchgeführt (POUSTKA 1984): Die Übereinstimmung für einzelne Diagnosen betrug hier 79%, in 85% stimmte die Einschätzung des klinischen Schweregrades überein; wenn dieser Schweregrad dichotomisiert wurde in ungestört (für psychiatrisch unauffällige oder fraglich auffällige Kinder) bzw. gestört (für mäßig auffällige und ausgeprägt auffällige Kinder), stieg die Übereinstimmung auf 95% (Kappa = 0,89). Eine weitreichendere Überprüfung hinsichtlich der Validität (z.B. Vergleichsuntersuchung zwischen Klinikpopulation und Feldpopulation) steht aus.

Wahrscheinlich ist es nicht mehr notwendig, die Entwicklung neuer Interviews zu betreiben, sondern eher, bestehende weiterzuentwickeln bzw. zusammenzufassen. Dazu können dann auch das eine oder andere hier nicht Beschriebene mitverwendet werden, wie evtl. das „Screening Inventory" (LANGNER u. Mitarb. 1976) oder das „Diagnostic Interview Schedule for Children" (DISC, von COSTELLO u. Mitarb. 1984, 1985; HERJANIC 1984). Die Entscheidung, welches Interview als Vorlage Verwendung finden soll, richtet sich nach den entsprechenden Zielsetzungen bzw. welche bestimmten psychiatrischen Störungen man vorwiegend damit erfassen will (eine Frage, die sich z.B. nach dem Altersbereich der zu untersuchenden Patienten oder anderen Erwartungswerten richtet). Die vorgestellten Interviews sind in der Regel nicht zur Untersuchung sehr junger Vorschulkinder geeignet (siehe dazu ein Kurzinterview in Form eines ausgedehnteren Fragebogens im nächsten Abschnitt, S. 497). Andererseits sind auch zur Erfassung der Psychopathologie der Jugendlichen insbesondere unter Einbeziehung möglicher psychotischer Symptomatik die Interviews mit Ausnahme des K-SADS weniger gut geeignet, obwohl besonders die amerikanischen Interviewinstrumente auf Vorbilder zur Untersuchung von Erwachsenen zurückgriffen.

Zur Erfassung psychotischer und psychoseverdächtiger Störungen sind allerdings für Patienten im Alter zwischen 13 und 18 Jahren Untersuchungsinstrumente für Erwachsene anwendbar: POUSTKA u. ENGLERT (in Vorbereitung) konnten aufgrund einer Untersuchung über 63 Jugendliche in diesem Altersbereich zeigen, daß mit Hilfe der „Present State Examination" (PSE, WING u. Mitarb. 1982) eine befriedigende Reliabilität für ver-

Tabelle 7.6 Beispiele aus den Mannheimer Jugendpsychiatrischen Interviews (Interview mit dem Kind/Jugendlichen) (aus *B. Geisel, G. Esser, M. Laucht, B. Blanz:* Mannheimer Kinderpsychiatrische Interviews. Elterninterview [MEI], Jugendlicheninterview [JUI], in Vorbereitung)

Schulangst/Schulphobie	Symptombeurteilung
E. Kam es im letzten halben Jahr vor, daß du morgens zu deinen Eltern gesagt hast, „Ich will heute nicht zur Schule gehen!", oder daß du so getan hast, als ob du krank seist, nur um nicht in die Schule gehen zu müssen? (1) nein; WM ▶ (2) ja ☐ 10 – Läßt deine Mutter dich zu Hause? (1) nein; WM ◆ (2) ja ☐ 11 – Wie oft hast du deshalb im letzten halben Jahr die Schule nicht besucht? (1) einmal im letzten halben Jahr (2) 2–6mal im letzten halben Jahr (3) 7–13mal im letzten halben Jahr (4) häufiger ☐ 12 ◆ – Kannst du mir erzählen, warum du ab und zu nicht in die Schule gehen willst? Exploriere, notiere .... – Wirst du von Schulkameraden abgelehnt oder verspottet? (1) nein (2) ja ☐ 13 – Hast du Angst vor Klassenarbeiten oder allgemein vor Versagen in der Schule? (1) nein (2) ja ☐ 14 – Hast du Angst vor einem strengen Lehrer oder einer strengen Lehrerin? (1) nein (2) ja ☐ 15 – Kannst du dich schlecht von zu Hause trennen? (1) nein (2) ja ☐ 16 ▶ – Beurteile aufgrund von Beobachtungen oder Bemerkungen bei der Exploration, ob eine starke, evtl. symbiotische Mutterbindung vorliegt, was sich auch in einer überprotektiven Erziehungshaltung ausdrücken kann! (1) eher nicht vorhanden (2) nicht zu beurteilen (3) eher vorhanden ▶ ☐ 17 ▶ – Symptombeurteilung durch den Interviewer ▶ ☐ 18 Falls Schulangst/Schulphobie sicher vorhanden ist: (1) seit einigen Tagen (4) seit max. 3 Jahren (2) seit max. 6 Monaten (5) seit max. 5 Jahren (3) seit max. 1 Jahr (6) seit mehr als 5 J. ☐ 19	*Definition: Schulangst* ist eine Angst vor der Schule, die Schulverweigerung zur Folge hat, weil demütigende Erlebnisse in Zusammenhang mit der Schule allgemein oder mit bestimmten Personen die Angst verursachen oder Angst vor Leistungsversagen besteht. *Schulphobie* dagegen hat nie Ursachen, die mit der Schulsituation zusammenhängen, sondern eher welche, die damit zusammenhängen, daß X sich schlecht von zu Hause trennen kann (der Mutter) (Trennungsangst/ symbiotische Mutterbindung). Schulangst/Schulphobie können explorativ schlecht voneinander getrennt werden, weil die Angstursachen meist unbewußt sind. In jedem Falle geben hier die Eltern ihre Einwilligung zum Schuleschwänzen. (0) Schulangst/Schulphobie ist als aktuelles Symptom mit uns interessierendem Auffälligkeitsgrad *nicht vorhanden*, wenn X im letzten halben Jahr nicht aus Angst die Schule verweigert hat oder es ist als Ausnahmefall höchstens einmal vorgekommen... (1) Schulangst/Schulphobie ist als aktuelles Symptom mit uns interessierendem Auffälligkeitsgrad *sicher vorhanden*, wenn X im letzten halben Jahr mit Einverständnis der Eltern 2- bis 6mal nicht in die Schule gegangen ist – aus Gründen, die in der Definition beschrieben sind. (2) Schulangst/Schulphobie ist als aktuelles Symptom *stark ausgeprägt vorhanden*, wenn X im letzten halben Jahr mit Einverständnis der Eltern mehr als 6mal nicht in die Schule gegangen ist.
Pathologische Ängste	Symptombeurteilung
– Hast du manchmal Angst, ohne zu wissen wovor? (1) nein; WM ▶ (2) ja ☐ 39 – Wie oft ist das im letzten halben Jahr vorgekommen? (1) täglich bis mehrmals pro Woche (2) mindestens 4mal pro Monat (3) mindestens 1mal pro Monat (4) seltener ☐ 40 – Seit wann ist das so? (1) seit ein paar Tagen (4) seit max. 3 Jahren (2) seit max. 6 Monaten (5) seit max. 5 Jahren (3) seit max. 1 Jahr (6) seit mehr als 5 J. ☐ 41 – Fühlst du dich dadurch in deinem Alltag eingeschränkt? (1) nein; (2) ja, etwas (3) ja, erheblich ☐ 42 ▶ – Symptombeurteilung frei flottierende Ängste ▶ ☐ 43	*Frei flottierende Ängste:* (0) Frei flottierende Angst ist als aktuelles Symptom mit uns interessierendem Auffälligkeitsgrad *nicht vorhanden*, wenn X im letzten halben Jahr keine grundlose Angst verspürt hat. (1) Frei flottierende Angst ist als aktuelles Symptom mit uns interessierendem Auffälligkeitsgrad *sicher vorhanden*, wenn X im letzten halben Jahr mindestens 1mal pro Monat solche Ängste aufgetreten sind. (2) Frei flottierende Angst ist als aktuelles Symptom *stark ausgeprägt vorhanden*, wenn im letzten halben Jahr solche frei flottierenden Ängste mindestens 4mal pro Monat aufgetreten sind.

schiedene (sogenannte CATEGO-)Diagnosekriterien mit Schweregradzuordnungen zu erzielen war (Kappa = 0,60 bis 0,98 in der Interraterreliabilität nach Videoaufnahmen).

Angaben zur Vorgeschichte

Insbesondere detaillierte Angaben zur Entwicklung sind meist nicht ausführlicher Gegenstand der Interviews, sie konzentrieren sich eher auf eine, wenn auch umfangreiche, Beschreibung des derzeitigen Zustandes. Die Bedeutung anamnestischer Entwicklungsangaben wurde in der Vergangenheit oft überschätzt (STEINBERG 1983). Bei Interviews von Kindern insbesondere wird deren Gedächtnis für eine länger zurückliegende Vorgeschichte oftmals überstrapaziert (HERJANIC u. Mitarb. 1975). Aber auch Eltern sind offensichtlich bei der Angabe z. B. über perinatale und frühkindliche Belastungsfaktoren nicht sehr verläßliche Informanten (ESSER u. SCHMIDT 1985), trotzdem wird in jeder kinderpsychiatrischen Untersuchung ein Mindestmaß anamnestischer Angaben erhoben. Die Tabelle (Tab. 7.7) gibt einen Überblick über jene anamnestischen Angaben aus der Vorgeschichte, die in der Regel erfragt werden.

Darüber hinaus sollte zumindest bei der Aufnahme auch der unmittelbare aktuelle Aufnahmegrund aus der Krankengeschichte ersichtlich sein, ebenso die Zuweisungsart, die Anregung zur Vorstellung und die Rechtsgrundlage der Aufnahme sowie einige Angaben zu dem Ausbildungsstatus des Kindes oder Jugendlichen (Schulbesuch, Berufstätigkeit, Angaben über den Beziehungsstatus der Eltern und Angaben über die Geschwisterstellung, über die Bezugspersonen im Haushalt, über die Anzahl der Mitbewohner und andere Angaben gemäß der Achse V des Multiaxialen Klassifikationsschemas).

Tabelle 7.7 Anamnestische Angaben zur Vorgeschichte (Schema)

Zur Entwicklung:

Schwangerschaftsverlauf (körperliche Komplikation/psychische Belastungen)

Geburt (Termin/Komplikationen)

Erste zwei Jahre (Verhalten, Pflegeschwierigkeiten, Wachstumsschwierigkeiten)

Meilensteine der Entwicklung: Sitzen, Krabbeln (später als 10. Lebensmonat?)

Gehen (später als 18 Monate?), erste sinnvoll angewandte Worte (später als 2 Jahre?)

2–3 Wortsätze (später als 3 Jahre?)

Sauberkeit (später als 3½ Jahre?)

Schwierigkeiten, weswegen fachliche Beratung aufgesucht wurde

Schwierigkeiten in der weiteren sprachlichen Entwicklung (Satzstellung/grammatikalische Beherrschung)

Schwierigkeiten in der Sprechentwicklung: Stammeln, Stottern oder andere

Daten zu etwaigen Schlafstörungen

Frühere Erkrankungen, Impfungen, Unfälle und Komplikationen

Innerfamiliäres bzw. außerfamiliäres Kontaktverhalten bis zur Einschulung

Störungen beim Besuch des Kindergartens

Schule: Einschulung/Schulkarriere/Verhaltens- bzw. Leistungsschwierigkeiten

Sexualaufklärung/Menarche/Daten zur körperlichen Geschlechtsreife

Soziale Entwicklung: Freunde (Gleichaltrige?, Dauer und Stabilität der Freundschaften?) Interessen und Freizeitaktivitäten, evtl. Geschwisterbeziehung

Daten zur Familienbeziehung: Wesentliche Bezugspersonen in der Erziehung, Wechsel der Bezugspersonen/wer lebte im Haushalt während der gesamten Entwicklung/Krankheiten und andere Belastungen in der Vergangenheit bei Familienmitgliedern/Trennungserlebnisse/Wohnortwechsel (Belastung für das Kind, einzelne Familienmitglieder)

Untersuchungen mittels Fragebogen

Fragebögen unterscheiden sich von Interviews dadurch, daß die Fragen kürzer, prägnanter, oft nur schlagwortartig formuliert sind und Antworten in Form von gestuften Skalierungen (z. B. trifft häufig zu / trifft manchmal zu / trifft nicht zu u. ä.) nur kurz markiert zu werden brauchen. Sie sind deshalb auch schnell ausfüllbar. Offene Fragen sind dabei die Ausnahmen, häufig findet sich eine offene Frage am Ende eines Fragebogens, um dem Befragten die Möglichkeit zu geben, eine fehlende oder abschließende Stellungnahme hinzuzufügen. Fragebogenergebnisse sind deshalb leichter auswertbar bzw. mit Hilfe statistischer Methoden leichter verwertbar. Deswegen sind auch die auf multivariate statistische Studien basierenden Erhebungen über sogenanntes abweichendes Verhalten, wie sie etwa von QUAY (1977) in einer Übersicht dargestellt wurden, meist Fragebogenuntersuchungen.

Untersuchungen unter Verwendung eines derartigen Übersichtsinstrumentes geben aber in der Regel eben nur ein sehr komprimiertes, eingeengtes Abbild der zu untersuchenden Problematik wieder und werden deshalb häufig in Ergänzung zu einem Interview mit spezieller Fragestellung oder als Siebinstrument (ob überhaupt eine Auffälligkeit vorzuliegen scheint, die dann genauer untersucht werden kann) verwendet. Für bestimmte Dimensionen dienen sie dazu, um Hinweise z. B. für das

Vorliegen von Depressivität, Eßstörungen, Temperamentauffälligkeiten oder psychische Problematik von sehr jungen Vorschulkindern zu erfassen. Ähnlich wie die später noch zu besprechenden Methoden zur Verhaltensbeobachtung sind sie so zusätzlich anwendbare Instrumente der kinderpsychiatrischen Untersuchung.

Die meisten derartigen Fragebögen sind zur Befragung von Eltern gedacht. Die Fragen können sowohl von einem Interviewer gestellt als auch den Eltern selbst zur Beantwortung überlassen werden. Es ist nicht zu empfehlen, Fragebögen unmittelbar bei Kindern vor dem Alter von 12 Jahren, auch bei intellektuell gut Begabten, anzuwenden. Auch wenn bei relativ jungen Jugendlichen, z.B. am Ende der Pflichtschulzeit, Fragebögen in die Untersuchung miteinbezogen werden, sollten sie zumindest nicht ohne Assistenz eines geschulten Untersuchers vom Jugendlichen ausgefüllt werden, da sonst häufig mindestens die Erhebungsobjektivität nicht gewährleistet ist.

In Tab. 7.8 sind einige derzeit am häufigsten verwendete Fragebögen (ohne Anspruch auf Vollständigkeit) aufgeführt.

Behaviour Checklist (BCL)
(RICHMAN 1977)

Die BCL stellt Fragen zu 12 Problemen und ist für sehr junge Vorschulkinder anwendbar (die Reliabilitätsuntersuchung von RICHMAN [1977] wurde an Kindern im Alter zwischen 2½ und 3½ Jahren durchgeführt). Sie ist eine kürzere Fassung des „Behaviour Screening Questionnaire" (BSQ), welches ein Kurzinterview für dieselben 12 Problemkreise darstellt wie im Fragebogen und sich auch in der Durchführung (s. RICHMAN u. GRAHAM 1971) wenig von der BCL unterscheidet. Das BSQ, welches man entweder als Kurzinterview oder ausführlicheren Fragebogen bezeichnen könnte, formuliert zu denselben Themen mehrere Fragen, die die Zuordnung zu vorgegebenen Kodierungsangaben der Auffälligkeit ermöglichen sollen; der Aufbau ähnelt an sich den Interviews von RUTTER u. GRAHAM (1968, siehe im vorangegangenen Abschnitt, S. 492f). Ein Vergleich zwischen den beiden Instrumenten (BSQ und BCL) zeigt allerdings, daß das Interview in der Unterscheidung zwischen psychiatrischen Patienten und einer nichtpsychiatrischen Kontrollgruppe reliabler und valider ist; so war das BSQ imstande, 100% der leicht- bis schwergestörten Fälle zu identifizieren, in der Schätzliste (BCL) waren es nur 82%. Deshalb sollte die BCL eher als Siebinstrument denn als klinisches Untersuchungsinstrument verwendet werden. Als solches allerdings hat es in seiner etwas erweiterten deutschen Form (s. Tab. 7.9) eine befriedigende Verwendung gefunden (ESSER 1980; SCHMIDT u. Mitarb. 1984). In letzterer Untersuchung betrug die Übereinstimmung gegenüber dem Mannheimer Elterninterview 77%, es erfaßte also ¾ der durch die Kinderpsychiater mittels eines strukturierten Interviews festgestellten Auffälligkeiten.

Da es kaum vergleichbare Untersuchungsinstrumente gibt für diesen frühen Altersbereich, die von klinischer Bedeutung sind (siehe dazu auch die Diskussion in RICHMAN u. Mitarb. [1982]), ist die Verwendung sowohl des Fragebogens allein als auch in Verbindung mit dem ausführlichen Interview (BSQ) zumindest für eine erste Untersuchung empfehlenswert.

Ein weiteres an 3- bis 6jährigen standardisiertes Instrument zur Erfassung von psychischen Auffälligkeiten im Alter von 3 bis 6 Jahren ist jenes von BEHAR (1977). Es wurde aus der 26-Item-Verhaltensliste von RUTTER entwickelt (BEHAR u. STRINGFIELD 1974). Eine aus 186 Fragen bestehende Vorschul-Verhaltensklassifikationsliste mit 26 Faktoren wird von BAKER u. DREGER (1977) angegeben.

Meist sind Fragebögen mit einer gewissen Verbreitung für einen Altersbereich geeignet, der in etwa dem Pflichtschulalter entspricht. Häufig sind damit eben Aufschlüsse darüber zu erhalten, ob überhaupt eine Störung vorliegt oder daß mit hoher Wahrscheinlichkeit eine bestimmte Störung zumindest einer klinischen Diagnose angenähert besteht. Inwieweit sie als Siebinstrumente brauchbar sind, hängt von ihrer Treffsicherheit und der Strategie des Fallfindens mit Hilfe derartiger Verfahren ab (s. GEISEL u. Mitarb. 1982). Eine Übersicht über sieben verschiedene, häufig verwendete Fragebögen, deren Gütemaß und Brauchbarkeit findet sich bei BOYLE u. JONES (1985; vgl. Tab. 7.8). Als besonders brauchbar und methodisch abgesichert bezeichnen sie die in epidemiologischen Forschungsvorhaben entwickelten Fragebögen von RUTTER bzw. ACHENBACH oder QUAY, mit der Einschränkung, daß der Fragebogen von RUTTER im wesentlichen nur neurotische und dissoziale Störungen erfaßt, das Instrument von ACHENBACH hingegen eine relativ größere Anzahl von Syndromen feststellen kann mit allerdings unbestimmter Bedeutung für eine kinderpsychiatrische Klassifikation. Normierungen oder Untersuchungen im deutschen Sprachraum fehlen (mit Ausnahme des Fragebogens von CONNERS, s. Tab. 7.8 u. S. 501). Deshalb soll im folgenden nur kurz auf die Fragebögen von ACHENBACH, CONNERS, QUAY und RUTTER eingegangen werden.

Child Behavior Checklist (CBCL)
(ACHENBACH u. EDELBROCK 1983)

Die CBCL ist eine umfangreiche Sammlung von 118 Fragen zu Verhaltensproblemen (ACHENBACH u. EDELBROCK 1981), die später auf 112 und einige offene Fragen für etwaige Probleme, die noch hinzugefügt werden können, reduziert worden ist.

Tabelle 7.8 Übersicht über Fragebögen zur Erfassung von Verhaltensauffälligkeiten bei Kindern (unter Verwendung der Übersicht von *Boyle* u. *Jones* 1985)

Fragebogen	Autor	Informant	Altersbereich (Jahre)	Anzahl der Fragen	Faktoren	Reliabilität*	Untersuchungsstichprobe	Validität	Stichprobe der Val.	Replikation	Bemerkungen
Behaviour Checklist (BCL)	*Richman* (1977)	Eltern	Vorschulalter (2–5)	19	keine: 12 diagnostische Verhaltensbereiche erfaßt	Retest $r = 0{,}81$	68, Eltern von 2½–3½ Jahre alten Kindern	Vergleich mit BSQ (s. *Richman* u. *Graham* 1971)	705 3jährige	ja (*Minde* u. *Minde* 1977)	deutsche Adaptation in *Schmidt* u. Mitarb. (1984)
Child Behavior Checklist (CBCL)	*Achenbach* u. *Edelbrock* (1983)	Eltern u. a.	6–18	112 (+20 zur sozialen Kompetenz)	14 (aber unterschiedliche nach Geschlecht u. Altersbereich) somatische Beschwerden/delinquentes Verhalten/Aggressivität/schizoid/depressiv/soz. zurückgezogen/hyperaktiv/Zwänge/unreif/nicht kommunikativ/grausam/schizoid-zwänglich/feindlich u. zurückgezogen/ängstlich-anankastisch	Retest $r = 0{,}82$–$0{,}90$ Interrater $r = 0{,}54$–$0{,}79$	6–18 Kinder 6–37 Kinder	Feld- vs. Klinikpopulation $F = 42{,}33$–$408{,}29$ $p < 0{,}01$	1300 Feld-1300 Klinikpopulation nach Geschlecht-Alters-Quoten randomisiert	nein	mehrere verwandte Formen verfügbar: Eltern/Jugendliche zur Selbstbeurteilung/Lehrer/Beobachtung
Conners' Teacher Rating Scale (TRS)	*Conners* (1969)	Lehrer	Pflichtschulalter	39	5 (*Conners* 1969) 6 (*Trites* u. Mitarb. 1982): Hyperaktivität/Störung des Sozialverhaltens/emotionales Sichgehen-Lassen/ängstlich-passiv/antisozial/tagträumerisch-unaufmerksam	Retest (*Conners*) $r = 0{,}71$–$0{,}91$ Interrater (*Trites* u. Mitarb. 1981) Alpha-Koeff. $= 0{,}17$–$0{,}53$ Interne Konsistenz (*Trites* u. Mitarb. 1982) Alpha-Koeff. $0{,}61$–$0{,}94$	97 1154 9583	parallelisierte Stichprobe $> 1{,}5$ Punkte (Cut off) vs. $\leq 1{,}5$ Punkte	508 Paare (dem Schulpsychologischen Dienst überwiesen)	nein	für Elternform ebenfalls (amerikanische) Normdaten überprüft (s. *Goyette* u. Mitarb. 1978)

Fragebogen	Autor	Informant	Altersbereich (Jahre)	Anzahl der Fragen	Faktoren	Reliabilität*	Untersuchungsstichproben	Validität	Stichprobe der Val.	Replikation	Bemerkungen
Behavior Problem Checklist (BPC)	Quay (1977) Quay u. Peterson (1979)	Eltern Lehrer	15–17	55	4: Störung des Sozialverhaltens/ Ängstlichkeit/ Rückzug/Unreife/ sozialisierte Aggressivität	Retest (12 Monate) $r = 0{,}21–0{,}58$	806 (knapp Vorschul-/beginnendes Schulalter)	Kinder in Beratungsstellen vs. deren Geschwister u. Feldpopulation (Speer 1971) $F = 6{,}30–61{,}58$ $p < 0{,}05$	173–445	ja	
Children's Behaviour Questionnaire for Completion by Teachers/by Parents	Rutter (1967) Rutter (1970)	Lehrer Eltern	Pflichtschulalter	26 36	keine (Versuch s. Venables u. Mitarb. 1983) 3 diagnostische Kategorien: neurotisch/Störung des Sozialverhaltens/gem. Störung (neurot. u. sozialverhaltensgestört)	Lehrer: Retest $r = 0{,}89$ Intertest $r = 0{,}72$ Eltern: Retest $r = 0{,}74$ Intertest $r = 0{,}64$	80 7jährige 70 aus Vorschule 83 9–13jährige 35 9–13jährige	Bei Cut off von 9 Vergleich von Kindern < 9 vs. ≥ 9 und Lehrerinterview (Rutter u. Mitarb. 1975): 18,8% vs. 61,5% Elternfragebogen: Feldpopulation vs. Klinikpopulation (≥ 13 Cut-off-Punkte in Isle-of-Wight) 6,0% vs. 54,5%	Lehrer: 80–92 10jährige Eltern: 2071 10–11jährige	Lehrer: mehrere Replikationen in ähnlicher Art (z. B. Elterninterviews)	

* r = Produkt–Moment–Korrelation, wenn nicht anders angeführt. Bei der BCL nicht näher angeführt

Tabelle 7.9 Screening-Fragen an die Eltern zur Einschätzung von Verhaltensauffälligkeiten bei Kindern im Vorschul- und beginnendem Schulalter (aus *M. H. Schmidt, J. Göhring, F. Armbruster:* Einschätzung von Verhaltensauffälligkeiten im Einschulungsalter durch Screening-Fragen an die Eltern. Öff. Gesundh.-Wes. 46 [1984] 238f.)

1	Emotionale Auffälligkeiten	3.3	„Empfinden Sie Ihr Kind besonders langsam, insbesondere wenn es um das Erlernen neuer Fertigkeiten geht?" (Verlangsamung von Lernprozessen)
1.1	„Kann sich Ihr Kind schlecht von Ihnen trennen, gibt es Dinge, vor denen das Kind übertriebene Angst hat?" (Ängstlichkeit, Furchtsamkeit, unrealistische Ängste)	3.4	„Schätzt Ihr Kind soziale Situationen falsch ein und bekommt es deswegen leicht Schwierigkeiten mit anderen Kindern?" (Mängel bei der sozialen Wahrnehmung)
1.2	„Ist Ihr Kind Ihrer Meinung nach zu schüchtern, traut es sich nicht, Kontakte aufzunehmen, oder läßt es sich alles gefallen?" (Kontaktschwierigkeiten)	4	Dissoziale Auffälligkeiten
1.3	„Ist Ihr Kind leicht unglücklich, leicht niedergeschlagen, mutlos, öfter bedrückt?" (Verstimmbarkeit bei geringen Anlässen)	4.1	„Neigt Ihr Kind generell zu aggressivem Verhalten?" (Aggressivität)
1.4	„Fühlt Ihr Kind sich anderen gegenüber leicht benachteiligt?" (Übertriebene Eifersucht, Rivalitätsprobleme)	4.2	„Neigt Ihr Kind zu Eigentumsverletzungen, bewußtem Lügen (Schulschwänzen)?" (Überschreiten sozialer Regeln)
2	Hyperkinetisches Verhalten	4.3	„Kann Ihr Kind auf die Gefühle anderer schlecht Rücksicht nehmen?" (Mangelnde emotionale Beeindruckbarkeit)
2.1	„Ist Ihr Kind zappelig?" (Motorische Unruhe)		
2.2	„Ist Ihr Kind durch Kleinigkeiten ablenkbar und fängt es deshalb immer etwas Neues an?" (Leichte Ablenkbarkeit)	4.4	„Entzieht sich Ihr Kind der Beeinflußbarkeit durch Bezugspersonen?" (Schlechte Lenkbarkeit)
		5	Spezielle Verhaltensauffälligkeiten
2.3	„Kann Ihr Kind seine Aufmerksamkeit nicht lange auf eine Sache richten, nicht bei einer Sache bleiben?" (Aufmerksamkeitsstörung)	5.1	„Näßt Ihr Kind tags oder nachts ein?" (Enuresis, nicht nur gelegentliche und ohne organisch bedingte Inkontinenz)
2.4	„Lernt Ihr Kind schlecht aus unmittelbaren Erfahrungen?" (Schlechtes Lernen aus Erfahrung)	5.2	„Kotet Ihr Kind ein?" (Enkopresis, nicht nur gelegentliche und ohne organisch bedingte Inkontinenz)
3	Verhaltensdefizite, die vermutlich hirnorganisch bedingt sind		
3.1	„Fällt Ihr Kind dadurch auf, daß es einen altersgemäßen Abstand zu fremden Personen nicht einhält?" (Distanzstörung)	5.3	„Zuckt Ihr Kind manchmal im Gesicht oder mit den Schultern?" (Tics, häufige unwillkürliche Zuckungen, die nicht immer im Gesicht beginnen)
3.2	„Reagiert Ihr Kind bei kleinen Anlässen (freudigen oder negativen) überschießend heftig?" (Stimmungslabilität)	5.4	„Ist Ihr Kind extrem schwer ins Bett zu bringen, kommt es nachts häufig ans Bett der Eltern, schläft es meist im Bett der Eltern, schreit es häufig im Schlaf, wird es nachts häufiger wach?" (Schlafstörungen, nur schwere und länger bestehende)

Ferner werden noch 20 Fragen zur sozialen Kompetenz gestellt. Die Fragen sind in kurze Feststellungen eingekleidet („verlangt viel Beachtung", „will nicht reden", „rauft viel", „weint viel"); die Antwortkodierung (die ähnlich auch in den anderen Fragebögen, allerdings mit unterschiedlicher Anzahl der Stufen verwendet wird) lautet „0", wenn die entsprechende Eigenschaft nicht zutrifft, „1", wenn sie etwas zutrifft oder manchmal auftritt, „2", wenn sie deutlich oder sehr oft zu beobachten ist oder war, etwa derzeit bzw. innerhalb der letzten sechs Monate. Eine deutsche Übersetzung liegt von EICHLSEDER (1977) vor.
ACHENBACH (1982) und ACHENBACH u. EDELBROCK (1983) diskutieren sowohl die durch Cluster- bzw. Faktorenanalysen gewonnenen Verhaltensprofilmuster für die verschiedenen Altersbereiche und für die verschiedenen Geschlechter als auch die Entsprechungen dieser Profilmuster zu DSM-III-Diagnosen. Diese Entsprechungen beziehen sich auf die „Syndrome" im Fragebogen wie Hyperaktivität, Aggressivität, Delinquenz, Ängstlichkeit, sozialer Rückzug, Kommunikationsschwierigkeiten, Zwänge, somatische Beschwerden, depressive oder schizoide Symptome. Für diesen Fragebogen liegen für eine Population von 1300 klinisch vorgestellten Kindern und 1300 zufällig ausgesuchten Kindern aus einer Normalpopulation umfangreiche Untersuchungen zur Reliabilität und Validität vor; Normwerte werden getrennt nach Geschlecht und verschiedenen Altersbereichen zwischen 4 und 16 Jahren berichtet (ACHENBACH u. EDELBROCK 1981, 1983).

Die CBCL liegt auch in einer Selbstbeurteilungsform anwendbar durch die Jugendlichen selber vor, laut Manual anwendbar ab dem 11. Lebensjahr, ferner kann eine analoge Form auch als Beobachtungsinstrument verwendet werden (siehe Abschnitt Verhaltensbeobachtung, S. 503f).

Conners' Teacher Rating Scale (TRS)
(CONNERS 1969)

Dieser Fragebogen wurde vor allem zur Einschätzung der Effekte von Psychopharmaka auf das Verhalten in der Schule konstruiert und hat eine besondere Bedeutung zur Beurteilung hyperaktiven Verhaltens gewonnen. Er wurde in mehreren Ländern eingesetzt und die verschiedenen durch Faktorenanalysen gewonnenen Dimensionen mehrfach repliziert (einen Überblick darüber geben TAYLOR u. SANDBERG 1984). Die fünf faktorenanalytisch gewonnenen Dimensionen, nämlich: Verhaltensstörung mit Aggression, tagträumend-unaufmerksam, ängstlich-furchtsam, Hyperaktivität und ein fünfter Faktor mit negativer Ladung, der als Gesundheitsfaktor bezeichnet wurde, sind in anderen Studien größtenteils bestätigt worden. Ergebnisse einer deutschen Untersuchung liegen ebenfalls vor (EICHLSEDER 1977). Die umfangreichste Untersuchung von mehr als 1000 bzw. 9000 kanadischen Schülern wird von TRITES u. Mitarb. (1981, 1982) berichtet.

Behavior Problem Checklist (BPC)
(QUAY 1977; QUAY u. PETERSON 1979)

Die BPC besteht aus 55 Problemfragen mit ebenfalls durch Faktorenanalyse gewonnenen vier extrahierten Faktoren (Störung des Sozialverhaltens / Ängstlichkeit-Rückzug / Unreife / sozialisierte Aggression). Die Lehrer- bzw. Elternform wurde ebenso wie die Achenbach-Listen (s. o., S. 497 ff) besonders zur klinischen Anwendung entworfen.

Children's Behaviour Questionnaire for Completion by Teachers/by Parents
(RUTTER 1967; RUTTER 1970)

Es besteht aus 26 Fragen, die zu epidemiologischen Untersuchungszwecken konstruiert wurden und nach einer a priori Festlegung in mehrere Kategorien eingeteilt werden können (Störung des Sozialverhaltens / emotionale Störungen / Beziehungsstörungen / Entwicklungsrückstand / motorische Störung). Der beste zwischen unauffälligen und auffälligen Kindern diskriminierende Gesamtwert war der von 13 Punkten beim Eltern- bzw. 9 beim Lehrerfragebogen (Bereich von 0–52). VENABLES u. Mitarb. (1983) führten eine Faktorenanalyse in ihrer Studie auf Mauritius mit diesem Fragebogen in seiner Fassung für Lehrer durch und fanden unter der Normalpopulation zwei über Geschlecht und verschiedene Rassen konstante Faktoren (hyperaktiv-aggressiv und sorgsam-furchtsam), während in potentiell psychopathologisch auffälligen Gruppen mehrere geschlechtsabhängige unterschiedliche Faktoren beschrieben werden.

Auf eine Reihe weiterer Fragebögen soll hingewiesen werden, wie das bereits erwähnte Screening Inventory (LANGNER u. Mitarb. 1976), die Louisville Behavior Checklist (MILLER 1967), den Bristol Social Adjustment Guide (STOTT 1981; MC DERMOTT 1984).

Ähnlich wie bei den Interviews gibt es auch in den angeführten Fragebögen keine Hinweise bzw. keine Fragen, die auf das mögliche Vorliegen von Psychosen eingehen, so daß die Fragebögen für differentielle Hinweise in dieser Richtung bei der Untersuchung in der Adoleszenz nicht geeignet sind. Hier kann allerdings auch auf Fragebögen, die für Erwachsene konstruiert sind, zurückgegriffen werden, wie etwa auf die SCL-90 (DEROGATIS u. Mitarb. 1973; DEROGATIS 1977a, b – ein Selbstbeurteilungsfragebogen, der von Jugendlichen recht gut verstanden wird und ausgefüllt werden kann) oder für manische Psychosen als Fremdbeurteilung von YOUNG u. Mitarb. (1978). Für das möglicherweise nicht unerhebliche Problem, die sogenannte Borderline-Symptomatik in der Adoleszenz besser beschreiben zu können, ist die Verwendung von Fragebögen wie das „Diagnostische Interview für Borderline" (GUNDERSON u. Mitarb. 1981; deutsch 1985) ebenfalls bei Adoleszenten im Alter ab 13 Jahren möglich (MCMANUS u. Mitarb. 1984).

Daneben existiert noch eine Reihe von Fragebögen, die mindestens bei Jugendlichen anwendbar sind und die spezifischen Fragestellungen nachgehen, wie z. B. für Anorexien (GARNER u. Mitarb. 1982; FICHTER u. KEESER 1980). Auf zwei besondere Fragestellungen (Familieninteraktion, Temperamentseigenschaften) soll in den entsprechenden Abschnitten gesondert eingegangen werden.

Verhaltensbeobachtung

Untersuchungen durch Beobachtungen zu Hause, in der Schulklasse oder auch in der Klinik, auf dem Spielplatz bzw. in einer mehr oder weniger strukturierten Spielsituation haben in der Kinderpsychiatrie nur zögernd Eingang gefunden. Meist werden zwei Ziele mit wechselndem Schwerpunkt bei einer derartig strukturierten Beobachtung verfolgt, einerseits kann festgestellt werden, wie sich das Kind in der Auseinandersetzung mit gewissen Aufgabenstellungen, z. B. auch in der Hantierung mit Spielmaterial oder kognitiven Anforderungen, verhält, andererseits kann die Einschätzung des Kontaktverhaltens zu einer Bezugsperson oder zu Gleichaltrigen vorherrschendes Ziel einer derartigen Beobachtung sein. Bevorzugter Altersbereich der Probanden ist das Vorschulalter oder beginnendes Schulalter und nicht so sehr die Adoleszenz.

Ob es sich um Beobachtung bestimmter Bewältigungsstrategien der Aufgabenstellung oder um Interaktionsbeobachtungen im Kontaktverhalten handelt, in übersichtlicher Weise können bestenfalls – im Gegensatz zu Interviews – nur Verhaltensausschnitte erfaßt werden. Meist werden daher bestimmte Situationsbezüge oder Ausschnitte eines Verhaltensrepertoires vorher festgelegt, auf die sich die Beobachtung konzentrieren soll. Letzteres richtet sich ebenfalls nach dem Ziel einer Untersuchung, z. B. ob bestimmte Reiz- oder Reaktionsereignisse erhoben werden sollen. Deren Registrierung erfolgt möglichst systematisch über einen gewissen Zeitraum, wobei überprüft werden muß, inwieweit das beobachtete Verhalten stabil und nicht etwa zufällig auftritt. Da nicht dauernd zugleich beobachtet und durch den Beobachter notiert werden kann (vor allem dann, wenn in realistischeren Situationen, wie während des Schulunterrichts, Videoaufnahmen nicht verwendet werden können), werden derartige Beobachtungen in Form von Zeit- oder Ereignisstichproben durchgeführt. Bei ersteren wird unabhängig vom Zeitpunkt des Auftretens eines bestimmten Verhaltens z. B. 10 Sekunden lang beobachtet, sodann während 30 Sekunden in einem vorgefertigten Protokoll Registrierungen eingetragen. Idealerweise sind diese Registrierungen nur in Form von z. B. Bleistiftmarkierungen auf vorgegebene Kategorien einzutragen. Die jeweiligen Zeiten, wann beobachtet und wann registriert wird, liegen von vornherein fest.

Bei Ereignisstichproben wird meist während größerer Zeiteinheiten (Unterrichtsstunde) das Verhalten dann in einem Protokoll abgehakt, wenn es gerade auftritt. Eine Einführung über die Methodik und eine Diskussion über die Schwierigkeiten des Vorgehens bzw. von Untersuchungen zur Objektivität und Reliabilität der Untersuchung finden sich in EISERT u. BARKEY (1979) oder in MASH u. TERDAL (1981), über die Schwierigkeiten der Übereinstimmung von direkten Beobachtungen und mitgeteiltem Verhalten durch Schätzskalen nach Fragebögen bzw. Interviews bei LYTTON (1973) oder COX (1975). Gerade weil stichprobenartige Beobachtungen in bestimmten Situationen die Spezifität eines Verhaltens für diese Situation in den Vordergrund stellen, sind Validitätsangaben selten, da sehr verschiedene Beobachtungssysteme bzw. Gesamteindrücke aus retrospektiven Angaben, wie im Interview, mit direkten Beobachtungsmaterialien in Übereinstimmung gebracht werden und deshalb nur sehr viele, verschiedene Situationsbeobachtungen mit mehr generellen Angaben hinsichtlich ihres regelhaften Zusammenhanges überprüft werden müßten. Dieser Aufwand kann meist nicht geleistet werden. Kompromißhafte Auswege können hier in der Anwendung eines Fragebogens derselben inhaltlichen Struktur als Schätzskala sowie auch in der direkten Verhaltensbeobachtung gesehen werden (ACHENBACH u. EDELBROCK 1983, s. u., S. 503f). Hier sind im Verhältnis zu Interviews im besonderen Maße Angaben über die Erhebungs- bzw. Durchführungsobjektivität notwendig, d. h. Unabhängigkeit der Untersuchungsdaten vom Untersucher, ferner über die Übereinstimmung in den Ergebnissen zwischen verschiedenen Untersuchern (Interraterreliabilität) und den Beobachtungswiederholungen in vergleichbaren Situationen (Retestreliabilität).

Am einfachsten können die Anforderungen an Objektivität und Reliabilität erfüllt werden, wenn nur wenige eindeutig definierte Kategorien zur Beobachtung verwendet werden. Dies zielt häufig auch auf die Erfassung expansiven Verhaltens (motorische Aktivität, aggressive Handlungen) ab und kann dann auch zur Überprüfung der Wirksamkeit bestimmter Behandlungsmethoden verwendet werden.

Ein einfaches Beispiel dafür ist die Untersuchung von RAPOPORT und Mitarb. (1971). Hier wurden Vorschulkinder in einem definierten Spielzimmer (bestimmte Größe und Einrichtung) hinter einer Einwegscheibe beobachtet und so die motorische Aktivität (z. B. Häufigkeit des Überschreitens von Fußbodenmarkierungen) registriert.

Ähnlich, wenn auch etwas umfassender, sind die Beobachtungen, die von SANDBERG u. Mitarb. (1978) durchgeführt wurden.

Schwieriger ist bereits die Zuordnung des Spielverhaltens zu bestimmten Kategorien, wie im Umgang mit dem Material, imitatives Spiel, Symbolspiel als Hinweis für den Grad des Sprachverständnisses usw. (Übersicht in ROSENBLATT 1980).

Die Anwendung sogenannter „freier Feldbeobachtung" diskutiert ausführlich KALVERBOER (1975, 1977). Unter einer sogenannten klinischen Beobachtung ist in diesen Untersuchungen eine Beobachtungsart gemeint, bei der das zu beobachtende Kind ohne spezifische Instruktion untersucht wird. Das Verhalten ist so nur durch die allgemeine Struktur der unmittelbaren Umgebung des Raumes definiert, in dem das Kind sich befindet. In diesem Raum befindet sich eine genau bestimmte Anzahl von Spiel- und Einrichtungsgegenständen. Die Beobachter intervenieren nicht. Jede Aktivität des Kindes wird aber registriert. Die Beobachtung kann in verschiedenen Variationen wiederholt werden, wobei z. B. verschiedene Kinder Situationen von sich gleichförmig wiederholenden Variationen ausgesetzt werden. Die häufige Wiederholung derartiger Untersuchungen ist vor allem deshalb notwendig, weil Zufallsereignisse, wie momentane Mißstimmung, Unwilligkeit, möglichst ausgeschaltet werden sollen (wie bei allen Verhaltensbeobachtungen muß allerdings auch hier das Kind und die Angehörigen über die Tatsache aufgeklärt werden, daß es beobachtet wird!).

In der Anordnung, wie sie von KALVERBOER beschrieben wird, werden bestimmte Verhaltensmuster morphologischer Art (motorische Aktivität, Häufigkeit und Dauer visuellen Fixierens, Körperhaltung, ferner Funktionen, wie Kontaktverhalten, Raumexplorationen) in verschiedenen Anordnungen beobachtet: Kind ist zusammen mit der Mutter; in einem für ihn neuen, leeren Raum; erstmals allein in einem leeren Raum; allein in einem ihm bereits bekannten leeren Raum; zusammen mit einem passiven Beobachter; allein mit einer bestimmten Anzahl von Spielen; allein mit einem einzelnen, wenig motivierenden Spielzeug. Die mitgeteilten Korrelationen der verschiedenen Verhaltenskategorien als Maß für die Verhaltenskonstanz waren allerdings bemerkenswert gering (zwischen ± 0,20 und ± 0,35). Reliabilitätskoeffizienten (Pearson-Produkt-Moment-Korrelationen) für 38 verschiedene Beobachtungskategorien werden sowohl für die Interrater- als auch die Retestreliabilitäten mitgeteilt, wobei erstere zwischen 0,70 und 1,0, letztere zwischen 0,56 und 0,99 liegen.

Beobachtungen von Eltern-Kind-Interaktionen

Zur Beobachtung zunächst in der Schule, dann aber auch zu Hause oder auch im klinischen Bereich entwickelten in den 60er Jahren Gruppen um PATTERSON Beobachtungsinstrumente, die eine weite Verbreitung fanden (PATTERSON 1977; REID 1977). Eine eingehende Darstellung des Verfahrens findet sich in deutscher Übersetzung einer bereits 1973 erschienenen Arbeit von MASH u. Mitarb. (1980). Die Autoren geben darin Definitionen von 41 Verhaltenskategorien an (z. B. für positives Verhalten in Form von Anerkennung einer Aktivität durch Gestik, Mimik oder verbale Ausdrücke, Anerkennung einer Person, Aufmerksamkeit bei einem positiven oder negativen Befehl, gehorsames Verhalten, Weinen, destruktives Verhalten usw). Weiter werden ebenso Definitionen für bestimmtes Verhalten, wie Streit, Konflikt in sozialen Situationen, wie Gruppenspielen, selbständiges Spielen, angegeben und auch für die Art des Interaktionsortes (Wohnraum, Spielplatz).

Um das von PATTERSON entwickelte Instrument (Behavioral Coding System, BCS) in der Wohnung des zu beobachtenden Kindes verwenden zu können, werden einige Anwendungsinstruktionen gegeben, so z. B., daß die wesentlichen Familienmitglieder ohne Gäste anwesend sein müssen, daß nur zwei Räume benutzt werden sollen, daß Telefongespräche nur kurz beantwortet und nicht selber geführt werden sollen und natürlich, daß mit dem Beobachter, während dieser Eintragungen macht, kein Gespräch geführt werden soll (Übersicht bei ATKESON u. FOREHAND 1981).

PATTERSON (1977) und REID (1977) geben für das BCS eine Reliabilität für die Übereinstimmung verschiedener Untersucher zwischen 73 und 80% an bzw. eine Pearson-Produkt-Moment-Korrelation für die Kodekategorien zwischen 0,30 bis 0,96 mit einem Durchschnittswert von 0,70. Untersuchungen zu konkurrierenden Meßinstrumenten bzw. Konstruktvalidität werden ebenfalls in einem Vergleich mit Schätzskalen, die der Mutter vorgelegt wurden, in einem befriedigenden Ausmaß berichtet (PATTERSON 1977). Die so gewonnenen Beobachtungsdaten wurden von CARLSON u. WILLIAMS (1984) faktorenanalytisch behandelt und so fünf Faktoren extrahiert (verbale Emotionalität / psychische Abhängigkeit / die eine Beziehung kontrollierende Feindseligkeit / impulsive Feindseligkeit). Diese Untersuchung bezieht sich allerdings nur auf einen Vergleich zwischen expansiv-agierenden Jungen und einer normalen dazu parallelisierten Vergleichsgruppe.

DOWDNEY u. Mitarb. (1984) führten eine umfangreichere Untersuchung über Eltern-Kind-Interaktionen mit Kindern im Alter von 2 bzw. 3 Jahren durch. Das Beobachtungsschema soll in der Wohnung anwendbar sein und einmal wiederholt werden. Dabei wurden während der insgesamt 4 Stunden Beobachtungszeit insbesondere auch die elterliche Reaktivität, Sensibilität, Affekt und deren soziale Kommunikationskontrolle in einer Kombination von Zeit- und Ereignisstichproben erfaßt. Das Erfassungsschema wird detailliert besprochen und dargestellt. Seine Anwendung bedarf aber sicherlich einer eingehenden und umfassenden Schulung. Für die einzelnen Kategorien des Elternverhaltens und der sozialen Kommunikation werden hohe Übereinstimmungswerte (Kappa zwischen 0,50 und 1,00) sowie auch gute Übereinstimmungen mit Interviewergebnissen berichtet.

Beobachtungen in der Schule

Insbesondere zur Beobachtung hyperkinetischer Kinder in der Schule wurde ein „Classroom Observation Code" von ABIKOFF u. Mitarb. (1977, 1980) entwickelt und validiert. Auch hier finden sich befriedigende Übereinstimmungen für beobachtete Kategorien, wie Aggression, Unfolgsamkeit und eine Reihe anderer Daten für problematisches Verhalten (herumlaufen, dazwischenrufen, schlagen). Auf diese Weise wurden knapp 80% der Kinder richtig gruppiert (in einem Vergleich zwischen einer Gruppe hyperkinetischer und normaler Kinder). Berichte über die Anwendung dieses Instruments im deutschen Sprachbereich finden sich bei EISERT u. Mitarb. (1982). Einzelheiten über Kategorisierung und Anwendung des Instruments werden eingehend bei EISERT u. EISERT (1987a) bzw. im Manual zur Anwendung multimodaler Behandlungspläne angegeben (EISERT u. EISERT 1987b).

Aufwendige Beobachtungsuntersuchungen im Rahmen des Schulunterrichtes finden sich auch in RUTTER u. Mitarb. (1979; deutsch, allerdings ohne genauere Angaben im Anhang, 1980).

Die im Abschnitt über Fragebogenuntersuchungen bereits erwähnte „Child Behavior Checklist" (ACHENBACH u. EDELBROCK 1983) kann als direktes Beobachtungsinstrument z. B. in der Schule verwendet werden und so auch in Verbindung mit dem gleichen Instrument in der Form einer Eltern-Lehrer-Befragung oder als Selbstbeurteilungsinstrument für Kinder ab 11 Jahren – und so aus verschiedenen Perspektiven und Situationen zu einer komplexen Beurteilung zusammengefaßt werden.

Diese sogenannte „Direct Observations Form" (DOF) weicht nur geringfügig von der „Child Behavior Checklist" (CBCL) ab. Es werden 96 Probleme auf einer Vierpunkteskala während einer 10minütigen Beobachtungsperiode eingeschätzt (in der 4stufigen Skalierung bedeutet „0", daß das angesprochene Problem nicht beobachtet worden ist, und das andere Extrem „3", daß es mit großer Intensität und einer Dauer von länger als 3 Minuten vorhanden war). Ergänzend findet sich eine einfache Beurteilungsmöglichkeit am Ende des Fragebogens zur Einschätzung eines zielgerichteten Verhaltens des Schülers. Wenn z. B ein positives Verhalten als Reaktion auf eine Aufforderung erfolgt (wie aktive Mitarbeit nach bestimmten Aufgabenstellungen, positive soziale Interaktion ohne störendes Verhalten in einer Gruppenaktivität usw.), welches während einer 5 Sekunden dauernden Beobachtungszeit am Ende jeder Beobachtungsminute, während des insgesamt 10 Minuten dauernden Beobachtungsintervalls zu erkennen ist, wird ein Kästchen markiert und am Ende einer 10minütigen Beobachtungsperiode die Summe aller markierten Kästchen addiert. Auf diese Weise soll negatives und positives Verhalten gleichzeitig registriert werden können. Interessant ist hier der Vorschlag, die Beobachtungsperioden mehrmals zu wiederholen (vorgeschlagen werden 6 Perioden), und zwar entweder über verschiedene Tageszeiten oder verschiedene Situationen zu streuen bzw. die Beobachtungen so lange zu wiederholen, bis die Score-Werte sich durch weitere Beobachtungen nicht mehr verändern und die einzelnen Dimensionen stabil bleiben.

Nach einer Untersuchung mit 15 verhaltensauffälligen Knaben im Alter zwischen 6 und 11 Jahren und einer gleich großen Kontrollgruppe wird eine Interraterreliabilität zwischen 0,53 und 1,00 für die einzelnen Problembereiche angegeben und auch ausreichend gute Korrelationen zwischen den Angaben des Fragebogens für Lehrer (aus der CBCL) und der DOF bzw. signifikante Unterschiede zwischen der Gruppe verhaltensauffälliger Kinder und Kontrollkindern (REED u. EDELBROCK 1983).

Im Vergleich zu anderen Untersuchungsinstrumenten würde dies eine weniger aufwendige Form der Erfassung negativen und positiven Verhaltens bedeuten und gleichzeitig, daß situationsübergreifende Untersuchungen bzw. solche über Veränderungen möglich sind. Entsprechende Vergleiche im deutschsprachigen Bereich sind wegen der fehlenden Normierungen des CBCL derzeit nicht möglich.

Untersuchung familiärer Interaktionen und Funktionen

Abschließend soll noch in Form von Hinweisen auf die Erfassung familiärer Interaktionen und der von Temperamentseigenschaften eingegangen werden, die zum Teil durch direkte Verhaltensbeobachtung, aber auch durch den Einsatz retrospektiver Schätzskalen oder Interviews erfaßt werden können.

Zur Einschätzung familiärer Funktionen sind eine Reihe von Vorgangsweisen möglich oder auch nötig, so die Einschätzung des Schweregrades individueller Symptome einzelner Familienmitglieder oder die Einschätzung nach Qualität und Quantität der unmittelbar auf das Kind einwirkenden Umgebung sowie Angaben zur Familieninteraktion durch Beobachtung oder durch die Erfassung von Interaktionsstilen mittels Fragebögen, weiter wäre hier noch die Einschätzung der Partnerschaft der Eltern und schließlich die der abnormen psychosozialen Umstände (gemäß Achse V des Multiaxialen Klassifikationsschemas) oder der psychosozialen Belastungsfaktoren (gemäß der Achse IV des DSM-III) zu erwähnen.

Die Fülle entsprechender Untersuchungsmöglichkeiten familiärer Funktionen steht im deutlichen Gegensatz zu Familientherapeuten, die im systemorientierten bzw. kommunikationstheoretischen Rahmen mit einer Ausschließlichkeit agieren, die jedes individuelle Konzept, insbesondere in kinderpsychiatrischen Untersuchungen, ablehnen (z. B. STIERLIN u. Mitarb. 1980). Darüber hinaus werden als Methoden der Familienforschung ebenso die Anwendung von Kriterien, wie Objektivität, Zuverlässigkeit und Validität, abgelehnt mit dem Argument, daß die Interpretation durch einen mit der Familie in einem gemeinsamen System involvierten Beobachter nicht objektiv sein könne (LUDEWIG u. Mitarb. 1983).

Andere Familientherapeuten, wie REITER (1983), meinen aber im Anschluß an die Kritik von CROMWELL u. Mitarb. (1976), daß vor allem für Forschungsaufgaben, aber auch für die systematische Kontrolle klinischer Theorien und Konzepte Untersuchungsinstrumente nötig seien, die der Forderung nach intersubjektiver Gültigkeit entsprechen. Schließlich sei die dadurch erzielbare Erkenntnis über Typenbildungen auch wieder geeignet, die klinische Beobachtung anzuregen.

Derartige Hinweise zur Beobachtung in einer Untersuchungssituation mit Familien mit kleinen Kindern schildert auf unsystematische Weise schon ACKERMAN (1970): Kinder, die mit Spielmaterial versehen bei der Untersuchung einer ganzen Familie anwesend sind, geben wertvolle Hinweise über das, was im familiären Interaktionssystem ohne sie nicht so klar zum Vorschein käme. So zeigt z. B. ein durch die elterliche Befangenheit geängstigtes Kind in einer dafür aufschlußreichen Situation selber Angst oder weicht der Situation deutlich aus

oder gibt durch nicht zu übersehende Protest- oder Abwehrhaltung Kunde davon, daß die Eltern ein offensichtlich falsches Beziehungsbild zeichnen oder Gravierendes verschweigen usw. Freilich sollten Familientherapeuten, die schon kleine Kinder in einen derartigen diagnostischen Prozeß miteinbeziehen, mit den Grundregeln der Spieltherapie vertraut sein: einerseits, um das Kind nicht zu überfordern und seinen Rückzug ins Spiel zu ermöglichen, andererseits, um auch die Mittel des Spiels als Äußerungsmöglichkeit wahrzunehmen.
Solche und systematischere Untersuchungen über Interaktionsmuster allein reichen aber zu differentiellen Überlegungen zur Indikationsstellung bestimmter therapeutischer Techniken – auch speziell familientherapeutischer – nicht aus. Ob z. B. paradoxe Verschreibungen wirksam sind oder nicht, hängt mit davon ab, wie stark ein bestimmtes Symptom ist und ob Tendenzen bestehen, daß Verschreibungen eher sklavisch befolgt werden oder daß man ihnen eher oppositionell gegenübersteht. Kontraindiziert wären derartige Verschreibungen, wenn ein heftiges Symptom gleichzeitig mit einer Tendenz zur hohen Compliance einhergeht (s. CADE 1984).

Ziele der Untersuchung familiärer Funktionen

Bei der Einschätzung familiärer Funktionen wäre es also wichtig, die Bedeutung des Anteils interaktioneller Momente aus der Umgebung des Kindes abzuschätzen (z. B. in der Hinsicht, ob diese imstande sind, eine bestehende Symptomatik zu unterstützen bzw. aufrechtzuerhalten oder jene Faktoren zu identifizieren, die in einer besonderen Beziehung zur weiteren Entwicklungsfähigkeit des Kindes stehen – s. PARKINSON u. Mitarb. [1982]).
Einfache Mittel, auch bei kleineren Kindern die Wertigkeit bestehender Beziehungen auch für forensische Zwecke (z. B. zu Fragen der Besuchskontaktregelung) zu erkennen, dienen Untersuchungen unter Zuhilfenahme standardisierter Befragungen über familiäre Beziehungen. Eine derartige Methode geben BENE u. ANTHONY (1957) in ihrem Family-Relations-Test an. Die Standardisierung einer deutschen Fassung für Kinder von 6 bis 11 Jahren wird von FLÄMIG u. WÖRNER (1977) berichtet. In diesem Verfahren sollen Bildern, die Familienmitgliedern entsprechen, Antwortkärtchen zugeordnet werden mit einer deutlichen Stellungnahme z. B. hinsichtlich der Ablehnung oder Zuneigung. Auch junge Schulkinder sind dadurch zu deutlichen Stellungnahmen auf spielerische Art zu gewinnen, so daß auf diese Weise auch ein guter Ansatzpunkt zu einem weiteren Dialog hergestellt werden kann.
Die diagnostische Einschätzung aus der Beobachtung einer Gesamtfamilie kann durch eine Reihe verschiedener Methoden z. B. durch Fragebogen, Test, Beobachtung erfolgen. Einen Überblick darüber und auch zur Diskussion und Konstruktion von Einschätzungsskalen von Familiengesprächen geben MATTEJAT u. REMSCHMIDT (1981 a, b), REMSCHMIDT u. MATTEJAT (1981) und in ausführlichen Darstellungen auch unter Einbeziehung weiterer Muster von Entsprechungen der Merkmale aus der Achse V des Multiaxialen Klassifikationsschemas und bestimmten Verhaltensstörungen von Kindern MATTEJAT (1985 a, b).
Familienfaktoren können eine erhebliche Rolle für die Entwicklung des Kindes bedeuten. PARKINSON u. Mitarb. (1982) haben in der Nachfolge der Arbeit um B. CALDWELL (ELARDO u. Mitarb. 1975) Interviews und Einschätzungsskalen konstruiert, um diese Familienfaktoren einschätzen zu können (z. B. inwieweit stimulierendes Spielmaterial vorhanden ist, inwieweit sich die Mutter mit dem Kind beschäftigt, die Art der Anregung, die das Kind erhält, die mütterlichen Reaktionsweisen, die Art der organisierten täglichen Routine, wie häufig dem Kind vorgelesen wird, die Art der Unterstützung und Ermunterung beim Lernen von Schulkindern, deren intellektuelle Anleitung bzw. inwieweit elterliche Erwartungen eine Rolle spielen und die Kinder beispielhaft anregende, aktive Beteiligung der Eltern am Leben der Gemeinde erfahren). Ähnliche familiäre Funktionen im Hinblick auf eine für den Lern- und Schulerfolg förderliche Entwicklung der Kinder gibt MARJORIBANKS (1979) in einem Überblick über empirische Analysen zur Einschätzung dieser Funktionen und mit der Beschreibung eines eigenen, darauf zugeschnittenen Fragebogens. Mehr zur Einschätzung von Leistungsverhalten, aber auch Aggressionen, Supervision oder Trennungsverhalten und anderen Beziehungsvariablen dienen die Fragebögen von SINES u. Mitarb. (1984).
Eine systematische Einschätzung familiärer Interaktionen unter Einbeziehung von Kindern (und mit Angaben befriedigender Resultate zur Reliabilität und Validität) findet sich bei KINSTON u. Mitarb. (1979; KINSTON 1978) bzw. STRATFORD u. Mitarb. (1982). Die vorgeschlagenen Methoden sind aber häufig nicht leicht in kinderpsychiatrische Untersuchungen zu integrieren.
Ein Instrument zur Einschätzung familiärer Interaktionen, Problemlösungsfähigkeiten, sowohl im kognitiven wie auch im emotionalen Bereich u. a. m., findet sich im „Family Assessment Measure" (FAM) von SKINNER u. Mitarb. (1981, 1983). Es handelt sich dabei um ein Selbstbeurteilungsinstrument, das aus drei Teilen besteht, nämlich aus Fragen, die über den Grad der Übereinstimmung und über das Familiensystem als ganzes und über ein dyadisches Beziehungsmuster Auskunft geben sollen, weiter mit Hilfe der Selbstbeurteilungsskala über die Wahrnehmung der Einzelperson in ihrer Funktion in der Familie. Das Verfahren benötigt zur Durchführung etwa 20 bis 30 Minuten. Verwendet wurde es u. a. auch, um bestimmte Eigenschaften von Familien mit Anorexien mit einer normalen Kontrollgruppe zu ver-

gleichen und damit auch einige Annahmen, wie sie etwa bei SELVINI-PALAZZOLI (1984) bzw. MINUCHIN u. Mitarb. (1981) u. a. bestehen, zu überprüfen (GARFINKEL u. Mitarb. 1983). Dieses Familieneinschätzungsmeßinstrument ist damit gut handhabbar, ebenso das Manual. Es werden auch normative Daten nach einer Untersuchung über mehrere (kanadische) Familien mitgeteilt, so daß auch eine verläßliche Abschätzung von Abweichungen möglich ist. Deutsche Anwendungen fehlen allerdings.

Letzteres trifft ebenso auf die Interviews zur Einschätzung elterlicher Beziehungen bzw. der Qualität der Partnerschaft der Eltern zu, wie sie von RUTTER u. BROWN (1966) beschrieben werden. Die Interviews wurden hinsichtlich ihrer prädiktiven Validität untersucht: Partnerschaften, die als schwer gestört eingeschätzt wurden, hatten nach einem 4-Jahres-Katamnesenzeitraum nur in 26% ein harmonisches Verhältnis gezeigt, verglichen mit den 90% jener, die zum ersten Zeitpunkt als ungestört in ihrer Partnerschaft beurteilt wurden – über ein Viertel aus der Gruppe der Paare mit einer gestörten Partnerschaft waren nach 4 Jahren geschieden; 36% der Kinder aus den Streitehen hatten persistierende Verhaltensauffälligkeiten gegenüber 7% aus den ungestörten Familien (QUINTON u. Mitarb. 1976).

Letztere Ergebnisse zeigen, daß auch das Interview mit einem Ehepartner allein mittels eines etwa 1 Stunde dauernden Interviews über Familieninteraktionen zu verläßlichen Angaben führen kann. Dies ist insofern von Bedeutung, als der Zwang, sämtliche Familienmitglieder zu befragen oder beobachten zu müssen, um zu derartigen Einschätzungen zu kommen, eher fiktiv als rational begründbar erscheint.

Eine Untersuchung über die Zuverlässigkeit von Angaben, wie sie in der Achse V des Multiaxialen Klassifikationsschemas (MAS, REMSCHMIDT u. SCHMIDT 1977) kodiert werden sollen, also über die weitere Umgebung des Kindes, gibt VAN GOOR-LAMBO (1984). Ihre Ergebnisse zeigen, daß nur wenige Kategorien zuverlässige Kodierungen ermöglichen und daß die Grobbeschreibung des Merkmalkataloges für die Untersuchungen in Richtung einer Klassifikation psychosozialer abnormer Umstände derzeit noch nicht genügt. Deshalb ist eine Weiterentwicklung durch die Arbeitsgruppe „Klassifikation und Dokumentation" der Europäischen Gesellschaft für Kinder- und Jugendpsychiatrie in Ausarbeitung. (Ähnlich, wenn nicht größer, sind die Schwierigkeiten auch im DSM-III, Achse IV „Schwere der psychosozialen Belastungsfaktoren", zu sinnvollen und reliablen Kodierungen zu kommen – siehe Diskussion in DSM-III.)

Untersuchungen zur Einschätzung von Temperamentseigenschaften

THOMAS u. CHESS (1980) meinen in ihrem Vorwort zur zusammenfassenden Darstellung ihrer Langzeitstudie, daß ihrer Ansicht nach „der Bedeutung anlagebedingter Faktoren zu wenig Aufmerksamkeit geschenkt" wurde. Als Gegengewicht zu den in den fünfziger Jahren vorherrschenden behaviouristischen und psychoanalytischen Entwicklungstheorien, die sich „vorwiegend auf die Einflüsse der Umwelt in der Entwicklung des Kindes konzentrieren", versuchten sie ein neues Modell mit dem Schwerpunkt auf der Individualität des Kindes zu generieren. Damit sollte die Relevanz bestimmter (konstitutioneller) Persönlichkeitszüge für die spätere Entwicklung psychiatrischer Störungen größere Beachtung finden (GRAHAM u. Mitarb. 1973).

Inwieweit diese Temperamentseigenschaften aber selbst erworben oder anlagebedingt bzw. durch die Umwelt beeinflußt worden sind im Zuge der kindlichen Entwicklung, wird dabei offengelassen. THOMAS u. CHESS geben kurze, anschauliche Beispiele dazu: „Ein Kind, das am Morgen trödelt und immer zu spät zur Schule kommt, kann dadurch die Schule wegen Lernschwierigkeiten zu vermeiden trachten. Andererseits könnte es aber auch ein Kind sein, das sehr leicht ablenkbar ist und wenig Durchhaltevermögen zeigt, auch wenn es unwesentlichen Reizen ausgesetzt ist. Solche differenzierten, klinischen Beurteilungen könnten wichtige Folgen für die psychiatrische Diagnose und die Behandlung haben." Temperament sei im Unterschied zur früheren Bezeichnung „primäre Reaktionsmuster" ein umfassenderer Begriff und beziehe sich auf Eigenschaften, die bereits im Säuglingsalter zu erkennen seien und im Wie einer Verhaltensweise, nicht so sehr im Warum oder Wozu offenkundig werden (GARSIDE u. Mitarb. 1975). Man könnte im Erwachsenenalter dies auch als Verhaltensstil bezeichnen.

Die Verhaltensdaten werden dabei mittels Beobachtung bei Säuglingen oder durch Angaben aus Fragebögen bzw. Interviews für ältere Kinder seitens der Bezugspersonen gewonnen. Beides wird einem breiten Spektrum täglicher Aktivitäten entnommen, die Verhaltensbeschreibungen stehen im Kontext der jeweiligen Umweltbedingungen. Nach den ersten Untersuchungen wurden nach Analyse der Inhalte neun Temperamentskategorien erstellt (THOMAS u. CHESS 1980):

- *Aktivität* (motorische Abläufe und tägliche Anteile von Aktivität und Inaktivität),
- *Tagesrhythmus* bzw. Regelmäßigkeit (in bezug auf Schlaf-Wach-Rhythmus, Hunger, Eßverhalten, Ausscheidungsgewohnheiten),
- *Annäherung oder Rückzug* (positiv im Sinne von Annäherungsreaktionen, die stimmungs-

mäßig oder durch motorische Aktivität ausgedrückt werden, negativ als Rückzugsreaktionen),
- *Anpassungsfähigkeit* (Reaktionen auf neue oder veränderte Situationen, nach Art der Leichtigkeit, mit der sie gelingen),
- *sensorische Reizschwelle* (Intensitätsniveau für einen Reiz, um eine erkennbare Reaktion hervorzurufen),
- *Reaktionsintensität* (Energie einer Reaktion, ungeachtet ihrer Qualität und Richtung),
- *Stimmungslage* (gefühlsmäßiges Verhalten),
- *Ablenkbarkeit* (Störbarkeit eines gerade andauernden Verhaltens durch unwesentliche Umweltreize),
- *Aufmerksamkeitsdauer und Durchhaltevermögen* (Zeitspanne, während der eine bestimmte Handlung vom Kind durchgeführt wird).

Durch weitere Datenanalysen wurden drei Temperamentskonstellationen beschrieben: eine erste, die durch die Regelmäßigkeit des Verhaltens, positive Annäherungsfähigkeit, gute Adaptation und durch vorwiegend freundliche Stimmungslage gekennzeichnet ist; eine zweite („das schwierige Kind"), gekennzeichnet durch Unregelmäßigkeit biologischer Funktionen, negatives Rückzugsverhalten, Schwierigkeiten in der Adaptation und intensive, häufig negative Stimmungen; eine dritte („das langsam auftauende Kind"), mit den Merkmalen mäßige Aktivität, geringes Annäherungsverhalten und geringe Adaptationsfähigkeiten mit negativem, aber variablem Verhalten in bezug auf Regelmäßigkeit und mit geringer Reaktionsintensität.
Etwa 40% zeigten nach THOMAS u. CHESS (1980) positive, 10% negative Konstellationen und 15% die Merkmale des „langsam auftauenden Kindes", 35% der untersuchten Kinder waren solchen Beschreibungen nicht zuordenbar.
Zwei Probleme bei der Untersuchung spezifischer Temperamentseigenschaften sind die evtl. unterschiedliche Bewertung durch verzerrte Wahrnehmungen der Mütter (VAUGHN u. Mitarb. 1981; THOMAS u. CHESS 1982) und ferner die Frage der Stabilität derartiger Persönlichkeitszüge über mehrere Jahre der Entwicklung. Auch zu letzterem diskutieren THOMAS u. CHESS (1980) ausführlich: Wesentliche Persönlichkeitszüge können durch Interaktion mit der Umwelt verändert, verzerrt oder verstärkt werden, so daß bei einiger Stabilität der Temperamentseigenschaften über Jahre die Vorhersagbarkeit kein spezifisches Merkmal dieser Eigenschaften sei. Immerhin sind aus verschiedenen Untersuchungen Hinweise zu erkennen, daß bestimmte Temperamentseigenschaften mit bestimmten familiären Interaktionen verknüpft sind (SIMPSON u. Mitarb. 1985) oder auch mit Schulleistungsschwierigkeiten (LERNER u. Mitarb. 1985 bzw. Lehrer-Schüler-Interaktionen (PAGET u. Mitarb. 1984).
Entsprechend diesen Untersuchungsansätzen sind verschiedene Methoden zur Erhebung von Temperamentseigenschaften im Anschluß an die Arbeiten von THOMAS u. CHESS entwickelt worden: zum Beispiel von GARSIDE u. Mitarb. (1975) in Form eines semistrukturierten, offenendenden Interviews für Kinder im Kindergartenalter. Hier wurden die Antworten auf Fragen zu 48 Variablen zu 17 verschiedenen Themen zur Beschreibung von Temperamentseigenschaften zusammengefaßt. Die berichtete Interraterreliabilität und Retestreliabilität werden als befriedigend angegeben. MCDEVITT u. CAREY (1978) entwickelten einen Fragebogen (Behavioral Style Questionnaire, BSQ) zur Anwendung für Eltern zur Beschreibung der Temperamentseigenschaften von 3 bis 7 Jahre alten Kindern (für die Verwendung an 1- bis 3jährigen: MCDEVITT u. CAREY 1981). Die Beurteilungsbögen können in ca. 25 Minuten ausgefüllt werden. Angaben über gute Ergebnisse hinsichtlich der Reliabilität nach den Kriterien einer Testkonstruktion werden ebenso angegeben, wie auch ein Computerauswertungsprogramm von den genannten Autoren angeboten wird. Eine deutsche Fassung des Carey-Fragebogens mit 70 Items und Hinweisen zur Auswertung findet sich im Anhang bei THOMAS u. CHESS (1980).
PLOMIN (1976) berichtet über einen Fragebogen, der zur Verwendung für Vorschul- bzw. Schulkinder geeignet ist, aber auch zur Selbstbeurteilung von Erwachsenen (ein Elternteil über sich bzw. Beurteilung eines Elternteiles durch den anderen), so daß die Untersuchung von Temperamentseigenschaften verschiedener Mitglieder einer Familie möglich ist.

Ausblick

In den letzten 20 Jahren haben die Veröffentlichungen sowohl brauchbarer als auch unter dem Aspekt der Anwendung von Testkriterien methodisch abgesicherter Untersuchungsinstrumente in der Kinder- und Jugendpsychiatrie rasch zugenommen. Dies betrifft Instrumente, die für globale Untersuchungen als auch solche, die zur Untersuchung spezieller Fragestellungen geeignet sind; z. B. wurde auf die Untersuchung von Anorexiepatienten hingewiesen, weiter existieren mehrere Selbstbeurteilungsbögen oder Interviews zur Untersuchung von Depressivität bei Kindern und Adoleszenten – Überblick in KAZDIN u. PETTI (1982); prosoziales Verhalten wird in den Fragebögen von ACHENBACH u. EDELBROCK (1983) erfaßt, wie schon dargestellt wurde, oder bei WEIR u. DUVEEN (1981); die Anwendung soziometrischer Methoden beschreiben MACMILLAN u. Mitarb. (1978), ein Überblick über derartige Methoden findet sich in HOPS u. LEWIN (1984); verschiedene andere Untersuchungsinstrumente, wie z. B. für die Einschätzung der Wirksamkeit akuter Lebensereignisse im Kindes- und Jugendalter, fehlen allerdings.

Damit besteht die Möglichkeit, mit Hilfe der derzeit bereits zur Verfügung stehenden Instrumente einen Überblick über verschiedene Symptombereiche, Umwelteinflüsse, Persönlichkeitszüge oder verschiedene Interaktionsprobleme zu erhalten und im freien Gespräch diese Erkenntnisse in Form von Beratung oder auch in Form von gezielten Therapieplänen umzusetzen. Häufig fehlen allerdings Untersuchungen zur Zuverlässigkeit und Gültigkeit dieser strukturierten Instrumente im deutschsprachigen Raum, ebenso normative Daten.

Dennoch sollte die Kluft zwischen diesen beeindruckenden Forschungsbemühungen zur Etablierung strukturierter Untersuchungsmethoden und ihren noch bescheidenen Berichten über die Anwendung derartiger Methoden im klinischen Alltag in den nächsten Jahren schrittweise geschlossen werden, schon allein, um die Zusammenarbeit zwischen Therapeuten und Ratsuchenden auf eine korrektere und überprüfbarere Grundlage zu stellen, als dies derzeit der Fall ist.

Literatur

Abikoff, M., R. Gittelman-Klein, D. F. Klein: Validation of a Classroom Observation Code for hyperactive children. J. Consult. Clin. Psychol. 45 (1977) 772

Abikoff, H., R. Gittelman, D. F. Klein: Classroom observation code for hyperactive children: A replication of validity. J. Consult. Clin. Psychol. 48 (1980) 555

Achenbach, T. M.: Developmental Psychopathology, 2. Aufl. Wiley, New York 1982

Achenbach, T. M., C. S. Edelbrock: Behavioral problems and competencies reported by parents of normal and disturbed children aged four through sixteen. Monogr. Soc. Res. Child Develop. Serial No. 188, Vol. 46, No. 1 (1981)

Achenbach, T. M., C. Edelbrock: Manual for the Child Behavior Checklist and Revised Child Behavior Profile. University of Vermont, Burlington/VT 1983

Ackerman, N. W.: Child participation in family therapy. Fam. Process 9 (1970) 403

Atkeson, B. M., R. Forehand: Conduct disorders. In: Behavioral Assessment of Childhood Disorders, hrsg. von E. J. Mash, L. G. Terdal. Guilford Press, New York 1981 (S. 185)

Baker, R. P., R. M. Dreger: The preschool behavioral classification project: A follow-up report. J. abnorm. Child Psychol. 5 (1977) 241

Behar, L. B.: The preschool behavior questionnaire. J. abnorm. Child Psychol. 5 (1977) 265

Behar, L., S. Stringfield: Preschool Behavior Questionnaire, Scale and Manual. Learning Institute of North Carolina, Durham 1974

Bene, E., J. Anthony: Manual for the Family Relations Test. National Foundation for Educational Research in England and Wales, 1957 (Testzentrale des Berufsverbands Deutscher Psychologen, Stuttgart)

Berg, I., D. Fielding: An interview with a child to assess psychiatric disturbance. J. abnorm. Child Psychol. 1 (1979) 83

Böhme, F., G. Esser, B. Geisel, B. Lahnert, R. Laucht, R. M. Stöhr: Mannheimer Jugendpsychiatrische Interviews. Elterninterview (MEI) Jugendlicheninterview (JUI). rev. Fassung Aug. 1983, unveröffentlicht

Boyle, M. H., S. C. Jones: Selecting measures of emotional and behavioral disorders of childhood for use in general populations. J. Child Psychol. Psychiat. 26 (1985) 137

Bräutigam, W.: Reaktionen, Neurosen, Psychopathien, 2. Aufl. Thieme, Stuttgart 1969, 5. Aufl. 1985

Brown, G. W., M. Rutter: The measurement of family activities and relationships. A methodological study. Hum. Relat. 19 (1966) 241

Cade, B.: Paradoxical techniques in therapy. J. Child Psychol. Psychiat. 25 (1984) 509

Carlson, W. J., W. B. Williams: A factor structure of child home observation data. J. abnorm. Child Psychol. 12 (1984) 245

Conners, C. K.: A teacher rating scale for use in drug studies with children. Amer. J. Psychiat. 126 (1969) 884

Cooper, J. E., S. Mackenzie: The rapid prediction of low scores on a standardized psychiatric interview (Present State Examination). In: What is a Case?, hrsg. von J. K. Wing, P. Bebbington, L. N. Robins. Grand McIntyre, London 1981 (S. 143)

Costello, A. J., C. S. Edelbrock, M. K. Dulcan, R. Kalas, S. H. Klaric: Report to the National Institute of Mental Health on the NIMH Diagnostic Interview Schedule for Children. NIMH, Bethesda/Maryland 1984

Costello, A. J. u. Mitarb.: Diagnostic Interview Schedule for Children (DISC). University of Massachusetts Medical Center, Worcester, MA, USA (unpubliziert; deutsche Übersetzung der Version vom Herbst 1985: Projektgruppe Münster, F. Poustka u. Mitarb. 1986)

Cox, A.: The assessment of parental behaviour. J. Child Psychol. Psychiat. 16 (1975) 255

Cox, A., M. Rutter: Diagnostic appraisal and interviewing. In: Child Psychiatry–Modern Approaches, hrsg. von M. Rutter, L. Hersov. Blackwell, Oxford 1977 (S. 271)

Cox, A., M. Rutter, D. Holbrook: Psychiatric interviewing techniques, V. Experimental study: eliciting factual information. Brit. J. Psychiat. 139 (1981) 29

Cromwell, R. E., D. H. L. Olson, D. G. Fournier: Tools and techniques for diagnosis and evaluation in marital and family therapy. Fam. Process 15 (1976) 1

Derogatis, L. R.: The SCL-90 Manual I: Scoring, Administration and Procedures for the SCL-90. John Hopkins University School of Medicine, Baltimore 1977a

Derogatis, L. R.: SCL-90 Manual. John Hopkins University School of Medicine, Baltimore 1977b

Derogatis, L. R., R. S. Lipman, L. Covi: The SCL-90: An outpatient psychiatric rating scale. Psychopharm. Bull. 9 (1973) 13

Dowdney, L., D. Mrazek, D. Quinton, M. Rutter: Observation of parent-child interaction with two-to-three-year-olds. J. Child Psychol. Psychiat. 25 (1984) 379

DSM-III: Diagnostisches und Statistisches Manual psychischer Störungen, übersetzt nach der 3. Aufl. des Diagnostic and Statistical Manual of Mental Disorders der American Psychiatric Association. Deutsche Bearbeitung und Einführung von K. Koehler, H. Saß. Beltz, Weinheim 1984

Earls, F. (Hrsg.): Studies of Children. Prodist, New York 1980

Eichlseder, W.: Studie zur Häufigkeit des hyperkinetischen Syndroms an Münchener Schulen. Pädiat. Prax., Suppl. 18 (1977) 93

Eisert, H. G., P. Barkey: Verhaltensmodifikation im Unterricht – Interventionsstrategien in der Schule. Huber, Bern 1979

Eisert, H. G., M. Eisert: Studienbrief „Konzentrationsstörungen". DIFF, Tübingen 1987a (im Druck)

Eisert, M., H. G. Eisert: Intervention und Elternarbeit bei hyperaktiven Kindern. Multimodale Behandlung auf kognitiv-verhaltenstherapeutischer Grundlage. 1987b (im Druck)

Eisert, H. G., M. Eisert, M. Schmidt: Stimulantientherapie und kognitive Verhaltensmodifikation bei hyperaktiven Kindern. Z. Kinder- u. Jugendpsychiat. 10 (1982) 196

Elardo, R., R. Bradley, B. M. Caldwell: The relation of infants' home environments to mental test performance from six to thirtysix months: a longitudinal analysis. Child Develop. 30 (1975) 71

Esser, G.: Über den Zusammenhang von Verhaltens- und Leistungsstörungen im Vorschulalter (und Grundschulalter). Phil. Dissertation, Universität Mannheim 1980 (unveröffentlicht)

Esser, G., M. H. Schmidt: Die Bedeutung von Schwangerschafts- und Geburtskomplikationen für die Genese von Hirnfunktionsstörungen. Geburtsh. u. Frauenheilk. 45 (1985) 161

Fichter, M., W. Keeser: Das Anorexia-nervosa-Inventar zur Selbstbeurteilung (ANIS). Arch. Psychiat. Nervenkr. 228 (1980) 67

Flämig, J., U. Wörner: Standardisierung einer deutschen Fassung des Family Relations-Test (FRT) an Kindern von 6–11 Jahren. Prax. Kinderpsychol. Kinderpsychiat. 26 (1977), Teil 1: 5, Teil 2: 38

Freud, A.: Wege und Irrwege in der Kinderentwicklung. Klett, Stuttgart 1968

Garfinkel, P. E., P. M. Garner, I. Rose, P. L. Darby, J. S. Brandes, J. O'Hanlon, N. Walsh: A comparison of characteristics in the families of patients with anorexia nervosa and normal controls. Psychol. Med. 13 (1983) 821

Garner, D., M. P. Olmstedt, Y. Bohr, P. E. Garfinkel: The Eating Attitudes Test: psychosomatic features and clinical correlates. Psychol. Med. 12 (1982) 871

Garside, R. F., H. Birch, D. McI. Scott, S. Chambers, I. Kolvin, E. G. Tweddle, L. M. Barber: Dimensions of temperament in infant school children. J. Child Psychol. Psychiat. 16 (1975) 219

Geisel, B., H. G. Eisert, M. H. Schmidt, H. Schwarzbach: Entwicklung und Erprobung eines Screening-Verfahrens für kinderpsychiatrisch auffällige Achtjährige (SKA 8). Prax. Kinderpsychol. Kinderpsychiat. 31 (1982) 173

Geisel, B., G. Esser, M. Laucht, B. Blanz: Mannheimer Kinderpsychiatrische Interviews. Elterninterview (MEI); Jugendlicheninterview (JUI) (in Vorbereitung)

van Goor-Lambo, G.: Wie zuverlässig ist die Achse V? Z. Kinder- u. Jugendpsychiat. 12 (1984) 62

Goyette, C. H., C. K. Conners, R. F. Ulrich: Normative data on revised Conners' Parent and Teacher Rating Scales. J. abnorm. Child Psychol. 6 (1978) 221

Graham, P., M. Rutter: The reliability and validity of the psychiatric assessment of the child: II. Interview with the parent. Brit. J. Psychiat. 114 (1968) 581

Graham, P., M. Rutter, S. George: Temperamental characteristics as predictors of behavior disorders in children. Amer. J. Orthopsychiat. 43 (1973) 328

Gunderson, J. G., J. E. Kolb, V. Austin: The diagnostic interview for borderline patients. Amer. J. Psychiat. 138 (1981) 896 (dt. Bearbeitung von H. Püttrich, Beltz, Weinheim 1985)

Herjanic, B.: Systematic diagnostic interviewing of children: Present state and future possibilities. Psychiat. Develop. 2 (1984) 115

Herjanic, B., W. Campbell: Differentiating psychiatrically disturbed children on the basis of a structured interview. J. abnorm. Child Psychol. 5 (1977) 127

Herjanic, B., W. Reich: Development of a structured psychiatric interview for children: Agreement between child and parent on individual symptoms. J. abnorm. Child Psychol. 10 (1982) 307

Herjanic, B., M. Herjanic, F. Brown, T. Wheatt: Are children reliable reporters? J. abnorm. Child Psychol. 3 (1975) 41

Herjanic, B. u. Mitarb.: Washington University Diagnostic Interview for Children and Adolescents (DICA and DICA-P). unveröffentlicht, 1983

Hodges, K., J. Kline, P. Fitch, D. McKnew, L. Cytryn: The Child Assessment Schedule: a diagnostic interview for research and clinical use. Catal. select. Docum. Psychol. 11 (1981) 56 (revid. Fassung Febr. 1983)

Hodges, K., J. Kline, L. Stern, L. Cytryn, D. McKnew: The development of a child assessment interview for research and clinical use. J. abnorm. Child Psychol. 10 (1982) 173

Hops, H., L. Lewin: Peer sociometric forms. In: Child Behavioral Assessment. Principles and Procedures, hrsg. von Th. H. Ollendick, M. Hersen. Pergamon Press, New York 1984 (S. 124)

Kalverboer, A. F.: A Neurobehavioural Study in Pre-School Children Clinics in Developmental Medicine, Nr. 54. Spastics International Medical Publications, Heinemann, London 1975

Kalverboer, A. F., Measurement of play: Clinical applications. In: Biology of Play, hrsg. von B. Tizard, D. Harvey. Spastics International Medical Publications. Heinemann, London 1977

Kanfer, R., S. M. Eyberg, G. L. Krahn: Interviewing strategies in child assessment. In: Handbook of Clinical Child Psychology, hrsg. von C. E. Walker, M. C. Roberts. Wiley, New York 1983 (S. 95)

Kanner, L.: Child Psychiatry, 3. Aufl. Thomas, Springfield/Ill. 1966

Kazdin, A. E., T. A. Petti: Self-report and interview measures of childhood and adolescent depression. J. Child Psychol. Psychiat. 23 (1982) 437

Kinston, W.: The Family Task Interview. Manuscript for the Family Studies Group. Hospital for Sick Children, London 1978

Kinston, W., P. Loader, I. Stratford: Clinical assessment of family interaction: a reliability study. J. Fam. Ther. 1 (1979) 291

Langner, T. S., J. C. Gersten, E. D. McCarthy, J. G. Eisenberg et al.: A screening inventory for assessing psychiatric impairment in children 6 to 18. J. Consult. Clin. Psychol. 44 (1976) 286

Lerner, J. V., R. M. Lerner, S. Zabski: Temperament and elementary school children's actual and rated academic performance: a test of a 'goodness-of-fit' model. J. Child Psychol. Psychiat. 26 (1985) 125

Ludewig, K., K. Pflieger, U. Wilken, G. Jacobskötter: Entwicklung eines Verfahrens zur Darstellung von Familienbeziehungen: Das Familienbrett. Familiendynamik 8 (1983) 235

Lukens, E., J. Puig-Antich, J. Behn, R. Goetz, M. Tabrizi, M. Davies: Reliability of the psychosocial schedule for school age children. J. Amer. Acad. Child Psychiat. 22 (1983) 29

Lyttton, H.: Three approaches to the study of parent-child interaction: Ethological, interview and experimental. J. Child Psychol. Psychiat. 14 (1973) 1

MacMillan, A., L. Walker, R. F. Garside, I. Kolvin, I. M. Leitch, A. R. Nicol: The development and application of sociometric techniques for the identification of isolated and rejected children. J. Ass. Work. maladjust. Child. 6 (1978) 56

Maguire, G. P., D. R. Rutter: History-taking for medical students. I. Deficiency in performance. Lancet 1976/II, 556

Marjoribanks, K.: Families and Their Learning Environments: An Empirical Analysis. Routledge and Kegan, London 1979

Mash, E. J., L. G. Terdal: Behavioral assessment of childhood disturbances. In: Behavioral Assessment of Childhood Disorders, hrsg. von E. J. Mash, L. G. Terdal. Guilford Press, New York 1981 (S. 3)

Mash, E. J., L. G. Terdal, K. Anderson: Die Reaktionsklassenmatrix. Ein Verfahren für die Aufzeichnung von Eltern-Kind-Interaktionen. In: Kompendium der verhaltenstherapeutischen Diagnostik, hrsg. von E. J. Mash, L. G. Terdal. Fachbuchhandlung für Psychologie, Verlagsabteilung, Frankfurt/a. M. 1980

Mattejat, F.: Familie und psychische Störungen. Enke, Stuttgart 1985a

Mattejat, F.: Pathogene Familienmuster. Enke, Stuttgart 1985b

Mattejat, F., H. Remschmidt: Emotionale und funktionelle Differenzierung: Zwei Aspekte bei der Wahrnehmung von Familien mit einem psychisch kranken Kind. Z. Kinder- u. Jugendpsychiat. 9 (1981a) 139

Mattejat, F., H. Remschmidt: Übungseffekte bei der Beurteilung von Familien. Z. Kinder- u. Jugendpsychiat. 9 (1981b) 317

McDermott, P.: Child behavior disorders by age and sex based on item factoring of the revised Bristol guides. J. abnorm. Child Psychol. 12 (1984) 15

McDevitt, S. C., W. Carey: The measurement of temperament in 3–7 year old children. J. Child Psychol. Psychiat. 19 (1978) 245

McDevitt, S. C., W. B. Carey: Stability of ratings vs. perceptions of temperament from early infancy to 1–3 years. Amer. J. Orthopsychiat. 51 (1981) 342

McManus, M., H. Lerner, D. Robbins, C. Barbour: Assessment of borderline symptomatology in hospitalized adolescents. J. Amer. Acad. Child Psychiat. 23 (1984) 685

Miller, L. C.: Louisville Behavior Checklist for males 6–12 years of age. Psychol. Rep. 21 (1967) 885

Minde, K., R. Minde: Behavioural screening of pre-school children – a new approach to mental health? In: Epidemiological Approaches in Child Psychiatry, hrsg. von P. J. Graham. Academic Press, London 1977

Minuchin, S., B. L. Rosman, L. Baker: Psychosomatische Krankheiten in der Familie. Klett-Cotta, Stuttgart 1981

Orvaschel, H., J. Puig-Antich, W. Chambers, M. A. Tabrizi, R. Johnson: Retrospective assessment of prepubertal major depression with the Kiddie-SADS-E. J. Amer. Acad. Child Psychiat. 21 (1982) 392

Paget, K. D., R. I. Nagle, R. P. Martin: Interrelationships between temperament characteristics and first-grade teacher-student interactions. J. abnorm. Child Psychol. 12 (1984) 547

Parkinson, C. E., S. M. Wallis, I. Prince, D. Harvey: Research note: rating the home environment of school-age children, a comparison with cognitive index and school progress. J. Child Psychol. Psychiat. 23 (1982) 329

Patterson, G. R.: Naturalistic observation in clinical assessment. J. abnorm. Child Psychol. 5 (1977) 309

Plomin, R.: A twin and family study of personality in young children. J. Psychol. 94 (1976) 233

Poustka, F.: Psychiatrische Störungen bei Kindern ausländischer Arbeitnehmer. Eine epidemiologische Untersuchung. Enke, Stuttgart 1984

Poustka, F., H. Schwarzbach (unter Mitarbeit von K. Hennicke): Mannheimer epidemiologisches Elterninterview/Kinderinterview (unveröffentlicht) 1977

Poustka, F., E. Englert: Grenzen der Erfaßbarkeit psychiatrischer Symptomatik durch die Present State Examination bei Adoleszenten (in Vorbereitung)

Poustka, F., M. Detzner, M. H. Schmidt: Kinder mit deutscher und ausländischer Staatsangehörigkeit in einer kinder- und jugendpsychiatrischen Klinik in einer deutschen Industriestadt. In: Gesundheit für alle – Die medizinische Versorgung türkischer Familien in der Bundesrepublik, hrsg. von J. Collatz, E. Kürsat-Ahlers, J. Korporal. ebv, Rissen 1985 (S. 258)

Puig-Antich, J., W. Chambers: Schedule for Affective Disorders and Schizophrenia for School-aged Children (6–16 years) KIDDIE-SADS (K-SADS). New York State Psychiatric Institute, Sc. Work Draft, März 1978

Puig-Antich, J., H. Orvaschel, M. A. Tabrizi, W. Chambers: The Schedule for Affective Disorders and Schizophrenia for Schoolage Children–Epidemiologic Version (KIDDIE-SADS-E). New York State Psychiatric Institute and Yale University School of Medicine, 3. Revision 1980

Quay, H. C.: Measuring dimensions of deviant behavior: The Behavior Problem Checklist. J. abnorm. Child Psychol. 5 (1977) 277

Quay, H. C., D. R. Peterson: Manual for the Behavior Problem Checklist. Rutgers State University, New Brunswick/N. J. 1979

Quinton, D., M. Rutter, O. Rowlands: An evaluation of an interview assessment of marriage. Psychol. Med. 6 (1976) 577

Rapoport, J., A. Abramson, D. Alexander, I. Lott: Playroom observation of hyperactive children on medication. J. Amer. Acad. Child Psychiat. 10 (1971) 524

Reed, M. L., C. Edelbrock: Reliability and validity of the direct observation form of the Child Behavior Checklist. J. abnorm. Child Psychol. 11 (1983) 521

Reich, W., B. Herjanic, Z. Welner, P. R. Gandhy: Development of a structured interview for children: Agreement on diagnosis comparing child and parent interviews. J. abnorm. Child Psychol. 10 (1982) 325

Reid, J. B. (Hrsg.): A social Learning Approach to Family Interaction (Vol. 2). A Manual for Coding Family Interactions. Castalia Publishing Company, Eugene 1977

Reiter, L.: Gestörte Paarbeziehungen. Vandenhoeck & Ruprecht, Göttingen 1983

Remschmidt, H., F. Mattejat: Zur Konstruktion von Einschätzungs-Skalen für Familiengespräche: Aspekte der Inter-Rater-Übereinstimmung. Z. Kinder- u. Jugendpsychiat. 9 (1981) 288

Remschmidt, H., M. Schmidt: Multiaxiales Klassifikationsschema für psychiatrische Erkrankungen im Kindes- und Jugendalter nach Rutter, Shaffer und Sturge. Huber, Bern 1977, 2. Aufl. 1986

Richman, N.: Is a behaviour checklist for preschool children useful? In: Epidemiological Approaches in Child Psychiatry, hrsg. von P. J. Graham. Academic Press, London 1977 (S. 125)

Richman, N., P. Graham: A behavioural screening questionnaire for use with three year old children. J. Child Psychol. Psychiat. 12 (1971) 5

Richman, N., J. Stevenson, P. J. Graham: Pre-School to School. A Behavioural Study. Academic Press, London 1982

Rosenblatt, D. B.: Play. In: Developmental Psychiatry, hrsg. von M. Rutter. Heinemann, London 1980 (S. 292)

Rutter, M.: A children's behaviour questionnaire for completion by teachers: preliminary findings. J. Child Psychol. Psychiat. 8 (1967) 1

Rutter, M.: A children's behaviour questionnaire for completion by parents. In: Education, Health and Behaviour, hrsg. von M. Rutter, J. Tizard, K. Whitmore. Longman, London 1970 (S. 412)

Rutter, M.: Surveys to answer questions: Some methodological consideration. In: Epidemiological Approaches in Child Psychiatry, hrsg. von P. Graham. Academic Press, London 1977

Rutter, M.: Hilfen für milieugeschädigte Kinder. Reinhardt, München 1981

Rutter, M.: Epidemiological-longitudinal approaches to the study of development. In: Epidemiological Approaches in Child Psychiatry II, hrsg. von M. H. Schmidt, H. Remschmidt. Thieme, Stuttgart 1983 (S. 2)

Rutter, M., G. Brown: The reliability and validity of measures of family life and relationships in families containing a psychiatric patient. Soc. Psychiat. 1 (1966) 38

Rutter, M., P. Graham: The reliability and validity of the psychiatric assessment of the child: I. Interview with the child. Brit. J. Psychiat. 114 (1968) 563

Rutter, M., J. Tizard, K. Whitmore (Hrsg.): Education, Health and Behaviour. Longman, London 1970

Rutter, M., P. Graham, O. Chadwick, W. Yule: Adolescent turmoil: fact or fiction? J. Child Psychol. Psychiat. 17 (1976) 35

Rutter, M., B. Maughan, P. Mortimore, J. Ouston: Fifteen Thousand Hours. Open Books, London 1979 (deutsch: Fünfzehntausend Stunden, Beltz, Weinheim 1980)

Rutter, M., A. Cox, S. Egert, D. Holbrook, B. Everitt: Psychiatric interviewing techniques. IV. Experimental study: four contrasting styles. Brit. J. Psychiat. 138 (1981) 138

Rutter, M., A. Cox, C. Tupling, M. Berger, W. Yule: Attainment and adjustment in two geographical areas. I: The prevalence of psychiatric disorder. Brit. J. Psychiat. 126 (1975) 493

Sandberg, S., M. Rutter, E. Taylor: Hyperkinetic disorders in psychiatric clinic attenders. Develop. Med. Child Neurol. 20 (1978) 279

Schmidt, M. H.: Psychotherapieforschung in der Kinder- und Jugendpsychiatrie. In: Psychotherapie mit Kindern,

Jugendlichen und Familien, Bd. I, hrsg. von H. Remschmidt. Enke, Stuttgart 1984 (S. 17)

Schmidt, L. R., B. H. Kessler: Anamnese. Beltz, Weinheim 1976

Schmidt, M. H., J. Göhring, F. Armbruster: Einschätzung von Verhaltensauffälligkeiten im Einschulungsalter durch Screening-Fragen an die Eltern. Öff. Gesundh.-Wesen 46 (1984) 237

Schmidt, M. H., G. Esser, W. Allehoff, H. G. Eisert, B. Geisel, M. Laucht, F. Poustka, R. Voll: Prevalence and meaning of cerebral dysfunction in eight-year-old children in Mannheim. In: Epidemiological Approaches in Child Psychiatry II, hrsg. von M. H. Schmidt, H. Remschmidt. Thieme, Stuttgart 1983 (S. 121)

Schwarzbach, H.: Zur Güte und Praktikabilität eines strukturierten kinderpsychiatrischen Interviews. Z. Kinder- u. Jugendpsychiat. 6 (1978) 18

Selvini-Palazzoli, M.: Magersucht. Von der Behandlung Einzelner zur Familientherapie. Klett-Cotta, Stuttgart 1984

Simmons, J. E.: Anleitung zur psychiatrischen Untersuchung von Kindern. Schattauer, Stuttgart 1972

Simpson, A. E., J. Stevenson-Hinde: Temperamental characteristics of three- to four-year-old boys and girls and child-family interactions. J. Child Psychol. Psychiat. 26 (1985) 43

Sines, J. O., W. M. Clarke, R. M. Lauer: Home Environment Questionnaire. J. abnorm. Child Psychol. 12 (1984) 519

Skinner, H. A., P. D. Steinhauer, J. Santa-Barbara: The Family Assessment Measure: Administration and Interpretation Guide. Addiction Research Foundation 33. Russell Street, Toronto/Ontario 1981

Skinner, H. A., P. D. Steinhauer, J. Santa-Barbara: The family assessment measure. Canad. J. Commun. ment. 2 (1983) 91

Speer, D. C.: The Behavior Problem Checklist (Peterson-Quay) – baseline data from parents of child guidance and nonclinic children. J. Consult. Clin. Psychol. 36 (1971) 221

Spitzer, R. L., J. Endicott, E. Robins: Forschungs-Diagnose-Kriterien (RDC). Deutsche Bearbeitung von H. E. Klein. Beltz, Weinheim 1982

Steinberg, D.: The Clinical Psychiatry of Adolescence. Wiley & Sons, Chichester 1983

Stierlin, H., I. Rücker-Embden, N. Wetzel, M. Wirsching: Das erste Familiengespräch, 2. Aufl. Klett-Cotta, Stuttgart 1980

Stott, D. H.: Manual to the Bristol Social Adjustment Guides. Educational and Industrial Testing, San Diego 1981

Stratford, J., C. Burck, W. Kinston: The influence of context on the assessment of family interaction: a clinical study. J. Fam. Ther. 4 (1982) 359

Taylor, E., S. Sandberg: Hyperactive behavior in English schoolchildren: A questionnaire survey. J. abnorm. Child Psychol. 12 (1984) 143

Thomas, A., S. Chess: Temperament und Entwicklung. Über die Entstehung des Individuellen. Enke, Stuttgart 1980

Thomas, A., S. Chess: The reality of a difficult temperament. Merrill-Palmer Quart. 28 (1982) 1

Trites, R. L., A. G. A. Blouim, K. Lapvade: Factor analysis of the Conners' Teacher Rating Scale based on a large normative sample. J. Consult. Clin. Psychol. 50 (1982) 615

Trites, R. L., A. G. Blouim, H. B. Ferguson, G. W. Lynch: The Conners Teacher Rating Scale: an epidemiologic interrater reliability and follow-up investigation. In: Psychosocial Aspects of Drug Treatment for Hyperactivity, hrsg. von K. D. Gadow, S. Loney. Westview Press, Boulder/Co. 1981 (S. 151)

Vaughn, B., B. Taraldson, L. Crichton, B. Egeland: The assessment of infant temperament: a critique of the Carey Infant Temperament Questionnaire. Infant Behav. Develop. 4 (1981) 1

Venables, P. H., R. P. Fletcher, J. C. Dalais, D. A. Mitchell, F. Schulsinger, S. A. Mednick: Factor structure of the Rutter Children's Behaviour Questionnaire' in a primary school population in a developing country. J. Child Psychol. Psychiat. 24 (1983) 213

Weir, K., G. Duveen: Further development and validation of the Prosocial Behaviour Questionnaire for use by teachers. J. Child Psychol. Psychiat. 22 (1981) 357

Will, G.: Zur psychiatrischen Einschätzung auffälliger Kinder mit Hilfe strukturierter Eltern- und Kinderinterviews. Medizinische Dissertation, Universität Heidelberg 1979 (unveröffentlicht)

Wing, J. K., J. E. Cooper, N. Sartorius: Die Erfassung und Klassifikation psychiatrischer Symptome (deutsche Bearbeitung M. v. Cranach). Beltz, Weinheim 1982

Young, R. C., J. T. Biggs, V. E. Ziegler, D. A. Meyer: A rating scale for mania: Reliability, validity and sensitivity. Brit. J. Psychiat. 133 (1978) 429

Züblin, W.: Das schwierige Kind, 5. Aufl. Thieme, Stuttgart 1983

Interne und neurologische Untersuchungen

Folker Hanefeld

Obwohl die Untersuchung eines Kindes immer eine internpädiatrisch-neurologische ist, möchten wir sie aus didaktischen Gründen getrennt abhandeln.

Internpädiatrische Untersuchung

Der Untersuchung hat eine Erhebung der Anamnese vorauszugehen, deren wichtigste Punkte nochmals zusammengefaßt werden sollen. Sie hat zu erfassen: genetische Faktoren, Risikofaktoren der Schwangerschaft, Geburt, Peri- und Postnatalzeit, Geburtsgewicht, Körperlänge, Kopfumfang bei Geburt, Apgar-Index, Entwicklungsdaten, Krankheiten, Verletzungen und Impfungen.

Untersuchungsgang

Bereits bei der Erhebung der Anamnese soll das Kind beobachtet werden. Das Gespräch mit der Begleitperson, meist der Mutter, muß in einer entspannten Atmosphäre und ohne Zeitdruck erfolgen. Der Patient sollte während dieser Zeit die Möglichkeit haben – je nach Alter –, mit Bausteinen zu spielen oder in einem Buch zu blättern. Er löst sich dadurch etwas von der Mutter, lernt den Arzt nicht sofort als „Untersucher" kennen und gibt diesem dennoch die Möglichkeit zur Beobachtung von Motorik, Händigkeit und Spielverhalten. Damit hat bereits der eigentliche Untersuchungsgang begonnen: nämlich die Inspektion. Sie erfaßt Besonderheiten des Körperbaus, der Haut und ihrer Anhangsgebilde. Besonders bei behinderten oder retardierten Kindern ist dieses Vorgehen wichtig, da es die weitere Diagnostik in Richtung auf ein bestehendes Fehlbildungssyndrom leiten kann. Auch metabolisch bedingte Speichererkrankungen, z. B. Mukopolysaccharidosen, oder andere Knochendysplasien äußern sich in einem typischen Erscheinungsbild. Bei der Inspektion der Haut sollte neben den internistischen Symptomen wie Ödemen, Ikterus, Zyanose und Exanthem besonders auf Pigmentationsstörungen, tuberöse Sklerose, Morbus Recklinghausen, Incontinentia pigmenti achromians, Incontinentia pigmenti Bloch-Sulzberger und angiomatöse Fehlbildungen (Sturge Weber, Morbus Fabry) geachtet werden

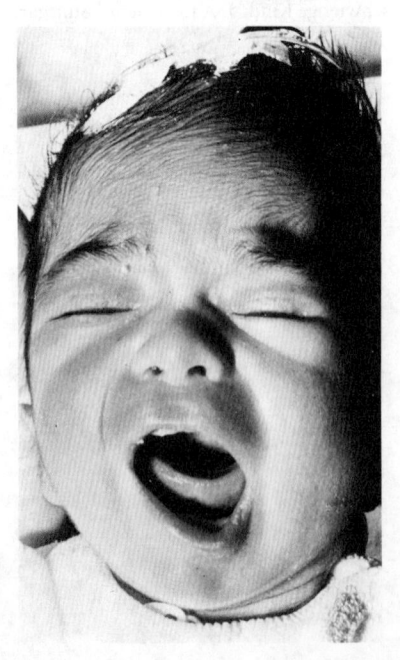

Abb. 7.**1** Aplasie des M. depressor anguli oris.

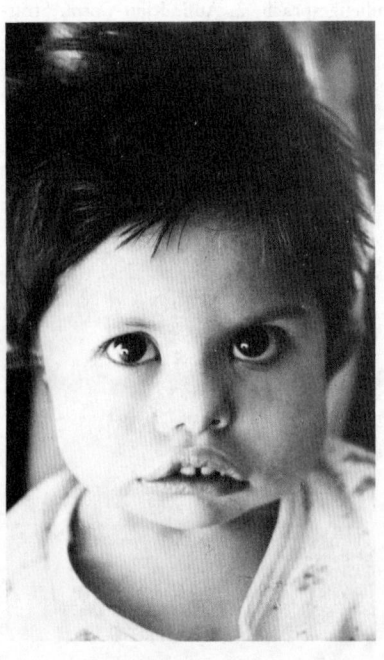

Abb. 7.**2** Möbiussche Kernaplasie.

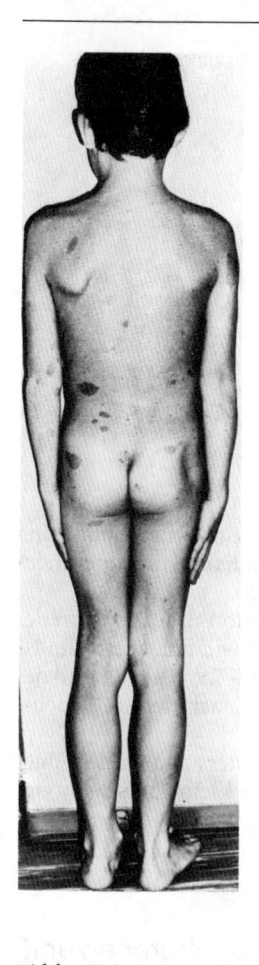

Abb. 7.3 Café-au-lait-Flecken bei Morbus Recklinghausen.

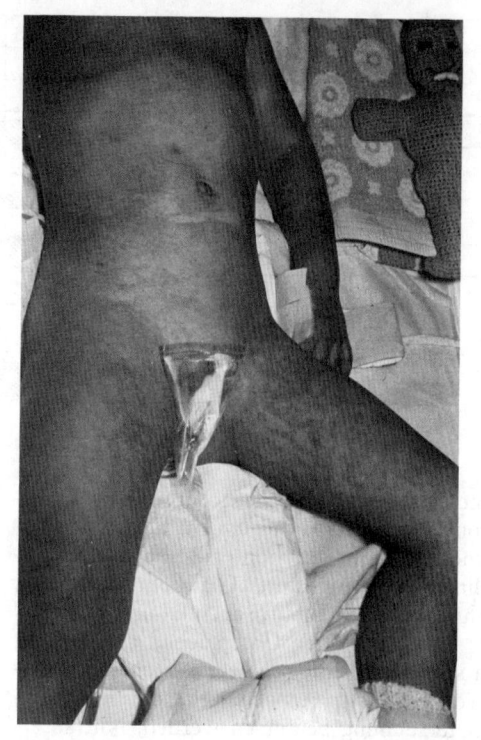

Abb. 7.4 Pigmentierungen bei Incontinentia pigmenti (Bloch-Sulzberger).

(Abb. 7.1–7.4) Besonderheiten des Haarwuchses findet man bei zahlreichen internistischen Erkrankungen. Typisch ist das schüttere, gekräuselte, kurze und brüchige Haar (Pili torti) für das Menkes-Kinky-Hair-Syndrom. Die Untersuchung der Thorax- und Abdominalorgane umfaßt die Auskultation der Lunge und des Herzens, dabei sollte auch über den Karotiden, den Augen und bei Säuglingen der Fontanelle nach einem Fistel- oder Stenosegeräusch gesucht werden. Im Säuglingsalter sind intrakraniale Aneurysmen oft an einer verstärkten Gefäßzeichnung am Kopf und einem auskultierbaren lauten systolischen Geräusch über der Fontanelle erkennbar. Die Palpation des Abdomens überprüft die Größe von Leber und Milz. Besonders bei Verdacht auf das Vorliegen einer Speicherkrankheit ist mit einer Hepatosplenomegalie zu rechnen. Als grobe Regel gilt, daß die Milz bei Lipidspeicherkrankheiten stärker als die Leber vergrößert ist, während bei Glykogenosen die Hepatomegalie im Vordergrund steht. Die übrige Palpation des Abdomens dient vor allem dem Ausschluß einer Tumorerkrankung (Nephroblastom, Neuroblastom) oder Entzündung im Magen-Darm-Bereich.
Bei der Beurteilung der äußeren Geschlechtsorgane sollte nach Ausschluß einer Fehlbildung bei älteren Kindern der Reifegrad nach TANNER bestimmt werden.

Bei Vorliegen einer Pubertas praecox können so Hinweise auf eine mögliche endokrinologische Störung gewonnen werden.
Die Beurteilung des Skeletts sollte die Proportionen des Kindes erfassen. Hierzu ist eine Vermessung der Spannweite, der Ober- und Unterlänge notwendig. Störungen der Proportionen können ein Hinweis auf eine Skelettmalformation oder zum Beispiel ein Klinefelter-Syndrom sein. Die Überstreckbarkeit der Gelenke findet sich bei zahlreichen Hypotoniesyndromen und ist besonders charakteristisch für das Marfan-Syndrom. Form und Beweglichkeit der Wirbelsäule sind weitere wichtige Symptome. Bei einer Strecksteife der LWS denke man immer an eine intraspinale Raumforderung. Fehlbildungen, Dysplasien oder Stellungsanomalien der Ohren finden sich bei zahlreichen Fehlbildungs- und Retardierungssyndromen. Besonders wichtig ist es, beim Säugling eine Gehörgangsatresie frühzeitig zu erkennen (z. B. beim Franceschetti-Syndrom). Spaltbildungen im Kieferbereich können Ursache einer Sprachstörung sein. Bei der äußeren Untersuchung der Augen (s. auch neurologischer Untersuchungsgang) achte man besonders auf Störungen des Augenabstandes (Hypertelorismussyndrom), Mikrophthalmie (z. B. bei Röteln), Ptosis, Epikanthus, konjunktivale Teleangiektasien, Iriscolobomata und Cataracta. Letztere finden sich beim Säugling nach konnata-

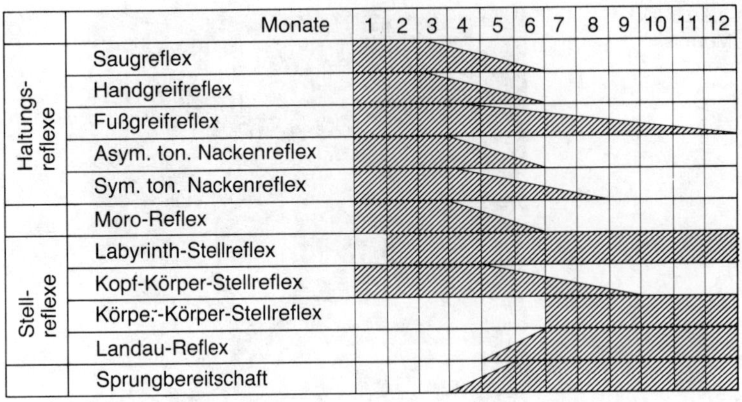

	Monate	1	2	3	4	5	6	7	8	9	10	11	12
Haltungsreflexe	Saugreflex												
	Handgreifreflex												
	Fußgreifreflex												
	Asym. ton. Nackenreflex												
	Sym. ton. Nackenreflex												
	Moro-Reflex												
Stellreflexe	Labyrinth-Stellreflex												
	Kopf-Körper-Stellreflex												
	Körper-Körper-Stellreflex												
	Landau-Reflex												
	Sprungbereitschaft												

Abb. 7.5 Haltungs- und Stellreflexe.

ler Rötelninfektion, bei Galaktosämie, dem Lowe-Syndrom u. a. seltenen Störungen. Eine weite Pupille und palpatorisch erhöhter Bulbusdruck können Hinweis auf ein akutes Glaukom sein. Nach Abschluß der internpädiatrischen Examination des Kindes sollte sich der Untersucher darüber im klaren sein, daß keine schwere Allgemeinerkrankung vorliegt. Erst hiernach sollte die neurologische Untersuchung begonnen werden. Nur so erhält die neurologische Symptomatik ihren Stellenwert bei der Beurteilung des Gesamtzustandes des Patienten.

werden von den Zuflüssen zum Hirnstamm und Mittelhirn bestimmt und sind auch tierexperimentell reproduzierbar (Abb. 7.5).
Die Dynamik der Myelinisation drückt sich in der motorischen Nervenleitgeschwindigkeit aus. Im N. ulnaris nimmt sie z. B. von 25–29 m/s während des I. Trimenons auf 50–54 m/s nach dem 8. Lebensjahr zu.
Da sich die neurologische Untersuchung des Säuglings wesentlich von der des Klein- und Schulkindes unterscheidet, werden beide getrennt abgehandelt.

Neuropädiatrische Untersuchungen

Besonderheiten der Reifung, der Zytoarchitektonik, Gefäßversorgung und des Stoffwechsels des kindlichen Nervensystems lassen die im Säuglings- und Kindesalter beobachteten neurologischen Schädigungsmuster besser verstehen (PAPE u. WIGGLESWORTH 1979). Obwohl die Neurogenese zum Zeitpunkt der Geburt weitgehend abgeschlossen ist, finden noch bedeutende morphologische und biochemische Reifungsprozesse im Nervensystem nach der Geburt statt. Diese betreffen die Aussprossung von Dendriten und die Bildung von Synapsen und die Bemarkung der Axone. Gleichzeitig vermehren sich die Gliazellen, denen eine bedeutende Funktion für die Struktur und Ernährung des Gehirns zukommt.
Das Hirngewicht verdoppelt sich von 350–450 g bei Geburt bis auf fast 1000 g gegen Ende des 12. Lebensmonats. Die Markscheidenbildung ist nicht vor Vollendung des 12. Lebensjahres abgeschlossen. Funktionell sind diese Veränderungen im Säuglingsalter an dem besonderen Reflexverhalten zu erkennen. Während im ersten Lebenshalbjahr tonische Haltungsreflexe dominieren, treten unter dem Einfluß kortikaler Zentren bald die Stellreflexe in Erscheinung, die eine Orientierung und Bewegung im Raum gestatten. Diese Reflexmuster

Untersuchung des Neugeborenen und Säuglings

Zur Beurteilung des Allgemeinstatus eines Neugeborenen wird gewöhnlich der Apgar-Index benutzt, der Herzfrequenz, Atmung, Reflexerregbarkeit (Husten, Niesen beim Nasensondieren), Muskeltonus und Hautfarbe erfaßt. Jeder dieser Parameter wird mit maximal zwei Punkten bewertet, die Summe ergibt maximal 10 Punkte. Jedes Baby, das weniger als 8 Punkte nach 1 bzw. 5 Minuten erreicht, gilt als gefährdet.
Es hat sich herausgestellt, daß für die Entwicklungsprognose die Unterscheidung zwischen Reif-, Früh- und Mangelgeborenen von großer Bedeutung ist. Deshalb muß neben dem Apgar-Index das Gestationsalter festgelegt werden. Liegen keine verläßlichen Angaben hierüber vor, so können neben den bekannten Reifezeichen verschiedene Reflexe zur Bestimmung des Gestationsalters benutzt werden. Am häufigsten wird bereits das System nach DUBOWITZ benutzt (DUBOWITZ u. Mitarb. 1970).
Ist das errechnete Gestationsalter geringer als 38 Wochen, so handelt es sich um eine Frühgeburt. Liegt das Geburtsgewicht zwei Standardabweichungen unter dem für das Gestationsalter normalen, so spricht man von einer Mangelgeburt (small for date baby). Mangelgeborene sind also für ihr Alter zu leicht.

Frühgeborene erleiden häufig Ventrikelblutungen, während Mangelgeborene zu Hypoglykämien und Krämpfen neigen. Subdurale Blutungen treten überwiegend bei Reif- und Mangelgeborenen besonders nach Zangenentbindung auf. Mangelgeborene haben eine ungünstigere Entwicklungsprognose als Früh- oder Reifgeborene.

Die neurologische Untersuchung des Neugeborenen, die immer Teil einer genauen pädiatrischen Untersuchung sein muß, hat deshalb folgende Aufgaben:
1. Sie soll helfen, im Falle akuter Krankheitssymptome eine Diagnose zu stellen (z. B. Meningitis, zerebrale Blutung, zentrale Atemstörung).
2. Sie soll angeborene Fehlbildungen oder geburtstraumatische Verletzungen des Nervensystems erfassen.
3. Sie dokumentiert den neurologischen Status des Neugeborenen.
4. Sie dient der Bestimmung des Gestationsalters.

Die Untersuchung erfolgt in einem warmen Raum zwischen den Mahlzeiten.
Zunächst wird das Kind unbedeckt beobachtet. Dabei wird der *Verhaltenszustand* bestimmt und notiert.
Nach PRECHTL u. BEINTEMA (1964) unterscheiden wir sechs Kategorien:

Zustand 1: Augen geschlossen, Atmung regelmäßig, keine Bewegungen.
Zustand 2: Augen geschlossen, Atmung unregelmäßig, keine starken Bewegungen.
Zustand 3: Augen geöffnet, keine starken Bewegungen.
Zustand 4: Augen geöffnet, starke Bewegungen.
Zustand 5: Augen geöffnet oder geschlossen, Weinen.
Zustand 6: Andere Zustände, z. B. Koma.

Untersuchung in Rückenlage

Im Zustand 3 und 4 sind die verläßlichsten neurologischen Befunde zu erheben.

Körperhaltung und Spontanaktivität:
Bei Neugeborenen überwiegt der Beugetonus in Armen und Beinen, so daß in Rückenlage die Arme gebeugt neben dem Kopf liegen, die Faust ist geschlossen, der Daumen eingeschlagen. Die Spontanmotorik ist symmetrisch. Häufig ist, besonders beim Schreien, ein hochfrequenter, niederamplitudiger Tremor zu beobachten. Man achte auf Haltungsanomalien und Bewegungsasymmetrien. Pathologisch sind Opisthotonushaltung, konstante Haltungs- und Bewegungsasymmetrien, Bewegungsarmut in vermehrter Streckung oder Beugung, langsamer, hochamplitudiger Tremor, Myoklonien und Konvulsionen.

Beurteilung des Kopfes:
Dabei werden Kopfform und -umfang, die Fontanellen und Schädelnähte beurteilt. Zur Kontrolle des Schädelwachstums ist die Anlage einer Umfangskurve erforderlich (Abb. 7.6).

Die Fontanelle wird nach Größe, Niveau und Konsistenz beurteilt. Intrakranielle Drucksteigerung (Hydrozephalus, Meningitis, Blutung, Tumor) führt zu einer gespannten, vorgewölbten Fontanelle und einer Separation der Schädelnähte. Selten ist ein vorzeitiger Nahtverschluß (prämature Nahtsynostose) bereits bei der Geburt vorhanden. Man achte ferner auf eine vermehrte Venenzeichnung, die ebenfalls Ausdruck intrakranieller Drucksteigerung, aber auch einer Abflußstauung, z. B. bei einem Angiom, sein kann. In seltenen Fällen kann ein Aneurysma über der Fontanelle durch Auskultation diagnostiziert werden.

Eine Schiefhaltung des Kopfes mit Drehung zur Gegenseite ist meist durch ein Hämatom des M. sternocleidomastoideus verursacht. Bei jedem Verdacht auf einen subduralen Erguß, eine Porenzephalie oder einen Hydrozephalus sollte eine Transillumination des Schädels durchgeführt werden, die vielfach bereits eine abnorme Flüssigkeitsansammlung im Kranium erkennen läßt (Abb. 7.7).

Prüfung des Muskeltonus:
Muskeltonus oder -spannung ist definiert als Widerstand gegen passive Bewegung. Dieser ist beim Neugeborenen besonders gegenüber Streckbewegungen relativ hoch. Die Arme und Beine federn, wenn sie nach passiver Streckung wieder freigegeben werden, in ihre frühere Beugehaltung zurück (recoil). Der Tonus wird ferner im Nacken durch vorsichtige Kopfdrehung, -beugung und -streckung, in den Hüften durch Beugung, Außenrotation und Abduktion der Oberschenkel, in den Schultern durch Abduktion, Elevation sowie Verschränken der Arme unter der Brust bis zur gegenseitigen Schulter („Scarf"-Zeichen bei Frühgeborenen und extremer Hypotonie) und in den Fußgelenken durch passive Dorsal- und Plantarflexion geprüft. Dabei ist es besonders wichtig, auf Seitendifferenzen zu achten.

Hypotone Säuglinge („floppy infant syndrome") lassen beim Hochziehen zum Sitzen den Kopf weit zurückhängen, der Schulterzug fehlt. Der Kopf kann nicht fixiert werden und fällt im Sitzen schlaff nach vorn. Die Gelenke sind überstreckbar, was besonders ausdrucksvoll bei Abduktion der Oberschenkel nachweisbar ist. Hypotone, schlaffe Säuglinge liegen meist in Hampelmann- oder Froschstellung im Bett. Die Tonussteigerung ist an vermehrter Adduktion, Streckung in Innenrotation und Überkreuzen der Unterschenkel zu erkennen. Hypertonie in Flexion ist durch Hüft- und Kniebeugung in Abduktion und Außenrotation charakterisiert. Beim Opisthotonus wird der Kopf nach hinten überstreckt (Kissenbohrer). Neugeborene mit hypoxischen, toxischen oder traumatischen Hirnschäden zeigen dieses Symptom oft bereits in frühem Säuglingsalter.

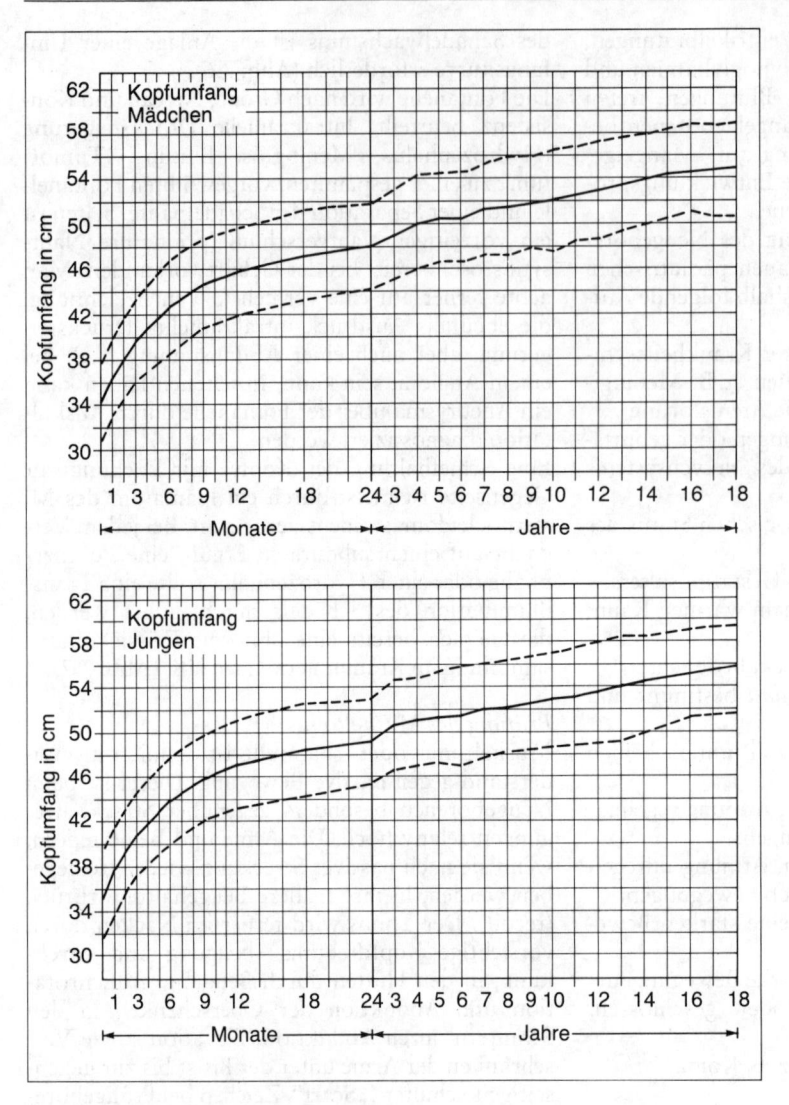

516 7 Diagnostik psychischer Störungen bei Kindern und Jugendlichen

Abb. 7.6 Schädelwachstumskurven.

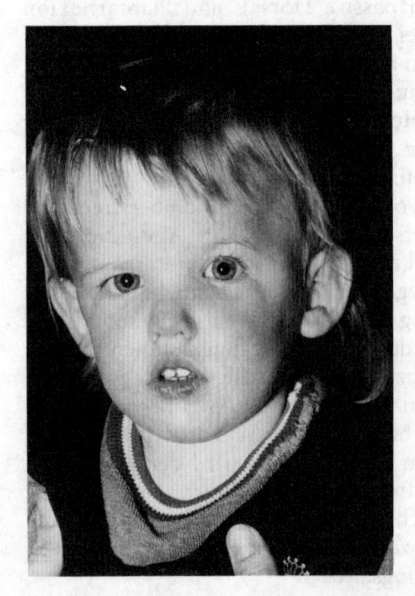

Abb. 7.7 Schädelasymmetrie bei subduralem Hämatom re.

Gesichtsreflexe, Nahrungsreflexe

Saugreflex:
Wird ein Sauger oder ein Finger in den Mund des Säuglings gebracht, beginnt er heftig zu saugen.

Such-(Rooting-)Reflex:
Bei Berührung der Wangen mit der Spitze des Kleinfingers dreht der Säugling den Kopf in Richtung des Stimulus („Brustsuchen").

Lippenreflex:
Reizung der Oberlippe oder des Mundwinkels führt zu Schnutenbildung bzw. Verziehen der Mundwinkel. Asymmetrien weisen auf eine Fazialisparese hin.

Glabellareflex:
Beklopfen der Glabella führt zu raschem Augenschluß, was bei einer Fazialislähmung ebenfalls fehlt.

Hautreflexe

Bauchhaut-, Kremaster- und Anal-, Flucht- und gekreuzter Streckreflex sind besonders wichtig für den Nachweis spinaler Läsionen bei Kindern mit einer Spina bifida.

Fluchtreflex:
Nach Reizung eines unfixierten Fußes kommt es zur gleichzeitigen Beugung beider Beine in Knien und Hüften. Er fehlt bei Rückenmarkläsionen.

Gekreuzter Streckreflex:
Wird die Fußsohle des gestreckten, fixierten Beines mit einer stumpfen Nadel gereizt, so geht auch das andere Bein nach kurzer Beugung in eine kurzdauernde Streckung.

Fußsohlenreflex:
Er wird durch Bestreichen der lateralen Fußsohle von vorn nach hinten ausgelöst. Er ist bei Säuglingen fast immer positiv. Jenseits des 2. Lebensjahres ist dieser Reflex pathologisch. Er entspricht dann dem Babinskischen Zeichen. Man achte auf Asymmetrien.

Tonische Reflexe; Haltungsreflexe

Handgreifreflexe:
Die Kleinfinger des Untersuchers werden von ulnar in die Hand des Säuglings gelegt. Es kommt zu einer länger anhaltenden kräftigen Beugung der Finger. Der Reflex fehlt bei der geburtstraumatischen unteren (Klumpkeschen) Plexuslähmung.

Fußgreifreflexe:
Nach Druck der Daumen gegen die Fußballen kommt es zu einer Plantarflexion der Zehen.

Asymmetrisch-tonischer Nackenreflex (ATNR):
Vorsichtiges Drehen des Kopfes ohne Beugung führt zu einer Streckung des gesichtsseitigen Armes und geringer auch des Beines, während der hinterhauptsnahe Arm gebeugt wird (Fechterstellung).

Symmetrisch-tonischer Nackenreflex (STNR):
Beugung des Kopfes führt zu Flexion der Arme und Extension der Beine. Streckung des Kopfes nach hinten bewirkt umgedreht eine Extension der Arme und Flexion der Beine.
Beide Reflexe sind häufig nicht oder nur inkonstant auslösbar. Asymmetrien und das Persistieren mehrerer tonischer Reflexe über den 6. Lebensmonat hinaus finden sich typischerweise bei Kindern mit Entwicklungsverzögerung und Zerebralparesen.
Von den *Sehnenreflexen* werden der PSR, ASR und Masseterreflex durch Schlag mit dem Mittel- oder Zeigefinger ausgelöst. Häufig ist durch rasche Dorsalflexion des Fußes ein Achillesklonus nachweisbar, dem keine besondere Bedeutung zukommt.

Die Untersuchung in Rückenlage wird durch den sogenannten *Traktionsversuch* abgeschlossen. Man umfaßt die Unterarme und zieht den Säugling hoch zum Sitzen. Dabei werden die Arme leicht gebeugt gehalten (Schulter-Arm-Zug), der Kopf hängt leicht schlaff zurück und wird nach Erreichen der Vertikalen für einen Augenblick balanciert, bevor er nach vorn fällt (Kopfkontrolle). Opisthotonus und Hypotonien sind so besonders gut nachweisbar.

Untersuchung in Bauchlage

Wegen Überwiegen des Beugetonus liegt der Säugling mit in Hüften und Knien gebeugten und außenrotierten Beinen auf dem Bauch. Die Arme liegen neben dem Kopf. Dieser wird wechselnd nach beiden Seiten gedreht. Das gesunde Neugeborene kann den Kopf kurz heben. Verharren des Kopfes in Mittellage ist pathologisch. Verstärktes Kopfheben spricht für Tonuserhöhung und Opisthotonus. Der schlaffe, hypotone Säugling liegt flach und bewegungsarm auf dem Bauch. Die Wirbelsäule wird genau inspiziert. Während die großen Verschlußtörungen wie Enzephalo- und Myelomeningozelen bereits unmittelbar bei der Geburt auffallen, werden kleinere Fehlbildungen häufig übersehen. Im unteren Wirbelsäulenbereich nachweisbare Grübchen können Hinweis auf einen Dermalsinus geben. Vermehrte Behaarung bis hin zum Tierfellnävus findet man über einer Spina bifida occulta (Abb. 7.8). Haltungsanomalien wei-

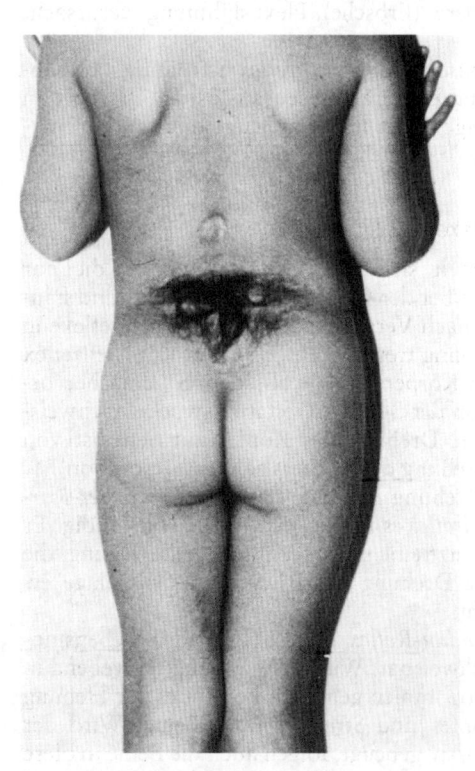

Abb. 7.**8** Tierfellnävus bei Spina bifida occulta.

sen auf eine zerebrale Bewegungsstörung hin. Spontanes Kriechen kann durch leichten Druck mit dem Daumen auf eine Fußsohle verstärkt werden (Bauer-Reaktion).

Untersuchung in Vertikalsuspension

Der Säugling wird mit den Händen unter den Schultern gehalten, wobei der Kopf mit den gestreckten Fingern unterstützt wird. Bei schlaffem Muskeltonus im Schultergürtel gleitet das Kind leicht durch die Hände.
Berühren die Fußsohlen die Unterlage, so kann der *Schreitreflex* ausgelöst werden.
Den *Galantreflex* löst man durch Stimulation der Haut parallel zur Wirbelsäule mit einer Nadel oder dem Fingernagel aus. Eine positive Reflexantwort besteht in einer Seitbiegung der Wirbelsäule mit Konvexität zur Gegenseite. Sie fehlt bei Verletzungen oder Spaltbildungen des Rückenmarks.

Moro-Reflex:
Dieser vielleicht bekannteste Säuglingsreflex kann beim liegenden Kind durch Schlag auf die Unterlage ausgelöst werden. Meist wird er jedoch durch plötzliche Kopfsenkung des schwebend gehaltenen Säuglings provoziert. Man muß darauf achten, daß der Kopf sich in Mittelstellung befindet. Die Reflexantwort besteht aus zwei Phasen. Zunächst kommt es zu einer Extension und Abduktion der Arme *(Startle),* die von Adduktion und Beugung (Umklammerung) gefolgt wird.
Asymmetrien sind auffällig, sie können z. B. durch eine obere (Erbsche) Plexuslähmung verursacht sein.
Der *tonische Labyrinthreflex* ist häufig bei Kindern mit Zerebralparesen auslösbar. Er führt in Bauchlage zu vermehrtem Beugetonus und in Rückenlage zu vermehrtem Strecktonus.

Stellreflexe

Es handelt sich um „reifere" Reflexe, die nur teilweise bei der Geburt vorhanden sind und häufig erst nach Verschwinden der Haltungsreflexe in Erscheinung treten (Abb. 7.5). Der Kopfstellreflex auf den Körper ist, wie aus dem Schema hervorgeht, von der 34.–37. Gestationswoche nachweisbar. Eine Drehung des Kopfes zur Seite ist von einer Drehung des Körpers gefolgt (Derotation).
Diese Drehung ist unter Einfluß des *Körper-Körper-Stellreflexes* später nicht mehr vollständig. Es erfolgt jetzt eine schraubenförmige Bewegung, die z. B. die Drehung aus Rücken- in Bauchlage ermöglicht.
Der *Landau-Reflex* ist erst etwa ab 6. Lebensmonat nachweisbar. Wird der Säugling schwebend in der Horizontalen gehalten, kommt es zur Hebung des Kopfes und Streckung der Beine. Wird der Kopf passiv gebeugt, folgen auch die Beine in diese Haltung.

Der *Labyrinthstellreflex* bewirkt die Normalhaltung des Kopfes im Raum. Wird das schwebend gehaltene Kind plötzlich gesenkt, so streckt es die Arme protektiv aus. Diese protektive Extensionsreaktion wird als *Sprungbereitschaft* bezeichnet.

Untersuchung der Hirnnerven und Sinnesorgane

Die Untersuchung der Hirnnerven, des Sehens und Hörens ist im besonderen Maße abhängig vom Verhaltenszustand des Säuglings. Zustand 3 (vgl. S. 515) ist optimal. Eine Reaktion der Pupillen ist ab 29.–31., eine Kopfdrehung zum Licht ab 32.–36. Gestationswoche nachweisbar.
Zunächst beobachtet man die Kopfhaltung sowie das Gesicht und Mienenspiel des Säuglings. Der Untersucher sollte zunächst auf die folgenden Besonderheiten achten: Lidspaltendifferenzen, Ptosis, unterschiedliche Nasolabialfalten, Pupillenanomalien, Katarakte, Hornhauttrübung, Mikrophthalmus, spontane Augenbewegungen, Sonnenuntergangsphänomen.
Zur Prüfung der Sehfähigkeit werden folgende Reaktionen geprüft:
1. Optischer Blinzelreflex: Wird mit einer Taschenlampe plötzlich in die Augen des Säuglings geleuchtet, so kommt es momentan zum Lidschluß.
2. Kopfdrehung zu einer diffusen Lichtquelle: Dabei liegt das Kind am besten in der Hand des Untersuchers, und das Licht fällt zunächst auf die eine, dann auf die andere Seite. Bereits das gesunde Neugeborene dreht den Kopf zum Licht.
3. Pupillenreaktion auf seitliches Licht.
4. Fixieren und Verfolgen: Bereits das reife Neugeborene fixiert und verfolgt für kurze Zeit sich bewegende Gegenstände oder Gesichter. Diese sollen sich in etwa 30 cm Abstand befinden. Das Kind muß dabei hingesetzt werden, da es so die Augen öffnet.
5. Optokinetischer Nystagmus: Dieser ist etwa ab 40. Gestationswoche nachweisbar. Er kann am sitzenden Säugling geprüft werden, indem man ein gestreiftes Papier vor den Augen hin- und herbewegt.

Während die Pupillenreaktion auf Licht und der optische Blinzelreflex nur die Lichtperzeption anzeigen, werden durch die übrigen Tests bereits kortikale, vor allem okzipitale Funktionen erfaßt. Eine positive Reaktion ist deshalb ein sehr gutes prognostisches Zeichen. Die angeborene Amaurose wird meist von ungezielten Augenbewegungen begleitet. Zur Funduskopie müssen die Pupillen erweitert werden. Für die Routineuntersuchung ist keine Narkose erforderlich.
Dabei sind die Papille, Makula und Retina zu beurteilen. Eine Optikusatrophie kann bereits angeboren sein, als Folge erhöhten Hirndrucks (z. B.

bei Nahtsynostose) oder im Rahmen einer degenerativen oder neurometabolischen Erkrankung auftreten. Im Bereich der Makula achte man auf den erhaltenen Makulareflex, eine beginnende Makuladegeneration oder einen kirschroten Fleck, der fast beweisend ist für eine G_{M2}-Gangliosidose (Tay-Sachs). Retinablutungen sind bei Neugeborenen häufig und bilden sich meist rasch zurück. Wesentlicher ist das Vorhandensein chorioretinitischer Herde, was auf eine konnatale Infektion (Toxoplasmose) hinweist.

Hornhauttrübungen und Cataracta findet man häufig bei Stoffwechselerkrankungen.

Die Prüfung der *Hörfähigkeit* erfolgt mit Hilfe des akustischen Blinzelreflexes. Jedes plötzliche laute Geräusch in einem ruhigen Raum wird von dem Neugeborenen mit einer Blinzelreaktion beantwortet. Ein unruhiges oder schreiendes Baby beruhigt sich, wenn man zu ihm spricht.

Häufig ist die endgültige Entscheidung über die Hörfähigkeit ohne Spielaudiometrie oder eine Prüfung der evozierten akustischen Potentiale nicht möglich.

Nerv III, IV, VI

Die Hirnnerven werden durch Untersuchung der Augenstellung und Augenbewegungen geprüft (vgl. Abb. 7.9). Dazu benutzt man bei Neugeborenen das *Puppenaugenphänomen*. Bei passiver Drehung des Kopfes nach rechts oder links verharren die Augen in ihrer ursprünglichen Position. Asymmetrien sprechen für eine Abduzensparese. Der Prüfung der Augenbewegungen dient im jungen Säuglingsalter auch der *Rotationstest*. Dabei wird der Säugling vom Untersucher in Vertikalsuspension um dessen eigene Achse gedreht. Während der Rotation drehen sich die Augen in Richtung der Bewegung. Wird die Bewegung gebremst, wandert der Blick in die Gegenrichtung, wobei ein grobschlägiger Nystagmus beobachtet werden kann. Besteht eine konstante Blickwendung nach unten, wobei die Sklera oberhalb der Iris sichtbar wird, so spricht man von einem Sonnenuntergangsphänomen. Das Zeichen spricht beim älteren Säugling für eine intrakranielle Drucksteigerung bzw. einen Hydrozephalus. Es kann aber auch bei Gesunden in den ersten Lebenswochen auftreten.

Nerv V

Zur Prüfung der Sensibilität im Gesicht benutzt man die oben beschriebenen Suchreflexe, den Lippen- und Kornealreflex. Auch der Masseterreflex ist beim Säugling leicht auslösbar.

Nerv VII

Ein fehlender Lidschluß, Gesichtsasymmetrien beim Weinen, eine verstrichene Nasolabialfalte, ein fehlender oder asymmetrischer Glabellareflex weisen eine Läsion des N. facialis nach. Bei Ausfall des Stirnastes liegt wahrscheinlich eine seltene geburtstraumatische periphere Fazialisparese vor.

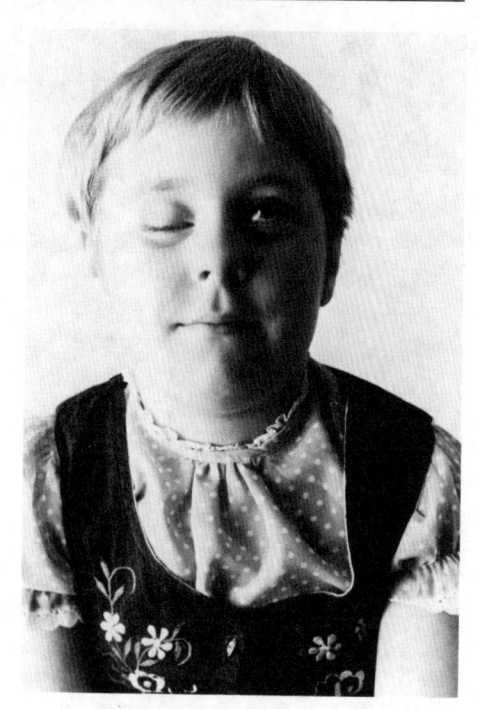

Abb. 7.**9** Ptosis rechts bei inkompletter Okulomotoriusparese.

Angeborene nuchäre Paresen, ein- und doppelseitig, sind typisch für die Möbiussche Kernaplasie (vgl. auch Abb. 7.2).

Nerv IX, X, XII

Man prüft die Beweglichkeit des weichen Gaumens und den Würgereflex. Gleichzeitig achtet man auf Zungenatrophien und Faszikulationen der Zunge, die man typischerweise bei der spinalen Muskelatrophie Typ Werdning-Hoffmann sieht.

Nerv XI

Der M. sternocleidomastoideus wird palpiert und auf ein Hämatom, das Ursache eines Schiefhalses sein kann, geachtet. Verschiedene *Syndrome* sind bei Neugeborenen beschrieben worden.

1. Das *Hyperexzitabilitätssyndrom* ist durch Reflexsteigerung, Kloni bzw. einen hochamplitudigen, niederfrequenten Tremor charakterisiert. Die Prognose ist relativ gut.
2. Das *Apathiesyndrom* ist im Gegensatz dazu durch Bewegungsarmut, Depression der Reflexe und Muskelhypotonie gekennzeichnet. Besonders nach hypoxischen Zuständen ist die Prognose ernst.
3. Das *Hemisyndrom* ist durch konstante halbseitige Bewegungs-, Haltungs- und Reflexanomalien gekennzeichnet, die oft persistieren.
4. Besonders bei älteren Säuglingen treten die *Muskelhypertonie*- und *-hypotoniesyndrome* in Erscheinung, hinter denen sich Störungen sehr verschiedener Ätiologie verbergen können (vgl. Abb. 7.10).

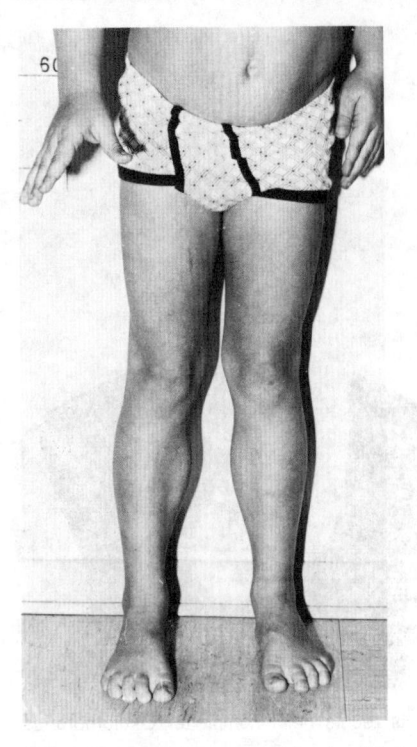

Abb. 7.**10** Pseudohypertrophie der Waden bei Muskeldystrophie Duchenne.

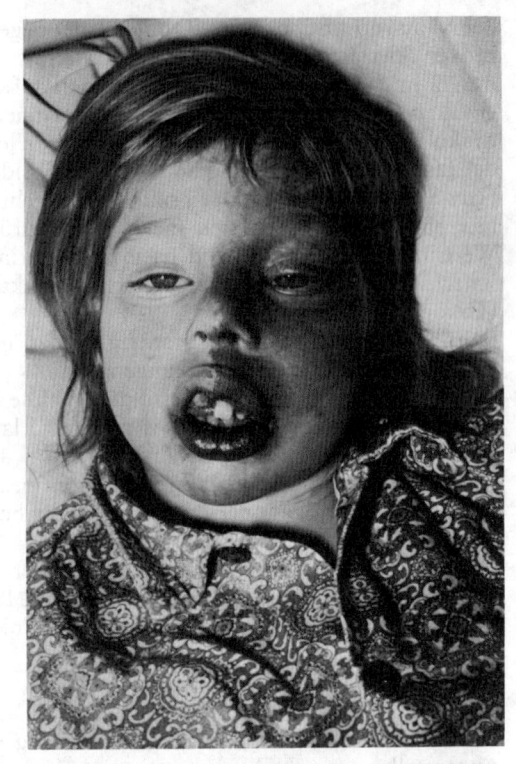

Abb. 7.**11a** Naevus flammeus bei Sturge-Weberscher Erkrankung.

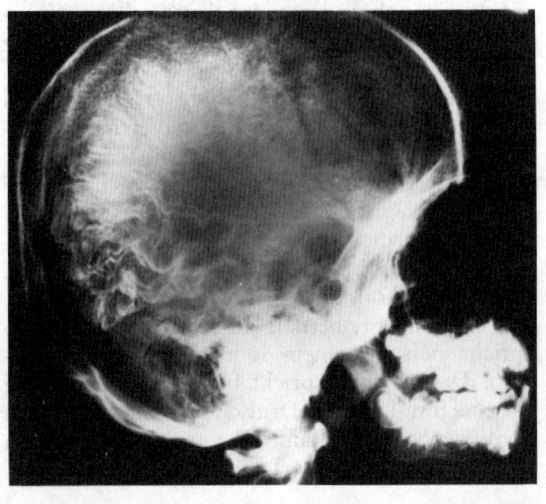

Abb. 7.**11b** Die Röntgenaufnahme zeigt intrazerebrale Verkalkungen.

Besonderheiten der neurologischen Untersuchung bei älteren Säuglingen und Kindern

Die Untersuchung in diesen Altersgruppen hat in stärkerem Maß die Entwicklungsanamnese des Kindes zu berücksichtigen. Wichtig ist, herauszuarbeiten, ob Symptome wirklich neu aufgetreten sind. Oft fällt neuen Pflegepersonen, z. B. der Kindergärtnerin, ein schon immer vorhandenes Symptom, etwa eine leichte Hemiparese, zum ersten Mal auf. Sehr viel alarmierender sind akut oder schleichend auftretende fokale neurologische Symptome, Kopfschmerzen mit morgendlichem Erbrechen, Kopfschiefhaltung, häufiges Hinfallen, der Verlust bereits vorhandener motorischer oder intellektueller Fähigkeiten oder Krampfanfälle, die Zeichen einer intrakraniellen Raumforderung oder einer neurometabolischen Krankheit sein können. Je älter das Kind wird, desto mehr müssen die Entwicklung intellektueller Funktionen, insbesondere die Sprache, bei der Diagnostik berücksichtigt werden. Jede Sprachstörung verlangt die Untersuchung durch einen speziell ausgebildeten HNO-Arzt.

Treten bei einem Kleinkind plötzlich unkoordinierte, irreguläre Myoklonien der Bulbi („dancing eyes") und der Extremitäten auf, so handelt es sich um eine myoklonische Enzephalopathie *(Kingsbourne)*. Da bei diesen Patienten häufig Neuroblastome vorkommen, muß immer eine entsprechende Diagnostik durchgeführt werden (Katecholaminmetaboliten im Urin).

Sind die Schädelnähte geschlossen, ist gesteigerter Hirndruck an einer Stauungspapille, Nahtsprengung, perkussorisch nachweisbares Scheppern (Klang des gesprungenen Topfes) zu erkennen.

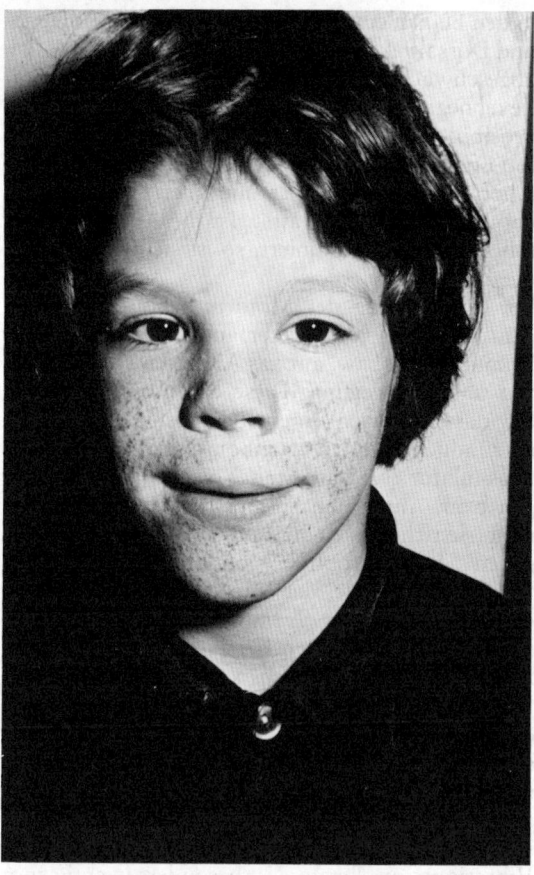

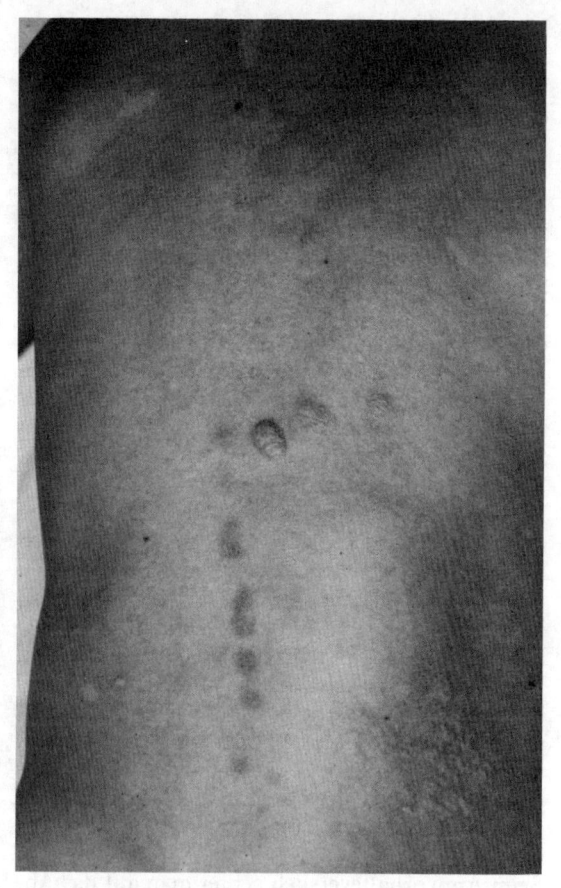

Abb. 7.**12** Tuberöse Hirnsklerose. **a** Adenoma sebaceum. **b** Depigmentierungen, Chagrinflecken und Fibrome.

Wichtig ist ferner die Beurteilung der Haut, da sich hier neurokutane Syndrome oft früh erkennen lassen. Ein Portweinnävus im Trigeminusbereich spricht für eine Sturge-Webersche Erkrankung (Abb. 7.**11a, b**). Blattförmige Depigmentierungen, später in Kombination mit Chagrinlederflecken, Fibromen und einem Adenoma sebaceum sind typisch für die tuberöse Sklerose (Abb. 7.**12a, b**).
Mindestens fünf Café-au-lait-Flecken sind fast beweisend für die Diagnose des Morbus Recklinghausen. Fibrome kann man meist erst später tasten. (Abb. 7.3).
Teleangiektasien der Konjunktiven und Ohrmuscheln, meist erst im Vorschulalter erkennbar, ermöglichen bei einem ataktischen Kind die Diagnose eines Louis-Bar-Syndroms.
Eine sich schleichend entwickelnde proximale Muskelschwäche ist typisch für die Myopathien des Kindesalters.
Distale Muskelatrophien und -schwäche, besonders der Fußheber, beobachtet man im Kindesalter bei peripheren Neuropathien vom Typ Charcot-Marie-Tooth. Ein Hohlfuß kann erstes Symptom einer Friedreichschen Ataxie sein. Die Strecksteife der Lendenwirbelsäule ist ein wichtiges Zeichen, das immer an eine intraspinale Raumforderung (Tumor, Angiom, leukämisches Infiltrat, Bandscheibenvorfall) denken lassen muß (Abb. 7.**13**).

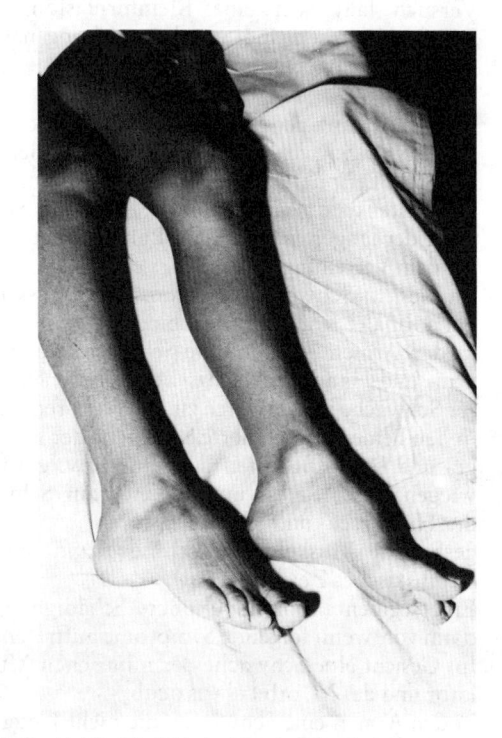

Abb. 7.**13** Hohlfuß bei Friedreichscher Ataxie.

Neurologischer Status

Bei der neurologischen Untersuchung folgen wir dem nachfolgenden Schema (Abb. 7.14).
Zunächst muß die Bewußtseinslage und der psychische Zustand des Patienten beurteilt werden. Meningitische Zeichen sind beim Säugling eine vorgewölbte Fontanelle, Opisthotonushaltung, Nackensteife. Das Kinn kann passiv nur unter Schmerzen und gegen Widerstand auf die Brust gebracht werden, dabei beugt das Kind die Knie (Brudzinskisches Zeichen). Beim Kernig-Zeichen ist die Streckung des Knies bei gebeugtem Hüftgelenk schmerzhaft eingeschränkt. Als Lasèguesches Phänomen bezeichnet man das Auftreten von Schmerzen bei Anhebung des gestreckten Beines. Von Bedeutung für die Meningitisdiagnostik im Kindesalter ist besonders das Dreifußphänomen (beim Sitzen wird der Körper durch die Arme nach hinten abgestützt) sowie das Kniekußphänomen (der Patient ist nicht in der Lage, bei gebeugten Knien diese mit dem Mund zu berühren).
Das motorische System umfaßt Sitzen, Stehen, Laufen. Eine Muskelschwäche läßt sich besonders beim Aufrichten bzw. beim Treppensteigen erkennen. Patienten mit Muskelschwäche (z. B. Myopathien) haben größere Schwierigkeiten beim Treppenaufwärtssteigen, während bei Spastizität oder Ataxie vor allem das Treppabwärtssteigen gestört ist.
Beim Armvorhalteversuch achtet man auf das Absinken bzw. die Beugung eines Armes sowie auf das Pronationszeichen, welche Hinweise auf eine diskrete Parese geben. Mit dem Rombergschen Versuch läßt sich eine Kleinhirnläsion durch Standunsicherheit und Standabweichung nach einer Seite nachweisen.

Die Beurteilung der Muskeldehnungsreflexe ist besonders wichtig zur Unterscheidung zwischen Zentral- und Peripherläsionen und zur Erkenntnis von Halbseitensyndromen (Abb. 7.15). Eine Schädigung der langen (Pyramiden-)Bahnen liegt bei folgendem Verteilungsmuster vor:
Im Gesicht Schwäche der mimischen Muskulatur bei normaler Kraft des M. orbicularis oculi;
in den Armen eine isolierte Schwäche der Unterarm- und Handstrecker bzw. ein Überwiegen dieser Schwäche im Vergleich zu den Flexoren;
in den Beinen eine isolierte Schwäche der Hüftbeuge- und Dorsalflektoren der Füße bzw. ein Überwiegen dieser Parese im Vergleich zur Schwäche der Hüftstreck- und Plantarflektoren;
gesteigerte Muskeldehnungsreflexe und positives Babinskisches Zeichen.
Eine segmentale bzw. periphere Schädigung liegt dann vor, wenn folgende Symptome auftreten:
Im Gesicht eine Schwäche der mimischen Muskulatur und des M. orbicularis oculi;
in den Armen eine Schwäche, die nicht Unterarm- und Handstrecker maximal betrifft;
in den Beinen eine Schwäche, die nicht Hüftbeuge- und Dorsalflektoren maximal betrifft;
abgeschwächte oder fehlende Muskeldehnungsreflexe, negatives Babinskisches Zeichen und intakte Sensibilität.
Eine progrediente Muskelatrophie aus neurologischer Ursache ist immer mit einer Herabsetzung der Kraft vergesellschaftet. Ist die Atrophie nicht mit Schwäche kombiniert, so ist sie nicht progredient.
Bei Überprüfung der Motorik achte man neben dem Nachweis von Paresen auch auf eine raschere Ermüdbarkeit bzw. auf das Auftreten von Schmerzen unter Bewegung. Diese Symptome sprechen für das Vorliegen einer Myasthenie bzw. einer entzündlichen oder metabolischen Störung der Muskulatur. Patienten mit Muskeldystrophie zeigen beim Aufrichten das typische Gower-Phänomen (sie richten sich an sich selbst auf). Bei neurogenen Muskelatrophien sind Faszikulationen im Bereich der Zunge, der Rückenmuskulatur sowie ein unregelmäßiger Tremor in den Händen zu beobachten. Bei dieser Krankheitsgruppe ist die Muskelschwäche meist proximal betont, lediglich bei der Myotonia dystrophica (Steinert) sind eine distale Muskelatrophie und -schwäche charakteristisch. Die Untersuchung der Sensibilität wird zunächst orientierend durchgeführt. Dabei überprüft man den Berührungssinn, nachfolgend die Unterscheidung zwischen Spitz-, Stumpf-, Lage- und Vibrationssinn. Letztere ist besonders wichtig zum Nachweis von Hinterstrangschädigung (z. B. bei Friedreichscher Ataxie).
Eine dissoziierte Empfindungsstörung (erhaltener Berührungs- und Temperatursinn bei aufgehobenem Schmerzempfinden) ist charakteristisch für eine Raumforderung um den Spinalkanal bzw. Syringomyelie.
Die Überprüfung der Hirnnervenfunktion beginnt mit der Geruchsprüfung, in jedem Nasenloch getrennt. Daran schließt sich eine Prüfung des Visus und Gesichtsfeldes an, wobei der Untersucher sein eigenes Gesichtsfeld als Kontrolle benutzt. Bei der Funduskopie achte man auf den N. opticus, die Makula und retinale Veränderungen. Neben einer Stauungspapille ist auf eine Optikusatrophie, Phakome bei neurokutanen Syndromen (z. B. tuberöse Sklerose), einen kirschroten Fleck, Pigmentveränderungen, chorioretinitische Herde und frische Blutungen zu achten.
Die Hirnnerven Nr. III, IV und VI überprüft man durch Beurteilung von Pupillenweite, Form und Reaktion auf Licht (direkt und konsensuell) und Konvergenz. Bei Prüfung der Augenbewegungen in alle Richtungen achte man auf Schielstellungen und das Auftreten von Doppelbildern. Ein Nystagmus in der Endposition horizontaler Augenbewegungen ist physiologisch, ebenso der sogenannte optokinetische Nystagmus und ein vestibulärer Nystagmus nach Rotation und kalorischer Stimulation. Der pathologische Nystagmus kann in

Nervensystem

Allgemein

☐ Bewußtsein klar ☐ Psyche unauffällig ☐ mening. Zeichen fehlen
☐ Motorik altersentspr. ☐ Sprache altersentspr. ☐ Intellekt altersentspr.

Motorisches System

☐ normales Sitzen ☐ normales Stehen (Romberg) ☐ normales Gehen

☐ normales Liegen ☐ keine Asymmetrien ☐ keine Unwillkürbewegungen

☐ Muskeltonus normal ☐ grobe Kraft intakt ☐ Vorhalteversuch normal

☐ Strichgang sicher ☐ Hacken-Spitzen-Gang sicher ☐ Einbeinstand re. ☐ li. ☐ sicher

☐ Diadochokinese intakt ☐ FNV sicher ☐ KHV sicher

Reflexe

PSR re. ☐ li. ☐   ASR re. ☐ li. ☐
TSR re. ☐ li. ☐   RPR re. ☐ li. ☐   BHR ─┼─ Kremasterreflex ☐

Sensibilität

☐ Berührungssinn intakt ☐ Schmerzsinn intakt ☐ Temperatursinn intakt
☐ Lagesinn intakt ☐ Vibrationssinn intakt
 ☐ Sphincter vesicae ☐ Sphincter ani

Hirnnerven

I Geruch intakt ☐   II Visus intakt re. ☐ li. ☐   Fundus o.B. ☐

III; IV; VI. Pupillenreaktion intakt   re. ☐ li ☐

extraokulare Motorik intakt ☐   keine Ptosis ☐   kein Nystagmus ☐

V. Gesichtssensibilität intakt ☐   Kornealreflex intakt ☐   Masseterreflex intakt ☐

VII. keine Gesichtsasymmetrie ☐   Lidschluß fest ☐   Stirnrunzeln ☐

VIII. Gehör intakt (Flüstersprache) re. ☐ li. ☐

IX; X. Phonation normal ☐   Gaumensegel innerviert ☐   Würgereflex ☐

XI. normaler Sternokleidomastoideus ☐   normaler Trapezius ☐

XII. Zunge in Mittellinie ☐   Zungenmotorik intakt ☐

keine Atrophie ☐   keine Faszikulation ☐

**Pathologische Zeichen
(Retardierung, Asymmetrien, Paresen):**

Abb. 7.**14** Neurologisches Untersuchungsschema.

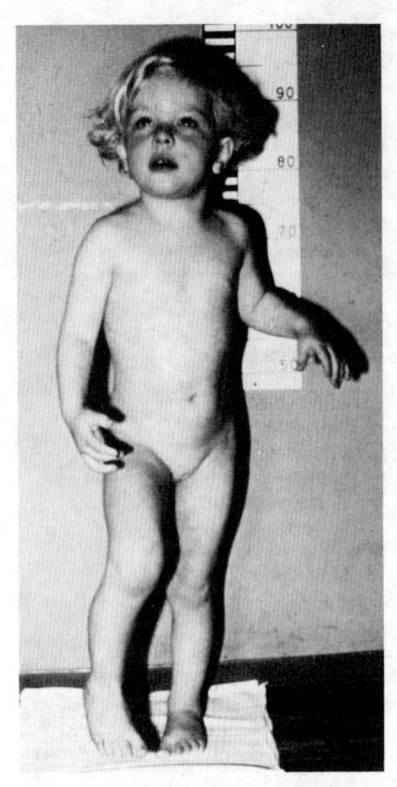

Abb. 7.15 Hemiparese rechts.

Form eines kongenitalen Fixationsnystagmus auftreten. Dieser ist häufig Ausdruck einer angeborenen oder früh manifesten Sehstörung. Zu den erworbenen Formen gehört der Nystagmus bei vestibulären Erkrankungen, Kleinhirnaffektionen, der Blickrichtungs- und blickparetische Nystagmus. Ersterer ist in Ruheposition der Augen nicht nachweisbar und wird erst bei Bulbusbewegungen in die entsprechende Richtung sichtbar. Es handelt sich um einen grobschlägigen Nystagmus mit schneller Phase in Blickrichtung. Er tritt besonders häufig bei Intoxikationen z. B. unter Barbituraten oder Diphenylhydantoin auf. Daneben kann man ihn bei Entmarkungserkrankungen, Infektionen oder Tumoren des Kleinhirns oder Hirnstammes beobachten. Der blickparetische Nystagmus hat eine Frequenz von 1 bis 2 Schlägen/Sek. Dazwischen bewegen sich die Augen zurück in Mittelposition. Ein blickparetischer Nystagmus ist bei pontinen Tumoren nicht selten. Er verschwindet, wenn eine totale Blickparese eingetreten ist.
Bei vertikalem Nystagmus ist an ein Aquäduktsyndrom zu denken. Als „Ocular-Bobbing" bezeichnet man eine eindrucksvolle Störung der Augenmotilität, bei der die Augen zunächst in Mittelposition verharren und dann plötzlich nach unten, selten auch nach oben deviieren, bevor sie langsam in die Mittelposition zurückkehren. Pathologisch-anatomisch findet man häufig eine Blutung oder einen Tumor im Bereich des pontinen Hirnstammes.

Der Opsoklonus (dancing eye syndrome) ist durch unregelmäßige bizarre Augenbewegungen in Kombination mit Lid-, Schulter- und Extremitätenmyoklonien charakterisiert. In dieser Kombination wird er auch als Kingsbournesche Enzephalopathie bezeichnet.
Die Funktion des N. trigeminus wird durch Prüfung des Kornealreflexes, des Masseterreflexes sowie der Kieferbewegungen und Kontraktionen der Mm. masseter und temporalis getestet.
Eine Fazialisparese erkennt man an Gesichtsasymmetrien, fehlendem Lidschluß, verstrichener Nasolabialfalte. Die periphere Fazialisparese ist durch eine Unfähigkeit zum Stirnrunzeln, inkompletten Lidschluß und Lähmung der entsprechenden Gesichtshälfte charakterisiert.
Zur Überprüfung des Gehörs benutzt man die Flüstersprache aus 2 m Entfernung, den Weberschen und Rinneschen Test. Durch Knistern von Papier oder Reiben der Finger sind ab Kleinkindesalter Hördifferenzen ebenfalls leicht feststellbar.
Zur Überprüfung der Hirnnerven IX und X achte man auf Gaumensegelparesen, häufig läuft beim Trinken Flüssigkeit aus der Nase. Am Ende der Untersuchung kann man den Würgereflex auslösen.
Die Funktion des XI. Hirnnervs besteht in einer Hebung der Schultern sowie einer Drehung des Kopfes nach rechts und links. Bei Lähmungen des XII. Hirnnervs weicht die Zunge von der Mittellinie ab, weist eine Atrophie evtl. Faszikulationen und eine eingeschränkte Beweglichkeit auf. Häufig haben die Patienten auch Artikulationsstörungen.
Am Ende der Untersuchung sollte entschieden werden können:
1. Handelt es sich um eine akute oder chronische Erkrankung?
2. Ist diese Erkrankung angeboren oder erworben?
3. Ist die Krankheit stationär oder progredient?
4. Sind weitere Untersuchungen notwendig, um das Krankheitsbild abzuklären?

Literatur

Dubowitz, L. M. S., V. Dubowitz, C. Goldberg: Clinical assessment of gestational age in the newborn infant. J. Pediat. 77 (1970) 1
Illingworth, R. S.: The Development of the Infant and Young Child, Normal and Abnormal. Livingstone, Edinburgh 1972
Joppich, G., F. J. Schulte: Neurologie des Neugeborenen. Springer, Berlin 1968
Michaelis, R., R. Dopfer, W. Gerbing, R. Dopfer-Feller: Die Erfassung obstetrischer und postnataler Risikofaktoren durch eine Liste optimaler Bedingungen. Mschr. Kinderheilk. 127 (1979)
Pape, K. E., J. S. Wigglesworth: Haemorrhage, Ischaemia and the Perinatal Brain. Clinics in Developmental Medicine, Nr. 69/70. Heinemann, London 1979
Paine, R. S., Th. E. Oppé: Die neurologische Untersuchung von Kindern. Thieme, Stuttgart 1970

Prechtl, H. F. R., D. J. Beintema: The Neurological Examination of the Full-Term Newborn Infant. Clinics in Developmental Medicine, Nr. 12. Heinemann, London 1964

Sheridan, M. D.: The Developmental Progress of Infants and Young Children, 3. Aufl. Her Majesty's Stationary Office, London 1975

Touwen, B. C. L.: Die Untersuchung von Kindern mit geringen neurologischen Funktionsstörungen. Thieme, Stuttgart 1982

Touwen, B. C. L., H. F. R. Prechtl: The neurological examination of the child with minor nervous dysfunction. Clinics in Developmental Medicine, Nr. 38. Heinemann, London 1970

Somatische Zusatzmethoden und Labordiagnostik

Folker Hanefeld, Hans-Jürgen Christen

Neurophysiologische Methoden

Elektroenzephalographie

Die Elektroenzephalographie nimmt unter den Hilfsuntersuchungen in der Diagnostik und Verlaufsbeobachtung neurologischer und psychiatrischer Krankheiten eine zentrale Stellung ein. Neben der besonderen Bedeutung des EEG in der Epileptologie sind als weitere wichtige Anwendungsgebiete raumfordernde intrakranielle Prozesse (Tumor, Blutung), Schädel-Hirn-Traumen und neurodegenerative Erkrankungen auf metabolischer oder entzündlicher Grundlage zu nennen.

Das normale Elektroenzephalogramm

Die Elektroenzephalographie basiert auf der Aufzeichnung postsynaptischer Dendritenpotentiale hirnoberflächennah gelegener Pyramidenzellen, die sich in bestimmter räumlicher Verteilung ständig ändern. Diese Potentialschwankungen betragen normalerweise nur 50 bis 200 µV (Mikrovolt), so daß ihre Aufzeichnung nur mittels hochempfindlicher Verstärkersysteme möglich ist.
Nach der Frequenz dieser Potentialschwankungen werden folgende *Frequenzbereiche* unterschieden:
- Deltawellen: 0,5–3,5 Schwingungen/Sek.
- Thetawellen: 4,0–7,5 Schwingungen/Sek.
- Alphawellen: 8,0–13,5 Schwingungen/Sek.
- Betawellen: 14,0–30,0 Schwingungen/Sek.

Die *Grundaktivität* bezeichnet jenen Frequenzbereich, durch den die Hirnaktivität mehr oder weniger generalisiert und kontinuierlich geprägt ist. Die Grundaktivität durchläuft altersabhängige Veränderungen und reflektiert so den Reifungsprozeß des Gehirns mit zunehmender Ausbildung der Dendriten und ihrer Synapsen.
Eine kontinuierliche Hirnaktivität ist ab der 32. Gestationswoche und eine vigilanzabhängige Differenzierung des Hirnstrombildes ab der 36. Gestationswoche erkennbar. Die für das spätere Alter typische Organisation und Abfolge von Non-REM- und REM-Schlafphasen bildet sich – bei Reifgeborenen – ab der 6. Lebenswoche aus.
Während bei Neugeborenen noch ein flaches, unregelmäßiges, arrhythmisches Kurvenbild aus Delta- und Thetawellen dominiert, ist der *Reifungsprozeß des EEG* im weiteren Verlauf durch eine Zunahme der Amplitude, Rhythmizität und Frequenz der Potentialschwankungen charakterisiert (Abb. 7.16). Gleichzeitig vollzieht sich eine topische Differenzierung der Grundaktivität von frontal nach okzipital mit zunehmender Rhythmizität über den hinteren Hirnregionen. Gegen Ende des 1. Lebensjahres dominiert eine noch wenig topisch differenzierte 4–7/Sek.-Wellenaktivität. Im Kleinkindesalter steigt die Frequenz auf 7–8/Sek. an, wobei hier die Grundaktivität eine besonders große Variabilität aufweist. Etwa mit dem 5. Lebens-

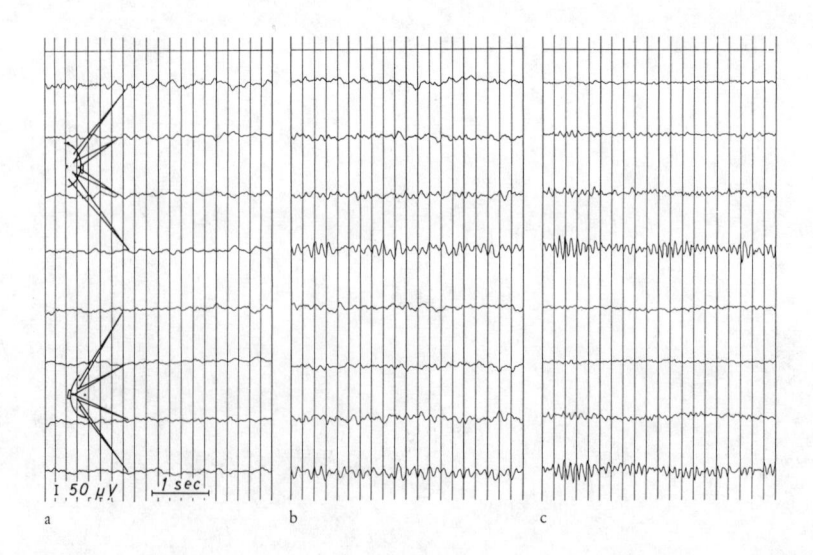

Abb. 7.**16** Normale EEG-Kurve bei **a** Neugeborenem, **b** 4jährigem Kind und **c** 12jährigem Schulkind (aus *H. Doose:* Zerebrale Anfälle. In: Lehrbuch der Kinderheilkunde, hrsg. von F. J. Schulte, J. Spranger. G. Fischer, Stuttgart 1985 [S. 761]).

jahr entwickelt sich parietookzipital eine zunehmend rhythmische 7–10/Sek.-Wellenaktivität, die dem für das EEG des Erwachsenen kennzeichnenden Alpharhythmus entspricht: So ist die Grundaktivität nur bei geschlossenen Augen nachweisbar und zeigt den charakteristischen Off-Effekt durch Augenöffnen in Form einer Abflachung des Kurvenbildes.

Der Reifungsprozeß ist im Alter von 10 bis 12 Jahren mit der Ausbildung einer stabilen parietookzipitalen Grundaktivität mit einer Frequenz von 9–12/Sek. im wesentlichen abgeschlossen.

Untersuchungsmethodik

Da das EEG stark vigilanzabhängig ist, wird routinemäßig eine Untersuchung des ausgeruhten Patienten in bequemer Lage und in einer von äußeren Reizen abgeschirmten Atmosphäre angestrebt. Nach den Empfehlungen der Deutschen EEG-Gesellschaft sollte die Mindestableitedauer 20 Minuten betragen.

Für die EEG-Ableitung werden in der Routine Oberflächenelektroden verwendet, die mittels einer Haube nach einem international festgelegten Positionsschema („ten-twenty-System", vgl. Abb. 7.17) auf dem Kopf befestigt werden. Die Elektroden sind mit den Verstärkersystemen des EEG-Gerätes verbunden und nach bestimmten Ableiteschemata miteinander verschaltet. Dabei ist zwischen uni- und bipolaren Ableitungen zu unterscheiden.

Bei der *unipolaren Technik* erfolgt die Ableitung gegen eine gemeinsame Referenzelektrode, die meist am Ohrläppchen plaziert ist. Günstiger ist jedoch eine Sammelschiene als gemeinsame Referenz, bei der alle Elektroden über hochohmige Widerstände zusammengeschaltet sind. Die unipolare Ableitung erlaubt eine relativ authentische Wiedergabe der Potentialverteilung an der Schädeloberfläche und eignet sich deshalb besonders gut für die Beurteilung der Grundaktivität.

Bei der *bipolaren Ableitung* werden die Elektroden paarweise in Längs- und Querreihen miteinander verschaltet. Auf diese Weise werden nicht die Potentialverteilungen unmittelbar gemessen, sondern die Potentialdifferenzen zwischen zwei Elektroden registriert. Diese Technik eignet sich besonders zur Erfassung und Lokalisierung umschriebener Herdbefunde mit hypersynchroner Aktivität.

In Ergänzung zum Ruhe-EEG finden verschiedene *Provokationsmethoden* Anwendung, unter denen sich pathologische Befunde darstellen können, die der Erfassung im Ruhe-EEG entgehen können:

Hyperventilation

Unter dreiminütiger Hyperventilation kommt es physiologischerweise zu einer Amplitudenzunahme und Frequenzverlangsamung des Hirnstrombildes, die sich jedoch nur bei Kindern und Jugendlichen in ausgeprägter Form darstellen und mit zunehmendem Alter immer diskreter werden. Als pathologische Befunde sind nur eine eindeutige hypersynchrone Aktivität und eine prägnante Seitendifferenz zu werten. Von besonderem diagnostischen Wert ist das Auftreten eines 3/Sek.-Spike-wave-Musters bei Absence-Epilepsie, das sich typischerweise durch Hyperventilation provozieren läßt.

Photostimulation

Die Photostimulation erfolgt durch ein Flickerlicht in ungefähr 30 cm Abstand vor den Augen des Patienten, dessen Frequenz zwischen 5 und 20 Hz variiert wird. Physiologischerweise ist über den hinteren Hirnregionen eine Synchronisation des Hirnstrombildes zu erkennen, die im Frequenzbereich der Grundaktivität am stärksten ausfällt. Eine *Photosensibilität* äußert sich im Auftreten von Paroxysmen aus irregulären Spike-wave-Komplexen meist über den okzipitalen Hirnregionen. Diese EEG-Veränderungen können mit oder ohne konvulsive Symptome einhergehen.

Eine Photosensibilität ist als Hinweis auf eine konstitutionell gesteigerte zerebrale Erregbarkeit zu werten, ohne daß ein direkter Zusammenhang zur Epilepsie besteht. Ein Krankheitswert ist dieser

Abb. 7.17 Elektrodenanordnung beim 10-20-System (die Elektrodenabstände auf der Umkreislinie beziehen sich auf den halben Umkreis).

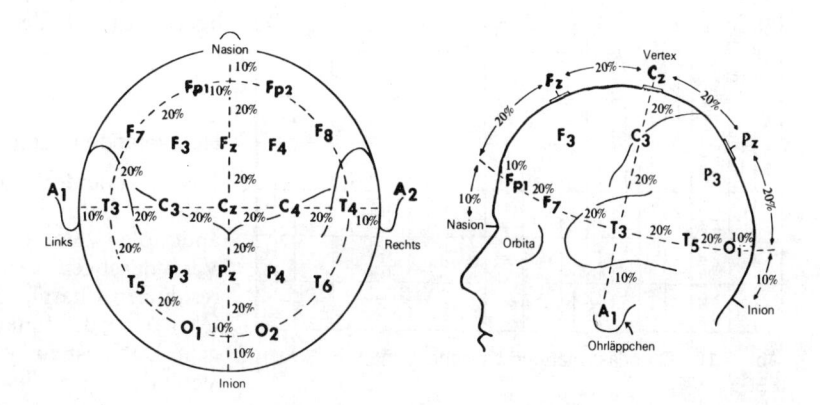

besonderen Reaktionsform des Gehirns nur in den seltenen Fällen einer photogenen Epilepsie beizumessen.

Schlaf-EEG

Als weitere Methode zur Provokation insbesondere hypersynchroner Aktivität bietet sich die EEG-Untersuchung im Schlaf mit oder ohne vorangegangenen Schlafentzug an. Das Schlaf-EEG weist charakteristische Veränderungen in Abhängigkeit von der Schlaftiefe auf, nach denen vier Schlafstadien definiert sind. Bei der Interpretation des Schlaf-EEG ist eine starke Altersabhängigkeit der typischen Schlafveränderungen zu berücksichtigen (Abb. 7.18). Erst ab dem Alter von ungefähr vier Jahren gleichen sich Abfolge und Morphologie der schlafbedingten EEG-Veränderungen jener Form an, wie sie bei Schulkindern und Erwachsenen die Regel ist. Prinzipiell korreliert die Schlaftiefe mit einer Amplitudenzunahme sowie zunehmender Unregelmäßigkeit und Frequenzverlangsamung, so daß schließlich eine hochamplitudige langsame Deltaaktivität imponiert. Eine Unterscheidung von Non-REM- und REM-Schlafphasen allein anhand des EEG ist nicht möglich, sondern erfordert eine polygraphische Untersuchungsmethodik mit gleichzeitiger Erfassung der Puls- und Atemfrequenz sowie der Augenbewegungen. Das EEG weist während des REM-Schlafs Veränderungen auf, die am ehesten jenen der Einschlafphase gleichen.

Neben hypersynchroner Aktivität können sich im Schlaf-EEG als pathologische Befunde Herdveränderungen manifestieren, die sich in seitendifferenter Ausprägung typischer Schlafveränderungen (Schlafspindeln, Vertexzacken oder Einschlafwellen) äußern. Dabei ist zu beachten, daß pathologische Besonderheiten am ehesten in der Einschlaf- oder Leichtschlafphase auftreten, während sie sich im Tiefschlaf nur selten darstellen.

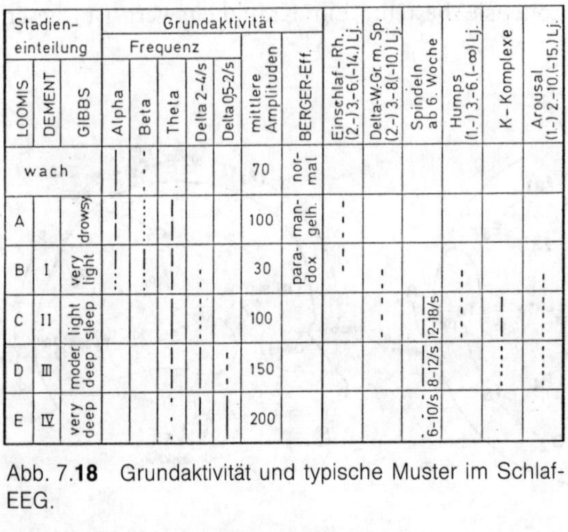

Pathologische EEG-Befunde

Pathologische Besonderheiten können sich in Veränderungen der Grundaktivität, in herdförmigen Veränderungen und in paroxysmaler hypersynchroner Aktivität äußern. Mit Ausnahme der hypersynchronen Aktivität, die in pathognomonischer Weise mit klinisch definierten epileptischen Anfallsbildern korrelieren kann, ergeben sich aus den EEG-Veränderungen eher Hinweise auf die Lokalisation, Ausbreitung und Schwere als auf die Art einer zerebralen Störung.

Veränderungen der Grundaktivität

Eine diffuse *Verlangsamung* des EEG, die nach ihrer Ausprägung und Lokalisation als leichte, mittelschwere oder schwere Allgemeinstörung bezeichnet wird, ist ein relativ unspezifisches Symptom einer zerebralen Funktionsstörung, der entzündliche, vaskuläre, metabolische oder raumfordernde Prozesse zugrunde liegen können (Abb. 7.19). Bei Kindern und Jugendlichen äußern sich Allgemeinstörungen häufig zunächst in einer parietookzipital betonten Verlangsamung.

Eine *Beschleunigung* des EEG in Form einer diffusen Betawellenaktivität wird u. a. als Nebenwirkung von Sedativa und Barbituraten gesehen und kann diagnostisch wegweisend bei Verdacht auf eine medikamentöse Intoxikation sein (Abb. 7.20). Eine abnorme Theta-*Rhythmisierung* mit Betonung über den temporoparietalen Hirnabschnitten kann Ausdruck einer konstitutionell gesteigerten zerebralen Erregbarkeit sein (vgl. Abb. 7.21; DOOSE 1980). Bei Kleinkindern ist diese Veränderung aber häufig auch physiologischerweise im Dösigkeitszustand zu beobachten. Raumfordernde Prozesse im Hirnstamm können sich in einer abnormen Rhythmisierung der Grundaktivität im Deltawellenbereich mit betonter Ausprägung über den frontalen Regionen äußern.

Ein *dysrhythmisches EEG*, das durch ein nach oben und unten abnorm erweitertes Frequenzspektrum und eine abnorme Amplitudenlabilität charakterisiert ist, kann im frühen Kindesalter noch physiologisch sein, ist jedoch bei Jugendlichen und Erwachsenen als pathologischer, wenn auch relativ unspezifischer Befund zu werten. Diese Auffälligkeit ist mit Epilepsien verschiedenen Typs assoziiert.

Herdveränderungen

Fokale Veränderungen betreffen Frequenz, Amplitude und Form der Einzelwelle sowie ihre Aufeinanderfolge. Sie können Ausdruck struktureller Veränderungen aktiven (Tumor, Blutung) oder residualen Charakters (Narbe, porenzephaler Defekt) sein oder funktionelle Störungen widerspiegeln. Dabei ist zu beachten, daß die fokalen EEG-Veränderungen allein keinen direkten Rückschluß

Abb. 7.**18** Grundaktivität und typische Muster im Schlaf-EEG.

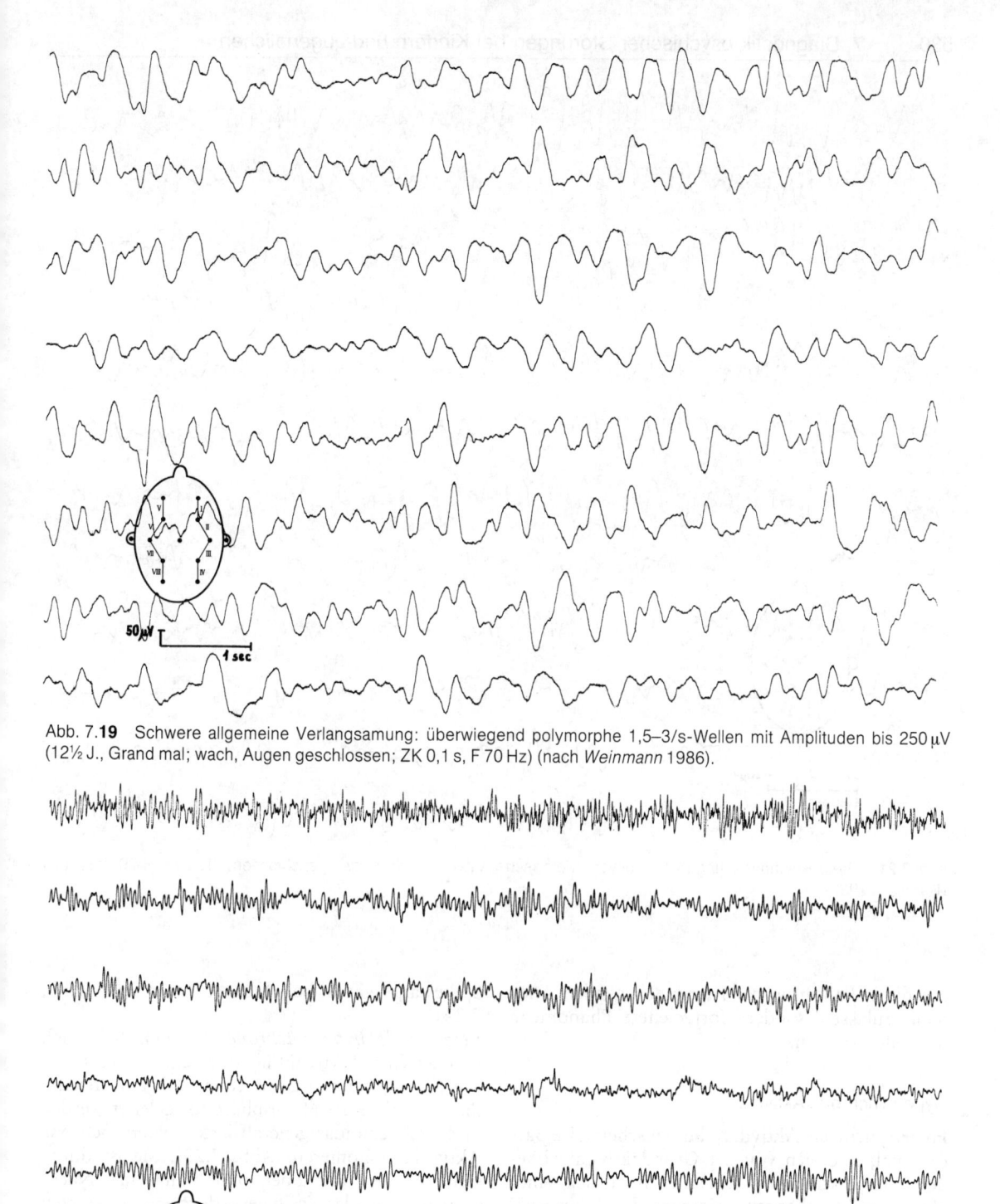

Abb. 7.**19** Schwere allgemeine Verlangsamung: überwiegend polymorphe 1,5–3/s-Wellen mit Amplituden bis 250 µV (12½ J., Grand mal; wach, Augen geschlossen; ZK 0,1 s, F 70 Hz) (nach *Weinmann* 1986).

Abb. 7.**20** Medikamentös bedingte Betawellenaktivität (1 3/12 J., Zustand nach akuter infantiler Hemiplegie, Chlordiazepoxidmedikation; wach, Augen offen; ZK 0,1 s, F 70 Hz) (nach *Weinmann* 1986).

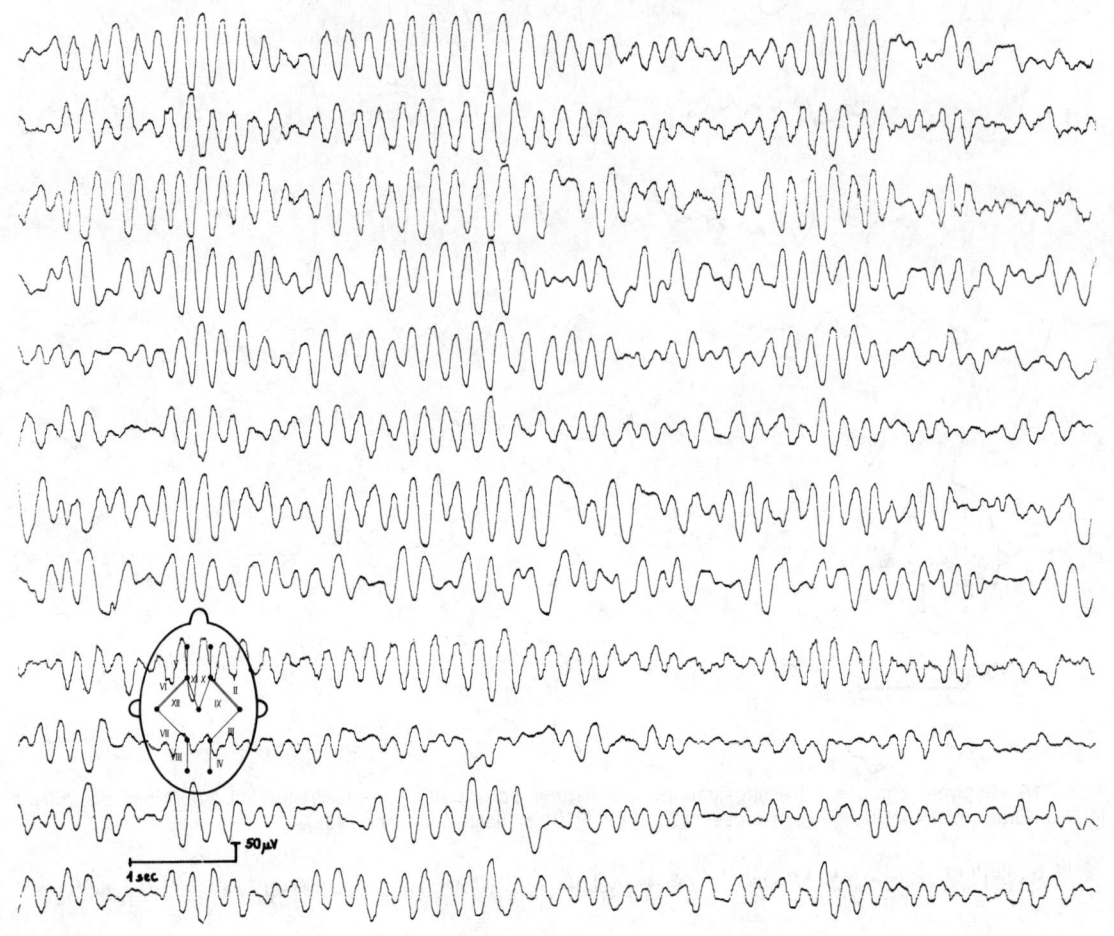

Abb. 7.21 Theta-Rhythmisierung (4½ J., psychomotorische Anfälle; wach, Augen geschlossen; ZK 0,1 s, F 70 Hz) (nach *Weinmann* 1986).

auf die Lokalisation der zugrundeliegenden Anomalie zulassen, sondern fortgeleitete Phänomene darstellen können.

Hypersynchrone Aktivität

Hypersynchrone Aktivität, die typischerweise paroxysmal, also sich von der Grundaktivität abhebend, in Erscheinung tritt und Ausdruck einer abnormen Erregbarkeitssteigerung des Gehirns ist, wird aufgrund der vorherrschenden Graphoelemente sowie ihrer Lokalisation und Ausbreitung beschrieben (Abb. 7.22).

Eine *generalisierte bilateral-synchrone hypersynchrone Aktivität* ist kennzeichnend für primärgeneralisierte epileptische Anfälle. Charakteristische Graphoelemente sind *Spikes and waves*, d. h. Komplexe aus raschen Spitzen und langsamen Wellen (Abb. 7.22 u. 7.23). Daneben können aber auch Spitzen isoliert oder in Gruppen und Folgen auftreten. Diese Potentiale finden sich gleichzeitig über allen Hirnregionen beider Hemisphären und treten in pathognomonischer Weise als 3/Sek.- Spikes-and-waves bei den Absencen auf (Abb. 7.24).

Eine *fokale hypersynchrone Aktivität* hebt sich von der Grundaktivität über umschriebenen Hirnarealen ab, kann auf benachbarte Regionen oder die kontralaterale Hemisphäre fortgeleitet werden und als sekundär-generalisierte hypersynchrone Aktivität imponieren (Abb. 7.23). Sie ist durch steile Wellen mit oder ohne langsame Nachschwankung oder – seltener – durch rasche Spitzen charakterisiert und wird entsprechend als *Sharpwave-* oder *Sharp-slow-wave-Fokus* bzw. *Spitzenherd* bezeichnet.

Fokale hypersynchrone Aktivität kann mit einer umschriebenen Verlangsamung der Grundaktivität in der gleichen Region assoziiert sein, so daß sich ein *kombinierter Herdbefund* ergibt. Sie kann sich nicht nur bei strukturellen Hirnläsionen manifestieren, sondern auch Ausdruck allein funktioneller Störungen sein und dann in ihrer Lokalisation variieren (*shifting focus*).

Bei multilokulärer zerebraler Affektion können auch mehrere, voneinander unabhängige Foci mit

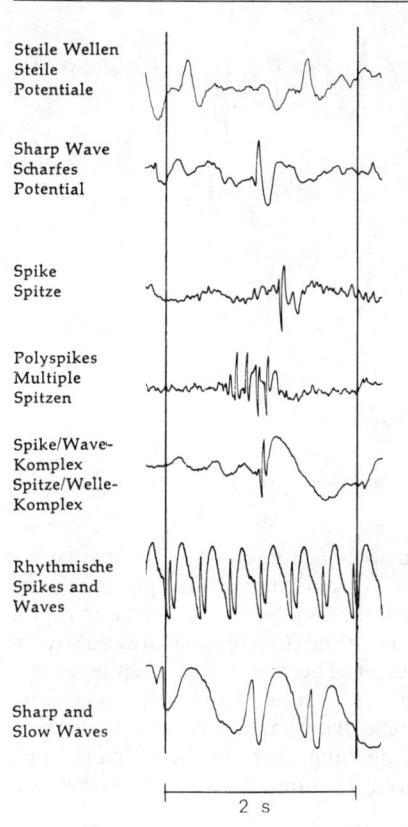

Abb. 7.**22** Graphoelemente hypersynchroner Aktivität (aus G. *Dumermuth:* Elektroenzephalographie im Kindesalter, Thieme 1976).

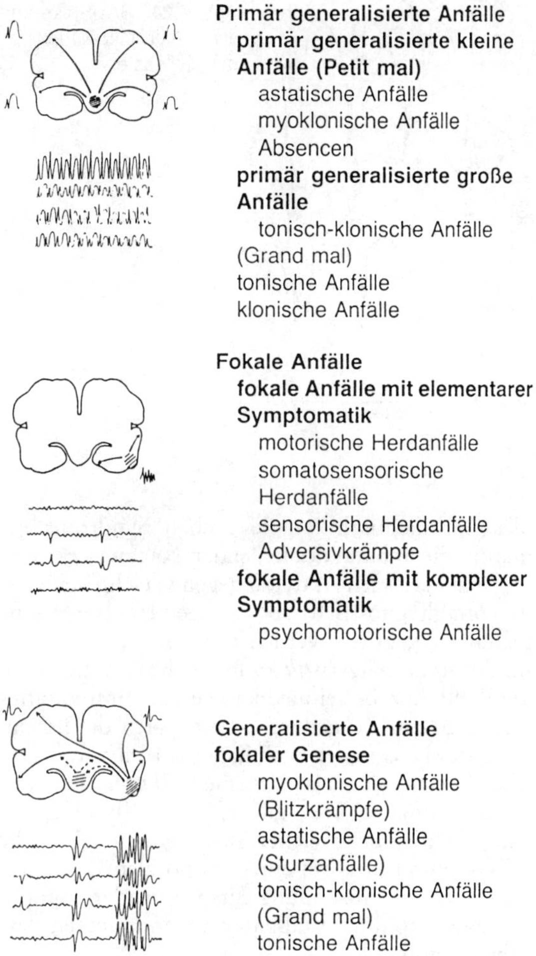

Steile Wellen Steile Potentiale	Markante stumpfe steile Einzelwellen
Sharp Wave Scharfes Potential	Scharfe und steile Welle von 80–250 ms Dauer, Anstieg meist steiler als Abfall
Spike Spitze	Scharfe und steile Welle unter 80 ms Dauer
Polyspikes Multiple Spitzen	Kompakte Serie von Spikes
Spike/Wave-Komplex Spitze/Welle-Komplex	Komplex aus einer Spike und einer langsamen Welle
Rhythmische Spikes and Waves	Folge regelmäßiger Spike/Wave-Komplexe ca. 3/s
Sharp and Slow Waves	Folge von Komplexen aus Sharp Waves und langsamen Wellen von 500–1000 ms Dauer, oft rhythmisch

Abb. 7.**23** Systematik epileptischer Anfälle (aus *H. Doose:* Zerebrale Anfälle. In: Lehrbuch der Kinderheilkunde, hrsg. von F. J. Schulte, J. Spranger. G. Fischer, Stuttgart 1985 [S. 766]).

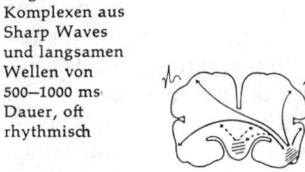

Primär generalisierte Anfälle
  primär generalisierte kleine Anfälle (Petit mal)
    astatische Anfälle
    myoklonische Anfälle
    Absencen
  primär generalisierte große Anfälle
    tonisch-klonische Anfälle (Grand mal)
    tonische Anfälle
    klonische Anfälle

Fokale Anfälle
  fokale Anfälle mit elementarer Symptomatik
    motorische Herdanfälle
    somatosensorische Herdanfälle
    sensorische Herdanfälle
    Adversivkrämpfe
  fokale Anfälle mit komplexer Symptomatik
    psychomotorische Anfälle

Generalisierte Anfälle fokaler Genese
    myoklonische Anfälle (Blitzkrämpfe)
    astatische Anfälle (Sturzanfälle)
    tonisch-klonische Anfälle (Grand mal)
    tonische Anfälle

hypersynchroner Aktivität resultieren. Eine Sonderform stellt hier die *Hypsarrhythmie* dar, bei der es sich um eine multifokale hypersynchrone Aktivität mit sekundärer Generalisierung handelt und die den pathognomonischen EEG-Befund beim West-Syndrom darstellt (Abb. 7.25).

Klinische Bedeutung des EEG und Indikationen

Die Bedeutung des EEG in der klinisch-neurologischen und psychiatrischen Diagnostik ergibt sich aus der Tatsache, daß es eher funktionelle Störungen des Gehirns erfaßt, als daß es eindeutige topographische Rückschlüsse auf eine zerebrale Affektion zuläßt. So stellt es weiterhin eine unentbehrliche Ergänzung zu den heute favorisierten bildgebenden Untersuchungsverfahren dar.
Die Interpretation und Wertung auffälliger Befunde ist nur in Verbindung mit der klinischen Symptomatik möglich. Dabei ist die große Variationsbreite des „normalen EEG" zu berücksichtigen und ferner zu bedenken, daß auch eindeutig abnorme Veränderungen, wie z. B. paroxysmale hypersynchrone Aktivität, ohne Krankheitswert als Zufallsbefunde auftreten können (DOOSE 1980). Auf Grund der großen interindividuellen Variabilität des EEG und der weitgehend empirisch begründeten, subjektiven Befundung des EEG ist eine Wertung auffälliger Befunde häufig nur im Verlauf wiederholter EEG-Untersuchungen möglich.
In der Epileptologie ist die Bedeutung des EEG-Befundes im Hinblick auf therapeutische Konsequenzen dahingehend zu relativieren, daß die Behandlung grundsätzlich dem Patienten und seinen Beschwerden und nicht den EEG-Veränderungen gilt.
Die klinische Anwendung der Elektroenzephalographie konzentriert sich im wesentlichen auf folgende Problemstellungen:
Ein zentraler Stellenwert ist dem EEG in der *Differentialdiagnose unklarer Bewußtseinsstörungen* beizumessen. Dies gilt sowohl für komatöse als auch für episodisch auftretende Bewußtseinsstörungen, deren epileptische Natur sich nicht allein aus dem Erscheinungsbild erschließt. Als Beispiel seien hier die vielfältigen Manifestationsformen

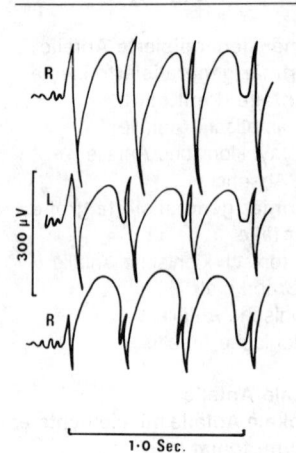

Abb. 7.24 3/s-Spike-and-wave-Aktivität bei Petit-mal-Epilepsie.

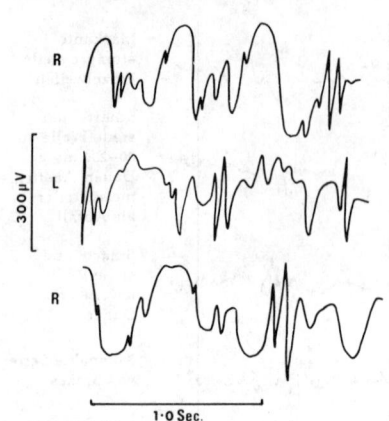

Abb. 7.25 Hypsarrhythmie.

des narkoleptisch-kataplektischen Syndroms genannt, die anhand des fehlenden Nachweises einer hypersynchronen Aktivität gegen verschiedene differentialdiagnostisch zu erwägende epileptische Anfälle abgegrenzt werden können.

In der *Komadiagnostik* kann das EEG wegweisende Befunde z. B. bei medikamentösen Intoxikationen ergeben. Zu nennen ist hier auch die Bedeutung des EEG in der Frühdiagnostik entzündlicher Krankheitsbilder als Ursachen akuter Bewußtseinsstörungen. Dies gilt z. B. für die Herpesenzephalitis, bei welcher sich der pathologische EEG-Befund in Form einer temporalen Dysrhythmie noch vor Ausbildung entsprechender, computertomographisch erfaßbarer Veränderungen darstellen kann.

In der *Epileptologie* gibt das EEG wertvolle Hilfen für die nosologische Zuordnung epileptischer Anfälle, die allein anhand ihres Erscheinungsbildes nicht zu differenzieren sind. Beispielhaft seien hier die grundsätzlich unterschiedlichen EEG-Befunde bei psychomotorischen Anfällen und Absencen erwähnt.

In der Epilepsiediagnostik ist der besondere provokative Wert der *Schlafableitung* zu berücksichtigen. So manifestiert sich hypersynchrone Aktivität, die im Ruhe-EEG nicht sicher nachzuweisen war, häufig erst in der Einschlafphase. In diesem Zusammenhang ist auch die Bedeutung der *mobilen Langzeit-EEG-Untersuchung* über 24 Stunden oder noch längere Zeiträume zu nennen. Neben einer Verifizierung epileptischer Anfälle in Verbindung mit klinisch verdächtigen Anfallssymptomen gestattet diese Methode einen Überblick über Häufigkeit und tageszeitliche Verteilung manifester und auch subklinischer Anfälle und somit eine Optimierung der therapeutischen Modalitäten. Hervorzuheben ist hier die Erfassung tonischer Anfälle im Schlaf und von Petit-mal-Staten, die der Beobachtung entgehen können und aufgrund ihrer ungünstigen Prognose besondere Behandlungsmaßnahmen erfordern (DEHNERDT 1983; VÖLZKE u. Mitarb. 1978).

In der Verlaufsbeobachtung von Epilepsien ist bestimmten EEG-Veränderungen eine prognostische Bedeutung zuzumessen. So ist eine auffällig rhythmisierte, für das Alter zu langsame Grundaktivität häufig mit einer Therapieresistenz epileptischer Anfälle assoziiert (GUNDEL 1983). Demgegenüber ist das EEG eher von nachgeordneter Bedeutung bei der Entscheidung über die Beendigung einer antikonvulsiven Therapie nach mehrjähriger Anfallsfreiheit.

Auffällige *paroxysmale Bewegungsphänomene* wie Sturzanfälle oder Myoklonien lassen sich mit Hilfe *polygraphischer EEG-Untersuchungen* differentialdiagnostisch eingrenzen. Eine zeitsynchrone Registrierung des Oberflächen-EMG und des EEG erlaubt hier, die Frage nach der epileptischen Genese zu klären. Zusätzlich bietet sich bei diesen Fragestellungen die Möglichkeit der *simultanen Doppelbildaufzeichnung,* bei der der Patient und das EEG gleichzeitig mittels Videotechnik gefilmt und auf einem Schnittbildmonitor wiedergegeben werden. So ist eine Korrelation klinisch anfallsverdächtiger Symptome mit auffälligen EEG-Veränderungen möglich.

In der Neuropädiatrie und der Kinder- und Jugendpsychiatrie gibt das EEG wertvolle Hilfen in der *Diagnostik neurodegenerativer Erkrankungen* mit entweder primärer Entwicklungsretardierung oder sekundärer Entwicklungsregression. Dies betrifft sowohl die Beurteilung der Grundaktivität und ihrer altersgemäßen Entwicklung im Verlauf wiederholter EEG-Untersuchungen als auch den Nachweis spezifischer Befunde. Beispielhaft sind hier die pathognomonischen EEG-Befunde bei der subakut sklerosierenden Panenzephalitis (Radermecker-Komplexe, Abb. 7.26) oder der neuronalen Zeroidlipofuszinose (okzipitale Spikes bei Photostimulation mit Einzelblitzen in einer Frequenz von 1/Sek.) zu nennen.

Da in der *Differentialdiagnose dementieller Zustandsbilder* auch längerdauernde funktionelle Störungen epileptischer Genese (z. B. Petit-mal-Status) in Betracht zu ziehen sind, kann hier das

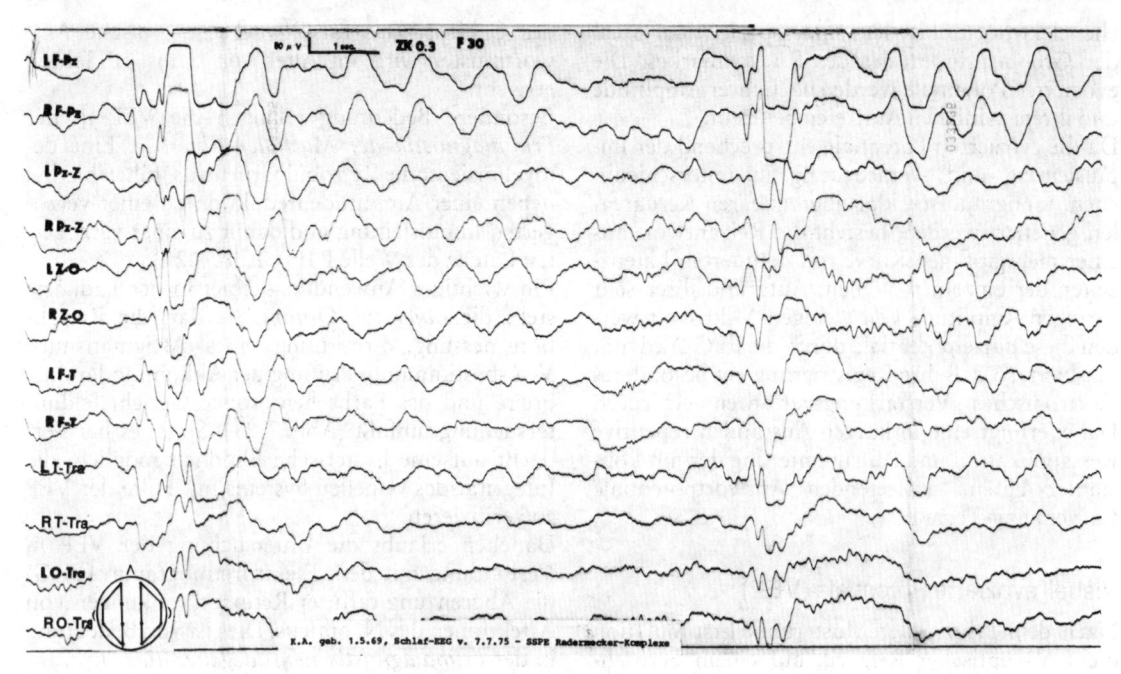

Abb. 7.26   Radermecker-Komplexe bei subakut sklerosierender Panenzephalitis (SSPE) (6 J., Schlaf-EEG).

EEG diagnostisch wegweisende Befunde ergeben. Dies gilt auch für komplexe neurologische Störungen mit fokaler Symptomatik, wie z. B. eine im Rahmen eines Landau-Kleffner-Syndroms erworbene Aphasie, die typischerweise mit einem temporalen Spitzenherd assoziiert ist.

Einen wichtigen Stellenwert besitzt das EEG in der *Diagnostik intrakraniell raumfordernder Prozesse* – zumal wenn die klinische Symptomatik allein durch ein hirnorganisches Psychosyndrom geprägt ist und fokale neurologische Defizite fehlen. Herdveränderungen mit oder ohne hypersynchrone Aktivität geben hier wichtige Hinweise auf eine zerebrale Störung, die eine weitere Klärung mit Hilfe bildgebender Diagnostik erfordert.

In der Differentialdiagnostik auch schwerer Herdbefunde, wie z. B. einer ausgeprägten unilateralen Verlangsamung, ist jedoch stets die Möglichkeit funktioneller Störungen in Betracht zu ziehen. So kann eine Migraine accompagnée, die gerade im Kindesalter nicht selten durch eine vieldeutige Symptomatik charakterisiert ist, mit einem ausgeprägten Verlangsamungsherd für die Dauer von Tagen bis Wochen einhergehen, dessen Bedeutung nur in Verbindung mit der Anamnese und dem klinischen Befund richtig interpretiert werden kann.

In der *Diagnostik von Verhaltensauffälligkeiten und psychiatrischen Krankheitsbildern* gilt die EEG-Untersuchung in erster Linie dem Ausschluß hirnorganischer Ursachen und epileptischer Störungen. Demgegenüber sind charakteristische EEG-Veränderungen in Verbindung mit bestimmten psychiatrischen Erkrankungen nicht bekannt (HARRIS 1976).

Evozierte Potentiale

Die evozierten Potentiale bilden heute neben der Elektroenzephalographie und der Elektromyographie die dritte wichtige Gruppe neurophysiologischer Diagnostik. In Ergänzung bildgebender Untersuchungsverfahren können mit ihrer Hilfe frühzeitig – strukturell noch nicht erkennbare – funktionelle Veränderungen des peripheren oder zentralen Nervensystems erfaßt und lokalisiert werden. Von klinischer Bedeutung ist hierbei die Untersuchung der Integrität des visuellen, akustischen und somatosensiblen Sinnessystems.

Insbesondere in der Neuropädiatrie stellen die evozierten Potentiale ein wichtiges diagnostisches Hilfsmittel dar, da sie die Vorteile der objektiven Befunderhebung und der Anwendung auch bei nicht kooperationsfähigen Patienten bieten. Daneben erlangen sie besondere Bedeutung in der Diagnostik komatöser Zustände, da ihre Aussagekraft – im Unterschied zum EEG – durch die Vigilanz des Patienten und die Wirkung von Narkotika nicht wesentlich beeinflußt wird. Bei der klinischen Befundinterpretation ist jedoch zu bedenken, daß der Nachweis evozierter Potentiale zwar die Funktionstüchtigkeit der untersuchten neuronalen Strukturen, nicht jedoch die Wahrnehmung der Reizqualität im psychologischen Sinne beweist.

Allgemeines Untersuchungsprinzip

Die Untersuchung der evozierten Potentiale basiert auf der Applikation adäquater Sinnesreize und der Registrierung der Reizantwort mittels Oberflächenelektroden über dem sinnesspezifischen Areal der Großhirnrinde oder des Rückenmarkes. Die evozierten Potentiale werden nach ihrer Amplitude und ihrem zeitlichen Auftreten beurteilt.

Da die evozierten Potentiale entsprechend der Impulsleitung und -verarbeitung in unterschiedlichen, topographisch klar abgrenzbaren Kernarealen generiert werden, besteht die Reizantwort aus einer mehrgipfligen Kurve mit definierten Latenzzeiten der einzelnen Wellen. Aufgrund ihrer sehr geringen Amplitude von wenigen Mikrovolt werden diese Einzelpotentiale durch die EEG-Aktivität maskiert, so daß ihre Registrierung ein besonderes elektronisches Verstärkungsverfahren erfordert. Dabei erfolgt eine in kurzen Abständen repetitive Reizapplikation und Aufsummierung der mit konstanter Latenz auftretenden Antwortpotentiale („Averaging-Technik").

Visuell evozierte Potentiale (VEP)

Nach dem Prinzip der Musterumkehrstimulation dient als optischer Reiz ein auf einem Fernsehschirm dargebotenes Schachbrettmuster mit ständig alternierenden schwarzen und weißen Quadraten. Bei mangelnder Fixierung des Schachbrettmusters ist als Alternative die Stimulation mit Lichtblitzen möglich, wobei jedoch die Befundinterpretation durch die größere Variabilität der Reizantwortkurven erschwert wird.

Das visuell evozierte Potential wird über der Okzipitalregion gegen eine Vertexelektrode abgeleitet. Das mehrgipflige Potential stellt sich nach ungefähr 100 Reizimpulsen dar und ist – bei Erwachsenen – durch eine markante positive Welle mit einer Latenz von 100 ms charakterisiert, die entsprechend als P 100 bezeichnet wird. Die Konfiguration der VEP ist hinsichtlich Latenzzeiten, Amplituden und Anzahl der auftretenden Potentiale altersabhängig und entspricht dem Reifungsprozeß des Gehirns. Das für Erwachsene typische Antwortmuster wird im Alter von 7 bis 10 Jahren erreicht.

Besondere Bedeutung erlangen die VEP in der *Frühdiagnostik der Multiplen Sklerose*. Eine demyelinisierende Retrobulbärneuritis führt hierbei neben einer Amplitudenreduktion zu einer verzögerten Impulsleitung und damit zu einer verzögerten Latenz der Welle P 100 (Abb. 7.27).

Ein wichtiges Anwendungsgebiet in der Pädiatrie stellt die *objektive Optometrie* dar, die Refraktionsmessung, Ermittlung eines Astigmatismus, Visusbestimmung, Prüfung der Akkommodationsbreite und des Farbsehens sowie Gesichtsfelduntersuchung umfaßt (Abb. 7.28). So ist es bei Verdacht auf eine hysterische Blindheit möglich, die Integrität des visuellen Systems mit Hilfe der VEP zu verifizieren.

Daneben erlaubt die Untersuchung der VEP in Verbindung mit dem Elektroretinogramm (ERG) die Abgrenzung diffuser Retinaerkrankungen von Affektionen des N. opticus. Dies ist von Bedeutung in der *Frühdiagnostik neurodegenerativer Erkrankungen* mit Affektion des visuellen Systems und gilt hier insbesondere für die verschiedenen Formen der Neurolipidosen.

In der Frühphase des Morbus Tay-Sachs und der infantilen Verlaufsform des Morbus Niemann-Pick sind Veränderungen der VEP bei noch unauffälligem ERG zu erwarten. Umgekehrt äußert sich die neuronale Zeroidlipofuszinose primär in einem Erlöschen des ERG bei noch erhaltenen VEP. Lediglich die spätinfantile Form dieser Neurolipidose (Typ Jansky-Bielschowsky) ist daneben auch durch frühzeitig auftretende, typische VEP-Veränderungen charakterisiert. Demgegenüber äußert sich eine Retinitis pigmentosa frühzeitig in Veränderungen sowohl der VEP als auch des ERG, noch bevor Sehstörungen klinisch manifest werden (HOSKING 1984).

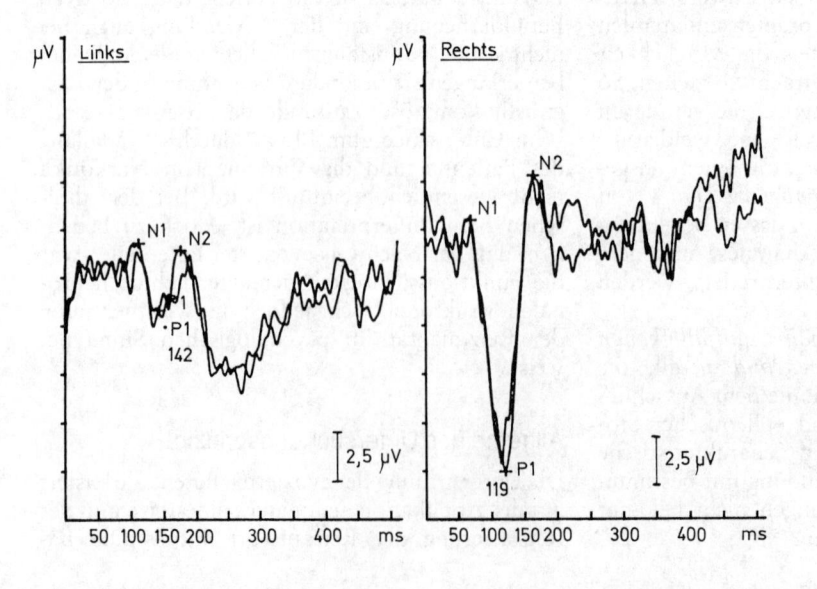

Abb. 7.27 Visuell evozierte Potentiale: Verzögerte Latenz (P100 = 142 ms) bei Stimulation des linken Auges; normale Konfiguration und Latenz rechts (36 J., Retrobulbärneuritis links; Musterumkehr-Stimulation) (mit freundlicher Genehmigung von B. Riffel/Augsburg).

Abb. 7.**28** Visuell evozierte Potentiale: Ausfall auf dem linken Auge (12 Mo., Optikusatrophie und Strabismus des linken Auges nach geburtstraumatischer Schädigung des N. opticus links; Spur 1 und 2 binokuläre Reizung, Spur 3 und 4 monokuläre Reizung).

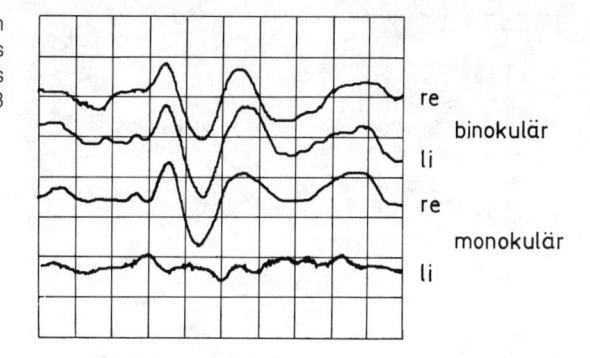

Abb. 7.**29** **a** Hypothetische Zuordnung der einzelnen akustisch evozierten Hirnstammpotentiale (AEHP) zu Strukturen der Hörbahn und **b** normale AEHP (nach *Stöhr* u. Mitarb. 1985).

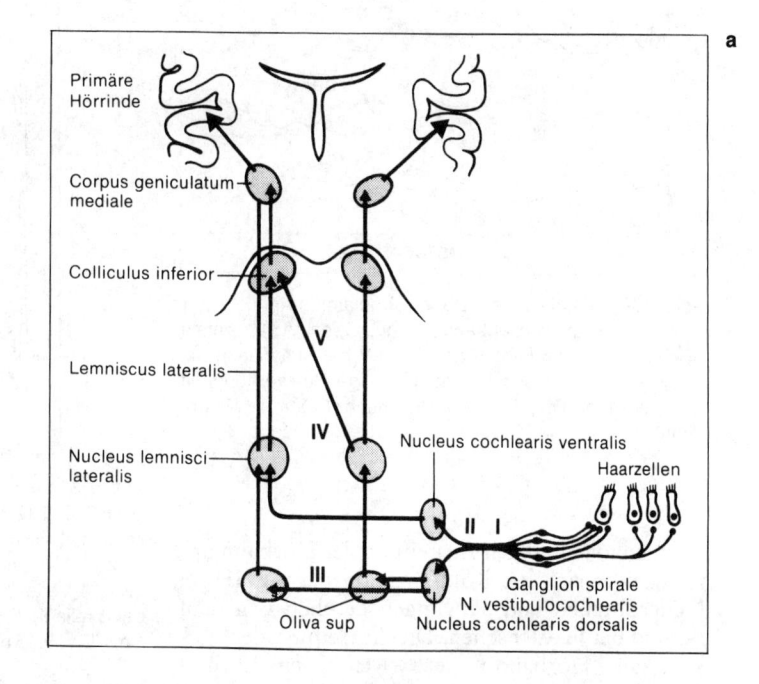

Die *topodiagnostische Bedeutung* der VEP ergibt sich daraus, daß sich anhand typischer Veränderungen der Reizantwortmuster prächiasmale, Erkrankungen des Chiasmas selbst und retrochiasmale Affektionen differenzieren lassen. Charakteristische VEP-Muster sind ferner bei der klassischen, ophthalmischen Migräne im Kindesalter beschrieben, die auch im Intervall nachweisbar sind (WENZEL u. Mitarb. 1982).

Akustisch evozierte Potentiale (AEP)

Als akustische Reizimpulse dienen kurze „Klicks" mit einer Lautstärke von 80 dB und einer Frequenz um 11 Hz, die über einen Kopfhörer dargeboten werden. Bei der Reizantwort wird zwischen Hirnstammpotentialen und späten unspezifischen Komponenten kortikaler evozierter Potentiale unterschieden. Die Ableitung *akustisch evozierter Hirnstammpotentiale (AEHP)* erfolgt mittels zweier Oberflächenelektroden zwischen Mastoid und Vertex.

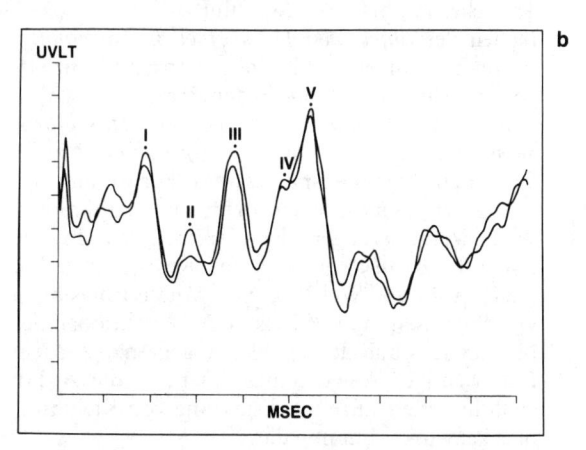

Die AEHP werden in den verschiedenen Kerngebieten des akustischen Systems zwischen N. acusticus und Mittelhirn generiert und bestehen in einer Folge von fünf kurzen Wellen innerhalb der ersten 10 ms nach Reizbeginn (Abb. 7.29). Als Folge der

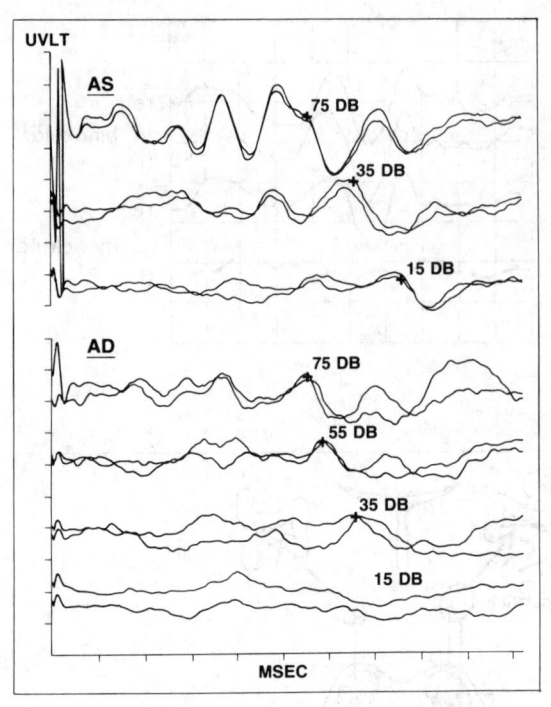

Abb. 7.30 Akustisch evozierte Hirnstammpotentiale zur objektiven Hörschwellenbestimmung: Oben (AS) normale AEHP, unten (AD) Fehlen der Welle V bei Stimulation mit 15 dB; Diagnose: leichtere rechtsseitige Schwerhörigkeit (Eichung 1 ms/Div; 0,31 µV/Div) (nach *Stöhr* u. Mitarb. 1985).

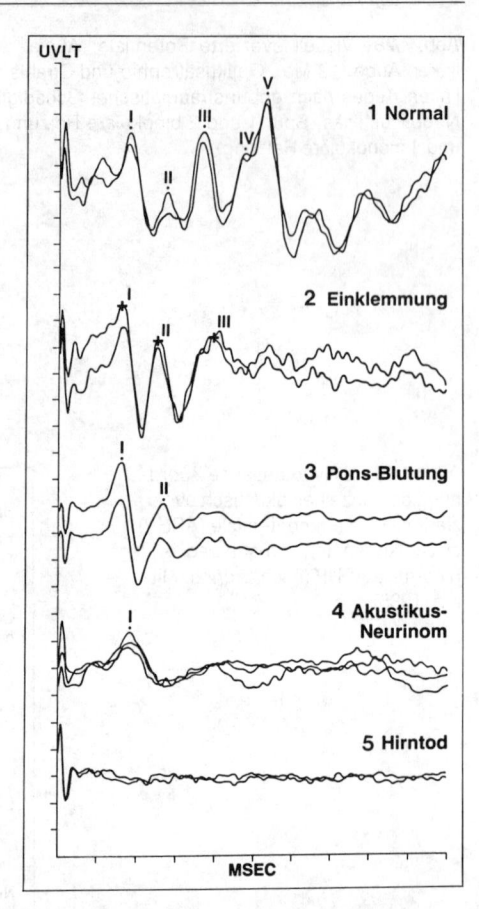

Abb. 7.31 Akustisch evozierte Hirnstammpotentiale (AEHP) bei Hirnstamm- und Kleinhirnbrückenwinkel-Prozessen: 1 normal, 2 Mittelhirnschädigung durch „Einklemmung": Verlust der Wellen IV und V, 3 Verlust der Wellen III–V, 4 Verlust der Wellen II–V und leichte Deformierung der Welle I, 5 vollständiger Ausfall der AEHP (Eichung 1 ms/Div; 0,15 µV/Div) (nach *Stöhr* u. Mitarb. 1985).

noch unvollständigen Ausreifung der Hörbahn unterscheidet sich die Konfiguration der AEHP bei Neugeborenen und Säuglingen deutlich von dem Befund bei Erwachsenen. Die Ausreifung der subkortikalen Hörbahn findet zwischen dem 12. und 18. Lebensmonat ihren Abschluß.

Neben der *objektiven Hörschwellenbestimmung*, die bei Säuglingen und Kleinkindern eine frühzeitige Erfassung von Hörschäden ermöglicht (Abb. 7.30), ist die *Topodiagnostik von Hirnstammprozessen* ein wichtiges Anwendungsgebiet der AEHP. So führen Krankheitsprozesse im Hirnstamm mit Beeinträchtigung der Hörbahn zu charakteristischen Veränderungen der einzelnen Wellen, die auf ihre Lokalisation rückschließen lassen (Abb. 7.31). Auf diese Weise können Mittelhirnläsionen von Prozessen in der Brücke oder Affektionen des N. acusticus und der Cochlea abgegrenzt werden. Ein wichtiges Anwendungsgebiet für die AEHP stellt hier die frühzeitige Erfassung von Kleinhirnbrückenwinkeltumoren dar.

Eine wichtige Indikation für die Untersuchung der AEHP bei Kindern bildet neben der Schwerhörigkeit die *Fehlhörigkeit*, bei der eine normale Hörschwelle vorliegt und die sich mit konventionellen audiologischen Methoden nicht erfassen läßt (SCHUNICHT 1983). Die Möglichkeit der Anwendung auch bei kleinen Kindern erlaubt eine Früh-

diagnose dieser Störung, die sich – unerkannt – sonst erst im Schulalter in Verhaltensauffälligkeiten und z. T. schweren psychischen Störungen äußern kann.

In der *intensivmedizinischen Diagnostik* ist die Untersuchung der AEP von Bedeutung für die Topodiagnostik, das „Monitoring" und die prognostische Beurteilung komatöser Zustände. Anatomische Läsionen im Hirnstammbereich äußern sich im Ausfall einzelner Wellenkomponenten (Abb. 7.32). Da Amplitude und Latenz der Hirnstammpotentiale nicht durch das Vigilanzniveau beeinflußt werden, kann die Integrität sensorischer Systeme auch im therapeutisch induzierten Barbituratkoma beurteilt werden, in dem Hirnstammreflexe nicht mehr diagnostisch verwertbar sind. Demgegenüber zeigen die späten unspezifischen Komponenten kortikaler evozierter Potentiale eine erhebliche Abhängigkeit vom Vigilanzniveau und können somit zur Beurteilung der Komatiefe herangezogen werden.

Abb. 7.**32a–d** Akustisch evozierte Hirnstammpotentiale. Entwicklung im Verlauf eines posttraumatischen Komas (11 J.):
a 2. Tag, Glasgow Coma Scale 6 Punkte;
b 7. Tag;
c 44. Tag;
d 4 Monate nach dem Trauma;
Stimulation mit 80 dB.

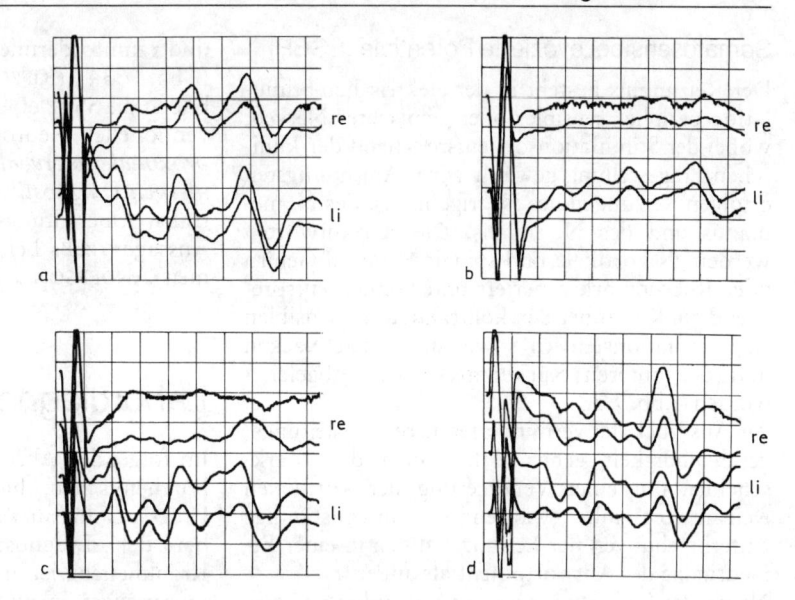

Abb. 7.**33** Leitungsbahnen und kortikale Projektionen der von Gesicht und Extremitäten in das Rückenmark eintretenden Afferenzen (nach *Stöhr* u. Mitarb. 1982).

Somatosensibel evozierte Potentiale (SSEP)

Der Reizimpuls besteht in der elektrischen Stimulation peripher sensibler oder gemischter Nerven, wobei der Stimulationsort entsprechend der klinischen Fragestellung gewählt wird. Am häufigsten erfolgen Reizungen des N. trigeminus, des N. medianus und des N. tibialis. Die Reizantworten werden als kortikale und spinale SSEP im Gehirn oder Rückenmark generiert und können entsprechend am Kopf über den kontralateralen sensiblen Repräsentationsfeldern sowie über dem Nacken und der unteren Rückenmarkspartie abgeleitet werden (Abb. 7.33).

Als Ausdruck der verminderten Erregungsleitungsgeschwindigkeit gehen Affektionen der Markscheiden mit einer Verzögerung der kortikalen Reizantwort einher, während sich unvollständige Unterbrechungen der Leitungsbahnen in einer Erniedrigung des Antwortpotentials äußern.

Neben der *Objektivierung von Sensibilitätsstörungen* ist die *Topodiagnostik und Charakterisierung spinaler Prozesse* ein wichtiges Anwendungsgebiet der SSEP. Charakteristische Veränderungen der Konfiguration der Reizantwortpotentiale ermöglichen eine Differenzierung zwischen entzündlichen (z. B. spinale Verlaufsform der Multiplen Sklerose)

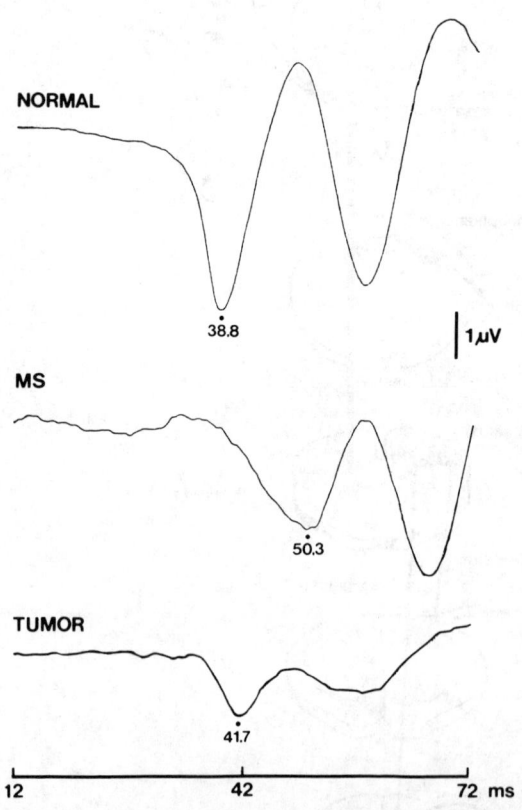

Abb. 7.**34** Somatosensibel evozierte Potentiale bei Rückenmarkerkrankungen: verzögerte kortikale Latenz bei Multipler Sklerose. Erniedrigung des Antwortpotentials bei teilweiser Leitungsunterbrechung z. B. durch einen spinalen Tumor (nach Stöhr u. Mitarb. 1985).

und raumfordernden Prozessen des Rückenmarks (Abb. 7.34) (RIFFEL u. STÖHR 1983). Daneben bilden die SSEP eine wertvolle Ergänzung der konventionellen Neurographie bei der *Untersuchung proximaler Nervenläsionen*. In der *intensivmedizinischen Diagnostik* gestattet die Messung der zentralen Überleitungszeit frühzeitig prognostische Aussagen z. B. bei schweren Schädel-Hirn-Traumen (ANDERSON u. Mitarb. 1984).

Labordiagnostik

Im folgenden Abschnitt sollen die wichtigsten laborchemischen, bioptischen und radiologischen Untersuchungsmethoden besprochen werden, die bei der Diagnose akuter neuropädiatrischer Krankheitsbilder und chronischer Störungen der motorischen, mentalen und psychischen Entwicklung von Bedeutung sind. Voraussetzung für die gezielte Einsetzung dieser Methoden sind eine genaue Anamnese und klinisch-neurologische Untersuchungen. Hierdurch läßt sich in den meisten Fällen bereits eine Differenzierung zwischen einer exogenen, prä-, peri- oder postnatal erworbenen Erkrankung und einem progredienten Krankheitsprozeß, meist metabolischer Ursache, nachweisen. Es sei aber bereits hier erwähnt, daß bei den mentalen Behinderungen, besonders den leichten Formen, in 10–30% der Fälle eine direkte Ursache auch unter Einsatz aller heute bekannten Methoden nicht zu finden ist. Im folgenden sollen deshalb besonders die Methoden hervorgehoben werden, die sich aufgrund persönlicher Erfahrungen bewährt haben.

Laborchemische Methoden

In der Bundesrepublik Deutschland wird landesweit ein Neugeborenen-Screening auf angeborene Stoffwechselerkrankungen und Hypothyreose durchgeführt (s. BICKEL u. WACHTEL 1985). Diese Untersuchungen erfassen die Hypothyreose, die Phenylketonurie, die Galaktosämie und die Ahornsirupkrankheit. Sie sind kostenfrei und werden aus Blutproben, die am 5. Lebenstag aus der Ferse auf ein Filterpapier entnommen werden, bestimmt. Obwohl fast alle Neugeborenen durch dieses Screening erfaßt werden, ist es gegebenenfalls notwendig, die Untersuchungen zu wiederholen (dies trifft besonders für die Hypothyreose zu). Bei jedem Kind mit einer Entwicklungsstörung sollte zusätzlich ein Aminosäure-Screening im Urin durchgeführt werden. Dies geschieht gewöhnlich mittels Dünnschichtchromatographie. Gegebenenfalls muß diese Untersuchung durch eine quantitative Bestimmung der Aminosäuren mittels Säulenchromatographie im Serum vervollständigt werden.

Bei Verdacht auf Vorliegen einer Organoazytopathie ist eine gaschromatographische Untersuchung von Urin und Plasma angezeigt. Finden sich hierbei Auffälligkeiten, so muß diese Untersuchung durch eine Massenspektrometrie ergänzt werden. Der Verdacht auf Vorliegen einer Störung aus dem Bereich der organischen Säuren besteht besonders bei Kindern, die eine Symptomkombination von früh einsetzenden Krampfanfällen, muskulärer Hypotonie und Ataxie zeigen. Häufig sind diese Störungen mit einer Azidose kombiniert, die durch Messung des pH-Werts, des Bicarbonats und Basenüberschusses im Plasma sowie der Laktat- und Pyruvatwerte erfaßt werden kann. Besonders intermittierende Krankheitsbilder mit Ataxie, Erbrechen und Bewußtseinsstörungen machen diese Untersuchungen notwendig. Bei unklaren Komazuständen ist die Bestimmung der Ammoniakspiegel zum Ausschluß einer Störung aus dem Harnstoffzyklus erforderlich. Bei Vorliegen eines Tremors oder einer Choreoathetose sollten Kupferspiegel, Kupferausscheidung und Coeruloplasmin gemessen werden (Morbus Wilson).

In letzter Zeit hat besonders die Bestimmung der langkettigen Fettsäuren (C_{22}, C_{24}, C_{26}) mittels Massenspektrometrie an Bedeutung gewonnen. Sie sind vermehrt bzw. das Verhältnis C_{26} zu C_{24} und C_{22} verändert bei peroxisomalen Erkrankungen, zu denen der Morbus Zellweger, die Adrenoleukodystrophie, die infantile Form des Morbus Refsum und der rhizomele Typ der Chondrodystrophia punctata gerechnet werden.

Besteht der Verdacht auf Vorliegen einer Störung im Stoffwechsel des Glykogens (Glykogenose), der Sphingolipide oder Mukopolysaccharide, so ist eine Bestimmung der entsprechenden lysosomalen Enzyme aus Leukozyten- bzw. Lymphozytenpräparationen erforderlich (s. Tab. 7.10). Der Verdacht auf Vorliegen einer derartigen Störung besteht dann, wenn neben allgemeinen Symptomen wie Muskelhypotonie, progredienter Ataxie, Sehstörungen, Fundusveränderungen (z. B. kirschroter Fleck) und Dysmorphiezeichen (Gargoylismus) eine Organomegalie besteht. Bei den Glykogenosen ist meist die Hepatomegalie dominierend, während bei Sphinogolipidosen (z. B. Morbus Gaucher und Niemann-Pick) die Splenomegalie überwiegt. Bei Mukopolysaccharidosen und Mukolipidosen findet sich zusätzlich eine vermehrte Ausscheidung von Mukopolysacchariden im Urin (positiver Berry-Test). Bei einzelnen Formen der Glykogenspeicherkrankheiten ist jedoch eine Leberbiopsie zur Glykogenbestimmung bzw. Enzymmessung unerläßlich.

Die meisten lysosomalen Störungen gehen mit Speicherphänomenen in Lymphozyten und Fibroblasten einher. Der Nachweis von Vakuolen in Lymphozyten ist deshalb eine wichtige Screeningmethode und in Kombination mit entsprechenden klinischen Symptomen bei einzelnen Krankheitsbildern wie dem Morbus Pompe und der Mukolipidose II (I-cell disease) fast beweisend (Abb. 7.35).

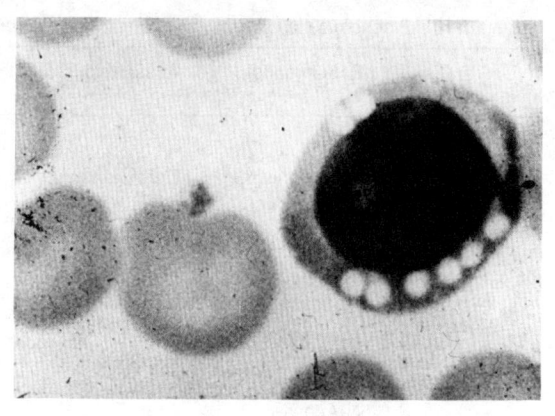

Abb. 7.35 Vakuolisierte Lymphozyten bei I-cell disease.

Besteht der Verdacht auf Vorliegen einer akuten oder chronischen Infektion des zentralen Nervensystems, z. B. SSPE oder Borreliose, so sind entsprechende Antikörperbestimmungen im Blut unerläßlich.

Liquoruntersuchungen

Eine Lumbalpunktion und Untersuchung des Liquors ist unerläßlich zum Ausschluß einer akuten oder chronischen Infektion des zentralen Nervensystems. Sie sollte immer eine Beurteilung des Druckes, des Zucker- und Eiweißgehaltes sowie eine bakteriologische Untersuchung beinhalten. Eine genauere Differenzierung einzelner Liquorproteine mittels Acrylelektrophorese oder Agarosegelelektrophorese gestattet eine bessere Unterscheidung zwischen akuten und chronischen entzündlichen Prozessen sowie Schrankenstörungen. Der Nachweis mono- oder oligoklonaler IgG-Fraktionen ist ein wichtiges Indiz für eine lokale Immunglobulinproduktion, die charakteristisch für eine Multiple Sklerose oder eine Subakute Sklerosierende Panenzephalitis ist (Abb. 7.36). Der Bestimmung des Laktatspiegels im Liquor kommt eine geringere Bedeutung zu, dagegen kann die Messung einzelner Aminosäuren besonders in Relation zu den Plasma- und Urinkonzentrationen von entscheidender diagnostischer Bedeutung sein (z. B. nicht-ketotische Hyperglycinämie).

Biopsien

Haut-, Muskel- und Nervenbiopsien

Die Durchführung einer *Hautbiopsie* ist gerechtfertigt und notwendig bei Verdacht auf Vorliegen einer Speichererkrankung oder unklaren neurodegenerativen Störungen.

Tabelle 7.10 Biochemische Untersuchungen bei angeborenen Stoffwechselstörungen (Stand: August 1986)

	Enzymmangel	Ausscheidung	Labor	Urin	Serum	Leukozyten	Fibroblasten	Pränatale Diagnose
Mukopolysaccharidosen								
I Hurler Scheie H/S compound	dL Iduronidase	Dermatansulfat Heparansulfat		+		++	++	AC, ChZ
II Hunter (X-chrom. rezessiv)	Iduronat-Sulfatase	Dermatansulfat Heparansulfat		+			++	AC, ChZ
III Sanfilippo A	Heparan-N-Sulfatase	Heparansulfat	Prof. Pontz, Mainz oder Prof. v. Figura, Göttingen	+			++	AC, ChZ*
B	N-Acetyl-α-D Glucosaminidase			+	+		++	AC, ChZ
C	N-Acetyl-Transferase			+			++	AC, ChZ
D	N-Acetyl-Glucosamin-6-Sulfatase			+			++	AC, Chz
IV Morquio A	Galaktosamin-6-Sulfatase	Keratansulfat		(+)		++	++	AC, ChZ**
B	β-Galaktosidase			(+)		++	++	AC, ChZ
VI Maroteaux-Lamy	N-Acetylgalaktosamin-4-Sulfatase (Arylsulfatase B)	Dermatansulfat		+			++	AC, ChZ
VII Sly	β-Glucuronidase	Dermatansulfat Heparansulfat		+	+	++	++	AC
Mukolipidosen								
II (I-cell disease)	N-Acetylglucosaminylphosphotransferase	lysosomale Enzyme	Prof. v. Figura, Göttingen		+		++	AC, AF ChZ
III (Pseudo-Hurler, Polydystrophie)					+		++	AC, AF ChZ
Oligosaccharidosen								
Mannsidose	α-D-Mannosidase			+	+		++	AC, ChZ
Fukosidose	Fukosidase		Prof. Pontz, Mainz	+			++	AC, ChZ
Aspertylglucosaminurie	Aspertylglucosaminidase	Oligosaccharide		+			++	AC
Sialidose	α-Neuraminidase			+			++	AC, ChZ
Sphingolipidosen								
Metachromatische Leukodystrophie	Arylsulfatase A	metachromat. Substanzen	Prof. Harzer, Tübingen und Prof. v. Figura, Göttingen	+		++	++	AC
G$_{M1}$-Gangliosidose	β-Galaktosidase			+		++	++	AC, ChZ
G$_{M2}$-Gangliosidose	β-Hexosaminidase A/B							
M. Tay-Sachs				+	+	++	++	AC
M. Sandhoff						++	++	AC
M. Krabbe	Zerebrosid-β-Galaktosidase					++	++	AC, ChZ
M. Gaucher	Zerebrosid-β-Glucosidase					++	++	AC
M. Niemann Pick A und B	Sphingomyelinase					++	++	AC

* Berry-Test kann falsch negativ sein.   ** Nicht im Screening (Berry-Test) zu erfassen.

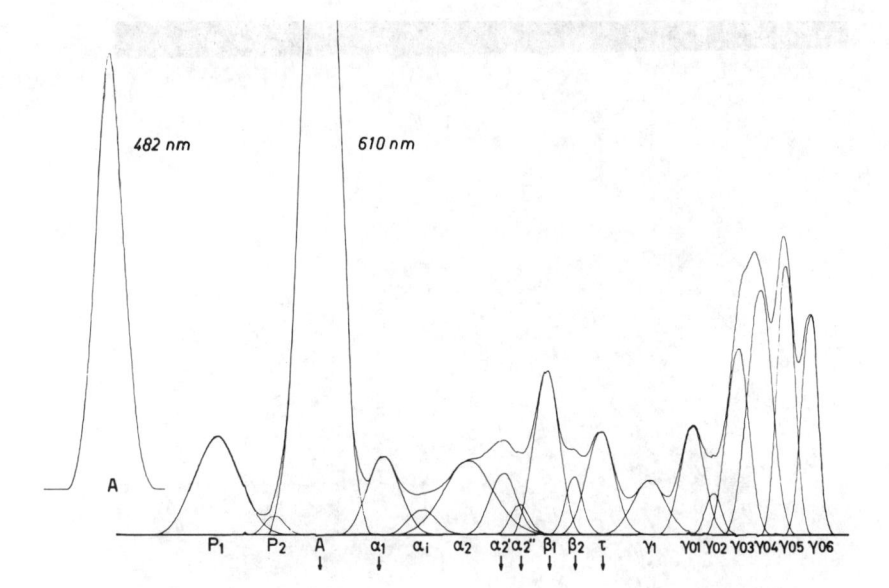

Abb. 7.36 Oligoklonale Gammaglobulinfraktionen bei SSPE, Liquor.

Sie kann mit Hilfe einer kleinen Stanze am besten über dem Deltoideus unter sterilen Bedingungen schmerzfrei entnommen werden. Das gewonnene Biopsat wird geteilt, um Fibroblasten anzuzüchten, an denen Enzymbestimmungen, besonders zum Nachweis lysosomaler Erkrankungen, durchgeführt werden können. Der verbliebene Rest dient der morphologischen, besonders elektromikroskopischen Untersuchung zum Nachweis von Speicherphänomenen. Besonders wichtig ist dies bei enzymatisch nicht genau definierten Speichererkrankungen, wie z.B. den Zeroidlipofuszinosen (Abb. 7.37).

Nervenbiopsien (meist N. suralis) wurden früher sehr viel häufiger zum Nachweis demyelinisierender Erkrankungen durchgeführt. Die meisten Leukodystrophien, z.B. der Morbus Krabbe oder die metachromatische Leukodystrophie, lassen sich heute jedoch enzymatisch aus Lymphozyten, Urin oder Fibroblasten exakter diagnostizieren. Angezeigt ist eine Nervenbiopsie jedoch bei enzymatisch nicht definierten Neurolipidosen wie der Zeroidlipofuszinose, den orthochromatischen Leukodystrophien, der Pelizaeus-Merzbacher-Krankheit und der neuroaxonalen Dystrophie sowie den hereditären motorischen und sensorischen Neuropathien (HMSN).

Wir führen seit einigen Jahren mit gutem Erfolg Konjunktivalbiopsien durch. Der Vorteil dieser Methode besteht darin, daß sie einfach in Lokalanästhesie durchführbar ist und das Biopsat im Elektronenmikroskop sowohl die Beurteilung von Speicherphänomenen in Fibroblasten wie in Nervenfortsätzen gestattet (Abb. 7.38).

Einzelne Autoren bevorzugen eine Rektumbiopsie. Sie gestattet die Beurteilung von Nervenzellen mit eventuellen Speicherphänomenen im Auerbachschen Plexus.

Muskelbiopsien dienen dem Nachweis dystrophischer, neurogener, entzündlicher und struktureller Veränderungen im Muskel (Abb. 7.39 u. 7.40).
In den letzten Jahren hat die Muskelbiopsie besonders in der Diagnostik der Mitochondriozytopathien an Bedeutung gewonnen. Neben histochemischen Methoden zum Nachweis sogenannter Ragged red fibres und elektronenmikroskopischer Veränderungen an den Mitochondrien (Abb. 7.41) ist auf diese Weise eine direkte Messung von Enzymen der Atmungskette, des Carnitins und einzelner, am Fettstoffwechsel beteiligter Enzyme (z.B. Carnitin-Palmityl-Transferase) möglich (SENGERS

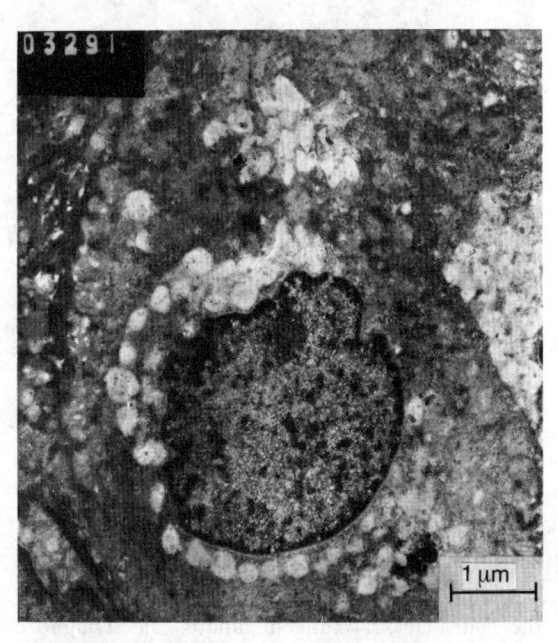

Abb. 7.37 Vakuolen in Fibroblasten bei Fukosidose.

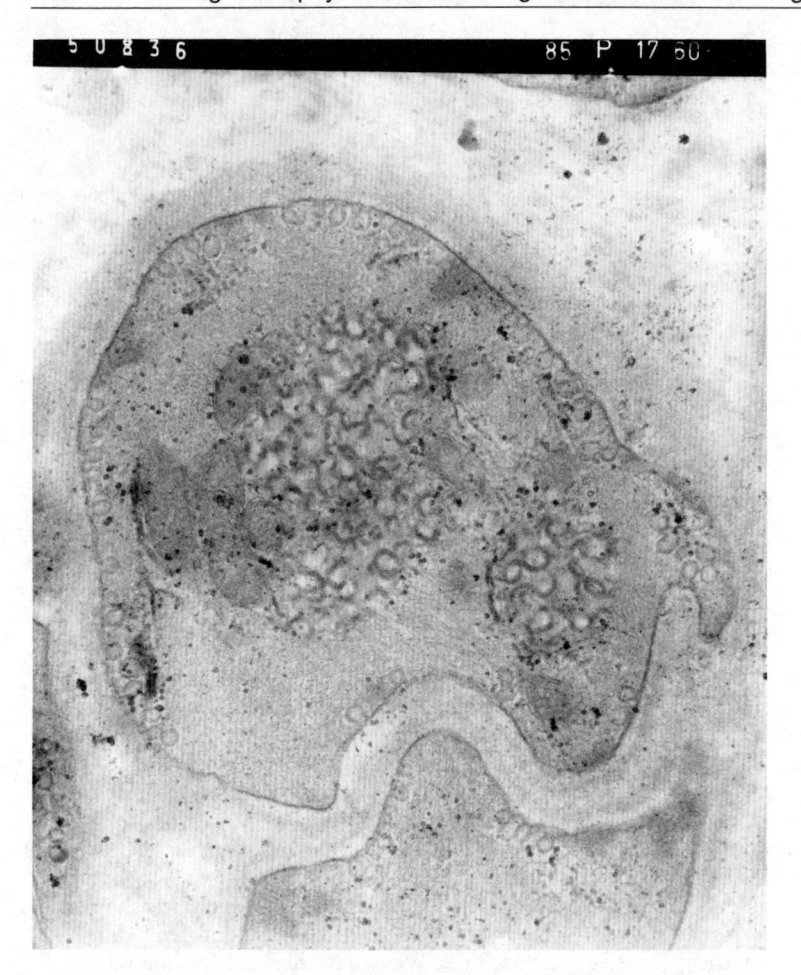

542　7 Diagnostik psychischer Störungen bei Kindern und Jugendlichen

Abb. 7.**38** Kurvilinearer Einschluß, Zeroidlipofuszinosen, Konjunktivalbiopsie.

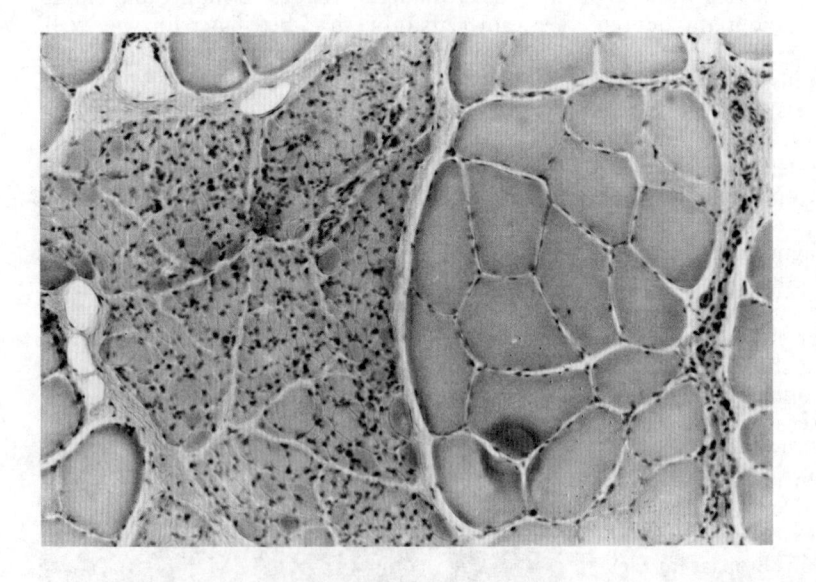

Abb. 7.**39** Felderförmige Atrophie bei neurogener Muskelatrophie, HE × 125.

u. Mitarb. 1984). Die Untersuchung mitochondrialer Enzyme in der Muskulatur wird in Zukunft sehr viel größere Bedeutung gewinnen, da sie über die Muskelerkrankungen hinaus die Diagnose zahlreicher neurodegenerativer Erkrankungen gestattet. In der Anfangsdiagnostik hat sich die Nadelbiopsie, welche kaum eine Narbe hinterläßt und in Lokalanästhesie ambulant durchgeführt werden kann, bewährt.

Abb. 7.**40** Muskeldystrophie vom Typ Duchenne, HE × 125.

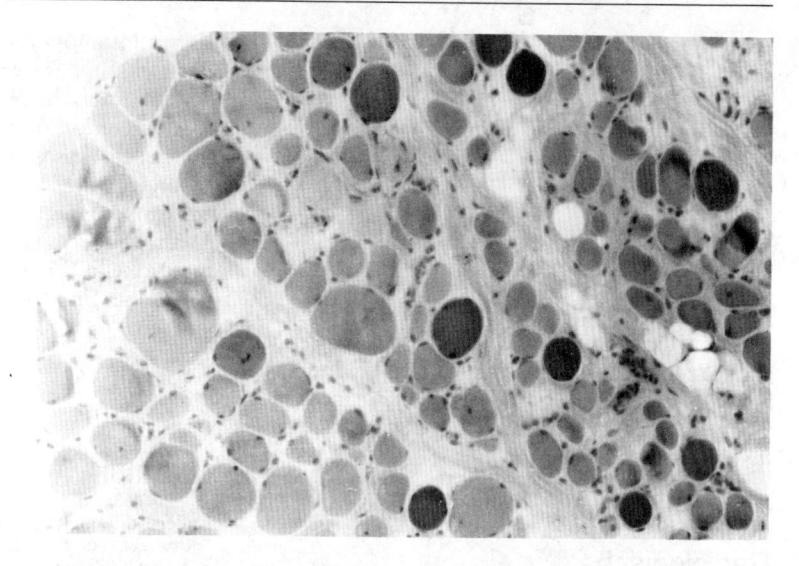

Abb. 7.**41** Mitochondriale Myopathie: parakristalline Einschlüsse in Mitochondrien, 26 000fache Vergrößerung.

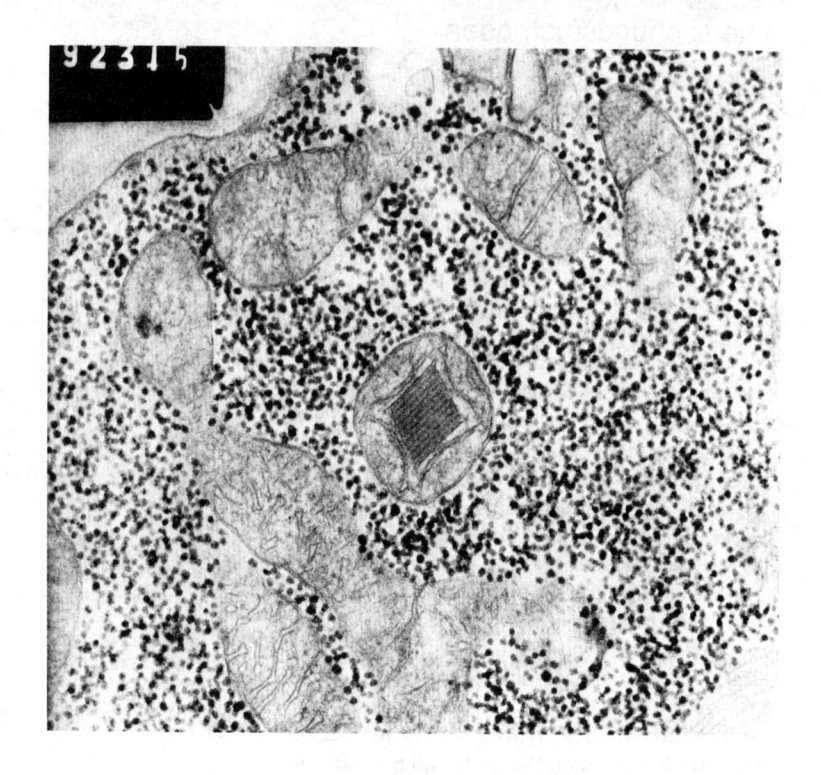

Leberbiopsie

Eine Biopsie der Leber zur Diagnose neurometabolischer bzw. neurodegenerativer Erkrankungen ist nur noch in Ausnahmefällen notwendig. Hierzu zählen die bereits erwähnten Glykogenosen. Bei der ophthalmoplegischen Neurolipidose kann die Diagnose durch den Nachweis eines erhöhten Sphingomyelingehaltes bei normaler Sphingomyelinaseaktivität unterstützt werden. Die Myoklonuskörperepilepsie läßt sich gelegentlich in der Leberbiopsie, aber auch in der Muskelbiopsie durch den Nachweis von Lafora-Körpern sichern.

Knochenmarkpunktion

Eine Knochenmarkpunktion wird zur Diagnostik dann durchgeführt, wenn der Verdacht auf Vorliegen von Speicherphänomenen besteht. Dies ist besonders der Fall bei Morbus Gaucher, Morbus Niemann-Pick, der ophthalmoplegischen Neurolipidose (seablue histocytes) und bei einigen Mukopolysaccharidosen. Die meisten der genannten Erkrankungen sind aber enzymatisch aus Fibroblasten bzw. Lymphozyten zu sichern (s. auch Tab. 7.**10**).

Hirnbiopsie

Eine Hirnbiopsie ist in der Diagnostik neurologisch degenerativer Erkrankungen nur in Ausnahmefällen nötig. Außer bei der Diagnostik akuter enzephalitischer Krankheitsbilder wie der Herpesenzephalitis oder der Creutzfeldt-Jakobschen Erkrankung stellen die spongiöse Degeneration, die Alexandersche Leukodystrophie, die progressive Myoklonusepilepsie (Lafora-Typ) und die infantile neuroaxonale Dystrophie eine eingeschränkte Indikation für diesen Eingriff dar. Er sollte jedoch eine absolute Ausnahme bleiben, da er durch die bereits aufgeführten Untersuchungsmethoden weitgehend überflüssig ist und die Ergebnisse häufig enttäuschend sind.

Radiologische Untersuchungsmethoden

Die Röntgenaufnahme des Schädels wird am häufigsten bei Schädeltraumen, hier wohl auch unter rechtlichen Gesichtspunkten, durchgeführt. Sie ist ferner indiziert bei Verdacht auf Vorliegen einer pränatalen intrakraniellen Infektion (Nachweis von Verkalkungen), einer Phakomatose (z. B. Morbus Recklinghausen, tuberöse Sklerose), einer Ossifikationsstörung (Nahtsynostose), einer kraniofazialen Fehlbildung oder eines gesteigerten intrakraniellen Druckes. In der letztgenannten Situation kommt der Beurteilung der Schädelnähte, der Sella turcica und Klinoidfortsätze besondere Bedeutung zu.

In der Diagnostik mentaler Behinderungen und Epilepsien sind Röntgenaufnahmen des Schädels meist jedoch überflüssig, da sie keine zusätzlichen Informationen liefern.

Die Pneumenzephalographie ist durch die Einführung der Computer- und Kernspintomographie weitgehend überflüssig geworden. Die Myelographie hat dagegen noch immer ihren Stellenwert beim Nachweis intraspinaler Prozesse und Aszensionsstörungen.

In der Diagnostik des Hydrozephalus im Neugeborenenalter kommt der Ultraschalldiagnostik überragende Bedeutung zu. Sie gestattet sowohl eine Beurteilung der Ventrikelräume wie auch den Nachweis intrakranieller Blutungen. Schwierigkeiten bereiten lediglich Krankheitsprozesse (z. B. Blutungen) in Kalottennähe.

Zerebale und spinale Angiographien sind in der Diagnostik vaskulärer Fehlbildungen und zerebraler Raumforderungen nach wie vor unerläßlich.

Die neuroradiologische Diagnostik ist durch Einführung der Computertomographie und Kernspintomographie revolutioniert worden. Diese Verfahren sind indiziert bei Verdacht auf Vorliegen eines Hydrozephalus, einer intrakraniellen Raumforderung bzw. eines Tumors, einer intrakraniellen Blutung sowie zur Diagnostik des Hirnödems. Die Kernspintomographie steht noch am Anfang ihrer Entwicklung. Sie gestattet neben der Beurteilung der anatomischen Verhältnisse des Gehirns und Rückenmarks zunehmend eine Beurteilung von Stoffwechselvorgängen (Kernspinspektroskopie) besonders im Zusammenhang mit der Positronemissionstomographie (PET). Die letztgenannten Methoden ermöglichen auf nichtinvasive Weise funktionelle Untersuchungen am Gehirn und werden daher in Zukunft weiter an Bedeutung gewinnen.

Literatur

Anderson, D. C., S. Bundlie, G. L. Rochswold: Multimodality evoked potentials in closed head traumas. Arch. Neurol. (Chic.) 41 (1984) 369

Bickel, H., W. Wachtel (Hrsg.): Neugeborenen-Screening auf hereditäre Stoffwechselkrankheiten und endokrine Störungen. Thieme, Stuttgart 1985

Biesalski, P., F. Frank: Phoniatrie – Pädaudiologie. Thieme, Stuttgart 1982

Blume, W. T.: Atlas of Pediatric Electroencephalography. Raven Press, New York 1982

Boltshauser, E.: Degenerative Erkrankungen des Zentralnervensystems im Kindesalter. Huber, Bern 1983

Cooper, R., J. W. Osselton, J. C. Shaw: Elektroenzephalographie, 3. Aufl. G. Fischer, Stuttgart 1984

Dehnerdt, M.: Verläufe bei Jugendlichen und Erwachsenen mit nächtlichen tonischen Anfällen. In: Epilepsie 1981, hrsg. von H. Remschmidt, R. Rentz, J. Jungmann. Thieme, Stuttgart 1983 (S. 48)

Desmedt, J. E. (Hrsg.): Visual Evoked Potentials in Man: New Developments. Clarendon Press, Oxford 1977

Doose, H.: Genetic factors in childhood epilepsy. In: Advances in Epilepsy: XIth Epilepsy International Symposium, hrsg. von R. Canger, F. Angeleri, J. K. Penry. Raven Press, New York 1980 (S. 289)

Doose, H.: Zerebrale Anfälle. In: Lehrbuch der Kinderheilkunde, hrsg. von F. J. Schulte, J. Spranger. G. Fischer, Stuttgart 1985 (S. 760)

Dumermuth, G.: Elektroenzephalographie im Kindesalter, 3. Aufl. Thieme, Stuttgart 1976

Gundel, A.: Primäre generalisierte myoklonisch-astatische Epilepsie des Kleinkindes: EEG-Hintergrundaktivität und Prognose. In: Epilepsie 1981, hrsg. von H. Remschmidt, R. Rentz, J. Jungmann. Thieme, Stuttgart 1983 (S. 43)

Hanefeld, F. (Hrsg.): Neuropädiatrie. Springer, Berlin 1981

Harris, R.: The EEG. In: Child Psychiatry: Modern Approaches, hrsg. von M. Rutter, L. Hersov. Blackwell, Oxford 1976 (S. 334)

Herschkowitz, N., F. J. Schulte (Hrsg.): Gangliosidoses and Leukodystrophies. Neuropediatrics (Suppl.) 15 (1984) 1

Hosking, G.: Visually evoked responses. Arch. Dis. Childh. 59 (1984) 1

Hughes, J. R., W. P. Wilson (Hrsg.): EEG and Evoked Potentials in Psychiatry and Behavioural Neurology. Butterworth, Boston 1983

Klass, D. W., D. D. Daly (Hrsg.): Klinische Elektroenzephalographie. G. Fischer, Stuttgart 1984

Nyhan, W. L.: Abnormalities in Amino Acid Metabolism in Clinical Medicine. Appleton-Century-Crofts, Norwalk/Conn. 1984

Riffel, B., M. Stöhr: Somatosensibel evozierte Potentiale nach Tibialisstimulation in der Differentialdiagnose von Rückenmarkserkrankungen. Akt. Neurol. 10 (1983) 147

Schunicht, R.: ERA-Befunde bei fehlhörigen Kindern mit normaler Hörschwelle. Arch. klin. exp. Ohr.-, Nas.- u. Kehlk.-Heilk. 205 (1983) 249

Sengers, R. C. A., A. M. Stadhouders, J. M. F. Trijbels: Mitochondrial myopathies. Europ. J. Pediat. 141 (1984) 192

Stefan, H., W. Burr (Hrsg.): Mobile Long-term EEG Monitoring. G. Fischer, Stuttgart 1982

Stöhr, M., J. Dichgans, H. C. Diener, U. W. Buettner: Evozierte Potentiale. SEP-VEP-AEP. Springer, Berlin 1982

Stöhr, M., H. Reich, B. Riffel, A. Ulrich: Evozierte Potentiale. Dtsch. Ärztebl. 82 (1985) 321

Völzke, E., H. Doose, E. Hempel: Petit-mal-Status im Kleinkindesalter und Demenz. In: Epilepsie 1978, hrsg. von G. Doose, G. Gross-Selbeck. Thieme, Stuttgart 1978 (S. 96)

Weinmann, H.-M. (Hrsg.): Ableitung und Beschreibung des kindlichen EEG. Zuckschwerdt, München 1986

Wenzel, D., D. Harms, U. Brandl: Musterevozierte Potentiale bei ophthalmischer Migraine. In: Aktuelle Neuropädiatrie IV, hrsg. von G. Jacobi. Thieme, Stuttgart 1982 (S. 132) ized. # Psychologische Untersuchungen

Stefan Schmidtchen

„Der praktizierende klinische Psychologe würde seinem Auftrag nicht gerecht werden, wenn er sich aus lauter Furcht vor Unwissenschaftlichkeit ausschließlich auf rein wissenschaftliche Untersuchungen methodisch streng ausgewählter Verhaltensvariablen oder Dispositionen beschränken würde. Gerade um die humane Wirklichkeit ganz zu erfassen, muß er seine Aufgabe oft zugleich auch in einer anteilnehmenden Hinwendung zum inneren Leben des anderen Menschen sehen."

(BIERKENS 1968, S. 176)

Einleitung

In einer psychologischen oder psychodiagnostischen Untersuchung beantwortet der Psychologe eine ihm von einem Auftraggeber gestellte Fragestellung, die sich auf Erlebens-, Denk- und Verhaltensweisen eines Probanden bezieht. Er benutzt dabei sein Planungswissen, Methoden der Datenerhebung, Erfahrungen der psychodiagnostischen Urteilsbildung und Kenntnisse der Gutachtenerstellung und Informationsübertragung (vgl. HARTMANN 1973).

Herausragendes und sichtbares Kennzeichen seiner Tätigkeit ist die Anwendung von Explorations-, Beobachtungs- und Testmethoden. Sie stellen den Abschnitt der *Datenerhebung* dar. Für den Probanden und Auftraggeber am bedeutsamsten ist aber der psychodiagnostische *Urteilsprozeß* und das aus ihm resultierende *Gutachten* bzw. die aus ihm resultierende mündliche Beantwortung der Fragestellung. In den Urteilsprozeß gehen eine Fülle von Annahmen ein, die sich als Unsicherheitsfaktoren der psychodiagnostischen Aussagen kundtun. Es sind folgende *Fehlerquellen:*

– Interpretation des Auftrages,
– Planungskonzept und Menschenbild des Diagnostikers,
– Untersuchungsbereitschaft und Mitteilungsabsicht des Probanden,
– Repräsentativität der Explorations-, Beobachtungs- und Testsituation,
– Zuverlässigkeit der Explorations-, Beobachtungs- und Testbefunde,
– Angemessenheit der diagnostischen Urteilsbildung und psychologischen Aussage,
– Fehler der Informationsübertragung vom Gutachter zum Auftraggeber.

Die Fehlerquellen lassen sich in Form eines Beziehungsnetzes darstellen, in dem ihre wechselweisen Verknüpfungen deutlich werden (s. Abb. 7.42). Jede Fehlerquelle beeinflußt die andere und alle gemeinsam die psychologische Aussage. Es ist deshalb verständlich, wenn man psychologischen Aussagen mit großer Vorsicht begegnen und auf dem Hintergrund ihrer Entstehungsgeschichte kritisch verstehen muß.

Im folgenden sollen die einzelnen Fehlerquellen im Rahmen der Handlungsschritte diskutiert werden, die eine psychologische Untersuchung ausmachen. Es sind die Schritte (vgl. BIERKENS 1968; HARTMANN 1973; KAMINSKI 1976):

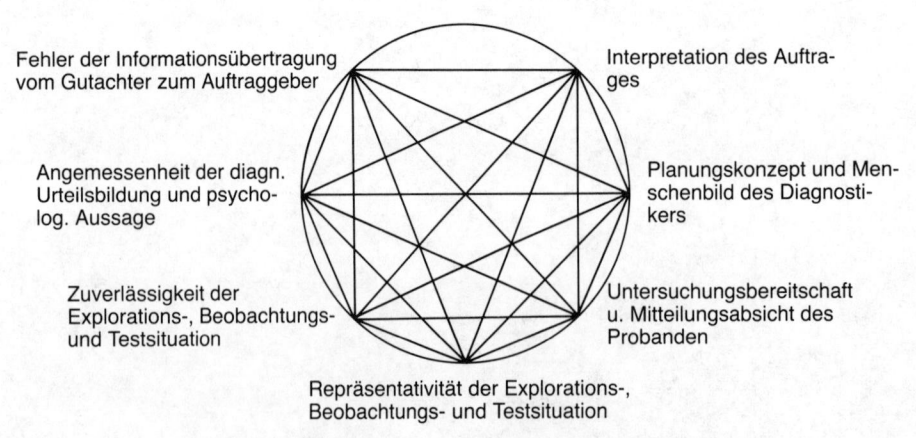

Abb. 7.**42** Fehlerquellen psychologischer Aussagen (nach *Hartmann* 1973 [S. 12]).

- Auftragserteilung,
- Planung der psychodiagnostischen Untersuchung,
- Datenerhebung (Exploration, Beobachtung, Testung),
- Urteilsbildung und
- Gutachtenerstellung.

Der Schwerpunkt der Darstellung wird auf dem Schritt *Datenerhebung* liegen.

Auftragserteilung

Auftraggeber

Zu Beginn einer psychologischen Untersuchung steht die Erteilung eines Untersuchungsauftrages an den Psychologen. Auftraggeber können dabei sein:

a) Eltern, die ihr Kind einer Erziehungsberatungsstelle, kinderpsychiatrischen Ambulanz, Berufsberatungsstelle oder einem Schulpsychologischen Dienst vorstellen,
b) Probanden, die wie ältere Kinder, Jugendliche oder Erwachsene psychologische Hilfe aufsuchen,
c) soziale Dienste, die wie Jugendamt, Schule, Kirche oder Gericht Psychologen beauftragen, eine Begutachtung vorzunehmen,
d) Ärzte, die konsiliarische Hilfe eines Psychologen erbitten.

Die unterschiedlichen Auftraggeber haben eine unterschiedlich klare Vorstellung von den Arbeits- und Antwortmöglichkeiten des Psychologen. Insbesondere Personen (z. B. Eltern oder Probanden), die erstmals einen Psychologen aufsuchen, wissen selten genau, welche Hilfe sie von ihm erwarten können und wie seine Arbeit aussieht. Sie haben aus den Medien eine ungefähre Vorstellung darüber, daß er Ratschläge erteilt, daß er Verhaltensweisen als „normal" oder „nicht normal" beurteilt und Einblick in Tiefenstrukturen des Bewußtseins nimmt. Ihr Bild des Psychologen ist sehr ambivalent:

„Einerseits überträgt man ihm große Verantwortung bei Entscheidungen (...), glaubt man, er sei mit einem besonderen Blick ausgestattet, der ihm erlaubt, in kürzester Zeit auch die intimsten Regungen seines Gegenüber zu erkennen; glaubt man, er vermöge mit seinen Tests wie ein Hellseher mit seiner Kristallkugel die Zukunft vorauszusehen; und glaubt man, er könne wie ein Heiliger helfen, wenn – aus welchen Gründen auch immer – die Produktion eines Betriebes sinkt, ein Kind in der Schule nicht mitkommt oder eine Ehe zu zerbrechen droht. – Andererseits aber begegnet man ihm mit extremer Skepsis, maßt sich ein Urteil über seine Leistungen an und hält seine Prognosen für Phantasmen, wenn sie mit den eigenen Eindrücken nicht übereinstimmen" (COHEN 1962).

Insbesondere die Beurteilungsfunktion über *Normalität* oder *Abnormalität* eines Verhaltens verleiht dem Psychologen ein bedrohliches Image. In diese Funktion wird er besonders dann hineingedrängt, wenn er für gesellschaftliche Institutionen wie Gerichte, Jugendämter, Schulen etc. Begutachtungsaufträge übernimmt, von deren Aussagen das weitere Schicksal des Probanden entscheidend abhängig ist. Aus der kritischen Sicht DÖRNERS (1974, S. 144) kann die Diagnose dann „eine *Ordnungsfunktion* für die Gesellschaft und für das jeweilige konkrete soziale System eines Individuums" erfüllen. Diese Ordnungsfunktion besteht häufig nicht in Verständnis und Hilfe für den Probanden, sondern in der Zuordnung eines Abnormalitäts- oder Störungsetiketts und der daraus abgeleiteten Überweisung in Institutionen (z. B. Gefängnisse, geschlossene Heime, psychiatrische Kliniken, Sonderschulen), in denen selten eine personenzentrierte Hilfe gegeben wird.

Um sich von diesem Kontrollfunktions- und Machtimage zu lösen und um dieser Art von gesellschaftlicher Diskriminierung wehrloser Probanden entgegenzutreten, vermeiden es Klinische Psychologen häufig, einen Diagnostikauftrag zu übernehmen, in dem sie keinen Einfluß auf die aus der Diagnose abgeleiteten Folgen haben. Sie sind bestrebt, die Diagnose in einem engen Zusammenhang mit einer humanen Therapie zu sehen und nicht als Etikettierungsvorgang und einer daraus abgeleiteten gesellschaftlichen Diskriminierung.

Leider wird dem Psychologen die Ausführung dieser diagnostisch-psychotherapeutischen Tätigkeit berufsrechtlich nicht ermöglicht. Seine momentane rechtliche Situation ist dadurch gekennzeichnet, daß seine berufliche Qualifikation, die er auf der Universität erworben hat, mit der eines Heilpraktikers gleichgesetzt wird. Weder wird seine psychologische Tätigkeit staatlich (durch entsprechende Gesetze) noch kassenärztlich anerkannt. Der Psychologe lebt somit als gut ausgebildeter und gesellschaftlich notwendiger Beruf in einer rechtlichen Lage, in der er selbst die Macht erlebt, die durch willkürliche Etikettierungs- und Kontrollfunktionen ausgeübt wird. Vielleicht ist er deshalb besonders sensibel für Machtausübung und Bevormundung gegenüber Klienten.

Aus dieser berufspolitischen Verunsicherung heraus wird es dem Psychologen insbesondere in ärztlich geleiteten Institutionen zuweilen sehr schwer gemacht, seine Tätigkeit als Diagnostiker und Psychotherapeut so auszuüben, daß er nicht vorrangig dem Vorgesetzten verantwortlich ist, sondern dem Probanden (vgl. HARTMANN 1973, S. 28). Diese Fürsorgepflicht für den Probanden ist Teil seiner *ethischen Verpflichtungen* (s. ethische Verpflichtungen des Berufsverbandes Deutscher Psychologen, SCHMIDTCHEN 1975, S. 36ff), die u. a. besagen:

„Der Psychologe respektiert die Persönlichkeit seines Klienten und nimmt Sorge am seelischen Zustand der Personen oder Gruppen, für die er beruflich zuständig ist. – Im Falle eines Konfliktes zwischen verschiedenen Gruppen innerhalb einer Institution (Betrieb, Heim, Klinik), die der Psychologe betreut, hat er sich primär um die Belange seiner Probanden zu kümmern und erst in zweiter Weise um die Belange seiner Berufsgruppe."

Aus diesen Verpflichtungen heraus und aus der realistischen Sicht seiner rechtlichen Rolle besteht das wünschenswerte Arbeitsverhältnis zwischen Psychologe, Arzt und anderen Mitgliedern des diagnostisch-therapeutischen Teams in einer *partnerschaftlichen, allein der Fürsorge des Probanden verantwortlichen Beziehung* und nicht in einer macht- und institutionsorientierten Abhängigkeitssituation.

Auftrag

Die Aufträge und Fragestellungen an den Psychodiagnostiker können sehr vielfältiger Art sein. Im Bereich der Kinder- und Jugendlichendiagnostik können sie sich beziehen auf:
a) Erstellung eines Persönlichkeitsgutachtens,
b) Stellungnahme zu forensischen Fragen (z. B. Glaubwürdigkeit; Darstellung des psychologischen Hintergrundes eines Tatverhaltens etc.),
c) Begutachtung der Schulreife oder schulischen Leistungsfähigkeit (z. B. LRS-Diagnostik, Intelligenzdiagnostik etc.),
d) Fragen der Berufsberatung,
e) psychiatrisch-neurologische Fragestellungen (z. B. Untersuchung des affektiven, motivationalen, sozialen oder kognitiven Verhaltens; Untersuchung von Behinderungen; Untersuchung von Hirnschädigungen etc.),
f) therapieorientierte Diagnostik im Rahmen der Kinder-, Jugendlichen- und Familientherapie.

Wichtig für die Art der übernommenen Aufträge ist die Erkenntnis, daß der Psychologe „trotz seiner Kenntnis der Pathopsychologie in erster Linie *Normalpsychologe* ist, d. h. seinen Probanden im Licht der wissenschaftlich-psychologischen Kenntnis des normalen Menschen sieht. Seine primäre Aufgabe kann niemals die Aufstellung einer psychiatrischen Diagnose sein. Seine Aufgabe ist es vielmehr, einen relevanten Beitrag zu praktischen Maßnahmen zu leisten" (BIERKENS 1968, S. 37).

Der Psychologe muß also darauf achten, daß er nur Aufträge übernimmt, die er aufgrund seiner Ausbildung erfüllen kann. Diese Aufträge beziehen sich auf die Beschreibung, Erklärung und Therapie von Erlebens-, Denk- und Verhaltensweisen auf der Grundlage der Psychologie des normalen Verhaltens. Er verwendet dazu sein allgemeinpsychologisches, sozialpsychologisches, entwicklungspsychologisches und pathopsychologisches Wissen. Sein *Störungs- oder Krankheitskonzept* sieht Störungen als das Ergebnis von Fehl- oder Mangellernen aufgrund inadäquater Einstellungen und Haltungen an. Es hebt sich vom *medizinischen* Störungskonzept ab, das Störungen als das Ergebnis von temporären oder dauerhaften Schäden der Physis des Menschen sieht, also des Nervensystems oder der metabolischen und endokrinen Funktionen (vgl. NATHAN u. HARRIS 1975; BASTINE 1984).

Neben seinem geschilderten Wissen wendet der Psychologe Methodenkenntnisse an, die sich am *empirischen Wissenschaftsverständnis* orientieren. Empirisch bedeutet dabei, daß sich die Psychologen im Verlauf ihrer Wissenschaftsgeschichte weitgehend darauf geeinigt haben, „zur Prüfung der Theorien und Hypothesen (...) sinnliche Erfahrungen und darauf aufbauende Meßoperationen zu verlangen" (GROEBEN u. WESTMEYER 1975, S. 22). Diese sinnlichen Erfahrungen werden durch experimentelle oder quasi-experimentelle Untersuchungen erhoben. Als Kriterien des Experiments gelten dabei die Willkürlichkeit, Wiederholbarkeit, Variierbarkeit und Beschreibbarkeit der psychologischen Handlung.

Der Auftraggeber muß also wissen, daß der Psychologe seinen Auftrag u. U. methodisch aufwendiger ausführt als andere Berufsgruppen. Der Psychologe wird im Rahmen der Planung, Exploration, Beobachtung, Testung und Urteilsbildung darauf achten, daß er zu Aussagen gelangt, die durch die Verwendung von Kriterien des Experiments zuverlässig und gültig sind. Wegen des hohen Anspruches an die Gültigkeit (Richtigkeit) der Aussagen wird er auch dazu neigen, eher *Teilaussagen über das Verhalten in spezifischen Situationen* zu machen als Allgemeinaussagen über das generelle Verhalten. Des weiteren wird er die Fehlerquellen deutlich machen, mit denen sein Urteil behaftet ist.

Als Beispiele für die Art der Spezifizierung psychodiagnostischer Aufträge können folgende Fragestellungen gelten (s. a. KAMINSKI 1976, S. 47f.)

a) Analyse des Leistungs-, Motivations- und Sozialverhaltens eines Kindes in der Schule zum Zwecke einer angemessenen Lehrerberatung,
b) Kontrolle der Effektivität eines Legastheniatrainings bei der Anwendung auf ein bestimmtes Kind anhand bestimmter Kriterien,
c) Analyse der Berufseignung und -motivation eines Jugendlichen,
d) Einstellungsuntersuchung eines Jugendlichen für einen bestimmten Betrieb,
e) Analyse der internen und externen Bedingungen eines bestimmten Verhaltensmusters (z. B. Aggressionen gegen bestimmte Personen oder Personengruppen; delinquentes Verhalten gegenüber bestimmten Personen oder Personengruppen; phobisches Verhalten; psychosomatisches Verhalten etc.),
f) Analyse der intellektuellen und sozialen Leistungsfähigkeit eines Kindes mit Schulschwierigkeiten zum Zwecke einer geeigneten Schulzuweisung (Differentialdiagnose zwischen Lernbehinderung und Normalintelligenz),
g) Beurteilung der Glaubwürdigkeit von Kindern oder Jugendlichen bei einer bestimmten Aussage vor der Polizei und vor dem Richter,
h) Vorhersage des Ausmaßes dissozialer Verhaltensweisen oder psychopathologischer Verhaltensweisen nach abgeschlossener Psychotherapie,

i) Suche nach Hinweisen in bestimmten psychologischen Kriterien für eine Hirnschädigung,
k) Mithilfe bei der Beschreibung, Erklärungssuche und Therapiefindung für das psychopathologische Verhalten eines Jugendlichen.

Planung der psychodiagnostischen Untersuchung

Der psychodiagnostische Planungsprozeß orientiert sich an den fünf Stufen eines diagnostischen Handlungsmodelles (s. Abb. 7.43). In Ergänzung zu diesen Stufen, an welchen sich die Gliederung dieses Beitrags orientiert, ist eine sechste Stufe in Form einer Rückmeldungsschleife eingefügt worden. Durch diesen Rückmeldungsprozeß soll gewährleistet werden, daß vor Abschluß des Handlungsprozesses noch einmal geprüft wird, ob genügend Informationen zur Beantwortung der Fragestellung vorliegen. Im positiven Fall wird das Gutachten erstellt, im negativen Fall sind neue Planungsschritte notwendig.

Beschreibt man den *Planungsprozeß* näher, so bezieht er sich auf die gedankliche Organisation der einzelnen diagnostischen Handlungsschritte. Insbesondere betrifft er die Ableitung verschiedener Methoden des Datenerhebungs- und Urteilsprozesses aufgrund der verschiedenen Dimensionen der diagnostischen Zielsetzung. Im folgenden sollen die einzelnen Planungsaspekte in Abhängigkeit von den verschiedenen Dimensionen der diagnostischen Zielsetzung diskutiert werden.

Dimensionen psychodiagnostischer Zielsetzung

Betrachtet man die auf S. 548 f skizzierten spezifischen Fragestellungen psychodiagnostischer Untersuchungen, so fällt auf, daß sie von unterschiedlicher Qualität sind. In Übereinstimmung mit PAWLIK (1976, S. 22 ff.) lassen sie sich vier *Alternativdimensionen psychodiagnostischer Zielsetzung* zuordnen (vgl. S. 90 [Tab. 2.35] in diesem Band):
– Status- vs. Prozeßdiagnostik,
– normorientierte vs. kriterienorientierte Diagnostik,
– Testen vs. Inventarisieren,
– Diagnostik als Messung vs. Diagnostik als Information für und über eine Behandlung.

In der Status- vs. Prozeßdiagnostik wird zwischen einer Analyse eines Istzustandes und einer Analyse der Veränderung zwischen bestimmten psychologischen Variablen unterschieden.

In der *Statusdiagnostik* wird eine Erhebung eines psychologischen Zustands (z. B. in Form einer Persönlichkeitsbeschreibung) vorgenommen. Dazu ist es notwendig, diejenigen Persönlichkeitseigenschaften zu finden, die relativ zeitkonstant das Verhalten des Probanden bestimmen. Als Beispiele für die Zielsetzung einer Statusdiagnostik können die psychologischen Aufträge a, c, d, e, f, g, i, k auf S. 548 f gelten.

In der *Prozeßdiagnostik* werden zeitvariable Merkmale zu erfassen versucht. Dies sind z. B. Merkmale (wie die Anzahl positiver Gefühle oder die Häufigkeit des Einnässens), in denen sich die verschiedenen Effektivitätsstadien einer Therapie widerspiegeln lassen. Das Ziel der Prozeßdiagnostik ist es, „Veränderungen in psychologischen Variablen festzustellen" (s. PAWLIK 1976, S. 24). – Als Beispiele für eine prozeßdiagnostische Zielsetzung können die Aufträge b und h auf S. 548 gelten. – Ausführlich über Probleme der Prozeßdiagnostik in der Psychotherapie informiert ZIELKE (1982).

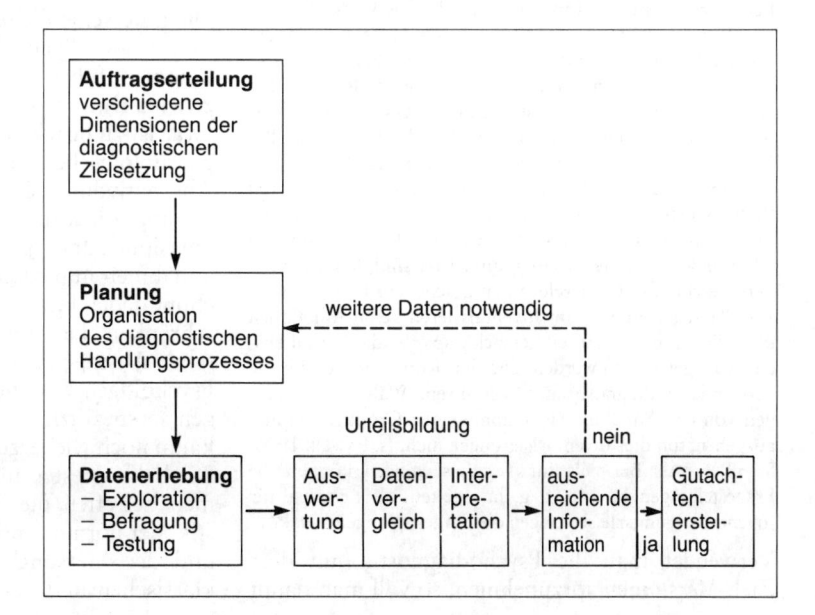

Abb. 7.**43** Stufen eines diagnostischen Handlungsprozesses (aus S. Schmidtchen: Psychologische Tests für Kinder und Jugendliche. Hogrefe, Göttingen 1975 [S. 31]).

In der normorientierten vs. kriterienorientierten Diagnostik werden Untersuchungsergebnisse im Hinblick auf Normen (im Sinne von Testnormen oder Testeichwerten) oder im Hinblick auf Kriterien (z. B. Therapieziele) unterschieden.

Die *normorientierte* Diagnostik ist die klassische Psychodiagnostik. Sie ist auf die Feststellung individueller Unterschiede mit Hilfe von Testverfahren ausgerichtet und impliziert Vergleiche des erlangten Befundes einer Person mit den Befunden einer Bezugspopulation und Eichstichprobe. Das wesentliche diagnostische Gütekriterium ist die Trennschärfe. Sie gibt an, welche Tests unter sonst gleichen Bedingungen ein Merkmal bei bestimmten Personen besser erfassen. – Als Beispiele für eine normorientierte Diagnostik können die psychologischen Aufträge a, c, f, h, i gelten.

Die *kriterienorientierte* Diagnostik zielt darauf ab, „die einzelne Person im Hinblick auf ein vorgegebenes Erlebnis- oder Verhaltensziel (z. B. ein pädagogisches oder Therapieziel), das sogenannte Kriterium, zu untersuchen und das Untersuchungsergebnis entsprechend auszudrücken und zu interpretieren" (PAWLIK 1976, S. 29). Da die Kriterien sehr individuell sein können, gibt es für sie in der Regel keine Normen, so daß normative Vergleiche mit anderen Personen bezüglich der Kriteriumsausbildung nicht möglich sind. Als Beispiele können die psychologischen Aufträge b, e, g, k gelten.

Testen vs. Inventarisieren ist ein Begriff, den PAWLIK zur Beschreibung des diagnostischen Analyseverhaltens im Vorfeld von Psychotherapie (insbesondere Verhaltens- oder klientenzentrierte Therapien) anwendet.

Der Begriff *Testen* soll besagen, daß aus dem Verhaltensrepertoire einer Person eine Verhaltensstichprobe z. B. mit dem Ziel gezogen wird, ein Therapieziel möglichst exakt zu beschreiben. „Organisiert wird diese Stichprobe durch die Gestaltung der Untersuchungsbedingungen und durch die Auswahl der Verhaltenselemente oder Items" (PAWLIK 1976, S. 32). Wesentlich für die Zielsetzung des Testens ist, daß aus einer Menge von Verhaltensmerkmalen oder einem Fluß von Verhaltensmerkmalen bestimmte, für die Therapie wesentliche Merkmale herausgezogen werden. Das können Ausprägungen bestimmter psychopathologischer Reaktionen (z. B. Phobien, zwanghafte Handlungen) oder anderer Problemverhaltensweisen sein (z. B. Weinkrämpfe, Bauchschmerzen, Trotzhaltungen, dissoziale Verhaltensweisen).

Mit dem Begriff *Inventarisieren* soll die Zielsetzung beschrieben werden, möglichst sämtliche Aspekte eines Verhaltens zu erfassen. Dies gilt z. B. für die Erfassung aller Problemverhaltensweisen eines Probanden vor Beginn einer Therapie oder für eine umfassende Analyse des psychopathologischen Verhaltens. Inventarisieren steht im therapiediagnostischen Handlungsablauf vor dem Testen. Erst wenn alle Problemverhaltensweisen aufgelistet sind, kann die nähere Beschreibung der relevanten geschehen. Im Gegensatz zum Testen werden beim Inventarisieren keine Annahmen über die Grundgesamtheit gemacht, aus der die Verhaltenselemente gewonnen werden. Dies hat Konsequenzen für die verwendeten diagnostischen Verfahren. Während Testungen von der Annahme einer homogenen Grundgesamtheit ausgehen, tun dies Inventarisierungen nicht (s. PAWLIK 1976, S. 32). – Als Beispiele für Testzielsetzungen können die Fragestellungen b, d, e, f, g, h, i gelten, als Beispiele für Inventarisierungszielsetzungen die Fragestellungen a, c, k.

Verwendet man die Psychodiagnostik mit dem Ziel, *Messungen* vorzunehmen, so will man damit die Meßwerte von Personen in bestimmten Merkmalen erfassen. Dazu ist eine Theorie des Messens erforderlich, die das Beziehungsverhältnis zwischen den Meßwerten (die z. B. durch Tests erhoben werden) und den gesuchten Merkmalen bestimmt.

Wichtig für die Durchführung von psychologischen Messungen ist die Erkenntnis, daß die Tests nie die wahren Merkmale eines Verhaltens erfassen, sondern immer nur Abbilder der Merkmale. Die Art der Abbildfunktion wird dabei durch die verschiedenen Meßtheorien (z. B. klassische oder probabilistische) beschrieben. Sie beeinflussen die Auswahl der Tests und die Datenverarbeitung. Als Beispiele für die Zielsetzung des Messens können die psychologischen Aufträge a, b, c, d, f, i gelten.

In der psychologischen Berufspraxis wird Diagnostik häufig nicht als Messung, sondern als *Informationsprozeß für oder über die Behandlung* angewendet. Sie unterliegt damit der Zielsetzung, mehrfach rückgekoppelte Handlungsabläufe näher zu beschreiben (z. B. den Handlungsprozeß eines Diebstahlverhaltens, eines bestimmten Leistungsversagen oder eines psychosomatischen Verhaltens). Des weiteren verfolgt sie das Ziel, die Effektivität zustandsverändernder therapeutischer Handlungen zu prüfen (vgl. BOMMERT u. HOCKEL 1981).

Für diese Form der Informationserhebung gelten die strengen Beschränkungen der Meßtheorien nicht. Sie lassen dem Diagnostiker mehr Spielraum, sind dafür aber mit einem geringeren Ausmaß an Standardisierung und Zuverlässigkeit verbunden. – Als Beispiel für diese Art der Zielsetzung können die psychologischen Aufträge a, c, e, f, g, h, k angesehen werden.

Konsequenzen für den Planungsprozeß

Die unterschiedlichen formalen Zielsetzungen, die in den jeweiligen Fragestellungen zum Ausdruck kommen, führen zu unterschiedlichen Konsequenzen im Datenerhebungs- und Urteilsprozeß. Und zwar ist zu beachten, daß jede der oben genannten psychologischen Fragestellungen je einer der vier Alternativdimensionen psychodiagnostischer Zielsetzung zuzuordnen ist. Da die formalen Zieldimensionen aber unterschiedliche theoretische Vorannahmen implizieren, sind diese bei der Untersuchung jeder Fragestellung zu berücksichtigen. Sie schränken die Universalität der psychodiagnostischen Aussagen ein und sind der Grund dafür, daß Psychologen zuweilen Untersuchungsfragestellungen so spezifizieren, daß sie für den Auftraggeber kaum noch wiederzuerkennen sind.

Die bekanntesten meßtheoretischen Grundannahmen betreffen die Zielsetzung der Statusdiagnostik, der normorientierten Diagnostik, der Testung und der Messung. Sie werden im Rahmen der klassischen und der probabilistischen Testtheorie

(vgl. LIENERT 1969; FISCHER 1974) näher beschrieben. Es handelt sich um folgende Grundannahmen:
- die Annahme eines „wahren" Merkmalswertes, der nur über die Schätzung von Fehlervarianzen zu erfassen ist,
- die Annahme, daß die „wahren" Merkmale zeit- und bedingungsinvariante Kennwerte von Personen sind,
- die Annahme normalverteilter Eigenschaften und Fähigkeiten als Voraussetzung des Normierungsprozesses und der zugrundeliegenden mathematischen Operationen,
- die Annahme homogener Grundgesamtheiten als Voraussetzung für die Zielsetzung des Testens,
- die Objektivitäts- und Gültigkeitsannahme von Tests im Rahmen der Zielsetzung des Messens.

Die Annahmen beziehen sich im wesentlichen auf die Verwendung von Tests und sind die Voraussetzungen für die *Testtheorie*. Sie werden in einer umfangreichen, für den Laien nicht immer leicht verständlichen Literatur diskutiert. Nähere Analysen der Grundannahmen zeigen (vgl. REXILIUS 1978, S. 132f.), daß sie z. T. ungerechtfertigt oder für die praktische diagnostische Zielsetzung unbrauchbar sind. Das letzte Argument trifft besonders für die Zielsetzung der Prozeßdiagnostik, der kriterienorientierten Diagnostik, des Inventarisierens und der Diagnostik als Information für und über Behandlung zu. Dies ist besonders für die Prozeßdiagnostik bedauerlich, da sie ein wesentliches Instrument für die Kontrolle von Therapien sein sollte; denn die Anwendung der üblichen Tests ist bei dieser Art von Zielsetzung nicht angebracht.

Zieht man aus diesen Planungsüberlegungen ein kritisches Fazit, so ist festzustellen, daß sich die psychologische Diagnostik in einer *Theorienkrise* (vgl. SCHMIDT 1978) befindet. Die verwendeten Modelle der Testpsychologie werden zunehmend so kritisch gesehen, daß die Anwendung von sogenannten objektiven Tests immer mehr abgelehnt wird. Statt dessen gilt es, neue Modelle des diagnostischen Handelns zu entwickeln und diese stärker an den praktischen Erfordernissen realer Fragestellungen zu orientieren. Für diese Übergangszeit des Theorienwandels befindet sich der Psychodiagnostiker in einer Situation der theoretischen Unsicherheit. Er muß weiter seinen Aufgaben nachkommen, bekommt aber aus der psychologischen Wissenschaft keine Anregungen, wie er seine Arbeit theoretisch absichern kann.

Inhaltliche Postulate des Diagnostizierens

Bevor auf dem Hintergrund dieser Überlegungen die dritte Phase des Diagnostikprozesses, die Datenerhebungsphase, näher beschrieben wird, sollen als Abschluß des Planungskapitels einige *inhaltliche Postulate* vorgestellt werden. Diagnostik erfordert nicht nur formale Theorien des diagnostischen Handelns, sondern auch inhaltliche Theorien über das Menschenbild, das Verhalten, die Persönlichkeit, die Wechselwirkung zwischen Anlage und Umwelt, das Lernen, die Motivation, die Gesundheit etc. Es ist einleuchtend, daß die Psychologie als Wissenschaft auch hier unterschiedliche Theorien anbietet und daß keine einheitliche theoretische Auffassung existiert. Aus diesem Grunde stellt der Versuch von BIERKENS (1968, S. 35 f), einen Katalog inhaltlicher Grundvorstellungen über den zu diagnostizierenden Probanden zusammenzustellen, ein lobenswertes Unterfangen dar.

Im folgenden werden die *inhaltlichen Grundvorstellungen über die Psychologie* des Probanden aus der Darstellung von BIERKENS übernommen:

1. „Der Mensch kommt mit einer Pluripotentialität von Verhaltensweisen zur Welt.
2. Diese Pluripotentialität wird durch die Veranlagung und das Temperament, die in der somatischen Struktur verwurzelt sind, eingeschränkt.
3. Die körperliche Organisation bedingt das Verhalten. Sie ist damit zugleich das Medium der Perzeption, des Ausdrucks und der menschlichen Begegnung.
4. Die erzieherische Atmosphäre und die Lernprozesse, die der Mensch in seiner Jugend erlebt hat, sind von tiefer Bedeutung für sein Verhalten im späteren Leben.
5. Aktuelles Verhalten ist nicht nur eine Funktion angeborener oder erworbener Verhaltensdispositionen, sondern auch eine Funktion der aktuellen Situation.
6. Die Bedeutung, die eine aktuelle Situation für den Menschen hat, wird teilweise von ihm selbst mitkonstituiert.
7. Die Struktur der Persönlichkeit als die relativ beständige Gesamtheit von Verhaltensdispositionen ist ein arbeitshypothetischer Begriff.
8. Feststellbares Verhalten ist der Ausgangspunkt und der Prüfstein von Rückschlüssen auf Kapazitäten, Motive und andere Struktureigenschaften.
9. Die Persönlichkeitsstruktur stellt eine funktionelle Einheit von Untersystemen dar, die miteinander in gegenseitiger Beziehung stehen.
10. Verhalten kann nicht nur durch bewußte Motive, sondern auch durch unbewußte Beweggründe bestimmt werden, unter denen Geltungsbedürfnis und Sexualität besonders wichtig sind.
11. Psychische Gesundheit zeigt sich außer in persönlichem Wohlbefinden und gesellschaftlicher Einfügung auch in einem optischen Rhythmus des ‚Sich-Öffnens' und ‚Sich-Schließens', worunter besonders die Fähigkeit zu einer erwünschten Verhaltensänderung zu verstehen ist (...).
12. Die Möglichkeit, Persönlichkeitseigenschaften im persönlichen Umgang und durch Prüfung zu erfassen, hat allgemeine und individuelle Abstufungen.
13. Leistungseigenschaften, d. h. Kapazitäten, sind im allgemeinen leichter zu erkennen als (andere) Eigenschaften (...) der Persönlichkeit.
14. Jedes Individuum ist wie ‚jedermann', wie ‚einige' und wie ‚niemand'" (BIERKENS 1968, S. 35f.).

Datenerhebung

Im Vergleich zu den sehr detaillierten Ansprüchen des diagnostischen Planungsverhaltens sind die Ergebnisse der *Datenerhebungsmethoden* unsicher. Dies gilt nicht nur für die Datenerhebungsmethode der Exploration und der Beobachtung, sondern auch für die der Tests. Im folgenden sollen die einzelnen Methoden und ihre Mängel vorgestellt werden. Begonnen werden soll mit Explorationsmethoden.

Explorationsmethoden

Unter Explorationsmethoden sollen alle Befragungsverfahren verstanden werden, mit deren Hilfe ein Explorator Informationen zum biographischen Hintergrund, zu gegenwärtigen und früheren körperlichen Zuständen, zu Verhaltensweisen und Erlebnissen, zum sozialen und sozioökonomischen Umfeld, zu verursachenden, aufrechterhaltenden und begleitenden Bedingungen eines Problemverhaltens erhebt (vgl. SCHMIDT u. KESSLER 1976, S. 13).

Die Methoden werden auch *Anamnese* (SCHMIDT u. KESSLER 1976) und *Interview* (SEIDENSTÜCKER u. SEIDENSTÜCKER 1974, S. 377 ff) genannt. Wie SCHRAML (1970, S. 207 ff) feststellt, werden die genannten Begriffe zuweilen auch verwendet, um spezifische Aspekte der Exploration herauszuarbeiten. So wird z.B. der Begriff Anamnese benutzt, um die Vorgeschichte eines Leidens, die durchgemachten Erkrankungen, Operationen, biologischen Entwicklungsabschnitte und Familiendaten zu erkunden. Der Begriff Interview wird verwendet, um stärker die interaktive Komponente und die Gegenwartszentrierung der Befragung zu verdeutlichen. (In der Anamnese steht die Vergangenheitsanalyse im Vordergrund.) Inhaltlich interessieren im Interview vorrangig motivationale Aspekte und weniger Fakten der Krankheits- oder Lebensgeschichte. Des weiteren werden Interviews auch außerhalb des klinischen Anwendungsbereiches verwendet: z.B. in der Berufsberatung, der Werbung oder in den Medien.

Gemeinsam ist Anamnese und Interview, daß sie ein *asymmetrisches Kommunikationsverhältnis* widerspiegeln, in dem der Frager bestimmte Informationen vom Befragten erhalten will.

Diese Asymmetrie wird aufgrund vorhandener Rollen- und Tätigkeitserwartungen vom Befragten akzeptiert. Die Zielsetzung der Exploration ist deshalb – zumindest in globalen Zügen – dem Befragten bekannt. Sie ist diagnostischer und therapeutischer Art. Wichtig zur Kennzeichnung des Interaktionsverhältnisses ist auch, daß in die Kommunikation sowohl *verbale* als auch *nichtverbale* Elemente eingehen; z.B. Blickkontakt, Mimik, Körperhaltung, Stimmführung, Satzunterbrechungen etc. Sie bestimmen die Antworten des Befragten mit. Insofern ist bei der Analyse der Explorationsergebnisse nicht nur der Inhalt der gestellten Fragen, sondern auch das *Wie* der Fragestellung zu berücksichtigen. Der Frager muß wissen, daß sein Gegenüber nicht nur die Fragen beantwortet, sondern auch deren nichtverbale Einbettung wahrnimmt und in seinen Antworten mitberücksichtigt.

Zuverlässigkeit der Exploration

Aus diesem Grunde ist es nicht verwunderlich, daß die gewonnenen Explorationsdaten recht unzuverlässig sind. SEIDENSTÜCKER u. SEIDENSTÜCKER (1974, S. 378 ff) fanden bei der Sichtung empirischer Untersuchungen zum Interview, daß die Zuverlässigkeit von der *Art der Befragung* abhängig ist (ob anhand standardisierter Fragenkataloge oder willkürlich gestellter Fragen erhoben); von der *Art der Fragen* (ob „harte" Daten erfragt wurden, wie z.B. Fragen nach Lebensalter, Geburtsdatum etc. oder „weiche" Daten, wie z.B. Fragen nach Einstellungen und Gefühlen) und von der *Kontrolle* des Interaktionsprozesses (ob z.B. ein Proband freundlich und wohlwollend befragt wurde oder kühl und mißtrauisch).

Die Autoren referieren eine empirische Untersuchung zur Zuverlässigkeit von Explorationsergebnissen von VAUGHN u. REYNOLDS (1951), die einen Übereinstimmungswert (bei Rückbefragung nach 4 Monaten) von $r = 0{,}80 - 0{,}85$ für Fragen nach dem *Lebensalter*; $r = 0{,}67 - 0{,}82$ für Fragen nach der *Ausbildung* und $r = 0{,}48 - 0{,}61$ für Fragen nach dem *sozioökonomischen Status* gefunden haben. Die erhebliche Schwankung der Zuverlässigkeitskoeffizienten selbst bei „harten" Daten wird auf das Bestreben der Befragten zurückgeführt, sich sozial erwünscht darzustellen. Befragt man Probanden zu unterschiedlichen Zeitpunkten nach den einzelnen Aspekten ihres Krankheitsverlaufs (Zeitraum zwischen Eingangs- und Ausgangsinterview 123 Tage; zwischen Ausgangs- und Endinterview 60 Tage), so weisen sie Übereinstimmungswerte über die drei Befragungszeitpunkte von 19% auf (s. SMALL u. Mitarb. 1969). – Angaben über den Medikamentenverbrauch sind noch unzuverlässiger. Ihre Korrelation liegt bei $r = 0{,}10$ (s. SCHMIDT u. KESSLER 1976, S. 108). Aus diesen Befunden zur Unzuverlässigkeit von Explorationsdaten ist die Schlußfolgerung zu ziehen, daß Explorationen sehr sorgfältig zu planen und zu kontrollieren sind. Der Befrager muß sich bemühen, durch eine Vielzahl von Kontrollschritten die Unzuverlässigkeit einzuschränken. Zu diesen *Kontrollschritten* gehören:

a) Festlegung der Struktur der Fragen vor Beginn des Interviews; Klarheit über die Ziele, die mit den Fragen erkundet werden sollen; Festlegung der Dauer des Interviews (vgl. SCHMIDT u. KESSLER 1976, S. 124 ff).

b) So weit wie möglich Verwendung von standardisierten Interviewfragen (Fragebögen werden bei SCHMIDT u. KESSLER [1976, S. 251 ff] vorgestellt).

c) Festlegung und Kontrolle des Interviewstils (abfragend; nichtdirektiv; beziehungsaufbauend; therapieeinleitend etc.; vgl. SCHRAML 1970, S. 218f).
d) Kontrolle der nichtverbalen Interviewbedingungen (z. B. durch Videofilmaufzeichnungen), Ausbildung zur Selbstkontrolle nichtverbaler Reaktionen.
e) Aufzeichnung der Antworten des Interviewten durch Stenogramm oder Tonband.
f) Hinzuziehung eines weiteren Interviewpartners und Vergleich der erhobenen Befunde; wichtig ist, daß beide Interviewer dem Probanden allein begegnen und ihre Fragen unabhängig voneinander stellen.
g) Nach kurzem Zeitintervall Nachbefragungen der wichtigsten Daten; Verwendung zusätzlicher Datenquellen durch Anforderung von Berichten (aber erst nach dem ersten Interview); zusätzliche Befragung von weiteren Personen, die Auskunft über das zu untersuchende Verhalten geben können.
h) Kontrolle des Auswertungs- und Interpretationsprozesses der Interviewdaten durch unabhängige und kritische Kolleginnen und Kollegen.

Stellenwert der Exploration

Bei einer angemessenen Kontrolle der Zuverlässigkeitsmängel haben Explorationsdaten einen hohen Stellenwert innerhalb der klinisch-psychologischen Datenerhebung. Sie ermöglichen eine Erfassung der individuellen Erlebens-, Denk- und Verhaltensweisen und geben dem Diagnostiker mehr Spielraum, sich auf den Probanden einzustellen. Dies gilt besonders bei Jugendlichen, die häufig erst über die Schaffung eines persönlichen Kontaktes und eine stärkere Einbringung des Diagnostikers zu ehrlichen Selbstmitteilungen bereit sind. Explorationsdaten erfassen primär die Ebene der *Selbstwahrnehmung* des Probanden, in der seine Sicht der Probleme, seine Ursachenerklärung und seine Möglichkeit zur Problembewältigung deutlich wird. Sie sind deshalb auch ein wichtiger Schritt in einer psychologischen Beratung (vgl. BREUER 1979). Des weiteren geben sie durch eine Befragung von wichtigen Erziehungspersonen, Bekannten oder Behördeninstanzen ein Bild über den Umweltrahmen, in den das Problemverhalten einzuordnen ist.

Die Methode der Exploration ist in einen Prozeß der *sequentiellen Datenerhebung und Entscheidungsbildung* (vgl. CRONBACH u. GLESER 1965) einzuordnen. Sie ermöglicht als Eingangsschritt eine breitfächrige Abbildung des Problemverhaltens, dessen Entstehungs- und Erhaltungsgeschichte und dessen Möglichkeiten zur Therapie. Die Exploration leitet den Einsatz der anderen Datenerhebungsmethoden, also Beobachtungs- und Testmethoden. In späteren Phasen ermöglicht sie es, im Rahmen von Teilfragestellungen spezifische Informationen über die Problemsicht des Probanden zu bekommen.

In der Kinderdiagnostik (vgl. BOMMERT u. HOCKEL 1981) steht in der ersten Untersuchungsphase die Exploration der Erziehungspersonen im Vordergrund. In weiteren Phasen sollte aber auch das Kind in die Befragung einbezogen werden. Dies setzt Zeit und Geduld des Diagnostikers voraus und den Einsatz von kindgerechten Befragungsmethoden; sie werden im allgemeinen in eine *Spielsituation* eingebettet. Wesentliche Informationsquelle für die Kinderdiagnostik ist aber die Verhaltensbeobachtung. Große Bedeutung kommt der Exploration bei der Diagnostik des älteren Kindes und Jugendlichen zu.

Beobachtungsmethoden

Beobachtungsmethoden sind hinsichtlich der Zielsetzung, der Art des zu beobachtenden Verhaltens, des Ortes der Beobachtung, der Person des Beobachters und der Theorie der Verhaltensregistrierung zu analysieren. Dabei kommt der *Zielsetzung* eine vorrangige Bedeutung zu. Dies sind in der Klinischen Psychologie:
a) die Erstellung eines repräsentativen Persönlichkeitsbildes und
b) die Analyse des zu untersuchenden Problemverhaltens.

Persönlichkeitsbeobachtung

Bei der Erstellung eines *Persönlichkeitsbildes* gilt es mit THOMAE (1971, S. 47ff) zu beachten, daß die Eigenarten der kindlichen oder jugendlichen Persönlichkeit möglichst repräsentativ erfaßt werden. Dazu ist es erforderlich, alle Lebenszüge abzutasten, in denen sich die Persönlichkeit bewegt. Das sind nach THOMAE folgende Verhaltensbereiche:
– das Verhalten in Spiel und Freizeit,
– das Verhalten zu Gleichaltrigen bzw. Kameraden,
– das Verhalten gegenüber Eltern, Lehrern, Erziehern oder wichtigen anderen Bezugspersonen,
– das Verhalten gegenüber sich selbst,
– das Verhalten gegenüber Sachen und sachlichen Aufgaben,
– das Verhalten gegenüber Werten und Normen.

Neben den Beobachtungen in der kindlichen Umwelt sollten aber auch Beobachtungen im Untersuchungs- und Spielzimmer vorgenommen werden. Sie betreffen das Verhalten bei bestimmten Aufgaben (z. B. dem Bearbeiten von Fragebögen und Tests), beim Malen von Bildern, beim Umgang mit Materialien (z. B. Ton, Bauklötzen etc.), beim Umgang mit Spielsachen, mit dem Diagnostiker und mit den Eltern in der psychologischen Untersuchungssituation.

Um die sehr zeitaufwendigen Beobachtungen im Spiel- und Untersuchungszimmer vorzubereiten und möglichst effektiv zu gestalten, sollten sie gut geplant sein. Sie sollten einen ersten Überblick über das Verhalten in den genannten Situationen geben. Darauf sollte der Diagnostiker das Verhalten außerhalb des Spielzimmers in den natürlichen Lebenssituationen beobachten.

Obwohl diese Beobachtungen sehr mühevoll sind, sollten sie auf jeden Fall durchgeführt werden. Sie ermöglichen einen lebensechten Eindruck des Verhaltens und vermeiden eine abstrakte, unpersönliche und distanzierte Darstellung. Insbesondere in der Kinderdiagnostik empfiehlt sich die lebensnahe Beobachtung, da das Kind in seinem Verhalten viel mehr als der Erwachsene situations- und personenabhängig ist und in der ungewohnten Untersuchungssituation selten ein natürliches, echtes Verhalten zeigen wird. (Über formale Aspekte der Verhaltensbeobachtung informiert sehr gut FASSNACHT [1979].)

Bei der Erstellung eines Persönlichkeitsbildes ist der Diagnostiker bestrebt, nicht so sehr spezifische Verhaltensweisen auf der konkreten Handlungsebene zu beschreiben, sondern *Rückschlüsse* auf Gefühle, Persönlichkeitszüge, Motive, Leistungsfähigkeit, Denkstile, Wahrnehmungseigenarten, Reaktionsweisen, Situationen, Steuerungssysteme etc. zu ziehen. Es handelt sich um Eigenschaften, Einstellungen, Denkstile und Aktionsweisen, die übergreifender Art sind und Charakteristika des Handelns darstellen. Sie stellen die Gliederungsgesichtspunkte des Persönlichkeitsgutachtens dar (vgl. KURTH 1980).

Problemverhaltensbeobachtung

Die Beobachtung des Problemverhaltens geschieht mit der Zielsetzung, spezifische Verhaltenserklärungen, Verhaltensprognosen und Verhaltenstherapien für bestimmte Problemverhaltensweisen zu entwickeln. Die Beobachtung orientiert sich am *vorgegebenen Problemverhalten*. Der Beobachter untersucht gemäß seiner Beobachtungstheorie, in welche Teilelemente sich der Verhaltensfluß des Problemverhaltens aufteilen läßt; in welche situativen und sozialen Kontexte er eingebettet ist und welche internen Motivations-, Gefühls- und Kognitionsprozesse zum Verhalten geführt haben. Die Analysen gehen immer vom sichtbaren Verhalten aus und betrachten dieses in seiner situativen und sozialen Einbettung.

Da ein Verhalten sehr vielfältig ist, bedarf es immer einer Interpretation, um es zu verstehen. Diese Interpretation geschieht auf dem Hintergrund einer *Verhaltenstheorie*. Die in der modernen Psychologie am häufigsten verwendete Theorie ist die der Lernpsychologie (vgl. KANFER u. SASLOW 1974; SCHMOOK u. Mitarb. 1974). Nach dieser Theorie wird Verhalten als eine Reihe von unterscheidbaren Teilschritten gesehen, die in einem Reiz- und Verstärkerrahmen eingebettet sind. Durch die Erweiterung der Theorie um kognitive und motivational-affektive Komponente (vgl. SCHMIDTCHEN 1978; QUEKELBERGHE 1979) wird das Verhalten zusätzlich zu den auslösenden und verstärkenden Umweltbedingungen als *intern* motiviert und gesteuert gesehen. Eine umweltzentrierte Sichtweise wird mit einer subjektzentrierten Sichtweise kombiniert.

Bei der Analyse des Problemverhaltens gilt es auf dem Hintergund dieser Theorie folgende Fragen zu klären:
a) Welches Ziel verfolgt das Kind mit seinem Verhalten?
b) In welche Teilschritte läßt sich das Verhalten untergliedern?
c) Welches sind die auslösenden Umweltbedingungen des Verhaltens?
d) Welches sind die auslösenden internen Bedingungen des Verhaltens?
e) Welches sind die verstärkenden Umweltbedingungen des Verhaltens?
f) Welches sind die verstärkenden internen Bedingungen des Verhaltens?

Für jedes Problemverhalten wird diese Analyse vorgenommen und anschließend in einer fragestellungsorientierten Sichtweise ausgewertet (s. SCHULTE 1974). Dabei wird im Gegensatz zur Persönlichkeitsanalyse keine allgemeine, in vielen Situationen geltende Verhaltensbeschreibung angestrebt, sodern eine spezifische, in bestimmten Situationen geltende Beschreibung.

Der Verhaltensbeobachtung kommt in der Kinderdiagnostik ein überragender Stellenwert zu. Durch die Verhaltensbeobachtung, die durch Beobachtungsdaten anderer Personen (insbesondere der Eltern, Erzieher und Lehrer) unterstützt wird, macht sich der Psychologe ein Bild von der Persönlichkeit oder vom Problemverhalten des Kindes. Dieses Bild wird in der Spiel- und Untersuchungssituation und im natürlichen Lebensraum des Kindes erhoben. Es wird – insbesondere bei älteren Kindern – durch Testbefunde abgerundet.

Testmethoden

Eng mit den Vorstellungen über eine psychodiagnostische Untersuchung sind Vorstellungen über die Verwendung von Tests verknüpft. Sie ergeben sich aus dem bisherigen Verständnis der Klinischen Psychologie, in dem die Testkonstruktion und Testanwendung einen hohen Stellenwert hat. Wie aus der Gewichtung dieses Aufsatzes hervorgeht, nehmen Tests im Rahmen einer kritischen Sichtweise aber eine immer eingeschränktere Rolle ein. Die Euphorie der Testkonstruktion und -anwendung ist einer Reflexion über die „Grenzen der Testerei" (vgl. REXILIUS 1978) gewichen. Diese Grenzen haben wir z.T. im Abschnitt über die Planung der psychodiagnostischen Untersuchung in diesem Beitrag (s.o., S. 551) deutlich gemacht. Sie sollen hier nicht weiter beschrieben werden.

Definition von Tests

Die Definition von Tests ist nicht einfach. Man steht vor dem Dilemma, die *Idealkriterien* einiger Tests (die leider nicht immer einen hohen Nutzen für den praktisch tätigen Psychodiagnostiker haben) mit den *Realkriterien* der meisten Verfahren in Einklang zu bringen.

Orientiert man sich an den *Idealkriterien*, so ist ein Test nach DRENTH (1969, S. 65; vgl. auch SARRIS u. LIENERT 1974, S. 286):

„... ein systematisches Kategorisierungs- oder Messungsverfahren, das es möglich macht, über eine oder mehrere empirisch-theoretisch begründete Eigenschaften des Untersuchten oder über ein spezifisches Verhalten außerhalb des Tests eine Aussage zu machen; man geht von einer objektiven Verarbeitung von Reaktionen der Person in einer standardisierten, sorgfältig ausgewählten Reiz-Situation aus und vergleicht sie mit den Reaktionen anderer Personen."

Orientiert man sich an den *Realkriterien*, so muß die Definition von weniger Annahmen ausgehen. Mit HOFSTÄTTER (1957, S. 287) ist festzustellen:

Man bezeichnet mit dem Namen Test eine Situation, in der „ein diagnostisch relevantes Verhalten der zu untersuchenden Person (...) herausgefordert wird. Ein Test besteht daher im Prinzip aus zwei Komponenten, einmal aus der verhaltensauslösenden Reizgegebenheit (Aufgabe) und zum anderen aus den Anweisungen zur Interpretation des Verhaltens bzw. zur Durchführung des Rückschlusses von diesem auf die zu ermittelnden Eigenschaften, Fähigkeiten, Charakterzüge, Neigungen usw.".

Analysiert man die beiden Definitionen, so ist ein Test nach den Idealkriterien ein systematisches Kategorisierungs- oder Meßverfahren, dessen Systematik darin besteht, daß bestimmte, exakt definierte Eigenschaften oder Verhaltensweisen in sorgfältig ausgewählten Reizsituationen erfaßt und als Reaktionen der Probanden objektiv (d. h. unabhängig vom jeweiligen Diagnostiker) ausgewertet werden. Des weiteren gehört zu den Idealkriterien der Aspekt der *Normiertheit*. Mit ihm ist gemeint, daß die Reaktionen des Probanden mit den Reaktionen anderer Probanden verglichen werden können.

Diese Idealdefinition gilt für *objektive* Tests, also für Intelligenztests, objektive Persönlichkeitstests, Interessentests, Konzentrationstests, Schulreife- und Schulleistungstests, Test für Lernbehinderte und einige klinische Tests. Sie gilt nicht für *projektive* Tests, z.B. projektive Persönlichkeits- und klinische Tests und auch nicht für die zahlreichen *informellen* Tests, die im Rahmen einer diagnostischen Untersuchung z.B. innerhalb einer Verhaltensbeobachtung oder Exploration durchgeführt werden. In den informellen Tests werden bestimmte Verhaltensweisen (z. B. die verschiedenen Arten des Problemverhaltens) im Gespräch, in der Beobachtung, im Rollenspiel etc. herausgefordert und hinsichtlich der internen und externen Auslöse- und Verstärkungsbedingungen analysiert.

Auf diese Art von Tests sowie auf die projektiven Verfahren trifft die *Realdefinition* von HOFSTÄTTER zu. Hier werden definitorische Abstriche bezüglich des Standardisierungsgrades, der Auslösesituation, der Objektivität der Auswertung und der Normiertheit gemacht. Die Vorteile informeller und projektiver Verfahren bestehen in der Möglichkeit, individuelle Verhaltens- und Umweltaspekte besser zu erfassen, ipsative Vergleiche vorzunehmen und von den Konstruktionskosten her billigere Verfahren zu erhalten. Es sind Vorteile, die sich auf die Pawlikschen Alternativzielsetzungen psychodiagnostischer Fragestellungen beziehen (s. o., S. 549 f).

Ziele und Indikationen von Tests

Es lassen sich neun Arten von Tests erfassen (vgl. GRUBITZSCH u. REXILIUS 1978, S. 205):
1. Intelligenztests,
2. objektive Persönlichkeitstests,
3. projektive Persönlichkeitstests,
4. Interessentests,
5. Konzentrationsleistungstests,
6. Schulreifetests,
7. Schulleistungstests,
8. Tests für Lern- und geistig Behinderte,
9. klinische Tests.

Sie sollen im folgenden kurz skizziert und in ihrer Anwendung bei Kindern und Jugendlichen beschrieben werden*.

Intelligenztests

– Hamburg-Wechsler-Intelligenztest für Kinder (HAWIK; HAWIK-R),
– Hamburg-Wechsler-Intelligenztest für Erwachsene (HAWIE),
– Raven-Tests,
– Intelligenz-Struktur-Test (IST; IST 70),
– Leistungsprüfsystem (LPS),
– Prüfsystem für Schul- und Bildungsberatung (PSB),
– Grundintelligenztest CFT 2 und CFT 3.

Die Intelligenztests erfassen eine mehr oder weniger abstrakte kognitive Leistungsfähigkeit, die bei der Auseinandersetzung mit schriftlichem oder bildlichem Material auftritt. In Abhängigkeit vom theoretischen Intelligenzkonzept werden entweder globale Aspekte wie *Denkfähigkeit* (Raven-, CFT-Tests), *begriffliches und allgemeines Wissen* (HAWIK, HAWIE), *visuelle und motorische Geschicklichkeit* (HAWIK, HAWIE) oder spezifische Aspekte wie *räumliche Wahrnehmung, Gedächtnisfähigkeit, Rechenfähigkeit, Wortflüssigkeit, Rechtschreibwissen, induktives Denken* etc. erfaßt. Letzteres geschieht in den multifaktoriellen Intelligenztests (IST, LPS und PSB).

Intelligenztests haben, wie alle objektiven und projektiven Tests, einen begrenzten praktischen Nutzen, da mit ihnen keine konkreten Verhaltensprobleme analysiert werden können. Sie werden aus Gewohnheit und z.T. in Ermangelung anderer Verfahren sehr häufig angewendet: so z.B. zur Diagnostik der Lern- und Leistungsfähigkeit in der Schule; zur Erstellung von Persönlichkeitsbildern;

---

* Weitere Informationen und Angaben über Testautoren und Verlage für alle hier vorgestellten Tests bei SCHMIDTCHEN (1975) oder GRUBITZSCH u. REXILIUS (1978)

zur Berufsberatung etc. Da 50% aller Menschen etwa die gleiche Intelligenz haben und da z. B. die Leistungs- und Lernfähigkeit stärker von Variablen wie Leistungswillen, Bereitstellung von Leistungsmitteln, sozialen Erfahrungen, sozialen Verstärkungen etc. abhängig ist, bringen die Intelligenzuntersuchungen zumindest im Normalbereich keine hilfreichen diagnostischen Informationen. Nur in den häufigkeitsmäßig geringen Grenzbereichen der mangelhaften Intelligenz (z. B. als Ausdruck einer geistigen Behinderung) und u. U. noch im Übergangsbereich der Lernbehinderung werden diagnostisch brauchbare Informationen geliefert. Sie ermöglichen u. a. Hinweise auf eine adäquatere pädagogische Betreuung und verhindern Überforderungen.

Leider gibt es für wichtige intellektuelle Bereiche wie für die Erfassung der praktischen Geschicklichkeit oder sozialen Intelligenz sowie für die Erfassung der Originalität und Kreativität keine brauchbaren Testverfahren. Auch lassen sich die intellektuellen Fähigkeiten jüngerer Kinder durch Tests kaum erfassen. Von daher erscheint es geboten, Intelligenztests unter kritischer Reflexion ihrer Aussagemöglichkeiten einzusetzen und sie nicht überzubewerten.

Objektive Persönlichkeitstests

- Hamburger-Neurotizismus- und Extraversionsskala (HANES),
- Angstfragebogen für Schüler (AFS),
- Kinder-Angst-Test (KAT),
- Freiburger Persönlichkeitsinventar (FPI),
- Gießen-Test (GT).

Die objektiven Persönlichkeitstests erfassen Einstellungen, Haltungen oder innere Gewohnheiten wie *Angst* (AFS, KAT), *emotionale Labilität* und *Introversion-Extraversion* (HANES) oder *Nervosität, Aggressivität, Depressivität, Erregbarkeit, Geselligkeit, Gelassenheit, Dominanzstreben, Gehemmtheit* und *Offenheit* (FPI); des weiteren soziale Beziehungsgewohnheiten wie *soziale Resonanz, Dominanz, Kontrolle, Grundstimmung, Durchlässigkeit* und *soziale Potenz* (GT).

Sie werden zur Erstellung von Persönlichkeitsbildern, zur Ermittlung der Psychogenese von Problemverhaltensweisen und zur Analyse von sozialen Beziehungsgewohnheiten eingesetzt. Ähnlich wie bei den Intelligenztests werden nicht Aussagen über konkrete Verhaltensweisen, sondern über mögliche innere Auslöser gemacht. Ob eine konkrete Verhaltensweise in einer konkreten Situation durch die innere Einstellung ausgelöst wurde oder nicht, kann mit den Tests nicht festgestellt werden. Insofern ist die praktische Brauchbarkeit auch dieser Verfahren eingeschränkt.

Beim GT kommt noch hinzu, daß er nach einem psychoanalytischen Beziehungskonzept konstruiert wurde, so daß er vorrangig im Rahmen einer psychoanalytisch orientierten, sozialpsychologischen Untersuchung Anwendung finden kann (z. B. bei der Analyse der Patient-Therapeut-Beziehungen oder bei der Feststellung von Therapieveränderungen durch den Vergleich von Selbst- und Idealbild). Der GT kann – ähnlich wie der FPI – erst bei Jugendlichen ab 15 Jahren eingesetzt werden.

Da alle Fragebogenverfahren die Fähigkeit zum Lesen und Schreiben voraussetzen, sind Kinder jüngeren Alters mit ihnen nicht zu untersuchen. Hier bleibt nur die Verhaltensbeobachtung und das Gespräch mit Eltern und Kind.

Projektive Persönlichkeitstests

- Picture-Frustration-Test (PFT),
- Thematic-Apperception-Test (TAT),
- Children's-Apperception-Test (CAT),
- Rorschach-Test,
- Scenotest,
- Baum-Test,
- Wartegg-Zeichen-Test (WZT),
- Familie in Tieren,
- Satzergänzungstest.

Die projektiven Persönlichkeitstests gehen von einer *Projektionsannahme* aus. Mit ihr ist gemeint, daß der Proband sich durch bestimmte Wünsche, Motive und Bedürfnisse (z. B. Enttäuschung, Wut, Angst oder dem Bedürfnis nach Mutterliebe oder Haß auf den Vater) leiten läßt, Bilder (PFT, TAT, CAT, Rorschach), Spielsachen (Scenotest), graphische Zeichen (WZT), Zeichnungen (Baum-Test, Familie in Tieren) oder angefangene Sätze (Satzergänzungstest) so zu interpretieren oder zu verwenden, daß ein Rückschluß auf die dahinter liegenden Auslöser möglich ist. Der Proband projiziert seine inneren Bedürfnisse auf die äußere „Leinwand" der Tests. Um dies zu ermöglichen, müssen die Tests einen projektionsfördernden Auslösecharakter haben. Dieser besteht in einer starken *emotionalen Ansprache* des Materials oder in der Anweisung.

Durch projektive Verfahren wird versucht, Informationen über die Motiv- und Affektwelt eines Kindes oder Jugendlichen zu erhalten. Leider ermöglichen sie keine Aussagen über die inneren Auslöser konkreter Verhaltensweisen, denn das Projektionsmaterial ist zu unspezifisch und kann selten zur Stimulierung spezifischer Projektionen verwendet werden.

Projektive Verfahren sollten wegen ihres ansprechenden Aufforderungscharakters und ihrer breiten Antwortmöglichkeit einen hohen Stellenwert in der *Hypothesengewinnung* haben. Da sie z. T. vom Lesen und Schreiben unabhängig sind (z. B. Sceno-, Baum-Test, WZT, TAT, CAT, Familie in Tieren), eignen sie sich gut zur Kinderdiagnostik. Ihr Nachteil jedoch besteht in der Schwierigkeit der Anwendung, Auswertung und Interpretation; denn Projektionen sind nicht nur vom Reizmaterial der Tests, sondern auch von den Testbedingungen, der Erwartungshaltung des Probanden und der sozialen Beziehung zwischen Testleiter und Proband abhängig. Der Diagnostiker muß sehr erfahren sein, um diese Bedingungen angemessen zu handhaben. Um zu vermeiden, daß er seine eigenen Projektionen bei der Analyse der Testantworten zu sehr berücksichtigt, sollte er die Testauswertung und -interpretation immer in Absprache mit einem Kodiagnostiker vornehmen. Im Zweifelsfall sollten zu gewagte Interpretationen unterlassen werden.

Interessentests

- Berufs-Interessen-Test (B-I-T),
- Mechanisch-Technischer Verständnis-Test (MTVT),
- Drahtbiegeprobe (DBP),
- Bürotest,
- Problemfragebogen für Jugendliche.

Die Interessentests eignen sich nur zur Untersuchung von Jugendlichen. Für Kinder liegen keine Normen vor. Die Tests werden im Rahmen der Berufsberatung oder Persönlichkeitsbeschreibung eingesetzt. Obwohl der Name Interessentest ein breites Spektrum der Informationserhebung suggeriert, werden in den meisten Tests nur Teilinteressen wie *technisches Verständnis, Fingergeschicklichkeit* und *Formvorstellungskraft* oder *Bürointeressen* untersucht. Etwas breiter ist die Anwendung des BIT, der Interessen zum *technischen oder gestalterischen Handwerk,* zu *technischen und naturwissenschaftlichen Berufen,* zu *land- und forstwirtschaftlichen Berufen,* zu *kaufmännischen, verwaltenden, literarischen und pädagogischen Berufen* erfaßt. Alle genannten Tests haben den Vorteil, daß sie relativ schnell und objektiv auswertbar sind.

Der Problemfragebogen für Jugendliche fällt aus dem Rahmen der hier skizzierten Interessentests heraus, da er *psychologische Interessen* erfaßt, z. B. Interessen für sich selbst, für andere, für Jungen und Mädchen, für eigene Gesundheit, für die Schule, für die Zeit nach der Schule, für Religion etc. Da keine brauchbaren Normen zum Vergleich der Antworten mit den Antworten anderer Jugendlicher vorliegen, kann der Test nur im Rahmen einer Exploration verwendet werden. Wegen seines Eindringens in die Intimsphäre darf er nicht zur Berufsberatung, sondern nur im Rahmen einer personenzentrierten Beratung verwendet werden.

Konzentrationstests

- Aufmerksamkeits-Belastungs-Test (d2),
- Konzentrations-Leistungs-Test (KLT),
- Konzentrations-Verlaufs-Test (KVT),
- Pauli-Test.

Ähnlich wie die Interessentests versprechen die Konzentrationstests mehr, als sie halten. Dies hängt damit zusammen, daß der umgangssprachliche Konzentrationsbegriff weiter gefaßt ist als der der Testkonzepte. Die Tests erfassen im wesentlichen ein Konzentrationskonzept, in dem eine *angespannte, nicht abgelenkte Zuwendung zur Aufgabenbearbeitung* ermittelt wird, die sich in der Menge des bearbeiteten Materials (z. B. dem Durchstreichen von Symbolen oder dem Lösen von Rechenaufgaben) ausdrückt und in verschiedenen Aspekten einer *Fehlervermeidung* und von Fehlerarten (s. SCHMIDTCHEN 1975, S. 168f.).

Sie erfassen nicht motivationale Komponenten der Konzentration (z. B. Ängste, ablenkende Gedanken) und auch nicht psychologische oder organische Hintergründe (z. B. Hirnschäden). So ist durch die Tests nicht beantwortbar, *warum* ein Proband in der Schule „unkonzentriert" ist oder warum er immer bestimmte Sachen vergißt. Aus diesen Gründen haben Konzentrationstests zur Beantwortung praktischer Fragestellungen kaum eine Bedeutung. Statt ihrer verwendet man Explorationsmethoden und sorgfältige Verhaltensbeobachtungen.

Schulreifetests

- Kettwiger Schulreifetest (KST),
- Frankfurter Schulreifetest (FST),
- Weilburger Testaufgaben für Schulanfänger (WTS),
- Grundleistungstest zur Ermittlung der Schulreife (GLT),
- Testbatterie für entwicklungsrückständige Schulanfänger (TES).

Diese Liste von Schulreifetests wäre noch beliebig zu ergänzen. Da die Verfahren routinemäßig in jedem Bundesland den Schulanfängern gegeben werden, gibt es eine Fülle von Tests, die in etwa die gleichen Aufgaben enthalten. Dies sind Aufgaben, die die *visuelle Wahrnehmung,* das *induktive Denken* und die *Handgeschicklichkeit* beim Ankreuzen von Symbolen testen. In den Tests wird jedoch nicht die Motivation zum Schulbesuch oder die Angst vor der ungewohnten Sozial- und Leistungssituation der Schule untersucht. Da die Tests keinen brauchbaren Vorhersagewert für die Schulfähigkeit von Anfängern haben, denn 88% aller Schulanfänger werden ohnehin eingeschult (auch ohne Tests), sollte man ihren Einsatz unterlassen. An ihrer Statt sind sorgfältige Verhaltensbeobachtungen und Interviews von Eltern und Kinder einzusetzen.

Schulleistungstests

- Diagnostische Rechtschreibtests (DRT_2, DRT_3, DRT_{4-5})[1],
- Allgemeine Schulleistungstests (AST_2, AST_3, AST_4),
- Lesetests (Zürcher Lesetest, Lesetest für 2. Klassen LT_2),

---

[1] Die kleingesetzte Zahl gibt jeweils die Schulklassen an, für die Vergleichsnormen vorliegen.

- Rechentests (Rechentest für 2. Klassen, Rechentest für 3. Klassen),
- Wortschatztest (WST$_{5-6}$, WST$_{7-8}$).

Ähnlich wie bei den Schulreifetests gibt es auch bei den Schulleistungstests eine unübersehbare Fülle von Verfahren. Mit ihrer Hilfe soll ein Vergleich des Leistungsstandes eines Schülers oder einer Klasse mit dem von Vergleichsschülern oder -klassen erhoben werden. Die Tests haben – wenn überhaupt – nur im Anwendungsbereich der schulpsychologischen Untersuchung einen Platz. Sie sind für die Hand des Lehrers konstruiert, der sie wegen seiner ungenügenden Ausbildung in Testkonstruktion, Testkritik und Testinterpretation jedoch nicht benutzen dürfte. In der klinisch-psychologischen Kinder- und Jugendlichendiagnostik haben sie keinen Platz.

Tests für Lern- und geistig Behinderte

- Schulleistungstestbatterie für Lernbehinderte und für schulleistungsschwache Grundschüler (SBL 1, SBL 2),
- Schulleistungstest lernbehinderter Schüler (SLS),
- Testbatterie für geistig behinderte Kinder (TBGB).

Tests für Lern- und geistig Behinderte finden in der Zuweisung eines geeigneten *Schul-* bzw. *Betreuungstyps* Anwendung (z. B. in der Klärung der Frage, ob eine Schule für Lernbehinderte, eine Hauptschule oder eine Betreuung in Einrichtungen der Lebenshilfe für geistig Behinderte hilfreich ist). Sie gehören, ähnlich wie die Schulleistungstests, in die Hand eines Psychologen.

In der Praxis wird häufig die TBGB benutzt. Mit ihrer Hilfe sollen Hinweise für eine geeignete Betreuung und Therapie von geistig Behinderten gefunden werden. Im Verfahren werden Aspekte der *Intelligenz*, der *Motorik*, der *sozialen Reife* und der *pädagogischen Führbarkeit* untersucht. Es eignet sich gut zur Feststellung von Betreuungs- und Therapieerfolgen bei geistig Behinderten. Da die Schulart und geeignete Betreuung von herausragender Bedeutung für die Entwicklung und Zufriedenheit dieser Kinder ist, stellt eine sorgfältige Diagnostik ihrer Leistungsfähigkeit eine zentrale Aufgabe des Psychologen dar. Intelligenzpsychologische Untersuchungen haben in diesem Bereich ihren angemessenen Stellenwert. Das Ziel einer solchen Diagnostik sollte aber nicht eine selektive Aussage, sondern konkrete Vorschläge für eine schüler- oder behindertenzentrierte Pädagogik und Behandlung sein.

Klinische Tests

- Benton-Test (BT),
- Göttinger-Formreproduktions-Test (GFT),
- MMPI-Saarbrücken.

Von den klinischen Tests sollen hier nur die bekannteren Verfahren vorgestellt werden. Es handelt sich um Verfahren zur Analyse von *Hirnfunktionsstörungen* (BT, GFT) und zur Analyse von *psychisch auffälligem Verhalten* (MMPI-Saarbrücken). In den Tests zur Analyse von Hirnschäden werden visuell-motorische Reproduktionsleistungen überprüft und mit den Testwerten von Gruppen hirngeschädigter Probanden in Beziehung gesetzt. Für Extremgruppen mit großen Fehlerhäufigkeiten sind Hinweise auf Hirnschäden feststellbar. Da die Fehler aber auch auf Desinteresse, bewußte Falschbeurteilung oder Ermüdung zurückzuführen sein können, muß die Testdiagnose mit Explorations- und Beobachtungsdaten kombiniert werden. Auch EEG-Befunde sind eine hilfreiche Ergänzung.

Der MMPI-Saarbrücken kann vom 14. Lebensjahr an durchgeführt werden. Es handelt sich um einen Fragebogen mit 566 Feststellungen, die vom Probanden zu beantworten sind. Die Feststellungen beziehen sich auf folgende Bereiche: *Hypochondrie, Depression, Hysterie, Psychopathie, Maskulinität – Feminität, Paranoia, Psychasthenie, Schizophrenie, Hypomanie* und *soziale Introversion*. Die psychiatrisch-klassifikatorischen Namen suggerieren eine entsprechende Diagnose der Probanden aufgrund der MMPI-Ergebnisse. Dem ist jedoch nicht so. Bei den Namen handelt es sich lediglich um grobe Verhaltensbeschreibungen. Eine psychiatrische Klassifikation darf anhand dieses Bogens nicht vorgenommen werden. Sie erfordert eine sorgfältige Exploration, Beobachtung, medizinisch-neurologische Untersuchung und den Einsatz von anderen, meist informellen Tests. Der MMPI-Saarbrücken hat als relativ ökonomisches Diagnoseinstrument einen Stellenwert in einer Frühphase der Untersuchung. Er sollte nur im Rahmen klinischer Fragestellungen und nicht zur Persönlichkeitsdiagnose eingesetzt werden.

Urteilsbildung

Während der gesamten psychodiagnostischen Untersuchung müssen Urteile, d. h. Entscheidungen zwischen mehreren Alternativen des diagnostischen Vorgehens, gebildet werden; insofern kann man sagen, daß die psychodiagnostische Untersuchung eine komplexe Form eines psychologischen *Entscheidungsprozesses* darstellt. Dieser Entscheidungsprozeß beinhaltet Entscheidungen zwischen verschiedenen Zielen, verschiedenen relevanten Sachverhalten der Analysesituation, verschiedenen Zielerreichungsverfahren (Datenerhebungsmethoden) und Informationen aus den Datenerhebungsverfahren. Der Entscheidungsprozeß kann als *Problemlösungsprozeß* aufgefaßt werden, mit dessen Hilfe der Diagnostiker aus unübersichtlichen Ausgangssituationen Antworten auf bestimmte Zielfragen entwickeln soll (vgl. KAMINSKI 1970; DÖRNER 1976). Man kann deshalb von einem Problemlösungsprozeß sprechen, weil das Erreichen des erwünschten Zielzustandes (d. h. die Diagnose) durch vielfältige Barrieren verhindert wird. Diese ergeben sich im wesentlichen aus der unübersichtlichen Ausgangssituation.

Die Entscheidungen im Rahmen der Urteilsbildung betreffen nicht nur den Gesamtprozeß der diagnostischen Untersuchung, sondern auch deren Teilprozesse. In jeder Phase der in diesem Beitrag skizzierten Handlungsschritte sind Entscheidungen zwischen mehreren Alternativen unter Berücksichtigung eines Zielaspektes oder Entscheidungen zwischen mehreren Zielaspekten zu treffen. Dies soll kurz demonstriert werden:

- In der Phase der *Auftragserteilung* hat der Diagnostiker zu entscheiden, ob er das Wissen und die Instrumente hat, die gestellten Fragen zu beantworten. Wenn ja, geht er in die Phase der Untersuchungsplanung, wenn nicht, lehnt er den Auftrag ab.
- In der Phase der *Untersuchungsplanung* hat der Diagnostiker zu entscheiden, welchen formalen Zielkriterien sich die Aufträge zuordnen lassen und welche Spezifizierungen mit den Fragestellungen unter Berücksichtigung der Meßtheorien, Persönlichkeitstheorien, Devianztheorien etc. vorzunehmen sind.
- In der Phase der *Datenerhebung* hat der Diagnostiker eine Auswahl aus den verschiedenen Diagnoseverfahren (Explorations-, Beobachtungs-, Testverfahren) und Entscheidungen über die Reihenfolge ihres Einsatzes sowie die Kontrolle ihrer Fehler zu treffen.
- In der Phase der *Urteilsbildung* hat der Diagnostiker zwischen verschiedenen Verfahren der Informationsverarbeitung zu wählen. Er hat im Vorgriff auf diese Phase bereits zu Beginn der Untersuchung zu klären, für welches Informationsverarbeitungskonzept er sich entscheidet: Will er ein mehr klinisches oder mehr statistisches Verarbeitungskonzept wählen? Aufgrund dieser Entscheidung muß er dann den Auftrag abwägen und die einzelnen Planungs- und Datenerhebungsschritte durchführen.
- In der Phase der *Gutachtenerstellung* steht der Diagnostiker vor dem Problem, die Antworten auf die gestellten Fragen so zu gliedern und zu formulieren, daß der Auftraggeber sie verstehen kann.

Leider ist der wissenschaftliche Reflexionsstand über die Optimierung und Kontrolle dieser Schritte noch nicht sehr weit gediehen. Es herrscht ein allgemeiner Konsens darüber, daß eine schier unübersehbare Fülle von Entscheidungen zu treffen ist und daß die Fehlermöglichkeiten sehr groß sind. Versuche, zu einer gewissen Kontrolle der Fehlermöglichkeiten und einer Verbesserung der Entscheidungsprozesse zu kommen, beziehen sich auf die logische *Analyse der einzelnen Prozesse* (s. BIERKENS 1968; WESTMEYER 1972), auf die *Untersuchung von Fehlerquellen* z. B. der Explorationssituation (s. SEIDENSTÜCKER u. SEIDENSTÜCKER 1974; SCHMIDT u. KESSLER 1976), auf die Analyse der *Testsituation* (s. HARTMANN 1973), auf die Entwicklung *automatisierter Diagnoseprogramme* (s. SEIDENSTÜCKER 1975) oder auf die Suche nach *formalen Entscheidungsmodellen* (s. TACK 1978). Leider sind die bisher gefundenen Antworten noch nicht zufriedenstellend. Sie geben dem Praktiker keine überzeugenden Hilfen zur Organisation der diagnostischen Untersuchung. Von daher ist es meiner Meinung nach gerechtfertigt, von einer *Krise der psychologischen Diagnostik* zu sprechen (vgl. PULVER 1975). Ihre Überwindung dürfte noch einige Zeit auf sich warten lassen.

Abschließend sollen zwei Grundpositionen bezüglich der Informationsverarbeitung in der Phase der Urteilsbildung skizziert werden. Es handelt sich um die Position einer *klinischen* Urteilsbildung und einer *statistischen* Urteilsbildung. (vgl. MEEHL 1954; SCHMIDTCHEN 1975).

Innerhalb der *klinischen Urteilsbildung* bezieht der Diagnostiker Kriterien für die Entscheidungsprozesse aus seiner klinischen Erfahrung. Er wägt aufgrund seines Erfahrungs- und Theorienwissens ab, wie er sich in Entscheidungssituationen verhalten soll: Ob er z. B die Fragestellung X beantworten kann? Ob er die Frage X dem Zielkriterium Z zuordnen kann? Ob er zur Vorhersage des Schulerfolgs den HAWIE oder PSB wählen soll? Ob er die Motivation zur Schulleistung mit Hilfe eines Angstfragebogens oder einer detaillierten Verhaltensbeobachtung erheben soll? Ob er bei der Urteilsbildung Vergleichsnormen anderer Schüler berücksichtigen oder die Daten ipsativ beurteilen soll? Oder ob er den Eltern bestimmte, nicht eindeutig feststellbare Daten im Gutachten verschweigen soll (z. B. Hinweise auf Intelligenzmängel), um zu vermeiden, daß eine bereits schon vorhandene negative Beurteilung ihres Kindes noch mehr verstärkt wird?

Da die klinisch-psychologische Urteilsbildung eng mit dem Denken, Wissen und Abwägen des Diagnostikers verbunden ist, ist sie sehr subjektiv. Darin liegt auch ihre *Schwäche*. Sie besteht in einem Mangel an Transparenz, Objektivität und Kontrollmöglichkeit. Des weiteren in der prinzipiellen Begrenztheit der menschlichen Informationsverarbeitung. Menschen sind im allgemeinen nicht in der Lage, die Fülle der bei der Diagnostik anfallenden Informationen sorgfältig zu bearbeiten. – Ihre *Stärke* liegt in der Berücksichtigung der Individualität und Einzigartigkeit von Problemstellungen, der Einbeziehung der schöpferisch-menschlichen Intuition und der Betonung der sozial-ethischen Komponente der Diagnostiksituation. Da psychologische Diagnostik immer über Menschen und für Menschen gemacht wird, ist es hilfreich, sie auch von Menschen und nicht von Automaten oder automatisierten Menschen machen zu lassen.

Das Pendant zur klinischen Urteilsbildung ist die *statistische Urteilsbildung*. In ihr wird versucht, Fehler, die zu Lasten der Person des Diagnostikers gehen, in Grenzen zu halten. Der Einfluß des Diagnostikers soll auf die Auswahl der zu akzeptierenden Fragestellungen beschränkt werden, auf die Spezifizierung der Fragestellung und auf die Gutachtenerstellung. Die Datenerhebung und Datenverarbeitung wird durch die Verwendung objektiver Verfahren sowie von Meßformeln und Datenverarbeitungsmaschinen personenfrei gestaltet. Dies führt zu einer objektiveren Urteilsbildung.

Der *Nachteil* der statistischen Urteilsbildung besteht darin, daß sie bisher nur auf bestimmte, eng umgrenzte Fragestellungen anzuwenden ist (so z. B. auf Fragen der Berufseignungsdiagnostik oder der Schulprognose). Die Verwendung der statistischen Urteilsbildung setzt Vergleichsdaten (Regressionsgleichungen, Cut-off-Werte, Validitätskoeffizienten, Normen, Aussagen über Grundwahrscheinlichkeiten etc.) und Meßverfahren voraus, mit denen Fragestellungen bereits an größeren Stichproben untersucht wurden. Sie eignet sich nicht für die Beantwortung von Fragestellungen individueller Art und für die Analyse von Verhaltensweisen mit geringer Auftretenswahrscheinlichkeit. – Der *Vorteil* der statistischen Urteilsbildung wird dann sichtbar und auch empirisch nachweisbar, wenn sich die Voraussetzungen für ein statistisches Urteil schaffen lassen. Dann ist das Urteil effektiver, ökonomischer und transparenter (s. BOMMERT u. PLESSEN 1978, S. 68 ff).

Für den Praktiker wäre es hilfreich, wenn er vom Wissenschaftler *mehr* brauchbare und auch verständlichere Hinweise bekäme, wie er sich bei der psychodiagnostischen Urteilsbildung verhalten soll. Diese Hinweise liegen bisher nur als Willenserklärungen vor (vgl. SCHMIDT 1978; SEIDENSTÜCKER u. BAUMANN 1978). Solange sie nicht eindeutiger sind, wird der Psychodiagnostiker allein versuchen müssen, seine Diagnostiktätigkeit durch eine gute Ausbildung, kritische Einstellung, Transparentmachung der einzelnen Urteilsprozesse, kollegiale Zusammenarbeit (zum Zwecke der Fehlervermeidung) und Kenntnisse des Anwendungsstandes der statistischen Urteilsbildung zu gestalten. Dabei sollte er sich zu einer primär klinischen Urteilsbildung und einer nur beschränkten Anwendung der statistischen Diagnostik bekennen. Er ist dann ehrlicher und sein Urteil leichter kritisierbar.

Gutachtenerstellung

Den Abschluß der psychodiagnostischen Untersuchung bildet das *Gutachten* (s. KURTH 1980). In ihm werden dem Auftraggeber Antworten auf die gestellten Fragen gegeben. Die Antworten können sowohl *mündlich* als auch – wenn gewünscht – *schriftlich* erfolgen, wobei das mündliche Gutachten einen höheren Kommunikationswert als das schriftliche hat (vgl. HEISS 1964, S. 975). Steht man vor der Frage, auf eine der genannten beiden Gutachtenformen zu verzichten, so sollte man niemals auf das mündliche Gutachten verzichten, eher auf das schriftliche (vgl. HARTMANN 1973, S. 93 ff).

Gutachten können sich an drei verschiedene Adressaten wenden:
- an den *Kollegen* in der Klinik oder in der Erziehungsberatungsstelle oder im Jugendamt etc.;
- an die *Eltern oder den Erzieher* des Kindes oder
- an das *Kind oder den Jugendlichen* selbst.

Im ersten Fall fällt einem die Gutachtenerstellung vermutlich am leichtesten, weil man davon ausgehen kann, daß der Kollege die gleiche Sprache spricht und gleiche Erwartungen und Wünsche an das Gutachten hat wie der Gutachter. Es kann somit in metakommunikativer Weise abgefaßt werden.

Im zweiten und dritten Fall ist die Situation des Empfängers bei der Abfassung des Gutachtens mitzuberücksichtigen. Es ist zu bedenken, daß das Gutachten auf den Auftraggeber immer einen *veränderungswirksamen* Einfluß hat, der im Sinne einer Beratung oder einer Therapie stattfinden kann. Wendet sich der Psychodiagnostiker an Eltern oder Erzieher, so muß er berücksichtigen, daß diese viele Wünsche, Ängste und Meinungen an das Gutachten herantragen und sich selten in der Situation eines objektiven Betrachters (wie z. B des Kollegen) befinden. Die Eltern und Erzieher sind immer direkt Betroffene und erhoffen sich vom Psychologen Hilfe bei der Lösung der Probleme. Häufig kommen sie auch mit der Befürchtung, alles verkehrt gemacht zu haben und nun als Versager dazustehen. In jedem Fall hören oder lesen sie das Gutachten nicht unter dem Aspekt eines rationalen Erkenntnisgewinns, sondern im Sinne ihrer emotional gefärbten Erwartungen.

Im dritten Fall muß das Gutachten berücksichtigen, daß der betroffene Empfänger das Gutachten immer als *Subjekt*, nie als Objekt hört oder liest. Das Kind oder der Jugendliche wird das Gutachten noch stärker als die Eltern oder Erzieher unter persönlichen Aspekten sehen, da es (er) direkt Betroffener der Begutachtung ist. Bei dieser Adressatengruppe hat der Gutachter unter Berücksichtigung ihrer Erwartungshaltungen abzuwägen, welche seiner erhobenen Informationen in welcher Weise und zu welchem Zweck dem Kind oder Jugendlichen mitzuteilen sind. Dieses Gutachten ist am weitesten von einer objektiven, erkenntnisvermittelnden Form entfernt.

Die Ausführungen machen deutlich, in welcher Erwartungsklammer sich der Gutachter befindet. Alle in den vorangegangenen Abschnitten genannten Aspekte einer möglichst objektiven, fehlerfreien und umfassenden Informationserhebung und -verarbeitung münden im Gutachten in einer mündlichen oder schriftlichen Information, die nicht unter erkenntnistheoretischen Aspekten, sondern unter kommunikativen Aspekten zu sehen ist. Im Gutachten an Eltern oder Kinder geht es nicht vorrangig darum, in möglichst rationaler Weise Antworten auf gestellte Problemfragen zu geben, sondern auf Erwartungen und Gefühle in veränderungswirksamer Weise zu reagieren. Eine solche Begutachtung ist immer subjektiv. Sie zieht den Diagnostiker aus der Rolle eines objektiven Betrachters in die eines beteiligten Modifikators. Indem der Diagnostiker entscheiden muß, ist er beteiligter Partner in einer speziellen diagnostisch-therapeutischen Kommunikationssituation.

Diagnostisch-therapeutische Gutachten für Eltern, Erzieher oder Kinder führen so häufig dazu, daß sorgfältig und mühselig erhobene Informationen nicht weitergereicht werden können, weil sie ungünstige Wirkungen auf die angestrebten Veränderungen haben könnten. Der Gutachter wird sich fragen, ob es notwendig gewesen ist, den mühseligen Weg der psychodiagnostischen Problemlösung gegangen zu sein, wenn er am Ende nur Dinge mitteilen kann, die er bereits nach kurzem Augenschein vermutet hat. Die Diskrepanz zwischen dem kunstvollen Problemlösungsprozeß der diagnostischen Datenerhebung und Datenverarbeitung und der eingeschränkten Gutachtensituation stellt das problematischste Glied im Psychodiagnostikprozeß dar. Sie zu lösen, bleibt eine weitere vordringliche Forschungsaufgabe.

Literatur

Bastine, R.: Klinische Psychologie. Kohlhammer, Stuttgart 1984
Bierkens, P. B.: Die Urteilsbildung in der Psychodiagnostik. Barth, München 1968
Bommert, H., U. Plessen: Psychologische Erziehungsberatung. Kohlhammer, Stuttgart 1978
Bommert, H., M. Hockel (Hrsg.): Therapieorientierte Diagnostik. Kohlhammer, Stuttgart 1981
Breuer, F.: Psychologische Beratung und Therapie in der Praxis. UTB 934. Quelle & Meyer, Heidelberg 1979
Cohen, R.: Die Psychodynamik der Testsituation. Diagnostica 8 (1962) 3
Cronbach, L. J., G. C. Gleser: Psychological Tests and Personal Decisions. University of Illinois Press, Urbana 1965
Dörner, D.: Problemlösen als Informationsverarbeitung. Kohlhammer, Stuttgart 1976
Dörner, K.: Diagnosen in der Psychiatrie. Campus, Frankfurt 1974
Drenth, P.: Der psychologische Test. Barth, München 1969
Faßnacht, G.: Systematische Verhaltensbeobachtung. UTB 889. Reinhardt, München 1979
Fischer, G.: Einführung in die Theorie psychologischer Tests. Huber, Bern 1974
Groeben, N., H. Westmeyer: Kriterien psychologischer Forschung. Juventa, München 1975
Grubitzsch, S., G. Rexilius: Testtheorie – Testpraxis. Rowohlt, Reinbek bei Hamburg 1978
Hartmann, H.: Psychologische Diagnostik. Kohlhammer, Stuttgart 1973
Heiss, R.: Technik, Methodik und Problematik des psychologischen Gutachtens. In: Handbuch der Psychologie, Bd. 6, Psychologische Diagnostik, hrsg. von R. Heiss. Hogrefe, Göttingen 1964 (S. 975)
Hofstätter, P. R.: Das Fischer Lexikon, Psychologie. Fischer, Frankfurt 1957
Kaminski, G.: Verhaltenstheorie und Verhaltensmodifikation. Klett, Stuttgart 1970
Kaminski, G.: Rahmentheoretische Überlegungen zur Taxonomie psychodiagnostischer Prozesse. In: Diagnose der Diagnostik, hrsg. von K. Pawlik. Klett, Stuttgart 1976
Kanfer, F., G. Saslow: Verhaltenstheoretische Diagnostik. In: Diagnostik in der Verhaltenstherapie, hrsg. von D. Schulte. Urban & Schwarzenberg, München 1974
Kurth, W.: Das Gutachten. Reinhardt, München 1980
Lienert, G. A.: Testaufbau und Testanalyse. Beltz, Weinheim 1969
Meehl, P. E.: Clinical versus Statistical Prediction. University Press, Minneapolis 1954
Nathan, P. E., S. C. Harris: Psychopathology and Society. Mc Graw Hill, New York 1975
Pawlik, K.: Modell- und Praxisdimensionen psychologischer Diagnostik. In: Diagnose der Diagnostik, hrsg. von K. Pawlik. Klett, Stuttgart 1976
Pulver, U.: Die Krise der psychologischen Diagnostik – eine Koartationskrise. Schweiz. Z. Psychol. 34 (1975) 212
Quekelberghe, R. van: Systematik der Psychotherapie. Urban & Schwarzenberg, München 1979
Rexilius, G.: Grenzen der Testerei. In: Testtheorie – Testpraxis, hrsg. von S. Grubitzsch, G. Rexilius. Rowohlt, Reinbek bei Hamburg 1978
Sarris, V., G. A. Lienert: Konstruktion und Bewährung von klinisch-psychologischen Testverfahren. In: Klinische Psychologie II, hrsg. von W. Schraml, U. Baumann. Huber, Bern 1974
Schmidt, L. R.: Diagnostik in der Klinischen Psychologie. In: Lehrbuch der Klinischen Psychologie, hrsg. von L. R. Schmidt. Enke, Stuttgart 1978; 2. Aufl. 1984
Schmidt, L. R., B. H. Kessler: Anamnese. Beltz, Weinheim 1976
Schmidtchen, S.: Psychologische Tests für Kinder und Jugendliche. Hogrefe, Göttingen 1975
Schmidtchen, S.: Handeln in der Kinderpsychotherapie. Kohlhammer, Stuttgart 1978
Schmook, K., R. Bastine, D. Henkel, C. Kopf, C. Malchow: Verhaltensanalyse. In: Klinische Psychologie II, hrsg. von W. Schraml, U. Baumann. Huber, Bern 1974
Schraml, W. J.: Das klinische Gespräch in der Diagnostik. In: Klinische Psychologie I, hrsg. von W. J. Schraml. Huber, Bern 1970
Schulte, D.: Der diagnostisch-therapeutische Prozeß in der Verhaltenstherapie. In: Diagnostik in der Verhaltenstherapie, hrsg. von D. Schulte. Urban & Schwarzenberg, München 1974
Seidenstücker, G.: Computereinsatz in der klinischen Psychologie: Diagnostik und Therapie. In: Datenverarbeitung in der Psychologie, hrsg. von W. Hawel. Kohlhammer, Stuttgart 1975
Seidenstücker, G., U. Baumann: Multimethodale Diagnostik. In: Klinische Psychologie, Trends in Forschung und Praxis, Bd. 1, hrsg. von U. Baumann, H. Berbalk, G. Seidenstücker. Huber, Bern 1978
Seidenstücker, E., G. Seidenstücker: Interviewforschung: allgemeiner Teil. In: Klinische Psychologie II, hrsg. von W. Schraml, U. Baumann. Huber, Bern 1974
Small, J. F., J. G. Small, C. Estevez, R. N. French: Do patients tell it like it is? Dis. nerv. Syst. 30 (1969) 333
Tack, W. H.: Entscheidungsstrategien im diagnostischen Prozeß. In: Lehrbuch der Klinischen Psychologie, hrsg. von L. R. Schmidt. Enke, Stuttgart 1978; 2. Aufl. 1984
Thomae, H.: Beobachtung und Beurteilung von Kindern und Jugendlichen. Karger, Basel 1971
Vaughn, C. L., A. W. Reynolds: Reliability of personal interview data. J. appl. Psychol. 35 (1951) 61
Westmeyer, H.: Logik der Diagnostik. Kohlhammer, Stuttgart 1972
Zielke, M. (Hrsg.): Diagnostik in der Psychotherapie. Kohlhammer, Stuttgart 1982

Früherkennung

Andreas Warnke

Begriff und Aufgabe der Früherkennung

Die Früherkennung beinhaltet die diagnostische Erfassung des entwicklungsgefährdeten Säuglings, des Kleinkindes in den ersten drei Lebensjahren und in besonderen Fällen des Kindes im Vorschulalter bis zu seiner Einschulung. Aufgrund des übergeordneten Zusammenhangs dieser Abhandlung werden kinderpsychiatrische, neuropädiatrische und psychodiagnostische Aspekte der Früherkennung besonderes Augenmerk haben. Die Früherkennung steht im Zusammenhang mit der Frühförderung von behinderten und von Behinderung bedrohten bzw. allgemein entwicklungsgefährdeten Säuglingen und Kleinkindern, so daß sie unmittelbar einer frühen bzw. rechtzeitigen Therapie, speziellen Erziehung, Familienhilfe und sozialen Integration des entwicklungsgefährdeten Kindes dient (vgl. Kap. 8 in diesem Band).

Die notwendigen Erkenntnisse zur Früherkennung von Entwicklungsgefährdungen sind aus einer Zusammenschau fachübergreifender Wissenbereiche zu erwarten, die die dynamische Interaktion konstitutioneller, soziokultureller und erworbener psychischer Faktoren in einem diagnostischen Früherkennungsverfahren repräsentiert.

Das ist noch nicht realisierbar. Eine umfassende und allgemein anerkannte Konzeption der Früherkennung liegt dementsprechend nicht vor. Dieser Beitrag wird das Aufgabenfeld umreißen, einige Grundlagen skizzieren, den Umfang der einfließenden interdisziplinären Wissensbereiche nur begrenzt darstellen können und eine Auswahl der diagnostischen Verfahren zur Praxis der Früherkennung vorstellen.

Früherfassung (die Zuführung zu einer Diagnostik), *Früherkennung* (das Registrieren einer Risikosymptomatik) und *Frühdiagnose* (Symptomklassifizierung und soweit möglich Ursachenbennenung) einer Risiko- und Fehlentwicklung vom Säuglings- bis hin zum Einschulungsalter geschieht durch Vorsorgeuntersuchungen, Auswertung von Risikofaktoren, Screeningverfahren, Entwicklungstests, Entwicklungstabellen, entwicklungsneurologische Untersuchungsmethoden und psychometrische Verfahren, interaktions- und familiendiagnostische Verfahren. Die *Untersuchungsmethoden* haben – in allerdings unterschiedlichem Maße – drei Funktionen:

(1) Erfassung von Kindern, die einer weiteren Verlaufsbeobachtung oder einer differenzierten Diagnostik vor Einleitung einer frühen Behandlung bedürfen: *Screeninguntersuchung*.
(2) Beschreibung von Entwicklungsstand, Entwicklungsabweichungen und Entwicklungsverläufen: *Entwicklungstestung, neurologische Untersuchung, psychometrische Testung*.
(3) Ursachenermittlung, Bedingungs- und Verhaltensanalyse, Klassifikation von Symptombildern: *Diagnose*.

Merkmalsbereiche der Früherkennung

Entwicklungsimmanente Faktoren machen es außerordentlich schwer, den Anforderungen der genannten Aufgabenstellung mit standardisierten Verfahren gerecht zu werden. Dies liegt an der Besonderheit der normalen menschlichen Entwicklung im frühen Kindesalter; die Schwierigkeiten werden verschärft durch die zusätzliche Eigenart der Entwicklungsverläufe unterschiedlich behinderter und entwicklungsgefährdeter Kinder, die wiederum nur begrenzt mit den Entwicklungsverläufen nichtbehinderter Populationen vergleichbar sind. Einige jener Merkmale, die frühkindliche Entwicklung und Entwicklungsgefährdung kennzeichnen, die die Möglichkeiten und Grenzen von Konstruktion, Durchführung, Auswertung, diagnostischer und prognostischer Nutzbarkeit frühdiagnostischer Verfahren bestimmen, seien genannt.

Frühkindliches Entwicklungstempo

Die Entwicklung, die Zeit, die Veränderung als die eigentümliche Dimension der Kinderpsychiatrie ist in keiner Lebensphase so eindrücklich und unmittelbar erkennbar wie im Säuglings- und Kleinkindesalter. Das rasante Entwicklungstempo insbesondere im Säuglingsalter bringt es mit sich, daß der Untersucher ein und desselben Kindes innerhalb sehr kurzer Fristen ein (a) durch Reifungsprozesse biologisch verändertes und ein (b) durch seine Erfahrung in der Interaktion mit seiner dinglichen und sozialen Umwelt kognitiv, emotional und sozial verändertes Kind untersucht. Ein und derselbe neurologische Untersuchungsgang prüft z. B. bei einem Neugeborenen ein völlig anders geartetes Nervensystem als etwa bei einem 15 Monate alten Kleinkind. Beim Neugeborenen sind die Neuronenmigrationen noch nicht abgeschlossen, aufgrund der sich noch vollziehenden Myelinisierung ist die Nervenleitgeschwindigkeit eine andere, die Anzahl der Synapsen ist geringer u. a. m. Das Gehirn und seine Funktion sind immer altersspezifisch komplex (vgl. Beitrag „Grundlagen der Entwicklungsneurologie", in diesem Band, S. 12 ff).

Für die Methode der Früherkennung ergeben sich daraus mehrere Prämissen: Die Untersuchungsmethodik, die die Intaktheit zentralnervöser Funktionen prüft, muß repräsentativ sein für die „altersspezifischen Möglichkeiten des Gehirns" (TOUWEN 1985); Entwicklungsdiagnostik wird zu einem Prozeß, in dem Verlaufsuntersuchungen die Regel sind; mit Älterwerden des Kindes werden immer wieder andere Indikatoren für normale Entwicklung und Entwicklungsgefährdung gültig.

Stabilität und Variabilität frühkindlicher Entwicklung

Stabilität und konsistente, chronologisch gestufte Aufeinanderfolge zunehmend komplexer, sich differenzierender Entwicklungsleistungen sind theoretische, aber nur zum Teil auch empirisch fundierte Voraussetzungen der standardisierten entwicklungsdiagnostischen Verfahren. Die Regelhaftigkeit frühkindlicher Entwicklung läßt sich wohl am ehesten am Beispiel der statomotorischen Entwicklung nachvollziehen. So ist es keine Frage, daß z. B. gesetzmäßig der Pinzettengriff dem palmaren Greifen zeitlich in der Entwicklung nachfolgt (Abb. 7.44), daß ein Kind zunächst Stehfähigkeit haben muß, bevor es zum freien Laufen gelangt. Ein gesundes Kind lernt bis zum 18. Lebensmonat auch dann laufen, wenn es im ersten Lebensjahr bandagiert und durch Wickelmethoden verschnürt, also bewegungsdepriviert war; dies beweist die Penetranz genetisch determinierter Entwicklungsschritte. Gleichzeitig belegt dieses Beispiel, daß nicht alle „regelrechten Entwicklungsvorstufen" (z. B. Krabbeln) einer späteren Entwicklungsstufe (z. B. aufrechtes Gehen) tatsächlich praktiziert und geübt sein müssen. Das Phänomen eines genetisch vorgegebenen und phylogenetisch vorprogrammierten Entwicklungsverlaufes, verstanden als chronologisch festgesetzte und für jedes gesunde Individuum generalisiert gültige hierarchische Entwicklungssequenz (z. B. Sitzen – Krabbeln – Hochziehen – Stehen – Gehen), ist nicht auf den Einzelfall übertragbar und nicht generalisierbar auf alle Entwicklungsbereiche (MICHAELIS 1985; LARGO u. Mitarb. 1985). Daher bietet sich der Begriff *Entwicklungspräferenz* an, der einerseits die Regelhaftigkeit, andererseits die Variabilität in der Ausbildung von Entwicklungsschritten beinhaltet.

Die *Variabilität* normaler Entwicklung ist ebenso charakteristisch für den Menschen wie Gesetzmäßigkeiten in seinem individuellen Entwicklungsverlauf. Die Variabilität ermöglicht die große Adaptationsfähigkeit und die Plastizität ontogenetischer Entwicklung. Dies läßt sich beispielhaft an der normalen motorisch-neurologischen Entwicklung aufzeigen, für die immer eine gewisse Gesetzmäßigkeit angenommen wird. TOUWEN (1984) unterscheidet bei der motorischen Entwicklung zwischen interindividueller, intraindividueller und intrafunktioneller Variabilität und dem Vorkommen von Inkonsistenzen. Diese Variabilitätsarten lassen sich an Entwicklungsformen des willkürlichen Greifens veranschaulichen (Abb. 7.44).

Der Pinzettengriff z. B. wird beim Kind 1 von Abb. 7.44 in der 37. Woche, bei Kind 35 erst in der 65. Woche registriert *(interindividuelle Varianz)*. Ein Kind, das relativ frühzeitig den Pinzettengriff beherrscht, kann auf der anderen Seite relativ spät zum freien Laufen kommen *(intraindividuelle Varianz)*. *Intrafunktionelle Variabilität* beschreibt die unterschiedliche Dauer des Erwerbs einer Entwicklungsfunktion; zwei Kinder, die gleichzeitig erste Ansätze zeigen, sich aufzusetzen, gelangen doch zu sehr unterschiedlichen Zeitpunkten zu einem selbständigen Sichaufsetzen. *Inkonsistenzen* sind vorübergehende Entwicklungsrückschritte, die ohne erkennbaren Grund auftreten und dazu führen, daß eine Entwicklungsleistung bei späterer Untersuchung weniger fortgeschritten erscheint als bei der Voruntersuchung. Beispiel dafür sind etwa die Kinder 4 und 6 aus Abb. 7.44, die erneut vorübergehend den radialen Faustgriff zeigen, während sie bereits früher den in der Regel zeitlich nachfolgenden Scherengriff beherrschten. Hinzu kommt eine gewisse *Unregelhaftigkeit* im Entwicklungsfortschreiten, denn nicht alle Kinder durchlaufen die gleichen Entwicklungsstufen; zum Beispiel wurde bei den Kindern 1, 8, 21, 31 und 38 kein radialer Faustgriff als Vorstufe des Pinzettengriffs beobachtet. TOUWEN weist darauf hin, daß eine *Unabhängigkeit* von Funktionen besteht; einige normale Kinder entwickelten ihre Greiffunktion bis zum Scherengriff, obwohl sie zeitlich parallel noch deutlich den mit dem Scherengriff „unvereinbaren" Handgreifreflex ausübten. Die Greifmechanismen bauen demnach nicht stufenmäßig aufeinander auf, sondern entwickeln sich in gewissem Grade unabhängig voneinander. Phasenhafte Manifestationen von Verhaltensmerkmalen sind eine weitere entwicklungsimmanente Varianzdeterminante (LEUDAR u. Mitarb. 1984).

Bei stark *sozialisationsabhängigen Leistungen*, wie etwa der Sprachentwicklung oder der Sozialentwicklung, ist die Variabilität frühkindlicher Entwicklung als erheblich größer anzunehmen als bei der statomotorischen Entwicklung. Dies belegen die großen zeitlichen Streuungsbereiche der Items in den Skalen der Entwicklungstests (vgl. HELLBRÜGGE 1985). Für das Sprechen kleiner Sätze z. B. reicht der normale Entwicklungsspielraum von 16 bis 36 Monaten.

Zu den entwicklungsimmanenten Varianzen gesellen sich methodisch bedingte Streuungen wie Inho-

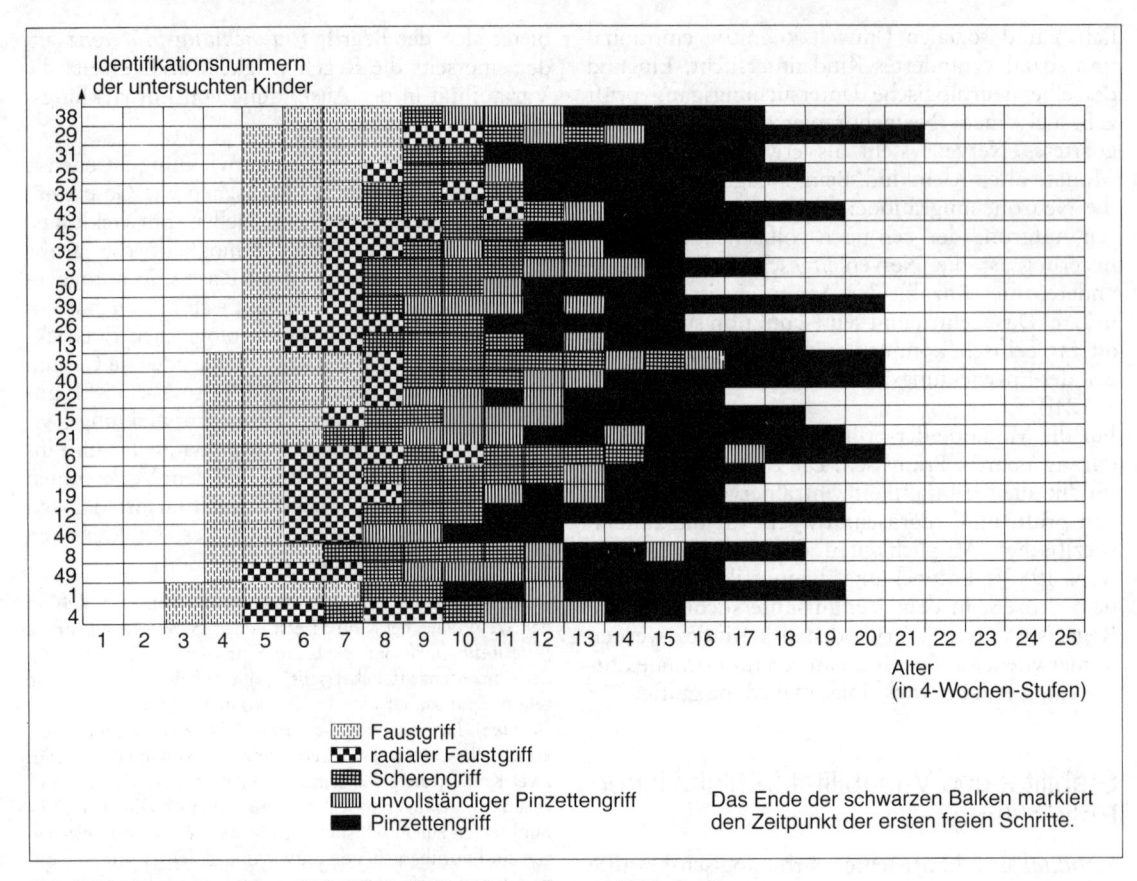

Abb. 7.44 Entwicklung des willkürlichen Greifens (nach *Touwen* 1984, S. 19).

mogenität der Stichproben, Stichprobenabhängigkeit der Normen bis hin zur Varianz, die durch unterschiedliche Verhaltenszustände des Kindes im Untersuchungsmoment aufkommt (PRECHTL u. BEINTEMA 1976).

Die Regelhaftigkeit oder Präferenz frühkindlicher Entwicklung ermöglicht eine normierte Entwicklungsdiagnostik, durch die sich der aktuelle Entwicklungsstand eines Kindes im Vergleich zu seiner Gleichaltrigengruppe beschreiben läßt (durch Entwicklungsquotienten oder durch Angabe von Perzentilen).

Andererseits begrenzen Variabilität und Inkonsistenz der Entwicklung die diagnostische und prognostische Gültigkeit eines Testbefundes für das einzelne Kind. Ein auffälliges Ergebnis eines Entwicklungstests bedarf daher der Prüfung durch Verlaufsbeobachtung und ergänzende, insbesondere entwicklungsneurologische Untersuchungen. Da die entwicklungsdiagnostischen Verfahren auf Beobachtungen und deren Interpretation durch den Untersucher oder gar der Eltern des Kindes beruhen und der Untersuchungsgang die bestmögliche Kooperation und Wachheit des Kindes voraussetzt, sind entwicklungsdiagnostische Ergebnisse im besonderen Maße von Ausbildung, Geschick und Erfahrung des Untersuchers abhängig (ULREY 1982; SCHIRM u. Mitarb. 1986).

Pathogenetische Uneindeutigkeit frühkindlicher Symptome

Die Beziehung zwischen Verhaltensäußerung und zentralnervösem Korrelat bzw. zwischen Symptom und Ursache ist unspezifisch. Unterschiedliche Symptome können auf ein und dieselbe Ursache verweisen, andererseits kann ein und dasselbe Symptom sehr unterschiedliche Ursachen haben. Wenn z. B. ein Säugling mit zehn Monaten noch nicht sitzt (Symptom), so kann diese Verzögerung Ausdruck einer statistisch seltenen Normvariante ohne jede pathologische Bedeutung sein oder aber Ausdruck einer Deprivation, Zerebralparese, geistigen Behinderung oder Hypotonie (Ursachenebene); die Hypotonie wiederum kann eine sehr unterschiedliche Pathogenese haben, wie etwa Stoffwechselstörungen, chromosomale Aberrationen, endokrinologische Erkrankungen, Muskeldystrophie, periphere Nervenläsionen.

Die Unspezifität der Symptome bezüglich ihrer ätiologischen Begründung wirkt ein auf die Bewertung entwicklungsdiagnostischer Ergebnisse. Die gebräuchlichen normbezogenen Entwicklungstests sagen nichts über die zugrundeliegenden Prozesse oder Ursachen aus, solange die Test-Items keine empirisch nachgewiesene Repräsentativität für eine spezifische Ursache haben. Entwicklungstests stellen in der Regel fest, ob eine Entwicklungsleistung mehr oder weniger zeitgerecht im Vergleich zu einer Gleichaltrigengruppe beobachtbar ist. Für die diagnostische Beurteilung genügt es jedoch nicht, festzustellen, ob eine kindliche Leistung (z. B. freies Laufen) beobachtet wird oder nicht. Vielmehr muß zugleich die *Qualität* des registrierten Entwicklungsschrittes beurteilt werden, ob das freie Laufen etwa im normalen oder aber im hemiplegischen Bewegungsmuster ausgeübt wird. Ein zeitlich verzögertes Funktionsvermögen erlaubt noch nicht den Rückschluß, daß die verzögerte Funktion primär gestört ist. Bei etwa 75% der geistig Behinderten z. B. wird die Gehfähigkeit verzögert nach dem 18. Lebensmonat erreicht, wobei nur bei etwa 20% der geistig Behinderten gleichzeitig von einer motorischen Behinderung ausgegangen werden kann. Ob nun die motorische Entwicklungsverzögerung Ausdruck einer zentralen Koordinationsstörung oder Ausdruck eines verminderten Lernvermögens bei geistiger Behinderung ist, kann nur eine weiterführende Diagnostik ergeben.

Ein normabweichendes Ergebnis entwicklungsdiagnostischer Tests ist also in der Regel nicht mehr als ein Hinweis darauf, daß eine weiterführende, insbesondere neurologische Diagnostik erfolgt. Erst die Zusammenschau von Altersentsprechung, Qualität und anamnestisch eruierbarer Genese einer Entwicklungsstörung ermöglicht Rückschlüsse auf die Verursachung, die für die Diagnose und eine adäquate Therapie ausschlaggebend ist.

Mehrfachbehinderung und Mehrfachbeeinträchtigung

Mehrfachbehinderung und Mehrfachbeeinträchtigung ist bei zerebraler Schädigung und Hirnfunktionsstörung sehr häufig. Bei den in der Frühförderung längerfristig betreuten Kindern ist bei 50–70% mit mehrfachen Funktionseinschränkungen zu rechnen. Bei *blinden* Kindern fanden sich gemäß einer Erhebung des Münchner Kinderzentrums als zusätzliche Behinderungen ein „geistiger Entwicklungsrückstand" (bei 72%), „Körper- und Bewegungsbehinderungen" (bei 70%), „psychische Fehlentwicklungen" (bei 33%), „zerebrale Anfallsleiden" (bei 25%) und „Hörstörungen" (bei 10%) (HELLBRÜGGE 1981).

Als Begleitstörungen der *infantilen Zerebralparese* lassen sich benennen (nach KALBE 1981; FELDKAMP u. DANIELCIK 1976): Sensibilitätsstörungen (z. B. Störung der Zwei-Punkte-Diskrimination bei ca. 40%), Störungen der Nahrungsaufnahme und der Sprache (bei 50–75%), Normabweichungen in der intellektuellen Entwicklung (quantitativ und/oder strukturell bei 25–70%), Störung der Sensorik (Sehbeeinträchtigungen bei 11–15%, Augendefekte bei 40–50%, Hörstörungen bei 3–25%, zerebrale Anfallsleiden (bei 14–47%). Störungen der Wahrnehmung und vegetative Dysregulationen wie etwa Rhythmusstörungen des Schlafes, verminderte Handdurchblutung, vermehrter Speichelfluß und Obstipation sind mögliche Zusatzbefunde. Verhaltensstörungen, die in Verbindung mit infantiler Zerebralparese auftreten, sind häufig gekennzeichnet durch gesteigerte Ermüdbarkeit und Konzentrationsschwäche, wechselnde Leistungsfähigkeit, Reizbarkeit und vermehrte Ablenkbarkeit, Überaktivität oder Antriebsarmut, mangelnde Affektsteuerung und sprunghafte oder verlangsamte Denkprozesse.

Bei *geistiger Behinderung* fand RACHE (1980) bei 69% der Kinder Sprachstörungen, Sehbehinderungen bei 32,4%, Verhaltensstörungen bei 23,0%, zerebrale Krampfanfälle bei 21,0%, Körperbehinderung bei 18,1% und Hörbehinderung bei 6,7%. Je schwerer der Grad geistiger Behinderung, desto häufiger finden sich als Zusatzbefunde körperliche Behinderungen (Störungen der Gehfähigkeit, des Sehens, des Hörens und zerebrale Anfallsleiden), Beeinträchtigungen in praktischen Alltagsfertigkeiten (Unselbständigkeit bei der Toilette, beim Baden, An- und Ausziehen, Essen) sowie Verhaltensstörungen (Aggressivität, Hyperaktivität, Apathie, unangepaßtes Sexualverhalten, Kotschmieren, Weglaufen, Kleidung verweigern usw.) (ROSS 1972). Geistig schwer Behinderte wiesen zu etwa 30% kleinere oder größere körperliche Anomalien bzw. Mißbildungen auf (NEUHÄUSER u. OPITZ 1975; vgl. SCHMIDT u. VOLL 1985).

Für das Verfahren der Früherkennung ergibt sich aus der häufigen Mehrfachbehinderung und Mehrfachbeeinträchtigung und ihrer Polyätiologie, daß diagnostisch u. a. genetische, endokrinologische, entwicklungsneurologische, internistische, orthopädische, ophthalmologische, pädaudiologische, psychologische und kinderpsychiatrische Aspekte zu beachten sind (WENDT 1984; HELLBRÜGGE 1981), was das *Konzept einer interdisziplinären mehrdimensionalen Diagnostik* im Rahmen der Früherkennung unterstreicht. Die Versuchung ist dabei groß, zu messen und zu testen, was meßbar und testbar ist. Es besteht damit die Gefahr der Überdiagnostik und überflüssigen Mehrfachuntersuchung. Um dies zu verhindern, bedarf es einer interdisziplinären Kooperation. Sie ist in aller Regel nur unter verantwortlicher Einbeziehung der Eltern von Anfang an zu gewährleisten (WARNKE 1983; SPECK u. WARNKE 1983).

Methodische Grundkonzeption der Früherkennung

Der beschriebenen Besonderheit von kindlicher Entwicklung entspricht in der Früherkennung ein besonderes methodisches Vorverständnis und Vorgehen, das unter den Begriffen Risikokonzept und Screening skizziert werden kann.

Risikokonzept

Dem Anspruch, Frühtherapie durch frühzeitige Diagnose zu ermöglichen, entspricht der Ansatz, durch Beachtung definierter Risikofaktoren Kinder zu erfassen, bei denen eine frühdiagnostische Untersuchung indiziert ist. Dies ist gerechtfertigt, da nichtoptimale Entwicklungsfaktoren aus Anamnese und Befund mit Entwicklungsstörungen korrelieren. Vorsorgemaßnahmen können damit sachlich begründet und zugleich ökonomisch begrenzt für jene Kinder gezielt eingeleitet werden, für die ein Risiko besteht. Das Risikokonzept hilft hinweg über das Dilemma, daß insbesondere im frühen Säuglingsalter für eine Reihe von Entwicklungsgefährdungen keine prognostisch gültige Diagnose möglich ist; in diesen Fällen ist das Risikokonzept Grundlage für die Verlaufsdiagnostik und für therapeutische Maßnahmen. Qualifizierte entwicklungsneurologische Untersuchungskonzepte erfassen heute Risikokinder insoweit, als die große Mehrzahl der im späteren Kleinkindesalter entwicklungsauffälligen Kinder fast ausschließlich aus der im Säuglingsalter diagnostizierten Risikogruppe stammen. Bei der Bewertung dieser Korrelation ist allerdings zu beachten, daß die weitaus meisten Kinder dieser Risikogruppe sich später unauffällig entwickeln. In der Groninger-Studie waren von 160 abnormalen Neonatalen nach vier bis sechs Jahren 10% deutlich und ernsthaft neurologisch geschädigt (TOUWEN 1985). Die prognostische Unschärfe des Risikokonzepts führt dazu, daß die Zahl entwicklungsgefährdeter Kinder überschätzt wird.

Eine rein anamnestische Risikoabschätzung erfaßt nicht alle gefährdeten Kinder. Das Problem sei am Beispiel der Zerebralparese veranschaulicht. In der Untersuchung von LESIGANG (1984) traten bei etwa ¾ der zerebral bewegungsgestörten Kinder Frühgeburt, Asphyxie und gravierende perinatale Komplikationen auf. Für diese Gruppe war die hohe Risikobelastung ein gültiger Indikator. Bei einem Viertel fehlte jedoch jegliches anamnestische Risikosymptom. Bei etwa der Hälfte der Hemiparesen, Ataxien und schweren, offensichtlich pränatal erworbenen Mehrfachbehinderungen ist die Risikoanamnese unauffällig. Die Risikoabschätzung durch anamnestische Daten bedarf daher immer der Ergänzung durch eine sorgfältige neurologische Diagnostik. Aber auch dann gilt: „Risikofaktoren sind ein Hinweis, aber der Begriff ‚Risikokind' ist ein Konzept und keine Diagnose" (LENARD 1977), und „Risikokind heißt kontrollbedürftig und sonst nichts" (LESIGANG 1984). Der Vorschlag ist wohl berechtigt, die eigene Untersuchungsmethode zu überprüfen, wenn mehr als 2–5% aller Säuglinge als zerebral geschädigt diagnostiziert werden (HARNACK u. Mitarb. 1977; vgl. STAVE 1979).

Screeningkonzept

Screeningverfahren sind eine methodische Folgerung aus der Risikokonzeption. Screening ist (a) die vorläufige Identifizierung unerkannter Krankheiten oder Mangelerscheinungen durch die Anwendung einfach durchführbarer Testuntersuchungen oder anderer kurzfristig anwendbarer Methoden, (b) die Unterscheidung zwischen Personen, die vermutlich noch nicht von einer Krankheit befallen sind, und vermutlich bereits Erkrankten, jedoch (c) kein Ersatz für eine genaue Diagnose.

Das Risiko für eine gestörte Entwicklung besteht in viel höherem Maße, als es tatsächlich entwicklungsgestörte Kinder gibt. Die tatsächlich Gefährdeten gilt es rechtzeitig zu erfassen. Krankheiten, Behinderungen und Fehlentwicklungen frühzeitig zu entdecken, ist wichtig vor allem dann, wenn Früherkennung und zugleich Frühbehandlung fatale und andernfalls unkorrigierbare Entwicklungsschäden verhindern (z. B. bei Phenylketonurie), die Therapiewirkung durch rechtzeitigen Behandlungsbeginn wesentlich verbessern und Sekundärschäden vorzubeugen vermögen (z. B. Kontrakturen bei Zerebralparese). Screeningverfahren zielen darauf, aus einer Population jene Risikokinder zu identifizieren, die einer weitergehenden Frühdiagnostik zuzuführen sind, möglichst bereits zu einem Zeitpunkt, zu dem die eigentlichen Krankheitssymptome noch nicht beeinträchtigend manifest geworden sind.

Da Screeningmethoden fehlerhaft sind, z. B. falsch positive Befunde liefern und damit u. U. zu unverantwortlicher Belastung des Betroffenen oder der Angehörigen führen können, sind sie nur dann gerechtfertigt, wenn die Krankheit, für die ein Screening erfolgt, schwerwiegend und zugleich behandelbar ist oder ihre sekundären Auswirkungen durch frühe Maßnahmen gemildert werden können.

Früherkennung mit dem Resultat der Diagnose erfolgt aufgrund der zusammenfassenden Beurteilung von Risikofaktoren, aufgrund von Ergebnissen aus Screeningverfahren, entwicklungsdiagnostischen Tests, die den aktuellen Entwicklungsstand definieren, schließlich neurologischen und ursachenklärenden spezifischen Untersuchungen. Die folgende Übersicht beschränkt sich auf kinder- und jugendpsychiatrisch relevante Inhalte der Risikobestimmung und auf das Instrumentarium der Entwicklungsdiagnostik.

Bestimmung des obstetrischen Risikos und seine Bedeutung für die psychosoziale Entwicklung

Apgar-Index

Der Anpassungszustand des Neugeborenen wird semiquantitativ durch ein von VIRGINIA APGAR (1953) entwickeltes Schema erfaßt. Der Apgar-Index wird eine Minute, fünf und zehn Minuten nach der Geburt bestimmt, wobei zu jedem Zeitpunkt die Maximalpunktzahl 10 beträgt. Eine Minute nach der Geburt haben etwa 90% der Kinder Apgar-Werte zwischen 7 und 10. Ein Apgar-Index unter 7 signalisiert einen akuten Risikozustand, das Neugeborene bedarf der kontinuierlichen Beobachtung; bei Apgar 4 sind intensivmedizinische Maßnahmen angezeigt. Der Index hat sich zur Beurteilung des aktuellen Lebenszustandes des Neugeborenen bewährt. Untersuchungen zur Korrelation des Apgar-Index mit der Intelligenz, der motorischen Koordination, dem neurologischen Status und dem Aufmerksamkeitsverhalten im Kleinkindalter sind zum Teil widersprüchlich, zum Teil nicht repliziert; der Index läßt als Einzelfaktor keine langfristigen prognostischen Schlüsse zu (KELLER u. MEYER 1982; RAUH 1984; GÄDEKE 1976).

Gestationsalter, Reif-, Früh- und Mangelgeburt

Früh- und Mangelgeburt – jeweils Ergebnisse komplexer obstetrischer (= gynäkologisch-geburtshilflicher, perinatologischer) Störungen – sind korreliert mit neurologischer Morbidität.

Das *Gestationsalter* bezeichnet die Schwangerschaftsdauer vom ersten Tag der letzten Regelblutung der Mutter bis zur Geburt des Kindes. Unter Bezug auf die Schwangerschaftsdauer werden unterschieden:
- *Frühgeburt:* Schwangerschaftsdauer 258 Tage und weniger (vollendete 37. Schwangerschaftswoche und weniger);
- *Termingeborene:* Schwangerschaftsdauer 259 bis 293 Tage (Beginn der 38. bis Ende der 42. Schwangerschaftswoche);
- *Übertragung:* 294 Tage und mehr (Beginn der 43. Schwangerschaftswoche).

Mit Bezug auf das Geburtsgewicht gilt:
- *Mangelgeborene:* Bei Geburtsgewicht < 10. Perzentile (unabhängig vom Gestationsalter).

Das Gestationsalter, die Mangelgeburt und Asphyxie bei der Geburt haben eine signifikante Beziehung zur neurologischen Morbidität im Säuglings- und Kleinkindalter. Mit den drei relevantesten obstetrischen Kategorien (Azidose, Frühgeburt, Mangelgeburt) wird allerdings nur die Hälfte der neurologisch auffälligen Säuglinge erfaßt. Das Risiko nimmt jedoch mit dem *Schweregrad der obstetrischen Belastung und der Häufung nichtoptimaler Faktoren* zu (TOUWEN 1985; GÖLLNITZ u. Mitarb. 1983; ROBERTSON u. FINER 1985; PIPER u. Mitarb. 1985; LOW u. Mitarb. 1985; MICHELI u. Mitarb. 1985).

Am Geburtsgewicht läßt sich beispielhaft die generelle Bedeutsamkeit des einzelnen obstetrischen Faktors veranschaulichen. In der Studie von RANTAKALLIO u. WENDT (1985) wurde die Population eines nordfinnischen Geburtsjahrganges von 12058 Lebendgeborenen, darunter 524 Kindern mit erniedrigtem Geburtsgewicht, im Alter von 14 Jahren nachuntersucht. Demnach war die Inzidenz aller Grade geistiger Minderbegabung in der Gruppe mit niedrigstem Geburtsgewicht (< 1500 g) sieben- bis neunmal höher als in der höchsten Gewichtsgruppe (≥ 2500 g). Die Intelligenz war bei der Gesamtgruppe der Untergewichtigen (< 2500 g) signifikant geringer als in der Gruppe mit normalem Geburtsgewicht. Aber: 80% der Kinder mit niedrigstem Geburtsgewicht (< 1500 g) zeigten normale Intelligenztestleistungen. Auch bestand eine hoch signifikante Korrelation zwischen dem Geburtsgewicht geringer als 1500 g und der Häufigkeit, mit der diese Kinder entweder keine Schule oder eine Klasse unterhalb ihres Altersniveaus besuchten, gleich ob sie nun zusätzlich durch Epilepsie, Hörstörung oder Zerebralparese behindert waren oder nicht. Doch auch hier hatten 75% der Kinder aus der niedrigsten Gewichtsgruppe mit 14 Jahren eine normale Schullaufbahn (vgl. auch STICKER 1985).

Das Beispiel steht stellvertretend für andere schwerwiegende obstetrische Risikofaktoren, für die die gleiche Schlußfolgerung gilt: Ein Einzelfaktor, sei es nun ein zu geringes Geburtsgewicht, eine Asphyxie, ein einzelnes neurologisches Zeichen oder eine andere prä-, peri- oder postnatale Komplikation, hat für das einzelne Kind keine prognostische Aussagekraft. Der einzelne Risikofaktor ermöglicht keine Rückschlüsse auf Art und Ausmaß der zerebralen Schädigung, auf nachfolgende spezifische Störungen des Verhaltens oder auf intellektuelle Entwicklungsstörungen (vgl. SHAFFER 1985; RAUH 1984; TOUWEN 1985). Die Definition nichtoptimaler, pathogenetischer obstetrischer Bedingungen ist daher schwer möglich. Dies gab Anlaß, das Entwicklungsrisiko nicht aus Einzelfaktoren negativer Art, sondern aus der Summe optimaler Faktoren von Schwangerschaft, Geburt und Neugeborenenperiode abzuschätzen (s. „Obstetrische und neonatale Risikofaktoren", S. 568).

Neurologische Untersuchung des Neugeborenen

Ein Konzept zur neurologischen Untersuchung des Neugeborenen beschreibt HANEFELD (in diesem Band, Kap. 7, Beitrag „Interne und neurologische Untersuchungen", S. 514 ff). Legt man die Erfahrungen zugrunde, die mit dem von PRECHTL u. BEINTEMA (1976) entwickelten Konzept zur neurologischen Untersuchung von Neugeborenen mit einem Gestationsalter von mindestens 37 Wochen gemacht wurden, so ist bei guter Ausbildung der Beobachter mit einer Übereinstimmung von 80–96% der Bewertungen zu rechnen. Neurologische Befunde in den ersten 72 Stunden nach Geburt erscheinen prognostisch weniger gültig als spätere Untersuchungen. Die neurokinesiologische Diagnostik nach VOJTA (1981) hat Screeningfunktion (SCHLACK 1983; OHRT 1983). Weitere Darstellungen der Untersuchungstechniken zur Früherkennung abnormer Haltungs- und Bewegungsabläufe bis zum 18. Lebensmonat bzw. bis zum Alter von 2 Jahren geben FLEHMIG (1983) und (in Anlehnung an MILANI-COMPARETTI) BERNSTEIN (1986).

Zur Klassifikation möglicher neonataler neurologischer Syndrome sind nach TOUWEN (1985) die in Tab. 7.11 angegebenen diagnostischen Kategorien aussagekräftig.

Die prognostische Gültigkeit neurologischer Untersuchungen im Neugeborenenalter ist gering, wenngleich die Korrelation der auffälligen Befunde zwischen Neugeborenenperiode und Kleinkindalter durchaus signifikant ist. Der obstetrische bzw. neonatale Zustand des Kindes korreliert mit neurologischer Behinderung im Alter von 1½ und 4 Jahren insofern, als die später neurologisch auffälligen Kinder nur in der Gruppe der neonatal Auffälligen gefunden wurden. Allerdings waren in der Groninger-Studie von den als neurologisch nicht normal diagnostizierten Neugeborenen nach vier bis sechs Jahren nur 10% deutlich und ernsthaft neurologisch geschädigt, d. h., 90% der Risikokinder waren später unauffällig (TOUWEN 1985; vgl. HARRIS u. Mitarb. 1984; SCHIRM u. Mitarb. 1986).

Obstetrische und neonatale Risikofaktoren – das Optimalitätskonzept

Die Korrelation zwischen auffälliger Anamnese und gefährdeter kindlicher Entwicklung ist nicht so hoch, daß das Bestehen einzelner prä-, peri- und neonataler Komplikationen im Einzelfall prognostische Aussagen oder gesicherte Rückschlüsse auf Ort und Grad zentralnervöser Schädigungen zuließe (s. S. 567). Somit ist die pathogenetische Bedeutung der einzelnen Risikofaktoren nicht ausreichend gültig definierbar. Leichter läßt sich sagen, welche obstetrischen Bedingungen normal bzw. optimal sind und welche davon fehlen (reduzierte Optimalität). MICHAELIS u. Mitarb. (1979a, b) erweiterten die von PRECHTL (vgl. PRECHTL 1980) vorgeschlagene Liste perinataler Optimalitätsvariablen um Faktoren der Neugeborenenperiode, so daß sich maximal 52 Optimalitätspunkte ergaben (Tab. 7.12). Ein um zwei und mehr Punkte reduzierter Optimalitätsscore wird als Indikation für eine intensive Nach- bzw. Kontrolluntersuchung bewertet.

Wenn eine Behinderung vorliegt und die Optimalität *nicht* reduziert ist (Schwangerschafts-, Geburts- und Neugeborenenperiode also optimal verlaufen sind), dann ist eine chromosomale, genetisch bedingte oder in der Embryonalphase erworbene Schädigung als Ursache der Behinderung wahrscheinlich.

Grundsätzlich ist aber auch mit dem Optimalitätskonzept nur eine geringe Korrelation mit der späteren Entwicklung zu erreichen.

Wechselwirkung biologischer Risiken und psychosozialer Belastung

Die geringe prognostische Spezifität von Risikofaktoren bis zur Neonatalperiode verweist auf soziokulturelle Einflüsse, die im Lebenslauf eines Kindes deprivierende und kompensierende Wirkungen haben und die Bedeutsamkeit einer biologisch vorgegebenen Verletzbarkeit bzw. perinatal erworbenen Verletztheit für die psychopathologische Entwicklung mitbestimmen. Zwischen biologischer Verletzbarkeit bzw. Verletztheit – erfaßt durch obstetrische und postnatale Risikofaktoren und neurologische Befunde – und soziokulturellen Einflüssen besteht eine Wechselwirkung. Dies haben insbesondere prospektive Längsschnittstudien zur Interaktion zwischen biologischen und psychosozialen Risikofaktoren aufgezeigt (RAUH 1984).

Tabelle 7.11 Diagnostische Kategorien im Neugeborenenalter. Diese deskriptiven Krankheitsbilder müssen ätiologisch nachgeprüft werden (aus B. C. L. Touwen: Prävention von Behinderungen aus der Sicht des Entwicklungsneurologen. Frühförderung interdisziplinär 4 [1985], S. 100)

Klassifikation möglicher neonataler neurologischer Syndrome

1. Gesteigerte oder verminderte *Erregbarkeit*	Hyperexzitabilitätssyndrom Krämpfe Apathiesyndrom Koma
2. Gesteigerte oder verminderte *Motilität*	Hyperkinesie Hypokinesie
3. Gesteigerter oder verminderter *Tonus*	Hypertonie Hypotonie
4. Asymmetrien	peripher – z. B. Plexusläsionen zentral – Hemisyndrom
5. ZNS-Defekte	z. B. Spina bifida
6. Kombinationen	

abnormal = Vorliegen eines oder mehrerer dieser Syndrome, verdächtig = einige Symptome eines oder mehrerer dieser Syndrome, normal = Fehlen der o. a. Syndrome.

Tabelle 7.**12** Liste der optimalen obstetrischen und postnatalen Bedingungen (aus R. Michaelis, R. Dopfer, W. Gerbig, P. Dopfer-Feller, M. Rohr: Die Erfassung obstetrischer und postnataler Risikofaktoren durch eine Liste optimaler Bedingungen. Mschr. Kinderheilk. 127 [1979] 149–155)

A. *Mütterliche Anamnese:* 1. 1–4 Schwangerschaften, 2. keine volle oder teilweise Berufstätigkeit, 3. gute bis ausreichende soziale Stellung und soziale Bedingungen, 4. verheiratet oder stabile Partnerbindung, 5. mütterliches Alter bei Erstpara 18–30 Jahre; bei Multipara zwischen 20 und 30 Jahren, 6. keine Früh-, Tot-, Fehlgeburten in der Anamnese, 7. komplikationslose frühere Schwangerschaften und Geburten, 8. normale Beckenmaße, 9. bei Kinderwunsch Konzeption innerhalb von zwei Jahren, 10. nicht mehr als 5 Jahre seit der letzten Schwangerschaft, 11. keine schweren chronischen Erkrankungen (Diabetes, endokrinologische Erkrankungen, Herzfehler, chronische Polyarthritis u. ä.).

B. *Schwangerschaftsanamnese:* 12. Drei und mehr ärztliche Kontrollen, 13. Blutdruck im Normbereich (bis 140/90 mm Hg); keine Ruheödeme; fehlendes Eiweiß im Urin (mehr als Spur); auch keine monosymptomatische Gestose, 14. Hb über 8 g%, 15. keine Blutungen, 16. keine drohende Frühgeburt (keine Bettruhe, keine Tokolyse), 17. keine schweren Infektionen, 18. keine schweren Erkrankungen (Unfall, Operation, Narkose, stationär zu behandelnde Hyperemesis), 19. keine Röntgenuntersuchung im I. Trimenon, 20. keine Medikamente im I. Trimenon, kein Mißbrauch von Medikamenten, Alkohol, Nikotin, Drogen, 21. keine schwere, über Wochen anhaltende psychische Streßsituation, 22. keine Anhaltspunkte für intrauterine Streßsituation (Östriol, HPL, Ultraschall, CTG).

C. *Geburtsanamnese:* 23. Einzelkind, 24. normale Wehentätigkeit, 25. Blasensprung innerhalb 12 Stunden vor Geburt, 26. kein Hydramnion, 27. Eröffnungsperiode 6–12 Std., 28. Austreibungsperiode 10 Min. bis 1 Std., 29. Spontangeburt, 30. unauffälliges Fruchtwasser, 31. Geburt ohne Medikamente, 32. keine Anhaltspunkte für eine fetale Gefährdung unter der Geburt (CTG, Amnioskopie, fetales pH, Alteration Herztöne).

D. *Kindliche Anamnese:* 33. Gestationsalter zwischen 38. und 41. Woche, 34. Geburtsgewicht zwischen 10. und 90. Perzentile, 35. Hinterhauptlage, 36. normaler Sitz und normale Lösung der Plazenta, 37. normale Beschaffenheit der Plazenta (Größe, Gewicht, Aussehen), 38. Nabelschnuranomalien (Umschlingung, Verfärbung, Knoten), 39. Apgar in der 1. Min. über 6, nach 5 Min. über 7, 40. keine künstliche Beatmung oder Intubation sofort nach der Geburt, 41. keine medikamentöse Behandlung einer Azidose sofort nach Geburt, 42. Körpertemperatur nach Geburt (Transport, Asphyxiebehandlung) $\geq 36°C$.

E. *Postnatale Anamnese:* 43. Kein Herz- und/oder Atemstillstand, keine schwere Hypoxie, Azidose oder Atemnotsyndrom, die eine medikamentöse oder maschinelle Behandlung notwendig machten, 44. unauffälliges Verhalten (z. B. kein Koma, keine anhaltende Bewegungsunruhe, keine Apathie), 45. keine Apnoen und/oder Bradykardien, 46. keine Krampfanfälle, 47. keine geburtstraumatische Schädigung (Frakturen), 48. Hämatokrit $\leq 70\%$, 49. unauffällige Nahrungsaufnahme, gute Gewichtszunahme, 50. Gesamtbilirubin nicht über der Beobachtungszone, 51. unauffälliger blutchemischer Status (z. B. Blutzucker ≥ 20 mg/100 ml), 52. keine lebensbedrohenden Erkrankungen in der Postnatalzeit (z. B. Sepsis, Operation).

Die Rostocker Studie (GÖLLNITZ u. Mitarb. 1983) ergab, daß biologische Risiken sich wahrscheinlich um so stärker auswirken, je mehr das Kind zusätzlichen psychosozialen Belastungen ausgesetzt ist; die entwicklungsretardierende Auswirkung biologischer Risikodisposition erschien unter guten Milieubedingungen erheblich gemindert. Fehlte eine psychosoziale Belastung, so wurde die entwicklungshemmende Auswirkung obstetrischer Belastung mit Älterwerden des Kindes geringer, während sich anhaltende psychosoziale Belastungen mit zunehmendem Kindesalter verstärkt retardierend auswirkten.

Dementsprechend wird die Vorhersage eines Entwicklungsverlaufs durch entwicklungsdiagnostische Verfahren wesentlich verbessert, wenn mit den prä-, peri- und neonatalen Risikobelastungen auch familiäre und soziale Bedingungen, seien es nun Risiko- oder protektive Faktoren, erfaßt werden (BEE u. Mitarb. 1982; SIEGEL 1982). Im deutschen Sprachraum fehlt hierzu ein standardisiertes Verfahren. Die Untersuchungsbefunde mit dem Home-Inventar (ELARDO u. Mitarb. 1975, 1977) regen zur Entwicklung solcher Verfahren an (weiterführend KELLER u. MEYER 1982).

Bestimmung des psychopathologischen Risikos

Methoden zur Ermittlung von Risikofaktoren und Risikokindern

Die Genese psychopathologischer Symptome bzw. Erkrankungen ist ein Ergebnis aus dynamischer Wechselwirkung von (a) genetischer Veranlagung (Erbfaktoren), (b) erworbener organisch-biologischer Verletztheit und Verletzbarkeit (körperliche exogene Einflüsse) und (c) erworbener psychischer Verletztheit bzw. Verletzbarkeit (psychosoziale exogene Einflüsse); die Ausbildung psychopathologischer Symptome ist zudem abhängig von Entwicklungsstand und Alter, also der Zeit. In die Dynamik der Entwicklung wirken das System subjektiv gewonnener Welt-, Moral- und Selbstwertanschauung, der erworbenen Erwartungen, Handlungsziele und Lebensentwürfe (kognitive Struktur) ein. Die psychische Stabilität ist abhängig von den mobilisierbaren Handlungsspielräumen (aktuelle Konstitution) sowie den verfügbaren sozialen, ökonomischen und dinglichen Möglichkeiten und Hilfen für die Bewältigung des angestrebten Lebensschrittes (sozioökonomische Ressourcen). Schließlich ist für die Symptomausbildung entscheidend, inwieweit die jeweilige Lebensanforderung dem persönlichen Vermögen entspricht („goodness of fit") (weiterführend BOHMAN u. Mitarb. 1984; LEMPP 1975; OERTER u. MONTADA

1982; REMSCHMIDT 1980, 1986; THOMAS u. CHESS 1984).
Die methodischen Ansätze, Risikofaktoren aus Anlage und Umwelt zu bestimmen und zu unterscheiden bzw. ihre Interaktion aufzuzeigen, sind im wesentlichen: *Zwillingsuntersuchungen, Untersuchungen an Adoptivkindern*, Studien über die Auswirkungen spezifischer Umwelteinflüsse durch *Interventionsforschung* (z. B. Wirkung einer therapeutischen Intervention), Untersuchung des *Einflusses von Lebensereignissen* (also Lebensveränderung) und Feststellung der *Korrelation zwischen Umweltunterschieden und Art und Häufigkeit psychopathologischer Merkmale* (Untersuchung der Lebenslagen). Prospektive Längsschnittstudien, retrospektive Ansätze, Populationsstudien oder solche mit ausgewählten Risikogruppen (high-risk), katamnestische Untersuchungen und Lebenslaufanalysen sind empirische, sich in methodischen Schwächen und Stärken einander ergänzende Vorgehensweisen.

Studien zur frühen Interaktion zwischen der Mutter und dem normal entwickelten Säugling und Kleinkind sowie zwischen der Mutter und dem behinderten Kind verweisen auf die u. U. auch psychopathogenetisch bedeutsame Wechselwirkung zwischen kindlichen Reaktionsbereitschaften und Fähigkeiten einerseits und der elterlichen Begabung andererseits, sich auf Signale, Rhythmen und Reaktionsbereitschaften des Kindes einzustellen (SCHAFFER 1978; KELLER u. MEYER 1982; PAPOUŠEK u. PAPOUŠEK 1981, 1982, 1985; RAUH 1982; SARIMSKI 1983, 1986). Es wurden positive Korrelationen zwischen Ausmaß bzw. Gestörtheit des Kontaktes zwischen Mutter und Kind in der Neugeborenenperiode und der Mutter-Kind-Interaktion bis in das Vorschulalter hinein gefunden (KENNELL u. Mitarb. 1974; KENNELL u. KLAUS 1984; BELLER 1982). Allerdings sind die Ergebnisse uneinheitlich, und die prognostische Validität ist zu gering, als daß sich für den Einzelfall aus frühen Interaktionsmustern Rückschlüsse für die spätere psychosoziale Entwicklung ziehen ließen. Andererseits verweisen die Zusammenhänge auf potentiell langfristige Wirkungen früher Beziehungen.

Die *psychoanalytische Methodik* (DÜHRSSEN 1981, 1984) und *die Deprivationsforschung* (LANGMEIER u. MATĚJČEK 1977) haben wesentliche Erkenntnisse über Risikofaktoren frühkindlicher Entwicklung geliefert.

Die *High-risk-Methode* ermöglicht es, auch Aufschluß über Risikofaktoren solcher psychiatrischer Erkrankungen zu gewinnen, die in der Gesamtbevölkerung nur relativ selten auftreten. Die Untersuchung beschränkt sich auf eine ausgewählte Population, von der anzunehmen ist, daß ein hoher Anteil eine definierte psychiatrische Erkrankung ausbildet (wie z. B. die Population der Kinder schizophren erkrankter Eltern).

Die *Life-event-Forschung* erkundet die psychopathogenetische Bedeutung von „kritischen Lebensereignissen", die eine mehr oder weniger abrupte Veränderung in der Lebenssituation einer Person mit sich bringen. Dies können Veränderungen der Person selbst sein (z. B. Erkrankung) oder Umweltveränderungen (z. B. Kriegszustand, Tod des Ehepartners). Dabei wird die Veränderung in der Lebenslage, die eine Umstellung in Lebenszielen und Lebensführung bewirkt, als ausschlaggebend betrachtet. Kritische Lebensereignisse sind nicht nur mit negativen persönlichen Schicksalsschlägen wie Krankheit, Partnerverlust oder Verlust des Arbeitsplatzes gleichzusetzen, sondern beinhalten auch Ereignisse, die im allgemeinen als erwünscht und positiv eingeschätzt werden wie etwa Heirat oder Geburt eines Kindes. Die Wirkung eines Lebensereignisses ist abhängig von der subjektiven Bewertung durch die betroffene Person. Die subjektive Ereigniswahrnehmung und -bewältigung wurde in der Life-event-Forschung allerdings methodisch bislang nicht zufriedenstellend erfaßt, dennoch haben die Ergebnisse zu einem besseren Verständnis persönlicher Entwicklungen beigetragen. Beachtenswert ist, daß kritische Lebensereignisse oder Lebenskrisen nicht nur ein erhöhtes Risiko zu psychopathologischer Symptomatik, sondern stets auch eine Chance für persönliche Weiterentwicklung und Festigung in sich tragen (weiterführend FILIPP 1982).

Lebensgeschichtliche Einflüsse als Risikoindikatoren für psychopathologische Auffälligkeiten

Die ätiologisch bedeutsame Belastung in Familie und sozialem Milieu des Kindes läßt sich mit dem Family-Adversity-Index nach RUTTER u. QUINTON (1977) erfassen (Tab. 7.13).

Jedes einzelne vorhandene Merkmal wird mit einem Punkt bewertet, die Punktwertsumme ergibt den Risikoindex. Wenn zwei und mehr Risikofaktoren vorliegen, so ist relativ wahrscheinlich mit einem psychopathologischen Symptom zu rechnen. Umgekehrt ist allerdings die Zahl der Kinder

Tabelle 7.**13** Family-Adversity-Index als Indikator psychopathologischer Symptomatik des Kindes (nach *Rutter* u. *Quinton* 1977)

1. Vater ungelernter oder angelernter Arbeiter
2. Beengte Wohnverhältnisse (wenigstens vier Kinder oder mehr als eine Person pro Raum)
3. Andauernde Ehezwistigkeiten oder eine unvollständige Familie
4. Depression oder Neurose der Mutter
5. Kriminalität des Vaters
6. Heimaufenthalt des Kindes für mindestens eine Woche

viel größer, die ohne solche Belastung eine Verhaltenssymptomatik äußern. Das heißt, die Korrelation zwischen dem Family-Adversity-Index und kinderpsychiatrischer Auffälligkeit ist niedrig; liegen jedoch insgesamt zwei oder mehr Risikofaktoren vor, so erweist sich der Index als guter Prädiktor für die psychiatrische Auffälligkeit des Kindes. Die Wahrscheinlichkeit psychiatrischer Störung erscheint dabei exponentiell mit steigendem Indexwert erhöht, wobei bereits mit zwei widrigen Faktoren 50% der Kinder als psychiatrisch auffällig diagnostiziert wurden (VOLL u. Mitarb. 1982).

Im Rahmen der Forschung zu kritischen Lebensereignissen haben HOLMES u. RAHE (1967) eine Skala entwickelt, nach der sich die akute Gefährdung einschätzen läßt, daß erwachsene Personen psychopathologische Symptome entwickeln (Tab. 7.14; vgl. auch Tab. 4.4, S. 177).
Diese Liste kritischer Lebensereignisse ist gemäß den Anpassungsleistungen in der nordamerikanischen Gesellschaft gewichtet, dürfte aber auch auf unsere Verhältnisse übertragbar sein.
Treffen die Belastungen auf Eltern zu, so ist damit zu rechnen, daß die Streßfaktoren sich indirekt

Tabelle 7.14 Social Readjustment Rating Scale (SRRS) (nach *Holmes* u. *Rahe* 1967)

Rang	Kritisches Lebensereignis	Durchschnittswerte der Gewichtung
1.	Tod des Ehepartners	100
2.	Scheidung	73
3.	Trennung vom Ehepartner	65
4.	Haftstrafe	63
5.	Tod eines Familienangehörigen	63
6.	Unfallverletzung oder Krankheit	53
7.	Eheschließung	50
8.	Verlust des Arbeitsplatzes	47
9.	Aussöhnung mit dem Ehepartner	45
10.	Pensionierung	45
11.	Änderung im Gesundheitszustand eines Familienmitglieds	44
12.	Schwangerschaft	40
13.	Sexuelle Schwierigkeiten	39
14.	Familienzuwachs	39
15.	Geschäftliche Veränderung	39
16.	Erhebliche Einkommensveränderung	38
17.	Tod eines nahen Freundes	37
18.	Berufswechsel	36
19.	Änderung in der Häufigkeit von Auseinandersetzungen mit dem Ehepartner	35
20.	Schulden über 10000 $	31
21.	Kündigung eines Darlehens	30
22.	Veränderung im beruflichen Verantwortungsbereich	29
23.	Kind verläßt das Elternhaus	29
24.	Ärger mit der angeheirateten Verwandtschaft	29
25.	Großer persönlicher Erfolg	28
26.	Ehefrau beginnt oder beendet Arbeitsverhältnis	26
27.	Einschulung oder Schulabgang eines Kindes	26
28.	Änderung des Lebensstandards	25
29.	Änderung persönlicher Gewohnheiten	24
30.	Ärger mit dem Vorgesetzten	23
31.	Änderung von Arbeitszeit und -bedingungen	20
32.	Wohnungswechsel	20
33.	Schulwechsel der Kinder	20
34.	Änderung der Freizeitgewohnheiten	19
35.	Änderung der kirchlichen Gewohnheiten	19
36.	Änderung der gesellschaftlichen Gewohnheiten	18
37.	Aufnahme eines Kredits unter 10000 $	17
38.	Änderung der Schlafgewohnheiten	16
39.	Änderung der Häufigkeit familiärer Konflikte	15
40.	Änderung der Eßgewohnheiten (Fasten, Gewichtszunahme)	15
41.	Urlaub	13
42.	Weihnachtszeit	13
43.	Kleinere Gesetzesübertretungen (Verkehrsdelikt)	11

Tabelle 7.**15** Risikofaktoren des Kindesalters für eine spätere psychosoziale Entwicklungsstörung (nach *Dührssen* 1984)

Risikofaktor

1. Geburtsstatus des Patienten:
   uneheliches Kind (nicht dazugehörig: voreheliche Kinder).

2. Gesundheit der Eltern:
   – schwere körperliche Erkrankung des Vaters und der Mutter;
   – deutlich faßbare neurotische Symptomatik beim Vater und bei der Mutter;
   – Suizidalität des Vaters und der Mutter;
   – Suchtzüge und Verwahrlosung des Vaters und der Mutter.

3. Stellung des Patienten in der Geschwisterreihe:
   – Altersabstand unter 1; 6 Jahre zu nächstjüngerem Geschwister;
   – Altersabstand unter 1; 6 Jahre zu nächstälterem Geschwister.

4. Verlusterlebnisse des Kindes mit Ausfall von wichtigen Beziehungspersonen (Vater, Mutter oder andere):
   – Vaterverlust;
   – Mutterverlust;
   – Verlust anderer Beziehungspersonen;
   – häufig wechselnde frühe Beziehungen.

5. Belastungen und Beeinträchtigungen, die sich aus der sozioökonomischen Situation der Familie ergeben:
   – die Wohnverhältnisse im Lebensabschnitt bis zum 6. Lebensjahr wie bis zum 15. Lebensjahr beengt;
   – das finanzielle Niveau sowohl bis zum 6. wie bis zum 15. Lebensjahr kärglich;
   – die finanzielle Stabilität sowohl bis zum 6. wie bis zum 15. Lebensjahr wechselnd;
   – Vater ohne erlernten Beruf;
   – Vater und Mutter mit Volksschulabschluß;
   – Mütter, die keine Berufsausbildung begonnen haben und ungelernt sind.

6. Besondere Faktoren, die zu einer erhöhten Konflikthaftigkeit in der Familie führen können:
   – Mütter, die in ihrer Kindheit ihre Mutter verloren;
   – Mütter, die deutliche Unterschiede im sozialen Status zu ihren eigenen Eltern oder zu den Schwiegereltern haben;
   – Väter, die deutliche Unterschiede im sozialen Status zu ihren Schwiegereltern haben.

Tabelle 7.**16** Empirisch ermittelte Risikofaktoren (nach Risikobereichen)

Risikobereich	Risikofaktor
1. Aspekte des Kindes	– Kinder mit schwerem obstetrischem Risiko
	– chronisch kranke Kinder (*Steinhausen* 1984)
	– geistig- und mehrfachbehinderte Kinder (*Schmidt* u. *Voll* 1985)
	– Kinder mit „schwierigem Temperament" im Alter von drei Jahren (mit Unregelmäßigkeit biologischer Funktionen, Schreiverhalten usw.; Umstellungsschwierigkeiten; impulsive, negativ betonte emotionale Reaktionstendenz) (*Thomas* u. *Chess* 1984)
	– Kinder mit Teilleistungsstörungen wie z. B. schwergradiger Legasthenie (*Weinschenk* 1972, 1980; *Weinschenk* u. *Foitzik* 1967; *Lempp* 1979; *Sturge* 1982; *Silverton* u. Mitarb. 1984)
2. Aspekte der Eltern	– Störung in der Persönlichkeitsentwicklung bei einem oder beiden Elternteilen (*Rutter* 1966)
	– Depression der Eltern und emotionale Gestörtheit wie pathologische Ängste, die auf das Kind einwirken (*Rutter* u. *Hersov* 1976; *Gammon* u. Mitarb. 1984)
	– Alkoholkrankheit und Alkoholmißbrauch der Eltern (*Jacobson* u. Mitarb. 1984; *Bohman* u. Mitarb. 1984; *Steinhausen* 1984)
	– Schizophrenie der Eltern (*Remschmidt* 1980; *Erlenmeyer-Kimling* u. *Cornblatt* 1984)
	– Eltern mit endogen-phasischer Psychose (*Remschmidt* 1980)
	– Delinquenz der Eltern (*Rutter* u. *Hersov* 1976; *Bohman* u. Mitarb. 1984)
3. Aspekte des psychosozialen Milieus	– Scheidung der Eltern (*Lempp* 1980; *Wallerstein* 1984, 1985; *Hetherington* u. Mitarb. 1985)
	– anhaltende Ehekonflikte und familiäre Disharmonien unter Einbeziehung des Kindes besonders im Alter des Kindes von drei Jahren (*Rutter* u. *Hersov* 1976; *Thomas* u. *Chess* 1984; *Strunk* 1980)
	– unvollständige Familie (*von Aster* u. *Steinhausen* 1984)
	– sozioökonomische Belastungen und Beeinträchtigungen (beengte Wohnverhältnisse, finanzielle Notlage, Arbeitslosigkeit des Vaters usw.) (*Dührssen* 1984; *Göllnitz* u. Mitarb. 1983)

auch auf die Kinder auswirken können. Andere Lebensereignisse, wie z. B. der Tod eines Elternteils, Scheidung der Eltern, Familienzuwachs, Wohnungs- und Schulwechsel, betreffen die Kinder direkt. Daher erscheint die Liste durchaus geeignet, sich in die aktuelle Belastung nicht nur der Eltern, sondern auch des Kindes einer betroffenen Familie hineinzuversetzen, insbesondere dann, wenn die subjektive Wahrnehmung und Bewertung durch die Betroffenen in die Gewichtung einbezogen wird.

DÜHRSSEN (1984) gewichtete aus psychoanalytischer Sicht Lebenslaufereignisse hinsichtlich ihrer potentiellen psychopathogenetischen Bedeutung. Aus einer Liste von 67 unterschiedlich gewichteten Risikovariablen errechnet sich ein Risikoindex als die Summe der jeweiligen Gewichte. Der Zusammenhang zwischen hohem Risikoindex und neurotischen Krankheitszeichen in Kindheit und Jugend war signifikant. Tab. 7.15 ist eine Zusammenfassung der von DÜHRSSEN ermittelten lebensgeschichtlichen Risikofaktoren.

Tab. 7.16 läßt erkennen, daß sich die Risikofaktoren in Merkmale der Kinder, ihrer Eltern und der soziokulturellen Verhältnisse der Familien aufgliedern. Ein Teil der Bedingungsfaktoren hat eine unspezifische psychopathogenetische Bedeutung, ein anderer Teil beinhaltet das Risiko für eine spezifische psychiatrische Erkrankung wie z.B. Schizophrenie der Kinder bei Schizophrenie der Eltern und Alkoholembryopathie bei Alkoholmißbrauch der Mutter während der Schwangerschaft.

Entwicklungsdiagnostische Verfahren

Entwicklungstests und Entwicklungstabellen bis zum 3. Lebensjahr

Entwicklungstests (Tab. 7.17) zielen auf die Beschreibung des Entwicklungsstandes, indem sie Verhaltensleistungen des Kindes mit dem Normverhalten einer Gleichaltrigengruppe vergleichen und den zugehörigen Entwicklungsstand als Entwicklungsalter bzw. Entwicklungsquotient errechnen lassen.

Die Verfahren von GESELL wie auch von BÜHLER u. HETZER (1961) waren richtungsweisend, finden jedoch zur Zeit kaum praktische Verwendung. Die Bayley-Scales (BAYLEY 1969) sind gut standardisiert, allerdings fehlen deutsche Normen, so daß sie weniger in der klinischen Praxis als zu wissenschaftlichen Untersuchungen herangezogen werden.

In der Praxis wird als Screeningverfahren der Denver-Entwicklungstest (FLEHMIG 1979) eingesetzt. Für eine differenziertere und gültigere Entwicklungsbeschreibung eignen sich die Münchener Funktionelle Entwicklungsdiagnostik (HELLBRÜGGE u. Mitarb. 1978; KÖHLER u. EGELKRAUT 1984) sowie die deutsche Fassung des Griffiths-Tests (BRANDT 1983).

Die Skalen sind geeignet zur Beschreibung des aktuellen Entwicklungsstandes, während die prognostische Gültigkeit der Werte aus den ersten 18 Lebensmonaten für die spätere kognitive Entwicklung unzureichend ist; sie wird um so geringer, je weiter die Zeitpunkte wiederholter Untersuchungen auseinanderliegen. Allerdings ist die Korrelation bei entwicklungsgestörten Kindern zwischen Entwicklungsquotienten der ersten zwei Lebensjahre und dem späteren Entwicklungsniveau entscheidend höher als bei nichtbehinderten Kindern, so daß die Verfahren für klinische Gruppen eine relativ gute Vorhersagegenauigkeit haben (McCALL 1979). Diese wird wesentlich erhöht, wenn zusätzliche obstetrische Risikofaktoren, sozioökonomische Variablen sowie die Befunde entwicklungsneurologischer Untersuchung zur Beurteilung herangezogen werden (BEE u. Mitarb. 1982; SIEGEL 1982; s.o., „Merkmalsbereiche der Früherkennung", S. 562 ff).

Entwicklungstabellen (Tab. 7.18) entbehren der vollständigen Normierung, wie sie bei den Entwicklungstests besteht. Sie eignen sich zur Beschreibung und Verlaufskontrolle intraindividueller Entwicklung. Die Items können wiederum nur dann als Lernziele in der Behandlung retardierter Kinder herangezogen werden, wenn sie den diagnostischen Gegebenheiten und den Therapiezielen, die sich aus der Gesamtsituation des Kindes ableiten, entsprechen und nicht nur der Testlogik.

Psychometrische Verfahren im Vorschulalter

Nach dem 3. und 4. Lebensjahr gewinnen traditionelle Tests zur Intelligenzabschätzung (Tab. 7.19) und zur Testung spezifischer Entwicklungsbereiche wie Sprache, Motorik, Wahrnehmung und Verhalten an Bedeutung (Tab. 7.20; vgl. auch S. 485 ff, S. 555 ff).

Entwicklungs- und Intelligenztests enthalten zum Teil in ihren Untertests Skalen zur Einschätzung spezifischer Leistungen in den Bereichen Wahrnehmung, Sprache und Motorik, so daß diese die spezifischen Verfahren u. U. ergänzen können. Der Testeinsatz richtet sich nach der Fragestellung, den Voraussetzungen beim Kind (ob sehbehindert, taubstumm usw.) und nach ökonomischen Gesichtspunkten.

Bei *geistig behinderten Kindern* muß meist von den standardisierten Handanweisungen abgewichen werden, so daß hier Tests weniger dem Vergleich mit dem Normbereich als einer Verhaltensbeschreibung des Kindes dienen.

Für *hörbehinderte* und *sprachbehinderte* Kinder eignen sich folgende intelligenzdiagnostische Verfahren: Leiter-Skala, Snijders-Oomen-Test, Raven-Test, French-Bilder-Intelligenz-Test (dieser nicht brauchbar für hörbehinderte Kinder).

Für das *blinde Kind* sind testdiagnostische Verfahren rar. Normale Entwicklungstests sind für blinde Kinder nicht einsetzbar, für das Vorschulalter genormte blindenspezifische Entwicklungstests gibt es nicht. Als Leitlinie für die Beschreibung von aktuellem Entwicklungsstand und Entwicklungsverlauf blinder Kinder finden Verwendung: Die Maxfield-Buchholz-Skala (HORN o. J.) mit Items zur Motorik, Selbständigkeit, Sprache und Wahrnehmung sowie der Williams-Intelligenztest

7 Diagnostik psychischer Störungen bei Kindern und Jugendlichen

Tabelle 7.17 Entwicklungstests

Testbezeichnung	Alter in Jahren	Inhalt
Bayley Scales of Infant Development (*Bayley* 1969)	0–2;6	– mentale Fähigkeiten (Wahrnehmung, Objektkonstanz, Gedächtnis, Sprachverständnis, Sprachproduktion, Generalisierung, Klassifikation, Imitation u. a.) – motorische Fähigkeiten (Körperkontrolle, Grob- und Feinmotorik) – Infant behavior record (Ausdauer, Aufmerksamkeit, Interesse, Kooperation u. a.)
Denver-Entwicklungstest (*Frankenburg* u. *Dodds* 1967; Deutsche Bearbeitung: *Flehmig* 1979)	0–6	Entwicklungsscreening-Verfahren mit den Bereichen: sozialer Kontakt, Feinmotorik und Adaptation, Sprache, Grobmotorik
Gesell-Entwicklungsskalen (Revision durch *Knobloch* u. Mitarb. 1980)	0–6	Grobmotorik, Feinmotorik, Anpassungsverhalten, sprachliches Verhalten, soziales Verhalten
Griffiths-Entwicklungsskalen (Deutsche Bearbeitung: *Brandt* 1983)	0–2	Grobmotorik, Sozial- und Selbständigkeitsentwicklung, Sprachverständnis und Sprachproduktion, Feinmotorik, Wahrnehmungsverarbeitung
Münchener Funktionelle Entwicklungsdiagnostik (*Hellbrügge* u. Mitarb. 1978; *Köhler* u. *Egelkraut* 1984)	0–1 1–3	Grobmotorik, Handgeschicklichkeit, Perzeption, aktive Sprache, Sprachverständnis, Sozialverhalten, Selbständigkeit
Ordinal Scales of Psychological Development (*Uzgiris* u. *McHunt* 1975; *Dunst* 1980)	0–2	visuelles Verfolgen, Mittel-Zweck-Verbindungen, Laut- und Gestenimitation, Wahrnehmung kausaler Zusammenhänge und räumlicher Beziehungen, Umgang mit Objekten
Beobachtungsbogen für Kinder im Vorschulalter (BBK 4–6; *Duhm* u. *Althaus* 1979)	4–6	soziales und emotionales Verhalten, Spielverhalten, Sprach- und Arbeitsverhalten
Fragebogen zur Erfassung praktischer und sozialer Selbständigkeit 4- bis 6jähriger Kinder (FPSS; *Duhm* u. *Huss* 1979)	4–6	Verhalten bei alltäglichen Verrichtungen, Verhalten anderen Menschen gegenüber
Testbatterie für entwicklungsrückständige Schulanfänger (TES; *Kornmann* 1977)	5–7	Peabody Picture Vocabulary Test, Perlen aufreihen, Figur-Grund-Erfassung, Raum-Lage-Erkennen, Konzentration, Wahrnehmungsgenauigkeit, Weitsprung u. a. m.

Tabelle 7.**18** Entwicklungstabellen (nach *Sarimski* 1985, S. 1073)

Bezeichnung	Alter in Jahren	Inhalt und Aufgaben
Sensomotorisches Entwicklungsgitter (*Kiphard* 1982)	0–4	optische Wahrnehmung Handgeschicklichkeit Körperkontrolle Sprache akustische Wahrnehmung
Entwicklungstabelle von *Strassmeier* (1981)	0–5	Selbstversorgung Sozialentwicklung Feinmotorik Grobmotorik Sprache Denken/Wahrnehmung
Entwicklungs- und Verhaltensprofil P.E.P (*Schopler* u. *Reichler* 1981)	0–7	Imitation Wahrnehmung Grob- und Feinmotorik Auge-Hand-Koordination kognitive und verbale Leistungen

(HORN 1970), der vorwiegend sprachabhängige Leistungen wie u. a. Wortschatz, Sprachverständnis, allgemeines Wissen, Gedächtnis und Zahlenbegriff prüft.

Für das *körperbehinderte Kind* im Vorschulalter fehlen ebenfalls spezifisch konstruierte und normierte Verfahren zur Entwicklungs- und Intelligenztestung. Gängige entwicklungsdiagnostische Verfahren und Intelligenztests lassen sich ohne Abweichung von der Handanweisung meist nicht durchführen, so daß der Verhaltensbeobachtung in der Testsituation besondere Bedeutung zukommt. Die Intelligenzabschätzung wird im individuellen Fall verläßlicher, wenn ausgewählte Tests unterschiedlicher Verfahren, die den Reaktionsmöglichkeiten des Kindes entgegenkommen, den Leistungsspielraum des Kindes möglichst vielfältig erfassen (weiterführend: RENNEN-ALLHOFF u. ALLHOFF 1987).

Ärztliche Vorsorgeuntersuchung vom 1. bis 4. Lebensjahr

In der Bundesrepublik Deutschland gehören acht Früherkennungsuntersuchungen für Kinder bis zur Vollendung des 4. Lebensjahres zur Pflichtleistung der gesetzlichen Krankenversicherung (weiterführend: WENDT 1984; SCHWARZ u. HOLLSTEIN 1979; TOBLER u. RENTSCH 1985). Als Leitfaden und zur Dokumentation dient das Untersuchungsheft, das den Eltern ausgehändigt wird. Dem Arzt steht dazu ein Anleitungsheft zur Verfügung (THEOPOLD u. KOEBERICH 1979). Die durchschnittliche Inanspruchnahme für die Untersuchungen in der Neugeborenenperiode liegt bislang bei 90%, im 4. Lebensjahr um 50%. Vorgeschrieben sind gegenwärtig in der Bundesrepublik Deutschland zwei Screeninguntersuchungen zum Erkennen körperlicher Erkrankungen:

– Guthrie-Test (Ausschluß der Phenylketonurie, Galaktosämie, Ahornsirupkrankheit),
– TSH-Screening (Ausschluß angeborener Hypothyreose).

Im Bereich der Kinder-Jugendpsychiatrie haben nachfolgende Früherkennungsuntersuchungen besondere Relevanz.

Eine *audiologische Hörprüfung* sollte unter folgenden Risikobedingungen bereits im 1. Lebensjahr erfolgen:
– familiär gehäufte, erbliche Hörstörungen;
– Röteln in den ersten 5 Schwangerschaftsmonaten;
– Blutungen während der Frühschwangerschaft;
– Frühgeburt unter 1500 g;
– schwere Asphyxie;
– schwere Neugeborenen-Gelbsucht;
– Mißbildungen im Kopfbereich und in der Halsregion;
– Entzündungen des Gehirns und der Hirnhäute;
– Sepsis;
– Medikation ototoxischer Medikamente in der Schwangerschaft und postnatal.

Später auch:
– bei wiederholten Mittelohrentzündungen;
– bei jedweder Sprechstörung oder Sprachentwicklungsverzögerung:
  – wenn das Kind mit fünf Lebensmonaten unfähig ist, eine Schallquelle durch Kopfzuwendung zu orten;
  – wenn das Kind mit etwa zwölf Monaten keine Sprache versteht;
  – wenn es mit etwa 18 Monaten kein Wort spricht.

Tabelle 7.19 Intelligenztests für das Vorschulalter

Testbezeichnung	Alter in Jahren	Inhaltliche Konzeption
Binetarium nach Binet u. Bobertag (*Norden* 1953)	3–16	Verbaltests, Handlungstests, Zeichentests, sensorische Funktion mit unterschiedlichen Aufgaben pro Altersstufe
Culture Fair Intelligence Test (Grundintelligenztest CFT 1, *Cattell* u. Mitarb. 1977)	5–9	sprachfreies Verfahren mit Subtests: Substitution, Labyrinth, Klassifikationen, Ähnlichkeiten, Vervollständigen figuraler Muster
French-Bilder-Intelligenz-Test (FBIT, Deutsche Bearb.: *Hebbel* u. *Horn* 1976)	4–9	Intelligenzabschätzung mit Untertests: Bilderwortschatz, Formunterscheidung, Information und Verständnis, Ähnlichkeiten, Zahl und Größe, Kurzzeitgedächtnis. Keine verbale Beantwortung notwendig (geeignet auch für sprachgehemmte, sprachentwicklungsgestörte Kinder)
Hamburg-Wechsler-Intelligenztest für Kinder, Revision 1983 (HAWIK-R, *Tewes* 1983)	5–15	allgemeines Wissen, Wortschatz, Allgemeinverständnis, Bilderordnen, Mosaik-Test, rechnerisches Denken u. a. m.; Verbal-, Handlungs-, Gesamt-IQ
Hannover-Wechsler-Intelligenztest für das Vorschulalter (HAWIVA, *Eggert* 1975)	4–6;6	u. a. Allgemeinwissen, Figurenzeichnen, Mosaik-Test, Wortschatz, Allgemeines Verständnis, Labyrinthe, Farb-Figuren-Zuordnen; Verbal-IQ, Handlungs-IQ
Kramer-Test (*Kramer* 1972)	2–14	Farben zuordnen, Figuren nachlegen, Gegenstände benennen, Sätze nachsprechen, Zahlen nachsprechen, Einzelheiten auf Bildern benennen, Begriffe groß-klein, Perlen aufreihen, Körperteile zeigen, Begriffsverständnis u. a. m.
Leiter International Performance Scale (*Leiter* u. *Arthur* 1955)	2–7	nichtverbales Verfahren; Wahrnehmungsprüfung; Analogien; Gedächtnis u. a. m.
Ravens Coloured Progressive Matrices (CPM, Deutsche Bearb.: *Schmidtke, Schaller, Becker* 1978)	4;9–11	sprachfreies Testkonzept; fordert die Erkennung von Beziehungen zwischen abstrakten Formen
Snijders-Oomen nonverbale Intelligenztestreihe (S.O.N., *Snijders* u. *Snijders-Oomen* 1970)	2;6–7	nichtverbale Intelligenztestreihe (geeignet auch für Taubstumme), u. a. Abstraktion, unmittelbares Gedächtnis, Formwahrnehmung, Situationsverständnis

Tabelle 7.20 Verfahren zur Abschätzung der Entwicklung von Motorik, Wahrnehmung, Sprache und Verhalten für das Vorschulalter

Verhalten	Bezeichnung	Alter in Jahren	Inhalt
Tests zur motorischen Entwicklung	Körperkoordinationstest für Kinder (KTK, *Schilling* u. *Kiphard* 1974)	5–14;11	Entwicklungsstand der Gesamtkörperbeherrschung von normalen und behinderten Kindern: Balancieren rückwärts, monopedales Überhüpfen, seitliches Hin- und Herspringen, seitliches Umsetzen
	Motoriktest für 4- bis 6jährige Kinder (MOT 4–6, *Zimmer* u. *Volkamer* 1984)	4–6	gesamtkörperliche Gewandtheit und Beweglichkeit: feinmotorisches Geschick, Gleichgewichtsvermögen, Reaktionsfähigkeit, Sprungkraft und Schnelligkeit, Bewegungsgenauigkeit
	Lincoln-Oseretzky-Skala Kurzform (LOS KF 18, *Eggert* 1974)	5–13	Erfassung des motorischen Entwicklungsstandes mit den Faktoren u. a. Kraft, Geschwindigkeit, Gleichgewicht, Auge-Hand-, Auge-Fuß-Koordination. Normen für geistig behinderte, lernbehinderte und normal entwickelte Kinder
Tests zur Messung von Wahrnehmungsleistungen	Frostigs Entwicklungstest der visuellen Wahrnehmung (FEW, *Lockowandt* 1982)	4–9	visuomotorische Leistung, bestimmt aus Gesamtwert der Unterfunktionen Auge-Hand-Koordination, Figur-Grund-Unterscheidung, Formkonstanz, Lage-Raum-Wahrnehmung, räumliche Beziehungen
	Ayres Southern California Sensory Integration Test (*Ayres* 1966)	4–8;11	Tests zur Erfassung verschiedener Aspekte visuoperzeptiver und visuomotorischer Leistungen; z. B. Figur-Grund, Raumlage, motorische Genauigkeit
	Visuomotorischer Bender-Gestalttest (*Bender* 1946)	ab 4	visuomotorische Koordination unter Ausschaltung der Merkfähigkeit
Tests zur Sprachentwicklung	Frankfurter Tests für Fünfjährige – Wortschatz (FTF-W, *Raatz* u. Mitarb. 1971)	5–6;0	Wortschatzprüfung
	Heidelberger Sprachentwicklungstest (H-S-E-T, *Grimm* u. *Schöler* 1978)	3–9;11	13 Untertests: u. a. Verstehen grammatikalischer Strukturen, Plural-Singular-Bildung, Imitation grammatischer Strukturformen, Begriffsklassifikation, Satzbildung, Wortfindung, Textgedächtnis
	Landauer Sprachentwicklungstest für Vorschulkinder (LSV, *Götte* 1976)	4–6;6	Prüfung von u. a. Wortschatz, Artikulation und Satzbildungsfähigkeit
	Psycholinguistischer Entwicklungstest (PET, *Angermeier* 1974)	3–10	Wortverständnis, Bilder deuten, Sätze ergänzen, Bilder zuordnen, Gegenstände beschreiben, Gedanken in Gesten ausdrücken, Laute verbinden, Objekte finden, Zahlenfolgen- und Symbolfolgen-Gedächtnis
Tests zur Verhaltensentwicklung	Carey-Fragebogen zur Einschätzung von Temperamentseigenschaften (vgl. *Thomas* u. *Chess* 1980)	4–8	Einschätzung von Aktivität, Tagesrhythmus, Anpassungsfähigkeit, Annäherung/Rückzug, Reizschwelle, Reaktionsintensität, Stimmungslage, Ablenkbarkeit, Durchhaltevermögen
	Behaviour Checklist (BCL, *Richman* 1977; deutsche Bearbeitung in *Schmidt* u. Mitarb. 1984)	2–5	emotionale Auffälligkeit, hyperkinetisches Verhalten, Verhaltensdefizite, dissoziale Auffälligkeiten, spezielle Symptome wie Einkoten, Einnässen, Tics
	Child Behavior Checklist (*Achenbach* u. *Edelbrock* 1983)	4–16	Fragebogen für Eltern/Erzieher mit 113 Fragen zu unterschiedlichen Symptombildern, u. a. Depressivität, körperliche Beschwerden, Hyperaktivität, dissoziales Verhalten

Eine *frühe opthalmologische Augenfunktionsprüfung* ist unter folgenden Bedingungen empfehlenswert:
- bei Frühgeborenen mit Geburtsgewicht unter 1900 g und Sauerstofftherapie mit einer Konzentration >40%;
- Kinder mit Cerebralparese;
- geistig behinderte Kinder;
- Kinder mit Entwicklungsverzögerungen;
- Erbkrankheit;
- kongenitale Erkrankung wie Röteln, Cytomegalie oder Toxoplasmose;
- starke familiäre genetische Belastung bezüglich Augenfunktionsstörungen.

Stoffwechselstörungen bzw. *Enzymdefekte* sind unter folgenden Bedingungen in Betracht zu ziehen:
- mangelndes Gedeihen, Appetitmangel, Apathie;
- anhaltendes Erbrechen;
- Azidose;
- rachitische Veränderungen, Osteoporose, Skelettanomalien;
- spezifische abnorme Augendefekte (z. B. Linsenluxation, Katarakt, Nystagmus, Opticusatrophie, Netzhautdegeneration, Nachtblindheit, kirschroter Maculafleck);
- dermatologische Befunde (z. B. Pigmentstörungen, verdickte Haut, starkes Schwitzen, Gelbsucht, chronische Zyanose, helles brüchiges Haar);
- Hepatosplenomegalie;
- neurologische Auffälligkeiten wie Krampfanfälle, progressive neurologische Störungen, Hyperakusie, Hörverlust, Ataxie, Bewegungsstörungen, Hypotonie;
- psychomotorische und sprachliche Retardierung, Demenz, geistige Behinderung;
- auffälliger Körpergeruch (z. B. Mäusegeruch bei Phenylketonurie, Maggigeruch bei Ahornsirup-Krankheit);
- psychiatrische Symptome (z. B. psychotische Symptome bei Phenylketonurie).

Eine *genetische Beratung* ist indiziert:
- bei relevantem familiärem Risiko für genetisch vermittelte Erkrankung;
- bei Hinweisen für die Verknüpfung von Mißbildung und Entwicklungsrückstand (Mißbildungs-Retardierungs-Syndrom);
- bei größeren angeborenen körperlichen Anomalien wie z. B. tiefer Haaransatz, abnorme Haarwirbellage am Kopf, mongoloide oder antimongoloide Augenstellung, zusammengewachsene Augenbrauen, Hypertelorismus, Brush-Field-Flecken (graufleckige Iris), Ohrmißbildungen, tiefe Nasenwurzel, Stupsnase mit nach oben gerichteten Nasenlöchern, Mißbildungen der Finger, Hände und Füße, Vierfingerfurche, Pigmentanomalien, auffälliger Genitalbefund.

Folgende *Verhaltensauffälligkeiten im Säuglings- und Kleinkindalter* sollten Anlaß für eine umfassende Entwicklungsdiagnostik sowie Verhaltens- und Interaktionsanalyse bzw. Familiendiagnostik sein:
- außergewöhnliche frühe Eltern-Kind-Interaktionsprobleme (u. a. differentialdiagnostisch Teilleistungsstörungen);
- schwerwiegende Auffälligkeiten im Bindungsverhalten des Kleinkindes wie z. B. extrem enge, völlig gleichgültige oder extrem furchtsame Beziehung zu einem Elternteil (u. a. Differentialdiagnose zwischen Deprivation, Mißhandlung, geistiger Behinderung);
- außergewöhnliche frühe Auffälligkeiten im Sozialverhalten wie z. B. fehlendes reaktives Lächeln und fehlender Blickkontakt mit drei bis vier Lebensmonaten;
- keinerlei Anzeichen für Fremdeln bis 12. Lebensmonat;
- auffällige Distanzlosigkeit im Kleinkindalter (u. a. differentialdiagnostisch geistige Behinderung);
- schwerwiegende und anhaltende somatische Beschwerden ohne eruierbare organische Ursache wie z. B. rezidivierendes Erbrechen, häufige Infekte, chronische Obstipation;
- Verknüpfung von sozialem Rückzug, In-sich-gekehrt-sein, Affektschwäche, verzögerter oder fehlender Sprachentwicklung, motorischen Stereotypien, Lärmempfindlichkeit, Veränderungsängsten (u. a. differentialdiagnostisch frühkindlicher Autismus);
- außergewöhnlich schwerwiegende affektive und psychomotorische Auffälligkeiten wie extreme Ängste, emotionale Labilität, Apathie, Unruhe, In-sich-gekehrt-sein.

Zusammenfassung

Früherkennung ist im Säuglings- und Kleinkindalter eine interdisziplinäre Aufgabe. Der mehrdimensionale diagnostische Ansatz entspricht dem Verständnis einer multifaktoriellen Genese von Behinderung und Entwicklungsgefährdung; er entspricht auch den vielgefächerten therapeutischen, pädagogischen und sozial integrativen Hilfen für mehrfachbehinderte bzw. mehrfachbeeinträchtigte Kinder im Vorschulalter unter Einbeziehung der Familie. Zweck der Früherkennung ist das Erkennen von Risikofaktoren, die eine gesunde Entwicklung des Kindes gefährden, die rechtzeitige Erfassung und Diagnose von Erkrankungen, Funktionsstörungen, Anpassungsstörungen oder Entwicklungsgefährdungen. Risiko- und Screeningkonzeption sind Grundlage für die gezielte Anwendung frühdiagnostischer Verfahrensweisen und die Bewertung ihrer Ergebnisse. Standardisierte, normierte Befunderhebung hat sich stets der Variabilität frühkindlicher Lebensentwicklung bewußt zu sein. Sonst könnte die Gefahr bestehen, Entwicklungsgefährdung des Kindes zu verwechseln mit

Nichtbestehen einer normierten Entwicklungsprüfung, die im Sinne eines Numerus clausus nach Leistungsprozenten Säuglinge und Kleinkinder als „krank" aussiebt, ohne daß die Diagnose gestellt oder ausreichend gesichert wäre. Früherkennung zielt auf Prävention und rechtzeitige Hilfe, so daß die Beachtung kindlichen und familiären Vermögens und ihrer Bedürfnisse stets Teil der Diagnostik ist. Ärztliche und psychologische Anamnese und Exploration, ärztliche Vorsorgeuntersuchung, neurologische Untersuchung, psychometrische bzw. entwicklungsdiagnostische Verfahren und Verhaltens- und Interaktionsanalyse sind erstrangige diagnostische Mittel. Im Säuglings- und Kleinkindalter kann die interdisziplinäre Früherkennung nur im abgestimmten Zusammenwirken beteiligter Berufsgruppen untereinander und mit der Familie geschehen, wobei den Eltern eine wichtige koordinative Funktion zukommt.

Die Diagnose, die das Symptombild benennt und u. U. pathogenetische Zusammenhänge aufweist, ist mehr als die Zuschreibung einer Erkrankung oder Fehlentwicklung. Sie dient dazu, Besserungsmöglichkeiten zu finden, Behandlungspläne zu begründen und individuelle Entwicklungshilfe für das Kind und eine familiäre Entlastung in Gang zu setzen. Im frühen Kindesalter hat das zurückblickende lebensgeschichtliche Verständnis von Patientenschicksalen eine geringere Bedeutung als in späteren Lebensjahren; bedeutsamer ist das Erfassen und Beeinflussen der aktuellen Lebenssituation unter besonderer Beachtung der sich rasch wandelnden Entwicklung des Kindes und seines soziokulturellen Bezuges. Der Gegenstand diagnostischer Maßnahmen wandelt sich fortwährend, und eine sehr gegenwartsbezogene wie auch lebensvorausschauende, entwicklungsorientierte Sichtweise wird damit grundlegend. Früherkennung ist dann nicht ein schematisierendes einmaliges Maßnehmen am Kind, sondern ein diagnostisches Begleiten in Wechselwirkung mit den therapeutischen, pädagogischen und sozialintegrativen Bemühungen um das entwicklungsgefährdete und chronisch behinderte Kind. Früherkennung beinhaltet immer auch die Erkundung der Variabilität kindlicher Entwicklungsmöglichkeiten, eine interaktions- und familiendiagnostische Sichtweise, so daß die individuelle Adaptationsfähigkeit des Kindes für eine befriedigende soziale Integration ausgeschöpft wird.

Literatur

Achenbach, T. M., C. Edelbrock: Manual for the Child Behavior Checklist and Revised Child Behavior Profile. University of Vermont, Burlington/VT 1983
Angermaier, M.: Psycholinguistischer Entwicklungstest (PET). Beltz, Weinheim 1974
Anthony, E. J.: Kinder manisch-depressiver Eltern. In: Psychopathologie der Familie und kinderpsychiatrische Erkrankungen, hrsg. von H. Remschmidt. Huber, Bern 1980
Apgar, V.: A proposal for a new method of evaluation of the newborn infant. Curr. Res. Anesth. 32 (1953) 260
Aster, S. v., H.-Ch. Steinhausen: Kinder aus unvollständigen Familien. In: Risikokinder, hrsg. von H.-Ch. Steinhausen. Kohlhammer, Stuttgart 1984
Ayres, A. J.: Southern California Sensory Integration Tests. Hogrefe, Stuttgart 1966
Bayley, N.: Bayley Scales of Infant Development. Manual. Psychological Corporation, New York 1969
Bee, H. L., K. E. Barnard, S. J. Eyre, C. A. Gray, M. A. Hammond, A. L. Spietz, C. Snyder, B. Clark: Prediction of IQ and language skill from perinatal status, child performance family characteristics and mother-infant-interaction. Child Develop. 52 (1982) 1134
Beller, E. K.: Die Förderung frühkindlicher Entwicklung im Alter von 0–3 Jahren. In: Entwicklungspsychologie, hrsg. von R. Oerter, L. Montada. Urban & Schwarzenberg, München 1982
Bender, L.: Bender Motor Gestalt Test. American Orthopsychiatric Association, New York 1946
Bernstein, L. H.: Neurologische Bewertung. In: Entwicklungsdiagnostik bei Kindern, hrsg. von W. K. Frankenburg, S. M. Thornton, M. E. Cohrs. Thieme, Stuttgart 1986
Bohman, M.: Alternativen zur biologischen Elternschaft: Ergebnisse früherer und gegenwärtiger Adoptionsforschung. In: Psychopathologie der Familie und kinderpsychiatrische Erkrankungen, hrsg. von H. Remschmidt. Huber, Bern 1980
Bohman, M., A.-L. v. Knorring, S. Sigvardsson, R. Cloninger: Adoptionsstudien. Der Einfluß von Anlage und Umwelt. In: Risikokinder, hrsg. von H.-Ch. Steinhausen. Kohlhammer, Stuttgart 1984
Bradshaw, J., D. Lawton: 75000 severely disabled children. Develop. Med. Child Neurol. 27 (1985) 25
Brandt, J.: Griffiths-Entwicklungsskalen (GES). Beltz, Weinheim 1983
Bühler, C., H. Hetzer: Kleinkindertests. Barth, München 1961
Cattell, R. B., R. H. Weiss, J. Osterland: Grundintelligenztest – Culture Fair Intelligence-Test Skala 1 (CFT 1). Westermann, Braunschweig 1977
Dührssen, A.: Die biographische Anamnese unter tiefenpsychologischem Aspekt. Vandenhoeck & Ruprecht, Göttingen 1981
Dührssen, A.: Risikofaktoren für die neurotische Krankheitsentwicklung. Ein Beitrag zur psychoanalytischen Geneseforschung. Z. psychosom. Med. 30 (1984) 18
Duhm, E., D. Althaus: Beobachtungsbogen für Kinder im Vorschulalter (BBK). Westermann, Braunschweig 1979
Duhm, E., K. Huss: Fragebogen zur Erfassung praktischer und sozialer Selbständigkeit 4–6jähriger Kinder (FPSS). Westermann, Braunschweig 1979
Dunst, C.: A Clinical and Educational Manual for Use with the Uzgiris and Hunt Scales of Infant Psychological Development. University Park Press, Baltimore 1980
Eggert, D.: LOS KF 18. Lincoln-Oseretzky-Skala. Kurzform zur Messung des motorischen Entwicklungsstandes von normalen und behinderten Kindern im Alter von 5 bis 13 Jahren. Beltz, Weinheim 1974
Eggert, D. (Hrsg.): HAWIVA (Hannover-Wechsler-Intelligenztest für das Vorschulalter). Huber, Bern 1975
Elardo, R., R. Bradley, B. M. Caldwell: The relation of infants' home environment to mental performance from six to thirty-six months: A longitudinal analysis. Child Develop. 46 (1975) 71
Elardo, R., R. Bradley, B. M. Caldwell: A longitudinal study of the relation of infants' home environment to language development at age three. Child Develop. 48 (1977) 595
Erlenmeyer-Kimling, L., B. Cornblatt: Kinder schizophrener Eltern: Die Untersuchung psychologischer Merkmale. In: Risikokinder, hrsg. von H.-Ch. Steinhausen. Kohlhammer, Stuttgart 1984
Feldkamp, M., J. Danielcik: Krankengymnastische Behandlung der cerebralen Bewegungsstörung im Kindesalter. Pflaum, München 1976

Filipp, S.-H.: Kritische Lebensereignisse als Brennpunkte einer angewandten Entwicklungspsychologie des mittleren und höheren Erwachsenenalters. In: Entwicklungspsychologie, hrsg. von R. Oerter, L. Montada. Urban & Schwarzenberg, München 1982

Flehmig, I.: Standardisierung der Denver Entwicklungsskalen (DES). In: Normale Entwicklung des Säuglings und ihre Abweichungen, hrsg. von I. Flehmig. Thieme, Stuttgart 1979, 2. Aufl. 1983

Frankenburg, W. K., J. B. Dodds: Denver Developmental Screening Test. J. Pediat. 71 (1967) 181

Frankenburg, W. K., S. M. Thornton, M. E. Cohrs (Hrsg.): Entwicklungsdiagnostik bei Kindern. Trainingsprogramm zur Früherkennung von Entwicklungsstörungen. Thieme, Stuttgart 1986

Gädeke, R.: Diagnostische und therapeutische Techniken in der Pädiatrie. Springer, Berlin 1976

Gammon, D., K. John, M. Weissman: Psychopathologie bei Kindern depressiver Eltern. In: Risikokinder, hrsg. von H.-Ch. Steinhausen. Kohlhammer, Stuttgart 1984

Göllnitz, G., H. Teichmann, B. Meyer-Probst: The interaction between biological and psychosocial risk factors in the epidemiology of brain function-disturbances and the genesis of child-psychiatric disorders. In: Epidemiological Approaches in Child Psychiatry II, hrsg. von M. H. Schmidt, H. Remschmidt. Thieme, Stuttgart 1983

Götte, R.: Landauer Sprachentwicklungstest für Vorschulkinder (LSV). Beltz, Weinheim 1976

Grimm, H., H. Schöler: Heidelberger Sprachentwicklungstest (HSET). Westermann, Braunschweig 1978

Harnack, G.- A. v., W. Mortier, E. Schmidt: Werden zu viele Säuglinge als neurologisch geschädigt diagnostiziert? Mschr. Kinderheilk. 125 (1977) 895

Harris, S. R., M. W. Swanson, M. S. Andrews, C. J. Sells, N. M. Robinson, F. C. Bennet, L. S. Chandler: Predictive validity of the movement assessment of infants. Develop. behav. Pediat. 5 (1984) 336

Hebbel, G., R. Horn: French-Bilder-Intelligenz-Test (FBIT). Beltz, Weinheim 1976

Hellbrügge, Th. (Hrsg.): Klinische Sozialpädiatrie. Springer, Berlin 1981

Hellbrügge, Th.: Physiologie und Pathologie der kindlichen Sozialentwicklung aus kinderärztlicher Sicht. Mschr. Kinderheilk. 133 (1985) 429

Hellbrügge, Th., F. Lajosi, D. Menara, R. Schamberger, Th. Rautenstrauch: Münchener Funktionelle Entwicklungsdiagnostik – 1. Lebensjahr. Urban & Schwarzenberg, München 1978

Hetherington, E. M., M. Cox, R. Cox: Long-term effects of divorce and remarriage on the adjustment of children. J. Amer. Acad. Child Psychiat. 24 (1985) 518

Holmes, T. H., R. H. Rahe: The social readjustment rating scale. J. psychosom. Res. 11 (1967) 213

Horn, H.: Maxfield-Buchholz-Skala (MBS). Deutsche Bearbeitung eines amerikanischen Entwicklungstests. Dortmund o. J.

Horn, H.: Deutsche Bearbeitung des Williams-Intelligence-Test for Children with Defective Vision. Dortmund 1970

Jacobson, S. W., G. G. Fein, J. L. Jacobson, P. M. Schwartz, L. K. Dowler: Neonatal correlates of prenatal exposure to smoking, caffeine and alcohol. Infant Behav. Develop. 7 (1984) 253

Kalbe, U.: Die Cerebralparese im Kindesalter. Fischer, Stuttgart 1981

Keller, H., H.-J. Meyer: Psychologie der frühesten Kindheit. Kohlhammer, Stuttgart 1982

Kennell, J. H., M. H. Klaus: Mother-infant bonding: weighing the evidence. Develop. Rev. 4 (1984) 275

Kennell, J. H., R. Jerauld, H. Wolfe, D. Chester, N. C. Kreger, W. McAlpine, M. Steffa, M. H. Klaus: Maternal behavior one year after early and extended postpartum contact. Develop. Med. Child Neurol. 16 (1974) 172

Kiphard, E. J.: Wie weit ist mein Kind entwickelt?, 5. Aufl. Modernes Lernen, Dortmund 1982

Klaus, M. H., J. H. Kennell: Maternal-Infant Bonding: The Impact of Early Separation or Loss on Family Development. Mosby, St. Louis 1976

Knobloch, H., F. Stevens, A. Malone: The Manual of Developmental Diagnosis. Harper & Row, New York 1980

Köhler, G., H. Egelkraut: Münchener Funktionelle Entwicklungsdiagnostik für das zweite und dritte Lebensjahr. Institut für soziale Pädiatrie und Jugendmedizin, München 1984

Kornmann, R.: Testbatterie für entwicklungsrückständige Schulanfänger (TES). Beltz, Weinheim 1977

Kramer, J.: Kramer-Test. Antonius, Solothurn 1972

Langmeier, J., Z. Matějček: Psychische Deprivation im Kindesalter. Kinder ohne Liebe. Urban & Schwarzenberg, München 1977

Largo, R. H., L. Molinari, H. Weber, L. Comenale Pinto, G. Duc: Early development of locomotion: significance of prematurity, cerebral palsy and sex. Develop. Med. Child Neurol. 27 (1985) 183

Leiter, R. G., G. Arthur: Leiter International Performance Scale. Stoelting, New York 1955

Lempp, R.: Eine Pathologie der psychischen Entwicklung, 3. Aufl. Huber, Bern 1975

Lempp, R. (Hrsg.): Teilleistungsstörungen im Kindesalter. Huber, Bern 1979

Lempp, R.: Ehescheidung und psychische Störungen bei Kindern. In: Psychopathologie der Familie und kinderpsychiatrische Erkrankungen, hrsg. von H. Remschmidt. Huber, Bern 1980

Lenard, H. G.: Möglichkeiten und Grenzen klinischer Frühdiagnostik und Frühtherapie. In: Frühe Hilfen – wirksame Hilfen, Bd. I, Schriftenreihe Lebenshilfe. 2. Aufl. Bundesvereinigung Lebenshilfe, Marburg 1977

Lesigang, Ch.: Therapieindikation und Erfolgsbeurteilung aus der Sicht der Prognose. In: Entwicklungsneurologie, hrsg. von R. Michaelis, R. Nolte, M. Buchwald-Saal, G. H. Haas. Kohlhammer, Stuttgart 1984

Leudar, I., W. I. Fraser, M. A. Jeeves: Behavior disturbance and mental handicap: typology and longitudinal trends. Psychol. Med. 14 (1984) 923

Lockowandt, O.: Frostigs Entwicklungstest der visuellen Wahrnehmung, 4. Aufl. Beltz, Weinheim 1982

Low, J. A., R. S. Galbraith, D. W. Muir, L. H. Broekhoven, J. W. Wilkinson, E. J. Karchmar: The contribution of fetal-newborn complications to motor and cognitive deficits. Develop. Med. Child Neurol. 27 (1985) 578

McCall, R. B.: The development of intellectual functioning and the prediction of later IQ. In: Handbook of Infant Development, hrsg. von J. D. Osofsky. Wiley, New York 1979

Mednick, S. A., F. Schulsinger: Kinder schizophrener Eltern: Möglichkeiten der Früherkennung und Intervention. In: Psychopathologie der Familie und kinderpsychiatrische Erkrankungen, hrsg. von H. Remschmidt. Huber, Bern 1980

Michaelis, R.: Überlegungen zur motorischen und neurologischen Entwicklung des Kindes. Mschr. Kinderheilk. 133 (1985) 417

Michaelis, R., R. Nolte, M. Buchwald-Saal, G. H. Haas: Entwicklungsneurologie. Kohlhammer, Stuttgart 1984

Michaelis, R., P. Dopfer-Feller, R. Dopfer, W. Gerbig, P. Dopfer-Feller, R. Rohr: I. Die Erfassung obstetrischer und postnataler Risikofaktoren durch eine Liste optimaler Bedingungen. Mschr. Kinderheilk. 127 (1979a) 149

Michaelis, R., P. Dopfer-Feller, R. Dopfer, W. Gerbig, M. Rohr: II. Die Verteilung obstetrischer und postnataler Risikofaktoren bei 400 zufällig ausgewählten Neugeborenen. Mschr. Kinderheilk. 127 (1979b) 196

Micheli, J. L., C. L. Fawer, A. Calame: Früherkennung von Behinderungen und Einleitung der Behandlung bei Neugeborenen mit erhöhtem perinatalem Risiko. In: Früherkennung und Früherziehung behinderter Kinder, hrsg. von R. Tobler, J. Grond. Huber, Bern 1985

Neuhäuser, G., J. M. Opitz: Mißbildungs-Retardierungs-Syndrome. Definition und Einteilung. Z. Kinder- u. Jugendpsychiat. 3 (1975) 265

Nickel, H.: Entwicklungspsychologie des Kindes- und Jugendalters, Bd. I, 4. Aufl. Huber, Bern 1982

Norden, J.: Das Binetarium. Hogrefe, Göttingen 1953
Oerter, R., L. Montada (Hrsg.): Entwicklungspsychologie. Urban & Schwarzenberg, München 1982
Ohrt, B.: Therapie der Cerebralparese. Akt. Neuropädiat. 2 (1981) 174
Ohrt, B.: Kinderärztliche Vorsorge und kindliche Hirnfunktion. Therapie entwicklungsgestörter Kinder – Überdenken alter Konzepte. Pädiat. Prax. 27 (1983) 569
Papoušek, M., H. Papoušek: Intuitives elterliches Verhalten im Zwiegespräch mit dem Neugeborenen. Sozialpädiatrie 3 (1981) 229
Papoušek, M., H. Papoušek: Die Rolle der sozialen Interaktionen in der psychischen Entwicklung und Pathogenese von Entwicklungsstörungen im Säuglingsalter. In: Psychiatrie des Säuglings- und des frühen Kleinkindalters, hrsg. von G. Nissen. Huber, Bern 1982
Papoušek, H., M. Papoušek: Der Beginn der sozialen Integration nach der Geburt. Krisen oder Kontinuitäten? Mschr. Kinderheilk. 133 (1985) 425
Piper, M. C., I. Kunos, D. M. Willis, B. Mazer: Effect of gestational age on neurological functioning of the very low-birthweight infant at 40 weeks. Develop. Med. Child Neurol. 27 (1985) 596
Prechtl, H. F. R.: The optimality concept. Early Hum. Develop. 4 (1980) 201
Prechtl, H. F. R., P. J. Beintema: Die neurologische Untersuchung des reifen Neugeborenen, 2. Aufl. Thieme, Stuttgart 1976
Raatz, U., R. Möhling, unter Mitarbeit von K. Ruchtl: Frankfurter Tests für Fünfjährige – Wortschatz (FTF-W), hrsg. vom Deutschen Institut für Internationale Pädagogische Forschung („Deutsche Schultests"). Beltz, Weinheim 1971
Rache, H.: Zur sozialen Situation des geistig behinderten Kindes. In: Familie, Umwelt und Persönlichkeit geistig Behinderter, hrsg. von D. Eggert, E. Schomburg, R. Altemöller. Huber, Bern 1980
Rantakallio, P., V. L. Wendt: Prognosis for low-birthweight infants up to the age of 14: A population study. Develop. Med. Child Neurol. 27 (1985) 655
Rauh, H.: Frühe Kindheit. In: Entwicklungspsychologie, hrsg. von R. Oerter, L. Montada. Urban & Schwarzenberg, München 1982
Rauh, H.: Frühgeborene Kinder. In: Risikokinder, hrsg. von H.-Ch. Steinhausen. Kohlhammer, Stuttgart 1984
Remschmidt, H. (Hrsg.): Psychopathologie der Familie und kinderpsychiatrische Erkrankungen. Huber, Bern 1980
Remschmidt, H.: Neuropsychologische Befunde nach entzündlichen Erkrankungen des Gehirns und nach Schädel-Hirn-Traumen. In: Neuropsychologie des Kindesalters, hrsg. von H. Remschmidt, M. Schmidt. Enke, Stuttgart 1981
Remschmidt, H.: Was wird aus kinderpsychiatrischen Patienten? Methodische Überlegungen und Ergebnisse. In: Langzeitverlauf kinder- und jugendpsychiatrischer Erkrankungen, hrsg. von M. H. Schmidt, S. Drömann. Enke, Stuttgart 1986
Rennen-Allhoff, B., P. Allhoff: Entwicklungstests für das Säuglings-, Kleinkind- und Vorschulalter. Springer, Heidelberg 1987
Robertson, C., N. Finer: Term infants with hypoxic-ischemic encephalopathy: outcome at 3;5 years. Develop. Med. Child Neurol. 27 (1985) 473
Ross, R. T.: Behavioral correlates of levels of intelligence. Amer. J. ment. Defic. 76 (1972) 545
Rutter, M.: Children of Sick Parents. Oxford University Press, London 1966
Rutter, M., L. Hersov: Child Psychiatry. Blackwell, London 1976
Rutter, M., D. Quinton: Psychiatric disorder – ecological factors and concepts of causation. In: Ecological Factors in Human Development, hrsg. von M. McGurk. North-Holland, Amsterdam 1977
Sarimski, K.: Entwicklungsdiagnostische Verfahren für die ersten beiden Lebensjahre. Frühförd. interdiszipl. 1 (1982) 121
Sarimski, K.: Kommunikation zwischen Müttern und behinderten Kleinkindern. Frühförd. interdiszipl. 4 (1983) 167
Sarimski, K.: Entwicklungsdiagnostik für das 2. und 3. Lebensjahr. Ein kritischer Blick auf verschiedene Verfahren. Kinderarzt 16 (1985) 1069
Sarimski, K.: Interaktion mit behinderten Kleinkindern. Reinhardt, München 1986
Schaffer, R.: Mütterliche Fürsorge in den ersten Lebensjahren. Das Kind und seine Entwicklung. Klett-Cotta, Stuttgart 1978
Schilling, F., E. J. Kiphard: Körper-Koordinationstest für Kinder (KTK). Beltz, Weinheim 1974
Schirm, H., K. Sadowsky, T. Faus-Kessler: Münchener Pädiatrische Längsschnittstudie. Früherkennung neuromotorischer Entwicklungsstörungen im Vorschulalter. G. Fischer, Stuttgart 1986
Schlack, H. G.: Therapie bei Entwicklungsstörungen im Säuglingsalter. Indikationen und Möglichkeiten. Pädiat. Praxis 27 (1983) 623
Schlack, H. G.: Zur Diagnostik der gestörten geistigen Entwicklung in den ersten Lebensjahren. In: Entwicklungsneurologie, hrsg. von R. Michaelis, R. Nolte, M. Buchwald-Saal, G. H. Haas. Kohlhammer, Stuttgart 1984
Schmidt, M. H., R. Voll: Intelligenzminderungen und andere Varianten der Intelligenz. In: Kinder- und Jugendpsychiatrie in Klinik und Praxis, Bd. II, hrsg. von H. Remschmidt, M. H. Schmidt. Thieme, Stuttgart 1985
Schmidt, M. H., J. Göhring, F. Armbruster: Einschätzung von Verhaltensauffälligkeiten im Einschulungsalter durch Screening-Fragen an die Eltern. Öff. Gesundh.-Wesen 46 (1984) 237
Schmidtke, A., S. Schaller, P. Becker: Ravens Coloured Progressive Matrices (CPM). Beltz, Weinheim 1978
Schopler, E., R. J. Reichler: Entwicklungs- und Verhaltensprofil (P.E.P.). Modernes Lernen, Dortmund 1981
Schwarz, F. W., H. Hollstein: Erste Ergebnisse der Früherkennungsuntersuchungen im Kindesalter. Kinderarzt 10 (1979) 1017
Shaffer, D.: Psychische Störungen nach früh erworbenen Hirnschädigungen. In: Kinder- und Jugendpsychiatrie in Klinik und Praxis, Bd. II, hrsg. von H. Remschmidt, M. H. Schmidt. Thieme, Stuttgart 1985
Siegel, L. S.: Reproductive, perinatal, and environmental factors as predictors of the cognitive and language development of preterm and full-term infants. Child Develop. 53 (1982) 963
Silverton, L., K. Finello, S. Mednick: Das Risikokind mit Entwicklung einer schizophrenen Erkrankung: Kennzeichen und belastende Faktoren. In: Risikokinder, hrsg. von H.-Ch. Steinhausen. Kohlhammer, Stuttgart 1984
Skouteli, H. N., L. M. S. Dubowitz, M. J. Levene, G. Miller: Predictors for survival and normal neurodevelopmental outcome of infants weighing less than 1001 grams at birth. Develop. Med. Child Neurol. 27 (1985) 588
Snijders, J. Th., N. Snijders-Oomen: Snijders-Oomen nichtverbale Intelligenzreihe (SON). Wolters-Noordhoff, Groningen 1970
Speck, O., A. Warnke (Hrsg.): Frühförderung mit den Eltern. Reinhardt, München 1983
Stave, U.: Entwicklungsneurologische Untersuchungen an Risikosäuglingen. Mschr. Kinderheilk. 127 (1979) 621
Steinhausen, H.-Ch. (Hrsg.): Risikokinder. Ergebnisse der Kinderpsychiatrie und -psychologie. Kohlhammer, Stuttgart 1984
Sticker, E.: Vergleich der schulischen Leistungen Früh- und Reifgeborener bis zum Alter von 13 Jahren. Psychol. Erzieh. Unterr. 32 (1985) 248
Strassmeier, W.: Frühförderung konkret. Reinhardt, München 1981
Strunk, P.: Familienkonflikte und psychische Erkrankungen im Kindes- und Jugendalter. In: Psychopathologie der Familie und kinderpsychiatrische Erkrankungen, hrsg. von H. Remschmidt. Huber, Bern 1980

Sturge, C.: Reading retardation and antisocial behaviour. J. Child Psychol. Psychiat. 23 (1982) 21

Tewes, U. (Hrsg.): HAWIK-R (Hamburg-Wechsler-Intelligenztest für Kinder, Revision 1983). Huber, Bern 1983

Theopold, W., R. Koeberich: Vorsorgeuntersuchungen bei Kindern. Hinweise für die Praxis der gesetzlichen Früherkennungsmaßnahmen. In: Schriftenreihe „Diagnose-Therapie", Bd. I, hrsg. vom Zentralinstitut für die kassenärztliche Versorgung in der BRD. Deutscher Ärzte-Verlag, Köln 1979

Thomas, A., S. Chess: Temperament und Entwicklung. Enke, Stuttgart 1980

Thomas, A., S. Chess: Genesis and evolution of behavioral disorders: from infancy to early adult life. Amer. J. Psychiat. 141 (1984) 1

Tobler, R., M. Rentsch: Vorsorgeuntersuchungen bei Säuglingen und Kleinkindern. In: Früherkennung und Früherziehung behinderter Kinder, hrsg. von R. Tobler, J. Grond. Huber, Bern 1985

Touwen, B. C. L.: Normale neurologische Entwicklung: Die nichtbestehenden Inter- und Intra-Item-Beziehungen. In: Entwicklungsneurologie, hrsg. von R. Michaelis, R. Nolte, M. Buchwald-Saal, G. H. Haas. Kohlhammer, Stuttgart 1984

Touwen, B. C. L.: Prävention von Behinderungen aus der Sicht des Entwicklungsneurologen. Frühförd. interdiszipl. 4 (1985) 97

Ulrey, G.: Influences of infant behavior on assessment. In: Psychological Assessment of Handicapped Infants and Young Children, hrsg. von G. Ulrey, S. J. Rogers. Thieme-Stratton, New York 1982

Uzgiris, I., J. McV. Hunt: Assessments in infancy: Ordinal scales of psychological development. University of Illinois Press, Urbana 1975

Vojta, V.: Die zerebralen Bewegungsstörungen im Säuglingsalter. Frühdiagnose und Frühtherapie, 3. Aufl. Enke, Stuttgart 1981

Voll, R., W. H. Allehoff, G. Esser, F. Poustka, M. H. Schmidt: Widrige familiäre und soziale Bedingungen und psychiatrische Auffälligkeiten bei Achtjährigen. Z. Kinder- u. Jugendpsychiat. 10 (1982) 100

Wallerstein, J. S.: Die Bedeutung der Scheidung für Kinder. In: Risikokinder, hrsg. von H.-Ch. Steinhausen. Kohlhammer, Stuttgart 1984

Wallerstein, J. S.: Children of divorce: Preliminary report of a ten-year follow-up of older children and adolescents. J. Amer. Acad. Child Psychiat. 24 (1985) 545

Warnke, A.: Integrierte Frühförderung. Medizinische, pädagogische und psychologische Kooperation. Pädiat. Prax. 27 (1983) 641

Watzlawick, P.: Interaktionsstörungen in der Familie und psychiatrische Erkrankungen bei Kindern. In: Psychopathologie der Familie und kinderpsychiatrische Erkrankungen, hrsg. von H. Remschmidt. Huber, Bern 1980

Weinschenk, C.: Die kriminogene Bedeutung der Legasthenie. In: Heilpädagogische Schriftenreihe: Jugend-Dissozialität. Genese, Begutachtung, Therapie und rechtliche Behandlung, hrsg. von W. Hofmann, W. Katein. Neckar, Villingen 1972 (S. 547)

Weinschenk, C.: Die Grundschule als Ursache für kriminelle Entwicklungen. Münch. med. Wschr. 122 (1980) 1553

Weinschenk, C., N. Foitzik: Über die Häufigkeit der erblichen Lese-Rechtschreibschwäche bei erwachsenen Strafgefangenen. Mschr. Kriminol. u. Strafrechtsref. 50 (1967) 308

Wendt, G. G. (Hrsg.): Praxis der Vorsorge. Medizinische Verlagsgesellschaft, Marburg 1984

Zimmer, R., M. Volkamer: Motorik-Test für 4–6jährige Kinder (MOT 4–6). Beltz, Weinheim 1984

Der diagnostische Prozeß

Helmut Remschmidt

Notwendigkeit von Diagnosen

Wie in anderen medizinischen Disziplinen werden auch in der Kinder- und Jugendpsychiatrie die wichtigsten Beobachtungen von Krankheitserscheinungen in Form einer Diagnose zusammengefaßt. Die Notwendigkeit, Diagnosen zu stellen, ergibt sich aus folgenden Gesichtspunkten:
- Unter der Definition einer Diagnose können gleichartige Krankheitserscheinungen von Kindern und Jugendlichen zusammengefaßt und von solchen mit anderen psychischen Störungen abgegrenzt werden. Dieses Vorgehen ist für den Fortschritt der Forschung von größter Bedeutung, hat aber auch in der alltäglichen Praxis einen großen Nutzen, denn Kinder mit gleichen Störungen bedürfen einer ähnlichen Behandlung.
- Das Stellen von Diagnosen ist ein wichtiges Instrument für die Ursachenforschung. Man kann annehmen, daß bei Kindern, die an den gleichen psychiatrischen Erkrankungen leiden, auch ähnliche Ursachen am Werke sind. Insofern hilft uns das Stellen von Diagnosen, über eine anschließende Ursachenanalyse zur Ätiologie vorzustoßen.
- Eine Diagnose faßt in Kurzform die wichtigsten Krankheitserscheinungen, manchmal auch Ursache und Prognose sowie Behandlungsform, in einer „Kurzbezeichnung" zusammen. Dadurch wird auch zwischen Kliniken und Mitarbeitern verschiedener Institutionen eine relativ einfache Verständigung möglich, sofern man das gleiche diagnostische System benutzt. Derartige Verständigungen mit knappen Worten sind in der Praxis notwendig.
- Schließlich dienen Diagnosen auch der Entscheidung darüber, welche Behandlung erfolgen soll. So sind z. B. die therapeutischen Maßnahmen bei einer körperlich begründbaren Psychose und einer neurotischen Erkrankung grundverschieden. Die Diagnose gibt also zugleich eine erste Anleitung hinsichtlich der zu ergreifenden Therapiemaßnahmen.

Leider trifft der letztgenannte Gesichtspunkt auf eine Reihe von Diagnosen nicht oder noch nicht zu. Dies ist besonders dann der Fall, wenn man sich mit einer eindimensionalen Diagnose wie Neurose, Schizophrenie oder hirnorganisches Psychosyndrom begnügt. Bei mehrdimensionalem oder multiaxialem Vorgehen enthält bereits die Diagnose auch wichtige Informationen über die einzuschlagende Therapie (z. B. Informationen über die Familie, über die Intelligenz, über körperliche Begleiterkrankungen usw.). Aus diesen Gründen ist eine multiaxiale Diagnostik der herkömmlichen eindimensionalen überlegen (REMSCHMIDT u. SCHMIDT 1983).

Verschiedentlich wurden Argumente gegen das Stellen psychiatrischer Diagnosen vorgebracht. Diese bezogen sich im wesentlichen auf die soziale Diskriminierung durch eine psychiatrische Diagnose. Wenngleich solches durchaus vorkommt, so liegt der Grund nicht in der psychiatrischen Diagnose, sondern in den Vorstellungen, die über psychiatrische Erkrankungen in der Bevölkerung ganz allgemein existieren. Diese kann man aber nicht abbauen, indem man es vermeidet, Diagnosen zu stellen, sondern nur durch eine kontinuierliche und sachgerechte Information über psychische Störungen und Erkrankungen, die bereits im Kindesalter einsetzen sollte.

Der Verzicht auf Diagnosen begünstigt unklares Denken und führt in letzter Konsequenz auch zu unangemessenen therapeutischen Maßnahmen (KENDELL 1978).

Einflüsse auf den diagnostischen Prozeß und seine Ergebnisse

Das Stellen von Diagnosen ist ein komplizierter Prozeß, in dem der Untersucher über den Patienten oder auch über eine Familie mit Hilfe bestimmter Untersuchungsmethoden wichtige Daten zu erheben versucht. Diese sind nicht frei von der Interaktion zwischen Patient oder Familie und dem Untersucher, sie sind auch nicht unabhängig von der Untersuchungsmethodik und der Untersuchungssituation. Der allgemeine Ablauf des diagnostischen Prozesses ist in Abb. 7.45 wiedergegeben.

Das in Abb. 7.45 dargestellte Flußdiagramm zeigt, daß nach der Kontaktaufnahme mit dem Patienten oder der Familie aufgrund der jeweiligen Fragestellung Hypothesen gebildet werden, die zur Auswahl bestimmter Untersuchungsmethoden führen. Nach Vorliegen der Ergebnisse muß entschieden werden, ob eine Diagnose gestellt werden kann oder ob die Hypothese gegebenenfalls zu ändern

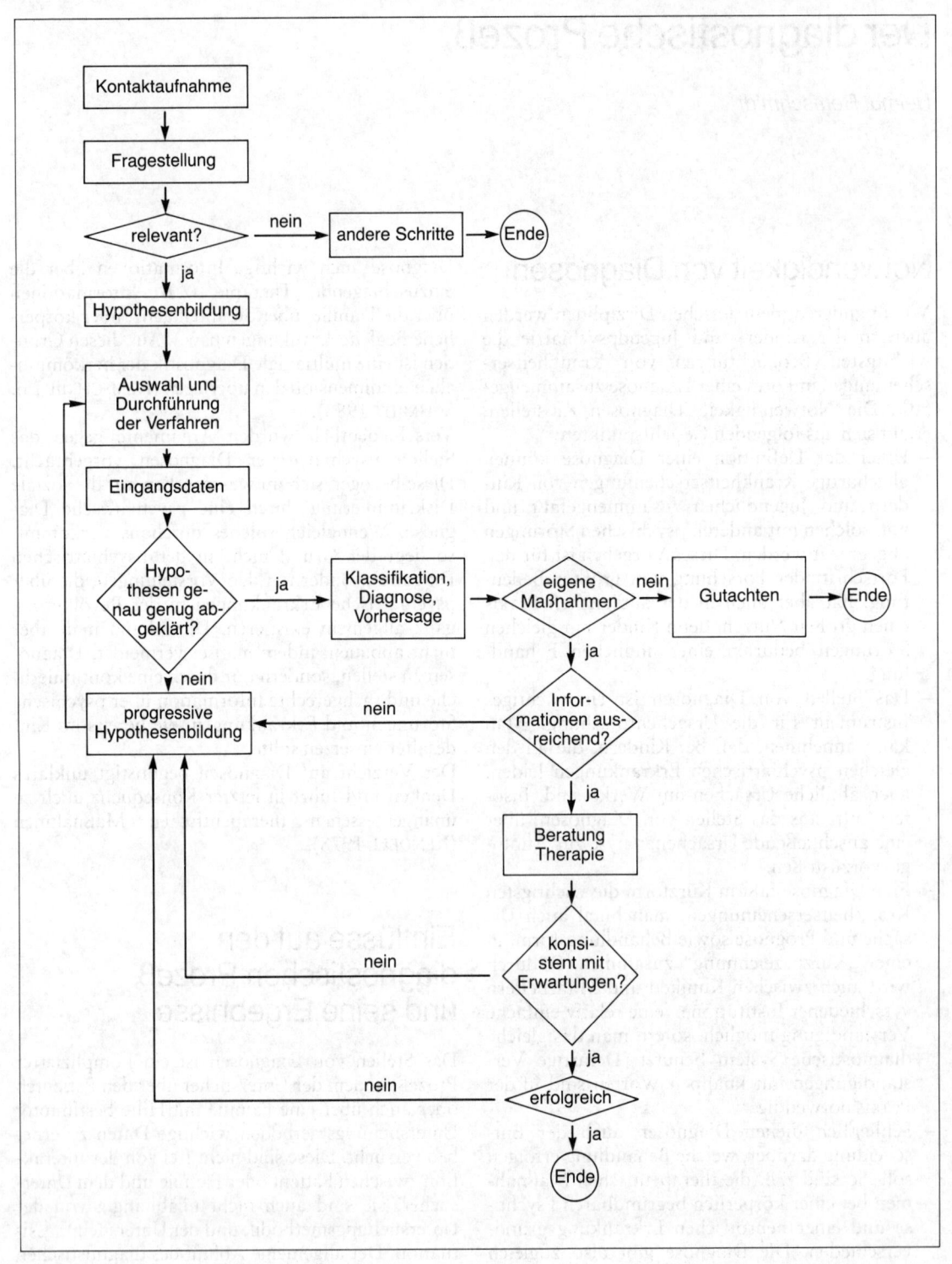

Abb. 7.45 Veranschaulichung der wesentlichen Abschnitte eines psychodiagnostischen Prozesses (aus *L. R. Schmidt:* Überblick zur Psychodiagnostik. In: Lehrbuch der Klinischen Psychologie, 2. Aufl., hrsg. von L. R. Schmidt. Enke, Stuttgart 1984 [S. 132]).

ist. Kommt der Untersucher zur Entscheidung, daß die richtige Diagnose gestellt ist, so werden die entsprechenden Maßnahmen eingeleitet, deren Erfolg zu kontrollieren ist. Auch nach erfolgter Diagnosenstellung kann es zu einer neuen Hypothesenbildung und zu einer Veränderung der Diagnose kommen.

Patient oder Familie

Untersucht wird entweder ein einzelner Patient oder auch seine ganze Familie. Dem muß natürlich die Untersuchungssituation Rechnung tragen. Im Hinblick auf den Patienten spielen verschiedene Faktoren eine Rolle: Temperament und Persönlichkeit des Kindes, soziale Schichtzugehörigkeit, Art der Symptomatik und Auffälligkeitsgrad, Kontaktfähigkeit, Situation, Motivation oder Widerstand, zur Untersuchung zu kommen usw.

Bei einer *Familie* sind praktisch die gleichen Gesichtspunkte maßgebend. Nur gibt es hier noch Wechselwirkungen zwischen den einzelnen Familienmitgliedern. In der Kinder- und Jugendpsychiatrie ist es in der Regel so, daß die Familie wegen eines „Symptomträgers", welcher meist ein Kind ist, zur Untersuchung kommt, häufig, ohne zu realisieren, daß auch noch andere Familienmitglieder „Symptomträger" sein können. Es ist dann die Aufgabe der Diagnostik, dies herauszufinden. In Tab. 7.21 ist ein Ordnungsschema zur familiendiagnostischen Untersuchung angegeben.

Man kann sich in der Familiendiagnostik, je nach angewandter Methode, auch bestimmter Verfahren der Objektivierung bedienen (REMSCHMIDT u. MATTEJAT 1981; MATTEJAT u. REMSCHMIDT 1981). Die am häufigsten praktizierte familiendiagnostische Untersuchungsmethode ist das gemeinsame Familieninterview. Man kann aber auch spezielle Familienaufgaben durchführen, wobei die Vorgehensweise der Familie insgesamt beobachtet und später eingeschätzt wird.

Untersucher

Für die Beurteilung des diagnostischen Prozesses sind auch Eigenschaften und Einstellungen des Untersuchers von großer Bedeutung. Zu erwähnen wären Persönlichkeit, Erfahrung, diagnostische und therapeutische Ausrichtung, Übertragungs- und Gegenübertragungsphänomene, auch implizite Erwartungen und vorgefaßte Hypothesen. Von allergrößter Bedeutung ist die diagnostische und therapeutische Erfahrung, die viele Fehler verhindern kann.

Untersuchungsmethoden

Entscheidend für den diagnostischen Prozeß sind die angewandten diagnostischen Methoden. Durch ihre Auswahl werden bereits entscheidend die Weichen gestellt. Darüber finden sich an anderer Stelle dieses Buches detailliertere Ausführungen. An dieser Stelle sei lediglich eine Tabelle wiedergegeben, die eine grobe Übersicht zum Problem der Auswahl diagnostischer Methoden gibt (Tab. 7.22). Standardmethoden sind immer die Anamnese, die Exploration und das klinische Interview. Aufgrund einer sorgfältigen Anamnese und Exploration lassen sich in 60–70% der Fälle die richtigen Diagnosen stellen.

Tabelle 7.21 Ordnungsschema für familiendiagnostische Verfahren (aus *H. Remschmidt:* Kinder- und jugendpsychiatrische und psychologische Untersuchung. In: Lehrbuch der Kinderheilkunde, hrsg. von F. J. Schulte, J. Spranger, 25. Aufl. Fischer, Stuttgart 1985 [S. 71])

Durchführung – Setting	Diagnostische Prozedur		
Einzeln, mit einem oder mehreren Familienmitgliedern	Interview	Fragebogenverfahren	andere Untersuchungsverfahren
Gemeinsam mit dem Ehepaar, einem Familienteil oder der ganzen Familie	gemeinsames Interview	Interaktionsverfahren (Familienaufgaben)	

Interaktionsprobleme

Schließlich ist der Ausgang des diagnostischen Prozesses auch abhängig von zahlreichen Interaktionsvariablen zwischen Patient, Familie und Untersucher. Die jeweiligen Reaktionen führen wieder zu neuen Informationen, die vom jeweils anderen aufgenommen werden und sein Verhalten wiederum verändern. Wechselwirkungen sind sehr schwer zu objektivieren und gehören zu den empfindlichsten Störfaktoren des diagnostischen Prozesses.

Der psychische bzw. psychopathologische Befund

Die Ergebnisse der Exploration, der Verhaltensbeobachtung und anderer Untersuchungsmethoden werden im psychischen bzw. psychopathologischen Befund festgehalten, der mit alterstypischer Abwandlung sich auf folgende Kategorien bezieht:
(1) äußeres Bild (körperliche Auffälligkeiten, Gestik, Mimik, Kleidung),
(2) Gefühlslage, Stimmung,
(3) Orientierung (zu Ort, Zeit, Person und Situation),
(4) Gedankenablauf und Verbalisierungsfähigkeit,
(5) Phantasien, Ängste und Befürchtungen und Umgang mit ihnen,
(6) Wertvorstellungen sowie Rechts- und Unrechtsbewußtsein,
(7) Selbstbild und Identifikation,

Tabelle 7.22 Methoden der Psychodiagnostik (nach *Seidenstücker* u. *Baumann* 1978; aus *L. R. Schmidt:* Überblick zur Psychodiagnostik. In: Lehrbuch der Klinischen Psychologie, 2. Aufl., hrsg. von L. R. Schmidt. Enke, Stuttgart 1984 [S. 134])

Datenebenen	Datenquellen	Aufgabe	Exemplarische Methoden	Systematische und unsystematische Einflußgrößen
Vergangenes Erleben	Patient	Bericht über zurückliegende Erfahrungen	Anamnese, biographische Inventare, Fragebögen, Einstellungsskalen, Selbstbeurteilungen	soziale Erwünschtheit, Zustimmungstendenz, Simulation und Aggravation, Dissimulation und Diminution
Gegenwärtiges Erleben	Patient	Bericht über gegenwärtiges Erleben	Interview, Befindlichkeitsskalen, Zustandsfragebögen, projektive Tests	soziale Erwünschtheit, Zustimmungstendenz, Simulation und Aggravation, Dissimulation und Diminution
Vergangene Leistungen	Patient/ Beobachter	Bewertung vergangener Leistungen	Zeugnisse, archivarische Daten, Selbstbewertungen	soziale Erwünschtheit u. ä. (Patient); Mildetendenz und Unentschiedenheitstendenz (Beobachter)
Gegenwärtige Leistungen	Patient/ Beobachter	direkte Reaktion (meist „richtige" Reaktion) oder Antwort	Intelligenztests, „objektive" Persönlichkeitstests	Raten, Instruktion, Übung
Vergangenes Verhalten	Beobachter	Eindrücke über Patient wiedergeben	Fremdbeurteilungen durch Angehörige oder andere Bezugspersonen, Inhaltsanalyse von (Therapie-) Protokollen	Halo-Effekt, Positionseffekt, zentrale Tendenz
Gegenwärtiges Verhalten	Beobachter	Verhalten der Patienten registrieren	Exploration, Beobachtung in spezifischen Situationen, Gegelenheitsbeobachtungen	Halo-Effekt, Positionseffekt, zentrale Tendenz
Psychophysiologische Reaktionen	Instrument	Registrieren spezifizierter psycho-physiologischer Reaktionen	EKG, EMG	Biorhythmen, Störreize, elektrische Artefakte
Neurophysiologische Reaktionen	Instrument	Registrieren spezifizierter neurophysiologischer Reaktionen	EEG	Biorhythmen, Störreize, elektrische Artefakte
Biochemische Reaktionen	Instrument	Registrieren spezifizierter biochemischer Reaktionen	biochemische Analyseverfahren	Stoffwechselprodukte, die von Pharmaka- oder Genußmitteln stammen

(8) Einschätzung der Intelligenz und der kognitiven Funktionen,
(9) psychopathologische Auffälligkeiten: Auffälligkeiten der Psychomotorik, Konzentrationsstörungen, Wahrnehmungsstörungen, Gedächtnisstörungen, emotionale Auffälligkeiten und Stimmungsschwankungen, Störungen des Realitätsbezuges, Auffälligkeiten im Kommunikations- und Sozialverhalten, produktive Phänomene usw.

Weg zu Diagnose und Therapie

Um zu einer Diagnose und letztlich zur Therapie zu kommen, ist eine Informationsverarbeitung und Zusammenschau folgender Bereiche wichtig: Befunderhebung, Symptomatologie, kinder- und jugendpsychiatrische Krankheitsbilder, Therapieindikation und Beherrschung entsprechender therapeutischer Methoden.

Dieser Weg vollzieht sich in mehreren diagnostischen Schritten.

Der *erste Schritt* bezieht sich auf die Feststellung von Krankheitserscheinungen (Symptomen), die sich im körperlichen oder psychischen Bereich äußern können. Solche Symptome (z. B. motorische Unruhe, Angst, Selbstmordgedanken, traurige Stimmung) können lokalisiert sein (z. B. Zwinkertic) oder generalisiert sein (z. B. verschiedene Gesichtstics). Sie können sich als vereinzelte Symptome äußern (z. B. Hundephobie) oder aber zu Syndromen vereinigt sein (z. B. depressives Syndrom).

Hat man die einzelnen Symptome zusammengetragen, wobei alle zur Verfügung stehenden diagnostischen Möglichkeiten berücksichtigt werden, so folgt der *zweite Schritt*: die Zuordnung von festgestellten Symptomen zu Krankheitsbildern. Diese Krankheitsbilder stellen ein diagnostisches Gerüst dar, das im Idealfall den derzeitigen Stand der wissenschaftlichen Forschung repräsentieren soll. Es verändert sich also fortlaufend nach Maßgabe der jeweiligen wissenschaftlichen Erkenntnisse. Das Ergebnis dieses Zuordnungsvorganges ist die Diagnose. In manchen Fällen ist mit der Diagnose zugleich die Ursache geklärt (z. B. bei psychischen Auffälligkeiten, die eine klare organische Grundlage haben). In diesem Fall ergibt sich bereits mit der Diagnose das angemessene therapeutische Vorgehen. In vielen Fällen steht aber mit der Diagnose die Ursache noch nicht fest, sondern es ist lediglich ein *Umkreis* möglicher Ursachen skizziert. Dies gilt insbesondere für reaktive und neurotische Störungen, aber auch für Persönlichkeitsstörungen und u. U. auch für Psychosen.

In diesem Falle muß ein *dritter Schritt* erfolgen, der sich auf die Ursachenanalyse der jeweiligen psychischen Störung oder Erkrankung bezieht. Mit Hilfe gleicher oder ähnlicher Untersuchungsmethoden, die zur Diagnose geführt haben, versucht man die Konfliktlage eines Kindes, seine besonderen Probleme oder seine Persönlichkeitsstruktur zu erfassen. Dabei ist man meist auf die Angaben Angehöriger angewiesen, vor allem, wenn man sich ein Bild darüber machen will, wie das Verhalten des Kindes oder des Jugendlichen *vor* Auftreten der Krankheitssymptomatik war.

Aus der Analyse der individuellen Dynamik, in die nach moderner Auffassung stets die Familie eines Kindes oder eines Jugendlichen mit einbezogen werden muß, gewinnt man zugleich Anhaltspunkte für die Therapie. Dieses unter dem Stichwort „Ursachenanalyse" zusammengefaßte Vorgehen ist deshalb so wichtig, weil bei einer Reihe von Störungen hinter der *gleichen* Symptomatik ganz *verschiedene* Ursachen wirksam sein können. So kann sich z. B. hinter einem Gesichtstic in einem Fall eine dominierende und einengende Mutter, in einem anderen Fall eine Geschwisterrivalität, in einem dritten Fall Versagen in der Schule als ursächliches oder auslösendes Erlebnis zeigen. In allen Fällen kann für die Manifestation *gerade dieser* Symptomatik eine Funktionsschwäche im Bereich der extrapyramidalen Strukturen vorliegen.

Aus diesen Überlegungen wird deutlich, daß psychische Symptome vielfach unspezifisch sind, und eine feste Koppelung zwischen einer bestimmten Kategorie traumatisierender Erlebnisse oder Konflikte und entsprechenden Symptomen gibt es in der Regel nicht.

Nach der Ursachenanalyse erfolgt als *vierter Schritt* die Ableitung einer geeigneten Therapieindikation. Auch bei diesem Vorgehen muß der jeweilige Erkenntnisstand berücksichtigt werden. Die Bestrebungen gehen heute in Richtung einer *differentiellen Indikation*, d. h., man versucht für die jeweilige Störung diejenige Therapiemethode einzusetzen, die nach dem jeweiligen Kenntnisstand die relativ beste Effektivitätschance hat. Ein solches Vorgehen setzt natürlich voraus, daß der Untersucher über Kenntnisse der vergleichenden Therapieforschung verfügt und auch selbst mehr als eine Behandlungsmethode beherrscht.

Die Durchführung von Therapien ohne die hier skizzierte sorgfältige Diagnostik, also ohne Kenntnisse und Erfahrungen über den diagnostischen Prozeß, muß als Kunstfehler angesehen werden, begünstigt unklares Denken und ist häufig auch schädlich für die Patienten und ihre Familien.

Literatur

Kendell, R. E.: Die Diagnose in der Psychiatrie. Enke, Stuttgart 1978

Mattejat, F., H. Remschmidt: Übungseffekte bei der Beurteilung von Familien. Z. Kinder- u. Jugendpsychiat. 9 (1981) 317

Remschmidt, H.: Kinder- und jugendpsychiatrische und psychologische Untersuchung. In: Lehrbuch der Kinderheilkunde, hrsg. von F. J. Schulte, J. Spranger, 25. Aufl. Fischer, Stuttgart 1985 (S. 68)

Remschmidt, H., F. Mattejat: Zur Konstruktion von Einschätzungs-Skalen für Familiengespräche: Aspekte der Inter-Rater-Übereinstimmung. Z. Kinder- u. Jugendpsychiat. 9 (1981) 288

Remschmidt, H., M. Schmidt (Hrsg.): Multiaxiale Diagnostik in der Kinder- und Jugendpsychiatrie. Huber, Bern 1983

Schmidt, L. R.: Überblick zur Psychodiagnostik. In: Lehrbuch der klinischen Psychologie, 2. Aufl., hrsg. von L. R. Schmidt. Enke, Stuttgart 1984

Seidenstücker, G., U. Baumann: Multimethodale Diagnostik. In: Klinische Psychologie, Trends in Forschung und Praxis, Bd. 1, hrsg. von U. Baumann, H. Berbalk, G. Seidenstücker. Huber, Bern 1978

Klassifikation und Dokumentation*

Helmut Remschmidt

Klassifikation

Unter Klassifikation verstehen wir die Einteilung von Gegenständen, Begriffen und Merkmalen, die einige Eigenschaften gemeinsam haben, durch andere sich jedoch unterscheiden. Die Klassifikation im Bereich psychischer Störungen und Erkrankungen verfolgt das Ziel, einzelne Störungsmuster voneinander abzugrenzen und nach übergeordneten Gesichtspunkten der Ähnlichkeit zu gruppieren. An ein praktikables Klassifikationssystem muß man folgende Anforderungen richten: (1) Es muß alle dem Merkmalsbereich zugehörigen Gegenstände oder Erscheinungen einordnen können. (2) Es muß verwandte Eigenschaften nach Maßgabe ihrer Ähnlichkeit gruppieren, unterschiedliche voneinander abtrennen. (3) Es muß valide sein, d. h., die zu erfassenden Klassen oder Merkmale müssen auch das erfassen, was sie zu erfassen vorgeben. (4) Es muß reliabel sein, d. h., es muß, von verschiedenen Untersuchern praktiziert, zu gleichen Ergebnissen kommen. (5) Es muß praktikabel sein, d. h., der Aufwand muß im Verhältnis zu seinem Nutzen stehen. (6) Es muß die Ableitung weiterführender Überlegungen oder Handlungen (im Bereich der psychiatrischen Erkrankungen also therapeutische Ableitungen) erlauben.

Die im psychiatrischen Bereich angewandten Klassifikationssysteme gehen letztlich auf KRAEPELIN zurück, haben aber in der Zwischenzeit wesentliche Weiterentwicklungen erfahren. Übersichten über die Entwicklung psychiatrischer Klassifikationssysteme finden sich bei MEYER (1961), HÄFNER (1978), KENDELL (1978), ROTH (1978) sowie für multiaxiale Klassifikationssysteme bei HELMCHEN (1980).

Jeder Arzt oder Psychologe, der sich mit psychischen Störungen und Erkrankungen beschäftigt, muß versuchen, die Störungen seiner Patienten voneinander abzugrenzen, um, ausgehend von der Diagnose, Indikationen für die Behandlung festlegen zu können. Auch im Bereich der Kinder- und Jugendpsychiatrie sind klassifikatorische Bemühungen nicht neu. Hinzuweisen ist auf die klassifikatorische Systematik in Lehrbüchern und Handbuchartikeln (KANNER 1957; LUTZ 1964; STUTTE 1960; TRAMER 1949), auf klassifikatorische Bemühungen für spezielle Merkmalsbereiche wie psychogene Erkrankungen (FÖRSTER 1968) oder dissoziales Verhalten (HART DE RUYTER 1967) sowie auf den Entwurf von OCKEL (1964).

In den letzten Jahren hat auf dem Gebiet der Klassifikation eine intensive Entwicklung eingesetzt, die einerseits zur Weiterentwicklung des ICD-Schemas, zum anderen zur Entwicklung multiaxialer Klassifikationssysteme wie des multiaxialen Diagnosenschlüssels nach RUTTER u. Mitarb. (1976) und des DSM-III der American Psychiatric Association (1980) geführt hat. Über die multiaxialen Klassifikationssysteme existieren inzwischen eine Reihe empirischer Untersuchungen, von denen man sich eine kontinuierliche Weiterentwicklung versprechen kann. Eine Übersicht anhand der Ergebnisse des Multiaxialen Klassifikationsschemas geben REMSCHMIDT u. SCHMIDT (1983).

Dokumentation

Unter Dokumentation versteht man die standardisierte Niederlegung von Daten, die für den zu erfassenden Merkmalsbereich kennzeichnend sind. In der Kinder- und Jugendpsychiatrie handelt es sich dabei um Daten von Patienten, die verschiedenen „Datenbereichen" angehören können. In diesem Sinne können wir verschiedene Arten der kinder- und jugendpsychiatrischen Dokumentation unterscheiden:

(1) Die Anamnesendokumentation bezieht sich auf die standardisierte Erfassung anamnestischer Daten, die in der Regel von den Eltern oder nahen Angehörigen erhoben werden.

(2) Die Befunddokumentation hat die standardisierte Erfassung des aktuellen psychischen Befundes, des neurologischen Befundes, des internen Befundes usw. zum Ziel. Daten für die Befunddokumentation werden vom Patienten direkt erhoben.

(3) Die Diagnosendokumentation erstreckt sich auf die standardisierte Erfassung diagnostischer Kategorien, die in der Regel einem Klassifikationssystem entstammen. Je nach angewandtem System

---

* Überarbeitete und erweiterte Fassung des Beitrags „Multiaxiale Klassifikation in der Kinder- und Jugendpsychiatrie". In: H. REMSCHMIDT, M. SCHMIDT (Hrsg.): Multiaxiale Diagnostik in der Kinder- und Jugendpsychiatrie. Huber, Bern 1983.

wird dabei eindimensional oder mehrdimensional vorgegangen, es können eine oder mehrere Diagnosen zugelassen sein, und es können differentialdiagnostische Probleme auftreten, die eine eindeutige Zuordnung erschweren.
(4) Die Therapiedokumentation beschäftigt sich mit der standardisierten Niederlegung der Therapieindikationen, der durchgeführten therapeutischen Maßnahmen und ihrer Folgen. Sie steckt noch sehr in den Anfängen und ist dringend weiterzuentwickeln.
(5) Die Verlaufsdokumentation erfaßt Merkmale der jeweiligen Störungen über die Zeit. Sie muß in besonderem Maße mit der Veränderung der erfaßten Merkmale rechnen; sie ist daher besonders schwierig.

In der Erwachsenenpsychiatrie hat das AMDP-System (früher: AMP-System) eine weite Verbreitung erfahren. In diesem System geht es um die standardisierte Erfassung der Anamnese, des psychischen und des somatischen Befundes, die auf entsprechenden Dokumentationsbelegen festgehalten werden. In einem Glossar sind die Definitionen und Instruktionen festgehalten, so daß eine weitgehend gleichartige Erfassung in unterschiedlichen Kliniken möglich ist (AMDP 1978). Auch für psychische Störungen und Erkrankungen existiert eine Reihe von Dokumentationssystemen.
Seit 1966 hat eine Arbeitsgruppe der Bundeskonferenz für Erziehungsberatung ein Dokumentationssystem für die speziellen Belange dieser Beratungsstellen erarbeitet. Es handelt sich um den „Statistischen Erhebungsbogen für Erziehungsberatungsstellen", der demographische Daten, Symptomatologie, Untersuchungsbefunde, ein Diagnosenschema und auch Möglichkeiten zur Abschätzung von Symptomatik und spezifischen Belastungen enthält (vgl. ABA u. Mitarb. 1978). Die Erfahrungen mit diesem Dokumentationsbogen, der bereits in einer Vielzahl von Erziehungsberatungsstellen angewandt wird, sind umfangreich.
Eine spezielle kinder- und jugendpsychiatrische Dokumentation wurde im Zentralinstitut für Seelische Gesundheit in Mannheim (s. SCHMIDT u. Mitarb. 1978) und an der Abteilung für Psychiatrie und Neurologie des Kindes- und Jugendalters der FU Berlin (REMSCHMIDT u. Mitarb. 1976) entwickelt und inzwischen an der Marburger Universitätsklinik für Kinder- und Jugendpsychiatrie ergänzt und fortgeschrieben.
Mit diesem Dokumentationsbogen, der auch zur Diagnosendokumentation nach dem Multiaxialen Klassifikationsschema für psychiatrische Erkrankungen bei Kindern und Jugendlichen benutzt wird, liegen nunmehr Erfahrungen über acht Jahre vor. Über die Ergebnisse einer vergleichenden Studie an der Inanspruchnahmepopulation der kinder- und jugendpsychiatrischen Universitätskliniken in Berlin, Mannheim und Zürich haben CORBOZ u. Mitarb. (1983) berichtet.

Die folgenden Ausführungen beziehen sich *ausschließlich* auf die Klassifikation und Dokumentation von Diagnosen. Auf verschiedene andere Dokumentations- und Klassifikationsarten wird nicht mehr eingegangen.

Zur Klassifikation von Diagnosen: Notwendigkeit, Kriterien und Einwände

Notwendigkeit

Notwendigkeit und Zweckmäßigkeit der Abgrenzung verschiedener psychiatrischer Störungen ergeben sich aus einer Vielzahl von Gründen:
Zunächst muß schon aus Gründen der Logik und der Individualität des einzelnen Patienten seine Störung genau beschrieben und von der anderer Patienten abgegrenzt werden. Ferner ermöglicht die Klassifikation von Störungen eine Verständigung zwischen Wissenschaftlern und Klinikern, die Erfahrungen über ihre Patienten austauschen wollen. Die Klassifikation reduziert damit die Vielfalt der Krankheitserscheinungen auf einige wenige, die dann für die Diagnose konstituierend sind. Auf diese Weise wird die Kommunikation, auch bei Vertretern unterschiedlicher theoretischer Richtungen, erleichtert. Viele Diagnosen (leider bislang nicht alle) geben ferner Hinweise auf die jeweils angemessenste Behandlungsform. Es ist ein wichtiges Ziel der Forschung, zu diagnostischen Klassifikationen zu kommen, die zugleich „therapierelevant" sind. Schließlich ergeben viele Diagnosen auch Hinweise zur Prognose und zur Einleitung längerfristiger Maßnahmen (z. B. Rehabilitationsmaßnahmen), die geeignet sind, den Krankheitsverlauf positiv zu beeinflussen.
Demgegenüber fallen die mit der Klassifikation und dem Stellen von Diagnosen verbundenen möglichen Nachteile weniger ins Gewicht (vgl. hierzu KENDELL 1978). Auf diesen Aspekt wird später noch eingegangen.

Kriterien für eine angemessene Klassifikation kinder- und jugendpsychiatrischer Erkrankungen

Eine systematische Darstellung der Kriterien für eine adäquate Klassifikation kinder- und jugendpsychiatrischer Erkrankungen wurde von RUTTER in verschiedenen Publikationen vorgenommen (RUTTER 1965, 1977; RUTTER u. Mitarb. 1975). Danach muß man an ein qualitativ hochstehendes Klassifikationssystem folgende Anforderungen stellen:
(1) Die Klassifikation darf nicht auf Konzepten, sondern muß auf Fakten beruhen. Die verwende-

ten Termini müssen operational definiert sein. Dies bedeutet, daß ein Glossar vorliegen muß, in welchem die einzelnen Termini eindeutig definiert sind.

Unterschiedliche Meinungen herrschen allerdings darüber, was in diesem Sinne als Tatsache aufgefaßt werden kann. Die meisten herkömmlichen Klassifikationssysteme entstammen der klinischen Erfahrung. Jeder Kliniker wird der Meinung sein, daß die Störungen, mit denen er umgeht, auch „tatsächlich" vorkommen, also Tatsachen darstellen. Demgegenüber stehen aber diagnostische Kategorien, die sich aus multivariaten statistischen Prozeduren ergeben haben (ACHENBACH 1980) und die zu diagnostischen Einheiten kommen, welche nicht den klinischen Kategorien entsprechen. Die statistisch orientierten Forscher beanspruchen ebenso Realität für die von ihnen aufgefundenen diagnostischen Kategorien und bezeichnen sie als Tatsachen.

(2) Das Ziel der Klassifikation ist, Störungen bzw. Probleme von Kindern zu klassifizieren, nicht die Klassifikation der Kinder als Personen. Es ist ein häufig zu beobachtendes Mißverständnis, wenn die Gegner diagnostischer Klassifikation behaupten, daß man mit dieser Vorgehensweise Menschen klassifiziere und damit diskriminiere. Die Klassifikation der Störungen und nicht der Kinder selbst ist auch schon deshalb sinnvoll, weil sich im Verlauf der Entwicklung Störungen erheblich verändern können. Dies führt dann zwangsläufig zu einer Veränderung der diagnostischen Klassifikation.

(3) Klassifikationen kinder- und jugendpsychiatrischer Erkrankungen müssen einerseits die Entwicklungsperspektive berücksichtigen, dürfen aber zum anderen nicht auf den verschiedenen Altersstufen zu sehr unterschiedlichen Klassifikationen kommen. Die Einbeziehung des Entwicklungsganges wird in manchen Klassifikationssystemen (wie z. B. dem Multiaxialen Klassifikationsschema) durch die Einbeziehung einer eigenen „Entwicklungsachse" berücksichtigt. Auf die vielen Probleme, die mit der Einbeziehung der Entwicklungsdimension zusammenhängen, wird im Beitrag „Die Rolle der Entwicklungsdimension" (in diesem Band, Kap. 3, S. 130ff) eingegangen.

Die Befolgung des Kriteriums ist nicht einfach. Denn eine Reihe von kinder- und jugendpsychiatrischen Erkrankungen hat einen umschriebenen Manifestationszeitpunkt, zugleich aber durchlaufen die Kinder eine Entwicklung. Dies bedeutet, daß z. B. ein autistisches Kind in verschiedenen Altersstufen eine unterschiedliche Symptomatik zeigen kann (WEBER 1970); gleichzeitig bleibt es aber ein Kind mit der diagnostischen Klassifikation „Autismus".

(4) Die Klassifikation muß reliabel sein, d. h., sie muß von verschiedenen Klinikern mit dem gleichen Ergebnis vollzogen werden können. Auch hierfür ist ein Glossar unerläßlich.

Untersuchungen zur Reliabilität des Multiaxialen Klassifikationsschemas sowie zum kinderpsychiatrischen Teil des DSM-III werden später referiert. Es gibt viele Gründe, weshalb Klassifikationssysteme nur eine unzureichende Reliabilität hinsichtlich der psychiatrischen Diagnose aufweisen.

Diese umfassen nach SPITZER (1980): Varianz der Information, Varianz der Erfassung bzw. Beobachtung und Interpretation und Varianz der zugrundegelegten Erfassungskriterien.

Die Varianz der Information kann zur mangelnden Reliabilität dadurch beitragen, daß verschiedene Kliniker ihre Diagnose auf unterschiedlichen Informationen basieren lassen (z. B. Anamnese durch die Eltern, Befragung des Kindes, Angaben von Dritten usw.).

Varianz der Beobachtung bzw. Interpretation trägt vielfach dadurch zur mangelnden Reliabilität bei, daß das Augenmerk des Diagnostikers auf verschiedenen Symptomen einer komplexen Störung liegen kann. Auf diese Weise kann er ein hervorstechendes Merkmal absolut setzen und damit zu einer anderen Diagnose kommen als ein anderer Beobachter, der das gleiche Kind zu beurteilen hat. Die Varianz der Kriterien für eine Diagnose läßt sich durch eine möglichst genaue operationale Definition reduzieren.

(5) Die Klassifikation muß eine adäquate Differenzierung der verschiedenen Störungen ermöglichen.

(6) Sie muß andererseits das gesamte Feld der in Frage kommenden Störungen abdecken und dadurch ausschließen, daß wichtige Störungen oder Krankheitsbilder nicht erfaßt werden. Im Idealfall umfaßt das System alle in Frage kommenden Störungsmuster und definiert die Kategorien so, daß sie sich gegenseitig ausschließen.

(7) Klassifikationen und Abgrenzungen sollten ferner valide sein. Diese Forderung setzt voraus, daß sich die einbezogenen Kategorien zunächst voneinander unterscheiden und daß sie zum anderen auch das erfassen, was zu erfassen sie vorgeben.

Die Lösung des Validitätsproblems gehört zu den schwierigsten Aufgaben in der Entwicklung von Klassifikationssystemen. Nach SPITZER (1980) kann man verschiedene Arten der Validität unterscheiden:

Validität vom Ansehen her (face validity), deskriptive Validität und Konstrukt-Validität. Augenschein-Validität (face validity) ist oft der erste Schritt zur Abgrenzung einer diagnostischen Kategorie. Viele kinderpsychiatrische Kategorien sind so entstanden. Die deskriptive Validität ist der nächste Schritt. Von großer Bedeutung ist die Ableitung von Kriterien, welche der prädiktiven Validität entsprechen, d. h. solcher, die Aussagekraft haben im Hinblick auf den weiteren Verlauf, die also aus zeitlich früheren Zuständen spätere resultierende voraussagen können.

In dieser Hinsicht steckt die Kinder- und Jugendpsychiatrie noch in den Anfängen.

(8) Das Klassifikationssystem sollte logisch konsistent sein und auf einem konstanten Satz von Prinzipien und Regeln beruhen, die eindeutig definiert und lernbar sind.

(9) Die Klassifikation sollte Informationen enthalten, die für die klinische Situation bedeutungsvoll sind und die zugleich eine Hilfestellung für klinische Entscheidungen (auch in therapeutischer Hinsicht) ermöglichen.

Eine Entscheidungshilfe kann ein Klassifikationssystem um so eher sein, je mehr es der mehrdimensionalen Ätiologie psychischer Störungen und Erkrankungen Rechnung trägt.

So kann z. B. die Diagnose „Schizophrenie" für sich genommen nicht hinreichende Handlungsanweisungen geben, wohl aber, wenn gleichzeitig Entwicklungsstand, Intelligenz, etwaige körperliche Symptome, psychosoziale Situation usw. in der Diagnose mit erfaßt werden. In dieser Hinsicht tragen die multiaxialen Klassifikationssysteme ganz entschieden zu einer „therapierelevanten Diagnostik" bei.

(10) Das Klassifikationssystem muß in der Alltagssituation praktikabel sein und darf nicht auf Informationen beruhen, die in der üblichen klinischen Routineuntersuchung nicht erhoben werden können. Die Praktikabilität ist ein sehr wichtiger Gesichtspunkt, weil diagnostische Systeme nur dann durchsetzbar sind, wenn sie vom Kliniker bei seiner alltäglichen Arbeit nicht als zu kompliziert oder unbrauchbar empfunden werden.

Zu komplizierte diagnostische Systeme können in den klinischen Alltag nicht einbezogen werden. Hier ist der Widerstand der praktizierenden Kollegen zu groß. Diesem Schicksal dürfte z. B. das komplizierte System der „Group for the Advancement of Psychiatry" (GAP 1966) anheimgefallen sein, welches zwar sehr umfassend, aber wenig praktikabel ist.
Schließlich ist darauf hinzuweisen, daß auch mehr oder weniger komplizierte Zusatzuntersuchungen wie z. B. psychologische Tests zur Verbesserung der klinisch-psychiatrischen Diagnostik und Klassifikation wenig beitragen (GITTELMAN 1980).

Wenngleich diese Kriterien von keinem der bislang bekannten Klassifikationssysteme kinder- und jugendpsychiatrischer Erkrankungen voll erfüllt werden, so sind sie sicher für die Entwicklung derartiger Systeme nützlich und befolgenswert. Am ehesten verwirklicht sind sie im Multiaxialen Klassifikationsschema für kinder- und jugendpsychiatrische Erkrankungen und z. T. im System DSM-III.

Einwände gegen die Klassifikation und gegen Klassifikationssysteme

Gegenüber klassifikatorischen Bemühungen wurden zahlreiche Einwände erhoben. Nach SCHMIDTKE (1981) lassen sie sich differenzieren in solche, die grundsätzlicher Art sind und die Klassifikation an sich betreffen, und solche, die gezielt und spezifisch gebräuchliche Klassifikationssysteme kritisieren, häufig mit dem Ziel einer Verbesserung.

Grundsätzliche Einwände gegenüber der Klassifikation

Nach SCHMIDTKE (1981) sind es im wesentlichen drei Gruppen von Einwänden, die sich wie folgt rubrizieren lassen:

(1) Divergierende Modellvorstellungen
Auffassung, Verständnis und Beschreibung psychischer Störungen und Erkrankungen (auch bei Kindern und Jugendlichen) sind nicht frei von theoretischen Vorannahmen und entsprechenden Modellvorstellungen. Je nach der theoretischen Ausrichtung des Untersuchers werden dadurch auch unterschiedliche Äußerungsformen der jeweiligen Erkrankungen zum Abgrenzungsmerkmal von anderen Erkrankungen gemacht. In diesem Sinne sind z. B. bestimmte Krankheitszeichen für einen Untersucher lerntheoretischer Ausrichtung weniger bedeutsam als für jemand, der tiefenpsychologisch orientiert ist oder die klassischen klinisch-psychopathologischen Kategorien anwendet.
Die Diskussion um die Modellvorstellungen psychischer Störungen und Erkrankungen zentriert sich im wesentlichen um folgende Gesichtspunkte:
– Das Problem der Normalität und Abnormität (SZASZ 1961, 1976; KEUPP 1972 a, b).
– Die Ätiologie und Genese psychischer Störungen und Erkrankungen.
  Anstoß genommen wurde z. B. daran, daß viele psychische Erkrankungen keine körperlichen Ursachen haben, daß soziale und soziokulturelle Normen mitspielen und daß die psychiatrische Erkrankung als Anpassungsprozeß an gesellschaftliche Bedingungen aufgefaßt werden könne (KEUPP 1972 a, b; SZASZ 1976). In den Bereich dieser Einwände zur Ätiologie gehören auch die bereits erwähnten unterschiedlichen theoretischen Vorstellungen.
– Schließlich wurde die Existenz psychischer Erkrankungen als eigene nosologische Entitäten überhaupt bezweifelt. Nach dieser Auffassung werden Menschen mit Problemen zu psychisch Kranken „gemacht".

Gegenüber diesen Einwänden läßt sich feststellen, daß psychiatrische Erkrankungen unter allen gesellschaftlichen Bedingungen existieren und daß sie auch in transkultureller Betrachtung eine Fülle von Gemeinsamkeiten aufweisen (PFEIFFER u. SCHOENE 1980). Um der vielfach ungeklärten Ätiologie Rechnung zu tragen, ist in vielen Klassifikationssystemen eine ätiologische Kategorie als Klassifikationsmaßstab nicht mehr vorgesehen (z. B. im MAS oder im DSM-III). Das Normalitätsproblem bleibt eine offene Frage, nicht im Grundsätzlichen, wohl aber im Bereich der Verdünnung zum „Normalverhalten".

(2) Idiographische versus nomothetische Auffassung
Ein von speziellen theoriegebundenen Einwänden unabhängiger Gesichtspunkt ist die Frage, ob man einem Menschen mit seinen jeweils spezifischen Eigenarten durch ein irgendwie geartetes Klassifikationssystem gerecht werden kann. Vertreter der idiographischen Auffassung streiten dies ab (MENNINGER 1963; MÖLLER u. Mitarb. 1978). Diesen Auffassungen kann man entgegenhalten, daß zum einen Klassifikationssysteme nicht beanspruchen, Personen und ihre jeweils sehr spezifischen Eigenarten zu klassifizieren, sondern Störungsmuster

und auch bei diesen nur die jeweils charakteristischen Symptome.

(3) Etikettierung und Diskriminierung
Vor allem die Labeling-Theorien gehen davon aus, daß mit einer psychiatrischen Diagnose ein Mensch etikettiert und damit auch diskriminiert wird. Auf diese Weise entstehe ein verhängnisvoller Kreislauf, der durch die einmal gestellte Diagnose eingeleitet wird und zu einem zunehmenden Prozeß der „Ausgliederung" des Betreffenden aus der Gesellschaft führt (GOFFMAN 1973; SZASZ 1961; KEUPP 1976). Vertreter dieser Auffassung stützen ihre Argumentation auch damit, daß verschiedene psychiatrische Diagnosen keine therapeutischen Implikationen haben (DÖRNER 1975; ADAMS u. Mitarb. 1977). Demgegenüber läßt sich ausführen, daß ja nicht die psychiatrische Diagnose den Patienten diskriminiert, sondern die Vorstellungen, die von psychischen Erkrankungen in der Bevölkerung existieren. Im übrigen würde ein Fallenlassen diagnostischer Bemühungen zu einem unklaren Denken im Bereich der psychischen Störungen und Erkrankungen führen, was erst recht nicht zu einer sachgerechten Therapie beitragen würde. Schließlich gibt es gerade im Bereich der multiaxialen Klassifikationssysteme genügend Anhaltspunkte dafür, daß Diagnosen auch maßnahmenorientiert sein können.

Spezifische Einwände gegenüber gebräuchlichen Klassifikationssystemen

Die Vielzahl der kritischen Einwände gegen herkömmliche Klassifikationssysteme läßt sich unter den nachfolgenden fünf Gesichtspunkten zusammenfassen:

(1) Einwände zur Symptomorientierung
Die meisten Klassifikationssysteme (in der Kinderpsychiatrie wie in der Erwachsenenpsychiatrie) sind symptomorientiert. Symptomorientierung heißt, daß der Symptomatik eine Indikatorfunktion für die zugrundeliegende Störung beigemessen wird. Hiergegen wird eingewandt, daß praktisch alle Klassifikationssysteme auf diese Weise nur „pathologisches Verhalten" in den Vordergrund stellen und die positiven Aspekte, welche ja gerade für die Therapie wichtig sind, vernachlässigen (PHILIPS 1967; KANFER u. SASLOW 1965).

Diesen Einwand entkräften die multiaxialen Klassifikationssysteme teilweise, indem sie zwar symptomorientiert sind, aber auch Kategorien einbeziehen, deren Bedeutung für therapeutische Maßnahmen unbestritten ist. Andererseits muß man aber auch zugestehen, daß kaum ein Klassifikationssystem „positive Eigenschaften" eines psychisch Kranken erfaßt. Im DSM-III wird allerdings das jeweils höchste Adaptationsniveau auf der 5. Achse erfaßt, was diesem Desiderat wohl am nächsten kommt.

(2) Einwände zur Theoriefreiheit
Viele Klassifikationssysteme (besonders auch die multiaxialen) betonen, daß sie weitgehende Theoriefreiheit anstreben. Dagegen wird eingewandt, daß dies wohl gar nicht möglich ist. So läßt sich z. B. an neurotischen Störungen zeigen, daß eine theoriefreie Definition dieser Gruppe von Störungen (ähnliches gilt auch für andere Kategorien) gar nicht möglich ist. Es kann hier nur darum gehen, auf empirischem Boden zu bleiben und eine zu starke Theorieorientierung (etwa an verschiedenen Neurosenmodellen) zu vermeiden.

(3) Einwände zur Systematik
In vielen Klassifikationssystemen sind Elemente (z. B. Merkmalsklassen) vorhanden, die nach Art und Umfang nicht auf der gleichen „logischen Ebene" liegen, aber dennoch gleichwertig verwandt werden. Dies gilt z. B. für zahlreiche Kategorien von Symptom- und Syndromcharakter im ICD-System. Zudem werden manchmal Verlegenheitskategorien gebildet, die sehr heterogene Symptome oder Syndrome zusammenfassen (z. B. Ziffer 307 im MAS: Spezielle, nicht anderweitig klassifizierbare Symptome oder Syndrome). Schließlich kann es auch zu Überschneidungen verschiedener Merkmalsklassen kommen, was in einem optimalen Klassifikationssystem nicht vorkommen sollte. In den Bereich der Systematik gehört auch die Frage der Abgrenzung zur Normalität, die in manchen Klassifikationssystemen nicht gut gelöst ist. Auf jeden Fall muß gefordert werden, daß das System Kategorien enthält, die die Zuordnung der Verhaltensweisen eines Patienten zum Normbereich ermöglichen (vgl. MAS).

(4) Einwände zu den Gütekriterien
Hinreichende Validität, Reliabilität und Objektivität sind Grundvoraussetzung für diagnostische Klassifikationen. Eine Überprüfung dieser Gütekriterien und befriedigende Ergebnisse nach dieser Prüfung müssen für ein klinisch praktikables Klassifikationssystem vorausgesetzt werden.

Für das Multiaxiale Klassifikationsschema für psychiatrische Erkrankungen im Kindes- und Jugendalter (MAS) existieren bereits Untersuchungen zur Reliabilität und Praktikabilität (RUTTER u. Mitarb. 1975; REMSCHMIDT u. Mitarb. 1983; s. u., S. 596f), ebenso für den kinder- und jugendpsychiatrischen Teil des DSM-III (CANTWELL u. Mitarb. 1979; MATTISON u. Mitarb. 1979).

(5) Einwände zur Praktikabilität und klinischen Anwendung
Manchen Klassifikationssystemen wird nachgesagt, daß sie in der klinischen Praxis zu umständlich und daher in der Praxis unbrauchbar sind. Hier muß allerdings darauf aufmerksam gemacht werden, daß die „Macht des Gewohnten" viele Kliniker gegenüber Klassifikationssystemen zunächst skeptisch macht. Der Umgang mit einem System gut definierter Kategorien bringt jedoch gerade im klinischen Alltag eine Reihe von Erleichterungen mit sich, hat eine hohe didaktische Bedeutung (besonders für Kliniker, die am Beginn ihrer Laufbahn stehen) und ermöglicht schließlich eine gute Verständigung auch zwischen Klinikern

unterschiedlicher theoretischer Ausrichtung. Natürlich müssen sich Umfang und Aufwand eines Klassifikationssystems in Grenzen halten.

Methodische Probleme bei der Klassifikation

Klassifikatorische Bemühungen erfordern zahlreiche methodische Überlegungen. Zu erwähnen sind die Stichprobenprobleme, die Auswahl von Markiervariablen zur zuverlässigen Kennzeichnung der jeweiligen Krankheitsbilder, die Schwierigkeiten der Klassifikation in Abhängigkeit vom Komplexitätsgrad der Störung, die Einbeziehung ätiologischer Kategorien sowie die Ausgangsdaten für die Entwicklung derartiger Schemata (z.B. klinisch erhobene Daten, statistisch erhobene Daten). Auf diese Probleme wird hier nicht näher eingegangen. Sie wurden bereits im Beitrag „Probleme der Norm" (in diesem Band, Kap. 3, S. 138) abgehandelt.

Verschiedene Systeme der Klassifikation

Im folgenden wird auf einige klinisch bewährte, aber auch auf statistisch abgeleitete Klassifikationssysteme eingegangen. Auf eine vollständige Darstellung und auch auf historische Erörterungen mußte verzichtet werden.
Der Schwerpunkt soll auf den multiaxialen Systemen liegen. Ein gewisses Problem bietet die Nomenklatur, denn strenggenommen gibt es kaum eindimensionale Modelle und im echten Sinne auch kaum mehrdimensionale Modelle, wenn man unter „Dimension" wirklich voneinander unabhängige, sich gegenseitig ausschließende Hauptkategorien versteht.
Die Bezeichnung „multiaxial" wird implizit häufig im Sinne von mehrdimensional gebraucht, weil z.B. die verschiedenen Achsen der multiaxialen Systeme zwar den Anspruch erheben, weitgehend eigenständige und wichtige Merkmalsbereiche zu beschreiben, deren Dimensionalität jedoch vielfach nicht überprüft ist. Strenggenommen müßte man von „unikategorialen" und „multikategorialen" Systemen sprechen, aber auch diese Lösung wäre nicht richtig, da es unikategoriale Klassifikationssysteme nicht gibt.
Wenn also im folgenden von Dimensionen gesprochen wird, so sind diese (mit Ausnahme der statistisch abgeleiteten Systeme) nicht im statistischen Sinne als unabhängige Dimensionen zu betrachten.

Eindimensionale, multikategoriale Systeme

Als Beispiele für eindimensionale und zugleich multikategoriale Systeme werden das Klassifikationsschema der Group for the Advancement of Psychiatry (GAP 1966) sowie die Klassifikationssysteme ICD 8 und ICD 9 besprochen. Auch die in Arbeit befindliche neue Fassung, ICD 10, wird eindimensional bleiben.

Klassifikationssystem der GAP

Tab. 7.23 zeigt eine Übersicht über die Kategorien dieses Klassifikationsschemas.
Bemerkenswert ist, daß dieses Schema eine Rubrik „gesunde Reaktionen" (I) enthält sowie eine Kategorie „Deviationen der Entwicklung" (III). Hier ist also der Entwicklungsperspektive ausdrücklich Rechnung getragen, wobei manche Entwicklungskrisen und situative Krisen auch ausdrücklich als nicht krankhaft, sondern als gesunde Reaktion angesehen werden.

Die Entwicklungsperspektiven wurden später sowohl in das MAS als auch in das DSM-III aufgenommen. Das MAS läßt auf der ersten Achse auch die Möglichkeit offen, jemanden als gesund zu klassifizieren. Ein Vergleich dieses Schemas mit dem MAS und dem DSM-III zeigt mancherlei Übereinstimmungen, zeigt jedoch auch den Nachteil aller eindimensionalen Klassifikationssysteme, nämlich das Nebeneinanderstellen von Kategorien aus sehr unterschiedlichen Bereichen, was die Schwierigkeit mit sich bringt, beim gleichen Individuum z.B. im Hinblick auf Entwicklung, Intelligenz und psychiatrisches Syndrom nicht hinreichend differenzieren zu können.

ICD 8

Die 8. Revision der „International Classification of Diseases" (ICD) der WHO enthielt die klassischen psychiatrischen diagnostischen Kategorien: Psychosen (290–299), Neurosen und Persönlichkeitsstörungen (300–309) und Oligophrenien (310–315). Für die Belange der Kinder- und Jugendpsychiatrie war dieses Klassifikationsschema wenig geeignet, da es nur einige wenige und dazu noch sehr undifferenzierte Kategorien zur Erfassung psychischer Störungen bei Kindern und Jugendlichen enthielt. Es wurde daher kaum in kinder- und jugendpsychiatrischen Kliniken benutzt. Aus diesen Gründen und weil es nunmehr auch überholt ist, erübrigt es sich, näher auf dieses Schema einzugehen.

ICD 9

Demgegenüber enthält die 9. Revision der International Classification of Diseases (ICD 9) der WHO (1980) wesentliche Vorteile gegenüber der 8. Version. Sie beziehen sich hauptsächlich auf folgende Bereiche:

Tabelle 7.23 Klassifikation psychischer Störungen und Erkrankungen der GAP (nach *Group for the Advancement of Psychiatry* 1966)

I. Gesunde Reaktionen
   A. Entwicklungskrise
   B. Situative Krise
   C. Andere Reaktionen

II. Reaktive Störungen

III. Deviationen der Entwicklung
   A. Deviationen im Reifungsmuster
   B. Deviationen in spezifischen Bereichen (im motorischen, sensorischen, kognitiven, sprachlichen, sozialen, sexuellen Bereich)

IV. Psychoneurotische Störungen
   A. Angstneurosen
   B. Phobien
   C. Konversionssyndrome
   D. Dissoziative Neurosen
   E. Zwangsneurosen
   F. Depressive Neurosen
   G. Andere Neurosen

V. Persönlichkeitsstörungen
   A. Zwanghafte Persönlichkeit
   B. Hysterische Persönlichkeit
   C. Ängstliche Persönlichkeit
   D. Abhängige Persönlichkeit
   E. Oppositionelle Persönlichkeit
   F. Gehemmte Persönlichkeit
   G. Isolierte Persönlichkeit
   H. Mißtrauische Persönlichkeit
   I. Explosible Persönlichkeit
   J. Soziosyntone Persönlichkeit
   K. Sexuell deviante Persönlichkeit
   L. Andere Persönlichkeit

VI. Psychotische Störungen
   A. Psychosen im Säuglings- und frühen Kindesalter
      1. Frühkindlicher Autismus
      2. Interaktionelle psychotische Störung
      3. Andere
   B. Psychosen im späteren Kindesalter
      1. Schizophreniforme Psychosen
      2. Andere
   C. Psychosen in der Adoleszenz
      1. Akuter Verwirrtheitszustand
      2. Schizophrene Psychosen, Erwachsenentypus
      3. Andere

VII. Psychophysiologische Störungen

VIII. Hirnorganische Syndrome
   Akute hirnorganische Syndrome
   Chronische hirnorganische Syndrome

IX. Geistige Behinderungen

X. Andere Störungen

(1) Die Klassifikation der Depressionen wurde wesentlich verbessert und differenziert:

Depressive Zustandsbilder können nunmehr in folgenden Hauptkategorien (als vierstellige Untergruppen) klassifiziert werden: schizophrene Psychosen (295), affektive Psychosen (296), andere nichtorganische Psychosen (298), Neurosen (300), abnorme Persönlichkeitsstörungen (301), psychogene Reaktionen (akute Belastungsreaktionen) (308), psychogene Reaktionen (Anpassungsreaktionen) (309), anderweitig nicht klassifizierbare depressive Zustandsbilder (311), anderweitig nicht klassifizierbare Störungen des Sozialverhaltens (312), spezifische emotionale Störungen des Kindes- und Jugendalters (313).
Daraus geht auch hervor, daß die Einordnung depressiver Zustandsbilder im Kindesalter wesentlich verbessert worden ist.

(2) Die Einbeziehung psychischer Störungen des Kindes- und Jugendalters wurde wesentlich verbessert. Im Vergleich zu ICD 8 wurden 4 dreistellige Hauptkategorien (und ihre 22 vierstelligen Unterkategorien) einbezogen. Es handelt sich um:

Typische Psychosen des Kindesalters (299), spezifische emotionale Störungen des Kindes- und Jugendalters (313), hyperkinetisches Syndrom des Kindesalters (314), umschriebene Entwicklungsrückstände (315). Daneben enthält es 3 weitere dreistellige Kategorien, die für psychische Störungen des Kindes- und Jugendalters häufig benutzt werden. Es sind: die psychogenen Reaktionen (Anpassungsstörungen) (309), die Verlegenheitskategorie „anderweitig nicht klassifizierbare Störungen des Sozialverhaltens" (312) und eine weitere Verlegenheitskategorie „spezielle, nicht anderweitig klassifizierbare Syndrome" (307).
Alle diese Kategorien sind auch im Multiaxialen Klassifikationsschema für kinder- und jugendpsychiatrische Erkrankungen enthalten.

(3) Die psychogenen Reaktionen (als akute Belastungsreaktionen und als Anpassungsstörungen) wurden neu definiert und differenziert.

(4) Die Verschlüsselung psychosomatischer Erkrankungen wurde verbessert. Für eine Reihe von Störungen wurde die Kategorie „psychosomatisch" als unbefriedigend empfunden. Sie wurde ersetzt durch die Bezeichnung „anderweitig klassifizierte Erkrankungen, bei denen psychische Faktoren eine Rolle spielen". Bei diesen Störungen ist nunmehr eine Doppelklassifikation möglich. Es wird einerseits die „psychosomatische" Störung unter der Ziffer 316 klassifiziert, während die zugehörige körperliche Störung ebenfalls verschlüsselt werden kann.

(5) Die Klassifikation der organisch bedingten Psychosen wurde vereinfacht.

(6) Eine Doppelklassifikation ist bei einer Reihe von Störungen möglich. Hier geht es darum, daß bei einigen Diagnosen zwei unterschiedliche Schlüsselnummern angewandt werden können: eine bezieht sich auf den zugrundeliegenden Krankheitsprozeß im allgemeinen, die zweite auf das betroffene Organsystem.

(7) Auch eine kombinierte Verschlüsselung von Diagnosen ist möglich. Gemeint ist damit die gemeinsame Klassifikation von psychiatrischen Erkrankungen, die häufig mit organischen Erkrankungen assoziiert sind.

(8) Schließlich besteht auch die Möglichkeit, Zusatzklassifikationen zu benutzen, um für das Krankheitsbild bedeutsame, nichtmedizinische Faktoren erkennbar zu machen. Zu diesem Zwecke dienen die Zusatzklassifikationen E (unverändert gegenüber ICD 8) und V (Zusatzklassifikation der Faktoren, die den Gesundheitszustand und die Inanspruchnahme der Gesundheitsdienste beeinflussen).

Insgesamt kann ICD 9 als wesentliche Verbesserung gegenüber ICD 8 aufgefaßt werden. Für den kinder- und jugendpsychiatrischen Bereich gilt dies ebenfalls. Die Einführung zusätzlicher Kategorien dürfte ein erster Schritt zur multiaxialen Klassifikation sein, die nach unserer Auffassung dem ICD-9-System eindeutig überlegen ist.

In diesem Sinne muß man aus kinder- und jugendpsychiatrischer Sicht bemängeln, daß die Entwicklungsdimension als eigene Kategorie fehlt, daß das intellektuelle Funktionsniveau nicht auf einer eigenen Achse vorgesehen ist und schließlich, daß psychosozialen Umständen, die ja auch von ätiologischer Bedeutung sein können, zu wenig Rechnung getragen wird. Diese Mängel sind nur zum Teil in der neuen Version (ICD 10) behoben, die voraussichtlich 1990 in Kraft treten wird.

Multiaxiale Klassifikationssysteme klinischen Ursprungs

Es ist mittlerweile allgemein anerkannt, daß psychiatrische Diagnosen verschiedene und z. T. recht unterschiedliche Elemente enthalten. Wenn dem so ist, so ist ihre Reduktion auf einen Symptom- oder Syndrombereich, auf eine Achse oder Dimension, auf einen Begriff oder eine Bezeichnung (wie immer diese auch lauten mag) eine starke Vereinfachung, die dann über das zugrundeliegende Störungsmuster letztlich zu wenig aussagt. Diese Kritik trifft auch auf die 9. Revision der ICD zu, bei der trotz der Bemühung, die phänomenologische Ebene von der ätiologischen abzugrenzen, „viele diagnostische Termini eine Mixtur aus unterschiedlichen Elementen bleiben" (HELMCHEN 1980).

Mit Hilfe multiaxialer Klassifikationssysteme versucht man diesen und anderen Mängeln beizukommen. ESSEN-MÖLLER (1961) war einer der ersten, der einen Vorschlag für ein multiaxiales Klassifikationsschema machte. Letztlich enthielt seine Konzeption bereits im Grundsätzlichen den Stand, der auch jetzt in der ICD 9 enthalten ist, nämlich zwei Achsen, eine ätiologische Achse und eine symptomatisch-syndromatische Achse. Weiterentwicklungen erfolgten durch WING (1970), OTTOSSON u. PERRIS (1973), HELMCHEN (1975), durch die American Psychiatric Association (DSM-II und DSM-III – letzteres 1980), für den kinderpsychiatrischen Bereich speziell im Rahmen des WHO-Programmes durch eine internationale Kinderpsychiatergruppe unter Federführung von RUTTER (RUTTER u. Mitarb. 1969, 1975, 1976). Eine sehr ausgewogene Übersicht über Vorteile und Problematik multiaxialer Klassifikationssysteme im Bereich der Erwachsenenpsychiatrie hat HELMCHEN (1980) veröffentlicht. Eine allgemeine Darstellung der Probleme der Klassifikation unter Berücksichtigung multiaxialer Klassifikationssysteme hat SCHMIDTKE (1981) vorgelegt.

An dieser Stelle kann nicht auf die bislang vorgeschlagenen multiaxialen Klassifikationssysteme in extenso eingegangen werden. Statt dessen sind einige Vorschläge in Tab. 7.24 wiedergegeben.

Wie Tab. 7.24 zeigt, haben die multiaxialen Klassifikationssysteme manches gemeinsam: Alle enthalten eine Achse, die das klinisch-psychiatrische Syndrom erfaßt, die älteren Systeme enthalten immer auch eine Achse, die sich auf die Ätiologie bezieht. Neben diesen obligaten Bestandteilen ziehen die meisten multiaxialen Klassifikationssysteme noch andere Gesichtspunkte zur Klassifikation heran wie Schwere der Störung, körperliche Symptomatik, Anpassungsverhalten, Aspekte des Verlaufs usw.

Auffällig ist immerhin, daß neuere Systeme auf eine ätiologische Achse verzichten, offenbar, weil man nicht voreilig zu ätiologischen Schlußfolgerungen kommen will.

In der Kinder- und Jugendpsychiatrie sind in den letzten Jahren zwei multiaxiale Klassifikationssysteme klinischen Ursprungs eingeführt worden; das in Europa entwickelte Multiaxiale Klassifikationssystem für psychiatrische Erkrankungen bei Kindern und Jugendlichen (RUTTER u. Mitarb. 1975) und das in den USA entwickelte multiaxiale Klassifikationssystem DSM-III. Auf beide soll im folgenden näher eingegangen werden.

Multiaxiales Klassifikationssystem für psychiatrische Erkrankungen im Kindes- und Jugendalter (MAS)

Dieses Klassifikationssystem wurde zunächst als triaxiales System entwickelt (RUTTER u. Mitarb. 1969), dann zunächst auf vier Achsen erweitert (RUTTER u. Mitarb. 1975) und schließlich in eine Version mit fünf Achsen übergeführt (RUTTER u. Mitarb. 1976). Diese Version mit fünf Achsen

Tabelle 7.24 Einige Vorschläge zur multiaxialen Klassifikation psychiatrischer Erkrankungen. Eine umfassende Einbeziehung kinder- und jugendpsychiatrischer Erkrankungen ist nur im MAS und DSM-III vorgesehen

Autoren	Achsen/Dimensionen
Essen-Möller (1961)	I. Ätiologie (WHO-Kategorien und zusätzliche Items) II. Syndrome (spezifische und allgemeine)
Wing (1970)	I. Psychiatrische Störung II. Ursache oder Auslöser (fördernde Bedingung) III. Intellektuelles Niveau IV. Zusätzliche körperliche Erkrankung oder Behinderung
Ottosson u. Perris (1973)	I. Symptomatologie (A. Einzelsymptome; B. Persönlichkeitsstörungen) II. Schwere der Störung III. Ätiologie (somatogen, psychogen, charakterogen, kryptogen) IV. Verlauf (Prozeß, Dynamik, Abnormitäten)
Helmchen (1975)	I. Symptomatologie (Symptomart, Syndromatik) II. Zeit (Krankheitsbeginn, Akuität, Verlauf, Dauer) III. Ätiologie (z. B. Dispositionen, psychoreaktiv, somatogen) IV. Intensität (Schweregrad) V. Sicherheitsgrad der Diagnose
Strauss (1975)	I. Symptomatologie (nach DSM-II) II. Dauer und Verlauf der Symptomatik III. Assoziierte Faktoren (z. B. Belastungsfaktoren in der Umgebung, körperliche Erkrankungen) IV. Qualität persönlicher Kontakte (z. B. gute Kontakte, wenige Kontakte) V. Arbeitsfähigkeit (z. B. gut, eingeschränkt, nicht gegeben)
Multiaxiales Klassifikationsschema (MAS) (Rutter u. Mitarb. 1969, 1976; Remschmidt u. Schmidt 1977)	I. Klinisch-psychiatrisches Syndrom II. Umschriebene Entwicklungsrückstände III. Intelligenzniveau IV. Körperliche Symptomatik V. Abnorme psychosoziale Umstände
DSM-III (APA 1980)	I. Klinisches Syndrom II. bei Erwachsenen: Persönlichkeitsstörungen; bei Kindern und Jugendlichen: Spezifische Störungen der Entwicklung III. Körperliche Erkrankungen und Bedingungen IV. Psychosoziale Belastungsfaktoren (ihre Art und Schwere) V. Höchstes Adaptationsniveau im letzten Jahr

wurde von REMSCHMIDT u. SCHMIDT (1977) für den deutschen Sprachraum bearbeitet.

Die einzelnen Entwicklungsschritte von der triaxialen zur fünffachsigen multiaxialen Form sind in Tab. 7.25 wiedergegeben.

Das Multiaxiale Klassifikationsschema wird in der Version mit fünf Achsen inzwischen in zahlreichen kinder- und jugendpsychiatrischen Einrichtungen in Europa angewandt. Es liegen auch bereits umfangreiche empirische Untersuchungen vor, auf die nun eingegangen wird.

Die bisher vorliegenden Erfahrungen haben gezeigt, daß das Klassifikationsschema in der klinischen Praxis gut anwendbar ist und daß nach einiger Übung auch eine zufriedenstellende Übereinstimmung unter verschiedenen Beurteilern erreicht werden kann. Darüber hinaus hat der tägliche Umgang mit dem Klassifikationsschema einen hohen didaktischen Wert. Unabhängig von diesen Gesichtspunkten ist die Einbeziehung der Entwicklungsdimension, des Intelligenzniveaus, der körperlichen Symptomatik und der psychosozialen Umstände von allergrößter Bedeutung für das Verständnis kinder- und jugendpsychiatrischer Erkrankungen. Es wäre auch von großem Vorteil, wenn eine multiaxiale Klassifikation in das ICD-Schema der Erwachsenenpsychiatrie integriert würde. Einen ersten Schritt in dieser Richtung hat die American Psychiatric Association mit der Einführung des multiaxialen Klassifikationsschemas DSM-III bereits gemacht.

Eine Erprobungs- und Reliabilitätsstudie zum Multiaxialen Klassifikationsschema für psychiatrische Erkrankungen im Kindes- und Jugendalter wurde von REMSCHMIDT u. Mitarb. (1983) durchgeführt. Sie war auf folgende Ziele ausgerichtet: Evaluation der kinder- und jugendpsychiatrischen Kategorien der 9. Version des ICD-Schlüssels, Evaluation von Störungen im Bereich der Entwicklungsdimension (2. Achse) und der abnormen psychosozialen Umstände (5. Achse) sowie Evaluation des Glossars. Die Studie wurde in zwei Durchgängen in Berlin und Mannheim unter Beteiligung von 21 Experten (Fachärzten für Kinder- und Jugendpsychiatrie) aus der Bundesrepublik Deutschland und West-Berlin durchgeführt. Im ersten Durchgang erhielten die Experten als Unterlage zur Verschlüsselung lediglich eine tabellarische Übersicht über die Codierungen nach dem Multiaxialen Klassifikationsschema. Im zweiten Durchgang, der rund 5 Monate später stattfand, stand allen Experten das vollständige Glossar zur Verfügung. Die Experten wurden in zwei Gruppen eingeteilt und hatten jeweils 14 schriftlich vorgegebene Fälle zu klassifizieren. Im zweiten Durchgang beurteilten die Experten die jeweils andere Fallgruppe. Die Ergebnisse wurden in ein vorgegebenes Dokumentationsblatt, das auch eine Symptomliste enthielt, eingetragen. Hinsichtlich der Symptomliste ergaben sich die höchsten Übereinstimmungen bei den sogenannten „Tatsachen-Items". Niedrigere Übereinstimmungen fanden sich hingegen bei Items, die stärker subjektiven Charakter hatten. Die Übereinstimmung der Experten hinsichtlich der Einschätzung auf der 1. Achse ergab bei vierstelliger Codierung eine mittlere Übereinstimmung von 42,4% im ersten und 43,2% im zweiten Durchgang. Bei dreistelliger Codierung (also bei Reduktion der Diagnosen auf die Hauptkategorien des ICD-Schlüssels wie Neurosen, Psychosen etc.) erhöhten sich die Werte auf

Tabelle 7.25 Entwicklung des Multiaxialen Klassifikationsschemas für psychiatrische Erkrankungen im Kindes- und Jugendalter (MAS) (*Rutter* u. Mitarb. 1969, 1975, 1976; deutsche Bearbeitung: *Remschmidt* u. *Schmidt* 1977)

Triaxiales Klassifikationssystem (1969)	Multiaxiales System (1975) (1. Version mit 4 Achsen)	Multiaxiales System (1976, 1977) (2. Version mit 5 Achsen)
I. Klinisch-psychiatrisches Syndrom z. B. Normalvariation (00), Anpassungsreaktion (1.0), spezifische Störungen der Entwicklung (2) usw.	I. Klinisch-psychiatrisches Syndrom 0.0 Normalvariation; 1.0 Anpassungsreaktion; 2 Spez. Störungen der Entwicklung; 3 Verhaltensauffälligkeiten (Conduct Disorders); 4 Neurotische Störungen; 5 Psychosen; 6 Persönlichkeitsstörungen; 7 „Psychosomatische Störungen"; 8 Andere klinische Syndrome; 9 Geistige Behinderung	I. Klinisch-psychiatrisches Syndrom Kategorien der ICD 9 unter Einbeziehung spezieller kinder- und jugendpsychiatrischer Kategorien
II. Intelligenzniveau 0 Normales oder überdurchschnittliches Intelligenzniveau 1 Leicht unterdurchschnittliches Niveau 2 deutlich unterdurchschnittliches Niveau 3 erheblich unterdurchschnittliches Niveau	II. Intelligenzniveau Differenzierung in insgesamt 6 Kategorien sowie eine zusätzliche Kategorie „unbekanntes Intelligenzniveau"	II. Umschriebene Entwicklungsrückstände 1 Umschriebene Lese-Rechtschreib-Schwäche 2 Umschriebene Rechenschwäche ... usw.
III. Assoziierte oder ätiologische Faktoren	III. Biologische Faktoren 0 Nichtneurologische Bedingungen; 1 Infektionen des ZNS; 2 Neoplasmen und vaskuläre Erkrankungen des ZNS; 5 Chromosomale Aberrationen; usw. ... bis 9 Sinnesausfälle ... peripherneurologische Störungen	III. Intelligenzniveau 9 Kategorien plus Zusatzkategorie
	IV. Assoziierte oder ätiologische psychosoziale Einflüsse 0 Normale psychosoziale Situation; 1 Störungen in den intrafamiliären Beziehungen; 2 übermäßige elterliche Kontrolle usw. ... bis 6 Andere psychosoziale Störungen	IV. Körperliche Symtomatik Kategorien der ICD 9
		V. Abnorme psychosoziale Umstände 19 Kategorien

53,5% im ersten und 62,2% im zweiten Durchgang. Bei einer weiteren Reduktion der Kategorien von der dreistelligen Codierung auf fünf inhaltliche Gruppierungen (neurotische Störung, psychotische Störung, Störung des Sozialverhaltens, emotionale Störung und hyperkinetische Syndrome) ergab sich ein weiterer Anstieg der Übereinstimmung. Hinsichtlich der 2. Achse (Entwicklungsrückstände) fanden sich sehr hohe Übereinstimmungen im ersten und im zweiten Durchgang von rund 75–80%.
Gleiches gilt für das Intelligenzniveau. Auch im Hinblick auf die 5. Achse (Psychosoziale Umstände) kann die Übereinstimmung der Experten als befriedigend angesehen werden. Das Glossar erwies sich als sehr effektiv, d. h., es trug zur Sicherheit und Verbesserung der diagnostischen Klassifizierung wesentlich bei. Dabei war interessant, daß der Leistungszuwachs durch das Glossar bei den Experten mit kürzerer Praxisdauer (unter 6 Jahren) größer war als bei jenen mit längerer Praxisdauer (über 6 Jahre).
Insgesamt können die Ergebnisse der Studie als ermutigend hinsichtlich der Anwendung des Multiaxialen Klassifikationsschemas betrachtet werden.
In einer weiteren Studie haben CORBOZ u. Mitarb. (1983) das Krankengut der kinder- und jugendpsychiatrischen Universitätskliniken von Berlin, Mannheim und Zürich für den Jahrgang 1979 verglichen. Die Studie brachte Anhaltspunkte für zahlreiche Übereinstimmungen, aber auch Unterschiede im Krankengut. Dabei entstand die Frage, ob wirkliche Differenzen in der Zusammensetzung der Patientenpopulationen bestehen oder ob die aufgefundenen Unterschiede artifiziell bedingt sein könnten. Deutliche Unterschiede ergaben sich hinsichtlich der Häufigkeit neurotischer Störungen, die in Zürich häufiger diagnostiziert wurden als in

Berlin und in Mannheim. Ferner bei der Kategorie „keine psychiatrische Erkrankung", die am höchsten in Berlin und am niedrigsten in Zürich ausfiel, und beim hyperkinetischen Syndrom, das in Mannheim am häufigsten war. Als Ursachen für diese Unterschiede ließen sich Faktoren ausfindig machen, die in der jeweils unterschiedlichen Konzeption des jeweiligen Störungsmusters, in Altersunterschieden oder in speziellen Interessenausrichtungen begründet lagen. Über die Fragen artifizieller oder wirklicher Populationsunterschiede hinaus zeigt die Studie aber auch die guten Möglichkeiten der Anwendung multiaxialer Klassifikation in der Forschung auf.

DSM-III

Seit dem Jahre 1952 hat sich die American Psychiatric Association um eine Vereinheitlichung der diagnostischen Klassifikation bemüht und inzwischen drei Manuale zur Klassifikation psychiatrischer Erkrankungen herausgegeben (Diagnostic and Statistical Manual of Mental Disorders – DSM-I 1952; DSM-II 1968; und DSM-III 1980). Betont werden muß, daß die verschiedenen Versionen des DSM primär für psychiatrische Erkran-

Multiaxiales Klassifikationssystem (MAS) (*Rutter* u. Mitarb. 1976; *Remschmidt* u. *Schmidt* 1977)	DSM-III (*APA* 1980)
I. Klinisch-psychiatrisches Syndrom Kategorien der ICD 9 unter Einbeziehung spezifischer kinderpsychiatrischer Kategorien: 299 Typische Psychosen des Kindesalters; 300 Neurotische Störungen; 307 Spezielle Symptome; 309 Anpassungsreaktionen; 312 Störungen des Sozialverhaltens; 313 Spezifische emotionale Störungen des Kindes- und Jugendalters; 314 Hyperkinetische Syndrome	I. Klinisch-psychiatrisches Syndrom Sehr differenzierte Kategorien unter teilweiser Einbeziehung der ICD 9 mit einem eigenen Abschnitt über „gewöhnlich im Kindes- und Jugendalter auftretende Erkrankungen", z. B. Störungen mit Aufmerksamkeitsdefizit (314), Angstzustände im Kindes- und Jugendalter (309.21; 313.0)
II. Umschriebene Entwicklungsrückstände 0 kein Rückstand; 1 umschriebene Lese-Rechtschreib-Schwäche; 2 umschriebene Rechenschwäche; 3 andere umschriebene Lernstörungen; 4 umschriebene Störungen der Sprech- und Sprachentwicklung; 5 umschriebene Rückstände der motorischen Entwicklung; 6 multiple Entwicklungsrückstände	II. Spezifische Störungen der Entwicklung (im Kindes- und Jugendalter) 315.60 spezifische Lesestörung; 315.10 spezifische Rechenstörung; 315.32 Sprachentwicklungsstörung; 315.39 Entwicklungsbedingte Artikulationsstörung; 307.6 Enuresis; 307.7 Enkopresis; 315.50 multiple Entwicklungsstörungen
III. Intelligenzniveau 9 Kategorien plus Zusatzkategorie (Maßstab ist der IQ, gemessen oder geschätzt)	III. Körperliche Erkrankungen und Bedingungen ICD-Kategorien für körperliche Erkrankungen jeglicher Art
IV. Körperliche Symptomatik Kategorien der ICD 9	IV. Psychosoziale Belastungsfaktoren Mutmaßliche *Spezifität* der Belastungsfaktoren für die vorliegende Erkrankung und Einschätzung ihres *Schweregrades*
V. Abnorme psychosoziale Umstände 18 inhaltlich heterogene, jedoch für die psychosoziale Situation bedeutsame Kategorien wie z. B. 01 Psychische Störungen bei anderen Familienmitgliedern; 02 Disharmonie in der Familie; 03 Mangel an emotionaler Wärme; 07 Unzureichende Lebensbedingungen; 09 Abnorme familiäre Verhältnisse; 15 Verfolgung oder Diskriminierung	V. Höchstes Adaptationsniveau im letzten Jahr 1 Hervorragend; 2 sehr gut; 3 gut; 4 mäßig; 5 deutlich eingeschränkt; 6 erheblich eingeschränkt; 0 keine Information. Die Kategorien beziehen sich auf die sozialen Beziehungen, die berufliche Tätigkeit und den Freizeitbereich

Tabelle 7.**26** Vergleich des Multiaxialen Klassifikationsschemas für psychiatrische Erkrankungen im Kindes- und Jugendalter mit dem ebenfalls multiaxialen Klassifikationssystem DSM-III (vgl. Bd. II dieses Handbuchs, S. 23)

kungen des Erwachsenenalters konzipiert wurden, jedoch in zunehmendem Maße (am meisten und ausführlichsten das DSM-III) kinder- und jugendpsychiatrische Krankheitsbilder einbezogen haben. Das DSM-III benützt darüber hinaus erstmals einen multiaxialen Zugangsweg.
In Tab. 7.26 sind die 5 Achsen des DSM-III sowie Beispiele für einzelne Kategorien auf den verschiedenen Achsen wiedergegeben. Die Tabelle stellt gleichzeitig dem DSM-III das Multiaxiale Klassifikationsschema gegenüber, so daß ein Vergleich möglich ist.
Die Fortschritte des DSM-III gegenüber DSM-II liegen nach SPITZER (1980) und CANTWELL (CANTWELL u. Mitarb. 1979) in folgenden Gesichtspunkten:
– einer recht genauen Definition und Beschreibung psychiatrischer Erkrankungen,
– im nicht an der Ätiologie orientierten deskriptiven Zugangsweg,
– in der umfassenden systematischen Beschreibung jeder Erkrankung,
– in der Anwendung standardisierter diagnostischer Kriterien und
– in der multiaxialen Vorgehensweise.
Darüber hinaus wurde versucht, kinder- und jugendpsychiatrische Erkrankungen möglichst umfassend einzubeziehen, die Definitionen erlauben eine Testung im klinischen Bereich, der Anhang des Klassifikationssystems gibt z. T. wichtige Hinweise für differentialdiagnostische Entscheidungsprozesse.

Vergleich zwischen dem Multiaxialen Klassifikationsschema (MAS) und DSM-III

Wie aus Tab. 7.26 hervorgeht, haben die Systeme mancherlei Ähnlichkeit: Die erste Achse bezieht sich in beiden auf das klinisch-psychiatrische Syndrom, die zweite Achse auf Entwicklungsrückstände bzw. -störungen. Für das Erwachsenenalter bezieht sich die zweite Achse des DSM-III auf Persönlichkeitsstörungen. Die dritte Achse unterscheidet sich. Während das Multiaxiale Klassifikationssystem das Intelligenzniveau erfaßt, fehlt eine derartige Achse im DSM-III. In beiden Systemen wiederum enthalten sind Klassifikationen über körperliche Erkrankungen und psychosoziale Belastungsfaktoren. Das DSM-III enthält darüber hinaus eine Einschätzung des höchsten Adaptationsniveaus des Patienten im letzten Jahr.
Es ist hier nicht unser Ziel, die beiden Klassifikationsansätze in allen Details zu diskutieren und gegeneinander abzuwägen. Es sollen lediglich einige wichtige Gesichtspunkte herausgehoben werden.
Die entscheidenden Gesichtspunkte ergeben sich dabei aus der Betrachtung der beiden ersten Achsen, die in beiden Systemen ja, was ihre übergeordnete Bezeichnung betrifft, übereinstimmen. Hinsichtlich der Kategorien ergeben sich jedoch z. T. erhebliche Unterschiede.
Um den Vergleich der beiden Klassifikationssysteme zu erleichtern, sind die wichtigsten Kategorien für die erste und zweite Achse sowohl für das MAS als auch für das DSM-III in Tab. 7.27 und 7.28 wiedergegeben.

Das *Multiaxiale Klassifikationsschema* hat, was die Kategorien der ersten Achse betrifft, zahlreiche Vorteile und hat seine klinische Bewährung bereits bestanden. Dennoch muß erwähnt werden, daß einzelne Kategorien nicht sehr glücklich sind. Dies gilt z. B. für die Kategorie 307 (spezielle, nicht anderweitig klassifizierbare Symptome oder Syndrome), die so heterogene Störungsmuster wie Stammeln, Anorexia nervosa, stereotype Bewegungen oder Enuresis umfaßt. Ausschlaggebend für die Bildung dieser Kategorie war allerdings, daß bei den hier aufgeführten Symptomen oder Syndromen eine hieb- und stichfeste Einordnung unter einer anderen Rubrik nicht möglich war. Maßgeblich für die Bildung dieses „Sammeltopfes" war also eine besonders vorsichtige und nicht präjudizierende Vorgehensweise. Ähnliches gilt auch für die Kategorie 312 (nicht anderweitig klassifizierbare Störungen des Sozialverhaltens). Dabei muß bedacht werden, daß die Klassifizierung von Störungen des Sozialverhaltens ohnehin zu den schwierigsten Unternehmungen gehört. Dementsprechend gibt es in Reliabilitätsstudien zum Multiaxialen Klassifikationsschema auch hinsichtlich dieser Kategorien z. T. nur geringe Übereinstimmungen.
Die anderen Kategorien des Multiaxialen Klassifikationsschemas können als angemessen und gut handhabbar gelten, wobei bezüglich der fünften Achse (abnorme psychosoziale Umstände) z. T. nicht unerhebliche Schwierigkeiten auftauchen. Als zweckmäßig hat sich eine eigene Achse für die Klassifikation des intellektuellen Niveaus erwiesen (Achse 3).
Das *DSM-III* gelangt hinsichtlich der Zusammenfassung einiger Störungen unter übergeordneten Kategorien zu durchaus plausiblen Einteilungen. Als unglücklich muß allerdings angesehen werden, daß für das intellektuelle Niveau keine eigene Achse vorgesehen ist. Daher tauchen die geistigen Behinderungen auf der ersten Achse auf.
Es fehlen auch Kategorien für typische Psychosen des Kindesalters. Ob sich die Kategorie „Störungen mit Aufmerksamkeitsdefizit" bewähren wird, muß erst empirisch erprobt werden. Diese Umschreibung geht von der Hypothese aus, daß beim hyperkinetischen Syndrom die Aufmerksamkeitsstörung das führende Element ist.
Auch die Klassifikation der Angstsyndrome ist nicht sehr glücklich. Vor allem ergeben sich hier z. T. schwierige differentialdiagnostische Erwägungen zu den klassischen neurotischen Störungen. Die Kategorie „Andere Störungen in der

Tabelle 7.**27** Die wichtigsten für das Kindes- und Jugendalter vorgesehenen Kategorien der ersten und zweiten Achse des Multiaxialen Klassifikationsschemas (*Rutter* u. Mitarb. 1976; *Remschmidt* u. *Schmidt* 1977)

1. Achse (Klinisch-psychiatrisches Syndrom)		2. Achse (Umschriebene Entwicklungsrückstände)
299 *Typische Psychosen des Kindesalters* 299.0 Frühkindlicher Autismus 299.1 Desintegrative Psychose 299.8 Andere typische Psychosen des Kindesalters 299.9 Nicht näher bezeichnete Psychosen des Kindesalters	312 *Nicht anderweitig klassifizierbare Störungen des Sozialverhaltens* 312.0 Nichtsozialisierte Störungen 312.1 Sozialisierte Störungen 312.2 ... mit Zwangssymptomatik 312.3 ... mit emotionalen Störungen 312.4 andere Störungen des Sozialverhaltens	0 Kein umschriebener Entwicklungsrückstand 1 Umschriebene Lese-Rechtschreib-Schwäche 2 Umschriebene Rechenschwäche 3 Andere umschriebene Lernschwächen 4 Umschriebener Rückstand in der Sprech- und Sprachentwicklung 5 Umschriebener Rückstand in der motorischen Entwicklung 6 Multiple Entwicklungsrückstände
300 *Neurotische Störungen* (Klassifikation wie im Erwachsenenalter) 307 *Spezielle, nicht anderweitig klassifizierbare Symptome oder Syndrome* 307.0 Stammeln oder Stottern 307.1 Anorexia nervosa 307.2 Tics 307.3 Stereotype Bewegungen 307.4 Spezifische Schlafstörungen 307.5 Eßstörungen 307.6 Enuresis 307.7 Enkopresis 307.8 Psychalgie 307.9 Andere ...	313 *Spezifische emotionale Störungen des Kindes- und Jugendalters* 313.0 ... mit Angst und Furchtsamkeit 313.1 ... mit Niedergeschlagenheit 313.2 ... mit Scheu und Abkapselung 313.3 ... mit Beziehungsschwierigkeiten 313.8 Andere oder kombinierte ... 313.9 Nicht näher bezeichnete ... 314 *Hyperkinetische Syndrome des Kindesalters* 314.0 ... mit Störungen von Aktivität und Aufmerksamkeit 314.1 ... mit Entwicklungsrückständen 314.2 ... mit Störungen des Sozialverhaltens 314.8 Andere ... 314.9 Nicht näher bezeichnete ...	
309 *Anpassungsreaktionen* 309.0 Kurze depressive Reaktionen 309.1 Verlängerte depressive Reaktionen 309.2 ... mit emotionaler Störung 309.3 ... mit Störung des Sozialverhaltens 309.4 ... mit emotionaler Störung und Störung des Sozialverhaltens		

Kindheit und Adoleszenz" ist als Verlegenheitskategorie zu werten und entspricht in dieser Hinsicht den Ziffern 307 bzw. 312 des MAS.

Unter den Sprechstörungen ist nur Stottern angeführt, das Poltern fehlt. Bei den „Störungen mit stereotypen Bewegungen" kann man sich fragen, ob diese Bezeichnung wirklich den Oberbegriff für Ticerkrankungen abgeben kann.

RUTTER u. SHAFFER (1980) haben das DSM-III einer ausführlichen Kritik unterzogen. Die Autoren bezeichnen einerseits die Entwicklung dieses Klassifikationsschemas als einen „Meilenstein in der historischen Entwicklung psychiatrischer Klassifikationssysteme". Andererseits üben sie Kritik an einer Reihe von Kategorien und Vorgehensweisen.

Neben den oben bereits erwähnten Kritikpunkten kritisieren sie die Einführung nicht validierter Bezeichnungen wie „schizoide Störung", „oppositionelles Verhalten", den Oberbegriff „emotionale Störungen", der sehr unterschiedliche Subkategorien umfaßt, die einschränkende Wirkung, die sich im Hinblick auf manche Syndrome und vor allem aus den operationalisierten Forschungskriterien ergibt (Research Diagnostic Criteria), das Fallenlassen der Kategorie „desintegrative Psychose", die sich im DSM-III lediglich unter der Bezeichnung „Demenz" unterbringen läßt, die mangelnde Möglichkeit zur Einordnung bestimmter Syndrome wie der Schulphobie, die sich lediglich unter „Angstsyndrome mit Trennungsangst" (309.21) unterbringen läßt. Andererseits ist bekannt, daß

Tabelle 7.28 Die wichtigsten für das Kindes- und Jugendalter vorgesehenen Kategorien der ersten und zweiten Achse des DSM-III (*APA* 1980)

1. Achse (Klinisch-psychiatrisches Syndrom)		2. Achse (Spezifische Störungen der Entwicklung)	
Geistige Behinderungen	*Andere Störungen in der Kindheit und der Adoleszenz*	315.60	Spezifische Lesestörung
317.0 Leichte geistige Behinderung		315.10	Spezifische Rechenstörung
318.0 Mäßige geistige Behinderung	313.22 Introvertiertheit		
318.1 Schwere geistige Behinderung	313.81 Oppositionelles Verhalten	315.32	Sprachentwicklungsstörung
318.2 Sehr schwere geistige Behinderung	313.23 Elektiver Mutismus		
319.0 Unspezifische geistige Behinderung	313.83 Schulische Leistungsstörungen	315.39	Entwicklungsbedingte Artikulationsstörung
Universelle Entwicklungsstörungen	*Charakteristische Störungen in der Spätadoleszenz*		
299.0 Frühkindlicher Autismus		307.6	Enuresis
299.8 Atypische Psychose des Kindesalters	309.22 „Emanzipationsstörung"	307.7	Enkopresis
	313.82 Identitätsstörung	315.50	Multiple spezifische Entwicklungsstörungen
Störungen mit Aufmerksamkeitsdefizit (Attention Deficit Disorders)	309.23 Spezifische Lern- oder Arbeitsstörung		
314.0 ... mit Hyperaktivität	*Eßstörungen*	315.80	Andere spezifische Entwicklungsstörungen
314.1 ... ohne Hyperaktivität	307.10 Anorexia nervosa		
	307.51 Bulimie		
Störungen des Sozialverhaltens (Conduct Disorders)	307.52 Pica		
312.0 „Untersozialisiert", vom aggressiven Typ	307.53 Rumination		
	307.59 Atypische Eßstörung		
312.1 „Untersozialisiert", vom nicht-aggressiven Typ	*Sprechstörungen*		
	307.00 Stottern		
312.2 „Sozialisierte" Störung	*Störungen mit stereotypen Bewegungen*		
Angstsyndrom im Kindes- und Jugendalter	307.21 Passagere Ticerkrankungen		
309.21 Angstsyndrom mit Trennungsangst	307.22 Chronische Ticerkrankungen		
313.21 Angstsyndrom mit Scheuheit	307.23 Tourette-Syndrom		
313.00 Angstsyndrom mit Überängstlichkeit	307.20 Atypische Ticerkrankungen		
	307.30 Andere Störungen mit stereotypen Bewegungen		

sich dieses Syndrom keineswegs immer auf Trennungsangst zurückführen läßt.

Auch im Hinblick auf das DSM-III wurden Evaluationsstudien durchgeführt (CANTWELL u. Mitarb. 1979; MATTISON u. Mitarb. 1979; RUSSEL u. Mitarb. 1979). Die Ergebnisse dieser Studien ähneln sehr denjenigen, die im Hinblick auf das Multiaxiale Klassifikationsschema erzielt wurden (RUTTER u. Mitarb. 1975; REMSCHMIDT u. Mitarb. 1983; s. o., S. 596 f.). Die Übereinstimmungen verschiedener Beurteiler waren recht gut für übergeordnete und globale Kategorien, sie wurden bedeutsam schlechter, wenn es um die Klassifikation sehr differenzierter Subgruppen ging.

Zusammenfassend können beide Systeme als wichtige Fortschritte in der Weiterentwicklung der Klassifikation kinder- und jugendpsychiatrischer Krankheitsbilder angesehen werden. Es ist zu hoffen, daß sie sich gegenseitig ergänzen und daß die wechselseitigen Vorteile aufgenommen und die Nachteile eliminiert werden.

Triaxiales Schema zur Klassifikation von Familien

TSENG u. MCDERMOTT (1979) haben eine triaxiale Klassifikation von Problemfamilien vorgeschlagen, deren drei Achsen sich an folgenden drei Bereichen orientieren:
Dysfunktion der familiären Entwicklung (Achse 1), Dysfunktion familiärer Subsysteme (Achse 2) und Dysfunktion der Familie als Gruppe (Achse 3).
Innerhalb der ersten Achse (Entwicklungsstörung der Familie) werden unterschieden: eigentliche Störungen der Familienentwicklung sowie Komplikationen und Variationen der Entwicklung von Familien.
In der zweiten Achse (Störungen der Familiensubsysteme) werden Störungen des Elternsystems von Störungen des Eltern-Kind-Systems und Störungen innerhalb des Kindersubsystems unterschieden.
Die dritte Achse (Störungen der Familie als Gruppe) unterscheidet strukturell-funktionelle Dysfunktionen (z. B. überstrukturierte Familie, desorganisierte Familie) von Störungen, die Störungen der sozialen „Bewältigungsmechanismen" (social coping dysfunctions) der Familie betreffen.

Dieses Schema ist ein interessanter Ansatz. Jedoch muß zum jetzigen Zeitpunkt gesagt werden, daß bislang nicht hinreichend klare Definitionen vorliegen und eine empirische Bestätigung dieses Einteilungsversuchs noch aussteht.

Statistisch abgeleitete, mehrdimensionale Klassifikationssysteme

Während die im letzten Abschnitt erwähnten multiaxialen Klassifikationsschemata von klinischen Gesichtspunkten ausgingen und Kategorisierungen nach Maßgabe der „klinischen Plausibilität" bei ständiger empirischer Überprüfung und Weiterentwicklung vornahmen, stützen sich die mehrdimensionalen Klassifikationssysteme aufgrund statistischer Verfahren auf große Datenerhebungen, die mit Hilfe multivariater Verfahren analysiert werden und in der Regel zu „Verhaltensdimensionen" führen, die statistischen Operationen entspringen. Die Anzahl derartiger Versuche ist groß, daher kann an dieser Stelle keine umfassende Übersicht gegeben werden. Gute und umfassende Darstellungen hierzu sind bei QUAY (1979) und ACHENBACH (1980) zu finden.

Die meisten dieser Untersuchungen stützen sich auf Symptomerhebungen, Ergebnisse von Rating-Skalen oder anamnestische Daten und unterwerfen diese verschiedenen multivariaten statistischen Verfahren (meist Faktorenanalysen, Clusteranalysen oder Diskriminanzanalysen).

Die „Merkmalsbereiche" oder „Dimensionen", die in diesen Untersuchungen gefunden werden, stimmen z.T. recht gut überein. Nach QUAY (1979) können dabei folgende Dimensionen unterschieden werden:

(1) Störungen des Sozialverhaltens (Conduct Disorders); QUAY (1979) hat zu diesem Merkmalsbereich nicht weniger als 37 empirische Arbeiten gesichtet und tabellarisch zusammengestellt.
(2) Angst- und Rückzugssymptomatik;
(3) Syndrome der Unreife;
(4) sozialisiertes aggressives Verhalten;
(5) psychotische Störungen und Autismus;
(6) Hyperaktivitätssyndrome.

Diese Verhaltensdimensionen haben sich auch in einem transkulturellen Vergleich als zutreffend erwiesen. Dies gilt insbesondere für die Störungen des Sozialverhaltens, die Angst- und Rückzugssymptomatik, in geringerem Maße aber auch für Syndrome der Unreife, weniger für das sozialisierte aggressive Verhalten, das meist ein Kennzeichen der Subkultur großer Städte ist.

Einen interessanten taxonomischen Klassifikationsansatz haben ACHENBACH u. EDELBROCK (1978, 1979) und ACHENBACH (1980) vorgenommen. Die Autoren kamen aufgrund der faktoren- und clusteranalytischen Auswertung einer umfangreichen Verhaltens-Checkliste, deren Daten von den Eltern erhoben wurden, zu acht Verhaltensdimensionen (ängstlich-zwanghaft, körperliche Klagen, schizoid, Depression und Rückzug, Unreife und Hyperaktivität, delinquentes Verhalten, aggressives Verhalten, Grausamkeit), die sich wiederum aufgrund einer Faktorenanalyse drei übergeordneten Syndromen zuordnen ließen: internalisierten Syndromen, gemischten Syndromen und externalisierten Syndromen.

Ein Vergleich der auf diesem statistischen Wege gewonnenen Verhaltensdimensionen mit den Kategorien des DSM-III ergab, daß für manche statistisch abgeleiteten Störungsmuster wie Unreife, Störungen des Sexualverhaltens, Schlafstörungen oder depressive Symptomatik im DSM-III keine adäquaten Kategorien vorgesehen sind. Andererseits haben manche Kategorien des DSM-III in den statistisch abgeleiteten Kategorien keine Entsprechung.

Tab. 3.2 (in diesem Band, Kap. 3, S. 136) gibt eine Übersicht der drei übergeordneten Syndromgruppen (internalisierte, gemischte und externalisierte Syndrome).

Die Tabelle zeigt zugleich eine Zuordnung zu verschiedenen Altersgruppen, wobei die Rangfolge für die einzelnen Altersgruppen bei den internalisierten und externalisierten Syndromen sich nach der Höhe der Faktorenladungen richtet. Damit ist auch etwas über die Bedeutsamkeit des jeweiligen Syndroms für die entsprechende Altersstufe ausgesagt.

Diese Befunde sollten dazu beitragen, daß die auf empirisch-statistischem Wege ermittelten Kategorien auch für künftige Weiterentwicklungen nutzbar gemacht werden.

Spezielle Klassifikationssysteme für einzelne Gruppen psychischer Störungen, Erkrankungen und Behinderungen

In manchen Bereichen wurden spezielle Klassifikationssysteme entwickelt, die sich entweder um eine sehr differenzierte Aufschlüsselung bestimmter Störungsmuster bemühen oder die diagnostische Klassifikation auf geplante Maßnahmen hin orientieren. Im folgenden wird auf einige dieser Versuche eingegangen.

Klassifikation von Oligophrenien

Im ICD-Schlüssel sind die Oligophrenien unter den Ziffern 317.0 bis 319.0 klassifiziert. Während das Multiaxiale Klassifikationsschema für das Intelligenzniveau eine eigene Achse (3. Achse) vorsieht, sind die Oligophrenien im DSM-III auf der ersten Achse, ebenfalls unter den Kategorien 317.0 bis 319.0, integriert. Auf die Probleme dieses Ansatzes wurde bereits eingegangen.

Tabelle 7.**29** Stufen der geistigen Behinderung nach dem DSM-III (*APA* 1980)

317.00	Leichte geistige Behinderung	IQ von 50/55 bis etwa 70
318.00	Mäßige geistige Behinderung	IQ von 35/40 bis 50/55
318.10	Schwere geistige Behinderung	IQ von 20/25 bis 35/40
318.20	Sehr schwere geistige Behinderung	IQ unter 20/25
319.00	Nicht einstufbare geistige Behinderung	–

Tabelle 7.**30** Stufen der intellektuellen Behinderung nach dem MAS (*Remschmidt* u. *Schmidt* 1977)

0	Durchschnittliche Intelligenz	IQ zw. 85 und 115
1	Leichte intellektuelle Behinderung	IQ zw. 50 und 70
2	Mäßige intellektuelle Behinderung	IQ zw. 35 und 50
3	Schwere intellekt. Behinderung	IQ zw. 20 und 35
4	Schwerste intellekt. Behinderung	IQ unter 20
5	Nicht näher bezeichnete intellektuelle Behinderung	
6	Niedrige Intelligenz	IQ zw. 70 und 85
7	Hohe Intelligenz	IQ zw. 115 und 130
8	Sehr hohe Intelligenz	IQ über 130
9	Intelligenzniveau nicht bekannt	

In Tab. 7.29 sind die einzelnen Stufen der geistigen Behinderung nach dem *DSM-III* wiedergegeben.
Die Kategorie unspezifische (bzw. nicht einstufbare) geistige Behinderung sollte benutzt werden, wenn eine geistige Behinderung vorhanden ist, aber über ihr Niveau Unsicherheit besteht.
In der deutschen Fassung des *Multiaxialen Klassifikationsschemas* werden 9 Stufen der intellektuellen Behinderung unterschieden (s. Tab. 7.30).
Derlei Einteilungen, die sich nach dem Intelligenzquotienten ausrichten, haben eine Reihe von Nachteilen: Zum einen lassen sich die Intelligenzgrade im unteren Bereich gar nicht so genau messen, wie die angegebenen Intelligenzquotienten vorgeben, zum anderen können die in allen Schemata angegebenen IQ-Grenzen nur als sehr grobe Richtschnur dienen, weil aufgrund unterschiedlicher Testverfahren auch vom gleichen Individuum Intelligenzquotienten unterschiedlicher Höhe ermittelt werden. Ferner ist nicht allein das Intelligenzniveau dafür maßgebend, wie sich ein derartig behindertes Kind seiner Umgebung anpaßt, d. h., es ist zu fordern, daß auch andere Variablen wie Anpassungsverhalten oder Persönlichkeitseigenschaften mit zur Beurteilung der jeweiligen Störung herangezogen werden, was bei den multiaxialen Klassifikationsschemata an den verschiedenen Achsen auch geschieht.
Derlei Einwände haben die *American Association on Mental Deficiency (AAMD)* veranlaßt, einen multiaxialen Ansatz auszuarbeiten, dessen neueste Version 1983 erschienen ist (GROSSMAN 1983). Dieses Schema bezieht die Kategorien der ICD 9 ein und klassifiziert intellektuelle Behinderungen auf vier Achsen (vgl. Tab. 7.31).
Die vierte Achse (psychosoziale Belastungsfaktoren) wurde von der AAMD unter Anlehnung an Kategorien des DSM-III in vier unterschiedliche Schweregrade eingeteilt, die bevorzugt mit geistigen Behinderungen assoziiert sind. Sie sind beispielhaft in Tab. 7.32 wiedergegeben.
Dieses Klassifikationsschema mit Glossar und den Definitionen zahlreicher Termini wurde im Auf-

Tabelle 7.**31** Multiaxiale Klassifikation der American Association on Mental Deficieny (AAMD) (nach *Grossman* 1983)

1. Achse	Diagnose der geistigen Behinderung und Intelligenzniveau	
	z. B. leichte geistige Behinderung	317.0
2. Achse	Ätiologie	
	z. B. Bleivergiftung	035 (784, ICD 9)
3. Achse	Zusätzliche Probleme	
	z. B. Hörverlust unklarer Genese	389.10
4. Achse	Psychosoziale Belastungsfaktoren	
	z. B. Tod eines Elternteiles	4

trag der AAMD von GROSSMAN (1983) herausgeben. Es ist für solche Institutionen interessant, die sich vorwiegend mit geistig behinderten Kindern und Jugendlichen, aber auch Erwachsenen beschäftigen. In Institutionen, die nicht diesen Schwerpunkt haben, ist das Multiaxiale Klassifikationsschema vorzuziehen.

Klassifikation von Behinderungen

Die herkömmlichen und auch die in den letzten Jahren weiterentwickelten Klassifikationsschemata gehen von Querschnittsdiagnosen aus und erstrecken sich zum überwiegenden Teil auf akute psychiatrische Syndrome. Ein Teil der Kategorien allerdings umfaßt auch chronifizierte und dauerhafte Störungen (z. B. Oligophrenien, chronifizierte Schizophrenien). Für den Bereich der Behinderungen stehen die dauerhaften Folgen von Krankheiten einschließlich der Folgewirkungen, die sich aus der psychischen Verarbeitung der jeweiligen Erkrankungen und der gesellschaftlichen Reaktion ergeben, im Vordergrund.
Die WHO hat eine internationale Klassifikation der Behinderungen vorgelegt (1980), die von folgender Sequenz ausgeht:

Tabelle 7.32 Spezifizierung der 4. Achse (Psychosoziale Belastung) der Klassifikation der AAMD (nach *Grossman* 1983)

Codierung	Bezeichnung	Beispiele
1	leicht	Lehrerwechsel, Urlaub in neuer Umgebung, Krankheit eines Elternteiles, die 1 oder 2 Wochen anhält
2	mäßig	Schulwechsel, chronischer Streit und Auseinandersetzungen zwischen den Eltern, Geburt eines Geschwisterkindes, Krankheit eines Elternteils für eine längere Zeitperiode
3	schwer	ernsthafte Erkrankung, Tod eines Freundes, Hospitalisierung, harte Erziehungsmaßnahmen, Verlust der Arbeit
4	sehr schwer	Tod eines Elternteils oder eines Geschwisterkindes, wiederholter sexueller Mißbrauch, wiederholte schwere körperliche Züchtigung

Krankheit → Behinderung → Unfähigkeit → Beeinträchtigung (Handicap).

(1) Behinderung bezieht sich auf Abnormitäten im körperlichen Bereich und auf Auffälligkeiten der äußeren Erscheinung einschließlich Störungen von Organfunktionen. Leitendes Prinzip ist, die Störungen auf der Organ- bzw. Funktionsebene zu definieren.

(2) Unfähigkeiten beziehen sich auf die Konsequenzen der Behinderungen, wie sie sich im funktionellen Bereich und in den Aktivitäten des Individuums äußern. Unfähigkeiten (eingeschränkte Fähigkeiten) repräsentieren also Störungen auf der Ebene der Person.

(3) Beeinträchtigungen (Handicaps) erstrecken sich auf die Benachteiligungen, die ein Mensch aufgrund seiner Behinderungen und Unfähigkeiten erlebt. Beeinträchtigungen (Handicaps) repräsentieren also Adaptationen und Interaktionen eines Individuums mit seiner Umgebung.

Im Manual zur internationalen Klassifikation von Behinderungen der WHO (1980) wird darauf hingewiesen, daß sich die Kategorie Benachteiligungen (Handicaps) von den beiden zuerst genannten Kategorien Behinderungen und Unfähigkeiten, die Verwandtschaft mit der ICD-Klassifikation zeigen, radikal unterscheidet. Denn die jeweiligen Kategorien der „Dimension" Beeinträchtigung (Handicap) beziehen sich nicht auf Individuen und ihre Eigenschaften, sondern auf die jeweiligen (sozialen) Umstände, unter denen

Tabelle 7.33 Internationale Klassifikation der Behinderungen (Schädigungen, impairments), der funktionellen Einschränkungen (disabilities) und der sozialen Beeinträchtigungen (handicaps) (*WHO* 1980)

Behinderungen, Schädigungen (impairments)
1. Intellektuelle Behinderungen
2. Andere psychologische Behinderungen
3. Sprachbehinderungen
4. Hörbehinderungen (Hörschäden)
5. Sehbehinderungen (Sehschäden)
6. Behinderungen im Bereich der inneren Organe
7. Behinderungen des Skelettsystems und Bewegungsapparates
8. Behinderungen durch körperliche Entstellungen
9. Generalisierte, sensorische und andere Behinderungen

Funktionelle Einschränkungen (disabilities)
1. Funktionelle Einschränkungen im Verhaltensbereich
2. Funktionelle Einschränkungen im Bereich der Kommunikation
3. Funktionelle Einschränkungen in der Fähigkeit, sich selbst zu versorgen
4. Funktionelle Einschränkungen im Bewegungsbereich
5. Funktionelle Einschränkungen verschiedener Art im körperlichen Bereich
6. Funktionelle Einschränkungen der manuellen Geschicklichkeit
7. Funktionelle Einschränkungen des situativen Verhaltens
8. Funktionelle Einschränkungen im Bereich der Geschicklichkeit
9. Andere funktionelle Einschränkungen

Soziale Beeinträchtigungen (handicaps)
1. Beeinträchtigungen der Orientierung
2. Beeinträchtigungen durch Abhängigkeit
3. Beeinträchtigungen im Bewegungsbereich
4. Beeinträchtigungen im Bereich der Beschäftigung
5. Beeinträchtigungen im Bereich der sozialen Integration
6. Beeinträchtigungen in der Selbstversorgung und der persönlichen Unabhängigkeit
7. Andere soziale Beeinträchtigungen

diese Individuen leben. Natürlich kann diese 3. Dimension der Beeinträchtigungen nur eine Auswahl treffen: Es sind diejenigen Bereiche der Beeinträchtigung festgehalten, die für das alltägliche Leben und die Entwicklung von großer Bedeutung sind.

In Tab. 7.33 sind die wichtigsten Kategorien der drei übergeordneten Dimensionen zur Orientierung wiedergegeben (vgl. auch Tab. 8.20, S. 770). Eine genauere Aufschlüsselung sowie die entsprechenden Definitionen finden sich im Handbuch der WHO (1980).

Das Klassifikationsschema der WHO hat insofern große Vorteile, als es nicht von allgemeinen und ausschließlich krankheitsbezogenen Kategorien ausgeht, sondern das jeweilige Individuum im Kontext seiner alltäglichen Umgebung betrachtet und somit auch alle Aktivitäten des täglichen Lebens und deren Einschränkung sowie das berufliche und soziale Feld mit einbezieht. Auf diese

Weise lassen sich die Behinderungen der einzelnen Individuen zunächst sehr genau beschreiben und, was noch wichtiger ist, auch Maßnahmen für die Rehabilitation und Integration ableiten. In diesem Schema konnte die häufig gestellte Forderung nach einer therapie- und interventionsrelevanten Klassifikation weitgehend erfüllt werden.

Klassifikation psychopathologischer Familienmerkmale

Mit dem stärkeren Vordringen der familiendynamischen Betrachtungsweise in den klinischen Alltag stellt sich auch hier das Problem der Familiendiagnostik und damit der Klassifikation. An ein angemessenes Klassifikationsschema für psychopathologische Familienmerkmale müssen folgende Anforderungen gestellt werden.
(1) Es muß die landläufigen Kriterien erfüllen, die man an alle Klassifikationssysteme zu stellen hat (Validität, Reliabilität, Objektivität).
(2) Es muß sich auf Kategorien stützen, die auf die Familie als ganzes zutreffen (z. B. die Familie auch in ihren systemischen Eigenschaften erfassen). Die Übertragung psychopathologischer Eigenschaften des jeweils als krank definierten Individuums auf die Familie ist hier keine Lösung.
(3) Es muß empirisch abgeleitet, überprüfbar und replizierbar sein.
Diese Forderungen werden zur Zeit von keinem derartigen Klassifikationsschema erfüllt. Die Systemtheorie hat manche wichtigen und grundsätzlichen Beiträge zur Betrachtung von Familienpathologien geliefert. Sie wurde auch mehrfach zur Grundlage von familienbezogenen Klassifikationssystemen gemacht (z. B. von WERTHEIM 1975), sie impliziert aber so vielfältige Wechselbeziehungen, daß befriedigende Lösungen des Klassifikationssystems für Familien auf ihrer Grundlage vorerst noch nicht möglich erscheinen.
Das triaxiale Klassifikationsschema für Familien von TSENG u. MCDERMOTT (1979) wurde bereits erwähnt. Seine empirische Überprüfung und Bewährung steht noch aus.

Literatur

Aba, O., W. K. Pfeifer, E.-R. Rey: Häufigkeit und Verteilung von Diagnosen. Erste Auswertungsergebnisse aus dem statistischen Erhebungsbogen für Erziehungsberatungsstellen. Z. Kinder- u. Jugendpsychiat. 8 (1978) 27
Achenbach, Th. M.: DSM III in the light of empirical research on the classification of child psychopathology. J. Amer. Acad. Child Psychiat. 19 (1980) 395
Achenbach, Th. M., C. S. Edelbrock: The classification of child psychopathology: a review and analysis of empirical efforts. Psychol. Bull. 85 (1978) 1275
Achenbach, Th. M., C. S. Edelbrock: The child behavior profile, II: Boys aged 12–16 and girls aged 6–11 and 12–16. J. consult. clin. Psychol. 47 (1979) 223
Adams, H. E., J. A. Doster, K. S. Calhaun: A psychologically based system of response classification. In: Handbook of Behavioral Assessment, hrsg. von A. R. Ciminero, K. S. Calhaun, H. E. Adams. Wiley, New York 1977
American Psychiatric Association (Hrsg.): Diagnostic and Statistical Manual of Mental Disorders, 3. Aufl. (DSM-III). APA, Washington 1980; dt. Übers.: Diagnostisches und Statistisches Manual Psychischer Störungen (DSM-III), bearb. von K. Koehler, H. Saß. Beltz, Weinheim 1984
Arbeitsgemeinschaft für Methodik und Dokumentation in der Psychiatrie (AMDP) (Hrsg.): Das AMDP-System. Manual zur Dokumentation psychiatrischer Befunde, 3. Aufl. Springer, Berlin 1978; 4. Aufl. 1981
Cantwell, D. P., A. T. Russell, R. Mattison, L. Will: A comparison of DSM II and DSM III in the diagnosis of childhood psychiatric disorders, I: Agreement with expected diagnosis. Arch. gen. Psychiat. 36 (1979) 1208
Corboz, R., M. Schmidt, H. Remschmidt, P. M. Schieber, D. Göbel: Multiaxiale Klassifikation in Berlin, Mannheim und Zürich. Gemeinsamkeiten und Differenzen der Inanspruchnahmepopulationen dreier Kliniken: Artefakt oder Realität? In: Multiaxiale Diagnostik in der Kinder- und Jugendpsychiatrie, hrsg. von H. Remschmidt, M. Schmidt. Huber, Bern 1983
Dörner, K.: Diagnosen der Psychiatrie. Über die Vermeidungen der Psychiatrie und Medizin. Campus, Frankfurt 1975
Essen-Möller, E.: On classification of mental disorders. Acta psychiat. scand. 37 (1961) 119
Förster, E.: Entwurf einer Systematik der psychogenen Störungen aus der Sicht der jugendpsychiatrischen Praxis. In: Systematik der psychogenen Störungen, hrsg. von E. Förster, K.-H. Wewetzer. Huber, Bern 1968
Gittelman, R.: The role of psychological tests for differential diagnosis in child psychiatry. J. Amer. Acad. Child Psychiat. 19 (1980) 413
Goffman, E.: The inmate world. In: Theories of Psychopathology and Personality, hrsg. von T. Millon. Saunders, Philadelphia 1973
Grossman, H. J.: Classification in Mental Retardation. American Association on Mental Deficiency, Washington, D. C. 1983
Group for the Advancement of Psychiatry: Psychopathological Disorders in Childhood. GAP-Report No. 62, New York 1966
Häfner, H.: Psychiatrische Epidemiologie. Springer, Berlin 1978
Hart de Ruyter, Th.: Zur Psychotherapie der Dissozialität im Jugendalter. Jb. Jugendpsychiat. 6 (1967) 79
Helmchen, H.: Schizophrenia: Diagnostic concepts in the ICD 8. In: Studies in schizophrenia, hrsg. von M. H. Lader. Brit. J. Psychiat., Spec. Public. No. 10 (1975) 10
Helmchen, H.: Multiaxial systems of classification: types of axes. Acta psychiat. scand. 61 (1980) 43
Kanfer, F. H., G. Saslow: Behavioral diagnosis. Arch. gen. Psychiat. 12 (1965) 529
Kanner, L.: Child Psychiatry, 3. Aufl. Blackwell, Oxford 1957
Kendell, R. E.: Die Diagnose in der Psychiatrie. Enke, Stuttgart 1978
Keupp, H.: Der Krankheitsmythos in der Psychopathologie. Urban & Schwarzenberg, München 1972a
Keupp, H.: Psychische Störungen als abweichendes Verhalten. Urban & Schwarzenberg, München 1972b
Keupp, H.: Abweichung und Alltagsroutine. Die Labeling-Perspektive in Theorie und Praxis. Hoffmann u. Campe, Hamburg 1976
Lutz, J.: Kinderpsychiatrie. Rotapfel, Zürich 1964
Mattison, R., D. P. Cantwell, A. T. Russell, L. Will: A comparison of DSM II and DSM III in the diagnosis of child psychiatric disorders, II: Interrater agreement. Arch. gen. Psychiat. 36 (1979) 1217
Menninger, K.: The vital balance. The life process in mental health and illness. Viking Press, New York 1963
Meyer, J.-E.: Diagnostische Einteilungen und Diagnosenschemata in der Psychiatrie. In: Psychiatrie der Gegenwart, Bd. III, hrsg. von H. W. Gruhle, R. Jung, W. Mayer-Gross, M. Müller. Springer, Berlin 1961 (S. 130)

Möller, H. J., S. Piree, D. von Zerssen: Psychiatrische Klassifikation. Nervenarzt 49 (1978) 445
Ockel, H. H.: Entwurf zu einem Diagnosenschema für Erziehungsberatungsstellen. Prax. Kinderpsychol. Kinderpsychiat. 13 (1964) 273
Ottosson, J. O., C. Perris: Multidimensional classification of mental disorders. Psychol. Med. 3 (1973) 238
Pfeiffer, W. M., W. Schoene (Hrsg.): Psychopathologie im Kulturvergleich. Enke, Stuttgart 1980
Philips, I.: The competence criterion for mental health programs. Comm. ment. Hlth. J. 3 (1967) 73
Quay, H. C.: Classification. In: Psychopathological Disorders of childhood, 2. Aufl., hrsg. von H. C. Quay, J. S. Werry. Wiley, New York 1979
Remschmidt, H., M. H. Schmidt (Hrsg.): Multiaxiales Klassifikationsschema für psychiatrische Erkrankungen im Kindes- und Jugendalter nach Rutter, Shaffer und Sturge. Huber, Bern 1977; 2. Aufl. 1986
Remschmidt, H., M. H. Schmidt (Hrsg.): Multiaxiale Diagnostik in der Kinder- und Jugendpsychiatrie. Ergebnisse empirischer Untersuchungen. Huber, Bern 1983
Remschmidt, H., M. Schmidt, D. Göbel: Erprobungs- und Reliabilitätsstudie zum multiaxialen Klassifikationsschema für psychiatrische Erkrankungen im Kindes- und Jugendalter. In: Multiaxiale Diagnostik in der Kinder- und Jugendpsychiatrie, hrsg. von H. Remschmidt, M. Schmidt. Huber, Bern 1983
Remschmidt, H., H. Ch. Steinhausen, M. Jungmann: Kinder- und jugendpsychiatrische Dokumentation. Erhebungsbogen. Berlin 1976, Marburg 1981
Roth, M.: Psychiatric diagnosis in clinical and scientific settings. In: Psychiatric Diagnosis: Explorations of Biological Predictors, hrsg. von H. S. Akiskal, W. L. Webb. Spectrum Publications, New York 1978
Russell, A. T., D. P. Cantwell, R. Mattison, C. Will: A comparison of DSM II and DSM III in the diagnosis of childhood psychiatric disorders, III: Multiaxial features. Arch. gen. Psychiat. 36 (1979) 1223
Rutter, M.: Classification and categorization in child psychiatry. J. Child Psychol. Psychiat. 6 (1965) 71
Rutter, M.: Classification. In: Child Psychiatry, hrsg. von M. Rutter, L. Hersov. Blackwell, Oxford 1977
Rutter, M., D. Shaffer: DSM III: A step forward or back in terms of the classification of child psychiatric disorders? J. Amer. Acad. Child Psychiat. 19 (1980) 371
Rutter, M., D. Shaffer, M. Shepherd: A Multi-axial Classification of Child Psychiatric Disorders. World Health Organization, Genève 1975
Rutter, M., D. Shaffer, C. Sturge: A guide to a multi-axial classification scheme for psychiatric disorders in childhood and adolescence. Institute of Psychiatry, London 1976
Rutter, M., S. Lebovici, L. Eisenberg, A. V. Sneznevskij, R. Sadoun, E. Brooke, T.-Y. Lin: A tri-axial classification of mental disorders in childhood. J. Child Psychol. Psychiat. 10 (1969) 41
Schmidt, M., F. Armbruster, G. Günzler, B. Stober: Veränderungen in einer kinderpsychiatrischen Inanspruchnahmepopulation durch die Eröffnung stationärer Behandlungsmöglichkeiten. Z. Kinder- u. Jugendpsychiat. 6 (1978) 76
Schmidtke, A.: Klassifikation psychischer Störungen. In: Handbuch der klinischen Psychologie, Bd. III, hrsg. von W. Wittling. Hoffmann u. Campe, Hamburg 1981
Spitzer, R. L.: Classification of mental disorders and DSM III. In: Comprehensive Textbook of Psychiatry, hrsg. von H. I. Kaplan, A. M. Freedman, B. J. Sadock. Williams & Wilkins, Baltimore 1980
Strauss, J. S.: A comprehensive approach to psychiatric diagnosis. Amer. J. Psychiat. 132 (1975) 1193
Stutte, H.: Kinderpsychiatrie und Jugendpsychiatrie. In: Psychiatrie der Gegenwart, Bd. II, hrsg. von H. W. Gruhle, R. Jung, W. Mayer-Gross, M. Müller. Springer, Berlin 1960 (S. 952)
Szasz, T.: The Myth of Mental Illness – Foundations of a Theory of Personal Conduct. Harper & Row, New York 1961.
Szasz, T.: Schizophrenia. The Sacred Symbol of Psychiatry. Basic Books, New York 1976
Tramer, M.: Lehrbuch der allgemeinen Kinderpsychiatrie, 3. Aufl. Schwabe, Basel 1949
Tseng, W. S., J. F. McDermott: Triaxial family classification. J. Amer. Acad. Child Psychiat. 18 (1979) 22
Weber, D.: Der frühkindliche Autismus unter dem Aspekt der Entwicklung. Huber, Bern 1970
Wertheim, E. S.: Person-environment interaction: the epigenesis of autonomy and competence, I: Theoretical considerations (normal development). Brit. J. med. Psychol. 48 (1975) 1
WHO: International Classification of Diseases (ICD), 9. Revision. Deutsche Übersetzung: Diagnoseschlüssel und Glossar psychiatrischer Krankheiten. Springer, Berlin 1980
WHO: International Classification of Impairments, Disabilities, and Handicaps: A manual of classification relating to the consequences of diseases. WHO, Genf 1980
Wing, L.: Oberservations on the psychiatric section of the ICD and the British Glossary of Mental Disorders. Psychol. Med. 1 (1970) 79

8 Therapie, Rehabilitation und Prävention in der Kinder- und Jugendpsychiatrie

Gesichtspunkte zur Indikationsstellung therapeutischer Maßnahmen

Helmut Remschmidt

Allgemeine Gesichtspunkte

Im nun folgenden Kapitel 8 sind die wichtigsten Behandlungsmethoden in der Kinder- und Jugendpsychiatrie dargestellt. In der Einführung dazu sollen einige Gesichtspunkte zur Indikationsstellung therapeutischer Maßnahmen erläutert werden. In umfassender Weise kann dies nicht geschehen. Es können nur gewisse Leitlinien angegeben werden, deren Anwendung auf den jeweiligen Fall und die jeweilige Situation nach Maßgabe sehr unterschiedlicher Bedingungen spezifiziert werden muß. Trotz dieser, zugegebenermaßen sehr variablen, Indikationsstellung ist die Wahl einer therapeutischen Methode keineswegs beliebig, sondern nach Erfahrungsgrundsätzen festlegbar.

Bereits in der Definition des Fachgebietes Kinder- und Jugendpsychiatrie ist der therapeutische Auftrag unmißverständlich festgelegt. Sie lautet: „Die Kinder- und Jugendpsychiatrie umfaßt die Erkennung, nichtoperative Behandlung, Prävention und Rehabilitation bei psychischen, psychosomatischen und neurologischen Erkrankungen und Störungen sowie bei psychischen und sozialen Verhaltensauffälligkeiten im Kindes- und Jugendalter" (Deutsche Gesellschaft für Kinder- und Jugendpsychiatrie 1984).

Aufgrund des Umfangs und der Vielfalt psychischer Störungen und Erkrankungen, mit denen es der Kinder- und Jugendpsychiater zu tun hat, ergibt sich die Notwendigkeit, *mehrere* Behandlungsmethoden einzusetzen. Da nicht alle von einer Person beherrscht werden können, erfordert die Pluralität der Methoden auch eine Pluralität von Therapeuten, die verschiedenen Berufsgruppen angehören können und müssen. In diesem Team hat der Kinder- und Jugendpsychiater die koordinierende Rolle. Er muß daher sowohl in somatischen als auch in psychotherapeutischen Methoden geschult und in der Lage sein, die Indikationsstellung für derart unterschiedliche Behandlungsmethoden festzulegen und einige davon selbst zu praktizieren.

An die in der Kinder- und Jugendpsychiatrie angewandten Behandlungsmethoden müssen folgende grundlegende Anforderungen gestellt werden (REMSCHMIDT 1982):

1. Sie müssen dem jeweiligen Störungsmuster angemessen sein (Grundsatz der Spezifität). Dies bedeutet, daß verschiedene psychiatrische Störungen bei Kindern und Jugendlichen mit unterschiedlichen Methoden behandelt werden bzw. behandelbar sind. Hier ist die Indikationsfrage berührt. Auf ihr muß der Schwerpunkt immer dann liegen, wenn das Spektrum der zu behandelnden Erkrankungen groß ist. Auf diesen Aspekt wird später noch eingegangen.
2. Sie müssen Modifikationen auf verschiedenen Altersstufen erlauben (Grundsatz der alters- und entwicklungsbezogenen Abwandlung).
3. Sie müssen in der Durchführung variabel und in unterschiedlichen Settings praktikabel sein (z. B. im stationären Bereich, in der Ambulanz oder als Home-treatment) (Grundsatz der Variabilität und Praktikabilität).
4. Ihre Wirksamkeit muß nachgewiesen sein, möglichst im Vergleich zu anderen Behandlungsmethoden (Grundsatz der Evaluation und der Effizienzprüfung). Dieser Grundsatz gilt sowohl für die somatischen Behandlungsmethoden als auch für die Psychotherapie. Was letztere betrifft, so gibt es bislang noch wenige aussagekräftige und methodisch ausgereifte Untersuchungen.

Leider sind diese Anforderungen bei einer großen Zahl bereits praktizierter Behandlungsmethoden nicht oder noch nicht verwirklicht.

Klassifikation der Behandlungsmethoden

Die Behandlungsmethoden lassen sich nach zahlreichen Gesichtspunkten klassifizieren, z. B. nach der theoretischen Orientierung, nach Inhalten des therapeutischen Verhaltens, nach dem Setting oder der Zielgruppe.

Für die Bedürfnisse der Praxis hat sich eine Einteilung nach dem Setting als zweckmäßig erwiesen. Unter diesem Gesichtspunkt unterscheiden wir individuumzentrierte Behandlungsmethoden von familien- und gruppenzentrierten Methoden. Die zuletzt genannten Kategorien beziehen sich vorwiegend auf Psychotherapie, die zuerst genannte schließt auch somatische Behandlungsmethoden mit ein.

Individuumzentrierte Behandlungsmethoden

Zu ihnen zählen alle Verfahren, die schwerpunktmäßig am einzelnen Patienten durchgeführt werden. Hierzu gehören neben der Behandlung mit verschiedenen Psychopharmaka psychotherapeutische Behandlungsmethoden wie die psychoanalytisch orientierte Therapie, die Verhaltenstherapie, funktionelle Übungsbehandlungen (z. B. Wahrnehmungstraining, psychomotorische Übungsbehandlung), kreative Methoden (z. B. katathymes Bilderleben, Musiktherapie) und kognitive Therapieansätze, die z. T. sehr verschiedenen theoretischen Richtungen angehören. Individuumzentrierte Behandlungsmethoden haben ein nahezu universelles Indikationsgebiet. Es ist nicht möglich, im Rahmen dieser kurzen Einführung auf die Vielfalt der Indikationen einzugehen. Es seien hier nur einige Grundsätze angeführt:

Zunächst muß festgehalten werden, daß zwischen den einzelnen angeführten Methoden keine grundsätzliche Unvereinbarkeit vorliegt. Sie können durchaus kombiniert werden. Die Zeiten, in denen psychoanalytisches Vorgehen und lerntheoretische Therapieverfahren für unvereinbar gehalten wurden, sind vorbei, seit man weiß, daß alle Veränderungen letztlich auf Lern- und Umorientierungsprozessen beruhen (PORTER 1968; SLOANE u. Mitarb. 1981).

Dennoch ist das *psychoanalytische* Vorgehen dort besonders geeignet, wo eine ausreichende Differenzierung des Patienten vorhanden ist und die Symptomatik weniger umschrieben, sondern eher diffus verteilt ist (z. B. Individuationskrisen, Zwangssymptomatik, Angstneurosen).

Die *Verhaltenstherapie* hat ihre Domäne im Bereich habitueller, d.h. aufgrund abnormer Gewohnheitsbildung entstandener Symptome und bei umschriebenen Störungsmustern. Beispiele hierfür sind die Enuresis, habituelle Verhaltensweisen (Nägelbeißen, Haareausreißen, Jactatio, Tics), Phobien, manche psychosomatische Erkrankungen (z. B. psychogene Eßstörungen, z. T. Anorexia nervosa) und eine Vielzahl von Störungen, bei denen mit Hilfe der Verhaltensmodifikation bestimmte Symptome behandelt werden, ohne daß die Grundkrankheit behoben wird (z. B. Verhaltensmodifikation bei autistischen Syndromen, Oligophrenien oder Schizophrenien).

Groß ist auch das Indikationsgebiet der *funktionellen Übungsbehandlungen*. Bei ihnen geht es vorwiegend um die Therapie umschriebener Ausfälle (z. B. Legasthenie, Rechen-, Wahrnehmungs- und Konzentrationsstörungen) und um das Aufholen von Entwicklungsdefiziten bzw. Retardierungen (z. B. in der motorischen und der Sprachentwicklung). Funktionelle Übungsbehandlungen haben auch eine Reihe sehr erwünschter Auswirkungen auf andere Bereiche, die nicht primär als Indikationsgebiet angesehen werden. So kann z. B. über eine Aktivierung psychomotorischer Abläufe das emotionale und soziale Verhalten in z. T. erheblichem Ausmaß gefördert werden.

Kreative Behandlungsmethoden werden überall dort eingesetzt, wo aufgrund des Lebensalters und des Entwicklungsstandes oder aufgrund der Störung des Patienten ein direkter Zugang über eine verbale Psychotherapie nicht oder nur schwer möglich ist. Dies bezieht sich vor allem auf die im Vorschulalter bzw. in den ersten Schuljahren angewandten, z. T. sehr unterschiedlichen Formen der Spieltherapie. Kreative Methoden haben sich ferner bei kontaktgestörten Kindern und Jugendlichen, aber auch bei sehr stark intellektualisierenden Adoleszenten außerordentlich bewährt. Sie lassen sich ebenfalls mit großem Erfolg bei Psychosen des Kindesalters oder in der Adoleszenz als zusätzliche Behandlungsmethoden neben der medikamentösen Therapie einsetzen. Dies gilt insbesondere für die Musiktherapie.

Kognitive Therapieansätze (Einsichtstherapien) haben ihr Hauptindikationsgebiet bei neurotischen Störungen. Sie erleben zur Zeit einen großen Aufschwung, insbesondere bei depressiven Erkrankungen. Auch hinsichtlich ihrer Evaluation sind Fortschritte erzielt worden.

Familienzentrierte Behandlungsmethoden

Im weitesten Sinne gehören hierzu die Familienberatung (Elternberatung), psychodynamisch orientierte Familientherapien, systemisch orientierte Familientherapien, verhaltensorientierte Methoden, die kinderzentrierte Familientherapie und verschiedene Behandlungsmethoden des Hometreatment (Behandlung im Milieu).

Es steht außer Zweifel, daß die familienzentrierten Psychotherapiemethoden zu einer wesentlichen Bereicherung im Behandlungsspektrum geführt haben. Sie haben vielfach zu einem neuen Verständnis psychischer Störungen und Erkrankungen beigetragen. Zugleich muß aber auch darauf hingewiesen werden, daß die Indikation zu einem familienzentrierten Vorgehen sorgfältig unter Abwägung des jeweiligen Störungsmusters und der Gesamtsituation gestellt werden muß. Hier hat sich der Therapeut vor allem zwei Fragen zu stellen:

(1) Steht die Störung des Kindes direkt oder indirekt im Zusammenhang mit dem Verhalten seiner Eltern oder der Familie im weiteren Sinne? Diese Frage läßt sich im allgemeinen nach sorgfältiger Anamnese und Diagnostik entscheiden, wenn man sich auf nachweisbare Zusammenhänge konzentriert.

(2) Wie stabil ist das Familiengleichgewicht, und wie weit kann man in der Aufdeckung der Familienproblematik gehen? Die zweite Frage zielt auf den Grundsatz ab, daß der Therapeut nur das in

Angriff nehmen darf, was er voraussichtlich auch bewältigen kann. Es ist unverantwortlich, ein gewachsenes Familiengefüge (auch wenn es neurotisch strukturiert ist) aufzubrechen ohne die Bereitschaft, im Rahmen einer längerfristigen Behandlung die daraus resultierenden Konsequenzen aufzufangen und zum Behandlungsgegenstand zu machen. Die Kinder- und Jugendpsychiatrie ist hinsichtlich ihrer Vorgehensweise schon immer familienzentriert gewesen. In keinem anderen Fachgebiet hat die Familie je diese Rolle gespielt. Es wird in Zukunft aber darauf ankommen, jene familienzentrierten Behandlungsmethoden aufzugreifen und fortzuentwickeln, die auf bewährten Prinzipien beruhen und die vorwiegend von der Störung des Kindes ausgehen, weshalb wir auch von der kinderzentrierten Familientherapie sprechen.

Gruppenzentrierte Behandlungsmethoden

Zu ihnen zählen offene Gruppenpsychotherapien (analytischer oder nichtanalytischer Vorgehensweise), zielgerichtete Gruppenpsychotherapien (z. B. Selbstbehauptungstraining, Gruppentherapie bei kontaktgestörten oder aggressiven Kindern), autogenes Training in Gruppen, die Gruppenspieltherapie und Elterngruppen verschiedener Zielrichtungen.

Die Gruppenbehandlungen haben längst Eingang in unseren Alltag gefunden. Sie haben sich in folgenden Bereichen bewährt: als offene Gruppenpsychotherapie in der Adoleszenz (bei sehr verschiedenen Störungen, insbesondere bei den häufigen Identitätskrisen), als zielgerichtete Gruppentherapien bei kontaktgestörten Jugendlichen, aber auch bei sehr aggressiven und ungesteuerten Kindern. Gruppenspieltherapien im Kindesalter sind bei einer Vielzahl von Störungen angebracht, ebenso das autogene Training, bei dem man eher die *Kontraindikationen* als die Indikationen erwähnen sollte. Solche sind: hypochondrische Befürchtungen und übermäßige Somatisierungstendenzen, zu junge Kinder (wirksame Anwendung erst nach dem 8. Lebensjahr) sowie Gruppenunfähigkeit aus verschiedenen Gründen (z. B. bei schweren Angstzuständen und aggressiven Verhaltensweisen).

Einige Grundsätze zur Indikationsstellung

Im folgenden sind einige wichtige Grundsätze beschrieben, die bei jeder Indikationsstellung für eine Behandlungsmethode bedacht werden müssen.

(1) Sorgfältige Diagnostik vor dem Stellen einer Therapieindikation.

Es ist eigentlich selbstverständlich, daß die erste Voraussetzung für die Abwägung der Therapieindikation eine sorgfältige Diagnostik ist. Sie muß ärztlicherseits erfolgen, durch psychologische Zusatzuntersuchungen ergänzt werden und bereits auf eine mögliche Behandlung ausgerichtet sein. Letzteres wird häufig mit dem Begriff der *therapierelevanten Diagnostik* umschrieben. Vielfach wird der psychiatrischen Diagnostik vorgeworfen, sie stehe kaum im Zusammenhang mit der später erfolgenden Therapie. Heute wird jedoch in vielen Kliniken der Tatsache Rechnung getragen, daß neben der klinisch-psychiatrischen Diagnose auch jene Elemente mit erfaßt werden, die für die Formulierung von Therapiezielen wichtig sind (z. B. Entwicklung, Intelligenz, Familiensituation). Dieser Notwendigkeit tragen auch manche Klassifikationsschemata Rechnung. Im Multiaxialen Klassifikationsschema für kinder- und jugendpsychiatrische Erkrankungen werden diese Bereiche systematisch erfaßt (REMSCHMIDT u. SCHMIDT 1986).

(2) Differentielle Anpassung der Therapiemethode an das Störungsmuster.

Kinder- und jugendpsychiatrische Therapie muß auf verschiedene Methoden zurückgreifen können. Die Indikation erfolgt im Idealfall nach Maßgabe des empirischen Wissens über die Wirksamkeit einer Behandlungsform. Leider ist diese Forderung im Hinblick auf viele Störungen und Behandlungsmethoden bzw. ihre jeweilige Zuordnung noch nicht erfüllt. An zwei Beispielen läßt sich das Prinzip jedoch verdeutlichen: so werden monosymptomatische Phobien und Tierphobien am besten verhaltenstherapeutisch behandelt. Die Erfolge sind nachgewiesen und empirisch abgesichert (RACHMAN u. BERGOLD 1970). Individuationskrisen in der Adoleszenz wird man aber nicht verhaltenstherapeutisch, sondern eher psychoanalytisch orientiert behandeln, da ihre Symptome sehr uneinheitlich und zugleich umfassender sind, so daß ein lerntheoretischer Zugang zumindest sehr schwierig ist (REMSCHMIDT 1978).

(3) Abstimmung aller Therapiemaßnahmen auf Alter und Entwicklungsstand.

Diese sehr einleuchtende Forderung ist im praktischen Vorgehen oft schwer zu erfüllen. Jeder Therapeut muß sich aber Gedanken darüber machen, ob die von ihm in Aussicht genommene Behandlungsmethode dem Alter und Entwicklungsstand seines Patienten angemessen ist. Im folgenden wird auf diese Gesichtspunkte ein wenig eingegangen, wobei wir mit dem Kleinkindalter beginnen (vgl. auch REMSCHMIDT 1977, 1982).

Das *Kleinkindalter* (3.–6. Lebensjahr) läßt sich entwicklungspsychologisch etwas vereinfacht kennzeichnen durch Sprachentwicklung, überragende Bedeutung des Spiels und der Phantasietätigkeit sowie durch die Entwicklung von Orientierungsvorgängen. In tiefenpsychologischer Betrachtung spielen der Ödipuskomplex und die damit verbundenen ersten Identifikationskonflikte eine wichtige Rolle. Diesen Gesichtspunkten hat jede Form der Therapie Rechnung zu tragen. Das bedeutet: Anwendung projektiver (sprachfreier bzw. relativ sprachunabhängiger) Verfahren unter Nutzung des Spiels. Als Hilfsmittel bewährt haben sich der Sceno-Test, der Welt-Test, Puppenspiele, Zeichnen und Phantasiespiele jeglicher Art. Die vom Kind gebotenen Projektionen lassen sich sowohl diagnostisch als auch therapeutisch verwerten und erlauben vielfach eine gewisse Verlaufskontrolle der Therapie. Mit Hilfe dieser Technik ist sowohl eine Einzeltherapie des Kindes bei gleichzeitiger Beratung der Mutter oder der Bezugsperson möglich als auch eine simultane Therapie von Mutter und Kind unter stufenweiser Einbeziehung der Mutter in den therapeutischen Prozeß.

Auch Verhaltenstherapien nach verschiedenen Methoden sind im Kleinkindalter bereits möglich. Sie wurden u. a. erfolgreich angewandt beim frühkindlichen Autismus, bei Phobien und Angstzuständen, bei Tics, bei psychomotorischer Unruhe, bei Einkoten und Einnässen sowie bei hartnäckigem Nägelbeißen und Daumenlutschen.

Das *Schulalter* (6.–10. Lebensjahr) ist gekennzeichnet durch einen tiefgreifenden Wandel des kindlichen Erlebens in Richtung auf eine stärkere Realitätszuwendung, eine dauerhafte Fixierung der Interessen sowie zunehmende Fähigkeit zur Eingliederung in eine Gruppe. In tiefenpsychologischer Sicht treten nach dem Ausgang des Ödipuskomplexes die sexuellen Impulse zugunsten einer neutral-sachlichen Haltung zurück, was in der Bezeichnung „Latenzalter" zum Ausdruck kommt.

Nach HART DE RUYTER (1967, 1969) kommt in diesem Stadium dem Abwehrmechanismus der Regression eine besondere Bedeutung zu; dabei ist wichtig, unter welchen Umständen sie auftritt (nur in der Phantasie, als Reaktion auf Frustrationen oder im alltäglichen Verhalten) und in welcher Form sie sich äußert (emotional, als Entwicklungshemmung oder in Form impulsiven und unkontrollierten Verhaltens).

Auch hier muß die Psychotherapie diese Elemente berücksichtigen. Der verbale Zugang zum Kind ist besser als im Kleinkindalter, jedoch ist es vielfach notwendig, über kreative Methoden die therapeutische Kommunikation herzustellen. In dieser Lebensphase kommt den funktionellen Übungsbehandlungen ein besonderer Stellenwert zu.

Pubertät und Adoleszenz lassen sich entwicklungspsychologisch charakterisieren durch eine Reihe tiefgreifender psychischer und psychosozialer Wandlungen (Entwicklung zur Geschlechtsreife, Ich-Entwicklung und Identitätsfindung, Auseinandersetzung mit der Autorität in Familie und Gesellschaft) (REMSCHMIDT 1975). Diese Wandlungen geben therapeutischen Versuchen jedweder Art besondere Probleme auf:
1. Die Einleitung und Aufrechterhaltung einer Therapie ist bereits infolge des oft fehlenden Leidensdruckes häufig schwierig.
2. Die Rolle des Therapeuten ist schwieriger zu definieren und auszufüllen als in der Therapie bei Erwachsenen und bei Kindern.
3. Eine weitere Schwierigkeit liegt in der speziellen Problemlage der Adoleszenten (Ablehnung einer retrospektiven Schau, Zentrierung auf aktuelle Probleme, Ablehnung von Hilfsangeboten und Autorität usw.).

Diese Gesichtspunkte erschweren die psychotherapeutische Behandlung und waren Anlaß zur Entwicklung spezieller Behandlungsmethoden, z. B. für ich-schwache und delinquente Jugendliche (HART DE RUYTER, 1958) oder neurotisch verwahrloste Jugendliche (KLÜWER 1971, 1974).

(4) Sorgfältige Abwägung des jeweils besten Settings für die Therapie.

Hierunter verstehen wir den Rahmen, in dem die Behandlung am besten und wirkungsvollsten durchgeführt wird. Hier geht es um die Entscheidung über ambulante oder stationäre Therapie, Therapie im Milieu (Home-treatment), individuumzentrierte, familienzentrierte oder gruppenzentrierte Verfahren. Auch diese Fragen sollten stets nach zwei Gesichtspunkten abgeklärt werden: nach dem empirischen Wissen über die Wirksamkeit der einzelnen Methoden (leider ist dieses vielfach noch gering) und nach der Möglichkeit, mit dem Kind und der Familie eine adäquate therapeutische Beziehung herzustellen.

Die Einleitung einer *stationären Behandlung* richtet sich in der Regel nach folgenden Gesichtspunkten:
- Schwere und/oder Chronifizierung der Erkrankung,
- Vorliegen einer Selbst- und/oder Fremdgefährdung,
- Notwendigkeit einer Trennung von der Familie und
- (relative Indikation) Fehlen geeigneter ambulanter oder teilstationärer Behandlungsangebote in Wohnnähe.

Was den zuletzt genannten Gesichtspunkt betrifft, so läßt sich zeigen, daß die stationären Einweisungsraten für ambulant gut versorgte Gebiete niedriger sind als für ambulant schlecht versorgte und daß die stationäre Behandlungsdauer bei guter ambulanter Versorgung niedriger liegt (REMSCHMIDT u. Mitarb. 1986).

Indikationen für den *teilstationären Bereich* (Tagesklinik) sind:
- Verkürzung des stationären Aufenthaltes,
- Vermeidung einer stationären Behandlung und
- Vorbereitung einer stationären Therapie.

Die direkte Einweisung (ohne vorherige stationäre Behandlung) in eine Tagesklinik war bis vor kurzem nicht möglich. Aufgrund des im Januar 1986 vom Bundestag verabschiedeten Psychiatriegesetzes ist dies nunmehr möglich. Die tagesklinische Behandlung zur Vorbereitung einer stationären Behandlungsmaßnahme ist in jenen Fällen indiziert, in denen eine dringende stationäre Behandlungsnotwendigkeit besteht, der Patient und seine Familie jedoch eine stationäre Aufnahme verweigern. Meist bestehen in diesen Fällen große Vorurteile gegenüber psychiatrischen Krankenhäusern und eine Reihe irrationaler Befürchtungen, die im Rahmen einer teilstationären Behandlung häufig abgebaut werden können. Für die Eltern ist es oft eine große Beruhigung, wenn das Kind abends wieder zu Hause sein kann. Oft ist nach einer derartigen Vorbehandlung in einer Tagesklinik die stationäre Aufnahme möglich (z. B. bei Anorexien) und eine Zwangseinweisung vermeidbar.

Was die tagesklinisch behandelbaren Erkrankungen betrifft, so ergeben sich kaum Einschränkungen, außer den bereits angeführten dringlichen Indikationen für eine stationäre Behandlung.

Indikationen für eine *Behandlung im Milieu* (Home-treatment):
Für diese Behandlungsform, die in gewissen Fällen sowohl stationäre als auch teilstationäre Therapien und manchmal auch ambulante Behandlungsformen ersetzen kann, sind zunächst gewisse äußere Rahmenbedingungen Voraussetzung (EISERT u. Mitarb. 1985):
– Wenigstens eine Bezugsperson muß zu einer bestimmten Zeit zu Hause sein.
– Die Räumlichkeiten sollten so sein, daß der Therapeut einen Platz findet, ohne die übrige Familie zu behindern.
– Ein Mindestmaß an Struktur muß vorhanden sein.
– Die Entfernung darf nicht zu groß sein (Fahrzeit nicht mehr als 30–40 Minuten).

Darüber hinaus muß die Kooperationsbereitschaft der Eltern gegeben sein, das Eltern-Kind-Verhältnis darf nicht zu belastet sein, und die Eltern müssen eine gewisse Gewähr dafür bieten, daß die abgesprochenen Behandlungsmaßnahmen auch dann fortgeführt werden, wenn der Therapeut nicht anwesend ist.

Schließlich muß darauf hingewiesen werden, daß Home-treatment nur sinnvoll durchgeführt werden kann, wenn eine leistungsfähige Institution mit ambulanten, stationären und teilstationären Möglichkeiten im Hintergrund steht. Denn bei dem nicht seltenen Übergang von einer Behandlungsmodalität zu einer anderen sind auf diese Weise am wenigsten Schwierigkeiten zu erwarten.

Was das Krankheitsspektrum betrifft, so wurden Erfahrungen mit einer Reihe von Störungen gesammelt: Neurosen, Anorexie, Enuresis und Enkopresis, Adipositas, emotionale Verhaltensstörungen, hyperkinetisches Syndrom (REMSCHMIDT u. SCHMIDT 1986a).

Kontraindikationen liegen in der Notwendigkeit einer stationären Behandlung oder in besseren teilstationären Möglichkeiten. Trotz ermutigender Vorerfahrungen (REIMER 1983; REMSCHMIDT u. SCHMIDT 1986a) hat diese Behandlungsmethode ihre Bewährungsprobe noch nicht bestanden.

(5) Integration verschiedener therapeutischer Ansätze in einen Therapieplan.
Ein derartiger Therapieplan ist am besten im Rahmen stationärer Behandlungen erprobt. Er sollte jedoch ebenso im ambulanten Bereich, im teilstationären Bereich und beim Home-treatment erstellt werden.
Im stationären Bereich wird nach abgeschlossener Diagnostik ein Therapieplan erstellt, der den einzelnen Mitarbeitern ihren Aufgabenbereich zuweist und den zeitlichen Ablauf der einzelnen Therapieschritte möglichst exakt regelt. Die bei der Durchführung dieses Planes auftauchenden Schwierigkeiten werden regelmäßig besprochen und führen vielfach zu seiner Modifikation. Eine reibungslose Zusammenarbeit ist in diesem Sinne

Tabelle 8.1 Grundzüge eines Therapieplanes für die stationäre Behandlung

Therapieplan

I. Symptomatik, Probleme des Patienten
 1. Aus der Sicht der Eltern/Sorgeberechtigten
 2. Aus eigener Sicht (individuelle Rangfolge des Leidensdrucks, abschätzbare Therapiemotivation gegenüber einzelnen Symptomen oder Problemen)

II. Verhalten des Patienten auf der Station

III. Vorläufige Diagnose, Beurteilung der Problematik

IV. Therapieziele
 1. Für den Patienten
   a) Hauptsymptomatik
   b) Verhaltensänderungen gegenüber Erwachsenen
   c) Verhaltensänderungen gegenüber Mitpatienten
   d) Verhaltensänderungen gegenüber den Eltern
   e) Verhaltensänderungen in der Schule
   f) Änderungen der Selbstwerteinschätzung, des Selbstwertgefühls
 2. Ziele in der Arbeit mit den Eltern

V. Therapiemaßnahmen
 1. Für den Patienten
   a) Psychotherapie durch Arzt/Psychologen
   b) Verhalten des Personals
     – allgemein
     – gegenüber speziellen Symptomen, Problemen
   c) Aktivitäten und Verhaltensmöglichkeiten auf der Station
   d) Krankengymnastik
   e) Beschäftigungstherapie und funktionelle Übungsbehandlung
   f) medikamentöse Behandlung
   g) Schule
   h) sonstige, z. B. soziale Maßnahmen
 2. Für Familie, Beziehungspersonen, Institutionen
   a) familienbezogene Maßnahmen
   b) institutionelle Maßnahmen
   c) rechtliche Maßnahmen

VI. Kontaktaufnahme mit Außenstehenden (Jugendamt, Schule etc.)

VII. Zeitplanung
 1. Voraussichtliche Dauer der diagnostischen Maßnahmen
 2. Voraussichtliche Dauer der therapeutischen Maßnahmen
   a) kurzfristige Maßnahmen (stationärer Aufenthalt)
   b) mittelfristige Maßnahmen (Zeitraum etwa 1 Jahr)
   c) langfristige Maßnahmen (Zeitraum etwa 3 Jahre)

erst möglich, wenn ein Stationsteam sich auf einheitliche Grundsätze geeinigt hat und die Effektivität von Therapiemethoden nicht allein an ihrem theoretischen Anspruch, sondern auch an ihrer Durchführbarkeit und Wirksamkeit mißt. Bei der Durchführung stationärer Therapien kommt der

Gestaltung eines therapeutischen Klimas daher eine große Bedeutung zu. Zu diesem Zweck ist eine zusätzliche bzw. begleitende Weiterbildung aller Mitarbeiter der Station notwendig, die zwei Gesichtspunkten Rechnung tragen muß: einmal der Vermittlung von fachlichen Kenntnissen mit dem Ziel, ein besseres Verständnis für das Verhalten der Patienten zu erreichen, zum anderen der Erzielung eines besseren Einblicks in die eigenen Verhaltens- und Reaktionsweisen, besonders in emotionaler Hinsicht. Schließlich ist für das Funktionieren eines therapeutischen Teams ein einheitlicher Stationsstil und ein lückenloser Informationsfluß über die Ereignisse auf der Station notwendig (REMSCHMIDT u. Mitarb. 1974).

In Tab. 8.1 sind die Grundzüge eines Therapieplanes für die stationäre Behandlung wiedergegeben.

Grenzen der Therapie

Die kinder- und jugendpsychiatrischen Behandlungsmöglichkeiten sind durch verschiedene Faktoren begrenzt: durch unseren derzeitigen Kenntnisstand, die Kooperationsbereitschaft der Patienten und ihrer Eltern, die Fähigkeiten und Möglichkeiten von Therapeuten und Institutionen und die rechtlichen Voraussetzungen. Auf diese Gesichtspunkte kann hier im Detail nicht eingegangen werden. Andere Grenzen der Behandlung werden aufgrund überzogener Ansprüche bestimmter Behandlungsmethoden bzw. ihrer Vertreter oft nicht anerkannt. Therapie in der Kinder- und Jugendpsychiatrie bedeutet *immer* Krankenbehandlung. Sie dient nicht Zielen, die darüber hinausgehen; sie kann und will nicht erzieherische Maßnahmen oder allgemeine Lebenshilfe ersetzen. Sie kann auch nicht den Anspruch erheben, weltanschauliche Fragen zu lösen oder grundlegende Gesellschaftsänderungen herbeizuführen. Sie strebt nicht an, jede kleine Befindensschwankung anzugehen, sondern sieht ihr Feld in der Behandlung psychiatrischer Erkrankungen bei Kindern und Jugendlichen. In diesem Sinne heißt es in der Denkschrift der Deutschen Gesellschaft für Kinder- und Jugendpsychiatrie (1984): „Eine allumfassende ‚psychosoziale' Versorgung, die *jedes* Befindens- und Verhaltensproblem von Kindern, Jugendlichen und Familien beheben will, kann nicht Aufgabe der Kinder- und Jugendpsychiatrie sein. Sie ist weder durchführbar noch human, da sie das Selbsthilfepotential der Betroffenen verkümmern läßt."

Es muß ein wichtiges Ziel der kinder- und jugendpsychiatrischen Weiterbildung bleiben, die angehenden Fachärzte umfassend therapeutisch weiterzubilden und insbesondere den Aspekt der Indikationen und Grenzen von Behandlungsmaßnahmen zu betonen. Dies ist im Rahmen spezieller Weiterbildungsseminare möglich, die in zeitlicher Nähe des Facharztabschlusses auch den Erwerb des Zusatztitels „Psychotherapie" ermöglichen. Über ein derartiges Modell, das inzwischen seine Bewährungsprobe bestanden hat, wurde an anderer Stelle berichtet (REMSCHMIDT 1984b).

Literatur

Deutsche Gesellschaft für Kinder- und Jugendpsychiatrie (Hrsg.): Denkschrift zur Lage der Kinder- und Jugendpsychiatrie in der Bundesrepublik Deutschland. Marburg 1984

Eisert, M., H. G. Eisert, M. H. Schmidt: Hinweise zur Behandlung im häuslichen Milieu („home treatment"). Z. Kinder- u. Jugendpsychiat. 13 (1985) 268

Hart de Ruyter, Th.: Zur Psychotherapie der Dissozialität im Jugendalter. Jb. Jugendpsychiat. 6 (1967) 79

Hart de Ruyter, Th.: Psychotherapie im Latenzalter. In: Handbuch der Kinderpsychotherapie, Bd. I, hrsg. von G. Biermann. Reinhardt, München 1969

Hart de Ruyter, Th.: Bemerkungen zum Problem der Psychotherapie bei ich-schwachen Jugendlichen. Z. Kinderpsychiat. 25 (1958) 52

Klüwer, K.: Therapeutic processes in an institution for disturbed adolescents. In: Modern Perspectives in Adolescent Psychiatry, hrsg. von J. G. Howells. Oliver & Boyd, Edinburgh 1971

Klüwer, K.: Neurosentherapie und Verwahrlosung. Psyche 28 (1974) 285

Porter, R. (Ed.): The Role of Learning in Psychotherapy. Churchill, London 1968

Rachman, S., J. B. Bergold: Verhaltenstherapie der Phobien. Urban & Schwarzenberg, München 1970

Reimer, M.: Verhaltensänderungen in der Familie: Hometreatment in der Kinderpsychiatrie. Enke, Stuttgart 1983

Remschmidt, H.: Neuere Ergebnisse zur Psychologie und Psychiatrie der Adoleszenz. Z. Kinder- u. Jugendpsychiat. 3 (1975) 67

Remschmidt, H.: Therapeutische Probleme in der Kinder- und Jugendpsychiatrie. In: Diagnostische und therapeutische Methoden in der Psychiatrie, hrsg. von Th. Vogel, J. Vliegen. Thieme, Stuttgart 1977

Remschmidt, H.: Adoleszentenkrisen und ihre Behandlung. In: Beratungsarbeit mit Jugendlichen, hrsg. von F. Specht, K. Gerlicher, K. Schütt. Vandenhoeck & Ruprecht, Göttingen 1978

Remschmidt, H.: Indikationen und Grenzen der Psychotherapie in der Kinder- und Jugendpsychiatrie. In: Psychotherapie in der Psychiatrie, hrsg. von H. Helmchen, M. Linden, U. Rüger. Springer, Berlin 1982

Remschmidt, H. (Hrsg.): Psychotherapie mit Kindern, Jugendlichen und Familien, Bd. I und II. Enke, Stuttgart 1984a

Remschmidt, H.: Ein Weiterbildungsseminar für Kinder-, Jugendlichen- und Familientherapie. In: Psychotherapie mit Kindern, Jugendlichen und Familien, Bd. II, hrsg. von H. Remschmidt. Enke, Stuttgart 1984b

Remschmidt, H., M. Schmidt (Hrsg.): Therapieevaluation in der Kinder- und Jugendpsychiatrie. Enke, Stuttgart 1986a

Remschmidt, H., M. Schmidt (Hrsg.): Multiaxiales Klassifikationsschema für psychiatrische Erkrankungen im Kindes- und Jugendalter nach Rutter, Shaffer und Sturge, 2. Aufl. Huber, Bern 1986b; 1. Aufl. 1977

Remschmidt, H., I. Dauner, U. Schulz: Zur Strukturanalyse einer psychiatrisch-psychotherapeutischen Station für Kinder und Jugendliche. Prax. Kinderpsychol. Kinderpsychiat. 23 (1974) 42

Remschmidt, H., R. Walter, K. Kampert: Der mobile kinder- und jugendpsychiatrische Dienst: Ein wirksames Versorgungsmodell für ländliche Regionen. Z. Kinder- u. Jugendpsychiat. 14 (1986) 63

Sloane, R. B., F. R. Staples, A. H. Christol, N. J. Yorkston, K. Whipple: Analytische Psychotherapie und Verhaltenstherapie. Klinische Psychologie und Psychopathologie, Bd. 16. Enke, Stuttgart 1981

Elektrokonvulsivtherapie (EKT)

Helmut Remschmidt

EKT in der Psychiatrie und in der Kinder- und Jugendpsychiatrie

Die Elektrokonvulsivtherapie, die zuerst von MEDUNA mit Hilfe von Kampfer- und Cardiazolinjektionen eingeführt und später von CERLETTI (1938) als Elektrokrampftherapie weitergeführt wurde, ging von der Vorstellung aus, daß ein zerebraler Anfall bei verschiedenen schweren psychiatrischen Erkrankungen eine heilende Wirkung auslösen könne. Ursprünglich lag dieser Annahme die Hypothese zugrunde, wonach Patienten mit zerebralen Anfallsleiden extrem selten psychotische Zustandsbilder entwickeln und, umgekehrt, Schizophrene sehr selten ein Anfallsleiden. Daraus wurde der Schluß gezogen, daß ein künstlich herbeigeführter zerebraler Anfall bei schizophrenen Erkrankungen eine heilende Wirkung auslösen könne. In den 50er Jahren wurde dann damit begonnen, die Elektrokonvulsivtherapie in Narkose durchzuführen, wobei sich die Frage erhob, ob mit dem Wegfall der peripheren Wirkungen (z.B. krampfende Extremitäten) nicht auch die zentrale Wirksamkeit verlorenging. Diese Frage untersuchte eine Reihe von Studien, die mit Ausnahme einer methodisch angreifbaren Studie (BRILL u. Mitarb. 1959) alle zu positiven Ergebnissen kamen, welche zweierlei zeigten (Übersicht bei OTTOSSON 1980 und KENDELL 1981):
- Auch in Narkose durchgeführte Elektrokonvulsivbehandlungen sind wirksam, und
- die Wirksamkeit der EKT ist auf den elektrisch herbeigeführten Anfall zurückzuführen.

Der zuletzt genannte Nachweis ist vor allem deshalb wichtig, weil ja mit der Durchführung einer EKT im Prinzip sehr unterschiedliche Wirkkomponenten denkbar wären: z.B. die Narkose, die Bewußtlosigkeit, die Wirksamkeit des elektrischen Stromes, die intensive Zuwendung, die vor und nach dem „Heilkrampf" erfolgt, möglicherweise auch magische Erwartungen des Patienten und Wechselwirkungen zwischen den einzelnen hier aufgezählten Faktoren. Die Frage der Spezifität ist jedoch entschieden: durch eine Reihe von Vergleichsstudien konnte gezeigt werden, daß die Wirkung in der Tat auf dem „Krampfanfall" beruht. Im deutschen Sprachraum ist die Anwendung der Elektrokonvulsivtherapie in den letzten zwei Jahrzehnten sehr zurückgegangen, was ganz sicher auch mit unsachlichen und tendenziösen Darstellungen dieser Behandlungsmethode in der Öffentlichkeit zusammenhängt (REIMER u. LORENZEN 1981). So findet man in deutschsprachigen Zeitschriften kaum Publikationen über die EKT. In den skandinavischen und angelsächsischen Ländern ist dies ganz anders. Dort wird die EKT, natürlich mit strenger Indikation, relativ häufig durchgeführt. Dementsprechend existieren auch zahlreiche wissenschaftliche Arbeiten. Z.B. findet man in jedem Band des British Journal of Psychiatry mehrere Arbeiten über die Elektrokonvulsivtherapie. Den Kinder- und Jugendpsychiater bewegt natürlich die Frage, ob für seine Klientel diese Art der Behandlung überhaupt in Frage kommt. Hierzu ist zu sagen, daß zumindest im Jugendalter keine Kontraindikation besteht, daß aber auch im Kindesalter die EKT indiziert sein kann. KALINOWSKY u. HIPPIUS (1969) haben darauf hingewiesen, daß schwerwiegende nachteilige Effekte bei Kindern nicht beobachtet worden sind. Es liegen sogar Berichte über die Anwendung der EKT bei 3- und 4jährigen Kindern vor. BENDER (1955) beschrieb den Fall eines 3jährigen schizophrenen Kindes, das mit EKT behandelt wurde. Heute herrscht die Regel, daß die Elektrokonvulsivtherapie vor der Pubertät nicht oder nur in extremen Ausnahmefällen durchgeführt werden sollte. Die Anwendung der EKT im Kindesalter war jedoch früher geläufig (HEUYER u. Mitarb. 1947).

Indikationen und Kontraindikationen

Die Indikationen für eine EKT bei Kindern und Jugendlichen unterscheiden sich, wenn man von der heute nicht mehr praktizierten Anwendung bei sehr jungen Kindern absieht, im Prinzip nicht von jenen der Erwachsenenpsychiatrie (vgl. BUCHKREMER u. Mitarb. 1982; KÖHLER 1980). Als Indikation können angesehen werden:
1. Schwere endogene Depressionen mit hohem Suizidrisiko, die sich gegen eine lege artis durchgeführte antidepressive Behandlung als refraktär erwiesen haben. Diese Indikation ist sehr gut belegt (POST 1978; ROLLIN 1980). Bei schweren endogenen Depressionen ist die EKT auch einer Imipraminbehandlung überlegen, wobei sie bei

Frauen effektiver ist als bei Männern (KENDELL 1981).
2. Akute schizophrene Psychosen, die nach zweimonatiger korrekt durchgeführter Neuroleptikatherapie keine Besserung zeigen (LUCAS 1979). Bei jenen schizophrenen Patienten, die auf Neuroleptika (auf Phenothiazinbasis) nicht ansprachen, war eine zusätzliche EKT wirksam. Jedoch erwies sich bei Schizophrenen die EKT als einzige Behandlungsmaßnahme einer Phenothiazinbehandlung als nicht überlegen.
3. Manische Zustandsbilder. Auch bei manischen Zustandsbildern kann die EKT indiziert sein (McCABE 1976). Auch im Kindesalter ist die Wirksamkeit der EKT kasuistisch belegt (CARR u. Mitarb. 1983).

> CARR u. Mitarb. (1983) beschrieben ein 12jähriges Mädchen mit einer manisch-depressiven Erkrankung und mehreren manischen Phasen. Bei dem Mädchen wurde eine unilaterale EKT mit sieben Elektrokrämpfen innerhalb von 8 Tagen durchgeführt. Nach dieser Zeit hatte sich die Stimmung normalisiert. Nach der Entlassung wurde sie auf Lithium eingestellt und zeigte nach 9monatiger Katamnese keinen Rückfall. Über eine ähnlich erfolgreiche Behandlung bei einem 12jährigen depressiven Jungen berichten BLACK u. Mitarb. (1985).

4. Perniziöse Katatonie. Diese Störung ist eine klassische Indikation für eine Elektrokonvulsivbehandlung. Die EKT kann hier lebensrettend sein. Bei der perniziösen Katatonie (hohes Fieber, Erregung oder Stupor, Exsikkose) hilft oft eine neuroleptische Behandlung nicht hinreichend, und die Körpertemperaturen steigen weiter an. In solchen Fällen sollte man nicht zögern, eine EKT durchzuführen.

Es liegen Berichte vor über gelegentliche EKT-Anwendungen bei folgenden Störungen: Anorexia nervosa, schwere Zwangsneurosen und unbeeinflußbare psychogene Schmerzzustände. Dies sind allerdings keine wirklichen Indikationen, sondern lediglich Gelegenheitserfahrungen mit sehr unterschiedlichem Ausgang.

Kontraindikationen sind:
- körperlich begründbare Psychosen (obwohl die EKT bei solchen gelegentlich angewandt wurde);
- Zustände mit erhöhter zerebraler Anfallsbereitschaft;
- chronische Schizophrenien;
- neurotische und andere psychogene Störungen;
- Vorgeschichte, die auf Herz-Kreislauf-Erkrankungen hinweist; liegt eine solche nicht vor, so ist das Risiko einer EKT nicht höher als das Risiko der Narkose.

In der Kinder- und Jugendpsychiatrie hat sich ferner durchgesetzt, die EKT nicht bei Kindern unterhalb des 12. Lebensjahres durchzuführen.

Durchführung und Wirkmechanismus

Durchführung

Die EKT wird heute in einer kurzen Barbituratnarkose mit Muskelrelaxation durchgeführt. Es wird auch Atropin angewandt, um die Bronchialsekretion zu reduzieren und um Arrhythmien vorzubeugen. Nach Eintritt der Narkosewirkung und der Muskelrelaxation wird über eine Maske 100%iger Sauerstoff verabreicht, welcher die Krampfschwelle erniedrigt, so daß geringere Stromstärken ausreichen (BUCHKREMER u. Mitarb. 1982). Der Patient sollte jedoch nicht hyperventiliert werden. Die Sauerstoffgabe erfolgt auch nach der Konvulsion und wird so lange durchgeführt, bis die spontane Atmung wieder eintritt. Die Narkose wird von einem Anästhesisten durchgeführt.

Elektrodenplazierung:
Früher wurden die Elektroden auf beiden Seiten des Kopfes über dem Ohr angesetzt. Heute wendet man einseitige Konvulsionen an, die über der nichtdominanten Hemisphäre angesetzt werden, um Verwirrtheitszustände oder Gedächtnisstörungen zu vermeiden. Über den Vergleich der bilateralen und unilateralen Anwendung existiert eine umfangreiche Literatur, die von HESHE u. Mitarb. (1978) analysiert wurde. In den meisten dieser Studien ergab sich kein Unterschied zwischen bilateraler oder unilateraler Anwendung. Fast alle Studien zeigten ferner, daß zumindest bei Rechtshändern die Position der Elektroden über der nichtdominanten (d.h. der rechten) Hemisphäre zu vergleichsweise geringeren postiktalen kognitiven Einschränkungen (insbesondere Gedächtnisstörungen) führte als die bilaterale Anwendung. Trotz dieser relativ klaren Aussage werden aber noch relativ häufig bilaterale Anwendungen durchgeführt. Die Elektroden werden in der Regel in temporoparietaler Position angelegt, wobei die eine Elektrode etwa 2–3 cm oberhalb der Mitte einer Linie vom lateralen Orbitarand zum äußeren Gehörgang angebracht wird und die andere etwa 6–7 cm höher in einem Winkel von etwa 70° zu dieser Linie. Bei zu geringem Abstand der beiden Elektroden kommt keine oder nur eine unzureichende Konvulsion zustande. Es ist außerordentlich wichtig, daß aufgrund einer sorgfältigen Händigkeitsprüfung die dominante Hemisphäre sicher festgestellt wird, damit die EKT über der nichtdominanten Hemisphäre durchgeführt werden kann. Denn falls irrtümlicherweise der Krampfanfall über der dominanten Hemisphäre ausgelöst wird, so sind die Nachwirkungen schlimmer als bei bilateraler Anwendung.

Zahl der Elektrokonvulsionen:
In der Regel werden 2–3 Elektrokonvulsionen pro Woche angewandt, das Intervall zwischen ihnen

soll etwa 48 Stunden betragen. Die Zahl der notwendigen Konvulsionen variiert von Patient zu Patient. In der Regel werden zwischen 4 und 8 Behandlungen verwendet.

Elektrischer Stimulus:
Heute wendet man meistens biphasische sinusoidale Stromimpulse an zwischen 30 und 45 Joule und mit einer Dauer von 0,5 bis 1,5 Sekunden. Das verbreitetste Gerät ist der Konvulsator der Firma Siemens.

Die Anwendung darf nur dem Erfahrenen überlassen bleiben. Aufgrund der seltenen Anwendung ist die individuelle Erfahrung mit dieser Behandlungsform jedoch sehr gering. Auch aus diesem Grunde wird sie kaum angewandt. Über die Anwendung der Elektrokonvulsivtherapie gibt es eine Reihe von Umfragen und Richtlinien (American Psychiatric Association 1978; Royal College of Psychiatrists 1977).

Wirkmechanismus

Zunächst steht außer Frage, daß für die Wirkungen der EKT primär die Konvulsionen und nicht andere mit der Anwendung verbundene Faktoren entscheidend sind (APA 1978). Die applizierten zerebralen Krämpfe erhöhen die Hirndurchblutung. Sie lösen ferner Stoffwechselveränderungen aus. Nach FINK (1979) führen sie zu einer gesteigerten Proteinsynthese der biogenen Amine und zu einer Permeabilitätssteigerung der Blut-Hirn-Schranke für Noradrenalin und Serotonin. Diese Substanzen stehen dann in erhöhter Konzentration als Rezeptoren zur Verfügung, vor allem im Bereich des Hypothalamus und des Dienzephalon. Die EKT ist damit von ähnlicher Wirkung wie die Antidepressiva.

L. BENDER gehörte zu den ersten Kinderpsychiatern, die die EKT bei kindlichen Schizophrenien anwandten. Sie vertrat schon früh eine Schizophrenietheorie, der zufolge Hirnfunktionsstörungen und zerebrale Reifungsverzögerungen für die Verursachung einer Schizophrenie mit verantwortlich seien. Nach Meinung von BENDER (1947a, b) führe die EKT dazu, daß die zerebrale Nachreifung angeregt werde und im Gefolge eine bessere Integration der zerebralen Funktionen erfolge. Dies zeige sich bei den mit EKT behandelten Kindern in der Besserung ihres kognitiven Leistungsniveaus. BENDER und Mitarbeiter behandelten kindliche Schizophrenien auch vor dem 12. Lebensjahr mit einer Serie von 20 täglich verabreichten Elektrokonvulsionen.

Nebenwirkungen und Risiken

Relativ selten treten Todesfälle ein, diese fast immer durch kardiale Komplikationen (Myokardinfarkt oder Arrhythmie). Jedoch ist insgesamt die Mortalität erwachsener Depressiver niedriger in der Gruppe der mit EKT Behandelten als in einer Vergleichsgruppe von psychotherapeutisch oder mit antidepressiver Medikation Behandelten (AVERY u. WINOKUR 1976).

Gelegentlich treten in den ersten Wochen oder Monaten nach der EKT sporadische Grand-mal-Anfälle auf, die jedoch nicht persistieren. Unmittelbare Nachwirkungen der EKT sind Kopfschmerzen, manchmal Verwirrtheitszustände und Gedächtnisstörungen. Kopfschmerzen und Verwirrtheitszustände klingen in der Regel nach 1–2 Stunden ab, die Gedächtnisstörungen können länger anhalten. Sie sind jedoch geringer bei einseitiger Anwendung der Behandlung. Eine Studie an Erwachsenen von FREEMAN u. KENDELL (1980) zeigte, daß Kopfschmerzen in 16% der Fälle, Verwirrtheit in 9% und Gedächtnisstörungen in 7% einer Gruppe von 166 Patienten, die mit EKT behandelt worden waren, auftraten. Über die Nach- und Nebenwirkungen existieren eine Reihe von Studien. Alle stimmen darin überein, daß Gedächtnisstörungen als die schwerwiegendsten Nachwirkungen von den Patienten beschrieben werden. Die Auslösung längerfristig bestehender hirnorganischer Störungen durch EKT läßt sich zumindest nach den bisherigen Tierversuchen nicht bestätigen (KENDELL 1981).

Die öffentliche Meinung bezüglich der EKT steht in ziemlich starkem Gegensatz zu dem, was bislang über Wirkungen und Nebenwirkungen bekannt ist. Die EKT wird vielfach dazu benutzt, um antipsychiatrische Tendenzen, die ganz andere Hintergründe haben, zu forcieren. Ganz im Gegensatz dazu stehen Befragungen an Patienten, die die Auswirkungen ganz überwiegend hilfreich fanden und sich auch einer solchen Behandlung erneut unterziehen würden, wenn sie sich als notwendig erwiese (HUGHES u. Mitarb. 1981).

Literatur

American Psychiatric Association (APA) Electroconvulsive Therapy: Report of the Task Force on Electroconvulsive Therapy of the APA. Task Force Report 14. Washington/D.C. 1978

Avery, D., G. Winokur: Mortality in depressed patients treated with electroconvulsive therapy and antidepressants. Arch. gen. Psychiat. 33 (1976) 1029

Bender, L.: One hundred cases of childhood schizophrenia treated with electric shock. Transact. Amer. neurolog. Ass. 72 (1947a) 165

Bender, L.: Childhood schizophrenia. Amer. J. Orthopsychiat. 17 (1947b) 40

Bender, L.: The development of a schizophrenic child treated with electric convulsions at three years of age. In: Emotional Problems of Early Childhood, hrsg. von G. Caplan. Basic Books, New York 1955

Black, D. W., A. James, D. D. Wilcock, M. Stewart: The use of ECT in children: Case report. J. clin. Psychiat. 46 (1985) 98

Brill, N. W., E. Crumpton, S. Eiduson, H. Grayson, L. J. Hellman, R. A. Richards: Relative effectiveness of various components of electro-convulsive therapy. Arch. Neurol. Psychiat. 81 (1959) 627

Buchkremer, G., R. Meermann, R. Tölle: Elektrokrampftherapie – heutiger Stand. Dtsch. Ärztebl. 79 (1982) 40

Carr, V., C. Dorrington, G. Schrader, J. Wale: The use of ECT for mania in childhood bipolar disorder. Brit. J. Psychiat. 143 (1983) 411

Cerletti, U., C. Bini: Le élettroshock. Arch. gen. Neurol. Psichiat. Psicoanal. 19 (1938) 266

Fink, M.: Convulsive therapy. Theory and Practice. Raven, New York 1979

Freeman, C. P. L., R. E.Kendell: ECT: patients' experiences and attitudes. Brit. J. Psychiat. 137 (1980) 8

Heshe, J., E. Roeder, A. Theilgaard: Unilateral and bilateral ECT. Acta psychiat. scandin., Suppl. 275, 1978

Heuyer, G., Mme. Dauphin, S. Lebovici: La pratique de l'electrochoc chez l'enfant. Z. Kinderpsychiat. 14 (1947/48) 60

Hughes, J., B. M. Barraclough, W. Reeve: Are patients shocked by ECT? J. roy. Soc. Med. (1981) 283

Kalinowsky, L. B., H. Hippius: Pharmacological, convulsive and other somatic treatments in psychiatry. Grune & Stratton, New York 1969

Kendell, R. E.: The present status of electroconvulsive therapy. Brit. J. Psychiat. 139 (1981) 265

Köhler, G. K.: Gibt es noch Indikationen für die Heilkrampfbehandlung? In: Das ärztliche Gespräch, hrsg. von Tropon 32 (1980) 56

Lucas, A.: Other physical interventions. In: Basic Handbook of Child Psychiatry, vol. III: Therapeutic Interventions, hrsg. von S. J. Harrison. Basic Books, New York 1979 (S. 409)

McCabe, M. S.: ECT in the treatment of mania: a controlled study. Amer. J. Psychiat. 133 (1976) 688

Ottosson, J. O.: Convulsive therapy. In: Psychiatrie der Gegenwart, Bd. I, Teil 2, 2. Aufl. hrsg. von K. P. Kisker, J. E. Meyer, C. Müller, E. Strömgren. Springer, Berlin 1980

Post, F.: Then and now. Brit. J. Psychiat. 133 (1978) 83

Reimer, F., D. Lorenzen: Die Elektrokonvulsivbehandlung in psychiatrischen Kliniken der Bundesrepublik Deutschland und West-Berlin. Nervenarzt 52 (1981) 554

Rollin, H. R.: The impact of ECT. In: Electroconvulsive Therapy: Proceedings of the Leicester University Conference, hrsg. von R. L. Palmer. Oxford University Press, London 1980

Royal College of Psychiatrists: Memorandum on the use of electroconvulsive therapy. Brit. J. Psychiat. 131 (1977) 261

Psychopharmakotherapie und Therapie mit anderen psychotropen Medikamenten

Antidepressiva
Helmut Remschmidt

Definition und allgemeine Gesichtspunkte

Die Ära der Antidepressiva begann mit der Entdeckung des Schweizer Psychiaters KUHN (1957), wonach *Imipramin* antidepressiv wirksam sei. Dieser Entdeckung vorausgegangen war der Einsatz des Chlorpromazins durch die französischen Psychiater DELAY u. DENIKER (1952), die die Beobachtung machten, daß diese Substanz manische Zustandsbilder und schizophrene Psychosen günstig beeinflußt.

Im Gefolge der Beobachtungen von DELAY und DENIKER wurden zahlreiche Substanzen erprobt, u. a. auch das Imipramin, dessen Wirkungsspektrum von KUHN zunächst mit einem „schwachen Chlorpromazin" verglichen wurde.

Bei der Anwendung der Substanz an Patienten mit endogenen Depressionen stellte er dann die deutliche depressionslösende Wirkung fest. Es wurden in der Folgezeit eine Reihe von Substanzen erprobt, die vom Imipramin abgeleitet waren und eine ähnliche Wirkung zeigten; es bürgerte sich der Begriff „Thymoleptikum" ein, der später durch die Bezeichnung „Antidepressivum" ersetzt wurde. Bis heute ist das Imipramin eine Referenzsubstanz geblieben, mit deren Hilfe das Wirkungsprofil anderer Antidepressiva definiert wird.

Interessanterweise wurde im gleichen Jahre (1957) durch den amerikanischen Psychiater KLINE (LOOMER u. Mitarb. 1957) ein ganz anderes Antidepressivum, der *Monoaminooxydasehemmer (MAO)* Iproniazid (Marsilid), beschrieben, der ursprünglich (wie auch das Imipramin) nicht als Psychopharmakon konzipiert war, sondern bei der Entwicklung von Tuberkulostatika entdeckt wurde. Damit war zur gleichen Zeit ein ganz anderes Wirkungsprinzip antidepressiver Behandlung entdeckt worden. Die Entwicklung wendete sich jedoch in Richtung der Imipraminderivate, da die MAO-Hemmer wegen z. T. erheblicher Nebenwirkungen teilweise aus dem Handel gezogen wurden. Die MAO-Hemmer zeigten eine sehr starke antriebssteigernde Wirkung, weshalb sie mit dem Begriff „Thymeretikum" beschrieben wurden. Auch diese Bezeichnung wird heute kaum mehr angewandt. Vielmehr werden auch die MAO-Hemmer unter dem Begriff „Antidepressivum" subsumiert. Dies ist um so mehr gerechtfertigt, als sich in den folgenden Jahren herausstellte, daß sowohl die trizyklischen Antidepressiva, zu denen das Imipramin gehört, als auch die MAO-Hemmer sehr ähnliche Wirkungen auf den Stoffwechsel der biogenen Amine ausüben.

Im letzten Jahrzehnt wurden als weitere Gruppe die *tetrazyklischen Antidepressiva* entwickelt, die sich strukturchemisch und pharmakologisch von den trizyklischen und den MAO-Hemmern unterscheiden. Schließlich sind zur Depressionsprophylaxe noch die *Lithiumpräparate* zu nennen, deren Anwendung bei manischen Zustandsbildern durch den Australier CADE (1949) eingeführt wurde. Durch den dänischen Psychiater SCHOU (1980) wurde die Lithiumbehandlung entscheidend ausgebaut und untersucht.

Damit lassen sich die antidepressiven Substanzen in vier Gruppen einteilen:

(1) Trizyklische Antidepressiva.
(2) Tetrazyklische Antidepressiva.
(3) Monoaminooxydasehemmer.
(4) Lithiumsalze.

Im folgenden wird auf die drei zuerst genannten Substanzgruppen eingegangen. Über die Lithiumtherapie orientiert ein eigener Beitrag von MÜLLER-OERLINGHAUSEN (in diesem Band, S. 650 ff).

Die hier skizzierte Entwicklung ging auch an der Kinder- und Jugendpsychiatrie nicht vorüber. Bereits im Jahre 1958 berichtete VERENA KUHN-GEBHARD über Behandlungserfolge mit Imipramin bei depressiven Kindern (vgl. NISSEN 1984, S. 105). 1960 stellte MACLEAN fest, daß Imipramin in einer Dosierung von 25–50 mg einmalig abends bei der Enuresis sehr wirksam war. Das wurde von MUNSTER u. Mitarb. (1961) und SALGADO u. KIERDEL-VEGAS (1963) bestätigt und von POUSSAINT u. DITMAN (1965) in der ersten kontrollierten Studie erhärtet. Es folgten weitere Doppelblindstudien, die die Wirksamkeit von Imipramin bei der Enuresis nocturna bestätigen (BINDEGLASS u. Mitarb. 1968; SHAFFER u. Mitarb. 1968). Etwa zur gleichen Zeit wurden Antidepressiva auch bei kindlichen Depressionen angewandt (LUCAS u. Mitarb. 1965) und beim hyperkinetischen Syndrom (RAPOPORT 1965; KRAKOWSKI 1965). Es folgten dann Studien bei Kindern mit depressiven Zustandsbildern (FROMMER 1967) und bei Kin-

8 Therapie, Rehabilitation und Prävention in der Kinder- und Jugendpsychiatrie

dern mit Angstzuständen und phobischen Symptomen (FOSTER 1967). In allen diesen Studien, die hinsichtlich des methodischen Anspruchs recht unterschiedlich waren, erwiesen sich die Antidepressiva, insbesondere das Imipramin, als wirksam.

Die spezifische Anwendung von Antidepressiva bei depressiven Zustandsbildern im Kindes- und Jugendalter hat durch folgende Entwicklungen in den letzten Jahren neuen Aufschwung erhalten (PUIG-ANTICH u. Mitarb. 1985):

(1) Das Konzept der maskierten Depression wurde fallengelassen, weil sich die unter diesem Terminus zusammengefaßten Symptome entweder als unspezifische Beschwerden oder als Bestandteil einer endogenen Depression erwiesen (PUIG-ANTICH 1982).

(2) Die Existenz endogen-phasischer Psychosen konnte auch für das Kindes- und Jugendalter bestätigt werden. Diese These ist für den deutschen Sprachraum nicht neu (BÜRGER-PRINZ 1935; SPIEL 1961; STUTTE 1969).

(3) Es gibt mittlerweile übereinstimmende Kriterien für die Diagnose endogen-phasischer Psychosen im Kindes- und Jugendalter (ANTHONY u. SCOTT 1960; KOVACS u. Mitarb. 1984; DSM-III).

(4) Es liegen auch Befunde vor, wonach psychosoziale Defizite mit endogen-phasischen Psychosen bei präpuberalen Kindern assoziiert sind (PUIG-ANTICH u. Mitarb. 1985).

Diese Beobachtungen sowie die verfeinerte Methodik, die für die Durchführung von Erprobungsstudien zur Verfügung steht, haben zu einem neuen Aufschwung des Interesses und der Forschung über die Anwendung antidepressiver Substanzen im Kindes- und Jugendalter geführt.

Pharmakologie, Biochemie und Wirkungsmechanismus

Trizyklische und tetrazyklische Antidepressiva leiten sich letztlich vom Imipramin ab, das als das am besten erforschte Antidepressivum gelten kann.

Trizyklische Antidepressiva

Die Bezeichnung leitet sich aus der chemischen Struktur dieser Gruppe von Substanzen ab, die aus einem Grundgerüst aus drei Ringen und unterschiedlichen Seitenketten bestehen. Imipramin und Amitriptylin enthalten an der Seitenkette je zwei Methylgruppen. Von beiden Substanzen existieren desmethylierte Verbindungen, die in Abb. 8.1 dargestellt sind.

Im Vergleich zu den Muttersubstanzen wirken die beiden desmethylierten Verbindungen stärker antriebssteigernd. Sie unterscheiden sich aber auch biochemisch: Desimipramin hat eine stärkere noradrenalinpotenzierende Wirkung als Imipramin (BENKERT u. HIPPIUS 1974). Die wichtigsten im Handel befindlichen Antidepressiva sind in Tab. 8.2 wiedergegeben.

Die pharmakologischen Wirkungen der trizyklischen Antidepressiva können unter folgenden Gesichtspunkten zusammengefaßt werden (STILLE 1968; BENKERT u. HIPPIUS 1974; NISSEN u. Mitarb. 1984):

1. Sie heben im Tierversuch verschiedene Reserpinwirkungen auf (Reserpinantagonismus). Z.B. werden die Reserpinwirkungen Katalepsie, Hypotonie und Ptosis aufgehoben oder abgeschwächt.
2. Sie potenzieren verschiedene Katecholaminwirkungen (z.B. Verstärkung der noradrenalinbedingten Blutdrucksteigerung).
3. Sie haben eine zentrale anticholinergische Wirkung.
4. Sie verursachen Veränderungen der hirnelektrischen Aktivität, die sich bei Verabreichen geringer Dosen in einer Frequenzverlangsamung mit erhöhter Amplitude zeigen, bei höheren Dosen in Form von Dysrhythmien, und bei hoher Dosierung können hypersynchrone Aktivität und zerebrale Anfälle auftreten. Die EEG-Veränderungen können auch zur Charakterisierung eines Antidepressivums herangezogen werden.
5. Klinisch gehen die bislang beschriebenen Wirkungen, je nach Typ des trizyklischen Antide-

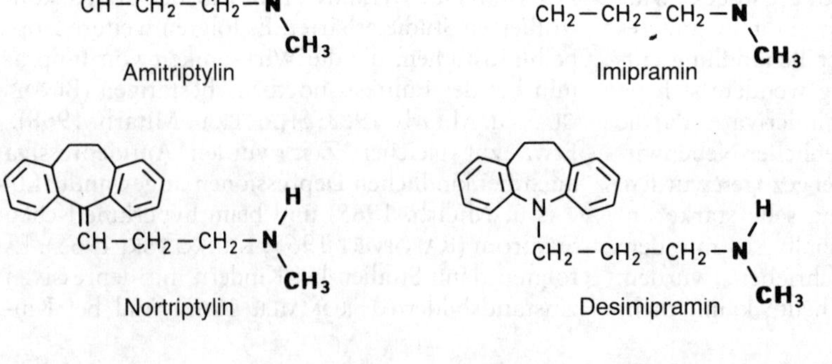

Abb. 8.1 Gegenüberstellung der desmethylierten Verbindungen von Amitriptylin und Imipramin (aus O. Benkert, H. Hippius: Psychiatrische Pharmakotherapie. Springer, Berlin 1974 [S. 13]).

Tabelle 8.2 Antidepressiva, die zur Zeit in der BRD, Österreich und der Schweiz im Handel erhältlich sind (aus J. Angst, B. Woggon: Psychopharmakatherapie. In: Psychiatrie der Gegenwart, 2. Aufl., Bd. I, Teil 2: Grundlagen und Methoden der Psychiatrie, hrsg. von K. P. Kisker, J. E. Meyer, C. Müller, E. Strömgren. Springer, Berlin 1980 [S. 265])

Internationale chemische Kurzbezeichnung (generic name)	Handelsnamen		
	BRD	Österreich	Schweiz
1.1. Trizyklische Antidepressiva			
Amitriptylin	Laroxyl Saroten Tryptizol	Saroten Tryptizol	Laroxyl Saroten Tryptizol
Clomipramin	Anafranil	Anafranil	Anafranil
Desimipramin	Pertofran	Pertofran	Pertofran
Dibenzepin	Noveril	Noveril	Noveril
Dimetracin	Istonil	Istonil	Istonil
Doxepin	Aponal	Sinquan	Sinquan
Imipramin	Tofranil	Tofranil	Tofranil
Lofepramin (Clofepramin Lopramin)	Gamonil	–	Gamonil
Melitracen	Trausabun	Trausabun	Dixeran
Nortriptylin	Nortrilen	Nortrilen	Nortrilen Sensival
Noxiptilin	Agedal	Agedal	–
Opipramol	Insidon	Insidon	Insidon
Protriptylin	Maximed	Concordin	Concordin
Trimipramin	Stangyl Surmontil	Stangyl	Surmontil
1.2. Tetrazyklische Antidepressiva			
Maprotilin	Ludiomil	Ludiomil	Ludiomil
Mianserin	Tolvin	Tolvon	Tolvon
1.3. Andere Strukturen			
Nomifensin	Alival	–	Alival
Trazodon	–	–	Trittico
1.4. Monoaminooxydasehemmer			
Isocarboxazid	–	Marplan	Marplan
Nialamid	–	Niamid	–
Tranylcypromin	Parnate	–	–
– in Kombination mit Trifluoperazin	Jatrosom	Jatrosom	Eskapar

pressivums, mit unterschiedlichen Wirkungen einher (KIELHOLZ 1971) (vgl. Abb. 8.5 u. S. 623 ff):
Imipramin-Typ: depressionslösende und leicht psychomotorisch aktivierende Wirkung.
Amitriptylin-Typ: depressionslösende und dämpfende Wirkung.
Desimipramin-Typ: depressionslösende und psychomotorisch stark aktivierende Wirkung.

Biochemie

Die meisten Untersuchungen zur Biochemie der Antidepressiva befassen sich mit den *biogenen Aminen*. Dies geht auf die Beobachtung zurück, wonach Hochdruckkranke, die mit Reserpin behandelt wurden, in etwa 15–20% der Fälle eine depressive Verstimmung entwickeln. Im Tierversuch konnte gezeigt werden, daß das Reserpin eine Konzentrationssenkung verschiedener biogener Amine im Gehirn bewirkt. Andererseits wurde festgestellt, daß die Monoaminooxydasehemmer die Konzentration von biogenen Aminen im Zentralnervensystem erhöhen. Aus diesen Beobachtungen entstand die Hypothese, daß ein Zusammenhang zwischen der Konzentrationssenkung biogener Amine und Depression bestehen müsse.

Die Untersuchungen konzentrierten sich vor allem auf die Katecholamine Noradrenalin und Dopamin sowie auf das Serotonin. Diese Substanzen sind biochemische Überträgersubstanzen im ZNS und werden daher unter der Bezeichnung *Transmitter* zusammengefaßt. *Noradrenalin* entsteht in den Neuronen aus der Aminosäure Tyrosin über die Zwischenstufen Dopa und Dopamin. Serotonin entsteht aus der Aminosäure *Tryptophan* über die Zwischenstufe 5-Hydroxytryptophan. Für die Wirksamkeit der Antidepressiva sind nun folgende Beobachtungen wichtig:

1. Trizyklische Antidepressiva hemmen den Rücktransport von Noradrenalin oder anderen Überträgersubstanzen in die Nervenzelle. Dadurch stehen diese Amine am Rezeptor vermehrt zur Verfügung.
2. Durch Reserpingabe wird die Fähigkeit der Nervenzelle, Noradrenalin zu speichern, herabgesetzt. Gleichzeitig beobachtet man im Tierversuch die sogenannte „Reserpinsedation", die bis zur kataleptischen Starre gehen kann.

Aufgrund der hier geschilderten Verhältnisse kam man zur „Katecholaminhypothese" der Depressionen, die besagt, daß eine Depression durch einen Katecholaminmangel im Gehirn verursacht wird.

3. Monoaminooxydasehemmer bewirken, zumindest im Tierversuch, einen Anstieg der Katecholaminkonzentration und des Serotonins im Gehirn. Es kommt zu einer Steigerung der motorischen Aktivität. Beim Menschen kommt es nach Gabe von Monoaminooxydasehemmern zu einer klar nachgewiesenen antidepressiven Wirkung. Diese Beobachtung steht mit der Katecholaminhypothese in Einklang.

Die hier beschriebenen Verhältnisse sind in Abb. 8.2 schematisch dargestellt. Zunächst wird der normale Ablauf beim Gesunden geschildert (a), dann die Veränderung dieses Ablaufs durch Reserpingabe (b), die Verhältnisse nach Gabe von Monoaminooxydasehemmern (c) und nach Verabreichen trizyklischer Antidepressiva (d).

Es wird deutlich, daß sowohl Monoaminooxydasehemmer als auch trizyklische Antidepressiva,

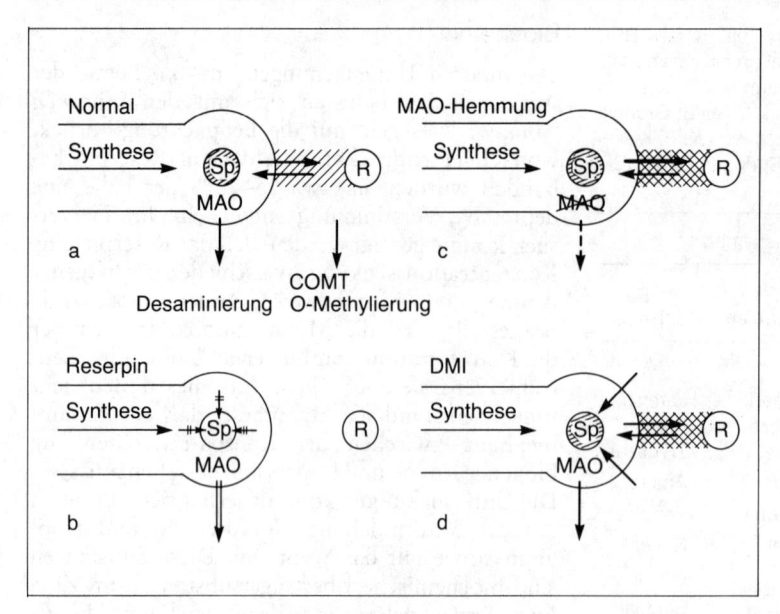

Abb. 8.2 Schematische Darstellung einer noradrenergen Nervenendigung. Sp = Aminspeicher, R = Rezeptor, MAO = Monoaminooxydase, COMT = Catechol-O-Methyltransferase, DMI = Desmethylimipramin (aus O. Benkert, H. Hippius: Psychiatrische Pharmakotherapie. Springer, Berlin 1974 [S. 23]).

trotz Unterschieden im Wirkungsmechanismus, letztlich dazu führen, daß am Rezeptor vermehrt Transmittersubstanzen zur Verfügung stehen. Darauf wird ihre antidepressive Wirkung zurückgeführt.

Die einzelnen trizyklischen Antidepressiva unterscheiden sich im Hinblick auf das Ausmaß der Hemmung des Rücktransportes von Noradrenalin und Serotonin ins Gehirn.

– Hemmung des Rücktransportes von Noradrenalin: am stärksten durch Desmethylimipramin, in geringerem Ausmaß durch Imipramin und Nortriptylin. Amitriptylin hemmt den Rücktransport von Noradrenalin nicht. Eine klinische Bestätigung ist darin zu sehen, daß Amitriptylin eine deutlich sedierende Wirkung hat, Desmethylimipramin und Protriptylin jedoch nicht. Imipramin nimmt eine Mittelstellung ein.
– Hemmung des Rücktransportes von Serotonin: diese ist am stärksten durch Clomipramin, gefolgt von Imipramin.

Auch aus der unterschiedlichen Beeinflußbarkeit der Neurotransmitterfunktionen durch verschiedene Antidepressiva hat man geschlossen, daß es möglicherweise Untergruppen der endogenen Depressionen gibt, die je nach Ansprechen der verschiedenen oben angeführten Antidepressiva als eher serotoninerge oder eher noradrenerge zu bezeichnen wären (BECKMANN 1982).

In Abb. 8.3 ist der Einfluß trizyklischer Antidepressiva auf die Wiederaufnahmehemmung der biogenen Amine Serotonin und Noradrenalin noch einmal übersichtlich zusammengestellt. Ob diese Klassifizierung wirklich möglich ist und Bestand hat, wird die Zukunft weisen. Fraglich ist auch, ob sich diese an Erwachsenen gewonnenen Ergebnisse bei Kindern und Jugendlichen mit endogenen Depressionen bestätigen lassen.

Tetrazyklische Antidepressiva

Für tetrazyklische Antidepressiva ist ein ähnlicher Mechanismus wie für trizyklische beschrieben worden. Auch sie sollen den Rücktransport von Noradrenalin in die Nervenzelle hemmen. Allerdings scheinen sie den Serotoninstoffwechsel nicht zu beeinflussen (DELINI-STULA 1972). Es ist unklar, ob dies für viele tetrazyklische Antidepressiva gilt. Zumindest ist es zutreffend für das Maprotilin (Ludiomil). Auch Nomifensin (Alival) beeinflußt den Katecholaminstoffwechsel dahingehend, daß es die Wiederaufnahme von Noradrenalin und Dopamin in die Aminspeicher hemmt. Die Substanz hat einen deutlichen Reserpinantagonismus im Tierversuch (z. B. bei der Reserpinkatatonie). Sie hat weniger kardiotoxische Wirkungen als viele trizyklische Antidepressiva. In letzter Zeit wurde allerdings über Leberschäden berichtet.

Die wichtigsten tetrazyklischen Antidepressiva sind Maprotilin (Ludiomil) und Mianserin (Tolvin).

Monoaminooxydasehemmer

Wie bereits erwähnt, führt die Verabreichung von Monoaminooxydasehemmern im Tierversuch zu einem Anstieg der Konzentration von Katecholaminen und Serotonin im Gehirn. Sie zeigen einen deutlichen Reserpinantagonismus. Nach Reserpingabe tritt bei Tieren eine deutliche Sedierung ein, nach Gabe von MAO-Hemmern kommt es zu einer Steigerung der motorischen Aktivität. Diese wird als Analogon zur antidepressiven Wirkung der MAO-Hemmer beim Menschen angesehen. MAO-Hemmer können im Tierversuch die Reserpinsedierung aufheben. Es bestehen Anhaltspunkte dafür, daß die antidepressive Wirkung der

Abb. 8.3 Nach dem hypothetischen Konzept zahlreicher Arbeitsgruppen liegt den endogenen, wahrscheinlich auch den psychogenen Depressionen ein Mangel oder ein Ungleichgewicht der Transmitter oder eine Hyposensibilität der postsynaptischen Rezeptoren zugrunde. Die Wirkung der bekanntesten Antidepressiva wird vorwiegend auf eine Hemmung des Re-uptake der Transmitter und ihrer dadurch bewirkten Vermehrung im synaptischen Spalt zurückgeführt (aus G. *Nissen* u. Mitarb.: Kinder- und jugendpsychiatrische Pharmakotherapie in Klinik und Praxis. Springer, Berlin 1984 [S. 110]).

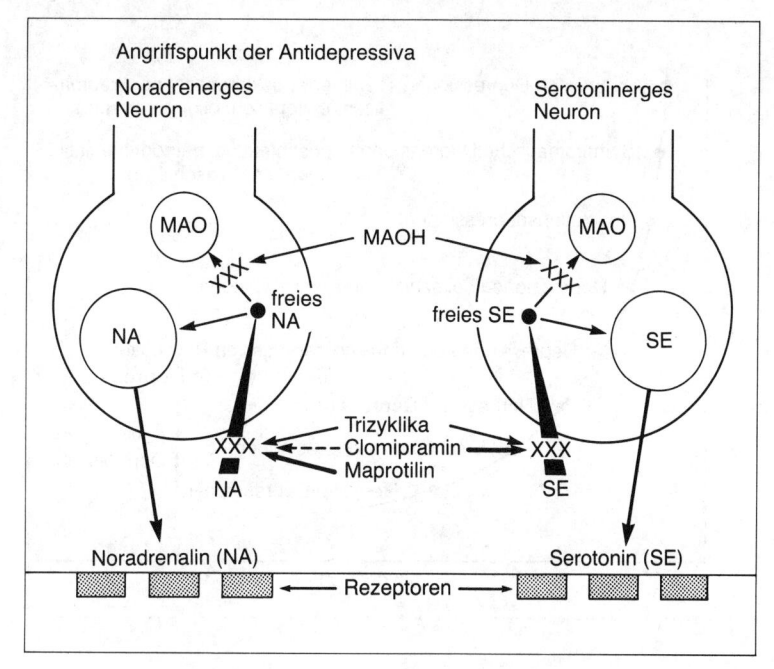

MAO-Hemmer auf eine vermehrte Freisetzung von Serotonin zurückzuführen ist. Damit würden die MAO-Hemmer die sogenannten serotoninergen Depressionen beeinflussen. MAO-Hemmer sind wegen toxischer Wirkungen und einer Reihe unerwünschter Nebenwirkungen kaum mehr im Handel. In der Bundesrepublik Deutschland existiert nur noch das Tranylcypromin (Parnate). Es ist ferner im Kombinationspräparat Jatrosom in Kombination mit Trifluoperazin enthalten.

Für das Verständnis der Depressionen sind aber die Monoaminooxydasehemmer auch heute noch von großer Bedeutung. Deshalb wird auch auf die im Tierversuch nachgewiesenen Wirkungen eingegangen (PLETSCHER u. Mitarb. 1960; BENKERT u. HIPPIUS 1974). Danach bewirken sie im Tierversuch folgendes:
(1) Durch die Hemmung des Metabolismus der Monoamine kommt es zu einer starken Konzentrationserhöhung dieser Transmittersubstanzen im Gehirn (Noradrenalin und Serotonin).
(2) Wie trizyklische Antidepressiva bewirken sie einen deutlichen Reserpinantagonismus.
(3) Die Verabreichung von MAO-Hemmern und ihren Vorstufen führt zu einer Intensivierung von exogen zugeführten Aminen. Durch Tyramin im Tierversuch ausgelöste Krämpfe werden verstärkt, ebenso die Wirkungen von Tryptophan, Oxytryptophan, Tryptamin und Oxtryptamin. Da diese Substanzen mit der Nahrung zugeführt werden, kann es während der Behandlung mit MAO-Hemmern zu ausgeprägten Kopfschmerzanfällen und gefährlichen Blutdruckkrisen kommen. Die mit der Nahrung zugeführten Amine werden normalerweise durch die Monoaminooxydase der Leber rasch abgebaut. MAO-Hemmer verzögern jedoch diesen Abbau.

Klinische Anwendungen

Depressive Zustandsbilder

Die Behandlung depressiver Zustandsbilder mit antidepressiv wirksamen Substanzen hat zunächst eine sorgfältige Diagnostik und Differentialdiagnostik des depressiven Zustandsbildes zur Voraussetzung. In Abb. 8.4 ist das Schema von KIELHOLZ (1971) zur nosologischen Einteilung der Depressionen wiedergegeben. Dieses für Erwachsene entwickelte Schema kann im Grundsatz auch für Kinder und Jugendliche gelten, auch wenn im kinder- und jugendpsychiatrischen Bereich eine andere Häufigkeitsverteilung als im Erwachsenenalter besteht.

Wenngleich das Hauptindikationsgebiet der Antidepressiva die endogenen Depressionen sind, so existiert als relative Indikation die Anwendung dieser Substanzen als unterstützende Maßnahme auch bei anderen Formen der Depression.

Der Einsatz von Antidepressiva erstreckt sich, wie auch bei den Neuroleptika, zunächst auf die sogenannten Zielsymptome (FREYHAN 1957). Diese hat KIELHOLZ (1971) in sein *Dreikomponentenschema* aufgenommen, wobei nach Maßgabe der Zielsymptomatik drei Grundtypen von Antidepressiva unterschieden werden:
(a) Desimipramin-Typ (Norpramin, Pertofran): depressionslösende und *stark* psychomotorisch aktivierende Wirkung.

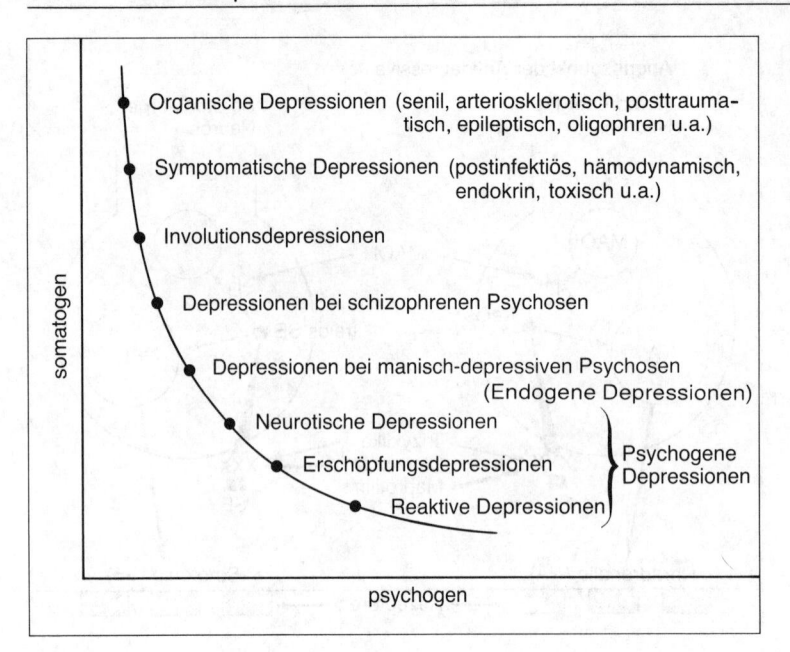

8 Therapie, Rehabilitation und Prävention in der Kinder- und Jugendpsychiatrie

Abb. 8.4 Nosologische Einordnung der Depressionszustände (aus P. Kielholz: Diagnose und Therapie der Depressionen für den Praktiker. Lehmann, München 1971).

Organische Depressionen (senil, arteriosklerotisch, posttraumatisch, epileptisch, oligophren u.a.)

Symptomatische Depressionen (postinfektiös, hämodynamisch, endokrin, toxisch u.a.)

Involutionsdepressionen

Depressionen bei schizophrenen Psychosen

Depressionen bei manisch-depressiven Psychosen (Endogene Depressionen)

Neurotische Depressionen

Erschöpfungsdepressionen } Psychogene Depressionen

Reaktive Depressionen

somatogen / psychogen

(b) Imipramin-Typ (Tofranil): depressionslösende und *leicht* psychomotorisch aktivierende Wirkung.
(c) Amitriptylin-Typ (Laroxyl, Saroten, Tryptizol): depressionslösende und dämpfende Wirkung.

Diesen drei Grundtypen lassen sich die meisten Antidepressiva zuordnen, wie aus Abb. 8.5 hervorgeht.
Aus der Abbildung wird deutlich, daß sich in diesem Schema auch die MAO-Hemmer unterbringen lassen, bei denen die psychomotorisch ak-

Legende: psychomotorisch aktivierend / depressionslösend stimmungsaufhellend / sedierend anxiolytisch

MAO-Hemmer | Nortriptylin | 2. Imipramin | Maprotilin | Clomipramin | 3. Amitriptylin | Neuroleptika mit leicht antidepressiver Wirkung

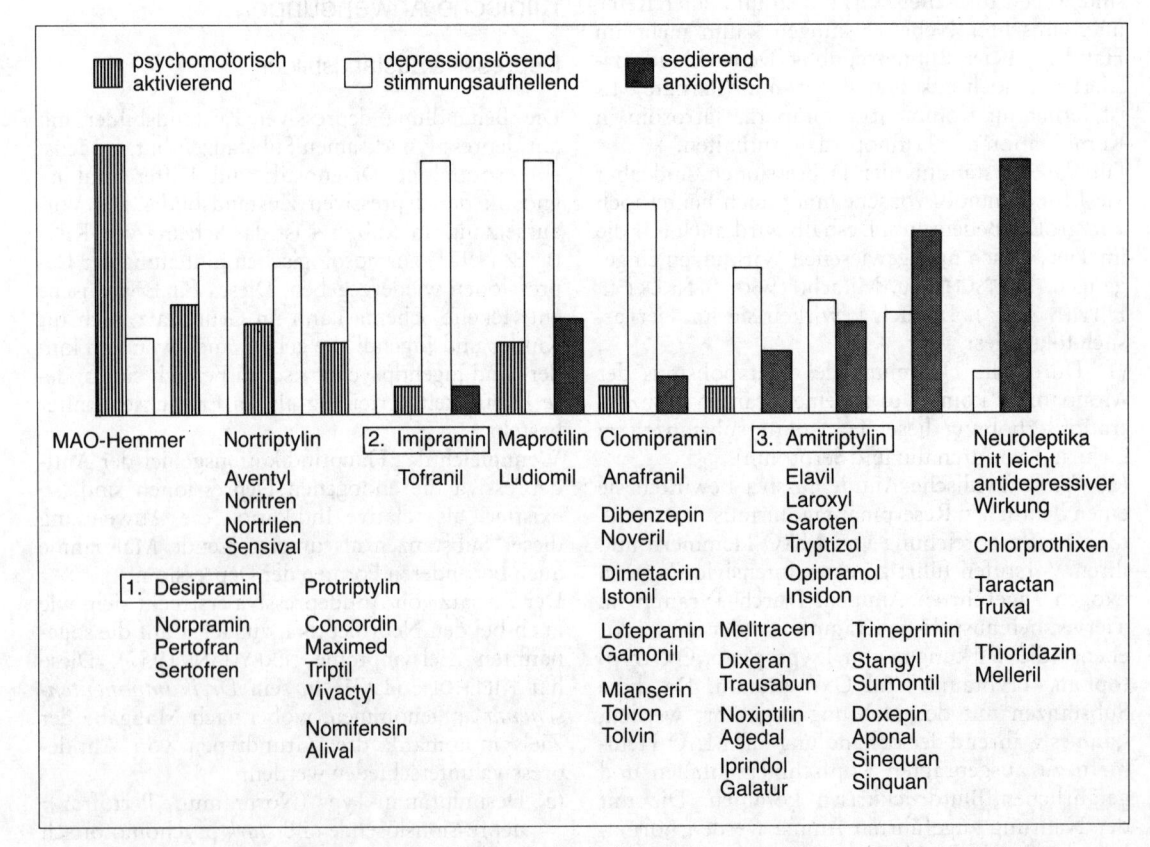

Aventyl / Tofranil / Ludiomil / Anafranil / Elavil / Chlorprothixen
Noritren / Laroxyl
Nortrilen / Dibenzepin / Saroten / Taractan
Sensival / Noveril / Tryptizol / Truxal

1. Desipramin / Protriptylin / Dimetacrin / Opipramol
Istonil / Insidon / Thioridazin
Norpramin / Concordin / Lofepramin / Melitracen / Trimeprimin / Melleril
Pertofran / Maximed / Gamonil / Dixeran / Stangyl
Sertofren / Triptil / Trausabun / Surmontil
Vivactyl / Mianserin / Noxiptilin / Doxepin
Tolvon / Agedal / Aponal
Nomifensin / Tolvin / Iprindol / Sinequan
Alival / Galatur / Sinquan

Abb. 8.5 Schematische Darstellung der Wirkungsprofile der Antidepressiva (nach *Nissen* u. Mitarb. 1984, S. 119).

tivierende Wirkung deutlich die depressionslösende überwiegt. Am rechten Ende der Abbildung sind ferner die Neuroleptika mit leicht antidepressiver Wirkung angegeben, bei denen die dämpfende (sedierende) und anxiolytische Wirkung die depressionslösende stark übertrifft. Aber auch die tetrazyklischen Antidepressiva (Maprotilin, Ludiomil) sind in ihrem Wirkungsspektrum deutlich erkennbar. Bei ihnen überwiegt die depressionslösende Wirkung bei weitem, während sich die psychomotorisch aktivierende und die dämpfende Wirkung fast die Waage halten. Auch das Wirkungsspektrum einiger anderer Antidepressiva geht aus Abb. 8.5 hervor. Es soll jedoch nicht verschwiegen werden, daß an dieser Klassifikation auch Kritik geübt wurde. Insbesondere erscheint es schwierig, die Antidepressiva nach ihrer Wirkung auf den Antrieb zu klassifizieren: ANGST u. WOGGON (1980) weisen darauf hin, daß es kaum aussagekräftige empirische Untersuchungen gibt, welche Stimmung und insbesondere Antrieb ausreichend erfassen. Sie sind der Meinung, daß die sogenannten aktivierenden Depressiva hauptsächlich wegen ihrer fehlenden oder kaum vorhandenen sedierenden Wirkung als antriebssteigernd beschrieben werden.

Klinische Indikationen:
Nach ANGST u. THEOBALT (1970) können trizyklische und tetrazyklische Antidepressiva grundsätzlich bei jedem depressiven Zustandsbild indiziert sein, welches nicht durch eine andere kausale Therapie gebessert werden kann. Wenn man davon ausgeht, so kann ihre Anwendung bei nahezu allen in Abb. 8.4 angeführten depressiven Zustandsbildern vertreten werden, so z. B. bei endogenen Depressionen, bei schizoaffektiven Psychosen, bei symptomatischen Depressionen, bei organischen Depressionen und bei Depressionen im Zusammenhang mit schizophrenen Erkrankungen, ferner auch bei neurotischen und reaktiven Depressionen.
In der Praxis wird jedoch diese Weite der Indikation eine Einschränkung erfahren müssen. Sie richtet sich weniger nach der Ätiologie, sondern nach der Syndromdiagnostik und Zielsymptomatik. Danach kann man, an der Symptomatik orientiert, verschiedene depressive Syndrome unterscheiden (ANGST u. WOGGON 1980), die allerdings im Kindesalter selten in dieser klaren Form gefunden werden. Im Jugendalter findet man jedoch eine deutliche Annäherung an diese Symptomatik. Es handelt sich dabei um folgende Syndrome:
(1) das gehemmt- bzw. apathisch-depressive Syndrom,
(2) das agitiert-depressive Syndrom,
(3) das hypochondrische Syndrom,
(4) das phobisch-anankastische Syndrom,
(5) das psychotisch-depressive Syndrom mit Wahnideen und/oder Halluzinationen und
(6) das organisch-depressive Syndrom.

Früher hat man auch ein larviert-depressives Syndrom unterschieden oder sogenannte depressive Äquivalente. Von der Diagnostik dieser Störungen hat man jedoch in den letzten Jahren in der Kinder- und Jugendpsychiatrie Abstand genommen.
Im Hinblick auf diese Syndrome erlaubt das in Abb. 8.5 wiedergegebene Dreikomponentenschema mit seinen Weiterungen, trotz der Kritik, die man äußern kann, eine relativ gute Orientierung. Die Wahl des Antidepressivums orientiert sich an dieser klinischen Symptomatik. So empfiehlt sich der Einsatz eines stärker sedierenden und anxiolytischen Antidepressivums bei agitiertem bzw. ängstlich-agitiertem depressivem Syndrom (Laroxyl, Saroten, Tryptizol), während beim ausgesprochen gehemmt- bzw. apathisch-depressiven Syndrom eher ein Antidepressivum vom Desimipramin-Typ (z. B. Pertofran) angezeigt ist.
MAO-Hemmer sollten nur angewandt werden, wenn eine Depression auf tri- und tetrazyklische Antidepressiva nicht anspricht.
Tab. 8.2 (S. 621) gibt eine Übersicht über die wichtigsten tri- und tetrazyklischen Antidepressiva und Monoaminooxydasehemmer sowie über die in den deutschsprachigen Ländern eingeführten Präparate.

Zum praktischen Vorgehen:
Antidepressiva werden in der Regel oral verabreicht. Die Dosierung erfolgt zunächst einschleichend, nach 3–5 Tagen sollte die volle Dosierung erreicht sein. Die meisten Antidepressiva haben relativ lange Halbwertszeiten, weshalb die dreimal tägliche Dosierung durch eine Verabreichung von zwei Tagesdosen ersetzt werden kann. Bei manchen Präparaten gibt es Retardformen. Der Wirkungseintritt der meisten Antidepressiva ist bereits nach einer Woche zu beobachten. Die vielfach geäußerte Behauptung, wonach der Wirkungseintritt erst nach drei Wochen zu beobachten sei, ist nicht zutreffend (ANGST u. WOGGON 1980).
Bei sehr therapieresistenten bzw. schwer gehemmten Depressionen hat sich auch die intravenöse Infusionsbehandlung bewährt. Gute Erfahrungen liegen vor für die Behandlung mit Clomipramin (Anafranil) und Nomifensin (Alival). Behandelt wird über mehrere Monate. Es ist wichtig zu wissen, daß die Symptomatik sich vielfach nicht bis zur Symptomfreiheit zurückbildet. Die Medikation soll jedoch auch dann noch nicht abgesetzt werden, wenn die Symptomfreiheit erzielt wurde, sondern wird danach noch über mehrere Wochen fortgesetzt. Häufige Fehler sind zu niedrige Dosierung oder zu frühes Absetzen der Medikation. Das Absetzen erfolgt ausschleichend. Nach NISSEN (1984) haben auch bei Jugendlichen die therapierefraktären Depressionen zugenommen. Auch bei ihnen hat sich eine Infusionsbehandlung bewährt (NISSEN 1982).

Schulphobie

Auch bei der Schulphobie hat sich die Anwendung antidepressiver Substanzen als sinnvoll erwiesen. Man muß dabei allerdings im Auge haben, daß die medikamentöse Behandlung hier nicht die Hauptkomponente der Therapie verkörpert. Diese liegt eindeutig bei der Psychotherapie. Jedoch hat sich, insbesondere bei Kindern und Jugendlichen, die gleichzeitig depressiv verstimmt sind, die zusätzliche Gabe von tri- oder tetrazyklischen Antidepressiva bewährt. So konnten in einer Studie von RABINER u. KLEIN (1969) 24 von 28 Kindern mit einer Schulphobie unter Imipraminbehandlung innerhalb von 6 Wochen in die Lage versetzt werden, die Schule wieder zu besuchen.

Es scheint so zu sein, daß Imipramin in diesen Fällen insbesondere auch die phobische Komponente des Syndroms beeinflußt. Derartige Wirkungen sind von Erwachsenen bekannt, die an einer Agoraphobie litten. Bei der Schulphobie kommt es, wie bei der Agoraphobie, auch zu panikartigen Angstattacken, die jedoch eine andere Ursache haben.

Die Dosierung folgt den gleichen Richtlinien wie bei depressiven Syndromen. In der Regel wird allerdings niedriger dosiert. Der Einsatz von Antidepressiva, insbesondere des Imipramins, bei der Schulphobie ist seit langem bekannt (GITTELMAN-KLEIN u. KLEIN 1973).

Enuresis nocturna und Enkopresis

Zahlreiche Beobachtungen, auch sorgfältige Doppelblindstudien, liegen über die Wirksamkeit von trizyklischen Antidepressiva (insbesondere Imipramin) bei Enuresis vor. An der Wirksamkeit dieser Substanzen bei der Enuresis nocturna kann kein Zweifel bestehen. Im Prinzip kann jede Enuresis nocturna durch trizyklische Antidepressiva unterbrochen werden, wenn man sie nur ausreichend hoch dosiert. Letzteres ist allerdings keineswegs zu empfehlen. Auch Amitriptylin (Laroxyl, Saroten, Tryptizol), Maprotilin (Ludiomil) und Nomifensin (Alival) sind bei der Enuresis nocturna wirksam.

Es liegen auch Informationen über die Wirksamkeit trizyklischer Antidepressiva bei der Enkopresis vor. Ihre Wirkung soll nach CONNELL (1972) durch einen anticholinergischen Effekt zustande kommen.

Nach NISSEN (1984) kommt die Wirkung von Imipramin bei der Enuresistherapie durch folgende Komponenten zustande:

(a) Die Schlaftiefe wird herabgesetzt, wodurch die Wahrnehmung von Weckreizen möglich wird.
(b) Es kommt zu einer Erhöhung der Blasenkapazität durch Tonusminderung des Detrusor vesicae.
(c) Es wird eine Tonussteigerung des Blasenschließmuskels erzeugt.
(d) Infolge einer leichten lokalanästhetischen Wirkung auf die Blasenschleimhaut tritt der Harndrang erst bei stärkerer Blasenfüllung ein.

Hyperkinetisches Syndrom

Wenngleich die Pharmakotherapie des hyperkinetischen Syndroms hauptsächlich in der Verabreichung von Stimulanzien (Methylphenidat) besteht, so wurden auch mit tri- und tetrazyklischen Antidepressiva Erfolge erzielt. Wiederum liegen die meisten Erfahrungen mit Imipramin (Tofranil) vor. Vergleichende Studien mit Imipramin gegenüber Methylphenidat zeigen, daß Methylphenidat dem Imipramin überlegen ist, daß Imipramin aber deutlich höhere Erfolgsraten zeigt als die Verabreichung von Placebos (RAPOPORT u. Mitarb. 1974; QUINN u. RAPOPORT 1975).

Somnambulismus (Schlafwandeln)

Auch bei Somnambulismus hat sich die Verabreichung von trizyklischen oder tetrazyklischen Antidepressiva bewährt. Erfahrungen liegen insbesondere mit dem Imipramin vor. Die Wirkung wird auf eine Reduktion der Schlaftiefe und auf eine Verkürzung des REM-Schlafes zurückgeführt. Man verabreicht, wie bei der Enuresis, eine einmalige Dosis des Antidepressivums abends, z. B. 10–50 mg Tofranil.

Kontraindikationen

Der Schwerpunkt der antidepressiven Behandlung liegt bei den endogenen Depressionen. Wie oben erwähnt, können antidepressive Substanzen jedoch bei einer Reihe anderer Depressionen ebenfalls eingesetzt werden. Eine reaktive oder klar neurotische Depression mit definierbarem Konflikt stellt eine relative Kontraindikation dar. In solchen Fällen muß der Psychotherapie der Vorzug gegeben werden.

Tri- und tetrazyklische Antidepressiva

Eine absolute Kontraindikation stellt eine Vorbehandlung mit MAO-Hemmern dar. Will man nach einer solchen Behandlung tri- oder tetrazyklische Antidepressiva einsetzen, so ist ein Intervall von mindestens 14 Tagen einzuschieben. Besonderes Augenmerk muß der Kardiotoxizität der trizyklischen Antidepressiva geschenkt werden. Es empfiehlt sich, vor ihrem Einsatz ein EKG abzuleiten, um vorher schon bestehende Herzrhythmusstörungen zu erkennen, die eine Kontraindikation darstellen. Reizleitungsstörungen als Nebenwirkungen sind dosisabhängig und treten in der Regel nur bei einer Dosis von mehr als 5 mg pro kg Körpergewicht und Tag auf. Bei Kindern und Jugendlichen mit Hirnschädigungen ist die Gefahr eines durch Antidepressiva ausgelösten Delirs gegeben, weshalb hier Vorsicht geboten ist.

Monoaminooxydasehemmer

Die Hauptgefahr der Verabreichung von Monoaminooxydasehemmern besteht darin, daß sie mit einer Reihe von exogen zugeführten Substanzen in Wechselwirkung treten. Es sind dies: Aminopyrin, Acetanilid, Kokain, Meperidin, Reserpin und Tyramin (ANGST u. WOGGON 1980). Insbesondere das Tyramin ist in sehr vielen Nahrungsmitteln enthalten (z. B. Camembert, Chianti, Rollmöpsen, in verschiedenen anderen Käsesorten, in Salzheringen und in der Hühnerleber). Die Hemmung des Tyraminabbaus kann zu erheblichen Blutdruckschwankungen (Blutdruckabfall oder -anstieg) führen. Ferner gibt es Wechselwirkungen mit Sympathikomimetika. Diese Unverträglichkeiten mit einer Vielzahl von Nahrungsmitteln erschweren den Einsatz von MAO-Hemmern. Sie sollten auch möglichst nicht mit trizyklischen Antidepressiva

kombiniert werden. Eine derartige Kombination ist zwar im Prinzip möglich, erfordert aber äußerst differenzierte pharmakologische Kenntnisse und kann daher nur unter sehr kontrollierten Bedingungen klinisch durchgeführt werden.
In der Kinder- und Jugendpsychiatrie bleibt die Anwendung von Monoaminooxydasehemmern äußerst eingeschränkt.

doch ihre Unverträglichkeit mit einer Vielzahl von Nahrungsmitteln und auch mit anderen Pharmaka. Dadurch sind sie kaum ambulant anwendbar, weil man von den Patienten oder ihren Eltern nicht erwarten kann, daß sie so differenzierte Diätkenntnisse haben, daß sie die Nahrungsaufnahme entsprechend steuern können.

Unerwünschte Wirkungen

Tri- und tetrazyklische Antidepressiva

Die wichtigsten unerwünschten Wirkungen sind:
(1) Anticholinergische Nebenwirkungen. Am augenfälligsten sind: Austrocknung der Schleimhäute, Mydriasis, Schwitzen, Tachykardie, Akkommodationsstörungen, Müdigkeit, Somnolenz.
(2) Herzrhythmusstörungen und andere EKG-Veränderungen. Häufig findet man Rhythmusstörungen bis zur Arrhythmie, wie im EKG eine Abflachung der T-Welle, ferner Hypotonie.
(3) Auch bei Kindern und Jugendlichen nicht selten zu finden sind Miktionsstörungen bis zur Harnverhaltung.
(4) Blutbildveränderungen: Auftreten können Leukopenie, Eosinophilie und Agranulozytose.
(5) Störungen der Leberfunktionen: Es kann zum Ikterus kommen, zum Anstieg der Transaminasen und der alkalischen Phosphatase.
(6) Erniedrigung der Anfallsschwelle, was zu epileptischen Anfällen führen kann.
Ferner sind allergische Hautreaktionen beobachtet worden, in manchen Fällen Gynäkomastie, delirante Zustandsbilder sowie eine Aktivierung schizophrener Symptome bei entsprechender Bereitschaft.
Die häufigsten Nebenwirkungen treten in den ersten Wochen auf, so daß in dieser Zeit eine besonders sorgfältige Beobachtung der Patienten erforderlich ist. Im Kindesalter wurden ferner auch Wachstumsstörungen beschrieben, die jedoch nicht das gleiche Ausmaß erreichen wie bei Kindern, die mit Stimulanzien behandelt wurden. In Einzelfällen wurde auch eine Potenzierung der Trijodthyronin-Wirkung beschrieben. Ferner sind in seltenen Fällen bei Kindern wie Erwachsenen paradoxe aggressive Reaktionen nach Anwendung trizyklischer Antidepressiva bekanntgeworden (TEC 1963).

Monoaminooxydasehemmer

Die bekanntesten Nebenwirkungen sind: Blutdruckkrisen (Blutdrucksenkung oder -anstieg), Kopfschmerzen, Schwindel, Schlafstörungen, Aktivierung schizophrener Syndrome, Herabsetzung der Anfallsschwelle und im Gefolge epileptische Anfälle sowie Leberschäden. Das größte Hemmnis für die Anwendung von MAO-Hemmern ist je-

Literatur

Angst, J., W. Theobalt: Tofranil (Imipramin). Stämpfli, Bern 1970

Angst, J., J. Woggon: Psychopharmakotherapie. In: Psychiatrie der Gegenwart, Bd. 1, Teil 2, hrsg. von K. P. Kisker, J. E. Meyer, C. Müller, E. Strömgren. Springer, Berlin 1980

Anthony, J., P. Scott: Manic-depressive psychosis in childhood. J. Child Psychol. Psychiat. 1 (1960) 53

Beckmann, H.: Biochemische Beiträge zur Klassifikation und Therapievorhersage bei endogenen Depressionen. In: Biologische Psychiatrie, hrsg. von H. Beckmann. Thieme, Stuttgart 1982

Benkert, O., H. Hippius: Psychiatrische Pharmakotherapie. Springer, Berlin 1974

Bindeglass, P. M., G. H. Dec, F. A. Enos: Medical and psychosocial factors in enuretic children treated with imipramine hydrochloride. Amer. J. Psychiat. 124 (1968) 1107

Bürger-Prinz, H.: Der Beginn der Erbpsychosen. Nervenarzt 8 (1935) 617

Cade, J. F. J.: Lithiumsalts in the treatment of psychotic excitements. Med. J. Austral. 2 (1949) 349

Connell, H. M.: The practical management of encopresis. Aust. Pediat. J. 8 (1972) 273

Delay, J., P. Deniker: 38 cas de psychoses traités par la cure prolongée et continuée de 4568 R. P. Ann. med.-psychol. 110 (1952) 364

Delini-Stula, A.: Zur Pharmakologie von Ludiomil. In: Depressive Zustände, hrsg. von P. Kielholz. Huber, Bern 1972

Foster, B. G.: Treatment of childhood depression: Use of nortriptyline. Newton-Wellesley Med. Bull. 19 (1967) 33

Freyhan, F. A.: Psychomotilität, extrapyramidale Syndrome und Wirkungsweisen neuroleptischer Therapien (Chlorpromazin, Reserpin, Prochlorperazin). Nervenarzt 28 (1957) 504

Frommer, E.: Treatment of childhood depression with antidepressant drugs. Brit. Med. J. 1 (1967) 729

Gittelman-Klein, R., D. F. Klein: School phobia: diagnostic considerations in the light of imipramine effects. J. nerv. ment. Dis. 156 (1973) 199

Kielholz, P.: Diagnose und Therapie der Depressionen für den Praktiker. Lehmann, München 1971

Kline, N. S.: Use of rauwolfia serpentine benth in neuropsychiatric conditions. Ann. N. Y. Acad. Sci. 59 (1954), 107

Kovacs, M., T. L. Feinberg, M. A. Crouse, S. Paulaskas, R. Finkelstein: Depressive disorders in childhood. Arch. gen. Psychiat. 41 (1984) 229

Krakowski, A. J.: Amitriptyline in the treatment of hyperkinetic children: a double blind study. Psychosomatics 6 (1965) 355

Kuhn, R.: Über die Behandlung depressiver Zustände mit einem Iminodibenzyl-Derivat (G 22 3 55). Schweiz. med. Wschr. 87 (1957) 1135

Loomer, H. P., I. C. Saunders, N. S. Kline: A clinical and pharmacodynamic evaluation of iproniazid as a psychic energizer. Psychiat. Res. Pub. Amer. Psychiat. Ass. 8 (1957) 129

Lucas, A. R., H. J. Lockett, F. Grimm: Amitriptyline in childhood depression. Dis. nerv. Syst. 26 (1965) 105
MacLean, R. E. G.: Imipramine hydrochloride (Tofranil) and enuresis. Amer. J. Psychiat. 117 (1960) 551
Munster, A. J., A. M. Stanley, J. C. Saunders: Imipramine (Tofranil) in the treatment of enuresis. Amer. J. Psychiat. 118 (1961) 76
Nissen, G.: Die Bedeutung der medikamentösen Therapie bei Verhaltensstörungen im Kindesalter. Huber, Bern 1979
Nissen, G.: Antidepressiv wirkende Infusionen bei Jugendlichen. In: Antidepressive Infusionstherapie, hrsg. von P. Kielholz, C. Adams. Thieme, Stuttgart 1982
Nissen, G.: Antidepressiva. In: G. Nissen, Chr. Eggers, J. Martinius: Kinder- und jugendpsychiatrische Pharmakotherapie. Springer, Berlin 1984
Nissen, G., Chr. Eggers, J. Martinius: Kinder- und jugendpsychiatrische Pharmakotherapie in Klinik und Praxis. Springer, Berlin 1984
Pletscher, A., K. F. Gey, P. Zeller: Monoaminooxydase-Hemmer. Chemie, Biochemie, Pharmakologie, Klinik. In: Fortschritte der Arzneimittelforschung, Bd. II, hrsg. von E. Jucker. Birkhäuser, Basel 1960 (S. 417)
Pöldinger, W., P. Schmidlin: Index Psychopharmacorum, 5. Aufl. Huber, Bern 1979
Poussaint, A. F., K. S. Ditman: A controlled study of imipramine (Tofranil) in the treatment of childhood enuresis. J. Pediat. 67 (1965) 283
Puig-Antich, J.: Major depression and conduct disorder in prepuberty. J. Amer. Acad. Child Psychiat. 21 (1982) 118
Puig-Antich, J., N. D. Ryan, H. Rabinovich: Affective disorders in childhood and adolescence. In: Diagnosis and Psychopharmacology of Childhood and Adolescent Disorders, hrsg. von J. M. Wiener. Wiley, New York 1985
Quinn, P., J. Rapoport: One-year follow-up of hyperactive boys treated with imipramine of methylphenidate. Amer. J. Psychiat. 132 (1975) 241
Rabiner, C. J., D. F. Klein: Imipramine treatment of school phobia. Comprehens. Psychiat. 10 (1969) 387
Rapoport, J.: Child behavior and learning problems treated with imipramine. Int. J. Neuropsychiat. 1 (1965) 635
Rapoport, J., P. Quinn, G. Bradbard, D. Riddle, E. Brookes: Imipramine and methylphenidate. Treatments of hyperactive boys. Arch. Gen. Psychiat. 30 (1974) 789
Remschmidt, H.: Paradoxe Reaktionen und Interaktionen von Psychopharmaka bei Kindern und Jugendlichen. Mschr. Kinderheilk. 128 (1980) 636
Salgado, M. A., O. Kierdel-Vegas: Treatment of enuresis with imipramine. Amer. J. Psychiat. 119 (1963) 990
Schou, M.: Lithium-Behandlung der manisch-depressiven Krankheit. Thieme, Stuttgart 1980
Shaffer, D., A. J. Cortello, J. D. Hill: Control of enuresis with imipramine. Arch. Dis. Child. 43 (1968) 665
Spiel, W.: Die endogenen Psychosen des Kindes- und Jugendalters. Karger, Basel 1961
Stille, G.: Pharmacological investigations of antidepressant compounds. Pharmakopsychiat. Neuro-Psychopharm. 1 (1968) 92
Stutte, H.: Psychosen des Kindesalters. In: Handbuch der Kinderheilkunde, Bd. VIII, Teil 1, hrsg. von H. Opitz, F. Schmid. Springer, Berlin 1969
Tec, L.: Unexpected effects in children treated with imipramine. Amer. J. Psychiat. 120 (1963) 603
Werry, J. S. (Hrsg.): Pediatric Psychopharmacology. Brunner & Mazel, New York 1978
Wiener, J. M. (Hrsg.): Diagnosis and Psychopharmacology of Childhood and Adolescent Disorders. Wiley, New York 1985
White, J. H.: Pediatric Psychopharmacology. Williams & Wilkins, Baltimore 1977
Winsberg, B., J. Bieler, S. Kupietz, J. Tobias: Effects of imipramine and dextroamphetamine on behavior of neuropsychiatrically impaired children. Amer. J. Psychiat. 128 (1972) 1425

Neuroleptika
Helmut Remschmidt

Nomenklatur und historische Anmerkungen

Die Bezeichnung „Neuroleptika", die auf den französischen Psychiater DELAY zurückgeht, bedeutet zunächst lediglich, daß die so bezeichneten Substanzen auf die Strukturen des Nervensystems wirken. Klinisch und experimentell haben Neuroleptika folgende Eigenschaften gemeinsam:
- psychomotorische Ruhigstellung,
- Dämpfung von Erregung und Aggressivität,
- antipsychotisch-antischizophrene Wirkung,
- neurologische und vegetative Nebenwirkungen,
- überwiegend subkortikale Wirkungsmechanismen.

Die ersten bekannten Neuroleptika waren die Phenothiazine, die bereits vor Entdeckung ihrer neuroleptischen Eigenschaften als Anthelminthika in Gebrauch waren. In der Folgezeit wurden auch ihre Antihistamineigenschaften entdeckt. Die erste Substanz, die in größerem Maße in den klinischen Gebrauch kam, war das *Chlorpromazin*, das durch DELAY u. DENIKER (1952) in die klinische Praxis eingeführt wurde. Damit begann eine neue Ära in der Behandlung psychiatrischer Erkrankungen, insbesondere der Psychosen.

Das Jahr 1952 war noch in weiterer Hinsicht eine „Sternstunde" der psychiatrischen Pharmakotherapieforschung. In diesem Jahr wurde nämlich auch das Rauwolfia-Alkaloid *Reserpin* entdeckt, das 1954 von KLINE zur Behandlung von Psychosen erprobt wurde und das sich dabei als ähnlich wirksam erwies wie Chlorpromazin. Der nächste Schritt in der psychiatrischen Pharmakotherapie war die Entdeckung der *Butyrophenone* in Gestalt ihres wichtigsten Vertreters, des *Haloperidol*, durch JANSSEN im Jahre 1958 (vgl. JANSSEN u. VAN BEVER 1983, S. 13). Auch für diese Substanz wurde bald eine neuroleptische Wirkung nachgewiesen, die der der bereits bekannten Neuroleptika ähnelte, so daß sich die klinische Anwendung anbot und als wirksam erwies. Die drei zunächst bekannten Substanzen (Phenothiazine, Rauwolfia-Alkaloide und Butyrophenone) haben extrapyramidale Nebenwirkungen, so daß verschiedene Forscher zu der Überzeugung gelangten, daß der neuroleptische Effekt dieser Substanzen mit dem extrapyramidalen eng gekoppelt sei. Dies führte zu der These von HAASE (1977), wonach sich am extrapyramidal-motorischen Effekt auch die neuroleptische Potenz der einzelnen Präparate feststellen läßt.

Mit der Entdeckung des *Clozapins* (in der Bundesrepublik aus dem Handel zurückgezogen) mußte diese These jedoch wieder fallengelassen werden, denn dieses hochpotente Neuroleptikum mit sehr guter antipsychotischer Wirkung führt *nicht* zu einer extrapyramidalen Symptomatik. Es hat zwar auch ausgeprägte anticholinergische Eigenschaften, aber keinerlei extrapyramidale. Diese Erkenntnisse haben dazu geführt, daß man heute jedes Präparat als Neuroleptikum bezeichnet, das in seinem Wirkungsspektrum die dämpfende Wirkung, die psychomotorisch ruhigstellende und die antipsychotische (Einwirkung auf Halluzinationen, Wahn, katatones Verhalten) Wirkung vereinigt.

Bezüglich der *Nomenklatur* muß noch erwähnt werden, daß es eine ganze Reihe synonymer Bezeichnungen gibt. Solche sind Neurolytika, Neuroplegika, Psycholeptika und im angelsächsischen Sprachraum die mißverständliche Bezeichnung „major tranquilizer" im Gegensatz zu den Tranquilizern, die dann „minor tranquilizer" heißen.

Im folgenden kann nur eine kurze und an der klinischen Praxis orientierte Darstellung von Indikation und Wirkungsweise der Neuroleptika gegeben werden. Es existieren mittlerweile eine Reihe guter Einführungen in die kinderpsychiatrische Pharmakotherapie (NISSEN u. Mitarb. 1984; WERRY 1978; WHITE 1977; WIENER 1977). Die in der Kinder- und Jugendpsychiatrie am meisten angewandten Neuroleptika lassen sich in folgende fünf Gruppen einteilen:

1. Phenothiazine:
   a) Phenothiazine mit aliphatischer Seitenkette,
   b) Phenothiazine mit Piperazinring,
   c) Phenothiazine mit Piperidinring.
2. Thioxanthene:
3. Butyrophenonderivate und strukturverwandte Neuroleptika.
4. Rauwolfia-Alkaloide und andere Indolderivate.
5. Andere Neuroleptika.

Unter der Bezeichnung trizyklische Neuroleptika werden die Phenothiazinderivate, die Thioxanthenderivate und einige andere trizyklische Neuroleptika wie das Clozapin zusammengefaßt. Maßgeblich hierfür ist die chemische Grundstruktur, die in Abb. 8.6 wiedergegeben ist.

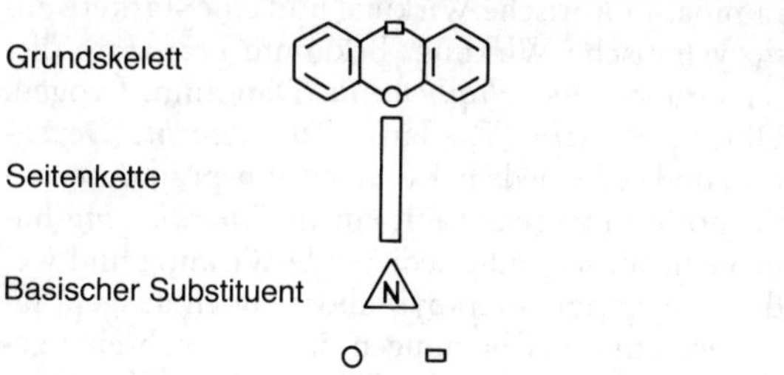

Phenothiazin	N	S	Neuroleptika
Thioxanthen	C	S	
Dibenzazepin	N	CH_2-CH_2	Antidepressiva
Dibenzocycloheptadien	C	CH_2-CH_2	

Abb. 8.**6** Aufbau der Trizykluspharmaka (aus *O. Benkert, H. Hippius:* Psychiatrische Pharmakotherapie, 4. Aufl. Springer, Berlin 1986 [S. 118]).

Wie aus Abb. 8.6 hervorgeht, bestehen die trizyklischen Pharmaka aus einem Grundskelett mit drei Ringen sowie einer Seitenkette und Ringsubstituenten. Sie unterscheiden sich durch die Ringsubstituenten, die Seitenkette und durch Veränderungen im Mittelring.

Interessant ist die chemische Verwandtschaft zwischen trizyklischen Neuroleptika und trizyklischen Antidepressiva, die in Abb. 8.7 dargestellt ist.

Phenothiazinderivate mit *aliphatischer Seitenkette* haben eine stärker sedierende Wirkung. Zu ihnen gehören das *Chlorpromazin* (Megaphen), das *Laevomepromazin* (Neurocil), das *Promethazin* (Atosil) und das *Trifluopromazin* (Psyquil). Bei diesen Substanzen sind extrapyramidale Nebenwirkungen weniger ausgeprägt, jedoch werden starke vegetative Symptome, vor allem im Sinne der Hypotonie, beobachtet.

Phenothiazinderivate mit einem *Piperazinring* in der Seitenkette zeigen, verglichen mit jenen, die eine aliphatische Seitenkette haben, eine geringere Sedierung und eine geringer ausgeprägte vegetative Begleitsymptomatik, jedoch eine stärkere extrapy-

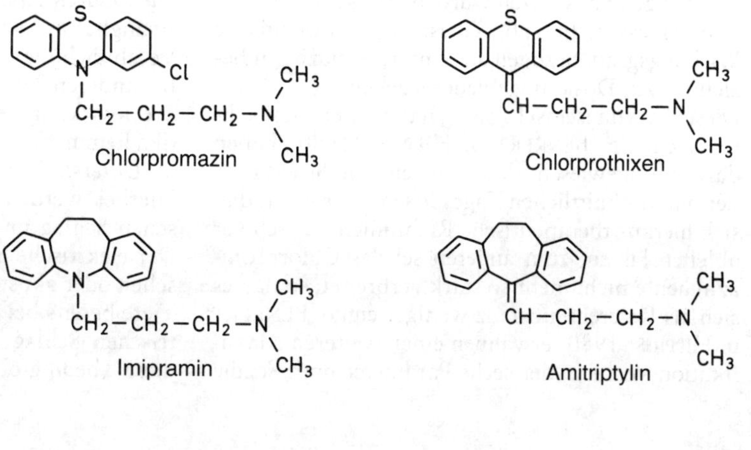

Abb. 8.**7** Gegenüberstellung der Strukturformeln von Chlorpromazin/Chlorprothixen und Imipramin/Amitriptylin (aus *O. Benkert, H. Hippius:* Psychiatrische Pharmakotherapie, 4. Aufl. Springer, Berlin 1986 [S. 119]).

ramidal-motorische Wirkung und eine stärkere antipsychotische Wirkung. Bekannte Präparate dieser Gruppe sind *Fluphenazin* (Dapotum, Lyogen, Omca), *Perazin* (Taxilan), *Perphenazin* (Decentan) und verschiedene Kombinationspräparate.
Phenothiazinderivate mit einem *Piperidinring* haben eine mittelgradig sedierende Wirkung und weder ausgeprägte extrapyramidale noch ausgeprägte vegetative Erscheinungen, jedoch auch eine geringere antipsychotische Wirksamkeit. Zu ihnen gehören *Periciazin* (Aolept) und *Thioridazin* (Melleril).
In die Gruppe der trizyklischen Neuroleptika gehören auch das *Clozapin* (Leponex) und das *Prothipendyl* (Dominal).
Unter den Thioxanthenderivaten sind im Handel das *Chlorproxithen* (Truxal), das *Clopenthixol* (Ciatyl), das *Flupenthixol* (Fluanxol).
Die Gruppe der Butyrophenone geht ursprünglich auf das Haloperidol zurück, jetzt als *Haldol* im Handel. Weitere Substanzen sind das *Benperidol* (Glianimon), das *Floropipamid* (Dipiperon) und das *Trifluoperidol* (Triperidol). Die Butyrophenone haben sehr gute antipsychotische Wirkungen, allerdings auch häufig ausgeprägte extrapyramidale Nebenwirkungen.
Die heute weniger angewandten Rauwolfia-Alkaloide und anderen Indolderivate umfassen die Substanzen *Reserpin* (Reserpin, Serpasil) und *Oxypertin*.
Die strukturchemischen Ähnlichkeiten und Unterschiede zwischen verschiedenen Neuroleptikatypen haben die Überlegung ausgelöst, der Struktur entsprechende Wirkungsspektren zuzuordnen. Nach dem klinischen Effekt unterscheidet man dabei drei Wirkungskomponenten:
- den psychomotorisch-dämpfenden Effekt (erregungsdämpfenden Effekt),
- den schlafanstoßenden Effekt,
- die antipsychotische Wirkung.

Derartige Klassifikationsbemühungen der Neuroleptika haben im Grunde aber (außer für den klinischen Gebrauch) nicht wesentlich weitergeführt. Deshalb hat man den Versuch gemacht, die neuroleptische Potenz der einzelnen Substanzgruppen an einem „Referenzpräparat" auszurichten. Als solches wurde das *Chlorpromazin* angesehen. Die übrigen Substanzen wurden gewissermaßen an ihm gemessen. In Tab. 8.3 ist der neuroleptische Wirkungsgrad, bezogen auf Chlorpromazin, in Beziehung zur Dosierung wiedergegeben.
Diese Wirkungseinschätzung hat aber ebenfalls ihre Nachteile. BENKERT u. HIPPIUS (1980) haben darauf hingewiesen, daß einerseits die Streubreite der durchschnittlichen Tagesdosen so groß ist, daß sich hieraus therapeutische Richtlinien nur schwer ableiten lassen; zum anderen sei das Chlorpromazin heute nicht mehr so stark verbreitet, so daß es sich als Referenzsubstanz weniger eigne. BENKERT u. HIPPIUS (1980) erwähnen einen weiteren Klassifikationsversuch, der sechs Parameter umfaßt: die

Tabelle 8.3 Abstufung des neuroleptischen Wirkungsgrades in Beziehung zur Dosierung. Neuroleptische Potenz des Chlorpromazins = 1 (aus O. Benkert, H. Hippius: Psychiatrische Pharmakotherapie, 4. Aufl. Springer, Berlin 1986 [S. 122])

Neuroleptikum	Neuroleptische Potenz
Chlorprothixen	
Levomepromazin	
Sulpirid	$1/3$–$1/5$
Thioridazin	
Chlorpromazin	1
Perazin	2
Fluphenazin	
Haloperidol	20–50
Benperidol	100

ataraktische, antimanische, antiautistische, wahndämpfende, extrapyramidal-motorische und adrenolytische Wirkung. Mit Hilfe dieser zugegebenermaßen sehr heterogenen Komponenten versucht man, ein „Wirkungsprofil" der einzelnen Neuroleptika aufzustellen. Zu den hier angeführten Wirkungen müßte aber auch noch die antidepressive Wirksamkeit hinzugefügt werden, denn es gibt eine ganze Reihe von Neuroleptika, die auch antidepressiv wirksam sind (z. B. Chlorproxithen und Thioridazin).

Pharmakologie und Pharmakokinetik

Wenngleich die im Tierversuch gefundenen Wirkungen der Neuroleptika nicht ohne weiteres auf den Menschen übertragbar sind, so ist nach wie vor der Tierversuch zur Erprobung neuer Neuroleptika unverzichtbar. Dieses Screening (BENKERT u. HIPPIUS 1980) zielt auf folgende Versuchsanordnungen ab:
1. *Untersuchungen der kataleptischen Wirkung.* Sie zeigt sich im Tierversuch dadurch, daß Spontanbewegungen der Tiere unterbleiben. Die Tiere sitzen starr und bewegungslos im Käfig, ihr Muskeltonus ist gesteigert, und sie wehren sich gegen jede aufgezwungene Bewegung.
2. *Untersuchungen zum Apomorphinantagonismus.* Durch Apomorphin läßt sich bei Nagetieren zwanghaftes Nagen hervorrufen, das durch die Verabreichung von Neuroleptika gehemmt wird. Bei anderen Tieren (z. B. bei Hunden) läßt sich die Brechwirkung des Apomorphins durch Neuroleptika hemmen.
3. *Untersuchungen des bedingten Fluchtreflexes.* Hierbei werden Ratten trainiert, einem elektrischen Schlag im Käfig durch Flucht zu entgehen. Der elektrische Schlag wird dann mit einem optischen oder akustischen Signal assoziiert, wobei die Tiere bereits bei Auftreten dieses Signals dem elektrischen Schlag ausweichen. Neuroleptika heben diese „bedingte Reaktion" auf, und zwar bereits

bei Dosen, welche sich auf die Motorik noch nicht auswirken. Das Fluchtverhalten der Tiere tritt also nicht mehr beim Signal ein, sondern erst dann, wenn sie den elektrischen Schlag verspüren.
Die Wirkungen der einzelnen Neuroleptika in diesen drei experimentellen Anordnungen sind unterschiedlich. Die kataleptische Wirkung wird mit der bei Menschen auftretenden extrapyramidal-motorischen Wirkung in Verbindung gebracht. Allerdings kann man heute, nach den Erfahrungen mit *Clozapin*, das ja eine hohe antipsychotische Potenz hat, ohne extrapyramidale Nebenwirkungen zu zeigen, nicht mehr von einem strikten Zusammenhang zwischen neuroleptischer Wirksamkeit und extrapyramidal-motorischer Wirkung sprechen. D. h., daß die extrapyramidal-motorischen Wirkungen keine „Indikatorfunktion" mehr für die antipsychotische Wirksamkeit eines Neuroleptikums haben (BENKERT u. HIPPIUS 1980).
Der *Wirkungsmechanismus* der Neuroleptika wird heute vorwiegend über ihre Blockade der Dopaminrezeptoren erklärt. Die Übertragersubstanz Dopamin wird durch diese Blockade in ihrer Wirksamkeit verringert. Es wird vermutet, daß die Dopaminrezeptorenblockade zu einer kompensatorischen Steigerung der Katecholaminsynthese führt. Durch die Dopaminrezeptorenblockade kommt es zu einer gesteigerten Dopaminsynthese und zu einem Anstieg des Dopaminturnover. Ferner wird die Dopaminfreisetzung erleichtert. Der gesteigerte Dopaminumsatz läßt sich nachweisen durch einen Anstieg des Dopaminmetaboliten Homovanillinsäure (HVA) im Liquor und Urin. Anatomisch gesehen finden Rezeptorblockade und „Turnover"-Steigerung der Katecholamine hauptsächlich im Corpus striatum und in der Substantia nigra statt. In diesen Arealen wurde der höchste Gehalt an Dopamin gefunden. Die nigrostriatalen Verbindungen enthalten dopaminerge Neurone, die eine hemmende Funktion auf das Striatum ausüben. Die extrapyramidalen Nebenwirkungen werden auf die Hemmung dieser Neurone durch Neuroleptika zurückgeführt, wobei die kataleptischen Wirkungen im Tierversuch den extrapyramidal-motorischen beim Menschen entsprechen. Letztere erzeugen beim Menschen ein parkinsonartiges Bild (Parkinsonoid). Bei der Parkinsonschen Erkrankung kommt es ebenfalls zu einem Dopaminmangel im Striatum. Durch Zufuhr von L-Dopa, welches im Gehirn zu Dopamin umgewandelt wird, wird beim Morbus Parkinson eine Besserung der Symptomatik erzielt.
Aus der Tatsache, daß sich das pharmakogene Parkinson-Syndrom nach Neuroleptikagabe durch Anticholinergika positiv beeinflussen läßt, kann man schließen, daß auch cholinerge Mechanismen bei seiner Entstehung eine Rolle spielen.
Bei den übrigen extrapyramidal-motorischen Nebenwirkungen nach Neuroleptikagabe (Frühdyskinesien, Akathasie und Spätdyskinesien) scheinen andere Mechanismen eine Rolle zu spielen. Z. B. vermutet man, daß die Spätdyskinesien durch eine kompensatorische Dopamin-„Turnover"-Steigerung hervorgerufen werden (BENKERT u. HIPPIUS 1980).
Man hat auch versucht, aus dem Wirkungsmechanismus der Neuroleptika bei der Schizophrenie Hinweise auf deren Entstehung zu finden. Die bisher gemachten Versuche reichen jedoch nicht aus, um einen biochemischen Mechanismus zur Ätiologie der Schizophrenien aufzudecken.
Es ist ganz sicher, daß der Wirkungsmechanismus der Neuroleptika nicht ausschließlich auf der Dopaminrezeptorenblockade beruht. Dies geht schon daraus hervor, daß diese Substanzgruppen ja auch noch über antihistaminische, anticholinerge und antiadrenerge Wirkungen verfügen.
Die Pharmakokinetik der Neuroleptika ist von verschiedenen Faktoren abhängig. Im Kindes- und Jugendalter ist die Variation besonders groß. Folgende Faktoren sind wichtig: Eigenschaften der Substanz (Fettlöslichkeit, Absorptionsgeschwindigkeit, Verteilungs- und Eliminationsmuster), Eigenschaften des Organismus (Alter, etwaige Vorschädigungen), Applikationsart usw.
Die Halbwertszeiten der verschiedenen Neuroleptika sind inter- und intraindividuell sehr unterschiedlich. In der Regel ist die Verstoffwechselung der Substanzen bei Kindern schneller als bei Erwachsenen, so daß auch die Halbwertszeiten bei Kindern kürzer als bei Erwachsenen sind (EGGERS 1984).
In neuerer Zeit versucht man wie bei den Antiepileptika Blutspiegelbestimmungen durchzuführen. Diese Methodik hat jedoch noch nicht Eingang in die klinische Routine gefunden.

Indikationen und Kontraindikationen

Das Hauptindikationsgebiet für die Neuroleptikabehandlung stellen auch im Kindes- und Jugendalter schizophrene Psychosen, manische Zustandsbilder, schwere Erregungs- und Unruhezustände und (seltener) schwer ausgeprägte aggressive Zustände sowie gravierende Selbstverletzungen (Automutilationen) dar.
Wie im Erwachsenenalter, so richtet man sich auch bei Kindern und Jugendlichen nach den „Zielsymptomen" (FREYHAN 1957).
Anhaltspunkte für die Dosierung sind in Tab. 8.4 wiedergegeben.

Akut psychotische Zustandsbilder mit vorwiegend produktiver Symptomatik

Hier haben sich die Butyrophenonderivate als sehr wirksam erwiesen (insbesondere Haloperidol, Benperidol) sowie die Phenothiazine *Perazin* (Taxilan), *Fluphenazin* (Dapotum, Lyogen), *Perphenazin* (Decentan) und *Chlorprothixen* (Truxal, Taractan). Geht das akut psychotische Zustandsbild

Stoffgruppe	Initialdosis (Richtwerte)	Erhaltungsdosis (Richtwerte)
Phenothiazine		
– Chlorpromazin (Megaphen)	1,5–3 mg/kg KG/die	3–6 mg/kg KG (75–150 mg)
– Thioridazin (Melleril)	1–3 mg/kg KG/die	3–6 mg/kg KG (75–150 mg)
– Levomepromazin (Neurocil)	0,5–2 mg/kg KG/die	2–4 mg/kg KG (60–200 mg)
– Promethazin (Atosil)	0,5–2 mg/kg KG/die	2–4 mg/kg KG (50–200 mg)
– Periziazin (Aolept)	1–2 mg/die	10–15 mg/die
– Trifluoperazin (Stelazine, Jatroneural)	0,02–0,1 mg/kg KG	0,15–0,3 mg/kg KG (6–15 mg)
– Perphenazin (Decentan)	25–100 mg alle 1–2 Wochen Alter unter 6 Jahren: 4 mg/die; 6–12 Jahre: 6 mg/die; über 12 Jahre: 6–12 mg/die	
– Fluphenazin (Dapotum, Lyogen)	0,025–0,05 mg/kg KG/die	0,15–0,3 mg/kg KG (3–12 mg)
– Chlorprothixen (Truxal, Taractan)	0,5–1,0 mg/kg KG/die	1–4 mg/kg KG (150–300 mg)
– Thiothixen (Orbanimon)	0,02–0,05 mg/kg KG	0,15–0,3 mg/kg KG (3–6 mg)
Butyrophenone u. Verwandte		
– Haloperidol (Haldol)	0,025–0,05 mg/kg KG	0,15–0,3 mg/kg KG (2–12 mg)
– Floropipamid (Dipiperon)	0,5–1 mg/kg KG	1–4 mg/kg KG (30–150 mg)
– Fluspirilene (Imap)	1–4 mg i.m./Woche	0,5–4 mg i.m./Woche
– Penfluridol (Semap)	10–20 mg/Woche	20–60 mg/Woche
– Pimozid (Orap)	0,003–0,01 mg/kg KG	0,03–0,1 mg/kg KG (2–6 mg)
Benzamide		
– Sulpirid (Dogmatil)	1–2 mg/kg KG	5–10 mg/kg KG (300–600 mg)
– Tiaprid (Tiapridex)	2–5 mg/kg KG	5–10 mg/kg KG (150–300 mg)

Tabelle 8.4 Dosierung der in der Kinder- und Jugendpsychiatrie gebräuchlichen Neuroleptika (aus *Ch. Eggers:* Neuroleptika. In: G. Nissen, Ch. Eggers, J. Martinius: Kinder- und jugendpsychiatrische Pharmakotherapie. Springer, Berlin 1984 [S. 158])

mit starker Unruhe einher, so empfiehlt es sich, die dämpfende Wirkung von *Levomepromazin* (Neurocil) anzuwenden.

Bei akut psychotischen Zustandsbildern hat sich auch *Clozapin* (Leponex) sehr bewährt. Unsere eigenen Erfahrungen zeigen, daß es auch vielfach dann wirksam ist, wenn andere Neuroleptika keinen Erfolg gebracht haben.

Der Vorteil dieser Substanz ist, neben dem Fehlen extrapyramidal-motorischer Nebenwirkungen, die gute Beeinflussung der psychotischen Symptomatik. Infolge von Nebenwirkungen auf das hämatopoetische System (Agranulozytose) wurde das Präparat aus dem Handel gezogen. Es ist jedoch unter speziellen Vorsichtsmaßnahmen (regelmäßige Blutbildkontrollen und ständige Überprüfung der Leber- und Nierenfunktion) sowie nach genauer Aufklärung der Eltern bzw. Patienten über die möglichen Nebenwirkungen einsetzbar.

Psychotische Zustandsbilder mit nichtproduktiver Symptomatik

Stehen Antriebsarmut, Negativismus, autistisches Verhalten, Gehemmtheit und Rückzug im Vordergrund, so empfiehlt sich die Anwendung von *Sulpirid* (Dogmatil). Es wird auch über Erfolge mit *Haldol*, *Fluphenazin* (Lyogen, Dapotum) berichtet.

Chronische schizophrene Psychosen

Als chronische schizophrene Psychosen bezeichnet man solche, die 1½ bis 2 Jahre bestehen, ohne daß ein symptomfreies Intervall festgestellt werden konnte. Die Chronifizierung kann sich im Bestehenbleiben mehr oder weniger ausgeprägter produktiver Symptome, aber auch in Form sogenannter Minussymptome (Antriebsarmut, Zurückgezogenheit, Negativismus, Gehemmtheit, Autismus) zeigen. In der Regel wurde bei den Patienten eine neuroleptische Medikation bereits längere Zeit erprobt.

Chronische Psychosen stellen eine Indikation für *Depot-Neuroleptika* dar. Sie weisen das gleiche Wirkungsprofil wie kurz wirksame Neuroleptika auf und beeinflussen wie diese die produktiven Symptome (Halluzinationen, Wahn und Denkstörungen), aber auch autistische Verhaltensweisen, Zurückgezogenheit und psychomotorische Gehemmtheit. Als Depot-Neuroleptika werden angewandt: *Haldol-Decanoat*, *Fluphenazin-Decanoat* (Dapotum-D, Lyogen-Depot), *Fluspirilen* (Imap) und *Penfluridol* (Semap). Die Applikation erfolgt intramuskulär, die Wirkungsdauer beträgt, je nach Substanz, zwischen einer und vier Wochen. Depot-Neuroleptika werden im Vergleich zu den Kurzzeitneuroleptika relativ niedrig dosiert. Sie haben die gleichen Nebenwirkungen wie die Kurzzeitneuroleptika. Die extrapyramidalen Nebenwirkungen sind in der Regel durch die Verabreichung von Anti-Parkinson-Mitteln kontrollierbar. Es hat sich aber gezeigt, daß eine dauerhafte Gabe von Anti-Parkinson-Mitteln häufig nicht notwendig ist. Bei Erwachsenen und auch bei Jugendlichen wurden nach der Langzeitgabe von Depot-Neuroleptika depressive Verstimmungen beobachtet, deren Genese noch unklar ist.

Psychotische und nichtpsychotische Unruhe- und Erregungszustände

Hier empfehlen sich Neuroleptika mit starker schlafanstoßender Wirkung wie *Levomepromazin*.

Tics und Gilles-de-la-Tourette-Syndrom

Eine gute bis sehr gute Wirkung bestimmter Neuroleptika wurde bei Tics und beim Gilles-de-la-Tourette-Syndrom beobachtet. Mit Erfolg wurden angewandt: *Haloperidol* (Haldol), *Pimozid* (Orap) und das Benzamidderivat *Tiaprid* (Tiapridex).

Hypermotorik bei frühkindlichen Hirnfunktionsstörungen

Stehen nach frühkindlichen Hirnfunktionsstörungen hypermotorische Erscheinungen im Vordergrund, so kann man mit Erfolg folgende Substanzen anwenden: *Thioridazin* (Melleril) und das Butyrophenonderivat *Floropipamid* (Dipiperon). Beim Thioridazin konnte gezeigt werden, daß es in geringer Dosierung auch eine positive Auswirkung auf Konzentrationsverhalten und motorische Leistungsfähigkeit hat, während diese bei hohen Dosierungen wieder abnimmt (REMSCHMIDT u. Mitarb. 1977).

Nebenwirkungen

Wie bei allen wirksamen Substanzen finden wir bei den Neuroleptika auch eine Reihe von Nebenwirkungen, die im folgenden kurz abgehandelt werden sollen.

Vegetative Nebenwirkungen

Die Mehrzahl der trizyklischen Antidepressiva und Phenothiazine wirken adrenerg und anticholinerg. Dadurch entstehen natürlich eine Reihe von Nebenwirkungen, die sich jedoch in der Regel nach 8–10 Tagen zurückbilden. In diesem Kontext werden folgende Nebenwirkungen beobachtet: Hypersalivation (meist als Teilsymptom eines neuroleptisch verursachten Parkinson-Syndroms), Akkommodationsstörungen und Visusstörungen, Miktionsstörungen und Harnverhaltung, verstärkte Schwitzneigung, Hypothermie, seltener auch Hyperthermie. Bei psychotischen Patienten ist insbesondere auf die Miktionsstörung und die Harnverhaltung zu achten, weil die Patienten dies oft nicht mitteilen.

Zur Behandlung anticholinerger Nebenwirkungen hat sich *Dihydergot* bewährt (ANGST u. WOGGON 1980).

Kardiovaskuläre Nebenwirkungen

Hypotone Reaktionen wurden insbesondere bei Phenothiazinen mit aliphatischer Seitenkette oder mit Piperidingruppe beobachtet. Die bei Erwachsenen festgestellten EKG-Veränderungen (reversible Repolarisationsstörungen) wurden bei Kindern bislang nicht beobachtet (WOLPERT u. FARR 1975).

Hämatologische Nebenwirkungen

Nicht selten beobachtet man in den ersten Wochen der Behandlung mit trizyklischen Neuroleptika Leukopenien sowie Leukozytosen mit Linksverschiebung oder Eosinophilie. Nach längerer Behandlung werden auch relative Lymphozytosen beobachtet (ANGST u. WOGGON 1980). Sehr selten (in 0,1–1‰ der Fälle) wurden nach der Gabe von trizyklischen Neuroleptika auch Agranulozytosen (mit Temperaturanstieg, multiplen Entzündungen, Ulzerationen an den Schleimhäuten, Dermatitis, Enterokolitis) festgestellt, die bei rechtzeitiger Diagnose gut zu behandeln waren.

Die Prognose ist gut, wenn das Neuroleptikum sofort abgesetzt wird. Wegen gehäuft auftretender Agranulozytosen wurde Clozapin aus dem Handel gezogen. Unter besonderen Vorsichtsmaßnahmen ist dieses wirksame Präparat jedoch auch heute noch einsetzbar.

An klinisch bedeutungslosen Nebenwirkungen wurden ferner festgestellt: gelegentlich Anämie, Anstieg der Blutsenkungsgeschwindigkeit sowie eine erhöhte Gerinnungsneigung. Diese Nebenwirkungen lassen sich, wenn sie rechtzeitig erkannt werden, durch Absetzen der Neuroleptika wieder beheben.

Leberveränderungen

Gelegentlich kommt es zum Ikterus, relativ häufig werden Erhöhungen der Leberenzyme festgestellt. Der Zusammenhang mit der Neuroleptikagabe ist noch relativ unklar.

Endokrinologische Nebenwirkungen

Bei der Langzeitmedikation von Neuroleptika können Galaktorrhoe und Gynäkomastie vorkommen. Als Erklärung hierfür wird eine Hemmung der Prolaktinsekretion der Hypophyse, eine direkte Wirkung auf den Hypothalamus oder eine Hemmung der Sekretion des PIF (Prolactin Inhibitory Factor) im Thalamus diskutiert (ANGST u. WOGGON 1980). Bei erwachsenen Frauen kann auch eine Amenorrhoe auftreten. Die endokrinologischen Wirkungen und Nebenwirkungen der Neuroleptika haben in den letzten Jahren umfangreiche Forschungsaktivitäten ausgelöst.

Extrapyramidale Nebenwirkungen

Die geläufigen extrapyramidal-motorischen Nebenwirkungen sind: Frühdyskinesien, das Parkinsonoid, Akathisie und Spätdyskinesien.

Die *Frühdyskinesien* treten bei Kindern und Jugendlichen meist in den ersten Tagen nach neuroleptischer Therapie auf und zeigen sich in Form von akuten Dystonien, die hauptsächlich den Kopf-, Hals- und Schulterbereich betreffen (Torticollis, Opisthotonushaltung, Blickkrämpfe, Dystonien der Mund-, Zungen- und Schlundmuskulatur und der Nackenmuskulatur). Die Dystonien sind meist einseitig. Diese Nebenwirkungen treten bei Jugendlichen relativ häufig auf, weshalb von manchen Autoren vorgeschlagen wird, während der ersten Wochen der Neuroleptikabehandlung ein Anti-Parkinson-Mittel (z. B. Akineton) zusätzlich zu verabreichen.

Die Frühdyskinesien lassen sich durch intravenöse Injektion von Anti-Parkinson-Mitteln (z. B. Biperiden = Akineton) in Sekundenschnelle unterbrechen.

Frühdyskinesien sind abhängig von der Geschwindigkeit der Dosiserhöhung und der neuroleptischen Potenz der angewandten Präparate. Sie treten besonders häufig auf bei Phenothiazinen, Butyrophenonen und Thiaxanthenen.

Das *neuroleptische Parkinsonoid* tritt ebenfalls im Kindes- und Jugendalter unter den Zeichen von Bradykinesie, Rigor, Tremor, Amimie, Salbengesicht und Hypersalivation relativ häufig auf. Es ist abhängig von der neuroleptischen Potenz des angewandten Präparates und von der Disposition des Patienten. Je stärker die neuroleptische Potenz und je höher die Disposition des Patienten, um so häufiger tritt es auf. Auch diese Symptomatik ist durch Anti-Parkinson-Mittel gut beeinflußbar.

Das neuroleptische Parkinsonoid kann bei der Mehrzahl der trizyklischen Neuroleptika (mit Ausnahme von Clozapin) auftreten.

Die *Akathisie* kommt im Kindes- und Jugendalter vergleichsweise selten vor. Sie äußert sich in einer äußeren und inneren Unruhe, die einen ständigen Bewegungsdrang mit sich bringt, der sich häufig in kleinen trippelnden Schritten und im gequälten Hin- und Hertrippeln von einem Bein auf das andere zeigt. Die Kinder und Jugendlichen können nicht mehr ruhig sitzen, laufen gequält auf und ab und zeigen dabei einen unphysiologischen kleinschrittigen Gang. Auch hier sind als Gegenmedikation Anti-Parkinson-Mittel angezeigt, die aber häufig nicht ansprechen, so daß das Neuroleptikum meist wieder abgesetzt und durch ein anderes ersetzt werden muß.

Die *Spätdyskinesien* (tardive Dyskinesien) sind im Kindes- und Jugendalter selten. Sie sind auch unter der Bezeichnung der persistierenden Dyskinesien bekannt, weil sie außerordentlich schwer beeinflußbar sind. In der Regel beobachtet man sie nach langjähriger neuroleptischer Dauermedikation. Sie zeigen sich „in klonischen Kontraktionen einzelner Muskeln oder Muskelgruppen, vor allem um den Mund, Bewegungen der Zunge, Leckbewegungen, Lippenschmatzen, Augenzwinkern, kauenden Bewegungen, unwillkürlichen Bewegungen der Finger, Hände oder Schultern. In schweren Fällen kann es zur Ausbildung eines Hemiballismus oder größerer Bewegungsabläufe des Rumpfes kommen. Die gefährlichste Form persistierender Dyskinesien besteht in einem Spasmus der Glottis" (ANGST u. WOGGON 1980).

Es scheint so zu sein, daß diese Dyskinesien bei hirngeschädigten Patienten häufiger sind, außerdem sind Frauen stärker gefährdet als Männer.

Über die Pathogenese ist noch wenig bekannt; man nimmt an, daß sich im Laufe der Behandlung eine Überempfindlichkeit der dopaminergen Rezeptoren im Striatum eingestellt hat.

Beim Auftreten von Spätdyskinesien muß das Neuroleptikum abgesetzt werden. Behandlungsversuche wurden mit Reserpin und Imipramin unternommen (ANGST u. WOGGON 1980).

Zwar kommen Spätdyskinesien im Kindesalter und auch im Jugendalter kaum vor, doch gibt es dyskinetische Syndrome, die ähnlich sind und die nach abruptem Absetzen von Neuroleptika auftreten können (POLIZOS u. ENGELHARDT 1978). Diese Dyskinesien bilden sich nach einigen Monaten in der Regel wieder zurück. Sie können auch durch eine Dosiserhöhung behoben werden. POLIZOS u. ENGELHARDT (1978) haben ermittelt, daß rund die Hälfte der Kinder, die unter Neuroleptikatherapie ein extrapyramidales Syndrom entwickeln, später ein dyskinetisches Entzugssyndrom zeigen. Dieses unterscheidet sich von den Spätdyskinesien (tardive Dyskinesien) durch seine Reversibilität, die kürzere Manifestationsdauer und das Verteilungsmuster der Dyskinesien, welches hauptsächlich Rumpf und Extremitäten betrifft und im Gegensatz zur Spätdyskinesie schon nach kurzer Medikationsdauer auftreten kann (EGGERS 1984).

Epileptische Anfälle

Die meisten Neuroleptika erniedrigen die zerebrale Krampfschwelle, was bei entsprechender Disposition zum Auftreten von epileptischen Anfällen führen kann.

Psychische Nebenwirkungen

Nach Neuroleptikamedikation treten eine Reihe unspezifischer Nebenwirkungen auf wie Erregtheit, Reizbarkeit, Schlaflosigkeit, gelegentlich Halluzinationen und Verwirrtheitszustände. Nach längerer Medikation, insbesondere nach Depot-Neuroleptika, beobachtet man auch depressive Zustandsbilder, die häufig unter dem Begriff der „pharmakogenen Depression" beschrieben wurden, die jedoch vorerst als ungesichert angesehen werden muß.
Psychotische Zustandsbilder und Verwirrtheitszustände (delirante Syndrome) werden manchmal auch durch Anti-Parkinson-Mittel ausgelöst.

Dermatologische Veränderungen und Allergien

Wie bei nahezu allen Medikamenten können auch nach Neuroleptikagabe Arzneimittelexantheme auftreten. Beobachtet wurden ferner eine Steigerung der Photosensibilität sowie Ablagerung von Pigment in der Haut, in inneren Organen und in den Augen.

Weitere Nebenwirkungen

Bei allen Patienten, die längere Zeit neuroleptisch behandelt werden, tritt eine z. T. erhebliche Gewichtszunahme auf, die offenbar sowohl auf eine Appetitsteigerung als auch auf eine Verminderung der motorischen Aktivität zurückzuführen ist.

Abschließende Bemerkungen

Die in den letzten Jahren entwickelten Neuroleptika haben zu großen Fortschritten in der Behandlung psychotischer Zustandsbilder und verschiedener anderer Störungen geführt. Die psychopharmakologische Behandlung ist in der Kinder- und Jugendpsychiatrie jedoch *nie* einzige Behandlungsmaßnahme. Sie muß stets mit anderen Behandlungsmethoden wie Psychotherapie, heilpädagogischen Maßnahmen, Übungsbehandlungen, Arbeits- und Beschäftigungstherapie usw. kombiniert werden. Je nach zugrundeliegender Störung und je nach Krankheitsphase wechselt der Behandlungsschwerpunkt und damit auch der Stellenwert der angewandten Behandlungsmethode.
Medikamentöse, psychotherapeutische und soziotherapeutische Verfahren schließen sich nicht aus, sondern können sich gut ergänzen. In vielen Fällen wird der Patient erst durch eine medikamentöse Therapie in die Lage versetzt, über seine Probleme zu sprechen. Die Medikation ist in aller Regel nur ein Teil der Gesamtbehandlung.

Literatur

Angst, J., B. Woggon: Psychopharmakotherapie. In: Psychiatrie der Gegenwart I/2, 2. Aufl., hrsg. von K. P. Kisker, J. E. Meyer, C. Müller, E. Strömgren. Springer, Berlin 1980

Benkert, O., H. Hippius: Psychiatrische Pharmakotherapie, 3. Aufl. Springer, Berlin 1980; 4. Aufl. 1986

Delay, J., P. Deniker: 38 cas de psychoses traités par la cure prolongée et continuée de 4568 R. P. Ann. méd-psychol. 110 (1952) 364

Eggers, Ch.: Neuroleptika. In: G. Nissen, Ch. Eggers, J. Martinius: Kinder- und jugendpsychiatrische Pharmakotherapie. Springer, Berlin 1984

Freyhan, F. A.: Psychomotilität, extrapyramidale Syndrome und Wirkungsweisen neuroleptischer Therapien (Chlorpromazin, Reserpin, Prochlorperazin). Nervenarzt 28 (1957) 504

Haase, H. J.: Therapie mit Psychopharmaka und anderen seelisches Befinden beeinflussenden Medikamenten. Schattauer, Stuttgart 1977

Janssen, P., W. van Bever: Butyrophenone und Diphenylbutylamine. In: Therapie mit Neuroleptika, hrsg. von H. Hippius, H. E. Klein. Perimed, Erlangen 1983

Kline, N. S.: Use of rauwolfia serpentina benth. In neuropsychiatric conditions. Ann. N. Y. Acad. Sci. 59 (1954) 107

Mendlewicz, J., H. M. van Praag: Childhood Psychopharmacology. Current Concepts. Karger, München 1979

Nissen, G., Ch. Eggers, J. Martinius: Kinder- und jugendpsychiatrische Pharmakotherapie in Klinik und Praxis. Springer, Berlin 1984

Pöldinger, W.: Kompendium der Psychopharmakotherapie. Deutsche Hoffmann-La Roche AG, Grenzach/Baden 1967

Pöldinger, W., P. Schmidlin: Index psychopharmacorum, 5. Aufl. Huber, Bern 1979

Polizos, P., D. M. Engelhardt: Dyskinetic phenomena in children treated with psychotropic medication. Psychopharmacol. Bull. 14 (1978) 65

Remschmidt, H., F. Mewe, G. Mewe, I. Dauner, W. Merschmann: Der Einfluß von Thioridazin (Melleril-Sandoz) auf Psychomotorik, Konzentrationsverhalten und Reaktionsvermögen bei verhaltensgestörten Kindern. Pharmakopsychiat. 10 (1977) 1

Werry, J. S.: The use of psychotropic drugs in children. J. Amer. Acad. Child Psychiat. 16 (1977) 446

Werry, J. S. (Hrsg.): Pediatric Psychopharmacology. Brunner & Mazel, New York 1978

White, J. H.: Pediatric Psychopharmacology: A Practical Guide to Clinical Application. Williams & Wilkins, Baltimore 1977

Wiener, J. M. (Hrsg.): Psychopharmacology in Childhood and Adolescence. Basic Books, New York 1977

Wilhelm, M.: Die Chemie polyzyklischer Psychopharmaka. Serendipity oder Systematik? In: Depressive Zustände, hrsg. von P. Kielholz. Huber, Bern 1972

Wolpert, A., D. Farr: Psychotropics and their effect on EKG in children. Dis. nerv. Syst. 36 (1975) 435

Tranquilizer und Hypnotika
*Alexander R. Lucas**

Tranquilizer stellen die Substanzen dar, die als erste Psychopharmaka verfügbar waren, und doch sind sie die noch am wenigsten verstandenen, besonders was ihre Anwendung bei Kindern betrifft. Sie werden häufig bei Kindern angewendet, obwohl genaue Statistiken für eine kindliche Population nicht bekannt sind. Sorgfältige Untersuchungen, die ihre Wirksamkeit bestätigen, gibt es kaum. Das soll jedoch nicht heißen, daß sie ohne pharmakologische Wirkung wären. Im Gegenteil, viele Ärzte wenden sie wegen ihrer offensichtlichen klinischen Wirksamkeit an. Dieser Beitrag soll einen Überblick über den derzeitigen Kenntnisstand hinsichtlich ihrer Anwendung bei Kindern und Jugendlichen geben.

Tabelle 8.5 Einteilung der Tranquilizer (Antiangstmedikamente)

Sedativ-hypnotisch	Sedativ-autonom
Alkohol	Diphenylmethanderivate
Barbiturate	Neuroleptika
Propandiole	
Benzodiazepinverbindungen	

Terminologie

Der Ausdruck *Tranquilizer* wurde zuerst in Amerika für Chlorpromazin und Reserpin verwendet. Meprobamat wurde, wenn es synthetisch hergestellt war, auch als Tranquilizer bezeichnet, um es gegen Sedativa abzugrenzen. Die offensichtlichen Unterschiede zwischen den Medikamenten der Clorpromazin- und Reserpinderivate und dem Meprobamat führten zu der Bezeichnung *starke (major)* Tranquilizer für die ersteren und *schwache (minor)* Tranquilizer für die letzteren. Die Unzufriedenheit mit diesen Begriffen führte später zu den Bezeichnungen *antipsychotische* Medikamente für die erste Gruppe und *Antiangstmedikamente* für die zweite. In Europa bezieht sich der Begriff *Neuroleptika* auf Medikamentenarten, die in Amerika als antipsychotisch bekannt sind, und *Tranquilizer* entsprechen der Gruppe der Antiangstpräparate. In diesem engeren Sinn soll der Begriff Tranquilizer in diesem Beitrag verwandt werden.

Neuroleptika = starke Tranquilizer = antipsychotische Medikamente
Tranquilizer = schwache Tranquilizer = Antiangstmedikamente

* Übersetzung: J. Schneider

Klassifikation

Tranquilizer lassen sich in verschiedene Arten chemischer Präparate einteilen: in Diphenylmethanderivate, Propanediole und Benzodiazepinverbindungen. Wegen ihrer starken pharmakologischen und klinischen Ähnlichkeiten sollen die Barbiturate und Chloralhydrate an dieser Stelle ebenfalls besprochen werden. Zunehmende Erfahrung mit den nie endgültigen Kategorien der Tranquilizer hat Zweifel über die Richtigkeit aufkommen lassen, sie als verschieden von den älteren Sedativa zu klassifizieren. Es wurde deutlich, daß die Unterschiede nicht so sehr qualitativer als vielmehr quantitativer Art sind.

Hollister (1978) hat die Antiangstmittel in zwei Gruppen eingeteilt: in diejenigen, die den *sedativ-hypnotischen* Medikamenten ähneln, und die, die *sedativ-autonome* Eigenschaften haben (vgl. auch Tab. 8.5).

Das Profil der pharmakologischen Wirkung der *sedativ-hypnotischen* Präparate zeigt eine fortschreitende Sedierung bei erhöhten Dosen bis zur Somnolenz. Sie *senken den Muskeltonus, erhöhen die Krampfschwelle, führen zu Gewöhnung* und können *psychische* oder *physische Abhängigkeit* hervorrufen.

Die *sedativ-autonomen* Medikamente, die die Angst reduzieren, haben eine anticholinergisch oder alphaadrenergisch hemmende Wirkung; die Sedierung, die sie bewirken, ist qualitativ verschieden von derjenigen der sedativ-hypnotischen Medikamente. Die Sedierung wird subjektiv als weniger angenehm beschrieben. Diese Medikamente haben die Eigenschaft, den *Muskeltonus zu erhöhen, die Krampfschwelle zu senken* und haben nur eine *geringe Neigung, Gewöhnung oder Abhängigkeit* hervorzurufen.

Medikamente mit einer breiteren pharmakologischen Wirkungsweise, die auch einen möglichen Antiangsteffekt haben, sind die betaadrenergisch hemmenden Wirkstoffe. Ein Medikament dieser Kategorie, das Propranolol, hat für die Angstkontrolle sowohl bei Erwachsenen als auch bei Kindern einige experimentelle Bedeutung erlangt.

Sedativ-hypnotische Medikamente mit dem Alkohol als Prototyp sind die Barbiturate, die Propandiole und die Benzodiazepine. Sedativ-autonome Medikamente sind das Diphenylmethan, Antihistamine ebenso wie einige antipsychotische (neuroleptische) Medikamente in kleineren Dosen und Präparate der trizyklischen antidepressiven (thymoleptischen) Gruppe (vgl. Tab. 8.5).

Geschichte

Die Geschichte der Suche nach angstlösenden Wirkstoffen ist lang. In prähistorischen Zeiten haben die Menschen Getränke fermentiert und Elixiere destilliert, um heilsame Zaubertränke zu entdecken, die die vielfältigen Ängste des Lebens lindern sollten. Viele Substanzen wurden hergestellt, sie waren jedoch nicht ohne Nebenwirkungen oder Gewöhnungseffekt, bewirkten physische und psychische Abhängigkeit und führten somit häufig zu Mißbrauch. Viele Jahrhunderte hindurch waren Drogen zur Linderung der Angst verfügbar, doch ihre allgemeine depressive Wirkung und andere Risiken, die damit einhergingen, führten zu fortgesetzter Suche nach sichereren und spezifischeren Medikamenten. In der ersten Hälfte unseres Jahrhunderts wurden hauptsächlich Bromide und Barbiturate als Antiangstmedikamente verwendet. Wegen deren kumulativer Wirkung und deren Neigung, ein toxisches Delirium hervorzurufen, verbunden mit allgemeinem Mißbrauch, fielen die Bromide in den 30er Jahren in Mißkredit. Zumeist wurden Barbiturate angewendet. Die weitverbreitete Verwendung von kurz wirkenden Barbituraten als Beruhigungsmittel und von langfristig wirkenden Phenobarbituraten als Antiangstmittel führte jedoch in der Mitte dieses Jahrhunderts zu der Erkenntnis, daß Barbiturate Gewöhnung, physische Abhängigkeit und Entzugserscheinungen, ähnlich denen von Alkohol, hervorrufen.

In den 50er Jahren begann die Ära neuer Tranquilizer, das Meprobamat wurde als das erste einer neuen Klasse von Medikamenten proklamiert, das eine deutliche Antiangstwirkung, jedoch nicht die Nachteile der Sedativa hatte. Seit langem wurde jedoch erkannt, daß eine derart enthusiastische Aufnahme von Meprobamat nicht gerechtfertigt war, weil seine klinische Wirkung ebenso wie seine Nachteile denen der Barbiturate ziemlich ähnlich waren. Es war an der Zeit, eine neue Klasse von Medikamenten zu entwickeln. Das geschah in den 60er Jahren mit dem Chlordiazepoxid, der ersten der Benzodiazepinverbindungen. Darauf folgte das Diazepam. Dies sind jetzt von allen Medikamenten die bei weitem am meisten verschriebenen. Während kein Zweifel darüber besteht, daß sie viel sicherer sind als die Barbiturate und das Meprobamat, ist jetzt Besorgnis über die Möglichkeit von Mißbrauch aufgetaucht, ähnlich der Besorgnis, die in früheren Jahren hinsichtlich der Barbiturate und dem Meprobamat entstanden war (HOLLISTER 1978).

Klinische Indikationen

Bei Erwachsenen kann das Vorhandensein von Angst leicht erkannt werden, weil sich der Patient seines subjektiven Unbehagens bewußt ist und darüber klagt. Bei Kindern ist es schwieriger festzustellen, weil diese sich gewöhnlich nicht über Angstsymptome beklagen und die Symptome durch körperliche und Verhaltensmanifestationen wie Unruhe, Hyperaktivität und Agilität verdeckt werden können. Die Symptome von Kindern erfordern somit eine Interpretation des erwachsenen Beobachters. Wenn feststeht, daß ein Kind außergewöhnlich ängstlich ist, ist eine klinische Begutachtung erforderlich, ob diese Angst gesund ist und ob sie nutzbringend im Umgang mit den Erfordernissen der Umwelt angewendet werden kann oder ob sie pathologisch und hemmend ist.

Die Ursache der Angst wird manchmal als entweder endogen oder exogen identifiziert, abhängig davon, ob sie im Zusammenhang mit einem psychopathologischen Prozeß im Kind entsteht oder als Reaktion auf die Umwelt. Beide Formen können sehr ernsthaft und außer Funktion setzend sein, obwohl die endogene Angst gewöhnlich die verhängnisvollere ist.

Stark desorganisierende Formen von endogener Angst, wie sie bei psychotischen und hirnverletzten Kindern beobachtet werden, machen eine Anwendung von Neuroleptika erforderlich. Mildere Formen von Angst, besonders solche Symptome, die als Reaktion auf Umweltbedingungen entstehen, werden meistens mit Tranquilizern behandelt. Tranquilizer werden hauptsächlich in Kinderambulanzen oder Kinderkrankenhäusern angewendet. Bei relativ normalen Kindern werden häufig Tranquilizer angewendet zur Reduzierung der Angst in Phasen von erhöhtem Streß, der Angst und Furcht im Zusammenhang mit körperlicher Krankheit, bei Schlafstörungen und zur Minderung der Angst vor einer chirurgischen oder Zahnbehandlung. Insgesamt war die Suche nach einem wirksamen und doch sicheren Antiangstmedikament für Kinder bisher enttäuschend. Wenn eine wirklich beruhigende Wirkung erreicht werden soll (vergleichbar mit der Zähmung von Tieren), sind bei den am meisten gestörten Kindern, die motorische Erregung und Hyperaktivität, Aggressivität, oppositionelles Verhalten, Impulsivität und Destruktivität zeigen, Neuroleptika erforderlich (LUCAS 1971; SHAW u. LUCAS 1970).

Spezifische Medikamente

Es war früher üblich, bei unruhigen Kindern eine Mischung aus Zuckerwasser mit ein paar Tropfen Brandy in ihre Schnuller zu geben. Medikamente, die Phenobarbiturate oder andere Sedativa enthielten, wurden allgemein zur Beruhigung unruhiger Kleinkinder und älterer Kinder angewendet. Präparate der Antihistamingruppe wurden auch häufig wegen ihrer sedierenden Wirkung bei Kindern angewendet. Eine Übersicht über die im folgenden zu besprechenden Tranquilizer gibt Tab. 8.6.

Diphenylmethanderivate

Diphenhydramin (Benadryl) wurde 1946 als Antihistamin entdeckt. Es ist weit verbreitet zur Behandlung allergischer und hypersensitiver Phänomene. Mit seiner peripheren, Histamin hemmen-

Tabelle 8.6 Chemische Gruppen der Tranquilizer

Diphenylmethanderivate
  Diphenhydramin (Benadryl)
  Hydroxyzin (Atarax, Vistaril)

Propandiole
  Meprobamat (Equamil, Miltown, Cyrpon, Miltaun und andere)

Benzodiazepinverbindungen
  Chlordiazepoxid (Librium)
  Diazepam (Valium)
  Oxazepam (Adumbran, Serax)
  Chlorazepat (Tranxilium)
  Nitrazepam (Mogadan)
  Medazepam (Nobrium)
  Flurazepam (Dalmadorm)

Barbiturate
  Phenobarbital (verschiedene Handelsnamen)

Alkoholderivate
  Chloralhydrate

den Wirkung geht eine Dämpfung des Zentralnervensystems einher, deren genauer Mechanismus nicht erklärt ist. Anticholinergische Aktivität, die zu Mundtrockenheit führt, ist eine Eigenschaft des Diphenhydramins ebenso wie der meisten Antihistamine. Die Antihistamine werden durch den Magen-Darm-Trakt schnell absorbiert, sie werden innerhalb von 15 bis 30 Minuten nach oraler Einnahme wirksam. Die volle Wirksamkeit wird gewöhnlich eine Stunde nach Einnahme beobachtet und dauert 3 bis 6 Stunden (GOODMAN u. GILMAN 1975).

Diphenhydramin ist ein sicheres und recht hilfreiches Medikament für eine Vielfalt kindlicher Symptome. Meistens wird es wegen seiner sedierenden Wirkung bei kleinen Kindern angewendet und zur Behandlung von Schlaflosigkeit und gelegentlichen Schlafstörungen. Es wird auch bei leichten Angstzuständen angewendet. Es ist hilfreich für eine nächtliche Sedierung von Heranwachsenden, weil es nur eine geringe Neigung hat, zu Mißbrauch zu führen, da es keine Euphorie hervorruft wie viele der sedativ-hypnotischen Medikamente. Bei sehr jungen Kindern, die eine starke Hyperaktivität aufweisen, wird dieses Medikament bevorzugt angewendet wegen seiner Sicherheit, seines breiten Dosierungsbereiches und weil es nicht das Wachstum beeinträchtigt. Einige Psychiater empfehlen dieses Medikament bei der Behandlung von schwer gestörten, hirngeschädigten und psychotischen Kindern. Der Dosierungsbereich für Kinder beträgt 50 bis 500 mg täglich. Bei desorganisierten, hirngeschädigten und psychotischen Kindern werden sehr hohe Dosen im Bereich von 600 bis 800 mg täglich verabreicht (LUCAS 1971). Die Wirksamkeit bei schweren kindlichen Störungen ist jedoch nicht genau abgeklärt.

Außerdem ist Diphenhydramin besonders wirksam bei der Behandlung von extrapyramidalen Symptomen, wie etwa dystonen Reaktionen, die durch Phenothiazin oder Butyrophenon induziert wurden. Zur Behandlung extrapyramidaler Symptome bei Kindern unter 6 Jahren wird 6,25 mg zweimal täglich als Ausgangsdosis empfohlen. Für Kinder im Alter zwischen 6 und 12 Jahren beträgt die Ausgangsdosis 12,5 mg zweimal täglich. Eine allmähliche Steigerung bis zu einer Tagesdosis von 50 mg kann erforderlich sein. Für die Behandlung einer akuten, medikamentös induzierten Dystonie bei Kindern unter 6 Jahren werden 12,5 bis 25 mg intramuskulär verabreicht. Bei Kindern von 6 bis 12 Jahren beträgt die Dosis 25 bis 50 mg intramuskulär und über 12 Jahre 50 bis 100 mg intramuskulär (WHITE 1977).

Hydroxyzin (Atarax, Vistaril) ist ein Antihistaminpräparat, das dem Diphenhydramin chemisch verwandt ist. Es wird zur Behandlung von Angst sowohl bei Kindern als auch bei Erwachsenen angewendet und hat eine sedierende oder leicht beruhigende Wirkung ähnlich der des Diphenhydramin (GOODMAN u. GILMAN 1975).
Hydroxyzin wird angewendet bei der Behandlung leichter Angstzustände und bei Schlafstörungen; besonders bei der Behandlung von Angst, die im Zusammenhang mit körperlicher Krankheit steht, und bei verschiedenen psychophysiologischen Zuständen. Seine Wirksamkeit bei der Behandlung von Hyperaktivität ist umstritten. Nebenwirkungen sind selten und ähneln im allgemeinen denen, die bei Diphenhydramin beobachtet werden. Die Dosierung beträgt für Kinder unter 12 Jahren zwischen 50 und 500 mg täglich und für Kinder über 12 Jahren zwischen 75 und 500 mg täglich. Kindern unter 6 Jahren wird gewöhnlich eine Dosis von unter 50 mg täglich gegeben (LUCAS 1971; WHITE 1977).

Propandiole

Meprobamat wurde 1951 als Mittel zur Muskelentspannung entwickelt und daraufhin als erstes Medikament einer neuen Klasse von Antiangstmitteln proklamiert, die Beruhigung ohne Sedierung bewirken. Während der 60er Jahre bestand dafür als Antiangstmedikament für Kinder großes Interesse. Die Ergebnisse waren jedoch enttäuschend, und mögliche Risiken, die diesem Medikament anhafteten, kamen zunehmend zum Vorschein. Die pharmakologischen Eigenschaften des Meprobamats sind denen der Barbiturate auffallend ähnlich. Die genaue Wirkung auf das zentrale Nervensystem ist noch unbekannt. Gewöhnung kann auftreten, Einnahme über längere Zeitspannen ruft physiologische Abhängigkeit hervor. Krämpfe als Entzugssymptome können auftreten. Es senkt den Anteil des REM-Schlafs fast ebenso wie die Barbiturate und zeigt Rückfallsymptome bei Absetzen (GOODMAN u. GILMAN 1975; WHITE 1977).

Meprobamat hat sich bei der Behandlung von Verhaltenssymptomen bei emotional gestörten Kindern als nicht effektiver erwiesen als ein Placebo. Der klinische Eindruck legt nahe, daß es die Angst verringern kann und daß es eine leicht sedierende Wirkung hat. Nebenwirkungen sind Schläfrigkeit und Ataxie. Meprobamat wird jetzt als Medikament mit einem sehr begrenzten Anwendungsbereich angesehen und wird für die Behandlung von Angst oder zur Sedierung von Kindern nicht empfohlen. Seine möglicherweise schädlichen Auswirkungen überwiegen seinen Nutzen. In einer besonderen Situation, wenn andere Medikamente bei einem bestimmten Kind ihre Wirkung verfehlt haben, kann ein Arzt sich dennoch für die Anwendung dieses Mittels entscheiden. Beim Verschreiben und Zugänglichmachen dieses Medikamentes ist jedoch Vorsicht geboten, weil eine Überdosis tödlich wirken kann (WHITE 1977).

Benzodiazepine

Viele Benzodiazepinverbindungen können synthetisch hergestellt werden, und einige von ihnen sind weit verbreitet zur Behandlung von Angst bei Kindern wie bei Erwachsenen. Chlordiazepoxide und Diazepam sind die bei weitem am häufigsten verschriebenen Tranquilizer. Allein in den USA werden jährlich mehr als 75 Millionen Rezepte für diese beiden Medikamente ausgestellt (HOLLISTER 1978). Einige andere Verbindungen einschließlich Oxazepam, Chlorazepat, Nitrazepam, Medazepam und Flurazepam stehen in verschiedenen Ländern zur Verfügung (PÖLDINGER u. SCHMIDLIN 1972).
Die Benzodiazepine wurden das erste Mal vor einigen Jahrzehnten synthetisch hergestellt und wurden bekannt für ihre muskelentspannenden, Antistrychnin- und den Spinalreflex hemmenden Eigenschaften. Die zähmende Wirkung von Chlordiazepoxid auf Tiere, die in den 60er Jahren beobachtet wurde, führte zu einer versuchsweisen Anwendung bei Menschen wegen möglicher Antiangstwirkung (GOODMAN u. GILMAN 1975).
In Laborversuchen reduzierten *Chlordiazepoxid* und *Diazepam* die Wirkung von Bestrafung bei Tieren, im Gegensatz zu den Wirkungen, die in diesem Experiment von Neuroleptika und Thymoleptika hervorgerufen wurden. Klinische Untersuchungen an Erwachsenen haben gezeigt, daß diese Pharmaka hinsichtlich einer Befreiung von Angst wirksamer sind als Placebos. Enthemmende Wirkungen auf das Zentralnervensystem wurden ebenfalls nachgewiesen, was sich in einer selektiven Unterdrückung gewisser Hirnfunktionen ausdrücken kann und dann das Auftreten von Verhaltensweisen ermöglicht, die gewöhnlich unter sozialer Kontrolle gehalten werden. Pharmakologisch kann dieser Effekt dem ähneln, der durch Alkohol hervorgerufen wird und bei Erwachsenen häufig zur Reduzierung der Angst führt. Bei Kindern kann jedoch die entgegengesetzte Wirkung resultieren durch Ermutigung zu sozial unerwünschtem Verhalten, gesteigerte körperliche Aktivität und sich tatsächlich erhöhendes Angstniveau (LUCAS 1971; GITTELMAN-KLEIN 1978; WERRY 1978; GREENBLATT u. SHADER 1974).
Diazepam wird schnell absorbiert. Die Höchstkonzentration im Plasma tritt etwa nach einer Stunde auf mit einer Halbwertszeit von 2–8 Tagen. Es wird in Oxazepam umgewandelt und in dieser Verbindung zu einem Drittel ausgeschieden. Chlordiazepoxid wird langsamer absorbiert. Bis zur Höchstkonzentration im Plasma dauert es mehrere Stunden. Für einen konstanten Plasmaspiegel sind mehrere Tage erforderlich. Gewöhnung und physische Abhängigkeit können bei allen Medikamenten der Benzodiazepingruppe auftreten (ausgeprägte Suchtgefahr!). Zum Auftreten von Entzugskrämpfen sind hohe Dosen erforderlich. Die Benzodiazepine, besonders das Diazepam, werden besonders von Jugendlichen mißbräuchlich verwendet.
Die Hauptindikation von Diazepam bei Kindern ist die Behandlung von Schlafstörungen, einschließlich Pavor nocturnus und Somnambulismus. Das Medikament hat sich für die Kontrolle dieser Symptome als sehr wirksam erwiesen durch eine deutliche Verringerung der Dauer von Schlafstadium 4, ohne Unterdrückung des REM-Schlafs bei üblichen klinischen Dosen (WHITE 1977).
Chlordiazepoxid wird zur Verringerung der Angst bei normalen oder leicht gestörten Kindern angewendet, seine Wirksamkeit ist jedoch umstritten. Es wird auch zur Behandlung von Hyperaktivität empfohlen, diese Indikation ist aber nicht eindeutig nachgewiesen. Diazepam wird häufig zur Verringerung der Angst und von vorübergehender Unruhe bei körperlich kranken Kindern verschrieben. Es besteht jedoch kaum ein objektiver Nachweis über seinen Wert im Vergleich zu anderen Medikamenten oder verglichen mit psychologischer Unterstützung und Beratung. GREENBLATT u. SHADER (1974) behaupten sogar, daß es zweifelhaft ist, ob die Benzodiazepine für die Behandlung emotionaler Störungen von Kindern überhaupt von Bedeutung sind.
Es gibt wenige Untersuchungen über die Wirksamkeit von Diazepam auf die Angst bei Kindern. Eine kontrollierte Untersuchung der Antiangstwirkung bei vorpubertären Kindern und jüngeren Adoleszenten konnte eine derartige therapeutische Wirkung nicht nachweisen. Im Gegenteil reagierten einige Kinder paradox auf Diazepam wegen seiner enthemmenden Wirkung auf die Impulssteuerung. In einer anderen Untersuchung, die die Wirkung von Diazepam, Dextro-Amphetamin und einem Placebo bei diagnostisch heterogenen hyperkinetischen Kindern verglich, war Diazepam für die Milderung der Symptome Hyperaktivität, Erregung, Impulsivität und emotionale Instabilität weniger wirksam als das Dextro-Amphetamin bzw.

das Placebo. Das Verhalten einiger dieser Kinder verschlechterte sich sogar unter Diazepam. Eine nachgewiesene Indikation in der Neuropädiatrie besteht bei spastischer Gehirnlähmung und bei Athetose wegen seiner muskelentspannenden Wirkung. Eine antikonvulsive Wirkung konnte nachgewiesen werden und hat in Verbindung mit anderen antikonvulsiven Medikamenten klinische Anwendung gefunden (SHAW u. LUCAS 1970).

Die Benzodiazepine sind relativ sicher, weil die Spanne zwischen therapeutischer Dosis und toxischer bzw. letaler Dosis sehr groß ist. Überdosierungen sind wegen ihrer Allgegenwärtigkeit häufig, sind jedoch selten verhängnisvoll. Die übliche Ausgangsdosis von Chlordiazepoxid für Kinder in der Altersgruppe zwischen 5 und 12 Jahren beträgt 5 mg zweimal täglich, und die Tageshöchstdosis beträgt 50 mg. Für Kinder über 12 Jahren beträgt die übliche Ausgangsdosis 5 mg dreimal täglich, sie kann erhöht werden bis zu einem Maximum von 75 mg täglich. Wegen der langen Halbwertszeit im Plasma wird die Dosis im allgemeinen nicht häufiger als einmal pro Woche erhöht. Bei Diazepam beträgt die übliche Ausgangsdosis für Kinder zwischen 5 und 12 Jahren 1 mg zweimal täglich. Die Höchstdosis beträgt 20 mg täglich. Im Alter über 12 Jahren beträgt die Ausgangsdosis 2 mg zweimal täglich, die Höchstdosis 40 mg täglich. Zur Behandlung von Schlafstörungen wird nur eine Abenddosis vor dem Schlafengehen verordnet. 1 mg wird in der unteren Altersgruppe verordnet und 2,5 bis 5 mg vor dem Schlafengehen bei Kindern über 12 Jahren. Diese Dosierung kann bei Bedarf bis zur Tageshöchstdosis erhöht werden. Dosierungserhöhungen werden gewöhnlich nicht häufiger als einmal wöchentlich vorgenommen (WHITE 1977).

Barbiturate

Barbitursäure wurde zuerst 1864 synthetisch hergestellt. Ein Derivat der Barbitursäure, Barbital (Veronal), wurde 1903 als Narkotikum eingeführt. Darauf folgte 1912 das Phenobarbital (Luminal). Viele andere verwandte Substanzen wurden synthetisch hergestellt, und mehrere mit unterschiedlicher Wirkungsdauer stehen zur Verfügung. Die Barbiturate können alle Stufen einer Hemmung des Zentralnervensystems, von einer leichten Sedierung bis zum Koma, bewirken. Die kurz wirkenden Barbiturate werden hauptsächlich zum Herbeiführen von Schlaf angewendet. Sie finden breite Anwendung als pränästhetische Mittel, und die ultrakurz wirkenden Substanzen werden bei der Einleitung einer Narkose angewendet (GOODMAN u. GILMAN 1975).

Die Barbiturate haben eine allgemein hemmende Wirkung. Sie hemmen nicht nur das Zentralnervensystem, sondern die Aktivität der Nerven im allgemeinen, der Skelettmuskulatur, der glatten Muskulatur und des Herzmuskels. Sie reduzieren den Sauerstoffverbrauch im Gewebe und hemmen eine große Anzahl biologischer Funktionen. Das Ausmaß der Hemmung ist dosisabhängig. Der Erregungszustand des Zentralnervensystems beeinflußt das Ausmaß der hervorgerufenen Sedierung. Der durch Barbiturate induzierte Schlaf gleicht in fast jeder Hinsicht dem physiologischen Schlaf, nur die Dauer des REM-Schlafs ist reduziert, was nach einigen Nächten mit REM-Schlaf-Entzug zu Störungen führen kann. Bei Entzug des Medikamentes entsteht eine kompensatorische Zunahme des Anteils an REM-Schlaf, was zu gestörten Gefühlen führt. Bei einigen Menschen bewirken Barbiturate eher Erregung als Beruhigung, ein Effekt, der häufig bei sehr kleinen Kindern und bei älteren Personen beobachtet wird (GOODMAN u. GILMAN 1975; WHITE 1977).

Bei Kindern hat das *Phenobarbital* bei weitem die größte Bedeutung als Antikonvulsivum. Es wird sowohl bei ängstlichen Kindern am Tage als Beruhigungsmittel als auch zur nächtlichen Beruhigung angewendet. Im allgemeinen werden die Diphenylmethane oder Benzodiazepine wegen ihres größeren Sicherheitsspielraums bevorzugt, das Phenobarbital bietet sich jedoch als alternatives Medikament für einzelne Kinder an. Für sehr kurze Zeitspannen können mitunter die schneller wirkenden Barbiturate zur Induzierung von Schlaf bei Kindern und Jugendlichen erforderlich sein.

Bei Verschreibung dieser Medikamente ist unbedingt darauf zu achten, die verfügbare Dosis zu begrenzen, um Mißbrauch und Überdosierung zu vermeiden. Gewöhnung, physische Abhängigkeit und Entziehungskrämpfe können als Reaktionen auf langfristige Verabreichung großer Dosen auftreten. Zur Beruhigung wird Phenobarbital in einer Dosis von 6 mg/kg/24 Std. verordnet und auf 3 bis 4 Einzeldosen verteilt.

Barbituratvergiftung ist ein häufiges Problem als Folge von Suizidversuchen oder versehentlicher Einnahme. Toxische Erscheinungen treten auch bei vielen Jugendlichen auf, die dieses Mittel mißbräuchlich verwenden. Schwere Vergiftungen treten bei einer etwa 10fachen Überschreitung der mittleren Dosierung auf, der Tod tritt bei verschiedenen darüberliegenden Dosen auf. Andere hemmende Substanzen einschließlich Alkohol, Neuroleptika und Tranquilizer haben eine potenzierende Wirkung auf Barbiturate (WHITE 1977).

Chloralhydrat

Chloralhydrat, zum ersten Mal 1832 synthetisch hergestellt, ist das älteste aus der Gruppe der Hypnotika. Es ist ein häufig verschriebenes Hypnotikum und kann für kurze Zeit als nächtliches Sedativum bei Kindern verordnet werden. Es wird bei akut erregten, schwer gestörten Kindern zur möglichst schnellen Beruhigung während des Tages angewendet und wird auch als leichtes Sedativum empfohlen. Gewöhnung kann sich entwickeln, und bei der Verschreibung an Personen, die zu Drogenmißbrauch neigen, ist Vorsicht geboten. Die hypnotische Dosis für 5- bis 12jährige Kinder beträgt 250 bis 500 mg, die Dosis kann bei Bedarf wiederholt werden. Bei Kindern über 12 Jahre beträgt die Dosis 500 bis 750 mg (GOODMAN u. GILMAN 1975; WHITE 1977).

Neuroleptika und Thymoleptika

Obwohl diese Medikamente pharmakologisch heterogen sind und sich von den Tranquilizern deutlich unterscheiden, sollen sie dennoch erwähnt werden, weil sie in geringen Dosen eine deutliche Antiangstwirkung bei Kindern haben. Ihre wichtigsten Indikationen werden in anderen Abschnitten besprochen. Promethazin (Pherergan) ist ein Phenothiazinpräparat mit primärer Antihistaminwirkung. Es wird zur nächtlichen Sedierung von Kindern angewendet und zur Senkung der Hyperaktivität sehr junger Kinder. Thioridazin (Melleril), Haloperidol (Haldol) und andere Neuroleptika können in sehr geringen Dosen hilfreiche Antiangstmittel bei einigen Kindern sein. Das trizyklische, thymoleptische Amitriptylin (Elavil) hat auch einigen Zuspruch wegen seiner sedierenden Antiangstwirkung gefunden. Auch dieses Medikament hat Antihistamineigenschaften. Imipramin (Tofranil) soll eine günstige Wirkung bei Trennungsangst haben.

Richtlinien für die Anwendung von Tranquilizern

Bei der Anwendung von Tranquilizern ebenso wie von anderen Psychopharmaka bei Kindern sollten bestimmte Regeln beachtet werden. Medikamente können keinen Ersatz darstellen für die notwendige Zeit und Sorgfalt, die für eine gründliche Beurteilung eines Kindes mit Problemen erforderlich ist, oder für einen ganzheitlichen Behandlungsplan, der das einzelne Kind berücksichtigt, die Familiensituation, die Schule und die weitere soziale Umgebung. Medikamente sollten nie die ausschließliche Behandlungsmaßnahme darstellen oder ohne fortgesetzte Überwachung verordnet werden. Sie können jedoch Teil eines koordinierten ganzheitlichen Behandlungsplanes sein, der es dem Arzt erlaubt, auf effektive Weise sein medizinisches Wissen und Können anzuwenden. Kein Medikament sollte ohne deutliche Indikation verordnet werden. Die für das einzelne Kind am besten geeigneten Medikamente sollen verwendet werden; dies kann Versuch und Irrtum notwendig machen wegen der biologischen Unterschiede zwischen den Kindern, die unterschiedliche Effekte der Medikamente bewirken. Ein dem Arzt genau bekanntes Medikament sollte einem neueren, weniger erprobten vorgezogen werden. Die Dauer der medikamentösen Behandlung sollte so kurz wie möglich sein. Die Dosierung muß der Reaktion des jeweiligen Patienten angepaßt werden (LUCAS 1971; WHITE 1977; RAPOPORT 1978).

Zusätzlich zu den individuellen Unterschieden, die den Metabolismus der Medikamente beeinflussen und bei Kindern recht verschiedene Dosierungen erforderlich machen und auch verschiedene Reaktionen auf die einzelnen Medikamente hervorrufen, haben die Umstände, unter denen diese verabreicht werden, und die damit verbundenen Erwartungen einen erheblichen Effekt auf ihre Wirksamkeit. WERRY (1978) hat darauf hingewiesen, daß die Wirkung jedes Medikamentes mit dem vorher bestehenden Erregungszustand des Nervensystems, der vorherrschenden Stimmung, dem sozialen und psychologischen Kontext, der Persönlichkeit und besonders der jeweiligen Physiologie interagiert. Vor allem sollte der Arzt seinen eigenen Beobachtungen über die Wirkung der Medikamente auf die Kinder vertrauen, wenn er das geeignete aussucht und die Dosierung der Reaktion anpaßt. Einige Medikamente sind deutlich wirksamer als andere. Unwirksame Medikamente sollten nach einer angemessenen Versuchszeit abgesetzt werden.

Literatur

Gittelman-Klein, R.: Psychopharmacological treatment of anxiety disorders, mood disorders, and Tourette's disorder in children. In: Psychopharmacology: A Generation of Progress, hrsg. von M. A. Lipton, A. DiMascio, K. F. Killam. Raven Press, New York 1978 (S. 1471)

Goodman, L. S., A. Gilman (Hrsg.): The Pharmacological Basis of Therapeutics, 5. Aufl. Macmillan, New York 1975

Greenblatt, D. J., R. I. Shader: Benzodiazepines in Clinical Practice. Raven Press, New York 1974

Hollister, L. F.: Clinical Pharmacology of Psychotherapeutic Drugs. Churchill Livingstone, New York 1978

Lucas, A. R.: Drug treatment for the troubled child. Mich. ment. Hlth. Res. Bull. 5 (1971) 5

Pöldinger, W., P. Schmidlin: Index Psychopharmacorum, 4. Aufl. Huber, Bern 1972

Rapoport, J. L.: Clinical assessment for pediatric psychopharmacology. In: Psychopharmacology: A Generation of Progress, hrsg. von M. A. Lipton, A. DiMascio, K. F. Killam. Raven Press, New York 1978 (S. 1481)

Shaw, C. R., A. R. Lucas: The Psychiatric Disorders of Childhood, 2. Aufl. Appleton-Century-Crofts, New York 1970

Werry, J. W.: Antianxiety (sedative) drugs. In: Pediatric Psychopharmacology, hrsg. von J. S. Werry. Brunner & Mazel, New York 1978

White, J. H.: Pediatric Psychopharmacology: A Practical Guide to Clinical Application. Williams & Wilkins, Baltimore 1977

Psychostimulanzien

Christian Klicpera

Die Psychostimulanzien gehören zu den ältesten im klinischen Gebrauch stehenden psychotropen Medikamenten. 1937 wurde die positive Wirkung von Amphetaminen auf Verhalten und Leistung verhaltensgestörter Kinder durch BRADLEY beschrieben. Infolge der Beschreibung des hyperkinetischen Syndroms bzw. des MBD-Syndroms und der durch den Fortschritt der Psychopharmakologie geweckten Hoffnungen kam es zur weiten Verbreitung dieser Behandlung vor allem in Nordamerika. Der anhaltenden Kontroverse über die Verwendung von Psychostimulanzien in der Kinderpsychiatrie ist es zu danken, daß die Psychostimulanzien heute die am eingehendsten in kontrollierten klinischen Experimenten untersuchten Psychopharmaka des Kindesalters sind.

Pharmakologie

Die in klinischer Verwendung stehenden Psychostimulanzien zählen zu einer Klasse von Substanzen, die aktivierend auf das Nervensystem wirken und wegen ihrer erheblichen Steigerung der motorischen Aktivität im Tierversuch als psychomotorisch stimulierend charakterisiert werden. Die in der Kinderpsychiatrie am häufigsten angewandten Medikamente haben eine sympathikomimetische Wirkung und die gleiche chemische Grundstruktur (Amphetamine, Methylphenidat, Pemoline).

Die Amphetamine und Methylphenidat führen zu einer erhöhten Freisetzung von Katecholaminen (Noradrenalin, Dopamin) aus den Nervenendigungen und zu einer Blockierung ihrer Wiederaufnahme, so daß das Angebot dieser Übertragersubstanzen an den Synapsen erhöht wird. Zusätzlich verursachen sie eine Blockierung der Serotoninwiederaufnahme und der Monoaminooxydase, dies scheint jedoch für die Wirkung auf das Verhalten von untergeordneter Bedeutung zu sein. Von den beiden stereoisomeren Formen zeichnet sich d-Amphetamin durch eine stärkere Wirkung auf die zentralnervösen Noradrenalinsysteme aus, während beide Formen etwa gleich auf die Dopaminsysteme wirken. Dopamin wird besondere Bedeutung in der Erklärung der klinischen Stimulanzienwirkung zugesprochen. Der Metabolismus von Methylphenidat und der Amphetamine ist weitgehend bekannt (BROOKES 1977; CANTWELL u. CARLSON 1978; PEREL u. DAYTON 1977). Einige Abbauprodukte sind an der Gesamtwirkung und dem zeitlichen Wirkungsprofil beteiligt (BROWN u. Mitarb. 1978). Eine adäquate Bestimmung des Plasmaspiegels ist erst in den letzten Jahren möglich geworden, so daß nur wenige Angaben über die Pharmakokinetik dieser Substanzen im kindlichen Organismus vorliegen. Der Gipfel der Plasmakonzentration wird 4 Stunden nach Einnahme erreicht, in der anfänglichen Resorptionsphase besteht eine große interindividuelle Variabilität. Die Ausscheidungshalbwertszeit ist mit etwa 7 Stunden deutlich geringer als bei Erwachsenen. Es scheint keine direkte Zuordnung von Verhaltenswirkung und Plasmaspiegel möglich zu sein, da das zeitliche Profil des Plasmaspiegels gegenüber der Wirkung auf das Verhalten verzögert ist. Die zentralnervösen Wirkungen von Pemoline sind nur wenig untersucht. Die Ausscheidungshalbwertszeit (etwa 12 Stunden) und die Wirkungszeit sind länger als jene von Methylphenidat und den Amphetaminen. Deanol wird vermutlich intrazellulär zu Acetylcholin metabolisiert und hat damit einen anderen Wirkungsmechanismus als die bisher besprochenen Psychostimulanzien. Da die Evidenz für eine positive Wirkung bei kinderpsychiatrischen Störungen gering ist (CANTWELL u. CARLSON 1978), soll es im folgenden nicht näher besprochen werden.

Wirkung auf das Verhalten

Das Urteil von Erwachsenen, und zwar besonders von Lehrern, über den Einfluß der Stimulanzienbehandlung auf Kinder gibt recht einheitlich den Eindruck wieder, daß die motorische Aktivität der Kinder abnimmt (BARKLEY 1977; CANTWELL u. CARLSON 1978; KLICPERA 1978b). Strukturierte Beobachtungen und apparative Registrierung der Aktivität bestätigen teilweise diesen Eindruck (BARKLEY 1977; BARKLEY u. CUNNINGHAM 1979; BROWN u. Mitarb. 1978; KLICPERA 1978b; RAPOPORT u. Mitarb. 1978; SPRAGUE u. SLEATOR 1977; WHALEN u. Mitarb. 1978; WEINGARTNER u. Mitarb. 1980; WOLRAICH 1978). Sie zeigen, daß die Psychostimulanzien zur Abnahme der motorischen Aktivität in Situationen führen, die stärker strukturiert sind und dadurch eine Beschränkung der motorischen Aktivität verlangen. Diese Abnahme betrifft besonders plötzliche, rasche Bewegungen, die impulsiv und ungesteuert erscheinen (WHALEN u. Mitarb. 1978). Der Einfluß der Psychostimulanzien auf die motorische Aktivität hängt also sowohl von den Situationsmerkmalen als auch von den qualitativen Merkmalen der motorischen Aktivität ab. Nur wenige Kinder zeigen eine allgemeine Aktivitätsabnahme. Unter dem Einfluß der Psychostimulanzien wird es den Kindern besser möglich, sich zurückzuhalten und sich an die Bedingungen der an sie gestellten Aufgaben anzupassen. Sie können sich dadurch leichter in Situationen einfügen, wo Rücksichtnahme auf Regeln oder auf Reaktionen anderer erforderlich ist. Dadurch ändert sich auch das Verhalten Erwachsener den Kindern gegenüber (BARKLEY u. CUNNINGHAM 1979; HUMPHRIES u. Mitarb. 1978). Erwachsene versuchen die Kinder weniger durch negative Konsequenzen zu lenken und gehen häufiger positiv auf sie ein. In einzelnen Fällen kann dies zu einer kennzeichnenden Änderung des Interaktionsstils führen. In der Schule wird weniger störendes Verhalten beobachtet. Lautes Benehmen und motorische Unruhe nehmen nicht nur ab, sondern es kommt auch zu weniger Streit und Aggressivität anderen Kindern gegenüber, und die Kinder sind leichter zu führen. Gleichzeitig führen die Stimulanzien zu einer Verminderung der Kontaktaufnahme mit anderen Kindern oder mit Erwachsenen (BARKLEY u. CUNNINGHAM 1979; WHALEN u. Mitarb. 1978). Eltern und Kliniker haben zudem gelegentlich den Eindruck, daß die Spontaneität der Kinder durch die Behandlung abnimmt. Unter höherer Dosierung ist dies bei einigen Kindern recht ausgeprägt (KLICPERA 1978b). Psychostimulanzien haben auf Kinder keinen stimmungsanhebenden oder euphorisierenden Effekt, dagegen scheint es häufiger zu einer Stimmungsanhebung bei Abklingen der Stimulanzienwirkung zu kommen, in der die Kinder unbändig und lebhaft sind (RAPOPORT u. Mitarb. 1978).

Wirkung auf kognitive Leistungsbereiche

Ein Einfluß der Psychostimulanzien wird besonders bei Aufgaben beobachtet, in denen eine längere kontinuierliche Aufmerksamkeit erforderlich ist (BARKLEY 1977; CANTWELL u. CARLSON 1978; KLICPERA 1978b; RAPOPORT u. Mitarb. 1978). Die gewöhnlich nach einiger Zeit auftretende Abnahme der Leistung wird geringer, und die Leistungen schwanken weniger, da es seltener zu einem kurzdauernden Entgleiten der Aufmerksamkeit kommt. Die Leistungen werden vor allem dann beeinflußt, wenn der Rhythmus der Aufgaben nicht von den Kindern selbst bestimmt werden kann, sondern von außen vorgegeben ist. Diese Verbesserung der Konzentrationsfähigkeit ist auch in systematischen Beobachtungen deutlich, da sich die Kinder länger direkt mit ihren Aufgaben beschäftigen und weniger häufig herumschauen. Auch nach dem Urteil der Lehrer sind die Kinder mehr bei der Sache und konzentrierter. Psychostimulanzien scheinen andererseits dazu zu führen, daß der dominante Aspekt einer Aufgabe besondere Beachtung findet auf Kosten von weniger im Vordergrund stehenden Anteilen. Wenn es daher notwendig ist, gleichzeitig mehrere Informationen zu beachten, kann es zu einem Leistungsabfall kommen.
Der Arbeitsstil der Kinder ändert sich bei Aufgaben, in denen eine langsamere, weniger impulsive Arbeitsweise das Ergebnis beeinflußt. Die Kinder verwenden mehr Zeit, um über die Lösungen der Aufgaben nachzudenken, und sie perseverieren weniger in ihren Lösungen.
Es ist möglich, daß alle stimulanzienbedingten Leistungsänderungen auf diese beiden Faktoren zurückzuführen sind. Wahrscheinlich werden jedoch auch einige spezifische Leistungsbereiche durch die Psychostimulanzien beeinflußt. Neben der visuomotorischen Koordination und der motorischen Stetigkeit gehört dazu vor allem die Merkfähigkeit. Es dürfte zu einer Zunahme der Stärke von Gedächtnisspuren kommen, während der Gedächtnisabruf unbeeinflußt bleibt. Allerdings setzt eine Verwendung dieser erhöhten Merkfähigkeit für eine bessere Verarbeitung des Gedächtnismaterials Lernstrategien voraus, die hyperaktiven Kindern nicht zur Verfügung stehen (WEINGARTNER u. Mitarb. 1980).

Wirkung auf Schulleistungen

Der positive Einfluß der Psychostimulanzien auf einzelne Leistungsbereiche und auf das Verhalten in der Klasse führt nach den vorliegenden Untersuchungsergebnissen nicht zu einer verbesserten Leistung in den Schulfächern oder in Tests, in denen schulisches Wissen geprüft wird (BARKLEY u. CUNNINGHAM 1978; CANTWELL u. CARLSON 1978; KLICPERA 1978b). Diese Diskrepanz ist von einiger Bedeutung, und die Forschung der nächsten Jahre muß die Umstände klären, die zu diesem negativen Ergebnis beitragen.

Langfristige Wirkung

Die bei kurzfristiger Medikamentengabe festgestellten Wirkungen bleiben bei einem beträchtlichen Teil der Kinder auch bei langfristiger Behandlung erhalten. Trotzdem wird die Entwicklung dieser Kinder insgesamt nicht deutlich beeinflußt. Sie sind durch die Behandlung zwar sowohl zu Hause als auch in der Schule leichter zu führen, ihre soziale Anpassung unterscheidet sich jedoch nicht von Kindern, die in der vorausgegangenen Zeit nicht mit Stimulanzien behandelt wurden (CANTWELL u. CARLSON 1978; KLICPERA 1978b). Zudem verhindern die Stimulanzien nicht, daß die Kinder durch ihr impulsives Verhalten in einzelne größere Schwierigkeiten geraten, und auch im Schulerfolg zeigt sich langfristig kein Einfluß der Behandlung.

Nebenwirkungen

Zu erwarten sind eine leichte, dosisabhängige Zunahme der Herzfrequenz, des systolischen und diastolischen Blutdrucks sowie eine geringfügige Vasokonstriktion der Hautgefäße und als Folge leichte Blässe und Abnahme der Hauttemperatur. Ein Appetitverlust tritt zu Anfang der Behandlung bei fast allen Kindern ein, im allgemeinen nimmt der Appetit nach einigen Wochen fortgesetzter Behandlung wieder zu. Zusätzlich kommt es häufig zunächst zu einem Gewichtsverlust. Bei längerer Einnahme ist mit einer verminderten Gewichtszunahme vor allem während des ersten Behandlungsjahres zu rechnen. In der folgenden Zeit scheint dies auch bei fortgesetzter Behandlung kompensiert zu werden, jedoch ist zur Zeit noch kein ausgewogenes Urteil möglich (LIPMAN 1978). Eine regelmäßige Gewichtskontrolle ist notwendig. Ähnliches gilt auch für die in einigen Untersuchungen beobachtete Reduktion des Größenwachstums der mit Stimulanzien behandelten Kinder. Auch hier scheint es, als ob eine anfängliche Hemmung des Größenwachstums, für die wahrscheinlich eine Unterdrückung der nächtlichen Prolaktinausscheidung verantwortlich ist (PUIG-ANTICH u. Mitarb. 1978), auch bei fortgesetzter Behandlung aufgeholt werden kann (LIPMAN 1978). Ein Absetzen der Psychostimulanzien führt kurzfristig zu einer Wachstumsbeschleunigung, wodurch in ein bis zwei Monaten ein geringfügiger Wachstumsrückstand aufgeholt werden kann. Vorsicht ist jedenfalls auch wegen stärkerer interindividueller Unterschiede notwendig, dies besonders bei Kindern, deren Wachstum im Vergleich zur Altersnorm zurückgeblieben ist, und bei Kindern vor der Pubertät.

Unter der Stimulanzienbehandlung treten häufiger Schlafstörungen, und zwar vor allem Einschlafschwierigkeiten, auf. Dies kann eventuell durch Gabe der Stimulanzien in einer einzigen morgendlichen Dosis verhindert werden. Psychotische Zustandsbilder (vor allem taktile Halluzinationen und Verwirrtheit) treten gelegentlich bei normaler Dosierung auf und bilden sich nach Absetzen der Medikamente zurück. Die Auslösung psychotischer Symptome sollte zu einem Überdenken der ursprünglichen Diagnose veranlassen (KATZ u. Mitarb. 1975). Dyskinesien, Tics sowie ein Gilles-de-la-Tourette-Syndrom können durch Stimulanzien ausgelöst oder verstärkt werden (DENCKLA u. Mitarb. 1976). Die Latenz vom Beginn der Stimulanzienbehandlung bis zum Auftreten dieser Nebenwirkungen ist variabel. Motorische Störungen wurden bei etwa 1% der behandelten Kinder beschrieben. Das Absetzen der Medikamente führt gewöhnlich, jedoch nicht immer, zu einer Rückbildung der Symptome.

Bei der überwiegenden Mehrzahl der Anfallskinder können Stimulanzien ohne Komplikationen verschrieben werden, in seltenen Fällen können sie jedoch die medikamentöse Anfallskontrolle erschweren.

Unter langdauernder Stimulanzienbehandlung tritt öfter eine erhöhte Stimmungslabilität auf. Besonders wird beobachtet, daß die Kinder häufiger bei geringen Anlässen weinen. Manche Kinder scheinen infolge der Behandlung ausgesprochen niedergeschlagen und gedrückt (CONNERS 1977). Seltener kommt es zu einer Zunahme der Ängstlichkeit (KATZ u. Mitarb. 1975). Auf die gelegentlich ausgeprägte Abnahme der Spontaneität, die als Änderung der Persönlichkeit der Kinder beschrieben wird, wurde schon hingewiesen. Unter diesen Bedingungen kann eine Dosisreduktion gelegentlich helfen, andernfalls ist ein Absetzen der Medikamente angezeigt.

Eine unerwartete Zunahme der motorischen Unruhe als Folge der Stimulanzienbehandlung wird selten beobachtet, dagegen werden manche Kinder reizbarer und aggressiver (KATZ u. Mitarb. 1975), dies ist möglicherweise häufiger bei geistig behinderten Kindern.

Nach längerer Behandlung führt ein Absetzen der Medikamente öfter zu einer verstärkten Unruhe, dies kann mehrere Tage anhalten (KATZ u. Mitarb. 1975). Deshalb ist Vorsicht und Geduld notwendig, wenn entschieden werden soll, ob Kinder weiterhin behandelt werden sollen. Die Auslösung kurzdauernder psychotischer Zustandsbilder durch Absetzen der Medikamente ist bei Kindern nach langjähriger Stimulanzienbehandlung ebenfalls beschrieben worden (ROSENFELD 1979). Bei der Gabe von Psychostimulanzien ist auf die Interaktion mit anderen sympathikomimetischen Medikamenten und mit MAO-Hemmern zu achten. Wegen des gemeinsamen Metabolismus durch die Leberenzyme kann die Halbwertszeit anderer Medikamente verlängert werden (beschrieben für: Barbiturate, trizyklische Antidepressiva, Neuroleptika, Hydantoine, gerinnungshemmende Substanzen [BROOKES 1977; CANTWELL u. CARLSON 1978; PEREL u. DAYTON 1977]). Hypersensibilitätsreaktionen auf Stimulanzien sind möglich.

Dosierung

Die optimale Dosierung ist für die Kinder individuell zu bestimmen, da es nach klinischer Erfahrung größere Unterschiede zwischen den Kindern in der geeigneten Dosierung gibt (allgemeine Richtlinien in Tab. 8.7). Es ist ratsam, mit einer sehr niedrigen Dosis zu beginnen (nach WERRY [1978] der Hälfte der minimal vorgesehenen Erhaltungsdosis für jedes Medikament entsprechend Tab. 8.7) und langsam die Dosis zu steigern. Für die meisten Kinder genügt eine morgendliche Gabe

Tabelle 8.7 Empfohlener Dosierungsbereich für Stimulanzien bei Schulkindern (nach *Cantwell* u. *Carlson* 1978)

	Anzahl der tägl. Dosen	Medikamentenmenge pro Dosis (in mg/kg)
Dextroamphetamin	1–3	0,15–0,50
Amphetamin (Racemat)	1–3	0,15–0,50
Methylphenidat	1–3	0,30–1,0
Pemoline	1	0,50–2,0
Deanol	1–3	1,0 –3,0

der Stimulanzien, da dadurch eine Besserung des Verhaltens in der Schule erreicht werden kann. Die Erfahrung zeigt zudem, daß unter diesen Bedingungen auch nachmittags oft keine Schwierigkeiten auftreten. Gelegentlich müssen jedoch gegen Mittag die Stimulanzien nochmals gegeben werden, in einzelnen Fällen ein weiteres Mal am Nachmittag. Systematische Untersuchungen über den Effekt verschiedener Medikamentendosen wurden nur mit Methylphenidat durchgeführt, doch gelten die Ergebnisse wahrscheinlich in ähnlicher Weise für alle Psychostimulanzien. Diese Untersuchungen (SPRAGUE u. SLEATOR 1977) zeigen, daß bei niedriger Dosierung (0,3 mg/kg Methylphenidat) Testleistungen positiv beeinflußt werden, die Wirkung auf impulsives Verhalten und motorische Unruhe bei vielen Kindern aber nur ungenügend ist. Bei höherer Dosierung (1 mg/kg) ist der Einfluß auf das Verhalten in der Klasse ausgeprägter, jedoch läßt sich kein positiver Einfluß auf die Testleistungen feststellen.

Vergleich der verschiedenen Stimulanzien

Die verschiedenen Stimulanzien unterscheiden sich nur wenig in ihrer Wirkung voneinander. Pemolin könnte eventuell weniger wirksam sein als Methylphenidat. Methylphenidat und Pemolin verursachen geringere Nebenwirkungen als d-Amphetamin. Gelegentlich zeigen einzelne Kinder ein selektives Ansprechen auf Methylphenidat bzw. d- oder l-Amphetamin, so daß bei ausbleibender Wirkung auf ein stimulierendes Medikament ein anderes Medikament der gleichen Gruppe versucht werden kann. Im allgemeinen ist den Psychostimulanzien, mit denen mehr Erfahrungen gemacht wurden (d-Amphetamin, Methylphenidat), der Vorzug zu geben. Koffein unterscheidet sich in der Wirkung auf hyperaktives Verhalten nicht vom Placebo und ist deshalb für diese Behandlung ungeeignet.

Indikation

Die Psychostimulanzienbehandlung ist eine symptomatische Behandlung, die auf das Verhalten und die kognitiven Leistungen normaler und verhaltensgestörter Kinder in vieler Hinsicht eine ähnliche Wirkung zeigt (RAPOPORT u. Mitarb. 1978; WEINGARTNER u. Mitarb. 1980). Die Indikation für diese Behandlung muß sich daher an der Bedeutung der medikamentösen Behandlung für die Entwicklung des einzelnen Kindes orientieren. Stimulanzien können einigen Kindern helfen, ein besseres Gleichgewicht in der Kontrolle der eigenen Aktivität und der Zentrierung der Aufmerksamkeit zu erreichen sowie eine Eskalation negativer Reaktionen zu vermeiden, die durch unruhiges, störendes Verhalten allzu leicht in Gang gesetzt wird. Für die Indikationsstellung bietet die kinderpsychiatrische Diagnosenstellung eine Hilfe, da positive Wirkungen bei den wesentlichen Symptomen des hyperkinetischen Syndroms zu erwarten sind. Jedoch muß die Stimulanzienbehandlung auch bei hyperaktiven Kindern Teil eines umfassenden Behandlungsplans sein. Eine bedeutsame Änderung im Verhalten hyperaktiver Kinder tritt unter der Stimulanzienbehandlung bei etwa zwei Drittel der Kinder ein. Eine positive Reaktion ist bei Kindern mit anfänglich größerer motorischer Unruhe und stärkerer Aufmerksamkeitsstörung wahrscheinlicher, während andere Merkmale der Kinder in dieser Hinsicht nicht von Bedeutung sind (Zeichen einer zerebralen Dysfunktion, psychophysiologische Indikatoren des Aktivierungsniveaus). Über die Behandlung von Kindern mit Aufmerksamkeitsstörungen ohne gleichzeitige Hyperaktivität sowie von Kindern mit ausgeprägter Aggressivität liegen noch wenige Erfahrungen vor. Eine Behandlung mit Stimulanzien wird von einigen Klinikern als mögliche therapeutische Maßnahme empfohlen, dabei ist jedoch bei Aufmerksamkeitsstörungen auf eine niedrige Dosierung zu achten. Eine spezielle Indikation stellt die Narkolepsie dar (PEREL u. DAYTON 1977).

Zur Klärung der Indikationsstellung ist neben dem Gespräch mit den Eltern eine psychiatrische Untersuchung des Kindes, die Erhebung eines somatischen Status sowie ein Gespräch mit dem Lehrer des Kindes erforderlich. Die psychiatrische Untersuchung ist diagnostisch darauf gerichtet, einen Eindruck über Aktivität, Aufmerksamkeitsfähigkeit sowie Impulskontrolle des Kindes in verschiedenen Situationen zu erhalten. Gleichzeitig ist das Vorliegen einer depressiven Verstimmung und von psychotischen Symptomen auszuschließen, da in diesem Fall eine Stimulanzienbehandlung kontraindiziert ist (CANTWELL u. CARLSON 1978). Bei Vorhandensein von Tics ist besondere Vorsicht nötig, jedoch ist nur das Gilles-de-la-Tourette-Syndrom eine absolute Kontraindikation. In der körperlichen Untersuchung sollen Blutdruck, Pulsrate, Größe und Gewicht bestimmt werden, und es sind Krankheiten auszuschließen, die sekundär verstärkte motorische Unruhe verursachen können (KLICPERA 1978a). Wesentliche Informationen für diese erste Orientierung können nur durch ein Gespräch mit dem Lehrer gewonnen werden. Es ist auch für die weitere Behandlung entscheidend, die Kooperation des Lehrers zu gewinnen. Standardisierte Verhaltensbeurteilungen durch Lehrer und Eltern sowie eine psychologische Testung des Kindes sind zu empfehlen.

Wenn eine Stimulanzienbehandlung angezeigt erscheint, soll diese Behandlungsform sowohl den Eltern als auch dem Kind erklärt und auf die anfänglichen Nebenwirkungen hingewiesen werden. In der ersten Zeit ist ein häufigerer Kontakt mit Eltern und Lehrern notwendig, um die Wirkung beurteilen und die Dosierung eventuell anpassen zu können. Lehrer können vielfach die Wirksamkeit der Behandlung besser beurteilen als die Eltern. Bewähren sich die Psychostimulanzien, so soll die Behandlung in der niedrigsten effektiven Dosierung fortgeführt werden. Nach Möglichkeit soll auf eine Medikamentengabe an den Wochenenden bzw. in Ferienzeiten verzichtet werden. Vor allem wenn die Kinder in den Sommerferien gut ohne Medikamente zurechtkommen, sollten bei Beginn eines neuen Schuljahres zunächst keine Medikamente gegeben werden, um abzuwarten, ob eine weitere Behandlung notwendig ist. Gelegentlich ist es nötig, wenn sich feste Überzeugungen über die Notwendigkeit der Behandlung gebildet haben, die Medikamentenwirkung durch Gabe von Placebo zu überprüfen.

Literatur

Barkley, R.: A review of stimulant drug research with hyperactive children. J. Child Psychol. Psychiat. 18 (1977) 137
Barkley, R., C. E. Cunningham: Do stimulant drugs improve the academic performance of hyperkinetic children? Clin. Pediat. 17 (1978) 85
Barkley, R., C. E. Cunningham: The effects of methylphenidate on the mother-child interactions of hyperactive children. Arch. gen. Psychiat. 36 (1979) 201
Bradley, C.: The behavior of children receiving benzedrine. Amer. J. Psychiat. 94 (1937) 577
Brookes, L. G.: Amphetamines. In: Psychotherapeutic Drugs, part 2, hrsg. von E. S. Usdin, I. S. Forrest. M. Dekker, New York 1977
Brown, G. L., M. H. Ebert, R. D. Hunt: Plasma d-amphetamine absorption and elimination in hyperactive children. Psychopharm. Bull. 14 (3) (1978) 33
Cantwell, D. P., G. A. Carlson: Stimulants. In: Pediatric Psychopharmacology, hrsg. von J. S. Werry. Brunner & Mazel, New York 1978
Conners, C. K.: Discussion. In: Depression in Childhood, hrsg. von J. G. Schulterbrandt, A. Raskin. Raven, New York 1977
Denckla, M. B., J. R. Bemporad, M. C. MacKay: Tics following methylphenidate administration. J. Amer. med. Ass. 235 (1976) 1349
Humphries, T., M. Kinsbourne, J. Swanson: Stimulant effects on cooperation and social interaction between hyperactive children and their mothers. J. Child Psychol. Psychiat. 19 (1978) 13
Katz, S., K. Saraf, R. Gittelman-Klein, D. Klein: Clinical pharmacological management of hyperkinetic children. Int. J. ment. Hlth. 4 (1975) 157
Klicpera, C.: Die Stimulantienbehandlung bei Kindern. Z. Kinder- u. Jugendpsychiat. 6 (1978a) 177
Klicpera, C.: Wirkungen und Nebenwirkungen der Stimulantienbehandlung bei Kindern. Fortschr. Neurol. Psychiat. 46 (1978b) 392
Lipman, R. S.: Stimulant medication and growth in hyperkinetic children. Psychopharm. Bull. 14 (4) (1978) 61
Perel, J. M., P. G. Dayton: Methylphenidate. In: Psychotherapeutic Drugs, part 2, hrsg. von E. S. Usdin, I. S. Forrest. M. Dekker, New York 1977
Puig-Antich, J., L. L. Greenhill, J. Sassin, E. J. Sachar: Growth hormone, prolactin and cortisol responses and growth patterns in hyperkinetic children treated with dextro-amphetamine. J. Amer. Acad. Child Psychiat. 17 (1978) 457
Rapoport, J. L., M. S. Buchsbaum, T. P. Zahn, H. Weingartner, C. Ludlow, E. J. Mikkelsen: Dextroamphetamine: cognitive and behavioral effects in normal prepubertal boys. Science 199 (1978) 560
Rosenfeld, A. A.: Depression and psychotic regression following prolonged methylphenidate use and withdrawal: a case report. Amer. J. Psychiat. 136 (1979) 226
Sprague, R. L., E. K. Sleator: Methylphenidate in hyperkinetic children: differences in dose effects on learning and social behavior. Science 198 (1977) 1274
Weingartner, H., J. L. Rapoport, M. S. Buchsbaum, W. Bunney, M. H. Ebert, E. J. Mikkelsen, E. D. Caine: Cognitive processes in normal and hyperactive children and their response to amphetamine treatment. J. abnorm. Child Psychol. 89 (1980) 25
Werry, J. S. (Hrsg.): Pediatric Psychopharmacology. Brunner & Mazel, New York 1978
Whalen, C. K., B. E. Collins, B. Henker, S. R. Alkus, D. Adams, J. Stapp: Behavior observations of hyperactive children and methylphenidate (Ritalin) effects in systematically structured classroom environments: now you see them, now you don't. J. Pediat. Psychol. 3 (1978) 177
Wolraich, M., T. Drummond, M. K. Salomon, M. L. O'Brien, C. Sivage: Effects of methylphenidate alone and in combination with behavior modification procedures on the behavior and academic performance of hyperactive children. J. abnorm. Child Psychol. 86 (1978) 149

Antiepileptika
Dieter Scheffner

Die Antiepileptika entstammen 10 Stoffgruppen, die älteren von ihnen besitzen eine homologe chemische Grundstruktur. Einzelpräparaten wird der Vorzug gegeben, um gegebenenfalls individuell kombinieren zu können. Eine antikonvulsive Monotherapie sollte immer angestrebt werden, um Interaktionen von Medikamenten mit unübersehbarem Resultat zu vermeiden.

Tab. 8.8 gibt eine Übersicht über die *Handelsformen* der wichtigsten Antiepileptika. Die *Dosierung* der Antikonvulsiva wird schrittweise gesteigert, bis ein therapeutischer Wirkstoffspiegel erreicht ist. Dosierungsrichtlinien für die wichtigsten Stoffgruppen sind in Tab. 8.9 aufgeführt. Für die Langzeittherapie maßgebend ist der Plasmaspiegel nach Erreichen des Fließgleichgewichts. Diese Zeit beträgt etwa das Vier- bis Fünffache der Halbwertszeit eines Medikaments. Die Halbwertszeiten streuen interindividuell beträchtlich und sind altersabhängig. Wenn man etwa 2 Wochen nach Erreichen der angestrebten Dosierung das Blut untersucht, kann man damit rechnen, daß sich ein Fließgleichgewicht eingestellt hat und der Plasmaspiegel die Höhe der notwendigen Dauerdosis beurteilen läßt.

Präparate mit gleichem Wirkstoff in gleicher Menge sind beim gleichen Patienten nicht ohne weiteres austauschbar. Ihre Bioverfügbarkeit (Aufnahme) kann sich durch unterschiedliche Herstellungsverfahren unterscheiden, da nicht immer die

Tabelle 8.8 Handelsformen der wichtigsten Antiepileptika

Phenobarbital		
Luminal	Tabl. 0,1	Amp. 1 ml = 0,2
Phenaemal	Tabl. 0,1	
	Tabl. 0,3	
Phenaemaletten/	Tabl. 0,015	
Luminaletten		
Maliasin	Drag. 0,1	(= 0,06 Phenobarbital)
(Barbexaclon)	Drag. 0,025	(= 0,015 Phenobarbital)
Primidon		
Liskantin	Tabl. 0,25	Saft 5 ml = 0,125
Mylepsinum ⎫	Tabl. 0,25	
Resimatil ⎭		
Valproat		
Convulex	Kaps. 0,15	Trpf. 1 ml = 0,3
	Kaps. 0,3	
	Kaps. 0,5	
Ergenyl	Tabl. 0,3	Lsg. 1 ml = 0,3
	Filmtabl. 0,15	
	Filmtabl. 0,3	
	Filmtabl. 0,5	
	Retardtabl. 0,3	
Leptilan	Tabl. 0,15	
	Tabl. 0,3	
	Tabl. 0,6	
Mylproin	Kaps. 0,15	
	Kaps. 0,3	
	Kaps. 0,45	
Orfiril	Drag. 0,3	
	Drag. 0,6	Saft 5 ml = 0,3
mite	Drag. 0,15	
retard	Drag. 0,3	
Phenytoin		
Citrullamon	Drag.⎫ 0,075 Tabl. ⎭	
Epanutin	Kaps. 0,1	Suspension 5 ml = 0,03 Amp. 5 ml = 0,25
Phenhydan	Tabl. 0,1	Amp. 5 ml = 0,25
retard	Tabl. 0,2	Infusionskonzentrat 50 ml = 0,75
Zentropil	Tabl. 0,1	
Carbamazepin		
Sirtal	Tabl. 0,2	
Tegretal	Tabl. 0,2	Saft 5 ml = 0,1
	Retardtabl. 0,4	
Timonil	Tabl. 0,2	Saft 5 ml = 0,1
	Retardtabl. 0,3/0,6	
Ethosuximid		
Petnidan	Kaps. 0,25	Saft 5 ml = 0,25
Pyknolepsinum	Kaps. 0,25	Saft 5 ml = 0,25
Suxinutin	Kaps. 0,25	Saft 5 ml = 0,25
Methsuximid		
Petinutin	Kaps. 0,15	
	Kaps. 0,3	
Trimethadion		
Tridione	Kaps. 0,3	
Diazepam		
Valium	Tabl. 0,002	Suppos. 0,005/0,01
	Tabl. 0,005	Amp. 2 ml = 0,01
	Tabl. 0,01	Saft 5 ml = 0,002
Valium CR10	Retardkaps. 0,01	
Diazepam-Desitin		0,005
rectal tubes		0,01
Nitrazepam		
Mogadan	Tabl. 0,005	Trpf. 1 ml = 0,005
Clonazepam		
Rivotril	Tab. 0,0005	Amp. 1 ml = 0,001
	Tab. 0,002	Trpf. 1 ml = 0,0025

Tabelle 8.9 Dosierung der wichtigsten Antiepileptika. Therapeutische Plasmaspiegel

	mg/kg KG und die	µg/ml	µmol/l
Phenobarbital	5–10	15–50	60–170
Primidon	15–20	5–15	20–70
Phenobarbital- anteil	–	10–30	40–130
Valproat	40–60	50≥100	300≥600
Carbamazepin	10–20	5–10	20–40
Phenytoin	5–10	5–20	20–80
Ethosuximid	30–50	40–100	280–700
Clonazepam	0,1–0,2	0,02–0,07	0,06–0,21

WHO-Standards beachtet werden. Leider sind Angaben hierzu und Vergleichsuntersuchungen nicht für jedes Präparat bekannt. Das Verteilungsvolumen, das sich aus dem Quotienten Dosis/Plasmakonzentration errechnet, und die Ganzkörper-Clearance der Medikamente sind altersabhängig. Angaben fehlen zumeist auf den beigegebenen Medikamentenzetteln, Werte für Früh- und Neugeborene liegen selten vor, so daß die Inital-(Sättigungs-)Dosis und Erhaltungsdosis nicht berechnet werden können.

Bei hoher Eiweißbindung (z. B. *Phenytoin, Valproat*) kann die Zugabe anderer, um die Eiweißbindung konkurrierender Medikamente (z. B. *Acetylsalicylsäure, Diazepam, Furosemid*) das Antikonvulsivum aus seiner Eiweißbindung verdrängen; es erhöht den freien Medikamentenanteil und verursacht – unerwartet – toxische Symptome. Entsprechende Vorgänge können sich auch bei starkem Eiweißverlust abspielen. Tab. 8.10 gibt einen Überblick über einige *Interaktionen* durch Antiepileptika (vgl. RICHENS 1977; WINDORFER u. SAUER 1977; SCHMIDT 1981; WOODBURY u. Mitarb. 1983; MORSELLI u. Mitarb. 1983; HUIDBERG u. DAM 1976).

Die Eliminationskinetik der Medikamente ist nicht immer linear. Eine vergleichsweise geringe Erhöhung der Phenytoindosis kann zu übermäßigem Anstieg des Spiegels und toxischen Symptomen führen (Sättigungskinetik). Andere Medikamente beschleunigen bei Dosiserhöhung ihren eigenen Metabolismus (*Phenobarbital, Carbamazepin*) und führen zur Senkung des Plasmaspiegels bzw. zur vermehrten Bildung aktiver Stoffwechselprodukte, die u. U. toxisch wirken (*Carbamazepin-Epoxyd*). Auch durch Stimulierung mikrosomaler Leberenzyme kann ein erhöhtes Turnover den Aufbau eines ausreichenden Wirkstoffspiegels verhindern. Metabolite können biologisch aktiv sein und die Wirkung der Muttersubstanz überdauern

Tabelle 8.10 Interaktion verschiedener Antikonvulsiva

Medikament	wird beeinflußt durch	Plasmaspiegel
Phenobarbital/ Primidon	Valproat Sulthiame Clonazepam Isoniazid	↑
	Carbamazepin	↓
Valproat	Phenobarbital Phenytoin Carbamazepin	↓
Carbamazepin	Phenytoin Phenobarbital Primidon	↓
Phenytoin	Valproat Sulthiame Chlorpromazin Dicumarol Isoniazid, Chloramphenicol Phenylbutazon	↑
	Phenobarbital Carbamazepin	↕
	Diazepam Clonazepam	↓
Clonazepam	Phenytoin Primidon	↓

(*Primidon/Phenobarbital*, *Carbamazepin/Carbamazepin-Epoxyd*, *Diazepam/Desmethyldiazepam*, *Oxazepam*).

Nach Halbwertszeit und therapeutischer Breite richtet sich das empfohlene Dosierungsintervall. Es liegt bei *Phenytoin* mit etwa 8 Stunden höher als bei *Carbamazepin* mit etwa 4 bis 6 Stunden. Bei eingeschränkter Leberfunktion werden *Diazepam*, *Phenobarbital* und *Valproat* verlangsamt eliminiert. Ihre Wirkstoffspiegel müssen entsprechend überwacht werden.

Die wichtigsten *Nebenwirkungen* der zur antiepileptischen Therapie verwendeten Stoffgruppen enthält Tab. 8.11. Die toxischen Symptome bilden sich in der Regel nach Austausch des Medikaments vollständig zurück.

Die einzelnen Antiepileptika wirken unterschiedlich auf verschiedene Formen epileptischer Anfälle (vgl. Band II, Kap. 5). Ihre *Hauptindikationen* sind in Tab. 8.12 wiedergegeben.

Tabelle 8.11 Nebenwirkungen verschiedener zur antikonvulsiven Therapie verwendeter Stoffgruppen

Medikament	Allergische Exantheme, Fieber, Ödeme	Zentralnervensystem	Hämatopoetisches System	Niere	Leber	Magen-Darm-Kanal (Übelkeit, Erbrechen, Appetitlosigkeit)	Sonstiges
Phenobarbital	(+)	Sedierung, Nystagmus, Ataxie, Sprachstörung, Wesensänderung. Bei Säuglingen und Kleinkindern gelegentlich Erregungszustände, erhöhte Reizbarkeit, Schlaf-Wach-Umkehr	Megaloblastäre Anämie (erhöhte Blutungsneigung bei Neugeborenen PHB-behandelter epileptischer Mütter)	–	–	Obstipation	Verschleimung, Osteomalazie, Induktion mikrosomaler Leberenzyme
Primidon	(+)	wie PHB, Traumverlust	–			(+)	Induktion mikrosomaler Leberenzyme

Psychopharmakotherapie und Therapie mit anderen psychotropen Medikamenten

Medikament		ZNS-Nebenwirkungen	Blut	Leber	Magen-Darm/Appetit	Sonstige
Valproat	(+)	gelegentlich Vigilanzsteigerung, erhöhte Phenytoin- und Phenobarbitalspiegel in Kombination, Nebenwirkungen siehe dort. Tremor, Somnolenz – Koma	–	toxische Hepatopathie (u. U. letal innerhalb der ersten 6 Behandlungsmon.)	++ gelegentlich Appetitsteigerung und Gewichtszunahme	Haarausfall (passager), Blutungsneigung, (Thrombozytopenie, Thrombozytopathie) Pankreatopathie, Gefahr von Neuralrohrdefekten
Carbamazepin	+ Lymphknotenschwellungen	Müdigkeit, Benommenheit, Schwindel, Ataxie, Diplopie, selten Sprachstörungen; psychotrop, kann bipolare Psychosen maskieren	+	+	++ anfangs Appetitsteigerung	Parästhesien, Singultus, Induktion mikrosomaler Leberenzyme Wasserretention vereinzelt Lupussyndrom
Phenytoin	++ Lymphknotenschwellungen	Ataxie (selten Kleinhirndauerschädigung), Tremor, Diplopie, Nystagmus. Selten Pseudotumor cerebri. Extrapyramidale Hyperkinesen. Periphere Polyneuropathie. Myasthenische Reaktion, Scheindemenz	++ Leukopenie, Agranulozytose, Megaloblastäre Anämie (erhöhte Blutungsneigung bei Neugeborenen DPH-behandelter epileptischer Mütter)	(+)	++ bei Statusbehandlung Darmträgheit – Ileus möglich	Zahnfleischhyperplasie, Hypersalivation, Hypertrichose, Akne, Struma, Osteomalazie. Induktion mikrosomaler Leberenzyme. Embryofetales Hydantoinsyndrom, Hypoglykämie
Ethosuximid	+	Benommenheit, Schwindel, Ataxie, selten Erregung und psychotische Reaktionen. Extrapyramidale Hyperkinesen	+ vereinzelt Lupussyndrom	+	++	Singultus, Provokation großer Anfälle, embryofetales Mißbildungssyndrom
Methsuximid	+	wie Ethosuximid, doch schwerer und häufiger	+	++	++	wie Ethosuximid
Sulthiam	(+)	durch Erhöhung von Phenytoin und Phenobarbitalspiegel, s. dort	(+)		+ Gewichtsabnahme	Parästhesien, Hyperpnoe
Nitrazepam	–	Sedierung, Apathie, Hypotonie, selten Einschlafstörungen und Ruhelosigkeit	–	–	–	vermehrte Speichel- und Schleimsekretion, Provokation tonischer Anfälle
Clonazepam	–	wie Nitrazepam, Traumverlust	–	–	–	muskuläre Hypotonie; wie Nitrazepam

Tabelle 8.12 Indikation der einzelnen Antiepileptika für verschiedene Formen epileptischer Anfälle

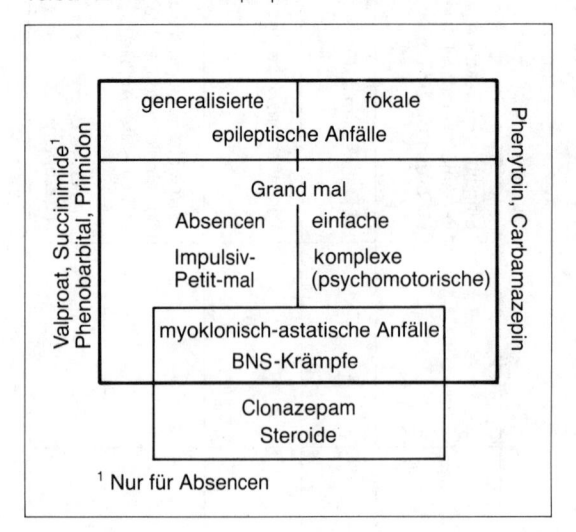

Valproat, Succinimide[1] Phenobarbital, Primidon	generalisierte	fokale	Phenytoin, Carbamazepin
	\multicolumn{2}{c}{epileptische Anfälle}	
	\multicolumn{2}{c}{Grand mal}	
	Absencen	einfache	
	Impulsiv-Petit-mal	komplexe (psychomotorische)	
	\multicolumn{2}{c}{myoklonisch-astatische Anfälle BNS-Krämpfe}	
	\multicolumn{2}{c}{Clonazepam Steroide}	

[1] Nur für Absencen

Phenytoin und *Carbamazepin* sind Mittel der ersten Wahl für die Behandlung fokaler epileptischer Anfälle mit einfacher bzw. komplexer Symptomatik und für sekundär generalisierte Grand-mal-Anfälle (= Grand mal fokaler Genese). *Clonazepam* und Nebennierenrindenhormone bzw. ACTH finden Verwendung gegen myoklonisch-astatische Anfälle und BNS-Krämpfe, sowohl solche multifokaler wie generalisierter Genese. Die („primär") generalisierten Anfälle werden mit *Phenobarbital* oder *Primidon*, bei Versagen beider mit *Valproat* behandelt. *Ethosuximid* ist bei Absencen wirkungsgleich mit *Valproat*. Einzelheiten siehe Band II, Kapitel 5.

Literatur

Hvidberg, E. F., M. Dam: Clinical pharmacokinetics of anticonvulsants. Clin. Pharmacokin. 1 (1976) 161
Morselli, P. L., C. E. Pippenger, J. K. Penry (Hrsg.): Antiepileptic Drug Therapy in Pediatrics. Raven Press, New York 1983
Richens, A.: Interaction with antiepileptic drugs. Drugs 13 (1977) 266
Schmidt, D.: Behandlung der Epilepsien. Thieme, Stuttgart 1981
Windorfer, jr., A., W. Sauer: Drug interactions during anticonvulsant therapy in childhood: diphenylhydatoin, primidone, phenobaritone, clonazepam, carbamazepin and dipropylacetate. Neuropädiatrie 8 (1977) 29
Woodbury, D. M., I. K. Penry, C. E. Pippenger (Hrsg.): Antiepileptic Drugs. Raven Press, New York 1983

Lithiumsalze*

Bruno Müller-Oerlinghausen

Die Lithiumbehandlung der manisch-depressiven Erkrankung ist aus der heutigen Erwachsenenpsychiatrie nicht mehr wegzudenken – obwohl die Risiken dieser Therapie und die geringe therapeutische Breite eine strenge Indikationsstellung erfordern. Eine genaue Erforschung des Wirkungsmechanismus von Lithium wird uns vielleicht den Weg zu alternativen Therapie- bzw. Prophylaxemethoden eröffnen. Schon heute zeichnen sich medikamentöse Alternativen zur Lithiumtherapie ab (vgl. MÜLLER-OERLINGHAUSEN u. GREIL 1986). Der besondere Wert der Lithiumbehandlung liegt vor allem in der prophylaktischen Anwendung, während für die akut antimanische (kurative) Wirkung auch Neuroleptika zur Auswahl stehen. Lithium ist kein Allheilmittel – es wirkt nur bei einer kleinen Zahl psychiatrischer Erkrankungen, wie der manisch-depressiven Psychose, aber nicht bei den depressiven Neurosen, bei manchen schizoaffektiven Bildern und wohl auch bei Störungen, die man früher eher unter dem Begriff der Psychopathie gefaßt hätte. Es wirkt keineswegs auf alle phasenhaft verlaufenden Krankheiten, aber ein gemeinsamer Nenner der gut ansprechenden Krankheitsbilder ist der zyklische, phasische Verlauf und das Vorhandensein starker affektiver Komponenten. Dabei ist im Gegensatz zu einem weit verbreiteten Vorurteil bislang nicht sicher, ob Lithium tatsächlich bei bipolaren Depressionen besser wirksam ist als bei unipolaren (MÜLLER-OERLINGHAUSEN 1978).

SCHOU, einer der erfahrensten Kenner dieser Therapie, hat dies immer bestritten, und in der Tat sprechen die zusammengefaßten statistischen Ergebnisse aller kontrollierten klinischen Prüfungen nicht für eine derartige Präferenz (SCHOU 1974). Dennoch ist z. B. in den USA Lithium bislang von der Food and Drug Administration (FDA) nicht für die Indikation „unipolare Depression" zugelassen.

Die Anwendung von Lithiumsalzen bei psychischen Störungen von Kindern und Jugendlichen scheint in den letzten Jahren häufiger geworden zu sein, jedoch liegen bis heute praktisch keine systematischen Studien zur Frage der Indikation und des Erfolges einer kurz- oder langfristigen Lithiummedikation in dieser Altersgruppe vor. Die bislang publizierten Ergebnisse beschränken sich größtenteils auf eher kasuistische Darstellungen, die jedoch in einem sehr lesenswerten, kritischen Übersichtsartikel von YOUNGERMAN u. CANINO

---

* Das Manuskript dieses Beitrags wurde 1979 fertiggestellt. Neuere Informationen und Literaturangaben zur Anwendung von Lithiumsalzen in der Kinder- und Jugendpsychiatrie finden sich bei MÜLLER-OERLINGHAUSEN (1986).

(1978) zusammengestellt wurden. Immerhin liegen verstreute Berichte über insgesamt ca. 200 behandelte Fälle vor, von denen wiederum etwa die Hälfte affektive Störungen im Sinne einer klassischen manisch-depressiven Erkrankung oder einer „atypischen" affektiven Psychose aufwiesen. Auffällig ist der hohe Prozentsatz von Entwicklungsstörungen, abnormen EEG-Befunden und selbst Anfallskrankheiten bei diesen Patienten. Ein Komitee für biologische Aspekte der Kinderpsychiatrie in den USA hat im übrigen auch aufgrund der bisher verfügbaren Informationen ein kurzes Thesenpapier zum gegenwärtigen Stand der Lithiumbehandlung bei Kindern publiziert (CAMPBELL u. Mitarb. 1979).

Am interessantesten dürfte sicher die „prophylaktische"[1] Wirkung von Lithium bei der, offenbar im Kindesalter sehr seltenen, manisch-depressiven Erkrankung und bei den periodischen aggressiven Verhaltensstörungen sein.

Indikationen

Nach den bislang vorliegenden Erfahrungsberichten dürfte der Versuch einer langfristigen Lithiumprophylaxe bei jugendlichen Patienten mit einer nach akzeptierten diagnostischen Kriterien wahrscheinlichen manisch-depressiven Erkankung, insbesondere des bipolaren Typs, gerechtfertigt sein, sofern die Intensität der Symptome überhaupt eine medikamentöse Therapie angezeigt erscheinen läßt. Ein positiver Erfolg der Lithiummedikation ist wahrscheinlich, wenn sich in der Verwandtschaft des Patienten eindeutige Fälle mit manisch-depressiver Erkrankung finden, insbesondere dann, wenn auch hier eine Lithiumprophylaxe durchgeführt worden war und zur Symptomremission bzw. -suppression geführt hatte. Das gleichzeitige Vorliegen organisch-zerebraler Symptomatik ist nicht als Gegenindikation anzusehen.

Auch bei atypischen affektiven Psychosen bzw. schizoaffektiven Psychosen dürfte der Versuch einer langfristigen Lithiummedikation angebracht sein, insbesondere wenn eine antipsychotische Therapie erfolglos geblieben ist. Einige Fälle von rezidivierenden katatonen bzw. stuporösen Zuständen – unter Umständen verbunden mit den verschiedensten somatischen Symptomen – wurden in der Literatur beschrieben, die ausgezeichnet auf Lithiumsalze ansprachen; teilweise kehrte die Symptomatik sofort wieder, nachdem die Lithiummedikation abgesetzt worden war.

Eine weitere, auch theoretisch sehr interessante Anwendungsmöglichkeit von Lithium scheint bei Zuständen wiederkehrender Aggressionen gegeben zu sein. Der Begriff der „Aggression" ist freilich vieldeutig, und es ist völlig unklar, ob und wie Lithium hier eine spezifische Wirkung ausübt (MÜLLER-OERLINGHAUSEN u. KROPF 1979). Jedoch liegen einige eindrucksvolle Studien an Jugendlichen vor, die teilweise aus einer Jugendstrafanstalt stammten und sich durch ein wiederkehrendes, unter Umständen durch belanglose Kleinigkeiten auslösbares, impulsives und aggressives Verhalten auszeichneten. Lithiummedikation führte zu einer wesentlichen Reduktion dieses Verhaltens, das nicht mit einer einfachen hyperkinetischen Störung gleichzusetzen ist. Entscheidend ist das Vorhandensein deutlicher affektiver Komponenten.

Bei einfachen hyperaktiven Störungen von Kindern mit normaler Intelligenz hat Lithium keine überzeugende Wirkung (vgl. CAMPBELL u. Mitarb. 1979).

Auch kindliche Schizophrenie scheint nach den bislang vorliegenden Erfahrungen ebensowenig auf eine Lithiumbehandlung zu reagieren wie die schizophrene Psychose beim Erwachsenen.

Durchführung der Lithiumtherapie
(vgl. hierzu MÜLLER-OERLINGHAUSEN u. GREIL 1986; SCHOU 1980)

Vor Beginn einer Lithiumtherapie ist in jedem Falle ein ausführliches Gespräch mit dem Patienten bzw. den Angehörigen über den Sinn, die Risiken und die Notwendigkeit einer zunächst mindestens 1–3 Jahre fortgesetzten Therapie sowie über die Wichtigkeit der regelmäßigen Serumspiegelkontrollen zu führen. Es ist gerade bei sehr jungen Patienten darauf hinzuweisen, daß bei febrilen Zuständen und bei einer dem behandelnden Psychiater unbekannt bleibenden zusätzlichen Medikation immer die Gefahr einer Lithiumintoxikation droht. Man sollte auch von vornherein erwähnen, daß es zu Veränderungen des EEG und EKG sowie zu geringer Leukozytose und eventuell einer Struma kommen kann, die von ahnungslosen mitbehandelnden Kollegen unter Umständen als Gründe für ein sofortiges Absetzen der Lithiummedikation angesehen werden können.

Der Patient muß außerdem körperlich gründlich untersucht sein, *bevor* er seine erste Lithiumtablette erhält. Insbesondere müssen ein EKG und ein EEG abgeleitet, die Schilddrüsenhormone bestimmt, die wichtigsten Nierenfunktionswerte (Kreatinin im Serum, Urinstatus) sowie das Blutbild (vor allem Leukozytenzahl) nüchtern untersucht werden. Ebenfalls ist der Halsumfang zu messen, das Körpergewicht und der gegenwärtige dermatologische Status zu dokumentieren.

---

[1] Der Begriff „Prophylaxe" wird in diesem Zusammenhang rein pragmatisch verwendet. Er prätendiert keine Kenntnis über das Zustandekommen des ärztlich erwünschten Effektes, gleichgültig auf welcher Beschreibungsebene (vgl. MÜLLER-OERLINGHAUSEN 1978).

Alsdann beginnt man zunächst mit einer niedrigen Dosierung von 6–18[1] mval/die und bestimmt zunächst den Lithiumserumspiegel 7 Tage nach der ersten Medikation. Diese Bestimmung muß möglichst exakt 12 Stunden nach der letzten Tabletteneinnahme erfolgen. Als Präparate empfehlen sich Retardzubereitungen von z. B. Lithiumcarbonat oder Lithiumsulfat, bei denen eine Fraktionierung auf zwei Tagesdosen im allgemeinen, d. h. bei kleinen und mittleren Dosen, genügt. Bei höheren Dosen, d. h. von mehr als 48 mval/die, ist die dreimal tägliche Applikation auch bei Retardpräparaten vorzuziehen, um zu hohe Spitzenkonzentrationen im Nephron zu vermeiden. Die notwendige Tagesdosis richtet sich nur nach dem Serumspiegel, der auf einen Wert von 0,6–0,8 (eventuell bis 1,2) mmol/l eingestellt werden sollte, immer unter der Voraussetzung, daß
a) der 12-Stunden-Abstand zur letzten Medikation eingehalten wurde;
b) das beauftragte Labor zuverlässig ist.
Beide Voraussetzungen werden leider häufig mißachtet, zum Schaden des Patienten und eventuell auch des Arztes.
Aus dem Serumspiegel, der 14 Tage nach der ersten, konstant gehaltenen Dosierung bestimmt wird, ergibt sich durch einfache prozentuale Berechnung die endgültige Dosierung.

Beispiel:
Einstellung zunächst mit 18 mmol/die (entspricht z. B. 3 Tabletten Lithium-Duriles). Serumspiegel nach 7 Tagen: 0,35, nach 14 Tagen 0,42 mmol/l. Angestrebt wird ca. 0,8 mmol/l. Die endgültige Dosierung beträgt also 6 Tabletten/die, verteilt auf zwei Fraktionen, z. B. morgens und abends 7.00 Uhr. Ist die Serumspiegelbestimmung auf 9.00 Uhr im Labor angesetzt, so werden am vorhergehenden Tag die letzten Tabletten abends 21.00 Uhr eingenommen.

Blutbild, Kreatinin und Kalium im Serum, Schilddrüsenhormonwerte inklusive basales TSH, Halsumfang, Körpergewicht, EKG und EEG sollten unter der laufenden Therapie alle 6–12 Monate untersucht werden, der Lithiumserumspiegel alle 4 bis 8 Wochen.[2]
Bei febrilen Zuständen sowie vor chirurgischen Operationen ist die Lithiummedikation kurzfristig abzusetzen. Entzugserscheinungen bei abruptem Absetzen sind nicht zu befürchten. EEG-Veränderungen (s. u.) sind unter Umständen noch 14 Tage nach Absetzen nachweisbar. Wegen notwendiger Maßnahmen bei eventuellen Nebenwirkungen siehe unten.

---

[1] Aufgrund der hohen renalen Clearance scheinen zumindest ältere Kinder annähernd Erwachsenendosen zu benötigen (SCHOU 1972).

[2] Gerade für die Kinderpsychiatrie sollten Mikromethoden im Labor entwickelt werden (BERNDT u. JACKWERTH 1979). Eine Alternative ist unter Umständen die Bestimmung von Lithium im Speichel (EVRARD u. Mitarb. 1978; PRESKORN u. Mitarb. 1978; SIMS u. Mitarb. 1978)

Nebenwirkungen und Risiken

Lithiumsalze haben eine geringe therapeutische Breite, die mit derjenigen von Herzglykosiden vergleichbar ist. Überdosierung muß deshalb auf jeden Fall vermieden werden. Gewisse Nebenwirkungen, die nicht unbedingt Zeichen einer Überdosierung darstellen, sondern eher anfängliche Adaptationsschwierigkeiten, treten schon recht bald nach Therapiebeginn auf wie z. B. Müdigkeit, Durst und Polyurie, Diarrhö und ein feinschlägiger Tremor. Andere Symptome, wie eventuell die Entwicklung einer Struma, beobachtet man erst nach Monaten oder Jahren. Die wichtigsten Nebenwirkungen, die auch bei gut kontrollierter Therapie auftreten können, sind folgende:
a) *Tremor*. Feinschlägiger, fast immer deutlich dosisabhängiger Fingertremor, der sehr störend werden kann, aber nicht sein muß. Im allgemeinen verstärkt er sich bei emotionaler Belastung bzw. beim Aufheben schwerer Gegenstände. Auch die Handschrift kann sich unter Umständen negativ verändern. Betarezeptorenblocker sollten nur in Ausnahmefällen als Antidot eingesetzt werden. Sie sind zudem nicht bei jedem Patienten effektiv.
b) *Gewichtszunahme*. Sie kann bei Erwachsenen erheblich sein und wird häufig dadurch zumindest mitverursacht, daß aufgrund des verstärkten Durstes zuviel kalorienhaltige Säfte etc. getrunken werden. Diätberatung ist sehr wirksam.
c) *Durst, Polyurie*. Der Durst kann quälend sein, die Polyurie kann zu erheblichen Durchschlafstörungen führen. Zumindest das Durstsymptom verschwindet oft im Laufe der jahrelangen Therapie. Gelegentlich läßt sich durch eine veränderte Dosisfraktionierung eine Milderung erreichen. – Inwieweit langfristige Lithiummedikation zu Nierenschäden führen kann, ist während der letzten Jahre Gegenstand intensiver Forschung gewesen (KAMPF u. Mitarb. 1983; KAMPF 1986). Aus der Tatsache, daß in einigen Fällen zumindest ein Zusammenhang zwischen Lithiumeinnahme und interstitiellen, fibrotischen Veränderungen des Nierengewebes vermutet werden muß, ergibt sich die Forderung nach strengster Indikationsstellung und vor allem verantwortungsbewußter, internmedizinischer Überwachung gerade jugendlicher Lithiumpatienten. Bei einer Lithiumintoxikation muß dagegen immer mit der Möglichkeit einer unter Umständen irreversiblen Nierenschädigung gerechnet werden.
d) *Übelkeit, Erbrechen, Diarrhö*. Gastrointestinale Erscheinungen treten vor allem zu Beginn der Einstellung auf und führen unter Umständen zum Abbruch der Behandlung. Diese Konsequenz wäre wohl in vielen Fällen vermeidbar gewesen, hätte man sich mehr Mühe gegeben, aus verschiedenen Präparaten und möglichen

Dosisfraktionierungen die schließlich für den individuellen Patienten optimale Medikation auszuwählen. Unter Umständen können eigene Rezepturen, z. B. Lithiumcarbonat in dünndarmlöslichen Kapseln, weiterhelfen. Diarrhöen treten erfahrungsgemäß eher bei Retardpräparaten auf. (Nichtretardierte Präparate haben dagegen den Nachteil, daß eventuell ein bis zwei Stunden nach Einnahme Symptome wie Durst, Tremor, Müdigkeit besonders intensiv empfunden werden.)

e) *Schilddrüsenfunktion.* In den ersten drei Monaten der Lithiumtherapie kommt es, zumindest bei erwachsenen Patienten, nicht selten zur Entwicklung einer euthyreoten Struma, die meist von selbst wieder verschwindet. Bei persistierender Struma und erhöhten basalen TSH-Werten sind kleine Gaben von l-Thyroxin angezeigt. Ein Abbruch der Therapie ist auch bei der seltenen Ausbildung einer echten Hypothyreose meist nicht notwendig, da diese auf l-Thyroxin gut anspricht. In wenigen Fällen ist ein irreversibles Myxödem nach langfristiger Therapie beobachtet worden (PERRILD u. Mitarb. 1978).

f) *EKG, EEG.* Im EKG findet sich häufig eine abgeflachte bzw. negative T-Welle, die pathognomonisch irrelevant ist. Kardiotoxische Wirkungen spielen praktisch nur bei vorgeschädigtem Herzen eine Rolle (ALBRECHT u. MÜLLER-OERLINGHAUSEN 1977, 1979).

Im EEG zeigen sich nicht selten paroxysmale, dysrhythmische Störungen, eventuell mit einem Fokus. Selten sind steile Abläufe oder echte SW-Komplexe. Krampfanfälle unter Lithiumbehandlung kommen selten vor. Es scheint, als ob die gleichzeitige Gabe von stark dämpfenden Neuroleptika wie Thioridazin oder Clozapin eine erhöhte Neurotoxizität bewirkt (HELMCHEN u. KANOWSKI 1971; SPRING 1978).

Die beginnende *Intoxikation*, von der wir in jedem Fall ab einem Serumspiegel von 2,0 mmol/l sprechen, ist gekennzeichnet durch Müdigkeit, Benommenheit, starken Durst, verwaschene Sprache, grobschlägigen Tremor und Ataxie. Ab einer Serumkonzentration von 3,5 mmol/l besteht in jedem Fall Lebensgefahr. Einweisung in eine Reanimationsabteilung ist erforderlich. Die psychopathologische und neurologische Symptomatik persistiert meist noch längere Zeit, auch wenn z. B. unter einer forcierten Diurese der Lithiumserumspiegel bereits auf normale Werte oder darunter abgesunken ist.

Literatur

Albrecht, J., B. Müller-Oerlinghausen: EKG-Veränderungen unter akuter und chronischer Applikation von Lithium. Pharmakopsychiat. Neuropsychopharmakol. 10 (1977) 325

Albrecht, J., B. Müller-Oerlinghausen: Cardiovascular side-effects of lithium. In: Handbook of Lithium Therapy, hrsg. von F. N. Johnson. MTP Press, Lancaster 1979

Berndt, H., E. Jackwerth: Bestimmung von Li, Na, K, Mg und Ca mit einer mechanisierten Mikromethode der Flammen-Spektrometrie. J. Clin. Chem. Clin. Biochem. 17 (1979) 71

Campbell, M., D. Schulman, J. L. Rapoport: The current status of lithium therapy in child and adolescent psychiatry. J. Amer. Acad. Child Psychiat. 17 (1979) 717

Evrard, J.-L., P. Baumann, R. Pera (-Bally), L. Petershaefeli: Lithium concentrations in saliva, plasma and red blood cells of patients given lithium acetate. Acta psychiat. scand. 58 (1978) 67

Helmchen, H., S. Kanowski: EEG-Veränderungen unter Lithium-Therapie. Nervenarzt 42 (1971) 144

Kampf, D.: Lithium und Nierenfunktion. In: Die Lithiumtherapie: Nutzen, Risiken, Alternativen, hrsg. von B. Müller-Oerlinghausen, W. Greil. Springer, Berlin 1985

Kampf, D., B. Müller-Oerlinghausen, J. Albrecht, M. Kessel: Lithiumprophylaxe: Nephrotoxizität und therapeutische Konsequenzen. Der Internist 24 (1983) 110

Müller-Oerlinghausen, B.: Antidepressive Langzeitmedikation, unter besonderer Berücksichtigung der Lithiumsalze. Nervenarzt 49 (1978) 507

Müller-Oerlinghausen, B.: Lithiumsalze in der Kinder- und Jugendpsychiatrie. In: Die Lithiumtherapie: Nutzen, Risiken, Alternativen, hrsg. von B. Müller-Oerlinghausen, W. Greil. Springer, Berlin 1986

Müller-Oerlinghausen, B., W. Greil (Hrsg.): Die Lithiumtherapie: Nutzen, Risiken, Alternativen. Springer, Berlin 1986

Müller-Oerlinghausen, B., D. Kropf: Effects of lithium on normal experience and behaviour. Conditional and descriptive approach to the structure of its action. In: Origin, Prevention and Treatment of Affective Disorders, hrsg. von E. Strömgren, M. Schou. Academic Press, New York 1979

Perrild, H., S. Nistrup Madsen, J. E. Ølholm Hansen: Irreversible myxoedema after lithium carbonate. Brit. Med. J. 1978/I, 1108

Preskorn, S. H., D. R. Abernethy, W. V. McKnelly jr.: Use of saliva lithium determinations for monitoring lithium therapy. J. clin. Psychiat. 39 (1978) 756

Schou, M.: Lithium in psychiatric therapy and prophylaxis: A review with special regard for its use in children. In: Depressive States in Childhood and Adolescence, hrsg. von A.-L. Annell. Almqvist & Wiksell, Stockholm 1972

Schou, M.: Heutiger Stand der Lithium-Rezidivprophylaxe bei endogenen affektiven Erkrankungen. Nervenarzt 45 (1974) 397

Schou, M.: Lithium-Behandlung der manisch-depressiven Krankheit. Information für Arzt und Patienten. Thieme, Stuttgart 1980

Sims, A., A. C. White, K. Garvey: Problems associated with the analysis and interpretation of saliva lithium. Brit. J. Psychiat. 132 (1978) 152

Spring, G. K.: Neurotoxicity with combined use of lithium and thioridazine. Vortrag anläßlich des „American Psychiatric Association Annual Meeting", Mai 1978

Youngerman, J., I. A. Canino: Lithium carbonate use in children and adolescents. Arch. gen. Psychiat. 35 (1978) 216

Antiandrogene

Friedmund Neumann

Antiandrogene sind Antagonisten der männlichen Sexualhormone. Sie kommen in der Natur nicht vor. Es handelt sich vielmehr stets um synthetische Stoffe.

Chemie

Bedeutung haben die Antiandrogene aus der Stoffklasse der Steroide und Toluidinderivate erlangt. Das bekannteste steroidale Antiandrogen ist *Cyproteronacetat*[1]; das bekannteste Toluidinderivat ist *Flutamid* (Abb. 8.8).

Abb. 8.8 **a** Cyproteronacetat. **b** Flutamid.

Wirkungsmechanismus

In den Zielorganen üben Androgene ihre Wirkung über eine Interaktion mit spezifischen Rezeptoren aus. Testosteron wird nach Einschleusung in die Zelle durch das Enzym 5α-Reduktase in die biologische Wirkform, das 5α-reduzierte Dihydrotestosteron (DHT), umgewandelt. DHT bindet an einen zytoplasmatischen Rezeptor, der DHT-Rezeptorkomplex erfährt eine Veränderung seiner physikalisch-chemischen Eigenschaften (Transformation) und wird in den Zellkern verlagert (Translokation), wo durch direkte Interaktion mit dem Chromatin dann die Vorgänge ausgelöst werden, die in der Molekularbiologie als Transkription und Translation bezeichnet werden und die der Hormonwirkung zugrunde liegen.

Alle bekannten Antiandrogene verdrängen kompetitiv DHT vom zytoplasmatischen Androgenrezeptor und verhindern die Translokation des Hormonrezeptorkomplexes in den Zellkern (Übersicht bei NEUMANN u. STEINBECK 1974).

Wirkungsspektrum

Es gibt reine Antiandrogene (z.B. Flutamid) und Antiandrogene, die zusätzlich noch gestagene und damit antigonadotrope Eigenschaften aufweisen (wie z.B. Cyproteronacetat).

Für manche Indikationen – wie z.B. für die Therapie der Pubertas praecox bei Knaben, die Behandlung der Hypersexualität sowie der Akne und des Hirsutismus – scheinen nur Antiandrogene mit dem Wirkungsspektrum des Cyproteronacetats geeignet zu sein (Details hierzu bei NEUMANN u. Mitarb. 1982).

Organe und Funktionen, die durch Antiandrogene beeinflußt werden

Antiandrogene beeinflussen alle Organe und Funktionen, die unter physiologischen oder pathophysiologischen Verhältnissen durch Androgene gesteuert bzw. beeinflußt werden. Die wichtigsten sexualspezifischen und sexualunspezifischen Wirkungen sind in Tab. 8.13 aufgeführt.

Indikationen

Es gibt heute für Cyproteronacetat und cyproteronacetathaltige Präparate folgende Indikationen:

Tabelle 8.**13** Einige sexualspezifische und weniger sexualspezifische Wirkungen von Cyproteronacetat

Organsystem, Funktion	Einfluß des Antiandrogens
Akzessorische Geschlechtsdrüsen	Atrophie, Einstellung der sekretorischen Aktivität
Generative Hodenfunktion	Hemmung der Spermatogenese
Libido und Potenz	Erlöschen bei einigen Spezies und beim Mann
Pubertätseintritt	Hemmung
Längenwachstum	Verzögerung
Knochenreifung	Verzögerung
Haut und Anhangsorgane der Haut	Hemmung der Talgdrüsenfunktion, bei der Frau Hemmung des Haarwachstums an den typisch männlichen Prädilektionsstellen
Männliche Sexualdifferenzierung	Feminisierung, Pseudohermaphroditismus masculinus

---

[1] Es sind heute 4 cyproteronacetathaltige Präparate im Handel: Androcur-Tabletten à 50 mg, Androcur-Tabletten à 10 mg, Androcur-Depot-Ampullen à 300 mg, Diane 35 (Dragées à 2 mg Cyproteronacetat, kombiniert mit 35 µg Äthinylöstradiol).

1. Palliative Therapie des inoperablen, metastasierten Prostatakarzinoms. Das *Prostatakarzinom* ist in seinem Wachstum zumindest zeit- und teilweise androgenabhängig. Die Therapie mit Antiandrogenen ist hinsichtlich der Nebenwirkungen der meist üblichen Therapie mit Östrogenen überlegen (s. hierzu JACOBI u. Mitarb. 1982; NEUMANN u. Mitarb. 1982).
2. Eine Indikation in der Adoleszenz ist die Therapie der idiopathischen *Pubertas praecox* bei beiden Geschlechtern.
3. Eine gelegentliche Indikation bei Jugendlichen könnte die Therapie der männlichen *Hypersexualität* und von *Sexualdeviationen* sein.
4. Das gleiche gilt für die Behandlung von Mädchen oder Frauen mit Symptomen verstärkter *Androgenisierung* (Hirsutismus, androgenetische Alopezie, therapieresistente Akne und Seborrhö).

Pubertas praecox idiopathica

Kriterien für die idiopathische Pubertas praecox sind Pubertätsbeginn unter 6 Jahren (Mädchen) bzw. unter 8 Jahren (Knaben). Es sind zwei Probleme, die therapeutisch bei dieser Erkrankung im Vordergrund stehen: erstens die sexuelle Frühreife im engeren Sinne, die oft einhergeht mit sozialen Anpassungsschwierigkeiten im Elternhaus und in der Schule; zweitens ist die stets resultierende verminderte Endgröße bei diesen Kindern zu nennen. Sie sind zwar am Anfang in ihrem Längenwachstum gleichaltrigen Kindern gegenüber voraus, mit 11 bis 12 Jahren kommt das Längenwachstum aber – in aller Regel mit einer Endgröße unter 150 cm – zum Stillstand (BIERICH 1981).

In pharmakologischen Untersuchungen konnte gezeigt werden, daß durch Behandlung mit Cyproteronacetat der Eintritt der Pubertät beliebig lange verzögert werden kann; gleichzeitig wird der stimulierende Effekt von Androgenen auf die Ossifizierung der Epiphysenfugen verhindert und damit die zeitliche Phase des Röhrenknochenwachstums verlängert (NEUMANN 1978). Dieser Befund hat sich in der Klinik bestätigt.

Unter der Behandlung mit Cyproteronacetat wird durch die periphere Antiandrogenwirkung und die zentral hemmende antigonadotrope Wirkung die verfrühte somatische und psychosexuelle Reifung verhindert bzw. unterdrückt. Es kommt zu einer herabgesetzten Wachstumsgeschwindigkeit und Hemmung der Knochenreifung und somit im allgemeinen zu einer Verbesserung der Wachstumsprognose.

Die Achsel- und Schambehaarung wird vermindert bzw. gehemmt.

Es kommt bei Mädchen zum Rückgang der Brustentwicklung, auch die Verhornung des Vaginalepithels – als Zeichen verstärkter Östrogeneinwirkung – geht zurück, Menstruationen treten nicht mehr auf.

Bei Knaben kommt es zu einer Verkleinerung von Hoden und Penis. Pollutionen und Masturbationen werden unterdrückt (Übersicht bei HELGE u. KORTH-SCHÜTZ 1980 sowie GIRARD u. Mitarb. 1978).

Ganz allgemein wurde festgestellt, daß die betreffenden Mädchen und Jungen weniger soziale Schwierigkeiten hatten, sich wieder besser konzentrieren konnten und bessere schulische Leistungen erbrachten (RITZEL 1971).

Die Dosis für Cyproteronacetat liegt im allgemeinen zwischen 50 und 150 mg/m^2 Körperoberfläche täglich per os.

Eine günstige Beeinflussung der Wachstumsprognose ist nur zu erwarten, wenn Dosen von über 100 mg/m^2 Körperoberfläche verabreicht werden. Am ehesten dürfen die Patienten auf eine Verbesserung der Wachstumsprognose hoffen, die bereits sehr früh beginnend und über mehrere Jahre behandelt werden (HELGE u. KORTH-SCHÜTZ 1980; GIRARD u. Mitarb. 1978).

Während der Therapie ist die Gonadenfunktion unterdrückt, Ovulationen finden nicht statt, die Spermatogenese ist gehemmt. Auch nach langjähriger Behandlung haben sich diese Effekte als reversibel erwiesen.

Die Verträglichkeit ist im allgemeinen gut. Hinweise auf gravierende Störungen des Fett- und Kohlenhydratstoffwechsels liegen nicht vor.

Die wesentlichen Nebenwirkungen von Cyproteronacetat sind Gewichtszunahmen (vermehrter Appetit) und die Suppression der Nebennierenrindenfunktion, die auf gewisse glukokortikoide Eigenschaften (Hemmung der ACTH-Sekretion) zurückzuführen ist, die dieses Antiandrogen bei Kindern hat. Allerdings wurden niemals Anzeichen einer sekundären Nebennierenrindeninsuffizienz beobachtet.

Ähnlich wie bei der pharmakodynamischen Langzeittherapie mit Glukokortikoiden empfiehlt sich ein langsam ausschleichendes Absetzen des Präparates (Übersicht bei HELGE u. KORTH-SCHÜTZ 1980; GIRARD u. Mitarb. 1978).

Kontraindikationen für Cyproteronacetat bei Kindern sind nicht bekannt.

Auch Frühreife, bedingt durch inoperable Tumoren oder irreversible zerebrale Läsionen, kann eine Indikation darstellen. Vor allem Jungen, die unter Spannung und Unruhe litten (quälende Erektionen, Pollutionen) wurden von Angstgefühlen befreit und waren weniger aggressiv (RITZEL 1971).

Eine Zusatztherapie mit Cyproteronacetat kann auch beim adrenogenitalen Syndrom erwogen werden. Etwa ein Drittel der Glukokortikoid-Substitutionsdosis kann ersetzt werden (Übersicht bei GIRARD u. Mitarb. 1978).

Pathologische Hypersexualität und Sexualdeviationen

Während bei den üblichen Laboratoriumstieren wie Ratten, Mäusen, Hamstern die Libido nicht unterdrückt wird, geschieht dies durch Cyproteronacetat recht effektiv bei anderen Spezies wie Hund, Schwein und wohl am effektivsten bei Männern (Übersichten bei NEUMANN u. SCHENCK 1980 sowie OTT u. HOFFET 1968; LASCHET u. LASCHET 1971, 1972; RASPÉ 1972; MOTHES u. Mitarb. 1973).

Bereits nach etwa 14tägiger Behandlung mit Dosen von 100 bis 200 mg täglich per os oder 300 mg wöchentlich intramuskulär kommt es zum Verlust der Libido und Erektionsfähigkeit, gefolgt von Orgasmusunfähigkeit. Nach Absetzen der Behandlung erfolgt die Umkehr der Wirkungen in gleicher Reihenfolge.

Es handelt sich quasi um eine reversible chemische Kastration. Der Aspekt der Reversibilität ist insofern wichtig, als unter der Therapie oft eine Resozialisierung möglich ist, die das Absetzen der Behandlung erlaubt.

Bei einer Dosisreduzierung (im allgemeinen auf 50 mg täglich per os) sind sexuelle Partnerbeziehungen bis zu einem gewissen Grade wieder möglich. Mitunter sollen bei aggressiv gefärbten Hypersexuellen Partnerbeziehungen erstmals unter der Therapie möglich werden. Die Triebrichtung ändert sich nicht.

Unter der Behandlung sind die Patienten infertil, weil die androgenabhängigen Vorgänge der Spermatogenese ebenfalls gehemmt sind. Dieser Effekt ist ebenfalls voll reversibel. Die Indikation ist sehr streng zu stellen. Sie ist nur in solchen Fällen gegeben, in denen der Patient unter starkem Leidensdruck steht oder aufgrund seiner Veranlagung mit den gültigen Gesetzen in Konflikt gekommen ist oder kommen könnte. Dabei sollte die Behandlung stets mit einer Psychotherapie einhergehen, und das Prinzip der Freiwilligkeit sollte gewahrt sein.

Zirka 75 bis 80% der Patienten sprechen auf diese Therapie an. Ungünstig reagieren Patienten mit Triebstörungen aufgrund von Schädel-Hirn-Traumen. Bei Patienten, die nicht ansprechen, hilft auch die chirurgische Kastration nicht mehr.

Im allgemeinen ist Cyproteronacetat gut verträglich. An unspezifischen Nebenwirkungen wurden Müdigkeit, Antriebsschwäche, Lustlosigkeit und depressive Verstimmung angegeben; bei ca. 20% der Patienten traten leichte Gynäkomastien auf.

Absolute Kontraindikationen gibt es nach sorgfältiger Nutzen-Risiko-Abwägung für diese Indikation nicht.

Androgenisierungserscheinungen bei der Frau

Da die präpuberale Akne oft recht früh auftritt, werden mitunter sonst therapieresistente Patienten (Mädchen) auch unter 16 Jahren mit einem antiandrogenhaltigen Präparat (Diane 35) behandelt.

Dieses Präparat ist ein Aknetherapeutikum und orales Kontrazeptivum gleichermaßen, weil Cyproteronacetat auch starke gestagene Eigenschaften besitzt (Transformationsdosis im Kaufmann-Versuch ~ 20 mg/Zyklus per os; Ovulationshemmdosis bei der Frau ~ 1 mg/täglich per os).

Im allgemeinen kommt es zum Abklingen der Akne nach 3monatiger Behandlung; nach 6- bis 9monatiger Behandlung sprechen nahezu 100% der Patienten an.

Weniger günstig sind die Therapieerfolge beim Hirsutismus und der androgenetischen Alopezie. Im allgemeinen müssen hier zusätzlich zu diesem Kombinationspräparat über die ersten 10 Zyklustage 50 bis 100 mg Androcur verabreicht werden (sogenanntes Hammerstein-Schema). (Siehe hierzu HAMMERSTEIN u. Mitarb. 1979 sowie MOLTZ u. Mitarb. 1980).

Die Nebenwirkungen entsprechen qualitativ und quantitativ denen anderer oraler Kontrazeptiva. Auch die Kontraindikationen sind die gleichen.

Schwangerschaft ist eine absolute Kontraindikation, weil theoretisch das Risiko einer Feminisierung männlicher Feten nicht auszuschließen ist. Bei der niedrigdosierten Therapie mit dem Kombinationspräparat ist ein solches Risiko jedoch nicht gegeben.

Aus 15 bekannt gewordenen Schwangerschaften, in denen die Mütter in der kritischen Phase der Sexualdifferenzierung dieses Präparat eingenommen hatten, resultierten normale Knaben. Bei der hochdosierten Therapie des Hirsutismus kann aber ein Feminisierungsrisiko nicht ausgeschlossen werden.

Literatur

Bierich, J. R.: Pubertät. Klin. Wschr. 59 (1981) 985

Bolt, H. M.: Behandlung der Pubertas praecox – Abstillen mit Östrogenen. Endokrinologie-Informationen 6 (1980) 234

Girard, J., H. Helge, K. E. von Mühlendahl, D. Schwartz, B. Weber, K. Zuppinger, G. M. Besser, F. Bidlingmaier, D. Knorr, M. Ritzen, J. R. Bierich, J. Homoki, W. Teller, M. Zachmann, G. Knorr-Mürset: Treatment of idiopathic precocious puberty with cyproterone acetate. Horm. Res. 9 (1978) 301

Hammerstein, J., U. Lachnit-Fixson, F. Neumann, G. Plewig (Hrsg.): Androgenisierungserscheinungen bei der Frau – Akne, Seborrhoe, androgenetische Alopezie und Hirsutismus. Excerpta Medica, Amsterdam. Princeton, Oxford 1979

Helge, H., S. Korth-Schütz: Klinische Anwendung von Cyproteronacetat bei Kindern. Gynäkologe 13 (1980) 14

Jacobi, G. H., U. Tunn, Th. Senge: Clinical experience with cyproterone acetate for palliation of inoperable prostate cancer. In: Prostate Cancer (Book Series International Perspectives in Urology), hrsg. von G. H. Jacobi, R. H. Hohenfellner. Williams & Wilkins, Baltimore 1982 (S. 305)

Laschet, U., L. Laschet: Psychopharmacotherapy of sex offenders with cyproterone acetate. Pharmakopsychiat. Neuro-Psychopharmakol. 4 (1971) 1

Laschet, U., L. Laschet: Eine neue Möglichkeit der medikamentösen Behandlung dissozialer Jugendlicher. In: Jugend-Dissozialität, hrsg. von W. Hofmann, W. Katein. Neckar, Villingen 1972 (S. 114)

Moltz, L., U. Schwartz, J. Hammerstein: Die klinische Anwendung von Antiandrogenen bei der Frau. Gynäkologe 13 (1980) 1

Mothes, C., J. Lehnert, F. Samini, J. Ufer: Klinische Prüfung von Cyproteronacetat (Androcur) bei Sexualdeviationen – Gesamtauswertung. Med. Mitt. 2 (1973) 26

Neumann, F.: Chemie, Biochemie und pharmakologische Grundlagen der Antiandrogene. Dtsch. Ärztebl. 75 (1978) 1633

Neumann, F., H. Steinbeck: Antiandrogens. In: Handbook of Experimental Pharmacology, hrsg. von O. Eichler, A. Farah, H. Herken, A. D. Welch. Springer, Berlin 1974 (S. 235)

Neumann, F., B. Schenck: Antiandrogens: Basic concepts and clinical trials. In: Regulation of Male Fertility, hrsg. von G. R. Cunningham, W.-B. Schill, E. S. E. Hafez. Martinus Nijhoff Publishers, The Hague 1980 (S. 93)

Neumann, F., M. Hümpel, Th. Senge, B. Schenck, U. Tunn: Cyproterone acetate – biochemical and biological basis for treatment of prostatic cancer. In: Prostate Cancer (Book series International Perspectives in Urology), hrsg. von G. H. Jacobi, R. F. Hohenfellner. Williams & Wilkins, Baltimore 1982 (S. 269)

Ott, F., H. Hoffet: Beeinflussung von Libido, Potenz und Hodenfunktion durch Antiandrogene. Schweiz. med. Wschr. 98 (1968) 1812

Raspé, G. (Hrsg.): Schering Symposium über Sexualdeviationen und ihre medikamentöse Behandlung. Life Sci. Monogr. 2. Pergamon Press Vieweg, Oxford 1972

Ritzel, G.: Zur Antiandrogentherapie mit Cyproteronacetat in der Kinder- und Jugendpsychiatrie. Prax. Kinderpsychol. Kinderpsychiat. 20 (1971) 165

Beratung von Eltern und Patienten

Annemarie Dührssen

Krankheit, Theorie und Beratungsstil

Die Beratung der Eltern ist ein integrierender Bestandteil aller therapeutischen Bemühungen in der Kinderpsychiatrie. Verständlicherweise beziehen sich alle Ratschläge, die die Eltern erwarten, zunächst einmal auf die *Symptomatik* des erkrankten Kindes. Eltern sind darauf eingestellt, daß der Kinderpsychiater sie über die Herkunft und den Verlauf der vorliegenden Störung informiert, daß er die Behandlung führt, die Besserungsaussichten erläutert, gegebenenfalls Trainingsprogramme bei Teilleistungsschwächen vermittelt, oder bei strafrechtlichen Problemen Hilfestellung gibt. In dieses Handbuch wäre aber wohl kaum ein besonderer Beitrag über die Beratung von Eltern und Patienten eingefügt worden, wenn es nicht *allgemeinere Probleme* gäbe, die den Umgangsstil des beratenden Kinderpsychiaters mit den Eltern betreffen:

Zum einen hat es schon immer zu den Aufgaben der Kinderärzte und Kinderpsychiater gehört, Empfehlungen und Anweisungen zusammenzustellen, die den Eltern bei der Pflege und Versorgung ihrer *gesunden Kinder* helfen sollen. Die Zahl der Publikationen, die Eltern darüber unterrichten, wie sie das geistig-seelische Gedeihen ihrer Kinder fördern können, ist inzwischen fast unüberschaubar geworden. Eine große Zahl dieser Bücher darf als Gewinn betrachtet werden. Sie bewirken Gutes, sofern die vorgetragenen Empfehlungen nicht ein Zuviel an normativen Anweisungen enthalten oder wenn sie den Eltern nicht das Gefühl vermitteln, ihre eigene unzulängliche Pflege und Versorgung könnte Anlaß werden, daß ihr Kind erkrankt.

Zum anderen weiß man aber, daß die Erkrankung vieler Kinder nur im Zusammenhang mit der *gesamten Familienproblematik* verstanden werden kann. Daß die Familie vielleicht Belastungen hinzunehmen hatte, die auch die Tragfähigkeit des Kindes überschritten haben. Daß Ängste, Spannungen oder Konflikte in der Familie aufgekommen sind, in die das Kind hineingezogen wurde, und daß sich nun in der Familie interdependente Gefühlsprozesse abspielen, die am Krankheitsgeschehen des Kindes beteiligt sind.

Wer hier beraten will, muß andere Kenntnisse haben als nur das Wissen um die Gesetzmäßigkeiten der im körperlichen Eigenautomatismus ablaufenden Erkrankungen. Vor allem muß er – über die Kenntnis familiendynamischer Vorgänge hinaus – wissen, daß er selber unausweichlich ein Teil der interaktionellen Familiendynamik wird, wenn er sich um hilfreiche Lösungsversuche bemüht.

Zeitgeschichtlich stehen wir in dieser Hinsicht allerdings vor einem besonderen Problem: Es gibt gegenwärtig im Bereich der Kinderpsychiatrie recht kontroverse Theorien in bezug auf die Entstehung mancher Krankheitsbilder, die dann auch zu unterschiedlichen Anweisungen für die richtige Behandlung der vorliegenden Störungen führen. Darüber hinaus gibt es Gruppennormen und Gruppenprobleme, die gegebenenfalls einer affektbesetzten Abgrenzung der kinderpsychiatrisch tätigen Menschen untereinander Vorschub leisten. Ein Teil dieser Problematik darf als ein Import aus dem anglo-amerikanischen Raum betrachtet werden: Dort hat die für Jahrzehnte vorherrschende psychoanalytische Richtung langjährig an einigen theoretischen Positionen festgehalten, die nicht gesichert oder sogar unbrauchbar waren. So hat sich diese Richtung etwa auf die Zwei-Generationen-Problematik eines Patienten beschränkt und außerdem den soziokulturellen Einflüssen der Umgebung vergleichsweise wenig Beachtung geschenkt. Gegen die Mängel, die sich für die praktische Arbeit in dieser Hinsicht festzuschreiben schienen, wollten sich dann die Familientherapeuten, Kommunikationstheoretiker oder auch die Verhaltenstherapeuten abgrenzen.

Von den Kontroversen, die die fachlichen Debatten vor allem in den USA beherrscht haben, spüren wir auch im deutschsprachigen Raum einige Nachwirkungen. Allerdings erübrigen sich hier glücklicherweise manche Schärfen: Es hat im deutschsprachigen Raum *zwei* psychoanalytische Strömungen gegeben, von denen die eine – zu der ich mich selber zähle – z. B. die strikte Trennung von Eltern und Kind im Verlauf der psychotherapeutischen Behandlung für nachteilig gehalten hat und die auch der Bedeutung lerntheoretischer Ansätze immer den gebührenden Raum zuerkannte. So kann ich mich in diesem Beitrag auf einen in unserem Kulturkreis breiten Bereich der Verständigungsmöglichkeiten zwischen Psychoanalytikern, Kommunikationstheoretikern, Verhaltenstherapeuten und Familientherapeuten beziehen. Es ist nicht erforderlich, daß ich noch besonders auf die Nachteile eingehe, die sich aus einer allzu rigiden und dogmatischen Festlegung auf bestimmte Theorien ergeben. Ich kann zur Einleitung einige der wichtigsten Empfehlungen für die Einstellung und Haltung des Kinderpsychiaters darlegen, die den hilfreichen Umgang mit Eltern und Patienten fördern:

1. Zunächst ist es wichtig, daß sich der Berater oder die Beraterin von Beginn an (und fast noch vor der Untersuchung des Kindes oder des Jugendlichen selbst) ein Bild über das *vorhandene Kräftereservoir* der Eltern macht. Niemand kann Eltern beraten, der nicht die Belastungen kennt, die diese Menschen vom Schicksal auf die Schultern gelegt bekommen haben, zu denen jetzt möglicherweise noch die Sorge um das erkrankte Kind hinzugetreten ist.

2. So wird in diesem Zusammenhang die „*Familiendiagnose*" fast noch wichtiger als das Krankheitsbild des Kindes selbst. Der Berater oder die Beraterin sollten versuchen, die verborgenen – vielleicht neurotischen – Ängste, Befürchtungen oder Sehnsüchte aller Familienmitglieder zu erkunden und zu verstehen. Nur wer die wechselseitigen Verflechtungen und Gefühlsprobleme der beteiligten Familienmitglieder erfaßt oder wenigstens ahnt, der wird auch verstehen, wie das erkrankte Kind in die Psychodynamik seiner Familie hineinverwoben ist.

Dabei sollte man den Grundsatz, daß die Familiendiagnose fast wichtiger ist als das Krankheitsbild des Kindes selbst, auch dann berücksichtigen, wenn es sich bei der Störung des Kindes um eine leichte Hirnschädigung handelt, um eine Teilleistungsschwäche oder um eine deutliche Entwicklungsverzögerung.

3. Die *Entlastung* für die Eltern und die – gegebenenfalls erforderliche – Umstimmung ihrer Gefühlslage sollten Ziel und Ergebnis jeder Beratertätigkeit sein. Dieses Ziel streben wir vor allem an, wenn wir eine neurotische Familiendynamik vorgefunden haben. Und in diesem Zusammenhang halte ich folgende Empfehlung für besonders wichtig: Jeder Kinderpsychiater sollte sich daraufhin prüfen, ob in seinen Gedankengängen vielleicht die Überlegung vorherrscht, daß Eltern – wie es in der Literatur heißt – „die Verantwortung für die Familiendynamik übernehmen müßten". Oder ob er meint, daß Eltern – anstatt „den sogenannten Indexpatienten vorzuschicken" – bereit sein müßten, „sich selbst in die Therapie mit einzubringen". Berater oder Beraterinnen, die von solchem *verborgenen Schulddenken* geleitet werden, sind rasch in Gefahr, eine belehrende und im Hintergrund sogar anklagende Haltung den Eltern gegenüber einzunehmen. Anstatt den Eltern Hilfe und Entlastung zu vermitteln, erzeugen sie nur erhöhte Spannungen und Schwierigkeiten in der Familie.

4. Kein Berater und keine Beraterin sollten ihrer inneren Tendenz nachgeben, wenn sie sich *mit dem Kind gegen die Eltern* identifizieren möchten. Aus dieser Haltung entspringt nur allzuoft eine Elternanklage, die in aller Regel den Eltern unrecht tut. Zugleich schädigt und irritiert sie die erkrankten Kinder selbst, die – trotz ihrer vielleicht vorhandenen Feindseligkeit den Eltern gegenüber – mit ihrer Hilfsbedürftigkeit und ihren liebevollen Bindungen an die Eltern nicht mehr zurechtkommen.

5. Soweit es dem Kinderpsychiater möglich ist, sollte er zunächst versuchen, jene *positiven Ideale* der Eltern zu ergründen und zu verstehen, die ihr bewußtes Erleben ausmachen. Denn wenn es gewiß auch richtig ist, daß sich bei vielen Eltern neben ihren positiven Idealen auch zwiespältige Einstellungen den Kindern gegenüber finden, die aus irrationalen Quellen stammen, so verbaut man sich den Zugang zu den Eltern doch sehr schnell, wenn man sich voreilig und ungeprüft an jenen unbewußt motivierten Haltungen orientiert, die die Eltern erkennen lassen. Spricht man mit den Eltern über ihre positiven Ideale und Wünsche für das Kind, dann sind sie eher in der Lage, auch andere Erlebnisseiten in sich selbst zu Worte kommen zu lassen.

6. Es empfiehlt sich, im Gespräch auf jene *Rückwirkungen* einzugehen, die die spezielle Symptomatik des Kindes auf die Eltern und die Geschwister ausübt: etwa die Beängstigung bei epileptischen Anfällen, die kommunikatorische Irritation bei Sprachbehinderungen, die Belästigung durch Symptome wie Enuresis oder Enkopresis, den Ärger bei Nahrungsverweigerung oder Schulangst. Auch hier erleichtern wir uns den Zugang zu den Eltern, ebenso wie zu den Patienten, wenn wir beachten, daß psychische Behinderungen und Krankheitszeichen bei Kindern andere Wirkungen in der Familie auslösen als etwa ein Beinbruch, ein Keuchhusten oder eine Tuberkulose.

Es leuchtet dabei wohl ein, daß dieser von mir soeben empfohlene Umgangsstil mit Eltern von psychisch erkrankten Kindern nur solche Eltern meint, die nicht selber mit krankhaften Reaktionsweisen behaftet sind, die die Verständigung erschweren oder gar unmöglich machen: Mütter oder Väter mit erheblicher Minderbegabung, in grenzpsychotischer Verfassung oder mit locker assoziativer, nicht mehr sinngemäßer Gesprächsführung werden kaum noch Partner einer auf das Kind bezogenen Beratung sein. Nur in Einzelfällen wird sich der Therapeut darauf einlassen können, auch in solchen Fällen den Zugang zum Familienleben und seinen Gefühlsprozessen zu suchen.

In den folgenden, kurzgefaßten Abschnitten will ich versuchen, die Gesprächsführung und die Beratersituation in spezifischen und in mancher Hinsicht auch typischen Problembereichen zu schildern. Ich ordne sie dabei nach der Symptomatik des erkrankten Kindes an und nicht – wie es ebenfalls möglich wäre – nach typischen Familiensituationen. Vollständigkeit kann ich dabei nicht anstreben, weil sich sonst zu viele Überschneidungen mit anderen Teilen dieses Buches ergeben würden und ich die für diesen Abschnitt vorgegebenen Grenzen weit überschreiten müßte.

Das geistig behinderte Kind

Wenn in einer Familie ein Kind geboren wird, bei dem sich allmählich herausstellt, daß es mit so erheblichen geistigen Behinderungen behaftet ist, daß es niemals in der Lage sein wird, sich selbst zu versorgen, daß es kaum die Sonderschule besuchen wird und daß ihm vielleicht die einfachsten Leistungen der Selbsterhaltung und Körperpflege nur mühsam nahegebracht werden können, dann haben die Eltern ein lebenslanges Schicksal zu tragen. Hier ist eigentlich mehr Anteilnahme als die übliche „Elternberatung" am Platz, und es bleibt nur die Möglichkeit, die Eltern über all jene Hilfen zu informieren, die zur Zeit in pädagogischer und fürsorgerischer Hinsicht für die Pflege des Kindes und für die Entlastung der Mütter zur Verfügung stehen. Die wichtigste Stütze brauchen die Eltern gewiß in der ersten Zeit (die Monate und manchmal Jahre dauern kann), bis sie die gegebene Situation innerlich voll erfaßt haben und bis sie die Möglichkeiten, aber auch die Grenzen all ihrer Bemühungen um die Förderung des Kindes akzeptieren konnten. Je nachdem, wo die Eltern eines solchen Kindes leben, kann man sie auf Elterngruppen hinweisen, die sich zusammengeschlossen haben, um ihre Probleme in der Versorgung des Kindes auszutauschen. Sonderschulen, Sammelklassen für Schwerstbehinderte, beschützende Werkstätten und Heilverschickungen für Kinder und Jugendliche finden sich in unterschiedlicher Zahl und Qualität, je nach der Struktur des Landstriches oder der Stadt. Kinderpsychiater sollten über die hier vorhandenen sozialen und pädagogischen Dienste ihres Umkreises gut informiert sein.

Ich möchte hier aber auch darlegen, daß der Kinderpsychiater bei der Beratung der Eltern von schwer geistig behinderten Kindern die *Geschwister* dieses Kindes nicht aus dem Auge verlieren sollte: Ein behindertes Kind ist nicht nur für die Eltern ein Problem, es belastet auch seine Geschwister. In einer eigenen Untersuchung über die Entwicklungsbedingungen erwachsener Patienten hat sich herausgestellt, daß Kinder, die mit einem Elternteil oder einer anderen wichtigen Beziehungsperson in der Familie groß geworden sind, die schwer körperlich behindert war, später Züge *überhöhter Angepaßtheit* boten mit einer Tendenz, Zwangssymptome und sexuelle Deviationen zu entwickeln. Offenbar erfährt in einer Familie, in der sehr viel wechselseitige Rücksichtnahme geübt werden muß und vielleicht sogar gern geübt wird, die Anpassungsbereitschaft der Kinder eine Verstärkung, die im späteren Leben nachteilig sein kann.

Das Risiko neurotischer Entwicklung ist bei Geschwistern geistig behinderter Kinder nach den bisherigen Befunden nicht höher als das von Kindern vergleichbarer Familien ohne behindertes Kind. Es deutet sich an, daß Geschwister behinderter Kinder in den Familien eigenständiger und verantwortlicher gefordert sind, als es ihrer jeweiligen Altersstufe entspricht. Im Vergleich zu durchschnittlichen gleichaltrigen Kindern wurden sie als vermehrt selbstkritisch und an sozialen und humanen Werten orientiert befunden, mit mehr Rücksichtnahme in Konfliktsituationen und der Tendenz, ihr behindertes Geschwister zu idealisieren. Doch sind Risikogruppen der Geschwister behinderter Kinder erkennbar: Es sind (1) die Geschwister schwerst mehrfach behinderter Kinder, die belastend fühlen, von den Eltern zurückgesetzt zu sein, (2) Geschwister, die labil und durch das behinderte Kind beeinträchtigt in gespannten Beziehungen insbesondere zur Mutter leben, sowie (3) Geschwister, die sich durch das behinderte Kind häufig gestört fühlen und dazu neigen, sich sozial zu isolieren.

In der Frühförderung ist die Gefahr bekannt, daß der Therapeut sich isoliert den Belangen des behinderten Kindes zuwendet, er einzig das behinderte Kind fördert, er dementsprechend auch die Eltern einseitig im Zusammenleben mit dem behinderten Kind schult, sie u. U. durch therapeutische Hausaufgaben zeitlich und pflegerisch für das behinderte Kind verpflichtet und so, indem er die Gesamtbelange der Familie übersieht, dazu beiträgt, daß die gesunden Geschwister vernachlässigt und überfordert werden.

Entwicklungsverzögerung und Teilleistungsschwäche

In diesem Abschnitt will ich anhand eines Fallbeispiels den Umgang mit Eltern und Patienten in einer Situation erläutern, in der sich eine biologisch gegebene Leistungsschwäche mit einer neurotischen Problematik in der Familie kombiniert. Gewiß werden viele Eltern in der Lage sein, sich auf die verzögerte Entwicklung ihres Kindes einzustellen und die biologische Reifung der psychischen und intellektuellen Funktionen abzuwarten. Und es wird auch bei vielen Eltern genügen, wenn man ihnen sagt, daß bei ihrem Kind eine Teilleistungsschwäche vorliegt, die zwar vorsichtiger Schulung bedarf, daß aber überstarker Drill, Antreiben oder Vorwürfe für die Entwicklung der unvollkommen ausgebildeten Funktion nachteilig ist.

Es gibt aber auch Familiensituationen, in denen die Entwicklungsverzögerung oder die Leistungsschwäche eines Kindes bei den Eltern starke Ängste mobilisiert, vielleicht deren hochgesteckte (neurotische) Erwartungen enttäuscht, so daß das betroffene Kind in seinem Familienkreis, unter Geschwistern, Eltern, Großeltern und anderen Verwandten, eine betont nachteilige Sonderstellung bekommt.

Der 10jährige Martin hat verspätet sprechen gelernt und auch dann anfangs noch sehr undeutlich und „nuschelig" gesprochen. Da die ältere Schwester des Jungen eher ein Frühentwickler gewesen ist, reagierte die Mutter besonders besorgt, irritiert und auch geängstigt. Die *Sprachstörung* hatte sich bis zum Schulbeginn ausgeglichen, Martin litt dann aber an einer *Lese-Rechtschreib-Schwäche*. Als mir die Mutter den Jungen vorstellt, höre ich, daß in der Schule Rücksicht genommen wird. Der Junge bekommt auf den Rat der schulpsychologischen Beratungsstelle keine Zensuren für seine Diktate. Nur der Inhalt der Niederschriften wird gewertet. Martin ist aber unglücklich: Er will Zensuren haben und nicht wie ein Sonderkind behandelt werden. Die Mutter ist erregt und besorgt. Sie fürchtet, daß der Junge auf diesem Weg niemals zu einer vernünftigen Rechtschreibung kommen wird.

Die *Familiensituation*: Beide Eltern sind gesund. Sie bewohnen ein Häuschen mit Garten. Die Mutter (38 Jahre) versorgt die Familie, der Vater (42 Jahre) ist Angestellter bei einer Behörde mit regelmäßigen Arbeitszeiten, ohne Schichtdienst. Zur *Vorgeschichte der Eltern* erfahre ich folgendes: Die Mutter hat ihre Kindheit und Jugend hindurch mit der Pflege ihrer bettlägerig erkrankten Mutter verbracht. Sie hatte gleichzeitig den ein Jahr älteren Bruder zu versorgen. In der Familie hieß es, daß die Ärzte die Betreuung der Mutter fehlerhaft geführt hätten und daß ein Kunstfehler die lange Bettlägerigkeit und schließlich den Tod zur Folge gehabt hätte. So hielt ich es für keinen Zufall, daß Martins Mutter immer wieder den fast zwanghaft beherrschenden Gedanken äußerte, daß sie in der Fürsorge für den Jungen etwas versäumen könne. Das Gefühl, daß das Schicksal an ihr selber etwas versäumt habe, wurde von der Mutter weder geäußert noch erlebt.

In der Beziehung der Eltern war nach meinem Eindruck die ähnliche Kindheitskonstellation zum verbindenden Element geworden: Martins Vater war vaterlos aufgewachsen und hatte in ähnlicher Weise wie die Mutter eine sorgende Bindung an seine eigene Mutter entwickelt.

Als bei der älteren Schwester des Patienten nach dem Bericht der Mutter eine Hüftluxation zu spät erkannt wurde, setzte sich bei den Eltern das Gefühl fest, daß die ärztliche Beobachtung dieser Tochter unvollkommen und die Behandlung demzufolge fehlerhaft gewesen sei. Die immer wieder vorgetragenen Ängste der Mutter, daß man versäumen könnte „rechtzeitig etwas zu tun", und ihre stark kritischen Vorbehalte gegen die duldsame Schule wurzelten in ihren eigenen Vorerlebnissen mit der pflegebedürftigen Mutter. Frau S. war zu einem hilfs- und einsatzbereiten Menschen geworden mit überdeutlichen Verzichts- und Anpassungshaltungen, bei jedenfalls unbewußten Enttäuschungs- und Abwehrreaktionen.

In dem „Beratungsgespräch" mit der Mutter, versuchte ich ihre verborgenen und nur halbbewußten Ängste aufzuspüren. Ich versuchte der Mutter mein Verständnis zu vermitteln, die Ängste zu mildern und zugleich die erworbene Verzichtsbereitschaft ins Gespräch zu bringen. Mein Umgang mit der Mutter war dabei tatsächlich keine „Beratung" im wörtlichen Sinn, sondern eine analytisch orientierte Psychotherapie nach den Konzepten der „Dynamischen Psychotherapie". Die wichtigsten Elemente dieses therapeutischen Verfahrens werden in meinem Beitrag „Analytische Psychotherapie bei Kindern und Jugendlichen" (S. 672ff) erläutert.

Eine Beratung wurde dann allerdings sowohl für den Jungen selbst wie auch für die Mutter in bezug auf die schulische Leistungsschwäche notwendig: Weder dem Jungen noch der Mutter schien ein vollkommener Verzicht auf Übung und Training akzeptabel. So richtete sich die Beratung auf die Einzelheiten von effektiven Lern- und Übungsschritten: Nicht ganze Diktate abschreiben lassen, sondern die fehlerhaften Worte einzeln mehrmals üben. Die Übungszeit beschränken. Die Worte herausfinden, die besondere Schwierigkeiten bereitet hatten und diese häufiger üben als andere. Nach der Rechtschreibung keine andere Lernleistung anschließen. Für die Übungen einen Nachhilfelehrer, auf keinen Fall die Schwester, schon gar nicht die Mutter heranziehen.

Bei gutem Kontakt mit Eltern und Patienten (wie in diesem Fall) empfiehlt es sich, Ratschläge, die sich auf das Übungsprogramm beziehen, zunächst einmal dem Jungen und der Mutter getrennt zu vermitteln. Im späteren gemeinsamen Gespräch zu dritt kann man sich dann gut darüber orientieren, ob von dem Patienten und seiner Mutter der Sinn dieser Empfehlungen verstanden wurde und innerlich verarbeitet werden konnte.

Das neurotische Kind

Der Umgang mit den psychogen erkrankten, neurotischen Kindern und ihren Eltern läßt ganz besonders deutlich werden, daß wir in unserer Sprache mit dem Wort „Beratung" keine treffende Bezeichnung zur Verfügung haben, die uns hinreichend beschreibt, was sich zwischen den Eltern, dem Patienten und dem Behandler wirklich abspielen kann und auch abspielen soll: Ratschläge, Informationen und Handlungsanweisungen sind sicherlich nur der kleinere Teil des ablaufenden Gesprächs. Das eingangs von mir formulierte Ziel, die Eltern zu entlasten und ihre Gefühlslage umzustimmen, ist sicherlich nicht dadurch zu erreichen, daß man die Eltern mit Handlungsanweisungen versieht. Man muß das Schicksal und die Lebensprobleme der Eltern in das Gespräch mit einbeziehen. In diesem Zusammenhang empfehle ich, daß sich der Kinderpsychiater eine Art Familienstammbaum anlegt, in dem sich der Einfluß der älteren Generation auf die jetzige Familie abbildet, in dem darüber hinaus frühere oder noch vorhandene Bindungen oder auch Rivalitäten der Eltern zu ihren

Geschwistern erkennbar werden oder auch die Isolation oder die Verknüpfung der Familie im gegebenen kulturellen Raum verstanden werden kann. Ich kann hier darauf hinweisen, daß auch in den USA von bestimmten Familientherapeuten in sehr ähnlicher Weise ein „Genogramm" angelegt wird, um ein Hilfsmittel zur Hand zu haben, das es dem Untersucher erleichtert, die verflochtenen Beziehungen in einer Familie aufzufinden, zu verstehen und für das Beratungsgespräch nutzbar zu machen.

Sofern der Kinderpsychiater ein neurotisches Familiengefüge beobachtet, muß sich seine Funktion als „Berater" wandeln. Er wird sich mehr an die Richtlinien eines psychotherapeutischen Umganges mit den Eltern halten.

Ich sehe jetzt einmal davon ab, daß es fast zu einer Modeströmung geworden ist, vom sogenannten „Indexpatienten" oder dem „designierten Symptomträger" zu sprechen und daß wir gelegentlich in bekannten und auch populär gewordenen Schriften Formulierungen finden, die etwa besagen, daß die Eltern – oder auch alle übrigen Familienmitglieder – „wie eine Meute" hinter diesem Indexpatienten her seien, um ihn „in der Rolle des Kranken festzuhalten". Auf die Bedeutung der hierhergehörigen Theorien und der Eigenart dieser Formulierungen für die Einstimmung und Einstellung des Therapeuten komme ich etwas später noch zurück. Ich lege zunächst jene Gesprächsinhalte dar (Informationen und Ratschläge), die sich auf die *Symptomatik* des erkrankten Kindes beziehen:

Die Erfahrung lehrt, daß die Eigenart der neurotischen Symptomatik des Kindes von den Eltern in unterschiedlicher Weise wahrgenommen und beantwortet wird. Beim elektiven Mutismus ist es nicht selten, daß die Eltern den Krankheitswert der Symptomatik nicht bemerken. Die Kinder sprechen zu Hause häufig sogar besonders viel. Nicht selten waren Mütter oder Väter selber sprachscheu, und die aufkommenden Schulprobleme werden anfangs nicht mit Besorgnis beantwortet. Hier geht es im Elterngespräch mehr als einmal darum, die Therapiebedürftigkeit darzulegen. Später gilt es zu erläutern, daß zwischen einfacher Schüchternheit, trotziger Verweigerung und den Innenbefindlichkeiten des Kindes beim Mutismus große Unterschiede bestehen.

Bei der Mehrzahl der Symptome wird es allerdings wichtig, den Eltern zu erläutern, daß der willentliche Einfluß, den das Kind auf seine Symptomatik nehmen kann, nur sehr gering ist. Eine Appetitstörung oder das zur Adipositas führende überreichliche Essen wird durch Ermahnungen nicht geändert. Enuresis und Enkopresis werden nicht durch Selbstbeherrschung abgestellt. Ein depressives Kind kann seine Leistungen nicht steigern, auch wenn es durch Lob oder Strafe, durch Bitten oder Vorwürfe angeregt werden soll.

Die eigentliche Schwierigkeit bei dieser Gesprächsführung liegt aber darin, daß – wenn man einmal von der depressiven Verstimmung absieht – in vielen kindlichen Symptomen tatsächlich ein aggressiver Anteil von Trotz und Wut enthalten ist, den die Eltern deutlich spüren und auf den sie sich innerlich nicht ganz zu Unrecht beziehen. In welchem Umfang man hier raten soll, das Kind eher gewähren zu lassen und bis zu welchem Grad dann doch wieder Grenzen gesetzt werden müssen, hängt vom Einzelfall ab. Hier gibt es keine allgemeinen Gesetzmäßigkeiten.

Hat der Kinderpsychiater den Eindruck, daß die Symptomatik des Kindes eng mit der Stimmungslage der Eltern zu tun hat (z. B. Trauer oder Depression nach dem Verlust eines wichtigen Menschen) oder mit Spannungen zwischen den Eltern, so ist Rat nicht am Platz. Trauer, Ängste oder Konflikte werden durch Ratschläge nicht besser. Es gibt aber ein recht breites Feld für hilfreiche Beratung, wenn es um die *Stellung des Kindes* in seiner *Geschwistergruppe* geht. Zwar sind auch hier die besonderen Bindungen oder vorhandenen Abneigungen nicht durch Ratschläge zu verändern. Aber man kann etwa davon abraten, das jüngere Kind immer mit dem älteren Geschwister spielen zu lassen, das einen – für den Erwachsenen nicht immer vorstellbaren – Entwicklungsvorsprung hat. Für das jüngere Kind wirkt ein solcher Entwicklungsvorsprung nicht nur stimulierend, sondern oft auch behindernd. Man kann weiter empfehlen, daß das jüngste Kind nicht in der nachsichtigen Nesthäkchensituation belassen wird, die ihm die älteren Geschwister heimzahlen, wenn die Eltern nicht anwesend sind. Man kann (in gewissen Grenzen) die Gewohnheit der Eltern mildern, Anerkennung oder Vorwurf im Vergleich zu den anderen Geschwistern auszusprechen („Sieh einmal, wie Peter das gemacht hat!" oder: „Wenn du mir nur einmal so beim Abwaschen helfen würdest wie Marianne"). Schließlich kann man versuchen, sehr festgelegte Koalitionen zwischen Geschwistern oder Kindern und Eltern mit Außenseiterpositionen eines einzelnen Kindes etwas abzubauen.

Für die Schulung des Kinderpsychiaters hinsichtlich seiner Gesprächsführung ist es dabei ratsam, daß er nicht nur die *Inhalte* und Ziele des Gesprächs beachtet, sondern daß er sich zugleich Rechenschaft über die Eigenarten seines *Gesprächsstils* ablegt. Ich empfehle in dieser Hinsicht drei Grundregeln:

1. Der Gebrauch einer faßlichen *Umgangssprache* gehört fast zu den wichtigsten Grundsätzen. Die „abgehobene" intellektualisierende Sprechweise bestimmter Gruppen unter den helfenden Berufen hat große Nachteile. Die Behauptung, daß die Patienten aus der sogenannten „Unterschicht" oder der Arbeiterklasse einer psychoanalytischen Behandlung nur schlecht zugänglich seien, leitet sich mehr aus den *Sprachgewohnheiten der Therapeuten* ab als aus der

fehlenden Reflektionsfähigkeit dieser Menschengruppe.
2. Einleuchtende *Erklärungen* der Gründe für das empfohlene Verhalten verstärken die Wirkung aller Ratschläge.
3. *Fremdbeispiele* über die Lebenssituationen anderer Familien und anderer Kinder mit den entsprechenden Entwicklungen geben den betroffenen Patienten und ihren Eltern eher die Möglichkeit, über die vorgetragenen Ratschläge nachzudenken. Es fallen dann die hinderlichen Affekte weg, die bei der Besinnung über die eigene Lebenslage immer mit ins Spiel kommen.

Ich muß es mir versagen, hier meine Empfehlungen noch mit einigen Beispielen zu bebildern. In meinem Beitrag über analytische Psychotherapie (in diesem Band, S. 672 ff) komme ich noch einmal auf dieses Thema zurück.

In diesem Abschnitt möchte ich jedoch dringlich darauf aufmerksam machen, daß auch Kindertherapeuten in Gefahr sind, daß ihre eigenen Affekte unreflektiert bleiben und sie so das Beratergespräch in einer Weise formen, die ihnen selbst nicht deutlich bewußt ist. Es entsteht dann eine *„iatrogene Double-bind-Situation"*: Die Berater sind zwar ehrlich davon überzeugt, daß sie den Eltern Rat und Hilfestellung geben wollen. In ihrem Erleben herrschen aber die feindlichen Gedanken vor. Etwa, daß die Eltern in ihrer „Rolle als Erzieher versagt haben". Daß die Mutter ihre „Rolle als Mutter nicht akzeptiert hat" oder daß der „designierte Symptomträger in der Rolle des Kranken festgehalten werden soll". In diesen Situationen ergeben sich dann so gravierende Nachteile für das Beratergespräch, daß man wünschen möchte, die Eltern hätten sich nicht um Rat und Hilfe bemüht. Vom Berater unbemerkt, stachelt er das Kind gegen die Eltern auf, ohne ihm Lösungsmöglichkeiten anzubieten. Er verschärft die Spannungen in der Familie, weil er Ängste und Schuldgefühle erzeugt. Manche Ratschläge werden so gegeben, daß Tonfall, Haltung, Mimik und Wortwahl etwas anderes besagen als der formale Inhalt des gesprochenen Wortes. Die nachteiligen Nebenfolgen gutgemeinter Absichten behalten die Oberhand.

Das psychotische Kind, Sucht und Verwahrlosung

Es ist sicherlich nicht ganz angemessen, so unterschiedliche Krankheitsbilder wie eine Psychose, eine Sucht und die Verwahrlosung in einem Abschnitt gemeinsam zu besprechen. Der Grund hierfür liegt aber nicht nur in dem beschränkten Raum, sondern auch darin, daß die Wirkung dieser Störungen auf die betroffene Familie in ähnlicher Weise alarmierend ist und auch ein ähnliches Gemisch von Ratlosigkeit, Angst und auch Haß oder Wut erzeugt. Zugleich müssen wir damit rechnen, daß die „Elternanklage" gerade für diese Symptome bei Kindern oder jugendlichen Patienten zum derzeitigen Zeitgeist gehört. Die „schizophrenogene Mutter" hat als Fachwort im angloamerikanischen Raum viel Resonanz gefunden und ist in die populäre Laienliteratur eingedrungen. Die Mischbilder zwischen Sucht und Verwahrlosung, Sucht und Psychose und gelegentlich auch zwischen psychotischen Episoden und Verwahrlosung oder Kriminalität geben Anlaß dazu, daß die pathogene Familiensituation von den Anhängern dieser Theorie mit stark negativem Affekt in den Mittelpunkt der Betrachtungen und Erläuterungen gestellt wird. Es leuchtet ein, daß jede Elternberatung bei solchen theoretischen Annahmen eigentlich hinfällig wird. Man begibt sich entweder als Familientherapeut in das Gefüge dieser Familie über Jahre hinweg mit hinein, oder man resigniert gänzlich.

Gibt es allgemeinere Empfehlungen für die Beratung von Eltern mit Kindern, die psychotisch geworden sind, drogenabhängig oder verwahrlost? Nur sehr begrenzt. Manche Eltern werden dankbar sein, wenn man klinische Aufnahme empfiehlt und eine medikamentöse Behandlung einleitet. Andere Eltern müssen zur klinischen Aufnahme erst überredet werden, weil sie wissen, daß gerade für jugendliche Patienten zur Zeit noch wenig angemessene Möglichkeiten zur stationären Behandlung bestehen. Es wird dann die Aufgabe sein, den Eltern dabei zu helfen, einen richtigen Mittelweg zu finden zwischen der Stimulation des gesunden emotionalen Anteils im Patienten mit der Förderung seiner verbliebenen Leistungskraft einerseits und dem gegebenenfalls aufgetretenen Leistungsknick andererseits. Bei kurzfristigen psychotischen Episoden, nach denen der Patient weitgehend wieder hergestellt ist, sollte man dem Patienten gegenüber versuchen, Ablösungstendenzen zu fördern, aber nicht zu forcieren, Bindungsbereitschaften zu pflegen, aber nicht als Abhängigkeiten zu erhalten. Für drogenabhängige Jugendliche gibt es meines Wissens bislang noch kein allgemeingültiges Programm. Am ehesten scheint es, daß die Einbindung in ein festes Reglement innerhalb von gleichgearteten Gruppen noch die größten Aussichten auf Erfolg hat. Es nützt hier nichts, nach den Motiven und unbewußten Ursachen für die Sucht zu suchen. Das labile Übergangsstadium, in dem sich diese Jugendlichen befinden, erlaubt es nicht, ihnen mit analytischen Mitteln zu vertiefter Selbstbesinnung zu verhelfen, um auf das Potential an Energie und Selbstdisziplin zu vertrauen, das dann aufkommen könnte. Hoffnungen dieser Art täuschen.

Mit verwahrlosten Kindern und Jugendlichen, die vielleicht sogar straffällig geworden sind, kann man eher sprechen. Zur Zeit gilt es bei diesen Patienten fast mehr, ihren habituellen Elterntrotz abzubauen und ihre Bereitschaft, die „Schuld" nach außen zu verlagern. Handelt es sich bei diesen Kindern nicht um Minderbegabte, denen ein längerfristiges Zeitgefühl mit der dazugehörigen Vorausplanung fehlt, dann kann man vielleicht mit ihnen darüber sprechen, daß sie ihre Straftaten mit Ladendiebstählen oder ähnlichem aufgeben könnten, um sich ein gesichertes Lebensfundament aufzubauen.

Auf den engen Zusammenhang zwischen zwangsneurotischen Reaktionen und Verwahrlosung, ebenso wie zwischen zwangsneurotischen Reaktionen und Suchtverhalten will ich hier nur hinweisen. Der therapeutische Umgang mit dieser besonderen, zwar häufigen, aber oft verkannten Situation verlangt mehr Fachwissen und mehr therapeutisches Geschick, als im Rahmen dieses Beitrags erläutert werden kann.

Literatur

Ackerman, N. W.: Psychodynamics of Family Life. Basic Books, New York 1958
Bang, R.: Die helfende Beziehung. Reinhardt, München 1964
Bowen, M.: Family relations in schizophrenia. In: Schizophrenia, hrsg. von A. Auerbach. Ronald Press, New York 1959
Bowen, M.: Family Therapy in Clinical Practice. Aronson, New York 1978
Dührssen, A.: Möglichkeiten und Formen der Elternberatung. Prax. Kinderpsychol. Kinderpsychiat. 26 (1977) 1
Dührssen, A.: Psychotherapie bei Kindern und Jugendlichen. Ein Lehrbuch für Familien- und Kindertherapie, 6. Aufl. Vandenhoeck & Ruprecht, Göttingen 1980
Dührssen, A.: Neurose und Psychopathie in Diagnose, Klassifikation und Dokumentation. In: Neurosen, hrsg. von M. Mester, R. Tölle. Springer, Heidelberg 1981
Dührssen, A.: Psychogene Erkrankungen bei Kindern und Jugendlichen, 13. Aufl. Vandenhoeck & Ruprecht, Göttingen 1982
Freud, A.: Wege und Irrwege in der Kindheitsentwicklung. Huber, Bern u. Klett, Stuttgart 1968
Friedrich, M. H.: Beratung versus Psychotherapie. Z. Kinder- u. Jugendpsychiat. 5 (1977) 19
Guerin, P., M. D., E. G. Pendagast: Evaluation of Family System. In: Family Therapy, hrsg. von P. Guerin. Gardner Press, New York 1976
Hackenberg, W.: Die psycho-soziale Situation von Geschwistern behinderter Kinder. Schindele, Heidelberg 1983
Hirsch, S. R.: Eltern als Verursacher der Schizophrenie. Nervenarzt 50 (1979) 337
Hoffmeier, K., W. Schwidder, F. Müller: Alles über Dein Kind. Rowohlt, Reinbek bei Hamburg 1971
Houben, A.: Klinisch-psychologische Beratung. Reinhardt, München 1975
Jans, K.-W.: Heilpädagogische, jugendpsychiatrische, psycho- und sozialtherapeutische Möglichkeiten der Beratung und Hilfe in den wichtigsten deutschen jugendrechtlichen Gesetzen. Z. Kinder- u. Jugendpsychiat. 3 (1975) 208
Nissen, G.: Eltern, ihre Probleme und ihre Beratung. In: H. Harbauer, R. Lempp, G. Nissen, P. Strunk: Lehrbuch der speziellen Kinder- und Jugendpsychiatrie, 4. Aufl. Springer, Berlin 1976
Richter, H. E.: Eltern, Kind und Neurose. Klett, Stuttgart 1967; 3. Aufl. 1972
Rogers, C. R.: Counseling and Psychotherapy. Houghton Mifflin, Boston 1942
Thomas, D.: Sozialpsychologie des behinderten Kindes. Reinhardt, München 1980
Zulliger, H.: Gespräche über Erziehung. Huber, Bern 1960

Psychotherapie

Suggestion und Hypnose
Dietrich Langen

Suggestion

Suggestion und Hypnose werden nach älterer Auffassung (SCHULTZ-HENCKE 1965) den pragmatischen oder – aus psychoanalytischer Sicht – den zudeckenden psychotherapeutischen Methoden zugerechnet. Zu diesen zählen auch verschiedene einübende und averbale Verfahren (autogenes Training, Atemtherapie, Yoga, konzentrative Bewegungstherapie, Einsatz kreativer Medien), die aufgrund ihrer Zielrichtung einer psychischen Stabilisierung und Symptomlinderung beim Patienten als psychotherapeutische (im Gegensatz zur enger gefaßten heilpädagogischen) Übungsbehandlung (s. S. 668 ff) angesprochen werden und eine unmittelbare Einflußnahme auf den psychischen und somatischen Bereich intendieren. Suggestionen spielen sowohl im Rahmen ärztlichen Tuns als auch im Alltag eine nicht zu unterschätzende Rolle. Mit Recht heben STOKVIS u. PFLANZ hervor: „Ein Phänomen wie die Suggestion ist nie endgültig, vollkommen oder in einzigen zutreffenden Erklärungen darzustellen" (STOKVIS u. PFLANZ 1961, S. 9).
Der Suggestionsbegriff wurde in jeder Epoche und in jeder Theorie neu interpretiert. In ihm offenbart sich somit zugleich eine Deutung der Zeitströmung, in der er entstand und sich wandelte.
Das Wort Suggerieren ist seit dem 17./18. Jahrhundert bezeugt und entlehnt aus dem lateinischen subgerere, was unterschieben, eingeben bedeutet. In der Entwicklung des Suggestionsbegriffs lassen sich zwei Perioden gut voneinander unterscheiden. Die erste bewegt sich auf einer individualpsychologischen Interpretationsebene. Von den zahlreichen Autoren, die die Suggestion definiert haben, wie z. B. LIÉBEAULT (1866), BERNHEIM (1888), BAUDOUIN (1924) und KRETSCHMER (1922) sind die beiden folgenden diejenigen, die am plastischsten den Vorgang zum Ausdruck bringen: Nach BERNHEIM (1884) ist Suggestion „im weitesten Sinne der Vorgang, durch welchen eine Vorstellung in das Gehirn eingeführt und von ihm angenommen wird" (zit. n. LOEWENFELD 1901, S. 39). KRETSCHMER versteht unter Suggestion „die nicht durch Gründe und Motive, sondern unmittelbar reizmäßig erfolgende Übertragung von Empfindungen, Vorstellungen und besonders Willensantrieben" (KRETSCHMER 1922, S. 103).
Von 1925 an wird der Suggestionsbegriff auf einer sozialpsychologischen Ebene definiert. Die Wende wird hier markiert durch die Auffassung von STRAUSS: „Suggestion ist die Übernahme der Bewußtseinsinhalte eines andern durch die *Wir-Bildung*" (zit. n. STOKVIS u. PFLANZ 1961, S. 54).
Seit dieser Zeit steht somit der „zwischenmenschliche Grundvollzug", wie PFLANZ es formulierte, im Mittelpunkt der Definition der Suggestion, die anschaulich durch folgende Formulierung zum Ausdruck kommt: „Suggestion ist die affektive Beeinflussung der körperlich-seelischen Ganzheit auf der Grundlage eines zwischenmenschlichen Grundvollzugs: der affektiven Resonanzwirkung" (STOKVIS u. PFLANZ 1961, S. 6).
Mit dem Suggestionsbegriff beschäftigten sich wissenschaftlich seit Mitte des vorigen Jahrhunderts LIÉBEAULT (1866) und BERNHEIM (1888), die beide unter dem Titel der „ersten Schule von Nancy" zusammengefaßt wurden. Seit etwa 1922 waren es COUÉ, BAUDOUIN und BEAUNIS, die zusammen als Träger der „zweiten Schule von Nancy" bezeichnet werden. Das wichtigste Ergebnis ihrer Forschungen war: Jede von außen kommende Suggestion, Heterosuggestion, wird durch eine Autosuggestion realisiert. Die Beziehung zwischen Hetero- und Autosuggestion ist so eng, daß eine Trennung beider willkürlich wäre. Gerade unter diesem Gesichtspunkt wurde 1972 die Suggestion definiert: „Suggestion ist ein Ich-fremder Einfluß, der bei positiver emotioneller Wechselbeziehung angenommen und autosuggestiv verarbeitet wird" (LANGEN 1972, S. 7). Die emotionale Wechselbeziehung und damit die Wir-Bildung ist somit das entscheidende Element bei jeder Form von Suggestion.
Diese lassen sich formal dahingehend unterscheiden, ob der Suggestor (Arzt) sie unabsichtlich oder absichtlich anwendet und der Suggerierte sie unvorhergesehen oder vorhergesehen annimmt. Danach können vier Suggestionsformen gut voneinander abgegrenzt werden: unabsichtliche und unvorhergesehene Suggestionen; absichtliche und unvorhergesehene Suggestionen; unabsichtliche, jedoch vorhergesehene; sowie absichtliche, vorhergesehene Suggestionen.
Die unabsichtlich herbeigeführten und unvorhergesehenen (nicht bemerkten) Suggestionen dürften die häufigsten überhaupt sein. Jedoch spielen in

der ärztlichen Behandlung die absichtlichen und für den Suggerierten unvorhergesehenen Suggestionen insofern eine größere Rolle, als man durch sie in die Lage versetzt wird, jede nur irgendwie körperlich wirkende Medikation, wie z. B. die Wirkung eines Schmerz-, Beruhigungs- oder Schlafmittels, hierdurch zu verstärken. Auch Placebo-Wirkungen finden hier ihre Begründung (ein Beispiel findet sich in DIESING 1969, S. 528).

Neben den genannten müssen noch die indirekten Suggestionen hervorgehoben werden, die die eindrucksvollsten Effekte erzeugen. Ihr Wesen besteht darin, das, was man dem Suggerierten nahebringen möchte, ihm so mitzuteilen, daß es an bestimmte wahrnehmbare Signale oder Personen geknüpft wird. Auf diese Weise nimmt er es unmerklich auf und akzeptiert die suggestive Botschaft dadurch leichter. Der indirekten Suggestion kommt in therapeutischen Situationen besondere Bedeutung zu, in denen der Arzt mit einer Hilfsperson zusammenarbeitet. So würde er etwa die einem Kinde geltenden Suggestionen an die Eltern richten, die nun ihrerseits die suggerierten Inhalte an das Kind weitergeben.

Eine Vorbedingung dafür, daß eine Suggestion überhaupt wirksam wird, ist die *Suggestibilität*, d. h. die Beeinflußbarkeit des Betroffenen. Hierbei kann man eine allgemeine von einer situationsabhängigen Suggestibilität unterscheiden: Die allgemeine Suggestibilität ist abhängig von einzelnen Persönlichkeitsmerkmalen, wie Kontaktfähigkeit, emotioneller Schwingungsfähigkeit und der Bereitschaft, sich sozial einzuordnen. Sie ist ferner abhängig vom Lebensalter. Kinder sind im allgemeinen suggestibler als Erwachsene. Hier genügt ein kleiner Anreiz oder eine geringfügige Suggestion, um die angestrebte Wirkung zu erzielen. Dies liegt vermutlich in dem großen Vertrauen und der lebhaften Vorstellungskraft von Kindern begründet (DIESING 1969). Mit steigendem Lebensalter nimmt dann – allerdings ungleichmäßig – die allgemeine Suggestibilität ab.

Daneben aber lassen sich situationsabhängige Steigerungen der Suggestibilität feststellen, die sich in der ärztlichen Therapie fruchtbringend nutzen lassen. Hier sind zu nennen: Sprechstunden- und Visitensituationen in der Praxis und im Krankenhaus. Schon beim Erstkontakt mit dem erwartungsvollen und unsicheren Patienten können ärztliche Suggestionen zur Besserung der allgemeinen Befindlichkeit beitragen. Weitere Konstellationen, in denen die situationsgebundene Suggestibilität besonders hoch ist, sind bei Frauen vor der Entbindung und allgemein vor Operationen sowie bei Patienten in der zahnärztlichen Behandlung gegeben. Die letztgenannte Situation, die bekanntermaßen viele Kinder ängstigt, aber auch deren Beeinflußbarkeit erhöht, eignet sich von daher hervorragend für den Einsatz der Suggestion von seiten des Zahnarztes. (In Deutschland wird von dieser Anwendung bedauerlicherweise zu wenig Gebrauch gemacht; in Schweden ist sie unter dem Begriff der „Psychodontie" bekannt geworden.)

Hypnose

Während Kinder im allgemeinen durch Suggestion erhöht beeinflußbar sind, läßt sich dies nicht ohne weiteres auf die Hypnose übertragen. Hypnose wäre zunächst einmal zu definieren als ein durch Suggestion herbeigeführter Zustand eines eingeengten und verschiedengradig gesenkten Bewußtseins, bei dem es zu vegetativen Umschaltungen in Richtung trophotroper psychovegetativer Veränderungen kommt. Die Einengung des Bewußtseins setzt eine relativ gleichbleibende Motivation voraus, die bei Kindern aufgrund ihrer noch wenig gefestigen Persönlichkeitsstruktur im allgemeinen nicht erwartet werden kann, weshalb sie im Vergleich zu Erwachsenen schlechter hypnotisierbar sind. Dies ist wohl der wesentliche Grund, warum die Hypnotherapie bei der Behandlung von Kindern kaum eine Rolle spielt. *Hypnotisierbarkeit* ist dabei als ein Komplexbegriff zu sehen, der eine von Person zu Person unterschiedliche Ansprechbarkeit meint, die im wesentlichen von der Suggestibilität abhängt. Darüber hinaus aber spielen bei der Hypnotisierbarkeit von Kindern noch kindgemäße Einstellungen eine so entscheidende Rolle, daß häufig therapeutische Hypnosen bei Kindern undurchführbar erscheinen. Man hat über die Hypnotisierbarkeit speziell von Kindern viele experimentelle Versuche angestellt, über die BRENMAN u. GILL (1947) eine gute Übersicht gegeben haben. Ihre Ergebnisse können auch heute noch Gültigkeit beanspruchen. Obgleich Kinder eine erhöhte Neigung zeigen, etwas auf Autorität hin anzunehmen, entspricht in der Praxis deren Hypnotisierbarkeit nicht den Erwartungen. So sind Kinder auch nach den Erfahrungen von STOKVIS individuell äußerst unterschiedlich ansprechbar. Die Gründe hierfür liegen wohl zum einen darin, daß sie die Absicht des Hypnotiseurs meist nicht ganz begreifen, weswegen eine Hypnose als Therapie vor dem 6. bis 7. Lebensjahr auch kaum angezeigt erscheint. Zudem kann es bei Kleinkindern wegen des noch unentwickelten Sprachverständnisses und Ich-Bewußtseins schwierig sein, kindgemäße Suggestionsformeln zu finden (LEUNER u. SCHROETER 1975).

Ferner kann eine geringe und insbesondere wechselnde Konzentrationsfähigkeit bei Kindern ein Hindernis für ihre Hypnotisierbarkeit darstellen. Schließlich ist noch die Angst zu nennen. Beginnt man eine Hypnose, ohne die Erwartungen des Kindes zu berücksichtigen und es darauf vorzubereiten, so wird man kaum einen hypnotischen Zustand erreichen. Eine besonders phantasiereiche Hypnoseeinleitung und ein nichtautoritatives Vorgehen (s. u.) mit freundlichem Tonfall sind in jedem Falle zu empfehlen (dazu LEUNER u. SCHROETER 1975, S. 42).

Ihren Gipfel erreicht die Hypnotisierbarkeit bei Kindern in der Latenzzeit. In Phasen der Ablösung und Opposition – besonders der Pubertät – sinkt sie unter das bei Erwachsenen typische Niveau.
Eine Hypnosebehandlung setzt sich im allgemeinen aus zwei aufeinanderfolgenden Schritten zusammen: Durch unspezifische Suggestionen versucht man, beim Patienten ein hypnotisches Stadium herbeizuführen. Anschließend können auf ein Zielsymptom gerichtete Suggestionen folgen. Eine Hypnose ohne solche spezifischen Suggestionen wird auch als „stumme", Leer- oder Ruhehypnose bezeichnet und kommt bei motorischen und psychischen Reizerscheinungen (nervöse Magenbeschwerden, Tics u.a.) oder als hypnotische Schlafkur zur Anwendung. Auch die sogenannten Indifferenzsuggestionen mit dem Ziel einer allgemeinen Ich-Stärkung gegenüber Belastungssituationen können hierzu gerechnet werden.
Bei den gerichteten Suggestionen kann zwischen autoritativem (kategorische Symptomfreiheit) und permissivem Vorgehen (allmähliche Symptomlinderung, die den Widerstand des Patienten nicht herausfordert) unterschieden werden.
Auf eine ausführliche Darstellung der Technik sowie der verschiedenen Formen der Hypnosebehandlung (klassische Fremdhypnose, gestufte Aktivhypnose) muß hier verzichtet werden. Eine neuere Übersicht mit Indikationen und Anwendungsgebieten liegt von LANGEN (1978) und LEUNER u. SCHROETER (1975) vor. Eine allgemeine Einführung geben KRAPF (1977) und LANGEN (1978). Eine Anwendung von Hypnotherapie bei Kindern ist nach Ansicht des Verfassers in der Regel nicht erforderlich, da wegen der erhöhten Suggestibilität von Kindern schon eine Wachsuggestion zu vergleichbaren Ergebnissen führt. Dabei muß man sich vergegenwärtigen, daß sowohl Suggestion als auch Hypnose immer nur symptomgerichtete Behandlungen darstellen. Wer mehr von diesen beiden Verfahren erwartet, überfordert sie.
Eine „Hypnopädie", d.h. Anwendung der Hypnose als Erziehungsmittel, wie sie vereinzelt z.B. im italienischen Raum durchgeführt wird, muß aus ärztlicher Sicht als unangemessen und dem kindlichen Expansionsdrang abträglich angesehen werden.
Die Ehrlichkeit des Auftretens ist eine wichtige Voraussetzung zum Gelingen einer derartigen Wachsuggestion. Wird dabei etwas vorhergesagt, was sich nach Beendigung der Suggestion nicht bewahrheitet, so kann dies darauf beruhen, daß die erhöhte Beeinflußbarkeit plötzlich in eine negative Suggestibilität umgeschlagen ist. Alles hängt davon ab, ob es dem behandelnden Arzt gelingt, eine Vertrauensbeziehung zum Kinde herzustellen und die Suggestionen individuell auf seine Vorstellungswelt anzupassen. In neuerer Zeit haben die Erfahrungen mit autogenem Training (s. auch den folgenden Beitrag „Psychotherapeutische Übungsbehandlung"), wie etwa EBERLEIN (1977), KRUSE (1977) und BIERMANN (1975) sie machen konnten, manche bisher anerkannten Grundsätze der Suggestivbehandlung revisionsbedürftig gemacht. Ob man bei kleinen Kindern den Einstieg über Märchenerzählungen vornimmt und dabei die therapeutischen Suggestionen einfließen läßt, oder, wie es KRUSE (1977) und BIERMANN (1975) tun, sich mehr an die Originalform des autogenen Trainings für Erwachsene hält, erscheint dabei relativ gleichgültig. Immer wieder ist man erstaunt zu sehen, wie gerade eine Gruppe von Kindern durch ein auf Beruhigung hinzielendes Vorgehen so günstig beeinflußt werden kann, daß danach der Umgang mit den Kindern wesentlich leichter fällt. Daß hierdurch dann auch therapeutisch erwünschte dauerhafte Besserungen erreichbar sind, spricht für die Wirksamkeit suggestiver Verfahren. Dennoch ist der Indikationsbereich für eine Hypnotherapie bei Kindern sehr schmal und umfaßt praktisch denjenigen einer Wachsuggestivbehandlung. Indiziert sind Wachsuggestionen und gegebenenfalls auch hypnotherapeutische Behandlungen bei Schulängsten, sofern nicht eine intellektuelle Minderbegabung oder andersgeartete Schulschwierigkeiten vorliegen, sowie bei motorischen Unruheerscheinungen, wie sie sich etwa in Form von Nägelknabbern kundtun, oder bei einer sekundären Enuresis nocturna. Um das Bettnässen zu verhindern, arbeitet man z.B. mit dem sogenannten „Terminerwachen". Das Kind soll zu bestimmten Zeiten von selbst erwachen und die Toilette aufsuchen (dazu LEUNER u. SCHROETER 1975, S. 79ff.). Am günstigsten gestaltet sich die Suggestivtherapie bei funktionell-somatischen und konversionsneurotischen Beschwerden von vorwiegend monosymptomatischem Charakter (dazu DIESING 1969). Vergleichsuntersuchungen zur differentiellen Wirksamkeit bei Kindern fehlen jedoch, so daß die Indikationsbreite lediglich aus Einzelfalldarstellungen erschlossen werden kann.

Literatur

Baudouin, C.: Suggestion und Autosuggestion. Sibyllen, Dresden 1924

Bernheim, H.: Die Suggestion und ihre Heilwirkung (übersetzt von S. Freud). Deuticke, Leipzig 1888

Biermann, G.: Autogenes Training mit Kindern und Jugendlichen. Reinhardt, München 1975

Brenman, M., M. M. Gill: Hypnotherapy: a Survey of the Literature. London 1947

Diesing, U.: Die pragmatischen Psychotherapieverfahren Suggestion, Hypnose und autogenes Training in der Kinderpsychotherapie. In: Handbuch der Kinderpsychotherapie, Bd. I, hrsg. von G. Biermann. Reinhardt, München 1969 (S. 525)

Eberlein, G.: Autogenes Training mit Jugendlichen. Econ, Düsseldorf 1977

Krapf, G.: Hypnose – Autogenes Training – Katathymes Bilderleben. In: Psychologie des 20. Jahrhunderts, Bd. III: Freud und die Folgen (II), hrsg. von D. Eicke. Kindler, Zürich 1977 (S. 1174)

Kretschmer, E.: Medizinische Psychologie, 1. Aufl. Thieme, Leipzig 1922
Kruse, W.: Entspannung. Autogenes Training bei Kindern, 3. Aufl. Deutscher Ärzte-Verlag, Köln-Lövenich 1977
Langen, D.: Kompendium der medizinischen Hypnose, 3. Aufl. Karger, Basel 1972
Langen, D.: Möglichkeiten einer Hypnosetherapie unter gleichzeitiger Berücksichtigung der Selbstversenkungsmethoden. In: Handbuch der Psychologie, Bd. VIII: Klinische Psychologie, 2. Hbd., hrsg. von L. J. Pongratz. Hogrefe, Göttingen 1978 (S. 2144)
Leuner, H., E. Schroeter: Indikationen und spezifische Applikationen der Hypnosebehandlung. Ein Überblick. Huber, Bern 1975
Liébeault, A.: Du sommeil des états analogues considerées surtout au point de vue de l'action du moral sur le physique. Masson, Paris 1866
Loewenfeld, L.: Der Hypnotismus. Bergmann, Wiesbaden 1901
Schultz-Hencke, H.: Lehrbuch der analytischen Psychotherapie, 2. Aufl. Thieme, Stuttgart 1965
Stokvis, B., M. Pflanz: Suggestion in ihrer relativen Beeinflußbarkeit medizinisch und sozialpsychologisch betrachtet. Hippokrates, Stuttgart 1961
Straus, E.: Wesen und Vorgang der Suggestion. Karger, Basel 1925

Psychotherapeutische Übungsbehandlung

Helmut Remschmidt, Hans-Georg Heinscher

Einleitung

Unter dem Oberbegriff „psychotherapeutische Übungsbehandlung" lassen sich eine Reihe von Verfahren und Vorgehensweisen zusammenfassen, die, vermittelt über Erfahrungen am und mit dem Körper oder unter Einsatz kreativer Medien, eine leib-seelische Umstimmung und Entfaltung verdeckter (Selbst-)Heilungskräfte beim psychiatrischen Patienten anstreben. Zwar werden diese Methoden auch bei Gesunden mit ähnlichen Zielen angewandt, erheben jedoch den Anspruch als stützende, teils alleinige, teils begleitende therapeutische Hilfen in Abgrenzung von rein beraterischen oder erzieherischen Maßnahmen. Als sogenannte aktiv-klinische oder pragmatische Verfahren stehen sie der Verhaltenstherapie und der Heilpädagogik hinsichtlich des Lern- und Übungsaspektes nahe; die Betonung liegt dabei allerdings weniger auf dem Erwerb psychosozialer oder (senso-)motorischer Funktionen als auf einer Veränderung des „inneren" Verhaltens (STOLZE 1977, S. 1269), der Selbstwahrnehmung, -akzeptanz und -verwirklichung.
Eine Einteilung dieser z. T. sehr heterogenen Therapieansätze gelingt auf einem so stark im Flusse befindlichen und Modeströmungen unterworfenen Gebiet nur unvollkommen. Die Übergänge von den psychovegetativ stabilisierenden (Entspannungsübungen) über die somatopsychisch ansetzenden (Körpertherapien) bis hin zu den ausdruckstherapeutischen (u. a. Mal- und Musiktherapie) Methoden sind fließend. Eine explizite, wissenschaftstheoretisch stichhaltige Begründung der Wirkungsweise fehlt den meisten dieser Verfahren ebenso wie kontrollierte Nachweise der Effektivität. Dies gilt um so mehr für das Feld der Kinder- und Jugendpsychiatrie. Zumeist aus persönlichen Beobachtungen und in langjähriger klinischer Arbeit entstanden, führen sie ein Schattendasein abseits der etablierten Psychotherapiemethoden. Als supportive Maßnahmen neben einer „großen" Psychotherapie eingesetzt, ist ihr Beitrag zur Gesundung des Patienten oft nicht mehr auszumachen. Auch als eigenständige Therapien haben sie einen schweren Stand, so daß die für eine wissenschaftliche Anerkennung notwendigen Erfolgsnachweise bisher noch weitgehend fehlen.
Der Versuch einer Gesamtdarstellung muß daher kursorisch bleiben. Zunächst lassen sich die am Leiblichen ansetzenden, von „innen" heraus das Psychische beeinflussenden Entspannungs- und Körperwahrnehmungstechniken von den nach „außen", auf eine Erweiterung der Verhaltensmöglichkeiten gerichteten Ausdruckstherapien unterscheiden. Sodann spielen unterschiedliche Grade der aktiven Beteiligung des Patienten und Einflußnahme durch den Therapeuten eine Rolle. Daneben ist die verschieden starke Strukturiertheit des Vorgehens von Bedeutung.

Entspannung und Körperwahrnehmung

Entspannung kann definiert werden als psychophysischer Zustand, der subjektiv durch das Fehlen von Aufregung, Verspannung und Nervosität bzw. das Vorhandensein von Gelöstheit, Gelassenheit und innerer Ruhe gekennzeichnet ist. Physiologische Veränderungen unter Entspannung betreffen eine verlangsamte und gleichmäßige Atmung, die Reduktion des Sauerstoffverbrauchs, Absinken der Herzfrequenz, Zunahme des Hautwiderstandes, Tonusverlust der Muskulatur und eine Zunahme von Alphawellen im EEG (VAITL 1978, S. 2108f.) sowie eine trophotrope Umstellung des Stoffwechsels. Dementsprechend werden Entspannungsübungen bei psychosomatischen und funktionellen körperlichen Störungen mit den Trainingszielen Muskelentspannung, Vasodilatation, relative Bradypnoe, Reduktion von gastrointestinaler Motilität und von Tachykardien eingesetzt (LINDEN 1981). Werden Entspannungsverfahren als eigenständige Therapie angewandt, so wird damit eine allgemeine Streßabwehr und psychische Immunisierung angestrebt.
Demgegenüber steht bei den Körperwahrnehmungstechniken das bewußte Erleben des eigenen

Körpers und seiner Rhythmik, das Akzeptieren des Körperselbstbildes und die Verbesserung der Körperbeherrschung im Vordergrund. Psychisch wird darüber hinaus ein verbessertes Selbstbewußtsein und ein Gefühl größerer Selbstverantwortlichkeit angestrebt (FISCHER 1984). Eine Systematisierung der Entspannungs- und Körpertherapien kann sich an folgenden Kriterien orientieren:
a) Die Art der Induktion der Entspannung bzw. Körpererfahrung: Diese kann entweder durch den Übenden selbst (autosuggestiv) oder durch eine andere Person (heterosuggestiv) erfolgen.
b) Der Grad der (mehr aktiven oder passiven) Beteiligung des Patienten: Gibt er sich den Anweisungen passiv und in Selbstbeobachtung hin, oder ist er durch Handlungen oder Selbstinstruktionen zur aktiven Mit- und Weiterarbeit aufgefordert.

Tab. 8.14 enthält die bekanntesten und wichtigsten Entspannungs- und Körperwahrnehmungstechniken und ihre Vertreter. Schwerpunktmäßig sind dabei die Entspannungsverfahren mehr einem passiven und die Körperwahrnehmungstechniken mehr einem aktiven Verhalten des Patienten zuzuordnen.

Neben der heterosuggestiven (Ruhe-)Hypnose (s.o., S. 665 ff) sind die passiv (COUÉ, BAUDOUIN, BEZZOLA u.a.) und die aktiv autosuggestiven Entspannungsverfahren hervorzuheben (eine Übersicht geben STOKVIS u. WIESENHÜTTER 1971 und VAITL 1978). Zu letzteren werden die schon traditionellen Verfahren „Autogenes Training" von SCHULTZ (1974, 1977), die „gestufte Aktivhypnose" nach KRETSCHMER und LANGEN und die „aktive Tonusregulation" nach STOKVIS gezählt. Sind diese Techniken noch stark vom Hypnosekonzept beeinflußt, so gilt dies nicht mehr von den direkt physiotrop ansetzenden Übungsmethoden „Eutonie" (ALEXANDER 1981) und die Geburtshilfe nach READ (1956). Auch verschiedene meditative Praktiken (dazu DÜRCKHEIM 1977) wie transzendentale oder zen-buddhistische Meditation (VAITL 1978, S. 2122 ff) und das Hatha-Yoga (WALSER 1977) können in ihren pragmatischen Übungen entspannende Wirkungen hervorrufen. Des weiteren kann auch die im Rahmen der Verhaltenstherapie angewandte „progressive Relaxation" nach JACOBSON (1929) als aktive, autosuggestive Entspannungsmethode genannt werden (s. BERNSTEIN u. BORKOVEC 1978).

Während das Biofeedback (BIRBAUMER 1977) seinen festen Platz unter den verhaltenstherapeutischen Verfahren einnimmt, gehört die Atemtherapie (HENNING 1977) im weiteren Sinne ebenfalls zu den Entspannungsmethoden; sie markiert jedoch bereits den Übergang zu den Körperwahrnehmungstechniken.

Die „Konzentrative Bewegungstherapie" von STOLZE (1977; s.a. BECKER 1981), das „Konzentrative integrative Bewegungs-Übungsverfahren" (GESSLEIN 1969), aber auch die „Funktionelle Entspannung" (FUCHS 1974) sind wegen der dabei geforderten Aufmerksamkeitsausrichtung auf Körpersignale wie Atemrhythmik, Gewohnheitsbewegungen, muskuläre Verspannungen als Körperwahrnehmungstechniken anzusprechen. (Das „Katathyme Bilderleben" von LEUNER [1982, s. auch SEITHE u. Mitarb. 1984] hat zwar Berührungspunkte mit den genannten pragmatischen Methoden, ist jedoch aufgrund der zugleich kathartischen und analytischen Ausrichtung den tiefenpsychologischen Psychotherapien zuzurechnen.)

Auf eine Darstellung der Vorgehensweisen und theoretischen Hintergründe dieser Verfahren muß hier verzichtet werden. Empirisch-klinisches Material – zumal kinderpsychiatrisches – liegt hauptsächlich zu den etablierten Entspannungstechniken (autogenes Training, muskuläre Entspannung und Biofeedback) vor. Im folgenden wird auf diejenigen psychotherapeutischen Übungsbehandlungen eingegangen, die im Bereich der Kinder- und Jugendpsychiatrie Bedeutung erlangten.

Tabelle 8.14 Entspannung und Körperwahrnehmungstechniken (in Anlehnung an Fischer 1984, S. 485)

Techniken vorwiegend gerichtet auf	
Entspannung	Körperwahrnehmung
Hypnose	Eutonie *(Alexander)*
gestufte Aktivhypnose *(Kretschmer)*	Konzentrative Bewegungstherapien *(Stolze, Geßlein)*
Autogenes Training *(Schultz)*	Funktionelle Entspannung *(Fuchs)*
Meditation, Yoga	Atemtherapie *(Schaarschuch)*
Progressive (Muskel-)Relaxation Biofeedback	

Autogenes Training mit Kindern und Jugendlichen

Das von SCHULTZ (1974, 1977; s. auch HOFFMANN 1985) entwickelte „Autogene Training" besteht in einer konzentrativen Selbstversenkung, die anhand einer vorgegebenen Abfolge von Übungen regelmäßig praktiziert werden soll. In der sogenannten Unterstufe soll unter Anwendung „formelhafter Vorsätze" eine auf Alltagssituationen übertragbare Entspannungsreaktion erlernt werden. Als Folge des regelmäßigen Übens stellt sich eine verbesserte psychovegetative Selbstregulation ein. In der Oberstufe des autogenen Trainings schließen sich meditationsähnliche Versenkungs- und Provokationsübungen an.

Bei Kindern und Jugendlichen kommen lediglich die Unterstufen-Übungen in Betracht. Auf die speziellen Erfordernisse bei Kindern und Jugendlichen gehen DIESING (1969) und KURTH (1969) ein.

Neben der Berücksichtigung des Entwicklungsstandes (Konzentrationsfähigkeit, Fähigkeit zu selbständigem Erarbeiten) sind die Persönlichkeit des Kindes und Umweltbedingungen (Kooperation der Eltern) zu berücksichtigen. Kontaktgestörte, unruhige, konzentrationsschwache und psychisch oder intellektuell retardierte Kinder bringen die notwendigen Voraussetzungen meist nicht mit. Im Jugendalter können vor allem bei neurotischen Störungen Modifikationen des Vorgehens angezeigt sein. Speziell auf Kinder und Jugendliche abgestimmte Anleitungen und Behandlungsprogramme entwickelten BIERMANN (1975), EBERLEIN (1977) und KRUSE (1977). Während sich EBERLEIN besonders bei etwas kleineren Kindern eines stark (hetero-)suggestiven Einstiegs bedient, lehnt sich KRUSE eng an das Vorgehen bei Erwachsenen an. Zwischen beiden Ansätzen ist die Arbeit von BIERMANN anzusiedeln, der das begleitende Vorsprechen und damit stärkere fremdsuggestive Elemente bei der Einführung des Verfahrens verwendet.

Das autogene Training ist vor allem bei psychomotorischen, psychosomatischen und neurotiformen Beschwerden von Kindern und Jugendlichen indiziert. Schulversagen, motorische Unruhe, Nervosität, Enuresis, Schlafstörungen, Asthma, Koordinationsstörungen sind einige der Anwendungsgebiete. Kontraindikationen bestehen bei regressiven, sozial und motorisch erheblich gehemmten und antriebsarmen Kindern, für die eher ausdruckstherapeutische Verfahren geeignet erscheinen (DIESING 1969), und bei ausgeprägten psychosomatischen Beschwerden.

Andere Entspannungs- und Körperwahrnehmungstechniken bei Kindern

Während für das autogene Training eine Reihe von Veröffentlichungen zur Anwendung bei Kindern vorliegen, gibt es zu anderen Entspannungs- und Körpererfahrungstechniken meist nur wenig, wissenschaftlich umstrittene Literatur. Als eigenständige Übungsverfahren seien erwähnt: die früher (STOKVIS u. WIESENHÜTTER 1971) als atemrhythmisierend bezeichnete „Funktionelle Entspannung" von FUCHS (1969a, b, 1974; zur Anwendung in der Kindertherapie s. auch JAWAD 1984), die Spiel-Atemtherapie bei sprechgehemmten Kindern nach ELSCHENBROICH (1965, 1969) und das Atem-Ton-Sprech-Ablauftraining bei Sprechneurosen und Stottern von FERNAU-HORN (1969).

Über erste Erfahrungen mit der konzentrativen Bewegungstherapie nach STOLZE bei Jugendlichen berichten SCHÖNFELDER u. Mitarb. (1975), die mit Kleingruppen (zwischen vier und sechs Patienten) als therapeutischem Zusatzangebot arbeiteten. Die hohe Motivation und allmähliche Vertrauensbildung der Teilnehmer und diagnostisch wertvolle Hinweise auf phasentypische Probleme der Jugendlichen ermutigten die Autoren zur Weiterarbeit.

Das stärker strukturierte „Konzentrativ-integrative Bewegungs-Übungsverfahren" mit verhaltensgestörten Kindern wurde von GESSLEIN (1969) vorgestellt. Hierbei sollen fehlentwickelte bedingte Reflexe und Gewohnheitsbewegungen durch langsam auszuführende Körperübungen bewußt gemacht und neue an deren Stelle erlernt werden. Zwölf Grundübungsarten stehen zur Auswahl, die auf den Persönlichkeitstyp eines Kindes abgestimmt werden.

Bei den Körpererfahrungstechniken steht das konzentrative Erleben körperlicher Spannung und Entspannung in der therapeutischen Einzelsituation oder Gruppe im Vordergrund. Einfache Bewegungsvorgänge, z. T. mit verschiedenen Gegenständen oder Partnern, sollen über eine Sensibilisierung der Selbst- und Fremdwahrnehmung die körperliche und emotionale Steuerungsfähigkeit und das Ausdrucksverhalten erweitern. Bei jugendlichen Patienten kann die nonverbale Körperarbeit ergänzt werden durch begleitende oder nachfolgende Verbalisierungen des Erlebten mit dem Ziel einer verbesserten Selbsteinsicht. Umstritten ist dabei, inwieweit die Körpertherapie und eine analytische Therapie in der Hand *eines* Therapeuten oder getrennt durchgeführt werden sollten.

In der Regel haben die am Körper ansetzenden Verfahren ihren Stellenwert als ergänzende Maßnahmen vor allem bei Patienten mit frühen Störungsanteilen, ausgeprägtem Abwehrverhalten, psychosomatischen Beschwerden und Symptomen einer Körperschemastörung sowie bei Unterschichtpatienten (BECKER 1981, S. 46). Inwieweit diese Indikationen auch auf Kinder und Jugendliche zutreffen, muß angesichts der wenigen veröffentlichten Erfahrungsberichte offenbleiben.

Gegenindikationen werden bei mangelnder Gruppenfähigkeit und Bereitwilligkeit der Patienten sowie bei akuter Suizidalität, schweren Depersonalisations- und Derealisationsphänomenen angenommen.

Ausdrucks- und Gestaltungstherapie

„Alle Aktivitäten, die ein schöpferisches Moment oder kreative Ansätze enthalten und dadurch etwas von der Persönlichkeit und den Erlebnis- und Reaktionsweisen des Gestalters oder ‚Schöpfers' ausdrücken und wiedergeben, können vorteilhaft als gestaltende bzw. gestalterische Verfahren bezeichnet werden. Wenn diese Verfahren nach gegebenen Indikationen und mit bestimmter Zielsetzung verwendet werden, ist es berechtigt, von Gestaltungs*therapie* zu sprechen" (FRANZKE 1977, S.11).

Abzugrenzen ist eine so verstandene Gestaltungstherapie von der heilpädagogisch ausgerichteten

Beschäftigungs- und der Arbeitstherapie, denn hier stehen nicht die ablenkende Funktion und Orientierung an der Verwendbarkeit der Produkte, sondern der Gestaltungsprozeß und die – teils verbale – Auseinandersetzung mit dem Erlebten im Vordergrund. Auch kommt es nicht auf künstlerische Begabung oder besonderes technisches Können des Patienten an. Vielmehr soll ihm auf dem Wege spielerischer Erlebnisaktivierung zu besserem Selbstverständnis, mehr Selbstvertrauen und einer wiederhergestellten „Arbeits- und Genußfähigkeit" im Sinne FREUDS verholfen werden. Gestalterische Aktivitäten erlauben dem Patienten ein Probehandeln, in dem je nach Verfahren und Anregungsgrad kathartische und ich-stabilisierende, konfliktaktualisierende und einsichtsvermittelnde Momente zutage treten (FRANZKE 1977, S. 31ff.).

Aufgrund der Vielfalt der Methoden (s. FRANZKE 1977, Kap. 3) – ob mehr verbal oder averbal, ob als Einzel- oder Gruppentherapie einsetzbar, ob thematisch freier oder gebundener – kann nahezu für jeden Patienten ein auf ihn und seine Störung abgestimmtes Vorgehen gefunden werden. Über den Einsatz kreativer Medien im Rahmen tiefenpsychologisch orientierter, einsichtsvermittelnder Therapien wie auch anderer (verhaltensmodifizierender) Behandlungsformen bei Erwachsenen gibt ebenfalls das grundlegende Werk von FRANZKE (1977) Auskunft. Aus den Gestaltungen kann der erfahrene Therapeut Hinweise auf verborgene oder aktuelle Konflikte, persönlichkeitsspezifische Verarbeitungsweisen, Übertragungssituationen, Symptome und die zukünftige Entwicklung eines Patienten gewinnen.

Dieser diagnostische Aspekt wird in der Kinder- und Jugendpsychiatrie seit langem in projektiven Zeichen- und Spieltests genutzt (eine neuere Übersicht und kritische Stellungnahme dazu bei SEHRINGER 1983). Von daher liegt auch die Nutzung des Malens, des (Puppen-/Märchen-/Theater-) Spiels, der Musik und des Tanzes in der Kinderpsychotherapie nahe. So werden etwa das Puppenspiel, die „Welt"-Technik, das Sandspiel, der Scenotest, das Zeichnen, künstlerische Arbeiten und Finger-Malen und die Musik als ergänzende therapeutische Instrumente eingesetzt (Beispiele dazu in BIERMANN 1969, 1976, 1981).

Eine relativ eigenständige Bedeutung im Sinne einer psychotherapeutischen (Übungs-)Behandlung kommt vor allem der auf geistig behinderte und autistische Kinder gerichteten Musiktherapie (DREIKURS 1969; NORDHOFF u. ROBBINS 1975) zu, da sie durch das improvisierende Musizieren und das rhythmische Erlebnis dem Kind zu neuen nichtsprachlichen Ausdrucksmitteln verhilft. Einen knappen Überblick über Formen und Möglichkeiten musiktherapeutischen Arbeitens gibt REMMLER (1977). Als Beispiele weiterer kinderpsychiatrischer Anwendungen seien die Ansätze von BROWN (1969) mit Verhaltens- und emotional gestörten Kindern, die Musik-Mal-Therapie (PELTZ 1969) und die Arbeit mit neurotisch auffälligen Jugendlichen (TISCHLER 1984) genannt.

Andere gestalterische Ausdrucksformen können – wenigstens in der Kinder- und Jugendpsychiatrie – kaum den Status unabhängiger psychotherapeutischer Übungsbehandlungen beanspruchen. Sie lassen sich entweder beschäftigungstherapeutischen Aktivitäten zuordnen oder, sofern damit eine psychotherapeutische Zielsetzung verbunden wird, der Gestalttherapie nach PERLS. Hier haben das Zeichnen, Gestalten, Geschichtenerzählen, Puppen- und Theaterspiel und Körpererfahrungen ihren Platz als therapeutische Medien, durch die Projektionen beim Kind oder Jugendlichen freigesetzt werden, die den Heilungsprozeß fördern können (OAKLANDER 1981). Eine akzeptierende und weitgehend gewährende Einstellung des Therapeuten sind dabei gefordert – der Übungsaspekt spielt nur noch eine untergeordnete Rolle.

Literatur

Alexander, G.: Eutonie. Ein Weg der körperlichen Selbsterfahrung, 4. Aufl. Kösel, München 1981

Becker, H.: Konzentrative Bewegungstherapie. Integrationsversuch von Körperlichkeit und Handeln in den psychoanalytischen Prozeß. Thieme, Stuttgart 1981

Bernstein, D. A., T. D. Borkovec: Entspannungs-Training. Handbuch der progressiven Muskelentspannung, 2. Aufl. Pfeiffer, München 1978

Biermann, G. (Hrsg.): Handbuch der Kinderpsychotherapie, Bd. I. Reinhardt, München 1969. Ergänzungsband. Reinhardt, München 1976. Bd. IV. Reinhardt, München 1981

Biermann, G.: Autogenes Training mit Kindern und Jugendlichen. Reinhardt, München 1975

Birbaumer, N.: Biofeedback. In: Handbuch der Psychologie, Bd. VIII: Klinische Psychologie 2. Hbd., hrsg. von L. J. Pongratz. Hogrefe, Göttingen 1977 (S. 2082)

Brown, J.: Musiktherapie mit verhaltensgestörten Kindern. In: Handbuch der Kinderpsychotherapie, Bd. I. hrsg. von G. Biermann. Reinhardt, München 1969 (S. 493)

Diesing, U.: Die pragmatischen Psychotherapieverfahren – Suggestion, Hypnose und Autogenes Training – in der Kinderpsychotherapie. In: Handbuch der Kinderpsychotherapie, Bd. I, hrsg. von G. Biermann. Reinhardt, München 1969 (S. 525)

Dreikurs, R.: Musiktherapie mit psychotischen Kindern. In: Handbuch der Kinderpsychotherapie, Bd. I, hrsg. von G. Biermann. Reinhardt, München 1969 (S. 499)

Dürckheim, K. Graf: Meditative Praktiken in der Psychotherapie. In: Psychologie des 20. Jahrhunderts, Bd. III: Freud und die Folgen (II), hrsg. von D. Eicke. Kindler, Zürich 1977 (S. 1295)

Eberlein, G.: Autogenes Training mit Jugendlichen. Econ, Düsseldorf 1977

Elschenbroich, G.: Spiel-Atemtherapie bei sprechgehemmten Kindern. Mschr. Kinderheilk. 113 (1965) 232

Elschenbroich, G.: Spiel-Atemtherapie mit sprechgehemmten Kindern. In: Handbuch der Kinderpsychotherapie, Bd. I, hrsg. von G. Biermann. Reinhardt, München 1969 (S. 562)

Fernau-Horn, H.: Übung und Schulung in der Behandlung stotternder Kinder – Hemmungs- und Ablaufzirkel. In: Handbuch der Kinderpsychotherapie, Bd. I, hrsg. von G. Biermann. Reinhardt, München 1969 (S. 567)

Fischer, W.-D.: Entspannung und Körperwahrnehmung aus der Sicht der Bewegungstherapie. Z. Krankengymnastik 36 (1984) 485

Franzke, E.: Der Mensch und sein Gestaltungserleben. Psychotherapeutische Nutzung kreativer Arbeitsweisen. Huber, Bern 1977
Fuchs, M.: Atem-Entspannungstherapie bei psychosomatischen Störungen von Kindern und Jugendlichen. In: Handbuch der Kinderpsychotherapie, Bd. I, hrsg. von G. Biermann. Reinhardt, München 1969a (S. 547)
Fuchs, M.: „Der Weiherschlapp". Asthmabehandlung mit Atem-Entspannungstherapie. In: Handbuch der Kinderpsychotherapie, Bd. I, hrsg. von G. Biermann. Reinhardt, München 1969b (S. 556)
Fuchs, M.: Funktionelle Entspannung. Hippokrates, Stuttgart 1974
Geßlein, L.: Bewegungstherapie bei kindlichen Verhaltensstörungen – Konzentratives integratives Bewegungs-Übungsverfahren. In: Handbuch der Kinderpsychotherapie, Bd. I, hrsg. von G. Biermann. Reinhardt, München 1969 (S. 580)
Grösch, C., H. Hartkopf: Methoden der Gestaltungstherapie. In: Psychologie des 20. Jahrhunderts, Bd. III: Freud und die Folgen (II), hrsg. von D. Eicke. Kindler, Zürich 1977 (S. 1222)
Henning, A.: Atemtherapie als Psychotherapie. In: Psychologie des 20. Jahrhunderts, Bd. III: Freud und die Folgen (II), hrsg. von D. Eicke. Kindler, Zürich 1977 (S. 1274)
Hoffmann, B.: Handbuch des autogenen Trainings: Grundlagen – Technik – Anwendung, 6. Aufl. dtv, München 1985
Jacobson, E.: Progressive relaxation, 1. Aufl. University Press, Chicago 1929
Jawad, S.: Funktionelle Entspannung in der Kindertherapie. In: Psychotherapie mit Kindern, Jugendlichen und Familien, Bd. I, hrsg. von H. Remschmidt. Enke, Stuttgart 1984 (S. 178)
Krapf, G.: Hypnose – Autogenes Training – Katathymes Bilderleben. In: Psychologie des 20. Jahrhunderts, Bd. III: Freud und die Folgen (II), hrsg. von D. Eicke. Kindler, Zürich 1977 (S. 1174)
Kruse, W.: Entspannung – Autogenes Training für Kinder. Deutscher Ärzte-Verlag, Köln – Lövenich 1977
Kurth, W.: Probleme des Autogenen Trainings in der Adoleszenz. In: Handbuch der Kinderpsychotherapie, Bd. I, hrsg. von G. Biermann. Reinhardt, München 1969 (S. 541)
Leuner, H.: Katathymes Bilderleben. Grundstufe. Einführung in die Psychotherapie mit der Tagtraumtechnik, 3. Aufl. Thieme, Stuttgart 1982
Linden, M.: Entspannung (Relaxation, Autogenes Training). In: Psychotherapie-Manual, hrsg. von M. Linden, M. Hautzinger. Springer, Berlin 1981 (S. 67)
Nordhoff, P., C. Robbins: Musik als Therapie für behinderte Kinder. Klett-Cotta, Stuttgart 1975
Oaklander, V.: Gestalttherapie mit Kindern und Jugendlichen. Klett-Cotta, Stuttgart 1981
Peltz, H. D.: Musik-Maltherapie. In: Handbuch der Kinderpsychotherapie, Bd. I, hrsg. von G. Biermann, Reinhardt, München 1969, S. 507
Read, G. D.: Der Weg zur natürlichen Geburt. Hamburg 1956
Remmler, H.: Musiktherapie. In: Psychologie des 20. Jahrhunderts, Bd. III: Freud und die Folgen (II), hrsg. von D. Eicke. Kindler, Zürich 1977 (S. 1242)
Schönfelder, T., Ch. Hennig, E. Meyer-König: Konzentrative Bewegungstherapie mit Jugendlichen. In: Therapien in der Kinder- und Jugendpsychiatrie. V. Kongreß der Union Europäischer Pädopsychiater, Bd. I, hrsg. von F. Poustka, W. Spiel. Egermann, Wien 1975 (S. 125)
Schultz, J. H.: Das autogene Training, 13. Aufl. Thieme, Stuttgart 1974
Schultz, J. H.: Übungsheft des autogenen Trainings, 18. Aufl. Thieme, Stuttgart 1977
Sehringer, W.: Zeichnen und Spielen als Instrumente der psychologischen Diagnostik. Schindele, Heidelberg 1983
Seithe, A., E. Klessmann, H. Leuner: Katathymes Bilderleben bei Kindern und Jugendlichen. In: Psychotherapie mit Kindern, Jugendlichen und Familien, Bd. I, hrsg. von H. Remschmidt. Enke, Stuttgart 1984 (S. 163)
Stokvis, B., E. Wiesenhütter: Der Mensch in der Entspannung. Lehrbuch autosuggestiver und übender Verfahren der Psychotherapie und Psychosomatik, 3. Aufl. Hippokrates, Stuttgart 1971
Stolze, H.: Konzentrative Bewegungstherapie. In: Psychologie des 20. Jahrhunderts, Bd. III: Freud und die Folgen (II), hrsg. von D. Eicke. Kindler, Zürich 1977 (S. 1251)
Tischler, B.: Musik als pädagogisch-therapeutisches Medium bei der Behandlung neurotisch auffälliger Jugendlicher. In: Psychotherapie mit Kindern, Jugendlichen und Familien, Bd. I, hrsg. von H. Remschmidt. Enke, Stuttgart 1984 (S. 183)
Vaitl, D.: Entspannungstechniken. In: Handbuch der Psychologie, Bd. VIII: Klinische Psychologie, 2. Hbd., hrsg. von L. J. Pongratz. Hogrefe, Göttingen 1978 (S. 2104)
Walser, R.: Die Anwendung des Yoga für die Psychotherapie. In: Psychologie des 20. Jahrhunderts, Bd. III: Freud und die Folgen (II), hrsg. von D. Eicke. Kindler, Zürich 1977 (S. 1310)

Analytische Psychotherapie bei Kindern und Jugendlichen

Annemarie Dührssen

Historische Entwicklung

Als FREUD zum Ende des vergangenen Jahrhunderts die Grundbegriffe seiner psychoanalytischen Krankheitslehre entwickelte, stellte er vor allem das Problem der zielgehemmten und verdrängten Sexualität in den Vordergrund. Mit dem Konzept vom „Ödipuskomplex" bezog er sich zugleich auf den Mythos vom „gefährlichen Sohn", der in der griechisch-römischen Götter- und Heldenwelt wohl eine ebenso wichtige Rolle spielte wie der Mythos vom „erlösenden Helden": Kronos fraß seine Kinder, bis er selbst von dem letzten seiner Söhne überwältigt wurde; Laios setzte Ödipus aus, weil ein Orakel ihm geweissagt hatte, er werde einstmals von seinem eigenen Sohn erschlagen werden. Beide Mythen dürften ihre Wurzeln in einer feudalistisch-kriegerischen Gesellschaftsordnung gehabt haben, in der die Söhne für Väter mit nachlassender Körperkraft wohl wirklich mehr als einmal eine Bedrohung darstellten.

König Ödipus – der ausgesetzte gefährliche Sohn –, der später den Vater erschlug und die Mutter gewann, wurde für Jahrzehnte die repräsentative Mittelpunktsfigur psychoanalytischer Denk- und Beschreibungsmodelle. Seine Gestalt war aber auch zugleich der Repräsentant dafür, wie die Psychoanalyse den Patienten in den Jahrzehnten ihrer Anfänge verstand: Ein Individuum, das zwar den Verstrickungen seines Schicksals ausgeliefert war, das aber doch aus eigenständiger Kraft heraus den Hintergründen seiner Existenz auf die Spur kommen sollte, um sein Schicksal zu tragen, zu erdulden oder zu gestalten.

Diese Vorstellung der Psychoanalytiker, daß der Patient ein Individuum sei, dessen Kräfte zur Selbstverwirklichung befreit und gelöst werden sollen, hat auf subtile Weise auch die Anfänge der Kinderanalyse geprägt. Wenngleich kein Therapeut übersehen konnte, daß ein Kind in tiefgreifender Weise von seiner Familie abhängig war, so befaßten sich die ersten Analytiker doch mit dem Kind als einem kleinen Individuum, das in der besonderen Beziehung zum Therapeuten reifen und gesunden sollte (ANNA FREUD 1949; MELANIE KLEIN 1932). Es wurde den Kinderanalytikern empfohlen, das Kind von Mutter und Vater zu trennen, soweit es die therapeutischen Aktivitäten anging. In manchen psychoanalytischen Gruppen wurde es fast zum Dogma, daß die Analyse der Eltern und die Therapie der Kinder streng zu trennen sei. Das Kind als Individuum wurde im Verlauf der Therapie so verstanden, daß es früh gerüstet sein sollte, seine Trieb- und Triebabwehrkonflikte allein zu verarbeiten, um sich von seiner Ursprungsfamilie zu lösen und aus eigener Kraft zu leben.

Zu dieser Einstellung dem kindlichen Patienten gegenüber haben sicher die gegebenen soziokulturellen Einflüsse einer vergangenen Epoche mehr beigetragen, als im allgemeinen in der prüfenden und rückblickenden Reflexion überdacht wird. Allerdings hat sich die gegenwärtige Situation der analytischen Kindertherapie mit den zugehörigen Konzepten erheblich geändert: Befassen wir uns mit der zeitgenössischen psychoanalytischen Literatur, so finden wir nur noch geringe Reste vom Mythos des „gefährlichen Sohnes", der zum Rivalen des Vaters wird und der die Mutter für sich gewinnen will. Das Konzept der „Mutter-Kind-Symbiose" wurde fast wichtiger als das Konzept der „ödipalen Konstellation" (SIMMEL 1908; AINSWORTH 1954; BOWLBY 1975; SPITZ 1957). Die Kastrationsdrohung des Vaters bzw. die Kastrationsangst des Sohnes taucht kaum mehr als das zentrale Thema einer Kinderbehandlung auf. Die mangelhafte Versorgung durch die Mutter gilt als die eigentliche Gefahr. Darüber hinaus haben wir heute als eines der häufigsten und populärsten Konzepte über die Gefährdung eines Kindes die Theorie vom Kind als „Delegationsträger" (ACKERMAN 1958; RICHTER 1972; STIERLIN 1975). Der „gefährliche Sohn", der dem Vater die Macht streitig machen will und die Mutter gewinnen, wird in Krankengeschichten oder in theoretischen Darlegungen weit seltener geschildert als jener Sohn oder jene Tochter, die (zum eigenen Schaden) die Erfüllung der aufgegebenen Hoffnungen der Eltern bringen sollen.

Hinter diesem Wandel psychoanalytischer Konzepte steht gewiß die inzwischen abgelaufene tiefgreifende allgemeine Veränderung unserer Sozialstruktur: Die aristokratisch-feudale Gesellschaftsschicht mit dem königlichen Erben gibt es nicht mehr. Mit der allgemeinen Lockerung der Standesgrenzen im industriellen Zeitalter wurde – spätestens nach dem Ende des Ersten Weltkrieges – die „Aufsteigerfamilie" ein häufiger Familientyp. Außerdem hat der bürgerliche Familienverband, der als „Zwei-Generationen-Familie auf Zeit" charakterisiert wurde – ebenso wie die Arbeiterfamilie –, andere Grundmuster ihrer Gesetzmäßigkeiten als noch vor 50 Jahren: Töchter heiraten nicht mehr früh, ohne eine Berufsausbildung zu beanspruchen. Söhne gehen nicht mehr mit 14 oder 15 Jahren in die Berufsausbildung. Wir brauchen nicht mehr mit einer Säuglings- und Kindersterblichkeit zu rechnen, die fast ein Drittel aller Kinder trifft. Es werden zudem sehr viel mehr Menschen alt. Sofern Eltern sich nicht scheiden lassen, bleibt der Familienverband bei einem großen Teil der Bevölkerung für einen sehr viel längeren Zeitraum zusammen als noch zur Jahrhundertwende. Darüber hinaus ist es keine Seltenheit, daß 60jährige oder ältere Väter und Mütter noch für den Lebensunterhalt von 25- und 30jährigen Söhnen und Töchtern aufkommen.

Insofern ist es auch kein Zufall, daß zusätzlich zu der früheren „Milieutherapie", die neben die individuelle Therapie des Kindes gestellt wurde, jetzt die „Familientherapie" zu einer wichtigen Richtung psychoanalytischer Tätigkeit geworden ist (ACKERMAN 1958; BOWEN 1978; GUERIN 1976; RICHTER 1972; STIERLIN 1975; TOMAN 1979). Der Kindertherapeut sieht sich genötigt, sich mit den langjährigen, dauerhaften, wechselseitigen Verstrickungen eines Familienverbandes zu befassen.

Nun ist es allerdings nicht die Aufgabe dieses Beitrags, die variablen Formen der Familientherapie zu erörtern. In diesem Abschnitt rückt der psychoanalytisch-psychotherapeutische Umgang mit dem erkrankten Kind selbst in den Mittelpunkt. Wobei regelmäßig davon ausgegangen wird, daß die begleitenden Kontakte mit der wichtigsten Beziehungsperson des Kindes (in der Regel die Mutter) ein integrativer Bestandteil der Therapie des Kindes sind und daß die Gespräche mit den Familienangehörigen ebenfalls unter analytischen Gesichtspunkten geführt werden.

Grundkonzepte und Wirkfaktoren in der analytischen Psychotherapie des Kindes

Beim Studium der frühesten Konzepte der Kinderanalytiker wird deutlich, daß man versuchte, die Theorien über den Heilungs- und Gesundungsprozeß des neurotischen Kindes an die Theorien über die Analyse der Erwachsenen anzugleichen. Mit Hinblick auf die psychoanalytische Kurzformel, daß sich eine neurotische Entwicklung unter dem antinomischen Konflikt „Trieb gegen Gesellschaft" ausgebildet habe, wurden die Bearbeitung des Trieb- und Wunscherlebens des Kindes, seiner Triebabwehrmechanismen (mit den zugehörigen Persönlichkeitsveränderungen) zum wichtigen Mittelpunkt kinderanalytischer Tätigkeit (A. FREUD 1949; KLEIN 1932). Die Lösung des Ödipuskonfliktes in der gegebenen „ödipalen Konstellation" war deklariertes Ziel des Kindertherapeuten. Es gehörte zugleich zu den zentralen Diskussionsthemen der Kinderanalytiker, welchen Stellenwert „Übertragung" und „Übertragungsgefühle" des kleinen Patienten für die Therapie hätten. Im gleichen Zusammenhang wurde erörtert, ob und in welchem Ausmaß das *Spiel* des Kindes den *Traumproduktionen* der Erwachsenen gleichgesetzt werden könnte und demnach im gleichen Sinn für die Therapie nutzbar zu machen wäre (A. FREUD 1949; KLEIN 1932; ZULLIGER 1971; AXLINE 1972; DÜHRSSEN 1980).

Naturgemäß wird es immer sehr schwierig sein, richtig einzuschätzen, welche Vorgänge im Umgang des Therapeuten mit dem Kind und seiner Familie im einzelnen den gewünschten Heilungserfolg herbeiführen. Sind es die Versuche, im Sinne von ZULLIGER die schädlichen Faktoren in der Umwelt des Kindes auszuschalten (etwa falsche Beschulung, ungünstige Wohnverhältnisse, besonders nachteilige erzieherische Methoden), also das, was man auch mit einem vielleicht etwas zu gewichtigen Wort die „Milieutherapie" genannt hat? Werden es die Versuche sein, die Ängste und Spannungen in der Familie zu mildern, also die Berücksichtigung des „familientherapeutischen" Aspektes? Wird es einfach die Entlastung für das Kind sein, das die Möglichkeit erhält, sich unabhängig von der Familie einem anderen Erwachsenen anzuvertrauen? Sind es die speziellen therapeutischen Versuche im Umgang mit dem Kind selbst, seine unbewußten Ängste zu mildern, die gehemmten und verdrängten Impulse zu lockern und neue soziale Reaktionsmuster zu entwickeln?

Wir dürfen wohl sicher sein, daß bei einer geschickt geführten analytischen Kindertherapie alle diese Faktoren ins Spiel kommen. Wir werden aber ebenso deutliche Schwierigkeiten haben, im einzelnen herauszuarbeiten, welche Vorgänge den größten Anteil an der Gesundung eines Kindes hatten oder welche Hindernisse dem therapeutischen Erfolg entgegenstanden. In den am Schluß angefügten kasuistischen Beispielen werde ich mich um die jeweils zugehörige epikritische Diskussion bemühen.

Ganz allgemein kann man jedenfalls sagen, daß wir im Umgang mit dem Kind davon ausgehen, daß Spiel und Gespräch – also Handeln und „Deuten" – jene Instrumente sind, die uns helfen sollen, die Erlebnisse des Kindes richtig zu verstehen und günstig zu beeinflussen. Dazu gehört die *symbolische Darstellung* von *Konflikten* im „Symbolspiel" ebenso wie die („deutende") *Erörterung* dieser Konflikte im *Gespräch*. Die Befreiung verdrängter und blockierter Impulse im agierenden Spiel muß in gleicher Weise zu den wichtigen Elementen der Kindertherapie gezählt werden wie der gesprächsweise Austausch über Gefühle, Gedanken, neue Erlebnisse und Verhaltensmöglichkeiten des Kindes im Umgang mit seinen Freunden und seiner Familie.

Im übrigen darf man sicherlich davon ausgehen, daß der Therapeut für den kindlichen Patienten nicht nur zum Objekt von Übertragungsgefühlen wird, sondern daß er (oder sie) zu einer neuen, wichtigen und *realen Beziehungsperson* des Kindes wird, die ihm neue *Orientierungshilfen* anbietet (A. FREUD 1949). Orientierungshilfen, die ohne große Kunstgriffe einfach dadurch wirksam werden, daß der Therapeut selbst über andere Reaktionsmuster verfügt als die erwachsenen Familienmitglieder, die sonst im Leben des Kindes eine Rolle spielen.

Bleiben wir bei den Wirkfaktoren im Rahmen einer analytischen Kindertherapie, dann empfiehlt es sich, einige Aspekte des therapeutischen *Gesprächs* und die wichtigsten Varianten des therapeutischen *Spiels* zu erörtern:

Der *Inhalt* von Gesprächen, die der Therapeut mit dem Kind oder dem Jugendlichen führt, bezieht sich in der Regel zunächst einmal auf den Alltag des Kindes, seine Erlebnisse in der Schule, in der Familie oder in der Freundesgruppe. Je jünger ein Kind ist, um so beiläufiger läuft die Unterhaltung ab. Der Therapeut muß dabei im Umgang mit Kindern so weit geschult sein, daß er weiß, daß die Erzählung von Alltagserlebnissen und *das Gespräch über Konflikte* einen sehr anderen Ablauf haben und differenziert gehandhabt werden müssen: Jeder Therapeut muß wissen, daß ein Kind über Schulkonflikte verhältnismäßig leicht, über Familienkonflikte im Hinblick auf die übliche Loyalität der eigenen Familie gegenüber nur schwer spricht. Anfragen an ein Kind, ob und welche Konflikte es mit Vater oder Mutter hätte, sind ein *Kunstfehler*. Obgleich das Kind durch ein Gespräch über vorliegende Konflikte in der Familie sehr entlastet sein kann, wird der Therapeut diese Entlastungssituation jedoch immer nur dann herstellen können, wenn das Kind seiner (des Therapeuten) Loyalität der Familie gegenüber sicher ist. Es ist nicht nur ein Kunstfehler von seiten des Therapeuten, das Kind direkt nach Konflikten in der Familie zu fragen. Es ist ein noch schwererer Kunstfehler, das Kind in einen Loyalitätskonflikt seiner Familie gegenüber zu bringen. Kinder, die sofort ihre Eltern anschwärzen, über sie klagen und ein Bündnis mit dem Therapeuten gegen die Eltern suchen, sind sicherlich erheblich schwerer gefährdet als jene Kinder, die – wie ein Kind es normalerweise tut – zunächst einen Schutzwall um seine Familie baut und die familiäre Problematik nicht nach außen trägt.

Die *verstehende Loyalität* des Therapeuten den Eltern des Kindes gegenüber ist eine Grundvoraussetzung dafür, daß ein Kind sich angstfrei über belastende und bedrückende Erlebnisse innerhalb der Familie aussprechen kann.

Die gleiche Grundvoraussetzung für die Einstellung des Therapeuten zu den Eltern des Kindes gilt, wenn im Gespräch eine therapeutische „Deutung" wirksam werden soll. D. h., wenn der Therapeut versucht, den unbewußten Phantasien und Impulsen des kleinen Patienten dadurch näherzukommen, daß er (etwa bezogen auf ein bestimmtes Spielverhalten) deutend auf solche Innenerlebnisse hinweist. In bezug auf analytische Deutungen gelten nun im Umgang mit dem Kind jene allgemeinen Grundregeln, die unabhängig von der Altersstufe bei allen Patienten angewandt werden sollten: Der Therapeut hat zunächst die Bedeutung eines bestimmten Verhaltens zu *bemerken*, zu beobachten und zu *verstehen*. Im Gespräch wendet er sich dann zunächst an die *Gefühlswelt* des Kindes, die es selbst erfassen kann, er sucht dann nach den diese Gefühle begleitenden *Vorstellungen* und kann dann darauf bauen, daß anschließend die zugehörige *Trieb-* und *Impulswelt* des Kindes anzusprechen ist. Dabei ist es verhältnismäßig leicht möglich, die Vorgänge eines „Symbolspiels" in deutende Verbindung mit der Erlebniswelt des Kindes zu bringen. Ebenso kann man das agierende Spielverhalten des Kindes (mit den beobachteten Angst- oder Ärgerreaktionen) zum Ausgangspunkt solcher Deutungen machen. In diesem Zusammenhang werden einige allgemeinere Erörterungen über Spiele und Spielverhalten wichtig.

Spiele und Spielverhalten

Wenn der Therapeut Spiele nicht nur dafür verwenden will, das Kind zu interessieren, es anzuregen und Kontakt zu ihm herzustellen, sondern wenn er Spiele zum *therapeutischen Gebrauch* in die Behandlungsstunden einführt, dann benötigt er einiges Grundwissen darüber, wie er die spielerischen Lebensäußerungen eines Kindes für die ärztliche Tätigkeit nutzbar machen kann. Er muß Spiele und Spielvarianten kennen, die unterschiedliche Merkmale haben und damit auch einen unterschiedlichen Stellenwert in der Therapie.

Symbolspiele

Das Symbolspiel hat in der Psychoanalyse des Kindes eine sehr zentrale Rolle eingenommen (A. FREUD 1949; KLEIN 1932; AXLINE 1972; ZULLIGER 1971; DÜHRSSEN 1980). Dabei gab es Kinderanalytiker, die nachdrücklich dafür eintraten, vor allem die *kreativen Möglichkeiten* eines Kindes dadurch anzuregen, daß ihm *amorphes Spielmaterial* angeboten wurde. Sicherlich ist es dabei richtig, daß Spielmaterial, das die Phantasietätigkeit des Kindes anregt, einen gewichtigen Platz in jeder Kindertherapie hat: Zeichnen, Malen, die Benutzung von Fingerfarben, das Formen in Sand oder Ton eröffnen hier jede Möglichkeit. Es sollte aber bedacht werden, daß gerade das neurotische Kind oft Schwierigkeiten hat, sich des ungeformten Materials zu bedienen und sich auf diesem Weg auszudrücken. Sowie der Therapeut beobachtet, daß das Kind in den ersten Stunden hier Schwierigkeiten hat, sollte er ihm eine Brücke bauen und leicht oder sogar deutlich vorgeformtes Spielmaterial anbieten. Wenn das Kind sich unfähig fühlt, frei zu zeichnen, im Sandkasten eine Burg zu bauen oder etwas zu kneten, dann wird es vielleicht mit Legosteinen gerne etwas bauen, und wenn es nur das Ineinandersetzen der vorhandenen Steine ist.

Unabhängig von der Materialgestaltung, die das Kind verlocken kann, seinen Erlebnissen Ausdruck zu verleihen, gibt es im *Rollenspiel* oder im Psychodrama, beim Kasperle, im Umgang mit dem Scenokasten (VON STAABS 1978) und auch mit den zahlreichen Figuren und Gegenständen, die zur Zeit im Spielwarenhandel angeboten werden, eine nicht abreißende Kette von Möglichkeiten für die symbolhafte Gestaltung des eigenen inneren Erlebens. Die Funktionsträger der erwachsenen Menschen (Vater, Mutter, König, Königin, Feuerwehrmann oder Schornsteinfeger) erleben und agieren in diesen Spielen die verschiedensten Abenteuer oder stellen sich in alltäglichen Handlungen dar. All diese Rollenspiele bieten eine willkommene Gelegenheit, um über die Familiensituation des Kindes zu sprechen (A. FREUD 1949; KLEIN 1929; ZULLIGER 1971; MORENO 1946; DÜHRSSEN 1965; VON STAABS 1978; LOWENFELD 1935; AXLINE 1972).

Gemeinschaftsspiele

„Gemeinschaftsspiele" und „gemeinsames Spielen" sollten voneinander unterschieden werden. Der Begriff des Gemeinschaftsspiels ist insofern festgelegt, als er solche Spiele bezeichnet, bei denen es bestimmte Regeln gibt, die zum Spiel gehören und die eingehalten werden sollen. Fang- und Versteckspiele mehrerer Kinder, Kampf- oder Schnitzeljagdspiele können meist nur im Freien gespielt werden, geben dafür aber viel Auskunft über die typischen sozialen Reaktionsweisen des Kindes.

Jene Gemeinschaftsspiele, die im Raum gespielt werden können, lassen sich hilfreich nach „Glücksspielen" und „Geschicklichkeitsspielen" unterscheiden. Wobei ich unter „Geschicklichkeitsspielen" ebenso die manuelle Geschicklichkeit etwa am „Fußballautomaten" im Sinn habe wie das Geschick beim Mikado oder auch die denkende und planende Umsicht bei Brettspielen oder Kartenspielen.

Unter neurosenpsychologischen Aspekten kennen wir das Kind, das streng auf die Einhaltung von Regeln bedacht ist, ebenso wie jenes Kind, das habituell und geschickt schummelt. Wir kennen aber auch das Kind, das eher den Spielpartner gewinnen läßt und Mühe hat, den eigenen Vorteil wahrzunehmen. Es gibt das Kind, das um keinen Preis verlieren kann, das es aber auch nicht verträgt, wenn man es allzu offensichtlich gewinnen läßt.

Wichtig ist auch, ob das Kind ein Spiel wählt, bei dem im gemeinsamen Wettbewerb am Ende schließlich ein „Besitz" steht („Ich habe am meisten") oder ob der Sieg über eine feindliche Truppe errungen wird („Ich habe den König mattgesetzt"). Wieder etwas anderes ist die geistige Rivalität, etwa beim „Denkfix" („Ich habe am meisten und am schnellsten gewußt"). Es gibt Kinder, die sich einer solchen Rivalität der Geschicklichkeit und des Kampfes nicht stellen können, weil sie die Beschämung nicht ertragen, wenn andere reaktionsschneller und gewitzter sind. Und es gibt Kinder, bei denen der übersteigerte Jubel über einen Erfolg Anzeichen dafür ist, daß die Störungsquellen in seinem Erleben tiefer liegen und vielleicht nur recht schwer aufzufinden sind, so wie es uns oft geht, wenn wir es mit einem Störer, dem „Klassenclown" oder einem kleinen Dieb zu tun haben. Gemeinschaftsspiele geben die Möglichkeit, das stille und gehemmte Kind in seinen Impulsen aufzulockern und zu entängstigen. Sie schaffen aber auch Gelegenheit, bei dem unruhigen Kind vorsichtig die Quellen seiner übersteigerten Aktivität zu finden und die feinen Mängel in seinem Gefühlserleben aufzuspüren, die in der Regel bei den übererregbaren und überaktiven Kindern das zentrale Problem der Therapie ausmachen.

Gemeinsames Spielen

Gerade für die Kinder, bei denen Überaktivität nur die feinen und verborgenen Gehemmtheiten verdeckt, gewinnt das gemeinsame Spielen im Gegensatz zu „Gemeinschaftsspielen" ein besonderes Gewicht. Beim Regelspiel wird der Therapeut zum sozialen Partner in Rivalität, Konkurrenz, Hilfe und gemeinsamem Vergnügen. Beim Symbolspiel ist der Therapeut oder die Therapeutin aufnehmender Zuhörer, vielleicht Mitakteur, um die Darstellung der Erlebnisinhalte in Gang zu halten. Er gibt Resonanz und steuert vielleicht auch Einfälle mit bei, aber er beteiligt sich nicht eigentlich an den Tätigkeiten des Kindes.

Das gemeinschaftliche bzw. gemeinsame Spiel setzt voraus, daß der Therapeut einfach mitmacht, zum Beispiel, wenn das Kind etwas bauen will und er ihm bei einer Sandburg hilft oder die notwendigen Legosteine sucht, die für ein Haus benötigt werden; wenn er die Dominosteine auf ihre Brauchbarkeit hin prüft oder wenn er sich an der Zusammensetzung eines Puzzlespiels beteiligt. Die gleiche Funktion hat die Bereitschaft eines Therapeuten, das regressive Spiel eines kleinen Kindes mitzumachen, das sich darüber freut, wenn ein klingelnder Ball aufgefangen und zurückgeworfen wird.

All diese Vorgänge tragen in der Therapie dazu bei, daß eine *vertrauende Gemeinschaft* hergestellt wird und die Bedürfnisse des Kindes befriedigt werden. Der *Kontakt-* und *Beziehungsaspekt* ist dabei wichtiger als die Unterhaltung über konflikthafte Themen oder die Beobachtung der eingeengten Impulswelt und des blockierten (oder überschießend aggressiven) Sozialverhaltens.

In diesem Zusammenhang wäre noch einmal darauf hinzuweisen, daß sich im Verlauf der Jahre der analytischen Kindertherapien eine gewisse Akzentverschiebung ergeben hat, wenn es um das Herausarbeiten wichtiger Elemente der Behandlung geht. Es hat sich eine Bereitschaft eingestellt, sich hinsichtlich der beobachteten Problematik und der zugehörigen therapeutischen Aktivitäten umfassender und allgemeiner zu orientieren: Die unentwickelte oder angstbesetzte Gefühls-, Wunsch- und Impulswelt eines Kindes behält zwar das unveränderte Interesse des Kindertherapeuten. Der „Beziehungsaspekt" hat aber darüber hinaus ein neues, bedeutungsvolles Gewicht bekommen (ACKERMAN 1958; BOWEN 1978; WATZLAWICK u. Mitarb. 1969; STIERLIN 1975; TOMAN 1979).

Unter anderem folgte daraus für die Einstellung der Kindertherapeuten, daß sie die Beschränkung auf die Zwei-Generationen-Familie (wie es die Konzentration auf den ödipalen Konflikt mit sich bringt) aufgegeben haben und die Konflikte der Drei-Generationen-Familie mit ihren Einflüssen auf das Kind zum Gegenstand des therapeutischen Umgangs machten (DÜHRSSEN 1958; BOWEN 1978; GUERIN 1976; WHITAKER 1976; TOMAN 1979). Und obgleich es mir nicht möglich ist, im Rahmen dieses Beitrags eine vollständige Übersicht über mögliche Familienkonstellationen und Familienkonflikte zu geben, will ich doch einige besondere Probleme abhandeln, die für die Einleitung und Führung der Therapie wie für die Einschätzung der Besserungsaussichten der Behandlung wichtig sind.

Der Familienkonflikt und das Erlebnisfeld des Patienten

Die Variationsbreite, die wir bei verschiedenen Familientypen vorfinden, ist unendlich vielfältig: Der Sohn oder die Tochter, die in einem reinen Frauenhaushalt groß werden, in dem Mutter, Tante und Großmutter den Existenzkampf der Familie gemeinsam bewältigen, leben anders als das einzige Kind von alten Eltern. Dieses wiederum lebt anders als eine fünfköpfige Geschwistergruppe, die von jungen Eltern ohne Unterstützung der eigenen Eltern großgezogen werden. Die fürsorglich geliebten Kinder kranker Eltern leben anders als die zur Unzeit geborenen Kinder, die die Eltern an der Verwirklichung anderer (für sie wichtigerer) Pläne hindern.

Wenn wir aber einige Anhaltspunkte für die Einschätzung von Besserungsaussichten und die gesamte therapeutische Planung haben wollen, dann empfiehlt es sich, daß der Kindertherapeut folgende Fragen zu beantworten sucht:
1. Soll er einem Kind helfen, das zwar noch die Spuren und Narben einer *bereits überstandenen* Familienkrise an sich trägt, das aber zur Zeit in einer einigermaßen stabilisierten Atmosphäre lebt?
2. Sind Patient und Familie neu in einen *akuten Konflikt* verwickelt, der möglicherweise in absehbarer Zeit geklärt und bereinigt werden kann?
3. Leben Kind und Familie in *langanhaltender chronischer* Verwirrung, Bedrückung und subjektiver oder objektiver Bedrohtheit?

Es liegt auf der Hand, daß wir jeweils andere therapeutische Strategien und Besserungsaussichten haben, je nachdem, ob die gegebene Familienproblematik schon abgeklungen oder noch akut ist, gegebenenfalls chronisch die Familienatmosphäre beherrscht.

Sofern wir uns dann auf die *besonderen Konflikte* einstellen, in denen wir ein erkranktes Kind oder einen erkrankten Jugendlichen vorfinden, sollten wir versuchen, folgende Nuancen in bezug auf die Problematik der Familie zu unterscheiden:
1. Lebt die Familie überwiegend in wechselseitiger *Anpassung* und *Fürsorge*? (Insbesondere, wenn ein Familienmitglied chronisch behindert und krank ist).
2. Leben das Kind und seine Familie in einer Atmosphäre, die von *Bedrückung und Leid* geprägt ist? (Finanzielle Not, Verlust eines wichtigen Familienangehörigen, tödliche Erkrankung).
3. Lebt die Familie weniger unter lastender Bedrückung, sondern vorwiegend in *Streit, Konflikt* und *Verwirrrung*? (Zum Beispiel bei wechselseitiger Mißachtung der Eltern).

Diese so aufgeführten Fragen sind im einzelnen oft nur schwer zu beantworten. Trotzdem ist es für die Behandlung des Kindes wichtig, daß sich der Therapeut über diese speziellen Nuancen, die die Familienatmosphäre kennzeichnen, ebenso Rechenschaft ablegt wie über mögliche *Koalitionen* in der Familie, *Dreieckskonstellationen* und ähnliches. Konflikte und Streit über Detailfragen der Lebensführung mögen einer Lösung zugänglich sein. Die Notwendigkeit, auf kranke Familienmitglieder Rücksicht zu nehmen, ist hingegen nur selten abzuändern.

Die Trauer um einen Verlust muß von allen Familienangehörigen ertragen werden, und der Therapeut kann sich auf die Trauer in dieser Familie nur verstehend einstellen. Ganz anders steht es um eine Therapie, wenn zwischen den Eltern wechselseitige *Mißachtung* herrscht, ein Zustand, der in aller Regel für die Kinder hochgradig pathogen wirkt, von dem man aber wissen muß, daß er nur selten wirksam zu beeinflussen ist.

Es bedarf dabei wohl kaum einer besonderer Erwähnung, daß das Erlebnisfeld eines Kindes sich nicht nur auf seine Familie beschränkt, sondern daß die verschiedenen Altersstufen noch weitere Erlebnisbereiche und andere Konstellationen schaffen. Das *Kleinkind* mit seiner noch langfristigen Abhängigkeit von der Fürsorge der Eltern hat vielleicht einige Außenkontakte im Kindergarten. Beim *Schulkind* gehört die Beachtung der Interaktion zwischen den Eltern und der Schule zu den Aufgaben des Therapeuten. Insbesondere muß er verstehen, welche Beziehung das Kind zu Mitschülern und Freunden hat, und herausfinden, ob sich bei ihm vielleicht besondere neurotische soziale Reaktionsmuster ausgebildet haben. Für den *jugendlichen Patienten* dürfen wir darauf bauen, daß er einigermaßen realistisch ein selbständiges und unabhängiges Leben planen kann. Hier sollten wir allerdings eine bestimmte zeittypische Erscheinung mitberücksichtigen: Der jugendliche Sohn in unserer heutigen Zeit wird gewöhnlich nicht mehr – wie bei dem alten feudal-aristokratischen Ödipuskonflikt – der Erbe von Macht und Reichtum sein. In der gegenwärtigen Zeitepoche soll der Sohn gegebenenfalls in die *Arbeitswelt* des Vaters eintreten. Es liegt auf der Hand, daß sich der Wunsch, den Vater zu entmachten oder zu erschlagen, nicht ohne weiteres ausbildet, wenn es für den Sohn nicht darum geht, die Rechte und die Macht des Vaters zu erben, sondern wenn er statt dessen Pflichten und Mühen übernehmen müßte. Die zeittypische „große Verweigerung" bei einzelnen Gruppen der jüngeren Generation, die es ablehnen, die zahlreichen Anstrengungen, Pflichten und Verantwortungen der älteren Generation auf sich zu nehmen, prägt gegenwärtig auch den Ablauf der analytisch orientierten Psychotherapie bei einer gewissen Gruppe von älteren Schulkindern oder Jugendlichen.

In diesen Zusammenhang gehört das Thema, das unter dem Titel „*Das Kind und sein Symptom*" (DÜHRSSEN 1978) zu beachten wäre. Wie ich schon in dem vorausgegangenen Beitrag über die Beratung der Eltern erörtert habe, wird das familiäre Zusammenleben durch die aufkommende neurotische Symptomatik eines Kindes unterschiedlich beeinflußt: Einnässen und Einkoten rufen Ärgerreaktionen hervor. Trennungsängste und Schulphobie beunruhigen und verärgern zugleich. Beim Asthma bronchiale entwickelt sich eine besorgte Pflegebereitschaft. Schulschwierigkeiten sind häufig von betonten Leistungsanforderungen und allgemeiner Verstimmung gefolgt. Zwangserscheinungen, die das Kind den Eltern quälerisch nahebringt, rufen ebenfalls eine besondere Mischung von Ängstigung und Wut hervor. Im Hinblick auf diese Vorgänge sollte sich ein Therapeut, der die analytische Psychotherapie bei einem Kind oder einem Jugendlichen plant, nicht allzu sehr von den derzeit lebhaft diskutierten Themen der Familientherapie gefangennehmen lassen und nicht davon ausgehen, daß das Kind *nur* der „designierte Symptomträger" einer Familie sei, die sich die Auseinandersetzung mit den eigenen Konflikten erspart und – wie es heißt – ein Familienmitglied zur Therapie „vorschickt".

Es ist mindestens ebenso wichtig zu wissen, wie *das Kind selbst seine Symptomatik erlebt*. Ob es einen Zugang dazu gewinnen kann, daß der Kontakt mit einem fremden Erwachsenen, der seine Behandlung übernehmen soll, für es selbst hilfreich ist und sein Wohlbefinden fördern wird. Müssen wir doch bei der ganz überwiegenden Zahl der Kinder, die zur Behandlung kommen, damit rechnen, daß die Vorstellung lebendig ist, daß ihre Symptomatik nicht nur für sie selbst beschwerlich ist, sondern auch für die Eltern etwas Beunruhigendes oder Ärgerliches hat. Beim Erwachsenen, der mit Depressionen oder Angstzuständen zum Therapeuten kommt, sind wir daran gewöhnt, daß er aus *eigener Motivation* die Behandlung sucht, um die Beeinträchtigung seines Wohlbefindens und seiner Leistungsfähigkeit zu beheben. Das Kind erlebt die geplante Psychotherapie nicht unbedingt so, wie es andere pflegerische Maßnahmen seiner Eltern erlebt, etwa bei unklaren Schmerzen, einer kleinen Körperverletzung, fieberhaften Erkältungen und ähnlichem. Das Kind weiß in aller Regel sehr genau, daß die Beseitigung seiner neurotischen Symptomatik oft nicht nur in seinem eigenen Interesse gewünscht wird, sondern daß die angestrebte Behandlung auch eine Art von *Ärgernis bei den Eltern beseitigen* soll.

Für die Einleitung einer Therapie – insbesondere für den ersten Kontakt mit dem Kind – hängt sehr viel davon ab, wie das Kind diese Situation verarbeitet hat und wie es seine Symptomatik selbst erlebt. Auch die aufkommende „Therapiemüdigkeit" eines Kindes ist sehr häufig von der „Fremdmotivation" bestimmt, die bei sehr vielen Kindertherapien im Spiel ist.

Darüber hinaus muß die Einstellung eines Kindes zu seiner Symptomatik beachtet werden, wenn es um die *Detailfragen* geht, die mit dem formalen Rahmen der Therapie zusammenhängen.

Der formale Rahmen für die Therapie, allgemeine Absprachen mit den Eltern und den Patienten

Bevor ich dazu übergehe, die bisherigen Ausführungen an drei kasuistischen Beispielen zu erläutern, möchte ich noch kurz einige Empfehlungen einschalten, die den formalen Ablauf der Behandlung betreffen. Es hat sich eingebürgert, die Therapie von Kleinkindern, Schulkindern und Jugendlichen in engem Zusammenhang abzuhandeln, weil für alle Altersstufen die Tatsache gültig bleibt, daß die Patienten noch in ihrer Ursprungsfamilie leben und auf die Betreuung ihrer Eltern angewiesen sind. Einige Unterschiede, die die verschiedenen Altersstufen mit sich bringen, sollten hier aber doch hervorgehoben werden:

Bei der Entscheidung für die individuelle Therapie eines Kleinkindes oder eines Schulkindes sind organisatorische Fragen von Bedeutung: Kann das Kind regelmäßig gebracht werden und wenn ja, wer wird es bringen? Ist das Kind schon alt genug, daß es den Weg zunächst durch einen Erwachsenen gezeigt bekommt, um ihn später allein zurückzulegen? Hat das Kind mit einer Schulphobie möglicherweise eine nicht gut erkannte Straßenangst und muß aus diesen Gründen regelmäßig gebracht werden?

Jeder Therapeut muß sich ausrechnen, wieviel Zeit das Kind – wenn es gebracht werden muß – mit der betreuenden Person für Hin- und Rückweg zur Therapiestunde verbringt. Wenn ein Kind von der Mutter gebracht wird, und die Therapie vollzieht sich in einer Privatwohnung, muß man bedenken, wie tiefgreifend die Behandlung dadurch beeinflußt werden kann, daß die Mutter in der gleichen Wohnung im Wartezimmer sitzen bleibt. In einer großen Institution mit weitläufigen Räumen kann sich dieser schwierige und oft komplizierende Einfluß mildern. Es bleibt aber immer ein Problem, ob man die Mutter auffordern kann, während der Therapiestunde einige Besorgungen zu erledigen, oder ob eine solche Aufforderung eine Zumutung wäre.

Ich möchte betonen, daß diese speziellen Hinweise keineswegs Probleme betreffen, die mehr organisatorischer Art sind und die man in ihrer psychodynamischen Wirkung vernachlässigen könnte. Kein Therapeut sollte es leichtfertig versuchen, mit einem Kind über seine konflikthafte Beziehung zur Mutter zu sprechen, wenn er weiß, daß das Kind auf dem Weg zur Therapie eine halbe Stunde in einem öffentlichen Verkehrsmittel oder gar im Privatwagen der Familie von der Mutter gebracht wird, daß die Familie dann im Wartezimmer nur durch zwei Türen getrennt eine Stunde lang in der Nähe bleibt, um schließlich das Kind wieder in Empfang zu nehmen und eine halbe Stunde lang mit ihm nach Hause zu fahren.

Sind die äußeren Gegebenheiten so geartet, daß der Kontakt des Kindes mit seiner Mutter vor und nach der Therapie einen längeren Zeitraum umfaßt, dann ist es richtiger, die Mutter in der Therapiestunde in Spiel und Gespräch mit einzubeziehen. Man sollte dem Kind nicht eine unwirkliche oder gar unerträgliche Situation zumuten, in der es sich notwendigerweise eher abschließen muß, als daß es sich öffnen könnte.

Die *Anzahl der Stunden* und die Frequenz der Kontakte, die man in der Behandlung ansetzen will, richten sich ebenfalls nach den organisatorischen Möglichkeiten wie nach der gegebenen Krankheitssituation. Man muß den Stundenplan des Kindes berücksichtigen, ebenso wie die Entfernung zwischen der Wohnung und dem Ort der Therapie. Es muß auch abgeschätzt werden, welche wichtigen Unternehmungen des Kindes auf dem Sportplatz, in einem Musikchor oder in einer Bastelstunde durch die Therapie beeinträchtigt werden. Insofern ist abzuwägen, ob eine Therapie mit zwei Behandlungsstunden in der Woche im Interesse des Kindes dringend erforderlich ist oder ob man damit rechnen muß, daß das Kind früh therapieunlustig wird und die Stunden versäumt. Ebenso ist es ein Erfahrungsgrundsatz, daß Kinder etwa nach der 40. bis 60. Therapiestunde eine Therapiemüdigkeit entwickeln. Der Therapeut sollte darauf achten, ob es nicht von einem bestimmten Zeitpunkt an richtiger ist, das Kind die Häufigkeit der Therapiestunden selbst bestimmen zu lassen, um den Kontakt nicht gänzlich zu verlieren und die Gelegenheit zu haben, den erreichten Erfolg zu stabilisieren. Umgekehrt versteht es sich von selbst, daß die Beendigung der Behandlung bei sehr starker Anhänglichkeit des Kindes an die Therapeutin oder den Therapeuten nur vorsichtig und langsam eingeleitet und durchgeführt wird.

Im folgenden will ich nun einige kasuistische Beispiele anschließen, um die bisherigen Ausführungen wenigstens skizzenhaft zu illustrieren.

Fallbeispiele

Behandlung eines Vorschulkindes

Symptomatik und Familienproblem

Stefan ist noch nicht ganz 6 Jahre alt. Das gelegentliche nächtliche *Einnässen*, das bislang besteht, hat die Mutter nicht weiter beunruhigt. Die seit 2 Jahren bestehende heftige *Trennungsangst* wird erst jetzt zum Problem, seit der Junge in die Schule soll. Die hartnäckige *Obstipation* des Jungen wurde erst kürzlich von einem Kinderarzt als psychogen gedeutet. Die Mutter hatte erzählt, daß Stefan Angst hat, auf die Toilette zu gehen. Er halte den Stuhlgang so lange zurück, daß der so hart werde, daß es dem Jungen beim Defäzieren weh täte und die Gefahr von Einrissen bestünde. Die Mutter gäbe ihm dann Rizinus, und der Junge habe dann Durchfall, der in die Hose ginge.

Als weitere Auffälligkeit erzählt die Mutter, daß Stefan an alten Möbeln sehr hinge. Nach dem Umzug der Familie vor zwei Jahren habe er lange geweint und immer wieder nach einem Sessel gefragt, der nicht mitgenommen worden sei.

Der gegebene *Familienkonflikt* ist vielschichtig: Stefans Eltern zogen mit ihren drei Kindern (Stefan ist der Jüngste) in das Haus, das ursprünglich den Eltern des Vaters gehört hatte und das dem Vater überschrieben worden war. Mit diesem Umzug hatten die Kinder zwar einen Garten zur Verfügung und etwas mehr Raum als in der früheren Stadtwohnung. Dafür verloren sie aber ihre Spielgemeinschaft im nahegelegenen Gartengelände der früheren Wohnung. Stefans Mutter mußte eine nähere Beziehung zu ihren Schwiegereltern aufnehmen, die insofern konflikthaft war, als die Geschwister des Vaters für das Haus ausgezahlt werden sollten und die Schwiegereltern die Übergabe des Hauses als ein großes Geschenk ansahen und erhebliche Kontaktwünsche geltend machten. Als der Schwiegervater kurz nach dem Umzug starb, verschärften sich die Konflikte mit der Schwiegermutter. Frau K. empfand den Umzug in das am Rande Berlins gelegene Häuschen als einen unerträglichen Fehler, fühlte sich isoliert, erlaubte sich aber nicht, sich den Wunsch einer Trennung von Mann und Schwiegermutter zuzugestehen.

Gravierender als diese Vordergrundproblematik war ein *zentraler Konflikt*, der aus der Vorgeschichte von Frau K. erwuchs: Frau K. galt als „Findelkind" und war mit einem halben Jahr zu Adoptiveltern gekommen. Sie hatte eine gute Beziehung zu ihren Adoptiveltern gehabt und die Tatsache der Adoption erst mit 21 Jahren erfahren. Als sie ihr erstes Kind mit 24 Jahren bekam, wurde es mit einer Hasenscharte geboren. Die Schwiegereltern ließen immer wieder durchblicken, daß die unklare Herkunft von Frau K. vermuten ließe, daß sie mit einem ungünstigen Erbfaktor behaftet sei. Die zweite Tochter wurde mit größter Angst erwartet, war dann aber gesund. Der Vater wollte keine weiteren Kinder und kein weiteres Risiko eingehen. Bei der Schwangerschaft mit Stefan hatte er stark auf eine Schwangerschaftsunterbrechung gedrungen. Frau K. hatte mit großer Hartnäckigkeit durchgesetzt, daß sie die Schwangerschaft austrug. Daß Stefan gesund zur Welt kam und ein Sohn war, söhnte den Vater etwas aus. Trotzdem blieben die Anspielungen der Schwiegereltern auf die gesundheitliche Gefährdung weiterer Nachkommen bestehen. Als Stefan vier Jahre alt war, wurde Frau K. erneut schwanger. Diesmal setzte sich der Mann mit dem Wunsch nach einer Schwangerschaftsunterbrechung durch. Frau K. selbst hatte das Gefühl, daß sie ein viertes Kind und die ständige Angst um eine angeborene Mißbildung nicht ertragen würde. Sie ließ sich bei der behördlich genehmigten Schwangerschaftsunterbrechung gleichzeitig sterilisieren. Die Kränkung durch Mann und Schwiegereltern in bezug auf ihre eigene Herkunft und die „Verstümmelung" der eigenen Person hat sie aber weder verwunden noch ihren Angehörigen verziehen. Da ihre eigenen Adoptiveltern kurz vor der Eheschließung verstorben waren, hatte sie weder eine Möglichkeit, bei ihren Adoptiveltern Rückhalt zu suchen, noch glaubte sie an eine Möglichkeit, über ihre Herkunft Genaueres zu erfahren.

Therapie

Stefan war beim ersten Kontakt äußerst scheu, still, zu kaum einer kleinen Spielhandlung zu bewegen. Dann schien er immer noch lieber etwas zu zeichnen als zu sprechen. Er malte ein Segelboot mit einem winzigen Segel, einem Steuersitz, an dem niemand saß, und rechts und links von dem Steuersitz einen Mann und eine Frau (kenntlich an den langen Haaren), beide nur bis zur Taille sichtbar und mit zwei Stricharmen ohne Hände. Stefan bestätigte auf meine Frage, daß das Boot führe und nicht vor Anker läge, und als ich fragte, warum denn niemand am Steuer wäre, meinte er nur kurz: „Das hat doch keinen Zweck". Ich nahm diese Äußerung kommentarlos hin.

Bevor ich versuchte, mit dem Jungen selber einzelne Behandlungsstunden zu verabreden, habe ich die Mutter dreimal allein gesprochen. Das war wegen der extremen Trennungsangst des Jungen notwendig. Er wäre sonst nicht in mein Zimmer gekommen. In den drei Gesprächen mit der Mutter erfuhr ich die wichtigsten Einzelheiten über ihre tiefgehende Vereinsamung, die Kränkung durch den Mann und die Schwiegermutter und die eigenen Wünsche, sich aus der vereinsamten Situation zu befreien.

Als Stefan spürte, daß seine Mutter mir gegenüber ein Vertrauensverhältnis entwickelt hatte, kam er bereitwilliger zu mir ins Zimmer. Ich habe dann auch seine Bereitschaft, bei mir allein zu bleiben, darauf bezogen, daß die Mutter ihn unbesorgt zu mir gehen ließ.

Stefan ließ sich zunächst von mir dazu bewegen, mit einem Bleistift (Buntstifte wies er ab) einen blanken Malbogen mit „versteckten Bildern" zu bekritzeln. Er hatte Spaß daran, daß sich eine Sonne, ein Haus und ein kleiner Hund auf dem Bogen abbildeten, wenn er hartnäckig genug darauf herumkritzelte. Danach war er bereit, sich den Scenokasten etwas näher anzusehen und damit zu spielen. Er nahm Vater- und Mutterfigur, gab dem Vater den Ausklopfer in die Hand und ließ ihn die Mutter verhauen. Ich war verblüfft, weil der Vater im Alltagsumgang als außerordentlich verhalten und zurückgezogen geschildert wurde. Aggressive Durchbrüche waren verneint worden. Ich fragte Stefan, ob sein eigener Vater denn so sei, daß er die Mutter prügelte. Stefan darauf: „Ja, im Grunde ist der so, der traut sich nur nicht!"
Ich ließ diesen Ausspruch des Jungen ebenfalls verbal kommentarlos vorbeigehen. Stefan hat aber sicher gespürt, daß ich seinen Ausspruch wichtig nahm und daß ich darum bemüht war, ihn, die beiden Schwestern, Mutter und Vater zu verstehen.
Stefan hatte keine eigenen Spielideen. Von Malen und Zeichnen fühlte er sich überfordert. Die Kritzelbilder waren eigentlich nicht altersgemäß. An Würfelspielen beteiligte er sich nicht, vor Bauklötzen blieb er scheu und antriebsarm sitzen.
Schließlich fesselte ihn ein „Lernspiel", das eigentlich für jüngere Kinder gedacht ist und das Zahlen und Mengenauffassung der Kinder spielerisch üben soll: Im Stil von Dominosteinen waren jeweils Zahl und Menge (Tierbilder) so angeordnet, daß die richtige Zahl und die richtige „Menge" miteinander verhakt werden konnten. War die Zuordnung von Zahl und Menge falsch, erwiesen sich die Häkchen als nicht zueinander passend.
Stefan verhakte zunächst mit Begeisterung die Zahl 1 mit jeweils einem Tier. Er suchte Fisch, Löwe, Hund und Schaf, hakte sie ineinander und sagte: „Die dürfen nicht weg". Als Stefan das mehrmals gespielt hatte und ich ihm nur begleitend beim Suchen behilflich gewesen war, fragte ich schließlich: *„Dürfen* die nicht weg, oder *wollen* die nicht weg?" (Eine Anspielung auf innerseelische Vorgänge in Frageform). Stefan prompt: „Beides".
Ich nahm diesen Ausspruch nicht zum Anlaß für eine direkte Interpretation, die die Trennungsangst des Jungen betroffen hätte, sondern sprach nur manchmal beiläufig darüber, ob man jemanden wiederfinden kann, von dem man gelegentlich weggegangen ist. Stefan sagte dazu: „Wer weg ist, ist weg", um schließlich später einmal hinzuzufügen: „Das Kind ist auch weg". Stefan hatte jedenfalls mehr von der Schwangerschaftsunterbrechung der Mutter mitbekommen, als die Eltern ahnten, und war bereit, mir gegenüber dieses Thema gesprächsweise zu berühren.
Das Zusammensteckspiel von Zahlen und Tieren nahm mehrere Therapiestunden in Anspruch und veränderte sich allmählich insofern, als Stefan aufhörte, die Zahl 1 mit einem Tier zusammenzustecken. Er machte lange Dominoketten und hatte schließlich besonderen Spaß an dem Bild von 5 Katzen, von denen er schließlich erklärte: „Die dürfen jetzt alle weg."
Plötzlich war das Zusammensteckspiel uninteressant, und Stefan wurde etwas beweglicher. Er nahm Knete und formte eine lange Schlange, die er als das „Ungeheuer von Loch Ness" bezeichnete. Für einen kleinen Jungen eine ungewöhnliche Bezeichnung, die zugleich in mehrfacher Hinsicht auf die genital-phallische Gefährlichkeit des Vaters abzielte wie auf die Tendenz der Mutter, unvermutet und unauffindbar wegzutauchen.
Die allmählich erwachende Fähigkeit des kleinen Jungen, sich sprachlich verständlich zu machen, war erstaunlich. Ebenso wichtig war, daß der Junge offenbar eine Fülle der Familiengeheimnisse, der Sorgen und Ängste seiner Mutter kannte, ohne die Möglichkeit zu haben, darüber zu sprechen. Es schien mir bereits die Folge und nicht der Beginn seiner Gesundung zu sein, daß er mir schließlich erzählte: „Mutti hat immer Angst, ein Kind ist krank." Um dann aber hinzuzufügen: „Ich bin nicht mehr krank."
Zu dieser Zeit hatte Stefan schon angefangen, allein in die Schule zu gehen, und die Toilettenängste waren so weit gemildert, daß die Obstipation nicht mehr mit Rizinus bekämpft werden mußte.

Nun ist es immer schwierig, die wichtigen wirksamen Elemente einer Therapie zu bestimmen. Noch schwieriger ist es, bei der abstrahierenden Illustration eines Therapieverlaufs die wichtigsten interaktionellen Abläufe zu schildern und zu kommentieren:
War es mein Kontakt mit der Mutter, die sich nicht nur verstanden fühlen konnte, sondern die auch einige Aktivitäten in Gang setzte, um über ihre leiblichen Eltern etwas zu erfahren; war es das veränderte Familienklima, das seit dem Tod des sehr herrischen Schwiegervaters von Frau K. doch eine Entwicklung zugunsten von Stefans Eltern genommen hatte? War es die Möglichkeit für den Jungen, in meiner Gegenwart ohne Bedrängnis zu sitzen, andeuten zu können, was er über Vater und Mutter dachte? Spürte er, daß ich von seiner Fähigkeit angetan war, in Symbolen zu spielen, zu reden und auf meine Anspielungen zu reagieren? Wirkte der einverständige Blick, den wir gelegentlich tauschten, wenn ich glaubte, er habe die Anspielung, die in meinen Worten lag, verstanden?
So wie man die wirksamen Faktoren, die in der Interaktion zwischen einer Therapeutin und einem Kind liegen, immer nur künstlich abstrahierend erfassen kann, werden die Wirkfaktoren im Kontakt mit den Familienangehörigen (in diesem Fall mit der Mutter) auch nur unvollkommen zu verstehen sein.
Nach meiner Einschätzung hatte ich die Behandlung des Kindes zu einem günstigen Zeitpunkt begonnen: Obgleich der Umzug in das schwiegerelterliche Haus noch kaum verarbeitet war, war die Wohnsituation doch eine solide Basis für die Familie geworden. Und obgleich Frau K. die Schwangerschaftsunterbrechung und die Sterilisation nicht recht verarbeitet hatte, war doch ein bleibendes Faktum geschaffen. Weitere Ängstigungen beim Sexualverkehr waren nicht mehr aktiv. Der Tod des Schwiegervaters hatte zwar zunächst den Einfluß der Schwiegermutter in der Familie verstärkt, zugleich war aber auch die Möglichkeit gegeben, daß sich Stefans Eltern als eigenständige Erwachsene wiederfanden und nicht mehr – wie früher – die Kinder eines Elternpaares waren.
Für Stefan selbst war das neue Erlebnisfeld in der Schule eine hilfreiche Ausweitung seiner Möglichkeiten, nachdem er erst einmal den Schritt in die neue Welt gewagt hatte. Im Kontakt mit mir hatte seine Spielunfähigkeit einer lebhaften Spielaktivität Platz gemacht, und er konnte die neu gewonnenen Fähigkeiten in der Schule gut einsetzen.
In einem günstigen Zirkelschluß wirkte sich die Verbesserung der Symptomatik des Kindes auf die gesamte Familiendynamik günstig aus: Die Mutter war nicht mehr von der Trennungsangst des Jungen gequält. Zugleich hatte sie keine Anspielungen der Schwiegermutter und des Ehemannes mehr zu ertragen, daß sie selbst vielleicht die Trägerin nachteiliger Erbanlagen wäre. Ihre eigenen Impulse, sich von der Familie zu trennen, konnten durch eine Reihe von Außenaktivitäten kanalisiert werden. Stefan durchlief das erste Schuljahr ohne Schwierigkeiten und kam mit einem „festen Freund" in die zweite Klasse. Die Mutter meldete nur noch gelegentlich mit einem Telefonanruf, ob bzw. daß Stefans Entwicklung einigermaßen günstig verlief.

Behandlung eines Schulkindes
(Vertagung, „Milieutherapie" und Neubeginn)

Symptomatik

Der 7jährige *Joachim* wurde von seiner knapp 30jährigen Mutter vorgestellt, weil er so *aggressiv* sei, nicht richtig spielen könne und nicht gehorche. Wenn ihm etwas nicht passe, bekomme er *Schreikrämpfe*. Außer der kleinen Schwester schlage er auch die Mutter, die Großmutter und die Urgroßmutter. Manchmal spreche er sogar davon, sich das Leben zu nehmen, wolle sich *vom Balkon stürzen*. Bis vor zwei Monaten hat er am Tage *eingenäßt*, auch *eingekotet*. Ursprünglich war er mit etwa zwei Jahren sauber. Ein halbes Jahr nach der Geburt der Schwester fing die gesamte Symptomatik an. Mit drei Jahren (als die kleine Schwester unterwegs war) hatte man Joachim ganztags in einen Kindergarten gegeben, mußte ihn aber wieder herausnehmen, weil er *Magenschmerzen* bekam. Joachim sei schon immer ein *schlechter Esser* gewesen. Vor acht Monaten habe man ihn eingeschult. Da habe es von Anfang an Schwierigkeiten gegeben. Joachim soll in der Schule unverträglich sein, keine Freunde haben und sich den Kontakt, den er dringend suche, immer wieder selbst verderben.

Familiensituation und Familienproblematik

Joachim lebt mit Mutter, Großmutter, Urgroßmutter und der kleinen Schwester zusammen in einem zweistöckigen Einfamilienhaus, in dem der Dachboden noch als drittes Geschoß ausgebaut ist. Der Vater hat vor zwei Jahren die Familie verlassen und ist mit einem homosexuellen Freund zusammengezogen.
Joachims Mutter wurde mit zwei Jahren Vaterwaise. Ihr Vater fiel. Ihre eigene Mutter, also Joachims Großmutter, ist unehelich geboren und allein mit der Urgroßmutter des Jungen aufgewachsen. Die Urgroßmutter ist 74 Jahre alt und versorgt die beiden Kinder, die 54jährige Großmutter ist als resolute Kantinenköchin noch berufstätig.
Joachims Vater ist ebenfalls unehelich. Er soll ein weicher, anlehnungsbedürftiger Mann sein. Frau F. sagt von sich, ihrer Mutter und ihrer Großmutter, daß sie alle eigentlich „männerfeindlich" seien. Keine der Frauen habe von Männern etwas Gutes erlebt. Die vier Jahre, die Joachims Vater mit in der Familie lebte, waren konflikthaft. Joachims Vater – der bei der Geburt des Jungen erst 22 Jahre alt war – wurde vor allem von der damals 68jährigen Urgroßmutter des Jungen stark abgelehnt, als arbeitsscheu, Bummelant und halb kriminell bezeichnet.
Joachims Vater hat zur Zeit eine Kneipe, die er gemeinsam mit seinem Freund führt. Joachim hatte angeblich immer große Sehnsucht nach ihm. Heute sagt er im Gespräch von seinem Vater: „Der ruft manchmal an und sagt, daß er keine Zeit hat." Über seine Schwester befragt, sagt der Junge: „Die macht nischt, aber sie wird vorgezogen."

Therapie

Joachim bekommt schon im Wartezimmer Streit mit anderen Kindern, läßt sich aber dazu bewegen, einige Zeichnungen in Ruhe für sich anzufertigen. Zeichnungen und später ausgeführte Bauten bieten ein eigentümliches Stereotyp: Joachim malt perspektivlos vielgeschossige Häuser übereinander. Das erste Haus hat neun Stockwerke, ein Flachdach und jeweils nur ein Fenster in der Mitte. Das zweite Haus ist ein dreigeschossiges Einfamilienhaus mit einem Schrägdach. Dann kommt ein fünfgeschossiges Haus, bei dem links eine Treppe angedeutet wird, die ebenfalls perspektivlos mit Querstrichen gezeichnet ist. Auch mit Bauklötzen baut Joachim ein praktisch zweidimensionales Gebäude. Er stellt eine kunstvolle Fassade her, die hochgetürmt ist, hinter der dann aber kein Haus ist.

In der zweiten Stunde, die ich mit der Mutter spreche, zeichnet Joachim ein eigentümliches Auto: Das Auto hat etwas von einem Gesicht, weil der Rückspiegel wie ein Auge eingesetzt worden ist. Das vordere Motorteil ist wie eine Schweineschnauze geformt, und auf dem Dach hat Joachim ein „Gepäckstück" angebracht, das eher wie ein Ohr aussieht. Der „Gesichtsausdruck" des Autos wirkt pfiffig-frech. Ich kann natürlich nicht beurteilen, ob das bei dem Jungen beabsichtigt war, und frage, ob er ein Auto oder ein Schweinchen hat malen wollen. Joachim kontert: „Das mußt Du Dir selber ausdenken." Ich male daraufhin dem Auto hinten ein Ringelschwänzchen und zeichne einen Glückspfennig auf das gleiche Blatt Papier durch Kritzeln auf einem Pfennig. Joachim ist erfreut-erstaunt, sagt dann aber doch trübselig: „Glück hat man ja doch nicht."

Eine regelmäßige Einzelbehandlung des Jungen kam aus technischen Gründen zunächst *nicht in Frage*: Mutter und Großmutter waren berufstätig. Die Urgroßmutter wäre nicht bereit gewesen, den Jungen regelmäßig zu bringen. Es galt also, im Rahmen des Möglichen einige äußere Gegebenheiten zu verändern. Da die Mutter erzählt hatte, daß Joachim sich besonders glücklich entwickelt hätte, als er einmal mit der Großmutter an die See verreist war und mit anderen Kindern spielen konnte, wurde verabredet, daß die dauernde Rivalität mit der kleinen Schwester gemildert werden könnte, wenn auch sie einen Kindergartenplatz bekäme. Für den Jungen wurde ein Hort vorgesehen. Mit der Lehrerin habe ich zweimal im Einverständnis mit der Mutter gesprochen, um sie über die schwierige Situation des Jungen zu informieren. Da der Vater sein Besuchsrecht nur äußerst willkürlich handhabte, wurde verabredet, daß Joachim selbst sagen sollte, ob und wann er den Vater besuchen wollte. Joachim sagte schließlich, daß er nur zu Geburtstagen und zu Weihnachten hin wollte, eine Äußerung, die offensichtlich von der Mutter beeinflußt war.
Mit der Mutter blieb ich in losem Kontakt, bis diese selbst für sich um eine Therapie bat und eine Möglichkeit gefunden wurde, ihr eine Gruppenbehandlung zu vermitteln. Die Mutter selbst litt unter erheblichen Depressionen und phasenweise an einer Herzangstsymptomatik. Die Mutter hat die Gruppentherapie zwar vorzeitig beendet, war aber so weit gefördert, daß sie sich aus dem reinen Frauenhaushalt lösen konnte und mit einem Freund zusammenzog, der auch bereit war, sich um die beiden Kinder zu kümmern. Der Freund war Ausländer und hatte ein Interesse daran, mit einer deutschen Frau in einer Familie zusammenzuleben. Er war auch kinderlieb und für den Jungen offenbar die erste männliche Identifikationsfigur.

Als Joachim 13 Jahre alt war, stellte ihn die Mutter erneut vor. Sie hatte sich inzwischen von ihrem Freund getrennt, lebte mit beiden Kindern allein. Zu Großmutter und Urgroßmutter des Jungen hatte sie keinerlei Kontakt mehr. Die inzwischen 9jährige Tochter flüchtete sich allerdings häufiger zur Großmutter, weil es zu Hause so streitig zuging und weil Joachim die Schwester angeblich sexuell attackierte. Joachim war mitten in der Pubertät, in der Schule äußerst aggressiv, ein mittelmäßiger Schüler, der vor kurzem in der Schule dadurch aufgefallen war, daß er *Tüten* mit *Kotinhalt vor das Lehrerzimmer gehängt* hatte.
Joachim konnte sich noch an mich erinnern und sagte von sich aus, er wollte etwas zeichnen: Diesmal mischte er die Motive der früheren Zeichnungen, ohne daß er sich an seine früheren Bilder noch erinnerte: Es gab wieder ein Haus, allerdings mit Farbstiften, eingeschossig und mit einem spitzen Dach, auf dem die Schindeln sorgfältig eingemalt waren. Vor dem Haus stand ein flotter BMW, auf dem „Formel I" geschrieben war, am Steuer saß ein Mann mit Mütze. Neben

dem Haus stand ein großer Baum mit dichtem Geäst, und in das Geäst war ein Vogelnest eingezeichnet. Als ich mir das Bild betrachtete, malte Joachim noch ein Schweinchen mit Ringelschwanz dazu. Ich war sehr erstaunt. Joachim kramte dann aus der Hosentasche ein gläsernes Schweinchen mit eingeschmolzenem Glückspfennig, das ich ihm in der ersten Stunde geschenkt hatte, hervor und meinte, das sei sein Talisman gewesen.

Ich habe mich mit dem Jungen nur sehr kurz und beiläufig in ein Gespräch über „Schwein", „Schweinchen" und „Schweinereien" (Kottüten) eingelassen. Ich hielt es für angezeigt, den Jungen – soweit irgend möglich – in die Behandlung zu einem männlichen Therapeuten zu vermitteln, bei dem der Junge eine männliche Identifikationsfigur haben würde, zugleich Jungenspiele mit körperlicher Auseinandersetzung spielen konnte und das Thema seiner eigenen sexuellen Wünsche und pubertären Schwierigkeiten unbefangen besprechen konnte.

Der Kollege, der die Behandlung des Jungen übernahm, verließ nach zwei Jahren Therapie Berlin, berichtete aber, daß der Junge schon seit einiger Zeit therapiemüde geworden war und durch den Eintritt in einen Tennisclub und einen Gitarrenclub jungenhafte Freizeitaktivitäten entwickelt hatte, die ihm Freude bereiteten und die Therapiestunden nicht mehr so wichtig erscheinen ließen. Nach dem Bericht des Kollegen hat der Junge zunächst recht schweigsam Tischtennis und Fußball gespielt und sich nur ungern in Gespräche verwickeln lassen. Später habe er sich über seinen Vater, dessen Männerbeziehungen und die Kneipe ausgesprochen, habe auch über die Kontakte seiner Mutter mit verschiedenen Freunden erzählt und seine eigenen Vorlieben für einen bestimmten Mädchentyp. Das Interesse des Jungen an Autos war immer sehr aktiv. Ein Freund des Vaters hatte eine Kfz-Mechanikerwerkstatt, und der Junge war zeitweilig in dieser Werkstatt zu Besuch gewesen und hatte auch die Erlaubnis bekommen, selbst Wagen zu fahren, obgleich er erst 14 oder 15 Jahre alt war.

Die Durcharbeitung des homosexuellen Themas soll für den Jungen von sehr großem Gewicht gewesen sein. Soweit der Kollege ermitteln konnte, hat Joachim selbst keine aktiven homosexuellen Interessen, sondern mußte mit der sexuellen Neugierde und den sexuellen Wünschen der Schwester gegenüber kämpfen. In seinen Erzählungen hatte sich der Junge mit sehr aggressiven Tendenzen Frauen gegenüber auseinanderzusetzen, wenn er sich ihnen innerlich mit sexuellen Absichten näherte.

Joachim ist mit 17 Jahren noch einmal zu mir gekommen. Er fühlte sich selbst einigermaßen in seinem Freundeskreis eingeordnet. Die Kfz-Mechanikerlehre, die er begonnen hatte, wollte er zu Ende führen, um später eine eigene Tankstelle aufzumachen. Er hatte seine erste Freundin gefunden und fühlte sich einigermaßen im Gleichgewicht. Die Tatsache, daß er angefangen hatte, Nägel zu knabbern, war ein Signal dafür, daß es mit dem Gleichgewicht noch nicht so günstig aussah, wie man es ihm hätte wünschen mögen. Die Anhänglichkeit des Jungen an unsere Institution gab aber zu der Hoffnung Anlaß, daß er eine Therapie suchen würde, falls er sie in seinem späteren Leben noch einmal benötigen sollte.

Behandlung einer Jugendlichen

Symptomatik und Familienproblem

Ariane ist 17 Jahre alt, als sie von ihrem fast 70jährigen Vater – einem pensionierten Studiendirektor – wegen *quälender Zwangsgedanken* vorgestellt wird.

Ihre Mutter ist noch nicht 40 Jahre alt, war ursprünglich Schülerin des Vaters und will ihn in großer schwärmerischer Verliebtheit geheiratet haben. Das ungleiche Elternpaar hat das Kind sehr vergöttert. Der Name ist nicht zufällig. Der Vater hat in jungen Jahren für Elisabeth Bergner geschwärmt, die einen ihrer ersten Welterfolge in dem Film des gleichnamigen Romans Ariane gewann.

Ariane ist im wesentlichen von den Eltern ihrer Mutter betreut worden, die noch etwas jünger als der Vater sind. Die Mutter hat während der ersten Jahre ihrer Ehe studiert und ist selbst Lehrerin geworden. Zeitweilig lebten die vier Erwachsenen (Vater, Mutter und Großeltern mütterlicherseits) mit dem kleinen Mädchen unter einem Dach, obgleich es häufig zu Reibereien und Unzuträglichkeiten kam. Alle vier Erwachsenen haben zwanghafte Züge. Arianes Mutter hat offenkundig die ersten Jahre nach der Entbindung in einer Geschwisterposition mit ihrer Tochter den drei alten Erwachsenen gegenüber gelebt. Rivalität mit der Tochter und einengende Verwöhnung beider „Kind-Frauen" schienen charakteristisch für die Atmosphäre, in der Ariane groß geworden ist.

Arianes Hauptsymptomatik bestand in den Zwangsgedanken, sie könne ihrer Mutter etwas antun. Diese Zwangsgedanken waren mit einem *Beichtzwang* gekoppelt, der das Mädchen veranlaßte, ihrer Mutter immer wieder von ihren Zwangsgedanken und ihren Ängsten vor scharfen Messern (mit denen sie töten könnte) zu berichten. Depressionen und Suizidgedanken werden von Ariane später mitgeteilt.

Soweit ich ermitteln konnte, hatte sich die Symptomatik bei dem Mädchen herausgebildet, als die Familienbalance, die lange Jahre angehalten hatte, gewissermaßen „umkippte": Arianes Vater wirkte körperlich und psychisch deutlich vorgealtert, er klagte über arthrotische Beschwerden und bewegte sich nur noch mühsam. Nach Angaben seiner Frau hatte das Kurzzeitgedächtnis nachgelassen, und er gab Ariane mehrfach hintereinander die gleichen Anordnungen, zum Teil aber auch widersprüchliche Befehle. Sein „Altersstarrsinn" wurde von Arianes Mutter sehr bemängelt und mit dem gänzlich andersartigen Verhalten ihres eigenen Vaters (der ebenfalls 70 Jahre alt war) verglichen. Allerdings war der Vater von Frau M. durch Angina-pectoris-Anfälle geängstigt und durch sein Herzversagen auch pflegebedürftig. Die Mutter von Frau M. war wegen eines Darmkarzinoms operiert und trug einen Anus praeter.

Frau M. war unvermutet in die Rolle der Krankenschwester und Pflegerin der drei alten Menschen hineingeraten, und sie erwartete (latent), daß Ariane ihr bei dieser pflegerischen Rolle behilflich wäre.

Die Bindung zwischen Ariane und ihrer Mutter war sehr eng, aber begreiflicherweise äußerst ambivalent. Ariane war ein auffallend hübsches Mädchen mit vielen Verehrern und größter Angst vor allen sexuellen Annäherungen, die sie von jungen Männern ihres Clubs (Reitclub!) erfuhr.

Therapie

Das Problem dieser Behandlung war eigentlich, daß Ariane – ebenso wie ihre Eltern – zuviel Theorie über den Inhalt von Zwangsgedanken kannte und schon mit der Vorstellung kam, daß „eine Haß-Liebes-Situation zwischen Mutter und Tochter" bestehen müßte. Diese theoretische Vorinformation baute das heute zeittypische Hindernis auf, wenn es darum geht, die spontanen Gefühlsreaktionen eines Patienten zu erfassen. Das theoretische Wissen war gewissermaßen die Schutzmauer, die davor bewahrte, die wirkliche Gefühlsverwicklung zu empfinden.

Insofern konnte ich mich zunächst kaum darauf einlassen, mit der Patientin über ihre Beziehung zu ihrer Mutter zu sprechen. Ich verzichtete darauf auch deshalb um so leichter, als die Vermutung nahe lag, daß die feindseligen inneren Auseinandersetzungen, die das Mädchen zu bestehen hatte, nicht nur der Mutter, sondern auch den Großeltern und dem alten Vater galt, und daß hier möglicherweise eine „Affektverschiebung" vollzogen war, da es leichter für das Mädchen erschien, sich mit der noch jungen und gesunden Mutter aggressiv auseinanderzusetzen als mit den alternden Großeltern und dem alternden Vater, deren Leben sowieso begrenzt erschien.

Die *Therapie* des Mädchens richtete sich nach den Grundzügen der „Dynamischen Psychotherapie", bei der das Gespräch im Gegenüber geführt wird, unbewußte Konflikte bearbeitet werden sollen und die Verknüpfung der aktuellen Problematik mit der Entwicklungsgeschichte eines Patienten erhalten bleibt. Das Gespräch folgt dabei nicht dem freien Einfall der Patienten, sondern schließt eine Aktivität des Therapeuten mit ein, der klärende Fragen verwendet, um die gegebene Situation besser zu verstehen. Zugleich hat er die Möglichkeit, das *Thema* des *Gesprächs* zu *wählen*, um die von ihm vermuteten weiterreichenden Probleme zu erörtern. Bei Ariane wurde bald deutlich, daß der heftigste aggressive Impuls dem Vater galt, der in einer quälerisch wirkenden Fürsorglichkeit zugleich sehr beherrschend und bestimmend war.

Am wichtigsten erschien es, daß Ariane sich sehr ausgedehnte Gedanken darüber machte, warum die Mutter diesen so sehr viel älteren Mann geheiratet hatte. Ariane war darüber informiert, daß die Mutter schon in dem Alter, in dem sie jetzt selber war, als Lieblingsschülerin des Vaters gegolten hatte und sich in die Bindung an diesen Mann hatte hineinziehen lassen. In eigentümlicher Weisheit beschrieb Ariane von sich aus, was wohl den alternden Mann an dem jungen Mädchen angezogen haben mochte. Ich konnte dabei nie ganz ausmachen, inwieweit ihre verständigen Äußerungen angelesen waren und inwieweit sie einem wirklichen Empfinden entsprachen.

Im Anschluß an die Gespräche über den Konflikt um den Vater kamen die Schwierigkeiten mit den Großeltern zu Wort. Ariane spürte tiefes Schuldbewußtsein, wenn sie keine Lust hatte, den beiden alten kranken Menschen pflegerische Dienste zu leisten. Tatsächlich war sie objektiv überfordert. Obgleich sie mit dem Namen, den sie trug, eine verführerische junge Frau verkörpern sollte, war sie von den manifesten Forderungen ihrer Familie zu Fleiß, Pflichterfüllung und Selbstaufopferung genötigt.

Dreimal habe ich mit Ariane und ihrer Mutter gemeinsam gesprochen. Es war auffallend, welche Mischung von wechselseitiger Schonung und „Giftigkeit" im Gespräch mit den beiden Frauen zu verzeichnen war. Eine tiefe wechselseitige Identifikation mischte sich mit einer ebenso intensiven wechselseitigen Rivalität.

Der therapeutische Umgang mit diesen Reaktionsweisen folgte den Prinzipien der analytischen Psychotherapie, die dem Therapeuten folgende Reihenfolge seiner Aktivitäten empfiehlt:
Beobachten – Klären – Verstehen – Interpretieren – Durcharbeiten.

Zugleich folgte ich zusätzlichen Regeln der Dynamischen Psychotherapie, bei denen ich empfehle, daß sich der Therapeut die *Gefühlslage* der Patientinnen und Patienten schildern läßt, um die zugehörigen *Vorstellungen* zu erfragen. Nach allen vorliegenden Erfahrungen ist es dann leicht, mit dem Patienten auch über die dahinterliegenden *Impulse* und *Antriebe* zu sprechen. Voreilige direkte Triebdeutungen sind immer ein Kunstfehler.

So lief zum Beispiel eine Gesprächssituation bei Ariane nach folgendem Muster ab:

Ariane schilderte ihre Anhänglichkeit an den Vater, den Kummer, daß er alt und krank war und daß seine geistigen Kräfte bei Altersstarrsinn nachließen. Gefragt, was sie für weitere Gedanken habe, wenn sie ihre traurig-anhänglichen Gefühle erlebte, meint Ariane folgendes: Vater hat doch irgendwas falsch gemacht. Ich weiß aber nicht, was. Ich ärgere mich oft, wenn er mich wie eine dumme Göre behandelt. Er hat Mutter auch wie eine dumme Göre behandelt. Mutter war dann fies zu ihm und hat sich zu ihren eigenen Eltern geflüchtet. Ich könnte manchmal dreinschlagen, weil sie sich alle so verrückt aufführen.

Auf meine Bitte, sich einmal vorzustellen, auf wen sie zuerst einschlagen würde, zuckte Ariane schließlich die Achseln: Das traue ich mich ja bei keinem. Die sind ja alt und krank. Mutter hält es noch am ehesten aus.

Mit dieser Gesprächssequenz war ein erster Anhaltspunkt dafür geschaffen, daß ich mit dem Mädchen die „Verschiebung" seiner aggressiven Impulse auf die Mutter (die ich vermutet hatte) genauer klären und besprechen konnte. Erst als das gelungen war, war es auch möglich, den realen Kern in der Rivalität der Mutter gegenüber und die Mischung von Anhänglichkeit und Feindschaft zwischen den beiden Frauen zu erörtern.

Die innere Auseinandersetzung und Entwicklung bei Ariane war von äußeren Veränderungen begleitet, von denen ich nicht sicher war, inwieweit man sie begrüßen sollte: Ariane ertrug die kränkliche Atmosphäre zu Hause nicht mehr und setzte den Umzug in eine Wohngemeinschaft durch. Sie wurde zwar im Verlauf dieser Entwicklung frei von ihren Zwangsgedanken und Zwangshandlungen. Andererseits war sie keineswegs so gefestigt, daß ich ihr eine stabile – von Depressionen und Selbstmordgedanken freie – Entwicklung hätte vorhersagen können. Dies um so weniger, als Ariane von einem Freund in der Wohngemeinschaft bewogen wurde, die Therapie zu beenden. Er meinte, daß der „Psycho-Trip" nur nachteilig wäre und daß sie gemeinsam das Leben schon bewältigen würden.

Es verstand sich von selbst, daß ich bei Ariane nicht auf die Fortführung einer Therapie drängte. Eltern und Großeltern waren mir gram, weil sie meinten, daß ich die Lösung Arianes von der Familie und den riskanten Umzug in die Wohngemeinschaft gefördert und veranlaßt hätte. Dies war zwar in gewisser Weise richtig, trotzdem hatte auch ich diesen Umzug nicht unbedingt begrüßt. Meine eigene Sorge bestand darin, ob ich mit Ariane in einer so weit vertrauensvollen Beziehung bleiben konnte, daß sie sich erneut an mich wenden würde, wenn die Übergangszeit in der Wohngemeinschaft ihrem Ende zuginge und das Mädel erneut mit einer Symptomatik erkranken sollte. Arianes Berufsplan war ein Studium an der Pädagogischen Hochschule. Dies zum Teil sicherlich in Identifikation mit ihren Eltern, zum Teil aber auch aus der Situation in der Wohngemeinschaft heraus, in der sich mehrere junge Leute befanden, die studierten und Fächer gewählt hatten, die in irgendeiner Weise den späteren Lehrerberuf vorbereiten sollten.

Wie so häufig bei den Therapien von Kindern und Jugendlichen, bei denen eine sehr langfristige chronische Familienproblematik wirksam gewesen war, durfte man auch mit dem – für den Augenblick erfolgreichen – Ende der Therapie nicht sicher sein, wie sich das spätere Leben im Erwachsenenalter gestalten würde.

Mit diesem letzten kasuistischen Beispiel will ich es genug sein lassen. Ich möchte abschließend noch darauf hinweisen, daß es mir nicht darum ging, einzelne Autoren mit deren Arbeitshypothesen und Theorien zu diskutieren. Der vorliegende Beitrag sollte praxisnah sein. Die nachfolgend angebotenen Literaturhinweise geben Anhaltspunkte dafür, wo umfassendere Monographien zu finden sind und in welchen Arbeiten besondere Detailfragen abgehandelt wurden.

Literatur

Ackerman, N. W.: Psychodynamics of Family Life. Basic Books, New York 1958
Adam, R.: Beiträge über Neurosentheorien von A. Freud, M. Klein, A. Dührssen, H. Schultz-Hencke. In: Enzyklopädisches Handbuch der Sonderpädagogik, 3. Aufl., hrsg. von G. Heese, A. Wegener. Marhold, Berlin 1969 (S. 2356)
Adam, R.: Verlauf und Dauer analytischer Kinderpsychotherapie im Vorschulalter. Prax. Kinderpsychol. Kinderpsychiat. 19 (1970) 37
Adam, R.: Heilungsprozeß in der kinderpsychotherapeutischen Behandlung. Prax. Kinderpsychol. Kinderpsychiat. 27 (1978) 1
Adelson, E.: Infant-parent psychotherapy on behalf of a child in a critical nutritional state. Psychoanal. Stud. Child 31 (1976) 461
Ainsworth, M. D. S.: The effects of maternal deprivation: A review of findings and controversy in the context of research strategy. In: Deprivation of Maternal Care: A Reassessment of Its Effects. Public Health Papers, 14. WHO, Genf 1954
Ainsworth, M. D. S., B. A. Wittig: Attachment and exploratory behaviour of one-year-olds in a strange situation. In: Determinants of Infant Behaviour, Bd. IV, hrsg. von B. M. Foss. Methuen, London und Barnes & Noble, New York 1969
Axline, V. M.: Play Therapy. Houghton-Mifflin, Boston 1947. Dt.: Kinder-Spieltherapie in nicht-direktiven Verfahren. Reinhardt, München 1972
Bodenstein, D., D. Bolk-Weischedel, U. Correll, R. Katterbach, H. Keilbach, R. Kettler, G. Patzke, U. Ratzeburg, G. Rudolf, E. v. Strachwitz, M. Wagerer, M. Weckwerth: Psychotherapie von Kindern und Jugendlichen am Institut für Psychogene Erkrankungen der AOK Berlin. Prax. Kinderpsychol. Kinderpsychiat. 52 (1976) 278
Bowen, M.: Family therapy in family group therapy. In: Comprehensive Group Psychotherapy, hrsg. von H. Kaplan, B. Sadock. Williams & Wilkins, New York 1971
Bowen, M.: Family Therapy in Clinical Practice. Aronson, New York 1978
Bowlby, J.: Bindung. Kindler, München 1975
Bühler, Ch.: Der Welt-Test; dtsch. Bearbeitung von H. Hetzer, E. Höhn. Hogrefe, Göttingen 1955
Dam, H. van, Ch. Heinicke, M. Morton, S. Morton: On termination of child analysis. Psychoanal. Stud. Child 30 (1975) 443
Dührssen, A.: Psychiatrische Aspekte zur Familiensoziologie. Köln. Z. Soziol. Sonderheft 3 (1958)
Dührssen, A.: Psychologische Deutungen als therapeutische Hilfsmittel in der Kinderanalyse. Schweiz. Z. Psychol. 15 (1965) 278
Dührssen, A.: Psychogene Erkrankungen bei Kindern und Jugendlichen. Hogrefe, Göttingen 1978
Dührssen, A.: Psychotherapie bei Kindern und Jugendlichen, 7. Aufl. Hogrefe, Göttingen 1980
Fahrig, H.: Kurztherapie eines 6jährigen Mädchens mit Bienenphobie. Prax. Kinderpsychol. Kinderpsychiat. 21 (1972) 162
Fahrig, H.: Unterschiedliche Techniken in der Kindertherapie. Prax. Kinderpsychol. Kinderpsychiat. 22 (1973) 81
Fahrig, H.: Dynamische Psychotherapie bei Kindern und Jugendlichen. Prax. Kinderpsychol. Kinderpsychiat. 25 (1976) 33
Feigelson, Ch. I.: Play in child analysis. Psychoanal. Stud. Child 29 (1974) 21
Freud, A.: Einführung in die Technik der Kinderanalyse. Imago, London 1949; Kindler, München 1966
Freud, A.: Normality and Pathology in Childhood. International Universities Press, New York 1965; dt.: Wege und Irrwege in der Kinderentwicklung. Klett, Stuttgart 1968
Freud, A.: Psychoanalytic child psychology. Psychoanal. Stud. Child 5 (1965) 24
Guerin, P. J.: Family Therapy. Theory and Practice. Gardner Press, New York 1976
Harley, M.: Transference developments in a five-year-old-child. In: The Child Analyst at Work, hrsg. von E. R. Geleerd. International Universities Press, New York 1967 (S. 115)
Harley, M.: The Current Status of Transference Neurosis. Psychoanal. Quart. 35 (1971) 497
Kabcenell, R. J.: On countertransference. Psychoanal. Stud. Child 29 (1974) 27
Keilbach, H.: Einzelne Indikationen unterschiedlicher Verfahren in der Kinderpsychotherapie. Prax. Kinderpsychol. Kinderpsychiat. 24 (1975) 193
Keilbach, H.: Aus der Behandlung eines achtjährigen Jungen mit Enkopresis acquisita als Hauptsymptomatik. Prax. Kinderpsychol. Kinderpsychiat. 25 (1976) 81
Keilbach, H.: Einzelne Indikationen unterschiedlicher Verfahren in der ambulanten analytischen Kinderpsychotherapie. In: Handbuch der Kinderpsychotherapie, Erg.bd., hrsg. von G. Biermann. Reinhardt, München 1976
Keilbach, H.: Beschreibung zweier analytischer Behandlungsmethoden in der Kinderpsychotherapie. Prax. Kinderpsychol. Kinderpsychiat. 25 (1976) 284
Keilbach, H.: Untersuchung an acht Kindern mit der Hauptsymptomatik Einkoten. Prax. Kinderpsychol. Kinderpsychiat. 26 (1977) 117
Kennedy, H.: Problems of reconstruction in child analysis. Psychoanal. Stud. Child 26 (1971) 386
Klein, M.: Die Rollenbildung im Kinderspiel. Int. Z. Psychoan. 15 (1929) 171
Klein, M.: Psychoanalyse des Kindes. Internationaler Psychoanal. Verlag, Wien 1932
Klein, M.: Die psychoanalytische Spieltechnik: Ihre Geschichte und Bedeutung. Psyche 12 (1959) 687
Lampl-de Groot, J.: Personal experience with psychoanalytic technique and theory during the last half century. Psychoanal. Stud. Child 31 (1976) 273
Lowenfeld, M.: Play in Childhood. Collancz, London 1935
Lowenfeld, M.: Die Welt-Technik in der Kinderpsychotherapie. In: Handbuch der Kinderpsychotherapie, Bd. I, hrsg. von G. Biermann. Reinhardt, München 1976
Meyer, H.: Das Weltspiel, Huber, Bern 1957
Moreno, J. L.: Psychodrama. Beacon Press, New York 1946
Moreno, J. L.: Gruppenpsychotherapie und Psychodrama. Thieme, Stuttgart 1973
Müller-Küppers, M.: Die Therapie im Kindes- und Jugendalter. In: Psychiatrie der Gegenwart, Bd. II/1, hrsg. von K. P. Kisker, J.-E. Meyer, M. Müller, E. Strömgren. Springer, Berlin 1972
Müller-Küppers, M.: Zum Problem der Übertragung und Gegenübertragung in der Kinderpsychotherapie. Prax. Kinderpsychol. Kinderpsychiat. 22 (1973) 243
Müller-Küppers, M.: Die Psychosomatik im Kindesalter. In: Praktische Psychosomatik, hrsg. von A. Jores. Huber, Bern 1976
Ockel, H. H.: Elterngruppenarbeit als Bestandteil der Psychotherapie bei Kindern und Jugendlichen. In: Handbuch der Kinderpsychotherapie, Erg.bd., hrsg. von G. Biermann. Reinhardt, München 1976
Ockel, H. H.: Zur Indikation, Vorbereitung und Einleitung von Elterngruppen. In: Familiendynamik und analytische Kindertherapie, hrsg. von J. Zauner. Vandenhoeck & Ruprecht, Göttingen 1976
Ockel, H. H., I. Niese, W. A. Röttger, B. Schadendorf: Analytische Kinderpsychotherapie als gemeinsame Arbeit von Kind, Eltern und Psychotherapeut. Materialien zur Psychoanalyse und analytisch orientierten Psychotherapie 4 (1978) 37

Provence, S.: Psychoanalysis and the treatment of psychological disorders of infancy. In: Handbook of Child Psychoanalysis, hrsg. von B. B. Wolman. Van Nostrand Reinhold, New York 1972 (S. 191)
Richter, H. E.: Patient Familie. Rowohlt, Reinbek 1972
Ritvo, S.: Current status of the concept of infantile neurosis: Implications for diagnosis and technique. Psychoanal. Stud. Child 29 (1974) 159
Ritvo, S.: The psychoanalytic process in childhood. Psychoanal. Stud. Child 33 (1978) 295
Sandler, J.: Countertransference and role responsiveness. Int. Rev. Psycho-Anal. 3 (1976) 43
Schepank, H.: Neurotische Symptomatik bei kindlichen und jugendlichen Zwillingen. Jb. Jugendpsychiat. 4 (1967) 59
Schepank, H.: Die psychoanalytische Behandlung eines Jugendlichen. Prax. Kinderpsychol. Kinderpsychiat. 18 (1969) S. 1 und 49
Schepank, H.: Psychotherapie bei Kindern und Jugendlichen. Prax. Kinderpsychol. Kinderpsychiat. 19 (1970) 189
Schepank, H.: Erb- und Umwelteinflüsse bei 50 neurotischen Zwillingspaaren. Z. Psychother. med. Psychol. 21 (1971) 41
Schepank, H.: Erb- und Umweltfaktoren bei der Entwicklung psychogener Störungen im Kindes- und Jugendalter. In: Psychische Gesundheit und Schule, hrsg. von G. Nissen, F. Specht. Luchterhand, Neuwied 1976 (S. 73)
Shapiro, Th., R. Perry: Latency revisited: The age 7 plus or minus 1. Psychoanal. Stud. Child 31 (1976) 79
Simmel, G.: Soziologie: Untersuchungen über die Formen der Vergesellschaftung. Duncker und Humblot, München 1908
Slavson, S. R.: Child Psychotherapy. Columbia University Press, New York 1952
Spitz, R. A.: Die Entstehung der ersten Objektbeziehungen. Klett, Stuttgart 1957
Spitz, R. A.: Nein und Ja. Klett, Stuttgart 1959
Spitz, R. A.: Vom Säugling zum Kleinkind, Klett, Stuttgart 1967
Staabs, G. von: Der Scenotest, 5. Aufl. Huber, Bern 1978
Stierlin, H.: Von der Psychoanalyse zur Familientherapie. Klett, Stuttgart 1975
Toman, W.: Familientherapie: Grundlagen, empirische Erkenntnisse und Praxis. Wissenschaftliche Buchgesellschaft, Darmstadt 1979
Watzlawick, P., J. H. Beavin, D. Jackson: Die menschliche Kommunikation. Huber, Bern 1969
Whitaker, C.: A family is a four dimensional relationship. In: Family Therapy, hrsg. von P. J. Guerin, jr. Gardner Press, New York 1976
Zulliger, H.: Heilende Kräfte im kindlichen Spiel. Klett, Stuttgart 1971; 6. Aufl. 1979
Zulliger, H.: Bausteine zur Kinderpsychotherapie und Kindertiefenpsychologie. Huber, Bern 1975

Verhaltenstherapie
Peter Gottwald

Historische Entwicklung und Definition der Verhaltenstherapie

Die Verhaltenstherapie als eine neue Richtung im Bereich der Psychotherapie entwickelte sich nach dem Zweiten Weltkrieg in England und in den Vereinigten Staaten. Das Interesse ihrer ersten Vertreter richtete sich überwiegend auf die Behandlung neurotischer Störungen des Erwachsenenalters, dort insbesondere auf die Angstsymptomatik. JOSEPH WOLPE, der als erster der Verhaltenstherapie auch im psychiatrisch-klinischen Bereich Geltung verschaffte, entwickelte mit seinem Verfahren der systematischen Desensibilisierung ein wirksames Instrument zur Beseitigung ausgeprägter monosymptomatischer Phobien. In der Folge wurde – gemäß der von Anfang an vertretenen experimentalpsychologischen Orientierung der Verhaltenstherapie – auf der einen Seite eine genaue Analyse einzelner Faktoren dieses Therapieverfahrens vorgelegt, auf der anderen Seite wurde die Methode bei einer Fülle anderer neurotischer Syndrome im Erwachsenenalter erprobt.

WOLPE entwickelte sein Therapieverfahren in Anlehnung an Lernprinzipien, insbesondere des klassischen Konditionierens nach I. P. PAWLOW. Gleichfalls an diesen Prinzipien orientierten sich die ersten Versuche zur Konditionierungsbehandlung der Enuresis nocturna bei Kindern.

Unabhängig von dieser Forschungsrichtung sind in den Vereinigten Staaten Ansätze zu beobachten gewesen, die von E. THORNDIKE und später von B. F. SKINNER formulierten Lernprinzipien des operanten oder instrumentellen Konditionierens therapeutisch nutzbar zu machen. Dies geschah zunächst im Bereich der geistigen Behinderung, insbesondere aber bei schwer verhaltensgestörten psychotischen Kindern. Experimentelle Untersuchungen bei autistischen Kindern (Kanner-Syndrom) und schizophrenen Kindern standen im Vordergrund. O. I. LOVAAS konnte ein erstaunliches Ausmaß an positiven Verhaltensänderungen erreichen, das auch von vielen anderen Autoren bestätigt wurde (siehe z. B. GOTTWALD u. Mitarb. 1973). Es zeigte sich indessen in der Folge, daß mit Rückfällen in alte Verhaltensmuster und Verlernen der neu erworbenen Fertigkeiten gerechnet werden muß, wenn diese Methoden nicht langfristig durchgeführt werden. Sie sind deshalb heute weniger als Heilbehandlungen denn als langfristige pädagogisch-therapeutische Stützmaßnahmen aufzufassen. Wir können demnach als frühe Merkmale der Verhaltenstherapie festhalten: 1. Eine starke Orientierung an Lernprinzipien, die aus Tierversuchen gewonnen wurden (vgl. dazu PLOOG u. GOTTWALD 1974). 2. Ein Festhalten an einer experimentalpsychologischen Grundhaltung, die in den klinischen Bereich übertragen und dort erprobt wird.

Diese beiden Merkmale, die noch von den frühen Propagandisten der Verhaltenstherapie im Bestreben der Abgrenzung vor allem auch von der Psychoanalyse, so vor allem von H. J. EYSENCK, hervorgehoben wurden, verlieren heute an Schärfe. Es wird in den letzten Jahren immer deutlicher, daß die alleinige Orientierung an den genannten Lernprinzipien nicht zur Beschreibung und Gestaltung psychotherapeutischer Verfahren ausreicht. Bereits die Einbeziehung des Imitationslernens in die Verhaltensmodifikation, von A. BANDURA (1969) eingeleitet, bedeutete eine stärkere Betonung spezifisch menschlicher Lern- und Aneignungsprozesse, wenn auch zweifellos Imitations- und Beobachtungslernen bei Tieren nachweisbar ist. Heute werden nicht nur kognitive, sozialpsychologische und entwicklungspsychologische Theorien vermehrt zur Erklärung und Behandlung neurotischer Störungen herangezogen, auch die Bedeutung der therapeutischen Beziehung wird für die Verhaltenstherapie neu entdeckt.

Bleibt der Verhaltenstherapie als unterscheidendes Merkmal lediglich noch die Orientierung an experimentalpsychologischen Kriterien – im Gegensatz zu hermeneutisch-deutenden Verfahren? Auch diese Frage ist nicht endgültig zu beantworten, denn auch innerhalb der Psychologie sind Trends zu beobachten, die eine solche Trennung wissenschaftsphilosophischer Grundorientierungen in Frage stellen (GOTTWALD 1978).

Heute überwiegt die Einstellung, daß die Angabe von Definitionsmerkmalen für die Verhaltenstherapie sinnvoll möglich ist. BRAUN u. TITTELBACH (1978) nennen in diesem Zusammenhang fünf Merkmale, die sie in einer Übersichtsarbeit kritisch analysieren:

1. Pragmatische Grundorientierung.
2. Orientierung des Therapeuten am beobachtbaren Verhalten, sei dies nun eine Handlung, eine verbale Äußerung oder eine physiologisch nachweisbare Veränderung.
3. Betonung von Lernprozessen, jedoch unter Berücksichtigung entwicklungslogischer, d. h. reifungsbiologisch begründeter Prozesse.
4. Aufbau einer neuen Systematik therapiegeleiteter Diagnostik und Klassifikation von Störungen.
5. Verpflichtung auf ständige empirische Überprüfung von Therapietechniken.

Dieser kurze historische Abriß verdeutlicht, daß die Verhaltenstherapie aus verschiedenen historischen Wurzeln zu einer Einheit zusammengewachsen ist, die eine von anderen Schulen (Psychoanalyse, Gesprächspsychotherapie) unabhängige theoretische Basis gewonnen hat.

Festzuhalten ist auch, daß bestimmte Techniken, auf die weiter unten einzugehen sein wird, der Verhaltenstherapie bei seelischen Störungen im Kindesalter einen Platz im therapeutischen Angebot erobert haben. Zu verzeichnen ist auch, daß die Entwicklung der Verhaltenstherapie zu einem breiten Angebot von Ausbildungsgängen für Psychologen, Sozialpädagogen, Ärzte und Erzieher geführt hat, daß sie also bereits weitreichende berufspolitische Auswirkungen hatte. So ist z. B. zu beobachten, daß Einführungen in die Techniken der Verhaltenstherapie heute schon weitgehend in der Grundausbildung an Hochschulen und Fachschulen angeboten werden, während die psychoanalytische Ausbildung sich nach wie vor an die Berufsausbildung als Zusatzausbildung anschließt.

Verhaltenstherapie in einigen Bereichen der Kinderpsychiatrie

Ich habe das Verfahren, den Leser zunächst anhand einzelner kinderpsychiatrisch definierter Krankheitsbilder bzw. Syndrome in die Methoden der Verhaltenstherapie einzuführen, gewählt, weil es im Rahmen dieses Handbuchs den Zugang erleichtert. In der überwiegend von Psychologen vorgelegten Literatur zur Verhaltenstherapie im Kindesalter findet man demgegenüber ein Vorgehen, das zweifellos nach dem obengenannten vierten Definitionsmerkmal konsequenter durchgeführt ist, das aber „quer" zur traditionellen kinderpsychiatrischen Betrachtungsweise und Klassifikation liegt. Ich stelle diese spezifisch *psychologisch-verhaltenstherapeutische* Vorgehensweise hier kurz voran, um dem Leser das Neue dieser Sichtweise vor Augen zu führen. SCHMIDTCHEN (1978) legt zunächst drei Kriterien zur Differenzierung zwischen Kinder- und Erwachsenenverhaltenstherapie vor. Es sind dies: Bestimmung des Störungsgeschehens (Feststellung der Störung meist durch den Erzieher, seltener durch das Kind selbst), Art der Störungssteuerung (Selbst- oder Fremdsteuerung) und Ansatzperson und -ort der Behandlung (Kind oder Erzieher; Therapiezimmer oder natürliche Umgebung). Das Konzept der Verhaltenstherapie für Kinder und Jugendliche stellt SCHMIDTCHEN (1978) dann in sechs Schritten dar.

Schritte verhaltenstherapeutischer Einzeltherapie

1. *Bestimmung des Problemverhaltens*
   Hier wird zunächst eine Ist-Erfassung des Verhaltens durchgeführt. Es werden *Verhaltensexzesse* (Ängste, Bettnässen, dissoziale Verhaltensweisen, Leistungsstörungen etc.) beschrieben und quantitativ bestimmt, ein eventueller *Verhaltensmangel* (Gehemmtheit, Mutismus, Autismus, Retardierung, Ängste) festgehalten und auch das Ausmaß unproblematischen, erwünschten Verhaltens erfaßt.
   Es folgt eine Zielanalyse, in der für jedes Problemverhalten (Exzeß und Mangel) angegeben wird, „welche Häufigkeit, Intensität und Form als Endzustand einer erfolgreichen Behandlung anzusehen ist". Dies setzt eine normative Verhaltensbeurteilung voraus, die den Therapeuten vor erhebliche Probleme stellen kann, da er ja das Ziel der Therapie mit seinen eigenen und den Normen der Patientenfamilie vereinbaren muß.

2. *Funktionale Analyse des Problemverhaltens*
Hierdurch soll ermittelt werden, von welchen konkreten Umweltbedingungen eine Störung aufrechterhalten wird. Dabei bedient man sich des Hilfsmittels der sogenannten Verhaltensformel, die eine Kurzfassung der Lernprinzipien des klassischen und des operanten Konditionierens darstellt und die es erlaubt, die Komplexität des Geschehens auf wenige, u. U. veränderbare Aspekte zu reduzieren:

S	O	R	K	C
„Reiz",	„Organismus"	„Reaktion"	„Konsequenz"	„Kontingenz" (C)
Situat. Variable, Umgebung, Personen etc.	Müdigkeit, Streß etc.	Handlung, Akt, z. B. auch Symptom	angenehm unangenehm neutral	Zeitliche Verteilung oder Häufigkeitsrate von Konsequenzen

So kann eine Verhaltensbeobachtung in verschiedenen Situationen bei einem Kind zeigen, daß nur in einer bestimmten Situation (S) die vom Erzieher beklagten Verhaltensstörungen auftreten, und zwar nur dann, wenn das Kind in der Schule unter starkem Leistungsdruck steht (O); daß auf aggressive Ausbrüche (R) nur selten deutlich unangenehme Konsequenzen auftreten (K) usw. Die Ergebnisse dieser Verhaltensanalyse, die sehr detailliert durchgeführt werden muß, wenn man nicht u. U. wichtige Aspekte übersehen will, bestimmen den nächsten Schritt.

3. *Erstellung eines Behandlungsplans*
Nun wird untersucht, welches Verhalten aufgebaut oder gefördert, welches abgebaut oder gebremst werden soll. Dabei ist u. U. die Erstellung einer Hierarchie der abzubauenden oder zu fördernden Verhaltensweisen nötig, die schrittweise durchlaufen wird. Die Folgen einer erfolgreichen Modifikation des störenden Verhaltens müssen sehr genau bedacht werden, damit dem zu behandelnden Kind keine schwerwiegenden Nachteile (Entzug von Zuwendung, Auftreten neuer Störungen) erwachsen.

4. *Suche nach Modifikationstechniken*
Mit ihrer Hilfe soll der Behandlungsplan realisiert werden. Tab. 8.15 gibt einen Eindruck von der Vielzahl der gegenwärtig in der Verhaltenstherapie bei Kindern verfügbaren Änderungstechniken. Die richtige Indikation zu finden, setzt viel Erfahrung voraus. Es muß dringend davor gewarnt werden, diesen Schritt als eine einfache technische Maßnahme aufzufassen.

5. *Auswahl und Anwendung der Modifikationstechniken*
Hierbei fällt auch die Entscheidung über den Ansatzort und über die Ansatzperson (u. U. eher die Eltern als das Kind selber) der Intervention. Die Techniken der Verhaltensänderung sind stets eingebettet in erklärende Gespräche mit dem Kind und seinen Bezugspersonen.

6. *Kontrolle der Behandlungswirksamkeit*
Im einfachsten (und seltensten) Fall wird der Vergleich mit Verhaltenshäufigkeiten, die im ersten Schritt beobachtet wurden, als Hinweis auf Erfolg oder Mißerfolg der Behandlung benutzt werden können (Aufhören des Bettnässens, Bewältigung angstauslösender Situationen). Oft wird die funktionale Verhaltensanalyse revidiert und ein neuer, auf einer verbesserten Analyse aufbauender Behandlungsplan erstellt werden müssen (erneutes Ansetzen beim zweiten Schritt). Ein besonderes Problem werfen mögliche negative Langzeiteffekte auf. In diesem Rahmen steht die Befürchtung von „Symptomverschiebungen" oben an, die nach psychoanalytischer Auffassung dann auftreten werden, wenn zwar ein Symptom, nicht jedoch ein diesem zugrundeliegender Konflikt oder Komplex therapeutisch-technisch erfolgreich angegangen wird (vgl. dazu KUHLEN 1972).

Wenn im folgenden nun verhaltenstherapeutische Maßnahmen bei ausgewählten kinderpsychiatrischen Syndromen beschrieben werden, so ist zu beachten, daß der Verhaltenstherapeut stets be-

Tabelle 8.15 Grundtechniken zur Modifikation kindlichen Problemverhaltens (nach *Schmidtchen* 1978)

a) Stärkungs- und Aufbautechniken	b) Schwächungs- und Abbautechniken
aa) Stärkungstechniken	ba) Schwächungstechniken
– positive und negative Verstärkung	– Verstärkungsentzug (Time out)
– Münzverstärkung	– Hindern am Fehlverhalten
– Kontingenzvertrag	– Aversionstherapie
ab) Formungstechniken	bb) Abbautechniken
– Verhaltensformung	Fremdkontrolltechniken
– Verhaltenshilfe	– Extinktion
– Einsicht vermittelnde Beratung	– Stimuluskontrolle und verdeckte Desensibilisierung
– programmierte Instruktion	– Betrachten negativer Konsequenzen am Modell
ac) Aufbautechniken	Selbstkontrolltechniken
– Modellernen	– systematische und verdeckte Desensibilisierung
	– Selbstinstruktion
	– negative Übung, Gewohnheitsumkehrung

müht sein wird, die besonderen Erfordernisse dieser sechs Schritte bei jedem einzelnen Therapiefall zu berücksichtigen und nicht etwa nach der Diagnosestellung zu einer verhaltenstherapeutischen Technik wie zu einem Rezept zu greifen.

Verhaltenstherapie bei ausgewählten psychoneurotischen Syndromen

Wenn hier aus dem weiten Bereich der psychoneurotischen Syndrome nur Ängste und die Enuresis ausgewählt werden, so geschieht dies aus zwei Gründen:
1. liegt zu den ausgewählten Störungen ein umfangreiches Material verhaltenstherapeutischer Intervention vor;
2. liegt meines Erachtens bei der überwiegenden Anzahl der sonstigen neurotischen Verhaltensstörungen eine direktere Beziehung zu Erziehungsprozessen vor als bei den hier genannten.

Wir werden deshalb im Abschnitt „Verhaltenstherapie in der Umwelt von Kindern" (s.u., S. 691ff) gesondert auf die Integration verhaltenstherapeutischer Maßnahmen in den Bereich der normalen und der Heil- bzw. Sondererziehung zu sprechen kommen und dort weitere verhaltenstherapeutische Verfahren zur Beseitigung neurotischer Verhaltensstörungen kennenlernen.

Behandlung kindlicher Ängste

Die Berufung auf die Prinzipien des klassischen Konditionierens zur Erklärung der Entstehung von Angst und zur Beseitigung von Angst benutzt die folgende Argumentationsfigur: *Nehmen wir einmal an*, Ängste entstünden durch einen Prozeß, wie ihn I. P. PAWLOW und seine Mitarbeiter beschrieben haben, nämlich als aversives klassisches Konditionieren, das sich bei Hunden unschwer durchführen läßt: Ein neutraler Reiz, z. B. ein Ton, auf den das Versuchstier nicht mehr reagiert, wird mehrfach mit einem aversiven Reiz (Schmerz, lautes Geräusch oder ähnliches) gekoppelt; nach mehreren derartigen Durchgängen reagiert das Tier auf den ursprünglich neutralen Reiz mit typischen Zeichen, es kauert sich zusammen, winselt, uriniert; dies interpretiert man als Angstäquivalent. Wiederholt man jedoch den (ursprünglich neutralen) jetzt angsterzeugenden Reiz mehrmals ohne den zweiten, aversiven, Reiz, so wird die konditionierte „Angstreaktion" geringer und verschwindet schließlich ganz. Die Angstreaktion ist gelöscht, wie man im wissenschaftlichen Sprachgebrauch sagt.

Ob nun eine kindliche Angst so entstanden ist oder nicht – es müßte sich der Versuch lohnen, das Kind mit der angstauslösenden Situation in einer Weise zu konfrontieren, daß die Bedingungen für eine Löschung geschaffen werden, nicht aber, daß sich die Angst noch verstärkt. MARY C. JONES hat 1924 einen entsprechenden Versuch gemacht, in dem sie den für ihren kleinen Patienten angstauslösenden Reiz, ein Kaninchen, langsam und schrittweise immer näher an das Kind heranbrachte, mit dem sie währenddessen spielte und dem sie Süßigkeiten anbot. Schließlich konnte das Kaninchen in das Spiel einbezogen werden, ohne daß Angst auftrat. Die beiden wichtigen Komponenten
– schrittweise Annäherung an den angstauslösenden Reiz und
– Herstellung einer angenehmen, mit Angst inkompatiblen Situation

bildeten später auch die Grundlagen der *systematischen Desensibilisierung* nach WOLPE: Dort durchläuft der Patient, während er tief entspannt in einem Sessel sitzt (zweite Komponente), in seiner Vorstellung eine Hierarchie von angstauslösenden Situationen (erste Komponente), bis er sich schließlich auch die stärksten Angstreize zumindest in der Vorstellung angstfrei vergegenwärtigen kann – und damit sehr oft auch die Angst in der realen Situation verloren hat.

Dieses Modell ist auch heute noch die Grundlage vieler verhaltenstherapeutischer Ansätze zur Angstbehandlung, sei es in Variationen der beschriebenen Grundform, sei es, daß ein Kind durch Beobachtung eines Stellvertreters, der angstfrei mit einer für es selbst angstauslösenden Situation umgeht, schließlich selbst angstfrei wird, wie BANDURA (1969) gezeigt hat.

Nicht nur für den Kinderpsychiater, sondern auch für den Kinderarzt, der ein Kind einem unangenehmen oder schmerzhaften Eingriff unterziehen muß (und dessen weißer Kittel oft schon zum Angstreiz für das Kind geworden ist), kann dieses Verfahren der Angstbewältigung nützlich sein. SCHRÖDER (1974) hat einschlägige Versuche zum Abbau von Angst vor einer Blutentnahme und vor einer Zahnbehandlung mit Erfolg durchgeführt.

Zur Vertiefung in dieses Gebiet der Verhaltenstherapie eignet sich die Übersichtsarbeit von SCHRÖDER (1974), der neben epidemiologischen Fragen (Häufigkeit von Ängsten im Kindesalter, Bedeutung kritischer Phasen der Entwicklung für die Entstehung kindlicher Ängste) auch die Theorien zur Entstehung von Ängsten, Probleme der Angstmessung und Ergebnisse der Verhaltenstherapie kindlicher Ängste diskutiert. Im Rahmen der Technik der systematischen Desensibilisierung (häufig auch als Gegenkonditionierung bezeichnet) sind anstelle von Eßreaktionen und tiefer körperlicher Entspannung in letzter Zeit auch mit Angst inkompatible Phantasieprozesse eingesetzt worden, die gesteigertes Selbstwertgefühl, Stolz oder Fröhlichkeit vermitteln. Auch ein Selbstsicherheitstraining, in dem eine Hierarchie zunehmend schwieriger sozialer Situationen im Rollenspiel gemeistert wird, ist zur Angstminderung bei Kindern eingesetzt worden. In Fällen von Schulphobie hat sich eine Kombination von systematischer Desensibilisierung mit Belohnung für eine allmähliche Rückführung in die Schulsituation bewährt.

Das von A. BANDURA in die Verhaltenstherapie eingeführte *Imitationslernen* ist zu einer wichtigen Angstreduktionstechnik für Kinder entwickelt worden. Bei dieser Methode beobachten ängstliche Kinder, wie andere Kinder angstfrei und ohne Schaden zu nehmen mit Situationen fertig werden, die für sie selber stark angstauslösend sind. Auch hierbei wird die stärkste Angst auslösende Situation stufenweise erreicht.

Nach BANDURA (1971) beseitigt ein solches Verfahren bei fast allen Kindern deren phobisches Verhalten. Bei der sogenannten Kontaktdesensibilisierung geht der Therapeut noch einen Schritt weiter. Er läßt ängstliche Kinder nicht nur angstfreien Umgang, z. B. mit einer Schlange, beobachten, sondern bringt sie selbst allmählich in physischen Kontakt mit dem gefürchteten Tier.

Verhaltenstherapie der Enuresis

In seiner Übersichtsarbeit von 1978 kennzeichnet H. STEGAT die Enuresis als „wiederholtes und nicht bemerktes Harnlassen in einem Alter von mehr als drei Jahren". Nach einer ausführlichen Darstellung der Physiologie und der Entwicklung der Blasenkontrolle bespricht er die Ätiologie der Enuresis. Die heute gebräuchlichen verhaltenstherapeutischen Verfahren bei dieser Störung gehen auf Anregungen des Pädiaters VON PFAUNDLER (1904) zurück. Schon 1938 entwickelten die Lerntheoretiker MOWRER u. MOWRER eine entsprechende Apparatur, deren Prinzip auch heute noch den Behandlungen zugrunde liegt: Unter das Bettlaken des einnässenden Kindes werden zwei feinmaschige Metallgitter gelegt, zwischen denen ein feuchtigkeitsdurchlässiges Tuch ausgebreitet ist. Ein Stromkreis mit einer Klingel wird an die beiden Metallgitter angeschlossen. Beginnt das Kind nun einzunässen, so schließt die Harnflüssigkeit den Stromkreis, die Klingel ertönt, das Kind wacht auf und kann zur Toilette gehen. In einer eigenen Studie fand STEGAT, daß bei 87 Fällen mit primärer Enuresis, mit durchschnittlich neunmaligem Einnässen pro Woche, Alter 5–15 Jahre, nach einer mittleren Behandlungsdauer von 63 Tagen in 86% eine Beseitigung des Symptoms erreicht werden konnte. Während einer 10–36 Monate durchgeführten Nachuntersuchung kam es allerdings in 50% zu einem Rückfall. Zwei Drittel der Rückfälle ereigneten sich in den ersten 4 Monaten nach Behandlungsende. STEGAT berichtet, daß 90% der Rückfälligen in Nachbehandlungen dauerhaft geheilt werden konnten, 10% nur noch einmal in der Woche einnäßten. Der Frage der „Symptomverschiebung" (s. o.) sind gerade bei der Verhaltenstherapie der Enuresis mehrere Autoren nachgegangen. Keiner der von STEGAT zitierten 27 Autoren fand bei seinen nach der Behandlung symptomfreien Patienten ein Ersatzsymptom. Im Gegenteil: Einige Autoren berichteten über erhöhte emotionale Stabilität und angepaßteres soziales Verhalten bei den Geheilten.

STEGAT leitet aus der vorliegenden Literatur ein an den Prinzipien des klassischen Konditionierens orientiertes Dreiphasenmodell der Enuretikerbehandlung ab, das hier kurz vorgestellt werden soll:

1. Phase: Aufwachhilfe als Bedingung für eine notwendige Reizunterscheidung (Blasendehnung)

BD + M ──────────── WS ──────────── A ──────────── Toilette aufsuchen

Blasendehnung mit Miktionsbeginn   Wecksignal   Aufwachen

Ein frühzeitig auftretendes Wecksignal ermöglicht es, die Blasendehnungsreize noch als Harndrang wahrzunehmen.

2. Phase:

HD + M ──────────── WS ──────────── A ──────────── Toilette aufsuchen

Harndrang und Miktionsbeginn   Wecksignal   Aufwachen

Harndrang wird von anderen Körperbefindlichkeiten unterschieden; das Aufwachen beschleunigt sich, es wird weniger Harn entleert.

3. Phase:

HD ────────────────────────── A ────────────────────────── Toilette aufsuchen

Harndrang   Aufwachen

Nun führt der Harndrang nicht nur direkt zum Aufwachen, auch die Tonusregulierung der Blase stellt sich auf ein höheres Fassungsvermögen ein.

Abschließend geht STEGAT auf den Vorwurf gegenüber der Enuretikertherapie ein, sie sei eine technisch orientierte Maßnahme, die gerade auf die von der Verhaltenstherapie propagierte Individualdiagnose und auf das Erstellen eines individuellen Behandlungsplans verzichte. Nach seiner Auffassung erlaubt jedoch die „relativ geringe funktionelle Variabilität enuretischen Verhaltens" die Anwendung eines Standardverfahrens, das ja bei Fehlschlägen durch eine gezielte Verhaltensdiagnose und einen umfassenderen Behandlungsplan ergänzt werden kann. STEGAT (1978) meint: „Trotz aller dargestellten Schwierigkeiten und offenen Fragen haben wir auf dem Gebiet der Enuresisbehandlung den sonst nicht oft anzutreffenden Glücksfall vor uns, mit Anwendung einer verhaltenstherapeutischen Methode in hohem Ausmaß schnelle und dauerhafte Hilfe leisten zu können."

Verhaltenstherapie bei weiteren psychoneurotischen Störungen im Kindesalter

Es liegen inzwischen Hunderte von verhaltenstherapeutischen Einzelfallstudien vor, die sich mit einer Fülle von Problemen und Therapieverfahren beschäftigen. An dieser Stelle kann deshalb nur auf Sammelreferate hingewiesen werden (KUHLEN 1972; SCHMIDTCHEN 1978). Erwähnt werden muß noch, daß auch das Symptom „Stottern" in zahlreichen verhaltenstherapeutischen Versuchen erfolgreich angegangen worden ist (vgl. TUNNER 1974; FIEDLER u. STANDOP 1978).

Verhaltenstherapie bei geistig behinderten Kindern

Unsere eigene Darstellung dieses Gebiets (GOTTWALD u. REDLIN 1972) stand noch sehr deutlich im Zeichen der Anwendung der Prinzipien des operanten Konditionierens mit seinen Möglichkeiten der Verstärkung erwünschten und der Abschwächung unerwünschten Verhaltens. Aus Tab. 8.16 gehen die vier möglichen Grundformen des Lernens nach diesem Modell hervor.

Dieses Modell erlaubt es, Handlungen des Kindes mit einer Konsequenz zu beantworten (oder eine gewohnte Konsequenz nicht auftreten zu lassen), und zwar durch Einsetzen oder Aufhören einer angenehmen oder unangenehmen Situation. Die positive Verstärkung (Steigerung der Häufigkeit eines erwünschten Verhaltens) hat dabei die größte therapeutische Bedeutung, sie wird unterstützt durch das Prinzip der *Verhaltensformung* (Annäherung an das erwünschte Verhalten) und der *Hilfestellung*, die wieder ausgeblendet wird, wenn das erwünschte Verhalten gezeigt wird. Große Bedeutung hat auch das Prinzip der Löschung (eine in der Verhaltensanalyse nachweisbare angenehme Konsequenz hält unerwünschtes Verhalten aufrecht; unterbindet man diese angenehme Konsequenz, kann unerwünschtes Verhalten gelöscht werden). Schließlich wird auch in begrenztem Umfang eine Bestrafung vom Typ II therapeutisch eingesetzt (den Kindern wird nach Auftreten unerwünschten Verhaltens vorübergehend die Möglichkeit genommen, angenehme Konsequenzen zu erfahren). Direkte Bestrafung (Typ I) und negative Verstärkung haben nur sehr begrenzte therapeutische Indikationen.

Mit den damit angedeuteten Methoden kann das geistig behinderte Kind zur Selbständigkeit beim Essen, beim An- und Ausziehen, beim Spielen angeleitet werden, der Aufbau von Sozialkontakt kann gefördert werden, und es können auch komplexere Leistungen, selbst Sprachverhalten, schrittweise aufgebaut werden (Einzelheiten siehe GOTTWALD u. REDLIN 1972). In einem späteren Aufsatz hat REDLIN (1974) besonders auf zwei Gefahren hingewiesen, die bei einer unreflektierten, d. h. die Gesamtheit der pädagogisch-therapeutischen Umgangsweise mit geistig Behinderten nicht berücksichtigenden Anwendung verhaltenstherapeutischer Techniken entstehen können:

1. Bei der Direktheit und nachweislichen Wirksamkeit der Methoden können therapeutische Fehlentscheidungen besonders negative Folgen haben.
2. Durch ihre Unmündigkeit sind geistig behinderte Kinder jedweder Verhaltensmanipulation völlig ausgeliefert.

REDLIN betonte die Notwendigkeit, bei der Wahl der Therapiemedien (Spiel-, Übungsmaterial, Raumgestaltung etc.) die Erkenntnisse der Heil- bzw. Sonderpädagogik zu berücksichtigen sowie

Tabelle 8.**16** Grundformen des Lernens nach den Prinzipien des operanten Konditionierens

Handlung	Konsequenz		Einsetzen	Aufhören
	angenehm		Positive Verstärkung	Bestrafung Typ II
	unangenehm		Bestrafung Typ I	Negative Verstärkung
	Keine Konsequenz		Löschung	

die langjährigen didaktischen Erfahrungen der Sonderpädagogik in die Verhaltenstherapie aufzunehmen. Nach ihrer Einschätzung hat die Verhaltenstherapie in diesem Bereich nach einer eher theoretisch-experimentell ausgerichteten Anfangsphase „die Auseinandersetzung mit den Problemen der praxisgerechten Anwendung der lerntheoretischen Erkenntnisse gewonnen".

BAUMHAUER (1978) hat sehr ausführlich den gegenwärtigen Stand der Verhaltenstherapie bei geistig behinderten Kindern dargestellt. Auch er berichtet über die Möglichkeiten des Imitationslernens (dessen Prinzipien über das operante Konditionieren hinausweisen) und geht auf neuere Entwicklungen beim Einsatz von sogenannten Münzverstärkungssystemen ein, die in Institutionen für geistig Behinderte eingesetzt werden können. Dabei werden die Kinder für erwünschtes Verhalten mit Spielmarken belohnt, die sie gegen eine Reihe von schönen oder angenehmen Dingen oder Situationen eintauschen können. In den letzten Jahren sind nach seinem Bericht auch mehrere sonst unabhängig verwendete Techniken des operanten Konditionierens zu komplexen Therapieformen zusammengesetzt und mit gutem Erfolg erprobt worden (z. B. Über-Korrektur-Verfahren zum Abbau unerwünschten Verhaltens). Der Verhaltenstherapeut hat in diesem Bereich zusätzliche Probleme zu bewältigen, wenn er gegenüber den Therapiewünschen der Eltern, die aus traurigen Erfahrungen im sozialen Umfeld sehr gut verständlich sind und die auf den schnellen Erwerb sozialer Fertigkeiten, auf ein „Unauffälligmachen" des Kindes abzielen, darauf bestehen muß, daß eine „entwicklungsmäßig sinnvolle Abfolge einzelner Therapieziele" eingehalten wird. Diese Abfolge wird aufgrund einer Entwicklungs- und Persönlichkeitsdiagnostik des geistig behinderten Kindes festgelegt, die über die funktionale Verhaltensanalyse hinausgeht. Auch die Motive der Therapeuten/Pädagogen, ihre Einstellung zum behinderten Kind, ihre Geduld, ihre therapeutischen Erwartungen, wollen in verhaltenstherapeutischen Programmen berücksichtigt werden, wenn die oft jahrelangen therapeutischen Bemühungen durchgehalten werden sollen.

BAUMHAUER betont, daß heute auch die Eltern in den therapeutischen Plan als aktive Teilnehmer einbezogen werden. Wir wollen diesem wichtigen Aspekt, der weit über das Anwendungsgebiet der Verhaltenstherapie bei geistig behinderten Kindern hinausgeht, einen eigenen Abschnitt widmen.

Verhaltenstherapie in der Umwelt von Kindern (Elternhaus, Schule, Heime)

Im Jahre 1969 erschien ein Buch von THARP u. WETZEL, dessen Titel „Verhaltensmodifikation in der natürlichen Umgebung" eine Erweiterung des verhaltenstherapeutischen Anspruchs andeutete. Die Autoren gingen von der Einsicht aus, daß die Eltern und Erzieher als primäre oder sekundäre Bezugspersonen des Kindes im Prozeß der Erziehung angeleitet und bei besonderen Aufgaben der Verhaltensmodifikation, z. B. bei der Behandlung von Verhaltensstörungen, vom Therapeuten beraten und beeinflußt werden können. Hier steht also nicht mehr die direkte Veränderung des kindlichen Verhaltens im Vordergrund, sondern eine über den Erzieher vermittelte, und deshalb spricht man vom Mediatorenansatz, vom Mediatorentraining.

Therapeut ⟶ Eltern ⟶ Kind
Erzieher
(Mediatoren)

Einbeziehung der Eltern in die Verhaltenstherapie ihrer eigenen Kinder

Dieser Entwicklung sind wir schon bei der Behandlung der Enuresis begegnet, deren Erfolg wesentlich von der Kooperationsbereitschaft der Eltern abhängt. In den letzten zehn Jahren haben Verhaltenstherapeuten zunehmend die Eltern von verhaltensgestörten Kindern in die Therapie einbezogen. Auf Berichte über Einzelfälle, in denen dies erfolgreich durchgeführt werden konnte (Übersicht bei INNERHOFER 1978), folgte die Entwicklung von Verfahren für Elterngruppen, die teils therapeutisch, teils aber auch schon präventiv orientiert sind und die man heute oft unter dem Begriff „Elterntraining" zusammenfaßt. Wenn hier insbesondere über Entwicklungen berichtet wird, die am Max-Planck-Institut für Psychiatrie entstanden und über die ich aus eigener Erfahrung sprechen kann, so muß ergänzend betont werden, daß von vielen Arbeitsgruppen in den Vereinigten Staaten und in der Bundesrepublik Deutschland solche Arbeiten mit unterschiedlichen Schwerpunkten durchgeführt wurden. Wie INNERHOFER (1978) betont, ist mit dem Begriff Elterntraining ein pädagogisch-therapeutischer Ansatz gekennzeichnet, der deshalb auch pädagogische Konzepte einzubeziehen hat. Dieser Ansatz ist von der Familientherapie abzugrenzen, insofern diese mehr auf Theorien der Psychoanalyse, auf der Rollentheorie oder auf der Kommunikationstheorie basiert.

Die Prinzipien des operanten Konditionierens, die auch THARP u. WETZEL (1969) noch ganz überwiegend anwenden, sind nicht oder doch nur sehr grob geeignet, pädagogische Prozesse zu beschreiben und zu steuern. Deshalb hat INNERHOFER (1974) nach ersten Erfahrungen mit verhaltenstherapeutischer Elternarbeit ein Regelmodell „zur Analyse und Intervention in Familie und Schule" entworfen, welches das oben angeführte S-(O)-R-K-Modell mit dem Ziel erweitern soll, pädagogische Prozesse besser erfaßbar zu machen. Dieses Modell soll hier etwas ausführlicher dargestellt werden, da es einen Ausweg aus der Enge der

Orientierung an klassischen Lernprinzipien untersucht und damit der Verhaltenstherapie neue Wege eröffnet, ohne die Verpflichtung zu empirischer Kontrolle zu vernachlässigen.

INNERHOFERS Überlegungen gehen von der Unterscheidung zwischen Lernexperiment und Therapieexperiment aus. Das Lernexperiment, das auf die Erfassung allgemeiner Gesetzmäßigkeiten des Aufbaus und der Veränderung von Verhalten abzielt, nutzt seine Freiheit in der Wahl von Beobachtungsvariablen und experimentellen Beeinflussungsmöglichkeiten aus, um Komplexität zu reduzieren. Verglichen mit dem Lernexperiment kann der Forscher im Therapieexperiment die z. B. in einer Familie angetroffene komplexe Situation nicht beliebig verändern. Im Therapieexperiment gilt es nicht, die Lerngesetze erneut als gültig auszuweisen, es wird auch nicht nach neuen Gesetzmäßigkeiten menschlichen Verhaltens gesucht. Es sollen vielmehr in systematischer Weise Daten gewonnen und analysiert werden, die unter den vorgegebenen Störungsbedingungen deren Änderung möglich machen. Die Lerngesetze stehen dem verhaltenstherapeutisch orientierten Therapieforscher als Hilfe, als Richtlinien für die Verhaltensanalyse und Therapieplanung bereits zur Verfügung.

INNERHOFERS Regelmodell (Abb. 8.9) ist der Versuch, ein wissenschaftliches Werkzeug zu konstruieren, mit dem man aus der Fülle möglicher Informationen über familiäre Interaktion und kindliche Verhaltensstörung Relevantes auswählt und unter dem Aspekt der Aufgabe der Verbesserung dieser Interaktion und der Beseitigung der Störung ordnet. Im Mittelpunkt des Modells steht der Regelbegriff im Sinne von Erziehungs- oder Verhaltensregel. Dementsprechend tritt „Regelverhalten" in seinen beiden Ausprägungen „Regelbefolgen" und „Regelverstoß" an die Stelle der Verhaltenseinheit „R" im S-R-K-Modell. „Motivierende Ereignisse" beeinflussen die Wahrscheinlichkeit, mit der Regeln befolgt oder nicht befolgt werden. Beides hat Konsequenzen seitens der Erzieher, was wiederum auf die genannten Wahrscheinlichkeiten einwirkt. Verhaltensregeln werden unter Angabe von Zweck der Regel und Konsequenzen bei Befolgen und Nichtbefolgen formuliert. Sie sind wesentlich bestimmt durch „kognitive Strukturvariablen" beim Erzieher, d. h. seine Ziele, Erwartungen und Befürchtungen, mit denen er an die Erziehung des ihm anvertrauten Kindes herangeht. Es ist weiterhin aus dem Modell zu ersehen, daß die konkreten Regeln auch dadurch beeinflußt werden, ob sie generell befolgt werden oder nicht. Damit sind die Variablen des Modells und ihre Wechselwirkungen kurz beschrieben (Einzelheiten bei INNERHOFER 1974). Es muß betont werden, daß Verhaltensregeln in diesem Modell sowohl als Mittel der Beschreibung des Verhaltens wie auch als Mittel der Diagnose der Interaktion verwendet werden. Der alltägliche Sprachgebrauch mit dem Begriff „Regel", der ein Mittel der Verhaltenssteuerung meint, tritt demgegenüber in den Hintergrund.

Wie nun konkret nach dem Regelmodell eine Verhaltensmodifikation aufgebaut werden kann, haben INNERHOFER u. MÜLLER (1974) exemplarisch für eine Familie dargestellt, deren leicht hirngeschädigtes Kind schwere Verhaltensstörungen zeigte. Bei diesem Beispiel ist insbesondere der Umfang der präzise aus dem Regelmodell abgeleiteten Informationssammlung über das Verhalten des Kindes und seiner Eltern zu beachten. Information wurde in acht Schritten gesammelt: 1. Arztbericht, 2. Anamnese (Elterngespräch), 3. Gespräch mit der Lehrerin, 4. Beobachtungen in der Schule, 5. Tests mit Eltern und Kind (Intelligenz, Konzentrationsfähigkeit), 6. Beobachtung in unstrukturierten Situationen im Labor, mit Videoaufzeichnung, 7. Hausbesuch, 8. Beobachtungen in strukturierten Situationen im Labor (Spielen, Aufräumen, Hausaufgaben machen), mit Videoaufzeichnung. Die kognitiven Strukturvariablen der Eltern wurden aufgrund der gewonnenen Elternaussagen zu fünf Bereichen rekonstruiert (Selbständiges Arbeiten [A], aufmerksamkeitsuchendes Verhalten

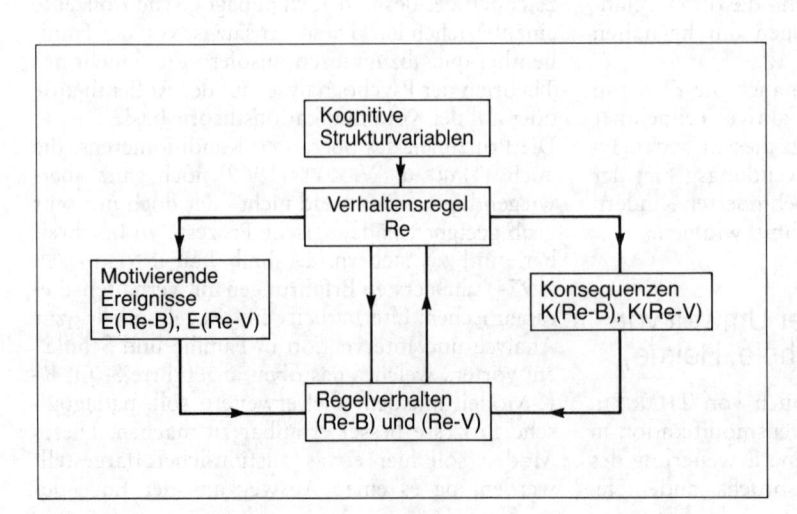

Abb. 8.9 Das Regelmodell.
Re = Verhaltensregel,
(Re-B) = Regelbefolgen,
(Re-V) = Regelverstoß,
K(Re-B) = Konsequenz auf Regelbefolgen,
K(Re-V) = Konsequenz auf Regelverstoß,
E(Re-B) = motivierendes Ereignis für Regelbefolgen,
E(Re-V) = motivierendes Ereignis für Regelverstoß.

[B], Befolgen von Aufforderungen [C], Eigentum [D], Geschlechtsrolle [E]). Aus den direkten und indirekten Äußerungen der Eltern wurden dann die von ihnen für wichtig gehaltenen Verhaltensregeln ermittelt. Einige Beispiele sinnvoller Verhaltensregeln: Hausaufgaben sollen vom Kind allein gemacht werden (zu A); die Eltern sollen nicht beim Telefonieren und beim Gespräch mit Besuchern gestört werden (zu B); Aufträge der Eltern sollen gleich erledigt werden (zu C); mit zerbrechlichem Eigentum anderer nicht spielen (zu D). Die Regel: Beschäftige dich mehr mit technischen Dingen und nicht mit Puppen, Nähsachen, Schminke; kleide dich nicht wie ein Mädchen (zu E) – wird von den Therapeuten nicht für sinnvoll gehalten; sie meinen, daß die Befürchtungen der Eltern, der Junge könne kein seinem Geschlecht angemessenes Verhalten finden, relativiert werden sollten. Im nächsten Analyseschritt wurden die Häufigkeiten des Befolgens und Nichtbefolgens der sinnvollen Regeln sowie die Häufigkeit erwünschter Verhaltensweisen des Kindes ermittelt. Anschließend wurde das Eingreifen der Erzieher in den beobachteten Interaktionssituationen einmal im Rahmen der Variablen „motivierende Ereignisse", dann auch der von den Erziehern gesetzten „Konsequenzen" bewertet. Nach Datenaufnahme und Analyse unterrichteten die Therapeuten die Eltern über die vorliegenden Ergebnisse und über den Vorschlag eines Therapieplans. Letzterer wurde als Elterntraining im Labor durchgeführt. Er umfaßte 17 Sitzungen zu je etwa 40 Minuten. Die Behandlungsergebnisse waren gut; die Berichte der Eltern über besseres Arbeitsverhalten bestätigten die in den Verhaltensbeobachtungen nachweisbaren Verbesserungen; auch die Lehrerin berichtete über eine positive Entwicklung des Kindes.

Der beträchtliche Aufwand, der mit solchen Einzelbehandlungen verbunden ist, hat bald die Suche nach Formen des Gruppentrainings angeregt. So sind einerseits aus dem Regelmodell Versuche entstanden, das Regelspiel als Therapiemedium für Gruppen verhaltensgestörter Kinder einzusetzen (INNERHOFER u. Mitarb. 1974). Dieser Therapieansatz eignet sich unseres Erachtens besonders für die Vermittlung von Einsicht in die soziale Notwendigkeit von Regeln, ohne welche die große Vielfalt der Regelspiele chaotisch verlaufen würde. Sie ist auch an Erzieher vor allem in Schulen und Heimen zu delegieren und ließe sich mit Gewinn in den Schul- und Heimalltag einbauen (siehe auch die folgenden Abschnitte, S. 694). Andererseits ist versucht worden, auch die Elternarbeit in Gruppen durchzuführen, um schneller einer größeren Zahl von Eltern verhaltensgestörter Kinder pädagogisch-therapeutische Hilfe zukommen zu lassen. Auch für diesen Bereich ist in den letzten Jahren eine Fülle von Verfahren veröffentlicht worden. Ich beschränke mich aus den oben genannten Gründen auf einen kurzen Abriß des „Münchner Trainingsmodells" für Eltern und Erzieher (INNERHOFER 1977), das nach gründlicher Erfahrung mit Elterneinzelarbeit (s. o.) entstand und deren Übungsschritte teils übernommen, teils weiter verbessert hat.

Dieses an vier Halbtagen, meist am Wochenende als Kompakttraining für vier Eltern durchgeführte Training setzt sich an den beiden ersten Halbtagen das Ziel, den Eltern eine Möglichkeit zur genauen Beobachtung ihres eigenen Verhaltens in der Interaktion mit ihren Kindern zu vermitteln. Zu diesem Zweck werden Rollenspiele typischer Interaktionsschwierigkeiten auf Videoband aufgenommen und Schritt für Schritt genau beschrieben. Dabei wird auf Interpretationen des Verhaltens (faul, gereizt u. ä.) weitgehend verzichtet. Beschreibung der Sprechinhalte, der Körperbewegung und -haltung, des Blickkontakts, der Gestik und Mimik ermöglichen den Eltern dabei eine Distanz zu ihren Problemen zu gewinnen, die ihnen oft schon erste Einsichten hinsichtlich ihres eigenen Verhaltens vermitteln.

In weiteren „Spielen", die von den Trainern oft ohne vorherige Ankündigung mit einzelnen Eltern durchgeführt werden und als Demonstrationen belohnenden (angenehmen) und bestrafenden (unangenehmen) Verhaltens im Gespräch geplant sind, erleben die Eltern unmittelbar die Auswirkungen dieser im Regelmodell zu den „Konsequenzen" gerechneten Interaktionsvariablen auf ihr eigenes Befinden und Verhalten. Nachdem der „spielerische" Charakter dieser teils sehr dramatisch verlaufenden Interaktionen aufgedeckt worden ist, folgt im Training eine minutiöse Aufschlüsselung der Elemente belohnenden und bestrafenden Verhaltens und der beobachteten Auswirkungen, die wieder von allen Teilnehmern gemeinsam geleistet wird. In gleicher Weise werden Spiele zur richtigen und falschen Hilfestellung bei Problemlösungsversuchen durchgeführt. Die sehr starke emotionale Betroffenheit aller Trainingsteilnehmer verbindet die Eltern zu einer Gruppe und führt dazu, daß sie viel intensiver, als dies aus Büchern und Gesprächen möglich wäre, lernen und behalten. Am dritten Halbtag werden die eingangs aufgenommenen Rollenspiele nach den neuen Erkenntnissen analysiert und die einzelnen Verhaltenssequenzen bewertet, und schließlich werden Lösungsvorschläge erarbeitet, die eine Anwendung des Gelernten enthalten. Diese werden oft in mehreren Variationen im Rollenspiel eingeübt, bis sie eine Form gefunden haben, die für das Problem angemessen und für die Eltern akzeptabel ist. Hinzu kommt meist eine detaillierte Analyse der Wohnungssituation der Familie (Spiel- und Arbeitsplatz des Kindes in der Wohnung) sowie typischer Tages- und Wochenendabläufe, an die sich Verbesserungsvorschläge anschließen.

Diese kurze Beschreibung verschweigt, daß diese Trainings sehr gründlich vorbereitet werden müssen, so wie dies oben für ein Einzeltraining beschrieben wurde, und daß sie nur von Trainern durchgeführt werden sollten, die sich sehr gründlich in das Modell eingearbeitet und mehrere Trainings unter Supervision durchgeführt haben.

Die *Indikation* für solche Trainings läßt sich zur Zeit nur in groben Umrissen angeben; fest steht, daß sie nicht nur für Eltern der Mittelschicht, sondern auch für solche aus sozioökonomisch benachteiligten Gruppen erfolgreich sind (INNERHOFER u. TAMMERLE 1976). Ein Elterntraining scheint dort angebracht, wo ein Erziehungsproblem nicht durch eine situative Veränderung gelöst werden kann, weil das störende Verhalten des Kindes zu einem entscheidenden Teil durch eingefahrene Verhaltensweisen der Eltern bedingt ist; wenn Eltern besondere Hilfetechniken lernen sollen (z. B. zur Unterstützung ihrer lernbehinderten Kinder); wenn bei schweren kindlichen Verhaltensstörungen Teilziele der Therapie isoliert und als Teilschritte angegangen werden können und überdies die Störung nicht primär in einer gestörten Partnerbeziehung begründet liegt (INNERHOFER 1978).

Eine Nachbetreuung der trainierten Eltern ist meist angezeigt, und oft ist ein Training auch ein guter Einstieg in eine notwendige längere therapeutische Intervention, die bereits als verhaltenstherapeutisch orientierte Familientherapie bezeichnet werden könnte.

Verhaltensmodifikation in der Schule

Da dieses Gebiet den Interessenbereich der Leser dieses Bandes möglicherweise nur am Rande berührt, beschränke ich mich auf die Angabe einiger Sammelbände und Versuche. Einen guten Überblick über den Stand der Programme und Probleme bietet der Sammelband von CRAMER u. Mitarb. (1976). Über ein verhaltenstherapeutisch orientiertes Forschungsprogramm zur schulischen Integration lern- und verhaltensgestörter Kinder berichten SPECK u. Mitarb. (1978). In diesem Forschungsprogramm wurden auch Elternarbeit und Regelspieltraining durchgeführt.

REDLICH u. SCHLEY (1978) stellen ein Konzept zur kooperativen Verhaltensmodifikation im Unterricht dar, das nicht so sehr auf den einzelnen verhaltensgestörten Schüler abzielt, als vielmehr zum Lernen komplexer sozialer Fähigkeiten in der Schule verhelfen will. Wo Kinderpsychiater an Schulproblemen interessiert sind, seien ihnen diese Ansätze, die insbesondere die Kooperation mit Lehrern, Sonderschullehrern und Schulpsychologen fördern wollen, empfohlen.

Verhaltensmodifikation in heilpädagogischen Heimen

Mehrfach ist in den letzten Jahren der Versuch gemacht worden, die pädagogisch-therapeutische Arbeit in solchen Heimen nach Prinzipien der Verhaltensmodifikation neu zu orientieren und entsprechend zu strukturieren. Sowohl BÖCKER u. Mitarb. (1978) als auch GOTTWALD u. Mitarb. (1978) sahen dabei die Notwendigkeit, die Erzieher nicht theoretisch, sondern durch ein Mediatorentraining mit Elementen der Selbsterfahrung in die Prinzipien der Verhaltensmodifikation einzuführen. Das oben genannte Münchner Trainingsmodell hat sich bei uns auch in diesem Zusammenhang bewährt. Es wurde mit Gruppen von Erziehern durchgeführt, wobei es entsprechend angepaßt und erweitert wurde (z. B. Aufgreifen von Kommunikationsproblemen in den Erzieherteams als Material für Rollenspiele). Im nächsten Schritt lernten die Erzieher die in den Kindergruppen auftretenden Erziehungsprobleme mittels der neuen Verfahren anzugehen und begannen schließlich, auch Elternarbeit durchzuführen.

Verhaltenstherapeutisch orientierte kinderpsychiatrische Stationen

Hierzu verweise ich auf einen Bericht auf dem Kongreß der Deutschen Gesellschaft für Verhaltenstherapie (1978).

Zusammenfassend kann man sagen, daß überall dort, wo ein Team mit Prinzipien der Verhaltensmodifikation arbeitet oder zu arbeiten beschließt, eine gewisse Einheitlichkeit, vielleicht auch manchmal Einseitigkeit der therapeutisch-theoretischen Richtung notwendigerweise geübt werden muß, damit sich der Ansatz durchführen läßt und sein volles Potential entwickeln kann. Wenn z. B. eines oder mehrere Teammitglieder aufgrund einer psychoanalytischen oder gesprächspsychotherapeutischen Orientierung eine negative Einstellung zur Verhaltensmodifikation durchhalten, dann sind solche Versuche zu oft ins Leere laufenden Diskussionen, wenn nicht gar zum Scheitern verurteilt, noch ehe sich die möglichen fruchtbaren Ergebnisse der neuen Arbeitsorientierung zeigen können.

Neuere Entwicklungen der Verhaltensmodifikation bei Kindern und Jugendlichen

Die bisherigen Ausführungen geben den Stand der Verhaltensmodifikation bis 1978 wieder. In der Zwischenzeit wurden im Rahmen der sogenannten *kognitiven Verhaltenstherapie* vielfältige Behandlungsansätze entwickelt. Diese gehen davon aus, daß unangemessene Kognitionen (z. B. falsche oder fehlende Zielsetzung, negativ gefärbte innere Dialoge, eine unzweckmäßige Art der Situationskonstruktion, Nichtaktualisierung von Problemlösefertigkeiten, falsches Wissen über einen Verhaltensbereich) sowie Merkmale des offenen Verhaltens (z. B. Nichtverfügbarkeit von Bewältigungsfertigkeiten, Verstärkungsbedingungen) an der

Entstehung und dem Andauern von Verhaltensstörungen beteiligt sind. Diese Bedingungen werden in einer beschreibenden, kognitiv-funktionalen Analyse erfaßt (vgl. LAUTH 1983); die Verhaltensstörung wird dabei unter handlungstheoretischen Gesichtspunkten rekonstruiert.

In der Behandlung von Verhaltensstörungen beabsichtigt die kognitive Verhaltenstherapie – je nach Erfordernis des Einzelfalls –, sowohl unangemessene kognitive Anteile der Störung (z. B. durch kognitive Umstrukturierung, Wissensvermittlung, Diskussion, Instruktion, Anleitung zur Selbstinstruktion) als auch das Verhalten selbst zu verändern (z. B. durch kognitives Modellieren, Kompetenztraining, Rollenspiel). Mit der Erweiterung des Störungsmodells und des Behandlungsansatzes um kognitive bzw. sozialkognitive Anteile ist eine große Anzahl praktikabler und alltagsnaher Interventionsprogramme entstanden, die in der Schule, in Heimen, in psychiatrischen und erziehungsberatenden Einrichtungen angewandt werden. Eltern und Bezugspersonen des Kindes werden dabei oft in die Behandlung einbezogen. Zumeist werden befriedigende bis gute Behandlungserfolge beobachtet, die auch auf das Alltagsverhalten generalisieren. Solche Behandlungsansätze wurden vor allem für die folgenden Störungs- bzw. Zielbereiche erarbeitet: übermäßige Impulsivität, Hyperaktivität, Aufmerksamkeitsstörungen, Aggression, Schüchternheit, Redeangst und allgemeine Ängstlichkeit, Schul- und Lernschwierigkeiten, soziale Isolierung, sozial-kooperatives Verhalten, Freundschaftsverhalten, Problemlösekomponenten (vgl. dazu LAUTH 1987).

Präventive Aspekte der Verhaltensmodifikation bei Kindern

In dem bisher Gesagten lassen sich mehrere präventive Elemente finden. Hier fehlen jedoch noch eingehende Untersuchungen, so daß die folgenden Bemerkungen als Arbeitshypothesen gedacht sind. Es ist vorstellbar, daß eine frühe Erkennung und Desensibilisierung kindlicher Ängste der Entwicklung von Angstneurosen vorbeugt. Die Enuresis nocturna, die ja eine starke Belastung für die Beziehungen innerhalb der Familie darstellt, kann durch eine einfache Maßnahme beseitigt werden: Dies trägt sicher zur Stabilisierung der Familie bei. Die Anwendung der Verhaltenstherapie in der Schule, in der Spielgruppe, bei verhaltensgestörten oder lernbehinderten Kindern könnte ebenfalls präventiv wirken. So ist die Einübung sozialer Fertigkeiten im Regelspiel vielleicht eine Maßnahme, die späterem dissozialen Verhalten vorbeugt. Dies wird jedoch nicht allein mittels einer isolierten therapeutischen Maßnahme möglich sein, und deswegen ist die Ausweitung der Verhaltensmodifikation zum Eltern- und Erziehertraining sicherlich eine eminent wichtige präventive Maßnahme.

Ausbildung und Berufstätigkeit als Verhaltenstherapeut

Heute werden in der Bundesrepublik Deutschland Angehörige verschiedener Berufsgruppen in Verhaltenstherapie ausgebildet. Eine staatlich anerkannte Ausbildung gibt es noch nicht. Grundlagen der Verhaltenstherapie werden vielfach bereits in den Grundausbildungsgängen vor allem von Sozialpädagogen und Psychologen vermittelt. Meist ist in diesem Rahmen eine intensive praktische Ausbildung noch nicht möglich. Deshalb hat die Deutsche Gesellschaft für Verhaltenstherapie (DGVT) eine Weiterbildung zum Verhaltenstherapeuten konzipiert, die in regionalen Ausbildungsgruppen durchgeführt wird und grundsätzlich allen Berufsgruppen offensteht. Diese Ausbildung trennt jedoch nicht zwischen Kinder- und Erwachsenenverhaltenstherapie.

Die Ausbildungsinhalte umfassen neben den Techniken der Verhaltensanalyse und -modifikation auch die institutionellen und sozialen Bedingungen, unter denen Psychotherapie in unserem Gesundheitswesen durchgeführt werden kann. Einzelheiten der Organisation und inhaltlichen Gestaltung dieser Ausbildung werden in Zukunft wesentlich davon abhängen, welche Form das zu erwartende neue Psychotherapeutengesetz annimmt.

Zur Organisation der Berufstätigkeit von Verhaltenstherapeuten vertritt die DGVT den Standpunkt, daß einer Tätigkeit in Teams der stationären und ambulanten psychosozialen Versorgung der Vorzug gegenüber der Tätigkeit von einzelnen als niedergelassene Verhaltenstherapeuten zu geben ist.

Literatur

Bandura, A.: Principles of Behavior Modification. Holt, Rinehart u. Winson, New York 1969.

Bandura, A.: Psychotherapy based upon modeling principles. In: Handbook of Psychotherapy and Behavior change, hrsg. von A. E. Bergin, S. L. Garfield. Wiley, New York 1971

Baumhauer, J.: Verhaltenstherapie bei geistig behinderten Kindern. In: Handbuch der Psychologie, Bd. VIII: Klinische Psychologie, 2. Hbd., hrsg. von L. J. Pongratz, Hogrefe, Göttingen 1978

Böcker, P., P. A. Fiedler, E. Giese, M. Kriwet, H. Leszke, S. Rohlfs, W. Schäuble, R. Süß: Entwicklung und Durchführung eines Mediatorentrainings für Mitarbeiter in der Heimerziehung. Mitteilungen der Deutschen Gesellschaft für Verhaltenstherapie, Sonderheft II/1978. Tübingen 1978

Braun, P., E. Tittelbach: Verhaltenstherapie. In: Handbuch der Psychologie, Bd. VIII: Klinische Psychologie, 2. Hbd., hrsg. von L. J. Pongratz. Hogrefe, Göttingen 1978

Cramer, M., P. Gottwald, H. Keupp (Hrsg.): Verhaltensmodifikation in der Schule. Mitteilungen der Deutschen Gesellschaft für Verhaltenstherapie, Sonderheft III/1976. München 1976

Fiedler, P. A., R. Standop: Stottern. Wege zu einer integrativen Theorie und Behandlung. Urban & Schwarzenberg, München 1978

Gottwald, P.: Forschung in der Verhaltenstherapie. In: Handbuch der Psychologie, Bd. VIII: Klinische Psychologie, 2. Hbd., hrsg. von L. J. Pongratz. Hogrefe, Göttingen 1978
Gottwald, P., W. Redlin: Verhaltenstherapie bei geistig behinderten Kindern. Hogrefe, Göttingen 1972, 3. Aufl. 1975
Gottwald, P., W. Redlin, H. Ott, P. Innerhofer, H. Wilhelm: Verhaltenstherapeutische Sprachaufbau- und Sozialisierungsversuche mit einem schizophrenen Kinde. Z. klin. Psychol. 2 (1973) 1
Gottwald, P., P. Innerhofer, G. Moskau, H. Benkeser, G. Kreppold: Erfahrungen beim Einsatz der Verhaltensmodifikation in einem heilpädagogischen Heim. Unveröffentlichter Bericht, 1978
Innerhofer, P.: Ein Regelmodell zur Analyse und Intervention in Familie und Schule. Abänderung und Erweiterung des S-R-K-Modells. Z. klin. Psychol., 3 (1974) 1
Innerhofer, P.: Das Münchner Trainingsmodell – Beobachtung, Interaktionsanalyse, Verhaltensänderung. Springer, Heidelberg 1977
Innerhofer, P.: Änderung des familiären Umfeldes. In: Handbuch des Psychologie, Bd. VIII: Klinische Psychologie, 2. Hbd. hrsg. von L. J. Pongratz. Hogrefe, Göttingen 1978
Innerhofer, P., G. Müller: Behandlung eines hyperaktiven Jungen über ein Verhaltenstraining der Eltern. In: Elternarbeit in der Verhaltenstherapie, hrsg. von P. Gottwald, A. Egetmeyer. Sonderheft I/1974 der Deutschen Gesellschaft für Verhaltenstherapie. München 1974
Innerhofer, P., M. Tammerle: Lehrer-Eltern-Training als Hilfe bei der Integration emotional gestörter Kinder. In: Verhaltensmodifikation in der Schule, hrsg. von M. Cramer, P. Gottwald, H. Keupp. Mitteilungen der deutschen Gesellschaft für Verhaltenstherapie, Sonderheft III/1976. München 1976
Innerhofer, P., D. Hutter, P. Gottwald, A. Bänninger: Das Regelspiel als Therapiemedium in der Verhaltenstherapie emotional gestörter Kinder: Eine experimentelle Untersuchung. Z. klin. Psychol. 3 (1974) 170
Jones, M. C.: A laboratory study of fear: The case of Peter. Pedagog. Sem. 31 (1924) 308
Kuhlen, R.: Verhaltenstherapie im Kindesalter. Juventa, München 1972
Lauth, G. W.: Verhaltensstörungen im Kindesalter – ein Trainingsprogramm zur kognitiven Verhaltensmodifikation. Kohlhammer, Stuttgart 1983
Lauth, G. W.: Kognitive Verhaltensmodifikation. In: Handbuch der Sonderpädagogik, Bd. 6: Verhaltensgestörtenpädagogik, hrsg. von W. Goetze, H. Neukäter. Marhold, Berlin (im Druck)
Mowrer, O. H., W. M. Mowrer: Enuresis: a method for its study and treatment. Amer. J. Orthopsychiat. 8 (1938) 436
Pflaundler, M. V. von: Demonstration eines Apparates zur selbsttätigen Signalisierung stattgehabter Bettnässung. Verhandl. Dtsch. Ges. Kinderheilk. 21 (1904) 219
Ploog, D., P. Gottwald: Verhaltensforschung: Instinkt-Lernen-Hirnfunktion. Urban & Schwarzenberg, München 1974
Redlich, A., W. Schley: Kooperative Verhaltensmodifikation im Unterricht. Urban & Schwarzenberg, München 1978
Redlin, W.: Praktische und theoretische Probleme der Verhaltenstherapie bei geistig behinderten Kindern. In: Handbuch der Verhaltenstherapie, hrsg. von C. Kraiker. Kindler, München 1974
Schmidtchen, S.: Die Verhaltenstherapie als Behandlungskonzept für Kinder und Jugendliche. In: Handbuch der Psychologie, Bd. VIII: Klinische Psychologie, 2. Hbd., hrsg. von L. J. Pongratz. Hogrefe, Göttingen 1978
Schröder, G.: Theorie und Praxis der Verhaltenstherapie bei Kindern mit Ängsten. In: Handbuch der Verhaltenstherapie, hrsg. von C. Kraiker. Kindler, München 1974
Speck, O., P. Gottwald, N. Havers, P. Innerhofer (Hrsg.): Schulische Integration lern- und verhaltensgestörter Kinder. Reinhardt, München 1978
Stegat, H.: Enuresis. In: Handbuch der Psychologie, Bd. VIII: Klinische Psychologie, 2. Hbd., hrsg. von L. J. Pongratz. Hogrefe, Göttingen 1978
Tharp, R. R., R. J. Wetzel: Behavior Modification in the Natural Environment. Academic Press, New York 1969
Tunner, W.: Analyse und Modifikation des Stotterns. In: Handbuch der Verhaltenstherapie, hrsg. von C. Kraiker. Kindler, München 1974

(Manuskript 1978 angefertigt)

Klientenzentrierte Gesprächs- und Spieltherapie

Stefan Schmidtchen

Einleitung

Die nichtdirektive bzw. klientenzentrierte Gesprächs- und Spieltherapie sind zwei Therapiemethoden, die auf das Konzept der klientenzentrierten Therapien von C. ROGERS zurückgehen (vgl. ROGERS 1973; BOMMERT 1982; SCHMIDTCHEN 1974, 1986). Sie unterscheiden sich im vorherrschenden Kommunikationsmedium und im Adressatenkreis. In der *Spieltherapie* wird vorrangig auf der Ebene des Spiels miteinander kommuniziert; in der *Gesprächstherapie* auf der Ebene des Gesprächs. Die Spieltherapie wendet sich an Kinder im Alter von 3–12 Jahren; die Gesprächstherapie an Jugendliche und Erwachsene. Mit zunehmendem Erfahrungs- und Forschungsstand deutet sich an, daß die Gesprächstherapie mit Jugendlichen Unterschiede zur Gesprächstherapie mit Erwachsenen aufweist.

Im folgenden sollen beide Therapieverfahren vorgestellt werden. Wegen der mißverständlichen Bedeutung des Namens *nichtdirektiv* – er signalisiert ein Therapeutenverhalten ohne Einflußnahme und Lenkung, das in der Praxis nicht vorliegt – wird zur Konzeptkennzeichnung hier der Name *klientenzentriert* verwendet.

Klientenzentrierte Spieltherapie für Kinder

Kurzbeschreibung

Die klientenzentrierte *Spieltherapie* findet bei Kindern mit Persönlichkeitsstörungen Anwendung. Bevorzugt werden ängstliche, gehemmte und retardierte Kinder behandelt. Die Therapie kann im Einzel- und Gruppenverfahren durchgeführt werden. Begleitende Eltern- und Umweltarbeit ist erforderlich. Die Therapie dauert ca. 45 Minuten und findet über einen Zeitraum von etwa einem Jahr ein- bis zweimal pro Woche in einem Spielzimmer statt. Das bevorzugte Handlungsmedium ist das Spiel. Der Therapeut hat die Rolle eines Spiel- oder Interaktionspartners, der aufgrund seines psychologischen Wissens das Kind in Problemsituationen indirekt leitet (s. SCHMIDTCHEN 1974, 1984, 1986).

Indikation

Die Spieltherapie ist zur Behandlung von Neurosen und Verhaltensstörungen indiziert, die auf inadäquate Erlebens- und Denkprozesse zurückgehen. Die Störungen sind im allgemeinen durch widrige Erziehungs- und Erfahrungseinflüsse verursacht worden. Sie haben zu einer habituellen Erlebens-, Wahrnehmungs-, Denk- und Rückmeldungsstörung geführt. Gemäß der klientenzentrierten Therapietheorie (SCHMIDTCHEN 1978) lassen sie sich auf der *internen* Verhaltensebene lokalisieren.

Tab. 8.17 gibt einen Überblick über die *Indikationsmerkmale*. Es handelt sich um vier Merkmalsgruppen: 1. ängstliches, ausweichendes Verhalten; 2. retardiertes, lückenhaftes Verhalten; 3. sprunghaftes, impulsives Verhalten und 4. störendes, dissoziales Verhalten (vgl. SCHMIDTCHEN 1984). Die Störungsbilder treten in der Praxis selten isoliert auf, sondern in Mischform. Ihre Behandlung erfordert ein unterschiedliches therapeutisches Vorgehen.

Therapiemethoden

Das *ängstliche, ausweichende Verhalten* erfordert eine relativ behutsame Einflußnahme des Therapeuten. Die Kinder sollen lernen, ihre Angstschwellen zu erhöhen, Ängste vor bestimmten Situationen abzubauen, depressive und negativistische Einstellungen abzulegen und insgesamt optimistischer und handlungsfreudiger zu werden. In der Forschungsliteratur dokumentiert sich das Erreichen der Therapieziele in einer Reduzierung des allgemeinen Angstniveaus, in einem Abbau von Neurotizismus, in einer größeren Selbstsicherheit, in einer Reduzierung des überhöhten Anpassungsverhaltens und in einer Verringerung des Ausweichverhaltens (vgl. GOETZE u. JAEDE 1978; SCHMIDTCHEN 1974, 1984, 1986).

Das *retardierte, lückenhafte Verhalten* erfordert eine ähnliche Haltung des Therapeuten. Da jedoch erhebliche Lernmängel bzw. Entwicklungsrückstände im intellektuellen und/oder emotionalen Bereich vorliegen, muß der Therapeut mehr anregende und informierende Impulse geben als bei der Behandlung ängstlicher Kinder. Die Kinder sollen in der Therapie ihre emotionalen Entwicklungsrückstände aufholen und die *Lernlücken* im intellektuellen Verhalten schließen. Bei beiden Zielen handelt es sich nicht vorrangig um die Kompensation von Teilleistungsstörungen schulischer oder emotionaler Art, sondern um die Förderung relativ breiter *Wachstums- und Handlungstendenzen*. Ihre erfolgreiche Förderung dokumentiert sich in einer erhöhten emotionalen Reife, einer größeren Komplexität der Persönlichkeit, einer größeren Offenheit gegenüber neuen Erfahrungen, einer verbesserten Problemlösungsfähigkeit und einer größeren Leistungsbereitschaft (SCHMIDTCHEN u. SCHLÜTER 1980; B. EHLERS 1981; TH. EHLERS 1981; SCHMIDTCHEN 1984).

Das *sprunghafte, impulsive Verhalten* erfordert eine stärker lenkende Haltung des Therapeuten. Da die Kinder im Gegensatz zu den ängstlichen

Tabelle 8.17 Indikationsmerkmale zur klientenzentrierten Spieltherapie

Art des gestörten Verhaltens:			
Ängstliches, ausweichendes Verhalten (Störungsart 1)	Retardiertes, lückenhaftes Verhalten (Störungsart 2)	Sprunghaftes, impulsives Verhalten (Störungsart 3)	Dissoziales Verhalten (Störungsart 4)
Gestörte Verhaltensmerkmale:			
– niedrige Reaktionsschwelle – Unsicherheit, Verkrampftheit – leise Stimme – scheu und zurückgezogen – Vermeidung von Blickkontakt – Vermeidungsverhalten	– Lücken im Sozialverhalten, Emotionalverhalten, intellektuellen Verhalten etc. – Lernstörungen – Wissensstörungen – Leistungsstörungen – Erlebnisstörungen	– unruhiges, häufig wechselndes Verhalten – abschweifendes Verhalten – Unfähigkeit zur Konzentration auf eine Sache – Unfähigkeit zum vorausplanenden Verhalten – Unfähigkeit zur reflektorischen Analyse	– aggressives Verhalten Personen und Objekten gegenüber – dissoziales Verhalten wie Lügen, Stehlen, Betrügen etc.
Störungsursachen:			
– negative Selbstbewertung – Angst – Minderwertigkeitsgefühle	– Entwicklungsstörungen – Erziehungsmängel – Mangel an Lernreizen – Lernmängel	– mangelhafte reflektive Kontrolle (Selbstkontrolle) – häufiger Zielwechsel – mangelhafte Ausdauer	– fehlerhafte Normenintrojektion – Abwehrmechanismen aufgrund von Neurosen

und retardierten Kindern kein zurückhaltendes, vorsichtiges und zögerndes Verhalten zeigen, sondern ein dynamisches, expansives und überschießendes, muß der Therapeut *stärker Grenzen* setzen und Verhaltensunterbrechungen vornehmen. Dies tut er durch eine beruhigende, behutsame Führung und den Einsatz von Reflexionstechniken. Die Kinder sollen in der Therapie lernen, weniger sprunghaft zu sein, d. h. nicht dauernd ihre Handlungsziele zu wechseln, stärker reflektiert zu handeln, Schwierigkeiten beim Lösen von Problemen mit Geduld zu ertragen, mehr Ausdauer zu entwickeln und sich selbst gegenüber kritischer zu sein (WAGNER 1976; SCHMIDTCHEN 1978; SCHMIDTCHEN u. SCHLÜTER 1980).

Das *dissoziale Verhalten* erfordert neben der sprachlichen Lenkung in Form von Reflexion und Planungsanregungen eine verhaltensmäßige Lenkung. Da angenommen wird, daß die aggressiven, verletzenden, belügenden, betrügenden etc. Verhaltensweisen auf Abwehrmechanismen zurückzuführen sind (z. B. auf die Weitergabe erlebter seelischer Verletzungen an andere oder die Projektion interner Schwierigkeiten nach außen), muß der Therapeut Verständnis für die *zugrundeliegende Haltung* des Klienten haben; andererseits muß er aber deutlich machen, daß er das störende, dissoziale Verhalten nicht für angemessen hält. Er muß zum Fehlverhalten kritisch Stellung nehmen und es in bestimmten Situationen unterbinden. Um konstruktive Hilfe zu geben, sollte aber nicht die Kritik und Verhaltensablehnung im Vordergrund stehen, sondern die Unterstützung bei der Suche nach Alternativverhalten. Die Kinder sollen in der Therapie lernen, ihre destruktiven Impulse in akzeptierbare, kommunikativ verständlichere Reaktionen umzuformen. Es soll ihnen durch das Vorbild des Therapeuten geholfen werden, neues Zutrauen zu sich und anderen zu finden (BEIER 1966; SCHMIDTCHEN 1978).

Versucht man eine zusammenfassende Schilderung der Therapiemethode zu geben, so lassen sich die ersten beiden Störungsformen durch Techniken behandeln, die eine behutsame, viel Spielraum gebende Lenkung beinhalten. Die Aufgabe des Therapeuten besteht in einer verständnisvollen und freundlichen Haltung und im Angebot von Spielmöglichkeiten. Die ängstlichen, gehemmten und retardierten Kinder sollen in der entspannten und freundlichen Spielsituation zu sich finden und durch die zugewandte Haltung des Therapeuten freier, offener, expressiver, mutiger und selbstsicherer werden. Diese Form der Therapie läßt sich verhaltensmäßig durch den Namen *nichtdirektiv* beschreiben (AXLINE 1972; GOETZE u. JAEDE 1978).

Die beiden anderen Störungsformen erfordern Behandlungstechniken, in denen ein höheres Ausmaß an Lenkung zum Ausdruck kommt. Hier müssen Fehlverhaltensweisen deutlich gemacht, verhindert und abgebaut werden sowie Alternativverhaltensweisen aufgebaut werden. Dies geschieht durch eine Vorbildhaltung des Therapeuten, durch Einsichtsvermittlung, Reizkontrolle, Verstärkung und Kontingenzbeeinflussung. Da bei den sprunghaften, impulsiven, störenden und dissozialen Verhaltensweisen die Gefahr besteht, daß eine nur akzeptierende Haltung die Verhaltensweisen verstärkt, muß der Therapeut die Ebenen der Verhaltensentstehung und -manifestation deutlich herausarbeiten und das Verhalten auf *der* Ebene beeinflussen, auf der es gestört ist. Im Fall des sprunghaften, impulsiven Verhaltens ist es die kognitive und emotionale Ebene; im Fall des störenden, dissozialen Verhaltens die emotionale und aktionale Ebene. Diese Form der Beeinflussung wird mit dem Namen *differentielle Kinderspieltherapie* beschrieben (SCHMIDTCHEN 1978).

Beiden Formen der Spieltherapie sind modifikatorische Grundbedingungen gemeinsam, die für eine erfolgreiche Anwendung der Therapie notwendig sind. Es sind dies das *Lernkonzept*, das *Therapeuteneinstellungskonzept* und das *Spielkonzept*.

Lernkonzept

Die Basis des klientenzentrierten Lernkonzeptes ist das Konzept des *erfahrungsorientierten, emotionalen Lernens* (ROGERS 1974; MENTE u. SPITTLER 1980). Es ist eine Lernart, in der der Klient den Lernvorgang selbst initiiert, inhaltlich bestimmt und kontrolliert (s. Tab. 8.18). Der Lernvorgang soll zu Erfahrungen und Einsichten führen, die dauerhafte Wirkung auch außerhalb des Therapiezimmers zeigen.

Bei der therapeutischen Beeinflussung des Lernvorganges ist es nicht immer notwendig, daß der

Tabelle 8.**18** Konzept des erfahrungsorientierten, emotionalen Lernens (nach *Rogers* 1974, S. 12ff.)

- Es schließt *persönliches Engagement* ein – die ganze Person steht sowohl mit ihren Gefühlen als auch mit ihren kognitiven Aspekten *im* Lernvorgang.

- Es ist *selbstinitiiert* – sogar dann, wenn der Antrieb oder der Reiz von außen herrührt, kommt das Gefühl des Entdeckens, des Herausgreifens, Ergreifens und Begreifens von innen.

- Es *durchdringt* den ganzen Menschen – es verändert das Verhalten, die Einstellungen, vielleicht sogar die Persönlichkeit des Lernenden.

- Es wird vom Lernenden *selbst bewertet* – er weiß, ob es sein Bedürfnis trifft, ob es zu dem führt, was er wissen will, ob es auf den von ihm erlebten dunklen Fleck der Unwissenheit ein Licht wirft. Wir könnten sagen, daß der geometrische Ort des Bewertens zweifelsfrei im Lernenden selbst liegt.

- Sein wesentliches Merkmal ist *Sinn* (meaning) – wenn derartiges Lernen stattfindet, dann ist in der gesamten Erfahrung enthalten, daß der Lernende Sinn darin sieht.

Klient bewußt Einsicht in seine Lernprozesse nimmt. Insbesondere bei jüngeren Kindern entspricht ein unreflektiertes Lernen eher ihren kognitiven Möglichkeiten. Ein Lerneffekt aufgrund therapeutischer Erfahrungen läßt sich feststellen, wenn das Lernergebnis in einem veränderten Umgang mit einer gleichbleibenden Situation erkennbar wird. Bei älteren Kindern läßt sich eine Lernerfahrung auch durch mitgeteilte (reflektierte) Einsicht erkennen.

Therapeuteneinstellungskonzept

Wesentlich für die Spieltherapie ist die *Einstellung* des Therapeuten. Sie läßt sich durch die Begriffe *Wertschätzung* (Akzeptierung und Freundlichkeit), *Empathie* (einfühlendes Verständnis) und *Echtheit* (Ehrlichkeit) beschreiben. Da diese Einstellungen kennzeichnend für das klientenzentrierte Therapeutenverhalten sowohl in der Kindertherapie als auch in der Therapie von Jugendlichen und Erwachsenen sind, sollen sie in der Beschreibung von ROGERS kurz vorgestellt werden:[1]

Wertschätzung (Akzeptierung und Freundlichkeit)
„Ich nehme an, daß Wachstum und Veränderung um so wahrscheinlicher stattfinden, wenn der Therapeut eine warme, positive, akzeptierende Einstellung zum Sein des Klienten hat. Das bedeutet, daß er den Klienten als Person mit etwa der gleichen Art von Gefühlen schätzt, wie sie Eltern für ihr Kind hegen und ihn ohne Berücksichtigung des momentanen (gestörten) Verhaltens annimmt. Es bedeutet, daß der Therapeut sich um den Klienten in einer nicht beherrschenden Weise kümmert und ihn als eine Person mit Wachstumsmöglichkeiten sieht. Es bedeutet, daß er eine offene Bereitschaft für die wirklichen Gefühle des Klienten zeigt; seien es Gefühle der Feindseligkeit oder Zärtlichkeit, Rebellion oder Unterwürfigkeit, Selbstsicherheit oder Selbstentwürdigung. Es bedeutet, ihn so zu lieben, wie er ist; vorausgesetzt, man versteht das Wort Liebe in der Bedeutung des theologischen Begriffs „Agape" und nicht in seiner üblichen romantischen oder beherrschenden Bedeutung. Was ich beschreiben will, ist ein Gefühl, das weder väterlich noch sentimental noch übertrieben sozial oder akzeptierend ist. Es respektiert den anderen als eigenständige Person und will ihn nicht beherrschen. Es ist eine starke Sympathie ohne Verlangen. Wir haben sie positive Wertschätzung genannt" (ROGERS 1962, S. 420).

Empathie (einfühlendes Verständnis)
„Die wesentliche Bedingung für Veränderung ist, daß der Therapeut ein genaues empathisches Verständnis der privaten Welt des Klienten erfährt. Empathie bedeutet dabei, die innere Welt der privaten, persönlichen Ereignisse des Klienten so zu sehen, als ob es die eigene wäre, wobei die 'Als-ob'-Qualität nicht verlorengehen darf. Dies scheint für therapeutische Veränderungen wichtig zu sein. Seinen Ärger, seine Furcht oder seine Gefühle, verfolgt zu werden, so zu erleben, als ob es die eigenen wären und dennoch so, daß nicht der eigene Ärger, die eigene Furcht oder das eigene Mißtrauen in ihnen durchkommt. Dies ist die Verhaltensbedingung, die wir beschreiben wollen. Wenn die Welt des Klienten dem Therapeuten verständlich ist und wenn er sich in ihr frei bewegen kann, dann kann er dem Klienten sowohl Verständnis über Dinge mitteilen, die dem Klienten bereits bekannt sind, als auch über Dinge, die der Klient noch nicht sieht. Diese Form der hochsensiblen Einfühlung scheint uns wesentlich für therapeutische Veränderungen zu sein" (ROGERS 1965, S. 99).

Echtheit (Ehrlichkeit)
„... Als erstes nehme ich an, daß persönliches Wachstum ermöglicht wird, wenn der Therapeut sich so gibt, wie er ist; wenn er im Beziehungsverhältnis zum Klienten natürlich ist, ohne Fassadenhaltung, und sich den Gefühlen und Einstellungen öffnet, die im Moment in ihm auftreten. Dieser Zustand soll mit dem Begriff Echtheit (congruence) beschrieben werden. Mit ihm soll ausgedrückt werden, daß der Therapeut seine aktuellen Gefühle erkennt und im Beziehungsverhältnis ausleben und – wenn erforderlich – mitteilen kann. Es bedeutet, daß er in eine direkte zwischenmenschliche Begegnung mit dem Klienten tritt und ihm auf einer Person-zu-Person-Basis begegnet. Es bedeutet, daß er er selbst ist und sich nicht verleugnet. – Niemand erreicht diese Bedingung vollständig, aber je mehr der Therapeut akzeptierend in sich hineinhört und je mehr er allen seinen Gefühlen ohne Furcht begegnen kann, um so höher ist das Ausmaß an Echtheit" (ROGERS 1962, S. 417).

Die genannten Einstellungen entsprechen einer humanistischen Weltauffassung und betonen Aspekte der Nächstenliebe. Sie sind im gewissen Sinne antiprofessionell und erfordern eine starke motivationale Beteiligung des Therapeuten. Von daher sind klientenzentrierte Therapien – zumindest für Kinder und Jugendliche – durch Engagement, Zuneigung, Interesse und Hilfsbereitschaft über den Rahmen des Therapiezimmers hinaus gekennzeichnet. Der Therapeut muß zum Kind positiv Stellung nehmen können, will er eine Therapie durchführen.

Spielkonzept

Das Spiel ist das vorrangige Kommunikationsmedium in der Spieltherapie. Es nimmt bis zu 90% der Kontaktzeit ein. Der Klient kann allein spielen, gemeinsam mit anderen (Gruppentherapie) oder mit dem Therapeuten. Das Spiel wird als „die infantile Form der menschlichen Fähigkeit (gesehen), Modellsituationen zu schaffen, um darin Erfahrungen zu verarbeiten und die Realität durch Planung und Experiment zu beherrschen" (ERIKSON 1957, S. 199). Charakteristisch für ein Spiel ist, daß die Spielziele und Spielregeln vom Spieler selbst zu wählen sind. Aus diesem Grunde gilt für die Spieltherapie als oberste Regel, daß der Klient sein Spiel, seine Spielregeln und sein Spielzeug bestimmen darf. Der Therapeut kann Vorschläge machen oder im Fall des Mitspielers Alternativen anbieten. Um eine freie Spielwahl zu ermöglichen, sind im Spielzimmer altersgemäße Spielsachen in möglichst großer Vielfalt anzubieten. Wichtig sind Sandkasten, Puppenhaus, Kaspertheater, Kaufmannsladen, Malmöglichkeiten und Fahrmöglichkeiten (wie z. B. Spieltrecker oder Dreirad; SCHMIDTCHEN 1974; SCHMIDTCHEN u. ERB 1979).

---

[1] Übersetzung durch den Autor

Klientenzentrierte Gesprächstherapie für Jugendliche

Kurzbeschreibung

Die klientenzentrierte Gesprächstherapie für Jugendliche findet bei 13- bis 17jährigen Jugendlichen mit Entwicklungsproblemen, Leistungs- und Berufsproblemen sowie dissozialen Problemen Anwendung. Die Therapie wird vorwiegend als Gruppenverfahren (3–6 Teilnehmer), aber auch als Einzelverfahren durchgeführt. Große Gruppen können von zwei Therapeuten arbeitsteilig betreut werden. Eine begleitende Einflußnahme auf die Schule oder den Arbeitsplatz ist häufig erforderlich. Elternarbeit wird im allgemeinen vom Jugendlichen abgelehnt, da der Jugendliche im allgemeinen für sich selbst Verantwortung tragen will.

Die Therapie dauert in der Einzelsituation 45 Minuten; in der Gruppensituation 1–2 Stunden. Die Gesamtlänge beträgt ca. 3–6 Monate. Der Therapeut hat die Rolle eines freundschaftlichen Pädagogen, der aus Engagement und Interesse mit Jugendlichen arbeitet und viel Verständnis für ihre Schwierigkeiten aufbringt. Ratschläge und unpersönliche professionelle Hilfe werden abgelehnt. Das Kommunikationsmedium ist das Gespräch und Rollenspiel. Der Inhalt ist das aktuelle Problemverhalten sowie die innere Motivation für dieses Verhalten.

Indikation

Die Gesprächstherapie für Jugendliche ist bei Störungen der Persönlichkeitsentwicklung (z. B. Identitätskrisen), bei schulischen und beruflichen Leistungsstörungen und dissozialen Verhaltensweisen (z. B. Delinquenz) indiziert (SCHMIDTCHEN u. KAATZ 1976; SEIFFGE-KRENKE 1986). Sie kann immer dann zur Problemlösung beitragen, wenn die Jugendlichen die verbale Reflexion und die Als-ob-Ebene der Lösungsarbeit akzeptieren. Des weiteren ist es erforderlich, daß die Störungen auf ein primäres Fehlverhalten des Jugendlichen zurückgehen (d. h. auf inadäquate Erlebens-, Denk- und Aktionsprozesse) und nicht allein auf widrige Umweltumstände. Da Jugendliche individualisierenden psychotherapeutischen Verfahren skeptisch gegenüberzustehen scheinen, sind Gruppentherapieverfahren vorzuziehen (s. SLAVSON u. SCHIFFER 1976; B. EHLERS 1981; TH. EHLERS 1981). Insgesamt zeigen Jugendliche eine gewisse Scheu vor Psychotherapie.

Therapiemethode

Die Gesprächstherapie für Jugendliche ähnelt dem Behandlungsangebot der Spieltherapie für die Störungsgruppe des sprunghaft-impulsiven und des dissozialen Verhaltens. Statt des Spiels wird das *themenzentrierte Gespräch und Rollenspiel* eingeführt (SARASON u. GANZER 1973). Als Themen werden Probleme gewählt, die im täglichen Leben des Jugendlichen auftreten: z. B. Probleme bei der Bewerbung um den Arbeitsplatz, Probleme mit Vorgesetzten, Probleme in der Schule, soziale Probleme (Vermeidung dissozialer Akte). In einer Erweiterung der Gesprächstherapie für Jugendliche haben STELLER u. Mitarb. (1978) ein Gesprächs- und Rollenspielprogramm entwickelt, das sich zur Behandlung jugendlicher Delinquenten eignet. Hier sind die Themen auf die Probleme jugendlicher Straftäter zentriert.

Ähnlich wie bei der Spieltherapie für dissoziale Kinder muß der Therapeut in der Gesprächstherapie für Jugendliche stärker lenken und Modellverhalten zeigen. Er muß durch das Einbringen seiner Person Anreize zur Umorientierung bieten. Er muß bereit sein, Herausforderungen, Provokationen, demonstratives Fehlverhalten und scharfe Kritik zu ertragen und therapeutisch umzuformen. Sein Verhalten ist dabei selten orthodox reflektierend und zurückhaltend, sondern *engagiert* und *persönlich*. Es steht in hohem Maße unter dem Einfluß der Dimensionen Echtheit und Empathie (s. TAUSCH u. Mitarb. 1971). Wegen der großen Variabilität, die aus motivationsfördernden Aspekten erforderlich ist, ähneln sich Gesprächstherapien für Jugendliche weniger stark als Spieltherapien für Kinder. Dies drückt sich u. a. in der Variation der Gruppengröße, der Kombination von Gesprächen mit Rollenspielen und der unterschiedlichen Länge der Therapiekontakte aus.

Reine Gesprächstherapien (TAUSCH u. TAUSCH 1979) ohne Rollenspiele und Themenzentrierung finden vorrangig bei der Behandlung von Störungen der Persönlichkeitsentwicklung und bei Anpassungsschwierigkeiten Anwendung. Bedingung für ihren erfolgreichen Ablauf ist, daß der Jugendliche Vertrauen zum Therapeuten hat und ihn als reflektierenden Gesprächspartner akzeptiert. Ähnlich wie bei der Gesprächstherapie für Erwachsene sollte sich der Therapeut auf die innere Befindlichkeit des Klienten konzentrieren und einfühlendes Verständnis zeigen.

Über die Länge der Gesprächstherapie für Jugendliche liegen keine empirischen Aussagen vor. Erfahrungswerte deuten an, daß die Therapie wegen der Motivationsschwierigkeiten der Jugendlichen kürzer als die Spieltherapie ist.

Zusammenfassung

Zusammenfassend ist festzustellen, daß die Spieltherapie und die Gesprächstherapie für Jugendliche Therapieformen sind, die zur Behandlung von Störungen der Wahrnehmungs-, Erlebens-, Denk- und Rückmeldungsfähigkeit eingesetzt werden. Da Kinder in hohem Ausmaß von der Betreuung durch ihre Eltern abhängen, ist die Spieltherapie mit einer beratenden oder trainierenden *Elternar-*

beit zu kombinieren (GORDON 1972; PERREZ u. Mitarb. 1985; SCHMIDTCHEN 1983). Die Jugendlichentherapie wendet sich hingegen vorrangig an den Jugendlichen und nicht an dessen Eltern.

Die genannten Therapieformen entwickeln sich zunehmend weiter und beziehen verschiedene theoretische Inhalte aus psychoanalytischer, individualpsychologischer, gestalttherapeutischer und verhaltenstherapeutischer Sichtweise ein. Sie liegen noch nicht in einer abgeschlossenen Form vor (vgl. SCHMIDTCHEN u. BAUMGÄRTEL 1980; RAMIN 1987). Das Kriterium für die Übernahme neuer Konzepte ist das Praxisexperiment und dessen wissenschaftliche Validierung.

Literatur

Axline, V. M.: Kinderspieltherapie im nicht-direktiven Verfahren. Reinhardt, München 1972
Beier, E. G.: The Silent Language of Psychotherapy. Aldine, Chicago 1966
Bommert, H.: Grundlagen der Gesprächspsychotherapie, 3. Aufl. Kohlhammer, Stuttgart 1982
Ehlers, B.: Die personenzentrierte Gruppentherapie mit Kindern. In: Die personenzentrierte Spieltherapie: Ergebnisse, Perspektiven, hrsg. von H. Goetze. Hogrefe, Göttingen 1981
Ehlers, Th.: Kinder-Spieltherapie, ein kritischer Überblick. In: Die personenzentrierte Spieltherapie: Ergebnisse, Perspektiven, hrsg. von H. Goetze. Hogrefe, Göttingen 1981 (S. 149)
Erikson, E.: Kindheit und Gesellschaft. Klett, Stuttgart 1957
Goetze, H., W. Jaede: Die nicht-direktive Spieltherapie. In: Handbuch der Psychologie, Bd. VIII/2, hrsg. von L. J. Pongratz. Hogrefe, Göttingen 1978
Gordon, T.: Familienkonferenz. Hoffmann u. Campe, Hamburg 1972
Mente, A., H. D. Spittler: Erlebnisorientierte Gruppenpsychotherapie, Bd. II. Junfermann, Paderborn 1980
Perrez, M., B. Minsel, H. Wimmer: Was Eltern wissen sollten. Müller, Salzburg 1985
Ramin, G.: Schulen der Kinderpsychotherapie. Junfermann, Paderborn 1987
Rogers, C.: A theory of therapy, personality and interpersonal relationship as developed in the client-centered framework. In: Psychology, a Study of Science, hrsg. von S. Koch. Mc Graw-Hill, New York 1959
Rogers, C.: The interpersonal relationship: The core of guidance. Harvard Educ. Rev. 42 (1962) 416
Rogers, C.: The therapeutic relationship: Recent theory and research. Aust. J. Psychol. 17 (1965) 95
Rogers, C.: Die klientbezogene Gesprächstherapie. Kindler, München 1973
Rogers, C.: Lernen in Freiheit. Kösel, München 1974
Sarason, J. G., V. J. Ganzer: Modeling and group discussion in the rehabilitation of juvenile delinquents. J. couns. Psychol. 20 (1973) 442
Schmidtchen, S.: Klientenzentrierte Spieltherapie. Beltz, Weinheim 1974
Schmidtchen, S.: Handeln in der Kinderpsychotherapie. Kohlhammer, Stuttgart 1978
Schmidtchen, S.: Klientenzentrierte Familientherapie. In: Schulen der Familientherapie, hrsg. von K. Schneider. Junfermann, Paderborn 1983 (S. 134)
Schmidtchen, S.: Klientenzentrierte Spieltherapie. Z. für personenzentr. Psychol. Psychother. 3 (1984) 73
Schmidtchen, S.: Spieltherapie mit Kindern – Ziele, Erfolge, Wirkweise. In: Spiel, hrsg. von L. Erler, R. Lachmann, H. Selg. Nostheide, Bamberg 1986 (S. 64)
Schmidtchen, S., F. Baumgärtel (Hrsg.): Methoden der Kinderpsychotherapie. Kohlhammer, Stuttgart 1980
Schmidtchen, S., A. Erb: Analyse des Kinderspiels, 2. Aufl. Athenäum, Königstein 1979
Schmidtchen, S., S. Kaatz: Gesprächspsychotherapie bei Jugendlichen. In: Handbuch der Kinderpsychotherapie, Bd. III, hrsg. von G. Biermann. Reinhardt, München 1976
Schmidtchen, S., A. Schlüter: Kinderpsychotherapie. In: Klinische Psychologie, Bd. III, hrsg. von U. Baumann, H. Berbalk, G. Seidenstücker. Huber, Bern 1980 (S. 251)
Seiffge-Krenke, J.: Psychoanalytische Therapie Jugendlicher. Kohlhammer, Stuttgart 1986
Slavson, S. R., M. Schiffer: Gruppenpsychotherapie mit Kindern. Vandenhoeck & Ruprecht, Göttingen 1976
Steller, M., W. Hommers, H. J. Zienert: Modellunterstütztes Rollentraining. Springer, Berlin 1978
Tausch, R., A. M. Tausch: Gesprächspsychotherapie. Hogrefe, Göttingen 1979
Tausch, R., A. Kühn, I. Langer, U. Lück: Merkmalszusammenhänge bei hilfreichen Gesprächen von Psychologen und Erziehern mit Jugendlichen. Z. Entw. päd. Psychol. 3 (1971) 121
Wagner, I.: Aufmerksamkeitstraining mit impulsiven Kindern. Klett, Stuttgart 1976

Familientherapie und Familienpsychiatrie
John G. Howells*

Definitionen

Familienpsychiatrie

In Großbritannien begann die Familienpsychiatrie 1949. Die ersten 10 Jahre der Pionierarbeit werden in unserem Buch über Familienpsychiatrie beschrieben (HOWELLS 1963). Dort wird sie als klinischer Ansatz definiert, der ein Kind, einen Jugendlichen oder einen Erwachsenen, der von der Familie wegen emotionaler Störungen vorgestellt wird, als Symptomträger einer Familienpathologie sieht. Dieses Konzept führt zur Anwendung von Verfahren, die die Psychodynamik der gesamten Familie in ihrem sozialen und kulturellen Umfeld untersuchen und eine Behandlung der Familie anbieten. In der Familienpsychiatrie wird die Familie nicht nur als Hintergrund angesehen, der verändert werden muß, um dem vorgestellten Patienten zu helfen. Familienpsychiatrie nimmt die Familie selbst als Patienten an und sieht das vorgestellte Mitglied als Ausdruck einer Familienpathologie.

Die kranke Person, egal welchen Alters, ist Symptomträger einer kranken Familie; die Aufmerksamkeit richtet sich auf die ganze Familie, die dann zum Patienten wird. Familienpsychiatrie kann da-

---

* Übersetzung: J. SCHNEIDER

her von Klinikern praktiziert werden, die Kinder, Jugendliche, Erwachsene oder alte Leute als Patienten annehmen.

Familientherapie

Familientherapie bedeutet wörtlich Behandlung (Therapie) der Familie. Es ist jedoch etwas Verwirrung über die Anwendung dieses Begriffs entstanden; zwei Bedeutungen sollen geklärt werden:
(1) Der Begriff wird in der Familienpsychiatrie verwendet und bedeutet die *Behandlung der gesamten Familie mit irgendeinem Verfahren.* Familientherapie wird hier in korrekter und wörtlicher Bedeutung verwendet.
Familienpsychiatrie umfaßt ein ganzes System von Theorie und Praxis, das einen Plan zur Einbeziehung der Familie beinhaltet, Familienpathologie in Betracht zieht, Familiendiagnose ebenso wie Familienbehandlung (Familientherapie). Familientherapie ist also Teil dieses Systems. Sie beinhaltet eine Reihe von Verfahren: Therapie mit zwei Familienmitgliedern, Familien-Gruppen-Therapie, Therapie mehrerer Generationen, Mehrfamilientherapie und Vektortherapie.
(2) Der Ausdruck wird auch in der Bedeutung verwendet, daß das *Familieninterview als therapeutisches Mittel* eingesetzt wird. Diese Behandlung kommt einem oder mehreren Familienmitgliedern zugute, aber nicht notwendigerweise der gesamten Familie. Diese Verwendung stammt aus der Arbeit amerikanischer Psychiater wie etwa NATHAN ACKERMAN (1958) und wird oft auch „conjoint family therapy" (gemeinsame Familientherapie) genannt. Ein korrekterer Ausdruck dafür wäre „Familieninterviewtherapie", also Therapie, die ein Familieninterview anwendet.

„Conjoint family therapy" steht einer Technik, die in der Familientherapie der Familienpsychiatrie angewandt wird, nahe: der Familien-Gruppen-Therapie. Beide ziehen bei der Behandlung die Familie als Gruppe heran, unterscheiden sich jedoch dahingehend, daß „conjoint family therapy" nicht immer die gesamte Familie als Behandlungsgegenstand heranzieht. „Conjoint family therapy" ist demnach nur ein Teil der Familientherapie nach Punkt (1), diese wiederum nur ein Teil der Familienpsychiatrie.

Kinderpsychiatrie und Familienpsychiatrie

In der Kinderpsychiatrie nimmt der Psychiater das Kind als Patienten an und beginnt mit der Untersuchung und Behandlung des Kindes. Viele Kinderpsychiater haben bereits großen Nutzen aus dem Familienansatz gezogen, so wie er in Ipswich, England, während der letzten 30 Jahre entwickelt wurde. In ähnlicher Weise kann ein dynamisch eingestellter Psychiater für Erwachsene oder ein Geriater Familienpsychiatrie praktizieren, indem er seine Aufmerksamkeit von dem einzelnen auf die gesamte Familie richtet, die dann als Patient angesehen wird.

Ein Kinderpsychiater kann einen familienpsychiatrischen Ansatz auf eine von drei möglichen Arten praktizieren, von denen nur zwei wirklich Familienpsychiatrie sind:
(1) Der Psychiater nutzt, nachdem er das Kind als Patient akzeptiert hat, sein Wissen über die ganze Familie, um dem Kind zu helfen. Das ist keine Familienpsychiatrie, weil der Teil, der gesund gemacht werden soll, das Kind ist und nicht die ganze Familie. Es ist ein familienpsychiatrischer Ansatz, dem eine *Individualpsychiatrie* aufgesetzt wird. Die Umstände können einen Praktiker manchmal zu solch einem Ansatz zwingen, er hat jedoch deutliche Grenzen. Wenn sich die Familienbeziehungen zugunsten des einen Familienmitgliedes, das der Patient ist, ändern, kann ein anderes Familienmitglied, Kind oder Erwachsener, krank werden, so daß sich nur der Brennpunkt der Krankheit verlagert, die Familie als Ganzes jedoch krank bleibt. Und dann passiert es nur allzuoft, daß die Familienbeziehungen zu ihrem ursprünglichen Zustand zurückkehren, wenn die Behandlung beendet ist. Außerdem können gleichermaßen oder sogar stärker gestörte Familienmitglieder übersehen werden.
(2) Nachdem das Kind als Patient angenommen wurde, schenkt der Psychiater der übrigen Familie gleiche Aufmerksamkeit bei seiner Beurteilung und beginnt die Familie als Ganzes zu behandeln. Die Familie selbst steht im Brennpunkt der Bemühungen. Dem zunächst vorgestellten Kind wird nicht mehr, aber doch gleiche Aufmerksamkeit geschenkt wie dem Rest der Familie. Es profitiert von der Harmonisierung seiner Umgebung. Dies ist wirkliche Familienpsychiatrie, obwohl sie oft als *Kinder- und Familienpsychiatrie* bezeichnet wird.
(3) Ein Familienmitglied gleich welcher Altersgruppe oder ein Teil der Familie oder idealerweise die ganze Familie wird als Patient angenommen; gleich, mit welchem Teil der Familie zuerst Kontakt aufgenommen wird, beginnt die Behandlung mit der Familie als ganzer. Das wird *Familienpsychiatrie* genannt. Ein Kinderpsychiater kann in mehreren Situationen diesen Ansatz praktizieren: a) Er kann mit einem ähnlich denkenden Kollegen zusammenkommen, der gewöhnlich nur erwachsene Familienmitglieder annimmt, und einen gemeinsamen familienpsychiatrischen Beratungsdienst bilden; b) wenn er sich in einer Gegend befindet, in der es keine anderen Beratungsstellen gibt, kann er seine Kinderberatungsstelle erweitern und auch Patienten anderer Altersgruppen als Patienten annehmen; c) er könnte in der glücklichen Lage sein, in einem neuen

Krankenhaus eine psychiatrische Abteilung aufzubauen, die er von Anfang an auf diese Weise einrichtet; d) wenn in seiner Arbeitssituation Experimentieren möglich ist, kann er ein Versuchsprojekt zur Familienpsychiatrie in die Wege leiten.

In der folgenden Diskussion wird angenommen, daß der Psychiater das zweite der oben angegebenen Beispiele der Familienpsychiatrie praktiziert – ein Kind wird zunächst als Patient angenommen, und dann geht die Behandlung auf die ganze Familie über, die so zum Patienten wird. Dies wurde bereits „Kinder- und Familienpsychiatrie" genannt und ist tatsächlich Familienpsychiatrie.

Familientherapie (Behandlung der Familie)

Wenn ein Kind als Patient angenommen wird, muß der Psychiater nachweisen, daß sein junger Patient emotional krank ist und worin seine Krankheit besteht. Wenn der Therapeut, was meistens der Fall ist, herausfindet, daß die Krankheit des Kindes Teil der Krankheit seiner Familie ist, ist der nächste Schritt die Untersuchung der Familie selbst. Das Ziel der Diagnose ist es, die Störung des vorgestellten Familienmitgliedes zu beurteilen und dann die Störung der ganzen Familie. Eine wirksame Behandlung kann nur nach einem klaren Verstehen der Familienstörung geplant werden. Wenn dieser Schritt nicht systematisch durchgeführt wurde und der Therapeut zur Behandlung übergeht, wird er aufgrund mangelnder Information aufs Geratewohl herumsuchen. So wird ein Großteil der sogenannten Behandlung der Familie zu einem unsystematischen Suchen nach einer Diagnose. Das Verstehen der Familienpathologie ist ein Prozeß – die Familiendiagnose; die Veränderung der Familie zum Besseren hin ist ein anderer Prozeß – die Familientherapie.

Wenn der Therapeut sich ein klares Bild von der Familienpathologie gemacht hat, kann er mit der Behandlung beginnen. Dabei hat er die Wahl zwischen zwei Hauptvorgehensweisen – Familienpsychotherapie und Vektortherapie.

Für die Diskussion der Familientherapie sind also die Familiendiagnose, die Familienpsychotherapie und die Vektortherapie zu berücksichtigen.

Familiendiagnose

In einer Beratungsstelle für Kinder- und Familienpsychiatrie ist es hilfreich, wenn die einweisenden Stellen die ganze Familie dazu bewegen, das Kind zum ersten Gespräch zu begleiten. Die Familie schließt natürlich die Eltern und alle Geschwister mit ein, die das vorgestellte Kind hat. Wenn die Familie jedoch nicht bereit ist, als Ganzes teilzunehmen, sollte das kein Hinderungsgrund für die Vorstellung sein. Stark gestörten Familien fehlt oft die Krankheitseinsicht, so daß sie nicht bemerken, daß sie Hilfe brauchen. Wenn also die Familienmitglieder, die die Hilfe abgelehnt haben, übersehen werden, wird der stärker gestörte Teil der Gemeinschaft niemals eine Behandlung bekommen. Es ist realistischer, anfänglich so viele Familienmitglieder anzunehmen, wie sich dazu bereit erklären, und dann eine intensive Beziehung zu der Familie zu entwickeln und schließlich alle Mitglieder zu ermutigen teilzunehmen.

Es können drei verschiedene *Arten von Kliniken* eingerichtet werden:

1. Kliniken, die Kinder aller Altersgruppen aufnehmen.
2. Kliniken für Jugendliche; diese werden jetzt häufig im Zusammenhang mit Kinderkliniken eingerichtet. Obwohl Jugendliche für gewöhnlich als eine Gruppe angesehen werden, so scheint es doch drei verschiedene Altersstufen zu geben, die frühe, die mittlere und die späte Adoleszenz.
3. Kliniken, die für bestimmte klinische Probleme zuständig sind; z. B. Kliniken für psychosomatische Störungen, Delinquenz, multiple Behinderung, Psychosen. Diese Einteilung der Patienten in klinische Kategorien ist in einer großen kinderpsychiatrischen Beratungsstelle leichter durchzuführen.

Die meisten Kliniken arbeiten entsprechend den oben beschriebenen Typen 1 und 2.

Ein wesentliches Prinzip ist, das Kind anzunehmen, das anfänglich vorgestellt wird, und dann die gesamte Familie mit einzubeziehen. Bei unserer eigenen Beratungsstelle, dem „Institute of Family Psychiatry" in Ipswich, fanden wir, daß ungefähr ein Drittel der Familien leicht einbezogen werden kann. Das zweite Drittel kann nach einer gewissen Zeit einbezogen werden, die sich manchmal bis auf einige Monate ausdehnt. Das letzte Drittel wird als Gesamtheit nie einbezogen. Wenn jedoch der anwesende Teil der Familie und der Therapeut den fehlenden Teil der Familie mitberücksichtigen, sind sie in ihren Bemühungen nicht ernsthaft beeinträchtigt.

Das Haupthindernis für die Miteinbeziehung der Familien liegt beim Therapeuten selbst. Der Übergang von dem individuellen zu dem Familienmodell erfordert eine deutliche Verlagerung des Schwerpunktes, und es passiert nur zu leicht, daß man in das individuelle Modell zurückverfällt. Die meisten Familien begrüßen es, als Ganzes zu kommen.

Für die Untersuchung müssen verschiedene *Interviewformen* angewendet werden. *Einzelinterviews* können u. U. erforderlich sein. *Zweierinterviews* betreffen zwei Familienmitglieder, die sich mit dem Therapeuten treffen, es kann irgendein Paar der Familie sein, z. B. Mann und Frau, Vater und Kind, Mutter und Kind oder zwei Kinder. Eine *Familiengruppendiagnose* betrifft die ganze Familie, die sich mit dem Therapeuten trifft; das ist, wenn möglich, die Methode der Wahl. Ein *Mehrgenerationeninterview* basiert auf den beiden Stammfamilien der Eltern, die sich mit der Kernfamilie treffen. Dieses letztere Interview ist von großer Bedeutung. Bislang war es üblich, die Kindheitserfahrungen der Eltern aus ihren eigenen Berichten zu erfahren. Oft sind jedoch die Stammfamilien für einen Bericht aus erster Hand erreichbar.

Der Schlüssel zu einem erfolgreichen Interview ist, daß man flexibel ist und in jedem Moment das Interview auf die Erfordernisse der therapeutischen Situation abstimmt.

Die Untersuchung erfolgt in drei Schritten:
1. *Untersuchung des vorgestellten Kindes.* Das Ziel ist hier eine Antwort auf die Frage: „Ist das Kind emotional krank, wenn ja, in welcher Hinsicht?" Der Therapeut geht von den Beschwerden des Kindes oder seiner Eltern aus, geht dann über zu einer vollständigen Untersuchung des Kindes in jeder Hinsicht und entscheidet dann, ob die kinderpsychiatrische Beratungsstelle sich mit den Problemen des Kindes befassen soll oder ob es die Angelegenheit einer anderen Dienststelle ist. Gewöhnlich gibt es Interviews mit den Eltern und mit dem Kind (Familiengruppe), nur mit dem Kind (Einzelinterview) oder nur mit den Eltern (Zweierinterview). Flexibilität im Gebrauch dieser Interviewform ist bedeutsam.
2. *Untersuchung der Familie.* Angenommen, das kranke Kind ist ein Symptomträger einer kranken Familie, dann ist es notwendig, die Familie systematisch nach allen Dimensionen hin zu untersuchen. Ein geeignetes Schema wurde an anderer Stelle vorgestellt (HOWELLS 1975). Dabei trifft sich der Therapeut mit der ganzen Familie, um ihr Fehlverhalten und ihr gesundes Funktionieren, ihre Defizite und ihre Möglichkeiten zu beurteilen. Dazu wird am besten zu Beginn ein Familiengruppeninterview durchgeführt. Die Interviews können ergänzt werden durch spezielle Techniken wie etwa den „Family Relations Indicator" (HOWELLS u. LICKORISH 1967).
3. *Untersuchung der Familienpathologie.* Das Ziel ist hier die Antwort auf die Frage: „Wenn Schritt zwei ergeben hat, daß die Familie krank ist, woher kommt diese Krankheit?" Der Therapeut trifft sich mit der Familie und hat ein klares Konzept all der Gebiete, die erfragt werden sollen, im Kopf. Durch sein Geschick und hinreichend Zeit wird die Familie ermutigt, all die wichtigen Gebiete aufzugreifen, bis ein deutliches Bild vom Ursprung der Störung entsteht. Das Familiengruppeninterview wird, falls nötig, durch ein Mehrgenerationeninterview ergänzt.

Wenn diese Verfahren abgeschlossen sind, ist es möglich, eine *Diagnose* zu formulieren. Die Diagnoseverfahren brauchen unterschiedlich viel Zeit, von einem halben Tag bis zu mehreren Monaten, wenn die Diagnose eine Familie mit einem schwierigen Problem oder eine hartnäckige Familie betrifft. In der schriftlichen Diagnose wird festgestellt, ob die Familie eine Neurose hat oder nicht, werden die Anzeichen und Symptome, die die Familie manifestiert, beschrieben und wird die Ursache der gestörten Familienfunktion aufgeführt; dabei darf nicht vergessen werden, die Rolle darzustellen, die das vorgestellte Kind dabei spielt.

Es gibt viele Beispiele von Familienstrukturen (HILL u. HANSEN 1960). An anderer Stelle wurde ein familiendiagnostischer Ansatz mit 15 Dimensionen beschrieben, der sich in der klinischen Praxis als praktikabel erwiesen hat (HOWELLS 1968); es ist möglich, Therapeuten im Umgang mit diesem diagnostischen Modell auszubilden.

Der diagnostische Vorgang des Verstehens des Krankheitsprozesses muß deutlich unterschieden werden von der *Behandlung des Krankheitsprozesses.* Allzuoft verbringen Therapeuten viele Stunden damit, den Familien zuzuhören, wie sie ihre Erfahrungen in faszinierenden Details schildern, und reden sich ein, daß dies eine Behandlung sei. Das ist es nicht. Manchmal beginnt die wirkliche Behandlung nie, nämlich wenn ein Therapeut endlos nach mehr und mehr faszinierenden Berichten über die familiäre Situation sucht. Das soll nicht heißen, daß nicht auch während der Behandlung noch einige Informationen über die Familie zu erhalten sind. Aber gerade hier muß der Therapeut unterscheiden zwischen dem Erhalten von Information über die Familienpathologie und dem Bewirken einer Veränderung zum Besseren für die Familie, also der Behandlung.

Nach der Familiendiagnose geht der Therapeut zur Wahl der Behandlungsmethode über – Familienpsychotherapie oder Vektortherapie oder beides, weil sie sich ergänzen.

Familienpsychotherapie

Wenn ein vollständiges Bild über das Funktionieren und das gestörte Funktionieren der Familie vorliegt, ist der Therapeut in der Lage, realistische Pläne für eine Behandlung aufzustellen, mit Vorschlägen, die nicht nur dem vorgestellten Patienten, sondern seiner ganzen Familie helfen. Die erste Behandlungsform ist die Familienpsychotherapie.

Das *Ziel* der Familienpsychotherapie ist die Verwendung eines Werkzeugs, die Psyche des Therapeuten, um eine Veränderung der kollektiven Gruppenpsyche der Familie zu bewirken. Es wird erwartet, daß dieser Vorgang die Familie harmonisiert und damit auch dem kindlichen Patienten Gesundheit bringt. In den Familien gibt es gewöhnlich zwei Elternteile, die möglicherweise in ihren Stammfamilien unangenehme Erfahrungen

gemacht haben; ihre Behinderungen oder ihr Umgang mit unangenehmen Auswirkungen auf sie verursachen in ihrer gegenwärtigen Familie Probleme.
Der Therapeut muß für sein therapeutisches Vorgehen Ziele aufstellen wie z. B.:
1. Sollen beide Eltern völlig harmonisiert werden zu idealen Menschen?
2. Soll es einen eher begrenzten Behandlungsgegenstand geben, der die Elemente enthält, die die Disharmonie in der gegenwärtigen Situation verursachen?
3. Soll sich der Therapeut nur mit den Belastungen beschäftigen, die gegenwärtig auftauchen?
4. Soll sich der Therapeut mit einigen Wunden aus der Vergangenheit beschäftigen, weil sie sich auf die Gegenwart auswirken?
5. Soll die Vektortherapie (s. u.) mit der Familienpsychotherapie Hand in Hand gehen?

Das übergeordnete Prinzip bei der Anwendung des Interviews ist Flexibilität. Familiengruppentherapie („conjoint family therapy") ist oft die *Methode der Wahl*, es kann jedoch notwendig sein, daß sie Hand in Hand geht mit gleichzeitigen Einzelgesprächen mit besonders vulnerablen Familienmitgliedern. Eine Therapie, bei der sich der Therapeut mit zwei Familienmitgliedern trifft, kann dem *Familiengruppeninterview* vorausgehen, gleichzeitig stattfinden oder ihm folgen. Wenn sich der Therapeut mit den vergangenen Einflüssen beschäftigen will, bestehen kaum Zweifel, daß die wirksamste Form der Familienpsychotherapie eine *Mehrgenerationentherapie* ist. Die beiden Familien der Eltern treffen sich mit der vorgestellten Familie in einer Gruppe von drei Familien; die Belastungen, die auf die Eltern der vorgestellten Familie drükken, können in der Aktualität besser behandelt werden als in den entfernten Erinnerungen im Gedächtnis der Eltern. Keine andere psychotherapeutische Methode reicht an die Mehrgenerationentherapie heran, hinsichtlich der Intensität der Kommunikation, des Besserungsvermögens, der Gefahr von Schaden und der Notwendigkeit therapeutischen Geschicks. Die oben genannten Interviews können nach Bedarf ergänzt werden durch die Anwendung einer *„multiple impact therapy"* (MACGREGOR 1962). Bei der ursprünglichen Methode kamen die Familien für zwei oder drei Tage zu ihrer örtlichen Behandlungsstätte, wo sie während dieser ganzen Zeit eine Therapie bekamen. Die Durchführung einer solchen Dauerbehandlung kann einen ganzen Tag beanspruchen und ist besonders wertvoll bei einer Mehrgenerationentherapie.
In der kinderpsychiatrischen Praxis ist die übliche Form des Einzelinterviews die mit dem Kind. Am „Institute of Family Psychiatry" in Ipswich führt ein Kinderpsychotherapeut die Untersuchung und Behandlung des kindlichen Patienten in Zusammenarbeit mit dem Psychiater der Familie durch.

Psychiater und Kindertherapeut zusammen entwerfen einen Behandlungsplan für das einzelne Kind. Es kann notwendig sein, daß Psychiater und Spieltherapeut das Kind und seine Eltern als Gruppe sehen.
Jugendliche sind besonders darauf bedacht, als Erwachsene angesehen zu werden, im Hinblick auf Vertrauen und auf die Beziehung zwischen dem Therapeuten und ihren Eltern. Oft ist es klug, die Therapie mit dem Jugendlichen in Einzelinterviews zu beginnen. Wenn ein Bezug hergestellt ist, kann über die Zweckmäßigkeit eines Familiengruppeninterviews gesprochen werden. Der Jugendliche braucht eine Rückversicherung, daß alle Angelegenheiten, die zwischen ihm und dem Therapeuten behandelt wurden, so lange vertraulich bleiben, wie er es wünscht. Ziel und Organisation des Familiengruppeninterviews wird auch zwischen Jugendlichem und Therapeut vorbereitet.

Vektortherapie

Die zweite Form einer Familienbehandlung ist die Vektortherapie, sie ergänzt die erste Form, die Familienpsychotherapie, ist aber in der täglichen Arbeit effektiver, besonders bei begrenzten Mitteln. Dennoch sind die beiden Behandlungsmethoden komplementär.
Dreißig Arbeitsjahre mit Familien am „Institute of Family Psychiatry" in Ipswich brachten Fälle zutage, bei denen eine Neurose durch Maßnahmen gelöst oder gebessert wurde, die die Interviewpsychotherapie ergänzt haben oder von ihr unabhängig waren. Die klinische Arbeit und Forschung bestätigen die Hypothese, daß therapeutische Faktoren außerhalb des psychotherapeutischen Interviews wirksam waren, und es wurden Bemühungen unternommen, diese Faktoren zu bestimmen.
Ein *Vektor* stellt eine Einheit dar, die eine Richtung hat. Kraft, einschließlich emotionaler Kraft, ist eine Einheit mit einer Richtung und kann daher Vektor genannt werden. Eine Neurose resultiert aus einer Erfahrung von kurzer oder langer Dauer, bei der die Psyche einer Person Schaden nimmt durch ungesunde, belastende emotionale Kräfte, schädliche *(negative) Vektoren* genannt, die von einer emotionalen Quelle, einer anderen Person stammen. Sie stehen im Gegensatz zu gesundheitsfördernden, positiven Vektoren.
Oft wird eine Person von einer oder mehreren schädlichen emotionalen Kräften bedrängt und oft auch von einer ganzen Konstellation schädlicher Kräfte. Die wichtigsten und dramatischsten Kräftekonstellationen sind die, die sich innerhalb der Familie ereignen. Die Zeit der stärksten Wirkung sind die Jahre der Persönlichkeitsentwicklung, in denen langfristiger Schaden bewirkt werden kann und eine Verletzlichkeit für Ereignisse im späteren Leben entstehen kann. Manchmal tauchen die schädlichen Kräfte außerhalb der Familie auf – in

Ersatzfamilien, Institutionen, Schulen, Arbeitsplätzen oder dem sozialen Umfeld.

Eine Neurose kann sich ohne klinisches Einschreiten auflösen. Wenn unsere Auffassung von Psychopathologie richtig ist, findet diese Veränderung statt, weil die schädliche Kräftekonstellation sich geändert hat und eine Abschwächung des Traumas bewirkt; der Grad der Veränderung spiegelt den Grad der Verringerung des Traumas wieder. Wenn wir herausfinden können, was diese Kräftekonstellation veranlaßt, sich zu verändern, dann sollten wir in der Lage sein, die Kräfte, die zu diesen Veränderungen führen, zu *lenken*.

Vektortherapie bezieht sich auf unsere Fähigkeit, diese Kräftekonstellationen zu verändern, nicht zufällig, sondern systematisch und gezielt.

Vektortherapie identifiziert die Konstellation von Vektoren innerhalb und außerhalb einer Familie und bringt sie mit den emotionalen Kräften innerhalb des Lebensraumes in Einklang, um für eine Person oder eine Familie in ihrem Lebensraum Besserung zu bewirken.

Psychotherapie bedeutet Behandlung, die eine psychische oder emotionale Beeinflussung anwendet. Damit ist Vektortherapie ein psychotherapeutischer Vorgang.

Die sorgfältige Beurteilung einer Person bringt eine schädliche Kräftekonstellation ans Licht, die in ihrem Leben ein Trauma bewirkt hat und vielleicht noch immer bewirkt. Die wichtigsten Explorationsgebiete sind drei – die Lebenserfahrung des Patienten in seiner Stammfamilie, in seiner derzeitigen Familie und außerhalb des Familienkreises. Ein für diese Exploration unersetzliches Verfahren ist es, den Patienten zusammen mit seiner Familie zu treffen – entweder mit der Herkunftsfamilie oder mit seiner gegenwärtigen –, ein Verfahren, das bereits als Familiengruppendiagnose bezeichnet wurde (HOWELLS 1975).

Die wesentlichen *Schritte bei der Anwendung der Vektortherapie* befassen sich mit der Beurteilung psychischer Faktoren oder dem Hervorrufen psychischer Veränderungen. Sie können wie folgt zusammengefaßt werden:

(1) Die Konstellation emotionaler Kräfte in einer bestimmten Familie mit Hilfe der Familiengruppendiagnose abklären.
(2) Der Familie die besonderen Kräfteverhältnisse verständlich machen.
(3) Der Familie durch eine unterstützende Beziehung helfen, eine Veränderung dieser ungünstigen Kräfteverhältnisse zu bewirken.
(4) Falls nötig, die Familie mit kommunalen Einrichtungen in Berührung bringen, die diese Veränderung begünstigen können.
(5) Kommunale Einrichtungen schaffen, die in der Lage sind, Veränderungen der psychischen Familienstruktur zu bewirken. Diese Einrichtungen sollen keine materielle, sondern emotionale Hilfe bringen. Dies kann sich auf eine Anpassung gegenwärtiger Einrichtungen beziehen oder auf die Errichtung neuer.

Gelegentlich verwechseln einzelne Mitarbeiter Vektortherapie mit „Umweltmanipulation". Das ist falsch; Vektortherapie beschäftigt sich mit der emotionalen, nicht mit der physikalischen Umwelt, sie verändert die Konstellation emotionaler Kräfte, sie beschäftigt sich ebensosehr mit den inneren emotionalen Kräften wie mit den äußeren, sie wird von der Familie in einem Familiengruppeninterview selbst gesteuert und nicht von Institutionen, d. h., sie ist eine Psychotherapie.

Vektortherapie kann auch wirksam sein, wenn die Möglichkeit für eine Interviewpsychotherapie fehlt oder selten ist. Diese Situation ist häufig. Wenn die Möglichkeiten beschränkt sind, hat die Vektortherapie den zusätzlichen Vorteil, ökonomisch zu sein. Sie verlangt vom Therapeuten den gleichen Geschicklichkeitsgrad wie die Interviewpsychotherapie, doch sie spart ihm Interviewzeit, da die Veränderung durch kontrollierte therapeutische Situationen außerhalb des Interviews hervorgerufen wird.

Vektortherapie kann auch wirksam sein, wenn die Möglichkeit zur Interviewpsychotherapie zwar gegeben ist, wenn es jedoch unwahrscheinlich ist, sie verfügbar zu machen; ein Beispiel ist die Behandlung einer hartnäckigen oder einer Problemfamilie. Vektortherapie kann angewendet werden, wenn die Situation eine dringende Lösung erfordert, wenn jemand verletzt oder gefährdet werden könnte, bevor die Interviewpsychotherapie wirksam wird. Wenn z. B. für ein Kind die Gefahr besteht, daß es in seinem eigenen Zuhause geschlagen wird, muß es unbedingt an einen sicheren Ort gebracht werden. Bei idealen Möglichkeiten werden die schnellsten und besten Ergebnisse mit einer Kombination aus Interviewpsychotherapie und Vektortherapie erzielt werden.

Schlußfolgerungen

In der Familienpsychiatrie kann den therapeutischen Notwendigkeiten zu einem bestimmten Zeitpunkt mit einer flexiblen Einstellung begegnet werden, die bereit ist, alles, was geeignet ist, anzuwenden. So können psychotherapeutische Verfahren für Einzelpersonen und Familiengruppen zusammen angewendet werden oder Familiengruppentherapie und Vektortherapie oder Familiengruppentherapie und Zweiertherapie usw.

Wenn möglich, soll die ganze Familie in den Behandlungsprozeß mit einbezogen werden. Es kann notwendig sein, daß die Behandlung mit einer einzelnen Person oder nur mit einem Teil der Familie fortgesetzt werden muß; dies kann der Fall sein, weil keine Möglichkeit gegeben ist, die ganze Familie mit einzubeziehen oder weil die Behandlungssituation es zu diesem Zeitpunkt erfordert.

Auch wenn nur ein Teil der Familie behandelt wird, so wird doch der Rest der Familie nicht übersehen, und das Ziel ändert sich nicht; es bleibt das Ziel, die ganze Familie anzupassen.

Familienpsychotherapie, Vektortherapie und präventive Psychiatrie sind komplementär, die effektivste Familienbehandlung wendet alle diese Verfahren simultan an.

Literatur

Ackerman, N. W.: The Psychodynamics of Family Life. Basic Books, New York 1958

Hill, R., D. A. Hansen: The identification of conceptual frameworks utilized in family study. Marriage Fam. Liv. 22 (1960) 299

Howells, J. G.: Family Psychiatry. Oliver & Boyd, Edinburgh 1963

Howells, J. G.: Theory and Practice of Family Psychiatry. Oliver & Boyd, Edinburgh 1968

Howells, J. G.: Principles of Family Psychiatry. Brunner & Mazel, New York 1975; Pitman Medical, London 1975; dt.: Familien-Psychotherapie. Reinhardt, München 1978

Howells, J. G., J. R. Lickorish: Family Relations Indicator. Oliver & Boyd, Edinburgh 1967; dt.: Familien-Beziehungs-Test (FBT), 3. Aufl. Reinhardt, München 1982.

MacGregor, R.: Multiple impact psychotherapy with families. Fam. Process 1 (1962) 15

Gruppentherapie
Rainer G. Siefen

Historische Entwicklung und Definitionen

Den Begriff Gruppenpsychotherapie prägte 1932 MORENO, der Begründer des Psychodramas, der erste Erfahrungen mit Kindergruppen beim Stegreiftheater sammelte (ANZIEU 1984). Unabhängig davon entwickelte SLAVSON in den dreißiger Jahren verschiedene Formen der „group psychotherapy" für unterschiedliche Altersgruppen von Kindern und Jugendlichen (SLAVSON u. SCHIFFER 1976). AICHHORN (1935) arbeitete mit Gruppen dissozialer Jugendlicher nach einem pädagogisch-psychotherapeutischen Konzept. Die Untersuchungen von LEWIN u. Mitarb. (1939) an Kinder- und Adoleszentengruppen mit unterschiedlichem Führungsstil trugen zur späteren Entwicklung der Gruppendynamik als Wissenschaft bei (LEWIN 1947). Nicht zuletzt aus ökonomischen Gründen wandten sich dann in den vierziger und fünfziger Jahren fast alle wichtigen Therapieschulen der Gruppentherapie – überwiegend mit Erwachsenen – zu. In der zunächst dominierenden psychoanalytischen Gruppenpsychotherapie entstand ein Gegensatz zwischen der Auffassung von Gruppentherapie als Behandlung des einzelnen in der Gruppe (WOLF u. SCHWARTZ 1962) und dem Konzept der Psychotherapie der Gruppe (BION 1961). Später traten eine stärkere Konzentration auf den Prozeß des „Hier und Jetzt" (YALOM 1974) und die Weiterentwicklung interaktionsbezogener Strukturmodelle (HEIGL-EVERS u. HEIGL 1973) in den Vordergrund.

ROGERS (1970) wandte nicht nur früh seine klientenzentrierte Therapie in Gruppen an, sondern beeinflußte auch die Encounter-Bewegung wesentlich. Die Gruppenanwendung der Gestalttherapie nach PERLS (RONALL u. FEDER 1983) und die Entwicklung verhaltenstherapeutischer Gruppenmethoden etwa zur Multimodalen Therapie (KEAT 1979) lassen einen zunehmenden methodischen Eklektizismus erkennen, der eine Vielzahl weiterer Gruppentherapieformen hervorgebracht hat (vgl. RUITENBEEK 1974; SHAFFER u. GALINSKY 1977; SCHNEIDER-DÜKER 1981).

Gruppenpsychotherapie definiert FENGLER (1977) als „die gleichzeitige psychologische Behandlung einer Mehrzahl von Personen, die soziales Lernen und systematische Verhaltensmodifikation unter dem Aspekt ihrer gesundheitlichen Relevanz zum Gegenstand hat". Diesen Kriterien sind ergänzend hinzuzufügen: der Einschluß psychiatrischer Behandlung, die formale und geschützte Organisation (CORSINI 1957), der empirisch wissenschaftliche Bezug, die gegenseitige Beeinflussung und unterschiedliche Interdependenz der in diesem System Mitwirkenden (BATTEGAY 1979) und die prozeßhafte und angestrebte Veränderung von Strukturen (HEIGL-EVERS u. HEIGL 1979) sowie die spezifische Ausbildung des Gruppenleiters (SCHEIDLINGER 1985).

Gruppentherapeutische Methoden

Aktionszentrierte Gruppentherapieformen

In der Spielgruppentherapie nach SLAVSON, die wie alle auf ihn zurückgehenden Therapieformen überwiegend psychoanalytisch orientiert ist, sollen bei vier- bis sechsjährigen Jungen und Mädchen durch regressions- und katharsisförderndes Spielmaterial und Spielformen Einsicht, Realitätsprüfung und Sublimierung gestärkt werden (SLAVSON u. SCHIFFER 1976). Die Aktivitätsgruppentherapie (SLAVSON 1956) für acht- bis zwölfjährige aggressive, überabhängige, zurückgezogene und sonst emotional gestörte Kinder mit ausreichendem sozialem Kontaktbedürfnis verlangt eine sehr ausgewogene Gruppenzusammensetzung. Bei gemeinsamen Aktivitäten wie Spielen, Basteln, Essen und Ausflügen in einer verbotsfreien Atmosphäre werden auf der Basis einer tragfähigen Beziehung zum Therapeuten und positiven Interaktionserfahrungen mit anderen Kindern zunächst gutartige Regression und später angemessene Ichentwicklung und Selbstdarstellung ermöglicht. In der Aktivitäts-Interview-Gruppentherapie für stärker emotional gestörte Kinder spricht der Therapeut aktuelle Konflikte zusätzlich verbal an und interpretiert das Verhalten von einzelnen wie der gesamten Gruppe, wobei auch hier durch Spiele, manuelle Betätigung und anregende Materialien der Gruppenprozeß gefördert wird.

Therapeutische Strategien und Setting der personenzentrierten Spieltherapie mit vier- bis zwölfjährigen Kindern weisen deutliche Ähnlichkeit mit der psychoanalytischen Kindergruppentherapie nach SLAVSON oder GINOTT (1961) auf. Allerdings hat die Verbalisierung von Gefühlen der Kinder größeres Gewicht (EHLERS 1981).

Grundlegende Techniken des Psychodramas nach MORENO wie Rollenspiel, Rollenwechsel, Spiegeltechnik und Doppelmethode (Hilfs-Ich), die zumindest teilweise von vielen Kinder- und Jugendlichengruppentherapeuten übernommen wurden, ermöglichen Bewußtwerden verdrängter Konflikte, Identifikation und Katharsis des einzelnen wie der Gruppe (ANZIEU 1984). Für Kinder bietet sich das psychodramatische Spiel mit – gegebenenfalls zuvor selbstgefertigten – Puppen an (DU PLESSIS u. LOCHNER 1981). Wegweisend war außerdem die klare Strukturierung der Behandlungseinheit im Psychodrama in Warm-up-Phase, Phase des Protagonisten – oder Gruppenspiels und anschließendes Feedback (Sharing).

Gestalttherapeutische Arbeit in der Gruppe – verbal, durch Rollenspiel oder mittels zu kreativer Selbstentäußerung anregenden Materials – konzentriert sich auf das einzelne Kind oder Jugendlichen. Gefördert wird die Identifikation der übrigen Teilnehmer, nicht aber die Gruppeninteraktion (OAKLANDER 1981). Sonstige aktionszentrierte Behandlungsformen wie Musikgruppentherapie, konzentrative Bewegungstherapie, Atemtherapie und autogenes Training werden in Kinder- und Jugendlichentherapiegruppen bislang nur begrenzt systematisch angewandt.

Vorwiegend verbale Gruppentherapieformen

Erst mit zunehmendem Alter, d. h. vor allem bei Jugendlichen, sind überwiegend verbale Gruppentherapieformen sinnvoll. Ziel der *psychoanalytischen* Gruppentherapie, hier weitgehend nach dem Göttinger Modell dargestellt (HEIGL-EVERS u. HEIGL 1985), sind zunächst das Bewußtmachen und später die angemessenere Bewältigung jener verdrängten und damit unbewußten Konflikte, die bei den Gruppenteilnehmern zu Verhaltensbeeinträchtigungen und psychopathologischen Symptomen geführt haben. Es gelten die Grundregeln der freien Interaktion der Teilnehmer sowie der Minimalstrukturierung, Anonymität und Abstinenz des Therapeuten. Gefördert werden hierdurch bei zunehmender Regression die Durchlässigkeit für unbewußte Inhalte, die Mobilisierung von abgewehrten Triebbedürfnissen sowie Mehrfachübertragungsbeziehungen zum Therapeuten, zur Gruppe insgesamt wie auch der Teilnehmer untereinander. Dem Therapeuten stehen zur Handhabung von Übertragung und Gegenübertragung und dem Bearbeiten von Widerständen die Interventionstechniken der Konfrontation, Klarifikation und Deutung zur Verfügung (GREENSON 1967). Dabei muß der analytische Gruppenpsychotherapeut die Abwehrformen des einzelnen, psychosoziale Kompromißbildungen und auch die soziodynamische Situation der Gruppe einbeziehen. Aus diesem Durcharbeiten in der Gruppe resultieren die allmähliche Überwindung von Widerständen und – über das Bewußtwerden von Abwehrmechanismen und Konflikten – realitätsgerechtere Verhaltensmöglichkeiten der Teilnehmer auch außerhalb der Gruppe.

Der Gruppenbehandlung 15- bis 16jähriger mit ihren Tendenzen zum selbstprotektiven Agieren, ihrem höheren Angstniveau bei labilen Ichfunktionen und ihrer Übertragung unerfüllbarer Ansprüche und Symbiosewünsche auf den Therapeuten wird nach HAAR (1980) die tiefenpsychologisch fundierte oder psychoanalytisch orientierte Methode besser gerecht. Sie ist der von SLAVSON (1966) beschriebenen Aussprache-Gruppentherapie mit Jugendlichen ähnlich. Im Vergleich zur analytischen Gruppenpsychotherapie mit Erwachsenen ist vom Therapeuten in Jugendlichengruppen modellhafteres und authentischeres Verhalten gefordert. Ebenso sind häufigere Interpretationen und aktivere Strukturierung notwendig, um Angst und Widerstände gering zu halten.

Die analytische Gruppenpsychotherapie SLAVSONS (1966) ist mit der Anwendung der interaktionellen, der dritten von HEIGL-EVERS u. HEIGL (1973) unterschiedenen psychoanalytischen Gruppenbehandlungsform bei 12- bis 14jährigen Adoleszenten (HAAR 1980), vergleichbar. Auf der Ebene bewußter und beobachtbarer Interaktionen werden Rollen verteilt und Normen gebildet. Der Therapeut strukturiert noch stärker, sein aktives modellhaftes Verhalten wird noch wichtiger, in seinen Interventionen beschränkt er sich jedoch weitgehend auf die selektive Vermittlung von Beobachtungen und Gegenübertragungsgefühlen.

In *verhaltenstherapeutischen* Kindergruppen werden neben verbalen Verhaltensmodifikationstechniken auch Modellernen sowie Rollen- und Regelspiele eingesetzt (MEICHENBAUM 1979; PETERMANN 1983; MATTEJAT u. JUNGMANN 1981). Ein Vorzug standardisierter Trainingsprogramme für Jugendliche, etwa zum Training sozialer Techniken (MCKENNA u. GAFFNEY 1982) oder auch individuellen Verhaltensproblemen leichter anzupassender halbstandardisierter Rahmenprogramme (FELDHEGE 1975), ist die systematische Erfolgskontrolle. Der mit einer breiten Auswahl verhaltenstherapeutischer Techniken vertraute Gruppenleiter sollte für aktive Beteiligung und Selbstkontrolle der Jugendlichen und Kinder sowohl bei fokussiertem Problemlöseverhalten als auch bei Verstärkung und Veränderungsbewertung sorgen (COPELAND 1984).

Bei der Gruppenanwendung des *Katathymen Bilderlebens*, eines imaginativen Psychotherapieverfahrens, wird die Technik des gemeinsamen Gruppentraums (Gruppenimagination) ergänzt durch die anschließende tiefenpsychologische Bearbeitung von Bildinhalten und Gruppenprozeß (SACHSSE u. KOTTJE-BIRNBACHER 1985). In Gruppen mit eher ich-schwachen Jugendlichen kann eine konfliktzentrierte Bearbeitung gefördert werden durch Vorgabe suggestiver und eingegrenzter Motive und indem die unmittelbare Kommunikation über die sich entwickelnden Tagträume verstärkt angeregt wird (KLESSMANN 1977; HENNIG 1985).

Allgemeine Aspekte gruppentherapeutischer Praxis

Therapieziele und Indikation

Neben der Überwindung der therapieveranlassenden individuellen psychischen Beeinträchtigungen sind Ziele der Gruppentherapie bei Kindern und Jugendlichen die Förderung befriedigender sozialer Beziehungen zu Gleichaltrigen und zum Therapeuten als Autoritätsperson, die Aneignung von Interaktions- und Problembewältigungstechniken in sozialen Situationen und eine altersentsprechende Ichentwicklung. Während bei Kindern vor allem Möglichkeiten zu konkreter Realitätstestung und angemessener Sublimierung gegeben sein sollten, spielen für Jugendliche Ablösung von der Familie und Entwicklung einer zunehmend erwachsenen wie einer sexuellen Identität eine wichtige Rolle. Die Indikation zur Gruppentherapie kann zumindest in Kombination mit anderen Therapieformen nach dem gegenwärtigen Wissensstand bei den meisten psychischen Störungen des Kindes- und Jugendalters gestellt werden. In der Literatur stehen Katalogen von Kontraindikationen zunehmend Berichte über erfolgreiche Gruppenbehandlungen bei eben diesen Störungsformen gegenüber. Letztlich entscheidende Indikationskriterien dürften ausreichende Erfahrungen des Gruppentherapeuten mit nach Störungsform und sonstigen Voraussetzungen vergleichbaren Patienten (CORDER u. Mitarb. 1980a) und die zu erwartenden Auswirkungen auf Ausgewogenheit und Funktionsfähigkeit der jeweiligen Gruppe sein. Nur eine akute psychotische Symptomatik wird allgemein als Kontraindikation angesehen. Diagnostische Vorbereitungsgruppen und mehrere Vorgespräche erleichtern eine differentielle Indikationsstellung.

Gruppenzusammenstellung und zeitlicher Rahmen

Die vielleicht wesentlichste Erfolgsvoraussetzung ist eine ausgewogene Gruppenzusammenstellung. Daß die Altersdifferenz nicht mehr als zwei Jahre beträgt, ist zumindest bei Kindern wünschenswert. Kinder und Jugendliche, die, bezogen auf ihr Alter, wenig Ichstärke und im Umgang mit Gleichaltrigen einen deutlich eingeschränkten sozialen Entwicklungsstand aufweisen, profitieren von hierin homogeneren Gruppen (GRUNEBAUM u. SOLOMON 1982). Ähnlich vereinfacht Geschlechtshomogenität in Gruppen für Schulkinder bis 12 – oder problemabhängig mehr – Jahren das Eingehen auf geschlechtsbezogene Unterschiede des Entwicklungsverlaufs. Auch bei besonderen Problemen, wie etwa bei sexuellem Mißbrauch, fallen in geschlechtshomogenen Gruppen Vertrauensbildung und Selbstenthüllung leichter (KNITTLE u. TUANA 1980). Erhebliche Unterschiede in intellektuellem Niveau und Flexibilität können den Gruppenprozeß verlangsamen. Jedoch dienen unterschiedliche Verhaltenstendenzen und -auffälligkeiten dann der Erweiterung interaktioneller Lern- und Identifikationsmöglichkeiten, wenn eine therapeutisch optimale Spannung gewährleistet bleibt. Den begrenzten Auswahlmöglichkeiten in Kliniken ist durch stationsübergreifende Gruppen oder durch Beschränkung auf kleine, aber funktionsfähige Gruppen zu begegnen. Andererseits vermag dort ein darauf abgestimmtes Gesamtbehandlungsprogramm Vertrautheit und Gruppenkohäsion zu stärken.

Meist finden Gruppensitzungen einmal pro Woche für eineinhalb bis zwei Stunden statt. Häufigere Gruppentermine pro Woche werden bei jüngeren Kindern oder bei nur für kürzere Zeit stationär behandelten Jugendlichen empfohlen. Ein positiver Zusammenhang besteht zwischen einem befriedigenden Therapieergebnis und einer störungsformabhängigen Mindestzahl von insgesamt 20 bis 30 Gruppensitzungen (RICHMOND 1978). Verglichen mit geschlossenen Gruppen verlangsamt sich zwar die Kohäsionsentwicklung in offenen Gruppen, andererseits bieten sie jedoch Gelegenheit, Erfahrungen mit dem Weggang vertrauter und der Integration neuer Mitglieder zu machen und erleichtern den Rollenwechsel. Integrationsprobleme Neuaufgenommener werden durch ein gezieltes Vorbereitungsprogramm und einen instruktiven Gruppentherapievertrag gemindert (CORDER u. Mitarb. 1980b).

Therapeutenverhalten und Interventionstechniken

Auch in der Gruppentherapie mit Kindern und Jugendlichen ist eine tragfähige positive Übertragungsbeziehung zu einem als einfühlend und anteilnehmend erlebten Therapeuten grundlegend.

Dieser muß mit den normalen Entwicklungsphasen und altersentsprechenden Entwicklungsaufgaben vertraut sein. Vom Therapeuten ausgehende positive emotionale Wertschätzung vermittelt den Teilnehmern Bestätigung und Anerkennung und wirkt den in der Gruppensituation leicht aufkommenden Angst- und Unsicherheitsgefühlen entgegen. Außerdem unterstützt die Wahrnehmung von Gegenübertragungsgefühlen authentisches Verhalten und angemessene Selbstenthüllung des Leiters. Schließlich gehören zu einem zur Identifikation ermunternden Modellverhalten des Therapeuten das Annehmen von Rückmeldungen, der Umgang mit körperlichem Kontakt und, soweit therapeutisch sinnvoll, mit aggressiven Äußerungen. Vorzüge der Arbeit mit einem Kotherapeuten stellen vielfältigere Übertragungsmöglichkeiten, Modellverhalten bezüglich Intimität und gemeinsamer Problemlösung wie gegenseitige Unterstützung bei Prozeßbeobachtung und Interventionen dar. Zudem entwickelt sich bei einem Therapeutenpaar, vor allem einem gegengeschlechtlichen, die Gruppe leichter zum Familienmodell. Möglichen Nachteilen von Kotherapie, wie unerwarteten, aber anhaltenden interpersonalen Konflikten bei Unterschieden in Status, Ausbildung und Vorerfahrungen der Kotherapeuten (YALOM 1974), ist durch ein strukturiertes Trainingsprogramm (CORDER u. Mitarb. 1984) und vor allem durch Supervision vorzubeugen.

Überwiegend wird für Kinder- und noch stärker für Jugendlichengruppen supportiveres, aber auch, bezogen auf Abwehrmechanismen, konfrontativeres wie insgesamt aktiveres Therapeutenverhalten als in Erwachsenengruppen empfohlen. Entlastend wirkt eine klare Strukturierung der Behandlungseinheit durch Kontinuität vermittelnde Anfangsrunden, geplanten Aktivitätswechsel und gemeinsam gestaltete Rituale. Ebenso ist direktives und klärendes Eingreifen in unübersichtlichen, belastenden Situationen angezeigt, die durch zu viel und rasch wechselnde körperliche Aktivitäten oder zu langes Schweigen in Jugendlichengruppen leicht entstehen können. Günstig für den Gruppenzusammenhalt und eine positive Atmosphäre wirken sich ausdrücklich vereinbarte therapiezielkompatible Normen und Regeln wie auch altersentsprechende Raumgestaltung und Material- und Aktivitätsangebote aus.

Dosierte Beteiligung und Selbstmitteilung des Therapeuten regen modellhaft zu Eigenaktivität und dem Verbalisieren von Gefühlen an. Zu konsequenter sozialer Verstärkung gehört auch das beständige Hervorheben positiver Aspekte und Gefühle, selbst in defensiven oder ironischen Äußerungen Jugendlicher.

Videoaufnahmen eignen sich zu Therapievorbereitung, Verstärkung von Selbst- und Fremdbeobachtung, Kontrolle von Zielverhalten und zum Erkennen von Widerständen. Wie bei allen therapeutischen Rückmeldungen ist jedoch fokussierter, nicht zu konfrontierender und – auch zeitlich – sparsamer Einsatz geboten (vgl. LEHMKUHL 1984). Widerstand kann sich unter anderem äußern in Schweigen, Passivität, Verlassen des Raumes und aggressiven Äußerungen und Handlungen. Der Therapeut sollte dieses Verhalten offen ansprechen, Konsequenzen aufzeigen und dahinter verborgene Gefühle deutlich werden lassen. Wenn aggressives Verhalten jedoch mehrfach zuvor festgelegte Grenzen überschreitet und auch durch planmäßige Zuwendung und zeitbegrenzte Raumverweise nicht kontrollierbarer wird, kann der Ausschluß aus der Gruppe, meist verbunden mit einem alternativen Therapieangebot, notwendig werden. Drohenden Therapieabbrüchen gerade anfangs wenig motivierter Kinder und Jugendlicher sind verstärkte Zuwendung und engere Kooperation mit den Eltern entgegenzusetzen.

Häufige Fehler von Gruppentherapeuten bestehen in mangelnder Sorgfalt bei Teilnehmerauswahl und -vorbereitung, unkontrollierten Gegenübertragungsgefühlen, Nichthervorheben von Gemeinsamkeiten, Übersehen intensiver Angstgefühle von Teilnehmern in der Sündenbockrolle (SCHEIDLINGER 1982) und zu ausgeprägten konfrontativen Deutungen und Rückmeldungen.

Kombination mit anderen Therapieformen

Gleichzeitige Einzeltherapie beim selben Therapeuten bietet ergänzende Zuwendungs- und Verbalisierungsmöglichkeiten (PFEIFFER u. SPINNER 1985). Zusätzliche beschäftigungs- und bewegungstherapeutische Gruppenaktivitäten erleichtern Beziehungsaufnahme und Selbstmitteilung. Wiederum kann Gruppentherapie ihrerseits einen zusätzlichen therapeutischen Zugang bilden – oft in Verbindung mit Elterngruppen – bei psychosomatischen Krankheiten wie Anorexia nervosa und bei chronischen Erkrankungen wie Anfallsleiden oder Diabetes mellitus (TATTERSALL u. Mitarb. 1985). Elterngruppen, die die Gruppentherapie der Kinder oder Jugendlichen begleiten, haben als bifokale Therapie oder Müttergruppen Tradition. Im Vordergrund stehen bei Elterngruppen zwar eher Informationsvermittlung, das Erleben ähnlicher Probleme anderer Eltern, behutsame Veränderung des Kommunikationsverhaltens und therapiefördernde Einstellungsänderungen (OCKEL 1976). Jedoch sollte auch für die Aufnahme in eine Elterngruppe das Kriterium einer funktionsfähigen Gruppenzusammensetzung gelten (HAIZLIP u. Mitarb. 1975).

Evaluation von Gruppentherapien

Allein die Vielzahl schwer kontrollierbarer Variablen kompliziert die Evaluation von Gruppentherapien. Zu berücksichtigen sind beispielsweise die nach Diagnosen und Symptomen heterogene

Gruppenzusammensetzung, Unterschiede in Fähigkeiten, Stil und besonderen Techniken des Leiters ebenso wie die Auswirkungen gleichzeitiger Einzel- und Familientherapie, stationärer Behandlung und Medikamentengabe.
Indikationsforschung und Kontrollgruppenbildung leiden darunter, daß viele Institutionen und Therapeuten nur wenige Behandlungsformen – zudem oft nicht gleichwertig – anbieten und Zeitaufwand und Objektivierung scheuen. Widersprüche bei der Erfolgsbeurteilung ergeben sich durch unterschiedliche beurteilende Personengruppen wie Teilnehmer, Eltern, Therapeuten, Pflegepersonal oder Lehrer und durch die Anwendung heterogener, oft nicht speziell dazu konstruierter Testverfahren und Beurteilungsskalen. Unerwünschte Nebenwirkungen der Gruppentherapie entziehen sich deshalb ähnlich leicht der systematischen Erfassung wie Kontraindikationskriterien oder Spontanheilungstendenzen.
Wünschenswerte katamnestische Untersuchungen gruppentherapeutisch behandelter Kinder und Jugendlicher liegen kaum vor (vgl. bei Erwachsenen YALOM 1974; SPEIERER 1978). Prospektive und therapiebegleitende Untersuchungen ermöglichen trotz meist geringer Fallzahl beispielsweise die differenzierte Bewertung von Interventionstechniken (LEHMKUHL 1984) und Methoden zur Therapieplanung (CORDER u. Mitarb. 1984) wie auch die Überprüfung von Hypothesen zu Veränderungen in der Selbsteinschätzung (FRANKE 1978). Einen wesentlichen Fortschritt könnten Manuale der verschiedenen Gruppentherapiemethoden darstellen, in denen spezifische und allgemeine Behandlungstechniken und das Vorgehen zur Kontrolle potentiell relevanter Variablen klar definiert werden. Unerläßlich ist außerdem die systematischere Berücksichtigung entwicklungspsychologischer Forschungsergebnisse zu alterstypischen Entwicklungsprozessen und Sozialverhalten.
Die Vergleichbarkeit von Evaluationsstudien erfordert die zumindest zusätzliche Beschreibung von Symptomen und Störungsformen mit Hilfe internationaler Klassifikationssysteme (REMSCHMIDT u. SCHMIDT 1977). Weiterhin sollten geeignete altersbezogene Test- und Beurteilungsskalen entwickelt werden, um Behandlungsergebnisse, Änderungen des Interaktionsverhaltens und die Effektivität von Interventionstechniken zu erfassen. Vermutlich ist eine baldige Weiterentwicklung der theoretischen und methodischen Grundlagen der Evaluationsforschung und der Ausbildungsmöglichkeiten in der Kinder- und Jugendgruppenpsychotherapie nur bei intensiver interinstitutioneller Kooperation zu erreichen.

Literatur

Aichhorn, A.: Verwahrloste Jugend. Huber, Bern 1935, 4. Aufl. 1957

Anzieu, D.: Analytisches Psychodrama mit Kindern und Jugendlichen. In: Analytisches Psychodrama, Bd. II, hrsg. von H. Petzold. Junfermann, Paderborn 1984

Battegay, R.: Der Mensch in der Gruppe, Bd. III: Gruppendynamik und Gruppenpsychotherapie. Huber, Bern Stuttgart 1979

Bion, W. R.: Experiences in Groups and Other Papers. Tavistock, London 1961

Copeland, E. T.: A cognitive-behavioral approach to the group treatment of adolescents. Small Group Behav. 15 (1984) 398

Corder, B. F., T. M. Haizlip, P. A. Walker: Critical areas of therapists' functioning in adolescent group psychotherapy: a comparison with self-perception of functioning in adult groups by experienced and inexperienced therapists. Adolescence 58 (1980a) 435

Corder, B. F., T. M. Haizlip, R. Whiteside, M. Vogel: Pretherapy training for adolescents in group psychotherapy: contracts, guidelines, and pre-therapy preparation. Adolescence 59 (1980b) 699

Corder, B. F., T. Cornwall, R. Whiteside: Techniques for increasing effectiveness of co-therapy functioning in adolescent psychotherapy groups. Int. J. Group Psychother. 34 (1984) 643

Corsini, R. J.: Methods of Group Therapy. William James Press, Chicago 1957

Du Plessis, J. M., L. M. Lochner: The effects of group psychotherapy on the adjustment of four 12-year-old boys with learning and behavior problems. J. Learn. Disabil. 14 (1981) 209

Ehlers, B.: Die personenzentrierte Gruppentherapie mit Kindern. In: Personenzentrierte Spieltherapie, hrsg. von P. Goetze. Hogrefe, Göttingen 1981

Feldhege, F. J.: Ein ambulantes Therapieprogramm zur Rehabilitation jugendlicher Drogenabhängiger („Fixer"). Rehabilitation 28 (1975) 24

Fengler, J.: Gruppenpsychotherapie. In: Handbuch psychologischer Grundbegriffe, hrsg. von T. Herrmann, P. R. Hofstätter, H. P. Huber, F. E. Weinert. Kösel, München 1977

Franke, A.: Klienten-zentrierte Gruppenpsychotherapie. Kohlhammer, Stuttgart 1978

Ginott, H. G.: Gruppenpsychotherapie mit Kindern. Beltz, Weinheim 1961

Greenson, R. R.: Technik und Praxis der Psychoanalyse, Bd. I. Klett, Stuttgart 1967

Grunebaum, H., L. Solomon: Toward a theory of peer relationships, II: On the stages of social development and their relationship to group psychotherapy. Int. J. Group Psychother. 32 (1982) 283

Haar, R.: Gruppentherapie mit Kindern und Jugendlichen in Klinik und Heim. Prax. d. Kinder- u. Jugendpsychiat. 5 (1980) 182

Haizlip, T., C. McRee, B. Corder: Issues in developing psychotherapy groups for preschool children in outpatient clinics. Amer. J. Psychiat. 132 (1975) 132

Heigl-Evers, A., F. Heigl: Gruppentherapie: interaktionell – tiefenpsychologisch fundiert (analytisch orientiert) – psychoanalytisch. Gruppenpsychother. Gruppendyn. 7 (1973) 132

Heigl-Evers, A., F. Heigl: Struktur und Prozeß in der Analytischen Gruppenpsychotherapie. In: Die Psychologie des 20. Jahrhunderts, Bd. VIII: Lewin und die Folgen, hrsg. von A. Heigl-Evers, U. Streeck. Kindler, Zürich 1979 (S. 778)

Heigl-Evers, A., F. Heigl: Das Göttinger Modell der Gruppenpsychotherapie. In: Methoden und Theorien der Gruppenpsychotherapie. Psychoanalytische und tiefenpsychologische Perspektiven, hrsg. von P. Kutter. Frommann, Stuttgart-Bad Cannstatt 1985

Hennig, H.: Erfahrungen mit dem Katathymen Bilderleben

als Gruppentherapie bei Kindern und Jugendlichen. Psychiat. Neurol. med. Psychol. 37 (1985) 604
Keat II, D. B.: Multimodal Therapy with Children. Pergamon, New York 1979
Klessmann, E.: Katathymes Bilderleben in der Gruppe bei jüngeren Drogenkonsumenten. In: Katathymes Bilderleben mit Kindern und Jugendlichen, hrsg. von H. C. Leuner, G. Horn, E. Klessmann. Reinhardt, München 1977
Knittle, B. J., S. J. Tuana: Group therapy as primary treatment for adolescent victims of intrafamilial sexual abuse. Clin. soc. Work J. 8 (1980) 236
Lehmkuhl, G.: Stationäre Gruppenpsychotherapie mit Jugendlichen. Indikation und technische Probleme. In: Psychotherapie mit Kindern, Jugendlichen und Familien, hrsg. von H. Remschmidt. Enke, Stuttgart 1984
Lewin, K.: The research center for group dynamics. Beacon House, Sociom. Monogr. 17 (1947) 5
Lewin, K., R. Lippitt, R. White: Patterns of aggressive behavior in experimentally created social climates. J. soc. Psychol. 10 (1939) 271
Mattejat, F., J. Jungmann: Einübung sozialer Kompetenz. Erfahrungen bei der Entwicklung und Erprobung eines gruppentherapeutischen Programms für Kinder. Prax. Kinderpsychol. Kinderpsychiat. 30 (1981) 62
McKenna, J. G., L. R. Gaffney: An evaluation of group therapy for adolescents using social skills training. Curr. psychol. Res. 2 (1982) 151
Meichenbaum, D.: Kognitive Verhaltensmodifikation. Urban & Schwarzenberg, München 1979
Moreno, J.-L.: Application of the Group Method to classification. National Committee on Prisons, New York 1932
Oaklander, V.: Gestalttherapie mit Kindern und Jugendlichen. Klett-Cotta, Stuttgart 1981
Ockel, H. H.: Zur Indikation, Vorbereitung und Einleitung von Elterngruppen. In: Familiendynamik und analytische Kindertherapie: Methoden und Probleme, hrsg. von J. Zauner. Vandenhoeck & Ruprecht, Göttingen 1976
Petermann, U.: Training mit sozial unsicheren Kindern: Einzeltraining, Kindergruppen, Elternberatung. Urban & Schwarzenberg, München 1983
Pfeiffer, G., D. Spinner: Combined individual and group psychotherapy with children: An ego developmental perspective. Int. J. Group Psychother. 35 (1985) 11
Remschmidt, H., M. Schmidt (Hrsg.): Multiaxiales Klassifikationsschema für psychiatrische Erkrankungen im Kindes- und Jugendalter nach Rutter, Shaffer und Sturge. Huber, Bern 1977; 2. Aufl. 1986
Richmond, L. H.: Some further observations on private practice and community clinic adolescent psychotherapy groups. Corr. soc. Psychiat. 24 (1978) 57
Rogers, C. R.: Carl Rogers on Encounter Groups. Harper & Row, New York 1970
Ronall, R. & B. Feder: Gestaltgruppen. Klett-Cotta, Stuttgart 1983
Ruitenbeek, H. H.: Die neuen Gruppentherapien. Klett, Stuttgart 1974
Sachsse, U., L. Kottje-Birnbacher, L.: Gruppenpsychotherapie mit dem Katathymen Bilderleben. In: Methoden und Theorien der Gruppenpsychotherapie. Psychoanalytische und tiefenpsychologische Perspektiven, hrsg. von P. Kutter. Frommann, Stuttgart-Bad Cannstatt 1985
Scheidlinger, S.: Presidential address: on scapegoating in group psychotherapy. Int. J. Group Psychother. 32 (1982) 131
Scheidlinger, S.: Group treatment of adolescents: An overview. Amer. J. Orthopsychiat. 55 (1985) 102
Schindler, R.: Über den wechselseitigen Einfluß von Gesprächsinhalt, Gruppenposition und Ich-Gestalt in der analytischen Gruppenpsychotherapie. Psyche 14 (1960/61) 382
Schneider-Düker, M.: Gruppenpsychotherapie. Kösel, München 1981
Shaffer, J. B. P., M. D. Galinsky: Models of Group Therapy and Sensitivity Training. Prentice-Hall, Englewood Cliffs/N. J. 1977

Slavson, S. R.: Einführung in die Gruppentherapie von Kindern und Jugendlichen. Vandenhoeck & Ruprecht, Göttingen 1956
Slavson, S. R.: Unterschiedliche psychodynamische Prozesse der Aktivitäts- und Aussprachegruppen (Zur Gruppenpsychotherapie mit Kindern und Jugendlichen). In: Analytische Gruppenpsychotherapie. Grundlagen und Praxis, hrsg. von H. G. Preuss. Urban & Schwarzenberg, München 1966
Slavson, S. R., M. Schiffer: Gruppenpsychotherapie mit Kindern. Ein Arbeitsbuch. Vandenhoeck & Ruprecht, Göttingen 1976
Speierer, G. W.: Gruppenpsychotherapie. In: Klinische Psychologie, Trends in Forschung und Praxis, hrsg. von H. Seidenstücker, G. Seidenstücker, U. Baumann, H. Berbalk. Huber, Bern 1978
Tattersall, R., D. K. McCulloch, M. Aveline: Group therapy in the treatment of diabetes. Diab. Care 8 (1985) 180
Wolf, A. u. E. K. Schwartz: Psychoanalysis in Groups. Grune & Stratton, New York 1962
Yalom, I. D.: Gruppenpsychotherapie. Grundlagen und Methoden. Ein Handbuch. Kindler, München 1974

Die Bedeutung des Katathymen Bilderlebens (Tagtraumtechnik) für die Kinder- und Jugendpsychiatrie

Hanscarl Leuner

Das Verfahren des Katathymen Bilderlebens (KB), auch Symboldrama genannt, ist eine in der klinischen Psychotherapie eingeführte, seit den fünfziger Jahren schrittweise entwickelte Tagtraumtechnik. Aufbauend auf unsystematischen Vorerfahrungen mit Tagtraumphänomenen von FRANK (1927), HAPPICH (1932), KRETSCHMER (1922) und anderen entstand das Verfahren aus einer breiten Serie experimenteller Untersuchungen mit den projektiven Phänomenen des Tagtraumes. Es sollte ein systematisiertes, leicht lehrbares Verfahren der Psychotherapie entwickelt werden, nachdem frühe Versuche die klinische Wirksamkeit des Tagtraumes in der Psychotherapie von Neurosen und psychosomatischen Zuständen im Erwachsenenalter gezeigt hatten (LEUNER u. Mitarb. 1978).
Diese Darstellung skizziert das Verfahren und seine Technik in knappen Zügen, zeigt seine Beziehungen zu verwandten Techniken auf, legt das dem Katathymen Bilderleben zugrundeliegende diagnostische und therapeutische Konzept dar und erörtert die klinischen Ergebnisse an zwei Beispielen. Abschließend geht sie zusammenfassend auf den Schwerpunkt der Methode in ihrer Bedeutung für die Kinder- und Jugendpsychiatrie ein.

Prämissen des Katathymen Bilderlebens

Die *erste Prämisse* ist die Erkenntnis, daß unter gewissen hypnoiden Einstellungen auftretende optische Tagtraumphänomene den tiefenpsychologischen Regeln der Traumsymbolik gehorchen und unbewußte Konfliktkonstellationen in bildhafter Form darstellen. Darauf wiesen zuerst SILBERER (1912), später KRETSCHMER (1922) in seinem „Bildstreifendenken" hin. Sie wurde durch die Experimente mit dem anfänglich sogenannten experimentellen katathymen Bilderleben (LEUNER 1955) verifiziert. Damit kann der spontane oder induzierte Tagtraum als eine projektive Anordnung aufgefaßt werden, in der latente, dem Bewußtsein nicht ohne weiteres zugängliche dynamische Strukturen zur projektiven Darstellung gelangen, wie es analog von projektiven Testverfahren bekannt ist. Man denke an den Thematic Apperception Test (MURRAY 1943; REVERS u. TAEUBER 1968), den Scenotest (VON STAABS 1959) und andere. Der Unterschied gegenüber den von materiellen Vorlagen abhängigen Testverfahren liegt jedoch darin, daß die Imaginationen des Tagtraumes in das Dunkle vor den Augen projiziert werden und dementsprechend den Wandel innerer dynamischer Strukturen fast trägheitslos widerspiegeln. Wir haben diesen für die Diagnostik und den Verlauf des therapeutischen Prozesses im Katathymen Bilderleben wichtigen Vorgang als „mobile Projektion" bezeichnet.

Die *zweite Prämisse* besagt, daß es möglich ist, durch eine relativ einfache Technik bei der überwiegenden Zahl der Patienten die Tagtraumtechnik anzuwenden und daß diese Technik lehrbar ist. Diese beruht auf der klinischen Erfahrung, daß im Zustand der psychophysischen Entspannung – ohne daß ein hypnoider Zustand explizit suggeriert wird – Tagtrauminhalte von hoher Verläßlichkeit dadurch erzeugt werden können, daß dem auf der Couch liegenden oder in einem bequemen Sessel sitzenden Patienten aufgegeben wird, sich gewisse Motive landschaftlicher oder anderer Art vorzustellen und diese Vorstellungsinhalte dem gegenwärtigen Therapeuten unmittelbar zu schildern. Der dialogische Prozeß mit verstärkenden Signalen des Therapeuten führt in der Regel nach einem kurzen Lernprozeß zur Manifestation farbiger, dreidimensionaler und in ihrem Ablauf autochthoner Imaginationen von Wahrnehmungscharakter. Mit ihrer Entwicklung verbindet sich ein Kreisprozeß dergestalt, daß die zunehmend vertieften und prägnanteren Imaginationen spontan zu einem Entspannungszustand vom Charakter des autogenen Trainings führen. Damit erübrigen sich auch Bemühungen, den entspannenden Versenkungszustand durch suggestive Einflüsse zu vertiefen, was für das noch zu besprechende Konzept des Verfahrens von Bedeutung ist.

Aus der projektiven diagnostischen Stellung der Tagtraumimaginationen wurde die Hypothese abgeleitet *(dritte Prämisse)*, daß bei der Anregung spezifischer Vorstellungsmotive unter dem Aspekt der tiefenpsychologischen Konfliktlehre solche ausgewählt werden können, die die charakteristischen Konfliktkreise des Neurotikers ansprechen. Eine Reihe entsprechender Motive wurde erprobt und der Technik des Verfahrens zugrunde gelegt. Für die speziellen Bedürfnisse der Behandlung von Kindern und Jugendlichen wurde ihre Zahl reduziert und modifiziert.

Die *letzte Prämisse* geht auf ausgedehnte Versuche zurück, wonach die Einstellung des Tagtraumes, seine spontane Entfaltung und die Hinlenkung auf Konfliktmerkmale, eine psychodynamisch teils entlastende Wirkung entfaltet, teils mittels einer Reihe typischer therapeutischer Parameter (vgl. unten) einen psychotherapeutischen Prozeß auslöst. Dank der standardisierten diagnostischen Möglichkeiten des Verfahrens kann dieser in seinen Phasen beobachtet und kontrolliert werden. Er verläuft in eigenartiger Folgerichtigkeit, u. U. auch spontan, offensichtlich unter Ermöglichung bereitliegender Selbstheilungstendenzen der Psyche in Richtung einer Umstrukturierung von Abwehrmechanismen. Damit kann sich eine zumindest symptomatische und klinisch relevante Besserung sowohl neurotischer und psychosomatischer Symptomatik als auch charakterlicher Fehlangepaßtheiten im Kindes- und Jugendalter verbinden. Der therapeutische Prozeß kann durch eine Reihe experimentell erarbeiteter Strategien fokussiert und somit beschleunigt werden.

Klinische Technik

Der Schwerpunkt des Katathymen Bilderlebens in der Behandlung der in Frage stehenden Altersgruppe liegt zunächst vor allem dort, wo Kinder, etwa in der präpuberalen Phase, nicht mehr bereit sind, an einer angebotenen Spieltherapie teilzunehmen und eine ausschließlich verbalisierende Therapietechnik im Hinblick auf die emotional-affektive Verwurzelung der neurotischen Störung oder Fehlanpassung wenig Aussicht auf Erfolg bietet. Obgleich bereits bei Kleinkindern im Alter von 5 Jahren gelegentlich kurze therapeutische Interventionen mit dem KB Erfolg haben, liegt nach Untersuchungen von HORN (1978) der Beginn der Anwendungsmöglichkeit des Verfahrens im Alter von 7–8 Jahren. Eine kindgemäße Einleitung der Tagtraumtechnik ist Voraussetzung und ein entsprechendes Setting, in dem verführende oder ablenkende Spielsachen nicht in Reichweite sind. Das Angebot zur Durchführung des KB beim Kinde lautet etwa: „Kennst du schon das bekannte Phantasiespiel?" – Kinder sind in der Regel sehr leicht in der Lage, bereits in einem bequemen Sessel bei geschlossenen Augen Tagtraumphantasien zu entwickeln, indem zunächst ein Motiv wie das der Wiese, das des Spazierganges vor dem eigenen Haus ins Freie oder durch Straßen u. ä. angeregt wird. Auch Motive der eigenen Wahl oder Motive eines angenehmen Ferienaufenthaltes können als Einstieg dienen. Die Fähigkeit des Kindes unter 10 Jahren, den Tagtraum über eine längere Periode fortzusetzen, ist begrenzt. Man wird sich anfangs mit Perioden von 5–15 Minuten begnügen müssen (HORN 1978).

Der Tagtraum wird auch von der Altersgruppe der Jugendlichen akzeptiert, hier häufig mit größerer Stetigkeit.

Vorstellungsmotive

Insgesamt sind es acht Motive, die als Vorgabe des Therapeuten benutzt werden und sich bewährt haben.

Die Wiese ist häufiger Ausgangspunkt einer therapeutischen Sitzung. Das Wiesenmotiv hat, symbolisch betrachtet, eine breite Bedeutung und kann folgende Qualitäten widerspiegeln: spendende Fruchtbarkeit als Ausdruck der mütterlichen Welt, einen neuen Beginn, die Bühne, auf der aktuelle Probleme zur Projektion gelangen, eine erfreuliche Begegnung mit der mütterlichen Natur und ihren Details, wobei differenzierte Beschreibungen der imaginierten Wiese, der landschaftlichen Umgebung und des Wetters von Interesse sind. Phantasiebegabte kleine Patienten entwickeln bereits hier eine Fülle spontaner imaginativer Einfälle oder können zu einem Spaziergang in die Landschaft angeregt werden, auf dem sie Tieren, Menschen und Fahrzeugen u. ä. begegnen. Die Tiere, wie etwa die Kuh im Scenotest, haben symbolische Bedeutung und werden vom Therapeuten entsprechend ihrer Ausprägung „mitgelesen", ohne etwa dem Patienten gegenüber direkt interpretiert zu werden.

Der Aufstieg auf einen Berg, um von dessen Gipfel einen Überblick über die Landschaften zu gewinnen: Die Höhe des Berges korreliert mit dem Ehrgeizniveau des Patienten, wie auch die von Türmen, Hochhäusern und anderen hohen Bauten. Illusionäre Erwartungen an die eigene Leistung oder entmutigte depressive Einstellungen spiegeln sich wider. Der Aufstieg kann als subjektives Empfinden der eigenen Leistungsfähigkeit und der Lebens- und Weltbewältigung aufgefaßt werden. Illusionäres Wunschdenken erlaubt einen Sprung auf den Gipfel. Gegenbeispiel: Ein entmutigter Stotterer klammerte sich angstvoll an das Gipfelkreuz, um einem herannahenden Schneesturm zu widerstehen. Auf der Objektebene symbolisiert der Berg je nach seiner Konfiguration mütterliche oder väterliche Dominanzbestrebungen. Der Rundblick über die Landschaft gibt diagnostische Einblicke in die metaphorische Betrachtung der unbewußten emotionalen Konstellation des Betreffenden.

Die Verfolgung eines Baches, stromauf- oder wahlweise -abwärts: Das Bachmotiv vereinigt die Möglichkeit der Erfrischung durch das Wasser mit der Verfolgung eines vorgezeichneten Entwicklungsweges zurück zur frühen oral-mütterlichen Welt einer aus der „mütterlichen Erde" hervortretenden Quelle. Ausgeprägtere Störungen wie mangelnder Fluß des Wassers, Angst, aus der Quelle zu trinken, weil das Wasser schmutzig, vergiftet oder zu kalt sein könnte, weist auf eine Störung der oralen Beziehung zur Mutter hin. Die Verfolgung des Bachlaufes stromab, um am Ende zum Meer zu gelangen, bedeutet die Verfolgung eines vorgezeichneten emotionalen Entwicklungsablaufes. Bei neurotischen Patienten ist er in der Regel durch mancherlei Gegebenheiten behindert, wie Stauungen, Versickern des Wassers, sein Verschwinden in einem Erdloch usw.

Das Haus, das von außen betrachtet, umrundet und schließlich im Inneren besichtigt wird: Es symbolisiert u. a. die eigene Person. Bei Kindern und unreifen Personen stellt sich das eigene Elternhaus dar als Hinweis auf die bestehende Abhängigkeit. Das häusliche Leben des Kindes oder Jugendlichen kann sich in den Details der Zimmer widerspiegeln oder beim Auffinden alten Spielzeugs im Keller oder auf dem Boden. Die Zimmer und ihre Einrichtung weisen auf persönliche oder familiäre Probleme, gegebenenfalls auch Wunschphantasien hin. Neurotische Darstellungen sind etwa eine kleine Blockhütte, ein Bunker, bei Mädchen ein Barockschloß mit Hofdamen im Park usw.

Die Begegnung mit Beziehungspersonen, die in der realen Gestalt von Vater, Mutter, unliebsamen Lehrern, Lehrherren usw. imaginiert werden können. Die Beziehungspersonen können auch eingekleidet werden, teils auf der Ebene der Tiere, teils auch in Form von Bäumen, wozu KLESSMANN (1978) die Imagination von drei Bäumen eingeführt hat als einen Test für die Darstellung der Familienkonstellation gemäß dem emotionalen Erleben des Patienten.

Die *Beobachtung eines Waldrandes* von der Wiese aus, um Gestalten aus dem Dunkel heraustreten zu lassen, die etwa der Begegnung dienen können oder um unter gewissen Umständen den Wald selbst zu betreten: Im Kindesalter spielen märchenhafte Gestalten eine Rolle, wie überhaupt die „Märchenebene" eine fruchtbare symbolische Darstellungsmöglichkeit dieser Altersgruppe bietet.

Ein Boot, das am Ufer eines Teiches oder Sees auftaucht und bestiegen wird: Es lädt zu einer Bootsfahrt ein. Bedeutsam ist die Frage, wer das Boot bewegt und wer es steuert, wer von dem Patienten gern mitgenommen werden will usw. Selbstdestruktive Tendenzen werden deutlich, wenn etwa das Boot unterzugehen droht, Tendenzen zur Bemächtigung, wenn der Patient das Boot selbst steuert oder rudert, Tendenzen der Abhängigkeit, wenn nahe Angehörige auf jeden Fall mitgenommen werden sollen und Tendenzen zur Ablösung, wenn der Patient allein eine abenteuerliche Fahrt macht.

Eine Höhle, die zunächst von außen betrachtet wird, um hier gegebenenfalls Symbolgestalten heraustreten zu lassen, oder die auf Wunsch des Patienten auch betreten werden kann, um sich darin aufzuhalten und ihre Tiefe zu erforschen: Die Höhle kann als gefährlich, aber auch als bergend im Sinne einer positiven Mutterbeziehung erlebt und therapeutisch fruchtbar gemacht werden. Ähnlich ist es mit dem Betreten des obengenannten Waldes, als einer intimen Erlebnissphäre mit dem Gefühl des Sich-geborgen- oder auch -verborgen-Fühlens. In beiden Motiven kann sich auch eine autistische Zurückgezogenheit und weltfremde Erwartung abzeichnen, wie sie bei Adoleszenten signalisiert wird. So beispielsweise trat bei der Einstellung der Höhle bei einem 17jährigen, stark schizoid-autistischen Jugendlichen ein Riese hervor. Befragt, warum er sich in der Höhle verberge, berichtete dieser über seine Enttäuschung durch die Menschen und zeigte dem Patienten sein „inneres Reich" in der Höhle mit einer fruchtbaren Flußlandschaft. Vom Therapeuten eingeleitete Exkursionen des Riesen in die reale Welt ließen diesen schrumpfen und sich den im katathymen Panorama dargestellten realen Verhältnissen mehr und mehr anpassen. Er übernahm z. B. Arbeiten auf den Feldern mit Bauern, durchstreifte eine Stadt, verdingte sich als Hausdiener in einem Hotel. Parallel zu dieser Entwicklung gab der Patient schon nach wenigen Sitzungen seine autistische Zurückgezogenheit auf und trat wieder in lebendigen Kontakt zu seinen Altersgenossen.

Therapeutische Strategien

Obgleich die basale Technik der Grundmotive zunächst mehr im diagnostischen Bereich bedeutsam erscheint, trägt doch praktisch bereits jede Einstellung eines Tagtraummotivs eine therapeutische Intervention in sich. Diese wird anhand der auftretenden Wandlungsphänomene, z. B. als Folge der erbrachten Leistung durch Besteigen des Berges, signalisiert. Bei der Rückkehr von dem Berge kann auf der Ausgangswiese jetzt das Gras höher sein und die Blumenpracht üppiger. Andrängende Konflikte, die in einer Sitzung nicht zur Lösung gelangen, können aber auch negativ akzentuierte Wandlungsphänomene hervorrufen, wie eine Eintrübung des Himmels, ein aufziehendes Gewitter, die Einengung einer umzäunten Weide. Aus diesen Beobachtungen ergibt sich die vorherrschende therapeutische Technik:

1. *Übendes Vorgehen:* Es beruht im wesentlichen darauf, daß der Patient in jeder einzelnen Sitzung eines der angeregten kardinalen Motive unter vorsichtiger Führung des Therapeuten durchläuft, seine Details aufmerksam beschreibt und die damit verbundene Gefühlstönung verbalisiert. Spezifische, wiederkehrende szenische Stereotype (fixierte Bilder) weisen auf Konfliktpunkte hin und werden mit besonderer Sorgfalt untersucht und bearbeitet. Die spontane Ausweitung der Tagtraumphantasien vom Ausgangspunkt der kardinalen Motive wird freizügig zugelassen. Sie wird von phantasiebegabten Patienten gern benutzt, um den Tagtraum kreativ in Richtung ihrer Konfliktproblematik auszuweiten und auf der Symbolebene selbständige Konfliktlösungen durch Probehandeln zu versuchen.

2. *Die Symbolkonfrontation* ist ein spezifisches therapeutisches Instrument im Umgang des Patienten mit imaginierten angsterregenden Symbol- oder realen Gestalten im Rahmen der dargestellten „Begegnung". Die Wirksamkeit dieses Verfahrens vor allem in der Behandlung von kindlichen Phobien hat SOMMER (1978) überzeugend dargestellt.

3. *Das regieführende Symboldrama* mit dem Modus „Nähren und Anreichern" und „Versöhnen" ist eine ebenfalls stark fokussierende Methode, um in der Imagination zu einer Versöhnung mit autoritären oder anderen angsterregenden Gestalten zu gelangen. Damit verbindet sich psychodynamisch offensichtlich eine Assimilation abgespaltener Introjekte (zur Instanz gewordener Beziehungspersonen) mit gelegentlich weitreichenden therapeutischen Konsequenzen.

4. Mit dem *assoziativen Vorgehen* fördert der fortgeschrittene Therapeut imaginatives Material assoziativ bei besonders phantasiereichen Patienten. Teils sind es märchenhafte Darstellungen, in denen ein Held ein Abenteuer besteht nach Art eines „Privatmärchens", das der Bewältigung des eigenen Konfliktstoffes dient, teils sind es unkonventionelle, bei Jugendlichen besonders ins Phantastische gehende imaginative Szenen, die bei Drogenabhängigen ihre extremste Ausprägung erhalten, etwa wenn der Patient stellare Räume durchstreift und in Dimensionen der Science-fiction seine Probleme zu lösen versucht, bis er sich schließlich den realen Gegebenheiten nähert unter Aufgabe seiner narzißtischen Größenphantasien. Die assoziative Technik läßt auch verbale Einfälle aus Gegenwart und Vergangenheit zu und ermutigt zur weiteren Verarbeitung des Tagtraummaterials.

Die am häufigsten im Zusammenhang mit der therapeutischen Technik des KB gestellte Frage richtet sich darauf, ob und auf welche Art und Weise die Tagtrauminhalte interpretiert werden. Die Antwort lautet: Direkte Interpretationen werden niemals gegeben. Durch die spontane schrittweise Aufschlüsselung des Tagtraumes wohnt dem Verfahren jedoch eine selbstinterpretierende Komponente inne (KOSBAB 1972), die im Verlauf des fortschreitenden therapeutischen Prozesses zu kognitiven Einsichten führt. Auch Assoziationen führen zu genetischen Einsichten und zu Einsichten in die realen Konfliktkonstellationen des Alltags. Insofern kann sich aus dem Tagtraum ein dichtes Netz von Konnotationen entwickeln. Aber selbst das schlichte „Erfahren" des Tagtraumes, die damit verbundenen leichten Abreaktionen und die vom Patienten kreativ entworfenen oder vom Therapeuten angeregten Problemlösungen in der Imagination können genügen, klinisch befriedigende Fortschritte in der Therapie zu erzielen.

In dieser Hinsicht bestehen Parallelen zu zwei verwandten therapeutischen Verfahren. In erster Linie kann an die Spieltherapie erinnert werden, die vor allem von ZULLIGER (1952) als ein nichtinterpretierendes Verfahren in der Behandlung von Kindern formuliert worden ist. – Die zweite Parallele zeigt das KB zu dem Psychodrama von MORENO (1959) (vgl. LEUTZ 1974). In der Tagtraumtechnik werden die Interaktionen mit Beziehungspersonen allein auf der Phantasieebene, hier aber durch die vorherrschende Regression symbolisch verdichtet ausgetragen. Darin liegt ein hoher Grad therapeutischer Verbindlichkeit, die sich aus der funktionalen Einheit zwischen Symbol und emotionaler Konstellation des Patienten ergibt (LEUNER 1987). Im Psychodrama erfolgt sie auf der Realebene im Rollenspiel nach den Regeln dieses Verfahrens mit beachtenswerter therapeutischer Wirkung. Allen drei Verfahren, dem Katathymen Bilderleben, der Spieltherapie des Kindes und dem Psychodrama des Erwachsenen gemeinsam ist die *Akzentuierung der Erfahrungsebene*, auf der die Komplexität des begrifflich-verbal noch nicht festgelegten, wiedererlebten Konfliktes ausgetragen wird. Im Katathymen Bilderleben können sich – müssen aber nicht – Phasen der Durcharbeitung anschließen, je nach Vermögen des einzelnen Patienten. Diese sind naturgemäß im Kindes- und Jugendalter begrenzt.

Klinische Ergebnisse

Die Wirksamkeit des Katathymen Bilderlebens bei Erwachsenen zeigen Studien zur Kurzpsychotherapie an unausgelesenen Gruppen von neurotischen und psychosomatischen Patienten, die der Ambulanz einer psychiatrischen Universitätsklinik entstammen. Bereits eine Behandlung mit 15 Sitzungen (WÄCHTER u. PUDEL 1983) und eine analoge Behandlung mit 20 Sitzungen (KULESSA u. JUNG 1983) erbrachten selbst bei subchronischer und chronischer Symptomatik (5–10 Jahre und länger bestehende Symptome) bei ⅔ der behandelten Patienten klinisch befriedigende Ergebnisse. – Auch in der Behandlung von Kindern und Jugendlichen überwiegen Kurztherapien von 5–30, bei gewissen, komplizierten Neuroseformen bis 40 Sitzungen. Die Berichte schließen vor allem ein: die Behandlung der Anorexia nervosa in einem ambulanten Setting (KLESSMANN u. KLESSMANN 1978), die Behandlung jüngerer Drogenkonsumenten (KLESSMANN u. KLESSMANN 1978), die Einzeltherapie eines drogenabhängigen Jugendlichen (WÄCHTER u. LEUNER 1978), die Therapie eines schwer gestörten schizoiden Jugendlichen sowie eines schwer neurotischen 8jährigen (HORN 1978) und die Kurztherapie des Zwinker-Tics (KLEMPERER 1978). Besondere Bedeutung haben unter diesen bis jetzt ganz klar herausgearbeiteten Indikationen die großen Serien der Fälle von Pubertätsmagersucht und von Drogenabhängigkeit. Einige, nur z. T. publizierte klinische Ergebnisse weisen darauf hin, daß auch die sogenannten puberalen Entwicklungskrisen, die differentialdiagnostisch nur schwer abzugrenzen sind, und Borderline-Fälle dem Verfahren zugänglich sind. Aber auch jugendpsychiatrische Fälle, bei denen ein minimaler zerebraler Defekt angenommen werden muß, ja selbst leichte Schwachsinnszustände können mit Hilfe der Tagtraumtechnik gebessert werden, wenn es gilt, die sekundären psychogenen Folgen zu behandeln. Im letztgenannten Indikationsbereich, der meines Erachtens recht aussichtsreich für die Behandlung mit dem KB ist, bedarf es noch sehr eingehender und breiter, möglichst statistisch vergleichbarer Untersuchungen. Dabei scheint bemerkenswert, daß auch Minderbegabte bereit und in der Lage sind, den Tagtraum herzustellen und ihre keineswegs immer geringe Phantasie zu mobilisieren. Die Grenzen des Verfahrens müßten in dieser Hinsicht noch ausgelotet werden.

Wie die Möglichkeiten der Behandlung von subakuten psychotischen Zuständen im allgemeinen und erst recht im Bereich jugendlicher Schizophrener aussehen, bedarf der Erforschung. Im Erwachsenenalter liegt eine Studie bei Patienten mit postpsychotischen Zuständen von LANGE (1978) vor, die ermutigend ist.

Zur Veranschaulichung gebe ich im folgenden zwei kurze kasuistische Skizzen wieder, die von KLESSMANN u. KLESSMANN (1978) stammen und die ich dem eingangs erwähnten Buch „Katathymes Bilderleben mit Kindern und Jugendlichen" (LEUNER u. Mitarb. 1978) entnehme.

Fall 1: Behandlung eines 9jährigen Jungen mit Legasthenie, die 18 Sitzungen in Anspruch nahm und nach KLESSMANN als ein typisches Beispiel für ein Kinder-KB angesehen werden kann:

Der 9jährige Junge litt an Legasthenie. Er hatte seine Mutter im Alter von 5 Jahren verloren. Bereits während der drei Jahre dauernden Erkrankung der Mutter, aber auch nach deren Tod stand Hannes unter dem Einfluß verschiedener, vorwiegend materiell verwöhnender Ersatzmütter. Zwischen zwei dominierenden Schwestern konnte er sich nur schwer durchsetzen und versuchte, mit weicher Gefügigkeitshaltung die anfallenden Probleme zu umgehen. Zur Kompensation seiner ständigen Schulenttäuschungen beschaffte er sich eine Ersatzbefriedigung: Statt in die Schule zu gehen, kaufte er sich mit entwendetem Geld Schokolade und ging spazieren.

Das erste KB vermag die ängstlich-depressive Verfassung des Kindes anschaulich wiederzugeben: Hannes imaginierte eine viereckige kahle Wiese, von Stacheldraht umgeben. In der Mitte fand sich ein etwa 50 cm hoher Pfahl, an der linken Seite der Wiese ein unheimlicher, dunkler Wald und in der Ferne ein Dorf. Ihm war es unmöglich, sich einen Bach oder einen Berg vorzustellen. So ließ ich ihn schließlich in das Dorf gehen. Dort entdeckte er nur leere Straßen, keine Menschen, keine Tiere oder Bäume (nach LEUNER als depressives Zeichen zu werten). Aber eine Kirche war da. Im Kirchturm waren zwei Fenster, im „Haus", gemeint war das Kirchenschiff, drei verschieden große Fenster. (Symbolisch könnte man hier die Eltern, der Vater war inzwischen wieder verheiratet, überhöht in den Turmfenstern, und die drei Geschwister – „eine Etage tiefer" – vermuten.) Beim vorsichtigen Versuch, durch die Kirchentür hineinzusehen, erkannte er einen Altar, dahinter ein großes Bild, teils bunt, teils schwarz, sowie leere Bänke.

Später ging Hannes die einsame Dorfstraße entlang und kam an einen viereckigen See, der rundum von undurchdringlichem Wald umgeben war. Als er einen Stacheldrahtpfahl hineintauchte, stellte er fest, daß der See „furchtbar tief" war.

Eine derart trostlose, Depression signalisierende katathyme Landschaft würde den Therapeuten bei einem Erwachsenen wohl bedenklich stimmen. Bei Kindern kann man jedoch mit erstaunlichen Wandlungen rechnen. So ließ ich Hannes in der folgenden Stunde wieder bildern. Auch diese Stunde verlief wenig positiv. Er erlebte sich statt auf einer Wiese spontan vor einem dunklen Wald, der wie eine Mauer vor ihm stand. Daneben war ein unendlich weites Feld, sonst nichts. In solchen Fällen versuche ich, einen bestimmten Teil des Bildes gezielt fixieren zu lassen. Dann gelingt es oft, die Beziehungslosigkeit zur Umwelt durch detaillierten Blickkontakt zur Welt zu überwinden. Ich frage also Hannes, ob er nicht vielleicht ein kleines Tier oder etwas Ähnliches entdecken könnte, wenn er sich einen bestimmten Baum genauer ansehe. Schließlich sah er auch ein Tier, das sich als eine Ameise entpuppte. Ein Blickkontakt mit ihr gelang erwartungsgemäß nicht. So verlief auch diese Sitzung wenig ermutigend. – Die dritte Sitzung kam unter einem anderen Aspekt in Gang. Hannes hatte in der Schule wieder eine der üblichen Fünfen oder Sechsen bekommen. Seine Imagination in dieser Sitzung stand in ihrer kindlichen und konkreten Einfachheit im Gegensatz zu dem anspruchsvollen Eingangssymbolik der Kirchensymbolik. Auf einer schwarzen Tafel stiegen in Arkadenform links Vieren auf, dann im Abwärtsbogen Fünfen und Sechsen. Ein roter Strich, die Korrektur des Lehrers, verband die traurige Zahlenreihe. Über der Tafel tauchten im KB auf strahlendem Weiß die unerreichten Zensuren in der Reihenfolge drei, zwei, eins – schräg nach oben ansteigend – auf. Ein Tier unter seinem Zensurenbild war ein Hund, das erste Lebewesen im KB von Hannes überhaupt. Dabei litt er seit der Kleinkinderzeit an einer ausgeprägten Hundephobie. Mit dem Auftauchen des Angstobjektes ergab sich erstmalig die Möglichkeit, ein Stück Symboldrama durchzuführen, um mit Hilfe der Konfrontation mit dem angstbesetzten Objekt eine zunehmende Ichstärkung zu erreichen. Das gelang und hatte auch in der Realität das Nachlassen der Hundephobie zur Folge. Nun begann Hannes, sich im Symboldrama den Gestalten der Eltern-Imagines zu nähern, die er sich symbolisch als Kuh und Stier vorstellte. Aus der anschließend gezeichneten Darstellung wurde deutlich, wie er dieses Terrain allmählich eroberte. Anfänglich stand er, durch einen Stacheldraht getrennt, als „kleiner Punkt" außerhalb der Szenerie. Im KB erreichte ich zunächst durch das Prinzip des Nährens – Kuh und Stier wurden reichlich gefüttert – eine Versöhnung und Vertraulichkeit im Umgang mit den Tieren. Sie ließ ihn schließlich so übermütig werden, daß er auf der Kuh ritt und sie durch Ziehen am rechten Ohr veranlaßte, sich nach seinem Wunsch im Kreis zu drehen. Die Auseinandersetzung mit dem Stier erfolgte in einer Arena. Nach Abschluß der Therapie entwickelte sich Hannes allgemein und schulisch positiv. Er besuchte später – 10 Jahre sind inzwischen vergangen – die Oberstufe des Gymnasiums mit Erfolg und zeigte keine neurotischen Symptome mehr.

Fall 2: 17jährige Patientin mit Anorexia nervosa und einem maximalen Gewichtsverlust von 40%, deren Tagtraumimaginationen sich durch ihren archaischen Symbolcharakter auszeichneten.

Sie erlebte sich in der 3. KB-Sitzung in einer ähnlichen Rolle wie die Königstochter aus dem Märchen „Der Froschkönig". In der 6. KB-Sitzung wurde sie mit dem Thema „Moor" konfrontiert. Sie imaginierte sich spontan in einen Tümpel, der „furchtbar dreckig und verschlammt" war. Beim Kopfneigen spiegelte sie sich und kommentierte: „Die Haare hängen verschmiert runter. Das Gesicht ist auch verschmiert. Ich sehe aus wie eine kleine Hexe. Der Dreck ekelt mich, ich möchte am liebsten weglaufen." – Sie wurde jedoch von der Therapeutin angehalten, ihr Spiegelbild zu fixieren und in dieser entidealisierten Weise zu akzeptieren, was nach einiger Mühe gelang: „Es wird jetzt besser, ich gewöhne mich an mich." – Damit gelang ihr zum ersten Mal eine deutliche Angstbewältigung der Eßproblematik. Jetzt erst berichtete sie von ihren täglichen Selbstbespiegelungen, wobei sie folgendes angab: „Wenn ich meine Beine von oben begucke, denke ich, was hast Du für dicke Waden. Aber im Spiegel sehe ich, es sind doch nur Stöcke. So ist es mit dem Bauch auch. Mit dem Gesicht ist es aber umgekehrt. Im Spiegel finde ich es dick, wenn ich es anfühle, erscheint es mir mager."

Sie hatte mit der Großmutter bis zum zwölften Lebensjahr in einem Zimmer geschlafen und diese immer als „starke Persönlichkeit" bewundert: „Sie brauchte einen nur anzugucken, dann war man gedemütigt. Als sie gestorben war, war ich wie leer. Wenn ich mich überhaupt mit einer Frau identifiziert habe, dann mit ihr. Alle machten kusch vor ihr!" –

In der 11. KB-Sitzung traten erstmals spontane „Höhenflüge" auf, die das überhöhte Anspruchsniveau symbolisieren. „Das Thema der Grandiosität in der Phantasie vom Fliegen" berauschte und beängstigte zugleich. Vorübergehend bestand die Vorstellung, nicht mehr zur Erde zurückkehren zu können. B., die diesen Zustand auch wie ein schwereloses Schwimmen empfand, stellte dabei ängstlich fest: „Ich habe plötzlich das Gefühl, ich kann nicht vor und nicht zurück. Die Zeit steht still. Es müßte alles so bleiben." Nach einer längeren Pause deutlicher Ratlosigkeit und Beunruhigung berichtete sie: „Ich gucke jetzt auf die Uhr. Plötzlich freue ich mich darauf, eine Aufgabe zu haben. Ich komme auf die Erde zurück und weiß mit einem Male genau, wohin ich zu gehen habe." Es folgte eine Zukunftsvision ihrer Berufsvorstellung.

Nachdem in der katathymen Imagination die Desillusionierung des „grandiosen Selbst" und ein Akzeptieren des Realitätsprinzips möglich war, wurde die Patientin wesentlich ausgeglichener. Sie hatte keine Eßprobleme mehr, normales Gewicht und gute Verdauung, auch die Menstruation war wiedergekommen. Im folgenden Winter erlebte sie mit den Zulassungsschwierigkeiten zum Studium erneute Identitätsprobleme. In dieser Zeit hatte sie zu Haus ausgesprochene „Freßtouren", die aber wegen des anschließenden Erbrechens nicht zur Übergewichtigkeit, auch nicht zu erneuter Magerkeit führten. Jetzt offenbarte sie in ihrem Tagebuch starke Ängste vor einem Kontrollverlust, den sie wie folgt schilderte: „Ich werde einfach nicht mit meinem Körper fertig, und deshalb kann ich auch Liebkosungen nicht ertragen, da ich Angst habe, meine eigenen Gefühle und Triebe könnten mich überwältigen." Nach acht Psychotherapiesitzungen (diesmal ohne internistische Begleitbehandlung und ausschließlich mit dem KB) war die Patientin wieder in einer gefestigten Verfassung. Ihr erstes Studiensemester und eine intime Partnerbeziehung hatte sie danach gut überstanden. Bei inneren Spannungen hatte sie allerdings noch ein Bedürfnis, sich „vollzufressen". Eine Gruppennachbehandlung am Studienort wurde von ihr erwogen.

Die beiden Fälle können für sich stehen und bedürfen keines weiteren Kommentares.

Schwerpunkt des Katathymen Bilderlebens in der Kinder- und Jugendpsychiatrie

Die überwiegende Zahl der Fallberichte befassen sich mit der Kasuistik von Erziehungsberatungsstellen, jugendpsychiatrischen Praxen und von allerdings z. T. sehr schweren Fällen wie Anorexia nervosa und Rauschmittelabhängigkeit, die zunächst einer klinischen Behandlung bedurften bzw. die eine solche vorher ohne Erfolg durchgemacht hatten. – Sofern überhaupt eine Trennung zwischen klinischen und ambulanten Fällen gerechtfertigt ist, wird deutlich, daß sich die klinische Kinder- und Jugendpsychiatrie des Verfahrens bisher kaum angenommen hat. Sehr vieles spricht jedoch dafür, daß die Fähigkeit dieser Altersgruppe, zu imaginieren und ihre Konflikte auf der Tagtraumebene auszutragen, – gegebenenfalls auch in Gruppen – nahelegt, das Katathyme Bilderleben auch im klinischen jugendpsychiatrischen Setting anzuwenden. Es wäre wünschenswert, wie oben schon erwähnt, breitere Erfahrungen im Grenzbereich zu sammeln, in dem Patienten angesiedelt sind, die auf dem Boden zerebraler Schädigungen psychogen überformte Fehlangepaßtheiten zeigen oder psychogene Symptome motorischer oder psychosomatischer Art haben. Aber auch Borderline-Fälle und subakute Psychosen scheinen Aussicht zu haben, zumindest palliativ gebessert zu werden. Es wäre wichtig, in dieser Richtung weitere Forschungen voranzutreiben. Dies erscheint um so leichter, als auch hier mit Kurztherapien gearbeitet werden kann, die in begrenzten Therapieperioden erlauben, übersichtliche Ergebnisse zu erzielen. Genaue Einzelfallanalysen, unterstützt durch objektivierende Testverfahren, wie auch die Behandlung ganzer Patientengruppen (wie es schon bei der Pubertätsmagersucht geschehen ist), wären überaus wünschenswert. Vielleicht wären solche Studien auch geeignet, neues Licht auf das Ausmaß psychodynamischer Störungen bei den zuletzt genannten Krankheitsgruppen zu werfen.

Literatur

Frank, L.: Die psychokathartische Behandlung nervöser Störungen. Leipzig 1927
Happich, C.: Das Bildbewußtsein als Ansatzstelle psychischer Behandlung. Zbl. Psychother. (1932) 633
Horn, G.: Das Katathyme Bilderleben in der Diagnostik der Erziehungsberatung. In: Katathymes Bilderleben mit Kindern und Jugendlichen, 2. Aufl., hrsg. von H. Leuner, G. Horn, E. Klessmann. Reinhardt, München 1978
Klemperer, I.: Kurztherapie eines Zwinkertics mit dem Katathymen Bilderleben. In: Katathymes Bilderleben mit Kindern und Jugendlichen, 2. Aufl., hrsg. von H. Leuner, G. Horn, E. Klessmann. Reinhardt, München 1978
Klessmann, E., H.-A. Klessmann: Ambulante Psychotherapie der Anorexia nervosa unter Anwendung des Katathymen Bilderlebens. In: Katathymes Bilderleben mit Kindern und Jugendlichen, 2. Aufl., hrsg. von H. Leuner, G. Horn, E. Klessmann. Reinhardt, München 1978
Kosbab, F. P.: Symbolismus, Selbsterfahrung und didaktische Anwendung des Katathymen Bilderlebens in der psychiatrischen Ausbildung. Z. Psychoth. med. Psychol. 22 (1972) 210
Kretschmer, E.: Medizinische Psychologie. Leipzig 1922, 14. Aufl. Thieme, Stuttgart 1975
Kulessa, Chr., F. G. Jung: Effizienz einer 20stündigen Kurzpsychotherapie mit dem Katathymen Bilderleben im testpsychologischen prae-post-Vergleich. In: Katathymes Bilderleben – Ergebnisse in Theorie und Praxis, hrsg. von H. Leuner. Huber, Bern 1979, 2. Aufl. 1983
Lange, H.: Referat 1. Internationaler Kongreß für Katalog über Bilderleben. Göttingen, November 1978 (unveröffentlicht)
Leuner, H.: Experimentelles katathymes Bilderleben als ein klinisches Verfahren der Psychotherapie. Z. Psychoth. med. Psychol. 5 (1955) 185
Leuner, H.: Das Katathyme Bilderleben in der Psychotherapie von Kindern und Jugendlichen. In: Katathymes Bilderleben mit Kindern und Jugendlichen, 2. Aufl., hrsg. von H. Leuner, G. Horn, E. Klessmann. Reinhardt, München 1978
Leuner, H. (Hrsg.): Katathymes Bilderleben – Ergebnisse in Theorie und Praxis. Huber, Bern 1979; 2. Aufl. 1983
Leuner, H.: Lehrbuch des Katathymen Bilderlebens, 2. Aufl. Huber, Bern 1987
Leuner, H., G. Horn, E. Klessmann: Katathymes Bilderleben mit Kindern und Jugendlichen, 2. Aufl. Reinhardt, München 1978 (3. Aufl. in Vorbereitung)
Leutz, G.: Psychodrama. Springer, Berlin 1974
Moreno, J. L.: Gruppenpsychotherapie und Psychodrama. Thieme, Stuttgart 1959
Murray, H. A.: Thematic Appercetion Test Manual. Harvard University Press, Cambridge/Mass. 1943
Revers, W. J., K. Taeuber: Der thematische Apperzeptionstest (TAT). Huber, Bern 1968
Silberer, H.: Symbolik des Erwachens und Schwellensymbolik überhaupt. Jb. psychoanal. psychopath. Fo. 3 (1912) 621
Sommer, J.: Die Wirksamkeit der Konfrontation im Katathymen Bilderleben bei der Behandlung kindlicher Phobien. In: Katathymes Bilderleben mit Kindern und Jugendlichen, 2. Aufl., hrsg. von H. Leuner, G. Horn, E. Klessmann. Reinhardt, München 1978
Staabs, G. v.: Stottererheilung durch Wiederholung kindlicher Entwicklungsphasen im Erlebnis einer Szenotest-Spieltherapie. Psyche 12 (1959) 481
Wächter, H. M., V. Pudel: Kurzpsychotherapie von 15 Sitzungen mit dem Katathymen Bilderleben (eine kontrollierte Studie). In: Katathymes Bilderleben – Ergebnisse in Theorie und Praxis, hrsg. von H. Leuner. Huber, Bern 1979
Wächter, H. M., H. Leuner: Kurzpsychotherapie eines Drogensüchtigen mit dem Katathymen Bilderleben. In: Katathymes Bilderleben mit Kindern und Jugendlichen, 2. Aufl., hrsg. von H. Leuner, G. Horn, E. Klessmann. Reinhardt, München 1978
Zulliger, H.: Kinderpsychotherapie ohne Daten unbewußter Inhalte. Psyche 5 (1952) 581

Heil- und sonderpädagogische Methoden

Heilpädagogische Übungsbehandlungen

Hans-Georg Eisert

„Ein Wissen kann man lehren und eine Einsicht zu erwecken versuchen. In beiden Fällen ist das Üben weder möglich noch notwendig. Das Üben ist vielmehr dort erforderlich, wo es sich um ein spezifisches Können handelt, das der Mensch erwerben soll."

Otto Friedrich Bollnow
Vom Geist des Übens 1978, S. 27

Begriffsbestimmung

So definiert GRISSEMANN (1980, S. 121) die klinische Sonderpädagogik: Sie „... beinhaltet *pädagogisch-therapeutische Massnahmen*, welche in einer optimalen Individualisierung und in einer fein abgestimmten Ausrichtung auf diagnostische Abklärungen ausserhalb des Unterrichtes in Normal- und Sonderklassen angesetzt werden, wobei die Auswirkungen dieser Massnahmen wiederum diagnostisch ausgewertet und zur weiteren pädagogisch-therapeutischen Planung verwendet werden sollen". Das ist eine allgemeine Beschreibung, wie sie grosso modo auch für eine heilpädagogische Übungsbehandlung gegeben werden könnte, wäre da nicht aufgrund des Hinweises auf den Schulunterricht ein Altersbereich vorgegeben. Die heilpädagogische Übungsbehandlung sieht ihren Arbeitsbereich auch wesentlich im Vorschulalter.
Es fällt allgemein auf, wie um Begriffe zwischen den Vertretern verschiedener Berufsgruppen – Sonderpädagogen, Heilpädagogen etwa – gerungen, gelegentlich die Usurpation des Tätigkeitsbereiches anderen Berufsgruppen unterstellt wird (EHRHARDT u. EHRHARDT 1977; GRISSEMANN 1980). Deutlich sind standespolitische Interessen. Heilpädagogische Übungsbehandlung ist, was Heilpädagogen machen (vgl. Beitrag „Psychotherapeutische Übungsbehandlung" in diesem Band, S. 668 ff).
Will man der Problematik des Begriffes Heilpädagogik entgehen, so drängt sich auf, neutraler von funktioneller Übungsbehandlung zu sprechen. Hier werden Funktionen, wenn auch gemeinhin nicht isoliert, losgelöst aus einem personenbezogenen pädagogischen Rahmen eingeübt: die der Wahrnehmung, der Psychomotorik, der Sprache etwa.

„Die heilpädagogische Übungsbehandlung ist eine Methode der systematischen Hilfe, die Behinderte, vornehmlich geistig Behinderte, befähigen soll, mit Hilfe von planvoll zur Auswahl angebotenem Material und mit Techniken neue Kenntnisse, Fähigkeiten und sinnvolle Verhaltensstrukturen aufzubauen" (VON OY u. SAGI 1977, S. 37 f).
Diese Definition, wie sie in einem Lehrbuch zur heilpädagogischen Übungsbehandlung gegeben wird, stellt das Systematische als wesentlich heraus, das ja bereits mit dem Begriff der Übung verknüpft ist. Systematische Hilfe heißt hier u. a., daß, wenn auch vielleicht nicht so bezeichnet, Verhaltensziele definiert werden aufgrund der vorausgegangenen Diagnose, Veränderungen, die im Gefolge der Behandlung eintreten, beobachtet und registriert werden.
Zentral ist das Üben: das Wiederholen einer Handlung bis zu deren Beherrschung, und dies in spielerischer Form. BOLLNOW (1978) beschreibt in einer „Rückbesinnung auf elementare didaktische Erfahrung" den Charakter der Übung eindrücklich: Soll das Üben gelingen – und das heißt, zur „Freude am gut Gekonnten" (BOLLNOW 1978, S. 117) führen –, so setzt es voraus, daß jeweils für sich sinnvolle Einzelleistungen aus einem Gesamt herausgelöst werden. Häufiger Wechsel in der Präsentation des zu Übenden, schon um das Interesse des Kindes am zu Erlernenden zu erhalten, gehört, neben notwendiger Wiederholung, zu den didaktischen Implikationen.
Wem wird die Behandlung zuteil? Die Definition gibt Behinderte, vor allem geistig Behinderte, als Zielpopulation an. Dies würde vor allem von in der Klinik tätigen Heilpädagogen als zu einschränkend betrachtet. Als Aufgabengebiet werden allgemein generelle und spezifische Entwicklungsrückstände genannt (z. B. EHRHARDT u. EHRHARDT 1977). So erfährt ein Kind im Vorschulalter, das nicht altersgemäß im Kindergarten mithalten kann, eine allgemeine und möglichst früh einsetzende Förderung seiner sensomotorischen, sozial-emotionalen und intellektuellen Fertigkeiten, etwa dank der Montessori-Materialien (VON OY 1978), mit deren Hilfe in spielerischer Form Sinnesfunktionen systematisch trainiert werden. Dabei werden die Aufgaben nach Schwierigkeiten gestuft und zerlegt vorgegeben. Spezifische Entwicklungsrückstände, etwa motorische Ungeschicklichkeit, werden mit Hilfe von Programmen wie der Bewegungserziehung von FROSTIG (1980) oder etwa

dem Kiphardschen Programm (HÜNNEKENS u. KIPHARD 1975) angegangen, d. h. Methoden, die kindliche Bewegung und Geschicklichkeit in spielerischer Weise wecken und fördern.

Heilpädagogische Übungsbehandlung als Erziehung

Heilpädagogen verweisen oft darauf, daß es gemeinhin nicht Ziel einer Übungsbehandlung sei, isolierte Fertigkeiten zu trainieren. Sie betonen, daß die Übungsbehandlung auf die Gesamtförderung des Kindes gerichtet zu sein habe (VON OY u. SAGI 1977, S. 38). Heilpädagogische Übungsbehandlung ist zuvörderst eine pädagogische Arbeit. Bei aller oft differenzierten Förderung von Teilbereichen wird der erzieherische Charakter betont, der auf die Gesamtperson des Kindes gerichtet ist, auch der normative Aspekt der Erziehung: die notwendige Reflexion darüber, warum der Pädagoge den zu Erziehenden so zu beeinflussen trachtet und was die „sinnvollen Verhaltensstrukturen" sind. Vor allem: im Selbstverständnis des Heilpädagogen wird die personale Bindung von Erzieher und Erziehendem für konstitutiv erachtet – im Sinne von HERMANN NOHL: Der Weg zum „Wert" geht über den Erzieher.

Dabei ist zu beachten, daß die Behandlung von vornherein zeitlich begrenzt ist. VON OY u. SAGI (1977) sprechen von der „Periodischen Kontinuität", womit nichts anderes gemeint ist, als daß die Sitzungen in regelmäßigen Abständen über einen überschaubaren Zeitraum stattfinden.

Heilpädagogische Übungsbehandlung und andere Interventionen

Heilpädagogische Übungsbehandlung überschneidet sich mit einer Reihe anderer Vorgehensweisen. Die Übergänge zu anderen Ansätzen sind fließend, etwa zu sportpädagogischen Gruppen. Begriffe wie „Fördererziehung", „Vorsorgeerziehung", vor allem *„Frühförderung"* behinderter und von Behinderung bedrohter Kinder verweisen auf ein hierarchisch-organisatorisch eher höher angesiedeltes Unternehmen. Sie kennzeichnen eine Reihe von Vorgehensweisen der Frühdiagnostik, Frühtherapie bzw. -erziehung und -beratung, wie sie in Frühförderstellen oder sozialpädiatrischen Zentren, wenn auch mit unterschiedlicher fachspezifischer Gewichtung, von verschiedenen, eng miteinander kooperierenden Berufsgruppen betrieben werden (vgl. SPECK u. WARNKE 1983). Zu erwähnen sind hier auch die großangelegten, umfassenden Frühförderungsprogramme (kompensatorische Erziehung, vgl. IBEN 1974). Auf der anderen Seite des Spektrums stehen spezifischere pädagogisch-therapeutische Behandlungen wie die Mototherapie oder logopädische Behandlung, die – von den Beeinträchtigungen her gesehen – ein eingeschränkteres, dafür aber u. U. differenziertes Angebot zu leisten in der Lage sind. Bei einem isolierten Entwicklungsrückstand wie etwa einer Störung der Sprachentwicklung wäre eher eine logopädische Behandlung angezeigt, die spezifische Störungen wie Stammeln, Poltern, Agrammatismus angeht oder Sprachanbahnung betreibt, während bei generellen Entwicklungsrückständen eher eine heilpädagogische Übungsbehandlung, die auch eine Sprachbehandlung einschließt, indiziert ist (EHRHARDT u. EHRHARDT 1977).

Heilpädagogische Übungsbehandlung kann zudem, wenn nicht in Konkurrenz, so doch in Parallelität zu einer Reihe von sonderpädagogischen Ansätzen gesehen werden wie z. B. *„directive teaching"* (z. B. STEPHENS u. Mitarb. 1978).

„Directive teaching" oder das verhaltensorientierte „precision teaching" sind darum bemüht, spezifische (Schul-)Fertigkeiten zu vermitteln. Ausgangspunkt ist eine detaillierte, auf beobachtbare Operationen gerichtete Analyse des Schulverhaltens angesichts bestimmter, eng umschriebener Aufgaben oder Situationen. Aufgrund dieser Aufgabenanalyse wird ein spezifischer Plan erstellt, der u. a. die Materialien, deren Darbietung, Lernziele, Erfolgskriterien und Verstärker festlegt. Generelles Ziel ist es, mögliche Mißerfolge des Kindes zu minimieren. Nicht Defizite sind Gegenstand der Intervention, schon gar nicht solche basaler Funktionen etwa perzeptuomotorischer Art, wie sie Leistungstests erfassen. Vielmehr wird davon ausgegangen, daß die Lernsituation bisher noch nicht so gestaltet war, um dem Schüler Lernerfolge zu sichern. „Lernbehinderungen erweisen sich oft als Instruktionsbehinderungen" (HARING u. BATEMAN 1977, S. 205).

Zu den verschiedenen Formen sonderpädagogischer Interventionen, die einen „direkten Unterricht", ein sorgfältiges Programmieren der Lernsituationen implizieren (eine Übersicht geben HARING u. BATEMAN 1977), liegen eine Reihe von Manualen vor, die die Vorgehensweisen verdeutlichen (WHITE u. HARING 1976; STEPHENS u. Mitarb. 1978). Auch wenn der „Präzisions"-Gesichtspunkt, daß Sonderschulunterricht oder auch Förderunterricht äußerst effizient und am meßbaren Lern-Output orientiert gestaltet werden soll, nicht mit einer traditionellen heilpädagogischen Orientierung vereinbar scheint, so sind doch die Gemeinsamkeiten zu sehen: die Individualisierung der Lernumgebung, das geplante Vorgehen und die Erfolgskontrolle.

Berührungspunkte mit *Spieltherapien* sind offenkundig. Sie ergeben sich schon daraus, daß das Spiel als Medium gleichermaßen genutzt wird. Kinder mit ähnlichen Problemen werden einmal heilpädagogisch behandelt, ein anderes Mal spieltherapeutisch: solche etwa mit Sprach- und Sprechstörungen (z. B. KEMPER 1982; BENECKEN 1982) oder mit Wahrnehmungsstörungen und psychomotorischen Defiziten (GÖBEL 1982) oder Lern- und Leistungsstörungen (GOETZE 1982). Auch wenn – jedenfalls im Semantischen – Spieltherapie und Übungsbehandlung sich klar differenzieren lassen – nicht nur, weil Heilpädagogen und Psychotherapeuten eine in ihrem Umfang schon unterschiedliche Ausbildung erfahren haben, der Übungsbehandlung eine stärkere Zentrierung auf Aufgaben zukommt, ein dirigistischeres Moment also, die Spieltherapie hingegen, vor allem wenn es sich um ein traditionelles nondirektives Vorgehen handelt (vgl. GOETZE u. JAEDE 1978; SCHMIDTCHEN 1981), bei dem das Widerspiegeln von Gefühlen einen prominenten Platz einnimmt, einen größeren Reflexionsgrad des Therapeuten voraussetzt –, so ergeben sich doch Berührungspunkte; dann etwa, wenn stärker lenkende, lerntheoretisch begründete Vorgehensweisen zunehmend einbezogen werden, die zudem auf Wahrnehmung, Denken und Handeln gerichtet sind.

Quellen heilpädagogischer Übungsbehandlungen

Hinzuweisen ist auf einige Quellen, aus denen heilpädagogische Übungsbehandlungen theoretische Vorstellungen, praktisches Vorgehen und Materialien schöpfen. Allen voran ist es die Spielpädagogik (zu einer Übersicht sei auf RETTER 1979, S. 36 ff verwiesen).

Spiel und Übung

Das Spiel wird gemeinhin definiert als zweckfreie Tätigkeit – jedenfalls als von fremdbestimmten Zwecken frei. Daß dabei gelernt wird, ist ein Nebenprodukt, vom Spielenden nicht intendiert. Nun gibt es Lernspiele, didaktische Spiele, die von außen vorgegebene Lernerfahrungen, als Spiel verpackt, zu vermitteln trachten. Dementsprechend kann Spielenkönnen einmal ein Lernziel sein – und sei es, weil, wer spielen kann, damit „inzidentell" lernt, vor allem aber, zweckfreier: weil ihm so ein grundlegendes Verhalten gelingt –, zum anderen eine Lernhilfe: mit dem Spiel sind andere, ansonsten schwer zugängliche Ziele zu erreichen (MÜHL 1979). Förderung des Spiels und Förderung durch Spiel; eine verwandte Dichotomie sieht „Zweckfreiheit" und „völligen Ernst" als wesentliche Kategorie kindlichen Spiels, während das echte Spiel des Erwachsenen nicht „ernst" sei, jedoch stets drohe, in Arbeit auszuarten (MOOR 1967, S. 10). Praktisch bedeutsamer für unseren Zusammenhang ist der Hinweis von BOLLNOW (1978) auf den Grundwiderspruch von Spiel und Übung: daß nämlich das Einüben im Spiel seine Grenzen habe. „Wenn das Spiel gelingen soll, darf man es nicht unterbrechen. Man kann es, wenn es seinen Sinn erfüllen soll, nur als Ganzes wiederholen" (BOLLNOW 1978, S. 40). Und damit, so BOLLNOW, bestehe die Gefahr, daß Fehler mit zunehmender Spielwiederholung verfestigt werden.
Die Klassifikation von Spielformen von SCHENK-DANZINGER (nach VON OY u. SAGI 1977, S. 56) unterscheidet zwischen Funktionsspielen, Rollenspielen, Konstruktionsspielen und Regelspielen. „Funktionsspiele sind Spiele, die das Kind aus Freude an der Bewegung und an zufällig bewirkten Veränderungen ausführt" (VON OY u. SAGI 1977, S. 56). Hierher gehören etwa der zuerst unspezifische Gebrauch von Spielzeug, mit dem das Kleinkind klopft, schlägt, wirft usw., bevor es sie spezifischer, ihrem Gebrauchswert entsprechend, benutzt. Funktionsspiele in der Übungsbehandlung reichen von denen mit Fingern und Händen über Farb-, Form- und Steckspielen zu Spielzeug mit Bewegungsmechanismen und Spielen im Sandkasten und auf dem Spielplatz. Rollenspiele werden u. a. mit Puppen realisiert. Einfache soziale Situationen können so spielerisch – mit Rollentausch – eingeübt werden. Hierher gehören auch Kreis-, Sing- und Bewegungsspiele sowie Gesellschaftsspiele. Breiten Raum in der Übungsbehandlung nehmen Konstruktionsspiele ein: solche, bei denen mit Knetmasse usw. modelliert wird und Bilder und Objekte gestaltet werden (Anregungen für die verschiedenen Spielformen liefern u. a. VON OY u. SAGI 1977, S. 77 ff).

Historische Ansätze

Daß das Spiel als Mittel der Vermittlung pädagogischer Inhalte – praktischer Fertigkeiten, Wissen und Tugenden – zu dienen vermag, ist eine uralte Erkenntnis. Greifen wir nur auf unmittelbar schon durch die Materialien wirksame Vorläufer zurück, so ist FRÖBEL (1782–1852) zu erwähnen. Er gründete 1840 den ersten Kindergarten. Ohne seine theoretischen Vorstellungen hier auch nur andeuten zu können: „Menschenbildung" beginnt mit dem Spiel in der Familie. Phantasie und geistige Produktivität werden dadurch angeregt. Eltern wie Erzieher sind dabei Anreger, die kindlichen Einfällen folgen, sie bahnen und erweitern.
Mit Hilfe der sogenannten „Gaben", das sind Kugeln, farbige Bälle, Walzen, Würfel, Baukästen mit Würfeln, und „Beschäftigungen" – Plättchen anlegen, Perlen aufreihen, Papier falten – lernt das Kind, Körper zu zergliedern und sie wieder zu synthetisieren (KLEIN-JÄGER 1978). Das Kind erwirbt Grundbegriffe; die Entwicklungsschritte vom Leichten zum Schweren, vom Teil zum Ganzen, vom Elementaren zum Komplexen werden aufgrund des Umgangs mit den Materialien vermittelt, und zwar auf eine ganzheitliche Weise: Wahrnehmung, Psychomotorik, Kognitives und Sozial-Emotionales werden gleichermaßen im Handeln „begriffen" und erworben.
Gleichermaßen auch materiell in der heilpädagogischen Übungsbehandlung präsent ist die Pädagogik MARIA MONTESSORIS (1870–1952). Wirft man nur einen Blick auf die Methoden, so gibt es einen „medizinischen" Erziehungsteil, der dank körperlicher Behandlungen, Bäder und Massagen etwa, die Sensibilität steigern soll, die Sinne so verfeinern, daß sie in der Folge der Erziehung der Sinne

zugänglich sind. Häusliche Alltagsroutinen wie Tischdecken und Aufräumen dienen auch der Koordination von Intelligenz und Motorik. Die Ausbildung der Sinne geschieht bei MONTESSORI in drei Schritten: *Gleichheiten* (z. B. Einsetzen fester Körper in entsprechende Öffnungen), *Gegensätze* (Vorführen von Extremen) und *Ähnlichkeiten* (sehr ähnliche Gegenstände werden stufenweise präsentiert) sind zu erkennen. Die „vorbereitete Umgebung" kennzeichnet das „kindgemäße" Lernarrangement mit seiner gleichbleibenden Ordnung, das zu einer Zentrierung auf einen Gegenstand führt und so dazu beiträgt, daß sich das Kind durch (relative) Eigeninitiative nur einem bestimmten Gegenstand widmet: „Das Kind ordnet sich."

Das Konzept der zubereiteten Umwelt, zu dem auch Hinweise für das Verhalten des Pädagogen gehören, weist deutliche Parallelen zu verhaltenstherapeutischen Konzepten der Stimuluskontrolle auf, generell zu Vorstellungen optimaler Lernumgebung (vgl. EISERT u. BARKEY 1979). Die Materialien, vom Kind im vorgegebenen Rahmen selbst ausgewählt und nach eigenem Arbeitstempo bearbeitet, schließen weitgehend eine Fehlerkontrolle in sich ein, wenn z. B. die unterschiedlich großen Zylinder nur jeweils in eine Öffnung passen.

Wenn man es auf einen Begriff bringen kann, so fällt dem Pädagogen bei MONTESSORI die Rolle des Vermittlers zu: zwischen Kind und sorgfältig arrangierter Umgebung. FRÖBEL und MONTESSORI werden in verkürzter Rezeption oft als Gegensätze gesehen. Werde bei FRÖBEL das Spiel überbetont, so stehe bei MONTESSORI die Arbeit im Vordergrund – das Üben bloßer Teilfunktionen an für gekünstelt, leblos erachtetem Material. Dagegen hält BOLLNOW (1978, S. 103), daß es MONTESSORI keineswegs auf den Drill isolierter Sinnesfunktionen ankomme. „Worauf es ihr ankam, das war allein die Verwandlung des Menschen im ganzen" (BOLLNOW 1978, S. 103). Die Anklänge an den theoretischen Überbau heilpädagogischer Übungsbehandlung sind offenkundig (s. etwa VON OY u. SAGI 1977, S. 38).

Bei MONTESSORI sind eine Reihe modern anmutender Lehr- und Lernprinzipien vorhanden: das der kleinen Schritte, der unmittelbaren, im Material angelegten Verstärkung, der variierenden Wiederholung, des individuellen Lerntempos, der Übungs- und Spielfolge, der zunehmenden Selbständigkeit. MONTESSORI geht von den von ihr wiederentdeckten Schriften von ITARD (1774–1838) und SÉGUIN (1812–1880) aus.

ITARD, bekannt durch seine Erziehung des „wilden Knaben von Aveyron", sieht in der Erziehung der Sinne, der Isolierung einzelner Sinne voneinander, der Aufteilung von komplexen Eindrücken in kleinere Einheiten und deren Schulung die Grundlage für die Entwicklung intellektueller Fähigkeiten. Abstraktionsfähigkeit wird erst durch Wahrnehmungsschulung ermöglicht. Hier sind die theoretischen Vorstellungen des Wahrnehmungstrainings angelegt, wenn nicht bereits ausformuliert.

SEGUIN hebt die zweiseitige Nachahmung als Lernprinzip hervor – die von Erzieher und zu Erziehendem und die der Kinder untereinander. Von hier ist ein kurzer Weg zu verhaltenstherapeutischen Techniken. Die Bedeutung der Verstärkung, die Notwendigkeit, das zu Erlernende schrittweise einzuführen, die Lernumgebung so zu gestalten, daß die Kinder Lernerfolge erzielen, das sind Prinzipien, die von der Verhaltensmodifikation (wieder) betont werden und von daher noch einmal in die Übungsbehandlung eingehen.

Wenn hier sehr summarisch unmittelbare Vorläufer heilpädagogischer Übungsbehandlung angeführt werden, so ist auch auf die sogenannten „geistorthopädischen Übungen" (LESEMANN 1969) zu verweisen, mit deren Hilfe vor allem im Rahmen der Hilfsschule „schwache Funktionen" wie Aufmerksamkeit, Gedächtnis, Gefühl und Wille drillartig und isoliert, für das Kind wenig anregend, trainiert wurden.

Neuere Quellen

Der sozial-emotionale Bereich gewinnt da über die Funktionsübung als eigentliche Aufgabe hinaus Bedeutung, wo es etwa darum geht, dank heilpädagogischer Übungsbehandlung auch dafür zu sorgen, daß ein Kind in den Kindergarten oder die Grundschule integriert wird. Hier greift die heilpädagogische Übungsbehandlung auf das Rollenspiel (z. B. FURNESS 1978) und Techniken verschiedener Formen der Spieltherapie und u. a. der Musiktherapie zurück.

Vielfältige Materialien und Anregungen erwachsen der heilpädagogischen Übungsbehandlung aus der Vorschulpädagogik, die, z. B. ausgehend von der kompensatorischen Erziehung (vgl. IBEN 1974), mit ihrem Bemühen, Chancengleichheit soziokulturell Benachteiligter im Vorschulalter herzustellen, in den Frühförderungsprogrammen in spielerischer Form grundlegende Fertigkeiten wie akustisches Differenzieren, sprachliche Artikulation, feinmotorische Fertigkeiten und Daueraufmerksamkeit fördern.

Aus dem klinischen Bereich kommt schließlich das Interesse an Teilleistungsschwächen, die zur Entwicklung und zum Wiederaufgreifen von Materialien führen, die zur Behebung und Kompensation dieser spezifischen Leistungsbeeinträchtigungen führen sollen.

Zu einigen in Materialien vorgegebenen Annahmen

Mit Hilfe spezifischer Übungen sollen im allgemeinen spezifizierte Leistungsstörungen, die oft mit Verhaltensauffälligkeiten verquickt sind, gemindert, behoben oder kompensiert werden. Sind nicht nur die Schwächen, sondern auch die Stärken eines Kindes erst einmal diagnostiziert, kann eine ganz spezifische Übungsbehandlung ansetzen. Herausgegriffen aus dem Bereich der Legastheniebehandlung: „Z. B. ist eine Schwäche im Bereiche der Speicherung von Phonem-Graphem-Assoziationen verbunden mit einem entwickelten lexikalischen und syntaktischen System der mündlichen Sprache, so lässt sich durch Übungen zur Anbahnung semantischer Restriktionen dieser nicht defiziente Bereich ausnützen, um die Lesesegmentation/-kombination zu stützen, welche aber auch durch ein besonderes Speicherungstraining angegangen wird" (GRISSEMANN 1980, S. 126, im Original in Klammer).

Sprachliche und inhaltliche Komplexität beiseite gelassen – hier werden Wenn-dann-Beziehungen aufgezeigt, Alternativen vorgegeben, wie entweder direkt trainiert oder kompensiert werden kann.

Zum Zusammenhang „basaler" Funktionen und komplexerer Fertigkeiten

Oft wird unterstellt, diagnostizierte Funktionsdefizite seien mit den nicht beherrschten Fertigkeiten eng verknüpft und gäben Voraussetzungen dafür, daß eine gemeinhin komplexere Leistung nicht erbracht wird, etwa wenn Schwierigkeiten beim Erkennen geometrischer Formen als unmittelbare Ursache für das Versagen beim Lesen oder Schreiben angenommen werden. In der Logik dieser Annahme gilt es, zuerst die elementaren Voraussetzungen zu schaffen, das grundlegende Unvermögen zu beheben oder zu kompensieren, bevor die eigentliche Fertigkeit, das Lesen etwa, gelingen kann. So einleuchtend eine solche allgemeine Vorstellung ist, so herrscht zum einen doch keine Übereinstimmung darüber, welchen Funktionen unmittelbare pädagogische Relevanz zukommt, zum anderen, in welcher Reihenfolge sie zu üben sind. Ohne der Komplexität dieser Frage, die für jeden Funktionsbereich zu prüfen wäre, auch nur annähernd nachzukommen – es genügt ein Blick in die Literatur (VELETT 1968; BUSH u. WAUGH 1976), um der Vielfalt der Taxonomien basaler Funktionen, was basal ist und wie diese Funktionen miteinander verknüpft sind, wie sie sich in eine sequentielle Abfolge einpassen, gewahr zu werden. Was Lernbeeinträchtigungen ausmacht, dazu sind verschiedenste Hypothesen vorgebracht worden, vornan die Auffassung, die spezifischere Lernbehinderungen mit Wahrnehmungsdefiziten begründet (z. B. ORTON 1957; HALLAHAN u. CRUICKSHANK 1979). In Konkurrenz zu dieser Auffassung treten Modellvorstellungen, die Entwicklungsbeeinträchtigungen auf defizitäre linguistische Prozesse zurückführen (SATZ u. VAN NOSTRAND 1973; VELLUTINO 1978), auf Aufmerksamkeitsstörungen (ROSS 1976; ROUTH 1979), auf gestörte Gedächtnisprozesse (TORGESEN u. KAIL 1980) und auf die mangelnde Entwicklung metakognitiver Prozesse. Naheliegend ist die Annahme, daß hier jeweils Subgruppen von Lernbeeinträchtigungen angesprochen werden.

Lernbehinderung als Ursache visuomotorischer Dysfunktionen

Es ist eine häufig gemachte Annahme, vor allem in der älteren Literatur, daß Lernbehinderungen ihre Ursache in visuomotorischen Dysfunktionen haben. CRUICKSHANK (1972) hat es so formuliert: Lernbehinderungen sind im wesentlichen und fast immer das Ergebnis von Wahrnehmungsproblemen auf neurologischer Grundlage. Die Wahrnehmungsdefizithypothese hat u. a. dazu geführt, nicht nur Instrumente zur Erfassung der Defizite zu entwickeln, sondern auch Trainingsprogramme zur Intervention bei diesen spezifischen Störungen oder Ausfällen.

Zur Behebung der Wahrnehmungsdefizite sollen grob- und feinmotorische Übungen, Augenbewegungen, Übungen zur räumlichen Orientierung, zur visuellen Vorstellung, zur Lagekonstanz usw. dienen, während der Umgang mit den eigentlichen – altersadäquaten – Materialien tunlichst zurückgestellt wird, dies unter der Annahme, daß Fortschritte im Umgang damit ohnehin nicht zu erwarten sind, bevor nicht die basalen Defizite beseitigt oder kompensiert wurden.

Den theoretischen Hintergrund für dieses Vorgehen geben – wenn auch eher metaphorisch – entwicklungspsychologische Überlegungen ab, die – wie etwa die Theorien von WERNER oder PIAGET – ein sequentielle und hierarchische Abfolge zugrunde legen: Die individuelle Entwicklung geht danach von einer sensomotorischen „Phase" über ein Stadium der sensorischen Integration zu kognitiven Leistungen fort. Diese hierarchisch-sequentielle Ordnung wird in vielen Übungsprogrammen übernommen. Die heilpädagogische Intervention habe die Sequenz von der aktiven Bewegung zu den abstrakten Symbolen zu rekapitulieren (FROSTIG u. MASLOW 1973).

Abgesehen von grundsätzlicher Kritik an Konzepten wie „Wahrnehmung", die so gehandhabt werden, als seien sie Entitäten (VELLUTINO u. Mitarb. 1977), der oft gegebenen Unmöglichkeit, Schwierigkeiten beim Zeichnen oder Perlenaufreihen der Wahrnehmung oder der Feinmotorik eindeutig zuzuschlagen, sind erhebliche Einwände vorgebracht worden gegen die Angemessenheit der Wahrnehmungsdefizithypothese als direkte Ursache für Lernbeeinträchtigungen, wie auch deren Umsetzung in Übungsprogramme. Im wesentlichen: Die Beziehungen zwischen Wahrnehmungsfertigkeiten und etwa Lesen sind erheblich komplexer. So zeigen durchaus auch schulische Grundfertigkeiten gut beherrschende Kinder Wahrnehmungsdefizite, wie sie schlechte Leser etwa aufweisen. Z. B. hat eine Reihe von Kindern bis zum 7. Lebensjahr Schwierigkeiten, Buchstaben im Spiegel zu erkennen. Das bedeutet keineswegs, sie könnten nicht lesen. Nicht das absolute Niveau in den Wahrnehmungsfertigkeiten dürfte wichtig sein, sondern vielmehr, ob andere Kompensationsmöglichkeiten zur Verfügung stehen (WEDELL 1973). Wenn wir die Kritik an der Wahrnehmungshypothese viel zu pauschal angeführt haben (z. B. VELLUTINO u. Mitarb. 1977; LEWIS 1983; KEITH 1977), so weil in der Übungssituation Trainingsmaterialien unreflektiert verwendet werden könnten, die den Problemen der Kinder nicht angemessen sind. Die Gefahr ist oft beschworen worden: Das Vorhandensein von Tests von fragwürdiger psychometrischer Qualität, die vorgeben, visuomotorische Funktionen differenziert zu erfassen, mit ihrer so nicht belegten theoretischen Annahme, daß visuelle Wahrnehmungsdefizite etwa Leseschwierigkeiten bedingen, könnte oft verhindert haben, daß Kindern die ihnen gemäße Hilfe zuteil wurde (YULE 1978).

Trainingsprogramme und heilpädagogische Übungsbehandlung

Es heißt oft in der Literatur zur heilpädagogischen Übungsbehandlung, sie setze eine gründliche medizinische und psychologische Diagnostik voraus. Nun sind zum einen die Schwierigkeiten einer begründeten differenzierten Diagnostik zu sehen, zum anderen die der Transformation des Diagnostizierten in pädagogische Handlungsanweisungen. Die Komplexität wird offenkundig, wenn es darum geht, die Implikationen der dank neuropsychologischer Untersuchungen aufgefundenen Subgruppen von Kindern mit Lese-Rechtschreib-Schwierigkeiten und Schwächen beim Rechnen für den sonderpädagogischen Umgang mit diesen Kindern auszumachen. Sie beginnen mit nicht immer gelösten praktischen Problemen: Wie kann im Routinebetrieb eine differenzierte Psychodiagnostik gelingen, die diese Teilleistungsschwächen identifiziert – Störungen etwa, die zuerst im Bereich zentraler Reizverarbeitung sich eindeutig differenzieren lassen, im Leistungsbereich, beim Rechnen etwa, jedoch mit gleich schlechtem Niveau imponieren (ROURKE u. STRANG 1984)?

Spätestens hier ist anzumerken, daß die heilpädagogische Übungsbehandlung sich gemeinhin gerade nicht darauf versteht, isolierte Funktionen beim Kinde zu trainieren, sondern immer dessen Gesamtentwicklung im Auge hat. Und vor allem ist auf den pragmatischen Umgang mit Materialien und Programmen in der Praxis der funktionalen Übungsbehandlung zu verweisen. Da wird gewöhnlich ja gerade nicht eine programmierte Handlungsanweisung befolgt, ohne auf individuelle Gegebenheiten beim Kind (und beim Heilpädagogen) einzugehen. Das Vorgehen in jeder Übungsstunde ist geplant. Nur wird dieser Plan jeweils zuvor nach den perzipierten Bedürfnissen des Kindes ausgerichtet und ständig revidiert. Daß dabei implizite Persönlichkeitstheorien, die jeweilige Lerngeschichte des Heilpädagogen eine wesentliche Rolle spielen, kann angenommen werden. Das unterscheidet die Übungsbehandlung jedoch nicht von den meisten anderen pädagogisch-therapeutischen Interventionen.

Die Auffassung, daß Lernbehinderungen generell auf spezifische psychologisch-organische Defizite zurückgeführt werden müssen, um pädagogisch gezielt behandelbar zu sein, steht einer anderen Vorstellung entgegen. Diese bevorzugt ein direktes Vorgehen, zum einen wegen der praktischen Schwierigkeit, jeweils zu bestimmen, ob die Wahrnehmungsausfälle ein spezifisches ursächliches Defizit darstellen oder eher Ausdruck genereller Probleme sind, etwa der Aufmerksamkeit oder der Motivation, zum anderen wegen des zumindest zweifelhaften Erfolges von Wahrnehmungstrainings. Dabei erscheint es nicht notwendig, vermeintlich grundlegende Funktionen zu üben. Vielmehr ist die Situation, in der dem Kind bisher von ihm erwartete Leistungen nicht gelingen, so umzustrukturieren, daß Lernerfolge schrittweise eintreten. So lernen Kinder mit Wahrnehmungsstörungen Schreiben und Lesen, wenn sie systematisch zuerst für Annäherungen an das Schreiben verstärkt werden (vgl. LAHEY u. Mitarb. 1978). Wenn ein Kind nicht lesen kann, so wird das Lesen geübt, wenn auch in einer differenzierteren Art als üblich: Sub-Fertigkeiten werden ermittelt und schrittweise geübt; Approximationen an die korrekte Differenzierung von Buchstaben werden systematisch verstärkt, nachdem der Heilpädagoge festgestellt hat, ob das Kind z. B. angesichts eines Buchstabens den entsprechenden Laut zu äußern vermag, die richtige Bezeichnung dafür trifft, zwei Laute verbinden kann, über diskrete, kleine Fertigkeiten verfügt, die zu der höherrangierten Fertigkeit „Lesen" gehören.

Beispiele für Übungsprogramme

Ein Überblick über die Materialien, die in der heilpädagogischen Übungsbehandlung genutzt werden, steht völlig außerhalb unserer Möglichkeit. Der Leser sei auf einige Kompendien verwiesen (TEUMER u. WALTHER 1978; WALTHER 1978) sowie auf die umfänglichen Kataloge kommerzieller Anbieter wie z. B. WEHRFRITZ u. WITMAIER. Eine ausgezeichnete Übersicht über Übungsprogramme mit vielen Beispielen und Materialien liefert SANDER (1983 a, b, c). Wir wollen in der Folge nur sehr knapp einige Übungsprogramme aus verschiedenen Bereichen anführen, um so einige Inhalte anzudeuten. Eine Einschätzung steht außerhalb unseres Rahmens.[1] Nicht berücksichtigt werden auch Legasthenieprogramme (z. B. PLICKAT u. Mitarb. 1976; GRISSEMANN 1980). Zu sehen ist, daß die Zuordnung zu einem Funktionsbereich eher einen Schwerpunkt andeutet, können die Funktionen doch gemeinhin gar nicht isoliert voneinander geübt werden.

Visuelle Wahrnehmung

Das Frostig-Programm „Visuelle Wahrnehmungsförderung" (FROSTIG u. Mitarb. 1977) für eine allgemeine Anwendung und das sehr ähnliche „Individualprogramm" (FROSTIG u. Mitarb. 1974) für die gezieltere pädagogisch-therapeutische Intervention trachten danach, vornehmlich fünf Bereiche visueller Wahrnehmung zu üben:
1. Visuomotorische Koordination,
2. Figur-Grund-Wahrnehmung,
3. Wahrnehmungskonstanz,
4. Wahrnehmung der Raumlage und
5. Wahrnehmung räumlicher Beziehungen.

Visuomotorische Koordination („die Fähigkeit, das Sehen mit den Bewegungen des Körpers oder Teilen des Körpers zu koordinieren") wird etwa geübt, indem das Kind anfänglich im Rahmen von Führungslinien zwei Objekte miteinander zu verbinden hat (ein Kind läuft zu einem Baum). Später muß es Bogen zeichnen (ein Schiff durch Klippen führen). Bei den Übungen zur Figur-Grund-Wahrnehmung muß das Kind zwei gleiche Objekte aus anderen ähnlichen visuell herauslösen (zwei Kühe unter sieben anderen haben das gleiche Fleckenmuster). Formkonstanz wird eingangs geübt, indem geometrische Formen wiederzuerkennen und von anderen abzuheben sind. Das erste Übungsblatt zur Wahrnehmung der Raumlage zeigt einen auf den Füßen stehenden Jungen. Von den zweien daneben ist derjenige zu kennzeichnen, der gleichermaßen auf den Füßen steht (der andere steht auf dem Kopf). Lagebeziehungen werden geübt mit Hilfe von Bildern, auf denen Uhr und Vase neben-, hinter- und voreinander stehen.

Für die fünf Bereiche visueller Wahrnehmungsförderung bietet das Individualprogramm nach Schwierigkeit geordnete Aufgaben, ergänzt durch weitere Materialien zum Training visueller Differenzierungsfähigkeit (Isolieren gleicher oder ähnlicher Figuren und Buchstaben). Zudem wird auf die Notwendigkeit „abgerundeter Förderung" verwiesen: Wahrnehmungsübungen sind mit psychomotorischen, sprachlichen und kognitiven Übungen zu verbinden (FROSTIG u. Mitarb. 1977, S. 5). Beliebtheit und Verbreitung der Frostig-Materialien steht in auffallendem Gegensatz zu deren empirischer Legitimation (vgl. REINARTZ 1979). Wird immer wieder betont, daß das Instrument zur Erfassung der fünf Bereiche visueller Wahrnehmung bei Analysen der Dimensionalität an unterschiedlichen Populationen eher nur eine einfaktorielle Struktur aufweist, so gilt für das zugeordnete Förderprogramm, daß es, teils der methodischen Unzulänglichkeiten der Evaluationsstudien wegen, der Belege für positive Auswirkungen bei sozial benachteiligten, lernbehinderten und geistig behinderten Kindern weitgehend ermangelt. Positive Auswirkungen könnten gleichermaßen auf die intensive Beschäftigung des Pädagogen mit dem Kind zurückgehen (SANDER 1983a, S. 67).

Psychomotorik

Die psychomotorische Übungsbehandlung bei entwicklungsrückständigen Kindern von HÜNNEKENS u. KIPHARD (1975), beeinflußt durch Gymnastik, Rhythmik, Sinnes- und Bewegungsschulung nach MONTESSORI, Psychodrama und Ausdruckstherapie, zielt nicht auf bestimmte Teilfunktionen. „Durch eine gezielte Sinnes- und Bewegungsschulung, die sich die natürliche Funktionslust des Kindes zunutze macht, soll das Kind in seiner gesamten Körperlichkeit gefördert werden. Eine tiefgreifende Verhaltensbesserung ist die Folge" (HÜNNEKENS u. KIPHARD 1975, S. 14). Die psychomotorische Übungsbehandlung sollte in Gruppen von 6–10 Kindern annähernd gleichen Leistungsniveaus stattfinden. In den Übungsstunden wechseln Ruheübungen mit Anspannungsübungen. Schematisch-inhaltlich werden Sinnes- und Körperschemaübungen, Übungen der Behutsamkeit und Selbstbeherrschung, rhythmisch-musikalische Übungen und Übungen des Erfindens und Darstellens unterschieden, denen jeweils eine Vielzahl von Übungen zugeordnet sind. So werden im Rahmen der Sinnes- und Körperschemaübungen im Bereich des Tastens Gegenstände mit geschlossenen Augen identifiziert und geordnet. Gegenstände und Hindernisse im Raum werden zuerst im Kriechen, dann im Gehen bei geschlossenen Augen ertastet.

Erwähnt werden soll schließlich noch ein breit angelegtes, für viele Kinder verwendbares Programm von VAN DEN HOVEN u. SPETH (1979). Es faßt den Begriff der Motorik sehr weit, werden u. a. doch auch Entspannungs- und Atemübungen angeboten.

Sprache

Eine Fülle von Materialien ist dazu vorgesehen, u. a. den Wortschatz zu erweitern, zu einer normgerechten Aussprache zu führen, elementare Satzstrukturen einzuüben. Beispielsweise werden mit Hilfe von Bildtafeln im Rahmen eines visuellen

---

[1] Die Notwendigkeit, die Effektivität der Programme zu belegen, wird nicht immer gesehen. Gelegentlich finden sich allgemeine Hinweise wie, das Fördermaterial sei „jahrelang in verschiedenen Bundesländern erprobt" (HORSCH u. DING 1978). Hervorzuheben sind daher die Bemühungen von EGGERT und Mitarbeitern (EGGERT 1979), die Wirksamkeit ihres psychomotorischen Trainings bei lese- und rechtschreibschwachen Grundschülern zu belegen.

und auditiven Wahrnehmungstrainings u. a. die Artikulation, grammatische Formen (z. B. Pluralbildung), die Verwendung von Präpositionen und das Finden von Oberbegriffen geschult, dies teilweise in Form anregender Gruppenspiele (HEUSS 1977, 1978). Neben Programmen für Sprachaktivierung und Spracherweiterung, die den Schwerpunkt auf kognitive Sprachaspekte legen, auch der Intelligenzförderung dienen und sozialkulturelle Defizite beheben sollen, liegen einige allgemeine Anleitungen etwa zur Behandlung von Stammelfehlern vor (JAWOREK u. ZABORSKY 1974).

Ein Beispiel heilpädagogischer Übungsbehandlung

Die 5jährige *Romina* wird wegen ihrer Verhaltensauffälligkeiten und Entwicklungsrückstände stationär behandelt. Bei der ambulanten Vorstellung hatte der Vater beklagt, sie reiße zu Hause Tapeten ab, Wutausbrüche seien die Regel, sie beiße sich häufig in den Unterarm, spielen könne sie nicht, vor 23 Uhr gehe sie nicht schlafen.
Romina ist das Kind italienischer Eltern. Der Vater ist Kraftfahrer, derzeit arbeitslos. Die Mutter versorgt noch zwei Geschwister unter beengten Wohnverhältnissen. Romina sprach anfangs kein Wort Deutsch. Auch italienisch spricht sie vorwiegend in einer aus Diminutiven und Kürzeln zusammengesetzten Sprache. Von Anfang an ist sie motorisch sehr unruhig, dabei ängstlich, außerordentlich provozierend, handgreiflich aggressiv sowohl gegenüber der Familie als auch gegenüber anderen Kindern und Betreuern auf der Station („macht stets das Gegenteil"). Bei einfachen Aufforderungen beißt sie sich häufig in den Unterarm, der bereits Hautveränderungen aufweist. Sie kotet auch gelegentlich ein, näßt nächtens ein. Eine testpsychologische Untersuchung war anfangs der mangelnden Kooperation wegen nicht möglich.
Diagnostiziert wird ein *hyperkinetisches Syndrom mit Störung des Sozialverhaltens.* Zu den kurzfristig angestrebten *Interventionszielen* zählen der Abbau des automutilativen Verhaltens, der aggressiven Verhaltensweisen neben spezifischer Enuresis- und Enkopresisbehandlung dank Verhaltensmodifikation durch das Stationsteam, regelmäßigen Elternsitzungen mit einem italienischen Psychologen. Zu den mittelfristigen Zielen zählt die Eingliederung in einen heilpädagogischen Kindergarten. Zu den psychomotorischen, sprachlichen und sozial-emotionalen Voraussetzungen soll auch eine heilpädagogische Übungsbehandlung beitragen. 52 Übungsbehandlungsstunden finden im Zeitraum von 3 Monaten stationären Aufenthaltes statt.
Aufgrund stationärer Beobachtung, der Verhaltensbeobachtung im Spielzimmer gemeinsam mit dem Psychologen und dem Verhalten in den ersten Übungsstunden wird eine Einschätzung u. a. nach dem „sensomotorischen Entwicklungsgitter" (KIPHARD 1980) vorgenommen. Angesichts der generellen Entwicklungsrückstände wurde in spielerischer Form in Einzelsitzungen Grob-, Fein-, Mundmotorik, die Sprache und sozial-emotionales Verhalten geübt. Eingangs waren die Leistungen durchweg bestenfalls dem Entwicklungsstand eines 3½jährigen Mädchens entsprechend. Die Sprache war noch erheblich weiter rückständig.

Auszug aus dem Wochenplan
Motorische Übungen:
Greifübungen: Verschiedene Gegenstände: Klötze, kleine Bälle vorlegen, die Romina mit der ganzen Hand fassen muß. Kneten, im Sand Kuchen backen, mit Fingerfarben großflächig kreisförmig mit beiden Händen malen. Korrektur des Pinzettengriffes: auch beim Essen den dritten Finger dazunehmen lassen.

Mundmotorische Übungen: Blasen, gurgeln von einer Backe in die andere, Zunge hin- und herbewegen. Saugen und blasen mit Strohhalm im Wasser; Wattepusten über den Tisch.

Sozialverhalten:
Regeln und Grenzen einhalten: Erst nimmst du einen Klotz, dann ich. Ich muß abwarten. Eventuell zweites Kind dazunehmen. Materialien: Muggelsteine, Steckbrett. Lob für die geringsten Ansätze von Eigenbeschäftigung (2–3 Minuten).
Mit der Station zu besprechen:
Benennt sie Puppe, Tasse unmittelbar? Nur Dinge, nach denen sie greifen kann? Oder sagt sie auch, ich will schlafen, ins Bett? Wie oft zerreißt sie noch Sachen, beschmiert sie Dinge auf der Station? Kontakt zu anderen? Selbstverletzungen?

Beispiele aus dem Protokoll einer Stunde:
1. Watteblasen
2. Klickerbahn
3. Kletterfrosch
4. Bilder aus Spielgarten
5. Seifenblasen
6. Blumenspiel

zu 1: Neu für Romina. Anfangs mit sehr viel Spucke, lernt jedoch schnell, sich zurückzuhalten. Bläst von unten. Es gelingt ihr, mir die Watte über die Schmalseite des Tisches zuzublasen. Verliert rasch die Lust.

zu 2: Kugeln fallen ihr anfangs daneben. Heute zeige ich ihr, wie man die Kugeln hält ... Hält sich an „Fertig los". Hat Spaß, wiederholt noch dreimal.
...

zu 4: Ausgesuchte Bilder für sie: Mama, Papa, Romina, Katze, Hund, Fisch, Ente. Alle Wörter werden nachgesprochen, Mama, Papa, Romina kann sie allein und artikuliert aussprechen. Durch Merkmale verdeutlichte Bilder (Katze: miau) kann sie zeigen, wenn auch oft erst einmal auf eine falsche Katze gezeigt wird. Verbessert sich dann selbst nach kurzer Überlegung.
...

Aus der Einschätzung nach 20 Stunden Übungsbehandlung
Grobmotorik:
– Läuft Treppe mit Festhalten am Geländer, jedoch ohne Fußnachsetzen, Bewegungen wirken unkoordiniert, läuft ohne zu schauen.
– Hüpft schwerfällig, kann Füße kaum vom Boden lösen.
– Kreiskritzeleien, auch bimanuell auf Aufforderung, begleitet Singen mit rhythmischen Bewegungen.
– Ballfangen nur bei direktem Zuwurf, streckt die Arme nicht aus, verfolgt nicht die Richtung, bewegt sich nicht drauf zu.

Feinmotorik:
- Farbstift wird zwischen Zeige- und Mittelfinger gehalten.
- Greift mit verdrehtem Pinzettengriff, kann so Gegenstände schlecht halten.
- Klötze werden mit ganzer Hand gegriffen.
- Schwierigkeiten beim Knoten.
- Beim Schneiden wird längere Linie eingehalten, kann jedoch nicht das Blatt mit der linken Hand halten, um es beim Schneiden mitzudrehen.

Besondere Auffälligkeiten:
- Steckt vieles noch in den Mund, unabhängig von dessen Beschaffenheit (Kleister, Watte, Ton).

Nach 3½ Monaten wird Romina nach Hause entlassen. Die kooperativen Eltern, die Romina anfangs kaum Grenzen zu setzen vermochten, haben u. a. in Spielsituationen mit dem Psychologen und der Heilpädagogin gelernt, Romina angemessene Anforderungen zu stellen, sie kontingent zu belohnen. Selbstverletzungen treten nicht mehr auf. Sie näßt noch gelegentlich (1–2mal in 14 Tagen) ein. Das Spielverhalten mit anderen Kindern ist nach wie vor nicht altersgemäß. Sie kann jedoch in einen heilpädagogischen Kindergarten eingegliedert werden, der psychologisch und psychiatrisch von Personen betreut wird, die sie und die Eltern kennen. Der Verlauf der Behandlung wird regelmäßig – auch mit Hilfe einer Testbatterie – psychologisch eingeschätzt.

Aus einem Zwischenbefund: Auch sprachfreie Intelligenz weit unterdurchschnittlich. Massives generelles Defizit in der Sprachentwicklung (aktiv und passiv). Starker Stammelfehler. Generelle Wahrnehmungsdefizite. Gutes visuelles Kurzzeitgedächtnis (PR 85). Visuomotorik im unteren Durchschnittsbereich. Interventionen: 1. Wortschatzerweiterung ... 2. Förderung der Satzbildung. 3. Stammlerbehandlung. Förderung vor allem der visuellen Wahrnehmung.

Abschließende Bemerkungen

„Die heilpädagogische Literatur besteht ganz überwiegend aus relativ theoretischen pädagogischen Anleitungen, die eher Absichtserklärungen als Praxisanleitungen darstellen" (EHRHARDT u. EHRHARDT 1977, S. 167), heißt es in einem Übersichtsreferat, das die Bedeutung „heilpädagogischer Therapie" für Klinik und Praxis aufzeigt. Zu sehen ist, daß die heilpädagogischen Methoden „nur eine Sammlung der Erfahrung einzelner Heilpädagogen" (EHRHARDT u. EHRHARDT 1977, S. 167) darstellen. Mit einer solchen Feststellung wird auch darauf verwiesen, daß es nur grobe Indikationen für eine heilpädagogische Behandlung im Sinne der Abgrenzung gegenüber anderen Interventionen gibt, etwa: Heilpädagogische Übungsbehandlung setzt vor allem im Vorschulbereich außerschulisch, jedenfalls außerhalb des Unterrichts an und ist vorwiegend auf die Behebung isolierter oder genereller Entwicklungsrückstände gerichtet. Auch wenn das Üben isolierter Fertigkeiten in der Praxis dominiert – und Üben bedeutet u. a., zuerst einmal die Bereitschaft beim Kinde zu wecken, etwa durch das Spiel, sich auf das zu Übende (wieder-)einzulassen, durch häufige Wiederholungen und Wechsel der Übungsformen die Aufmerksamkeit und Hinwendung auf das zu Lernende aufrechtzuerhalten –, so steht doch in der Intention das Pädagogische im Vordergrund: die Bedeutung personaler Bindung, die Erziehung des Kindes als Persönlichkeit, wie zeitlich begrenzt die Einflußnahme auch sein mag.

Wenn es auch bisher heilpädagogischer Übungsbehandlung weitgehend an Evaluation ermangelt – sieht man von den Wirksamkeitsüberprüfungen der Förderprogramme ab, die als vorgefertigte und durchstrukturierte Behandlungspakete gemeinhin nicht individuell abgestimmt sind auf die jeweiligen Bedürfnisse des Kindes, seinen Leistungs- und Motivationsstand und dadurch Untersuchungen notwendig machen, die etwa bessere Hinweise liefern könnten, welche Vorgehensweisen, welche Materialien bei welchen Kindern am ehesten Erfolg versprechen –, so ist doch nachdrücklich auf die guten Voraussetzungen hinzuweisen, die heilpädagogische Übungsbehandlung für eine solche Evaluation bietet. Da wird das heilpädagogische Handeln sorgfältig geplant, protokolliert. In welchem Ausmaß die zu Beginn definierten Behandlungsteilziele erreicht werden, kann dank einer Verlaufsmessung innerhalb und außerhalb der Behandlung erfaßt werden; außerhalb, das heißt in der natürlichen Umgebung, wo die erworbenen Fertigkeiten vom Kind eingebracht werden sollten, oder bei der psychologischen Untersuchung. Methoden der Einzelfallanalyse (z. B. KAZDIN 1982) bieten sich an.

Ist traditioneller Psychodiagnostik oft der Vorwurf gemacht worden, sie sei für pädagogisches Handeln irrelevant, gebe keine Handlungshinweise, belasse es beim Konstatieren von Defiziten des Kindes, achte nicht auf die Situationen, in denen sie entstehen oder auftreten (vgl. BARKEY 1976), so bemüht sich die Förderdiagnostik u. a., Handlungsrelevanz unter Vermeidung von Stigmatisierung herzustellen (KORNMANN u. Mitarb. 1983).

Aussagen über Teilleistungsschwächen und allgemeinen Leistungsrückstand bei einem Kind erfolgen auf dem Hintergrund eines Vergleichs mit einer Referenzpopulation, vor allem mit der Altersnorm. Pädagogisch-therapeutisches Handeln erfordert auch, wenn erst einmal konstatiert ist, daß allgemeine Normen nicht erfüllt werden, die Definition individueller Zielkriterien für die Leistungsbereiche. Wenn Instrumente zur Verfügung ständen, die sehr differenziert soziale Kompetenz erfassen, also diejenigen spezifischen Fertigkeiten definieren und einzuschätzen gestatten, über die ein Kind verfügen muß, um in seiner Umgebung zurechtzukommen, würden sich hieraus unmittelbar Hinweise auf die zu übenden Fertigkeiten ergeben (vgl. z. B. HELTON u. Mitarb. 1982, S. 254ff.).

Eine direkte Beobachtung und Messung spezifischer Lern-, Leistungs- und Verhaltensdefizite ist nicht nur für die Einschätzung des Behandlungsprozesses und -ergebnisses bedeutsam. Vielmehr geht es erst einmal darum, die funktionalen Zusammenhänge des Nichtgelingens, des problematischen Verhaltens u. a. durch systematische Variation der Stimulusbedingungen, unter denen das

Verhalten auftritt, aufzudecken. Die amerikanische heilpädagogische Literatur hält eine Fülle von Beispielen für Aufgabenanalysen bereit, wenn auch vor allem aus dem Grundschulbereich, die pädagogische Hinweise geben, wie spezifisches Leistungsversagen aufgedeckt und insbesondere pädagogisch bearbeitet werden kann. Auch das sorgfältige Arrangement von Lernschritten, wie es verhaltensmodifikatorisch orientierte Heilpädagogik auszeichnet, kann vielfach, ohne daß dabei die personale Bindung zwischen Heilpädagogen und Kind verlorengeht, in die Übungsbehandlung eingebracht werden. Daß im Rahmen der Geistig-Behinderten-Pädagogik Verhaltensmodifikation z. B. bei der Vermittlung von Selbsthilfefertigkeiten einen erheblichen Beitrag zu leisten vermag, ist offensichtlich (KANE u. KANE 1984), deren Integration im Gange.

Offenkundig schwierig ist die Umsetzung neuropsychologischer Befunde in die heilpädagogische Praxis. Hier ist eine erhebliche Forschungsintensivierung erforderlich, um die Implikationen von Teilleistungsstörungen und deren Relation zu eventuellen Teilleistungsstärken aufzudecken. Von Gewinn wäre auch eine systematische Übersicht über die Fülle der Medien und Materialien.

Die konstatierte Offenheit heilpädagogisch Praktizierender und ihr Interesse an Dokumentation ihres pädagogischen Handelns lassen vermuten, daß der Graben zwischen „Theorie" und „Praxis" zunehmend schmaler wird, die Spezifität und Behandlung gegenüber anderen Interventionen deutlicher hervortritt, Inhalte der Behandlung und Indikationen dafür noch schärfer gefaßt werden.

Literatur

Barkey, P.: Modelle in der pädagogischen Diagnostik. In: Pädagogisch-psychologische Diagnostik am Beispiel von Lernschwierigkeiten, hrsg. von P. Barkey, H.-P. Langfeldt, G. Neumann. Huber, Bern 1976 (S. 22)
Benecken, J. (Hrsg.): Kinderspieltherapie. Fallstudien. Kohlhammer, Stuttgart 1982
Bollnow, O. F.: Vom Geist des Übens. Eine Rückbesinnung auf elementare didaktische Erfahrungen. Herder, Freiburg 1978
Bush, W. J., K. W. Waugh: Diagnosing Learning Disabilities, 2. Aufl. Merrill, Columbus/Ohio 1976
Cruickshank, W. M.: Some issues facing the field of learning disability. J. Learn. Disabil. 5 (1972) 380
Eggert, D. (Hrsg.): Psychomotorisches Training. Ein Projekt mit lese-rechtschreibschwachen Grundschülern, 2. Aufl. Beltz, Weinheim 1979
Ehrhardt, F., K. J. Ehrhardt: Heilpädagogische Therapie in Klinik und Praxis. Methoden und Indikationen. Z. Kinder- u. Jugendpsychiat. 5 (1977) 165
Eisert, H. G., P. Barkey: Verhaltensmodifikation im Unterricht – Interventionsstrategien in der Schule. Huber, Bern 1979
Frostig, M.: Bewegungs-Erziehung, 3. Aufl. Reinhardt, München 1980
Frostig, M., P. Maslow: Learning Problems in the Classroom. Grune & Stratton, New York 1973
Frostig, M., D. Horne, P. Maslow: Individualprogramm zum Wahrnehmungstraining (bearbeitet von A. Reinartz, E. Reinartz). Crüwell, Dortmund 1974
Frostig, M., D. Horne, A.-M. Miller: Visuelle Wahrnehmungsförderung. Übungs- und Beobachtungsfolge für den Elementar- und Primarbereich (bearbeitet von A. Reinartz, E. Reinartz). Crüwell, Dortmund 1977
Furness, P.: Soziales Rollenspiel. Ein Handbuch für die Unterrichtspraxis. Maier, Ravensburg 1978
Göbel, S.: Spezielle Aspekte klientenzentrierter Spieltherapie bei verhaltensgestörten Kindern mit minimaler zerebraler Dysfunktion. In: Kinderspieltherapie. Fallstudien, hrsg. von J. Benecken. Kohlhammer, Stuttgart 1982 (S. 127)
Goetze, H.: Personenzentrierte Psychologie und Spieltherapie mit verhaltensgestörten und lernbehinderten Kindern. In: Kinderspieltherapie. Fallstudien, hrsg. von J. Benecken. Kohlhammer, Stuttgart 1982 (S. 107)
Goetze, H., W. Jaede: Die nicht-direktive Spieltherapie. In: Handbuch der Psychologie, Bd. VII: Klinische Psychologie, 2. Halbband, hrsg. von L. J. Pongratz. Hogrefe, Göttingen 1978 (S. 2429)
Grissemann, H.: Klinische Sonderpädagogik am Beispiel der psycholinguistischen Legasthenietherapie: ein pädagogisch-therapeutisches Lehrbuch. Huber, Bern 1980
Haring, N. G., B. Bateman: Teaching the Learning Disabled Child. Prentice Hall, Englewood Cliffs/N. J. 1977
Hallahan, D. P., W. M. Cruickshank: Lernstörungen bzw. Lernbehinderung. Pädagogisch-psychologische Grundlagen. Reinhardt, München 1979
Helton, G. B., E. A. Workman, M. Matuszek: Psychoeducational Assessment. Integrating Concepts and Techniques. Grune & Stratton, Orlando/Florida 1982
Heuss, G. E.: Sehen Hören Sprechen. Stufe 1, 11. Aufl.; Stufe 2, 10. Aufl. Maier, Ravensburg 1978; 1977
Horsch, U., H. Ding: Sensomotorisches Vorschulprogramm für behinderte Kinder, hrsg. von H. Jussen. Groos, Heidelberg 1978
van den Hoven, M., L. Speth: Motorik ist mehr als Bewegung. Psychomotorische Übungen für gesunde und behinderte Kinder, 3. Aufl., hrsg. von A. Löwe. Marhold, Berlin 1979
Hünnekens, H., E. J. Kiphard: Bewegung heilt. Psychomotorische Übungsbehandlung bei entwicklungsrückständigen Kindern, 5. Aufl. Flöttmann, Gütersloh 1975
Iben, G., unter Mitarbeit von C. Kluth, K. Klüh, J. Paozierny: Kompensatorische Erziehung. Analysen amerikanischer Programme, 3. Aufl. Juventa, München 1974
Jaworek, F., E. Zaborsky: Die Behandlung von Stammelfehlern. Sprachheilpädagogisches Übungsbuch für Eltern, Lehrer und Erzieher, 2. Aufl. Marhold, Berlin 1974
Kane, J. F., G. Kane: Geistig schwer Behinderte lernen lebenspraktische Fertigkeiten, 3. Aufl. Huber, Bern 1984
Kazdin, A. E.: Single-case Research Designs. Methods for Clinical and Applied Settings. Oxford University Press, New York 1982
Kemper, F.: Klientenzentrierte Kinderspieltherapie bei sprach- und sprechgestörten Kindern. In: Kinderspieltherapie. Fallstudien, hrsg. von J. Benecken. Kohlhammer, Stuttgart 1982
Keith, R. M.: Do disorders of perception occur? Develop. Med. Child Neurol. 19 (1977) 821
Kiphard, E. J.: Wie weit ist ein Kind entwickelt? Eine Anleitung zur Entwicklungsüberprüfung, 4. Aufl. Modernes Lernen, Dortmund 1980
Klein-Jäger, W.: Fröbel-Material zur Förderung des entwicklungsgestörten und behinderten Kindes. Maier, Ravensburg 1978
Kornmann, R., H. Meister, J. Schlee (Hrsg.): Förderungsdiagnostik. Konzept und Realisierungsmöglichkeiten. Schindele, Heidelberg 1983
Lahey, B. B., A. Elamater, S. A. Hobbs: Behavioral aspects of learning disabilities and hyperactivity. Educ. urb. Soc. 10 (1978) 477
Lesemann, G.: Geistorthopädische Übungen in der Hilfsschule (Sonderschule für Lernbehinderte). In: Enzyklopädisches Handbuch der Sonderpädagogik und ihrer

Grenzgebiete, 3. Aufl., hrsg. von G. Heese, H. Wegener. Marhold, Berlin 1969 (S. 1112)
Lewis, R. B.: Learning disabilities and reading: Instructional recommendations from current research. Except. Child 50 (1983) 230
Moor, P.: Die Bedeutung des Spiels in der Erziehung, 2. Aufl. Huber, Bern 1967
Mühl, H.: Spielförderung. In: Handbuch der Sonderpädagogik, Bd. V: Pädagogik der Geistigbehinderten, hrsg. von H. Bach. Marhold, Berlin 1979 (S. 174)
Orton, S. T.: Reading, Writing and Speech Problems in Children. Norton, New York 1937
Oy, C. M. v.: Montessori-Material zur Förderung des entwicklungsgestörten und behinderten Kindes. Maier, Ravensburg 1978
Oy, C. M. v., A. Sagi: Lehrbuch der heilpädagogischen Übungsbehandlung, 2. Aufl. Maier, Ravensburg 1977
Plickat, H. H., M. Hallmann, E. Lutthard, P. W. Otto: RS-Programm − Rechtschreibung in der Grundschule. Beltz, Weinheim 1976
Reinartz, E.: Visuelles Wahrnehmungstraining und psychomotorische Förderung als prophylaktische Maßnahmen gegenüber Lernschwächen in der Schule. In: Wahrnehmungsförderung behinderter und schulschwacher Kinder. Praxis und Forschung, hrsg. von A. Reinartz, E. Reinartz, H. Reiser. Marhold, Berlin 1979
Retter, H.: Spielzeug. Handbuch zur Geschichte und Pädagogik der Spielmittel. Beltz, Weinheim 1979
Ross, A. O.: Psychological Aspects of Learning Disabilities and Reading Disorders. McGraw-Hill, New York 1976
Rourke, B. P., J. O. Strang: Subtypes of reading and arithmetical disabilities: A neuropsychological analysis. In: Developmental Neuropsychiatry, hrsg. von M. Rutter. Churchill Livingstone, Edinburgh 1984 (S. 473)
Routh, D. K.: Activity, attention, and aggression in learning disabled children. J. clin. Child Psychol. 8 (1979) 183
Sander, A.: Handlungsfelder und Maßnahmen der Lernbehindertenpädagogik, II: Überblick über spezielle Entwicklungshilfen. Bereiche visuelle und auditive Wahrnehmung. Sonderpädagogik, Fb Erziehungs- und Sozialwissenschaft. Fernuniversität, Hagen 1983a
Sander, A.: Handlungsfelder und Maßnahmen der Lernbehindertenpädagogik, II: Überblick über spezielle Entwicklungshilfen. Bereiche Sprache/Motorik. Sonderpädagogik, Fb Erziehungs- und Sozialwissenschaft. Fernuniversität, Hagen 1983b
Sander, A.: Handlungsfelder und Maßnahmen der Lernbehindertenpädagogik, III: Überblick über spezielle Entwicklungshilfen. Bereiche: Spiel/Motivation. Sonderpädagogik, Fb Erziehungs- und Sozialwissenschaft. Fernuniversität, Hagen 1983c
Satz, P., G. van Nostrand: Developmental dyslexia. An evaluation of a theory. In: The Disabled Learner: Early Detection and Intervention, hrsg. von P. Satz, J. Russ. Rotterdam University Press, Rotterdam 1973
Schmidtchen, S.: Kinderpsychotherapie. In: Grundbegriffe der Psychotherapie, hrsg. von R. Bastine, P. Fiedler, K. Grawe, S. Schmidtchen, G. Sommer. VCH Verlagsgesellschaft, Weinheim 1981
Speck, O., A. Warnke (Hrsg.): Frühförderung mit den Eltern. Reinhardt, München 1983
Stephens, T. M., A. C. Hartman, V. H. Lucas: Teaching Children Basic Skills. A Curriculum Handbook. Merrill, Columbus/Ohio 1978
Teumer, J., T. Walther: SMS − Strukturierte Materialiensammlung. Spiel- und Übungsmaterialien zur Förderung (sprach-)entwicklungsverzögerter Kinder (Loseblatt-Sammlung). Wartenberg, Hamburg 1978 ff.; 1. Ergänzungslieferung 1980
Torgesen, J. K., R. U. Kail: Memory processes in exceptional children. In: Advances in Special Education, vol. I: Basic Constructs and Theoretical Orientation, hrsg. von B. K. Keogh. JAI Press, Greenwich/Conn. 1980
Velett, E.: The Remediation of Learning Disabilities. Fearon, Palo Alto/Ca. 1968

Vellutino, F. R.: Toward an understanding of dyslexia. Psychological facts in specific reading disability. In: Dyslexia: An Appraisal of Current Knowledge, hrsg. von A. L. Benton, D. Pearl. Oxford University Press, London 1978
Vellutino, F. R., B. M. Steger, S. C. Moyers, C. J. Harding, J. A. Niles: Has the perceptual deficit hypothesis led us astray? J. Learn. Disabil. 10 (1977) 375
Walther, T.: Medien zum störungsspezifischen Training der auditiven Fähigkeiten. In: Aspekte auditiver, rhythmischer und sensomotorischer Diagnostik, Erziehung und Therapie, hrsg. von G. Lorzmann. Reinhardt, München 1978 (S. 84)
Wedell, K.: Learning and Perceptuo-motor Disabilities in Children. Wiley, London 1973
Wedell, K.: Perceptual deficiency and specific reading retardation. J. Child Psychol. Psychiat. 18 (1977) 191
White, O. R., N. G. Haring: Exceptional Teaching. A Multimedia Training Package. Merrill, Columbus/Ohio 1976
Wood, M. M.: Developmental Therapy Sourcebook, vol. I und II. University Park Press, Baltimore/Md. 1981
Yule, W.: Diagnosis: Developmental psychological assessment. In: Minimal Brain Dysfunction: Fact or Fiction, hrsg. von A. F. Kalverboer, H. M. van Praag, J. Mendlewicz. Karger, Basel 1978 (S. 35)

Sonderpädagogik

Ulrich Bleidick

Zur Institutionalisierung sonderpädagogischer Maßnahmen

Methoden der Sonderpädagogik, die für die Therapie, Rehabilitation und Prävention in der Kinder- und Jugendpsychiatrie genutzt werden können, sind fast ausschließlich in sonderpädagogischen Institutionen bekannt und verbreitet. Aus den in meinem Beitrag über Pädagogik und Sonderpädagogik (in Kap. 2 in diesem Band, S. 94 ff) dargelegten Gründen sprechen wir nicht von heilpädagogischen Methoden, da die Aufgabe der sonderpädagogischen Förderung in der Regel in der Erziehung und Unterrichtung behinderter Kinder und Jugendlicher besteht, bei denen entweder eine Heilung keine Aussicht hat (Sinnesschäden, Körperbehinderung, Schwachsinn) oder aber dem pädagogischen Geschäft vor- bzw. nebengelagert ist. Präziser ausgedrückt geht es um methodische Maßnahmen des Lernens und der sozialen Eingliederung bei den verschiedenen Gruppen von Behinderten, die eine jeweils behinderungsspezifische pädagogische Ansprechbarkeit fordern.

Gegenüber verbreiteten Vorstellungen sind die erzieherischen und unterrichtlichen Methoden zur Förderung Behinderter keineswegs auf Sonderschulen beschränkt. Sie haben dort gleichwohl ihren Schwerpunkt wie ihre historische Ausprägung und Bewährung gefunden. Die Ausweitung namentlich präventiver sonderpädagogischer Maßnahmen ist heute durch zwei Entwicklungsrichtungen gekennzeichnet. Einmal kommt es darauf an, mittels Früherfassung, Frühdiagnose, Frühbehandlung und Früherziehung der Entstehung und Verfestigung von Auffälligkeiten und Störungen zu Behinderungen zu begegnen. Die sonderpädagogische Prophylaxe richtet sich vornehmlich auf die „von Behinderung bedrohten" Kinder und Jugendlichen (Empfehlung des Deutschen Bildungsrats 1973). Damit ist zugleich eine zweite Reformtendenz pädagogischer Bestrebungen angesprochen, die man als Ausweitung der Sonderpädagogik in den Bereich der allgemeinen Bildungsinstitutionen hinein bezeichnen kann. Unter den Schlagworten „separierte versus integrierte" Beschulung Behinderter in allgemeinen Schulen haben sie eine oftmals vorschnelle Polarisierung erfahren, die der differenzierten Problemlage nicht gerecht wird.

Frühbereich

Frühpädagogische Maßnahmen beziehen sich auf das Lebensalter 0–3 Jahre. Bei den verschiedenen Gruppen von Behinderungen bzw. den von Behinderung bedrohten geschädigten Kleinkindern kommen unterschiedliche Lernangebote und methodische Zugriffsweisen zum Einsatz. Im Gegensatz zum ausdifferenzierten Sonderschulwesen empfiehlt es sich jedoch noch nicht, behinderungsspezifische Aufteilungen vorzunehmen (vgl. SPECK 1977, S. 106f.). Die offene, multidimensionale pädagogisch-psychologische Diagnostik und Förderung namentlich bei Risikokindern bewahrt vor einer vorschnellen Etikettierung etwa „lernbehinderter" oder „verhaltensgestörter" Kinder, mit der die Chance einer allseitigen therapeutisch-erzieherischen Beeinflussung vertan würde.

Momentan besteht noch eine erhebliche Diskrepanz zwischen dem Wissen um die Notwendigkeit der Früherziehung und ihrer institutionellen Verwirklichung. Die ersten Lebensjahre sind durch eine große Offenheit und Prägbarkeit gekennzeichnet. Dies gilt auch für geschädigte und entwicklungsrückständige Kinder. Wird trotz ihrer mitunter gestörten oder blockierten Lernfähigkeit die frühkindliche Phase sensibler Beeinflußbarkeit nicht genutzt, so verfestigen sich die Entwicklungsverzögerungen zu irreversiblen Behinderungen: Im System der Haus-Sprach-Erziehung bei gehörlosen Kleinkindern konnte nachgewiesen werden, daß das gehörlose Kind die Sprache von den Mundbewegungen der Mutter besser und zeitgerechter abliest als in allen späteren Sprachanbildungsversuchen in Kindergarten und Schule. Die Grundlagen für den Aufbau von künstlicher Sprache werden in früher Zeit geschaffen; bleibt diese Lernphase ungenutzt, so wird nicht nur die spätere Sprachvermittlung enorm erschwert, vielmehr bleibt auch die kognitive Entwicklung als Folge mangelnder verbal-intelligenter Durchdringung zurück, und die psychosozialen Sekundärerscheinungen eines kommunikativ isolierten „taubstummen" Menschen müssen negativ in Rechnung gestellt werden. Oder – um ein zweites Beispiel anzuführen – das geistigbehinderte Kind wird in der Schule nur unter sehr erschwerten Bedingungen lernen können, wenn nicht schon im Elternhaus die Spielphase des Kleinkindes für Lernanforderungen im sensorischen und motorischen Bereich genutzt wird. Die Gefahr der Unterforderung, der Verwöhnung und der Fehlerziehung liegt bei behinderten Kindern besonders nahe. Die auffälligen Symptome ihres späteren Fehlverhaltens sind dann weniger genuine Erscheinungsweisen der Behinderung als vielmehr psychodynamische Signale von unangepaßten Reaktionsbereitschaften, die in frühkindlicher Zeit erworben sind. Es gibt heute, z. B. im Bereich der Förderung Geistigbehinderter, sehr konkrete und differenzierte Früherziehungsprogramme für Säuglinge und Kleinkinder, die als Anleitung für Eltern und Betreuungspersonal genutzt werden können (BACH 1981). Die methodischen Hinweise beziehen sich auf Sprache, Motorik, emotionales Verhalten, Sozialverhalten und kognitive Lernprozesse.

Elementarbereich

In der Organisation des Bildungswesens wird der spätere Bereich der Vorschule von 3–6 Jahren als Elementarbereich bezeichnet. Unter den Aspekten gezielter sonderpädagogischer Förderung kommt es in dieser Phase vor allem darauf an, gefährdeten und sozial benachteiligten Kindern günstigere Startbedingungen für den Eintritt in die Grundschule zu verschaffen, um ihnen ein besseres Durchlaufen der späteren Stufen der Institution Schule zu gewährleisten. Bereits geschädigte Kinder, die im Sinne der allgemeinen Grundschulreife nicht schulfähig werden und auf einen Sonderschulbesuch vorbereitet werden müssen, erfahren ebenfalls eine Verbesserung ihrer kognitiven und emotionalen Lernvoraussetzungen, wenn sie anstelle einer Rückstellung vom Schulbesuch in Vorschuleinrichtungen oder Schulkindergärten für Behinderte beschult werden. An der Wandlung des tradierten, von einer statischen Begabungs- und Reifungsvorstellung abhängenden Schulreifebegriffs zu der Auffassung, daß Schulfähigkeit nur durch gezieltes Training der dabei abgeforderten Funktionen erlangt werden kann, wird die Kehrtwendung einer lange herrschenden pädagogischen Grundauffassung deutlich. So wie Begabung und Lernleistung in hohem Maße das Resultat bisheriger Lernprozesse sind, so sind Lernversagen und Leistungsschwäche mit steigendem Alter immer auch ein kumulatives Defizit an Lernerfahrungen, das keine spätere „Therapie" und „Nachhilfe" entscheidend zu korrigieren vermag.

Diese Zusammenhänge haben die in der Reformphase der Bildungspolitik in die sogenannte kompensatorische Erziehung gesetzten Erwartungen deshalb enttäuscht, weil man von ihr zuviel erwartet hat. Der Optimismus kompensatorischer Programme ging davon aus, daß es in Anbetracht einer nicht frühzeitig festgelegten Begabungshöhe und angesichts der großen Formbarkeit der frühkindlichen Entwicklung gelingen könne, milieubedingte Benachteiligungen durch ein rechtzeitiges Bildungsangebot auffangen zu können. Nicht zuletzt die scheinbar sehr geringen Resultate amerikanischer Programme, deren Effekte nach Schuleintritt bei den so beschulten Kindern weitgehend wieder verlorengingen, haben vorschnelle Kritik an den Grundlagen der kompensatorischen Erziehung überhaupt hervorgerufen. Sie führten im großen ganzen zu der Rücknahme auf die realistische Zielsetzung einer „höheren Startchancengerechtigkeit" beim Schuleintritt gegenüber der ideologisch belasteten Vokabel „Chancengleichheit", mit der man ursprünglich glaubte, schichtspezifische Unterschiede der sozialen Herkunft eliminieren zu können.

Hinter dem Problem einer bildungspolitisch verantwortlichen und zugleich lerneffektiven kompensatorischen Vorschulerziehung verbergen sich gesellschaftstheoretische, didaktische und psychologische Fragen. Letztlich ist das Eintreten für ein Auffangen milieubedingter Bildungshindernisse ein Erfordernis demokratischer Gesellschaftsentwicklung. In der didaktischen Konkretisierung bleibt aber dann ungelöst, was kompensiert werden soll: Der Annahme, daß Kinder aus unteren und untersten Sozialschichten Defizite haben, weil ihre verzögerte Sprachentwicklung auf restringierte, beschränkte Sprachcodes (BERNSTEIN) zurückgehe und damit die Intelligenzleistung beeinträchtige, steht die linguistische Differenzhypothese gegenüber, daß „Unterschichtkinder" in unserer Schule als „Mittelklasseinstanz" nur deshalb benachteiligt seien, weil die Andersartigkeit ihres kontextualen Sprechens und Denkens nicht zum Tragen komme. Aus dem Grunde haben sich die Bildungsinhalte und Förderkonzepte der Vorschulerziehung inzwischen von einseitigen Sprachtrainingsprogrammen zugunsten einer breiten Ausbildung auch der musisch-emotionalen, motorisch-gestalterischen und praktisch-kognitiven Fähigkeiten von Schulanfängern gewandelt (zusammenfassende didaktisch-methodische Vorschläge bei DOLLASE 1978).

Überprüft man schließlich psychologisch unvoreingenommen die Effektivität der vorschulischen Förderung im Elementarbereich, so ist ein indirekter Beweis möglich, daß von Lernbehinderung, Sprachentwicklungsverzögerung und Verhaltensstörung bedrohte Kinder zwar nicht ihre sozialbedingten Retardationen vollständig aufholen, daß aber nicht geförderte Kontrollgruppen mit Sicherheit sonderschulbedürftig werden, wenn keine prophylaktische Förderung erfolgt. FERDINAND (1971) konnte nach halbjährigem Vorklassenunterricht bei 5- bis 6jährigen Kindern aus untersten Sozialschichten nachweisen, daß unterrichtete Kinder kurzzeitig 5,1 und langfristig 8,4 IQ-Punkt-Steigerungen aufweisen, während die Intelligenz sozialrandständiger, nicht betreuter Kinder zuerst um 4,1 und später um 6,8 IQ-Punkte absank. Kompensatorische Erziehung vermag demnach zumindest bei einem Teil von potentiell sonderschulbedürftig lernschwachen Kindern so weit präventiv zu wirken, daß sie nicht in Sonderschulen aufgenommen werden müssen (REINARTZ u. SANDER 1982).

Sonderschulbereich

Das didaktische Inventar sonderpädagogischer Förderung findet seine breite methodische Entfaltung in den verschiedenen Typen von Sonderschulen, ohne in ihnen ganz aufzugehen. Unter dem Erfordernis der Prävention kommt es immer stärker darauf an, sonderpädagogische Maßnahmen und Methoden in allgemeine Schulen hineinzutragen. Dies setzt voraus, daß einerseits ausgebildete Sonderschullehrer zum Zweck der Beratung, der Diagnose, der Therapie und der Förderung in allgemeinen Schulen tätig sind, zum anderen daß organisatorische Kooperationsformen zwischen Sonderschule und allgemeiner Schule geschaffen werden. Letztere sind unter dem Reformmodell der Integration bekannt geworden (SCHINDELE 1980).

Hinsichtlich des Ausbaus des Sonderschulwesens gilt es, Ist- und Soll-Zahlen zu unterscheiden. Nach der bundeseinheitlichen Schulstatistik (vgl. KMK vom Juni 1986) besuchten im Schuljahr 1985/86, bezogen auf die Gesamtzahl aller bundesdeutschen Schüler in den Klassenstufen 1 bis 10 der allgemeinbildenden Schulen, ca. 4% der Schüler Sonderschulen (vgl. Tab. 8.19). Noch bis Ende der 70er Jahre ging die KMK in ihrer Bedarfsschätzung von einem Ausbaubedarf an Sonderschulplätzen aus, der sich vorwiegend aus Defiziten des Schulplatzangebotes in Flächenstaaten errechnete. Die Grundlage einer Fortschreibung von Bedarfszahlen bilden zwei amtliche Dokumente, die in Zeiten der Bildungsreform entstanden und damals, dem optimistischen Trend entsprechend, auf ständige Expansion setzten. Tab. 8.19 gibt die seinerzeitigen Schätzzahlen der KMK (1972) und vom Deutschen Bildungsrat (1973) wieder. Diesen Soll-Zahlen stehen die statistisch letztermittelten Ist-Zahlen vom Juni 1986 gegenüber (KMK 1986). Der Vergleich zeigt, daß der geplante Ausbaustand im ganzen überschritten ist, etwa bei der Population der Lernbehinderten, wohingegen bei Schwerhörigen, Sehbehinderten und Sprachbehinderten noch Nachholbedarf errechnet werden könnte. Angesichts der seit 1977 drastisch zurückgehenden absoluten Schülerzahlen dürften diese Kalkulationen weit überholt sein. Es gibt Anzeichen für eine Entwicklung, nach der der Anteil der in Sonder-

Tabelle 8.19 Statistik des Sonderschulwesens (in Prozenten; Bezugszahl: alle Schüler in der allgemeinbildenden Schulpflichtzeit von 8–15 Jahren) (Quellen: KMK 1972; Deutscher Bildungsrat 1973; KMK 1986)

Kategorien	Bedarfsschätzung			Ist-Werte
Behinderungsart Sondererziehungsbedürftige	KMK	Deutscher Bildungsrat Behindert	von Behinderung bedroht	KMK 1986
Blinde	0,015	0,012		0,058 Sehgeschädigte
Gehörlose	0,05	0,05		0,144 Hörgeschädigte
Geistigbehinderte	0,60	0,60		0,629
Körperbehinderte (langfristig Kranke)	0,20	0,30 (0,20)		0,213
Lernbehinderte (Lernschwierigkeiten)	4,00	2,50	3,0–4,0 (10,0)	2,530
Schwerhörige	0,18	0,30		(0,144 Hörgeschädigte)
Sehbehinderte	0,10	0,30		(0,058 Sehgeschädigte)
Sprachbehinderte (ambulant Therapiebedürftige)	0,50 (1,00)	0,70	2,5	0,277
Verhaltensgestörte	1,00	1,00	3,0–4,0	0,207
	6,645	5,962		4,058

schulen beschulten Schüler überproportional abnimmt und weiter abnehmen wird. Die Gründe für einen solchen Trend liegen einmal in einer gewandelten bildungspolitischen Einstellung, nach der Aussonderung in Sonderschulen zunehmend problematisiert wird. Etwa die Hälfte der körperbehinderten und sehbehinderten Schüler befindet sich schon heute nicht in Sonderschulen, sondern in verschiedenen Arten und Schulstufen des allgemeinen Schulwesens (HAUPT 1985). Zum anderen ist die großzügige oder restriktive Handhabung von Sonderschulüberweisungen Ausdruck von institutionellen Systemprozessen. Zurückgehende Schülerzahlen erlauben, in kleineren Klassen der allgemeinen Schule eher leistungsschwache Schüler zu halten. So nimmt in Hamburg der Anteil der Lernbehinderten kontinuierlich ab: 1965 4,8%, 1970 3,02%, 1975 2,61%, 1980 2,51%, 1983 2,3% (einschließlich ca. 0,4% von Kindern ausländischer Arbeitnehmer, deren Zahl anwächst) (Freie und Hansestadt Hamburg 1980).
Die starre Abgrenzung von umschriebenen Populationen „sonderschulbedürftiger" Kinder und Jugendlicher übersieht vor allem das Problem der „Grenzfälle", in denen sich keine eindeutige schulische Plazierung verantworten läßt. So lag der Prozentsatz der Lernbehinderten in der Schätzung des Bildungsrats mit 2,5% in einigen Regionen schon 1973 unter dem tatsächlich erreichten Ausbaustand. Diese Zahl ist indessen eine schulpolitische Setzung, die nur unter den korrespondierenden Bedingungen gelten sollte, daß für 3–4% der Schüler, die als „Lerngestörte" von Behinderung bedroht sind, Fördermaßnahmen im Bereich der allgemeinen Schulen institutionalisiert werden und für weitere 10% mit passageren „Lernschwierigkeiten" zu rechnen ist. Ähnliche Gleitzahlen lassen sich für alle Behindertengruppen angeben, insbesondere für Sprachbehinderte und Verhaltensgestörte.
Die in der Statistik ausgeworfene faktische Gleichsetzung von Behinderung und Sonderschulbedürftigkeit – genauer: von Behindertenpädagogik und Sonderschulpädagogik – entspricht ferner nicht der pädagogischen Wirklichkeit. Dies kommt insbesondere zum Vorschein, wenn man die in den einzelnen Sonderschultypen anzutreffenden Behinderungsarten mitsamt ihren Benennungen und ihre pädagogische Bedürftigkeit betrachtet.
Schon der Vergleich mit den anderen deutschsprachigen Ländern Österreich, Schweiz und DDR zeigt, daß die Sonderschulorganisation der Bundesrepublik Deutschland eine historisch gewordene Differenzierung darstellt, deren zweckrationale bildungspolitische Begründung nicht immer einsichtig ist. Es lassen sich noch weitere Differenzierungen (so etwa des niederländischen Schulwesens mit zeitweise 17 Sonderschultypen) oder aber alternative Formen integrativer Beschulung denken (so in skandinavischen und angelsächsischen Ländern). Von den Prozentsätzen der in Sonderschulen beschulten Kinder her hat die Bundesrepublik Deutschland, neben der DDR, das am weitesten ausgebaute segregierte Sonderschulsystem in Europa. Sonderschulsysteme, und dies gilt im internationalen Vergleich fast durchgängig, sind durch eine von der medizinischen Systematik hergeleitete Festlegung auf eine idealtypische Klassifikation gekennzeichnet, die eine bedarfsgerechte schulische Plazierung oft erschwert. So gibt es behinderte Kinder, die hin und her geschoben werden, weil keine Sonderschule sich von ihrem Selbstverständnis her für zuständig erklären will und glaubt, ein anderer Sonderschultyp sei dafür besser gerüstet:

geistigbehinderte Kinder, die zugleich körperbehindert sind, finden sich sowohl in Körperbehinderten- als auch in Geistigbehindertenschulen, obwohl beide Schultypen unterschiedliche Zielsetzungen und Methoden verfolgen. Lernbehinderte Kinder, die sprachgestört sind – dies ist in der Unterstufe der Schule für Lernbehinderte die Mehrheit – passen nicht in die Sprachbehindertenschule, die in der Regel nur normal leistungsfähige Schüler aufnimmt. Lernbehinderte sind zu hohem Anteil zugleich auch verhaltensauffällig, Verhaltensgestörte zeigen oft erhebliche schulische Lernschwierigkeiten und Leistungsrückstände. Geistigbehinderte, lernbehinderte und zugleich sehgeschädigte bzw. hörgeschädigte Schüler stellen an die Schulorganisation der Sehgeschädigten-Schulen (Blinden- und Sehbehinderten-Schulen) bzw. der Hörgeschädigten-Schulen (Gehörlosen- und Schwerhörigen-Schulen) organisatorische Differenzierungsaufgaben von großem Schwierigkeitsgrad.

Wir sprechen von Mehrfachbehinderungen. Allerdings ist dies in sonderpädagogischer Sicht ein irreführender Terminus. Es suggeriert eine additive Verbindung mehrerer Behinderungsarten, die deshalb nicht gemeint ist, weil ein Zusammentreffen von zwei Schädigungen ein komplexes, neuartiges Zustandsbild mit sich bringt. Der Fachausdruck Mehrfachbehinderung entstand wohl nur deshalb, weil eine starre wissenschaftliche Klassifikation sowie die unbewegliche Schulorganisation den Überschneidungsfall aus dem Blick verloren hatten. In der Regel nämlich ist jede Behinderung eine Mehrfachbehinderung. Man kann sich das an einem einfachen Beispiel klarmachen: Das Behindertsein hat immer Folgen auf die soziale Stellung des Behinderten und auf seine psychische Verarbeitung dieses „Andersseins". Es ist dann beinahe müßig, festlegen zu wollen, wann individueller Leidensdruck oder ein „merkwürdiges Verhalten" im sozialen Feld als zusätzliche Verhaltensstörung oder Leistungsminderung eines körperlich Behinderten oder Sinnesbehinderten bezeichnet werden sollen. Die „sekundären Verbildungen" (VON BRACKEN) bei Behinderungen gehören mehr oder minder zum Zustandsbild des Behindertseins. Sie sind allerdings in hohem Maße pädagogisch beeinflußbar und zumal durch frühzeitige erzieherische Inangriffnahme vermeidbar.

Reformtendenzen der Sonderpädagogik

Die beschriebene Sonderschulorganisation ist in den letzten Jahren unter dem Eindruck umgestaltender Reformtendenzen des Bildungswesens kritisiert worden. Eine den historischen Diskussionsstand repräsentierende Belegstelle dafür findet sich in der erwähnten Empfehlung des Bildungsrats zur pädagogischen Förderung Behinderter von 1973, wo es heißt: „Für diese neue Empfehlung mußte die Bildungskommission davon ausgehen, daß behinderte Kinder und Jugendliche bisher in eigens für sie eingerichteten Schulen unterrichtet wurden, weil die Auffassung vorherrschte, daß ihnen mit besonderen Maßnahmen in abgeschirmten Einrichtungen am besten geholfen werden könne. Die Bildungskommission folgt dieser Auffassung nicht. Sie legt in der vorliegenden Empfehlung eine neue Konzeption zur pädagogischen Förderung behinderter und von Behinderung bedrohter Kinder und Jugendlicher vor, die eine weitmögliche gemeinsame Unterrichtung von Behinderten und Nichtbehinderten vorsieht und selbst für behinderte Kinder, für die eine gemeinsame Unterrichtung mit Nichtbehinderten nicht sinnvoll erscheint, soziale Kontakte mit Nichtbehinderten ermöglicht. Damit stellt sie der bisher vorherrschenden schulischen Isolation Behinderter ihre schulische Integration entgegen" (Deutscher Bildungsrat 1973, S. 15–16).

Im Mittelpunkt der Reformvorschläge des Bildungsrats stand das Kooperative Schulzentrum, das die bisherige Konzeption der eigenständigen Sonderschule ablösen sollte, ohne diese jedoch als Organisationseinheit vollständig aufzugeben. Der Plan einer weitgestreuten Integration von Behinderten in das allgemeine Schulwesen bzw. einer Kooperation von Sonderschulen und allgemeinen Schulen, wie er noch die erste Diskussion zur Eingliederung Behinderter in die Gesamtschule beherrschte, ist hier zugunsten übersichtlicher und pragmatischer Verbundformen aufgegeben worden. Es sollte jeweils eine allgemeine Schule mit einer Schule für eine Behinderungsart verbunden werden, da es in baulicher, apparativer und schließlich in personeller Hinsicht nicht zu leisten ist, daß eine Schule gleichzeitig etwa gehörlosen, blinden und lernbehinderten Kindern aus ihrem Einzugsbereich die erforderlichen Lernhilfen anbietet. Das so entstandene Kooperative Schulzentrum sah gestufte Organisationsformen der integrativen Förderung, genauer gesagt der gemeinsamen Unterrichtung behinderter und nichtbehinderter Schüler vor. Behinderte Schüler, die in den Unterricht voll integriert werden können, müssen zusätzlich eine behinderungsspezifische Förderung erhalten, sei es in Sprachtherapie, Krankengymnastik usw. Auf einer zweiten Stufe – hier geht es um die Teilintegration – werden behinderte Schüler in einigen Fächern mit nichtbehinderten gemeinsam unterrichtet, in anderen Fächern erhalten sie separaten Unterricht. Eine dritte Stufe ist schließlich für Schüler vorgesehen, für die eine Teilnahme am Unterricht der allgemeinen Schule sinnvoll ist. Hier bieten sich gemeinsame Aktivitäten bei Feiern, Freizeitvorhaben und dergleichen an.

Die Empfehlung stellt den bisher konsequentesten Versuch dar, dem Anspruch des Behinderten auf individuelle Förderung das Anliegen seiner sozialen Integration in die Gesellschaft zumindest in der Planung gleichgewichtig gegenüberzustellen. Im Programm der Gesamtschule, die Aufgaben übernehmen kann, die heute „separierte" Sonderschulen ausüben, wurde dieser Akzent zur sozialbestimmten Aufgabe hin noch verstärkt, seit dem Abklingen der öffentlichen Diskussion um die Gesamtschule jedoch nicht weiter verfolgt. Beide Alternativkonzeptionen zur etablierten Sonderpädagogik sind indessen Reformanregungen geblieben, die bislang nur zu einer großen Zahl weiterer appellativer Bekundungen in der progressiven Literatur und zu regional unterschiedlich verteilten Schulversuchen, meist unter dem Druck von Elterninitiativen, geführt haben. Eine alternative Schulentwicklungsplanung, die im ganzen das bisherige Sonderschulwesen in Frage stellt, existiert nicht. Man muß indessen in Rechnung stellen, daß sich angesichts rapide zurückgehender Schülerzahlen das Integrationsproblem durch die normative Kraft des Faktischen auflösen könnte: Würde man die oben dargestellten Entwicklungstendenzen in der Abnahme von Lernbehinderten weiter hochrechnen, so wäre das Ende dieses noch etwa 60% aller sonderschulbedürftig Behinderten umfassenden Sonderschultyps in Sicht. Es darf allerdings bezweifelt werden, ob damit den erschwerten Lernvoraussetzungen der Schüler in allgemeinen Schulen unter den gegenwärtigen Bedingungen von Schule Genüge getan wird. Falls sich eine solche negative Prognose bewahrheitet, müßte sie am steigenden Anteil von Schülern ablesbar sein, die die Hauptschule aus 6. bis 8. Klassen ohne Hauptschulabschluß verlassen.

Versucht man nach mehr als einem Jahrzehnt eine Bilanz über die Auswirkungen der seinerzeit mit einem hohen Konsens zwischen Fachwissenschaftlern, Regierungsvertretern und Verbänden versehenen Bildungsratempfehlung und der gleichsinnigen Reformbekundungen zu ziehen, so mag das in integrativen Schulversuchen auszählbare Ergebnis enttäuschend erscheinen. Das Modell des Kooperativen Schulzentrums hat sich nicht durchgesetzt, offensichtlich auch deshalb nicht, weil es auf eine umfassende Planungsgrundlage der Umgestaltung des Schulwesens für Behinderte und Nichtbehinderte abgestellt war. Gesamtentwürfe fehlen jedoch: Sowohl den Länderregierungen als auch der Kultusministerkonferenz dürfte jegliche bildungspolitische Perspektive abgehen, die über eine Fortschreibung der bisherigen Sonderschulplanung hinausführt. Das gilt auch für bundespolitische Aussagen (Bericht der Bundesregierung 1984; vgl. BLEIDICK 1985). Die Dokumentation von Modellversuchen integrativer Beschulung ist eine Zusammenstellung von institutionellen Einzelmaßnahmen ohne zureichende konzeptuelle Evaluationslinien (BLEIDICK 1987). Dies ist im internationalen Vergleich um so erstaunlicher, als es Beispiele für gesetzliche und administrative Lösungen gibt, nach denen etwa in Italien und Dänemark die Sonderschulen teilweise und sukzessive aufgelöst worden sind. Die komparative Auswertung dieser Alles-oder-nichts-Entscheidungen für oder gegen eine eigenständige Beschulung Behinderter zeigt allerdings, daß vorschnelle schulpolitische Gesamtlösungen zu unübersehbaren Nachteilen für die Betroffenen führen können, wenn in der allgemeinen Schule nicht die Voraussetzungen für eine behinderungsspezifische Förderung und Therapie vorhanden sind oder rechtzeitig bereitgestellt werden können (KASZTANTOWICZ 1982). Die positiven Auswirkungen der behutsam auf langfristige Veränderungen setzenden Bildungsratempfehlung sind daher indirekt und mittelbar abzulesen. Sie liegen einmal in den Initiativen zum Ausbau der frühpädagogischen Maßnahmen und zum anderen in der Prophylaxe von Leistungsversagen in der Grundschule. Es ist realistischer, durch sehr differenzierte, wenngleich aufwendige Stütz- und Fördermaßnahmen in allgemeinen Schulen bei von Behinderung bedrohten Schülern Aussonderung zu vermeiden, als Integration bei eingetretener Behinderung nachträglich einholen zu wollen (REINARTZ u. SANDER 1982).

Aussagen über die Zukunft der Sonderpädagogik laufen damit auf die selbstverständliche Feststellung hinaus, daß – bei Vermeidung von Präferenzen für bestimmte institutionelle Lösungen – der erhöhte pädagogische Förderbedarf für behinderte Kinder und Jugendliche gedeckt sein muß. Die faktische Wirkungslosigkeit der vielen fachlich kompetent begründeten und politisch austarierten Vorschläge aus der Reformphase des Bildungswesens von 1969 bis 1974, etwa der Bildungskommission des Deutschen Bildungsrats, zur Überwindung der fraglos gegebenen sozialen Benachteiligung Behinderter dürfte auch nicht allein mit dem Ende der Reformillusionen und den gewandelten politischen und ökonomischen Verhältnissen zu erklären sein. Das Umdenken einer auf Beharrung und Bürokratisierung eingestellten Bildungsorganisation erfordert langfristige und stärkere Impulse, als sie von einer halbherzig engagierten und in Länderpartikularismen zersplitterten Kultusverwaltung zu erwarten sind. Auf der anderen Seite ist aber auch vor umstürzlerischer Ungeduld zu warnen. Das Postulat „Fördern ohne Sonderschule" (PREUSS-LAUSITZ 1981) nährt Illusionen zum Nachteil der Betroffenen, wenn sie mit einer „Revolutionierung des vorherrschenden Lernens in der Regelschule" durch eine „integrierende politische Pädagogik" (PREUSS-LAUSITZ 1981, S. 12, S. 159) eine nicht vorhandene Alternative der künftigen Schule beschwört, die Energien von der Lösung dringender Gegenwartsaufgaben abzieht.

Ein bedenkliches Symptom für nicht ausgereifte Stellungnahmen bildet die publizistische Vermarktung integrativer Empfehlungen in ihrer restriktiven Wirkung auf Mittelbereitstellung für sonderpädagogische Maßnahmen und Institutionen. So abgewogen und differenziert Vorschläge des Bildungsrats, der Gesamtschulbewegung oder auch der Kultusministerkonferenz (1983) in Fachkreisen diskutiert werden, so unsachgemäß vereinfacht werden sie vielfach von Bildungspolitikern und Schulträgern auf die Formel „Sonderschulen werden überflüssig" gebracht. Diese programmatische Formulierung wäre nur dann zu rechtfertigen, wenn sie gleichzeitig verbesserte Sonderpädagogik und Therapie in allgemeinen Schulen sicherzustellen wüßte. Im Zuge der wirtschaftlichen Rezession dienen ideologisierte Integrationsvorstellungen mitunter als Alibi für die Einschränkung fiskalischer Förderung in der pädagogischen Förderung von Behinderten. So bleibt festzuhalten, daß das Fernziel einer sozial gerechteren gemeinsamen Unterrichtung und Erziehung behinderter und nichtbehinderter Schüler unstrittig ist, in Anbetracht der jedoch nur in Ausnahmefällen bereitstehenden Voraussetzungen für eine integrative Förderung im Bereich des allgemeinen Schulwesens vorerst aber keine praktikable Alternative zur Einweisung in einer Sonderschule darstellt.

Didaktische und methodische Prinzipien sonderpädagogischer Förderung

Sonderpädagogische Institutionen praktizieren trotz ihrer behinderungsspezifischen Fachausrichtung durchgängige Prinzipien der didaktischen Auswahl des Lernstoffes und der methodischen Vorgehensweise. Im Früh- und Elementarbereich sind diese Gemeinsamkeiten stärker nachzuweisen als im hochdifferenzierten Sonderschulwesen. Eine Profilierung auf abgekapselte methodische Schulen ist oft als Kennzeichen der deutschen Schulorganisation kritisiert worden, während sie im Ausland eher überwunden scheint (vgl. auch THEINER u. Mitarb. 1977). Durchgehende Prinzipien der pädagogischen Förderung Behinderter beziehen sich auf Kognition, Sprache, Wahrnehmung, Motorik und Sozialverhalten.

Kognitives Training

Methoden zur Verbesserung des Denkens liegen inzwischen in der unübersehbaren Flut oftmals unüberprüfter Trainingsprogramme für das Vorschul- und Einschulungsalter vor. Ihre didaktische Effizienz ist im Sammelwerk von DOLLASE (1978) hinreichend gesichtet. Für die Lage ist kennzeichnend eine Diskrepanz zwischen ungebrochenem Transferoptimismus und Elterngläubigkeit auf der einen Seite: Da sollen Puzzle und Memory-Spiele, Übungen der visuellen, motorischen und auditiven Wahrnehmungsschulung und kreativitätsfördernde Spiele helfen, die Voraussetzungen für das Erlernen von Lesen, Schreiben und Rechnen zu verbessern. Die empirischen Untersuchungen auf der anderen Seite haben gezeigt, daß man nur direkt das üben kann, was verbessert werden soll. Anhand eines psychomotorischen Trainings bei lese- und rechtschreibschwachen Grundschülern konnten EGGERT und Mitarbeiter (EGGERT 1975) beweisen, daß nicht das Training der Motorik als solches hilft, sondern nur die generelle Erhöhung der Lernmotivation (gleichgültig, womit man sie erzielt) und die formale Vorübung etwa schreibmotorischer oder lesetechnischer Gliederungsübungen. Das Buch stellt im übrigen im Materialteil einen vollständigen Katalog solcher zweckmäßiger Übungen auch für die Förderung sogenannter lese- und rechtschreibschwacher Schüler zusammen. Steigerungen der Intelligenzleistung bei lernschwachen und leistungsrückständigen Kindern sind nach dem heutigen Forschungsstand nur bei gezieltem Einsatz spezifischer Trainingsmittel und bei optimaler Passung zum jeweiligen sachstrukturellen Entwicklungsstand möglich. Die optimistischen Erfahrungsberichte über IQ-Steigerungen haben sich alle nicht bestätigen lassen, wenn die Langzeitwirkung überprüft wurde. Gleichwohl belegen die sehr differenzierten experimentellen Ergebnisse von KLAUER (1975), daß eine effizientere Förderung möglich ist. Angesichts ihres erheblichen diagnostischen Aufwandes und des in pädagogischen Einrichtungen vorherrschenden Schrotflintenprinzips von unspezifischen Lernangeboten sind solche Laboratoriumsresultate vorab noch nicht auf die etwaige pädagogische Praxis übertragbar.

Sprachtraining

Wesentlich besser steht es hingegen um die Programme des Sprachtrainings zur Verbesserung von Kognition, verbaler Flüssigkeit und kommunikativer Kompetenz. Aus den zahlreichen erfindungsreichen Vorschlägen kompensatorischer Spracherziehung haben sich praxisbezogene Angebote durchgesetzt (BECKER u. BECKER 1983). Von der kaum noch übersehbaren Diskussion zur Legasthenieforschung und den ebenso unspezifischen wie missionarisch vorgetragenen „Therapie"-Vorschlägen ist unter den Erfordernissen kontrollierten Erfolgsnachweises nur die gezielte Verbesserung von Schriftsprache durch Training der Sprache (auditive Diskrimination, Wortschatz- und Wortverständnisübungen) übriggeblieben. Die Steigerung von Lernleistungen gelingt bei allen behinderungsbedingten Leistungsrückständen nur über das Vehikel verbaler Durchdringung kognitiver Prozesse, durch Sprechen im Denken und Sprechen für das Denken (WYGOTSKI). Eine bezeichnende Wandlung in der Richtung haben vor allem Geistigbehinderten-, Körperbehinderten- und Lernbehindertenpädagogik durchgemacht. Die – beschäftigungstherapeutisch wie auch immer begründete – averbal-motorische Schulung, vor allem im Werkunterricht, ist seit den methodischen Experimenten von MERZ (1969) über den erheblich verbessernden Einfluß des Verbalisierens auf die Leistung bei Intelligenzaufgaben durch gezielte Sprachbildung ergänzt worden.

Wahrnehmungstraining

Wahrnehmungsförderung bei behinderten und entwicklungsrückständigen Kindern wurde unter dem Eindruck einer abgeleiteten Begründung aus der Theorie der sensomotorischen Entwicklung (PIAGET) zuerst in den angelsächsischen Ländern und dann in den deutschsprachigen Gebieten bekannt. Die Übungsprogramme von MARIANNE FROSTIG (1973), zumal in ihrer Kombination von Wahrnehmungs- und Motoriktrainingsvorschlägen, sind weit verbreitet (REINARTZ u. Mitarb. 1979). Dies ist wohl in erster Linie ihrer hohen Praktikabilität und dem beträchtlichen Motivationswert zuzuschreiben, mit dem – wie ehemals und vereinzelt auch noch heute durch das Montessori-Material – die Kinder angesprochen werden. Eine empirische Überprüfung der visuellen, auditiven und (beim Montessori-Material taktilen) Trainingsmaterialien hat keine spezifischen Effekte langfristiger Verbesserung von Lernvoraussetzungen ergeben. Es bleibt indessen die Empfehlung für die Materialien wegen ihrer motivationalen und spieltherapeutischen Attraktivität.

Motorisches Training

Der nämliche Forschungsstand kann in bezug auf die verbreiteten Vorschläge für eine Mototherapie gelten. Eine psychomotorische Übungsbehandlung (KIPHARD 1979/81) wird für körper-, sinnes-, intelligenz- und sprachbehinderte Kinder, zumal im Frühbereich, gleichermaßen praktiziert (BEGER 1983). Die theoretische Begründung des pädagogischen Konzepts aus dem Postulat des Nachholens einer ungestörten sensomotorischen Entwicklung (vgl. JETTER 1975) vermag deshalb nicht zu überzeugen, weil sie empirisch nicht bestätigt ist. Gleichwohl muß man davon ausgehen, daß die Ausnutzung der motorischen Funktion bei Kindern im Vorschulalter bedürfnisgerechte Lernweisen anspricht. Die Früherziehungsprogramme (BACH 1981; SPECK 1977) überzeugen durch ihre phantasiereiche Erfindungsgabe. Für das Schulalter liegen bei diversen Behinderungsarten bis zum neuerdings eindrucksvollen Mobilitätstraining für Blinde und Sehbehinderte weitere Empfehlungen vor (HEESE 1979). Didaktisch wird vielfältiges Spiel- und Beschäftigungsmaterial für eine „heilpädagogische Übungsbehandlung" angeboten (VON OY u. SAGI 1977).

Sozialtraining

Methoden zur Verbesserung des Sozialverhaltens werden bei allen Behindertengruppen inzwischen aus dem vielfältigen Inventar verhaltensmodifikatorischer Instrumente entnommen. Sie reichen von der Stottertherapie bis zur Erlernung lebenspraktischer Fertigkeiten von Geistigbehinderten, von der Löschung unerwünschten Signalverhaltens bei Verhaltensgestörten bis zum Bekräftigungslernen beim Intelligenztraining von Lernbehinderten. Über den effizienten Einsatz der Verhaltenstherapie bei unterschiedlicher Klientel auf verschiedenen Altersstufen und Methodenvariation informiert KUHLEN (1973), über Verhaltensmodifikation durch Modellernen BAUER (1979). Unter pädagogischem Aspekt muß jedoch darauf geachtet werden, daß der Gefahr der Verhaltensmanipulation gesteuert wird (REDLICH u. SCHLEY 1978). Dies geschieht einerseits durch Selbststimulation in Konzepten eines selbstverantwortlichen sozialen Lernens, zum anderen durch Hereinnahme aller spieltherapeutischen Methoden, die die sozialen Aspekte des Rollenspiels kultivieren (vgl. YABLONSKY 1978). Als methodisches Beispiel für eine pädagogisierte Verhaltensmodifikation diene ein Versuch von NEUKÄTER u. GOETZE (1978). Die Autoren konnten in unterrichtlichen Versuchen strukturierten Lernens bei hyperaktiven Schülern mit minimaler Hirndysfunktion zeigen, daß durch Bekräftigungsprogramme über Selbststimulierung ein Abbau von konzentrativer Ablenkbarkeit und störendem Verhalten zugunsten unterrichtszugewandtem Verhalten erzielt wird. Die Strukturierung des Lernfeldes bezog sich auf vorübergehende Reizreduktion, Raumreduktion, gezielten Einsatz von Lehrprogrammen, Anreicherung des Reizwertes der Lehrmaterialien, Anknüpfung an den individuellen Lernstand mit zielerreichenden Lernsequenzen und Anwendung dosierter Bekräftigung. Auf einer wesentlich schwierigeren Verhaltensebene ohne das Maß sensibler intellektueller Durchdringung haben KANE u. KANE (1984) in Versuchen im Max-Planck-Institut für Psychiatrie nachweisen können, daß auch geistig schwer Behinderte lebenspraktische Sozialverhaltensweisen wie Lenkbarkeit, Sauberkeit, An- und Auskleiden, Essen auf diese Weise erlernen können.

Einzelbereiche der Behindertenpädagogik

Die Einzelbereiche der Behindertenpädagogik können hier nur insoweit vorgestellt werden, als eine globale Information über ihre pädagogische Arbeitsweise beabsichtigt ist. Die behinderungsspezifischen sonderpädagogischen Fachrichtungen sind in umfänglichen Handbüchern elaboriert (BACH u. Mitarb. 1977 ff.; zur bibliographischen Einführung in die Sonderpädagogik: BLEIDICK u. HAGEMEISTER 1986; BLEIDICK 1984, S. 587–604; zur Didaktik: BAIER u. BLEIDICK 1983).

Blindenpädagogik

Zentrales Anliegen der Erziehung und Unterrichtung Blinder ist die Vermittlung eines Vikariats, der Aufbau einer adäquaten Wahrnehmungs- und Vorstellungswelt durch Inanspruchnahme der verbliebenen Sinne von Tastsinn (Blindenpunktschrift) und Gehör, aber auch der noch vorhandenen Sehfähigkeit bei hochgradig Sehbehinderten („praktisch Blinde"). Der Mangel an Sacherfahrung erfordert verstärkte Konkretisierung und Verbalisierung. Da der Blinde erhöht in der Gefahr sozialer Isolierung steht, haben Erziehung zum kooperativen Verhalten wie auch die Organisationsformen integrativer Erziehung verstärktes Gewicht. Trotz einer angesichts der sehr heterogenen Schülerschaft der Blindenschule notwendigen Individualisierung – von Geistigbehinderten bis zu Hochbegabten – wird versucht, die Lernziele am Kanon der allgemeinen Schule zu orientieren.

Sehbehindertenpädagogik

Die Sehbehindertenpädagogik geht demgegenüber von einer optimalen Ausnutzungsfähigkeit des Sehrestes aus („Seherziehung"), wobei optische Hilfsmittel und Medien zugleich einer Schonung des Sehvermögens als auch der Steigerung der visuellen Leistungen dienen. In der Kombination mit haptischen Anschauungsgrundlagen ergeben sich fließende Grenzen zur Blindenpädagogik.

Gehörlosenpädagogik

Hauptaufgabe der Bildung Gehörloser ist die möglichst frühzeitige Sprachanlernung, die sich an der hörenden Umwelt orientiert, die kognitive Entwicklung wesentlich beeinflußt und die soziale Sonderstellung abbaut. Alle methodisch-didaktischen Fragen zentrieren sich deshalb um die „richtige" Methode der Sprachbildung: Entwicklung der Lausch- und Antlitzgerichtetheit, Erarbeitung eines Absehwortschatzfundaments, konstruktiver Sprachaufbau und Sprechausbau mittels Artikulations- und Sprachformunterricht.

Schwerhörigenpädagogik

Das schwerhörige Kind muß dagegen lernen, seine mangelnde auditive Sprachauffassung durch Absehen von Sprechbewegungen zu ergänzen. Das Restgehör wird mittels aufwendiger elektroakustischer Hilfsmittel optimal ausgenutzt und trainiert („Hörerziehung"). Welche Erfolge in der Verbesserung der Lernleistung und Kommunikationsfähigkeit der früher als schwer bildungsfähig geltenden Schwerhörigen heute erzielt werden, beweist die steigende Anzahl von Abschlüssen weiterführender Bildungsgänge auf Real- und Gymnasialschulebene.

Geistigbehindertenpädagogik

Die Erziehung und Bildung Geistigbehinderter ist in der Bundesrepublik Deutschland und in Österreich – im Gegensatz zu früheren Einrichtungen in der Schweiz – erst in der Zeit nach dem Zweiten Weltkrieg als eine Aufgabe erkannt worden, die chancengerecht nur in einer Ausweitung der Schulpflichtzeit sowohl in bezug auf die untere Grenze der „Bildungsfähigkeit" als auch in zeitlicher Ausdehnung (bis über das 18. Lebensjahr hinaus) Erfolge zeitigt. Die Schule für Geistigbehinderte geht dabei von einem Bildungsbegriff aus, der sich von traditionellen humanistischen Vorstellungen abheben muß (anschaulich-vollziehendes Lernen, motorische Bildbarkeit, lebenspraktische Zurüstung). Das Training lebenspraktischer Fertigkeiten und sozialer Verhaltensweisen wird gegenüber einer kognitiv-sprachlichen Bildung bevorzugt. Demgemäß kann als Berufsziel die Arbeit in einer Werkstatt für Behinderte angestrebt werden.

Lernbehindertenpädagogik

Im Zentrum lernbehindertenpädagogischer Überlegungen steht heute nicht nur die Frage einer Effektivierung der didaktischen und methodischen Organisation dieser am weitesten vertretenen Sonderschule, sondern vielmehr die sozialpsychologische Aufgabe einer Verbesserung des sozialen Ansehens von Schülern, die am stärksten – und in bezug auf ihr Leistungsvermögen ungerechtfertigt – einer negativen Vorurteilsbildung durch die Gesellschaft ausgesetzt sind. Integrationsvorschläge haben insofern hier ihre höchste sozialpolitische Legitimation wie auch ihre größte Aussicht auf Realisierung, sofern dafür hinreichende Voraussetzungen durch Fördereinrichtungen im allgemeinen Schulwesen geschaffen werden. Die pädagogische Arbeit der Schule für Lernbehinderte profiliert sich durch eine deutliche Ähnlichkeit mit dem Unterricht in der Grundschule, wodurch ihr paradoxerweise Vernachlässigung und mangelnde Sorgsamkeit in der Wahrnehmung von Lernmöglichkeiten erwachsen. Der lernbehinderte Schüler lernt langsamer, mit geringerer Gedächtniskapazität, weniger abstrakt und verbalisiert und erst aufgrund wesentlich höherer Wiederholungsraten und unterstützter kleiner Lernschritte als der lernleistungsfähige Schüler. Daraus ergeben sich für den Lehrer Spezialaufgaben einer gediegenen Präzisionsmethodik, die nur durch hinreichende Ausbildung und Erfahrung erfolgreich wahrgenommen werden können.

Körperbehindertenpädagogik

Körperbehinderte Schüler stellen in Sonderschulen eine äußerst heterogene Gruppe von physisch beeinträchtigten und kranken Kindern dar (Extremitätenschädigungen, Mißbildungen des Stützsystems, zerebrale Lähmungen, Anfallsleiden, Muskelerkrankungen). Dadurch läßt sich die didaktische Aufgabe der pädagogischen Förderung nur in einem hoch individualisierenden Verfahren arrangieren. Die Bildung und Erziehung Körperbehinderter hat neben der Vermittlung des üblichen Lehrstoffs unter den erschwerenden Bedingungen für die Bereitstellung des Anschaungsraumes zu sorgen, der durch die Beeinträchtigung der Bewegung nur begrenzt erfahren wird. Darüber hinaus hat sie den Gefahren der sozialen Abkapselung durch Gemeinschaftserziehung vorzubeugen. Durch gleichzeitige therapeutische Hilfen (orthopädische Versorgung, Krankengymnastik, Beschäftigungstherapie, Sprachtherapie) ist oft eine Verzahnung mit der medizinischen Therapie gegeben.

Sprachbehindertenpädagogik

In ähnlicher Weise bildet Sprachbehinderung einen Sammelbegriff für mannigfache Störungen von Sprache (Aphasie, Dysgrammatismus), Rede (Stottern, Poltern) und Sprechen (Stammeln, Stimmstörung). Auch die Nähe zur medizinischen Behandlung ist kennzeichnend. Bezeichnenderweise hat sich bis in die jüngste Gegenwart hinein auf diesem Gebiet der Sonderpädagogik der Name „Sprachheilpädagogik" am längsten gehalten. Die Sprachheilpädagogik kann am ehesten damit rechnen, die Behinderung selbst zu beseitigen, und zwar durch pädagogische Maßnahmen zu „heilen". Eine klare Trennung zwischen Unterricht und Erziehung sprachbehinderter Kinder auf der einen Seite und Therapie von Sprachstörungen auf der anderen Seite läßt sich hier am wenigsten vollziehen. Das gilt ebenso für die praktische Abgrenzung wie für die organisatorische Institutionalisierung von Erziehung und Behandlung, von Schule und Klinik, Sonderschulbesuch und ambulanter Versorgung, der Tätigkeit des Lehrers oder des Logopäden. In ihren didaktischen Inhalten ist die Sprachbehindertenpädagogik einmal annähernd „übliche" Erziehung, zum anderen in hohem Maße medizinisch fachlich indizierte Therapie.

Verhaltensgestörtenpädagogik

Die Therapie von Verhaltensstörungen wurde zunächst von der Tiefenpsychologie, insbesondere der Kinderanalyse, beeinflußt. In den sozialpädagogischen Einrichtungen sind mehrfache Formen der Gruppenerziehung und der Gruppentherapie erprobt worden. Als wesentliche Ergänzung dieser Methoden ist die vom lerntheoretischen Ansatz ausgehende Verhaltenstherapie anzusehen, die das Verlernen von unangepaßten Verhaltensweisen und das Erlernen zweckmäßigerer Verhaltensweisen intendiert. Die didaktische und organisatorische Ausformung der Schulpädagogik in Schulen für Verhaltensgestörte hat bis heute noch nicht ihren Abschluß gefunden. Das liegt einmal an der Heterogenität des Syndroms Verhaltensauffälligkeit, das neurotische Rückzugsformen wie Verwahrlosungssymptome und Aggressivität umfaßt. Ihre pädagogisch-therapeutische Organisation wird grundsätzlich in Heimen, Internaten und Kliniken für zweckvoll erachtet. Sie gibt damit aber die Anbindung an das Elternhaus preis. Auf der anderen Seite haben „öffentliche" Halbtagsschulen das Risiko abgebrochener Kontinuität der therapeutischen Einwirkung zu tragen. Das Verhältnis von psychotherapeutischer Beeinflussung und unterrichtlicher Förderung stellt sich in der Verhaltensgestörtenpädagogik in ähnlichem Maße zum Problem wie in der Sprachbehindertenpädagogik. Auch hier ist der „heilpädagogische" Abbau reversibler Behinderungen das vorrangige Ziel vor der „sondererzieherischen" Bemühung um den behinderten Menschen. In dieser Aufgabe treffen sich Fördermaßnahmen der Verhaltensgestörtenpädagogik und Therapiemaßnahmen der Kinder- und Jugendpsychiatrie in kaum noch wahrnehmbaren Unterschieden.

Literatur

Bach, H. (Hrsg.): Früherziehungsprogramme für geistigbehinderte und entwicklungsverzögerte Säuglinge und Kleinkinder, 4. Aufl. Marhold, Berlin 1981

Bach, H., U. Bleidick, G. O. Kanter, K. J. Klauer, O. Kröhnert, A. Reinartz (Hrsg.): Handbuch der Sonderpädagogik (in 11 Bänden). Marhold, Berlin 1977 ff

Baier, H., U. Bleidick (Hrsg.): Handbuch der Lernbehindertendidaktik. Kohlhammer, Stuttgart 1983

Bauer, M.: Verhaltensmodifikation durch Modellernen. Theoretische Ansätze und Therapiemethoden. Kohlhammer, Stuttgart 1979

Becker, K.-P., R. Becker und Autorenkollektiv: Rehabilitative Spracherziehung. Volk und Gesundheit, Berlin-Ost 1983

Beger, A. und Autorenkollektiv: Rehabilitative Bewegungserziehung. Volk und Gesundheit, Berlin-Ost 1983

Bericht der Bundesregierung zur Sicherung der Zukunftschancen der Jugend in Ausbildung und Beruf, hrsg. vom Bundesminister für Bildung und Wissenschaft. Bock, Bad Honnef 1984

Bleidick, U.: Pädagogik der Behinderten. Grundzüge einer Theorie der Erziehung behinderter Kinder und Jugendlicher, 5. Aufl. Marhold, Berlin 1984

Bleidick, U.: Die besondere Förderung Behinderter im Bildungswesen. Zur aktuellen bildungspolitischen Diskussion um die pädagogische Förderung Behinderter und zu einigen regierungsamtlichen Stellungnahmen. Z. Heilpäd. 36 (1985) 335

Bleidick, U.: Betrifft Integration: Behinderte Schüler in allgemeinen Schulen. Konzepte der Integration, Darstellung und Ideologiekritik. Marhold, Berlin 1987

Bleidick, U., U. Hagemeister: Einführung in die Behindertenpädagogik, Bd. I: Allgemeine Theorie und Bibliographie, 3. Aufl. Kohlhammer, Stuttgart 1986

Deutscher Bildungsrat, Empfehlungen der Bildungskommission: Zur pädagogischen Förderung behinderter und von Behinderung bedrohter Kinder und Jugendlicher. Klett, Stuttgart 1973

Dollase, R. (Hrsg.): Handbuch der Früh- und Vorschulpädagogik. Schwann, Düsseldorf 1978

Eggert, D. (Hrsg.): Psychomotorisches Training. Ein Projekt mit leserechtschreibschwachen Grundschülern. Beltz, Weinheim 1975

Ferdinand, W.: Chancengleichheit durch Vorklassen? Fünf empirische Untersuchungen. Neue Deutsche Schule, Essen 1971

Freie und Hansestadt Hamburg, Behörde für Schule und Berufsbildung, Amt für Verwaltung (V 122): Mitteilungen. Hamburg 1980

Frostig, M.: Bewegungserziehung. Neue Wege der Heilpädagogik. Reinhardt, München 1973
Haupt, U.: Die schulische Integration von Behinderten. In: Handbuch der Sonderpädagogik, Bd. I: Theorie der Behindertenpädagogik, hrsg. von U. Bleidick. Marhold, Berlin 1985 (S. 152)
Heese, G. (Hrsg.): Rehabilitation Behinderter durch Förderung der Motorik, 2. Aufl. Marhold, Berlin 1979
Jetter, K.: Kindliches Handeln und kognitive Entwicklung. Ein Beitrag zur Kognitionspsychologie des körperbehinderten Kindes auf der Grundlage der genetischen Theorie Jean Piagets. Huber, Bern 1975
Kane, J. F., G. Kane: Geistig schwer Behinderte lernen lebenspraktische Fertigkeiten, 3. Aufl. Huber, Bern 1984
Kasztantowicz, U. (Hrsg.): Wege aus der Isolation. Konzepte und Analysen der Integration Behinderter in Dänemark, Norwegen, Italien und Frankreich. Schindele, Heidelberg 1982
Kiphard, E. J.: Psychomotorische Entwicklungsförderung. Bd. 1: Motopädagogik, Bd. 2: Mototherapie. Modernes Lernen, Dortmund 1979–81
Klauer, K. J.: Intelligenztraining im Kindesalter. Ergebnisse, Theorien und Methoden der Forschung, 2. Aufl. Beltz, Weinheim 1975
Kuhlen, V.: Verhaltenstherapie im Kindesalter. Methoden und Forschungsergebnisse, 2. Aufl. Juventa, München 1973
Merz, F.: Der Einfluß des Verbalisierens auf die Leistung bei Intelligenzaufgaben. Z. exp. angew. Psychol. 16 (1969) 114
Neukäter, H., H. Goetze: Hyperaktives Verhalten im Unterricht. Reinhardt, München 1978
Oy, C. M. von, A. Sagi: Lehrbuch der Heilpädagogischen Übungsbehandlung. Hilfen für das geistig behinderte Kind. Maier, Ravensburg 1975; 5. Aufl., Edition Schindele, Heidelberg 1984

Preuss-Lausitz, U.: Fördern ohne Sonderschule. Konzepte und Erfahrungen zur integrativen Förderung in der Regelschule. Beltz, Weinheim 1981
Redlich, A., W. Schley: Kooperative Verhaltensmodifikation im Unterricht. Ehrenwirth, München 1978
Reinartz, A., A. Sander (Hrsg.): Schulschwache Kinder in der Grundschule. Pädagogische Maßnahmen zur Vorbeugung und Verminderung von Schulschwäche in der Primarstufe. Beltz, Weinheim 1982
Reinartz, A., E. Reinartz, H. Reiser (Hrsg.): Wahrnehmungsförderung behinderter und schulschwacher Kinder. Praxis und Forschung. Marhold, Berlin 1979
Schindele, R. (Hrsg.): Unterricht und Erziehung Behinderter in Regelschulen, 2. Aufl. Schindele, Rheinstetten 1980
Speck, O.: Frühförderung entwicklungsgefährdeter Kinder. Der pädagogische Beitrag zu einer interdisziplinären Aufgabe. Reinhardt, München 1977
Ständige Konferenz der Kultusminister der Länder in der Bundesrepublik Deutschland: Empfehlung zur Ordnung des Sonderschulwesens, beschlossen am 16. März 1972. Nienburg 1972
Ständige Konferenz der Kultusminister der Länder in der Bundesrepublik Deutschland: Bericht über Bedingungen und Grenzen des gemeinsamen Unterrichts von lernbehinderten und nichtbehinderten Schülern in allgemeinbildenden Schulen. Bonn 1983
Ständige Konferenz der Kultusminister der Länder in der Bundesrepublik Deutschland: Statistische Mitteilungen Nr. 96, Juni 1986. Bonn 1986
Theiner, Ch., E. Künne, K.-P. Becker: Zur Theorie und Praxis der Erziehung und Bildung Geschädigter in sozialistischen Ländern. Volk und Gesundheit, Berlin-Ost 1977
Yablonsky, L.: Psychodrama. Die Lösung emotionaler Probleme durch das Rollenspiel. Klett, Stuttgart 1978

Soziotherapie[1]

Rainer G. Siefen

Historische Entwicklung

Die schon in der spätantiken Medizin und im späten Mittelalter angewandte *Arbeitstherapie* als Beschäftigung psychisch Kranker mit sinnvoller Arbeit wurde auch von Psychiatriereformern wie PINEL (1801) in Frankreich, CONOLLY (1794–1866) in England und GRIESINGER (1892) in Deutschland gefördert. Konsequent und systematisch als „aktivere Krankenbehandlung in der Irrenanstalt" wurde die Arbeitstherapie jedoch erst von SIMON (1929) in den zwanziger Jahren in Gütersloh konzipiert, von wo aus sie sich rasch verbreitete (SCHULTE 1973). Trotz engerer Kooperation mit Industriebetrieben, differenzierteren Übergangseinrichtungen, zeitgemäßerer Ausbildung des Personals und einer Reihe von Förderungsmöglichkeiten durch die Arbeitsämter kann die arbeitstherapeutische Rehabilitation psychiatrischer Patienten allerdings nur schwer Schritt halten mit den schnellen industriell-technischen Strukturveränderungen und den wachsenden Arbeitsmarktproblemen.

Beschäftigungstherapie war im Ersten Weltkrieg in den angelsächsischen Ländern Bestandteil der Versorgung kranker und verwundeter Soldaten und fand hierzu nach dem Zweiten Weltkrieg auch in Deutschland Anwendung. Nachdem hier 1953 in Hannover die erste Schule für Beschäftigungstherapeuten eröffnet wurde, konnte Beschäftigungstherapie als Ergänzung der Arbeitstherapie zunehmend auch in der Psychiatrie eingeführt werden (HAERLIN u. Mitarb. 1981a). Eine dreijährige Fachschulausbildung zum „Beschäftigungs- und Arbeitstherapeuten" wird seit 1977 durch ein Berufsgesetz geregelt und durch eine Ausbildungs- und Prüfungsordnung, die u. a. theoretischen wie praktischen Unterricht in Kinder- und Jugendpsychiatrie vorsieht (DOHM u. RAPS 1985).

Die zunehmende Erkenntnis, daß die Atmosphäre (WHO 1953) oder das Milieu (STANTON u. SCHWARTZ 1954) in einem Krankenhaus erhebliche therapeutische – oder antitherapeutische – Wirkungen auf die Patienten ausübt, worauf auch SIMON (1929) schon hingewiesen hatte, regte in den USA zu gezielten Untersuchungen über potentiell wirksame Umgebungsfaktoren an (GOFFMAN 1972; CUMMING u. CUMMING 1962). Die sich hieraus entwickelnde *Milieutherapie* zielt auf die therapiezielkonforme Gestaltung und Nutzung derartiger Wirkfaktoren (HEIM 1984).

Eine konvergente Entwicklung führte in England von psychoanalytisch orientierten gruppen- und gemeinschaftstherapeutischen Versuchen durch BION und FOULKES zur Behandlungsform der „therapeutic community" (MAIN 1946), die JONES (1952) in sozialpsychiatrischer Richtung weiterentwickelte. Bei HILPERT u. SCHWARZ (1981) findet sich nicht nur eine Darstellung späterer einseitiger und ideologischer Fehlentwicklungen des Konzepts der Therapeutischen Gemeinschaft (vgl. auch HEIM 1984; KRÜGER 1981), sondern auch eine Übersicht zu dessen Leitgedanken, wobei die Therapeutische Gemeinschaft als eine mögliche – und bislang die einflußreichste – Realisationsform milieutherapeutischer Prinzipien angesehen werden kann. Auf die kinder- und jugendpsychiatrische Arbeit übertragbar sind insbesondere die Betrachtung des Krankenhauses als therapeutisches Feld und ein bewußter und kontrollierter Umgang mit Emotionen. Das gilt auch für eine enge und reflektierte Kooperation aller therapeutisch Tätigen ebenso wie für die Förderung von Selbständigkeit und mitverantwortlicher Beteiligung der Patienten an therapeutischen und sozialen Aktivitäten (HILPERT u. SCHWARZ 1981, S. 16 f).

Beschäftigungstherapie, Arbeitstherapie und Milieutherapie stehen in einem Ergänzungsverhältnis. Traditionelle Unterscheidungen der Beschäftigungstherapie als aktionszentriert und der Arbeitstherapie als produktzentriert greifen zu kurz (JANZ 1979). Tatsächlich überwiegen die Gemeinsamkeiten beider auch als Ergotherapie zusammengefaßten Therapieformen. Sie zielen als Bestandteil der psychosozialen Rehabilitation auf die Entwicklung oder Wiedergewinnung von Selbständigkeit und praktischen Fertigkeiten der Patienten sowie auf deren kreative Entfaltung in der Einzelsituation wie auch im sozialen Zusammenhang überwiegend materialbezogener Gruppenaktivität. Beschäftigungstherapie kann stärker und mit vielfältigeren Methoden auf die Bedürfnisse und Möglichkeiten des einzelnen eingehen. Oft entwickeln sich jedoch erst hierdurch die Voraussetzungen für die Teilnahme an der wesentlich durch vorgegebene technische und ökonomische Leistungserwartungen bestimmten Arbeitstherapie. Ein ähnlich

---

[1] Den Ergotherapeutinnen CHR. HAERLIN, P. HAMBURGER, M. LINDENMANN, M. SCHAAL und I. WUTTKE dankt der Autor für ihre freundliche Hilfe bei der Literaturauswahl.

komplementäres Verhältnis ist auch zwischen Beschäftigungs- und Arbeitstherapie und den übrigen Therapieangeboten, d. h. milieutherapeutischen Aktivitäten, Einzel- und Gruppentherapien im Rahmen eines patientenzentrierten Gesamtbehandlungsplans sicherzustellen.

Beschäftigungstherapie

Behandlungsziele und Indikation

Die Ziele der Beschäftigungstherapie sind weitgehend identisch mit denen aller anderen Therapieformen, werden aber durch besondere nichtverbale Mittel wie Umgang mit Materialien, manuelle Tätigkeiten, kreatives Gestalten oder Musik verfolgt (HAERLIN 1980). Bei schizophrenen Patienten kann schon im akuten Stadium in kurzen Einzelgesprächen über Bilder, Spiele oder Bücher eine therapeutische Beziehung angebahnt werden. Später kommen Gruppenaktivitäten hinzu, um Selbstvertrauen, Ausdauer, Konzentrationsfähigkeit, eigenständige Planung von Tätigkeiten, Kommunikationsfähigkeit und emotionale Ausgeglichenheit zu fördern (HAERLIN 1980). Auch bei neurotischen und verhaltensgestörten Kindern oder Jugendlichen stehen in der Beschäftigungstherapie die Möglichkeiten, realitätsangemessenes Verhalten zu üben, die Stärkung des Selbstwertgefühls durch konkrete Erfolgserlebnisse und die Förderung der Kommunikationsbereitschaft im Vordergrund (WUTTKE 1980). Im Umgehen mit während der gestaltungstherapeutischen Arbeit aufkommenden Konflikten, aber auch Einsichten, sollte der Therapeut den Patienten behutsam unterstützen.

Ebenso kann der beschäftigungstherapeutische Zugang gerade bei psychosomatischen Erkrankungen Bewußtwerden und Verbalisieren verdrängter Gefühle wesentlich erleichtern. Zwar ist für akut manische, depressive oder suizidgefährdete Patienten Beschäftigungstherapie nicht kontraindiziert. Sie erfordert jedoch häufigere, regelmäßigere, eher kurze Einzelbehandlungen sowie Erfahrung. Dann kann Beschäftigungstherapie zu Realitätsnähe und Kontaktfähigkeit der Patienten wesentlich beitragen.

Eine besonders kreative und immer wieder neu an den aktuellen Möglichkeiten des Kindes orientierte Festlegung von Therapiezielen und Zwischenschritten wird in der beschäftigungstherapeutischen Förderung autistischer Kinder verlangt (SCHAAL 1977; AUGUSTIN 1985).

Beschäftigungstherapeutische Maßnahmen bei Kindern mit angeborenen oder erworbenen zerebralen Erkrankungen, Anfallsleiden und Perzeptionsstörungen oder anderen neurologischen oder orthopädischen Behinderungen zielen nicht nur darauf, die Symptome zu bessern, sondern auch sekundären, oft neurotischen Fehlentwicklungen vorzubeugen. Hier, wie auch bei geistig oder mehrfach behinderten und entwicklungsretardierten Kindern, soll Beschäftigungstherapie zu einer weitestgehenden Eingliederung in Familie, Schule, Arbeitsleben und die sonstige soziale Umwelt beitragen. Vorrangig ist für alle psychisch und körperlich eingeschränkten Patienten die Erlangung größtmöglicher Selbständigkeit in der Alltagsbewältigung. Dementsprechende systematische Trainingsprogramme streben eine optimale Verselbständigung in den lebenspraktischen Tätigkeitsbereichen persönliche Pflege, Haushalt, Verkehr und Einrichtungen des öffentlichen Lebens an (HAERLIN 1979a). Schließlich soll über beschäftigungstherapeutische Angebote auch die kreative Entwicklung von Interessen und Fähigkeiten im Sinne aktiver Freizeitgestaltung angeregt werden. Daraus können langfristig stabilisierende Entfaltungs- und soziale Kontaktmöglichkeiten erwachsen.

Grundsätzlich ergeben sich die Behandlungsziele aus der systematischen Umsetzung der durch den ärztlichen oder psychologischen Therapeuten übermittelten Diagnose und Zielsetzungen in beschäftigungstherapeutische Behandlungsmöglichkeiten nach ergänzender spezifischer Diagnostik und der Abstimmung auf alle übrigen Therapiemaßnahmen.

Techniken und Anwendungsformen

Die von CUMMING u. CUMMING (1962) getroffene Unterscheidung eines instrumentalen und sozioemotionalen Anteils von Arbeit ist auf Arbeits- und Beschäftigungstherapie anwendbar. Um *sozioemotionale* Verhaltensanforderungen in Form eines Stufenprogramms allmählich zu steigern, bietet sich bei akut psychotischen oder sehr zurückgezogenen und selbstunsicheren Patienten anfangs nur die Einzelbehandlung an, in der grundlegende und überschaubare manuelle Techniken und häufigere Erfolgserlebnisse bei langsam wachsenden Anforderungen vermittelt werden. Gleichzeitiges Eingehen und Bearbeiten von Kommunikations- und Kontaktproblemen ermöglicht später die Aufnahme des Patienten in eine vom selben Therapeuten geleitete Kleingruppe oder Vorgruppe. Hier macht der Patient weitere Fortschritte im Materialumgang und erfährt Anerkennung und Hilfe von Mitpatienten (PFÄFFLIN 1979). Auch in der sich daran anschließenden größeren Behandlungsgruppe vermag der Therapeut die Intensität von Kontakt und Kommunikation zu steuern. So können die Patienten jeder für sich an unterschiedlichem oder aber gemeinsamem Material arbeiten oder aber als Gruppe einen Wandbehang mit vorgegebenem Material und Thema herstellen (HAERLIN u. Mitarb. 1981a).

Schwieriger ist die Klassifikation der großen Vielfalt möglicher *instrumenteller Behandlungsmittel*.

Traditionell werden bestimmte zur handwerklich-musischen Betätigung anregende Materialien bevorzugt wie Textilien, Holz, Metall, Ton, Papier, Pappe, Leder, Rohr und Farben. Hieraus ergeben sich dann die verbreitetsten Bearbeitungs- und Werktechniken wie textiles Gestalten, Nähen und Schneidern, Batiken, Holzbearbeitung, Metallbearbeitung, Töpfern, Flechten, Weben, Emaillieren, Collagenbildnern und viele mehr.

Je technisch vielseitiger die Beschäftigungstherapeutin ausgebildet ist, desto leichter fällt es ihr, den in ihren manuellen Fähigkeiten und gestalterischen Interessen oft eingeschränkten psychiatrisch erkrankten Kindern und Jugendlichen Aktivitätsangebote zu machen, die auf deren Voraussetzungen zugeschnitten sind. Wichtig ist weiterhin, daß der Beschäftigungstherapeut solche Verfahren einsetzt, die er nicht nur beherrscht, sondern auch gerne anwendet, für die er also Kinder und Jugendliche am ehesten motivieren und begeistern kann (SCHAAL 1978). Tatsächlich stellt die zugleich sachkundige und kreative Auswahl eines Material-, Technik- oder Spielangebots, das der aktuellen Situation eines Patienten oder einer Gruppe von Patienten optimal entspricht, eine entscheidende, aber nicht leicht systematisch zu beschreibende Erfolgsvoraussetzung beschäftigungstherapeutischer Arbeit dar.

Zumindest orientierend kann eine funktionell-didaktische von einer gestalterisch-kreativen Behandlungsrichtung bei Kindern und Jugendlichen unterschieden werden (WUTTKE 1979). Zur ersteren, der *funktionell-didaktischen* Richtung, sind die vor allem in der Frühförderung angewandten Förderungsprogramme bei Kindern mit Entwicklungsrückständen und Teilleistungsschwächen (vgl. SCHMIDT 1985) zu rechnen. Die von Beschäftigungstherapeuten – oft in Kooperation mit Krankengymnastinnen – am häufigsten eingesetzten spezifischen Programme wurden entwickelt von FROSTIG (1979) zum Bewegungstraining, von AYRES (1979) zur sensomotorischen Integration und von FROSTIG u. Mitarb. (1974) und AFFOLTER (AFFOLTER u. STRICKER 1980; AUGUSTIN 1980) zur Wahrnehmungsförderung. Außerdem übernehmen Beschäftigungstherapeuten Teilaufgaben bei der Förderung schwer- und schwerstbehinderter Kinder nach den Methoden von BOBATH (vgl. BOBATH 1974). In der Literatur finden sich weiterhin aus der therapeutischen Praxis erwachsene einfallsreiche und differenzierte Zusammenstellungen von Techniken und Materialien zur Beschäftigungstherapie beispielsweise bei blinden und hochgradig sehbehinderten Kindern (LIEVEN u. REUTER 1984) oder koordinationsgestörten Kindern (BRYANT 1985).

Für körperlich und geistig behinderte Kinder wurden auch die ausführlichsten Programme zur praktischen Lebensbewältigung (activities of daily living) entwickelt. Je nach Behinderungsgrad sind hier zusätzlich Toilettentraining, Mund- und Eßtherapie sowie die individuelle Versorgung mit geeigneten Hilfsmitteln einbezogen (COPELAND u. Mitarb. 1976; KNUPFER u. RATHKE 1979; THOM 1982). Auf kinder- und jugendpsychiatrischen Stationen werden im allgemeinen an lebenspraktischen Tätigkeiten vorwiegend Küchentraining (SCHAAL 1978), in geringerem Umfang auch der Umgang mit Einrichtungen des öffentlichen Lebens oder in Einzelfällen Körperpflegetechniken vermittelt.

Die zweite, *gestalterisch-kreative* Behandlungsrichtung der Beschäftigungstherapie umfaßt vor allem gestaltungstherapeutische Techniken und Spiele.

Das gestaltungstherapeutische Malen, Zeichnen, Modellieren kann thematisch frei oder mit vorgegebenen Themen und Materialien erfolgen. Gleiches gilt für Kollagen und Bildmontagen, bei denen unterschiedliche Materialien kombiniert werden und die sich besonders zur Gruppenarbeit anbieten (FRANZKE 1977).

Für Kinder gehören Spielen, Basteln, Zeichnen und Bauen ohnehin zu den selbstverständlichen Aktivitäten ihres Alltags. Hingegen muß bei Jugendlichen zumindest anfangs mit mehr Widerstand gegen solche als nicht altersgemäß bewertete Beschäftigungen gerechnet werden, zumal wenn sie im entsprechenden Schulunterricht wenig Selbstvertrauen in ihre kreativen Möglichkeiten gewinnen konnten. An musiktherapeutischen Gruppenverfahren bietet sich in der Beschäftigungstherapie das Orffsche Instrumentarium an (KELLER 1982), durch das nonverbale Kommunikation und der Umgang mit Rhythmus und Klang erfahren werden sollen (BUDJUHN 1980). Spiele werden einerseits mit mehr pädagogischem Akzent als Regelspiele angeboten, wobei durch gezielt zusammengestellte Programme die Anforderungen an Ausdauer, Konzentration und Interaktionsverhalten der Kinder und Jugendlichen stufenweise gesteigert werden können (SCHAAL 1978). Andererseits wenden Beschäftigungstherapeutinnen die klientenzentrierte Spieltherapie an (vgl. GOETZE 1981). Auf Selbstentfaltung und Phantasieanregung zielen jedoch vor allem Rollenspiele, etwa in Form von Märchenspielen mit zuvor gefertigten Requisiten. Ebenso aktualisieren sich im thematisch freien Spiel mit Handpuppen häufig Konflikte, die hierdurch auch verbal leichter bearbeitbar werden.

Einen letzten beschäftigungstherapeutischen Tätigkeitsbereich stellen Freizeitaktivitäten dar, die oft gemeinsam mit Pflege- und pädagogischem Personal organisiert werden. Zwar fördern handwerkliche Interessengruppen, Spielabende, Filmabende, Ausflüge und gemeinsame sportliche wie andere Betätigung die Aktivierung und das angemessene Sozialverhalten der Patienten; als Therapie sollten sie jedoch nur dann angesehen werden, wenn zuvor ein planvolles und verpflichtendes Therapieprogramm erstellt wurde (HAERLIN u. Mitarb. 1981a).

Diagnostik und Dokumentation

Zur beschäftigungstherapeutischen Therapieplanung sind für jeden Patienten zunächst Vorinformationen zu Symptomen, Diagnose, Anamnese, ärztlichen Untersuchungsbefunden, psychologischer Diagnostik, Alter und Entwicklungsstand notwendig. Wenn beschäftigungstherapeutische Behandlungsziele und -maßnahmen genau auf die individuellen Voraussetzungen des Patienten abgestimmt werden sollen, ist jedoch meist eine zusätzliche beschäftigungstherapiespezifische Diagnostik notwendig. Anhand eines strukturierten Fragebogens sollten – soweit nicht schon vorhanden – differenzierte Angaben erhoben werden zu schulischer und Ausbildungsentwicklung, Interessenschwerpunkten in Freizeit und Schule und zu Ausbildungswünschen. Weiter interessieren Familiensituation, soziales Umfeld und Wissens- und Verhaltensrepertoire beispielsweise in bezug auf handwerkliche und hauswirtschaftliche Tätigkeiten oder im Umgang mit öffentlichen Institutionen. Neben Defiziten in Schulleistungen und Freizeitgestaltung müssen Motivation und Lernbereitschaft erfaßt werden, um entwicklungsfähige Neigungen und Interessen kompensatorisch fördern zu können. Standardisierte Erhebungsinstrumente liegen bislang nur in begrenztem Umfang vor. So hat DUHM (1979) einen Fragebogen zur Erfassung praktischer und sozialer Selbständigkeit 4- bis 6jähriger Kinder entwickelt. Für geistig und körperlich behinderte Kinder besonders geeignet ist ein Erhebungsbogen (PPAC) von GÜNZBURG (1973). Ähnlich nützlich sind ausgearbeitete Checklisten zum aktuellen Verhaltensrepertoire, die sich auch zur Verlaufsdokumentation eignen, wie sie von WUTTKE (1979) und COPELAND u. Mitarb. (1976) für geistig behinderte und von BRYANT (1985) für Kinder mit Koordinationsstörungen angegeben werden. Bestandteil eines umfassenden beschäftigungstherapeutischen Untersuchungsprogramms (z. B. MISKE-FLEMMING 1980) für Kinder mit umschriebenen Entwicklungsrückständen und Teilleistungsschwächen sind außerdem spezifische Testbatterien, die den jeweiligen bereits genannten Förderprogrammen entsprechen, wie „Frostigs Entwicklungstest der visuellen Wahrnehmung" (FROSTIG 1974) und die „Southern California Sensory Integration Tests" von AYRES (1972; ALBRECHT 1980). Zusätzlich zu einer differenzierten und kurzfristig durchzuführenden Eingangsdiagnostik bedarf es konsequenter Verlaufsbeobachtungen insbesondere des Interaktions- und Kommunikationsverhaltens, um auch hierfür realistische Behandlungsziele festlegen zu können. Eine systematische Basis- und Verlaufsdokumentation erleichtert nicht nur eine Erfolgskontrolle und die eventuelle Korrektur von Behandlungskonzepten, sondern dient auch der Informationsweitergabe an die mitbehandelnden Ärzte und Stationsmitarbeiter (HAERLIN u. Mitarb. 1981b). Ideale Voraussetzung hierfür ist, wenn schon die Diagnostik nicht nur mit dem Arzt und dem Psychologen, sondern auch mit der Krankengymnastin abgestimmt wird (FOPPE u. Mitarb. 1976; GROTH u. ROBERZ 1982; JENKINS u. SELLS 1984).

Organisation und Kooperation

Die Beschäftigungstherapie ist oft gemeinsam für mehrere Stationen in einigen zentralen Räumen untergebracht. Als alternative Organisationsform kann auf jeder Station ein eigener Behandlungsraum zur Verfügung stehen. Das fördert die Eingliederung in den Stationsablauf.
Notwendig sind nach PFÄFFLIN (1977) helle Räume mit variabel nutzbaren Möbeln und genügendem Ablageplatz. Auch sollte ein zentrales Warenlager stets einen ausreichenden Vorrat an Instrumenten und Gebrauchsmaterial erhalten, wozu ein flexibles Jahresbudget beiträgt. Das Küchentraining läßt sich in den dafür auszustattenden Stationsküchen durchführen. Zeitlich müssen beschäftigungstherapeutische Maßnahmen auf Stationsablauf und -aktivitäten abgestimmt sein. Außerdem empfiehlt SCHAAL (1978) wegen der begrenzten Konzentrationsfähigkeit von Kindern und Jugendlichen kürzere und dafür häufigere Behandlungseinheiten.
Wenn nicht Beschäftigung, sondern Therapie im Vordergrund stehen soll, ist eine differentielle Indikationsstellung erforderlich, auch wenn dann nur ein Teil der Patienten in dieser Form behandelt werden kann. Die Größe von Gruppen sollte höchstens bei 6–8 Kindern oder Jugendlichen pro Beschäftigungstherapeuten liegen. Ebenfalls zu berücksichtigen sind die Zeiten für Vor- und Nachbereitung und für Stationskonferenzen.
Schließlich erfordert gerade die Behandlung stärker behinderter Kinder die regelmäßige Einbeziehung der Eltern – wenn möglich auch in den Behandlungsablauf –, denen in ausführlichen Gesprächen der jeweilige Stand und die vorgesehenen weiteren Behandlungsmaßnahmen erläutert werden müssen. Angesichts der Vielfalt beschäftigungstherapeutischer Methoden sind Überschneidungen mit den Tätigkeitsbereichen aller anderen in der Kinder- und Jugendpsychiatrie vertretenen Berufsgruppen unvermeidlich. Konflikten wird am ehesten vorgebeugt durch einen verbindlichen schriftlichen Gesamtbehandlungsplan, dessen Aktualisierung durch regelmäßigen Informationsaustausch sicherzustellen ist. Ähnlich entlastend wirkt sich auch ein konsequentes stationsbezogenes milieutherapeutisches Konzept aus.

Arbeitstherapie

Ziele der Arbeitstherapie

Arbeitstherapie als therapeutische Anwendung von Arbeit bei psychiatrisch Kranken muß eine klare Zielsetzung haben und mittels geeigneter Rahmenbedingungen eine möglichst realitätsnahe Arbeitssituation herstellen (LEHMANN u. KUNZE 1984). Grundsätzliches Ziel ist die Eingliederung oder Wiedereingliederung des Patienten in den freien Arbeitsmarkt durch die Aufnahme einer Berufstätigkeit oder Berufsausbildung. Vorgeschaltetes Ziel kann die Teilnahme an berufs- oder ausbildungsvorbereitenden Maßnahmen sein, wozu auch die Aufnahme in eine Werkstatt für Behinderte zu rechnen ist. Andererseits sind Werkstätten für Behinderte wesentlicher Teil eines zweiten, besonderen Arbeitsmarktes.

Die unmittelbaren Zielsetzungen der Arbeitstherapie lassen sich dem instrumentellen und dem sozioemotionalen Anteil von Arbeit zuordnen (CUMMING u. CUMMING 1962). Zu den instrumentellen Zielen gehört einerseits die Aneignung spezieller Fähigkeiten wie handwerklich-technische Fertigkeiten im Umgang mit verschiedenen Werkstoffen unter Handhabung von Werkzeugen und Maschinen und andererseits der angemessene Einsatz bürotechnischer Hilfsmittel. Außerdem muß die selbständige Planung und Organisation eigener Arbeitstätigkeit erlernt und geübt werden. Allerdings ist es zunächst oft notwendig, bestimmte Teilziele zu verfolgen, die sich auf den Erwerb elementarer Fähigkeiten wie etwa Sorgfalt, Zeiteinteilung und tätigkeitsangemessene Körperhaltung beziehen (HAERLIN 1979b). Sozioemotionale Ziele betreffen Initiative, Motivation, Selbstvertrauen und Selbständigkeit des Patienten wie auch Kontakte, Beziehungen, Kooperation und Integration in eine durch Gruppenarbeit und den Umgang mit Kollegen und Vorgesetzten gekennzeichnete Arbeitssituation (HAERLIN 1979b). Diese hier nur teilweise aufgezählten arbeitstherapeutischen Ziele sind an eine Reihe institutioneller und organisatorischer Rahmenbedingungen gebunden, die fast nur in den Arbeitstherapiezentren der psychiatrischen Krankenhäuser und der ihnen angegliederten teilstationären Einrichtungen sowie in Rehabilitationszentren gegeben sind. Einen Überblick über diese institutionellen und organisatorischen Aspekte der Arbeitstherapie vermitteln die Publikationen von HOHM (1977), REIMER (1977), WILLIS (1977), AERNOUT (1981), HAERLIN u. Mitarb. (1981b) und LEHMANN u. KUNZE (1984).

Da für die überwiegende Mehrzahl der Patienten kinder- und jugendpsychiatrischer Kliniken die Schule das bislang altersentsprechende Äquivalent für Arbeit darstellt, zentrieren sich arbeitstherapeutische Ziele um eine den individuellen Voraussetzungen der Jugendlichen angemessene Berufs- und Ausbildungswahl und die Vermittlung geeigneter Ausbildungs- und Ausbildungsvorbereitungsplätze.

Institutionelle Kooperation

An kinder- und jugendpsychiatrischen Kliniken müssen sich arbeitstherapeutische Maßnahmen meist auf vorbereitende Diagnostik und begrenzte Trainingsprogramme in einer auch beschäftigungstherapeutisch genutzten Werkstatt beschränken. Deshalb ist Grunderfordernis einer wirkungsvollen Unterstützung der Jugendlichen bei Berufswahl und Ausbildungsplanung eine enge Zusammenarbeit mit dem Berufsberater des Arbeitsamtes. Bei Vorliegen körperlicher, geistiger oder seelischer Behinderung ist der Berufsberater für Behinderte zuständig (Bundesanstalt für Arbeit 1979). Eine bereits in der Klinik durchgeführte umfangreiche ärztliche, psychologische und beschäftigungstherapeutische Vordiagnostik, ergänzt durch berufs- und ausbildungsbezogene Datenerhebung (vgl. EICHBERGER u. SCHWENDY 1979; HAERLIN u. Mitarb. 1981b), erleichtert die Kooperation mit den ärztlichen, psychologischen und berufspädagogischen Diensten des Arbeitsamtes. Wenn auch diese keinen angemessenen Eingliederungsplan für den Jugendlichen erstellen können, wird das Arbeitsamt eine Berufsfindungs- und Arbeitserprobungsmaßnahme in einer besonderen Rehabilitationseinrichtung veranlassen.

Der Aufnahme einer Berufsausbildung auf dem freien Arbeitsmarkt können berufsvorbereitende Maßnahmen vorgeschaltet werden wie ein Berufsgrundbildungsjahr oder Berufsgrundschuljahr und einjährige Förderungslehrgänge mit den Möglichkeiten der Internatsunterbringung oder des Nachholens des Hauptschulabschlusses.

Die Berufsbildungswerke dienen zur erstmaligen beruflichen Eingliederung vor allem jugendlicher Behinderter. Ihre vielfältigen Aufgaben umfassen ergänzende Maßnahmen der Berufsfindung und Arbeitserprobung, berufsvorbereitende Fördermaßnahmen, das Angebot besonderer Ausbildungsgänge und einer breiten Skala entwicklungsfähiger Berufe sowie die Gewährung zusätzlicher behinderungsbezogener Hilfen (Bundesminister für Arbeit und Sozialordnung 1984).

Werkstätten für Behinderte sind für die Eingliederung jener Behinderter in das Arbeitsleben vorgesehen, die wegen Art und Schwere ihrer Behinderung auf dem freien Arbeitsmarkt keine Stelle erhalten würden. Der an das vierwöchige Eingangsverfahren anschließende Arbeitstrainingsbereich kann den Behinderten sowohl für eine längerfristige Tätigkeit im Arbeitsbereich der Werkstatt wie direkt für die Eingliederung auf dem allgemeinen Arbeitsmarkt vorbereiten. Problematisch sind dort jedoch das oft nur eingeschränkte, undifferenzierte, weil auf geistig und mehrfach Behinderte zugeschnittene Niveau der Arbeit und die divergenten Interessen der nebeneinander arbeitenden geistig und psychisch Behinderten (HAERLIN 1979b). Da beispielsweise die Zeitspanne zwischen der ersten Beratung auf dem Arbeitsamt und der Aufnahme in einem Berufsbildungswerk infolge von Wartefristen bis zu einem Jahr und länger dauern kann, sollten entsprechende Schritte so früh wie möglich eingeleitet werden. Unerläßlich ist es aber, zuvor Einverständnis und Kooperationsbereitschaft nicht nur des Jugendlichen, sondern vor allem auch der Eltern zu erreichen, die nicht selten Widerstände gegenüber besonderen Berufsfindungs- und Fördermaßnahmen entwickeln (RUDNITZKI u. HÖCKER 1981).

Dem Ziel der sozialen Integration dienen verschiedene Formen der Gruppenarbeit und die kontinuierliche Korrektur unangemessenen Sozialverhaltens in den verschiedenen Alltagssituationen, verbunden mit dem Aufzeigen von Verhaltensalternativen. Schließlich muß das Routineprogramm der Institution ständig daraufhin überprüft werden, ob es tatsächlich Selbständigkeit und Eigeninitiative der Kinder und Jugendlichen und nicht etwa passive Anpassung fördert. Die Übernahme von Mitverantwortlichkeit kann durch aktive Mitwirkung der Patienten bei Planung und Durchführung von Gruppenaktivitäten und Freizeitgestaltung wie auch an der Erarbeitung von Therapiezielen realisiert werden.

Milieutherapie

Patientenorientierte Ziele

Milieutherapie kann als übergeordneter, auf das Krankenhaus oder die Station bezogener Begriff die Koordination und wechselseitige Abstimmung aller Therapieverfahren bezeichnen. Als komplementärer, auf den Patienten bezogener Begriff sieht Milieutherapie alle Aktivitäten, Ereignisse und äußeren Bedingungen auf einer Station oder beispielsweise in einer Tagesklinik als therapeutisch wirksam an (ALMOND 1975). Entsprechend müssen also nicht nur die verschiedenen ohnehin so bezeichneten Therapieformen wie medikamentöse, Einzel-, Gruppen- und Familientherapie und ebenso Beschäftigungstherapie und Bewegungstherapie auf die Bedürfnisse und Symptomatik des Patienten abgestimmt werden. Vielmehr gilt es, alle während des gesamten Tagesablaufs im Realraum (ZAUNER 1975) der Station sich ergebenden Anforderungen auf die Bedürfnisse wie krankheitsbedingten Einschränkungen der Kinder und Jugendlichen abzustimmen. So hilft bei akut psychotischen Patienten eine gezielte Abstufung sozialer Interaktionserwartungen und -angebote im Alltagsablauf, das ihnen aktuell angemessene Gleichgewicht zwischen Aktivierung und Distanzierungsmöglichkeiten herzustellen.

Zur Erweiterung der kommunikativen Fähigkeiten tragen zunächst einmal Eindeutigkeit und Einheitlichkeit der an den Patienten gerichteten Mitteilungen und Erwartungen modellhaft bei. Außerdem müssen die Patienten ermutigt werden, ihre Gefühle und Bedürfnisse sowohl in Zweier- wie in Gruppensituationen offen und direkt mitzuteilen. Damit die Kinder und Jugendlichen hierfür angemessene Mitteilungsformen entwickeln, sollten Verständigungsprobleme konsequent so bearbeitet werden, daß sich daraus geeignetere Kommunikationsmöglichkeiten ergeben (SANDERS 1985).

Organisatorische Bedingungen

Die Bedeutung der Stationsversammlungen für die Entwicklung eines Gemeinschaftsgefühls hob schon JONES (1952) hervor. Auch in der Kinder- und Jugendpsychiatrie haben sich einmal wöchentlich stattfindende Stationsgruppen bewährt, an denen alle anwesenden Mitarbeiter und – soweit es ihre aktuelle Symptomatik erlaubt – alle Patienten teilnehmen. Thematisch stehen meist Fragen der Stationsordnung, Umgang mit Verlust oder Beschädigungen von Gegenständen, Klärung aktueller Konflikte und die Vorbereitung gemeinsamer Aktivitäten im Vordergrund (HAAR u. Mitarb. 1979). Besondere Formen der Stationsversammlung sind das Tiefenbrunner Modell, ein sogenanntes Hausparlament zur Einübung von Grundregeln demokratischer Mitbestimmung, und soziotherapeutische Stationsgruppen mit eingeschränktem Teilnehmerkreis und besonderen Interaktionsregeln (ZECH 1982). Voraussetzung für die therapeutische Wirksamkeit derartiger Gruppen ist die Eindeutigkeit von Zielen, inhaltlichem Rahmen, Verhaltensregeln und Entscheidungsbefugnissen. Weiterhin sind eine klar strukturierende Gruppenleitung und ein modellhaftes Interaktionsverhalten der Stationsmitarbeiter sowohl gegenüber den Patienten wie auch untereinander erforderlich, um die Kinder und Jugendlichen zu engagierter Selbstbeteiligung und zur Erprobung ungewohnter sozialer Verhaltensformen zu ermutigen (WARDLE 1974; HAAR u. Mitarb. 1979).

Ein weiterer wichtiger Bestandteil milieutherapeutischer Konzepte ist ein Rollenverständnis des Personals, das enge und partnerschaftliche Kooperation der verschiedenen Berufsgruppen, die vor allem inhaltliche Begründung von Autoritätsansprüchen und einen emotional offenen und reflektierten Interaktionsstil umfaßt (HEIM 1984). Das Verhalten gegenüber den Patienten sollte durch reflektierte emotionale Zuwendung bei Wahrnehmung der therapeutischen Distanz, aktive Förderung gesunder Anteile der Persönlichkeit des Kindes oder

Jugendlichen und die bewußte und konsequente Ausübung der eigenen Vorbildfunktionen gekennzeichnet sein. Den genannten vielfältigen Anforderungen kann das Personal nur gerecht werden, wenn durch regelmäßige Visiten- und Übergabebesprechungen, Stationskonferenzen oder Teamsitzungen die Weitergabe aller Informationen über die Patienten und die planvolle Koordination aller therapeutischen Aktivitäten sichergestellt ist. Gleichzeitig gilt es, die Verantwortlichkeit aller Mitarbeiter für ihren jeweiligen Tätigkeitsbereich unmißverständlich zu regeln. Insbesondere der Stationsarzt muß Leitungs-, Entscheidungs- und Kontrollfunktionen eindeutig und verantwortlich wahrnehmen und darf administrative und klinikbezogene Verpflichtungen nicht vernachlässigen (HEIM 1984). Eine ebenso von Selbständigkeit wie von dem Gefühl der Zusammengehörigkeit der Mitarbeiter geprägte Stationsatmosphäre entwickelt sich nämlich nur bei überschaubaren Entscheidungs- und Verantwortungsstrukturen. Nun können gerade Jugendliche durch dissoziale oder auch alters- und entwicklungstypische, infolge der psychischen Erkrankungen verstärkt hervortretende Verhaltensweisen massive Gegenübertragungsreaktionen aller therapeutisch Tätigen provozieren (BONIER 1982). Überdies führt aggressives Verhalten Jugendlicher nicht nur zur Verunsicherung von Mitpatienten und Personal, sondern bei unzureichender oder inkonsequenter Grenzsetzung auch zu Konflikten innerhalb des Stationspersonals (OLDS 1982; MCCAUGHAN 1985). Weiterhin kann eine unzureichende Besserung oder sogar Verschlechterung der Symptomatik bei schon längere Zeit behandelten Patienten eine erhebliche emotionale Belastung vor allem des mit ihnen intensiver befaßten Personals mit sich bringen (vgl. MAIN 1957). Hier verhelfen regelmäßige Therapiekonferenzen und Supervision den therapeutisch Tätigen einerseits zu einem adäquaten Verständnis von Störungsform und Symptomen der Patienten und andererseits dazu, eigene emotionale Reaktionen zu erkennen, zu akzeptieren und bewußt in therapeutische Interventionen einzubeziehen (BONIER 1982; SANDERS 1985).

Grundlegender Bestandteil auch der stationären kinder- und jugendpsychiatrischen Behandlung ist die enge und kontinuierliche Einbeziehung der Eltern wie der gesamten Familie der Kinder oder Jugendlichen. Familientherapie und Beratungsgespräche können durch Elterngruppen ergänzt werden. HAAR u. Mitarb. (1979) empfehlen außerdem Eltern-Erzieher-Gruppen. Reflektiert und bewußt gestaltet werden müssen jedoch auch die alltäglichen Interaktionen zwischen Eltern und Personal etwa bei Besuchen oder Anrufen, damit nicht Rivalitätsgefühle, latente gegenseitige Schuldzuweisungen und einseitige oder unzureichende Informiertheit therapiehemmendes Mißverstehen begünstigen. Ein Beispiel für die wünschenswerte Durchlässigkeit von Milieugrenzen stellen Hausbesuche vor und nach der stationären Behandlung dar (MULVIHILL 1983).

Auf die Bedeutung, die bauliche Struktur und Innenausstattung einer Institution für dort behandelte psychisch beeinträchtigte Kinder haben können, wiesen schon REDL u. WINEMAN (1952) und BETTELHEIM (1973) hin. In zu großen Stationen mit ihren häufigen Patientenwechseln entwickeln sich Vertrautheit und Gruppengefühl schwerer (STRUNK u. REMSCHMIDT 1971). Einen Überblick über Konzepte und Methoden bei der milieutherapeutischen Planung und Einrichtung einer kinderpsychiatrischen Station geben COTTON u. GERATY (1984), wobei sie auf wichtige Kriterien wie Sicherheit der Patienten, Robustheit der Einrichtung, Förderung sozialer Interaktionen, Möglichkeiten für die Patienten, sich zurückzuziehen, und Veränderbarkeit der Ausgestaltung eingehen.

Milieuformen

Ein umfassendes eklektisches Milieutherapiemodell entwickelte HEIM (1984). Dessen grundlegende Dimensionen stellen zehn in der Literatur oft genannte Wirkfaktoren oder Heilfaktoren der Einzel- und Gruppentherapie dar. Sie lassen sich den vier milieutherapeutischen Prinzipien „Partizipation", „Offene Kommunikation", „Soziales Lernen" und „Leben in der Gemeinschaft" zuordnen. Von den hiernach differenziert zu beschreibenden fünf Milieutypen, die nach HEIM zur vollständigen voll- und teilstationären psychiatrischen Versorgung einer Region notwendig sind, dient das „strukturierende Milieu" der Behandlung hochakut und das „äquilibrierende Milieu" der Versorgung akut Kranker mit hohem Aktivitätsniveau. Hingegen sollen subakut bis chronisch psychiatrisch Kranke mit geringem Aktivitätsniveau in einem „animierenden Milieu" und Patienten mit vorwiegend reaktiven und neurotischen Störungen oder nach psychotischen Krisen in einem „reflektierenden Milieu" therapiert werden. Ein „betreuendes Milieu" ist schließlich für kaum noch zu rehabilitierende chronisch Kranke vorzusehen (HEIM 1984, S. 173ff.).

Von den Methoden zur psychometrischen Milieubeurteilung und -unterscheidung ist die Ward-Atmosphere-Scale (WAS) von MOOS und HOUTS (MOOS 1974) die wohl bekannteste. Die 100 von Patienten und Personal zu beantwortenden Items sind zehn Subskalen zugeordnet und sollen grundlegende Beziehungs-, Behandlungs- und organisatorische Dimensionen des therapeutischen Milieus erfassen. Einerseits ist die WAS zur Eigenkontrolle von Institutionen geeignet, indem die Übereinstimmung intendierter und tatsächlich erlebter Milieuqualitäten überprüft wird (KOBOS u. Mitarb. 1982). Andererseits bietet sie sich zum Vergleich der in verschiedenen Institutionen realisierten therapeutischen Milieus und deren Auswirkungen an

(LEHMANN u. Mitarb. 1982; VERHAEST u. Mitarb. 1982).
MOOS selbst fand in einer umfassenden empirischen Untersuchung sechs unterschiedliche Behandlungsprogramme oder Milieutypen (PRICE u. MOOS 1975).
Zwar wird eine auch bis zu zehnjährigen Kindern vorzulegende adaptierte Form der Ward-Atmosphere-Scale von STEINER (1982) angegeben. Systematisch und breiter angelegte Untersuchungen zur empirischen Bestimmung von Milieutypen in der Kinder- und Jugendpsychiatrie stehen jedoch noch aus. Sie werden allerdings erschwert durch die methodischen Probleme bei der Kontrolle der zahlreichen Einflußgrößen wie Patienten-, Behandlungs- und auf das Setting bezogener Variablen (HEIM 1984). Vorerst bietet sich deshalb die Orientierung an der die Milieugestaltung bestimmenden therapeutischen Theorierichtung an. So wurden beispielsweise psychoanalytisch ausgerichtete (HAAR u. Mitarb. 1979), verhaltenstherapeutische (SMITH u. MURPHY 1984) und pädagogisch-spieltherapeutische (OLDS 1982) Milieuformen für psychisch kranke Kinder und Jugendliche beschrieben.

Entwicklungsmöglichkeiten

Nachdem die Zahl der entsprechenden Ausbildungsstätten und Schüler in den letzten Jahren deutlich zugenommen hat, werden auch den kinder- und jugendpsychiatrischen Kliniken mehr ausgebildete Arbeits- und Beschäftigungstherapeuten zur Verfügung stehen. Dringend geboten wären die Einrichtung eines Arbeitskreises für Beschäftigungstherapeuten in der Kinder- und Jugendpsychiatrie und spezifische Weiterbildungsangebote. Dann könnten vielleicht durch eigenständige Theorieentwicklungen zu einseitige Orientierungen an verhaltenstherapeutischen, psychoanalytischen oder anderen Konzepten durch eine methodenoffene Einstellung ersetzt werden. Eine differenzierte Selbstdarstellung der Ergotherapie würde nicht nur ihre Entwicklung in stationären und teilstationären Einrichtungen, sondern auch im ambulanten Bereich positiv beeinflussen.
Die systematischere Anwendung milieutherapeutischer Prinzipien in der Kinder- und Jugendpsychiatrie erfordert zunächst empirische Untersuchungen mit adaptierten vorhandenen (MOOS 1974) oder mit neu zu entwickelnden soziometrischen Skalen, um wirksame Milieufaktoren genauer zu erfassen und dann gezielter variieren zu können. Ergänzend sind praxisorientierte milieutherapeutische Modellkonzepte erforderlich, mit deren Hilfe jene verschiedenen Milieu- und Institutionsformen noch differenzierter bestimmt werden können, die zur umfassenden kinder- und jugendpsychiatrischen Versorgung einer Region notwendig sind.

Literatur

Aernout, J. R.: Arbeitstherapie: Eine praxisorientierte Einführung. Beltz, Basel 1981
Affolter, F., E. Stricker: Perceptual Processes as Prerequisites of Complex Human Behavior. Huber, Bern 1980
Almond, R.: Issues in milieu treatment. Schizophr. Bull 13 (1975) 12
Albrecht, P.: Diagnose und Therapie von Wahrnehmungsstörungen nach Jean Ayres. Modernes Lernen, Dortmund 1980
Augustin, A.: Beschäftigungstherapeutische Behandlung bei Wahrnehmungsstörungen. Modernes Lernen, Dortmund 1980
Augustin, A.: Ergotherapeutische Frühbehandlung beim autistischen Kind. Beschäftigungsther. Rehabil. 2 (1985) 91
Ayres, A. J.: Southern California Sensory Integration Tests. Western Psychological Services, Los Angeles 1972
Ayres, A. J.: Lernstörungen, sensorisch-integrative Dysfunktionen. Springer, Berlin 1979
Bettelheim, B.: So können sie nicht leben. Die Rehabilitierung emotional gestörter Kinder. Klett, Stuttgart 1973
Bobath, K.: Erfahrungen mit zerebralparetischen schwer geistig behinderten Kindern. Pädiat. Fortbild. Prax. 40 (1974) 194
Bonier, R. J.: Staff countertransference in an adolescent milieu treatment setting. Adolesc. Psychiat. 10 (1982) 382
Bryant, M.: Beschäftigungstherapie (Ergotherapie). In: Das ungeschickte Kind, hrsg. von N. Gordon, I. McKinlay (dtsch. Bearb. von G. Neuhäuser). Hippokrates, Stuttgart 1985
Budjuhn, A.: Psychosomatik – Neurosen. Schriftenreihe des Verbandes der Beschäftigungs- und Arbeitstherapeuten: Indikationskatalog. Modernes Lernen, Dortmund 1980
Bundesanstalt für Arbeit (Hrsg.): Behinderte Jugendliche vor der Berufswahl. Handbuch für Lehrer und Berufsberater. Universum Verlagsanstalt, Wiesbaden 1979
Bundesminister für Arbeit und Sozialordnung (Hrsg.): Berufsbildungswerke. Einrichtungen zur beruflichen Eingliederung jugendlicher Behinderter. Bonn 1984
Copeland, M., L. Ford, N. Solon: Occupational Therapy For Mentally Retarded Children. University Park Press, Baltimore 1976
Cotton, N. S., R. G. Geraty: Therapeutic space design: Planning an inpatient children's unit. Amer. J. Orthopsychiat. 54 (1984) 624
Cumming, J., E. Cumming: Ego and milieu. Atherton, New York 1962 (dtsch.: Ich und Milieu. Vandenhoeck & Ruprecht, Göttingen 1979)
Dohm, K., W. Raps: Auszug aus dem Gesetz über den Beruf des Beschäftigungs- und Arbeitstherapeuten und Ausbildungs- und Prüfungsordnung für Beschäftigungs- und Arbeitstherapeuten, 4. Aufl. Rehabilitationsverlag, Bonn 1985
Duhm, E. (Hrsg.): Fragebogen zur Erfassung praktischer und sozialer Selbständigkeit 4- bis 6jähriger Kinder. Westermann, Braunschweig 1979
Eichberger, M., A. Schwendy: Arbeitshilfe zur Erhebung von Förderungsschwerpunkten bei psychischen Behinderungen. In: Schriften zur Arbeitstherapie und beruflichen Förderung psychisch Kranker und Behinderter Nr. PA2. Fachkreis psychiatrische Arbeitstherapie im Berufsverband der Beschäftigungs- und Arbeitstherapeuten, unveröffentlichtes Manuskript 1979
Foppe, K. B., C. Brooks, J. W. Maxwell: The relationship between occupational therapy and physical therapy test scores in children with learning disabilities. Amer. J. Occupat. Ther. 3 (1976) 162
Franzke, E.: Der Mensch und sein Gestaltungserleben. Psychotherapeutische Nutzung kreativer Arbeitsweisen. Huber, Bern 1977
Frostig, M.: Frostigs Entwicklungstest der visuellen Wahrnehmung (bearb. von O. Lockowandt). Beltz, Weinheim 1974

Frostig, M.: Bewegen, Wachsen, Lernen: Bewegungstraining (unter Mitarb. von P. Maslow, hrsg. von A. Reinartz, E. Reinartz). Schroedel, Hannover 1979
Frostig, M., D. Horne, P. Maslow: Individuelles Wahrnehmungstraining. Anweisungsheft für deutsche Verhältnisse (bearb. und hrsg. von A. Reinartz, E. Reinartz). Crüwell, Dortmund 1974
Goetze, H.: Personenzentrierte Spieltherapie. Hogrefe, Göttingen 1981
Goffman, E.: Asyle. Suhrkamp, Frankfurt 1972
Griesinger, W.: Pathologie und Therapie der psychischen Krankheiten. Hirschwald, Berlin 1892
Groth, I., A. Roberz: Zusammenarbeit von Krankengymnasten und Beschäftigungstherapeuten bei Kindern mit Perzeptionsstörungen. In: Beschäftigungs- und Arbeitstherapie (Ergotherapie) im Fachbereich Pädiatrie. Schriftenreihe des Verbandes der Beschäftigungs- und Arbeitstherapeuten. Modernes Lernen, Dortmund 1982
Günzburg, H. C.: Primäre pädagogische Analyse und Curriculum der Sozialentwicklung (PPAC). Sefa (Publications) Ltd. The Globe, Stratford-upon-Avon 1973
Haar, R., J. Zauner, P. Zech: Gruppentherapie und Gruppenarbeit bei Kindern und Jugendlichen in Klinik und Heim. In: Die Psychologie des 20. Jahrhunderts, Bd. VIII: Lewin und die Folgen, Sozialpsychologie, Gruppendynamik, Gruppentherapie, hrsg. von A. Heigl-Evers, U. Streeck. Kindler, Zürich 1979
Haerlin, C.: Beschäftigungstherapie nach Akutstadium. In: Beschäftigungstherapie, Bd. II, 3. Aufl., hrsg. von H.-W. Janz. Thieme, Stuttgart 1979a
Haerlin, C.: Arbeitstherapie. In: Fachkreis psychiatrische Arbeitstherapie im Berufsverband der Beschäftigungs- und Arbeitstherapeuten (Hrsg.): Schriftenreihe zur Arbeitstherapie und beruflichen Förderung psychisch Kranker und Behinderter Nr. AA/2. 1979b
Haerlin, C.: Schizophrene Zustandsbilder. In: Schriftenreihe des Verbandes der Beschäftigungs- und Arbeitstherapeuten: Indikationskatalog, 3. Aufl. Modernes Lernen, Dortmund 1980
Haerlin, C., M. Rohde, V. Zumpe: Struktur und Funktion der Beschäftigungstherapie. In: Gruppenarbeit in der Psychiatrie, 2. Aufl., hrsg. von H. Kayser, H. Krüger, W. Mävers, P. Petersen, M. Rohde, H.-K. Rose, A. Veltin, V. Zumpe. Thieme, Stuttgart 1981a
Haerlin, C., M. Rohde, V. Zumpe: Dokumentation in der Beschäftigungs- und Arbeitstherapie. In: Gruppenarbeit in der Psychiatrie, 2. Aufl., hrsg. von H. Kayser, H. Krüger, W. Mävers, P. Petersen, M. Rohde, H.-K. Rose, A. Veltin, V. Zumpe. Thieme, Stuttgart 1981b
Heim, E.: Praxis der Milieutherapie. Springer, Berlin 1984
Hilpert, H., R. Schwarz: Entwicklung und Kritik des Konzeptes der therapeutischen Gemeinschaft. In: Psychotherapie in der Klinik, hrsg. von H. Hilpert, R. Schwarz, F. Beese. Springer, Berlin 1981
Hohm, H.: Berufliche Rehabilitation von psychisch Kranken. Beltz, Weinheim 1977
Janz, H.-W.: Beschäftigungstherapie in der Psychiatrie – Grundlagen, Aufgaben, Ziele, Wirkungen und Grenzen. In: Beschäftigungstherapie, 3. Aufl., Bd. II, hrsg. von H.-W. Janz. Thieme, Stuttgart 1979
Jenkins, J. R., C. J. Sells: Physical and occupational therapy: Effects related to treatment, frequency and motor delay. J. Learn. Disabil. 2 (1984) 89
Jones, M.: Social Psychiatry. A Study of Therapeutic Communities. Tavistock, London 1952
Keller, W.: Orff-Schulwerk in Musiktherapie und Heilpädagogik. In: Grundlagen der Musiktherapie und Musikpsychologie, 2. Aufl., hrsg. von G. Harper. Fischer, Stuttgart 1982
Knupfer, H., F. Rathke: Spastisch gelähmte Kinder im Alltag. Leitfaden für Eltern, Pädagogen und Ergotherapeuten, 2. Aufl. Thieme, Stuttgart 1979
Kobos, J. C., F. Redmond, J. Sterling: Measuring ward milieu and the impact of staff turnover on a psychiatry unit. Psychol. Rep. 50 (1982) 879

Krüger, H.: Therapeutische Gemeinschaft: Historische Entwicklung, Ziele und Probleme. In: Gruppenarbeit in der Psychiatrie, 2. Aufl., hrsg. von H. Kayser, H. Krüger, W. Mävers, P. Petersen, M. Rohde, H.-K. Rose, A. Veltin, V. Zumpe. Thieme, Stuttgart 1981
Lehman, A. F., J. S. Strauss, B. A. Ritzler, R. F. Kokes, D. W. Harder, T. E. Gift: First-admission psychiatric ward milieu. Arch. Gen. Psychiat. 39 (1982) 1293
Lehmann, K., H. Kunze: Arbeitstherapie in Psychiatrischen Krankenhäusern, Leitlinien und Bestandsaufnahme. Bundesminister für Arbeit und Sozialordnung, Bonn 1984
Lieven, M., S. Reuter: Nicht sehen und doch spielen. Arbeitsgemeinschaft der Eltern blinder und hochgradig sehbehinderter Kinder im Rheinland, Rheinische Schule für Blinde, Düren 1984
Main, T. F.: The hospital as a therapeutic institution. Bull. Menninger Clin. 10 (1946) 66
Main, T. F.: The ailment. Bl. I Med. Psychol. 30 (1957) 129
McCaughan, D. L.: Teaching and learning adolescent psychotherapy: adolescent, therapist, and milieu. Adolesc. Psychiat. 12 (1985) 414
Miske-Flemming, D.: Theorie und Methode zur Behandlung von perzeptionsgestörten Kindern, 2. Aufl. Modernes Lernen, Dortmund 1980
Moos, R. H.: Ward Atmosphere Scale Manual. Consulting Psychologist Press, Palo Alto 1974
Mulvihill, D. L.: Milieu therapy in a children's unit. Canad. J. Psychiat. Nurs. 24 (1983) 17
Olds, J.: The inpatient treatment of adolescents in a milieu including younger children. Adolesc. Psychiat. 10 (1982) 373
Pfäfflin, E.: Beschäftigungstherapie im psychiatrischen Großkrankenhaus. In: Krankenhauspsychiatrie. Ein Leitfaden für die praktische Arbeit, hrsg. von F. Reimer. Fischer, Stuttgart 1977
Pfäfflin, E.: Beschäftigungstherapie im Akutstadium. In: Beschäftigungstherapie, Bd. II, 3. Aufl., hrsg. von H.-W. Janz. Thieme, Stuttgart 1979
Pinel, P.: Philosophische und medizinische Abhandlung über Geistesverwirrung oder Manie. Schaumburg, Wien 1801
Price, R. H., R. H. Moos: Toward a taxonomy of inpatient treatment environment. J. abnorm. Psychol. 84 (1975) 181
Redl, F., D. Wineman: Controls From Within. Macmillan Company, New York 1952 (dtsch.: Steuerung des aggressiven Verhaltens beim Kind. Piper, München 1976)
Reimer, F. (Hrsg.): Arbeitstherapie – Praxis und Probleme in der Psychiatrie. 7. Weinsberger Kolloquium. Thieme, Stuttgart 1977
Rudnitzki, G., B. Höcker: Berufsfindung als Adoleszenzproblem und als psychotherapeutischer Auftrag. In: Behandlungskonzepte und -methoden in der stationären Psychotherapie, hrsg. von F. Heigl, K.-H. Neun (in Zusammenarb. mit A. Hellwig). Vandenhoeck & Ruprecht, Göttingen 1981
Sanders, J.: Principles of residential treatment: staff growth and therapeutic interaction. Adolesc. Psychiat. 12 (1985) 361
Schaal, M.: Erfahrungen einer Beschäftigungstherapeutin mit einem autistischen Kind. Therapie der Gegenwart 116 (1977) 1111
Schaal, M.: Beschäftigungstherapeutische Programme in einer geschlossenen jugendpsychiatrischen Station. Beschäftigungsther. Rehabil. 4 (1978) 216
Schmidt, M.: Umschriebene Entwicklungsrückstände und Teilleistungsschwächen. In: Kinder- und Jugendpsychiatrie in Klinik und Praxis, Bd. II, hrsg. von H. Remschmidt, M. H. Schmidt. Thieme, Stuttgart 1985
Schulte, W.: Arbeitstherapie. In: Lexikon der Psychiatrie, hrsg. von Ch. Müller. Springer, Berlin 1973
Simon, H.: Aktivere Krankenbehandlung in der Irrenanstalt. Walter de Gruyter, Berlin 1929 (Neuaufl. Fa. Jannsen, Düsseldorf 1969)
Smith, C., K. E. Murphy: Developing a children's inpatient psychiatric unit. J. psychosoc. Nurs. 22 (1984) 31

Stanton, A. H., M. S. Schwartz: The Mental Hospital. A Study of Institutional Participation in Psychiatric Illness and Treatment. Basic Books, New York 1954

Steiner, H.: The socio-therapeutic environment of a child psychosomatic ward (or, is pediatrics bad for your mental health?). Child Psychiat. hum. Develop. 13 (1982) 71

Strunk, P., H. Remschmidt: Aufgaben und Struktur kinderpsychiatrischer Kliniken. Nervenarzt 2 (1971) 74

Thom, H.: Aufgaben und Methoden der Ergotherapie. In: Die infantilen Zerebralparesen: Diagnose, Therapie, Rehabilitation und Prophylaxe, hrsg. von H. Thom. Thieme, Suttgart 1982

Verhaest, S., R. Pierloot, G. Janssens: Comparative assessment of two different types of therapeutic communities. Int. J. soc. Psychiat. 28 (1982) 45

Wardle, C. J.: Residential care of children with conduct disorders. In: The Residential Psychiatric Treatment of Children, hrsg. von P. Barker. Crosby Lockwood, London 1974

Willis, E.: Arbeitstherapie im psychiatrischen Krankenhaus. In: Krankenhauspsychiatrie, hrsg. von F. Reimer. Fischer, Stuttgart 1977

World Health Organization: Third Report of the Expert Committee on Mental Health. WHO, Geneva 1953

Wuttke, I.: Beschäftigungstherapie in der Kinder- und Jugendpsychiatrie. In: Beschäftigungstherapie, Bd. II, 3. Aufl., hrsg. von H.-W. Janz. Thieme, Stuttgart 1979

Wuttke, I.: Verhaltensstörungen und Neurosen im Kindes- und Jugendalter. In: Schriftenreihe des Verbandes der Beschäftigungs- und Arbeitstherapeuten: Indikationskatalog, 3. Aufl. Modernes Lernen, Dortmund 1980

Zauner, J.: Analytische Kindertherapie in der Klinik. In: Klinische Psychotherapie in ihren Grundzügen, hrsg. von Th. F. Hau. Hippokrates, Stuttgart 1975

Zech, P.: Stationsgruppen in der stationären Kinderpsychotherapie. Prax. Kinderpsychol. Kinderpsychiat. 6 (1982) 218

Elternarbeit in der Kinder- und Jugendpsychiatrie

Andreas Warnke

Die Elternarbeit in der Kinder- und Jugendpsychiatrie gewinnt ihre Begründung, Zielsetzung und Formenvielfalt aus dem Aufgabenfeld kinderpsychiatrischer Diagnostik und Therapie. Das jeweilige Verständnis der Ätiologie psychopathologischer Entwicklungen, die unterschiedlichen Aufgaben, theoretischen Standpunkte und praktischen Möglichkeiten von Diagnostik und Therapie sowie die Bedingungen von Elternrecht und erzieherischer bzw. therapeutischer Kompetenz der Eltern wirken differenzierend auf die Elternarbeit.

Begründung, Ziele und Aufgaben

Übergreifende Ziele und Aufgaben

Die kinderpsychiatrische Elternarbeit hat drei übergreifende Ziele:
(1) Herstellung einer Beziehung und Zusammenarbeit zwischen Therapeut und Eltern, so daß die *Kooperation* der Gesundung bzw. Entwicklungsförderung des Kindes zugute kommt,
(2) die Gewinnung bzw. der verläßliche Austausch von therapierelevanter *Information* über das Kind und seine Lebensumstände,
(3) die elterliche Mitarbeit in der Durchführung notwendiger diagnostischer und therapeutischer Maßnahmen, u. U. die *Veränderung* persönlichen Verhaltens, innerfamiliärer Interaktion sowie anderer dinglicher und psychosozialer Bedingungen im Lebensraum des Kindes.

Daraus ergibt sich zunächst die Aufgabe, zu entscheiden, welche Form und welches Ausmaß an Elternarbeit notwendig ist, um (nach COOPER 1974)
(1) optimale äußere Behandlungsbedingungen für das Kind zu sichern (z. B. Verbleib des Kindes in der Familie oder aber teilstationärer oder stationärer Rahmen),
(2) Kräfte für die Förderung des Kindes freizumachen (z. B. zeitliche Verfügbarkeit von Bezugspersonen bzw. Personal),
(3) pathogene innerfamiliäre Einstellungen bzw. Interaktionsweisen zu vermindern (z. B. Leistungsüberforderung bei teilleistungsgestörtem Kind) und für die Gesundung und Förderung des Kindes wesentliche familiäre Fähigkeiten und Möglichkeiten zu bestärken bzw. herzustellen (z. B. Beobachtungsfähigkeit oder erzieherische Erfahrung der Eltern) und/oder
(4) persönliche Schwierigkeiten der Eltern selbst, die der gesunden Entwicklung des Kindes im Wege stehen, zu reduzieren (z. B. Ehekonflikt, reaktive Depression) und elterliche Kompetenzen zu stärken.

Veränderung der Ziele mit den wechselnden Aufgaben im diagnostisch-therapeutischen Prozeß

Die Ziele sind nicht gleichbleibend, sie ändern sich mit den sich wandelnden Teilaufgaben im Verlauf der Elternarbeit. Kommt es etwa bei Beginn stationärer Therapie eines Kindes mit Anorexia nervosa u. U. darauf an, die Eltern zu befähigen, die vorübergehende Kontaktsperre zu bewältigen, so gilt es möglicherweise später, nach wiederhergestelltem Kontakt, die Eltern-Kind-Beziehung zu intensivieren und neu zu gestalten. Mag es zu Beginn einer Behandlung wesentlich sein, Schuldgefühle der Eltern aufzufangen, die Eltern zu entlasten und eine Bindung zum Therapeuten herzustellen, so könnte später vorrangig werden, daß Eltern therapeutische Aufgaben im Umgang mit ihrem Kind übernehmen, und der Kontakt der Eltern zum Therapeuten mit dem Ziel reduziert wird, die vielleicht anfangs mühsam gewonnene Beziehung zwischen Eltern und Therapeuten wieder zu lösen und die Familie in die Selbständigkeit zu entlassen.
Mit jeder neuen Aufgabe der Behandlung – Kontaktaufnahme, Befunderhebung und Diagnose, Planung und Durchführung der Therapie und Nachsorge – werden neue Gründe und Ziele für das Zusammenwirken zwischen Therapeut und Eltern vorrangig.

Begründung über den diagnostisch-therapeutischen Prozeß

Kontaktaufnahme und Beziehung zu den Eltern

Die Kontaktaufnahme initiieren zumeist die Eltern. Elternrecht und die besondere elterliche Betroffenheit und Sorge um das Wohl des Kindes sind dafür ausschlaggebend. Die Kontaktaufnahme erfolgt seltener freiwillig durch den Jugendlichen, durch Vormund, Pflegschaft, polizeiliche bzw. richterliche Anordnung. Jede dieser Zuweisungsformen gibt der Behandlung einen anderen Ausgangspunkt.

Geht die Initiative von den Eltern aus, so begleiten sie in aller Regel verantwortlich und aktiv mitbestimmend Diagnostik und Therapie. Wenn sich Eltern eingestehen, daß sie der Fürsorge für das Kind allein nicht mehr gewachsen sind und deshalb ihr Kind in ärztliche Verantwortung geben, so verschärft dies u. U. die vorher bestehenden Versagensgefühle und vermehrt Zweifel, Hilflosigkeit und die Gefühle von Fehlerhaftigkeit, Schuld, Scham und Angst. Vorausgegangen sind meist intensive und letztendlich erfolglose familiäre Bemühungen: schlaflose Nächte, in denen Eltern über erzieherische Möglichkeiten grübeln; vielfältigste Versuche einer Mutter, dem anorektischen Kind das Essen schmackhaft zu machen; jahrelanges Aushalten autoaggressiver und aggressiver Ausbrüche des autistischen Jugendlichen; mehrfache vergebliche Therapiebemühungen usw., so daß die Einweisung des Kindes oft auch mit der Erwartung einhergeht, daß die Eltern für sich selbst Hilfe und Entlastung erfahren.

Die taktvolle, annehmende, vorwurfsfreie und bestärkende Aufnahme der Eltern begründet das emotionale Klima, aus dem heraus Eltern und Therapeut sich in ernsthafter Arbeit um eine Hilfe für das Kind bemühen. Mit dem Erstgespräch entscheidet sich bereits, ob die Eltern diagnostische und therapeutische Maßnahmen bejahen und in welcher Weise sie aktiv daran teilnehmen. Eine Reihe ärztlicher Maßnahmen (die stationäre Aufnahme des Kindes, apparative Untersuchungen wie kraniales Computertomogramm mit Kontrastmittelgabe, Lumbalpunktion, Angiographie, operative Maßnahmen, manche Medikation usw.) bedürfen gesonderter schriftlicher Einwilligung der Eltern. Daß die Kontaktaufnahme und Erstbegegnung mit den Eltern nicht nur ein formaler Verwaltungsakt, eine Begrüßung und Pflichtsitzung mit dem Ziel erster anamnestischer Information ist, machen uns etwa die dramatischen Szenen deutlich, in denen die Eltern erschöpft, innerlich zerrissen und verzweifelt ihr lebensbedrohlich anorektisches Kind in die stationäre Behandlung übergeben, während das bereits kachektische Kind alle Kräfte mobilisiert, um sich schreiend, an die Eltern klammernd und mit Suizid drohend gegen jegliche Behandlung zu wehren. Unter Umständen sind daraufhin intensivmedizinische Maßnahmen selbstverständlich. Selbstverständlich ist aber auch die unmittelbare, bedingungslose Hinwendung zu den Eltern. Die wenigen Hinweise machen deutlich, wie bereits im Erstkontakt Elternarbeit wurzelt, die für die Behandlung des Kindes vorentscheidend sein kann.

Informationsgewinnung

Bei *Datenerhebung und Therapieplanung* sind zahlreiche Fakten nur von den Eltern zu erfahren: Familienanamnese; Daten zur frühen körperlichen, geistigen und psychosozialen Entwicklung des Kindes; elterliche Wahrnehmung und Interpretation der kindlichen Entwicklung und insbesondere der Verhaltensstörung; körperliche und psychische Befunde zur Elternperson; ihre pflegerische, erzieherische und therapeutische Einstellung, Verfügbarkeit und ihr dazugehöriges Vermögen; elterliche Beobachtungen zum Behandlungsverlauf (zu Befunderhebung, klinischem Interview und Elterngespräch siehe weiterführend: SIMMONS 1972; SCHRAML 1971, 1975; DÜHRSSEN 1977, 1980; NISSEN 1980; JUNKER 1978; WARNKE 1983a). Die Datenerhebung ist ein Sammeln diagnose- und therapierelevanter Fakten. Darüber hinaus soll die Befunderhebung den Therapeuten befähigen, sich in den Lebenszusammenhang, das Wert- und Regelsystem der Familie, in die Nöte und Bedürfnisse von Kind und Eltern hineinzuversetzen, um aus einem positiven Verstehen heraus, *das vor jeglichem Schulddenken schützt* (zur Gefahr des Schuldvorwurfs vgl. DÜHRSSEN 1977), die Therapie des Kindes zu überprüfen. Die Datenerhebung zielt auch darauf, von Anfang an die Eltern, die ja in die Problementwicklung aktiv einbezogen sind, aktiv bleiben zu lassen, auch wenn die Behandlung des Kindes dem Fachmann anvertraut wurde. Das Begreifen der elterlichen Sorge (nicht der Schuld!), ihrer Ziele und ihres erzieherischen und therapeutischen Vermögens sowie die Erhaltung aktiver Mitarbeit ist mit der Befunderhebung verknüpft. Die Diagnostik mündet in das diagnostische Urteil. Darauf gründen Prognose und Behandlungsplan, der den Eltern plausibel sein muß, da seine Durchführung die Eltern meist direkt betrifft (eventuell Trennung vom Kind, Übernahme organisatorischer, finanzieller, therapeutischer Aufgaben). Wenn Eltern im Verlauf einer Behandlung Widerstände äußern, so liegt das nicht selten daran, daß die Eltern mit dem Behandlungsplan nicht vertraut sind, sie ihn nie verantwortlich mitbestimmten und nicht gebilligt haben.

Therapeutische Kooperation

Therapie und Nachsorge gründen stark auf elterlicher Kooperation. Interdisziplinäre Behandlungskonzepte insbesondere im Bereich der Frühförderung und Behindertenhilfe, langfristige medikamentöse Behandlung beim chronisch erkrankten Kind, die Übertragung spezieller erzieherischer und therapeutischer „Hausaufgaben" an die Eltern, familientherapeutische Ansätze sowie Elterntraining setzen die aktive Mitarbeit der Eltern voraus. Eltern sind nur selten mit dem Kind zugleich auch Patienten. Ganz im Gegenteil haben sie in aller Regel eine primäre erzieherisch-didaktische

Kompetenz (PAPOUŠEK u. PAPOUŠEK 1982), eine besondere emotionale Kompetenz (die Befunde der Deprivationsforschung machen dies eindrücklich bewußt), und schließlich haben die Eltern für ihr eigenes Kind auch eine bereits bestehende oder doch schulbare therapeutische Kompetenz, wie dies zum Beispiel die zahlreichen Studien zum Elterntraining belegen (Übersicht bei INNERHOFER 1978).

Die Nachsorge ist in der Regel ohne Mitarbeit der Eltern nicht zu leisten. Die Art der Nachsorge ist Gegenstand des Abschlußgesprächs bei Entlassung des Kindes aus stationärer Behandlung. Bei Kleinkindern sind Eltern auf mögliche Hospitalisierungseffekte vorzubereiten (z. B. Schlafstörungen, Negativismus einerseits und Trennungsangst andererseits usw.). Neben solch präventiven Aufgaben der Eltern in der Nachsorge sind sie es, die eine verläßliche ambulante Behandlung erst gewährleisten, indem sie auf regelmäßige Einnahme etwa antiepileptischer oder neuroleptischer Medikation achten, Diäten kontrollieren, sie das Kind etwa in die wöchentliche Spieltherapie begleiten oder indem sie selbst therapeutische Übungen mit dem Kind zu Hause durchführen. Die Motivierung und Befähigung der Eltern zur Mitarbeit in Therapie und Nachsorge kann nicht selbstverständlich vorausgesetzt werden, vielmehr ist beides bereits Bestandteil der Elternarbeit in der Psychotherapie des Kindes (s. u., Abschnitt „Probleme der Kooperativität", S. 759 ff).

Begründung aus ätiologischen Gesichtspunkten

Das Verständnis der Ätiologie psychopathologischer Entwicklungen im Kindes- und Jugendalter bestimmt viele Ansätze der Elternarbeit. Schon allein aufgrund der engen Lebensgemeinschaft mit dem Kind sind die Eltern notwendig mit der Genese, Ausformung und Aufrechterhaltung gestörter Entwicklung des Kindes in irgendeiner Weise verflochten. Die Einstellung, daß Eltern „schuldig" seien und dies eine Elterntherapie begründe, wo immer ein Kind psychisch auffällig geworden ist, ist ebenso überholt wie die umgekehrte extreme Einstellung, daß die Eltern an der Entwicklung der psychischen Auffälligkeit des Kindes unbeteiligt seien und alle Verantwortung einzig dem Kind, der Gesellschaft oder irgendwelchen Schicksalsmächten anzulasten sei. Für die pathologische Symptomentwicklung beim Kind können Eigenheiten der Eltern mehr oder weniger anteilig wirksam geworden sein (etwa anhaltende, auf dem Rücken des Kindes ausgetragene Ehekonflikte), in anderen Fällen sind es schicksalhafte Umstände (Folgen eines Schädel-Hirn-Traumas, Tod einer engen Bezugsperson) oder angeborene Anlagen des Kindes (chronische Behinderung, Teilleistungsstörung, bestimmte Vulnerabilität, schwierige Temperamentseigenschaften), bei anderen wiederum ungünstige soziokulturelle Einflüsse (Drogenhandel, Arbeitslosigkeit, die Diskriminierung von Fettleibigkeit als möglicher Auslöser für eine anorektische Entgleisung; zu Risikofaktoren psychischer Entwicklung vgl. z. B. REMSCHMIDT 1980; NISSEN 1971; LANGMEIER u. MATĚJČEK 1977, THOMAS u. CHESS 1984; DÜHRSSEN 1984; Beitrag „Früherkennung" in diesem Band, S. 562 ff). Sind einzelne sogenannte psychopathogene Faktoren statistisch isolierbar, so ist doch in der Praxis im individuellen Fall aufgrund der unsicheren retrospektiven Sicht und der Komplexität des Interaktionsgefüges, in dem das Kind aufgewachsen ist, eine einfache Ursachenzuschreibung eher selten hinreichend zu sichern. Die gewonnenen ätiologischen Erklärungen haben im individuellen Fall in der Regel den Wert therapeutischer Arbeitshypothesen, die unsere Therapieentscheidung bestimmen, wobei der Therapieerfolg dann über ihre praktische Bedeutung entscheidet. Eine einfache Ursachenzuschreibung ist auch deshalb fragwürdig, da eine konsistente Entwicklung vom Kleinkindalter zum frühen Erwachsenenalter kein einseitiges Ergebnis einer psychischen Eigenschaft ist, die unbewußt und von Umwelteinflüssen unerreichbar wirkt, sondern Ergebnis der Stabilität des dynamischen Interaktionsprozesses zwischen Individuum und Umwelt (THOMAS u. CHESS 1984). Hinzu kommt, daß eine gesunde kindliche Entwicklung durchaus nicht voraussetzt, daß Streß und Konflikt fehlten. Anforderungen, Belastungen und Konflikte fördern kindliche Entwicklung, wenn das Kind mit seinem Entwicklungspotential, seinen Temperamentseigenschaften und seiner Leistungsfähigkeit nicht überfordert wird. Streß wird ekzessiv, wenn Erwartungen und Anforderungen das Vermögen des Kindes auf einer bestimmten Entwicklungsstufe überstrapazieren, so daß eine Verhaltensstörung resultiert (THOMAS u. CHESS 1984).

Die ätiologische Begründung der Elternarbeit fußt also nicht in einer isolierten „Ursache Eltern" oder einer Schuld der Eltern. Einerseits sind Eltern zweifellos in das Gefüge der für das betroffene Kind pathogen wirkenden Interaktionsverhältnisse schicksalhaft einbezogen. Andererseits ist es aber gerade die Familie, die Kräfte für die Behandlung des Kindes freizusetzen vermag. Eltern haben also ätiologische Bedeutung für gestörte *und* gesunde Entwicklung des Kindes, und in den meisten Fällen rechtfertigt die ätiologische Bedeutung für *gesunde* Entwicklung die Einbeziehung der Eltern in die Psychotherapie des Kindes (ergänzend DÜHRSSEN im Beitrag „Beratung von Eltern und Patienten" in diesem Band, S. 658 ff).

Gründe und Ziele der Elternarbeit bestimmen nicht automatisch Form, Häufigkeit und Zeitpunkt der Elternarbeit. Manche Eltern profitieren von zunächst täglichen, andere von selteneren regelmäßigen Sitzungen, einige von unregelmäßigeren Terminen, die nach Bedarf vereinbart werden.

Viele bevorzugen Einzelgespräche, andere Gruppentreffen, manche erleben familientherapeutische Sitzungen als hilfreich. Die unterschiedlichen Gründe, Indikationen und Ziele sowie die Tatsache, daß Eltern durch verschiedene Formen der Elternarbeit unterschiedlich profitieren und sich dies im Verlauf der Behandlung des Kindes ändern kann, bringt es notwendig mit sich, daß *Elternarbeit selbst fortwährend Bestandteil der diagnostischen und therapeutischen Tätigkeit* sein muß.

Formen der Elternarbeit

Die Klassifizierung in therapeutische und nichttherapeutische Elternarbeit gelingt nur unscharf und wird nicht eindeutig gehandhabt (dazu Diskussionsübersicht bei HEIL u. SCHELLER 1984). So werden etwa Beratung und Elterntherapie je nach theoretischem Standpunkt entweder streng unterschieden oder aber synonym gebraucht. Uns ist es hier nützlich, mit der folgenden Unterscheidung – Elternkontakt, Elternberatung, Elterngruppe, Elterntherapie, Elterntraining – verschiedene Aspekte des komplexen Aufgabenbereichs der Elternarbeit zu beleuchten.

Elternkontakt

Der *Elternkontakt* beschränkt sich darauf, daß Eltern der Behandlung des Kindes zustimmen, sie für einen wechselseitigen Informationsaustausch verfügbar sind, sie darauf achten, daß ihr Kind die Behandlungstermine einhält und die Verwaltungsangelegenheiten, die die Therapie des Kindes sicherstellen, geregelt sind. Dieses Minimum an Elternarbeit ist dann gerechtfertigt, wenn Eltern den therapeutischen Zielen und Methoden völlig zustimmen, ihre Umgangsweise mit dem Kind seiner effektiven Behandlung nicht im Wege steht und als Notlösung dann, wenn eine engere Kooperation, obwohl indiziert, nicht machbar ist.

Elternberatung

Die *Elternberatung* oder das klinische Gespräch mit Eltern im Rahmen von Diagnose und Therapie des psychiatrisch auffälligen Kindes geht in seiner Zielsetzung über Kontakt- und Informationsaustausch hinaus. Die Beratung zielt zusätzlich auf eine therapeutische Veränderung dadurch, daß auf der bewußten Ebene von Gesprächen den Eltern Einsichten, Kenntnisse, Umstimmungen in der Gefühlslage, neue Ziele und Handlungsfähigkeiten zugänglich gemacht werden, die für eine Behandlung des Kindes fruchtbar sind. Der eigentliche aktive Ratschlag an die Eltern durch den Therapeuten ist eher selten und setzt voraus, daß die Eltern in der Lage sind, dem Rat zu trauen, ihn anzunehmen und praktisch umzusetzen. Dies ist wahrscheinlich, wenn der Ratschlag mit den elterlichen Erwartungen übereinstimmt, er dem familiären Gesamtwohl, dem elterlichen Erziehungsstil und der elterlichen Fähigkeit, neue Wege zu beschreiten, entspricht und wenn Eltern das notwendige Vertrauen zum Therapeuten haben, um sich mit seinem Rat zu identifizieren. Beratung andererseits bezweckt, die Eltern mit dem Gespräch in die Lage zu versetzen, Einsichten bei sich selbst zu erwirken und eigene Fähigkeiten und familiäre Möglichkeiten wahrzunehmen, so daß es ihnen eigenständig gelingt, Lösungsvorschläge zu formulieren und in eigene Handlungsanweisungen umzusetzen, die der fördernden Behandlung des Kindes dienen. Elternberatung in diesem Sinne ist ein therapeutisches Verfahren, das Bestandteil aller kinderpsychiatrischen Behandlung ist. DÜHRSSEN hat zu diesem Thema einen eigenen Beitrag verfaßt (in diesem Band, S. 658 ff), weshalb wir uns hier auf wenige Angaben zur Elterngruppe beschränken möchten.

Elterngruppen bieten sich als eine Beratungsform an, wenn Kinder längerfristig in Behandlung sind und mehrere Eltern gleichartig gestörter oder behinderter Kinder zusammengeführt werden können. Bei reinen Informationsgruppen sind größere Teilnehmerzahlen möglich. Soll jedoch eine Diskussion mit wechselseitigem Erfahrungsaustausch stattfinden, so hat es sich bewährt, die Gruppe auf 4 bis maximal 8 Elternpaare zu begrenzen.

Elterngruppen ohne Leitung eines Therapeuten treffen sich zum Erfahrungsaustausch, sie besprechen Beziehungsschwierigkeiten, persönliche Angelegenheiten und Gefühle, sie planen gemeinsame Unternehmungen und wechselseitige Unterstützung im Sinne einer Selbsthilfegruppe. Die Elterngruppen unter Leitung eines Therapeuten haben oft eine gezielt beratende Funktion, indem eine Information über Sachfragen stattfindet. Dies ist sachlich zweckmäßig und organisatorisch dort machbar, wo gleichartig betroffene Eltern sich im Rahmen langfristiger Behandlung chronisch gestörter oder behinderter Kinder zusammenfinden. Als Beispiel: In der Elterngruppe geistig und/oder mehrfach behinderter Kinder fanden nach unserer Erfahrung folgende Themen das Interesse von Elterngruppen: rechtliche und steuerliche Verhältnisse, Therapie- bzw. Beschulungsmöglichkeiten, Erziehungs- und Geschwisterfragen, bei mongoloiden Kindern etwa die Frage der plastischen Chirurgie, um nur einige Beispiele zu nennen (weiterführende Literatur: Ein Leitfaden für Elterngruppen der Bundesvereinigung Lebenshilfe 1981; zu Angehörigengruppen psychiatrischer Patienten s. DÖRNER u. Mitarb. 1982).

Elterntherapie

Elterntherapie zielt entschiedener und systematischer als Elternberatung auf eine Änderung elterlicher Persönlichkeitsstruktur oder Umgangsweise mit sich, dem Lebenspartner oder den Kindern. Hier sei Elterntherapie von Elternberatung unterschieden, um auf drei Aspekte hinzuweisen: Das Gespräch mit den Eltern auf *bewußter* Ebene kann in definierter *Systematik* mit dem grundsätzlichen Ziel der Verhaltensänderung geführt werden (z. B. Gesprächspsychotherapie), über die bewußte verbale Ebene hinaus können *unbewußte* Prozesse und Inhalte thematisiert werden (z. B. analytische Psychotherapie), und neben der Sprache werden *sprachübergreifende Techniken* (z. B. Rollenspiel, Psychodrama, Video-Feedback) eingesetzt. Die Rolle der Eltern ist je nach theoretischem Erklärungsmodell und der Therapieform unterschiedlich.

Eine *Psychotherapie* von Eltern im Rahmen der kinderpsychiatrischen Behandlung des Kindes wird dann für zweckmäßig erachtet, wenn valide Anhaltspunkte vorliegen, daß nur die Änderung einer elterlichen Einstellung, Erziehungstendenz oder Lebensführung eine gesunde Entwicklung des Kindes sicherstellt. DÜHRSSEN (s. ihre Beiträge in Kap. 8 in diesem Band) verweist darauf, daß eine strikte Trennung von Eltern und Kind im Verlauf der psychotherapeutischen Behandlung nachteilig sei. Eine *getrennte Psychotherapie* der Eltern parallel zu einer Therapie des Kindes – eventuell sogar mit einer methodisch andersgearteten Elternarbeit – vermag nicht nur die Familie zeitlich und kräftemäßig zu überfordern, es kann etwa bei unzureichender Verständigung zwischen Eltern- und Kindtherapeut zu divergenten Entwicklungen kommen, was die Familie aus den Angeln hebt. Im übrigen bedürfen Verhaltensstörungen im Kindes- und Jugendalter meist keiner extensiven Psychotherapie mit Kind und Familie. In der Regel ist es dabei nicht nötig, „verborgene Einstellungen", „zugrundeliegende Konflikte", „Abwehrmechanismen", „Persönlichkeitsstrukturen" oder „Ängste" bei den Eltern zu definieren und zu ändern. Meist genügt es, in wenigen konkret problembezogenen Sitzungen die Eltern in Einsichten und praktikablen Handlungsalternativen zu bestärken, die zu einer möglichst raschen Bewältigung des bestehenden Symptoms bzw. Konfliktereignisses im Alltag führen (THOMAS u. CHESS 1984). Auch bei *neurotischen* Störungen des älteren Kindes und Jugendlichen kann nicht fraglos davon ausgegangen werden, daß die Fehlentwicklung in frühkindlichen familiären Sozialisationserfahrungen gründe und dies allein Indikation für eine therapeutische Elternarbeit sein müßte (vgl. auch DÜHRSSEN 1980). Ergebnisse prospektiver Studien verweisen darauf, daß durchaus nicht alle Entwicklungskrisen im späten Kindes- und Jugendalter eine Ursache in dem Sinne haben, daß prodromale Symptome, pathogene Konflikte oder exzessive Streßvariablen in einer *früheren* Altersstufe nachweisbar sind (THOMAS u. CHESS 1984). Dies ist bei der Indikationsstellung von Elterntherapie zu beachten.

Ehe- und Familientherapie

Eine *Ehetherapie* im Rahmen kinderpsychiatrischer Behandlung des Kindes ist indiziert, wo eheliche Konflikte die Probleme des Kindes aufrechterhalten und es den Eltern trotz qualifizierter Beratung nicht gelingt, zu einer für das Kind hilfreichen erzieherischen Handlungsweise zu finden, weil eheliche Differenzen dem entgegenstehen.

Familientherapeutische Ansätze (s. Beitrag „Familientherapie und Familienpsychiatrie", S. 701ff in diesem Band) richten ihr Augenmerk einerseits auf pathogenetische Interaktionsvorgänge, um sie zu verändern, wenn sie der Entwicklung des Kindes hinderlich sind. Andererseits fassen sie innerfamiliäre Kräfte ins Auge, die für eine Gesundung bzw. Entwicklungsförderung des symptomtragenden Kindes wahrnehmbar gemacht, mobilisiert und bestärkt werden können.

Da Elternberatung und Familientherapie in anderen Kapiteln abgehandelt werden und Verfahren zur Ehetherapie und Psychotherapie der Eltern dem Bereich der Erwachsenenpsychiatrie zu entnehmen sind, sei hier das Konzept des Elterntrainings im folgenden ausführlicher dargestellt.

Elterntraining

Begründung

Die ersten Studien zu einer Psychotherapie des Kindes, in der Eltern systematisch therapeutische Aufgaben übernehmen, reichen in die 50er Jahre. Dieser therapeutische Ansatz hat inzwischen unter den Begriffen „Elterntraining", „Eltern als Kotherapeuten", „Therapie in Zusammenarbeit mit den Eltern", „Eltern-Schule" oder „Elternanleitung" im Bereich der Kinderpsychotherapie und der Entwicklungsförderung des Kindes praktische Bedeutung erlangt. Das Konzept des Elterntrainings ist ursprünglich aus verhaltenstherapeutischen Ansätzen hervorgegangen (BERKOWITZ u. GRAZIANO 1972). Mit Fortentwicklung des Verfahrens wurden in verschiedenen Trainingsmodellen kommunikationstheoretische und gesprächstherapeutische (GORDON 1972, 1978; PERREZ u. Mitarb. 1974; LOEBEN-SPRENGEL u. Mitarb. 1981) sowie familientherapeutische Elemente einbezogen (INNERHOFER 1977; INNERHOFER u. WARNKE 1983). Die Konzepte gehen von der Erkenntnis aus, daß Verhaltens- und Entwicklungsstörungen im Kindes- und Jugendalter erfolgreich beeinflußt werden, wenn mit Hilfe der Eltern aktuelle Lebensbedingungen des Kindes, die das Problem entstehen lassen und es aufrechterhalten, geändert und wenn die Bedingungen, die für eine Entwicklungsförderung und Problembewältigung brauchbar sind, hergestellt oder bestärkt werden (THARP u. WETZEL 1975).

Den Eltern als Laien therapeutische Verantwortung zu übertragen wird mehrfach begründet:
- Eltern haben bezüglich ihres Kindes die primäre ethische und legale Verantwortung,
- Eltern sind intime Kenner ihres Kindes und seiner natürlichen Umwelt,
- sie haben alltäglich unmittelbaren Kontakt zu ihrem Kind und können auf das Kind und dessen Lebensbereich intensiv einwirken,
- Eltern vermögen andauernd, auch über Jahre, systematisch (auch interdisziplinäre) Behandlungsmaßnahmen durchzuführen,
- für die Einbeziehung der Eltern ist *nicht* entscheidend, daß sie „Ursache" oder „Verstärker" kindlicher Fehlentwicklung sein können, Eltern also in die Genese und Aufrechterhaltung der Verhaltensstörung des Kindes verstrickt sind. *Entscheidend* für die Zusammenarbeit mit den Eltern ist die durch viele Studien gesicherte Erfahrung, daß Eltern motiviert und fähig sind, therapeutisches und spezielles erzieherisches Können zu erwerben und so Entwicklungsdefizite des Kindes auszugleichen, Verhaltensstörungen entgegenzuwirken, eigenes Verhalten und zeitlich-räumliche Bedingungen entwicklungsfördernd zu verändern. Eltern sind *nicht* typisch dadurch gekennzeichnet, daß sie das Kind am stärksten „schädigen", sie sind vielmehr diejenigen, die in aller Regel ihr Kind am besten schützen und fördern.

Zur allgemeinen Methode des Elterntrainings

Aus der Vielzahl der veröffentlichten Studien zum Elterntraining (Übersicht bei INNERHOFER 1978; SCHMITZ 1976; MINSEL 1984; BRACK 1982) lassen sich aus den vielfältigen Vorgehensweisen einige gemeinsame Merkmale abstrahieren.

Aufgabenbestimmte Grundorientierung

Das Elterntraining faßt die Änderung kindlicher Verhaltenssymptomatik ins Auge, indem es durch systematische Einbeziehung der Eltern auf eine Änderung aktueller, problemrelevanter Interaktions- und Situationsbedingungen zielt. Angestrebt wird dementsprechend:
- der Erwerb bzw. die Stützung aktuell wirksamer Einstellungen bzw. Umgangsweisen mit dem Kind, um so über eine Veränderung der Interaktion zwischen Erzieher und Kind im Konfliktmoment konfliktgenerierende Bedingungen zu reduzieren und konfliktbewältigende Erziehungsprozesse zu stärken,
- eine Schulung der Eltern darin, Defiziten des Kindes durch spezielle Hilfen (z. B. spezielle didaktische und heilpädagogische Hilfen beim geistig behinderten Kind) zu begegnen,
- die Herstellung oder Sicherung situativer Lebensbedingungen, die dem Problem abhelfen oder vorbeugen,
- eine symptom- und zielorientierte therapeutische Behandlungsweise, was idealtypisch heißt:
  a) das zu verändernde Problem wird in einem konkreten erzieherischen Alltagsereignis, einem beobachtbaren Symptomgeschehen abgebildet (z. B. „Geschwisterstreit" bei einem Rivalitätsproblem, „Hausaufgabensituation" bei Lernleistungsstörung, „Mittagessen der Familie" bei anorektischem Kind *(realitätsnah)*;
  b) das konkrete Problemereignis beinhaltet wesentliche Konfliktfaktoren, die durch die Verhaltensanalyse als wahrscheinlich angenommen werden (z. B. bei Schulleistungsstörung wird in der Hausaufgabensituation die Wortfindungsschwäche und Legasthenie abgebildet, gleichzeitig sind die relevanten elterlichen Leistungserwartungen und leistungsbezogenen Interaktionsabläufe zwischen Kind und Eltern beobachtbar) *(konfliktrepräsentativ)*;
  c) das im Training behandelte Therapieereignis soll ermöglichen, mit minimalem Aufwand das definierte Therapieziel möglichst generalisiert zu bewältigen (z. B. durch Analyse und Lösung der Hausaufgabensituation beim teilleistungsgestörten Kind lassen sich Einsichten in die Lernstörung des Kindes gewinnen und Lösungen erarbeiten, die auch für die erzieherische Interaktion in anderen Leistungssituationen generalisierbar sind) *(ökonomisch lösungsbezogen)*;
  d) Problem, Methode und Therapieziel sind so gewählt, daß die Eltern ausreichend Lust und Mut haben, zu kooperieren *(motivierend)*;
  e) die therapeutischen Aufgaben sind derart, daß sie den situativen Möglichkeiten und persönlichen Fähigkeiten der Eltern entsprechen *(situationsgemäß* und *fähigkeitsnah)*.

Therapieorientierte Diagnostik

Die *Interaktionsanalyse* ist das diagnostische Verfahren des Elterntrainings. Die Interaktionsanalyse formuliert die wechselseitige Abhängigkeit von Kind und Erzieher in der Konfliktsituation im Zusammenhang mit aktuellen situativen Bedingungen. Die Veränderung von Interaktionseinheiten ist Gegenstand der Therapie (näheres dazu INNERHOFER 1977, 1978; PERREZ u. Mitarb. 1974). Daher wird die Kenntnis jener Interaktionsprozesse als wesentlich erachtet, die sich in funktionale Zusammenhänge fassen lassen, wie sie etwa in Lerngesetzen und Kommunikationsregeln bzw. Handlungsschemata formulierbar sind. INNERHOFER (1974, 1980) integrierte in einem funktionalen Diagnosemodell mit handlungstheoretischen Elementen kognitive Variablen (wie etwa Absicht oder Ziel), Handlungsvariablen (wie Hilfe, Konsequenzen wie Belohnung und Bestrafung) und situative Bedingungen von Verhalten (Handlungsspielraum in Abhängigkeit von Situation und Aufgabenstellung). Bei GORDON (1972, 1978; auch PERREZ u. Mitarb. 1974) werden Eltern auf eine neue Art des Gesprächs hin geschult, wobei definierten Sprachformen definierte Wirkungen zugeordnet werden; z. B. werden dem „reflektierten Sprechen" der klientenzentrierten Psychotherapie („aktives Zuhören") funktional kommunikative Wirkungen beim Gesprächspartner zugeschrieben, wie etwa „sich verstanden und akzeptiert fühlen".

Vielfalt der Techniken

Die Trainingsmethode zielt durch die gewählte Didaktik, die verwendeten Lernmedien, durch wechselnde Ausnutzung der Vorteile von Gruppen- und Einzelarbeit und durch räumliche und zeitliche Gestaltung auf eine optimale Lernsituation für die betroffenen Eltern. Das Training ist somit auch als ein *didaktisches Mittel* des Therapeuten zu verstehen, womit er Eltern eine gute Chance gibt, Einsichten in die für die Problembewältigung relevanten aktuellen erzieherischen und entwicklungsfördernden Vorgänge zu gewinnen, eigene Möglichkeiten und persönliche Begabungen zur Selbsthilfe im Umgang mit dem Problemkind zu erkennen, neue Lösungsvorstellungen zu entwickeln, auszutesten und einzuüben. Der *Therapeut wirkt als Vermittler und Organisator einer Lernsituation*, indem er einzelnen Eltern oder einer Elterngruppe einen programmatischen Rahmen, Raum, Apparaturen, Lernmittel, eine Reihe von Übungen sowie seine Erfahrung anbietet, während die Eltern die eigentliche inhaltliche Arbeit leisten. Die aktive und eigenverantwortliche Einbeziehung der Eltern von Anfang an ist kennzeichnend. Das Konzept ist offen für therapeutische Techniken, die eine zielgerichtete Änderung aktuellen erzieherischen Verhaltens ermöglichen. Einzelne Verfahren wurden bevorzugt eingesetzt:

- Die *Lektüre* bestimmter Lehrtexte soll den Eltern Kenntnisse zur spezifischen Erziehung oder zur jeweiligen therapeutischen Methode vermitteln (INNERHOFER 1979; GORDON 1972, 1978; PERREZ u. Mitarb. 1974, 1985; KANE u. KANE 1976; PATTERSON u. GULLION 1974; FLORIN u. TUNNER 1970; DREIKURS u. SOLTZ 1970). Der Nutzen solcher Lehrtexte wird dann als effektiv eingeschätzt, wenn die Lektüre mit einem praktischen Übungskurs verknüpft wird. Wir selbst empfehlen Eltern eine Lektüre nur sehr selten, und zwar dann, wenn sie den Eltern zum aktuellen Familienproblem, das im Trainingskurs behandelt wurde, Einsichts- und Handlungsalternativen, die dem elterlichen Vermögen entsprechen, anbietet und wenn sie eine Gedächtnisstütze für die im Training erarbeiteten Lösungsansätze sein kann.
- Schulung in planvoller *Beobachtung*, die von den Eltern durchgeführt wird, ist in vielen Studien zentraler Bestandteil des Trainings gewesen, wobei der Beobachtung nicht nur diagnostische, sondern selbst auch bereits einstellungs- und verhaltensändernde Wirkung zukommt.
- *Übungs- und Feedback-Verfahren*: Das Elterntraining kann im direkten Umgang mit dem Kind und/oder in Abwesenheit des Kindes durchgeführt werden. Die Trainings erfolgen im stationären Rahmen (KANE u. Mitarb. 1974; BRACK 1982), ambulant (SCHMITZ 1976; INNERHOFER u. WARNKE 1980), in nichtklinischen Institutionen wie Schule und Heim oder aber zu Hause (PATTERSON 1971). Während der Übung mit dem Kind kann man Eltern durch *Anweisungen, Licht- oder Tonsignale* angeben, wann sie auf ein definiertes Kindverhalten therapeutisch wirksam agieren. Eingestreute Anweisungen und Signale stören jedoch sehr leicht den natürlichen Interaktionsablauf zwischen Eltern und Kind oder gegebenenfalls zum Rollenspielpartner. Daher bevorzugen wir eine Aufarbeitung der Übungsinteraktion anhand der *Videoaufzeichnung*. Wenn es darum geht, Eltern sehr spezifische Therapietechniken zu vermitteln (z. B. spezifische Sprachübungen mit dem sprachentwicklungsgestörten Kind), ist das *Modell* des Therapeuten zweckmäßig. Er macht die Übungen mit dem Kind vor und leitet die Eltern an (u. U. Anleitung der Eltern hinter Einwegscheibe durch einen zweiten Therapeuten). Bei Erziehungsproblemen machen wir vom therapeutischen Modell nur äußerst sparsam Gebrauch, da ein „ideales" Erzieherverhalten, wenn es der Therapeut vorzugeben vermag, dem natürlichen Elternverhalten meist nicht entspricht (auch das Kind verhält sich gegenüber dem Therapeuten anders als gegenüber den Eltern), so daß dann die Eltern unter Leistungsdruck geraten und letztendlich blockiert sind. Das *Rollenspiel* mit den Eltern erlaubt es, die Problemereignisse auch in Abwesenheit des Kindes ausreichend realitätsnah in eine optimal herstellbare Lernsituation – etwa die eines Kurses – zu überführen. Im Rollenspiel lassen sich alternative Lösungen erproben, bevor sie zuhause angewandt werden. Die *Videotechnik* hat sich vermehrt durchgesetzt. Sie ermöglicht die optische und akustische Speicherung der kritischen Konfliktsituation, ihre minutiöse Beobachtung und Analyse. In der Einübungsphase lösungsrelevanten Erzieherverhaltens ist es ein hervorragendes Medium, um Eltern darin zu schulen, die eigenen Fähigkeiten zur Problembe-

wältigung wahrzunehmen. Die betroffenen Eltern können den im Training stattfindenden Wahrnehmungs- und Interpretationsprozeß selbst aktiv lenken und – vor allem – auch kontrollieren. Die Kontrollmöglichkeit durch die Eltern zwingt den Therapeuten zu einer konzentrierten, sorgfältigen und objektiven Arbeit. Das Videobild ermöglicht es zudem, Interaktionsereignisse äußerst genau auf der konkreten Verhaltensebene mit dem Verhaltensrepertoire der Betroffenen in einer Alltagssprache zu beschreiben. Das Rollenspiel und die Videotechnik zur Beobachtungsarbeit sind für uns – angewandt nach den Regeln des Münchner Trainingsmodells (INNERHOFER 1977; INNERHOFER u. WARNKE 1983) – zu unverzichtbaren Bestandteilen der Elternarbeit geworden.

– *Die Gruppe* wird als didaktisches Medium eingesetzt, nicht nur weil sie ökonomisch ist. Entscheidend ist der therapeutisch und didaktisch nutzbare Erfahrungsaustausch gleichartig betroffener Familien, was die Eltern emotional entlastet und verbindet und sie als Gruppe gegenüber dem Therapeuten stärkt. Die Gruppe ermöglicht *Diskussion, „brain-storming" und Spiel*. Da die in Diskussionen formulierten Einsichten oft nur wenig mit dem umsetzbaren erzieherischen Handlungsvermögen korrelieren, sollten Diskussionsergebnisse wo immer möglich in Handlungsübungen umgesetzt werden. Die Diskussion begünstigt gesprächsgewandte, meist schulisch höher gebildete Teilnehmer, so daß wir der Diskussion in der Trainingsarbeit insbesondere mit Unterschichtseltern nur begrenzt Raum geben.

Modelle des Elterntrainings

Im deutschen Sprachraum wurden in den 70er Jahren unterschiedliche Konzepte zum Elterntraining entwickelt (GORDON 1972, 1978; PERREZ u. Mitarb. 1974; SCHMITZ 1976; INNERHOFER 1977). Zwei dominierende Ansätze in der Praxis der Erziehungsberatung und kinderpsychiatrischen Behandlung seien hier kurz skizziert.

Trainingsmodelle zur sprachlichen Kommunikation

GORDONS Programm (1972, 1978) lehrt Eltern eine Form des Miteinander-Sprechens, die einen erzieherischen Umgang fördert, der von wechselseitigem Zuhören, Verstehen und Lenken („aktives Zuhören", „Ich-Botschaft", eine Konfrontationstechnik, bei der der Erzieher ausspricht, was er sachlich will und emotional empfindet) gekennzeichnet ist, und es erleichtern kann, Eltern-Kind-Konflikte im Gespräch so zu lösen, daß erzieherische Mißverständnisse und Machtmißbrauch („Niederlage-lose Methode") möglichst gering gehalten werden. Das Manual („Familienkonferenz") verbindet kommunikationstheoretischen Text mit Fallbeispielen und praktischen Übungen, die u. a. darin schulen, auf Empfindungen zu hören, unwirksame Botschaften zu erkennen, wirksame „Ich-Botschaften" zu senden, in Konflikten zu unterscheiden, wer das Problem hat, und zu einer Lösung zu gelangen, die für beide Konfliktpartner annehmbar ist. „Familienkonferenz in der Praxis" (GORDON 1978) reflektiert die praktischen Erfahrungen mit diesem Modell. PERREZ u. Mitarb. (1974) verknüpfen den kommunikationstheoretischen Ansatz (in Anlehnung an GORDON 1972 und TAUSCH u. TAUSCH 1971) mit lerntheoretischen Grundsätzen der Verhaltensmodifikation in einem „Eltern-Verhaltenstraining". Wie bei GORDON ist eine Eigenlektüre möglich. Angeboten wird allerdings ein Gruppentraining mit acht Sitzungen von jeweils 2 bis 2½ Stunden mit 10 bis 12 Teilnehmern. Vermittelt werden im wesentlichen:
– Kenntnisse und Übungen von Lernprinzipien (Verhaltensbeobachtung, Verhaltensbeschreibung, positive Verstärkung und Bestrafung, Modellernen),
– Kenntnisse und Übungen zur erzieherischen Dimension der „Wertschätzung" (beinhaltet u. a. GORDONS „aktives Zuhören" und das „reflektierende Sprechen" in der klientenzentrierten Psychotherapie) und „Lenkung" (erfaßt neben positiver Verstärkung GORDONS „Ich-Botschaft"),
– Kenntnisse und Übungen zur „Bewältigung von Konflikten" (die erzieherische Anwendung verhaltensmodifikatorischer Prinzipien und klientenzentrierter Techniken).

In den Sitzungen wechselt die Arbeitsweise zwischen Vortrag und Gruppengespräch, mündlichen und schriftlichen Übungen sowie Rollenspiel nach Maßgabe des vorgegebenen Manuals. Das Training vermittelt Eltern erzieherisches Wissen, das im Kurs schließlich auf konkrete erzieherische Konfliktsituationen der Teilnehmer übertragen wird. (Weiterführende Literatur: MINSEL 1984; SCHULZ VON THUN 1982; MÜLLER 1981; LANGSCHMIDT u. Mitarb. 1981.)

Elternarbeit nach dem Münchner Trainingsmodell

In einer standardisierten Form formulierte INNERHOFER (1977) exemplarisch eine praktikable Trainingsform des zugrundeliegenden Konzepts einer Psychotherapie des Kindes in Zusammenarbeit mit den Eltern. Therapie wird als zielgerichtete Handlung verstanden, in der wesentliche Elemente von Problemlösungsverhalten systematisch organisiert sind (vgl. SCHMIDTCHEN 1978). Das ursprünglich in der Verhaltensmodifikation gründende Elterntraining stellt erzieherische Konflikte der Teilnehmer in den Mittelpunkt, von dem ausgehend eine handlungstheoretisch orientierte Problemlösungsstrategie wie auch spezielle problembezogene er-

zieherische Fertigkeiten vermittelt werden. Das Modell orientiert sich an der Gesamtaufgabe therapeutischer Handlung (INNERHOFER u. WARNKE 1983):
- die Kontaktaufnahme mit der Familie bzw. relevanten Bezugspersonen des Kindes,
- Informationsgewinnung,
- Interpretation und Wertung der Information in bezug auf das therapeutische Handeln,
- Bestimmung der Therapieziele,
- Therapieentscheidung und Problembewältigung,
- Nachbetreuung.

Kontaktaufnahme, Informationsgewinnung und Vorbereitung des Kurses
Die Vorbereitung des Elternkurses umfaßt die Kontaktaufnahme mit der Familie, kinderpsychiatrische Untersuchung des Kindes, Anamnese und Exploration. Unter Umständen werden die wichtigsten Bezugspersonen konsultiert und Lebensorte des Kindes aufgesucht (sein Zuhause, das Heim, die Schule). Besonders wertvoll sind Videoaufzeichnungen zur Interaktion zwischen Eltern und Kind, die bereits vor der Intervention Trainingsziele auf konkreter Verhaltensebene zu definieren erlauben. Die Kontaktaufnahme soll zu dem Ergebnis führen, daß die Eltern über Zielsetzung, Methodik und Dauer der Zusammenarbeit informiert sind, die Eltern einer Mitarbeit zustimmen und ein Zeitplan des Gesamtablaufs mit den Eltern erstellt ist. Ein erstrangiges therapeutisches Ziel ist es, die Eltern zur Mitarbeit zu gewinnen und zu befähigen. Hindernisse, die einer Zusammenarbeit im Wege stehen, sind zu ermitteln und gegebenenfalls vor allen anderen Interventionszielen abzubauen (s. u., Abschnitt „Probleme der Kooperativität"). Die Trainingsgruppe umfaßt 3–4 Elternteile. Die im Training bearbeiteten Kindprobleme der 3–4 Familien sollten inhaltlich verwandt sein, so daß für die Eltern ein wechselseitiges Lernen forciert wird (z. B. Gruppe von Eltern geistig behinderter Kinder mit Verhaltensstörungen).

Erster Kursschritt: Beobachten und Beschreiben
Das Problemereignis, das mit den Eltern verabredungsgemäß einer Lösung zugeführt werden soll, wird im Rollenspiel dargestellt, mit Video aufgezeichnet und nach festgesetzten Regeln beschrieben. Dabei wird unterschieden:
- *Situationsbeschreibung* (Raum, Gegenstände, Personen, räumliche Beziehungen) und
- *Handlungsbeschreibung* (in strenger zeitlicher Folge werden die sprachliche Unterhaltung wortwörtlich, Grob- und Feinmotorik, Gestik, Mimik und Blickverhalten der Interaktionspartner protokolliert). Interpretationen (z. B. „der Junge ist frech und unkonzentriert") sind in diesem Lernabschnitt tabu.

Zweiter Kursschritt: Sehen erzieherischer Zusammenhänge – interpretieren und werten
Die Regeln, wie aus der Beobachtung eine therapierelevante Interpretation und Wertung gewonnen werden kann, werden im Kurs durch experimentell aufgebaute Rollenspiele mittels Selbsterfahrung und objektiver Beobachtung erarbeitet (vgl. GOTTWALD, Beitrag „Verhaltenstherapie" in diesem Band, S. 685 ff; Beispiele für Demonstrationsexperimente bei INNERHOFER 1977 und INNERHOFER u. WARNKE 1983). Folgende Lerneffekte werden regelhaft eingeleitet:
- Lernen, wie Verhalten, Selbst- und Fremdwahrnehmung sowie emotionales Erleben abhängig ist von aktuellen Umwelteinflüssen und u. U. regelhaft gesteuert wird,
- Lernen, Absicht und Wirkung einer erzieherischen Handlung zu trennen und damit die Effektivität eigenen Verhaltens zu registrieren,
- Lernen, belohnende und/oder annehmende und bestrafende und/oder nicht annehmende Konsequenzen und ihre Auswirkungen zu erkennen,
- Lernen, zweckmäßige und unzweckmäßige Hilfen aus dem funktionalen Zusammenhang von Handlung und Wirkung zu erkennen und Verhalten in Abhängigkeit von den Handlungszielen zu bewerten.

Dritter Kursschritt: Lösungsarbeit
Durch systematische Analyse und Lösungsarbeit wird das im Kurs vorgestellte Konfliktereignis einer Lösung oder einem Lösungsschritt zugeführt.
(1) Die *Analyse der Problemereignisse* beinhaltet Ziel, Situation, Interaktionsgeschehen und biographische Daten:
- *Die Zielanalyse* soll klären, welche Ziele, Absichten oder positiven Bedürfnisse die im Problemgeschehen einbezogenen Personen handeln lassen.
- *Die Situationsanalyse* zielt darauf, die möglichen Handlungsalternativen bei gegebener Situation festzustellen und zweitens darauf, ob situative Alternativen bestehen, ob durch personelle, zeitliche, räumliche oder materielle Veränderungen Konflikten präventiv begegnet werden kann.
- *In der Ereignisanalyse* geht es darum, aus dem im Konfliktgeschehen beobachteten Interaktionsablauf jene Handlungsalternativen herauszuarbeiten, die für eine Konfliktlösung brauchbar erscheinen („Begabungsanalyse").
Der Konflikt wird demnach verstanden als ein Ereignis in der zwischenmenschlichen Beziehung, in dem positive und zur Konfliktbewältigung taugliche Bedürfnisse und Fähigkeiten der Eltern und des Kindes sichtbar werden können.
- *Die biographische Analyse* (Daten des Lebenslaufs mit Bezug zum aktuellen Erziehungskonflikt bzw. Symptombild) wird im

Kurs selbst nur herangezogen, wenn sich daraus neue Handlungsalternativen und Kriterien zur Brauchbarkeit eines Lösungsentwurfs gewinnen lassen. Die biographische Analyse trägt vor allem in der Vorbereitungsphase dazu bei, darüber zu entscheiden, welches konkrete Problemereignis konfliktrelevante Informationen enthält und dementsprechend für eine therapeutische Bearbeitung im Kurs brauchbar ist.

(2) Die *Gewinnung von Lösungsansätzen* durch Erarbeitung von Handlungsspielraum:
Aus objektivem Handlungsspielraum (Handlungsalternativen der Gruppe) und dem subjektiven Handlungsspielraum des am Konflikt beteiligten Elternteils wird die konkrete Maßnahme in zweierlei Weise entwickelt: gedanklich und handelnd.
- *Gedankliche Ideensammlung* (brain-storming): Nachdem über das Lösungsziel (z. B. Auflösung schulphobischen Verhaltens) entschieden ist, geht es darum, daß die Elterngruppe gedanklich Handlungsvorschläge erarbeitet, mit denen die angestrebte Lösung wahrscheinlich erreicht werden kann.
- *Entwickeln und Testen* der lösungsträchtigen Handlungsentwürfe durch Rollenspiel, Versuch und Irrtum, Selbsterfahrung sowie Beobachtung: Es gilt zu lernen, erleichternde und fördernde Bedingungen auszumachen, eigene Begabungen, die für die Problembewältigung brauchbar sind, wahrzunehmen und davon abzukommen, vorrangig fehlerhafte Ansätze ins Auge zu fassen.

(3) Die *Lösungsarten* lassen sich gemäß den Analyseschritten charakterisieren:
- Eine *Ziellösung* liegt vor, wenn der Konflikt durch eine Änderung, Klärung, Neuordnung oder Neubewertung der Ziele im Konflikt bewältigt werden kann.
- Eine *situative oder präventive Lösung* will das Problem durch Änderung räumlicher, zeitlicher oder materieller Lebensbedingungen entschärfen (z. B. Umschulung eines lernbehinderten Kindes in die Sonderschule, Plazierung eines Kindes in ein Kleinheim).
- Die *interaktive Lösung* ist gegeben, wenn der Erzieher neue Verhaltensfertigkeiten erwirbt bzw. seine Einstellung und sein Verhalten in systematischer Weise ändert (u. U. durch Aufarbeitung einer biographischen Erfahrung), um so die erwünschte therapeutische Wirkung beim Kind zu fördern (z. B. Einführung von Verhaltensregeln durch Kontrakt beim schulphobischen Kind, Einsatz zweckmäßiger Hilfen beim lernleistungsgestörten Kind).

Nachbetreuung bei Elterntraining

Für die Übertragung der im Elterntraining erworbenen Kenntnisse in den familiären Bereich werden verschiedene Maßnahmen ergriffen. Die erarbeiteten Lösungsschritte werden den Eltern schriftlich mitgegeben. Mit den Teilnehmern wird das Gespräch, das bei Rückkehr in die Familie stattfinden könnte, im Rollenspiel vorbereitet. Es zielt darauf, die anderen Familienmitglieder für die erarbeitete Lösung zu gewinnen. Im Anschluß an das Training werden die übrigen Familienmitglieder – vor allem der Ehepartner – in die Nachbetreuung einbezogen, wobei Lernschritte des Kurses nachvollzogen werden. In der Regel sind Nachsitzungen erforderlich, die aufgrund des erworbenen Methodenrepertoires (z. B. Rollenspiel, videogeleitete Interaktionsbeobachtung, Lösungsarbeit) effektiv auf Handlungsebene stattfinden können.

Wir haben z. B. Elterngruppen geistig und mehrfach behinderter Kinder, zerebral bewegungsgestörter und teilleistungsgestörter Kinder sowie Eltern aus der sozial randständigen Unterschicht über Zeiträume von 1 bis 3 Jahren betreut, wobei zwischen den Gruppensitzungen bei Bedarf Einzelberatungen stattfanden (ergänzend zur Nachbetreuung: INNERHOFER 1977; zur Evaluation und Generalisierung: MINSEL 1984; BAKER u. Mitarb. 1981; SANDERS u. JAMES 1983; BASTINE 1978; WARNKE u. INNERHOFER 1978).

Probleme der Kooperativität

Risikofaktoren für mangelhafte Kooperation

Die Psychotherapie des Kindes im Zusammenwirken mit den Eltern setzt die verläßliche Bereitschaft und Fähigkeit der Eltern voraus, mit dem professionellen Therapeuten zusammenzuarbeiten. Für eine mangelhafte elterliche Kooperation bestehen folgende Risikofaktoren (nach BAKER u. Mitarb. 1981; STROTHMANN u. ZESCHITZ 1983; FRITSCH u. Mitarb. 1976; INNERHOFER u. WARNKE 1978; MINSEL 1984):
- niedrige elterliche Schulbildung (Sonder- und Volksschulbildung),
- berufstätige Eltern ohne abgeschlossene Berufsausbildung und ohne Entscheidungsbefugnis im Beruf,
- alleinerziehende Eltern, insbesondere dann, wenn dies durch Ehescheidung bedingt ist und die Familienverhältnisse weiterhin konfliktbeladen sind,
- große erzieherische und haushälterische Belastung der Mutter durch größere Kinderzahl,
- schlechte wirtschaftliche und wohnlich beengte Verhältnisse,

- schlechte nachbarschaftliche Beziehungen,
- wenn die Eltern sich bislang nur wenig um das Kind gekümmert haben, sie in der Erziehungsarbeit mit dem Kind keine Befriedigung erleben und die Überzeugung äußern, daß ein Therapeut nur dann gut sei, wenn sich eine elterliche Mitarbeit erübrige,
- beim chronisch behinderten Kind ist kooperative Mitarbeit der Eltern unter folgenden Bedingungen erschwert: wenn die Behinderung geleugnet wird; wenn der Schweregrad der Behinderung überschätzt wird, so daß keine Förderungsmöglichkeiten seitens der Eltern anerkannt werden; wenn die Eltern irrationale Vergleiche mit gesunden Kindern herstellen und sie deshalb Therapieerfolge nicht anerkennen können, weil das behinderte Kind nicht die altersgemäße Leistung des Normalkindes erreicht; wenn die Krankheit des Kindes von den Eltern irrational interpretiert wird, sie zum Beispiel die Behinderung des Kindes als „Strafe" oder „besondere Bestimmung" begreifen, so daß alle rationalen Gründe für eine Therapie ausscheiden; wenn die Eltern des behinderten Kindes „irrationale Lösungsstrategien" verfolgen, sie z. B. auf ein Wunder warten und sich auf jedes Heilangebot stürzen, andererseits versuchen, ihr behindertes Kind totzuschweigen und zu verstecken.
- Eltern ist die Zusammenarbeit erschwert, wenn sie ein geringes Selbstvertrauen haben, wenig kontaktfähig und ohne Eigeninitiative sind.

Kooperationsfördernde Maßnahmen

Die genannten Risikofaktoren schließen Kooperativität natürlich nicht aus. Eine Reihe therapeutischer Maßnahmen erleichtert Eltern die Zusammenarbeit:

- Seitens des Therapeuten sorgfältige *Vorbereitung* auf die psychotherapeutische Zusammenarbeit, so daß das Ausmaß von Fehlentscheidungen geringgehalten und die Intervention individuell auf die Bedürfnisse der Familien zugeschnitten werden kann.
- Nicht einseitige Konzentration auf die Lebensbedingungen und Interessen des Kindes, sondern zugleich Beachtung der *elterlichen Bedürfnisse* und *Lebensbedingungen*, die eine therapeutische Mitarbeit fördernd und hindernd begleiten (berufliche Belastung, Überlastung im Haushalt, Versorgung der übrigen Kinder usw.).
- Beachtung *didaktischer Grundsätze* in der Vermittlung therapeutisch relevanten Wissens und technischen Könnens an die Eltern. So ist z. B. das oben beschriebene Münchner Trainingsmodell als Lernreihe aufgebaut. Es verzichtet auf theoretische Vorträge und wissenschaftliche Sprache, was insbesondere schulisch weniger gebildeten Eltern zugute kommt. Statt dessen erfolgt Lernen durch Selbsterfahrung im Handlungsspiel, kontrollierte Wahrnehmungsschulung mittels objektiver Beobachtung, Vermittlung theoretischen Wissens durch experimentelle Selbsterfahrung und systematische Auswertung. Die Aktivität wird im Lernprozeß bei den Eltern belassen. Es erfolgt ein periodischer Wechsel der didaktischen Medien, Rollenspiel, Beobachtung, Beschreibungsarbeit, Gruppengespräch usw. (INNERHOFER 1977; INNERHOFER u. WARNKE 1983).
- *Vermeidung von Strafen* soweit möglich (z. B. Verzicht darauf, Erziehungsfehler herauszuarbeiten; Zurückhaltung in bewertender Interpretation; keine ungleiche Aufmerksamkeitsverteilung in der Gruppenführung). Anerkennung elterlicher Kompetenz, Konzentration auf die lösungsrelevanten Fähigkeiten im Konfliktgeschehen, Einbindung des betroffenen Elternteils in eine Gruppe gleichartig betroffener Familien.
- *Ökonomisch* orientierte Intervention, die Zeitaufwand und organisatorische Probleme für die Familien minimiert (Konzentration der Hauptintervention z. B. auf zwei Tage; Behandlung von nur *einem* konkret formulierten Problemereignis, um nicht zu überfordern, um aktuell, zweckbestimmt in der Sache und im zeitlichen Aufwand überschaubar zu sein).
- Es hat sich bewährt (insbesondere bei Familien der Unterschicht), das *eigene Handeln der Ratsuchenden zu bestärken*, sich auf akute Fragen und Problemereignisse des Alltags zu konzentrieren, sehr *konkret Information und Hilfe zu vermitteln* und persönliches Vermögen herauszuarbeiten, so daß eine akute Situationsbewältigung in Gang kommt und dies in *überschaubarem Zeitraum* geschieht.
- In Fällen kritischer sozioökonomischer Verhältnisse bei Unterschichtsfamilien kann anstelle einer Intervention auf Interaktionsebene die *sozialarbeiterische Unterstützung* zunächst vorrangig sein (finanzielle Hilfen, Hilfe bei bürokratischen Angelegenheiten, Hilfe bei Stellensuche, Erleichterung pflegerischen Aufwands durch Beschaffung technischer Hilfsmittel, systematische Planung des Tagesablaufs usw.). Die eigentlich erzieherische Intervention wird sich dann der sozioökonomischen Entlastung anschließen.

Effektivität und kritische Nebenwirkungen

Die Wirksamkeit indizierter therapeutischer Zusammenarbeit mit den Eltern steht aufgrund einer großen Fülle von Erfolgsberichten außer Frage (INNERHOFER 1978; KANE 1983; MINSEL 1984; FOREHAND u. Mitarb. 1979). Doch gilt es, Einschränkungen und unerwünschte Nebenwirkungen im Auge zu behalten. Die nachfolgenden Beobachtungen sind weniger durch systematische Studien als durch unabhängige und übereinstimmende Beobachtungen gewonnen. Dabei sind Ergebnisse aus dem Bereich der Frühförderung einbezogen, wo die Frühbehandlung mit Hilfe der Eltern zum Standard geworden ist.

Nebenwirkungen

Folgende Bedingungen bergen das Risiko unerwünschter Nebenwirkung (vgl. MINSEL 1984; KANE 1983; WARNKE 1983b; MICHAELIS 1983; RETT 1982):
- Der Versuch der Eltern, nach therapeutischer Intervention das erzieherische Verhalten zu ändern, führt nicht selten zunächst zu einer *Phase erzieherischer Verunsicherung*. Tatsächlich kann es zunächst zu einer vorübergehenden *verstärkten Symptomatik beim Kind* kommen.
- Der Therapeut ist versucht, *Therapiebelange zu verabsolutieren*, nichttherapeutische Familienbelange zu übersehen und Eltern zu „Ganztagstherapeuten" umzufunktionieren mit der Implikation: „Wenn die Eltern nicht therapeutisch funktionieren, sind sie auch für den möglichen therapeutischen Mißerfolg verantwortlich."
- Die Gefahr besteht, die Eltern durch therapeutische „Hausaufgaben" zeitlich und technisch zu *„überfordern"*, manchmal auch ethisch, so daß sie sich als Versager erleben.

Im Rahmen langfristigen therapeutischen Engagements der Eltern wird unter den genannten Risikofaktoren von folgenden negativen Auswirkungen berichtet:
- Eltern entwickeln Schuldgefühle, weil sie versagen;
- Therapieabbruch und Therapeutenwechsel werden vollzogen;
- wechselseitige Verärgerung und Aggressivität keimt zwischen Kind und Eltern, wenn sich das Kind der Behandlung widersetzt oder zusätzliche Verhaltensschwierigkeiten auftreten;
- Konflikte zwischen den Eltern entstehen, dies vor allem, wenn die therapeutischen Maßnahmen sachlich oder ethisch nur von einem Elternteil gebilligt und getragen, vom anderen abgelehnt und nicht selbst mit dem Kind praktiziert werden;
- Verhaltensstörungen bei den Geschwistern des therapierten Kindes brechen auf, wenn die therapeutische Beanspruchung der Eltern langfristig dazu führt, daß sie in einseitiger Zuwendung für das entwicklungsgestörte Kind das gesunde Kind aus dem Auge verlieren.

Vorsichtsmaßregeln

Um diesen Nebenwirkungen entgegenzutreten, die vor allen Dingen bei einer längerfristigen therapeutischen Zusammenarbeit auftreten können, empfiehlt es sich, Eltern nur insoweit therapeutische oder spezifisch erzieherische Aufgaben zu übertragen, als sich diese „Hausaufgaben" in den gewöhnlichen *Tagesablauf einfügen* lassen (KANE 1983). Von Anfang an ist zwischen therapeutischer Anforderung, familiären Möglichkeiten und kindlichem Bedürfnis und Vermögen immer wieder ein vom *Familienwohl* bestimmter Ausgleich zu finden. Dies ist dann besonders schwierig und wichtig, wenn – wie etwa beim mehrfach behinderten Kind – eine interdisziplinäre Behandlung stattfindet und die Therapieanforderung verschiedener Fachdisziplinen sich gleichzeitig der Familie aufbürden. Daher hat es sich bei integrierter Behandlung bewährt, daß *ein Therapeut hauptverantwortlich* die Therapie plant und koordiniert und als Gesprächspartner den Eltern zur Verfügung steht. Nach der Intervention (etwa nach Abschluß eines Elterntrainings) wirkt es entlastend, wenn Eltern auf die kritische Periode nach der Intervention von vornherein hingewiesen werden und kurzfristig *Nachsitzungen* stattfinden. In dieser Zeit elterlicher Verunsicherung bzw. induzierter vorübergehender Symptomverschärfung beim Kind bedarf es einer sehr *stützenden Begleitung* der Eltern. Dabei hat es sich bewährt, den Ausgangspunkt und die therapeutische Zielsetzung nochmals herauszuarbeiten, die einzelnen Therapieschritte in den zu erwartenden Gesamtablauf zu ordnen, die Nebenwirkungen als solche zu benennen, eventuell Korrekturen im Behandlungsplan vorzunehmen und die Eltern in den bislang geglückten Anstrengungen zu bestärken. Bei Auftreten neuer Verhaltensstörungen bzw. Konflikte in der Familie und bei aufbrechenden Kooperationsproblemen mit den Eltern ist zu prüfen, ob nicht – anstelle von mehr Therapie – ein Weniger an therapeutischer Beanspruchung indiziert ist.

Indikation

Das Elterntraining ist *nicht indiziert*, wenn ein Elternteil in schwerer Weise akut psychisch erkrankt ist. Die Effektivität ist fragwürdig, wenn schwere Ehekonflikte eine verläßliche elterliche Erziehungshaltung unmöglich machen und andere familiäre Bedingungen einer Kooperation im Wege stehen. Bei sehr schwerwiegenden und chronisch fortbestehenden Verhaltensstörungen insbesondere beim schwer geistig behinderten Kind besteht die Gefahr elterlicher Überforderung, zumal hier auch die größten Probleme auf fachlicher Seite bestehen (KANE 1983).

Die Übernahme therapeutischer Aufgaben durch Eltern *ist indiziert* bei der Förderung des behinderten oder entwicklungsgefährdeten Kindes, ebenso bei der Behandlung von Lernleistungs- und Verhaltensstörungen des teilleistungsgestörten und lernbehinderten Schulkindes, also dann, wenn es darauf ankommt, daß Eltern lernen, Schwierigkeiten und Begabungen des Kindes wahrzunehmen und es zweckmäßig ist, daß Eltern über spezielle Techniken der Hilfe zur Förderung des Kindes verfügen. Das Elterntraining ist indiziert bei Verhaltensstörungen des Kindes und Jugendlichen, meist auch dann, wenn es hilfreich ist, daß Eltern Einsicht in Verhalten und Entwicklung des Kindes und seiner Behandlung gewinnen. Die diagnostische Breite – nimmt man die Fülle der veröffentlichten Studien – erfaßt nahezu alle Störungsbilder des Kindes- und Jugendalters, für die eine Erziehungsberatung, psychotherapeutische Behandlung des Kindes und/oder eine Änderung innerfamiliärer Interaktionsmuster indiziert ist (INNERHOFER 1978). Die Beherrschung der Methode vorausgesetzt, ist in jedem Einzelfall zu prüfen, ob eine Intervention mit Hilfe der Eltern erforderlich ist, und wenn ja, ob auf seiten der Eltern die Voraussetzungen für eine kooperative Zusammenarbeit anzunehmen bzw. herzustellen sind. Das Elterntraining hat, nach unseren Erfahrungen, einen stark motivierenden Effekt und macht Eltern mit therapeutischer Arbeitsweise vertraut, so daß sich das Training als Ausgangspunkt einer langfristigen Zusammenarbeit mit den Familien bewährt hat. Schließlich wird die Methodik des Trainings in der Aus- und Fortbildung klinisch tätigen Personals angewandt. Es ist indiziert, wenn es darum geht, therapeutische bzw. pädagogische Handlungsalternativen in der ambulanten oder stationären Therapie und speziellen Erziehung des Kindes und Jugendlichen zu gewinnen.

Literatur

Baker, B. L., D. B. Clark, P. M. Yasuda: Predictors of success in parent training. In: Frontiers of Knowledge in Mental Retardation. Social, Educational, and Behavioral Aspects, vol. 1, hrsg. von R. Mittler. University Park Press, Baltimore 1981
Bastine, J.: Verhaltenstherapeutisches Elterntraining. Ein empirischer Vergleich von zwei Trainingsmethoden für Eltern mit konzentrationsgestörten Kindern. In: Familiäre Sozialisation, hrsg. von K. Schneewind, H. Lukesch. Klett-Cotta, Stuttgart 1978
Berkowitz, B. P., A. M. Graziano: Training parents as behavior therapists: A review. Beh. Res. Ther. 10 (1972) 297
Brack, U. B.: Eltern als Co-Therapeuten von retardierten Kindern. Probleme der Anleitung und Motivierung. Psychol. Erzieh. Unterr. 29 (1982) 41
Bundesvereinigung Lebenshilfe: Ein Leitfaden für Elterngruppen. Marburg 1981
Cooper, S.: Treatment of parents. In: American Handbook of Psychiatry, vol. 2: Child and Adolescent Psychiatry, Sociocultural and Community Psychiatry, hrsg. von G. Caplan. Basic Books, New York 1974
Dörner, K., A. Egetmeyer, K. Koenning: Freispruch der Familie. Wie Angehörige psychiatrischer Patienten sich in Gruppen von Not und Einsamkeit, von Schuld und Last freisprechen. Psychiatrie-Verlag, Wunstorf/Hannover 1982
Dreikurs, R., V. Soltz: Kinder fordern uns heraus. Wie erziehen wir sie zeitgemäß? Klett, Stuttgart 1970
Dührssen, A.: Möglichkeiten und Formen der Elternberatung. Prax. Kinderpsychol. Kinderpsychiat. 26 (1977) 1
Dührssen, A.: Psychotherapie bei Kindern und Jugendlichen. Vandenhoeck & Ruprecht, Göttingen 1980
Dührssen, A.: Risikofaktoren für die neurotische Krankheitsentwicklung. Ein Beitrag zur psychoanalytischen Geneseforschung. Z. psychosom. Med. 30 (1984) 18
Florin, I., W. Tunner: Behandlung kindlicher Verhaltensstörungen. Goldmann, München 1970
Forehand, R., D. L. Griest, K. C. Wells: Parent behavioral training: An analysis of the relationship among multiple outcome measures. J. abnorm. Child Psychol. 7 (1979) 229
Fritsch, G., D. Fritsch, J. Pechstein: Mütter behinderter Kinder und ihre Belastbarkeit mit therapeutisch-pädagogischen Aufgaben. Mschr. Kinderheilk. 124 (1976) 478
Gordon, Th.: Familienkonferenz. Die Lösung von Konflikten zwischen Eltern und Kind. Hoffmann u. Campe, Hamburg 1972
Gordon, Th.: Familienkonferenz in der Praxis. Hoffmann u. Campe, Hamburg 1978
Heil, F. E., F. Scheller: Psychologische Beratung. In: Lehrbuch der klinischen Psychologie, hrsg. von L. R. Schmidt. Enke, Stuttgart 1984
Innerhofer, P.: Ein Regelmodell zur Analyse und Intervention in Familie und Schule. Abänderung und Erweiterung des S-R-K-Modells. Z. klin. Psychol. 3 (1974) 1
Innerhofer, P.: Das Münchner Trainingsmodell. Beobachtung, Interaktionsanalyse, Verhaltensänderung. Springer, Heidelberg 1977
Innerhofer, P.: Änderung des familiären Umfeldes. In: Handbuch der Psychologie, Bd. VIII, 2. Hbd., Klinische Psychologie, hrsg. von L. J. Pongratz. Hogrefe, Göttingen 1978
Innerhofer, P.: Kleine Psychologie der Eltern, 3. Aufl. Moderne Verlagsgesellschaft, München 1979
Innerhofer, P.: Soziale Interaktion zwischen Mutter und Kind. In: Entwicklung der Verhaltenstherapie in der Praxis, hrsg. von J. C. Brengelmann. Röttger, München 1980
Innerhofer, P., A. Warnke: Eltern als Co-Therapeuten. Analyse der Bereitschaft von Müttern zur Mitarbeit bei der Durchführung therapeutischer Programme ihrer Kinder. Springer, Heidelberg 1978
Innerhofer, P., A. Warnke: Elterntrainingsprogramm nach dem Münchner Trainingsmodell – Ein Erfahrungsbericht. In: Familiäre Sozialisation und Intervention, hrsg. von H. Lukesch, M. Perrez, K. Schneewind. Huber, Bern 1980
Innerhofer, P., A. Warnke: Die Zusammenarbeit mit Eltern nach dem Münchner Trainingsmodell in der Praxis der Frühförderung. In: Frühförderung mit den Eltern, hrsg. von O. Speck, A. Warnke. Reinhardt, München 1983
Junker, H.: Das Beratungsgespräch. Kösel, München 1978
Kane, J. F.: Frühförderung in den USA – Erfahrungen in der Elternarbeit. In: Frühförderung mit den Eltern, hrsg. von O. Speck, A. Warnke. Reinhardt, München 1983
Kane, J. F., G. Kane: Geistig schwer Behinderte lernen lebenspraktische Fertigkeiten. Huber, Bern 1976
Kane, G., J. F. Kane, H. Amorosa, S. Kumpmann: Einweisung von Eltern in die Verhaltenstherapie ihrer geistig behinderten Kinder. Z. Kinder- u. Jugendpsychiat. 2 (1974) 87
Langmeier, J., Z. Matějček: Psychische Deprivation im Kindesalter. Urban & Schwarzenberg, München 1977
Langschmidt, H., D. Prinz, P. Lederer: Spezielle Elterntrainings-Programme in der sozialpädiatrischen Klinik. In: Klinische Sozialpädiatrie, hrsg. von Th. Hellbrügge. Springer, Heidelberg 1981
Loeben-Sprengel, S., I. Soucos-Valavani, F. Voigt: Autistische Kinder und ihre Eltern. Beltz, Weinheim 1981
Michaelis, R.: Die Belastung der Eltern-Kind-Beziehung durch therapeutische Maßnahmen. Pädiat. Prax. 27 (1982/83) 629
Minsel, B.: Elterntraining. Z. f. personenzentrierte Psychol. u. Psychother. 3 (1984) 55

Müller, G. F.: Vorsorgen für die nächste Generation. Prävention in der Eltern- und Familienarbeit. Z. Humanist. Psychol. 4 (1981) 63

Nissen, G.: Depressive Syndrome im Kindes- und Jugendalter. Springer, Heidelberg 1971

Nissen, G.: Eltern, ihre Probleme und ihre Beratung. In: H. Harbauer, R. Lempp, G. Nissen, P. Strunk: Lehrbuch der speziellen Kinder- und Jugendpsychiatrie, 4. Aufl. Springer, Heidelberg 1980

Papoušek, H., M. Papoušek: Die Rolle der sozialen Interaktionen in der psychischen Entwicklung und Pathogenese von Entwicklungsstörungen im Säuglingsalter. In: Psychiatrie des Säuglings- und des frühen Kleinkindalters, hrsg. von G. Nissen. Huber, Bern 1982

Patterson, G. R.: Behavioral intervention procedures in the classroom and in the home. In: Handbook of Psychotherapy and Behavior Change, hrsg. von A. E. Bergin, S. L. Garfield. Wiley, New York 1971

Patterson, G. R., E. Gullion: Mit Kindern leben. Neue Erziehungsmethoden für Eltern und Lehrer. Böhlau, Wien 1974

Perrez, M., B. Minsel, H. Wimmer: Eltern-Verhaltenstraining. Müller, Salzburg 1974

Perrez, M., B. Minsel, H. Wimmer: Was Eltern wissen sollten. Müller, Salzburg 1985

Remschmidt, H. (Hrsg.): Psychopathologie der Familie und kinderpsychiatrische Erkrankungen. Huber, Bern 1980

Rett, A.: Neues in der Behinderung des entwicklungsgestörten Kleinkindes – Realitäten und Utopien. In: Psychiatrie des Säuglings- und des frühen Kleinkindalters, hrsg. von G. Nissen. Huber, Bern 1982

Sanders, M. R., J. E. James: The modification of parent behavior. A review of generalisation and maintenance. Behav. Modif. 7 (1983) 3

Schmidtchen, S.: Handeln in der Kinderpsychotherapie. Kohlhammer, Stuttgart 1978

Schmitz, E.: Co-Therapeuten in der Verhaltenstherapie. Beltz, Weinheim 1976

Schraml, W. J.: Das klinische Gespräch in der Diagnostik. In: Klinische Psychologie, Bd. I, 3. Aufl., hrsg. von W. J. Schraml, U. Baumann. Huber, Bern 1975

Schraml, W. J.: Das psychodiagnostische Gespräch (Exploration und Anamnese). In: Handbuch der Psychologie, Bd. VI: Psychologische Diagnostik, hrsg. von R. Heiss. Hogrefe, Göttingen 1971

Schulz von Thun, F.: Miteinander reden: Störungen und Klärungen. Rowohlt, Reinbek 1982

Simmons, J. E.: Anleitung zur psychiatrischen Untersuchung von Kindern. Schattauer, Stuttgart 1972

Strothmann, M., M. Zeschitz: Grenzen elterlicher Kooperation in der Frühförderung. In: Frühförderung mit den Eltern, hrsg. von O. Speck, A. Warnke. Reinhardt, München 1983

Tausch, R., A. Tausch: Erziehungspsychologie, 6. Aufl. Hogrefe, Göttingen 1971

Tharp, R. G., R. J. Wetzel: Verhaltensänderungen im gegebenen Sozialfeld. Urban & Schwarzenberg, München 1975

Thomas, A., S. Chess: Genesis and evaluation of behavioral disorders: from infancy to early adult life. Amer. J. Psychiat. 141 (1984) 1

Warnke, A.: Das Gespräch zwischen Therapeut und Eltern in der Frühförderung des behinderten Kindes. In: Frühförderung mit den Eltern, hrsg. von O. Speck, A. Warnke. Reinhardt, München 1983a

Warnke, A.: Kritische Nebenwirkungen der Zusammenarbeit mit den Eltern. In: Frühförderung mit den Eltern, hrsg. von O. Speck, A. Warnke. Reinhardt, München 1983b

Warnke, A., P. Innerhofer: Ein standardisiertes Elterntraining zur Therapie des Kindes und zur Erforschung von Erziehungsvorgängen. In: Familiäre Sozialisation, hrsg. von K. Schneewind, H. Lukesch. Klett-Cotta, Stuttgart 1978

Wetzel, R. J., P. Balch, T. R. Kratochwill: Behavioral counseling: The environment as client. In: Basic Handbook of Child Psychiatry, vol. 3: Therapeutic Interventions, hrsg. von S. I. Harrison. Basic Books, New York 1979

Frühförderung

Andreas Warnke

Begriff und Aufgabenfeld der Frühförderung

Die Frühförderung beinhaltet die Frühdiagnostik, Frühbehandlung, spezielle Erziehung und soziale Integration behinderter, von Behinderung bedrohter oder entwicklungsgefährdeter Säuglinge und Kleinkinder in den ersten drei Lebensjahren, gegebenenfalls bis zur Einschulung. Der Aspekt der Frühdiagnostik ist im Beitrag „Früherkennung" (in diesem Band, S. 562 ff) abgehandelt. Daher beschränkt sich die folgende Erörterung auf Gesichtspunkte der frühen Hilfe bzw. Frühbehandlung.

Das Aufgabenfeld der frühen Förderung umfaßt die Betreuung des entwicklungsgefährdeten Kindes, die Stützung seiner Familie und die Gestaltung seines gesellschaftlichen Umfeldes zugunsten einer bestmöglichen Entwicklung des Kindes. Frühförderung schließt die psychosoziale Hilfe für die betroffene Familie mit ein; sie richtet sich nicht auf eine spezifische Behinderungsform, sondern kommt für jedes in seiner Entwicklung gefährdete Kind in Betracht.

Eine regionale familiennahe Frühförderung entspricht dem Anliegen, Kind und Umwelt ganzheitlich aufeinander zu beziehen. Die Frühförderung erfolgt daher meistens dezentralisiert und mobil in der Familie, seltener ambulant, teilstationär, stationär bzw. in therapeutisch und heilpädagogisch ausgerichteten Halbtags- oder Ganztagseinrichtungen.

Interdisziplinär ausgerichtet ist die Grundkonzeption. Die Behandlung der vielfältigen geistigen, körperlichen und sozialen Störungen, die häufige Mehrfachbehinderung und Mehrfachbeeinträchtigung erfordern eine Therapie und Förderung in Kooperation unterschiedlicher und spezifisch qualifizierter Berufsgruppen und Institutionen. Die Koordination ärztlicher, psychologischer, sonder-, heil- und sozialpädagogischer, sozialrechtlicher und gesellschaftlich integrierender Aspekte ist kennzeichnend. Sie findet organisatorisch Ausdruck in fachübergreifender personeller, räumlicher und apparativer Ausstattung der Frühfördereinrichtungen. Das sich ergänzende Vermögen unterschiedlicher Berufsgruppen unter einem Dach wird erweitert durch Zusammenarbeit mit freien Praxen und klinischen Institutionen. Der Ansatz entspricht den Strukturformen, in denen sich kinder- und jugendpsychiatrische Arbeit vollzieht: ambulante, teilstationäre und stationäre Diagnostik und Therapie, pädagogische und sozial integrative Betreuung durch Kooperation unterschiedlicher Berufsgruppen und Institutionen unter Ausschöpfung der verfügbaren Behandlungsmethoden, pädagogischen Möglichkeiten und sozialen Rechtsmittel, wie sie in Kapitel 8 dieses Bandes dargestellt werden.

Ziele der Frühförderung

Die Ziele der Frühförderung sind umfassend:
– Prävention, um vermeidbare Behinderung und Entwicklungsgefährdung zu verhindern;
– frühzeitige bzw. rechtzeitige Behandlung des erkrankten oder in der Entwicklung beeinträchtigten Kindes;
– begleitende Behandlung und Betreuung des behinderten Kindes von Anfang an und Verhinderung sekundärer Beeinträchtigungen;
– Unterstützung der Familie im Zusammenleben mit dem behinderten und entwicklungsgefährdeten Kind, Mobilisierung der familiären Selbsthilfekräfte und Nutzung der sozialrechtlichen Möglichkeiten;
– Förderung sozialer Integration des behinderten Kindes in Nachbarschaft, (integrierten) Kindergarten und (integrierte) Schule;
– Vermittlung von Pflegestellen und Adoptionsfamilien bzw. eines Heimes, wenn dies für das Wohl des entwicklungsgefährdeten Kindes indiziert ist.

Institutionen der Frühförderung

Die Wurzeln ärztlicher Frühbehandlung reichen in das vergangene Jahrhundert (PECHSTEIN 1975). Der Fortschritt und die Intention ärztlicher Frühbehandlung lassen sich dem Zitat aus der akademischen Antrittsrede des Pädiaters IBRAHIM, 1917 formuliert, entnehmen: „Noch ist es kein Menschenalter her, daß Säuglinge, ob sie nun gesund oder krank in Anstalten untergebracht wurden, unrettbar einem chronischen Siechtum und einem nahezu sicheren Tode entgegengingen. Anstalten, die von den besten Kinderärzten ihrer Zeit geleitet wurden, zeigten Sterblichkeitsziffern von 80–100%. Viel Studium und Scharfsinn ist seither aufgeboten worden, um den Grund dieser seltsamen Erscheinung zu entdecken und zu beseitigen, für die man die Bezeichnung ‚Hospitalismus der Säuglinge' eingeführt hat ... Die Erfolge, die hier erzielt wurden, sind teils der Verbesserung der Hygiene zu verdanken, teils den Fortschritten in der Ernährungstechnik und Ernährungslehre..., größtenteils aber auch in der intensiven Verbesserung der Anstaltspflege ... Unter Wahrung einer großen Menge pflegerischer Einzelvorschriften, die der Verhütung von Kontaktübertragungen und anderen Teilursachen des Hospitalismus dienen, müssen es die Pflegerinnen doch verstehen, in menschliche Beziehungen zu ihren Schützlingen zu treten, *mütterlich* für sie zu sorgen." IBRAHIM verwies auf PFAUNDLER, der 1909 von „einer ‚psychischen Inanition' der Säuglinge bei schematisierender Anstaltspflege spricht" (IBRAHIM 1917, S. 19ff.), um die unerläßliche Verknüpfung körperlicher und psychischer Fürsorge in der frühen Behandlung des Säuglings herauszustellen. Mit dem Rückgang der Kindersterblichkeit und der fortgeschrittenen Beherrschung der akuten Erkrankungen und Seuchen verlagerte sich der Schwerpunkt ärztlicher Frühbehandlung auf die frühe therapeutische Betreuung chronisch kranker, behinderter und entwicklungsgefährdeter Kinder. Nach dem Zweiten Weltkrieg entstanden in den Kinderkliniken Spezialambulanzen, die heute u.a. als Risikokind-, entwicklungsneurologische oder neuropädiatrische Ambulanzen allen Formen der Behinderung und Entwicklungsgefährdung sich geöffnet haben. Die pädiatrische und neuropädiatrische Behandlung wurde, dem fachübergreifenden Aufgabenverständnis entsprechend, durch psychologische, pädagogische und soziale Dienste erweitert (OHRT 1981) und im Rahmen der Sozialpädiatrie systematisch institutionalisiert. Von psychiatrischer Seite erfolgte seit dem Zweiten Weltkrieg eine allmähliche Herausgliederung der Kinder- und Jugendpsychiatrie aus der Erwachsenenpsychiatrie. Diese Entwicklung gab der Kinder- und Jugendpsychiatrie Raum, sich verstärkt den Erfordernissen der frühen Förderung entwicklungsgefährdeter Kleinkinder zu öffnen. Ausdruck dessen ist die Stellungnahme der Deutschen Gesellschaft für Kinder- und Jugendpsychiatrie zur Frühförderung behinderter Kinder (1985). Es entspricht den Aufgaben des Fachgebietes, durch therapeutische Einwirkung auf das Kind, seine Familie und das soziale Umfeld Entwicklungsstörungen vorzubeugen und sie früh zu behandeln.

Seit den 70er Jahren wurde die interdisziplinäre Frühförderung bundesweit sehr beschleunigt institutionalisiert. Aufbau und Konzeption wurden wesentlich seitens der Pädiatrie (insbesondere der Sozialpädiatrie: HELLBRÜGGE 1981; SCHLACK 1981) und – im Anschluß an die Empfehlungen der Bildungskommission des Deutschen Bildungsrates 1973 – seitens der Sonderpädagogik geprägt (SPECK 1977; Arbeitsstelle Frühförderung 1982). Unterschiedliche Organisationsformen haben sich indessen herausgebildet:

– *Regionale Frühförderstellen*, die ein flächendeckendes und familiennahes Versorgungsnetz knüpfen sollen (noch nicht bundesweit verwirklicht). Sie sind bestehenden Einrichtungen wie Kliniken und Beratungsstellen angegliedert. Die Kinder werden überwiegend mobil, also im Familienrahmen, zu knapp einem Drittel ambulant betreut. Konzeptionell sind die interdisziplinären regionalen Frühförderstellen wie auch „sozialpädiatrischen Abteilungen" mit durchschnittlich fünf Fachkräften unterschiedlicher Berufsgruppen besetzt. Arzt, Psychologe, pädagogischer Mitarbeiter, Krankengymnast, Beschäftigungstherapeut, Heilpädagoge, Sozialarbeiter und Logopäde sind die häufigsten Fachkräfte der Frühförderstellen (SPECK 1977; Arbeitsstelle Frühförderung 1982).

– *Kinderärzte* in freier Praxis und *nichtärztliche Fachkräfte* (Psychologe, Krankengymnast, Logopäde, Ergotherapeut, Sprachheillehrer, Blindenpädagoge usw.) haben umfangreiche Aufgaben in der Frühförderung. Sofern der Kinderarzt langfristig das Kind betreut, fällt ihm eine wesentliche Rolle bei der Früherkennung, Einleitung und dauerhaften Koordination der Behandlung zu. Da die Behandlungsmaßnahmen oft nichtärztliche Maßnahmen beinhalten, liegt beim Kinderarzt die Aufgabe der Anbahnung und Koordination adäquater Behandlungsmaßnahmen. Dementsprechend kooperiert er in hohem Maße mit den Frühförderstellen und nichtärztlichen Therapeuten in freier Praxis.

– *Kinderkliniken* übernehmen lokal und überregional vor allem durch ihre neuropädiatrischen und entwicklungsneurologischen Abteilungen und Spezialambulanzen medizinische und auch interdisziplinäre Aufgaben in Diagnostik und Therapie. Sie kooperieren mit den regionalen Frühförderstellen und niedergelassenen Ärzten und nichtärztlichen Therapeuten.

– *Sozialpädiatrische Zentren* (HELLBRÜGGE 1981; SCHLACK 1981) erfüllen ebenfalls überregionale Versorgungsaufgaben. Mehrere Fachabteilungen wie EEG-Abteilung, Anfallsambulanz, krankengymnastische, kinderpsychologische, beschäftigungstherapeutische Abteilungen, Logopädie, Sozialarbeit, aber auch zahnärztliche Beratung und Impfstellen sowie angegliederte Kindergärten und Schulen ermöglichen über eine allgemeine ambulante und stationäre Diagnose, Therapie und pädagogische Förderung hinaus spezielle Leistungen der Früherkennung und Frühbehandlung.

– *Kinder- und jugendpsychiatrische Einrichtungen* haben vorwiegend Aufgaben im Rahmen der ambulanten Diagnostik und Behandlung übernommen, aber auch – und dies vermehrt –

im teilstationären Bereich, seltener stationär, wobei die Betreuungsschwerpunkte zur Zeit weniger im Säuglings- als vielmehr im Kleinkind- und Vorschulalter liegen. Kinder- und Jugendpsychiater in Kliniken und Zentren sowie in freier Praxis sind in der Frühförderung tätig – allerdings in noch nicht ausreichendem Maße.

Prinzipien der Frühbehandlung

Die unterschiedlichen therapeutischen Vorgehensweisen fußen auf verschiedenen theoretischen und methodischen Grundlagen, die teilweise hypothetischen Charakter haben. Dennoch läßt sich ein Prinzip der frühen Förderung skizzieren.

Die Förderung muß in jedem Fall den Beeinträchtigungen, Fähigkeiten, Bedürfnissen und der Belastbarkeit des individuellen Kindes und seiner Familie angepaßt werden *(individuelle Anpassung)*. Die Behandlung des behinderten Kindes ist nicht allein spezialisierte Übung isolierter Funktionsstörungen, wie z. B. der Bewegung, des Sehens, des Hörens, des Lernens; von Anfang an wird die Förderung der Gesamtpersönlichkeit des Kindes im Rahmen seines Lebensumfeldes gemäß seinen Begabungen und Bedürfnissen ins Auge gefaßt *(mehrdimensionale Hilfe)*. Rechtzeitigkeit meint, daß die optimalen biologischen Voraussetzungen für die Entwicklungsförderung und die Therapie genutzt werden *(Frühzeitigkeit und Rechtzeitigkeit)*. Dazu bedarf es der Koordination der unter Umständen von unterschiedlichen Berufsgruppen unabhängig eingeleiteten Maßnahmen, einer andauernden Beobachtung des Kindes und schließlich der Erfahrung, die verschiedenen Erkenntnisse und Maßnahmen in einen einheitlichen und kindgemäßen Behandlungsplan zu vereinen *(integrierte interdisziplinäre Frühförderung)*. Die Therapie mit dem behinderten Kind selbst zielt darauf, Defizite durch funktionelle Behandlung anzugehen, Entwicklungsbereitschaften zu erkennen und fördernd zu beantworten (funktionelle Übungsbehandlung). In fast allen Therapie- und Erziehungsansätzen wird die Beachtung der Eigenaktivität des Kindes und seiner Bedürfnisse als ausschlaggebend erachtet (RAUH 1983; SCHLACK 1983b). Die verantwortliche Einbeziehung der Eltern – und gegebenenfalls der Geschwister – von Anfang an ist ein grundsätzliches Anliegen; dies geschieht u. a. in Form von Beratung, Anleitung und selten in Form psychotherapeutischer Maßnahmen. Häufig werden Eltern angeleitet, aktiv therapeutische und spezifisch erzieherische Aufgaben für ihr Kind zu übernehmen, um entwicklungsfördernde Techniken der Pflege und Handhabung des behinderten Kindes in den familiären Lebensalltag zu übertragen *(Stärkung der Selbsthilfe; Elternanleitung)* (HELLBRÜGGE 1973; BORGMEYER u. HELLBRÜGGE 1981; SPECK u. WARNKE 1983; TOBLER u. GROND 1985). Fachliche Aufgabe ist es, die Integration des behinderten Kindes in sein Lebensumfeld zu unterstützen, familiennahe Hilfen und entlastende Dienste zu gewährleisten, strukturelle und rechtliche Hilfen zu fördern *(Zusammenarbeit mit der Familie; Integration)*.

Die interdisziplinäre Frühförderung im Zusammenwirken mit der Familie ist bei so umfassender Konzeption nur in einem dem örtlichen Bedarf angepaßten „Verbundsystem" (SCHLACK 1981) durchführbar, in welchem niedergelassener Kinderarzt und Kinderpsychiater, Logopäden, Ergotherapeuten, Psychologen, Sonder- und Heilpädagogen, Sozialpädagogen, Jugend- und Gesundheitsämter, Trägerverbände, regionale Frühförderstellen mit mobilen Diensten, Spezialabteilungen der Kinderkliniken, kinder- und jugendpsychiatrische Kliniken und sozialpädiatrische Zentren zusammenwirken *(Verbundsystem)*.

Methoden der Frühbehandlung

In der Frühbehandlung haben die in diesem Band vorgestellten medizinischen, pädagogischen und sozialintegrativen Ansätze ihren Platz. Daher erübrigt sich hier eine Darstellung im einzelnen. Eine Übersicht über die verfügbaren Frühförderprogramme gibt die Bibliographie der Bundesvereinigung Lebenshilfe (1985). Methoden und Indikationen krankengymnastischer Verfahren haben FELDKAMP u. DANIELCIK (1976) sowie KALBE (1981, 1983) beschrieben. Pädagogische Aspekte werden in den Darstellungen von Deutscher Bildungsrat (1973), SPECK (1977), HEESE (1978), KLEIN (1979), HORSTMANN (1982) und dem Modellbericht der Arbeitsstelle Frühförderung (1982) deutlich. Der psychologische Beitrag wird in den Darlegungen von KELLER u. MEYER (1982), BELLER (1982), RAUH (1983) und SCHAMBERGER (1978) umrissen. SPECK u. WARNKE (1983) haben eine Übersicht über die Praxis der Frühförderung mit den Eltern herausgegeben. Die für die Frühförderung spezifischen sozialrechtlichen Belange fassen BEILER u. MROZYNSKI (1983), PECHSTEIN (1981) und MASUR (1981) zusammen.

Die ärztliche Aufgabenstellung wurde vielfach beschrieben (HELLBRÜGGE 1981; NEUHÄUSER 1977; SCHLACK 1981; FLEHMIG 1983; OHRT 1983; WENDT 1984; TOBLER u. GROND 1985). „Der spezifische Beitrag des Kinder- und Jugendpsychiaters im Rahmen der Frühförderung besteht darin, in Kooperation mit anders qualifizierten Berufsgruppen einen bestimmten Anteil des Aufgabenbereichs zu übernehmen, entsprechend den in der Weiterbildung definierten Aufgaben des Fachgebietes („Erkennung, nicht operative Behandlung, Prävention und Rehabilitation bei psychischen, psychosomatischen und neurologischen Erkrankungen oder Störungen sowie bei psychischen und sozialen Verhaltensauffälligkeiten')" (Deutsche Gesellschaft für Kinder- und Jugendpsychiatrie 1985).

Erfolg der Frühförderung

Die Erfolgskontrolle im Bereich der Frühförderung steht vor sehr schwierigen, noch ungelösten methodischen Problemen (SCHLACK 1983b). Indessen lassen die vorliegenden Befunde sehr verkürzt folgende Feststellungen zu:
- Sozial benachteiligte Kinder, die einer Frühförderung unter Einbeziehung der Eltern zugeführt wurden, nahmen eine langfristig relativ unauffällige Entwicklung mit normalem schulischem Werdegang.
- Die Frühbehandlung geistig behinderter Kinder wirkt sich in einer allgemeinen Entwicklungssteigerung und erweiterten lebenspraktischen Fertigkeiten aus. Bei mongoloiden Kindern konnte der früher übliche Intelligenzabfall vermieden werden.
- Blinden und gehörlosen Kindern kann eine Orientierungs- und Kommunikationsfähigkeit vermittelt werden, die bei normalen geistigen Fertigkeiten den Weg zu einer normalen Schul- und Berufslaufbahn ebnet und sekundäre Verhaltensstörungen auffängt.
- Für Kinder mit zentraler Koordinationsstörung kann in allen Fällen eine bessere Prognose der Bewegungs- wie auch Gesamtentwicklung angenommen werden. Sekundäre Beeinträchtigungen wie Haltungsfehler und Kontrakturen, sekundäre Verhaltensstörungen oder Deprivationsfolgen durch eine nicht adäquate geistig-seelische Förderung können verhindert werden. Schwerere zerebralparetische Behinderungen sind allerdings mit den heutigen Methoden nicht heilbar, wenn auch in ihren Auswirkungen oft zu lindern.
- Die frühe Behandlung von autistischen Kindern ist noch in der „Erprobungsphase" (KANE 1983). Bei den schwer und mehrfach behinderten Kindern können die Erfolge noch nicht befriedigen; insbesondere die schweren Verhaltensstörungen schwerbehinderter Kinder sind oft Ursache für eine Herausnahme des Kindes aus der Familie und erweisen sich therapeutisch wenig zugänglich.

Wesentlichen Anteil an der Effektivität von Frühfördermaßnahmen hat die Tragfähigkeit der Familie, die durch die Frühförderung gestützt wird. Die Verfügbarkeit institutionalisierter Hilfe ist daher wichtig. Darin liegt die besondere Bedeutung der regionalen, familiennahen Frühförderstellen (weiterführend KANE 1983; TOBLER u. GROND 1985; KÖNG 1985; SCHAMBERGER 1978; HORSTMANN 1982).

Skizzierung eines Konzepts der Frühförderung

Eine Konzeption der Frühförderung hat inhaltlich-sachliche und institutionell-strukturelle Gegebenheiten aufeinander zu beziehen. Eine Integration beider Aspekte kann hier nur skizzenhaft erfolgen (weiterführend SCHLACK 1981; SPECK 1977; HELLBRÜGGE 1981; WARNKE 1983).

(1) Institutionell empfiehlt sich ein *Verbundsystem* aus regionalen Frühförderstellen, Ärzten und Therapeuten in freier Praxis, pädagogischen Einrichtungen, den Spezialambulanzen der Kinderkliniken, kinder- und jugendpsychiatrischen Kliniken sowie den überregionalen Frühförder- bzw. sozialpädiatrischen Zentren. Zentren, um die sich die regionalen Frühförderstellen zweckmäßigerweise gruppieren sollten, vermögen stationäre Diagnostik und Behandlung anzubieten, spezialisierte und aufwendige apparative Leistungen zu übernehmen und Aufgaben der Aus- und Fortbildung sowie der Forschung wahrzunehmen. Solches Verbundsystem verknüpft fachlich qualifizierte Hilfe mit der notwendigen Verfügbarkeit und Familiennähe, so daß Säugling und Kleinkind bei aller spezialisierten Förderung im primären Familienleben eingebunden bleiben.

(2) Rechtzeitigkeit und Angemessenheit der Frühbehandlung setzen eine *koordinierte interdisziplinäre Früherkennung* voraus (s. Beitrag „Früherkennung" in diesem Band, S. 562 ff). Im Säuglings- und Kleinkindalter stehen Diagnostik einerseits und die Veränderung des Kindes durch Reifung, Lernen, Therapie und spezielle Erziehung andererseits in besonderem Maße in ständigem Wechselwirkungsprozeß. In Grenzfällen wie auch bei Mehrfachbehinderungen bringt erst die Verlaufsbeobachtung u. U. im Rahmen einer gleichsam „diagnoseklärenden Therapie" Klarheit über die Diagnose bzw. das Ausmaß und die Schwere einer Behinderung. Die rasche Entwicklung des Kindes macht es notwendig, Indikation, Angemessenheit, Vollständigkeit, Zielsetzung und Nebenwirkung praktizierter Fördermaßnahmen für das einzelne Kind und seine Familie ständig zu reflektieren.

(3) Eine *Koordination der Maßnahmen* ist unerläßlich. Die koordinative Verantwortung in die Hand einer Fachkraft zu geben, hat sich bewährt. Dies setzt ein interdisziplinäres Wissen der Fachkräfte in der Frühförderung voraus und die Bereitschaft, sich aktiv für die gegenseitige Verständigung einzusetzen. Hierin liegt eine wichtige ärztliche Funktion.

(4) *Die Zusammenarbeit mit der Familie* ist grundlegend: die Einbeziehung der Eltern von Anfang an, die Berücksichtigung und Stützung der familiären Tragfähigkeit. Ohne Koopera-

tion der Eltern ist das wesentliche Ziel, das Kind qualifiziert zu fördern und zugleich seine Integration in der Familie sicherzustellen, nicht zu erreichen. Darum müssen elterliche Bedürfnisse und Lebensbedingungen, die eine Mitwirkung fördernd und hindernd beeinflussen, in jedem Einzelfall neu mitbedacht werden. Entsprechen die therapeutischen Maßnahmen, die den Eltern zur Förderung des Kindes als „Hausaufgabe" angeboten werden, elterlichen Erwartungen und Fähigkeiten, so werden die therapeutischen Maßnahmen zuverlässiger in den Alltag des Kindes übernommen, insbesondere dann, wenn sie sich in den natürlichen Tagesablauf der Familie einfügen lassen (KANE 1983; WARNKE 1983; INNERHOFER u. WARNKE 1978). Familienentlastende Dienste (Bundesvereinigung Lebenshilfe 1983) und die Nutzung der sozialrechtlichen Möglichkeiten stärken die Familie.

Die Familie läßt in der Regel die fachliche Bemühung, die oft unentbehrliche funktionelle Therapie und spezielle Erziehung im Lebensalltag des Kindes wirksam werden. Meistens gibt die Familie ihrem Kind den sozial-emotionalen, wert- und sinnvermittelnden Halt, unabhängig von Förderung und Erfolg; gerade auch dann, wenn die Behandlung nicht stattfindet, wenn es keine geeignete Therapie gibt und die Behinderung bleibt. Verstehen darin zu gewinnen und zu vermitteln, daß eine Behinderung vorliegt und Beeinträchtigungen bleiben – trotz aller Therapie – ist andauernd inhaltlicher Teil der Frühförderung.

Literatur

Arbeitsstelle Frühförderung: Institut für Sonderpädagogik der Universität München (Hrsg.): Pädagogische Frühförderung behinderter und von Behinderung bedrohter Kinder. Abschlußbericht der wissenschaftlichen Begleitung des Projekts der Bund-Länder-Kommission für Bildungsplanung. Institut für Sonderpädagogik, München 1982
Beiler, H., P. Mrozynski: Rechtsfragen der Frühförderung. In: Frühförderung mit den Eltern, hrsg. von O. Speck, A. Warnke. Reinhardt, München 1983
Beller, E. K.: Die Förderung frühkindlicher Entwicklung im Alter von 0–3 Jahren. In: Entwicklungspsychologie, hrsg. von R. Oerter, L. Montada. Urban & Schwarzenberg, München 1982
Borgmeyer, A., Th. Hellbrügge: Sozialpädiatrische Zusammenarbeit als Voraussetzung für eine erfolgreiche interdisziplinäre Diagnostik und Therapie. In: Klinische Sozialpädiatrie, hrsg. von Th. Hellbrügge. Springer, Berlin 1981
Bundesvereinigung Lebenshilfe (Hrsg.): Familienentlastende Dienste. Bundesvereinigung Lebenshilfe, Marburg 1983
Bundesvereinigung Lebenshilfe (Hrsg.): Bibliographie zur geistigen Behinderung. Bundesvereinigung Lebenshilfe, Marburg 1985
Deutsche Gesellschaft für Kinder- und Jugendpsychiatrie: Stellungnahme zur Frühförderung behinderter Kinder. Z. Kinder- u. Jugendpsychiat. 13 (1985) 292
Deutscher Bildungsrat: Sonderpädagogik, 1: Behindertenstatistik, Früherkennung, Frühförderung. Gutachten und Studien der Bildungskommission 25, hrsg. von J. Muth. Klett, Stuttgart 1973
Feldkamp, M., J. Danielcik: Krankengymnastische Behandlung der cerebralen Bewegungsstörung im Kindesalter. Pflaum, München 1976
Flehmig, J.: Normale Entwicklung des Säuglings und ihre Abweichungen. Früherkennung und Frühbehandlung, 2. Aufl. Thieme, Stuttgart 1983
Heese, G. (Hrsg.): Frühförderung behinderter und von Behinderung bedrohter Kinder. Marhold, Berlin 1978
Hellbrügge, Th. (Hrsg.): Probleme des behinderten Kindes. Urban & Schwarzenberg, München 1973
Hellbrügge, Th. (Hrsg.): Klinische Sozialpädiatrie. Springer, Berlin 1981
Horstmann, T.: Frühförderung bei Kindern mit cerebralen Bewegungsstörungen unter sonderpädagogischem Aspekt. Längsschnittuntersuchungen an 58 Kindern vom 1. bis 7. Lebensjahr. Schindele, Heidelberg 1982
Ibrahim, J.: Über die Mütter. Fischer, Jena 1917
Innerhofer, P., A. Warnke: Eltern als Co-Therapeuten. Springer, Heidelberg 1978
Kalbe, U.: Die Cerebralparese im Kindesalter. Fischer, Stuttgart 1981
Kalbe, U.: Indikation zur krankengymnastischen Behandlung im Kindesalter. Pädiat. Prax. 27 (1983) 589
Kane, J. F.: Frühförderung in den USA – Erfahrungen in der Elternarbeit. In: Frühförderung mit den Eltern, hrsg. von O. Speck, A. Warnke. Reinhardt, München 1983
Keller, H., H.-J. Meyer: Psychologie der frühesten Kindheit. Kohlhammer, Stuttgart 1982
Klein, F.: Die häusliche Früherziehung des entwicklungsbehinderten Kindes. Ein Beitrag zur pädagogischen Praxis. Klinkhardt, Bad Heilbrunn 1979
Köng, E.: Früherkennung und Frühtherapie in der CP-Sprechstunde. Aspekte der Motorik. In: Früherkennung und Früherziehung behinderter Kinder, hrsg. von R. Tobler, J. Grond. Huber, Bern 1985
Masur, R.: Sozialarbeit in einer sozialpädiatrischen Institution. In: Klinische Sozialpädiatrie, hrsg. von Th. Hellbrügge. Springer, Berlin 1981
Neuhäuser, G.: Frühe Hilfen für Behinderte aus ärztlicher Sicht. In: Frühe Hilfen – Wirksamste Hilfen, 2. Aufl., hrsg. von Bundesvereinigung Lebenshilfe. Marburg 1977
Ohrt, B.: Entwicklungsneurologie. In: 10-Jahresbericht 1971–1980. Berichte aus der Universitäts-Kinderklinik im Dr. von Hauner'schen Kinderspital in München, hrsg. von K. Betke, W. Ch. Hecker. Univ.-Kinderklinik, München 1981
Ohrt, B.: Arzt und Eltern in der Frühförderung. In: Frühförderung mit den Eltern, hrsg. von O. Speck, A. Warnke. Reinhardt, München 1983
Pechstein, J.: Sozialpädiatrische Zentren für behinderte und entwicklungsgefährdete Kinder. Zur organisatorischen Lösung neuropsychopädiatrischer Aufgaben der Frühdiagnostik und Frühtherapie. In: Sonderpädagogik, 6: Gutachten und Studien der Bildungskommission 53, hrsg. vom Deutschen Bildungsrat. Klett, Stuttgart 1975
Pechstein, J.: Sozialpädiatrische Tätigkeit und Begutachtung in Jugendhilfe-, Vormundschafts- und Scheidungsverfahren. In: Klinische Sozialpädiatrie, hrsg. von Th. Hellbrügge. Springer, Berlin 1981
Rauh, H.: Ganzheitlichkeit und Methoden in der Frühförderung aus entwicklungspsychologischer Sicht. Referat auf dem zweiten Symposion Frühförderung München. Frühförd. interdiszip. 4 (1983) 145
Schamberger, R.: Frühtherapie bei geistig behinderten Säuglingen und Kleinkindern. Untersuchungen bei Kindern mit Down-Syndrom. Beltz, Weinheim 1978
Schlack, H. G.: Konzeption, Personalbedarf und Finanzierung sozialpädiatrischer Institutionen. In: Denkschrift der Arbeitsgemeinschaft sozialpädiatrischer Zentren und Abteilungen, hrsg. von H. G. Schlack. Hansisches Verlagskontor, Lübeck 1981

Schlack, H. G.: Therapie bei Entwicklungsstörungen im Säuglingsalter. Indikationen und Möglichkeiten. Pädiat. Prax. 27 (1983 a) 623

Schlack, H. G.: Ganzheitlichkeit und Methoden in der Frühförderung aus medizinischer Sicht. Frühförd. interdiszipl. 3 (1983 b) 102

Speck, O. (Hrsg.): Frühförderung entwicklungsgefährdeter Kinder. Reinhardt, München 1977

Speck, O., A. Warnke (Hrsg.): Frühförderung mit den Eltern. Reinhardt, München 1983

Tobler, R., J. Grond (Hrsg.): Früherkennung und Früherziehung behinderter Kinder. Huber, Bern 1985

Warnke, A.: Integrierte Frühförderung. Medizinische, pädagogische und psychologische Kooperation. Pädiat. Prax. 27 (1983) 641

Wendt, G. G. (Hrsg.): Praxis der Vorsorge. Medizinische Verlagsgesellschaft, Marburg 1984

Rehabilitation

Helmut Remschmidt

Begriffe und Aufgabenbereich

Unter *Rehabilitation* versteht man den zusammengefaßten Einsatz aller Maßnahmen, die bei Behinderungen und Auswirkungen chronischer Erkrankungen die Anpassung an die Anforderungen im schulischen, beruflichen und gesellschaftlichen Leben erleichtern. Rehabilitationsmaßnahmen sind dann erforderlich, wenn durch die akute Erkrankung oder Verletzung oder auch durch in der frühkindlichen Entwicklung entstandene Schäden funktionelle Beeinträchtigungen zurückgeblieben sind.

Mit Zunahme der chronischen Erkrankungen und ihren körperlichen, seelischen und sozialen Folgen wird der Bereich der Rehabilitation immer wichtiger.

Rehabilitationsmaßnahmen sind primär bei *Behinderungen* angebracht. Der Begriff der Behinderung wird sehr vielfältig und uneinheitlich gebraucht, so daß für die folgenden Ausführungen eine Definition erforderlich ist. Unter Behinderung versteht man „die sich aus dem Schaden (impairment) ergebende funktionelle Einschränkung (disability) und die darauf beruhende soziale Beeinträchtigung (handicap)" (Bundesarbeitsgemeinschaft für Rehabilitation 1984, S. 193) (vgl. Abb. 8.10).

Diese Definition basiert auf der „International Classification of Impairments, Disabilities, and Handicaps" der WHO (1980) (vgl. Tab. 8.20 und Tab. 7.33, S. 604).

Unter *funktioneller Einschränkung (disability)* versteht man „jegliche, durch den Schaden (impairment) bedingte Einschränkung oder das Fehlen von Fähigkeiten, Aktivitäten in dem Rahmen auszuführen, der für Menschen als normal angesehen wird" (Bundesarbeitsgemeinschaft für Rehabilitation 1984, S. 194).

Soziale Beeinträchtigung (handicap) schließlich bezieht sich auf die „nachteilige Auswirkung eines Schadens (impairment) oder einer funktionellen Einschränkung (disability) in bezug auf die Rollenführung, die für das Individuum je nach Alter, Geschlecht und sozio-kulturell als normal gilt" (Bundesarbeitsgemeinschaft für Rehabilitation 1984, S. 197).

Mit der Trias „Schaden (Schädigung), funktionelle Einschränkung und soziale Beeinträchtigung" lassen sich die meisten Behinderungen spezifischer beschreiben, so daß aus diesen Kennzeichnungen auch gezielte Rehabilitationsmaßnahmen abgeleitet werden können.

Das *Ziel der Rehabilitation* umfaßt aus ärztlicher Sicht „die Gesamtheit der Bemühungen, einen durch Krankheit, ein angeborenes Leiden oder äußere Schädigungen körperlich, geistig oder seelisch behinderten Menschen über die Akutbehandlung hinaus durch umfassende Maßnahmen auf medizinischem, schulischem, beruflichem und allgemeinsozialem Gebiet in die Lage zu versetzen, eine

Tabelle 8.**20** Internationale Klassifikation der Behinderungen (Schädigungen, impairments), der funktionellen Einschränkungen (disabilities) und der sozialen Beeinträchtigungen (handicaps) (*WHO* 1980)

Behinderungen, Schädigungen (impairments)
1. Intellektuelle Behinderungen
2. Andere psychologische Behinderungen
3. Sprachbehinderungen
4. Hörbehinderungen (Hörschäden)
5. Sehbehinderungen (Sehschäden)
6. Behinderungen im Bereich der inneren Organe
7. Behinderungen des Skelettsystems und Bewegungsapparates
8. Behinderungen durch körperliche Entstellungen
9. Generalisierte, sensorische und andere Behinderungen

Funktionelle Einschränkungen (disabilities)
1. Funktionelle Einschränkungen im Verhaltensbereich
2. Funktionelle Einschränkungen im Bereich der Kommunikation
3. Funktionelle Einschränkungen in der Fähigkeit, sich selbst zu versorgen
4. Funktionelle Einschränkungen im Bewegungsbereich
5. Funktionelle Einschränkungen verschiedener Art im körperlichen Bereich
6. Funktionelle Einschränkungen der manuellen Geschicklichkeit
7. Funktionelle Einschränkungen des situativen Verhaltens
8. Funktionelle Einschränkungen im Bereich der Geschicklichkeit
9. Andere funktionelle Einschränkungen

Soziale Beeinträchtigungen (handicaps)
1. Beeinträchtigungen der Orientierung
2. Beeinträchtigungen durch Abhängigkeit
3. Beeinträchtigungen im Bewegungsbereich
4. Beeinträchtigungen im Bereich der Beschäftigung
5. Beeinträchtigungen im Bereich der sozialen Integration
6. Beeinträchtigungen in der Selbstversorgung und der persönlichen Unabhängigkeit
7. Andere soziale Beeinträchtigungen

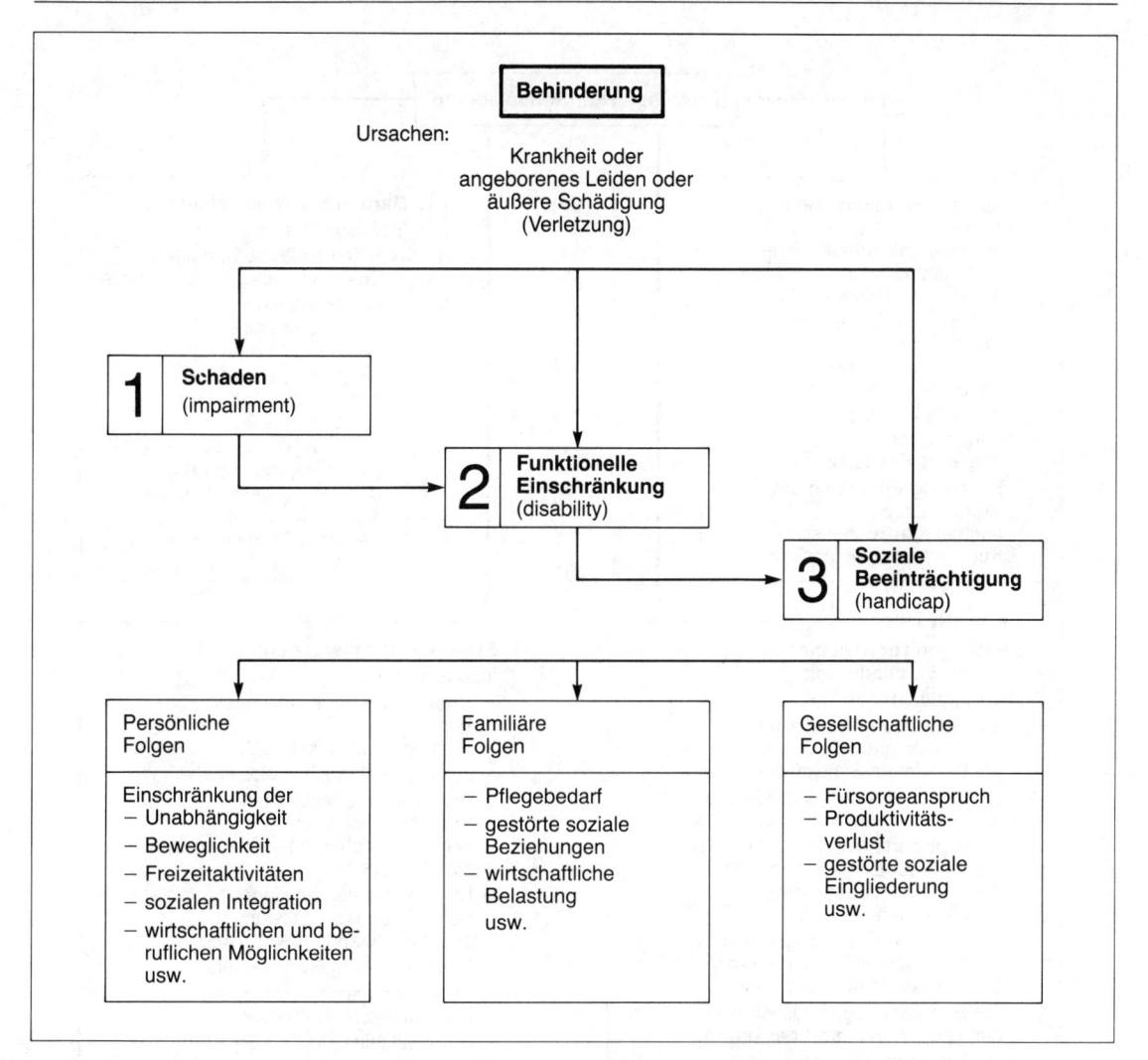

Abb. 8.**10** Die 3 Ebenen bzw. Aspekte einer Behinderung entsprechend der Klassifikation der WHO (1980) und ihre persönlichen, familiären und gesellschaftlichen Folgen (nach *Bundesarbeitsgemeinschaft für Rehabilitation* 1984, S. 15).

Lebensform und -stellung, die ihm entspricht und seiner würdig ist, im Alltag, in der Gemeinschaft und im Beruf zu finden bzw. wiederzuerlangen" (Bundesarbeitsgemeinschaft für Rehabilitation 1984, S. 5).
Dieses hochgesteckte Ziel ist in vielen Fällen nicht erreichbar, bleibt aber als idealtypische Vorstellung anstrebenswert. Es müssen alle Maßnahmen ergriffen werden, die der Erreichung dieses Zieles dienen können. Sie umfassen Maßnahmen der
– medizinischen Rehabilitation,
– schulisch-pädagogischen Rehabilitation,
– beruflichen Rehabilitation und
– sozialen Rehabilitation
(vgl. Abb. 8.11 und den folgenden Abschnitt).
Von entscheidender Bedeutung für den Erfolg von Rehabilitationsmaßnahmen ist der *Zeitpunkt* ihrer Einleitung.
Es herrscht heute Einigkeit darüber, daß diese relativ früh erfolgen muß; d. h., Rehabilitationsmaßnahmen sollen nicht erst dann ergriffen werden, wenn eine manifeste Behinderung bereits vorliegt, sondern bereits dann, wenn man eine „drohende Behinderung" annehmen kann. Hierfür wurden auch entsprechende gesetzliche Voraussetzungen geschaffen.
Für den Arzt ergeben sich im Hinblick auf etwaige Rehabilitationsmaßnahmen bei der Untersuchung von psychisch kranken Kindern und Jugendlichen folgende Fragen (vgl. Abb. 8.**10**):
(1) Liegt eine Schädigung (impairment) vor oder droht sie einzutreten?
(2) Hat dieser Schaden zu einer Funktionseinschränkung (disability) geführt, oder droht eine solche?
(3) Welche sozialen Beeinträchtigungen (handicaps) werden durch die Schädigung und durch die Funktionseinschränkungen hervorgerufen?
(4) Sind medizinische, schulische, berufliche oder soziale Maßnahmen zur Rehabilitation erforderlich?

Leistungen zur Rehabilitation

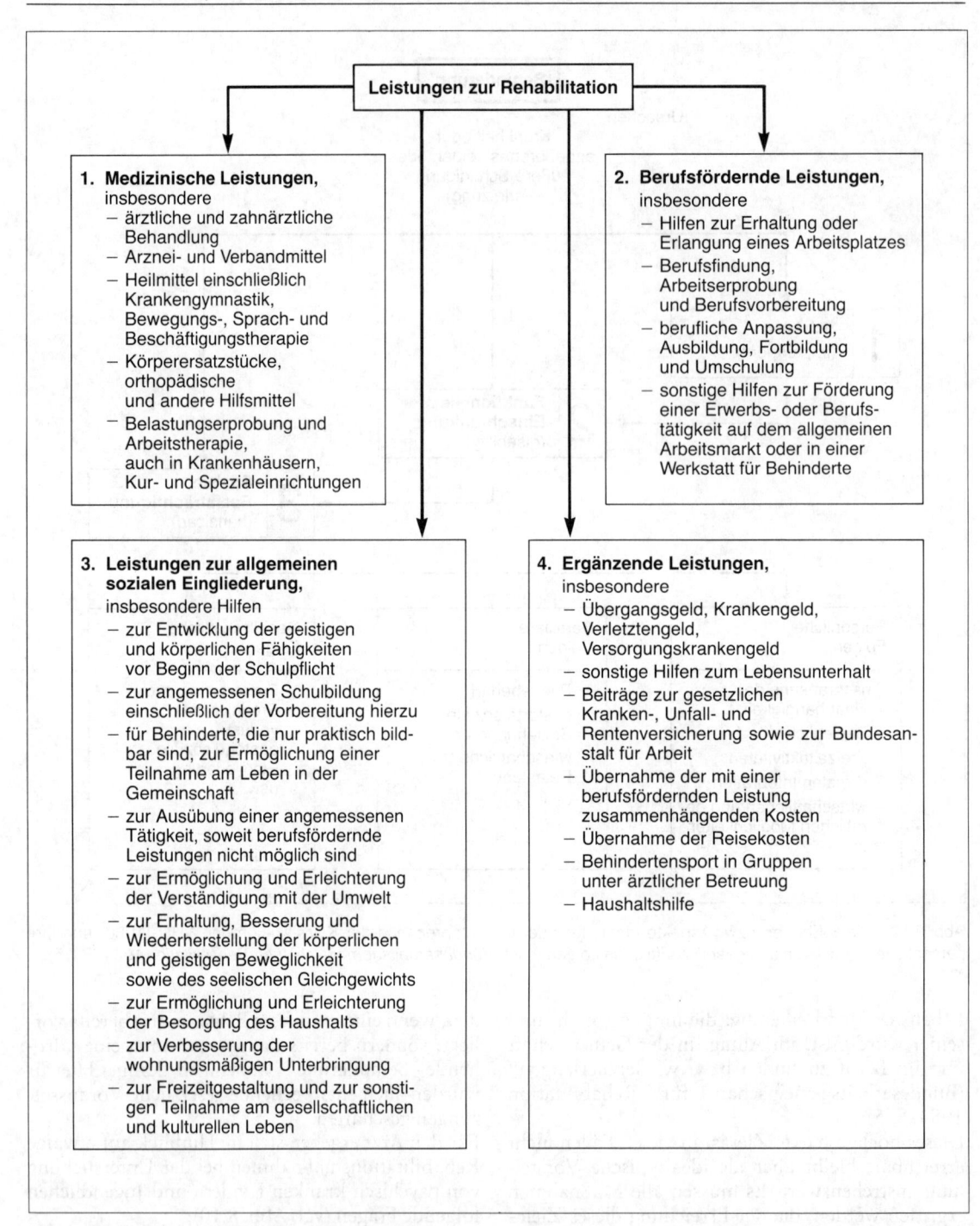

1. Medizinische Leistungen,
insbesondere
- ärztliche und zahnärztliche Behandlung
- Arznei- und Verbandmittel
- Heilmittel einschließlich Krankengymnastik, Bewegungs-, Sprach- und Beschäftigungstherapie
- Körperersatzstücke, orthopädische und andere Hilfsmittel
- Belastungserprobung und Arbeitstherapie, auch in Krankenhäusern, Kur- und Spezialeinrichtungen

2. Berufsfördernde Leistungen,
insbesondere
- Hilfen zur Erhaltung oder Erlangung eines Arbeitsplatzes
- Berufsfindung, Arbeitserprobung und Berufsvorbereitung
- berufliche Anpassung, Ausbildung, Fortbildung und Umschulung
- sonstige Hilfen zur Förderung einer Erwerbs- oder Berufstätigkeit auf dem allgemeinen Arbeitsmarkt oder in einer Werkstatt für Behinderte

3. Leistungen zur allgemeinen sozialen Eingliederung,
insbesondere Hilfen
- zur Entwicklung der geistigen und körperlichen Fähigkeiten vor Beginn der Schulpflicht
- zur angemessenen Schulbildung einschließlich der Vorbereitung hierzu
- für Behinderte, die nur praktisch bildbar sind, zur Ermöglichung einer Teilnahme am Leben in der Gemeinschaft
- zur Ausübung einer angemessenen Tätigkeit, soweit berufsfördernde Leistungen nicht möglich sind
- zur Ermöglichung und Erleichterung der Verständigung mit der Umwelt
- zur Erhaltung, Besserung und Wiederherstellung der körperlichen und geistigen Beweglichkeit sowie des seelischen Gleichgewichts
- zur Ermöglichung und Erleichterung der Besorgung des Haushalts
- zur Verbesserung der wohnungsmäßigen Unterbringung
- zur Freizeitgestaltung und zur sonstigen Teilnahme am gesellschaftlichen und kulturellen Leben

4. Ergänzende Leistungen,
insbesondere
- Übergangsgeld, Krankengeld, Verletztengeld, Versorgungskrankengeld
- sonstige Hilfen zum Lebensunterhalt
- Beiträge zur gesetzlichen Kranken-, Unfall- und Rentenversicherung sowie zur Bundesanstalt für Arbeit
- Übernahme der mit einer berufsfördernden Leistung zusammenhängenden Kosten
- Übernahme der Reisekosten
- Behindertensport in Gruppen unter ärztlicher Betreuung
- Haushaltshilfe

Abb. 8.11 Bereiche rehabilitativer Leistungen (aus *Bundesarbeitsgemeinschaft für Rehabilitation:* Die Rehabilitation Behinderter. Deutscher Ärzte-Verlag, Köln 1984, S. 26).

Leistungsspektrum der Rehabilitation

Im allgemeinen unterscheidet man Maßnahmen der medizinischen Rehabilitation von solchen der schulisch-pädagogischen, beruflichen und sozialen Rehabilitation (vgl. Abb. 8.11).
Alle Maßnahmen richten sich auf folgende Ziele:

1. Verbesserung der verbliebenen Funktionen durch Aktivierung und Übung,
2. Entwicklung ausgleichender Funktionen und Fähigkeiten und
3. Ausgleich der eingetretenen Funktionseinschränkung durch Versorgung und technische Hilfen unterschiedlicher Art.

Medizinische Rehabilitation
Medizinische Rehabilitationsmaßnahmen stehen bei einer Vielzahl von Erkrankungen und Behinderungen an erster Stelle. Die Bezeichnung bedeutet jedoch nicht, daß nicht von vornherein auch die anderen Felder der Rehabilitation einbezogen werden sollen und müssen. Denn auch im schulischen, beruflichen und sozialen Bereich spielen ärztliche Aspekte eine wichtige Rolle, und es wäre daher besser, den Bereich als „ärztliche Rehabilitation" zu umschreiben, weil diese Bezeichnung auch soziale und z.T. auch schulische und berufliche Maßnahmen umfaßt.
In den Bereich der medizinischen Rehabilitation gehört eine Vielzahl von Rehabilitationsmaßnahmen, von Prothesen bis zur Belastungserprobung und Arbeitstherapie.

Schulisch-pädagogische Rehabilitation
Bei angeborenen oder im Kindesalter erworbenen Behinderungen ist es erforderlich, rechtzeitig den schulisch-pädagogischen Bereich einzubeziehen. Viele Kinder mit früh erworbenen Schädigungen sind in ihrer Lernfähigkeit eingeschränkt, leiden unter Konzentrationsstörungen und sind meist auch im sozialen Bereich mehr oder weniger beeinträchtigt. Die schulisch-pädagogische Rehabilitation paßt ihre Förderung der Schädigung an und versucht, über entsprechende Lernhilfen und ein der Schädigung des Kindes angepaßtes didaktisches Vorgehen die Auswirkungen der Behinderung abzumildern.

Berufliche Rehabilitation
Wenn die Chance besteht, den Patienten einer beruflichen Tätigkeit zuzuführen, so werden, nach erfolgreichem Abschluß der medizinischen und der schulischen Rehabilitation, Maßnahmen der beruflichen Rehabilitation eingeleitet. Diese beginnen mit Berufsfindung, Arbeitserprobung, Berufsvorbereitung und gehen dann in Berufsausbildung, Fortbildung, gegebenenfalls Umschulung über.

Soziale Rehabilitation
Sie richtet sich auf die persönlichen, familiären und gesellschaftlichen Folgen, die aus der Behinderung resultieren, und verfolgt als Ziel die gesellschaftliche und soziale Eingliederung oder Wiedereingliederung des behinderten Kindes oder Jugendlichen, um ein Höchstmaß an zwischenmenschlicher und gesellschaftlicher Teilhabe für den einzelnen Patienten zu erreichen. Das Spektrum der Maßnahmen ist vielfältig.
Die hier allgemein beschriebenen vier Bereiche rehabilitativer Leistungen sind in Abb. 8.11 etwas detaillierter erläutert, wobei neben den medizinischen Leistungen berufsfördernde Leistungen, Leistungen zur allgemeinen sozialen Eingliederung und ergänzende Leistungen unterschieden werden. Schließlich sind neben den individuellen Hilfen auch institutionelle Hilfen erforderlich und nicht zuletzt die „Hilfe zur Selbsthilfe", die insbesondere durch den Zusammenschluß von Behinderten intensiv gefördert wird (s. u., Abschnitt „Institutionen zur Rehabilitation", S. 776 f).

Einleitung von Rehabilitationsmaßnahmen

Die Einleitung von Rehabilitationsmaßnahmen ist primär eine ärztliche Aufgabe, denn der Arzt ist der erste, der die Erkrankung diagnostiziert und die bereits eingetretene oder drohende Schädigung zum frühestmöglichen Zeitpunkt beurteilen kann. Die Einleitung von Rehabilitationsmaßnahmen kann auf zwei Wegen erfolgen:
(1) *Mitteilungsverfahren an die Krankenkassen*
Bei Vorliegen einer Indikation für Rehabilitationsmaßnahmen teilt der Kassenarzt nach § 368s RVO dies der Krankenkasse mit. Gleichzeitig findet eine entsprechende Beratung des Patienten bzw. seiner Eltern statt.
Eine entsprechende Mitteilung kann auch durch den Krankenhausarzt erfolgen, gemäß § 372 RVO.
(2) *Beantragung von Rehabilitationsmaßnahmen durch Nicht-Kassenärzte*
Auch Ärzte, die nicht Kassen- oder Vertragsärzte sind, können entsprechende Rehabilitationsmaßnahmen einleiten. Zunächst muß die Zuständigkeit des entsprechenden Rehabilitationsträgers ermittelt werden. Dann können in gleicher Weise die Rehabilitationsmaßnahmen beantragt werden. Wichtig ist zu wissen, daß die zuständigen Träger zur etwaigen Klärung der Zuständigkeit in Vorleistung treten müßten.
Besondere Verfahrensweisen sind erforderlich, wenn es um Rehabilitationsmaßnahmen nach Unfällen geht. Hier sind die Vorgehensweisen durch das Durchgangsarztverfahren, das Beratungsfacharztverfahren und andere Modalitäten geregelt.
Die Träger der Rehabilitation sind verpflichtet, Auskunfts- und Beratungsstellen einzurichten, an die sich sowohl der Behinderte selbst als auch der Arzt wenden kann.

Gesetzliche Bestimmungen und Leistungsträger für die Rehabilitation

Gesetzliche Bestimmungen

Die wichtigsten gesetzlichen Bestimmungen sind:
1. Das *Bundessozialhilfegesetz (BSHG)* vom 30. Juni 1961
   In diesem Gesetz ist in den §§ 39–47 die Eingliederungshilfe für Behinderte geregelt. Es geht

dabei um „nicht nur vorübergehend körperlich, geistig oder seelisch wesentlich Behinderte", denen Eingliederungshilfe zu gewähren ist.
In der 3. Verordnung nach § 47 BSHG (Eingliederungshilfeverordnung) in der Fassung vom 1. 2. 1975 ist näher definiert, welcher Personenkreis als körperlich wesentlich behindert, geistig wesentlich behindert oder seelisch wesentlich behindert anzusehen ist.
In der Kinder- und Jugendpsychiatrie kommen die beiden zuletzt genannten Personenkreise am häufigsten vor. Deshalb seien die Definitionen gemäß der Eingliederungshilfeverordnung wiedergegeben:
§ 2: *Geistig wesentlich Behinderte*
Geistig wesentlich Behinderte im Sinne des § 39 Abs. 1 des Gesetzes sind Personen, bei denen infolge einer Schwäche ihrer geistigen Kräfte die Fähigkeit zur Eingliederung in die Gesellschaft in erheblichem Umfange beeinträchtigt ist.
§ 3: *Seelisch wesentlich Behinderte*
Seelisch wesentlich Behinderte im Sinne des § 39 Abs. 1 Satz 1 des Gesetzes sind Personen, bei denen infolge seelischer Störungen die Fähigkeit zur Eingliederung in die Gesellschaft in erheblichem Umfange beeinträchtigt ist. Seelische Störungen, die eine Behinderung im Sinne des Satzes 1 zur Folge haben können, sind: (1) körperlich nicht begründbare Psychosen, (2) seelische Störungen als Folge von Krankheiten oder Verletzungen des Gehirnes, von Anfallsleiden oder von anderen Krankheiten oder körperlichen Beeinträchtigungen, (3) Suchtkrankheiten, (4) Neurosen und Persönlichkeitsstörungen.
2. Gesetz über die Angleichung der Leistungen zur Rehabilitation *(Rehabilitationsangleichungsgesetz)* vom 7. 8. 1974
In anbetracht des gegliederten Sozialrechtes und der damit verbundenen Unterschiede zwischen verschiedenen Rehabilitationsträgern und Rehabilitationsbestimmungen war es erforderlich, eine Vereinheitlichung herbeizuführen. Dies erfolgte durch das Rehabilitationsangleichungsgesetz, welches auf alle Rehabilitationsträger anwendbar ist. Durch dieses Gesetz wurde erstmalig auch die Krankenversicherung in die Rehabilitation einbezogen. Die Eingliederungshilfe für Behinderte gemäß BSHG wird vom Rehabilitationsangleichungsgesetz nicht erfaßt. Das Ziel des Gesetzes ist die inhaltliche Angleichung aller Bestimmungen über die Rehabilitation (§§ 9–20 Rehabilitationsangleichungsgesetz). Das Gesetz verfolgt das Ziel, das Rehabilitationsverfahren sicherzustellen, ohne daß zeitliche Verzögerungen eintreten. In § 1 dieses Gesetzes ist die Aufgabe der Rehabilitation dergestalt festgelegt, daß sie Behinderten, unabhängig von der Art ihrer Behinderung, im Arbeitsbereich, Beruf und in der Gesellschaft eine Eingliederung ermöglichen soll.

In § 10 des Gesetzes sind die medizinischen Leistungen zusammengefaßt, zu denen ärztliche und zahnärztliche Behandlungen, die Versorgung mit Arznei- und Verbandmitteln, Heilmitteln, Krankengymnastik, Bewegungstherapie, Sprach- und Beschäftigungstherapie usw. gehören.
§ 11 sieht vor, daß auch berufliche Leistungen für die Rehabilitation nutzbar gemacht werden können. Es geht dabei um Maßnahmen der Arbeitserprobung und Berufsfindung, um Grundausbildung, Umschulung, Fortbildung, Verkehrsbefähigung und um Hilfen am Arbeitsplatz.
In § 12 sind *ergänzende* Leistungen geregelt, vor allem die finanziellen Hilfen für den Rehabilitanden und seine Familie während der Rehabilitationsmaßnahmen.

3. *Reichsversicherungsordnung (RVO)* vom 19. Juli 1911
In diesem Gesetz sind entsprechende Bestimmungen für Rehabilitationsmaßnahmen festgelegt, die sich auf Krankenversicherung, Unfallversicherung und Rentenversicherung beziehen.

4. Gesetz zur Sicherung der Eingliederung Schwerbehinderter in Arbeit, Beruf und Gesellschaft *(Schwerbehindertengesetz)* vom 16. 6. 1953

5. *Gesetz über die Sozialversicherung Behinderter in geschützten Einrichtungen (SVBG)* vom 7. Mai 1975

Es existieren noch weitere Bestimmungen, die hier jedoch nicht berücksichtigt werden können.

Leistungsträger

Abb. 8.12 gibt eine Übersicht über die Leistungsträger der Rehabilitation und die von ihnen veranlaßten bzw. finanzierten Rehabilitationsmaßnahmen.
Es sind dies im einzelnen: die Krankenkassen, die Rentenversicherung, die Unfallversicherung, die Sozialhilfe, die Bundesanstalt für Arbeit und die Kriegsopferversorgung/Kriegsopferfürsorge.
Für die Kinder- und Jugendpsychiatrie sind das Leistungsspektrum der Krankenkassen und die Rehabilitationsmaßnahmen, welche durch die Sozialhilfe gefördert werden, am bedeutungsvollsten. Die Krankenkassen sind in erster Linie Träger der medizinischen Rehabilitationsmaßnahmen, einschließlich der ergänzenden Leistungen. Die Sozialhilfemaßnahmen konzentrieren sich im wesentlichen auf die Eingliederungsbeihilfe für „Personen, die nicht nur vorübergehend körperlich, geistig oder seelisch wesentlich behindert sind" (§ 39 BSHG).

Rehabilitation

Leistungsträger für die Rehabilitation

Träger der gesetzlichen Krankenversicherung
(Medizinische Rehabilitation)

- Ortskrankenkassen
- Betriebskrankenkassen
- Innungskrankenkassen
- See-Krankenkasse (Seekasse)
- Ersatzkassen
- Bundesknappschaft
- Landwirtschaftliche Krankenkassen

Träger der Rentenversicherung
(Medizinische und berufliche Rehabilitation)

- Landesversicherungsanstalten
- Bundesbahn-Versicherungsanstalt
- Seekasse
- Bundesversicherungsanstalt für Angestellte
- Bundesknappschaft
- Landwirtschaftliche Alterskassen (nur medizinische Rehabilitation)

Bundesanstalt für Arbeit
(Berufliche Rehabilitation)

- Landesarbeitsämter
- Arbeitsämter

Träger der gesetzlichen Unfallversicherung
(Medizinische, schulisch/pädagogische, berufliche und soziale Rehabilitation)

- Gewerbliche Berufsgenossenschaft
- See-Berufsgenossenschaften
- Landwirtschaftliche Berufsgenossenschaften
- Gemeindeunfallversicherungsverbände
- Ausführungsbehörden für Unfallversicherung des Bundes, der Länder und Gemeinden
- Feuerwehr-Unfallversicherungskassen

Träger der sozialen Entschädigung bei Gesundheitsschäden
(Medizinische, schulisch/pädagogische, berufliche und soziale Rehabilitation)

- Landesversorgungsämter
- Versorgungsämter
- Hauptfürsorgestellen
- Fürsorgestellen

Träger der Sozialhilfe
(Medizinsche, schulisch/pädagogische, berufliche und soziale Rehabilitation)

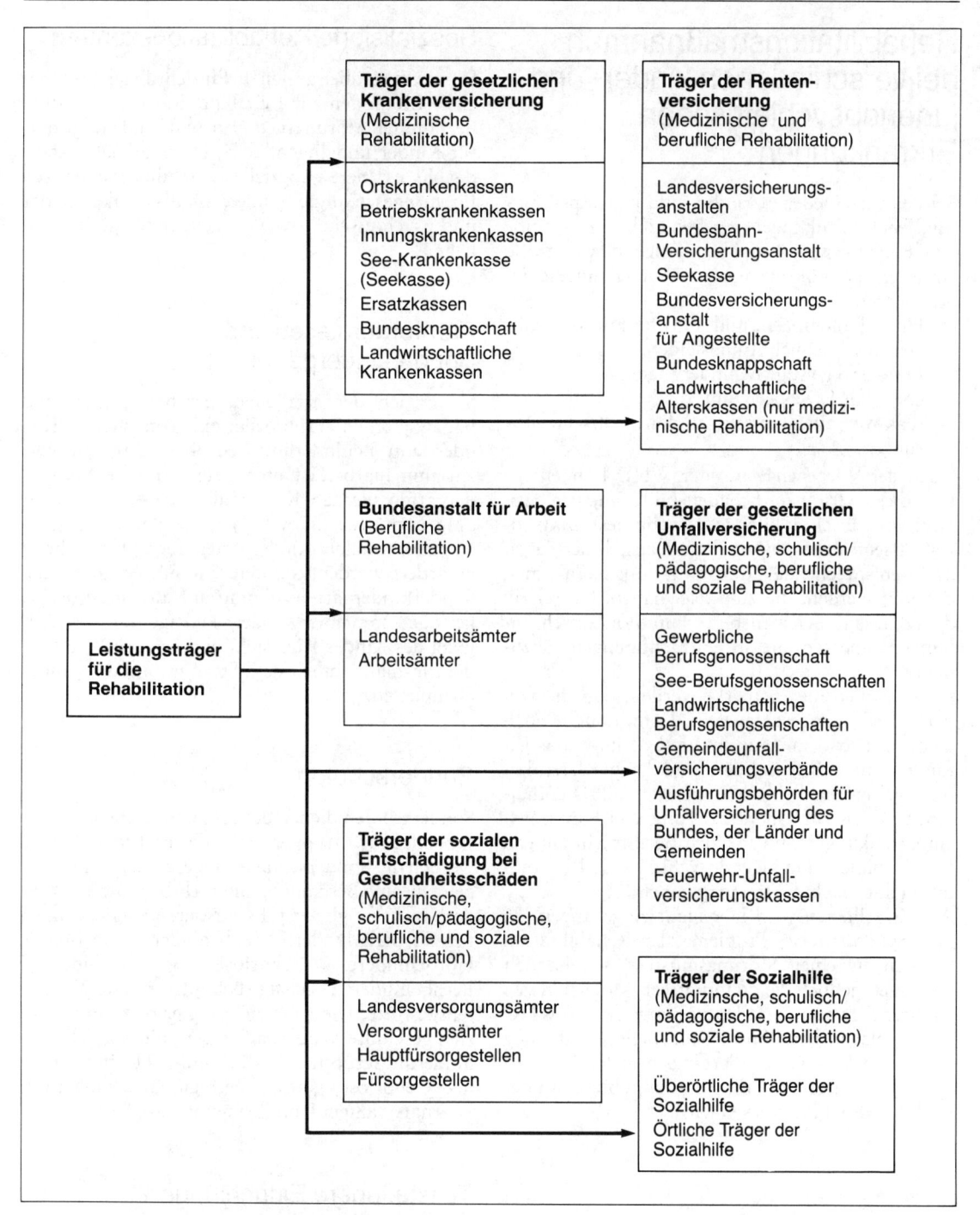

- Überörtliche Träger der Sozialhilfe
- Örtliche Träger der Sozialhilfe

Abb. 8.**12** Leistungsträger für die Rehabilitation und die von ihnen veranlaßten bzw. finanzierten Rehabilitationsmaßnahmen (aus *Bundesarbeitsgemeinschaft für Rehabilitation:* Die Rehabilitation Behinderter. Deutscher Ärzte-Verlag, Köln 1984).

Rehabilitationsmaßnahmen bei verschiedenen kinder- und jugendpsychiatrischen Erkrankungen

Bei den verschiedenen kinder- und jugendpsychiatrischen Erkrankungen ergeben sich z. T. spezifische Rehabilitationsaufgaben. Folgende vier große Gruppen von Störungsmustern können unterschieden werden:

(1) Hirnschädigungen und Hirnfunktionsstörungen einschließlich Anfallsleiden,
(2) Lern- und geistige Behinderungen,
(3) endogene Psychosen und
(4) reaktive, alterstypische und neurotische Störungen.

Nach der Vorgehensweise der WHO können für alle diese Gruppen Schadensbild (impairment), Funktionseinschränkungen (disabilities) und soziale Beeinträchtigungen (handicaps) beschrieben und entsprechende Rehabilitationsmaßnahmen definiert werden, die zum Ziel haben, bei relativ dauerhaftem Schadensbild Funktionseinschränkungen und soziale Beeinträchtigungen abzubauen.

Es muß allerdings bemerkt werden, daß die von der WHO vorgeschlagenen Definitionen noch nicht genügend Eingang in die tägliche Praxis gefunden haben. Insbesondere sind die im Klassifikationsmanual für Behinderungen der WHO enthaltenen Skalen zur Quantifizierung von Funktionseinschränkungen und sozialen Beeinträchtigungen für die kinder- und jugendpsychiatrische Rehabilitation noch nicht verfügbar gemacht.

Auf Einzelheiten wird hier nicht eingegangen, da die *grundsätzlichen* Probleme der Rehabilitation bei den einzelnen Störungsmustern abgehandelt sind, nicht jedoch die quantitativen Möglichkeiten zu ihrer Erfassung und Beurteilung, die die WHO vorgeschlagen hat. Eine ausführliche Darstellung dieses Aspektes würde allerdings hier den Rahmen sprengen, weshalb auf die Originalpublikation der WHO (1980) hingewiesen wird.

Institutionen zur Rehabilitation

Krankenhäuser

Sie sind durch das Rehabilitationsangleichungsgesetz in die medizinische Rehabilitation einbezogen. Es geht dabei hauptsächlich um die Anwendung von Krankengymnastik, Bewegungstherapie, Sprach- und Beschäftigungstherapie, Belastungserprobung und Arbeitstherapie.

Spezialisierte Rehabilitationszentren

Sie verfügen über geeignete Einrichtungen und spezielle Methoden zur Rehabilitation von Patienten bestimmter Störungsgruppen und sind, jedenfalls für Kinder und Jugendliche, überregional zuständig. Es existieren spezielle Rehabilitationszentren für hirngeschädigte Kinder, anfallskranke Kinder und psychotische sowie drogenabhängige Jugendliche.

Frühförderstellen und Sonderkindergärten

Sie dienen der ärztlichen, psychologischen und pädagogischen Frühförderung von behinderten oder von Behinderung bedrohten Kindern. Die Zusammenarbeit ist interdisziplinär. In Sonderkindergärten werden Kinder ab dem 4. Lebensjahr aufgenommen, die wegen ihrer Behinderung in einem normalen Kindergarten nicht hinreichend gefördert werden könnten. Die Förderung in den Sonderkindergärten nimmt auf die motorische, geistige, sprachliche oder sonstige Beeinträchtigung des Kindes Rücksicht und versucht, die Förderungsmaßnahmen dem Störungsbild des Kindes anzupassen.

Sonderschulen

Sonderschulen dienen der Spezialunterricht für verschiedene Gruppen behinderter Kinder. Diese werden in Sonderschulen eingeschult, wenn eine gemeinsame Beschulung mit nichtbehinderten Kindern nicht möglich ist. Es existieren Sonderschulen für Körperbehinderte, Sehbehinderte und Blinde, Hörbehinderte, Gehörlose, Sprachbehinderte, Lernbehinderte, geistig Behinderte und Verhaltensgestörte. Die Unterrichtung erfolgt durch speziell geschulte Sonderpädagogen. Für spezielle Behinderungsgruppen (z. B. Blinde, Hörbehinderte und Gehörlose) gibt es überregionale Schulen mit internatsmäßiger Unterbringung.

Teilstationäre Einrichtungen

Hierunter versteht man im wesentlichen Tageskliniken und Nachtkliniken. Während die Nachtkliniken in der Kinder- und Jugendpsychiatrie keine größere Rolle spielen, sind Tageskliniken hervorragend für die Rehabilitation von Kindern und Jugendlichen mit chronifizierten psychiatrischen Erkrankungen oder Behinderungen geeignet. Der Vorteil bei der tagesklinischen Behandlung liegt darin, daß die Kinder und Jugendlichen abends im gewohnten Milieu sind, so daß der Kontakt zu den Angehörigen erhalten bleibt. Die tagsüber erfolgende Behandlung hat alle Möglichkeiten einer vollstationären Therapie und bietet im Tagesablauf ein strukturiertes therapeutisches Programm, das auf die Bedürfnisse des einzelnen Patienten zugeschnitten ist.

Übergangseinrichtungen

Sie dienen der Rehabilitation teilarbeitsfähiger psychisch Kranker und Behinderter. Diese sind nicht mehr krankenhausbedürftig, können aber auch noch nicht in das häusliche Milieu integriert werden, sondern bedürfen noch einer besonderen Betreuung.

Heime

Die Unterbringung kinder- und jugendpsychiatrischer Patienten in Heimen erfolgt dann, wenn eine klinisch-stationäre Behandlung nicht mehr erforderlich ist, eine Rückkehr in das häusliche Milieu aber nicht erfolgen kann. Auch Heime sind, wenn sie über spezielle Rehabilitationsprogramme verfügen, wichtige Hilfen zur Wiedereingliederung psychisch kranker Kinder und Jugendlicher. Neben Spezialheimen für körperbehinderte, blinde und taube sowie sprachgestörte Kinder und Jugendliche existieren folgende Heimtypen:
- familiäre Kleinstheime, die besonders geeignet sind, den Kindern einen familiären Anschluß zu ersetzen,
- heilpädagogische Heime mit speziellen Behandlungsmöglichkeiten und unterschiedlicher Schwerpunktsetzung (z.B. für Lernbehinderte oder Verhaltensgestörte),
- psychotherapeutische Spezialheime zur Behandlung und Rehabilitation von Kindern und Jugendlichen mit neurotischen Störungen,
- Jugendwohnheime für in Berufsausbildung befindliche Jugendliche,
- geschlossene Heime für Mädchen und Jungen mit schwerer Dissozialität und erheblichen Weglauftendenzen.

Einrichtungen der beruflichen Rehabilitation

Diese Einrichtungen versuchen im Anschluß an die Akutphase der Behandlung Maßnahmen zur beruflichen Rehabilitation durchzuführen.

Es geht dabei zunächst um die Wiederanpassung an den alten Beruf unter Berücksichtigung der Behinderung. In diesem Sinne wird ein Belastungstraining durchgeführt, Hilfsmittel werden angepaßt, und der Patient wird schrittweise an seine frühere Tätigkeit wieder herangeführt.
Wenn die Integration in den früheren Beruf jedoch nicht mehr möglich ist, so erfolgt eine Umschulung.
Schließlich ist für viele Jugendliche erst der geeignete Beruf zu finden, was über eine Phase der Berufsfindung, Arbeitserprobung, Belastungstraining und dann Eingliederung in eine Anlern- oder Lehrtätigkeit erreicht wird.

Selbsthilfegruppen und -verbände

Selbsthilfegruppen und Selbsthilfeverbände sind sehr wichtige Organisationen im Dienste der Rehabilitation. Sie sind einerseits Interessenvertretungen verschiedener Gruppen Behinderter, andererseits Schrittmacher für die Förderung von Rehabilitationseinrichtungen und -maßnahmen und dienen schließlich auch der gegenseitigen Hilfe Behinderter und dem Abbau von Vorurteilen. Die meisten Selbsthilfegruppen sind in der Bundesarbeitsgemeinschaft Hilfe für Behinderte e. V. zusammengeschlossen (Kirchfeldstr. 149, 4000 Düsseldorf 1). Ein Verzeichnis der Rehabilitationseinrichtungen und der Selbsthilfegruppen kann auch über die Bundesarbeitsgemeinschaft für Rehabilitation (Eysseneckstr. 55, 6000 Frankfurt) bezogen werden (vgl. auch Bundesarbeitsgemeinschaft für Rehabilitation 1984, Anhang).

Literatur

Bundesarbeitsgemeinschaft für Rehabilitation: Die Rehabilitation Behinderter. Wegweiser für Ärzte. Deutscher Ärzte-Verlag, Köln 1984

Stutte, H., H. Harbauer: Rehabilitationsaufgaben in der Kinder- und Jugendpsychiatrie und ihren Grenzgebieten. Schriftenreihe der Medizinisch-Pharmazeutischen Studiengesellschaft, 2/3. Umschau-Vlg., Frankfurt 1965 (S. 128)

WHO: International Classification of Impairments, Disabilities, and Handicaps. A Manual of Classification Relating to the Consequences of Disease. WHO, Geneva 1980

Prävention

*Philip Graham**

Als sich die Erziehungsberatungsbewegung in Europa und den USA entwickelte, sollte sie nach Ansicht ihrer Gründer einen wichtigen prophylaktischen Beitrag leisten. Eine frühe Intervention bei kindlichen Störungen wurde als vielversprechender Weg zur Prävention psychiatrischer Störungen im Erwachsenenalter angesehen. Wie RUTTER (1972a) gezeigt hat, konnte kaum ein wissenschaftlicher Nachweis dafür erbracht werden, daß das Erkennen oder die Behandlung kindlicher psychiatrischer Probleme Störungen im Erwachsenenalter überhaupt verhindert; trotzdem richten sich die Hoffnungen der Kinderpsychiater und die Investitionen der Öffentlichkeit darauf, daß wenigstens ein Teil ihrer Bemühungen die geistige Gesundheit fördert und das Risiko späterer Störungen verringert. In diesem Beitrag sollen epidemiologische Kenntnisse, die für die Prävention von Bedeutung sind, und Strategien zur Prävention dargelegt werden und der empirische Nachweis für die Effektivität dieser Strategien erörtert werden.

Epidemiologische Befunde

Informationen, die bei Reihenuntersuchungen der Gesamtbevölkerung gesammelt wurden, zeigen, daß der Anteil der Störungen in jeder Altersstufe von der frühen Kindheit bis mindestens zur mittleren Adoleszenz hoch ist (RICHMAN u. Mitarb. 1975; RUTTER u. Mitarb. 1970a; LESLIE 1974). Eine jährliche Inzidenzrate zwischen 7% und 20% der Bevölkerung wurde fast überall gefunden (vgl. Abschnitt „Epidemiologische Methoden", S. 320ff). Das Interesse an Prävention ist deshalb entsprechend hoch. Es ist undenkbar, daß alle oder auch nur der größte Teil der Störungen mit den orthodoxen psychiatrischen Methoden erfolgreich behandelt werden könnten – die therapeutischen Mittel sind nicht effektiv genug, und selbst wenn sie es wären, wären die Möglichkeiten, sie anzuwenden, unzureichend.

Das Konzept einer *primären Prävention* betrifft Maßnahmen, die getroffen werden, um die Auftretenswahrscheinlichkeit einer Störung überhaupt zu verringern. Was kann für die Eltern und später für ihre Kinder getan werden, um einer Entwicklung von Störungen in den verschiedenen Lebensabschnitten vorzubeugen?

Sekundäre Prävention betrifft die Behandlung des bestehenden Gesundheitszustandes und soll Schwere und Dauer einer Störung begrenzen.

Tertiäre Prävention betrifft die Rehabilitation derjenigen, die chronische Störungen entwickelt haben; sie soll die Behinderung eindämmen und deren Ausweitung verhindern.

Probleme, die die sekundäre und tertiäre Prävention betreffen, werden an anderer Stelle in diesem Buch besprochen. Dieser Beitrag behandelt hauptsächlich die primäre Prävention kinderpsychiatrischer Störungen, zusammen mit Maßnahmen, die in der Kindheit ergriffen werden und mögliche Störungen im Erwachsenenalter verhindern sollen.

Informationen über die Ursachen der kindlichen Störungen sind für die Prävention von größter Bedeutung. Sie sollen hier kurz zusammengefaßt werden; denn wenn man seine Aufmerksamkeit auf die einer Störung zugrundeliegende Ursache richtet, hat man gute Aussichten, daß diese Störung erst gar nicht auftritt.

Autismus
(vgl. auch WEBER 1985)

Die Ursachen von kindlichem Autismus sind weitgehend unbekannt, es scheint aber eine starke genetische Komponente dafür zu geben (FOLSTEIN u. RUTTER 1977). Diese ist jedoch nicht eindeutig, und genetische Anzeichen sind nicht auffindbar, so daß zur Zeit weder eine genetische Beratung noch eine Amniozentese im Hinblick auf eine therapeutische Abtreibung geeignete Methoden zur Verhütung von Autismus darstellen. Ein Teil der autistischen Kinder scheint ein genau definiertes organisches Leiden zu haben, das diese Krankheit bewirkt, wie etwa kongenitale Röteln (CHESS u. Mitarb. 1971). Wenn eindeutig eine solche Krankheit auf einer verhinderbaren Grundlage besteht (sowohl Röteln als auch Phenylketonurie sind Beispiele dafür), können geeignete Schritte unternommen werden.

Betreuungsprobleme in der Kleinkind- und Vorschulzeit

Diese gehen gewöhnlich einher mit unbefriedigenden familiären Beziehungen einschließlich der ehe-

---

* Übersetzung: J. SCHNEIDER

lichen Beziehung der Eltern, Depression der Mutter und feindseligem, kritischem, leicht irritierbarem Verhalten der Eltern gegenüber ihren Kindern (RICHMAN 1977). Diese wiederum können ursächlich mit weiteren sozialen Bedingungen zusammenhängen einschließlich dem Zusammenbruch des Familienlebens und ungenügender oder schlecht geplanter Haushaltsführung.

Emotionale Störungen

Die Ursache von emotionalen Störungen ist kaum bekannt; es scheint jedoch wahrscheinlich, daß wenigstens in einigen Fällen Überbehütung (overprotection) ausschlaggebend war. Ein plötzlicher Zusammenbruch der Betreuung durch die Eltern, einhergehend mit der Auflösung der familiären Beziehungen und Krankheit der Eltern, besonders eine Depression der Mutter, werden häufig im Zusammenhang mit der Entstehung dieser Störungen gefunden.

Verhaltensstörungen und Dissozialität

Auch hier sind die sozialen Bedingungen von größter Wichtigkeit. Die meisten vergleichenden Untersuchungen an Großstadtkindern zeigen, daß diese mit größerer Wahrscheinlichkeit betroffen sind als Kinder aus ländlichen Gegenden (RUTTER u. Mitarb. 1975; LAVIK 1977). Es scheint möglich, daß einige Schulen eine nachteiligere Auswirkung als andere auf die Entwicklung von Verhaltensstörungen und Delinquenz haben. Der familiäre Einfluß ist auch hier wieder von Bedeutung; in Familien mit Kindern, die Verhaltensstörungen aufweisen, ist der Anteil gestörter ehelicher Beziehungen der Eltern und eines Scheiterns von deren Ehe sehr viel höher als in der Gesamtbevölkerung. Feindselige, negative Einstellungen der Eltern gegenüber ihren Kindern sind ebenfalls von Bedeutung.
Ebenso wie spezifische Faktoren für die Entwicklung bestimmter Störungen verantwortlich sind, scheint es einige Einflüsse zu geben, die eine breite allgemeine Auswirkung haben. So sind Kinder mit Hirnverletzung oder Epilepsie einer großen Vielfalt psychiatrischer Probleme ausgesetzt (RUTTER u. Mitarb. 1970b). Hospitalisierung, besonders wiederholte Hospitalisierung in den frühen Lebensjahren (DOUGLAS 1975), geht mit einem erhöhten Anteil psychiatrischer Probleme in der Adoleszenz einher; besonders bei Kindern, die in ungünstigen sozialen Bedingungen leben. Kinder, die von städtischen Wohlfahrtseinrichtungen oder der Sozialfürsorge betreut werden, sind besonders gefährdet, Störungen zu entwickeln (WOLKIND u. RUTTER 1973).

Eine Präventionsstrategie

Ist es vor dem Hintergrund dieser Information möglich, eine rationale Strategie zur Prävention kindlicher psychiatrischer Störungen zu entwickeln? Unglücklicherweise ist eine solche Strategie ebensosehr außer Reichweite, wie es schwierig ist, sie in die Praxis umzusetzen, und zwar aus verschiedenen Gründen – zum Teil sind es politische, zum Teil der Mangel an Mitteln, aber oft auch fehlende Gewißheit im Hinblick auf die Effektivität.

Soziale Maßnahmen

Alle breit angelegten sozialen Maßnahmen, die zur Verbesserung der Lebensumstände von Kindern geschaffen wurden, haben wahrscheinlich eine günstige Wirkung auf die Rate kinderpsychiatrischer Störungen. Sie könnten die Wohnungspolitik miteinbeziehen, indem die Entwicklung von Kleinfamilien in der Nähe der Stammfamilie gefördert und unnötige räumliche Mobilität verringert wird. Zusätzlich sollte der Versuch unternommen werden, der Kindererziehung ein größeres Ansehen zu verleihen. Eine Gestaltung der Umwelt, die größeren Zusammenhalt und gegenseitige Hilfe in den Gemeinden ermöglicht, wie die Einrichtung von geeigneten Spielplätzen für Kleinkinder, verbesserte Versorgungsmöglichkeiten für Kinder von arbeitenden Müttern und Freizeitmöglichkeiten für die Heranwachsenden, sind hier von Bedeutung.

Spezifische Maßnahmen

Neben diesen breiten sozialen Maßnahmen kann eine Reihe mehr spezifischer Maßnahmen zur Prävention vorgeschlagen werden. Sie lassen sich entsprechend dem Lebensabschnitt, den sie betreffen, einteilen. Wenn man für die Prävention einen Entwicklungsansatz annimmt, mag es besonders hilfreich sein, jeden Abschnitt des Lebenslaufs als Durchgangsphase zu betrachten, in dem die Möglichkeit zur Veränderung gegeben ist.
Es wird angenommen, daß diese Durchgangsstadien im Lebenszyklus sensitive Phasen aufweisen, in denen man besonders empfänglich ist für Veränderungsmöglichkeiten und entscheidende Schritte unternimmt, die zu einer langfristig guten oder schlechten Anpassung an die Lebensumstände führen.

Pränatale Phase

Es gilt als erwiesen, daß Kinder, deren Empfängnis unerwünscht war, in der Folge höhere Störungsraten aufweisen (FORSSMAN u. THUWE 1966). Folglich können Maßnahmen zur Verhütung unerwünschter Geburten im Hinblick auf die Kinderpsychiatrie als prophylaktisch angesehen werden. Diejenigen, für die die größte Wahrscheinlichkeit besteht, gestörte Kinder aufzuziehen, sind im allgemeinen die, die am wenigsten Familienplanung betreiben. Es sollte folglich Hausberatungen für Familienplanung mehr Aufmerksamkeit geschenkt werden, ebenso der Lage der Kliniken an Orten, die für diejenigen, die in ärmeren Verhältnissen leben, leicht zugänglich sind. Eine besondere Zielgruppe für die Familienplaner sollten vom kinderpsychiatrischen Standpunkt aus diejenigen Familien sein, in denen bereits drei oder mehr Kinder geboren wurden, solche, bei denen bereits Kinder mit Störungen bekannt geworden sind, und Frauen unter 20 Jahren. Empfängnisverhütende Mittel für Jugendliche freizugeben und leicht zugänglich zu machen, besonders für Schulmädchen, ist eine umstrittene Maßnahme, weil sie von vielen als Ermutigung zur Aufnahme voller sexueller Beziehungen vor der Ehe angesehen wird. Ein Nachweis, inwieweit dies tatsächlich zutrifft, ist nicht erbracht; in diesem Bereich muß noch geforscht werden.

Für einige kinderpsychiatrische Störungen, jedoch besonders für die, die mit einem genetisch bedingten geistigen Behinderungszustand einhergehen, kann eine pränatale genetische Beratung als präventiv angesehen werden. Eltern, die bereits ein Kind mit z. B. Phenylketonurie oder Spina bifida geboren haben, sollte eine genetische Information hinsichtlich des Risikos für weitere Schwangerschaften gegeben werden, so daß sie sich überlegen können, ob sie vor dem Hintergrund dieses Wissens weitere Kinder haben wollen.

Autismus tritt bei ungefähr 3% der Geschwister von betroffenen Kindern auf; obwohl diese Angabe alleine gewöhnlich nicht als ausreichend erachtet wird, um vor weiteren Schwangerschaften zu warnen, sollten die Eltern doch über diese Tatsache informiert werden. Es wird manchmal vergessen, daß die Geschwister von kranken Kindern häufig unrealistische Phantasien entwickeln im Hinblick auf die Wahrscheinlichkeit, daß sie selbst kranke Kinder zur Welt bringen; all den Geschwistern von autistischen Kindern sollte gesagt werden, daß ihre eigene Wahrscheinlichkeit, ein autistisches Kind zu bekommen, sehr niedrig ist, kaum höher als die der Gesamtbevölkerung.

Schwangerschaft

Ausreichende medizinische Betreuung der Mutter während der Schwangerschaft ist wichtig; nicht nur, weil sie die Wahrscheinlichkeit einer reibungslosen Geburt bzw. der Geburt eines gesunden Kindes erhöht, sondern auch, weil sie der Mutter ein Gefühl für den Wert ihres sich entwickelnden Fetus verleiht.

Man geht davon aus, daß Elternberatung während der Schwangerschaft sich verbessernd auf die Versorgung des Kindes auswirkt. Zahlreiche Beratungsstellen haben Kurse sowohl für Väter als auch für Mütter eingerichtet; nicht nur, um sie hinsichtlich der Geburt des Babys zu informieren und zu instruieren, sondern auch, um sie für die spätere Betreuung des Kindes auszubilden. Solche Schwangerschaftskurse konzentrieren sich gewöhnlich auf die physischen Aspekte der Kinderversorgung, besonders auf Ernährung und Hygiene; es wurden jedoch auch einige Programme zur Verbesserung der psychosozialen Entwicklung des Kindes entwickelt.

Geburt

Die perinatale Zeit wird von vielen als eine besonders sensitive Phase für die Entwicklung der Eltern-Kind-Beziehung angesehen. Eine gut geleitete Geburt mit einer entspannten Mutter in Anwesenheit des unterstützenden Vaters wird als begünstigend für die spätere Entwicklung einer befriedigenden Eltern-Kind-Beziehung angesehen. KLAUS u. KENNELL (1976) haben gezeigt, daß der frühe Kontakt zwischen Mutter und Kind in den ersten Minuten nach der Geburt die Wahrscheinlichkeit für anschließendes Stillen erhöht, die Mutter-Kind-Beziehung bis hinein in das zweite und dritte Lebensjahr des Kindes verbessert und die intellektuelle Entwicklung bis in das dritte Jahr hinein zu fördern scheint. Unabhängig davon, ob diese Behauptungen letztlich bestätigt werden können oder nicht, so scheint es doch sehr vernünftig, daß den Eltern der Zugang zu ihren Kindern in dem Augenblick ihres Lebens nicht verwehrt werden sollte, der von so starken Emotionen begleitet wird, daß er vielen ihr ganzes Leben lang in Erinnerung bleibt.

Ein Nachweis für die Überlegenheit des Stillens gegenüber der Flaschenernährung im Hinblick auf die psychosoziale Entwicklung fehlt weitgehend, obwohl immunbiologische und andere Vorteile bereits gut belegt sind. Es ist trotzdem schwierig zu glauben, daß es nicht wenigstens subtile Vorteile des Stillens für die Förderung der Mutter-Kind-Beziehung geben sollte, so daß Maßnahmen zur Förderung des Stillens einschließlich der Vermeidung zusätzlicher Flaschenernährung während der Nacht in den ersten Tagen ein gewisser, wenn auch möglicherweise geringer präventiver Wert zugestanden werden muß.

Die ersten Lebensjahre

Es ist wichtig, einen reibungslosen Fütterungsplan herzustellen; dies ist jedoch nicht der einzige Aspekt der Eltern-Kind-Interaktion, der für die Prävention hilfreich ist. Schlafstörungen können ebenfalls lang anhaltende negative Interaktionen zwischen Eltern und ihren Kindern aufkommen lassen. BLURTON-JONES u. Mitarb. (1978) haben gezeigt, daß eine schwächliche Verfassung bei der Geburt die Entwicklung von Schlafstörungen begünstigt, so daß eine gute prä- und perinatale

Betreuung als Prävention von Schlafstörungen angesehen werden kann.

CHESS u. THOMAS (1977) haben ihre Arbeit zusammengefaßt mit einem Hinweis auf die Bedeutung von Temperamentseigenschaften für bleibende Verhaltensvarianten, die nicht durch einen Hirnschaden entstanden sind, sondern als Ergebnis der Interaktion zwischen Veranlagung und Umwelt. Sie haben gezeigt, daß ungünstige Temperamentseigenschaften wie etwa Unregelmäßigkeit von Gewohnheiten, Vorherrschen einer negativen Stimmung, starke Intensität des emotionalen Ausdrucks und geringe Anpassungsfähigkeit die Wahrscheinlichkeit für spätere Störungen erhöhen. Andere (z.B. GRAHAM u. Mitarb. 1973) nehmen an, daß ungünstige Temperamentseigenschaften bei den Eltern negative Einstellungen hervorrufen und auf diese Weise einen Circulus vitiosus negativer Interaktion in Gang setzen.

Welche Mechanismen auch immer beteiligt sind, es scheint wichtig, daß die Eltern über die individuellen Eigenschaften von Säuglingen und Kleinkindern informiert werden, so daß ihnen geholfen wird, sowohl die Variationen im Verhalten als Teil der normalen Persönlichkeitsentwicklung zu sehen als auch den Umgang mit ihrem Kind auf dessen spezifische Bedürfnisse abzustimmen.

Verschiedene systematische Versuche sind unternommen worden, Eltern im Hinblick auf Erziehungspraktiken zu beraten. BRAZELTON (1962) zum Beispiel konzentrierte seine Beratung auf das Sauberkeitstraining und berichtet, aufgrund dieser Methode habe sich in seiner Praxis der Anteil von Enkopresis und Enuresis drastisch reduziert. CULLEN (1976) bot Müttern von Vorschulkindern eine Reihe von Beratungsgesprächen an und zeigte, daß sich die Verhaltensprobleme auf diese Weise, verglichen mit einer Kontrollgruppe, reduzierten. Es scheint ein Bedarf dafür zu bestehen, solche Techniken auf einer breiteren Basis zu entwickeln und nicht nur bei einzelnen Personen anzuwenden, sondern bei Gruppen von Müttern; dies deshalb, weil es nicht nur eine ökonomischere Form der Prävention darstellt, sondern auch den einzelnen Teilnehmern erlaubt, mit Hilfe der eigenen Erfahrungen anderen ebenso wie sich selbst zu helfen.

RICHMANS (1977) Untersuchungen beschäftigen sich mit der weitverbreiteten Erscheinung der isolierten depressiven Mutter mit einem nicht hilfreichen Ehemann oder Partner als Ausgangssituation für die Entwicklung vieler Erziehungsschwierigkeiten und weisen auf die Notwendigkeit hin, dieser Gruppe von Frauen hinsichtlich der Prävention besondere Aufmerksamkeit zu schenken. Als Maßnahmen, die eine präventive Funktion haben könnten, schlägt sie die Einrichtung flexibler Tagesbetreuungsmöglichkeiten vor, Notfallbetreuungsstellen für Frauen, die in plötzliche Schwierigkeiten geraten sind, Unterstützung der Gruppenaktivität der Eltern bei Spielgruppen und gegenseitige Hilfe beim Babysitten.

Einige spezifische Situationen müssen erwähnt werden, wenn man die Prävention in den frühen Lebensjahren betrachtet. Die Lage der ungewollten oder verlassenen Kinder wird in Bd. III dieses Handbuchs in Kap. 12 besprochen. Es gibt viele Kinder, deren Mütter unfähig oder nicht willens sind, sie zu betreuen; es scheint so, daß diese Situation andauert, so daß die zunehmende Notwendigkeit besteht, Adoptiveltern oder (wenn das gesetzlich nicht möglich ist) Pflegeeltern zu finden. Häufig wechselnde Einlieferung in unbefriedigende Kinderheime mit schlecht ausgebildetem Personal oder häufigem Personalwechsel führt zur Unfähigkeit der Kinder, befriedigende soziale Beziehungen aufzubauen (RUTTER 1972b); selbst wenn diese Auswirkungen zum Teil reversibel sind (TIZARD 1977), so besteht doch genügend Grund, Kinder nicht leichtfertig auf diesen Weg zu schicken, wenn es irgendwie vermeidbar ist. Die Lage der Kinder, die in den Familien betreut werden können und auch werden, jedoch Zielscheibe dauernder Ablehnung sind und denen die nötige Wärme und Zuneigung fehlt, wird sehr viel weniger diskutiert. Dem besorgten Fachmann leuchtet ein, daß für solche Kinder das Risiko zur Entwicklung von Störungen besteht. Die Behandlung von Kindesmißhandlung wird in Bd. III, Kap. 13 besprochen; es gibt jedoch viele Kinder, deren Eltern unfähig sind, richtig für sie zu sorgen, deren Betreuung aber nicht als Mißhandlung angesehen werden kann. Um den Familien zu helfen, bei denen bereits das Vorhandensein des Kindes eine problematische Situation darstellt, sind die oben besprochenen Maßnahmen besonders relevant.

Schließlich muß im Zusammenhang mit dieser Altersgruppe noch darauf hingewiesen werden, daß bei verschiedenen sozialen Bedingungen wahrscheinlich verschiedene Präventionsmaßnahmen erforderlich sind. In Entwicklungsländern, wo ungenügende Ernährung und Infektionen häufige Ursachen für Hirnschäden darstellen, hat das Erreichen eines zufriedenstellenden Ernährungszustandes der Kinder Priorität. Es sollte jedoch nicht vergessen werden (WHO 1977), daß soziale Veränderungen wie etwa Urbanisierung, die Teil des Versuchs sind, das materielle Niveau eines Landes zu verbessern, wegen ihrer Belastung für das Familienleben selbst wieder negative Auswirkungen auf die Qualität der Kindererziehung haben können. Eine Verbesserung der materiellen Lebensqualität auf Kosten hilfreicher Beziehungen zu Verwandten und Freunden muß als zweifelhafter Fortschritt angesehen werden.

Die Schuljahre

Die Tatsache, daß der Schulbesuch in der gesamten westlichen Welt etwa vom 6. bis zum 16. Lebensjahr Pflicht ist, scheint eine günstige Gelegenheit für die umfassende Versorgung der gesamten Bevölkerung mit Präventionsmaßnahmen darzustellen. Es wurden in vieler Hinsicht Versuche zur Entwicklung solcher Programme unternommen, aber es bleibt zweifelhaft, ob nicht das Erziehungssystem, wie es zur Zeit besteht, kinderpsychiatrische Störungen eher produziert, als sie zu verhüten.

a) *Heilpädagogik*

Wegen der Betonung, die auf das Erlernen von Lesen und Rechnen gelegt wird, erleben sich viele Kinder, die aus dem einen oder anderen Grund diese Fertigkeiten nicht erreichen, als Versager. Es besteht Einigkeit darüber, daß es wichtig ist, diese Kinder herauszufinden, so daß ihnen mit speziellen erzieherischen Maßnahmen geholfen werden kann; doch gehen die Meinungen darüber auseinander, inwieweit eine solche Betreuung innerhalb des normalen Unterrichts durchgeführt werden sollte und inwieweit eine physische oder soziale Trennung vorgenommen werden sollte. Es wurden nur wenige kontrollierte heilpädagogische Untersuchungen durchgeführt; es besteht jedoch kein Zweifel darüber, daß sich individuelle Hilfe oder Hilfe in kleinen Gruppen sowohl auf die Lesefertigkeit als auch auf die Verhinderung von Entmutigung und Verhaltensstörungen auswirkt.

b) *Gesundheitserziehung*

Theoretisch kann die Schulsituation als gut geeignet zur Verbreitung von Wissen und gesunden Einstellungen hinsichtlich der Kindererziehung bei der Jugend angesehen werden. In den letzten 10 Jahren bestand großes Interesse an der Verbreitung von Programmen und Curricula, die auf die Elternschaft vorbereiten. Diese wurden gewöhnlich nicht auf ihre Wirksamkeit hinsichtlich der Verhütung späterer Probleme in der Eltern-Kind-Beziehung überprüft, und es ist ungewiß, ob sie eine günstige Wirkung haben. Es scheint so, daß sie besonders relevant sind für die Kinder und Jugendlichen, die ohnehin in geregelten Verhältnissen leben und später weniger Probleme haben. Verbesserte Unterrichtsmethoden zusammen mit dem Erreichen einer geregelten Schulatmosphäre (s. u.) können jedoch sicherlich zu einem lohnenden Ergebnis führen.

c) *Schulorganisation*

Verschiedene Untersuchungen haben gezeigt, daß es bei Kindern überraschend wenig Überlappungen von Schulstörungen mit Störungen zu Hause gibt. Es ist möglich, daß ein Teil der Kinder, die Schulstörungen aufweisen, eher durch die Anforderungen der Schulsituation krank werden als deshalb, weil sie aus armen häuslichen Verhältnissen stammen. GALLOWAY (1976) und POWER u. Mitarb. (1967) zeigen, daß die Schule auf die Schüler einen konsistenten Einfluß hat in der Weise, daß Schuleschwänzen, Delinquenz usw. hervorgerufen bzw. verhindert wird. RUTTER u. Mitarb. (1979) haben untersucht, welche Faktoren in den Schulen die stärkste präventive Wirkung haben. Ihre Untersuchung ist von großer Bedeutung, weil sie beachtliche Anstrengungen unternommen haben, die Integration von Schülern aus ungünstigen sozialen Verhältnissen in verschiedene Schulen zu kontrollieren. Sie zeigten, daß sich die Aufmerksamkeit der Lehrer hauptsächlich auf die akademischen Erziehungsziele richtete. Emotionale Störungen schienen weniger häufig aufzutreten, wenn z. B. der Anteil des auf die Aufgabe gerichteten Verhaltens größer war. Wenn Hausaufgaben gestellt und regelmäßig zensiert wurden, bestand für die Schüler die Möglichkeit, Verantwortung für ihre eigene Arbeit zu übernehmen. Wenn sie das Gefühl hatten, daß es jemanden gibt, zu dem sie gehen konnten, wenn sie persönliche Probleme hatten, war das Ergebnis meistens positiv. Anscheinend war nicht das Vorhandensein von Studienberatern oder die Menge an für die seelische Betreuung aufgebrachter Zeit und Energie von Bedeutung –, sondern vielmehr das Gefühl der Schüler, daß die Kommunikation innerhalb der Schule im allgemeinen frei und offen war, so daß es ihnen möglich war, sich auszusprechen. Daraus folgt, daß alle Lehrer wenigstens bis zu einem gewissen Grad geeignet und kompetent sein sollten, um die Rolle eines Beraters zu übernehmen, daß sie jedoch am effektivsten präventiv wirken, wenn sie weiterhin ihre Hauptaufgabe in der Ausbildung sehen.

Belastende Situationen

Verschiedene Situationen stellen für Kinder und ihre Familien eine Bedrohung dar; während einer solchen Situation können sich Verhaltensformen einschleichen, die über Jahre hinaus bestehen bleiben. Es erscheint deshalb besonders wichtig, sicherzustellen, daß diese Episoden in einer Weise erlebt werden, die die geringste nachfolgende Störung bewirkt. Hier spielen professionelle Intervention ebenso wie das Eingreifen entsprechender Hilfseinrichtungen eine Rolle.

Krankenhausaufenthalt

Die Belastung durch einen Krankenhausaufenthalt wird in Bd. III, Kap. 12, besprochen. Hier ist nur noch auf Maßnahmen hinzuweisen, die unternommen werden, um Kinder auf die Einweisung vorzubereiten und sicherzustellen, daß sie, während sie im Krankenhaus sind, regelmäßig von ihren Eltern, Geschwistern und Freunden besucht werden oder daß für Kinder unter fünf bzw. sechs Jahren die Möglichkeit zum Rooming-in besteht. Andere wichtige präventive Maßnahmen, die vom kinderärztlichen Personal getroffen werden können, beinhalten eine geeignete Vorbereitung auf medizinische und chirurgische Eingriffe, Bereitstellung von Lehrern und Spielgefährten, um ausreichend Anregung zu gewährleisten, und die Gelegenheit zur Mitteilung von Ängsten durch individuelle Zuteilung des Pflegepersonals und durch Ausbildung des medizinischen und Pflegepersonals in den psychologischen Aspekten der Kinderheilkunde (PETRILLO u. SANGER 1972).

Trauerfall

Der Verlust eines Elternteils in der Kindheit ist verbunden mit einem breiten Spektrum psychischer Erkrankungen im Erwachsenenalter, besonders mit Depression, Selbstmord und versuchtem Selbstmord (BIRTCHNELL 1972). Es wurde vermutet, daß nach einem Trauerfall die Zusammenarbeit der Familie mit ausgebildetem Personal zu einem besseren Ergebnis führen könnte; die Arbeit mit Erwachsenen hat dies bestätigt (RAPHAEL u. MADDISON 1976). Diese Arbeit mit Kindern und ihren Familien befindet sich noch in einem Explorationsstadium (BLACK 1978); ihre Ergebnisse hätten nach dem Verlust eines Elternteils bedeutende Auswirkungen auf die Arbeit von Hausärzten und anderen.

Scheitern der Ehe

Der Anteil der gescheiterten Ehen von Familien mit Kindern hat in den letzten fünfzehn Jahren in Westeuropa jedes Jahr zugenommen; die Auswirkungen auf die Entwicklung kindlicher Störungen sind sicher sehr ernst. Es ist unwahrscheinlich, daß professionelle Maßnahmen großen Einfluß auf den Anteil der gescheiterten Ehen haben könnten, weil dieser weitgehend von sozialen und gesetzlichen Faktoren abhängt. Scheidungsberatung könnte jedoch von Bedeutung sein, um den Schaden für die Kinder möglichst gering zu halten; ebenso wird wahrscheinlich in dieser Situation für die Eltern ein Ratgeber für die Angelegenheiten der Kinder eine wertvolle Hilfe sein (LEMPP 1976).

Organisation der Präventionsdienste

Obwohl, wie in der Einleitung zu diesem Beitrag gesagt wurde, zu Beginn der Entwicklung von kinderpsychiatrischen und Erziehungsberatungsstellen das Konzept der Prävention im Vordergrund stand, wird dieser Aspekt der Arbeit oft übersehen wegen zwingender diagnostischer und therapeutischer Tätigkeiten, die von solchen Einrichtungen verlangt werden.

Daher ist es bei der Planung von Beratungsstellen notwendig, sicherzustellen, daß hinreichend Zeit für präventive Arbeit bleibt; in Großbritannien wurde vorgeschlagen, etwa ein Drittel der Arbeitszeit für diesen Zweck zur Verfügung zu stellen.

Zwei Gesichtspunkte scheinen für den Aufbau präventiver Beratungsdienste von besonderer Bedeutung.

Der erste ist, daß die soziale Planung von Haushalt, Beruf und Erziehungseinrichtungen sicherstellen sollte, daß beim Auftreten von Familien- oder persönlichen Krisen (und solche Krisen sind in unserem Leben unvermeidbar) die bestmöglichen Vorkehrungen für die emotionalen Bedürfnisse der Kinder getroffen werden können. Dies wird am besten mit einer Kombination von Maßnahmen erreicht; besonders dadurch, daß die Eltern das Kind auf die Veränderung vorbereiten, ebenso durch das Vorhandensein leicht verfügbarer unterstützender Beziehungen für die ganze Familie. Zweitens sollte die Präventionsplanung soweit wie möglich auf gesicherten Befunden von Untersuchungen beruhen; daher sollte solchen Untersuchungen bei Forschungsprogrammen Vorrang eingeräumt werden. Arbeiten wie die von CULLEN (1976) und BRAZELTON (1962), die den Versuch unternommen haben, das Ergebnis präventiver Maßnahmen systematisch zu bewerten, wurden selten durchgeführt. Es besteht jedoch ein überwältigender Bedarf zur Erweiterung dieser Forschungsrichtung, damit präventive Leistungen rationaler geplant werden können.

Literatur

Birtchnell, J.: Early parent death and psychiatric diagnosis. Soc. Psychiat. 7 (1972) 202

Black, D.: The bereaved child. J. Child Psychol. Psychiat. 19 (1978) 287

Blurton-Jones, N., M. C. Rosetti-Ferreira, M. F. Brown, L. MacDonald: The association between perinatal factors and late night waking. Develop. Med. Child Neurol. 20 (1978) 427

Brazelton, B.: A child-orientated approach to toilet training. Pediatrics 29 (1962) 121

Chess, S., A. Thomas: Temperament and Development. Brunner & Mazel, New York 1977

Chess, S., S. J. Korn, P. B. Fernandez: Psychiatric Disorders of Children with Congenital Rubella. Brunner & Mazel, New York 1971

Cullen, K. J.: A six-year controlled trial of prevention of children's behavior disorders. J. Pediat. 88 (1976) 662

Douglas, J. W. B.: Early hospital admission and later disturbances of behaviour and learning. Develop. Med. Child Neurol. 17 (1975) 456

Folstein, S., M. Rutter: Infantile autism: a genetic study of 21 twin pairs. J. Child Psychol. Psychiat. 18 (1977) 297

Forssman, H., I. Thuwe: One hundred and twenty children born after application for therapeutic abortion refused. Acta psychiat. scand. 42 (1966) 71

Galloway, D.: Size of school, socio-economic hardship, suspension rates and persistent unjustified absences from school. Brit. J. Educ. Psychol. 46 (1976) 40

Graham, P., M. Rutter, S. George: Temperamental characteristics as predictors of behavior disorders in children. Amer. J. Orthopsychiat. 43 (1973) 328

Klaus, M., J. Kennell: Maternal Infant Bonding: The Impact of Early Separation or Loss on Family Development. Kimpton, London 1976

Lavik, N.: Urban-rural differences in rates of disorder. In: Epidemiological Approaches in Child Psychiatry, hrsg. von P. J. Graham. Academic Press, New York 1977

Lempp, R.: Die Ehescheidung und das Kind. Kösel, München 1976

Leslie, S. A.: Psychiatric disorder in the young adolescents of an industrial town. Brit. J. Psychiat. 125 (1974) 113

Petrillo, M., S. Sanger: Emotional Care of Hospitalized Children. Lippincott, Philadelphia 1972

Power, M., M. R. Alderson, C. M. Phillipson, E. Schoenberg, J. N. Morris: Delinquent schools. New Soc. 10 (1967) 542

Raphael, B., D. Maddison: The care of bereaved adults. In: Modern Trends in Psychosomatic Medicine – 3, hrsg. von O. W. Hill. Butterworth, London 1976

Richman, N.: Behaviour problems in 3 year old children: family and social factors. Brit. J. Psychiat. 131 (1977) 523

Richman, N., J. Stevenson, P. Graham: Prevalence of behaviour problems in 3 year old children: an epidemiological study in a London Borough. J. Child Psychol. Psychiat. 16 (1975) 272

Rutter, M.: Relationships between child and adult psychiatric disorders. Acta psychiat. scand. 48 (1972a) 48

Rutter, M.: Maternal Deprivation Reassessed. Penguin Press, Harmondsworth 1972b

Rutter, M., J. Tizard, K. Whitmore: Education, Health and Behaviour. Longman, London 1970a

Rutter, M., P. Graham, W. Yule: A neuropsychiatric study in childhood. Clinics in Developmental Medicine No. 35/36. Heinemann, London 1970b

Rutter, M., A. Cox, C. Tupling, M. Berger, W. Yule: Attainment and adjustment in two geographical areas, I: The prevalence of psychiatric disorder. Brit. J. Psychiat. 126 (1975) 493

Rutter, M., B. Maughan, P. Mortimore, J. Ouston with A. Smith: Fifteen Thousand Hours: Secondary Schools and Their Effects on Children. Open Books, London 1979

Tizard, B.: Adoption: A Second Chance. Open Books, London 1977

Weber, D.: Autistische Syndrome. In: Kinder- und Jugendpsychiatrie in Klinik und Praxis, Bd. II, hrsg. von H. Remschmidt, M. H. Schmidt. Thieme, Stuttgart 1985 (S. 269)

Wolkind, S., M. Rutter: Children who have been 'in care': an epidemiological study. J. Child Psychol. Psychiat. 14 (1973) 97

World Health Organisation: Child Mental Health and Psychosocial Development. Technical Report Series 613. WHO, Geneva 1977

Rechtliche und institutionelle Voraussetzungen für Therapie und Rehabilitation

Matthias Martin

Die Behandlung von Krankheiten erfolgt grundsätzlich als Leistung der Krankenkassen im Rahmen der Reichsversicherungsordnung (RVO). Dies gilt sowohl für die Krankenhausbehandlung wie für die ambulante kassenärztliche Versorgung. Hierbei sind körperlich-organische und psychische Krankheiten gleichgestellt. Der weitaus größte Teil der Bevölkerung der Bundesrepublik Deutschland ist nach § 165 der Reichsversicherungsordnung (RVO) in der gesetzlichen Krankenversicherung versichert. Schwer behinderte Kinder freiwillig versicherter Eltern können nach § 176c RVO freiwillig der gesetzlichen Krankenversicherung beitreten.

Die §§ 182 ff. RVO stecken den bekannten Rahmen der kurativen Maßnahmen ab, d.h. die Leistungen des Erkennens, Behandelns und Heilens von akuten und chronischen Krankheiten. Nach § 368 II RVO kann der Arzt Hilfeleistungen anderer Personen anordnen, z.B. von Logopäden, Krankengymnasten, nichtärztlichen Psychotherapeuten usw.

Oft bedürfen aber psychisch kranke Kinder und Jugendliche weitergehender Hilfen, die durch die Reichsversicherungsordnung finanziell nicht abgedeckt sind, weil die vom Kinder- und Jugendpsychiater eingeleiteten Maßnahmen über den in der RVO abgesteckten kurativen Rahmen hinausgehen. Zur Sicherung eines optimalen Therapie- und Rehabilitationserfolges ist deswegen für den klinisch und praktisch tätigen Kinder- und Jugendpsychiater unerläßlich, sich mit den gesetzlichen Möglichkeiten vertraut zu machen, die es ihm ermöglichen, weitergehende Hilfen und Rehabilitationsmöglichkeiten für seine Patienten und deren Familien zu erschließen. Seit jeher hat die Kinder- und Jugendpsychiatrie engste Beziehungen zu Nachbardisziplinen und Institutionen, die sich um die Ordnung des kindlichen Sozialraumes bemühen – die Erziehungswissenschaft, Jugendrechtspflege, Heilpädagogik, Erziehungs- und Behindertenfürsorge bzw. zu entsprechenden Institutionen wie Heimen und Internaten, Sonderschulen, Erziehungsberatungsstellen, Jugend- und Sozialämtern auf kommunaler und Landesebene sowie Jugendgerichten. Spezielle Rehabilitationseinrichtungen sowie Berufsbildungswerke ergänzen das Spektrum möglicher Hilfsmaßnahmen.

Rechtliche Voraussetzungen

Am 9. Juli 1922 wurde das Reichsjugendwohlfahrtsgesetz (RJWG) erlassen. Es ist noch heute – nach mehrfacher Novellierung – als Gesetz für Jugendwohlfahrt (JWG) in Kraft. Das Reichsjugendwohlfahrtsgesetz war seinerzeit eine bahnbrechende gesetzgeberische Leistung insofern, als es zum ersten Mal jedem deutschen Kind ausdrücklich ein Recht auf Erziehung zur leiblichen, seelischen und gesellschaftlichen Tüchtigkeit zubilligte. Zum zweiten legte es das Verhältnis von Erziehungsrecht und Erziehungspflicht der Eltern, privater Jugendhilfe und dem Eingreifen der öffentlichen Hand fest: verfassungsmäßig verankerte Rechte und Pflichten der Eltern haben Vorrang. Erfüllt aber die Familie den Erziehungsanspruch des Kindes nicht, so tritt „unbeschadet der Mitarbeit freiwilliger Tätigkeit" die öffentliche Jugendhilfe ein. Drittens regelte das Gesetz den Aufbau und die Zuständigkeit der Jugendwohlfahrtsbehörden: in jedem Stadt- und Landkreis waren Jugendämter zu errichten.

Sie bilden das uns heute vertraute lückenlose Netz der unteren Verwaltungsbehörden für die öffentliche Jugendhilfe. Landesjugendämter sichern die gleichmäßige Erfüllung der den Jugendämtern obliegenden Aufgaben und unterstützen sie bei ihrer Arbeit. Die wichtigsten Paragraphen des Gesetzes für Jugendwohlfahrt (JWG) in der Fassung der Bekanntmachung vom 25. April 1977:

§ 1 JWG betont das „Recht jedes deutschen Kindes auf Erziehung zur leiblichen, seelischen und gesellschaftlichen Tüchtigkeit".

§ 2 nennt die Organe der öffentlichen Jugendhilfe (Jugendämter, Landesjugendämter, oberste Landesbehörden) und regelt ihre Zuständigkeiten.

§ 4 benennt die Aufgaben des Jugendamtes, nämlich

1. der Schutz der Pflegekinder gemäß den §§ 27–36,
2. die Mitwirkung im Vormundschaftswesen gemäß §§ 37–54a,
3. die Mitwirkung bei der Erziehungsbeistandschaft, der freiwilligen Erziehungshilfe und der Fürsorgeerziehung gemäß den §§ 55–77,
4. die Jugendgerichtshilfe nach den Vorschriften des Jugendgerichtsgesetzes.

§ 6 Absatz 2 JWG regelt, daß das Jugendamt einzelne Minderjährige in einer Familie, außerhalb

des Elternhauses des Minderjährigen, in einem Heim oder in einer sonstigen Einrichtung unterbringen kann (sogenannte „örtliche Erziehungshilfe" nach §§ 5/6 JWG).
Die §§ 27–36 enthalten die Bestimmungen für die Unterbringung und den Schutz der Pflegekinder. § 27 erläutert den Begriff des Pflegekindes, §§ 28 und 29 die Pflegeerlaubnis. § 31 unterstellt die Pflegekinder der Aufsicht des Jugendamtes.
Insgesamt hat das Pflegekinderwesen in den letzten zehn bis fünfzehn Jahren – in Zusammenhang mit der Kritik an der traditionellen Heimerziehung – einen ungeahnten Aufschwung genommen. Das Pflegekinderwesen ist ganz sicher ein geeignetes Interventionsinstrument auch für Kinder mit Verhaltensauffälligkeiten und emotionalen Störungen, die langfristig – aus unterschiedlichen Gründen – nicht in der eigenen Familie leben können. Für behinderte Kinder sollen entsprechende Sonderpflegestellen geschaffen werden.
§ 37ff. regelt die Zuständigkeit des Jugendamtes im Vormundschaftswesen, insbesondere die gesetzliche Amtspflegschaft und die gesetzliche Amtsvormundschaft (§§ 40–44).
Die §§ 55–61 regeln die sogenannte „Erziehungsbeistandschaft". Zu diesem Instrument der Jugendhilfe wird man raten, wenn man einerseits der Meinung ist, daß der Jugendliche oder das Kind in seiner Familie bleiben sollte, andererseits die Familie allein nicht in der Lage ist, alle Schwierigkeiten der Erziehung zu meistern. Die Tätigkeit eines Erziehungsbeistandes kann hauptamtlich durch einen vom Jugendamt angestellten Pädagogen, aber auch ehrenamtlich erfolgen. § 58 regelt die Aufgaben des Erziehungsbeistandes im einzelnen.
Ist das Wohl des Kindes innerhalb der Familie nicht mehr ausreichend gesichert, beispielsweise bei Störungen des Sozialverhaltens, sogenannter „drohender Verwahrlosung", sollte das Kind außerhalb der Familie erzogen werden. Hierfür in Frage kommen insbesondere entsprechend ausgerüstete Heime. Diese Maßnahme der Fremderziehung eines Kindes regelt ebenfalls das JWG. Im Rahmen der freiwilligen Erziehungshilfe (FEH) können Minderjährige, die das 17. Lebensjahr noch nicht vollendet haben, auf Antrag (§ 63) der Personensorgeberechtigten in der Regel in einer geeigneten Institution untergebracht werden. Fürsorgeerziehung kann durch das Vormundschaftsgericht angeordnet werden (§ 64 und § 65), wenn ein Minderjähriger zu verwahrlosen droht oder verwahrlost ist (Fürsorgeerziehung, FE). Zur Beurteilung der Persönlichkeit eines Minderjährigen, für den Fürsorgeerziehung angeordnet wird, kann das Vormundschaftsgericht nach § 66 ein Sachverständigengutachten einholen. Zu diesem Zwecke kann der Minderjährige bis zu sechs Wochen in einer für die pädagogische, medizinische oder psychologische Beobachtung und Beurteilung geeigneten Einrichtung untergebracht werden. Nach § 69 ist das Landesjugendamt Ausführungsbehörde und verantwortlich für die Durchführung der freiwilligen Erziehungshilfe und der Fürsorgeerziehung. In einigen Bundesländern obliegt diese Aufgabe auch dem Landeswohlfahrtsverband. Nach § 75 a kann die freiwillige Erziehungshilfe und die Fürsorgeerziehung über den Eintritt der Volljährigkeit hinaus fortgesetzt werden, wenn bereits vor dem 18. Lebensjahr entsprechende Maßnahmen zur schulischen oder beruflichen Bildung einschließlich der Berufsvorbereitung eingeleitet wurden. Voraussetzung ist, daß der Volljährige dies beantragt und sich auch bereits erwiesen hat, daß er bereit ist, am Erfolg der Maßnahmen mitzuwirken.
§ 78ff. regelt die Heimaufsicht und den Schutz von Minderjährigen unter 16 Jahren in Heimen, eine Aufgabe, die bei den Landesjugendämtern liegt.
§ 85 regelt die Kostenerstattung bezüglich der freiwilligen Erziehungshilfe und der Fürsorgeerziehung. Der Paragraph legt fest, daß die Kosten erstattet werden, unabhängig davon, ob dem Minderjährigen und seinen Eltern die Aufbringung der Kosten zuzumuten ist.
Soweit zumutbar, haben sie zu den Kosten beizutragen.
Das Jugendwohlfahrtsgesetz regelt also das Recht des Kindes auf Erziehung, es beschreibt die Aufgabe der Jugendwohlfahrtsbehörden, regelt den Schutz der Pflegekinder, die Stellung des Jugendamtes im Vormundschaftswesen sowie insbesondere die Fragen von Erziehungsbeistandschaft, freiwilliger Erziehungshilfe und Fürsorgeerziehung; außerdem stellt es die der öffentlichen Jugendwohlfahrtspflege zugeordneten Heimeinrichtungen unter Heimaufsicht; letztlich regelt es die Kostenfragen bei Hilfen zur Erziehung.
Die Lücke, die zwischen den kurativen Leistungen der Reichsversicherungsordnung einerseits und dem mehr auf „Erziehung" abgestellten JWG andererseits klafft, wird geschlossen durch Maßnahmen der Rehabilitation bzw. durch sogenannte Wiedereingliederungsmaßnahmen nach dem Bundessozialhilfegesetz (BSHG). Über die in der RVO festgelegten kurativen Leistungen hinaus eröffnen sich für behinderte Kinder und Jugendliche Leistungen zur Rehabilitation. Rehabilitationsträger für behinderte Kinder ist die Krankenkasse. Kinder haben ja noch keine Ansprüche gegen andere Rehabilitationsträger, etwa die Rentenversicherungen. Zu solchen, über die kurative Medizin hinausgehenden Leistungen gehören beispielsweise die Vorschriften über orthopädische und andere Hilfsmittel bei körperlichen Behinderungen.
Rehabilitation umfaßt die Gesamtheit der Bemühungen, ein durch Krankheit, ein angeborenes Leiden oder äußere Schädigungen körperlich, geistig oder seelisch behindertes Kind über die Akutbehandlung hinaus durch umfassende Maßnahmen auf medizinischem, schulischem, beruflichem oder allgemein sozialem Gebiet in die Lage zu versetzen, eine Lebensform und Lebenseinstellung, die ihm entspricht und seiner würdig ist, im Alltag, in der

Gemeinschaft und im Beruf zu finden bzw. wiederzuerlangen.

Bei der ärztlichen Untersuchung eines Patienten, bei dem eine Rehabilitation indiziert erscheint, sind folgende Fragen zu beantworten: Zunächst muß der Schaden (impairment) genau beschrieben werden. Man versteht darunter die Beeinträchtigung oder den Verlust von normalerweise vorhandenen physischen, psychischen oder geistigen Strukturen und von Funktionen, die durch diese Strukturen gewährleistet werden. Es handelt sich hierbei um einen im anatomisch-physiologischen Bereich anzusiedelnden, vielschichtigen und gegen die verschiedenen benachbarten Bereiche nicht immer leicht abzugrenzenden Sammelbegriff. Diese Abgrenzung gelingt in schon etwas umfassender Weise bei Berücksichtigung der funktionellen Einschränkungen (disability), die aus dem primär vorgegebenen Schadensbild folgen. Schließlich müssen die Auswirkungen des Funktionsverlustes, einschließlich in Alltag und Beruf, beurteilt werden. Gemeint sind alle Beeinträchtigungen im sozialen Feld (handicap), die sich aus dem Organschaden und den dadurch verursachten Funktionseinschränkungen ergeben.

Nur wenn der Arzt – über die Diagnose hinaus – die unterschiedlichen Auswirkungen der Behinderung entsprechend der Klassifizierung der Weltgesundheitsorganisation: impairment, disability und handicap berücksichtigt, wird es möglich, ein Rehabilitationskonzept zu entwickeln, das den Bedürfnissen des Patienten Rechnung zu tragen vermag. Die Zusammenhänge verdeutlicht Abb. 8.10 (Beitrag „Rehabilitation", in diesem Band, S. 771).

Einleitung einer Rehabilitation

Durch das Rehabilitationsangleichungsgesetz vom 7. 8. 1974 sind die zuständigen Träger zur Aufstellung eines Gesamtplanes verpflichtet. Nach § 368s RVO ist das Mitteilungsverfahren in Verträgen zwischen der kassenärztlichen Bundesvereinigung und den Spitzenverbänden der Krankenkassen geregelt. Danach sollen Behinderte oder von einer Behinderung bedrohte Personen über die Möglichkeit der Rehabilitation umfassend beraten und zur Mitwirkung an Rehabilitationsmaßnahmen motiviert werden und die gebotenen Rehabilitationsmaßnahmen möglichst frühzeitig eingeleitet werden. Die Krankenkasse ist von den geplanten Maßnahmen zu unterrichten, für die Mitteilung ist ein Vordruck vereinbart. Die Maßnahmen nach der RVO betreffen insbesondere die medizinische Rehabilitation, diese steht in der Regel an erster Stelle, bildet die Basis für andere Rehabilitationsmaßnahmen. Über die verschiedenen Träger der Rehabilitationsmaßnahmen informiert Abb. 8.12 im Beitrag „Rehabilitation" (s.o., S. 775).

Das Gesetz über die Angleichung von Rehabilitationsleistungen von 1974 unterscheidet medizinische Leistungen der Rehabilitation von beruflichen und ergänzenden. Die medizinischen Leistungen sind in § 10 des Gesetzes festgelegt und umfassen ärztliche und zahnärztliche Behandlungen, die Versorgung mit Arznei- und Verbandmitteln, Heilmitteln, insbesondere Krankengymnastik, Bewegungstherapie, Sprach- und Beschäftigungstherapie, die Ausstattung mit Körperersatzstücken, orthopädischen und anderen Hilfsmitteln einschließlich der notwendigen Änderungen, Ersatzbeschaffungen sowie der Ausbildung im Gebrauch der Hilfsmittel. Auch Arbeitstherapie und Belastungserprobung gehören zu den medizinischen Leistungen.

Die beruflichen Leistungen sind in § 11 des Gesetzes angeführt, wobei es sich um Maßnahmen der Arbeitserprobung, der Berufsausbildung, Grundausbildung, Umschulung und Fortbildung handelt. Die in § 12 RVO ergänzenden Leistungen umfassen vor allem finanzielle Hilfen für die Rehabilitanden, Leistungen zur Sozialversicherung und den Behindertensport (REMSCHMIDT u. MARTIN 1986).

In der „Eingliederungshilfe", wie es im Bundessozialhilfegesetz formuliert ist, finden sich die zentralen Vorschriften für die Eingliederung von Behinderten bzw. von Behinderung Bedrohter. Das Bundessozialhilfegesetz (BSHG) vom 4. 5. 1961 hat das bis dahin gültige Fürsorgerecht abgelöst.

Nach § 46 BSHG muß ein Gesamtplan für die Rehabilitation aufgestellt werden. Bei der Aufstellung des Gesamtplans wirken neben der Sozialhilfe der Behinderte, der behandelnde Arzt, das Gesundheitsamt, der Landesarzt (§ 126a), das Jugendamt und die Dienststellen der Bundesanstalt für Arbeit zusammen.

Gemäß § 39 BSHG sind der Personenkreis und die Aufgaben bezüglich der Eingliederungshilfe für Behinderte wie folgt geregelt:

1. Personen, die nicht nur vorübergehend körperlich, geistig oder seelisch wesentlich behindert sind, ist Eingliederungshilfe zu gewähren. Personen mit einer anderen körperlichen, geistigen oder seelischen Behinderung kann sie gewährt werden.
2. Den Behinderten stehen die von einer Behinderung Bedrohten gleich. Dies gilt bei Personen, bei denen Maßnahmen der in den §§ 36 und 37 genannten Art erforderlich sind, nur, wenn auch bei Durchführung dieser Maßnahmen eine Behinderung einzutreten droht. (Anmerkung: Im § 36 BSHG ist die vorbeugende Gesundheitshilfe, in § 37 die Krankenhilfe apostrophiert, die beide in die Leistungspflicht der Krankenkassen gehören.)
3. Aufgabe der Eingliederungshilfe ist es, eine drohende Behinderung zu verhüten oder eine vorhandene Behinderung oder deren Folge zu be-

seitigen oder zu mildern und den Behinderten in die Gesellschaft einzugliedern...

4. Eingliederungshilfe wird gewährt, wenn und solange bei der Besonderheit des Einzelfalles, vor allem nach Art und Schwere der Behinderung Aussicht besteht, daß die Aufgabe der Eingliederungshilfe erfüllt werden kann.
5. Der im § 39 BSHG festgestellte Sachverhalt, wonach körperlich, geistig oder seelisch wesentliche Behinderungen, die „nicht nur vorübergehend" sind, vorliegen müssen, bedeutet, daß geistig behinderte Kinder und Jugendliche, Kinder und Jugendliche mit frühkindlichem Autismus, aber auch mit schweren chronifizierten neurotischen Störungen, psychotische Kinder und Jugendliche, kurzum die meisten schwerwiegenden chronischen Erkrankungen und Behinderungen in der Kinder- und Jugendpsychiatrie gemeint sind. Für akute Behandlung sind die Krankenkassen zuständig, besteht ein chronifizierter Dauerzustand, so liegt die Zuständigkeit beim Bundessozialhilfegesetz.

Es gibt eine Reihe von Streitfragen im Grenzbereich zwischen Leistungspflicht der Krankenkassen, Zuständigkeit des Jugendwohlfahrtsgesetzes und des Bundessozialhilfegesetzes. „Die derzeitigen Bestimmungen lassen unklare Interpretationen zu und führen häufig zu willkürlichen Entscheidungen zum Nachteil der Patienten und ihrer Eltern. Dadurch werden teilweise notwendige Behandlungsmaßnahmen verhindert und auch die Aufenthaltsdauer in den Kliniken verlängert. Die Krankenkassen und die Kostenträger von Rehabilitations- und Sozialhilfe- sowie Jugendhilfemaßnahmen werden aufgefordert, die Grauzone durch klar definierte Regelungen zu ersetzen" (Denkschrift der Deutschen Gesellschaft für Kinder- und Jugendpsychiatrie 1984).

Schließlich sei noch auf § 10 Absatz 2 JGG hingewiesen, der für straffällig gewordene Jugendliche einen Weg der Therapie eröffnet.
§ 10 Absatz 2 JGG lautet:
Der Richter kann dem Jugendlichen auch mit Zustimmung des Erziehungsberechtigten und des gesetzlichen Vertreters auferlegen, sich einer heilerzieherischen Behandlung durch einen Sachverständigen oder einer Entziehungskur zu unterziehen. Hat der Jugendliche das 16. Lebensjahr vollendet, so soll dies nur mit seinem Einverständnis geschehen.
Die „heilerzieherische Behandlung" gemäß § 10 Absatz 2 JGG ist nicht nur auf die Heilpädagogik im eigentlichen Sinne beschränkt, sondern umschließt vor allen Dingen auch die speziellen psychotherapeutischen Maßnahmen. Für die Durchführung kommen Fachkräfte verschiedener Disziplinen (Ärzte, Psychologen, Heil- und Sonderpädagogen) in Frage.

Institutionelle Voraussetzungen

Für Diagnostik, Therapie und Rehabilitation der unterschiedlichen psychischen Störungen und Behinderungen im Kindes- und Jugendalter bestehen eine Reihe ambulanter bzw. stationärer Einrichtungen, die aufgerufen sind, in einer Art Verbundsystem zusammenzuarbeiten. Kliniken bzw. Abteilungen für Kinder- und Jugendpsychiatrie gibt es heute an fast allen Universitätskliniken, daneben existieren die Kliniken für Kinder- und Jugendpsychiatrie der Landschaftsverbände (Landeswohlfahrtsverbände) in den einzelnen Bundesländern. Schließlich gibt es größere Kommunen als Träger eines entsprechenden Fachkrankenhauses sowie karitative oder freie gemeinnützig organisierte Krankenhäuser. Nicht alle Kliniken sind in der Lage, das gesamte Krankheitsspektrum der Kinder- und Jugendpsychiatrie zu behandeln, zum Teil liegt dies an mangelnden baulichen Voraussetzungen mit dem Fehlen einer geschlossenen Abteilung, zum Teil hat dies konzeptionelle Gründe (z. B. spezielle psychotherapeutische Kliniken). Insgesamt kann heute – abgesehen von regionalen Engpässen – auch unter Berücksichtigung der demographischen Entwicklung der Bedarf an stationären kinderpsychiatrischen Betten im allgemeinen als ausreichend angesehen werden. Vollstationäre Behandlung ist immer dann angezeigt, wenn die Gedanken oder das Verhalten so schwer gestört sind, daß eine andere Behandlung oder auch die Pflege des Kindes unmöglich oder sehr schwierig ist, wenn das Kind eine Gefahr für sich selbst oder andere darstellt oder wenn die Familieninteraktionen so verzerrt sind, daß das Leben zu Hause, Entwicklung und Fortschritt des Kindes unmöglich oder schwer behindert sind (BARKER 1974; HERSOV u. BENTOVIM 1977, zitiert nach EISERT 1986).

Stationäre kinderpsychiatrische Behandlung erfolgt in der Regel in klarer Zuständigkeit der Krankenkassen (§ 184 RVO). Erfolgt eine Aufnahme aus Begutachtungsgründen, so kann ein Jugendamt oder ein Gericht Kostenträger des stationären Aufenthaltes sein.

Teilstationäre Behandlungsmodalitäten in Form von Tageskliniken oder Nachtkliniken sind im Bereich der Erwachsenenpsychiatrie erprobter Bestandteil der psychiatrischen Versorgung. Auch in der Kinder- und Jugendpsychiatrie gewinnt die tagesklinische Behandlung als teilstationäre Behandlungsform zunehmend an Bedeutung. Unter teilstationärer Behandlung versteht man ein bewegliches Behandlungsprogramm, das die wichtigsten diagnostischen, medizinischen, psychiatrischen, psychosozialen und vorberuflichen Behandlungsmodalitäten einschließt, für Patienten mit ernsten psychischen Störungen, die eine koordinierte, intensive, umfassende und multidisziplinäre

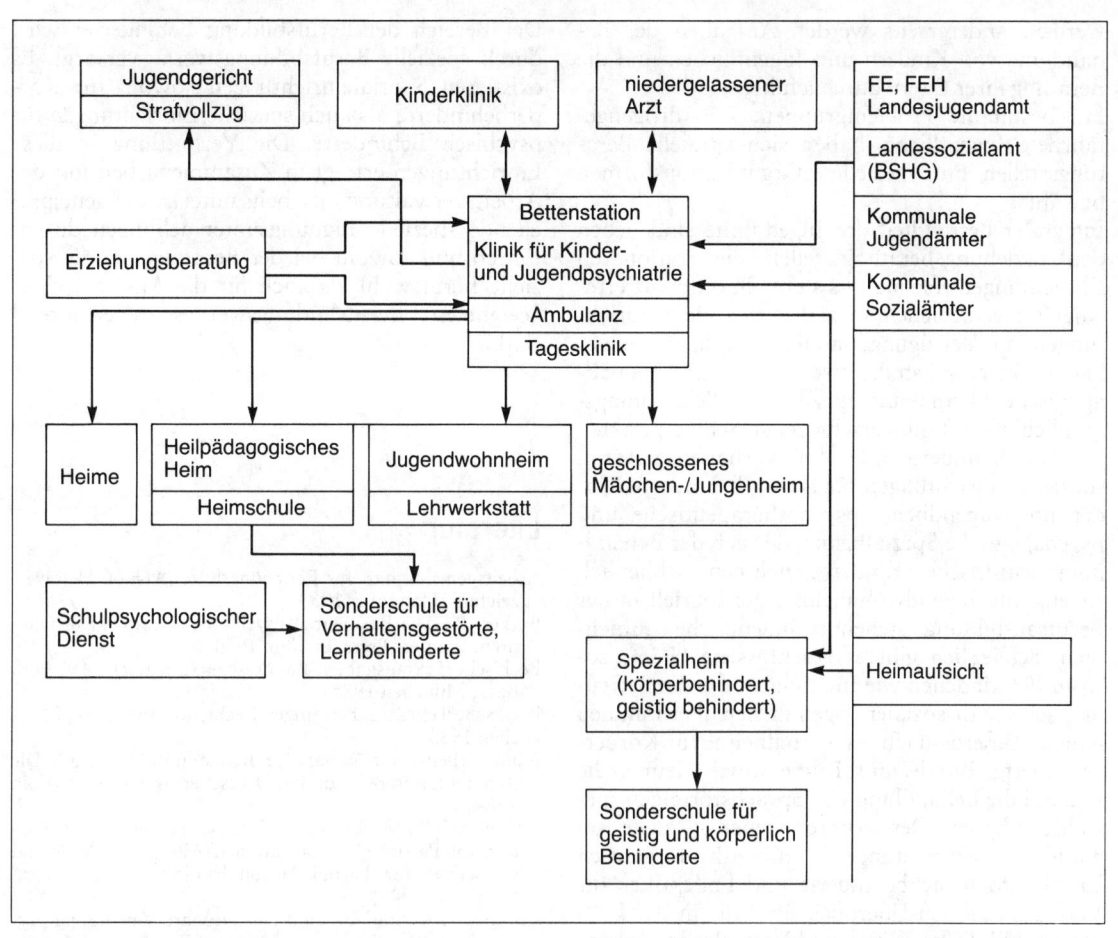

Abb. 8.**13** Übersicht über die Verknüpfung von Recht und Institutionen (aus M. Martin: Rechtliche und institutionelle Voraussetzungen für Therapie und Rehabilitation. In: Kinder- und Jugendpsychiatrie; Eine praktische Einführung, hrsg. von H. Remschmidt, 2. Aufl. Thieme, Stuttgart 1987, S. 391).

Behandlung benötigen, die in einem ambulanten Rahmen nicht gewährleistet werden kann (CASARINO u. Mitarb. 1982, zitiert nach EISERT 1986).
Die Tagesklinik ist eine medizinische Institution, die über ein ärztlich geleitetes multidisziplinäres Team verfügt, neben einer Einzelbehandlung des Kindes liegt der zweite Behandlungsfokus bei der Familie.
Meist ist der Tagesklinik eine therapeutische Schule angegliedert. Als Vorteil der tagesklinischen Behandlung wird insbesondere der Verbleib des Kindes in der Familie gesehen, die negativen Aspekte einer Vollhospitalisierung werden vermieden.
Etwa ein Drittel der ca. 50 Abteilungen für Kinder- und Jugendpsychiatrie in der Bundesrepublik Deutschland verfügt derzeit über teilstationäre Behandlungsmöglichkeiten (MARTINIUS 1983). Je nach Konzeption unterschiedlich ist die Behandlungsdauer in einer teilstationären Einheit (CORBOZ 1983).
Die ambulante kinder- und jugendpsychiatrische Versorgung im engeren Sinne geschieht durch die Ambulanzen der kinder- und jugendpsychiatrischen Kliniken. Die Mehrzahl der ca. 50 Abteilungen für Kinder- und Jugendpsychiatrie verfügt über eine Ambulanz (MARTINIUS 1983). Das Ziel der Psychiatrieenquête, „daß Ausgangspunkt einer optimalen psychiatrischen Versorgung in erster Stufe auch ein im ländlichen Bereich zu verdichtendes Netz niedergelassener Ärzte für Kinder- und Jugendpsychiatrie sein muß", ist noch längst nicht erreicht.
1984 waren im ganzen Gebiet der Bundesrepublik Deutschland nur ca. 25 Ärzte für Kinder- und Jugendpsychiatrie niedergelassen (Denkschrift zur Lage der Kinder- und Jugendpsychiatrie in der Bundesrepublik Deutschland 1984). In anderen westeuropäischen Ländern sind die Verhältnisse zum Teil wesentlich günstiger (CORBOZ 1983).
Daneben stehen für die ambulante Versorgung in der Bundesrepublik ca. 660 Erziehungs- oder Familienberatungsstellen zur Verfügung. Diese sind in der Regel multidisziplinär besetzt (Psychologen, Sozialarbeiter, Sozialpädagogen, Psychagogen). Die relativ niedrige Zahl der mitarbeitenden Ärzte gibt zu Bedenken in verschiedener Hinsicht Anlaß (STRUNK 1985). An den Erziehungsberatungsstellen kann die einschlägige Diagnostik durchgeführt

werden, andererseits werden Aufgaben der Behandlung von Kindern und Jugendlichen und die Beratung ihrer Eltern durchgeführt.

Für bestimmte Problemgruppen, z. B. drogengefährdete Jugendliche, haben sich spezielle Beratungsstellen mit speziellen Organisationsformen bewährt.

Integraler Bestandteil der Jugendhilfe sind neben den Erziehungsberatungsstellen die stationären Einrichtungen (Heime). Es steht ein differenziertes Angebot verschieden spezialisierter Heimeinrichtungen zur Verfügung: familiär geführte Kleinstheime, die eine Familie ersetzen können, heilpädagogische Heime mit spezifischer Behandlungsmöglichkeit, oft mit verschiedenen Schwerpunkten für Lernbehinderte oder für Verhaltensgestörte, spezielle Einrichtungen für geistig behinderte Kinder und Jugendliche, psychotherapeutische und psychagogische Spezialheime, die sich der Behandlung neurotischer Kinder annehmen, schließlich sogenannte Jugendwohnheime, die speziell in der Berufsausbildung stehende Jugendliche aufnehmen. Schließlich gibt es geschlossene Heime sowohl für Mädchen wie für Jungen, die die Betreuung schwer dissozialer Jugendlicher übernommen haben. Außerdem gibt es Spezialheime für Körperbehinderte, Blinde und Taube sowie Heime, die sich auf die Behandlung von Sprachstörungen spezialisiert haben. Des weiteren stehen spezielle Rehabilitationseinrichtungen für hirnorganisch Kranke, Mehrfachbehinderte und Epileptiker zur Verfügung. Einen Überblick über die in der Bundesrepublik Deutschland und West-Berlin vorhandenen Heime gibt das Heimverzeichnis der allgemeinen Fürsorge- und Erziehungshilfe (AFET 1983).

Alternativen für eine Heimunterbringung sind die Pflegefamilien. Für behinderte Kinder können sogenannte Sonderpflegestellen eingerichtet werden. Für besonders erziehungsschwierige Jugendliche sogenannte Erziehungsstellen.

Eine wichtige Rolle in der Rehabilitation psychisch auffälliger Kinder und Jugendlicher spielen die Schulen, speziell die Sonderschulen (Sonderschule für Lernbehinderte -L-, Sonderschule für geistig Behinderte -G-, Sonderschule für körperbehinderte Kinder -K-). Größere Heime verfügen gelegentlich über eine eigene Heimsonderschule. Dies hat seine besondere Begründung in der Möglichkeit, ein einheitliches pädagogisches Handeln in Heimen und therapeutischen Schulen aufzubauen.

Eine Übersicht über die Verknüpfung von Recht und Institutionen gibt Abb. 8.13.

Der Bereich der Berufsbildung Behinderter wird durch spezielle Berufsbildungswerke versorgt. Es existieren Spezialeinrichtungen sowohl für Körperbehinderte als auch spezielle Einrichtungen für psychisch Behinderte. Die Vermittlung in diese Einrichtungen erfolgt in Zusammenarbeit mit der Arbeitsverwaltung (Arbeitsämter), die entsprechende spezielle Eignungsuntersuchungen durchführen und sowohl bei der Beratung für die spezielle Berufswahl als auch für die Auswahl eines geeigneten Berufsbildungswerkes federführend sind.

Literatur

Arbeitsgemeinschaft für Erziehungshilfe (AFET): Heimverzeichnis. Hannover 1983

Barker, P.: The Residential Psychiatric Treatment of Children. Chancer Press, London 1974

Beck'sche Textausgaben: Bundessozialhilfegesetz, 19. Aufl. Beck, München 1985

Beck'sche Textausgaben: Jugendrecht, 15. Aufl. Beck, München 1985

Bundesarbeitsgemeinschaft für Rehabilitation (Hrsg.): Die Rehabilitation Behinderter. Deutscher Ärzte-Verlag, Köln 1984

Casarino, J. P., M. Wilmer, J. T. Maxey: American Association for Partial Hospitalization (AAPH). Standards and Guidelines for Partial Hospitalization. Inter. J. Part. Hospit. 1 (1982)

Corboz, R.: Ambulante und teilstationäre Versorgung psychisch kranker Kinder und Jugendlicher in der Schweiz. Z. Kinder- u. Jugendpsychiat. 11 (1983) 116

Denkschrift zur Lage der Kinder- und Jugendpsychiatrie, hrsg. vom Vorstand der Deutschen Gesellschaft für Kinder- und Jugendpsychiatrie. Marburg 1984

Eisert, M.: Beschreibung, Definition und Einschätzung der Behandlungsergebnisse. In: Therapieevaluation in der Kinder- und Jugendpsychiatrie, hrsg. von H. Remschmidt, M. Schmidt. Enke, Stuttgart 1986

Hersov, L., A. Bentovim: Inpatient units and day hospitals. In: Child Psychiatry: Modern Approaches, hrsg. von M. Rutter, L. Hersov. Blackwell, London 1977

Martin, M.: Rechtliche und institutionelle Voraussetzungen für Therapie und Rehabilitation. In: Kinder- und Jugendpsychiatrie: Eine praktische Einführung, hrsg. von H. Remschmidt, 2. Aufl. Thieme, Stuttgart 1987 (S. 386)

Martinius, J.: Ambulante und teilstationäre Versorgung psychisch kranker Kinder und Jugendlicher in der Bundesrepublik Deutschland. Z. Kinder- u. Jugendpsychiat. 11 (1983) 3

Remschmidt, H., M. Martin: Begutachtungsfragen bei Kindern und Jugendlichen. In: Medizinische Begutachtung, hrsg. von H. Marx, 5. Aufl. Thieme, Stuttgart 1987 (S. 593)

Strunk, P.: Psychotherapie in Erziehungsberatungsstellen. Z. Kinder- u. Jugendpsychiat. 13 (1985) 79

9 Verlauf und Prognose kinder- und jugendpsychiatrischer Erkrankungen

Helmut Remschmidt

Einflüsse auf den Verlauf kinder- und jugendpsychiatrischer Erkrankungen

Man sollte meinen, daß das sorgfältige Studium des Verlaufs kinderpsychiatrischer Erkrankungen uns Aufschluß darüber geben kann, wie wirksam unsere Maßnahmen sind, oder in Fällen, in denen keine Behandlung erfolgt, uns Aussagen über den sogenannten „natürlichen Verlauf" der Erkrankung zu machen erlaubt. Es verhält sich jedoch komplizierter, als es auf den ersten Blick erscheint. Denn es existiert eine Vielzahl von Faktoren, die den Verlauf kinder- und jugendpsychiatrischer Erkrankungen beeinflussen können. Die wichtigsten sind in Tab. 9.1 wiedergegeben (vgl. auch Kap. 4 in diesem Band).

In Tab. 9.1 sind acht Faktoren angeführt, die sich z. T. überlappen. Überdies können sie in verschiedener Weise zusammenwirken: sie können sich addieren, multiplizieren, gegenseitig ausschließen oder ergänzen usw. Wenn man Vielzahl und Verschiedenheit dieser einzelnen Faktoren betrachtet und sich im klaren ist, wie unterschiedlich sie zusammenwirken können, so kann man im Hinblick auf die Verlaufsforschung pessimistisch werden und zu dem Schluß kommen, daß sich ihr immenser Aufwand nicht lohnt, weil das Gefüge verschiedener Einflüsse so undurchschaubar ist, daß eine vernünftige Aussage am Ende gar nicht möglich ist. Sorgfältig und langfristig durchgeführte Verlaufsstudien widerlegen aber diese pessimistische Haltung (BOHMAN 1970; MEDNICK u. Mitarb. 1981; ROBINS 1966; RUTTER u. Mitarb. 1970).

Genetische Faktoren

Der Einfluß genetischer Faktoren wird heute nicht statisch, sondern dynamisch gesehen. Jede genetische „Ausstattung" trifft auf eine jeweils unterschiedliche Umwelt, Belastungsfaktoren und Lebensereignisse beeinflussen die Penetranz einer genetischen Disposition ebenso wie Entwicklungsprozesse, Risikofaktoren und protektive Faktoren.

Abb. 9.1 zeigt das Zusammenspiel von genetischer Belastung und Umweltereignissen über die Zeit: Auf der Ordinate ist die Disposition für eine schizophrene Erkrankung wiedergegeben. Die Zeitachse beginnt mit der Konzeption, so daß auch pränatale Faktoren, perinatale und alles, was nach der Geburt erfolgt, einbezogen werden kann.

G1 ist das Individuum mit der geringsten Belastung für eine Schizophrenie, jedoch wirken sich eine Reihe von Belastungsfaktoren (z. B. Todesfälle naher Angehöriger, Zurücksetzung, pathologi-

---

Tabelle 9.1 Faktoren, die den Verlauf kinderpsychiatrischer Erkrankungen beeinflussen können. Die einzelnen Faktoren überlappen sich zum Teil. Sie können in sehr verschiedener Weise zusammenwirken (z. B. additiv, kompetitiv, multiplikativ)

1. Genetische Faktoren
2. Eigengesetzlichkeit der Erkrankung
   (sogenannter natürlicher Verlauf)
3. Entwicklungsfaktoren
   (Wachstum, Reifung, Differenzierung, Prägung, Lernen)
4. Alter und Geschlecht
5. Systematische Einwirkungen (Therapie und andere Hilfen)
6. „Zufällige" Einwirkungen (Lebensereignisse, Umweltfaktoren)
7. Risikofaktoren
8. Protektive Faktoren
   (im Kind, in der Umgebung)

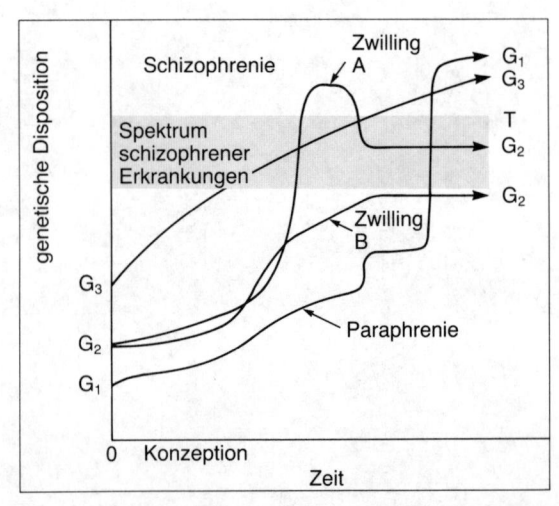

Abb. 9.1 Zusammenwirken von genetischen Einflüssen und Umweltfaktoren entlang der Zeitachse bei der Entwicklung einer Schizophrenie (nach *Gottesman* u. *Shields* 1972).

sche Familienatmosphäre) so aus, daß die Schwelle für den Ausbruch einer schizophrenen Erkrankung überschritten wird. Mit G2 sind zwei eineiige Zwillinge bezeichnet, die die gleiche genetische Belastung haben, bei denen es aber im einen Falle (Zwilling A) zum Ausbruch einer schizophrenen Psychose kommt, im zweiten Falle (Zwilling B) jedoch der Ausbruch einer schizophrenen Erkrankung unterbleibt. Dennoch ist dieser Zwilling erheblich auffällig. Untersuchungen an solchen für Schizophrenie diskordanten Zwillingspaaren haben ergeben, daß die nicht schizophren Erkrankten eine Reihe von anderen Auffälligkeiten haben. Bei G3 handelt es sich um eine Person mit hoher Disposition zur Schizophrenie. In diesem Falle sind nur wenige äußere Belastungsfaktoren erforderlich, um die Erkrankung zum Ausbruch zu bringen.

Eigengesetzlichkeit der Erkrankung (sogenannter natürlicher Verlauf)

Hierüber wissen wir wenig. Es ist kaum möglich und auch ethisch nicht vertretbar, den natürlichen Verlauf (d.h. ohne Intervention und Behandlung) zu verfolgen. Es wäre nicht zu verantworten, Patienten ohne Behandlung zu lassen.

Ältere Untersuchungen (unter ihnen die umstrittenen von EYSENCK) weisen darauf hin, daß der spontane Verlauf bei neurotischen Störungen (sofern sie nicht bereits chronifiziert sind) günstig ist – auch wenn keine Intervention erfolgt. Dies gilt vor allen Dingen für sogenannte introversive Störungen (Angst- und Furchtzustände, Kontaktstörungen), nicht für extraversive.

Eine reiche Diskussion zum Spontanverlauf gibt es auch bezüglich organischer Erkrankungen, z.B. der *Aphasien*. Hier stellt sich die kritische Frage, ob die „Rückkehr" der Sprachfunktionen weitgehend spontan erfolgt oder durch die Behandlung unterstützt wird. Zweifellos spielt bei traumatisch verursachten Aphasien im Kindes- und Jugendalter der genuine Rückbildungsprozeß die Hauptrolle. Abb. 9.2 zeigt den Rückbildungsverlauf von 5 aphasischen Patienten hinsichtlich ihrer Ergebnisse im Token-Test (einem Verfahren zur Diagnostik aphasischer Störungen). Die Rückbildung erfolgt so gesetzmäßig, daß man aufgrund weniger Messungen den zeitlichen Verlauf voraussagen kann.

Eine interessante Beobachtung bezüglich des natürlichen Verlaufs haben wir in einer katamnestischen Studie an mutistischen Kindern gemacht. Da ein Teil dieser Kinder die Behandlung abbrach oder gar nicht aufnahm, war hier die Möglichkeit gegeben, behandelte Patienten mit nichtbehandelten zu vergleichen. Von insgesamt 45 Patienten konnten 35 nachuntersucht werden. Es zeigte sich, daß alle Patienten (behandelte wie nichtbehandel-

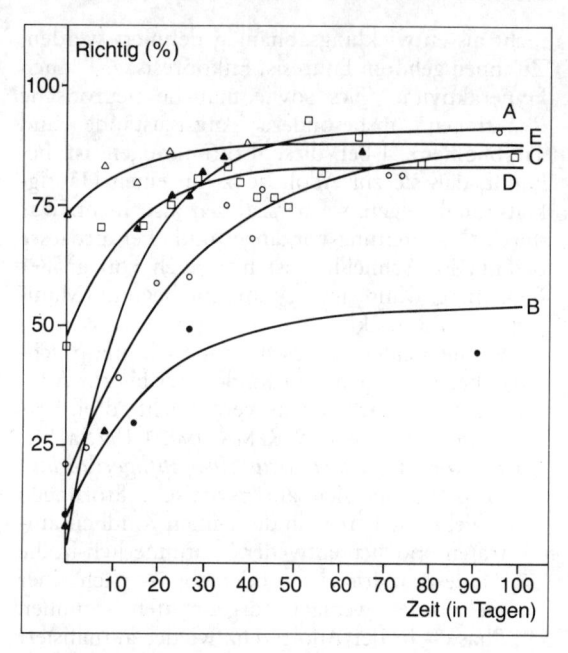

Abb. 9.2 Verlaufskurve für die Ergebnisse von fünf aphasischen Patienten im Token-Test und ihre mathematische Annäherung.
(▲) Pat. A : $y = 92{,}0 - 88{,}0 e^{-0{,}071\,t}$
(●) Pat. B : $y = 55{,}0 - 44{,}2 e^{-0{,}052\,t}$
(○) Pat. C : $y = 90{,}0 - 71{,}8 e^{-0{,}0375\,t}$
(□) Pat. D : $y = 84{,}3 - 35{,}9 e^{-0{,}0723\,t}$
(△) Pat. E : $y = 89{,}2 - 14{,}8 e^{-0{,}068\,t}$
(aus *H. Remschmidt, G. Niebergall:* Störungen des Sprechens und der Sprache. In: Neuropsychologie des Kindesalters, hrsg. von H. Remschmidt, M. Schmidt. Enke, Stuttgart 1981, S. 276).

te) als Erwachsene das Symptom *Mutismus* überwunden hatten, in beiden Gruppen zeigten sich aber noch Kontaktstörungen und bei einigen Patienten eine gewisse Sprechscheu (eigene Beobachtung).

Bei entwicklungsabhängigen Störungen läßt sich ebenfalls der eigengesetzliche Verlauf studieren. Ein Beispiel hierfür ist die *Enuresis*. Die überwiegende Zahl der Kinder wird auch trocken, wenn man sie nicht behandelt; die Behandlung hat hier das Ziel, den Krankheitsverlauf abzukürzen. Der Erfolg ist um so eher der Therapie zuzuschreiben, in je kürzerer Zeit es ihr gelingt, das Symptom zum Verschwinden zu bringen. Eine Enuresisbehandlung, die über mehrere Jahre durchgeführt wird, kann nicht mehr den Beweis antreten, daß es die Therapie war, die den Erfolg verursacht hat.

Entwicklungsfaktoren, Alter und Geschlecht

Diese Einflüsse hängen zusammen, weshalb sie auch gemeinsam besprochen werden sollen. Viele kinderpsychiatrische Erkrankungen können regelrecht als entwicklungsabhängig definiert werden. Zu ihnen gehören Enuresis, Enkopresis, z. T. auch Hyperaktivität, Tics sowie manche neurotische Reaktionen (insbesondere Angstzustände und Tierphobien). Über diese Erkrankungen ist bekannt, daß sie zur Adoleszenz hin einen Häufigkeitsabfall zeigen, sie persistieren also nicht, was durch Nachreifungsvorgänge und Lernprozesse bedingt ist. Schließlich ist hier auch von großer Bedeutung, wann eine Erkrankung beginnt (Manifestationszeitpunkt).

Im Rahmen einer Längsschnittbetrachtung psychiatrischer Störungen vom Kindesalter bis zur Adoleszenz lassen sich, etwas vereinfacht, drei *Verlaufstypen* herausstellen (REMSCHMIDT 1975a, b):

(1) Ein *kontinuierlicher bzw. zweigipfliger Verlauf* (Typ A), der sich auf psychische Störungen bezieht, die bereits in der frühen Kindheit auftraten und sich entweder kontinuierlich in die Adoleszenz fortsetzen oder aber – nach einer mehr oder weniger ausgedehnten stummen Phase – in der Adoleszenz wieder aktualisiert werden. Dies gilt z. B. für die Schulphobie, die ein Häufigkeitsmaximum zum Zeitpunkt der Einschulung und ein zweites im 14. Lebensjahr aufweist. Diese Störungen setzen sich auch häufig ins Erwachsenenalter fort und lassen sich einem *Kontinuitätsmodell* psychiatrischer Erkrankungen über weite Lebensphasen zuordnen. Zu diesem Typus gehören u. a. dissoziale Verhaltensweisen, Persönlichkeitsstörungen, bestimmte Formen von Neurosen und die bereits erwähnte Schulphobie. Störungen mit diesem Verlauf können wir als *persistierende* psychiatrische *Erkrankungen* bezeichnen.

(2) Ein zweiter Verlaufstyp (Typ B) ist gekennzeichnet durch einen *Häufigkeitsabfall* von Störungsmustern, die in der Kindheit als behandlungsbedürftig angesehen wurden, sich aber in der Adoleszenz zurückbilden. Hierzu gehören vor allem die geläufigen Verhaltensstörungen (Enuresis, Enkopresis, Hyperaktivität, Tics, ein Teil der sogenannten MCD-Kinder) und manche neurotische Reaktionen, insbesondere Angstzustände und Tierphobien. Diese Störungen finden häufig in der Adoleszenz ihren Abschluß und setzen sich im Erwachsenenalter nicht fort. Wir können sie auch als *nicht persistierende Erkrankungen* bezeichnen.

(3) Der dritte Verlaufstyp (Typ C) ist durch einen deutlichen *Häufigkeitsanstieg* in der Adoleszenz gekennzeichnet, bei weitgehender psychischer Unauffälligkeit im Kindesalter. Hier sind Störungen zu erwähnen, deren Erstmanifestation in der Adoleszenz liegt, entweder weil in dieser Phase erstmalig die typischen psychischen Ausdrucksmittel zur Verfügung stehen oder aber weil sich zu diesem Zeitpunkt (u. U. begünstigt durch exogene Einflüsse) genetische Dispositionen manifestieren. Dies ist der Fall bei depressiven Syndromen verschiedener Genese, Zwangssyndromen, der Anorexia nervosa sowie bei schizophrenen und manisch-depressiven Psychosen. Die unter diesem Verlaufstypus zusammengefaßten Störungen bezeichnen wir auch als *neu auftretende Erkrankungen*.

Die Bedeutung des Krankheitsbeginns hat sich in diesem Sinne in der Isle-of-Wight-Studie klar gezeigt (RUTTER u. Mitarb. 1970). Psychiatrische Erkrankungen bei 14jährigen wurden danach unterteilt, ob sie bereits vor oder erst nach dem 10. Lebensjahr aufgetreten waren. Die in der Frühadoleszenz erstmals aufgetretenen Erkrankungen unterschieden sich in dreifacher Hinsicht von jenen, die in der Kindheit begonnen hatten:

– sie kamen häufiger bei Mädchen vor,
– sie zeigten keinen Zusammenhang mit Reifungsrückstand oder Erziehungsproblemen,
– sie waren weniger häufig assoziiert mit einer belasteten bzw. pathologischen Familiensituation.

Schließlich zeigten die Störungen bei diesen Jugendlichen auch eher eine ähnliche Symptomatik wie bei Erwachsenen.

Im Hinblick auf das Geschlechterverhältnis tritt um die Pubertät eine Umpolung dergestalt ein, daß neurotische Störungen und depressive Störungen bei Mädchen häufiger werden, während dies für die Schizophrenie nicht gilt.

Systematische Einwirkungen (Therapie und andere Hilfen)

Während es viele Berichte über Kurzzeittherapien gibt, ist die Ausbeute im Hinblick auf Langzeitbehandlungen gering. Dies ist, auch vom Standpunkt der Therapieforschung, einleuchtend, denn ein Therapieeffekt ist um so eher anzunehmen, in je kürzerer Zeit er sich ergibt. Übersichten über die wenigen Langzeitstudien (ROBINS 1979) zeigen, daß ihre Ergebnisse nicht sehr ermutigend sind. Überdies ist gerade bei einem Langzeitverlauf nur sehr schwer abzuklären, welchen Anteil die Therapie am Erfolg oder Mißerfolg hat. Immerhin lassen sich einige Tendenzen aufzeigen:

– Bei der Behandlung von Schizophrenien im Kindes- und Jugendalter wurden die besten Erfolge mit einer Kombination aus neuroleptischer Medikation und stützender Psychotherapie erreicht. Dies gilt auch für den Erwachsenenbereich.
– Sehr gut sind die Langzeitergebnisse bei introversiven neurotischen Störungen (Angst- und Furchtzuständen, Phobien); hier ist allerdings auch zu sagen, daß diese Erkrankungen eine hohe spontane Besserungsrate zeigen.
– Kinder aus ungünstigen Familienverhältnissen und auch solche mit leichten intellektuellen Ein-

schränkungen zeigten nach Plazierung in einer anregungsreichen Umgebung bemerkenswerte Fortschritte, auch hinsichtlich ihrer intellektuellen Entwicklung.
- Die Adoption hat sich als Präventionsinstrument bewährt. Früh adoptierte Kinder zeigen (auch dann, wenn sie durch ihre leiblichen Eltern eine hohe Belastung an Straffälligkeit oder Alkoholmißbrauch aufweisen) eine günstige Entwicklung, während dies für sorgfältig parallelisierte Kinder in Pflegefamilien nicht gilt, ebenso nicht für eine weitere Parallelgruppe unerwünschter Kinder, die bei ihrer leiblichen Mutter blieben (BOHMAN u. SIGVARDSSON 1984).
- Große Hoffnungen sind an Interventionsversuche mit Risikokindern geknüpft (z. B. Kinder schizophrener Eltern). Ihre Ergebnisse müssen aber noch abgewartet werden (MEDNICK u. SCHULSINGER 1980).

Lebensereignisse, Risikofaktoren, protektive Faktoren

In den letzten Jahren hat sich eine dynamische Betrachtungsweise dergestalt durchgesetzt, daß das Wechselspiel verschiedener Faktoren für den Verlauf kinderpsychiatrischer Erkrankungen in Betracht gezogen werden muß (vgl. hierzu Kap. 4 in diesem Band).
Unter ihnen spielen Lebensereignisse (z. B. Tod eines Elternteils, Schulversagen) eine sehr wichtige Rolle, ebenso wie Risikofaktoren (viele Lebensereignisse sind solche) und *protektive Faktoren*. Unter den letzteren verstehen wir günstige Einflüsse, die die Manifestation einer Erkrankung verzögern, abmildern oder verhindern können.
Protektive Faktoren sind nicht gleichzusetzen mit positiven oder erfreulichen Erfahrungen (RUTTER 1985): (1) So können z. B. belastende Erfahrungen die Widerstandskraft eines Menschen gegen weitere Belastungen stärken. In diesen Zusammenhang gehört die Beobachtung BLEULERS (1972), wonach Kinder, die einen psychotischen Elternteil haben, an dieser Belastung „wachsen" können, wenn sie sich dieser Belastung gewachsen zeigen und erfolgreich kompensatorische Aufgaben für die Familie übernehmen. (2) Protektive Faktoren wirken sich häufig in Interaktionsprozessen aus, ihr Vorhandensein wird oft erst zeitlich später sichtbar, wenn eine entsprechende Belastungssituation auftritt. So zeigen Kinder, die auf eine Krankenhausbehandlung vorbereitet wurden, weniger Angstreaktionen. Tritt ein Krankenhausaufenthalt nicht ein, so kann dieser Effekt natürlich auch nicht geprüft werden (WOLKIND u. RUTTER 1985). Andererseits sind z. B. Säuglinge vor der schädigenden Einwirkung bestimmter Ereignisse dadurch geschützt, daß sie noch nicht die kognitiven und emotionalen Voraussetzungen haben, um ein schädigendes Ereignis dieser Art als bedrohlich zu empfinden. (3) Schließlich gibt es protektive Faktoren, die gar nichts mit Erfahrungen und Erlebnissen zu tun haben. Ein gutes Beispiel hierfür ist die Zugehörigkeit zum weiblichen Geschlecht, ein Merkmal, das sich (zumindest bis zur Pubertät) als Schutzfaktor gegenüber den meisten psychischen Störungen und Erkrankungen erweist.
Was die *Wirkung protektiver Faktoren* betrifft, so lassen sich nach RUTTER (1985) folgende Mechanismen unterscheiden:
(1) Sie wirken nicht punktuell, sondern entlang der Zeitachse. Dies bedeutet, daß sie auch mit noch so ausgeklügelten multivariaten Untersuchungsplänen, die auf Querschnittserhebungen hinauslaufen, nicht erfaßt werden können.
(2) Viele protektive Faktoren wirken indirekt über Interaktionsprozesse des jeweiligen Individuums mit seiner Umgebung.
(3) Individuelle Unterschiede und Temperamentseigenschaften sind insofern von entscheidender Bedeutung, als sie die sozialen Beziehungen eines Individuums mitbestimmen und auf diese Weise auch die Qualität dieser Beziehungen beeinflussen.

Aufgrund dieser Erkenntnisse muß man von der These, wonach der Mensch in den ersten Lebensjahren weitgehend geprägt wird, Abstand nehmen. Die sogenannten *frühen Erfahrungen* sind nicht unbedeutend, aber sie determinieren keineswegs die spätere Entwicklung oder das Risiko für psychiatrische Erkrankungen. Sie müssen vielmehr als einer unter vielen bedeutsamen Faktoren angesehen werden, wie kognitive Prozesse, Temperamentseigenschaften, Qualität von Beziehungen, Erfolgserlebnisse, günstiges oder ungünstiges Selbstkonzept, Erfahrungen auf verschiedenen Altersstufen usw. Neuere Untersuchungen lassen erhebliche Zweifel an der früheren Deprivationsforschung aufkommen, die den Erfahrungen in den ersten Lebensjahren eine fast irreversibel prägende Bedeutung zuschrieb (ERNST u. VON LUCKNER 1985). Freilich ist unser Wissen um die Wirksamkeit protektiver Faktoren noch sehr lückenhaft. Nachdem sich die Ätiologieforschung jedoch jahrzehntelang fast ausschließlich mit den Risikofaktoren für psychiatrische Erkrankungen befaßt hat, ist es an der Zeit, sich intensiver mit der Bedeutung protektiver Faktoren zu beschäftigen.

Abb. 9.3 zeigt ein Modell zur Wirkung und *Wechselwirkung von Risikofaktoren und protektiven Faktoren*, das sich aus der Kauai-Studie ableitet (WERNER 1985) (vgl. auch Abb. 4.1, S. 169).
In diesem Modell werden Risikofaktoren zum Zeitpunkt der Geburt von Belastungsfaktoren und protektiven Faktoren unterschieden. Als Risikofaktoren zum Zeitpunkt der Geburt werden angesehen: chronische Armut, geringer Bildungsgrad der Mutter, perinatale Komplikationen, Entwick-

9 Verlauf und Prognose kinder- und jugendpsychiatrischer Erkrankungen

Risikofaktoren zum Zeitpunkt der Geburt	Belastungsfaktoren	Protektive Faktoren	
		Kind	*Umgebung*
chronische Armut geringer Bildungsgrad der Mutter perinatale Komplikationen Entwicklungsverzögerungen genetische Anomalien psychopatholgische Auffälligkeiten der Eltern	längere Trennung im 1. Lj. wiederholte Krankheiten Erkrankung der Eltern behindertes Geschwisterkind Abwesenheit des Vaters Scheidung (Trennung) der Eltern außerfamiliäre Unterbringung Mädchen: Schwangerschaft in der Adoleszenz	Erstgeborenes hohe Aktivität als Säugling positives Sozialverhalten Fähigkeiten zur Selbsthilfe gute Kommunikation ausgeprägte Interessen Selbstkontrolle positives Selbstkonzept	viel Zuwendung positive Eltern-Kind-Beziehung weitere Beziehungsperson (neben der Mutter) Freunde und Kameraden geregelter, strukturierter Haushalt Zusammenhalt der Familie Hilfe und Rat bei Bedarf (Eltern, Lehrer)

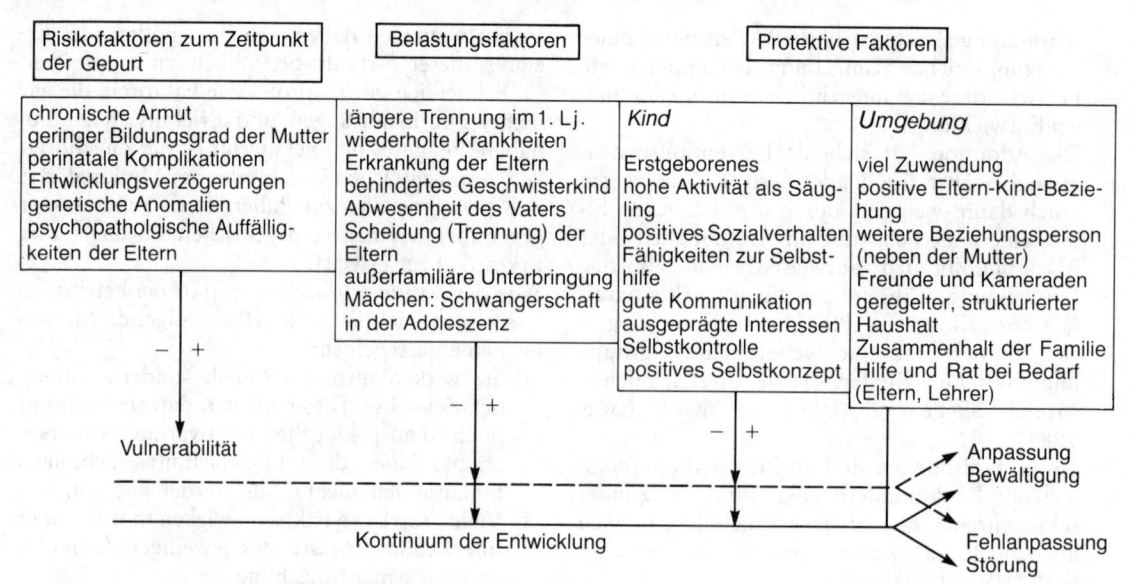

Vulnerabilität → Kontinuum der Entwicklung → Anpassung Bewältigung / Fehlanpassung Störung

Abb. 9.3 Modell zur Wirkung und Wechselwirkung von Risiko-, Belastungs- und protektiven Faktoren (modifiziert nach der Kauai-Studie, *Werner* 1985).

lungsverzögerungen, genetische Anomalien und psychopathologische Auffälligkeiten der Eltern. Das Vorhandensein mehrerer solcher Faktoren stellt einen Risikofaktor für weitere belastende Ereignisse dar und macht auf diese Weise ein Kind vulnerabel, wodurch die Wahrscheinlichkeit für das Auftreten psychiatrischer Erkrankungen erhöht ist. Nun können im Sinne der Manifestation einer kinderpsychiatrischen Erkrankung eine Reihe von Belastungsfaktoren eine große Rolle spielen (z. B. längere Trennung im ersten Lebensjahr, Erkrankung der Eltern, Ehescheidung). Diese Belastungsfaktoren stehen aber in Wechselwirkung mit protektiven Faktoren, die wiederum als „Persönlichkeitseigenschaften" des Kindes oder als schützende Umgebungsfaktoren angesehen werden können (vgl. Abb. 9.3).

Durch das Zusammenspiel von Risiko- und Belastungsfaktoren einerseits und protektiven Faktoren andererseits entsteht letztlich eine *Fehlanpassung oder* psychiatrische Erkrankung oder auch eine *Anpassung* bzw. Bewältigung des Risikos, psychisch krank zu werden.

Im Sinne dieser Überlegungen sind vor allem jene Kinder interessant, die trotz maximaler Belastung und ungünstigster Umstände nicht psychiatrisch erkranken, sondern eine positive Entwicklung nehmen. In verschiedenen Studien hat sich hierzu folgendes gezeigt:

- Solche Kinder verfügen über günstige Temperamentseigenschaften (Ausgeglichenheit, geringe Irritierbarkeit, gute Kommunikationsfähigkeit und Selbstkontrolle, positives Selbstkonzept).
- Sie bringen es aufgrund dieser Eigenschaften fertig, ihre Umwelt eher aktiv zu gestalten (auf Freunde zuzugehen, sich Zuwendung zu holen, ihre Interessen zu verwirklichen).
- Bei ihnen wirkt sich auch das Erreichen äußerer Ziele als sehr positiv aus (z. B. Schulabschluß, berufliche Integration).

In einer eigenen Untersuchung an straffällig gewordenen Kindern konnten wir die Bedeutung dieser Faktoren sehr eindrucksvoll aufzeigen (REMSCHMIDT u. Mitarb. 1984). Unsere Stichprobe wurde nach verschiedenen Gesichtspunkten unterteilt; für die hier erwähnte Frage war diejenige Gruppe von Kindern am interessantesten, die eine hohe Delinquenzbelastung im Kindesalter (d. h. vor dem 14. Lebensjahr) aufwies, bis zum 21. Lebensjahr (dies war der Katamnesezeitpunkt) jedoch nicht mehr straffällig geworden war.

Vergleicht man nun diese Gruppe mit jener Gruppe von delinquenten Kindern, die bis ins Erwachsenenalter ihre Delinquenz fortgesetzt hatten, so zeigen sich klare Unterschiede in folgenden Bereichen: Die Gruppe der gut Angepaßten hatte trotz ähnlicher Ausgangslage die soziale Integration geschafft (Freunde, Partnerschaft), eine Berufstätigkeit aufgenommen und ihren Alltag selbst bewältigt, die andere Gruppe nicht. Entsprechende Unterschiede ließen sich auch in einem Persönlichkeitstest (FPI) nachweisen.

Methodische Probleme und Überlegungen

Es gibt viele Vorgehensweisen bei Längsschnittuntersuchungen, und jeder, der eine derartige Untersuchung vornimmt, muß sich die seinem Problem angemessene Methode suchen. Die Vielzahl der Untersuchungen läßt sich jedoch auf drei Grundtypen reduzieren, die in Tab. 9.2 wiedergegeben sind.

Prospektive Echtzeit-Längsschnittstudie

Sie verfolgt eine Stichprobe vom Zeitpunkt T1 bis zum Zeitpunkt T3 und nimmt zu den jeweiligen Zeitpunkten Messungen vor, zumindest zwei Messungen (M1 und M2). Diese Vorgehensweise hat den Vorteil, daß der Untersucher die Probanden persönlich kennt und in der Wahl seiner Methodik frei ist. Sie hat aber den großen Nachteil, daß eine lange Zeit abgewartet werden muß, bis die Ergebnisse vorliegen. Nach einer solchen Zeit (meist 15–20 Jahre) hat sich darüber hinaus die Forschungsmethodik oft geändert, die Stichprobe ist schwer aufrechtzuerhalten, meßmethodisch ergeben sich eine Reihe von Problemen, und der Finanzaufwand ist außerordentlich hoch.

Die Aussagen, die mit solchen Studien gemacht werden können, sind in der Regel zuverlässig und weitreichend. Nun kann man bei dieser Art von Studie mit einer Stichprobe von Kindern zum Zeitpunkt ihrer Geburt beginnen. Berühmte Beispiele hierfür sind die National Child Development Studie (FOGELMAN u. WEDGE 1981) oder die Highrisk-Studie von MEDNICK u. Mitarb. (1981). Man kann aber auch zu einem späteren Zeitpunkt mit der Studie einsetzen (z. B. zum Zeitpunkt T2). Ein Beispiel hierfür ist die Isle-of-Wight-Studie, in der 10jährige Kinder untersucht und im Alter von 14 Jahren nachuntersucht wurden.

Retrospektive Längsschnittstudie

Retrospektive Längsschnittuntersuchungen gehen den umgekehrten Weg. Sie suchen eine umschriebene Stichprobe (z. B. schizophrene Patienten im Erwachsenenalter) und versuchen, rückblickend alle zu früheren Zeitpunkten gesammelten Daten über diese Patienten zusammenzustellen und mit dem derzeitigen Status zu korrelieren. Diese Methode hat den Vorteil, daß eine klar definierte Stichprobe zum Zeitpunkt T3 vorhanden ist, aber den Nachteil, daß frühere Daten häufig zufällig sind und nicht speziell für die untersuchte Fragestellung gesammelt wurden. Immerhin kann man auch mit dieser Methode bei bestimmten Fragestellungen gute Ergebnisse erzielen. Ein Beispiel hierfür ist die retrospektive Schizophreniestudie von WATT u. Mitarb. (1970; WATT u. LUBENSKY 1976).

Tabelle 9.2 Drei Grundtypen von Längsschnittuntersuchungen, anwendbar auf verschiedene Stichproben (auslesefreie Populationen, Kohorten, Indexstichproben, stratifizierte Stichproben). T_1, T_2, T_3 steht für verschiedene Zeitpunkte, M_1, M_2, M_3 für die zu diesen Zeitpunkten vorgenommenen Messungen.

Methoden	Beispiele
1. Prospektive „Echtzeit"-Längsschnittstudie	
$T_1 \longrightarrow T_2 \longrightarrow T_3$	High-risk-Studie (*Mednick* u. Mitarb. 1981)
$(M_1) \quad M_2 \quad M_3$	National Child Development Studie (*Fogelman* u. *Wedge* 1981)
	Isle-of-Wight-Studie (*Rutter* u. Mitarb. 1970)
2. Retrospektive Längsschnittstudie	
$T_1 \longleftarrow T_2 \longleftarrow T_3$	Retrospektive Schizophreniestudie
vorhand. Daten vorhand. Daten M_1	(*Watt* u. Mitarb. 1970; *Watt* u. *Lubensky* 1976)
3. Prospektive Längsschnittstudie mit rückwirkend definierter Ausgangsstichprobe	
$T_1 \longrightarrow T_2 \longrightarrow T_3$	Erziehungsberatungs-Population (*Robins* 1966)
vorhand. Daten M_1 M_2	Adoptionsstudie (*Bohman* 1970; *Bohman* u. *Sigvardsson* 1984)

Prospektive Längsschnittstudie mit rückwirkend definierter Ausgangsstichprobe

Sie wird am häufigsten durchgeführt. Bei diesem Typus von Längsschnittstudie wird die Ausgangsstichprobe rückwirkend aus Krankenblättern, Adoptions- oder Delinquenzregistern zusammengestellt und über einen längeren Zeitraum (entweder wiederum nach Aktenangaben oder persönlich) nachuntersucht. Die bekannteste Untersuchung dieses Typs ist die Längsschnittstudie an einer Erziehungsberatungs-Population durch ROBINS (1966) und die Adoptionsstudie von BOHMAN (1970; BOHMAN u. SIGVARDSSON 1984).

Über diese drei Typen hinaus gibt es eine Reihe von Varianten, die kürzere Untersuchungszeiträume ins Auge fassen und mit verschiedenen Kombinationen arbeiten. Auch im Hinblick auf die untersuchten Stichproben gibt es eine Reihe von Möglichkeiten: auslesefreie Population, Kohorten, Indexstichproben (z. B. alle Anorexien, Schizophrenien) und stratifizierte Stichproben. Die Einbeziehung stratifizierter Stichproben erlaubt, sofern sie methodisch einwandfrei gebildet werden, auch ätiologische Aussagen. Der Untersuchungsgang ist jedoch sehr aufwendig. In unserer Kinderdelinquenzstudie haben wir von dieser Vorgehensweise Gebrauch gemacht und entsprechend offizieller Delinquenzbelastung, Tatzeitpunkt und Höhe der nicht-registrierten Delinquenz (Dunkelfeld) verschiedene Stichproben gebildet, die im Hinblick auf Intelligenz und sozioökonomische Faktoren parallelisiert waren. Auf diese Weise konnten spezifizierte Aussagen getroffen werden, wie sie in einer bloßen Nachuntersuchung einer Gesamtstichprobe nicht möglich sind (REMSCHMIDT u. Mitarb. 1977, 1984; REMSCHMIDT 1978).

Längsschnittuntersuchungen müssen die hier erwähnten methodischen Gesichtspunkte berücksichtigen, sie müssen sich über die (in Tab. 9.1 genannten) Einflußfaktoren auf den Verlauf kinderpsychiatrischer Erkrankungen im klaren sein, und sie müssen berücksichtigen, daß es schon aufgrund des genuinen Krankheitsverlaufes Unterschiede zwischen persistierenden und neu auftretenden Erkrankungen gibt, damit aus katamnestischen Erhebungen die richtigen Schlüsse gezogen werden können.

Einige Ergebnisse zum Verlauf kinder- und jugendpsychiatrischer Erkrankungen

Die Ergebnisse sollen in diesem Abschnitt unter zwei Gesichtspunkten abgehandelt werden: Einmal sollen anhand katamnestischer Untersuchungen die Verlaufs- und Remissionstendenzen einiger klinisch bedeutsamer Störungen untersucht werden. Zum anderen soll die Frage aufgeworfen werden, ob psychiatrische Erkrankungen im Kindes- und Jugendalter Vorstufen oder erste Anzeichen von solchen des Erwachsenenalters sind (Kontinuitätshypothese) oder ob sie von diesen als eigene und anderen Gesetzen unterworfene Krankheitseinheiten abzutrennen sind (Diskontinuitätshypothese).

Bei allen derartigen Untersuchungen ist auch zu berücksichtigen, ob eine therapeutische Intervention stattgefunden hat oder nicht, d. h., ob eine Besserung der Symptomatik oder Heilung durch die Intervention erfolgt ist oder spontan. Diese Frage ist häufig allerdings nicht zu klären.

Psychoreaktive Störungen

Psychoreaktive Verhaltensstörungen im Kindes- und Jugendalter haben insgesamt eine gute Prognose. Entsprechende Verlaufsuntersuchungen zeigen, daß sie z.T. schon bei den Heranwachsenden (18–21 Jahre) weitgehend verschwunden sind. In diesen Zusammenhang gehören Studien mittlerer Katamnesedauer, in denen die Klientel von Erziehungsberatungsstellen nachuntersucht wurde, wobei man jeweils behandelte Patienten mit solchen verglich, die auf einer Warteliste standen, aber nicht behandelt werden konnten. Derartige Untersuchungen weisen Remissionsquoten von 60 bis 80% auf, wobei sich die Behandelten von den Unbehandelten langfristig nicht unterschieden.

Ein Teil der dabei untersuchten Verhaltensauffälligkeiten gehört allerdings nicht in den engeren Bereich psychiatrischer Erkrankungen (Nägelbeißen, Daumenlutschen, vorübergehende Eßstörungen, Stammeln, manche Formen von Einnässen). Derartige Störungen werden immer wieder als „neurotische Störungen" des Kindesalters angesehen, sie haben aber mit echten neurotischen Störungen nichts zu tun.

Im Hinblick auf diese reaktiven Störungen gilt also nicht das Kontinuitätsmodell (s. o., Abschnitt „Entwicklungsfaktoren...", S. 793 f).

Dissoziales Verhalten und Persönlichkeitsstörungen

Sehr unterschiedlich liegen die Verhältnisse bei diesen Störungsmustern. Dissoziale Verhaltensweisen, die sich frühzeitig zeigen, haben eine hohe Persistenz. Rund ein Drittel erweist sich in einer langfristigen Nachuntersuchung als soziopathische Persönlichkeit. Die Hälfte der im Kindesalter als antisozial diagnostizierten Patienten kommt später mit dem Gericht in Kontakt, 5% werden Alkoholiker, über 20% leiden später an neurotischen Störungen, und nur ein Viertel ist später unauffällig. Bei persistierendem antisozialem Verhalten bis ins Erwachsenenalter kommen eine Reihe anderer Störungen hinzu wie soziale Fehlanpassung, Familien- und Eheprobleme, unregelmäßige Arbeit, Entfremdung, Rückzug, multiple Gesundheitsschäden und finanzielle Abhängigkeit.

Warum sich diese hohe Persistenz dissozialen und antisozialen Verhaltens vom Kindesalter bis ins Erwachsenenalter ergibt, ist nicht eindeutig geklärt. Angeschuldigt werden hierfür genetische Komponenten, die familiäre Tradition und auch ungünstige Persönlichkeits- bzw. Temperamentseigenschaften. Hier sind die Interventionsstudien (vor allen Dingen die Adoptionsstudien) interessant, die zeigen, daß das „biologische Erbe" durch eine günstige Umgebung wieder aufgefangen werden kann (BOHMAN 1970; BOHMAN u. SIGVARDSSON 1984).

Neurosen

Kurz- und mittelfristige katamnestische Studien an Kindern mit neurotischen Störungen erbrachten, daß diese Gruppe insgesamt eine gute Prognose hat (vgl. ROBINS 1971). Andererseits zeigt sich, daß diejenigen neurotischen Kinder, die als Erwachsene psychiatrischer Hilfe bedürfen, häufig bereits im Kindesalter an neurotischen bzw. depressiven Störungen leiden (ERNST u. Mitarb. 1968). Daraus läßt sich schließen, daß zumindest für einen Teil kindlicher Neurosen die Kontinuitätshypothese zutrifft. Es kann sich dabei aber nur um eine Minderheit handeln (RUTTER 1972), da langfristige Katamnesen gezeigt haben, daß die Mehrzahl der Probanden mit kindlichen Neurosen als Erwachsene nicht an neurotischen Störungen leiden (ROBINS 1966, 1971). Für manche Neurosen, wie z. B. für Phobien, gibt es deutliche Beziehungen zum Lebensalter, was mit dem alterstypischen Verlauf kindlicher Ängste zusammenhängt. Bei neurotischen Störungen besteht insgesamt eine altersabhängige Beziehung zum Geschlecht. Während im Kindesalter die Geschlechterrelation ausgewogen ist, überwiegen nach der Pubertät die Mädchen. RUTTER macht für die Gruppe neurotischer Störungen, auf die das Kontinuitätsmodell zutrifft, genetische Faktoren verantwortlich. Insgesamt lassen sich viele neurotische Symptome im Kindesalter eher als übersteigerte entwicklungsspezifische Reaktionen denn als Krankheitssymptome auffassen (RUTTER 1972), was auch ihre Abgrenzung von psychoreaktiven Verhaltensstörungen schwierig macht. Die enge Beziehung zwischen neurotischer Symptomatik und Persönlichkeit entwickelt sich erst in der Adoleszenz. Die beste Prognose zeigen neurotische Angstreaktionen und Phobien sowie passagere Zwangssymptome im frühen Kindesalter (in der Adoleszenz ist dies anders). Für hysterische Neurosen (auch Konversionssyndrome) im Kindesalter läßt sich ein häufiger Übergang in neurasthenische oder organneurotische Krankheitsbilder konstatieren; ein nicht geringer Teil erweist sich aber auch als Fehldiagnosen organischer Erkrankungen (bis zu 20%).

Schizophrenie und frühkindlicher Autismus

Die wesentlichen Ergebnisse hierzu lassen sich wie folgt zusammenfassen:

- Ein gesetzmäßiger Übergang der kindlichen Schizophrenie in eine Schizophrenie des Erwachsenenalters trifft nur für eine kleine Gruppe kindlicher Schizophrenien zu. Für diese gilt die Kontinuitätshypothese. Es handelt sich dabei um schizophrene Psychosen, die im späteren Kindesalter und unter ähnlicher Symptomatik wie bei Erwachsenen auftreten. Die Mehrzahl der im frühen Kindesalter (bis zum 10. Lebensjahr) auftretenden schizophrenen Psychosen stellen eigene Krankheitsbilder dar und haben weder mit der Schizophrenie des Erwachsenenalters noch mit dem frühkindlichen Autismus etwas zu tun (KOLVIN 1971; RUTTER 1972).
- Patienten, die im Erwachsenenalter an einer Schizophrenie erkranken, waren im Kindesalter häufig durch eine Reihe psychischer Auffälligkeiten nichtpsychotischen Charakters gekennzeichnet: z. B. Neigung zu Streit und körperlichen Auseinandersetzungen, Kontaktstörungen (MICHAEL u. Mitarb. 1957).
- Frühkindlicher Autismus und kindliche Schizophrenie müssen als unterschiedliche nosologische Einheiten aufgefaßt werden. Kinder mit einem frühkindlichen Autismus entwickeln später keine Schizophrenie. Sie unterscheiden sich vielmehr in vielfältiger Weise von Schizophrenen (DEMYER 1979).
- Zur Prognose der kindlichen Schizophrenien: STUTTE (1969) berichtete bei präpuberal manifest werdenden Schizophrenien über eine Remissionsquote von 47% (bei einer Katamnese-

frist von 6 Jahren). EGGERS (1973) kam an 57 kindlichen Schizophrenien bei einer durchschnittlichen Katamnesefrist von 15 Jahren zu folgenden Ergebnissen: Akut-episodenhafte Verläufe waren häufiger als schleichende (42:15). Die Heilungschancen kindlicher und präpuberaler Schizophrener erwiesen sich als günstiger als angenommen. 11 von 57 Patienten (22%) waren voll remittiert, rund 50% der Patienten besserten sich deutlich. Etwa die Hälfte von ihnen mußte jedoch als schlecht remittiert angesehen werden. Als prognostisch bedeutsame Faktoren erwiesen sich vor allem das Erkrankungsalter, die prämorbide Persönlichkeit und das Intelligenzniveau. Die primär charakterlich unauffälligen Kinder wiesen ungleich bessere Heilungschancen auf.

- Zur Prognose des frühkindlichen Autismus: Prognostische Aussagen bei Kindern mit frühkindlichem Autismus sind etwa ab dem 5.–6. Lebensjahr möglich. Indikatoren für die Prognose sind die Intelligenz und der Entwicklungsstand der Sprache (DEMYER 1979; RUTTER 1968). Mehrere katamnestische Untersuchungen (DEMYER u. Mitarb. 1973; EISENBERG 1956; RUTTER u. LOCKYER 1967) lassen sich in folgende Aussagen hinsichtlich der Langzeitprognose des frühkindlichen Autismus zusammenfassen (WEBER 1985): 1–2% der nachuntersuchten Patienten waren zum Katamnesezeitpunkt unauffällig, 5–15% zeigten einen Grenzbefund zur Normalität, 16–25% zeigten einen relativ günstigen Verlauf, und bei 60–75% war ein ungünstiger bis schlechter Verlauf festzustellen. Diese Patienten waren stets auf fremde Hilfe angewiesen. Insgesamt waren zwischen 42% und 54% in Institutionen untergebracht.

Endogen-phasische Psychosen

Es darf heute als gesichert angesehen werden, daß auch im Kindesalter endogen-phasische Psychosen vorkommen (STUTTE 1969; REMSCHMIDT u. DAUNER 1971). Auch manische Zustandsbilder kommen im Kindesalter vor. Sie erweisen sich in der Katamnese meist als organisch bedingt.

Schwere depressive Zustandsbilder im Kindesalter gehen nicht in manisch-depressive oder endogen-depressive Erkrankungen des Erwachsenenalters über. In einer katamnestischen Untersuchung an 105 Patienten, die wegen depressiver Syndrome verschiedener Genese behandelt worden waren, fand NISSEN (1971) nach einer Katamnesefrist von rund 9 Jahren, daß in keinem Falle eine kindliche Depression in eine manisch-depressive Erkrankung des Erwachsenenalters übergegangen war (Diskontinuitätshypothese). Ein nicht unerheblicher Teil depressiver Erkrankungen des Kindesalters (bis zu 15%) erweist sich als Vorstufe einer schizophrenen Erkrankung (NISSEN 1971; REMSCHMIDT u. Mitarb. 1973), rund 50% der Kinder mit einer schweren depressiven Symptomatik bleiben auch weiterhin depressiv (NISSEN 1971).

Hyperkinetisches Syndrom bzw. Attention deficit disorders

Das hyperkinetische Syndrom (HKS) ist definiert durch die Symptomtrias: hypermotorisches Verhalten, Aufmerksamkeitsstörung und Impulsivität. Im DSM-III ist es den Aufmerksamkeitsstörungen (attention deficit disorders, ADD) zugeordnet mit der eigenen Kategorie „Aufmerksamkeitsstörung mit Hyperaktivität" (ADDH). Das hyperkinetische Syndrom ist die inzwischen am besten untersuchte kinderpsychiatrische Störung, die Literatur ist kaum mehr zu übersehen. Es existieren bereits 15–20 katamnestische Untersuchungen über diese Störung (neuere Übersichten: GITTELMAN u. Mitarb. 1985; CANTWELL 1985).

Ohne auf die methodischen Probleme dieser Studien, deren Katamneseintervall zwischen 4 und 25 Jahren schwankt, im einzelnen einzugehen, können folgende Ergebnisse als gesichert angesehen werden:

(1) Ein Großteil der hyperkinetischen Kinder (bis 40%) bleibt in der frühen Adoleszenz auffällig durch Konzentrationsstörungen, motorische Unruhe, Impulsivität, Lern- und Leistungsstörungen und dissoziales Verhalten.

(2) Die Ergebnisse bezüglich der Symptompersistenz in der Spätadoleszenz und im Erwachsenenalter sind nicht einheitlich. Strittig ist vor allem die Frage nach dem Auftreten dissozialen und delinquenten Verhaltens.
Während WEISS u. Mitarb. (1979) nach einem Katamneseintervall von 10 Jahren (Untersuchungsalter der Probanden 17–24 Jahre) keine Unterschiede zwischen der HKS-Gruppe und der Kontrollgruppe im Hinblick auf eingeleitete Gerichtsverfahren fanden, berichten SATTERFIELD u. Mitarb. (1982) bei einer Katamnesefrist von 8 Jahren (Untersuchungsalter der Probanden 14–21 Jahre) für die Untersuchungsgruppe der hyperkinetischen Kinder signifikant häufiger Verurteilungen wegen z. T. schwerwiegender Delikte.

Dieses Ergebnis wird durch die methodisch sorgfältige Untersuchung von GITTELMAN u. Mitarb. (1985) bestätigt. In dieser Studie, in der 100 männliche Jugendliche und junge Erwachsene mit HKS (Untersuchungsalter 16–23 Jahre, Katamnesefrist 9 Jahre) mit einer gleich großen, sorgfältig parallelisierten Kontrollgruppe verglichen wurden, zeigte sich eine Persistenz des vollständigen Syndroms in 31% der Fälle der Untersuchungsgruppe; es wurde jedoch nur in 3% der Kontrollgruppe gefunden. Bei Berücksichtigung des Vorkommens jeder der drei das Syndrom konstituierenden Komponenten (Hyperaktivität, Impulsivität, Aufmerksamkeitsstörung) bzw. der möglichen Zweierkombinationen ergab sich sogar eine Persistenz von 40%. Positiv ausgedrückt bedeutet dies auch, daß in rund 60% der Fälle eine Rückbildung eintritt.

Die Gruppen unterschieden sich ferner im Hinblick auf dissoziales Verhalten (27% gegenüber 8%) und Drogenmißbrauch (19% gegenüber 7%), stets im Sinne des häufigeren Vorkommens dieser Störungen bei den hyperkinetischen Probanden. Bemerkenswert war, daß dissoziales Verhalten und Drogenmißbrauch bei Patienten mit persistierendem hyperkinetischen Syndrom viermal so häufig vorkamen wie bei denjenigen Probanden, bei denen sich das HKS zurückgebildet hatte. Diese Beobachtung zeigt, daß das „Chronischwerden" des hyperkinetischen Syndroms weitere psychiatrische Störungen nach sich zieht. Unter dem Terminus „dissoziales Verhalten" wurden in dieser Studie folgende Störungen subsumiert: Schuleschwänzen, aggressives Verhalten, Diebstähle, Vandalismus. Insgesamt war bei 48% der hyperkinetischen Probanden und 20% der Kontrollgruppe eine psychiatrische Störung festzustellen.

Diese Ergebnisse verdeutlichen, daß das hyperkinetische Syndrom nicht nur in rund 40% der Fälle bis in die Spätadoleszenz bzw. bis ins Erwachsenenalter persistiert, sondern auch zu anderen psychiatrischen Störungen disponiert.

Psychiatrische Erkrankungen in der Adoleszenz

Während inzwischen eine ganze Reihe von Untersuchungen existiert, die den Verlauf psychischer Störungen des Kindesalters durch Katamnesen im Erwachsenenalter zu objektivieren versuchen, sind Nachuntersuchungen an psychiatrisch auffälligen Adoleszenten selten. Im folgenden werden einige Ergebnisse dieser Untersuchungen referiert. Obwohl es für die künftige Forschung aussichtsreicher erscheint, von möglichst präzisen Beschreibungen einzelner Syndrome auszugehen, weil die Subsumierung der vieldeutigen Syndrome der Adoleszenz unter die klassischen nosologischen Kategorien zu unscharf erscheint, müssen wir hier, mangels entsprechender Vorgehensweisen, den klassischen Weg gehen. Ausgegangen wird jeweils von stationär aufgenommenen Patienten, die unterschiedlich behandelt wurden. Vergleichende Untersuchungen hinsichtlich der Wirksamkeit verschiedener Therapiemethoden bei psychischen Störungen der Adoleszenz sind selten. Eine weitere Schwierigkeit für den Vergleich verschiedener Untersuchungen sind die unterschiedlichen diagnostischen Kriterien sowie differente Maßstäbe hinsichtlich der Verlaufsbeurteilung.

Die beste Prognose ergibt sich bei Jugendlichen mit *Neurosen und Verhaltensstörungen*. In verschiedenen Untersuchungen werden zum Zeitpunkt der Entlassung aus stationärer Behandlung Heilungsraten bzw. Besserungsraten zwischen 70 und 91% angegeben, für die 2- bis 5-Jahres-Katamnese 83–90%, für die Langzeitkatamnese zwischen 70 und 90% (MASTERSON 1956, 1958; KING u. PITTMAN 1969; WARREN 1965 a, b).

Bei *affektiven Störungen* (darunter auch endogenphasische Psychosen) beträgt die Quote Geheilter bzw. wesentlich Gebesserter in der Langzeitprognose 60–80%. Ungünstiger sieht es bei den *Persönlichkeitsstörungen* aus, bei denen eine gute Prognose (Besserung bzw. Heilung) nur in 55% der Fälle beschrieben wurde (MASTERSON 1956, 1958). Den ungünstigsten Verlauf zeigt die *Schizophrenie* mit einer Heilungs- bzw. wesentlichen Besserungsquote zwischen 26 und 39% (WARREN 1965 a, b; ROFF 1974).

Relativ gut dokumentiert ist inzwischen der *Verlauf der Anorexia nervosa*, die in den letzten Jahren in allen westlichen Ländern erheblich zugenommen hat. Die Heilungsquote für diese Erkrankung wurde in älteren Untersuchungen mit Prozentsätzen zwischen 23 und 86 angegeben. Schon aus dieser Diskrepanz ist zu ersehen, daß die Kriterien zur Beurteilung sehr unterschiedlich gewesen sein müssen. Eingebürgert haben sich inzwischen die Verlaufs- und Prognosekriterien von MORGAN u. RUSSELL (1975), die allerdings nur am Körpergewicht und dem Wiedereintreten der Menstruation orientiert sind. Diese Kriterien haben große Verbreitung gefunden.

Tab. 9.3 gibt die Ergebnisse von vier größeren katamnestischen Untersuchungen wieder, in denen die Kriterien von MORGAN und RUSSELL angewandt wurden und deren Katamnesedauer über 4 Jahre beträgt. Wie man sieht, können rund 48% der Patienten im Langzeitverlauf als gut beurteilt werden, 28% zeigen nur eine mittelmäßige Besserung, und ein Viertel zeigt einen ungünstigen Verlauf. Dabei ist ein guter Behandlungserfolg dadurch definiert, daß das altersbezogene Körpergewicht nur um rund 5% nach unten oder oben variiert und die Menstruation wieder regelmäßig ist. Ein mittlerer Erfolg ist definiert durch eine Variation des Körpergewichtes um 15% und Menstruationsstörungen, während ein schlechter Erfolg dann zu verzeichnen ist, wenn die Menstruation nicht wieder eingetreten ist und das Körpergewicht um mindestens 15% unter dem altersbezogenen Normgewicht bleibt.

Betrachtet man aber die psychopathologischen Auffälligkeiten der Patientinnen und Patienten, so

Tabelle 9.3 Prognose für die Therapie der Anorexia nervosa aufgrund katamnestischer Untersuchungen

	Behandelte Patienten (Anzahl)	Behandlungserfolg (in %)		
		gut	mittelmäßig	schlecht
Morgan u. Russell (1975)	41	39	29,3	31,7
Hsu u. Mitarb. (1979)	100	48	30	22
Morgan u. Mitarb. (1983)	76	59,2	19,7	21,1
Hall u. Mitarb. (1984)	49	36,7	36,7	26,5
		47,7	28,2	24,1
Burns u. Crisp (1984)	27 ♂	44	26	30

wird das Bild insofern wesentlich ungünstiger, als zwischen 34 und 70% (HALL u. Mitarb. 1984) psychische Störungen aufweisen, hauptsächlich in Form affektiver Störungen, unter denen die Depression eine wichtige Rolle spielt. Rund 70% der Patienten haben weiterhin Sorgen um ihr Gewicht (HSU u. Mitarb. 1979), und nur 20% sind ohne psychische oder körperliche Störungen (HALL u. Mitarb. 1984).

Verlaufsuntersuchungen gehören zu den schwierigsten wissenschaftlichen Unternehmungen in der Kinder- und Jugendpsychiatrie. Sie haben mit vielen methodischen Problemen zu kämpfen und erfordern einen hohen Einsatz des Untersuchers. Sie kommen nicht ohne größere Zahlen von Patienten aus. Heilungsquoten und Verlaufsdaten sind notwendigerweise Abstraktionen. Sie dürfen aber nicht darüber hinwegtäuschen, daß sich hinter ihnen viele Einzelschicksale verbergen, die wir oft nicht ändern können, vor denen wir aber auch nicht resignieren dürfen, die wir vielmehr in der ärztlichen Begegnung mit dem Ziel einer positiven Änderung annehmen müssen.

Literatur

Bleuler, M.: Die schizophrenen Geistesstörungen im Lichte langjähriger Kranken- und Familiengeschichten. Thieme, Stuttgart 1972
Bohman, M.: Adopted Children and Their Families. Proprins, Stockholm 1970
Bohman, M., S. Sigvardsson: Adoption als Präventionsinstrument – Neuere Ergebnisse der Adoptionsforschung, In: Psychotherapie mit Kindern, Jugendlichen und Familien, Bd. II, hrsg. von H. Remschmidt. Enke, Stuttgart 1984
Burns, T., A. H. Crisp: Outcome of anorexia nervosa in males. Brit. J. Psychiat. 145 (1984) 319
Cantwell, D. P.: Hyperactive children have grown up. Arch. gen. Psychiat. 42 (1985) 1026
Davie, R., N. Butler, H. Goldstein: From Birth to Seven. Longman, London 1972
DeMyer, M., S. Barton, W. DeMyer, J. A. Norton, J. Allen, R. Steele: Prognosis in autism: A follow-up study. J. Autism Childh. Schizophr. 3 (1973) 199
DeMyer, M. K.: Parents and Children in Autism. Wiley, New York 1979; dt.: Familien mit autistischen Kindern. Enke, Stuttgart 1986
Eggers, Ch.: Verlaufsweisen kindlicher und präpuberaler Schizophrenien. Psychiatry Series, Bd. 9. Springer, Berlin 1973
Eisenberg, L.: The autistic child in adolescence. Amer. J. Psychiat. 112 (1956) 607
Ernst, C., N. von Luckner: Stellt die Frühkindheit die Weichen? Eine Kritik an der Lehre von der schicksalshaften Bedeutung erster Erlebnisse. Enke, Stuttgart 1985
Ernst, K., H. Kind, M. Rotach: Ergebnisse der Verlaufsforschung bei Neurosen. Springer, Berlin 1968
Fogelman, K., P. Wedge: The national child development study (1958 British cohort). In: Prospective longitudinal research, hrsg. von S. A. Mednick, A. E. Baert. Oxford University Press, Oxford 1981
Gittelman, R., S. Mannuzza, R. Schenker, N. Bonagura: Hyperactive boys almost grown up. Arch. gen. Psychiat. 42 (1985) 937
Gottesman, I. I., J. Shields: Schizophrenia and Genetics: A Twin Study Vantage Point. Academic Press, New York 1972
Hall, A., E. Slim, F. Hawker, C. Salmond: Anorexia nervosa: Long-term outcome in 50 female patients. Brit. J. Psychiat. 145 (1984) 407
Hsu, L. K. G., A. H. Crisp, B. Harding: Outcome of anorexia nervosa. Lancet 1979/I, 61
King, L. J., G. D. Pittman: A six year follow-up study of 56 adolescent patients: Predictive value of presenting clinical picture. Brit. J. Psychiat. 115 (1969) 1437
Kolvin, I.: Six studies in childhood psychoses. Brit. J. Psychiat. 118 (1971) 381
Langner, T. S., J. C. Gersten, E. D. McCarthy, J. G. Eisenberg, E. L. Greene, J. H. Herson, J. D. Jameson: A screening inventory for assessing psychiatric impairment in children 6 to 18. J. Consult. Clin. Psychol. 44 (1976) 286
Masterson, J. F.: Prognoses in adolescent disorders – schizophrenia. J. nerv. ment. Dis. 124 (1956) 219
Masterson, J. F.: Prognoses in adolescent disorders. Amer. J. Psychiat. 114 (1958) 1097
Mednick, S. A., F. Schulsinger: Kinder schizophrener Eltern. In: Psychopathologie der Familie und kinderpsychiatrische Erkrankungen, hrsg. von H. Remschmidt. Huber, Bern 1980 (S. 35)
Mednick, S. A., F. Schulsinger, P. H. Venables: A fifteen-year follow-up of children with schizophrenic mothers (Denmark). In: Prospective Longitudinal Research: An Empirical Basis for the Primary Prevention of Psychosocial Disorders, hrsg. von S. A. Mednick, A. E. Beart. Oxford University Press, Oxford 1981
Michael, D. M., D. P. Morris, E. Soroker: Follow-up studies of shy, withdrawn children, II: Relative incidence of schizophrenia. Amer. J. Orthopsychiat. 27 (1957) 331

Morgan, H. G., G. F. M. Russell: Value of family background and clinical features as predictors of long term outcome in anorexia nervosa: four year follow-up study of 41 patients. Psychol. Med. 5 (1975) 355

Morgan, H. G., J. Purgold, J. Welbourne: Management and outcome in anorexia nervosa. Brit. J. Psychiat. 143 (1983) 282

Nissen, G.: Depressive Syndrome im Kindes- und Jugendalter. Springer, Berlin 1971

Remschmidt, H.: Psychologie und Psychopathologie der Adoleszenz. Mschr. Kinderheilk. 123 (1975 a) 316

Remschmidt, H.: Neuere Ergebnisse zur Psychologie und Psychiatrie der Adoleszenz. Z. Kinder- u. Jugendpsychiat. 3 (1975 b) 67

Remschmidt, H.: Neuere Ergebnisse der Kinderdelinquenzforschung. Prax. Kinderpsychol. Kinderpsychiat. 27 (1978) 29

Remschmidt, H.: Was wird aus kinderpsychiatrischen Patienten? Methodische Überlegungen und Ergebnisse. In: Langzeitverlauf kinder- und jugendpsychiatrischer Erkrankungen, hrsg. von M. H. Schmidt, S. Drömann. Enke, Stuttgart 1986 (S. 1)

Remschmidt, H., I. Dauner: Zur Ätiologie und Differentialdiagnose depressiver Zustandsbilder bei Kindern und Jugendlichen. Jb. Jugendpsychiat. VIII (1971) 13

Remschmidt, H., G. Niebergall: Störungen des Sprechens und der Sprache. In: Neuropsychologie des Kindesalters, hrsg. von H. Remschmidt, M. Schmidt. Enke, Stuttgart 1981 (S. 248)

Remschmidt, H., B. Brechtel, F. Mewe: Zum Krankheitsverlauf und zur Persönlichkeitsstruktur von Kindern und Jugendlichen mit endogen-phasischen Psychosen und reaktiven Depressionen. Acta paedopsychiat. 40 (1973) 2

Remschmidt, H., G. Höhner, R. Walter: Kinderdelinquenz und Frühkriminalität. In: Humangenetik und Kriminologie. Kinderdelinquenz und Frühkriminalität, hrsg. von H. Göppinger, R. Vossen. Kriminologische Gegenwartsfragen, 16. Enke, Stuttgart 1984

Remschmidt, H., G. Höhner, W. Merschmann, R. Walter: Epidemiology of delinquent behavior in children. In: Epidemiological Approaches in Child Psychiatry, hrsg. von P. J. Graham. Academic Press, London 1977

Robins, L. N.: Deviant Children Grown up, 2. Aufl. Williams & Wilkins, New York 1966; Krieger, New York 1974

Robins, L. N: Follow-up studies investigating childhood disorders. In: Psychiatric Epidemiology, hrsg. von E. H. Hare, J. K. Wing. Oxford University Press, London 1971

Robins, L. N.: Longitudinal methods in the study of normal and pathological development. In: Psychiatrie der Gegenwart. Grundlagen und Methoden der Psychiatrie, Teil 1, hrsg. von K. P. Kisker, J. E. Meyer, C. E. Müller, E. Strömgren. Springer, Berlin 1979

Roff, M.: Some life history factors in relation to various types of adult maladjustment. In: Life History Research in Psychopathology, hrsg. von M. Roff, D. F. Ricks. University of Minnesota Press, Minneapolis 1970

Roff, M.: A two-factor approach to juvenile delinquency and the later histories of juvenile delinquency. In: Life History Research in Psychopathology, vol. II, hrsg. von M. Roff, L. N. Robins, M. Pollack. University of Minnesota Press, Minneapolis 1972

Roff, M.: Adolescent schizophrenia: variables related to differences in long-term adult outcome. J. consult. clin. Psychol. 42 (1974) 180

Rutter, M.: Concepts of autism: A review of research. J. Child Psychol. Psychiat. 9 (1968) 1

Rutter, M.: Relationships between child and adult psychiatric disorders. Reprint (ohne Verlagsangabe) 1972

Rutter, M.: Protective factors in children's responses to stress and disadvantage. In: Primary Prevention of Psychopathology, vol. 3: Social Competence in Children, hrsg. von M. W. Kent, J. E. Rolf. University Press of New England, Hannover/N. H. 1979

Rutter, M.: Resilience in the face of adversity. Protective factors and resistance to psychiatric disorder. Brit. J. Psychiat. 147 (1985) 598

Rutter, M., L. Lockyer: A five to fifteen-year follow-up study of infantile psychosis, I: Description of sample. Brit. J. Psychiat. 113 (1967) 1169

Rutter, M., D. Greenfeld, L. Lockyer: A five to fifteen-year follow-up study of infantile psychosis, II: Social and behavioral outcome. Brit. J. Psychiat. 113 (1967) 1183

Rutter, M., J. Tizard, K. Whitmore: Education, Health, and Behaviour. Longman, London 1970

Rutter, M., P. Graham, O. F. D. Chadwick, W. Yule: Adolescent turmoil: fact or fiction? J. Child Psychol. Psychiat. 17 (1976) 35

Satterfield, J. H., C. M. Hoppe, A. M. Schell: A prospective study of delinquency in 110 adolescent boys with attention deficit disorder and 88 normal adolescent boys. Amer. J. Psychiat. 139 (1982) 795

Stutte, H.: Psychosen des Kindesalters. In: Handbuch der Kinderheilkunde, Bd. VIII, Teil 1, hrsg. von H. Opitz, F. Schmid. Springer, Berlin 1969 (S. 908)

Thomae, H.: Anorexia nervosa. Huber, Bern u. Klett, Stuttgart 1961

Warren, W.: A study of adolescent psychiatric in-patients and the outcome six or more years later, I: Clinical histories and hospital findings. Brit. J. Child Psychol. Psychiat. 6 (1965 a) 1

Warren, W.: A study of adolescent psychiatric in-patients and the outcome six or more years later, II: The follow-up study. Brit. J. Child Psychol. Psychiat. 6 (1965 b) 141

Watt, N. F., A. W. Lubensky: Childhood roots of schizophrenia. J. consult. clin. Psychol. 44 (1976) 363

Watt, N. F., R. D. Stolorow, A. W. Lubensky, D. C. McClelland: School adjustment and behavior of children hospitalized for schizophrenia as adults. Amer. J. Orthopsychiat. 40 (1970) 637

Weber, D.: Der frühkindliche Autismus unter dem Aspekt der Entwicklung. Huber, Bern 1970

Weber, D.: Autistische Syndrome. In: Kinder- und Jugendpsychiatrie in Klinik und Praxis, Bd. II, hrsg. von H. Remschmidt, M. H. Schmidt. Thieme, Stuttgart 1985 (S. 269)

Weiss, G., L. Hechtman, T. Perlman, J. Hopkins, A. Wener: Hyperactives as young adults: A controlled prospective ten-year follow-up of 57 children. Arch. gen. Psychiat. 36 (1979) 675

Werner, E. E.: Stress and protective factors in children's lives. In: Longitudinal Studies in Child Psychology and Psychiatry, hrsg. von A. R. Nicol. Wiley, Chichester 1985

Wolkind, S., M. Rutter: Separation, loss, and family relationships. In: Child and Adolescent Psychiatry: Modern Approaches, hrsg. von M. Rutter, L. Hersov. Blackwell, Oxford 1985

Namensverzeichnis

A

Aba, O. 589, 605
Abe, K. 371
Abeles, G. 251f, 261
Abels, D. 392f
Abernethy, D. R. 653
Abikoff, M. 503, 508
Abraham, K. 238f, 248
Abramow, M. 370
Abrams, N. 181
Abramson, A. 510
Abramson, L. Y. 264, 267f
Achenbach, T. M. 78f, 85, 91f, 130, 133, 135ff, 311ff, 318, 325, 334, 487, 497f, 500, 502f, 507f, 577, 579, 590, 602, 605
Ackerknecht, L. K. 245, 248
Ackerman, N. W. 249, 257f, 261, 504, 508, 664, 673, 676, 684, 702, 707
Adam, R. 684
Adams, C. 628
Adams, D. 646
Adams, E. C. 243, 248
Adams, H. E. 592, 605
Adams, J. A. 412
Adams, J. H. 355, 370
Adelson, E. 684
Adinolfi, A. M. 157, 160, 162, 166ff
Adler, A. 5, 245
Adler, H. 114, 116
Adler, S. 462, 469
Adrion, W. 23
Aebi, U. 200f, 400, 411
Aernout, J. R. 744, 747
Affolter, F. 198, 201, 376, 379ff, 384, 742, 747
Ahn, H. 308
Ahrens, R. 221, 225
Aichhorn, A. 5, 707, 711
Ainsworth, M. D. S. 175, 180, 228, 232, 673, 684
Ajuriaguerra, J. de 473, 476
Akert, K. 158, 160, 166
Akiskal, H. S. 606
Akiyama, Y. 23
Albert, J. 319
Albert, M. L. 416, 421
Alberts, E. 205, 207
Albrecht 294
Albrecht, J. 653
Albrecht, P. 114, 116, 743, 747
Alderson, M. R. 784
Aldridge, V. J. 305, 309
Alexander, D. 292, 294, 296, 510
Alexander, G. 669, 671

Alfono, D. P. 168
Alkus, S. R. 646
Allan, W. 210, 217
Allehoff, W. H. 322, 332, 334, 337, 393f, 412, 511, 582
Allen, D. A. 433, 438
Allen, J. 802
Allen, N. 181
Allhoff, P. 575, 579
Alloy, L. B. 268
Almond, R. 745, 747
Alonso, C. 296
Alpern, G. D. 306, 309, 386
Alpert, R. 35
Althaus, D. 574, 579
Altherr, P. 398
Althoff, A. 412
Altorfer, A. 346, 351
Alvord, E. C. 159, 161ff, 165ff
Amatruda, C. S. 12, 19, 22, 195, 201
Ambrose, A. 207
Ambrose, J. 300, 307
Ament, W. 74, 85
Ames, L. B. 432, 437
Amiel-Tison, C. 17, 22
Aminzaki, I. 22
Amnell, G. 332, 336
Amorosa, H. 433, 437, 762
Amthauer, R. 421
Anastasiow, N. J. 167
Anderson, D. C. 538, 544
Anderson, J. M. 167
Anderson, K. 509
Andrada, J. A. 296
Andrews, M. S. 580
Angeleri, F. 544
Angermaier, M. 380, 384, 421, 437, 577, 579
Angermeyer, M. 107, 252, 261
Angst, J. 621, 625ff, 633ff
Annell, A.-L. 653
Ansorge, H. 416, 421
Antaki, C. 263f, 267f
Anthony, E. J. 129, 132f, 135, 137, 167, 194, 335, 505, 508, 579, 620, 627
Anzieu, D. 247f, 707f, 711
Apgar, V. 567, 579
Appel, E. 393
Aram, D. M. 433, 437f
Arbor, A. 476
Arentsschild, O. von 429, 431ff, 437
Arick, J. R. 386
Ariès, Ph. 10
Armbruster, F. 336, 500, 510, 606
Armstrong, D. L. 167
Arnold, G. E. 435f, 438

Arnold, W. 35, 244, 248, 392f
Aronson, E. 35
Aronson, M. 200f
Arthur, G. 576, 580
Artner, K. 327, 331, 334f
Ashe, L. 22
Ashley, L. 335
Ashwal, S. 366, 370
Asperger, H. 5, 43, 45, 80, 85, 441, 446
Aster, S. von 572, 579
Atkeson, B. M. 503, 508
Atrosus, J. 268
Attanasio, A. 295
Auerbach, A. H. 351
Augustin, A. 741f, 747
Austin, V. 509
Autio, S. 217
Aveline, M. 712
Avenarius, R. 476
Avery, D. 617
Avezaat, C. 371
Axline, V. M. 674f, 684, 698, 701
Ayres, A. J. 373, 384, 577, 579, 742f, 747
Azukizawa, M. 296

B

Baba, N. 23
Babuceanu, G. 45
Bach, H. 148f, 151f, 412, 729f, 736, 738
Bachmann, K. D. 45
Bachrock, A. M. 351
Baedke, D. 408, 411
Baer, von 17
Baert, A. E. 802
Bagley, C. 182
Bahner, F. 286, 295
Baier, H. 736, 738
Baier, W. 308
Baines, P. 400, 411
Baird, H. W. 412
Baker, B. L. 759, 762
Baker, L. 256, 261, 296, 335, 510
Baker, R. E. 22
Baker, R. P. 497, 508
Baker, S. W. 127, 129, 292, 295
Bakker, H. H. 19, 22f
Balch, P. 763
Baldwin, J. A. 175, 180
Balint, M. 238, 248
Balow, B. 181
Balswick, J. O. 32f
Baltes, M. M. 28, 33f

Baltes, P. B. 28, 33 ff, 316, 318, 336
Balzer, B. 99
Bandura, A. 28, 34, 179 f, 463, 469, 686, 688 f, 695
Bang, R. 664
Banker, B. O. 167
Bänninger, A. 696
Bär, Th. 187
Barber, L. M. 509
Barbezat, G. 297
Barbour, C. 510
Barckow, D. 371
Barker, P. 749, 788, 790
Barker, W. F. 201
Barkey, P. 502, 508, 722, 727 f
Barkley, R. A. 85, 307, 642 f, 646
Barlow, D. H. 317, 319
Barnard, K. E. 579
Barnett, H. L. 129
Baron, A. 327, 333, 335
Barraclough, B. M. 618
Barrett, J. E. 267
Barron, A. P. 314, 318
Bartenwerfer, H. 388, 392 f
Bartlett, F. 308
Barton, S. 802
Bartram, M. 444, 446
Barz, H. 381 f, 384
Bash, K. W. 330, 335
Bastiaans, J. 128
Bastine, J. 759, 762
Bastine, R. 87, 92, 548, 561, 729
Bateman, B. 720, 728
Bates, D. 370 f
Bateson, B. G. 207
Bateson, G. 107, 249 ff, 261
Bateson, P. P. G. 203, 207
Batshaw, M. L. 214, 217
Battegay, R. 707, 711
Bauche, B. A. de 217
Baudouin, C. 665, 667, 669
Bauer, H. 198, 201
Bauer, M. 736, 738
Baum, E. 412
Baumann, J. 109, 116
Baumann, P. 653
Baumann, U. 88, 92 f, 312, 318 f, 338 ff, 344, 346, 351, 560 f, 586 f, 701, 712, 763
Baumgärtel, F. 701
Baumhauer, J. 691, 695
Bäumler, G. 420 f
Baumrind, D. 333, 335
Bax, M. 202, 335
Bay, E. 65, 70, 72
Bayley, N. 199, 201, 276, 289, 295 f, 573 f, 579
Beart, A. E. 802
Beaunis 665
Beavin, J. H. 262, 685
Bebbington, P. 508
Beck, J. G. 314, 318
Becker, H. 669 ff
Becker, H. S. 104, 107
Becker, K.-P. 735, 738 f
Becker, L. E. 23, 160 f, 167 f
Becker, P. 45, 72, 89, 91 ff, 423, 428, 576, 581

Becker, R. 22, 735, 738
Becker, W. C. 179 f
Beckmann, D. 315, 316, 318, 622
Beckmann, G. 197, 201
Beckmann, H. 82, 85, 627
Bee, H. L. 569, 573, 579
Beese, F. 748
Beger, A. 736, 738
Behar, L. 79, 85, 326, 335, 497, 508
Behn, J. 509
Behrend, R. Ch. 437
Behrender, J. 73
Beier, E. G. 698, 701
Beil, C. 73
Beiler, H. 766, 768
Beintema, D. J. 18, 21, 23, 205, 208, 298, 308, 515, 525, 564, 567, 581
Beitten, K. 385
Belchaus, G. 110, 116
Bell, B. 125, 181
Bell, E. F. 186, 188
Bell, J. 210, 217, 249, 261
Bell, R. O. 192, 194
Bellack, A. S. 318 f
Bellak, L. 232
Bellebaum, A. 101, 107
Beller, E. K. 570, 579, 766, 768
Bellone, F. 278, 295
Belmont, L. 380, 384
Belschner, W. 26, 34
Belson, W. A. 177, 180
Bemporad, J. R. 646
Bender, L. 380 f, 384, 577, 579, 615, 617
Bene, E. 505, 508
Benecken, J. 720, 728
Benes, P. 297
Beneser, H. 696
Benezech, J. 372
Benjamin, E. 74, 85
Benkert, O. 339, 346, 351, 620, 622 f, 627, 629 ff, 635
Benn, R. T. 181
Bennet, F. C. 580
Bennholdt-Thomsen, C. 4, 281, 295, 456
Benninger, C. 308
Bente, D. 303, 307
Benton, A. L. 379 ff, 384, 421, 729
Bentovim, A. 788, 790
Benzer, A. 363, 370
Berbalk, G. 351
Berbalk, H. 93, 319, 351, 561, 587, 701, 712
Berenberg, S. R. 166 ff
Berg, I. 325, 335, 508
Bergada, C. 296
Berger, A. 738
Berger, E. 384, 411
Berger, H. 301, 307
Berger, M. 111, 114, 116, 132, 137, 182, 208, 336, 510, 784
Berger, W. 412
Bergin, A. E. 339, 351, 695, 763
Bergius, R. 439, 446
Bergman, A. 248
Bergmann, G. von 295 f
Bergold, J. B. 610, 613

Bergström-Walan, M.-B. 456
Berkowitz, B. P. 754, 762
Berl, T. 371
Berlin, I. N. 226, 229, 230 ff
Berlit, P. 371
Bernard, J. S. 456
Berndt, H. 652, 653
Berndt, J. 412
Berne, E. 246, 248
Bernheim, H. 665, 667
Bernitzke, F. 314, 318
Bernstein, B. 431, 437
Bernstein, D. A. 669, 671
Bernstein, J. S. 297
Bernstein, L. H. 568, 579
Bernstein, P. 204, 207
Berry, F. M. 432, 437
Berry, M. 160 f, 167
Bertalanffy, L. von 250, 261
Bertlein, H. 32, 34
Besser, G. M. 656
Besser, R. 245, 248
Betke, K. 45, 217, 768
Bettecken, F. 167
Bettelheim, B. 746 f
Bettschart, W. 332, 335
Beulke, W. 32, 34
Bever, W. van 628, 635
Bezzola 669
Bichet, D. 371
Bickel, H. 45, 68, 72, 210, 217, 538, 544
Bidlingmaier, F. 296, 656
Bidulph, C. 281, 295
Biederman, G. B. 378, 385
Biefang, S. 82, 85, 315, 318, 338, 351
Bieler, J. 628
Biener, A.-M. 334 f
Bienwald, W. 113, 116
Bierich, J. R. 167 f, 270, 275, 282 f, 292 f, 295, 655 f
Bierkens, P. B. 546, 548, 551, 559, 561
Bierman, J. M. 195, 208, 233
Bierman-van Eendenburg, M. E. C. 23
Biermann, G. 245 f, 248 f, 613, 667, 670 ff, 684, 701
Biesalski, P. 201 f, 429, 437, 544
Biesold, D. 183, 186 f
Biggs, J. T. 511
Bilaniuk, L. T. 370
Bilz, R. 220, 225
Bindeglass, P. M. 619, 627
Binet, A. 32, 34, 288
Bini, C. 618
Bion, W. R. 707, 711, 740
Birbaumer, N. 128, 305, 308, 440, 446, 669, 671
Birch, H. 86, 172, 178 ff, 380, 384, 509
Birnholz, J. C. 16, 22
Birtschnell, J. 783
Bishop, D. V. M. 190 f, 194
Bittner, G. 458, 469
Black, A. E. 333, 335
Black, D. 616 f, 783
Blackstock, E. G. 378, 384
Blank, M. 385

Namensverzeichnis

Blankenburg, W. 471, 476
Blanz, B. 495, 509
Blass, J. P. 187
Blau, P. 103, 107
Blehar, M. C. 180
Bleidick, U. 94, 96, 99 f, 729, 734, 736, 738 f
Bleuler, E. 387, 391, 393, 416, 418, 421
Bleuler, M. 290, 294 f, 795, 802
Blizzard, R. M. 297
Bloch, E. 475 f
Blomquist, H. K. 211, 217
Blonin, A. G. 267
Blos, P. 231 f
Blouim, A. G. A. 511
Blume, W. T. 544
Blunck, W. 295
Blurton-Jones, N. 780, 783
Boar, R. M. 286, 295
Bobath, B. 298, 308
Bobath, K. 195 f, 201, 742, 747
Bochnik, H. J. 93, 226
Böcker, F. 416, 421
Böcker, P. 694 f
Bodechtel, G. 68, 72, 371
Bodenstein, D. 684
Boehm, M. 218
Boehncke, H. 286, 295
Boeke, P. E. 194
Boesch, E. E. 33, 90, 93
Bohman, M. 176, 180, 207, 217, 316, 318, 569, 572, 579, 792, 795, 797 ff, 802
Böhme, F. 486, 493, 508
Bohr, Y. 509
Bojanovsky, J. 146, 151
Bolk-Weischedel, D. 684
Boll, T. J. 422
Bollea, G. 7
Bollnow, O. F. 719, 721 f, 728
Bolt, H. M. 656
Bolte, K. M. 106 f
Boltshauser, E. 544
Bommert, H. 550, 553, 560 f, 696, 701
Bonagura, N. 802
Bond, M. 360, 363 f, 371
Bongiovanni, A. M. 296
Bonhoeffer, K. 121, 214
Bonier, R. J. 746 f
Bonn, R. 32, 34
Bonney, H. 333, 335
Borgmeyer, A. 766, 768
Borkovec, T. D. 669, 671
Bornstein, M. H. 374, 385
Bortner, R. 181
Bosch, G. 473, 476
Boscolo, L. 262
Bosma, J. F. 22
Bossi, E. 275, 295
Boszormenyi-Nagy, I. 257, 261
Bots, R. S. G. M. 16, 22
Bourdon, B. 389, 392 f
Bourgeois, J. P. 23
Bowen, M. 664, 673, 676, 684
Bower, T. G. R. 204, 207, 378, 385

Bowlby, J. 30, 34, 50, 56, 170, 172, 175, 180, 202, 207, 222, 225, 228 f, 232, 241, 247, 257, 261, 673, 684
Boyd, E. F. 374, 385
Boyle, M. H. 497, 508
Braakman, B. 371
Brack, U. B. 755 f, 762
Bracken, H. von 4, 733
Braconi, L. 209, 214, 217
Bradbard, G. 628
Bradley, C. 308, 642, 646
Bradley, R. 508, 579
Bradshaw, J. 579
Braine, M. D. S. 30, 34
Brandes, J. S. 509
Brandl, U. 545
Brandstädter, J. 314, 318
Brandt, J. 573 f, 579
Brandt, T. 20, 22
Brann, A. W. 166 f
Brant-Zawadzki, M. D. 62, 72
Brasch, J. A. 297
Brasel, J. A. 168
Brauchli, B. 312 f, 318
Braun, D. 73
Braun, P. 686, 695
Bräutigam, W. 456, 478, 508
Brazelton, B. 781, 783
Brazelton, T. B. 228 f, 232
Brazier, M. A. B. 167
Brechtel, B. 803
Bredenkamp, J. 93
Brehm, S. S. 262 f, 267
Brengelmann, J. C. 762
Brenman, M. 666 f
Brenner, Ch. 474, 476
Brenner, H. D. 315, 338 f, 351
Breuer, F. 553, 561
Brewin, C. 263, 267 f
Brickenkamp, R. 91, 93, 311, 318, 389, 391 ff
Bridger, W. H. 374, 379, 385
Brill, N. W. 615, 618
Brocher, T. 107
Brock, J. 456
Broderick, C. B. 249, 261, 448 f, 456
Brodt, B. 295
Broekhoven, L. H. 580
Bronfenbrenner, U. 29, 34
Bronson, G. W. 333, 335
Brooke, E. 86, 606
Brooker, C. 218
Brookes, E. 628
Brookes, L. G. 642, 644, 646
Brooks, C. 747
Brooks, E. B. 371
Broverman, D. M. 134, 137
Brown, D. 308
Brown, F. 509
Brown, G. L. 642, 646
Brown, G. W. 483, 506, 508, 510
Brown, J. 357, 370, 671
Brown, M. F. 783
Bruce, D. A. 357, 363, 370
Brückmann, H. 370
Bruggencate, G. ten 412
Brumm, J. 250, 261
Bruner, J. S. 179 f, 203, 207 f

Brunner, R. 32, 34, 114, 116
Brusilow, S. W. 217
Brusten, M. 114, 116
Bryant, M. 742 f, 747
Buber, M. 250, 261
Bücheler, E. 73
Buchkremer, G. 615 f, 618
Buchner, H. 368, 370
Buchsbaum, M. S. 646
Buchwald, N. A. 167
Buchwald-Saal, M. 167, 412, 580 ff
Buckle, D. 457, 469
Budde, H.-G. 92 f
Büdingen, H. J. 60, 72
Budjuhn, A. 742, 747
Budliger, H. 270, 273, 297
Buettner, U. W. 372, 545
Bugental, D. B. 266, 267
Bühler, Ch. 32, 401, 573, 579, 684
Bundlie, S. 544
Bunney, W. 646
Bunney jr., W. E. 217
Burck, C. 511
Bürger-Prinz, H. 4, 620, 627
Burke, B. S. 297
Burns, T. 802
Burr, W. 545
Bursick, J. A. 297
Burton, N. 265, 268
Burton, R. V. 182
Busemann, A. 4
Bush, W. J. 728
Busse, G. 371
Butcher, J. N. 92
Butenandt, O. 296
Butenuth, J. 356, 361, 366, 370
Butler, N. 180, 802
Butollo, W. 93, 315 f, 318
Butterfield, L. J. 167
Butters, N. 194

C

Cade, B. 505, 508
Cade, J. F. J. 619, 627
Caine, E. D. 646
Cairns, H. 360, 370
Cairns, N. U. 31, 34
Caldwell, B. M. 194, 505, 508, 579
Calhaun, K. S. 605
Call, J. D. 232
Callan, S. 218
Cameron, K. 7
Campbell, D. T. 314, 317 ff, 344, 351
Campbell, J. D. 182
Campbell, M. 651, 653
Campbell, S. B. 318
Campbell, W. 481, 509
Campos, J. J. 128
Canger, R. 544
Caniaris, M. 167 f
Canino, I. A. 650, 653
Canlorbe, P. 296
Cantwell, D. P. 265, 267, 308, 331, 335, 390, 393, 592, 599, 601, 605 f, 642 ff, 800, 802
Caplan, G. 6, 10, 99, 150 f, 617

Carenza, L. 297
Carey, W. B. 445 f, 507, 510
Carlson, G. A. 642 ff
Carlson, W. J. 503, 508
Carlstroem, G. 335
Carmel, P. W. 354, 370
Caronna, J. J. 370 f
Carpenter, R. L. 182
Carr, V. 616, 618
Carrera, N. 371
Carroli, B. J. 412
Carter, B. S. 297
Cartlidge, N. E. F. 370 f
Casaer, P. 19, 22
Casarino, J. P. 789 f
Case, R. 30, 34
Castell, R. 329, 331 f, 334 f
Caton, W. 371
Cattell, R. B. 576, 579
Cavanagh, J. B. 168
Cechin, G. 262
Cecil, H. S. 201
Cederblad, M. 332, 336
Cerletti, U. 615, 618
Chadwick, O. F. D. 182, 208, 510, 803
Chalfant, J. C. 398
Chambers, S. 509
Chambers, W. 486, 491 f, 510
Chan, F. 167
Chandler, A. H. 351
Chandler, L. S. 580
Chandler, M. J. 168, 172, 203, 207 f
Chaney, L. A. 266 f
Changeux, J.-P. 162 f, 167
Chase, H. P. 163, 167
Chaussain, J. L. 296
Chess, S. 86, 169, 172, 174, 176, 180, 182, 327, 333, 335, 337, 445 f, 457, 469, 506 f, 511, 570, 572, 577, 582, 752, 754, 763, 778, 781, 783
Chester, D. 580
Chethick, M. 476
Chi, J. G. 162, 167
Chiappa, K. H. 368, 370 f
Child, J. L. 30, 35
Choi, B. H. 13, 22, 158, 160, 167
Choux, M. 372
Christen, H.-J. 526
Christiani, K. 301 f, 308
Christol, A. H. 614
Christomanou, H. 214, 217
Churchill, D. W. 306, 309, 386
Chusid, J. G. 57, 72
Ciaranello, R. D. 333, 335
Ciminero, A. R. 605
Claessens, D. 106 f
Clark, B. 579
Clark, D. B. 762
Clarke, A. D. B. 207, 284, 295
Clarke, A. M. 207, 284, 295
Clarke, W. M. 511
Claus, A. 412
Clauss, G. 387, 393
Clayton, P. J. 217
Cleve, H. 45, 68, 72
Cloninger, R. 579
Cobos, F. 163, 167

Coddington, R. D. 176, 180 f
Cogan, E. 355 f, 370
Cohen, J. 304, 308, 351
Cohen, M. N. 86
Cohen, N. 178, 181
Cohen, R. 232, 315, 318, 547, 561
Cohen, S. 182
Cohrs, M. E. 579 f
Cole, M. 179 f
Coleman, J. 31, 34, 325, 335
Collatz, J. 510
Collin, E. S. 378, 385
Collins, B. E. 646
Collins, G. M. 336 f, 446
Collis, G. M. 208
Comenale Pinto, L. 580
Conel, J. 132, 137
Conger, J. J. 194
Conger, R. E. 262
Connell, H. M. 626 f
Conners, C. K. 78 f, 85, 267, 307 f, 392 f, 481, 497 f, 501, 508 f, 644, 646
Connolly, K. J. 23 f, 131, 137, 166, 412
Conolly, K. 31, 34, 740
Conradi, S. 14, 22
Cook, Th. D. 314, 317 ff, 344, 351
Cooper, B. 181, 320, 331, 335
Cooper, J. E. 481, 508, 511
Cooper, R. 58 ff, 72, 305, 309, 544
Cooper, S. 762
Copel, S. L. 457, 469
Copeland, E. T. 709, 711
Copeland, M. 742 f, 747
Corah, N. L. 166 f, 189, 194
Corbett, J. 331, 335
Corboz, R. 130, 135 ff, 589, 597, 605, 789 f
Corder, B. F. 709 ff
Cornblatt, B. 572, 579
Cornelison, A. 261
Corner, M. 16, 22
Corning, W. C. 308
Cornwall, T. 711
Correll, U. 684
Correll, W. 457, 469
Corsini, R. J. 707, 711
Cortello, A. J. 628
Costa, D. 393
Costello, A. J. 494, 508
Cotton, N. S. 746 f
Coué, E. 665, 669
Coulin, S. 192, 194
Courjon, J. 370, 372
Courten, C. de 22
Courten, G. M. 185, 187
Covi, L. 508
Cowan, W. M. 14, 22, 162 f, 167
Cowie, V. 45, 122, 125
Cox, A. 182, 322 f, 335 f, 483 ff, 502, 508, 510, 784
Cox, M. 580
Cox, R. 580
Coyne, J. C. 334 f
Craft, M. 167, 181, 194
Cragg, B. G. 161, 167
Craig, M. S. 386

Craighead, W. E. 28, 34
Crain, S. M. 16, 22
Cramer, M. 694 ff
Cramon, D. von 300, 308
Cravioto, J. 173, 180
Crepel, F. 14, 22
Creutzfeldt, O. D. 301, 308
Crichton, L. 511
Crick, S. H. C. 37, 45
Crisp, A. H. 802
Cristol, A. H. 249, 351
Crocker, A. C. 217
Crome, L. 174, 180
Cromwell, R. E. 504, 508
Cronbach, L. J. 339, 351, 553, 561
Crouse, M. A. 627
Crowe, R. R. 178, 180
Cruickshank, W. M. 381, 385 f, 723, 728
Crumpton, E. 618
Csillik, B. 22
Cullen, K. J. 781, 783
Cullen, M. 296
Culp, R. E. 374, 385
Cumming, E. 740 f, 744, 747
Cumming, J. 740 f, 744, 747
Cunningham, C. E. 642 f, 646
Cunningham, G. R. 657
Cytryn, L. 488, 509
Czerny, A. von 4
Czisny, L. E. 22

D

Dabiere, C. S. 167
Dalais, J. C. 511
Daly, D. D. 544
Dam, H. van 684
Dam, M. 308, 647, 650
D'Ambrosio, G. 354, 370
Danielcik, J. 565, 579, 766, 768
Darby, P. L. 509
Datan, N. 26, 35
Dauner, I. 613, 635, 800, 803
Dauphin, Mme. 618
Davie, R. 31, 34, 174, 180, 802
Davies, I. A. 167
Davies, M. 509
Davies, P. A. 165, 167
Davies, R. 181
Davies, T. L. 23
Davis, J. A. 22
Davis, P. 256, 261
Davison, A. N. 161, 167
Dawes, G. S. 23
Dawson, G. D. 304, 308
Day, D. 319
Dayton, P. G. 642, 644 ff
Dearden, R. 182
Debiève, M. F. 370
Dec, G. H. 627
Dechmann, B. 102, 107
Decker, R. 411
Deegener, G. 91, 93
Degenhardt, A. 32, 34
Degkwitz, R. 152, 470
Dehnerdt, M. 532, 544

Deinhardt, H. M. 74, 85, 94
Dekker, M. 646
Delay, J. 619, 627f, 635
Delhaye-Bouchaud, N. 22
DeLicardie, E. R. 180
Delini-Stula, A. 622, 627
DeLong, G. R. 167
DeMyer, M. K. 306, 309, 799f, 802
DeMyer, W. 802
Denckla, M. B. 644, 646
Deniker, P. 619, 627f, 635
Dennis, M. J. 14, 22
Dennis, W. 30, 34
Dent 216
Dera, M. 336
Derogatis, L. R. 501, 508
Descartes, R. 126
Desmedt, J. E. 544
Detzner, M. 320, 336, 510
Deutsch, E. 65, 72
Deutsch, M. 174, 177, 180
Deutsch, S. 217
Devor, M. 190, 194
Di Loreto, A. 339, 351
Diatkine, R. 248
Dichgans, J. 22, 372, 545
Dickenberger, D. 263, 267
Dieckmann, H. 246, 248
Diederichsen, U. 111, 113, 116
Diekmann, G. 127f
Diem, L. 412
Diener, H. C. 372, 545
Diesing, U. 666f, 669ff
Dietz, V. 412
Dijk, W. K. van 194
Dill, J. 185, 188
Dilling, H. 81, 85, 334f
DiMascio, A. 641
Ding, H. 725, 728
Dinnendahl, V. 127, 129
DiRocco, C. 372
Ditman, K. S. 619, 628
D'Loughlin, K. M. 296
Doane, J. A. 250, 260f
Dobbing, J. 13, 22, 161, 163f, 167, 173, 181
Dober, B. 301, 308
Dodd, S. 157, 160, 162, 166
Dodds, J. B. 192, 194, 574, 580
Döderlein, A. 56
Dodge, J. A. 181
Dodge, K. A. 465, 469
Doenges, D. 91, 93
Dohm, K. 740, 747
Döhner, O. 107
Dohrenwend, B. P. 327, 335, 460, 469
Dohrenwend, D. S. 335
Dohrn, M. 281, 296
Dolanski, J. 304, 308
Dolce, G. 308
Dollard, J. 28, 35, 224f, 228, 232, 463, 469
Dollase, R. 731, 735, 738
Doob, L. W. 225, 469
Dooling, E. C. 167
Doose, G. 545
Doose, H. 59, 72, 128, 306, 308, 526, 528, 531, 544f

Dopfer, R. 167, 524, 569, 580
Dopfer-Feller, P. 167, 569, 580
Dopfer-Feller, R. 524
Dörner, D. 558, 561
Dörner, K. 547, 561, 592, 605, 753, 762
Dorrington, C. 618
Dorsch, F. 120, 124
Doster, J. A. 605
Douglas, J. W. B. 175, 181, 779, 783
Dowdney, L. 503, 508
Dowler, L. K. 580
Doyle, D. 370
Dreger, R. M. 497, 508
Dreher, E. 35
Dreher, M. 35
Dreier, S. 195, 201
Dreikurs, R. 245, 248, 671, 756, 762
Drenth, P. 554, 561
Drews, H. 371
Dreyfus-Brisac, C. 22
Drillien, C. M. 163, 167, 200f
Droese, W. 296
Droge, M. H. 16, 22
Drömann, S. 23, 581, 803
Drummond, T. 646
Du Plessis, J. M. 708, 711
Duboin, M. P. 372
DuBose, R. F. 200f
Dubowitz, L. M. S. 514, 524, 581
Dubowitz, V. 524
Duc, G. 580
Dudenhausen, J. W. 218
Dudley, F. C. 217
Duffy, E. 201, 307f
Dugas, L. 471, 476
Duhm, E. 93, 574, 579, 743, 747
Dührssen, A. 4f, 239, 243, 246, 418, 421, 570, 572f, 579, 658, 664, 672, 674ff, 684, 751ff, 762
Düker, H. 389, 392f
Düker-Schneider, M. 33
Dulcan, M. K. 508
Dumermuth, G. 58f, 72, 544
Dumke, D. 373f, 385
Dunn, J. 203, 205ff
Dunnette, M. D. 351
Dunst, C. 574, 579
Dupré, E. 400
Dürckheim, K. 669, 671
Dürig, G. 116
Durkheim, E. 101f, 107, 320, 335
Dutschmann, A. 464, 469
Duveen, G. 507, 511
Dyken, P. R. 216f

E

Earls, F. 267, 314, 318, 320, 322, 327, 333ff, 483, 508
Easton, P. 308
Eastwood, H. B. 335
Eayrs, J. T. 186f
Ebbin, J. E. 197, 201
Ebel, K.-D. 187
Ebert, D. 194

Ebert, M. H. 646
Eccles, J. C. 371
Ecke, W. 290, 295
Eckenhoff, M. F. 23
Eckensberger, L. H. 336
Edelbrock, C. S. 78f, 85, 91f, 136f, 311ff, 318, 325, 334, 487, 497f, 500, 502ff, 507f, 510, 577, 579, 602, 605
Edvinsson, S. O. 217
Edwards, D. A. 273, 295
Eerdewegh, M. van 217
Egan, J. 248, 267
Egeland, B. 511
Egelkraut, H. 573f, 580
Egert, S. 510
Egetmeyer, A. 696, 762
Eggers, Ch. 394, 401, 471f, 475f, 628, 631f, 635, 800, 802
Eggers, H. 412
Eggert, D. 411f, 576f, 579, 725, 728, 735, 738
Ehlers, B. 697, 700f, 708, 711
Ehlers, Th. 697, 700f
Ehret, W. 73
Ehrhardt, A. A. 289, 291ff
Ehrhardt, F. 719f, 727f
Ehrhardt, H. E. 226
Ehrhardt, K. J. 719f, 727f
Ehrström, C. 17, 22
Eichberger, M. 744, 747
Eichhorn, D. H. 34
Eichler, O. 657
Eichlseder, W. 86, 500f, 508
Eicke, D. 128, 248f, 667, 671f
Eickenberg, H. U. 54, 56
Eiduson, S. 618
Eigenmann, E. 295
Eisenberg, J. G. 335f, 509, 802
Eisenberg, L. 86, 127, 130, 137, 147, 151, 606, 800, 802
Eisenberg, R. B. 129
Eisert, H. G. 262, 266f, 311, 317ff, 335f, 387f, 390, 392f, 488, 502f, 508f, 511, 613, 719, 722, 728
Eisert, M. 267, 311, 317f, 503, 508, 612f, 788ff
Ekman, P. 207
Elamater, A. 728
Elardo, R. 505, 508, 569, 579
Elhardt, S. 463, 469
Eliasson, R.-M. 456
Eliet-Flescher, J. 22
Elkind, D. 32, 34, 233
Ellenberger 454
Ellmann, R. 91, 93
Ellsworth, C. A. 187
Ellsworth, P. 207
Elmer, E. 175, 181
Elschenbroich, G. 670f
Emde, R. N. 35, 229, 232
Emery, I. L. 159, 167
Emminghaus, H. 3, 74f, 80, 85
Emrich, H. 442, 444, 446
Emrich, R. 372
Endicott, J. 337, 511
Engel, G. L. 147, 151
Engelhardt, D. M. 634f

Engfer, A. 31, 35
Englert, E. 494, 510
Engström, I. 296
Enos, F. A. 627
Epstein, R. 295
Erasmus von Rotterdam 2
Erb, A. 699, 701
Erhardt, A. A. 127, 129
Erickson, W. D. 393
Erikson, E. H. 26 f, 31, 34, 106 f, 132, 150 f, 226, 228, 231 f, 235, 239, 242 f, 248, 456, 699, 701
Erlenmeyer-Kimling, L. 209, 217, 572, 579
Erler, L. 701
Ernhart, C. B. 167, 181, 194
Ernst, C. 170, 172, 241, 247 f, 795, 802
Ernst, K. 799, 802
Ertle, C. 469
Erwin, F. R. 127, 129
Eschenröder, Ch. T. 247 f
Essen-Möller, E. 80, 85, 595 f, 605
Esser, G. 330 f, 334 f, 337, 373, 377 ff, 381, 385, 389, 392 ff, 412, 415, 421, 495 ff, 508 f, 511, 582
Estevez, C. 561
Everett, N. L. 386
Everitt, B. 510
Evers, K. 295
Evrard, J.-L. 652 f
Ewerbeck, H. 45
Eyberg, S. M. 78, 85, 509
Eyre, S. J. 579
Eysenck, H. J. 28, 30, 34, 132, 137, 244, 248, 685, 793

F

Faber, F. R. 148, 151
Fahrenberg, J. 81, 85, 91, 93
Fahrig, H. 246, 248, 684
Faiman, Ch. 279, 297
Fallström, K. 200 f
Falret, J. 249, 261
Falstein, E. I. 232
Farah, A. 657
Fargel, J. W. 23
Faria, M. 22
Faro, M. D. 185, 187
Farr, D. 633, 635
Farrington, D. P. 176 f, 179, 182
Fassnacht, G. 554, 561
Fast, I. 475 f
Faus-Keßler, T. 581
Faust, B. 331, 337
Fawcett, J. W. 22, 167
Fawer, C. L. 580
Feder, B. 707, 712
Federn, E. 245, 248
Federn, P. 472, 474, 476
Feger, H. 93
Feigelson, Ch. I. 684
Feigl, H. 126, 129
Fein, D. 377, 385
Fein, G. G. 580
Feinberg, T. L. 627

Feinstein, C. 265, 267
Feldhege, F. J. 708, 711
Feldkamp, M. 197, 201, 565, 579, 766, 768
Feldman, M. H. 360, 370
Feldmann, H. 396, 400, 411
Feldner, J. 130, 137
Fengler, J. 707, 711
Fenichel, O. 243, 248, 463, 469
Ferber, G. B. 181
Ferbert, A. 367 f, 370
Ferdinand, W. 731, 738
Ferguson, H. B. 511
Fernandez, P. B. 180, 783
Fernandez, R. A. 167
Fernau-Horn, H. 670 f
Ferreira, M. C. R. de 205 ff
Feshbach, S. 462, 469
Festinger, L. 263, 267
Fichter, M. M. 88, 93, 501, 509
Fiedler, P. 690, 695, 729
Fiege, A. 435, 437
Field, T. 199, 201
Fielding, D. 325, 335, 481, 508
Figuerido, J. M. de 327, 335
Filipp, S.-H. 91, 93, 570, 580
Filskov, S. B. 389, 393, 422
Fincham, F. D. 263, 267
Finello, K. 581
Finer, N. 567, 581
Fink, M. 617 f
Finkelstein, J. W. 295
Finkelstein, R. 627
Fisch, R. 262
Fischbach, H. 168
Fischer, G. 314, 318, 551, 561
Fischer, W. D. 669, 671
Fisher, G. M. 361 f, 371
Fishler, K. 200 f
Fishman, M. A. 200 f
Fitch, P. 488, 509
FitzSimons, D. W. 182
Flämig, J. 505, 509
Flapan, D. 240, 248
Flavell, J. H. 34, 233
Fleck, St. 261
Flehmig, I. 568, 573 f, 580, 766, 768
Fleischmann, U. M. 388, 394
Fletcher, R. P. 511
Floeter, M. K. 15, 22
Florek, M. 71 f
Florin, I. 756, 762
Focken, A. 85, 109, 115 f, 377, 379, 385, 390, 393, 415, 421
Fodor, J. A. 30, 34
Fogelman, K. 797, 802
Fois, A. 371
Foitzik, N. 572, 582
Foley, J. M. 182
Fölling, A. 210, 217
Folstein, S. 43, 45, 213, 217, 778, 783
Foppe, K. B. 743, 747
Forbes, G. B. 273, 295
Ford, D. A. 341, 351
Ford, L. 747
Fordham, M. 246, 248
Forehand, R. 503, 508, 760, 762
Forrest, I. S. 646

Forssman, H. 779, 783
Förster, C. 127, 129, 217
Förster, E. 10, 89, 93, 331, 335, 588, 605
Forsythe, A. 182, 386
Foss, B. 207, 225
Foss, M. 684
Foster, B. G. 620, 627
Foulkes, S. H. 740
Fournier, D. G. 508
Fox, J. 181
Framo, J. L. 257, 261
Francis, C. C. 296
Frank, F. 429, 437, 544
Frank, L. 712, 718
Frank, R. 313, 318
Franke, A. 711
Frankel, R. J. 286, 295
Frankenburg, W. K. 192, 194, 574, 579, 580
Frankl, V. E. 254, 261, 263
Franzke, E. 670 ff, 742, 747
Fraser, W. I. 580
Frasier, D. 284, 295
Frederking, U. 391, 393
Freedman, A. M. 606
Freeman, B. J. 218
Freeman, C. P. L. 617 f
French, A. P. 231 f
French, F. E. 195, 233
French, R. N. 561
Freud, A. 5, 228, 232, 236 ff, 240, 244 f, 247 f, 418, 421, 478, 509, 664, 672, 674 f, 684
Freud, S. 5, 27, 30, 132, 148, 151, 227 f, 232 f, 235, 238 f, 243, 245 ff, 351, 462 f, 469, 473 f, 476, 672
Freund, H.-J. 72, 412
Frey, D. 262, 267
Frey, W. 295 f
Frey-Wehrlin, C. T. 246, 248
Freyhan, F.A. 623, 627, 631, 635
Frick, K. 307
Frick, V. 286, 295, 297
Friede, R. L. 158 f, 161, 164 ff, 184 ff
Friedeburg, L. von 151
Friedemann, A. 5 f, 10
Friedhoff, A. J. 386
Friedman, S. 182
Friedmann, G. 73
Friedmann, R. C. 129
Friedrich, H. 188
Friedrich, M. H. 664
Friedrich-Freiswinkel, G. 313, 318
Friesen, W. V. 207
Frisch, R. E. 270, 286, 295
Frisk, M. 289, 295
Frith, U. 378, 385
Fritsch, D. 762
Fritsch, G. 202, 759, 762
Fröbel, F. 3, 721 f
Froesch, E. R. 277, 295
Fromm, E. 245, 463, 469
Frommer, E. 619, 627
Frood, J. D. L. 179, 181
Froster-Iskenius, U. 211, 218
Frostig, M. 380 f, 385, 719, 723, 725, 728, 736, 739, 742 f, 747 f

Fruhmann, G. 357, 362, 371
Fuchs, E. C. 370
Fuchs, M. 669, 670, 672
Fukui, Y. 73
Fuller, P. W. 185, 187
Furby, L. 339, 351
Furness, P. 722, 728
Fürntratt, E. 463, 469
Fürstenheim 7

G

Gadamer, H. G. 129
Gädeke, R. 567, 580
Gadow, K. D. 511
Gadson, D. R. 159, 167
Gaensslen, H. 311, 313, 318
Gaffney, L. R. 708, 712
Galatti, D. 86
Galbraith, R. S. 580
Galbraith, S. 371
Galinsky, M. D. 707, 712
Galloway, D. 782 f
Gammon, D. 572, 580
Gandhy, P. R. 510
Gänshirt, H. 73, 371
Gantenbein, M. M. 30, 34
Ganzer, V. J. 700 f
Garey, L. J. 22
Garfield, S. L. 351, 695, 763
Garfinkel, H. 104, 107
Garfinkel, P. E. 321, 335, 506, 509
Garmezy, N. 335
Garner, D. 321, 335, 501, 509
Garner, P. M. 509
Garnier, P. E. 296
Garside, R. F. 45, 335 f, 506 f, 509
Garton, A. 207 f
Garvey, K. 653
Gath, D. 177, 181
Gattoni, F. 181
Gatzanis, S. R. M. 336
Gauer, O. H. 411
Gaupp, R. 7
Gebhard, P. E. 456
Geiger, S. G. 301, 308
Geisel, B. 312, 319, 321, 335, 337, 392 ff, 481, 495, 497, 508 f, 511
Geissler, E. 456
Geleerd, E. R. 684
Geletneky, G. L. 60, 73
Gelfand, D. M. 319
Geller, J. 275, 295
Gemende, G. 356, 359, 371
Genz, H. 46, 56
George, S. 207, 509, 784
Georgens, J. D. 74, 85, 94
Georges, S. 446
Geraty, R. G. 746 f
Gerbig, W. 167, 569, 580
Gerbing, W. 524
Gerken, H. 72, 308
Gerlach, J. 185, 187
Gerlicher, K. 86, 613
Gerrard, J. W. 217 f
Gershon, E. S. 212, 217
Gershon, S. 386

Gerson, I. 308
Gersten, J. C. 334 ff, 509, 802
Gerstenbrand, F. 356, 359 ff, 365, 371
Gerzer, R. 356, 371
Gesell, A. 12, 19, 22, 195, 201, 432, 437, 445 f, 573
Gesslein, L. 669 f, 672
Gewirtz, J. L. 28, 34
Gey, K. F. 628
Geyer, G. 65, 72
Geyer, M. 390, 394
Ghoneim, S. 30, 34
Gibbs, M. S. 373, 385
Gibson, E. J. 30, 34, 373 f, 385
Gibson, G. E. 187
Gibson, J. J. 373, 385
Giese, E. 695
Giesen, D. 110, 116
Giessen, F. 250, 261
Gift, T. E. 748
Gigerenzer, G. 310, 312, 319
Gilberg, C. 321, 331, 335
Gilbert, G. 440, 446
Giljaworski 7
Gill, M. M. 666 f
Gillenberg, C. 217
Gilles, F. H. 167
Gilman, A. 638 ff
Ginott, H. G. 708, 711
Girard, J. 655 f
Gittelman, R. 591, 605, 800, 802
Gittelman-Klein, R. 508, 626 f, 639, 641, 646
Glasow, B. 308
Glatzel, H. 146, 151
Glatzel, J. 373, 385
Gleiss, J. 408, 411
Gleser, G. C. 553, 561
Glick, J. 268
Globus, A. 164, 167
Glötzl, H. 462, 469
Glover, J. 474, 476
Gluck, L. 167 f
Gmelin, W. B. 411
Göbel, D. 137, 336 f, 605 f
Göbel, H. 396, 411
Göbel, S. 720, 728
Goehring, J. 336
Goeppert, S. 261
Goetz, R. 509
Goetze, H. 697 f, 701, 720 f, 728, 736, 739, 742, 748
Goetze, P. 711
Goetze, W. 696
Goffman, E. 105, 107, 592, 605, 740, 748
Göhring, J. 500, 510
Golaire, M. C. 187
Goldberg, A. I. 370
Goldberg, C. 524
Goldberg, D. P. 326, 335
Golden, G. S. 360, 371
Goldfarb, W. 170, 172, 181, 241, 247
Goldie, W. D. 367 f, 371
Goldman, C. 470
Goldman, P. S. 190, 194
Goldman-Rakic, P. S. 23
Goldstein, A. P. 340, 350 f

Goldstein, H. 180, 297, 802
Göllnitz, G. 389, 393 f, 405, 411 f, 421, 567, 569, 572, 580
Goodman, J. D. S. 23
Goodman, J. F. 200 f
Goodman, L. S. 638 ff
Goor-Lambo, G. van 327, 335, 506, 509
Göppert, H. 471, 476
Göppinger, H. 803
Gordon, E. C. 412
Gordon, N. 363, 370 f, 412, 747
Gordon, Th. 701, 754, 756 f, 762
Görlitz, D. 264, 267 f
Gorsuch, R. L. 176, 181
Göser, R. 297
Goslin, D. A. 34
Gosseye, S. 184, 187
Götte, R. 577, 580
Gottesman, I. I. 45, 122, 124, 792, 802
Gottlieb, G. 134, 137, 167
Gottschalk, P. 371
Gottwald, P. 129, 399, 411, 685 f, 690, 694 ff, 758
Götze, P. 361, 371
Goulon, M. 359, 371
Goyette, C. H. 78 f, 85, 498, 509
Graf, O. 56
Graham, D. I. 370
Graham, F. K. 166 f, 174, 181, 189, 194
Graham, P. J. 180, 182, 206 ff, 325, 334 ff, 438, 442, 445 f, 479, 481 f, 486, 492 f, 497 f, 506, 509 f, 778, 781, 784, 803
Graliker, B. V. 201
Grant, H. 371
Gratianoff 288
Grau, H. C. 371
Graumann, C. F. 250, 261
Grave, G. D. 295
Grawe, K. 729
Gray, C. A. 579
Grayson, H. 618
Graziano, A. M. 754, 762
Greden, J. F. 412
Greeff, de 454
Green, A. H. 230, 232
Green, P. 371
Greenberg, L. M. 393
Greenberg, N. 295
Greenblatt, D. J. 639, 641
Greene, E. L. 336, 802
Greenfeld, D. 803
Greenhill, L. L. 646
Greenman, M. 194
Greenough, W. T. 15, 22
Greenson, R. R. 708, 711
Greenwood, F. C. 296
Gregg, G. S. 175, 181
Greif, S. 262, 267
Greil, W. 650 f, 653
Greulich, W. W. 274, 276, 295
Griesinger, W. 120, 124, 748
Griest, D. L. 762
Griffiths, C. 20, 23, 197, 201
Grillner, S. 22

Grimm, B. H. 393
Grimm, F. 628
Grimm, H. 30, 34, 273, 295, 437, 577, 580
Grissemann, H. 719, 723 f, 728
Groeben, N. 548, 561
Groffmann, K.-J. 91, 93
Groh, Ch. 301 f, 308
Grond, J. 580, 582, 766 ff
Grösch, C. 672
Gross, G. W. 22
Gross, S. F. 176, 181
Gross-Selbeck, G. 308, 545
Grosse, G. 214, 217
Grosse, K.-P. 217
Grossman, H. J. 603 ff
Groth, I. 743, 748
Grouchy, J. de 45
Grubitzsch, S. 555, 561
Gruhle, H. W. 10, 86, 100, 225 f, 470, 605 f
Grumbach, M. M. 281, 295 f
Grumbreck, L. G. 295
Grundling, F. 297
Grunebaum, H. 709, 711
Guastavino, J. M. 22
Guerin, P. J. 664, 673, 676
Guerin jr., P. J. 684 f
Guerney, B. 261
Guilford, J. P. 423
Gullion, E. 756, 763
Gundel, A. 306, 308, 532, 544
Gunderson, J. G. 501, 509
Günzburg, H. C. 743, 748
Günzler, G. 606
Gupta, D. 275, 280, 295, 297
Gurman, A. S. 250, 260 ff
Gussow, M. 178 ff
Gustavson, K. H. 217
Gustavsson, N. 456
Guthke, J. 91, 93
Guthrie, R. D. 187
Guttenberg, M. E. 188
Guttler, F. 218
Guttmann, L. 73
Guze, S. B. 267

H

Haack, G. 371
Haan, N. 334 f
Haar, R. 708, 711, 745 ff
Haas, G. 164 f, 167, 412, 580 ff
Haas, J. 366, 371
Haas, J. H. de 270, 297
Haase, H. J. 628, 635
Haase, J. 398, 411
Hacke, W. 370
Hackenberg, W. 664
Hacker, F. 463, 469
Haeckel, E. 17, 219
Haerlin, C. 740 ff, 748
Haferkamp, G. 73
Hafez, E. S. E. 657
Häflinger, H. 297
Häfner, H. 82, 85, 144 ff, 149 f, 152, 325, 335, 588, 605

Hagberg, B. 165, 167, 196, 201, 400, 411
Hagberg, G. 167
Hagemeister, U. 736, 738
Hager, H. 437
Hagnell, O. 321, 335
Haider, M. 308
Hainline, J. 374, 385
Haisch, J. 263, 267
Haizlip, T. 710 f
Haley, J. 254, 261, 263
Hall, H. 802
Hall, St. 27, 34
Hallahan, D. P. 386, 723, 728
Hallen, O. 57, 60, 65 f, 72
Hallgren, B. 43 ff
Hallmann, M. 729
Halverson, C. F. 334, 337
Halverson, H. M. 30, 34
Halverson, L. E. 413
Hamburger, P. 740
Hammerlynck, L. A. 261
Hammerstein, J. 656 f
Hammond, B. 456
Hammond, M. A. 579
Hammond, W. H. 295
Hampel, R. 445 f
Hampson, J. G. 293, 295
Handy, L. C. 261
Hanefeld, F. 357, 361, 366, 371, 512, 526, 544, 567
Hanley, J. 308
Hänsel-Friedrich, G. 188
Hanselmann, H. 85
Hansen, D. A. 704, 707
Hansen, J. D. L. 297
Hanson, D. R. 45
Hansotia, P. 367, 371
Happe, G. 111, 116
Happich, C. 712, 718
Harbauer, H. 4, 7, 10, 37, 45, 56, 394, 456, 470, 664, 763, 777
Harden, A. 361, 366, 372
Harder, D.W. 748
Hardesty, F. P. 392 f, 420 f
Harding, B. 802
Harding, C. J. 729
Hare, E. H. 337, 803
Harel, S. 167
Haring, N. G. 720, 728 f
Harley, M. 684
Harlow, H. F. 202, 205, 207, 222 f, 225 f, 229, 232
Harlow, M. K. 202, 205, 207, 222, 225
Harmony, T. 308
Harms, D. 3, 545
Harnack, G. A. von 56, 329, 335, 566, 580
Harper, G. 748
Harper, P.S. 216 f
Harris, B. 267 f
Harris, R. 533, 544
Harris, S. C. 548, 561
Harris, S. R. 568, 580
Harris, Th. A. 246, 248
Harrison, S. J. 618, 763
Hart, H. 335

Hart de Ruyter, Th. 245, 248, 588, 605, 611, 613
Hartig, M. 341, 351
Hartje, W. 66, 72
Hartkopf, H. 672
Hartman, A. F. 194
Hartman, A. C. 729
Hartmann, D. P. 315, 319
Hartmann, H. 17, 22, 226, 228, 232, 238, 248 f, 463, 469, 473, 476, 546 f, 559 ff
Hartung, K. 46
Harvey, D. 509 f
Harvey, E. N. 308
Harvey, J. H. 267 f
Harvey, O. J. 34
Hassan, S. A. 250, 253, 260 f
Hassanein, K. 167
Hassenstein, B. 191, 194
Hassibi, M. 176, 180, 457, 469
Hassler, R. 225, 354 f, 371
Hau, Th. F. 749
Hauenstein, Ch. 411
Haug, S. 167
Haupt, U. 732, 739
Hauser, S. L. 378, 385
Hausmann, E. 390, 394
Hautzinger, M. 672
Havelec, L. 218
Havers, N. 458, 460, 469, 696
Havighurst, R. J. 26, 34
Hawel, W. 561
Hawker, F. 802
Hawkins, N. G. 176, 181
Hayden, B. 470
Healy, M. J. R. 7, 295, 297
Hebbel, G. 421, 576, 580
Hechtman, L. 803
Hecker, W. Ch. 768
Heckhausen, H. 25, 34, 264, 268, 444, 446
Heddaeus, E. 111, 114, 116
Hedinger, Ch. 287, 295
Heese, G. 684, 729, 736, 739
Hege, U. 196, 202
Hegel, G. W. F. 475 f
Hehl, F.-J. 345, 351
Heidegger, M. 475 f
Heiden, J. 371
Heierli, E. 270, 295
Heigl, F. 707 f, 711, 748
Heigl-Evers, A. 262, 707 f, 711, 748
Heil, F. E. 92 f, 753, 762
Heim, E. 740, 745 ff
Heimann, H. 75, 85
Heimendinger, J. 270, 295
Hein 399
Heine, M. 148 f, 151
Heinemann, U. 308
Heinicke, Ch. 684
Heinscher, H.-G. 233, 310, 668
Heisel, J. S. 176, 181
Heiss, R. 93, 393, 560 f, 763
Heiss, W. D. 64, 72 f
Heiss-Begemann, E. 194
Heisterkamp, G. 245, 248
Helaen, H. 416, 421
Held 399

Helfer, R. E. 175, 181, 230, 232
Helge, H. 655 f
Hellbrügge, Th. 47, 56, 192, 194 f, 201, 399, 411, 563, 565, 573 f, 580, 762, 765 ff
Heller, K. 74, 351
Heller, Th. 3, 85
Hellmann, L. 295, 618
Hellmuth, J. 385
Hellwig, A. 748
Helmchen, H. 80, 82, 85, 149 f, 152, 470, 588, 595 f, 605, 613, 653
Helton, G. B. 727 f
Hemmer, R. 185, 188
Hemminger, H. 247 f
Hempel, E. 545
Henatsch, H.-D. 398, 402, 411
Henkel, R. 561
Henker, B. 266, 268, 646
Hennicke, K. 334, 510
Hennig, Ch. 672
Hennig, H. 709, 711
Henning, A. 669, 672
Henseler, H. 238, 248
Hensleigh, P. 167
Hentig, H. von 10, 454
Herbart, J. F. 98
Herbert, M. 174, 181
Herford 7
Herholz, K. 73
Herjanic, B. 181, 479, 481, 483, 486 f, 490, 493 f, 496, 509 f
Herjanic, M. 509
Herken, H. 657
Herkner, W. 263, 268
Herman, R. M. 15, 22
Hermann, K. 44 f
Hermelin, B. 207, 377 f, 385
Herndon, C. N. 217
Heron, A. 30, 34
Herrmann, Th. 310, 318 f, 430, 437, 711
Herschel, M. 212, 217
Herschkowitz, N. 183 f, 188, 544
Hersen, M. 317 ff, 373, 385, 509
Herson, J. H. 336, 802
Hersov, L. 45, 137, 172, 386, 508, 544, 572, 581, 606, 788, 790, 803
Hertl, M. 46, 52 f, 56
Hertl, R. 52 f, 56
Hertoft, P. 456
Hertzig, M. E. 86, 172, 174, 181
Herzka, H. 151 f
Herzog, E. 176, 181
Herzog, R. 116
Heshe, J. 616, 618
Hess, E. H. 233
Hess, W. R. 225, 354, 371
Hesse, G. 766, 768
Hetherington, E. M. 208, 572, 580
Hetzer, H. 32, 401, 573, 579, 684
Heumann, H. 197, 201
Heuss, G. E. 726, 728
Heuyer, G. 5 ff, 471, 476, 615, 618
Hewstone, M. 263, 267 f
Heyck, H. 71, 73
Heynemann, Th. 285, 296
Hickman, E. M. 217

Hiersche, H. D. 456
Higgins, J. 125, 181
Hightower, M. H. 22
Hilgard, E. 227, 232
Hill, J. D. 628
Hill, J. P. 31, 34
Hill, R. 704, 707
Hilpert, H. 740, 748
Hinde, R. A. 124 f, 207 f
Hinshelwood, J. 379, 385
Hippius, H. 615, 618, 620, 622 f, 627, 629 ff, 635
Hirsch, H. 295
Hirsch, S.R. 664
Hirschauer, J. 363, 372
Hobart, G. A. 308
Hobbs, S. A. 728
Hoch, P. H. 181
Hockel, M. 550, 553, 561
Höcker, B. 745, 748
Hodges, K. 485 f, 488, 509
Hodgman, J. E. 188
Hoerr, N. L. 274, 296 f
Hoffet, H. 656 f
Hoffmann, B. 669, 672
Hoffmann, H. 7
Hoffmann, L. W. 34
Hoffmann, M. L. 34
Hoffmeier, K. 664
Hofmann, W. 582, 657
Hofstätter, P. R. 555, 561, 711
Hogarty, P. S. 34
Hohenfellner, R. 656 f
Hohlweg, W. 281, 296
Hohm, H. 744, 748
Höhner, G. 803
Holaday, J. W. 297
Holbrook, D. 508, 510
Holdorff, B. 355, 371
Hollister, L. F. 636 f, 639, 641
Hollstein, H. 575, 581
Holmes, T.H. 181, 571, 580
Holmgren, G. 217
Holst, E. von 15, 22
Holt, K. 412
Hölzel, D. 314, 319
Homan, R. W. 367, 371
Homans, G. C. 103, 107
Homburger, A. 4, 7, 74 f, 81, 85, 146, 152, 395 ff, 399 f, 402, 411
Hommers, W. 701
Homoki, J. 656
Honzik, M. 195
Hooker, D. 16, 22
Hoovey, Z. B. 128 f, 304 f, 307 f
Hopf, H. C. 64, 73
Hopkins, B. 207
Hopkins, J. 803
Hoppe, C. M. 803
Hops, H. 507, 509
Hopwood, J. H. 393
Hörmann, H. 430, 437
Horn, G. 248, 712 ff, 716, 718
Horn, H. 573, 576, 580
Horn, K. 107
Horn, R. 421, 580
Horne, D. 728, 748
Horney, K. 245, 463, 469

Horowitz, F. D. 172, 208, 385
Horsch, U. 725, 728
Horstmann, T. 72, 199, 201, 766 ff
Hortling, H. 295
Hosking, G. 534, 544
Houben, A. 664
Hounsfield, G. N. 300, 308
Hourihan, J. 296
Houston, B. D. 372
Houts 746
Hoven, M. van den 725, 728
Howard, J. A. 197, 202
Howells, G. 181
Howells, J. G. 83, 85, 469, 613, 701, 704, 706 f
Hoy, E. 174, 181
Hradil, S. 106 f
Hsu, L. K. 802
Hubel, D. H. 8, 186, 188
Huber, A. 456
Huber, G. 391, 394
Huber, H. P. 90, 93, 317 ff, 345, 351, 711
Huber, P. 62, 73
Huber, W. 73
Hufschmidt, A. 412
Hug 38
Hughes, J. 544, 617 f
Huidberg, E. F. 647
Humbel, R.E. 295
Hümpel, M. 657
Humphrey, M. 137
Humphrey, T. 16, 22
Humphries, T. 642, 646
Hünnekens, H. 407, 411, 720, 725, 728
Hunt, A. 176, 181
Hunt, J.McV. 29, 30, 34, 233, 574, 582
Hunt, R. D. 646
Hupe, K. 371
Hurrelmann, K. 114, 116
Hursh, J.B. 273, 295
Hurtig, H. I. 360, 371
Hurwitz, I. 174, 182
Huss, K. 574, 579
Husserl, E. 75
Hutchings, B. 178, 181
Hutt, S. J. 207, 306, 308
Huttenlocher, P. R. 14, 22, 164, 167,186, 188
Hutter, D. 696
Huttunen, M. O. 445 f
Hvidberg, E. F. 650

I

Ianniruberto, A. 16, 22
Iben, G. 720, 722, 728
Ibrahim, J. 764 f, 768
Illingworth, R. S. 200 ff, 524
Ingram, T. T. S. 370
Ingvar, D. H. 62, 73
Inhelder, B. 131, 137
Innerhofer, P. 258, 261, 691 ff, 696, 752, 754 ff, 762 f, 768
Inoue, M. 371

Iragui, M. I. 371
Ireland, W. W. 3, 74, 85
Irmischer, T. 412
Ishibashi, K. 296
Isler, W. 358 f, 371
Israel, J. 456
Isserlin, M. 85
Itard, J. M. G. 226, 232, 722
Itil, T. M. 304, 308

J

Jackson, D. D. 107, 249, 261 f, 398, 685
Jackwerth, E. 652 f
Jacob, Th. 250, 260 f
Jacobi, G. 354, 357, 359, 361, 363, 365 f, 371 f, 545, 655 ff
Jacobskötter, G. 509
Jacobson, E. 669, 672
Jacobson, J. L. 580
Jcobson, M. 13, 14, 22
Jacobson, S. W. 572, 580
Jaede, W. 697 f, 701, 721, 728
Jaffé, S. 217
Jaide, W. 32, 34
Jainudeen, M. R. 291, 296
James, A. 617
James, J. E. 759, 763
Jameson, J. D. 802
Jan, J. E. 195, 202
Janet, P. 471, 476
Jans, K.-W. 111, 114, 116, 664
Jansen, J. K. S. 14, 22
Janssen, P. 628, 635
Janssen, W. 359, 366, 371 f
Janssens, G. 749
Janz, H.-W. 740, 748 f
Jarvey, J. 296
Jasper, H. H. 301, 308
Jaspers, K. 75, 354, 371, 381, 384 f, 398, 411, 471 ff, 476
Jawad, S. 670, 672
Jaworek, F. 726, 728
Jeeves, M. A. 580
Jefferson, G. 354, 360, 371
Jeffrey, W. J. 428
Jellinger, K. 355, 371
Jenking, J. S. 286, 295
Jenkins, J. R. 743, 748
Jenkins, S. 329, 335
Jenner, M. R. 280, 296
Jennett, W.B. 360, 363 f, 371 f
Jensen, A. R. 213
Jensen, F. E. 23
Jensen, H. P. 187
Jensen, R. 10
Jerauld, R. 580
Jersild, A. T. 132, 235
Jerusalem, F. 71, 73
Jervis, G. A. 210, 217
Jesdinsky, H.-J. 339, 351
Jetter, K. 195, 202, 736, 739
Job, J. C. 288, 296
John, E. R. 307 f
John, K. 580
John, M. 308

Johnson, A. M. 231 f
Johnson, D. 380 f, 385
Johnson, F. N. 653
Johnson, J. H. 373, 378, 386
Johnson, L. 296
Johnson, R. T. 159, 162, 167, 354, 371
Johnston, D. 23
Johnston, F. E. 278, 296
Jones, A. 290, 296
Jones, E. 31 f, 34
Jones, F. C. 296
Jones, F. W. 372
Jones, G. S. 297
Jones, M. 740, 745, 748
Jones, M. C. 34, 289, 296, 688, 696
Jones, M. G. 367, 371
Jones, R. R. 262
Jones, S. C. 497, 508
Jones-Molfese, V. J. 374, 385
Jonxis, J. H. 194, 308
Joppich, G. 45, 55 f, 189, 194, 524
Jopt, U.-J. 444, 446
Jordan, E. 113, 116
Jores, A. 684
Joss, E. E. 295
Jouvet, M. 354, 371
Jucker, E. 628
Jung, A. L. 217
Jung, C. G. 246
Jung, E. 246, 248
Jung, F. G. 716, 718
Jung, R. 10, 86, 100, 225 f, 308, 397 f, 411 f, 470, 605 f
Jungmann, J. 332, 335, 544, 708, 712
Jungmann, M. 606
Junker, H. 751, 762
Jurgens-v. d. Zee, A. D. 23
Jürgensen, P. 116
Jussen, H. 728

K

Kaatz, S. 700 f
Kabcenell, R. J. 684
Kadobayashi, I. 73
Kagan, J. 29 f, 34, 194, 311, 319
Kähkönen, M. 210, 217
Kahlbaum, K. L. 83
Kahle, W. 158 ff, 167, 388, 394
Kail, R. U. 723, 729
Kaiser, G. 116, 194
Kalas, R. 508
Kalbe, U. 184, 188, 565, 580, 766, 768
Kalff, D. M. 246, 248
Kalinowsky, L. B. 615, 618
Kaloud, H. 410 f
Kalverboer, A. F. 170, 189, 194, 203, 205, 207 f, 411 f, 502, 509, 729
Kaminski, G. 90, 93, 546, 548, 558, 561
Kammeyer, K. 32, 34
Kampert, K. 614
Kampf, D. 652 f
Kane, G. 728, 736, 739, 756, 762

Kane, J. F. 728, 736, 739, 756, 760 ff, 767 f
Kanfer, F. H. 554, 592, 605
Kanfer, R. 481 f, 509
Kanner, L. 7, 43, 45, 74, 80, 85, 146, 152, 377, 385, 478 f, 509, 588, 605
Kanowski, S. 653
Kanter, F. 561
Kanter, G. O. 100, 738
Kapen, S. 295
Kaplan, H. I. 606, 684
Kaplan, H. S. 250, 262
Kaplan, S. L. 295 f
Kapuste, H. 250, 261
Karchmar, E. J. 580
Karczmar, A. G. 371
Karlberg, P. 270, 296
Karmel, B. Z. 308
Karolak, St. 71 f
Karoly, P. 385
Karp, J. S. 360, 371
Käsler, D. 103, 107
Kaslow, N. J. 268
Kastrup, M. 321, 325, 329, 332, 335
Kasztantowicz, U. 734, 739
Katein, W. 582, 657
Kato, N. 73
Katongole, C. 296
Katterbach, R. 684
Katz, J. 30, 34, 295
Katz, S. 644, 646
Kaufman, B. 231 f
Kaufman, I. Ch. 222, 225
Kaufmann, H. 464 f, 469
Kaufmann, L. 250, 261
Kaufmann, S. B. 297
Kausen, R. 245, 248
Kautzky, R. 62, 73
Kaye, H. 308
Kayser, H. 748
Kayser-Gatchalian, M. C. 71, 73
Kazdin, A. E. 34, 319, 507, 509, 727 f
Kazner, E. 60, 62, 73, 300, 308
Kearsley, R. B. 374, 385
Keat II, D.B. 707, 712
Kedward, H. B. 335
Keeney, A. H. 385
Keeny, V. T. 385
Keeser, W. 501, 509
Keidel, M. 412
Keilbach, H. 684
Keith, R. M. 724, 728
Kelch, P. 295 f
Kellaway, P. 308
Keller, E. 297
Keller, H. 73, 567, 569 f, 580, 766, 768
Keller, W. 742, 748
Kellner, H. 281, 288, 296
Kelly, J. B. 176, 182
Kempe, C. H. 175, 181, 230, 232
Kemper, F. 720, 728
Kendall, P. C. 92
Kendell, R. E. 144, 146, 152, 583, 587 ff, 605, 615 ff
Kennard, M. A. 190, 194
Kennedy, H. 684
Kennell, J. H. 128 f, 175, 181, 570, 580, 780, 784

Kenney, D. A. 313, 319
Kent, M. W. 172, 803
Kephart, N. C. 381, 385, 395, 411
Kerlinger, N. 321, 335
Kern, P. A. 355, 371
Kerschensteiner, M. 65 ff, 72 f
Keske, M. 114, 116
Kessel, F. K. 70, 73
Kessel, M. 653
Kesselmann, G. 411
Kessler, B. H. 91 ff, 483, 510, 552, 559, 561
Kessler, E. 188
Kestemberg, E. 248
Kettler, R. 684
Kety, S. S. 62, 73, 262
Keupp, H. 101, 104 f, 107, 469, 591 f, 605, 695 f
Key, M. K. 176, 181
Kielholz, P. 621, 623 f, 627 f
Kierdel-Vegas, O. 619, 628
Killam, K. F. 641
Kimura, B. 474, 476
Kimura, J. 372
Kimura, T. 356, 371
Kind, H. 297, 802
King, L. J. 801 f
Kinnis, C. 202
Kinsbourne, M. 646
Kinsey, A. C. 448, 456
Kinston, W. 505, 509, 511
Kiphard, E. J. 300, 308, 404, 407, 411 f, 575, 577, 580 f, 720, 725 f, 728, 736, 739
Kirchert, C. 412
Kirchhoff, H. 71, 73
Kirk, U. 438
Kirschner, S. 262
Kirya, B. G. 181
Kisker, K. P. 85 f, 226, 261, 308, 319, 618, 621, 627, 635, 684, 803
Klackenberg, G. 296
Klackenberg-Larsson, J. 296
Klaiber, E. L. 137
Klaric, S. H. 508
Klass, D. W. 372, 544
Klatzky, R. L. 386
Klauer, K. J. 735, 738 f
Klaus, M. H. 129, 175, 181, 570, 580, 780, 784
Klauske, M. 70, 73
Kleihauer, E. 45
Klein, D. F. 508, 626 ff, 646
Klein, F. 766, 768
Klein, H. 100
Klein, M. 5, 239 f, 245, 247 f, 672, 674 f, 684
Klein, P. S. 173, 181
Klein, R. E. 386
Klein-Jäger, W. 721, 728
Kleinman, J. 262
Kleinpeter, U. 70, 73
Klemperer, I. 716, 718
Klessmann, E. 248 f, 672, 709, 712, 714, 716, 718
Klessmann, H.-A. 716, 718
Klicpera, Ch. 642 f, 645 f
Kline, J. 488, 509

Kline, N. S. 619, 627 f, 635
Klinedinst, J. K. 86
Kling, A. 191, 194
Klix, F. 422
Klopp, H. 371
Kluckhohn, C. 30, 34
Klüh, K. 728
Kluth, C. 728
Klüwer, K. 611, 613
Knab, E. 413
Knill-Jones, R. P. 370 f
Kniskern, D. P. 250, 260 ff
Knittle, B. J. 709, 712
Knobloch, H. 200, 202, 574, 580
Knölker, U. 412
Knoll, E. 218
Knorr, D. 278, 296, 656
Knorr-Mürset, G. 656
Knorring, A.-L. von 579
Knott, J. R. 308
Knupfer, H. 742, 748
Knyihar, E. 14, 22
Kobayashi, Y. 137
Kobos, J. C. 746, 748
Koch, E. W. 281, 296
Koch, G. 187 f
Koch, H. 5, 93, 335
Koch, J. L. A. 81
Koch, L. 85
Koch, R. 201
Koch, S. 701
Kockott, G. 470
Koeberich, R. 575, 582
Koegel, R. L. 377 f, 385 f
Koehler, K. 457, 469, 508, 605
Koehler, O. 221, 225
Koehnken, G. 340, 344, 350 f
Koenning, K. 762
Kohlberg, L. 26, 28 f, 34
Köhler, G. 194, 231, 573 f, 580, 615, 618
Kohlscheen, G. 329, 335
Köhnken, G. 315, 319
Kohut, H. 238, 248, 463, 469
Kojima, T. 158 ff, 162 f, 168
Kokes, R. F. 748
Kolb, J. E. 509
Kolvin, H. 43, 45
Kolvin, I. 135, 137, 331 ff, 509, 799, 802
Kömpf, D. 57, 73
Köng, E. 188, 191, 194, 196, 201 f, 767, 768
Köng, R. 107
Koos, W. 187
Kooy, G.A. 32, 34
Köpcke, W. 318
Kopf, D. 561
Kopp, B. 312, 319
Kopp, C. B. 164, 167
Korn, G. 164 f, 167
Korn, S. J. 172, 180, 783
Kornadt, H. J. 439, 445 f, 462, 469
Kornhuber, H. 61, 73
Kornmann, R. 96, 99, 574, 580, 727 f
Korporal, J. 510
Korth-Schütz, S. 655 f
Kos-Robes, M. 245, 248

Kosbab, F. P. 715, 718
Kossow, H.-J. 380, 385
Kottje-Birnbacher, L. 709, 712
Kottwitz, G. 246, 248
Koufen, H. 70, 73
Koupernik, A. C. 335
Kovacs, M. 620, 627
Kraepelin, E. 76, 80 f, 85, 120, 125, 127, 129, 142, 390, 392, 588
Krahn, G. L. 509
Kraiker, C. 696
Krakowski, A. J. 619, 627
Kramer, F. 7
Krämer, G. 60, 73
Kramer, H. H. 185, 188
Kramer, J. 421, 576, 580
Kramer, K. 411
Kramer, W. 359, 371
Krapf, G. 667, 672
Krappmann, L. 27, 34
Kratochwill, T. R. 763
Kratzsch, W. 202
Kräubig, H. 71, 73
Kraus, F. 120, 125
Kraus, H. 187
Krech, U. 163, 167
Kreger, N. C. 580
Kreitler, H. 456
Kreitler, S. 456
Kremenitzer, M. W. 371
Kreppold, G. 696
Kretchmer, N. 129
Kretschmer 669
Kretschmer, E. 359, 418, 421, 665, 668, 712 f, 718
Kretschmer, W. E. 289, 296
Kreutz, H. 32, 35
Kreutzer, M. A. 31, 34
Kris, E. 232, 238, 476
Krisch 263
Krishnamoorthy, K. S. 164, 167
Kriwet, M. 695
Krohne, H.W. 268
Kröhnert, O. 738
Krolick, G. 182
Kronberg 463, 469
Kropf, D. 651, 653
Krug, D. A. 386
Krug, R. S. 179 f
Krüger, H. 748
Krüger, J. 367, 371
Kruse, R. 68, 73, 188
Kruse, W. 667 f, 670, 672
Kubicki, S. 361, 366, 370 f
Küchler, G. 412
Kudo, M. 371
Kuemmerle, H.-P. 319
Kuffler, D. P. 22
Kuhl, D. E. 370
Kuhlen, V. 687, 690, 696, 736, 739
Kühn, A. 701
Kuhn, F.-P. 60, 73
Kuhn, R. 619, 627
Kuhn-Gebhard, V. 619
Kühne, D. 361, 371
Kulessa, Ch. 329, 336, 716, 718
Külz, J. 412
Kumahara, G. 296

Kumpmann, S. 762
Künkel, H. 304f, 308
Künne, E. 739
Kunos, I. 581
Kunze, D. 272, 296
Kunze, H. 744, 748
Kunze, R. 437
Künzer, W. 45
Kupietz, S. 628
Kürsat-Ahlers, E. 510
Kurt, F. 291, 296
Kurth, E. 401, 405ff, 411f
Kurth, U. E. 387, 389, 393f
Kurth, W. 554, 560f, 669, 672
Kurver, P. 189, 194
Kurze, T. 371
Kutash, I. L. 335
Kutter, P. 148, 152, 476, 711, 712

L

Labarba, R. C. 373, 385
Lacey, D. J. 185, 188
Lachar, D. 86
Lachenmeyer, J. R. 373, 385
Lachmann, R. 701
Lachnit-Fixson, U. 656
Lader, M. H. 605
Ladner, J. A. 456
Lahey, B. B. 319, 724, 728
Lahnert, B. 508
Laing, R. D. 107, 249, 261
Laitinen, R. 385
Lajosi, F. 194, 580
Lambercier, M. 30, 35
Lamberti, G. 390, 394, 416f, 421f
Lamnek, S. 114, 116
Lampl-de Groot, J. 684
Landbeck, G. 53f, 56
Landon, J. 286, 296
Lang, G. 371
Lange, H. 716, 718
Lange-Cosack, H. 70, 73, 186, 188, 437
Langen, D. 665, 667ff
Langer, I. 701
Langer, K. 312, 319
Langfeldt, H.-P. 728
Langman, J. 157f, 167
Langmeier, J. 570, 580, 752, 762
Langner, T. S. 329, 335f, 494, 501, 509, 802
Langschmidt, H. 757, 762
Lanksch, W. 73, 308
Lapham, L. W. 13, 22
Laplane, R. 457, 469
Lapvade, K. 511
Largo, R. H. 197, 202, 563, 580
Larkin, D. P. H. 297
Laroche, J. 472, 476
Larroche, J. C. 163ff, 187
Laschet, L. 656f
Laschet, U. 656f
Lasègue, Ch. 249, 261
Lass, N. J. 438
Lassen, N. 62, 73
Laszlo, C.A. 250, 254, 261

Latham, A. J. 289, 296
Latz, E. 30, 35
Laucht, M. 337, 394, 495, 508f, 511
Lauer, R. M. 511
Lauth, G. W. 695f
Laux, L. 268
Lavieri, J. C. 296
Lavik, N. J. 329, 332f, 336, 779,784
Lawton, D. 579
Lawton, J. J. 176, 181
Layden, M. A. 267f
Lazar 4, 7
Lazarus, R. S. 334f
Le Paulmier 7
Learn, J. 385
LeBoutillies, J. C. 168
Lebovici, S. 10, 86, 247f. 457, 469, 606, 618
Lebrun, J. 431, 437
Leckman, J. F. 217
Lecours, A. R. 367, 372
Lederer, P. 762
Lee, D. 308
Leech, R. W. 165ff
Leeds, N. 371
Lefkowitz, M. M. 265, 268
Legewie, H. 128f, 310, 319
Lehmann, A. F. 747f
Lehmann, K. 744, 748
Lehmkuhl, G. 73, 332, 335f, 426, 428, 710ff
Lehnert, J. 657
Lehr, U. 32, 34, 412
Lehrman, D. S. 208
Lehtinen, L. E. 80, 86, 389f, 394
Leiber, B. 45, 167
Leiderman, G. F. 179, 181
Leiderman, P. H. 178f, 181
Leighton, A. H. 323, 336
Leischner, A. 432, 437f
Leisti, J. 217
Leistikow, J. 316, 319
Leitch, I. M. 509
Leitenberg, H. 385
Leiter, R. G. 576, 580
Lemert, E. M. 32, 34
Lemire, R. J. 159, 162, 167
Lemos, M. M. de 30, 34
Lempp, R. 4, 10, 45, 80f, 85, 95, 99, 130, 137, 166, 186, 188, 201f, 328, 331, 336, 389, 394, 456, 470, 569, 572, 580, 664, 763, 783f
Lenard, H. G. 186, 188, 207, 566, 580
Lenke, R. R. 217
Lenko, H. L. 291, 296f
Lenneberg, E. H. 30, 34
Lenz, W. 213, 217, 275, 281, 288, 296, 456
Leonard, S. C. 34
Leonhardt, H. 394
Lerner, H. 510
Lerner, J. V. 507, 509
Lerner, R. M. 207
Lesemann, G. 722, 728
Lesigang, Ch. 196, 202, 300, 308, 400, 404, 411, 566, 580
Leslie, S.A. 778, 784
Lesser, L. 308

Leszke, H. 695
Leudar, I. 563, 580
Leuner, H. 246, 248f, 666ff, 672, 712f, 716ff
Leuthold, W. 288, 296
Leutz, G. 716, 718
Levene, M. J. 581
Levi, A. L. 349, 351
Levi-Montalcini, R. 14, 22
Levine, D. H. 23
Levine, M. D. 261
Levitt, E. E. 343, 351
Levy, D. E. 363f, 370f
Levy, H. L. 216f
Lewin, K. 31, 34, 227, 231, 707, 712
Lewin, L. 507, 509
Lewinski, M. 307
Lewis, D. O. 457, 470
Lewis, J. A. 393
Lewis, M. 29f, 34, 470
Lewis, R.B. 724, 729
Lewis, V. 290, 293, 296
Leyen, von der 7
Leyking, B. 215, 218
Lichtenstein, H. 296
Lichtman, J. W. 14, 22
Lickorish, J. R. 704, 707
Lidsky, A. S. 218
Lidz, Th. 107, 257, 261
Liébeault, A. 665, 668
Liebman, R. 261
Liebmann, A. 435, 438
Lienert, G. A. 311, 313, 319, 389, 392f, 551, 554, 561
Lieven, M. 742, 748
Lilienfeld, A. M. 173, 181
Lin, T.-Y. 86, 606
Lindberg, G. 456
Lindemann, E. 150, 152, 297
Linden, M. 613, 668, 672
Lindenmann, M. 740
Lindsay, J. 332, 336
Lindzey, G. 35
Link, R. 73
Lipinski, C. 308
Lipman, R. S. 508, 644, 646
Lippitt, R. 34, 712
Lipsitt, L. P. 128, 207, 228f, 233, 386
Lipton, M. A. 641
Lischke, G. 462, 470
Liss, L. 23
Litrownik, A. J. 377f, 385
Litt, Th. 475f
Lloyd-Still, J. D. 170, 172
Loader, P. 509
Loch, W. 148, 152, 248
Lochner, L. M. 708, 711
Locke, J. 3, 17
Lockett, H. J. 628
Lockowandt, O. 577, 580, 747
Lockyer, L. 174, 181, 800, 803
Loeben-Sprengel, S. 754, 762
Loeber, R. 466, 470
Loeser, J. D. 167
Loew, F. 70, 73
Loewenfeld, A. 665, 668
Loewenich, V. von 371f
Loewenstein, R. M. 232, 238, 476

Loney, J. 79, 85
Loney, S. 511
Long, G.R. de 385
Loomer, H. P. 619, 627
Loomis, A. L. 304, 308
Loos, H. van der 22
Lorenz, K. 219, 221, 226, 463, 470
Lorenzen, D. 615, 618
Lorenzer, A. 260 f
Lorenzo, S. 372
Lorzmann, G. 729
Löser, H. 167
Lott, I. 510
Lou, H. C. 164, 167
Lovaas, O. I. 378, 385 f, 685
Löw, H. 226
Low, J. A. 567, 580
Löwe, A. 728
Lowenfeld, M. 675, 684
Löwenstein 7
Lowry, N. J. 372
Lubensky, A. W. 797, 803
Luborsky, L. 340, 351
Lubs, H. A. 210, 217
Lucas, A. 616, 618 f, 628, 636 ff
Lucas, V. H. 729
Luchsinger, R. 435 f, 438
Lück, U. 701
Luckner, N. von 170, 172, 241, 247 f, 795, 802
Ludewig, K. 504, 509
Ludin, H. P. 64, 73
Ludlow, C. 646
Lüer, G. 405 f, 411
Lukens, E. 492, 509
Lukesch, H. 762 f
Lumley, J. M. 199, 202
Lundberg, A. 400, 411
Luria, A. R. 388 f, 394, 419 ff
Lust, F. 56
Lütschg, J. 367 f, 371
Lutte, G. 32, 34
Lutthard, E. 729
Lutz, J. 4, 6 f, 10, 80, 85, 588, 605
Luxenburger, H. 83, 210, 217
Lynch, G.W. 511
Lynch, M. A. 175, 181
Lytton, H. 122 f, 125, 502, 509

M

Maas, A. 371
Maaser, R. 272 f, 296
Mac... s. auch Mc...
Mac Keith, R. 23
Mac Namara, J. 430, 438
Maccoby, E. E. 34
MacDonald, L. 783
MacGraw, M. B. 33
MacGregor, R. 705, 707
MacKay, M. C. 646
MacKeith, R. C. 400, 412
Mackensen, G. 410 f
Mackenzie, S. 481, 508
MacLean, R. E.G. 619, 628
MacMillan, A. 335 f, 507, 509
Maddison, D. 783 f

Magnus 19
Maguire, G. P. 484, 509
Mahler, M. S. 239, 241 f, 244, 247 f
Mahoney, M. J. 34
Main, T. F. 740, 746, 748
Majewski, F. 159, 164, 167 f
Malchow, C. 561
Maler, L. 175, 181
Malina, R. M. 273, 296
Malone, A. 580
Mancini, R.E. 287, 296
Mandel, A. 259, 261 f
Mandel, K. H. 261 f
Maneke, M. 56
Manheimer, M. 3, 74, 85
Mann, R. 385
Mann, Th. 452
Mannuzza, S. 802
Maravi, E. 371
Marcuse, H. 106 f
Marder, K. 278, 296
Marin-Padilla, M. 157 f, 164, 167
Marisi, D. O. 395, 411
Marjoribanks, K. 505, 509
Mark, H. 127, 129
Maroske, D. 357, 371
Marsden, C. D. 412
Marshall, W. A. 275, 280 ff, 295 ff
Marti-Massi, J. F. 371
Martin, C. B. 22
Martin jr., C. B. 22
Martin, C. E. 456
Martin, I. P. 210, 217
Martin, M. 785, 787, 790
Martin, R. P. 510
Martinius, J. 126, 128 f, 217, 298, 301, 303 ff, 307 f, 332, 336, 392, 394, 628, 632, 635, 789 f
Marx, H. 790
Marx, K. 105
Mash, E. J. 261, 502 f, 508 f
Maslow, A. H. 31, 34, 381, 723
Maslow, P. 385, 728, 748
Mason-Brothers, A. 218
Masse, N. P. 167 f, 297
Masterson, J. F. 801 f
Masterton, B. A. 378, 385
Masur, R. 766, 768
Matejcek, M. 307
Matějček, Z. 570, 580, 752, 762
Matheis, M. 127, 129
Matousek, M. 305, 308
Matsui, K. 371
Mattejat, F. 249 f, 253, 256, 260 f, 505, 509 f, 585, 587, 708, 712
Matthes, A. 68, 73, 185, 188
Matthies, H. 183, 186 f
Matthis, P. 305, 308
Mattison, R. 335, 592, 601, 605 f
Mattsson, A. 223, 226
Matussek, N. 81, 85
Matuszek, M. 728
Mau, G. 161, 167
Maudsley, H. 3
Maughan, B. 336, 510, 784
Maugière, F. 370, 372
Maulsby, R. L. 128, 129
Maunz, T. 116

Maurer, G. 73
Mauritz, K.-H. 412
Mävers, W. 748
Maxey, J. T. 790
Maxwell, J. W. 747
Mayer, E. T. 355, 371
Mayer, F. E. 295
Mayer, F.X. 308
Mayer-Gross, W. 10, 86, 100, 225 f, 470, 605 f
Mazer, B. 581
Mc... s. auch Mac...
McAlpine, W. 580
McArthur, J. W. 286, 296
McCabe, M. S. 616, 618
McCain, L. J. 317, 319
McCall, R. B. 29, 34, 199, 202, 573, 580
McCallum, W. C. 305, 308 f
McCandless, B. R. 178 f, 181
McCarthy, E. D. 335 f, 509, 802
McCaughan, D. L. 746, 748
McCleary, R. 317, 319
McClelland, D. C. 803
McCulloch, D. K. 712
McDermott, J. F. 601, 605 f
McDermott, P. 501, 509
McDevitt, S. C. 507, 510
McGee, R. 325, 331, 334, 336
McGinty, D. J. 167 f
McGraw, M. B. 12, 19, 22
McGuigan, F. J. 314, 319
McGuire, C. H. 351
McGurk, H. 182
McGurk, M. 336, 581
McI. Scott, D. 509
McInnis, E. T. 377 f, 385
McKeith, R. M. 202
McKenna, J. G. 708, 712
McKigney, J. J. 297
McKinlay, I. 412, 747
McKnelly jr., W. V. 653
McKnew, D. 488, 509
McKusick, V. A. 209 f, 217
McLaughlin, B. 312, 318
McMahon, B. 320, 336
McManus, M. 501, 510
McNay, A. 137
McNealy, D. E. 356, 358, 361, 371
McNeill, D. 30, 35
McRee, C. 711
Mead, G. H. 27, 35, 249, 261
Mead, M.178, 181, 456
Mednick, S. A. 123 ff, 178, 181, 260 f, 333, 336, 511, 580 f, 792, 795, 797, 802
Meduna 615
Meehl, P. E. 559, 561
Meermann, R. 618
Meichenbaum, D. 393, 708, 712
Meier-Ewert, K. H. 357, 361, 366 f, 371
Meili, R. 244, 248
Meinardi, H. 308
Meister, H. 99, 728
Meldrum, B. 187 f
Meltzoff, A. N. 204, 207
Menara, D. 194, 580

Mendlewicz, J. 208, 411f, 635, 729
Menninger, K. 591, 605
Mente, A. 698, 701
Mentzel, H. 165, 167
Mering, O. von 107
Merschmann, W. 390, 394, 422, 470, 635, 803
Merton, R. K. 104, 107
Merz, F. 439, 446, 735, 739
Messer, S. B. 311, 319
Methner, Ch. 86
Meuli, C. 295
Mewe, F. 635, 803
Mewe, G. 635
Mewes, C. 457, 470
Meyer, D.A. 511
Meyer, H. 684
Meyer, H.-J. 567, 569f, 580, 766, 768
Meyer, J. E. 85f, 226, 261, 308, 319, 474, 476, 588, 605, 618, 621, 627, 635, 684, 803
Meyer, L. F. 50, 56
Meyer, M. 181
Meyer, R. K. 295
Meyer, W.-U. 264, 268, 444, 446
Meyer-Bahlburg, H. F. L. 292, 295
Meyer-König, E. 672
Meyer-Osterkamp, S. 315, 318
Meyer-Plath, S. 93, 318
Meyer-Probst, B. 189, 194, 580
Meyer-Probst, M. 421
Michael, D. M. 799, 802
Michaelis, R. 157, 163, 165ff, 192, 194, 196, 202, 412, 524, 563, 568f, 580ff, 761f
Michaelis, W. 88, 93
Michaux 6
Michel, L. 91, 93
Micheli, J. L. 567, 580
Michelsson, K. 194
Miehe, O. 108, 116
Mierke, K. 387, 394
Mies, U. 336
Mikkelsen, E. J. 646
Milani-Comparetti, A. 568
Miles, C. C. 33
Milich, R. S. 79, 85
Mill, J. S. 219, 226
Millenson, J. R. 28, 35
Miller, A. 148, 152
Miller, A.-M. 728
Miller, E. 389, 394
Miller, F. J. W. 336
Miller, G. 581
Miller, G. A. 30, 35
Miller, H. C. K. 164, 167
Miller, L. C. 78f, 85, 501, 510
Miller, N. E. 28, 35, 225, 228, 232, 469
Miller, W. R. 265, 268
Millon, T. 605
Milman, L. 261
Milner 286
Milner, R. D. G. 167
Milsum, J. H. 261
Minde, K. 172, 174f, 178ff, 322, 325, 334, 336, 498, 510

Minde, R. 178, 181, 322, 325, 334, 336, 498, 510
Minderhoud, J. 371
Minkowski, A. 372
Minkowski, M. 16, 22
Minns, R. A. 371
Minsel, B. 701, 755, 757, 759ff
Minsel, W.-R. 87, 93, 351
Minuchin, S. 249f, 254ff, 259, 261, 506, 510
Mirsky, A. F. 385
Mischel, W. 26, 35
Mishler, E. G. 260f
Miske-Flemming, D. 743, 748
Mitchell, D. A. 511
Mitchell, D. E. 370
Mitchell, S. 100, 337, 470
Mito, T. 23
Mitscherlich, A. 107
Mitterschiffthaler, G. 370
Mittler, R. 762
Miyai, K. 286, 296
Mo, A. 218
Mo, L. 337
Möbus, C. 91, 93
Moeller, H.-J. 339, 346, 351
Moglan, F. M. B. 167
Möhling, R. 581
Möhring, H. 434
Moini, A. R. 192, 194
Molinari, L. 580
Mollaret, P. 359, 371
Möller, H. J. 591, 605
Møller, M. 367, 371
Moltz, L. 656f
Mombour, W. 470
Momose, K. J. 167
Money, J. 289f, 292ff, 456
Mönks, F. J. 31, 34
Monnier, M. 354, 371, 411
Monod, N. 19, 22
Monoghan, J. H. 176f, 181
Monstrey, Y. 372
Montada, L. 35, 319, 394, 569, 580f, 768
Montagu, J. D. 127, 129, 307f
Montalvo, B. 257, 261
Montessori, M. 288, 721f, 725
Moody, M. 378, 385
Moor, P. 5, 94, 99, 721, 729
Moore, K. L. 158f, 161, 167
Moore, M. K. 204, 207
Moore, R. Y. 168
Moos, R. H. 31, 35, 746ff
More, D. M. 296
Moreau, P. 3, 74, 85
Morell, B. 295
Morency, A. 380, 386
Moreno, J. L. 675, 684, 707, 712, 716, 718
Morgan, H. G. 320, 335, 801, 803
Morris, D. P. 802
Morris, J. N. 181, 320, 336, 784
Morsches, B. 297
Morse, P. H. 374, 385
Morselli, P. L. 647, 650
Mortier, W. 188, 580
Mortimore, P. 510, 784

Morton, J. 182
Morton, M. 684
Morton, S. 684
Moser, S. 262
Moses, A. M. 372
Moshang, T. 286, 296
Moskau, G. 696
Mothes, C. 656f
Motulsky, A.G. 211, 213f, 218
Mowatt, D. 262
Mowrer, O. H. 28, 35, 225f, 233, 469, 689, 696
Mowrer, W. M. 689, 696
Moyan, M. 181
Moyers, S. C. 729
Moynes, D. R. 188
Mrazek, D. 508
Mrozynski, P. 766, 768
Mühl, H. 721, 729
Mühlendahl, K. E. von 656
Muir, D. W. 580
Müller, C. 85, 226, 308, 319, 476, 618, 621, 627, 635, 803
Müller, F. 664
Müller, G. 692, 696, 757, 763
Müller, H. 48, 50, 56, 286, 296
Müller, H.-J. 411
Müller, M. 10, 86, 100, 225f, 470, 605f, 684
Müller, P. 99
Müller, R. G. E. 458, 470
Müller-Küppers, M. 45, 81, 86, 116, 447, 456, 684
Müller-Oerlinghausen, B. 619, 650f, 653
Mulvihill, D. L. 746, 748
Munster, A. J. 619, 628
Murken, J. D. 45, 272, 296
Murphy, K. E. 747f
Murphy, L. B. 335
Murray, H. A. 34, 713, 718
Murray, L. S. 370
Murray, P. 297
Murry, G. 372
Muslin, H. L. 351
Mussen, P. H. 23, 137, 191, 194, 289, 296
Myer, M. K. de 386
Myklebust, H. 380f, 385

N

Nagl, W. 91, 93
Nagle, R. I. 510
Nakamura, M. 60, 73
Nasby, W. 465, 470
Nathan, P. E. 548, 561
Nathan, P. W. 418, 422
Nation, J. E. 433, 437f
Neidhardt, F. 107
Neligan, G. 193f
Nelson, A. 456
Neubauer, P. B. 240, 248
Neugarten, B. L. 26, 35
Neuhäuser, G. 300, 308, 395, 398f, 402ff, 408, 410ff, 565, 580, 766, 768

Neukäter, H. 696, 736, 739
Neumann, F. 654 ff
Neumann, G. 728
Neumann, K. 101, 107
Neun, K.-H. 748
Neundörfer, B. 57 ff, 69 f, 72 f
Nevalainen, J. 297
Newman, I. P. 465, 469
Newman, R. W. 273, 296
Newsom, C. D. 378, 385 f
Nickel, H. 374, 385, 580
Nicol, A. 335, 509
Nicol, R. 336
Niebergall, G. 133, 137, 190, 194, 387, 390, 394, 414, 422, 429 ff, 438, 793, 803
Nielson, J. 218
Niese, I. 684
Niitymaki, M. 297
Nijhuis, J. 16, 22
Niles, J. A. 729
Nillius, S. J. 286, 296
Nissen, G. 2, 4, 10, 42, 45, 85, 99 f, 172, 301, 309, 373, 385, 394, 412, 422, 451, 456 f, 465, 470, 619 f, 623 ff, 628 f, 632, 635, 664, 685, 751 f, 763, 800, 803
Nistrup Madsen, S. 653
Njokiktjien, C. 189, 194
Nohl, H. 720
Nolte, R. 189, 194, 412, 580 ff
Nolting, H.-P. 464, 470
Norden, J. 576, 580
Norder, P. R. 181
Nordhoff, P. 671 f
Norman, D. 62, 72
Norton, J. A. 802
Noshpitz, J. D. 232
Nostrand, G. van 723, 729
Nowakowski, R. S. 13, 22
Nunnally, J. C. 328, 336
Nusselt, L. 128 f
Nyhan, W. L. 544
Nyman, G. 445 f

O

Oaklander, V. 671 f, 708, 712
Obeso, J. A. 367, 371
O'Brien, M. J. 18, 23
O'Brien, M. L. 646
Ochroch, R. 232
Ockel, H. H. 588, 605, 684, 710, 712
O'Conner, M. J. 202
O'Connor, N. 207, 355, 377 f, 385
O'Connor, W. J. 371
Oden, M. H. 331, 337
Oderich, P. P. 31, 35
Oepen, J. 45
Oerter, R. 25, 29, 31, 34 f, 130, 137, 315, 319, 388, 394, 569, 580 f, 768
Oevermann, U. 424, 428
Oeveste, H. zur 385
Offord, D. R. 177, 181
Ogom, V. L. 181
O'Hanlon, J. 509
Ohrt, B. 568, 581, 765 f, 768

Okado, N. 158 ff, 162 f, 168
Olbing, H. 54, 56
Olbrich, E. 412
Olbrich, G. 45
Oldfield, R. C. 370
Olds, J. 746 ff
O'Leary, D. D. M. 22, 167
Ølholm Hansen, J. E. 653
Ollendieck, T. H. 373, 385, 509
Olmstedt, M. P. 509
Olow, I. 167
Olson, D. H. 251, 256, 261, 508
Olweus, D. 226
Omata, K. 371
Opitz, H. 86, 187 f, 295, 628, 803
Opitz, J. M. 210, 218, 565, 580
Oppé, Th. E. 524
Oppenheim, B. 100, 337, 470
Orgass, B. 67, 73
Ornitz, E. M. 218, 378, 385 f
Ort, M. 331, 335
Orton, S.T. 379, 386, 723, 729
Orvaschel, H. 492, 510
Oseretzky, N. 81, 86, 404, 411
Osnabrügge, G. 267
Osofsky, J. D. 167, 202, 580
Osselton, J. W. 72, 544
Oster, H. 288, 296
Osterland, J. 579
Ostertag, B. 184, 188
Oswald, W.D. 388, 394
Ota, K. 371
Ott, F. 656 f
Ott, H. 696
Otto, P. W. 729
Ottosson, J. O. 595 f, 606, 615, 618
Ounsted, C. 45, 137, 308, 336
Ouston, J. 336, 510, 784
Owor, R. 181
Oy, C. M. von 719 ff, 729, 736, 739

P

Paal, G. 73
Pache, H. D. 185, 188
Paget, K. D. 507, 510
Paine, R. S. 524
Painter, P. 167, 194
Palandt, O. 113, 116
Palkes, H. S. 200 f
Pallie, W. 132, 137
Pallis, C. 358, 371
Palm, D. 393
Palmer, R. L. 330, 336, 618
Pampiglione, G. A. 361, 366, 371
Pancheri, P. 297
Paozierny, J. 728
Pape, K. E. 164 ff, 168, 514, 524
Papeschi, R. 400, 411
Papoušek 203
Papoušek, H. 30, 35, 128 f, 170, 172, 189 f, 194, 204, 207, 225 f, 395, 399, 411, 570, 581, 752, 763
Papousek, M. 128 f, 190, 194, 204, 207, 225 f, 570, 581, 752, 763
Paracelsus von Hohenheim 3
Parker, L. 372

Parkinson, C. E. 505, 510
Parks, J. S. 296
Parmelee, A. H. 164, 167
Parra, A. 297
Parsons, G. 208
Parsons, T. 102 f, 107, 147, 152
Pasamanick, B. 173, 181, 200, 202
Paschlau, G. 281, 288, 296
Paschlau, R. 281, 288, 296
Patry, J.-L. 320, 336
Patterson, G. R. 258, 261 f, 503, 510, 756, 763
Patzke, G. 684
Paul, G. 339, 343, 351
Paulaskas, S. 627
Pauli, R. 392, 394
Paull, H. 288, 297
Paulo, B. M. de 470
Pawlik, G. 73
Pawlik, K. 89 f, 93, 311, 319, 549 f, 561
Pawlow, I. P. 685, 688
Pearl, D. 379, 384, 386, 729
Pearson, G. H. 230, 233
Pearson, K. G. 23
Pechstein, J. 50, 56, 99 f, 186, 188 f, 194 f, 200, 202, 303, 308, 762, 764, 766, 768
Pecorari, D. 295
Peek, C. W. 32 f
Peifer, P. 164, 168
Peiper, A. 14, 17, 22
Pelham, W. E. 378, 386
Pelson, R. O. 386
Peltz, H. D. 671 f
Pena, A. de la 386
Pendagast, E.G. 664
Penner, H. 195, 200, 202
Pennoyer, M. M. 194
Pennybacker, J. B. 370
Penrose, L. S. 210, 217
Penry, J. K. 544, 650
Pepersack, T. 370
Pera, R. 653
Perel, J. M. 642, 644 ff
Perheentupa, J. 291, 296 f
Perkins, D. N. T. 82, 86
Perlman, T. 803
Perls, F. 246, 671, 707
Perret, E. 420 f
Perrez, M. 701, 754 ff, 762 f
Perri, U. P. 297
Perrild, H. 653
Perris, C. 595 f, 606
Perry, M. A. 87 f, 93
Perry, R. 685
Pestalozzi, J. H. 3
Peterander, F. P. 457, 470
Peterhoff, K. 458, 460, 469
Petermann, F. 91, 93, 312 ff, 319, 345 f, 351, 445 f, 462 ff, 470
Petermann, U. 445 f, 462 ff, 470, 708, 712
Peters, G. 158, 161, 168
Peters, U. K. 394
Petersen, I. 305, 308
Petersen, P. 748
Peterson, C. 265, 268

Peterson, D. R. 79, 86, 499, 501, 510
Petit, T. L. 164, 168
Petrillo, M. 783 f
Petrilowitsch, N. 473, 476
Petter, G. 424, 428
Petti, T. A. 507, 509
Pfäfflin, E. 741, 743, 748
Pfaundler, M. V. von 47, 50, 56, 689, 696, 765
Pfeifer, W. K. 605
Pfeiffer, C. 109, 115 f
Pfeiffer, G. 710, 712
Pfeiffer, W. M. 591, 606
Pflanz, M. 665, 668
Pflieger, K. 509
Philipart, I. 370
Philips, I. 232, 592, 606
Phillips, W. 319
Phillipson, C. M. 784
Philon 2
Pia, H. W. 60, 73
Piaget, J. 26, 28 ff, 35, 131 f, 137,195, 197, 202, 227, 231 ff, 235, 396, 473 ff, 723, 736
Pick, A. D. 386
Pick, H. L. 376, 378, 386
Pickard, J. 371
Piekarski, G. 161, 167
Pierloot, R. 749
Pill, R. 182
Pilz, H. 68, 73
Pimstone, B. L. 286, 297
Pine, F. 248
Pinel, P. 740, 748
Pinneau, S. R. 276, 295
Pinsof, W. M. 260, 262
Piper, C. 200, 202
Piper, M. C. 567, 581
Pippenger, C. E. 650
Piree, S. 605
Pirquet 7
Pirschel, S. 194
Pittman, G. D. 801 f
Place, M. 324, 326, 336
Plater, F. 3
Platzer, W. 394
Plaum, E. 90, 93
Pless, J. B. 200, 202
Plessen, M.-L. 10
Plessen, U. 560 f
Plessner, H. 475 f
Pletscher, A. 623, 628
Plewig, G. 656
Plickat, H. H. 724, 729
Plomin, R. 507, 510
Ploog, D. 126, 129, 218, 220 ff, 399, 411, 685, 696
Plum, F. 354 ff, 361, 363, 370 ff
Podosin, R. 308
Poeck, K. 57, 65, 67 f, 73, 413, 416, 421
Polak, R. H. 30, 35
Pöldinger, W. 628, 635, 639, 641
Polizos, P. 634 f
Poll, N. E. van de 22
Pollack, M. 803
Polybios 2
Pomeroy, W. B. 456

Pongratz, L. 93, 114, 116, 261, 318 f, 668, 671, 695 f, 701, 728, 762
Porges, S. W. 128 f
Porter, R. 182, 336 f, 446, 609, 613
Portmann, A. 18, 22
Posner, J. B. 354 ff, 363, 370, 372
Post, F. 615, 618
Pothmann, R. 188
Potthoff, K. 282 f, 295
Poushinsky, M. 181
Poussaint, A. F. 619, 628
Poustka, F. 322, 325, 332, 336 f, 478, 480, 486, 493 f, 510 ff, 672
Powell, G. F. 284, 297
Power, M. 177, 181, 782, 784
Praag, H. M. van 208, 411 f, 635, 729
Prader, A. 270, 273, 297
Prahm, H. 111, 116
Prata, G. 262
Pratt, K. C. 17, 22
Prechtl, H. F. R. 12, 16 ff, 131, 137, 157, 166, 168, 174, 181, 188 ff, 194, 197, 203 ff, 207 f, 298 f, 308, 395, 402 ff, 411 ff, 515, 525, 564, 567 f, 581
Preskorn, S. H. 652 f
Prestige, M. 158, 160, 162, 168
Preuss, H. G. 712
Preuss-Lausitz, U. 734, 739
Price, R. H. 747 f
Prichep, L. 308
Priester, H. J. 392 f, 420 f
Prince, I. 510
Prinz, D. 762
Prior, P. E. 361, 366, 372
Propping, P. 81, 83, 86, 213 f, 217 f
Provence, S. 685
Prudham, D. 193 f
Prugger, M. 370
Pudel, V. 716, 718
Pugh, T. F. 320, 336
Puig-Antich, J. 486, 491 f, 509 f, 620, 628, 644, 646
Pulver, U. 559, 561
Purgold, J. 803
Purpura, D. P. 22, 160, 162, 164, 168
Pyck, K. 400, 411
Pyle, S. I. 274, 276, 295 ff
Pysh, J. J. 15, 23

Q

Quattrochi, J. J. 14, 23
Quay, H. C. 79, 86, 182, 373, 386, 458 ff, 470, 496 f, 499, 501, 510, 602, 606
Quekelberghe, R. van 554, 561
Quensel, S. 114, 117
Quinn, P. 626, 628
Quinton, D. 174 f, 177, 181 f, 208, 332, 335 f, 481, 506, 508, 510, 570, 581

R

Raaf, S. 295
Raatz, U. 577, 581
Rabiner, C. J. 626, 628
Rabinovich, H. 628
Rabinowicz, Th. 185, 187
Rabkin, R. 253, 262
Rache, H. 565, 581
Rachman, S. 610, 613
Rademaker 19
Raes, J. 191, 194
Rahe, R. H. 176, 181, 571, 580
Rahim, S. J. A. 332, 336
Raimondi, A. J. 363, 372
Raisman, G. 14, 23
Raiti, S. 297
Raitz, R. 181
Rakic, P. 13 f, 22 f, 158, 160, 168
Rallison, M. L. 284, 295
Ramey, C.T. 200, 202
Ramin, G. 701
Ramsey, G.V. 456
Ramsey, R. G. 62, 73
Ransom, D.C. 251, 261 f
Rantakallio, P. 567, 581
Rapaport, D. 233, 248
Raphael, B. 783 f
Raphaely, R. C. 370
Rapin, J. 433, 438
Rapoport, J. 502, 510, 619, 626, 628, 641 ff, 645 f, 653
Rappaport, M. 181
Raps, W. 740, 747
Raskin, A. 208
Raspé, G. 656 f
Ratcliffe, S. G. 215, 218
Rath, W. 97, 100
Rathke, F. 742, 748
Ratschinski, G. 412
Ratzeburg, U. 684
Rau, L. 35
Rauh, H. 567 f, 570, 581, 766, 768
Rasmussen, P. 335
Rautenstrauch, Th. 194, 580
Ray, C. G. 182
Raybould, E. C. 34
Read, G. D. 669, 672
Reagan, T. J. 372
Realmuto, G. M. 393
Ream, S. 181
Redfern, P. A. 14, 23
Reford, J. B. 23
Reding, G. 371
Redl, F. 746, 748
Redlich, A. 694, 696, 736, 739
Redlin, W. 690, 696
Redmond, F. 748
Reed, M. L. 504, 510
Reed, R. B. 270, 297
Rees, J. 6, 175, 182, 205, 208
Reese, H. W. 129, 207
Reeve, W. 618
Reich, H. 545
Reich, W. 486 f, 490, 509 f
Reichler, R. J. 373, 377, 385 f, 575, 581
Reid, J. B. 262, 503, 510

Reilly, P. 362, 372
Reimer, F. 615, 618, 744, 748f
Reimer, M. 349, 351, 612f
Reinartz, A. 728f, 731, 734, 736, 738f, 748
Reinartz, E. 725, 728f, 739, 748
Reinert, G. 146, 152
Reinhard, H. G. 331, 336
Reinold, E. 16, 23
Reiser, H. 97, 100, 729, 739
Reiter, L. 250, 258, 262, 504, 510
Remmler, H. 671f
Remschmidt, H. 1, 46, 56, 74, 81ff, 86, 91, 93, 111, 114ff, 120, 125, 130, 133, 137f, 141ff, 150, 152, 154ff, 168f, 171f, 190, 194, 218, 225f, 233, 248ff, 256, 261f, 310, 315, 317ff, 324, 332, 335ff, 385, 387ff, 392ff, 413ff, 421f, 426, 428ff, 438, 457, 466, 470, 492, 494, 505f, 509ff, 544, 570, 572, 579ff, 583, 585, 587ff, 596ff, 600f, 603, 605f, 608, 610ff, 619, 628, 633, 635, 668, 672, 711f, 746, 748f, 752, 763, 770, 784, 787, 789ff, 793f, 796, 798, 800, 802f
Rennen-Allhoff, B. 575, 579
Renpenning, H. 210, 218
Rentsch, M. 575, 582
Rentz, A. 337
Rentz, R. 391, 394, 544
Rerrich, D. 101, 107
Rett, A. 761, 763
Retter, H. 721, 729
Reuter, S. 742, 748
Reutern, G.-M. von 72
Revelle, R. 270, 286, 295
Revers, W. J. 713, 718
Revol, M. 370, 372
Rexilius, G. 551, 554f, 561
Rey, A. 421f
Rey, E.-R. 311, 315, 319, 605
Reynolds, A. W. 552, 561
Reynolds, B. S. 378, 386
Rheingold, H. L. 175, 181, 233
Ribble, M. 229, 233
Rice, F. Ph. 32, 35
Richards, B. 166f, 210, 218
Richards, P. 336
Richards, R. A. 618
Richards, W. 167
Richardson, L. M. 45
Richart, R. M. 129
Richens, A. 647, 650
Richer, J. 208
Richman, N. 323, 325f, 331, 333f, 336, 492, 497f, 510, 577, 778f, 781, 784
Richmond, L. H. 709, 712
Richtberg, W. 93, 226
Richter, H. E. 246, 248, 250, 257, 262, 664, 673, 685
Ricks, D.F. 335, 803
Ricossay 392
Riddle, D. 628
Rieder, R. O. 262
Rieger, H. 371
Riesen, A. H. 186, 188

Riesenberg, R. 240, 245, 248
Riffel, B. 370, 534, 538, 544f
Riikonen, R. 332, 336
Rilex, P. 262
Rimland, B. 377, 386
Rincover, A. 378, 385f
Rinn, W. E. 413
Ritvo, A. M. 218
Ritvo, E. R. 213, 218, 378, 385
Ritvo, S. 685
Ritz, A. 363, 365, 367f, 372
Ritzel, G. 655, 657
Ritzen, M. 656
Ritzler, B. A. 748
Roan, Y. 217
Robbins, C. 671f
Robbins, D. 510
Robbins, R. J. 371
Roberton, M. A. 413
Roberts, M. C. 509
Robertson, C. 567, 581
Robertson, J. 175, 181
Roberz, A. 743, 748
Robey, J. S. 232
Robins, E. 337, 511
Robins, L. N. 177, 181, 217, 315, 319, 328, 332, 334, 336, 508, 792, 794, 798f, 803
Robinson, A. G. 372
Robinson, D. 182
Robinson, G. C. 202
Robinson, J. 181, 229, 232
Robinson, N. M. 580
Robinson, R. J. 22
Robinson, R. O. 190f, 194
Robson, J. R. K. 270, 297
Robson, K. J. H. 218
Robson, P. 400, 412
Roche, A. F. 270, 276, 296f
Rochswold, G. L. 544
Rockett, D. 181
Roeder, E. 618
Roff, M. 801, 803
Rogers, C. R. 246, 664, 696, 698f, 701, 707, 712
Rogers, S. J. 582
Rohde, J. J. 48, 56
Rohde, M. 748
Rohlfs, S. 695
Rohr, M. 167, 569, 580
Rohr, R. 580
Rohracher, H. 387, 394
Rolf, J. E. 172, 336, 803
Rolle, J. 371
Rollett, B. 444, 446
Rolli, S. 99
Rollin, H. R. 615, 618
Ronald, A. 85
Ronall, R. 707, 712
Rondot, P. 413
Ronnevi, L. O. 14, 22
Roob, I. 413
Rooschüz, B. 167
Roper, B. L. 319
Roquefeuil, B. 372
Rose, H.-K. 748
Rose, I. 509
Rose, R. M. 291, 297

Rosemberg, E. 296
Rosen, J. F. 194
Rosenberg, L. A. 217
Rosenblatt, C. 181
Rosenblatt, D. B. 502, 510
Rosenblum, L. A. 222, 225
Rosenblum, S. M. 377, 386
Rosenfeld, A. 181, 644, 646
Rosenmayr, F. 301f, 308
Rosenmayr, L. 32, 35
Rosenthal, D. 260, 262
Rosenzweig, M. R. 186, 188
Rosetti-Ferreira, M. C. 783
Roskamp, H. 476
Rösler, H.-D. 394, 399, 412, 421
Rosman, B. 261, 319, 510
Rosman, P. 385
Ross, A. O. 248, 316, 319, 378, 386, 463, 470, 723, 729
Ross, R. T. 565, 581
Rossel, E. 393
Rossi, E. 45
Rossiter, T. A. 372
Rosso, P. 168
Rotach, M. 802
Roth, J. C. 295
Roth, M. 588, 606
Rott, H. D. 217
Röttger, W. A. 684
Rourke, B. P. 724, 729
Rousseau, J.-J. 3
Routh, D. K. 85, 723, 729
Rowlands, O. 182, 208, 510
Rubin, R. A. 174, 181
Ruchtl, K. 581
Rücker-Embden, I. 258, 262, 511
Rudder, B. de 49, 56, 281, 297
Rüdin, E. 83
Rudnitzki, G. 745, 748
Rudolf, G. 684
Ruesch, J. 178, 181, 249, 262
Rüger, U. 613
Ruitenbeek, H. H. 707, 712
Rumke, C. 194
Rumpl, E. 366, 370, 372
Russ, J. 729
Russel, R. 251, 262
Russel, W. R. 418, 422
Russell, A. T. 601, 605f
Russell, C. S. 256, 261f
Russell, E. W. 416, 418, 422
Russell, G. F. M. 801, 803
Russell, W. R. 422
Russman, B. S. 371
Russo, P. 296
Rutenfranz, J. 56
Rutishauser, I. H. E. 179, 181
Rutter, D. R. 484, 509
Rutter, M. 7, 43, 45, 80, 86, 93, 125, 130, 134f, 137, 169ff, 203, 206ff, 213, 217ff, 321, 324f, 327ff, 331ff, 379, 386, 394, 413, 422, 431, 438f, 446, 457, 470, 478f, 481ff, 492f, 497, 499, 501, 503, 506, 508ff, 544, 570, 572, 581, 588f, 592, 595ff, 600f, 606, 613, 712, 729, 778f, 781ff, 790, 792, 794f, 797, 799, 800, 803

Ryan, A. S. 375, 386
Ryan, N. D. 628
Ryans, D. G. 31, 35
Rybin, M. 302f, 308
Ryffel, C. 102, 107

S

Sabshin, H. 339, 351
Sachar, E. J. 646
Sachartschenko, R. 390, 394
Sachsse, U. 709, 712
Sack, F. 107
Sadock, B. J. 606, 684
Sadoun, R. 86, 606
Sadowsky, K. 581
Sager, C. J. 250, 261f
Sagi, A. 719ff, 729, 736, 739
Saile, H. 92f
Saint-Anne Dargassies, S. 17, 21, 23
Saleem, T. 22
Saletu, B. 305, 307f
Saletu, M. 308
Salgado, M. A. 619, 628
Salimi, E. H. 43, 45
Saling, E. 218
Salis, W. de 445f
Salmond, C. 802
Salmoni, A. W. 413
Salomon, M. K. 646
Salomon, P. 308
Salzinger, S. 268
Sameroff, A. J. 168, 172, 178, 182, 203, 207f
Samini, F. 657
Sampaio, I. 22
Samuels, H. R. 175, 181
Sanctis de, S. 4, 6, 7
Sandberg, S. 501f, 510f
Sander, A. 724f, 729, 731, 734, 739
Sander, L. W. 128f
Sanders, J. 745f, 748
Sanders, M. R. 759, 763
Sandler, J. 685
Sands, J. 13, 22, 161, 163, 167, 173, 181
Sanger, S. 783f
Santa-Barbara, J. 511
Sapp, K. 297
Saraf, K. 646
Sarason, J. G. 700f
Sarimski, K. 189, 194, 199, 202, 570, 575, 581
Sarris, V. 311, 313, 319, 554, 561
Sartorius, N. 511
Sartre, J. P. 475f
Saslow, G. 554, 561, 592, 605
Saß, H. 457, 469, 508, 605
Sassin, J. 646
Satir, V. 257, 262
Satterfield, J. 307f, 800, 803
Satz, P. 723, 729
Sauer, W. 647, 650
Saunders, I. C. 627
Saunders, J. S. 628
Sawin, D. 201
Scarr, S. 125

Scarr-Salapatek, S. 208
Schaal, M. 740ff, 748
Schaarschuch 669
Schachinger, H. 371
Schadé, J. P. 22, 186, 188
Schadendorf, B. 684
Schaefer, Ch. 248
Schäfer, B. 101, 107
Schäfer, K. H. 49, 56
Schäfer, M. 116
Schaffer, H. R. 170, 172, 204, 208
Schaffer, R. 570, 581
Schaffstein, F. 114, 117
Schaie, K. W. 34f, 316, 319
Schaller, S. 576, 581
Schalling, D. 226
Schaltenbrand, G. 19, 196, 202
Schamberger, R. 194, 200, 202, 580, 766ff
Scharfetter, Ch. 382, 386, 395f, 400, 412, 423, 428, 441f, 446
Scharfman, M. A. 245, 248
Schäuble, W. 695
Scheer, J. W. 318
Scheff, Th. I. 105, 107
Scheffelin, M. A. 398
Scheffner, D. 308
Scheibel, A.B. 23
Scheibel, M. E. 14, 23
Scheidegger, S. 355, 372
Scheidlinger, S. 707, 710, 712
Schell, A. M. 803
Schell, L. M. 296
Scheller, F. 753, 762
Scheller, R. 87, 92f, 351
Schelsky, H. 456
Schenck, B. 656f
Schenck, K. 413
Schenk, G. K. 307
Schenk-Danzinger, L. 34, 380, 386, 721
Schenker, R. 802
Schepank, H. 43, 45, 121, 125, 148, 152, 685
Scherer, F. 413
Scheuler, W. 307, 309
Schieber, P. 137, 172, 605
Schiefer, W. 60, 73
Schier, I. 297
Schiffer, M. 700f, 707, 712
Schiffter, R. 355, 372
Schifter, P. 370
Schill, W.-B. 657
Schilling, F. 300, 308, 392, 394ff, 404, 406ff, 411ff, 577, 581
Schindele, R. 731, 739
Schindler, A. E. 286, 297
Schindler, R. 712
Schinzel, A. 215, 218
Schirm, H. 564, 568, 581
Schlack, H. G. 128f, 183, 188ff, 194f, 197, 199f, 202, 307f, 568, 581, 765ff
Schlee, J. 99, 728
Schlesinger, E. 288, 297
Schlesinger, L. B. 335
Schley, W. 694, 696, 736, 739
Schliack, H. 355, 372

Schlottke, P. F. 91, 93
Schlumpf, K. 295
Schlüter, A. 92f, 697f, 701
Schmalohr, E. 375, 386
Schmalt, H.-D. 444, 446
Schmid, F. 187f, 295, 628, 803
Schmid, H. 86
Schmid, M. 93, 508
Schmid, V. 469
Schmid, W. 218
Schmidlin, P. 628, 635, 639, 641
Schmidt, C. E. 62, 73
Schmidt, D. 647, 650
Schmidt, E. 580
Schmidt, G. 448, 456
Schmidt, L. R. 87f, 90ff, 262, 313, 319, 483, 510, 551f, 559ff, 584, 586f
Schmidt, M. H. 23, 81ff, 86, 89, 130, 137, 140, 142, 267, 315, 319ff, 324ff, 329, 331, 334ff, 381, 385, 388f, 393f, 404, 412f, 415, 421ff, 438f, 444, 446, 457, 470, 480, 492ff, 496ff, 500, 506, 509ff, 565, 572, 577, 580ff, 587ff, 596ff, 600, 603, 605f, 610, 612f, 711f, 742, 748, 784, 790, 793, 803
Schmidt, R. A. 413
Schmidt-Kolmer, E. 401
Schmidt-Mummendey, A. 464, 470
Schmidtchen, S. 91ff, 311, 546f, 549, 554f, 557, 559, 561, 686f, 690, 696ff, 721, 729, 757, 763
Schmidtke, A. 142, 423, 576, 581, 591, 595, 606
Schmidts, H. L. 372
Schmitz, E. 755ff, 763
Schmitz, H. 114, 117
Schmook, K. 554, 561
Schneewind, K. 31, 35, 762f
Schneider, D. 34
Schneider, G. E. 190, 194
Schneider, H. 355, 359, 366, 371f
Schneider, J. 33
Schneider, K. 151f, 701
Schneider, R. 407, 412
Schneider, S. 370
Schneider-Düker, M. 707, 712
Schoenberg, E. 784
Schoene, W. 591, 606
Schofield, M. 32, 35, 456
Schöler, H. 437, 577, 580
Scholl, M. L. 232
Scholtz, W. 416, 422
Scholz, R. 116
Scholz, W. 188
Schönberg, D. 295
Schönberger, W. 291, 297
Schönfelder, T. 456, 670, 672
Schopler, E. 373, 377, 385f, 575, 581
Schou, M. 619, 628, 650ff
Schover, L. R. 378, 386
Schrader, G. 618
Schrader, S. S. 249, 261
Schraml, W. J. 234, 236, 248, 318f, 552f, 561, 751, 763
Schreiber, M. A. 318
Schreibman, L. 377f, 385f

Schreier, K. 45
Schringer, W. 672
Schröder 7
Schröder, G. 688, 696
Schröder, H. 371
Schröder, P. 4, 6
Schroeter, E. 666 ff
Schubö, W. 311, 313, 318
Schüler-Springorum, H. 4, 108, 114, 116 f
Schulman, D. 653
Schulman, J. L. 182
Schulsinger, F. 123 ff, 181, 260 ff, 333, 336, 511, 795, 802
Schulte, A. 386
Schulte, D. 554, 561
Schulte, F. J. 187 ff, 194, 524, 526, 531, 544, 585, 587
Schulte, W. 382, 386, 740, 748
Schulterbrandt, J. G. 208, 646
Schultz, J. H. 669, 672
Schultz, R. B. 297
Schultz-Hencke, H. 239, 243, 245, 249, 463, 470, 665, 668
Schulz von Thun, F. 757, 763
Schulz, U. 613
Schulz-Wulf, G. 411
Schumer, F. 261
Schunicht, R. 536, 544
Schut, L. 370
Schütt, K. 86, 613
Schwade, E. D. 301, 308
Schwanitz, G. 215 ff
Schwartz, D. 656
Schwartz, E. 308
Schwartz, E. K. 707, 712
Schwartz, M. 305, 308
Schwartz, M. S. 740, 749
Schwartz, P. M. 580
Schwartz, S. 373, 378, 386
Schwartz, U. 657
Schwarz, F. W. 575, 581
Schwarz, J. C. 176, 182
Schwarz, R. 740, 748
Schwarzbach, H. B. 319, 325, 335 ff, 481, 486, 493, 509 ff
Schwendy, A. 744, 747
Schwidder, W. 4, 664
Schwiegk, H. 295 f
Schwinger, E. 211, 218
Scott, E. 202
Scott, G. 370
Scott, H. 166, 168
Scott, P. 620, 627
Scott, S. 262
Sears, R. R. 28, 35, 225, 469
Seat, Ph. D. 86
Seckel, H. P. G. 282, 297
Seckrest, L. B. 351
Seebandt, G. 409, 412
Seeds, J. W. 163 f, 168
Seguin, E. 722
Sehringer, W. 671 f
Seidel, U. P. 173, 182
Seidenstücker, E. 552, 559, 561
Seidenstücker, G. 93, 319, 346, 351 f, 559 ff, 586 f, 701, 712
Seidenstücker, H. 712

Seif, L. 7
Seiffge-Krenke, J. 700 f
Seitelberger, F. 186, 188
Seithe, A. 246, 249, 669, 672
Seitz-Amreich 297
Seixas, F. 261
Selbmann, H.-K. 314, 319
Selg, H. 445 f, 462, 470, 701
Seligman, M. E. P. 205, 208, 264 f, 267 f
Sells, C. J. 174, 182, 580, 743, 748
Selverston, A. I. 15, 23
Selvini-Palazzoli, M. 253 f, 262, 506, 511
Selzer, M. L. 176, 182
Semiller, G. 100
Semon, R. 414, 422
Sempé, M. 270, 297
Sendelbach, W. 31, 35
Seneca 2
Senge, Th. 656 f
Sengers, R. C. A. 541, 545
Sergeant, J. A. 413
Seshia, S. S. 370 f
Shader, R. I. 639, 641
Shaffer, D. 93, 130, 137, 173, 182, 207, 324, 336, 394, 422, 457, 470, 510, 567, 581, 600, 606, 613, 619, 628, 712
Shaffer, J. B. P. 707, 712
Shaffer, J. W. 215, 218
Shagass, C. 305, 308, 373, 386
Shannon, D. C. 167
Shapiro, Th. 685
Sharbrough, F. W. 372
Shaw, C.-M. 159, 161 ff, 166
Shaw, C. R. 637, 640 f
Shaw, D. A. 370 f
Shaw, E. 208
Shaw, J. C. 72, 544
Shepherd, M. 97, 100, 322 f, 325, 332, 334 f, 337, 464, 466, 470, 606
Sheppard, J. R. 23
Sheridan, M. D. 525
Shields, J. 43 ff, 120, 122, 124 f, 169, 172, 792, 802
Shirley, M. M. 30, 35
Shoji, M. 371
Short, R. V. 296
Shriberg, L. D. 433, 438
Sidman, R. L. 13, 23, 158, 160, 168
Sidow, H. 152
Sieber, M. 98, 100
Siebert, R. 308
Siefen, R. G. 707, 740
Siegel, G. 208
Siegel, L. S. 189, 195, 569, 573, 581
Siegert, C. 195, 202
Sieverts, R. 4
Sigman, M. 174, 182
Sigusch, V. 448, 456
Sigvardsson, S. 203, 207, 316, 318, 579, 795, 797 ff, 802
Silberer, H. 713, 718
Silva, P. A. 336
Silverton, L. 572, 581
Simcha-Fagan, O. 335
Simeon, J. 308

Simmel, G. 673, 685
Simmons, J. E. 481, 511, 751, 763
Simmons, W. W. 308
Simon, H. 740, 748
Simon, N. 187 f
Simon, Th. 32, 34
Simonsson, M. 30, 34
Simpson, A. E. 363, 507, 511
Simpson, D. 372
Sims, A. 652 f
Sines, J. O. 505, 511
Singer, M. T. 262
Sinnhuber, H. 413
Sinz, R. 186, 188, 202, 414, 418, 422
Sipowicz, R. R. 182
Sivage, C. 646
Skinner, B. F. 28, 226, 231 ff, 685
Skinner, H. A. 314, 319, 505, 511
Sklar, B. 307 f
Skoff, B. 385
Skouteli, H. N. 581
Slater, E. 45, 122, 125
Slavson, S. R. 685, 700 f, 707 f, 712
Sleator, E. K. 86, 642, 645 f
Slim, E. 802
Sloane, R. B. 247, 249, 351, 609, 614
Sluzki, C. E. 251 f, 261 f
Sluzki, E.E. 262
Small, J. F. 552, 561
Small, J. G. 306, 309, 561
Small, R. 371
Smith, A. 336, 784
Smith, B. J. 200, 202
Smith, C. 747 f
Smith, H. T. 335
Smith, L. 218
Smith, M. 181
Smith, R. 195
Smith, R. S. 23, 329, 337
Smith, W. L. 308
Smolen, A. 14, 23
Sneznevskij, A.V. 86, 606
Snijders, J. Th. 576, 581
Snijders-Oomen, N. 576, 581
Snow 320
Snyder, C. 579
Snyder, P. 296
Sobel, E. H. 297
Soddy, K. 172
Söderholm, A. 296 f
Sohal, G. S. 14, 23
Soijt, C. M. 252 f, 262
Solanto, M. V. 392, 394
Solbach, H. G. 286, 297
Solcher, H. 159, 163, 168
Solomon, L. 709, 711
Solon, N. 747
Soltz, V. 245, 248, 756, 762
Sommer, G. 729
Sommer, J. 718
Sørensen, K. 367, 372
Soroker, E. 802
Soucos-Valavani, I. 762
Souza, S.W. de 166 f
Specht, F. 86, 99, 116, 457, 467, 470, 613, 685

Speck, O. 98, 100, 458, 470, 565, 581, 694, 696, 720, 729 f, 736, 739, 762 f, 765 ff
Specter, G. 350 f
Speer, D. C. 499, 511
Speierer, G. W. 711 f
Spence, M. A. 211 f, 218
Sperling, E. 250, 262
Sperry, R.W. 8
Speth, M. L. 725, 728
Spiel, W. 620, 628, 672
Spietz, A. L. 579
Spiker, C. S. 386
Spilimbergo, A. 301, 309
Spinelli, D. N. 15, 23
Spinner, D. 710, 712
Spiro, K. 22
Spittler, H. D. 698, 701
Spitz, R.A. 5, 30, 35, 170, 172, 222, 226, 228 f, 233, 239, 241, 244 f, 247, 249, 270, 297, 473 f, 476, 673, 685
Spitzer, R. L. 323, 337, 485, 491, 511, 590, 599, 606
Sprague, R. L. 79, 86, 642, 645 f
Spranger, E. 31, 35
Spranger, J. 526, 531, 544, 585, 587
Sprenkle, D. H. 261
Spring, G. K. 653
Springfield, S. 326, 335
Staabs, G. von 675, 685, 713, 718
Stacey, M. 175, 182
Stachowiak, F.-J. 73
Stadhouders, A. M. 545
Stadter, E. 250, 261 f
Stafström, C. E. 16, 23
Stalder, G. R. 45
Stamp, T. C. B. 296
Standop, R. 690, 695
Stanfield, B. B. 22, 167
Stanley, A. M. 628
Stanton, A. H. 740, 749
Stanton, M. D. 256, 262
Staples, F. R. 249, 351, 614
Stapp, J. 646
Starr, A. 372
Staub, H. 371 f
Stave, U. 189, 195, 566, 581
Stechler, G. 30, 35
Stefan, H. 545
Steffa, M. 580
Steffen, J. J. 385
Stegat, H. 689 f, 696
Steger, B. M. 729
Stein, D. G. 194
Stein, N. 350 f
Stein, P. S. G. 22
Stein, R. B. 15, 23
Stein, Z. 320, 337
Steinbeck, H. 654, 657
Steinberg, D. 496, 511
Steiner, H. 747, 749
Steinhauer, P. D. 511
Steinhausen, D. 312, 319
Steinhausen, H.-Ch. 52, 56, 91, 93, 325, 332, 337, 390, 394, 572, 579, 580 ff, 606
Steinhoff, H. 73, 308

Steller, M. 700 f
Stelzl, I. 314, 319
Stemmer, C. 402, 411
Stengel-Rutkowski, S. 45
Stensson, J. 296
Stephan, U. 46, 54, 56
Stephens, J. C. 22
Stephens, T. M. 720, 729
Sterling, J. 748
Sterman, M. B. 167 f
Stern, D. 261
Stern, E. 457, 470
Stern, J. A. 126, 129, 167, 194
Stern, L. 509
Stern, W. 32, 35
Steuber, H. 329, 337, 457, 470
Steudel, W. I. 371
Stevens, F. 580
Stevenson, H. W. 131, 137, 233
Stevenson, J. 336, 510, 784
Stevenson-Hinde, J. 511
Stevland, N. 372
Stewart, M. 31, 34, 617
Sticker, E. 567, 581
Stieber, A. 245, 249
Stierlin, H. 257 f, 262, 480, 504, 511, 673, 676, 685
Stille, G. 620, 628
Stober, B. 606
Stockard, J. J. 367, 372
Stockenius, M. 45
Stockert, F.G. von 74, 86
Stöhr, M. 368, 370, 372, 535 ff, 544 f
Stöhr, R. M. 508
Stokvis, B. 665, 668 ff, 672
Stolley, H. 296
Stolorow, R. D. 803
Stoltenburg, G. 355, 359, 372
Stolze, H. 668 ff, 672
Stolzis, L. 308
Stone, B. F. 322, 331, 337
Stone, L. J. 335
Stores, G. 175, 182, 302, 309
Stott, D. H. 501, 511
Strachwitz, E. von 684
Strang, J. O. 724, 729
Strassmeier, W. 575, 581
Stratford, J. 481, 505, 509, 511
Stratton, P. 23
Strauss, A.A. 80, 86, 389 f, 394, 596
Strauss, E. 668
Strauss, J. S. 606, 748
Streeck, U. 262, 711, 748
Streicher, H. J. 371
Strich, S. J. 167, 355, 372
Stricker, E. 379, 384, 742, 747
Strickland, R. G. 182
Stringfield, S. 497, 508
Ströder, J. 55 f
Strohmayer, W. 3, 74, 86
Strömgren, E. 85, 226, 308, 319, 618, 621, 627, 653, 684, 803
Strothmann, M. 759, 763
Strotzka, H. 262
Ströver, F. 412
Strube, G. 319
Strümpell, L. 74, 86, 94, 100

Strunk, P. 4, 10, 45, 86, 301, 308, 331, 337, 394, 456, 470, 572, 581, 664, 746, 749, 763, 789 f
Struppler, A. 64, 73
Stuart, D. G. 22
Stuart, H. C. 270, 297
Stubbs, E.G. 386
Studnitz, A. von 108 f, 111, 117
Sturge, C. 93, 130, 137, 324, 331, 336 f, 394, 422, 457, 470, 510, 572, 581, 606, 613, 712
Sturm, W. 72
Stutte, H. 3 ff, 7, 10, 56, 74, 80, 86, 94, 100, 115 ff, 171 f, 335, 389 f, 392, 394, 417, 421 f, 426, 428, 465, 470, 472, 476, 588, 606, 620, 628, 777, 799 f, 803
Sucharewa, G. 472, 476
Sudia, C. 176, 181
Sullivan, H. S. 245, 249, 262, 463, 470
Süllwold, L. 389 f, 394
Sumi, S. M. 165 f
Suomi, St. J. 207, 223, 225 f
Super, C. M. 179, 182
Süß, R. 695
Susser, M. 320, 337
Svendsen, M. 232
Svennberg, J. 296
Svennberg-Redegren, J. 296
Svenson, B. 335
Svensson, J. 226
Swaab, D.F. 22
Swanson, A. G. 357, 363, 372
Swanson, J. 646
Swanson, M. W. 580
Sydenham, Th. 145
Sydow, H. 422
Sylvester, P. E. 218
Szasz, T. S. 259, 262, 592, 606
Szatmari, P. 413
Szurek, S. A. 229, 232 f

T

Tabata, T. 218
Tabrizi, M.A. 509 f
Tack, W. H. 90, 93, 559, 561
Taeuber, K. 713, 718
Taipale, V. 297
Tajani, E. 16, 22
Takaishi, M. 297
Takashima, S. 14, 23
Talbot, N. B. 284, 297
Talland, G.A. 420, 422
Tammerle, M. 694, 696
Tanenbaum, R. L. 268
Tanganelli, E. 295
Tanguay, P. E. 218
Tanner, J. M. 270 ff, 280, 289, 295, 297, 513
Tänzer, A. 73
Taraldson, B. 511
Taranger, J. 296
Tarnopolsky, A. 262
Tattersall, R. 710, 712
Tausch, A.-M. 31, 35, 700 f, 757

Tausch, R. 31, 35, 700f, 757, 763
Taylor, D. C. 413
Taylor, E. 501, 510f
Taylor, F. K. 381, 386
Taylor, M. J. 368, 372
Teasdale, G. 360, 363f, 371f
Teasdale, J. D. 267
Tec, L. 627f
Tegeler, E. 86
Teichmann 112
Teichmann, H. 189, 194, 580
Teichmann, M. 389, 394
Teijera, J. 371
Teijera, J. M. 371
Teipel, D. 413
Teller, W. 656
Templeton, B. 339, 351
Ten Bruggencate, G. 412
Tepfer, C. 186, 188
Tepfer, G. 70, 73
Teplin, S. W. 199, 202
Terdal, L. G. 502, 508f
Terman, L. M. 331, 337
Terman, M. 33
Terplan, K. 185, 188
Terry, D. 261
Teumer, J. 724, 729
Tewes, U. 420, 422, 576, 581
Thalhammer, O. 163f, 168, 183, 188, 213, 218
Thalmann, H. C. 321, 329, 332, 337, 457, 470
Tharp, R. 691, 696, 755, 763
Thatcher, R. 308
Theile, U. 36, 39, 45, 210
Theilgaard, A. 618
Theiner, Ch. 735, 739
Thelen, M. 73
Theobalt, W. 625, 627
Theopold, W. 47, 56, 575, 582
Thexton, A. J. 20, 23
Thiess, F. 452
Thirumalachary, C. 218
Thissen, D. 297
Thoden, C. J. 217
Thölen, H. 371f
Thom, G. 202
Thom, H. 742, 749
Thomae, H. 26, 34f, 439, 446, 553, 561, 803
Thomas, A. 81, 86, 169, 172, 174, 182, 327, 337, 445, 506f, 511, 570, 572, 577, 582, 752, 754, 763, 781, 783
Thomas, D. 664
Thomassen, A. 372
Thompson, R. G. 284, 297
Thompson, W. 22
Thorbeck, R. 372
Thorndike, E. 685
Thornton, S. M. 579f
Thurnblad, R. J. 351
Thurston, C. B. 181
Thurston, D. 167, 194
Thuwe, I. 779, 783
Tierney, J. 218
Tiesler, G. 412
Tiesler, J. 336

Tietze, K. 285, 297
Tinbergen, E. A. 208
Tinbergen, N. 208, 219
Tischler, B. 671f
Tittelbach, E. 686, 695
Tizard, B. 175, 182, 203, 205, 208, 509, 781, 784
Tizard, I. P. M. 165, 167
Tizard, J. 182, 336, 510, 784, 803
Tobias, J. 628
Tobler, R. 575, 580, 582, 766ff
Todd, T. 261f
Todres, I. D. 167
Toelstra, J. A. 194
Tölle, R. 382, 386, 618
Toman, W. 673, 676, 685
Tönnis, W. 70, 73
Toohey, M. L. 262
Torgesen, J. K. 723, 729
Toro, A. 308
Touwen, B. C. L. 15, 17, 19ff, 23, 188, 191, 193ff, 202, 205, 208, 299f, 309, 401, 403f, 412, 525, 563f, 566ff, 582
Towbin, A. 185, 188
Tramer, M. 4ff, 74, 81, 86, 130, 137, 145f, 152, 588, 606
Trause, M. A. 129
Travis, A. M. 191, 195
Trevarthen, C. 203f, 208
Trijbels, J. M. F. 545
Trites, R. L. 498, 501, 511
Troelstra, J. A. 308
Trojan, S. 22
Trotter, R. J. 178f, 181
Tryon, W.W. 317, 319
Tscheulin, D. 254, 262
Tseng, W. S. 601, 605f
Tuana, S. J. 709, 712
Tubbs, V. K. 379, 386
Tucker, T. J. 191, 194
Tulkin, S. R. 179, 181f
Tunn, U. 656f
Tunner, W. 690, 696, 756, 762
Tupling, C. 182, 510, 784
Tupling, M. 336
Turkel, S.B. 186, 188
Turleau, C. 45
Turner, H. H. 284
Turner, G. 210, 218
Turner, S. M. 326, 337
Tutin, C. 297
Tweddle, E.G. 509

U

Überla, K. 314, 319
Ufer, J. 657
Ulich, D. 264, 268
Ullmann, R. K. 79, 86
Ulrey, G. 564, 582
Ulrich, A. 370, 545
Ulrich, G. 309
Ulrich, R. F. 85, 509
Undeutsch, U. 412
Unger, L. 470
Urban, H. B. 341, 351

Uschakov, G. K. 472, 476
Uschakow, G. K. 412
Usdin, E. S. 646
Utiger, R. D. 296
Uylings, H. B. M. 22
Uzgiris, I. 29, 574, 582
Uziel, A. 368, 372

V

Vaidya, V. 296
Vaitl, D. 668f, 672
Valdes, P. 308
Valtin, R. 380, 386
Vanderwolf, C. H. 399, 412
VanDeusen, J. 261f
Varni, J. W. 378, 386
Vasan, N. S. 167
Vaskovics, L. A. 107
Vaughn, B. 507, 511
Vaughn, C. L. 552, 561
Vecht, C. J. 371
Veith, G. 183f, 188
Velett, E. 723, 729
Vellutino, F. R. 380, 386, 723f, 729
Velthoven, R. van 413
Veltin, A. 748
Venables, P. H. 501, 511, 802
Verbalis, J. 355, 371f
Verbrugge, H. P. 297
Verhaest, S. 747, 749
Verhulst, F. C. 324, 337
Vernon, D. T. A. 175, 182
Veron, E. 252, 262
Viamontes, G. 308
Viana di Prisco, G. 23
Victor, J. B. 334, 337
Vilar, O. 296
Villinger, W. 4ff, 81, 86, 94, 100
Vincent, J. P. 261
Vinokur, A. 176, 182
Virginia, A. 413
Visser, G. H. A. 16, 23
Visser, H. K. A. 194, 280f, 297, 308
Vivell, O. 161, 165, 168
Vizioli, R. 354, 370
Vlach, V. 298, 309
Vliegen, J. 156, 613
Vogel, F. 81, 83, 86, 211, 213f, 218
Vogel, M. 711
Vogel, P. 456
Vogel, T. 156, 613
Vogel, W. 137
Vogler, P. 129
Voigt, F. 762
Vojta, V. 298, 309, 568, 582
Volicer, L. 187f
Volk, B. 168
Volkamer, M. 407, 412, 577, 582
Völker, B. 308
Voll, R. 332, 334, 337, 394, 511, 565, 570, 572, 581f
Volpe, J. J. 164ff, 168
Völzke, E. 72, 308, 532, 545
Vossen, R. 803
Vries, J. I. P. de 16, 23

W

Waber, D. P. 21, 24, 133, 137
Wachowitz, E. 117
Wachtel, W. 538, 544
Wächter, H. M. 716, 718
Waddington, C. H. 203, 208
Wade, G. 23
Wagerer, M. 684
Wagner, H. 336
Wagner, I. 698, 701
Wagner, K.-D. 401, 412
Wagner, R. 73
Wagner von Jauregg 4
Wahlström, J. 217
Wainer, H. 297
Walcher, D. N. 129
Waldenstroem, E. 335
Waldhorn, H. F. 238, 249
Waldron, S. 334, 337
Wale, J. 618
Walhe, F. M. R. 372
Walk, R.D. 374, 385
Walker, A. E. 358 f, 372
Walker, C. E. 509
Walker, L. 509
Walker, P. 292, 296, 711
Wall, S. 180
Wallbott, H. G. 413
Wallerstein, J. S. 176, 182, 572, 582
Wallesch, C.W. 73
Wallis, H. 49, 56, 290 ff, 297, 454, 456
Wallis, S. M. 510
Wallon, H. 400
Walser, R. 669, 672
Walsh, N. 509
Walshe, F. M. R. 354, 372
Walter, Ch. B. 413
Walter, H. 35
Walter, R. 470, 614, 803
Walter, W. G. 304 f, 309
Walters, C. E. 17, 24
Walters, R. H. 179 f
Walther, T. 724, 729
Wälti, U. 200 f
Wambach, G. 356, 372
Wardle, C. J. 745, 749
Warnke, A. 562, 565, 581 f, 720, 729, 750 f, 754, 756 ff, 766 ff
Warren, M. P. 286, 297
Warren, W. 801, 803
Wasna, M. 439, 446
Wasterlain, C. W. 187 f
Waters, E. 180
Watson, J. D. 37, 45
Watson, J. S. 31, 35, 205, 208
Watt, N. F. 797, 803
Watzlawick, P. 249, 252 f, 257, 260, 262, 582, 676, 685
Waugh, K. W. 723, 728
Waxler, N. E. 260 f
Weakland, J. 107, 251, 261 f
Webb, W. L. 606
Weber, B. 656
Weber, D. 400, 410, 412, 590, 606, 778, 784, 800, 803
Weber, H. 580

Weber, M. 102, 107
Wechsler, D. 32, 35, 420, 422
Weckwerth, M. 684
Wedell, K. 34, 724, 729
Wedell-Monning, J. 199, 202
Wedge, P. 797, 802
Wegener, A. 684
Wegener, H. 117, 729
Wehle, E. 218
Wehner, J. M. 23
Wehrfritz 724
Weidlich, S. 416, 421 f
Weidman, T.A. 14, 23
Weimer, H. 295
Weiner, B. 264, 268
Weiner, H. 147, 152
Weinert, F. E. 437, 711
Weingartner, H. 642 f, 645 f
Weinmann, H.-M. 23, 529 f, 545
Weinschenk, C. 43, 45, 328, 337, 387, 389, 391, 393 f, 415, 417, 420, 422, 572, 582
Weir, K. 507, 511
Weiss, G. 15, 23, 181, 800, 803
Weiss, P. 131, 137
Weiss, R. H. 579
Weisse, D. 116
Weissenfels, E. 188
Weissman, M. 580
Weitzmann, J. D. 295
Weizsäcker, V. 398
Welbourne, J. 803
Welch, A. D. 657
Welch, N. N. 167
Welding, G. 329, 337
Wellek, A. 473, 476
Wells, K. C. 762
Wellstein, A. 393
Welner, J. 262
Welner, Z. 510
Wende, S. 73
Wender, P. H. 262
Wendt, G. G. 565, 567, 575, 582, 766, 769
Wendt, V. L. 581
Wener, A. 803
Wentz, A. C. 286, 297
Wenzel, D. 22, 535, 545
Wepman, J. M. 380, 386
Wernberg, M. 372
Werner, E. E. 189, 195, 205 f, 208, 230, 233, 329, 337, 723, 795 f, 803
Werner, H. 27, 35
Werry, J. S. 174, 182, 373, 386, 470, 628 f, 635, 639, 641, 644, 646
Wertheim, E. S. 605 f
West, D. J. 176 f, 179, 182
West, P. 181
Westmeyer, H. 345, 351, 548, 559, 561
Westmoreland, B. F. 367, 372
Wettenhall, H. N. B. 296
Wetzel, H. 91, 93
Wetzel, N. 262, 511
Wetzel, R. J. 691, 696, 755, 763
Wewetzer, K.-H. 4, 10, 93, 605
Weyerer, S. 334
Weygandt, W. 2, 10

Whalen, C. K. 266, 268, 642 f, 646
Whalen Kent, M. 336
Wheatt, T. 509
Whipple, K. 249, 351, 614
Whitaker, C. 676, 685
White, A. C. 653
White, J. H. 628 f, 635, 638 ff
White, N. F. 220, 226
White, O. R. 720, 729
White, R. 226, 712
White, R. K. 34
White, R. W. 232 f
White, S. H. 374, 386
Whitehead, A. N. 252, 262
Whitehouse, R. H. 270, 272 ff, 295, 297
Whiteside, R. 711
Whiting, H. T. A. 23
Whitmore, K. 182, 336, 510, 784, 803
Whitteridge, D. 370
Wichern, J. H. 3
Wide, L. 286, 296
Widholm, O. 295
Wieczerkowski, W. 385
Wiele, R. L. van de 129, 286, 297
Wiener, J. M. 628 f, 635
Wienhard, K. 73
Wieringen, J. C. van 270, 297
Wiesel, T. N. 8, 186, 188
Wiesemann, H.-G. 46, 54, 56
Wiesenhütter, E. 669 f, 672
Wieser, St. 221, 226
Wiesner, R. 114, 117
Wiesse, J. 307, 309
Wiezcerkowski, W. 336
Wigglesworth, J. S. 164 ff, 168, 514, 524
Wijn, J. F. de 270, 297
Wilcock, D. D. 617
Wilhelm, H. 378, 385 f, 696
Wilhelm, M. 635
Wilken, U. 509
Wilkinson, J. W. 580
Will, C. 606
Will, G. 483 f, 511
Will, J. 262
Will, L. 605
Williams, S. E. 336
Williams, W. B. 503, 508
Willimczik, K. 413
Willis, D. M. 581
Willis, E. 744, 749
Willke, H. 102, 107
Wilmer, M. 790
Wilske, J. 73
Wilson, G. D. 30, 34
Wilson, W. P. 544
Wimmer, H. 701, 763
Windle, W. F. 185, 187 f, 190 f, 195
Windorfer jr., A. 647, 650
Wineman, D. 746, 748
Wing, J. K. 217, 326, 337, 494, 508, 511, 803
Wing, L. 80, 86, 377, 386, 595 f, 606
Winick, M. 163, 168
Winkelmann, W. 427 f
Winkler, B. 318
Winnicott, D. W. 476

Winokur, G. 617
Winsberg, B. 628
Winter, A. L. 305, 309
Winter, J. S. D. 279, 297
Wirsching, M. 262, 511
Wirt, R. D. 78, 86
Wiskott, A. 45
Wiswede, G. 104, 107
Witelson, S. F. 132, 137
Witmaier 724
Witmer, L. 87, 226, 233
Wittchen, H.-U. 88, 93, 315, 319
Wittgenstein, L. 250, 262
Wittig, B. A. 684
Wittling, W. 87, 93, 142, 146, 152, 606
Woggon, B. 621, 633 ff
Woggon, J. 625 ff
Wohlwill, J. F. 33, 35
Wolf, A. 707, 712
Wolf, K. M. 229, 233
Wolfe, H. 580
Wolff, K. 270, 297
Wolff, P. 18, 20, 24, 133, 137, 174, 182, 370
Wolkind, S. 175, 182, 335, 445 f, 779, 784, 795, 803
Wolman, B. B. 248, 685
Wolpe, J. 685, 688
Wolpert, A. 633, 635
Wolpert, E. 72 f
Wolraich, M. 85, 642, 646
Wolstenholme, F. 336
Woo, S. L. C. 210, 218
Wood, M. M. 167, 729
Woodburg, D. M. 650
Woodbury, D. M. 647, 650
Woolsey, C. N. 191, 195
Workman, E. A. 728
Wörner, U. 505, 509
Wulf, Ch. 469
Wundt, W. 3

Wünsch-Hikig, R. 217
Würgler, S. 338
Wurzbacher, G. 35
Wuttke, I. 740 ff, 749
Wygotski, L. S. 735
Wynn, V. 296
Wynne, L. C. 252 f, 260, 262
Wyss, D. 245 f, 249

Y

Yablonsky, L. 736, 739
Yakovlev, P. I. 367, 372
Yalom, I. D. 707, 710 ff
Yamada, T. 367, 372
Yamamoto, T. 296
Yamazaki, J. N. 173, 182
Yarrow, M. R. 179, 182
Yasuda, P. M. 762
Yasujima, M. 371
Yellin, A. M. 393
Yorkston, N. J. 249, 351, 614
Yoshinaga, K. 371
Young, N. B. 386
Young, R. C. 501, 511
Young, R. R. 371
Youngerman, J. 650, 653
Yule, W. 178, 182, 203, 208, 335 f, 379, 386, 409, 412, 438, 510, 724, 729, 784, 803

Z

Zabel, B. 297
Zaborsky, E. 726, 728
Zabski, S. 509
Zachmann, M. 278 f, 297, 656
Zahn, P. von 10
Zahn, T. P. 646
Zais, D. 371
Zaleski, W. A. 218

Zang, K. D. 215, 218
Zapf, J. 295
Zauner, J. 684, 712, 745, 748 f
Zauner, K. 245, 249
Zax, M. 350 f
Zecevic, N. 23
Zech, P. 745, 748 f
Zeller, P. 628
Zelniker, T. 428
Zemanek, H. 249, 262
Zenz, H. 318
Zerbe, M. 28, 34
Zerbin-Rüdin, E. 45, 81, 86
Zerres, K. 209, 216, 218
Zerssen, D. von 605
Zeschitz, M. 759, 763
Zetterberg, H. L. 456
Zeumer, H. 370
Zichella, L. 297
Ziegler, R. 297
Ziegler, V. E. 511
Ziehen, Th. 4, 74, 86
Zielinski, W. 98, 100
Zielke, M. 549, 561
Zienert, H. J. 701
Zigler, E. 30, 35
Zimmer, D. 261 f
Zimmer, R. 407, 412 f, 577, 582
Zimmerman, R. A. 370
Zimmermann, E. 314, 319
Zimmermann, R. 101, 229, 232
Zingg, A. E. 295
Zöllner, F. 73
Zubin, J. 181
Züblin, W. 290, 292 ff, 297, 481, 511
Zucker, H. 308
Zülch, K. J. 73, 196, 202
Zulliger, H. 245, 249, 664, 674 f, 685, 716, 718
Zumpe, V. 748
Zuppinger, K. 656
Zurbrügg, R. P. 295

Sachverzeichnis

Halbfette Seitenzahlen weisen auf wichtige, ausführliche Darstellungen hin.

A

AAM s. Angeborener Auslösemechanismus
AAMD s. American Association on Mental Deficiency
Abbreviated Symptom Questionnaire (ASQ) 78 f
Abwehrmechanismen 236 ff
Achtmonatsangst 127, 241 f
Adaptation 395 f
ADH-Sekretion, inappropriate (SIADH) 355
Adenoma sebaceum 521
Adoleszentenkrise 84, 150
Adoleszenz, Psychiatrie der 83 f
– psychiatrische Auffälligkeiten, Verlauf 801
– – Erkrankungen 84, 231, 801 f
Adoption 112, 176, 205, 332, 795
Adoptionsstudien 123, 211, 213
Adoptivfamilien 316
Adrenogenitales Syndrom 127, 278, 288, 655
Adrenoleukodystrophie 539
AEHP s. Hirnstammpotentiale, akustisch evozierte
AEP s. Potentiale, akustisch evozierte
Affekte **439 ff**
Affekthandlungen 440
Affektillusionen 382
Affektinkontinenz 440
Affektinversion 440
Affektlabilität 440
Affektmodulation 440
Affektstörung 200, **439 ff**, 801
Affektsturm 440
Affektverflachung 441
Agenesien 158 f
Aggression 127, 134, 179, 222 ff, 439, 445, 462
– bei abweichender sozialer Wahrnehmung 465
– angstbedingte 464
– bei depressiven Zuständen 465
– Diagnostik 445
– endokrine Einflüsse 223 f
– Geschlecht 223
– Hirnfunktion 223, 225
– instrumentelle 462
– Lerntheorien 463
– Lithium 651
– spontane 462
– Theorien 224
– XYY-Mann 215
Aggressionsbereitschaft 223 f
Aggressionshemmungen 462

Aggressions-TAT (Kornadt) 445
Aggressionstrieb 462
Aggressions-Wort-Assoziations-Test 445
Aggressivität s. Aggression
Agnosie 67 f
Agrammatismus 435
Agranulozytose, Neuroleptika 633
Akathisie 631, 634
Akkommodation 227
Akkommodationsstörungen, Neuroleptika 633
Akne, Cyproteronacetat 656
Aknetherapeutikum 656
Aktionskreis Psychomotorik 411
Aktionsmodell 224
Aktivationsforschung 307
Aktivhypnose, gestufte 669
Aktivierungssystem, unspezifisches 126 ff
Aktivitätsbewußtsein 471 f
Aktualgenese 27
Akustisch evozierte Hirnstammpotentiale (AEHP) s. Hirnstammpotentiale, akustisch evozierte
– – Potentiale (AEP) s. Potentiale, akustisch evozierte
Akzeleration 31 f, 48, 271 ff, 278, 281 f
Alkohol 636
Alkoholembryopathie 216 f
Alltagspsychologie 263 f
Alltagsverhalten 220
Alpha-Koma 367, 370
Alterskonstitution 47
Amaurose, angeborene 518
Ambivalenz, mütterliche 221
Ambulante Behandlung 7, 89, 789
AMDP s. Arbeitsgemeinschaft für Methodik und Dokumentation in der Psychiatrie
Amenorrhoe, psychogene 285
American Association on Mental Deficiency (AAMD), Klassifikation 603 f
American Psychiatric Association (APA), Klassifikation s. DSM-III
Amine, biogene 621 f
Aminosäurenmetabolismus, pathologischer 69
Aminosäure-Screening 538
Amitriptylin 620
Amnesie 417 f
Amnestic Disorder 415
Amphetamine 642
Analytische Psychotherapie s. Psychoanalytische Therapie

Anamnese 57, 496, 552
– biographische 478
– pädiatrische 512
Anamnesendokumentation 588
Anarthrien, bulbäre 436
Androgene 133 f
Androgenisierung, Antiandrogene 655
Aneurysmen, intrakranielle 513
Anfälle (s. auch Epilepsie), myoklonisch-astatische 650
– zerebrale 165 f
Anfallsleiden, hirnorganisches 465
Angeborener Auslösemechanismus (AAM) 219
Angiographie 62, 544
Angst 175, 228 ff, 240, 464, 468, 626, 688 f
– Entwicklungsphasen 244
– Krankenhaus 55
Angstfragebogen für Schüler (AFS) 556
Angstlösende Medikamente s. Tranquilizer
Anlagefaktoren 120 ff
Anlage-Umwelt-Problem **120 ff**, 220
Anlage-Umwelt-Wirkung, Untersuchungsmethoden 122 ff
Anomietheorie 104
Anorchien 294
Anorexia nervosa 84, 285
– – endokrine Störungen 286
– – Fragebogen 501
– – Prävalenz 330
– – Verlauf 799 ff
ANP s. Peptid, atriales natriuretisches
Anpassungsreaktionen mit Störung des Sozialverhaltens 461
Anregungsdyslalie 434
Anstrengung 266 f
Anthropologie 178
Antiandrogene **654 ff**
– Hypersexualität 655 f
– Indikationen 654 f
– Prostatakarzinom 655
– Pubertas praecox 655
– Pubertätsverzögerung 655
– Wachstumsprognose 655
Antiandrogene Medikamente s. Tranquilizer
Antidepressiva **619 ff**
– Amitriptylin-Typ 621
– biochemische Wirkung 622
– Dosierung 625
– Dreikomponentenschema nach Kielholz 623
– Infusionsbehandlung 625
– klinische Anwendungen 623 f
– Indikation 625
– Kontraindikationen 626 f

Antidepressiva, Nebenwirkungen 620, 622, 626f, 633
- Pharmakologie, Biochemie und Wirkungsmechanismus 620ff
- Schulphobie 626
- Somnambulismus 626
- tetrazyklische 619ff
- therapeutisches Vorgehen 625
- trizyklische 619ff
- Wirkungsprofile 624
Antiepileptika **646ff**
- Dosierung 646ff
- Halbwertszeiten 646
- Handelsformen 647
- Hauptindikationen 650
- Interaktionen 647
- Nebenwirkungen 648f
- Plasmaspiegel 647
Antikonvulsiva s. Antiepileptika
Antipsychotische Medikamente s. Neuroleptika
Antizipation (Entwicklung) 12
Antrieb **439ff**
Antriebserleben 243
Antriebsschwankungen (Dyshormie) 442
Antriebsstörung 200, 439ff
Antriebsüberschuß 442
Antriebsverarmung 442
Anxiolytika s. Tranquilizer
APA s. American Psychiatric Association
Apallischer Dauerzustand 370
Apallisches Syndrom 355, 359, 365, 416
Apathie 205
Apgar-Index 514, 567
Aphasie **65ff**, 416, 430f
- amnestische 66f
- kongenitale 434
- motorische 66f
- sensorische 66f
- Spontanverlauf 793
Apomorphinantagonismus, Neuroleptika 630
Apraxie 66f
Äquilibration 28f
Äquilibrium 131
Arbeitsamt 744
Arbeitsgemeinschaft für Methodik und Dokumentation in der Psychiatrie (AMDP) 589
Arbeitstherapie 740, 744f
Arbeitsverhalten 460
Archetypen 246
Armvorhalteversuch 522
Artikulationsstörungen 436
Arzt-Patient-Beziehung (s. auch Interaktion) 103f
Arztrolle 103f
Aspergerscher Autismus 441
Asphyxie 165f
Assimilation 227
Assoziationsstörung 68
Atemtherapie 669, 708
Atem-Ton-Sprech-Ablauftraining 670
Athetose 402

Ätiologie und Pathogenese (s. auch Pathogene Einflüsse) **153ff**
Atmung 357, 363
Atriales natriuretisches Peptid (ANP) 356f
Atrophie 51
Attention Deficit Disorder (s. auch Hyperaktivität, Aufmerksamkeitsstörung) 388ff, 460
Attributionsstil 265f
Attributionstheorie 263ff
Attributionstherapie 267
Aufenthaltsbestimmungsrecht 110
Aufmerksamkeit 126ff, 387ff
- Zwei-Komponenten-Hypothese 128
Aufmerksamkeits-Belastungs-Test (d2) 389f, 392, 557
Aufmerksamkeitsstörungen **387ff**
- Diagnostik 391f
- Hirnschädigung 389
- Hirntrauma 389
- Hyperaktivität 388, 390
- hyperkinetisches Syndrom 390
- Neurosen 391
- Psychosen 389ff
- Residualtyp 388
- Schizophrenie 390
- spezifische Krankheitsbilder 389ff
- Stimulanzientherapie 392
- Therapie und Prognose 392f
- Untersuchungsbefunde 388f
Augenbewegung 61, 361f, 524, 534, 723f
Augenfunktionsprüfung 575
Augenhintergrund 361
Augenmuskelparesen 64
Ausbildung 84f, 87f
Ausdruckstherapie 670f
Auslösemechanismus, angeborener (AAM) 219
Außenseiter 43
Austauschtransfusion 164
Autismus 174, 321
- Aspergerscher 441
- Ätiologie 42f
- Beschäftigungstherapie 741
- EEG-Grundfrequenzen 306
- Frühförderung 767
- frühkindlicher 80, 211ff, 441
- - Verlauf 799f
- - Wahrnehmungsstörungen 377ff
- Hemisphärendominanz 378
- Prävalenz 330
- Prävention 778
- psychogener 42
- Psychomotorik 410
- sensomotorische Inkonstanz 378
- sensorische Dominanz 377f
- somatogener 42
- Stimuluspräferenz 377
- symptomatischer 42
- Zwillingsuntersuchung 213
Autogenes Training 669, 708
- - Indikation 670
- - mit Kindern und Jugendlichen 669f
- - Kontraindikationen 610, 670

Autokorrelation 313
Autonomie 103, 242, 255, 257
Autoritätskrisen 84
Autosuggestion 665
Auxologie 270ff
Averaging-Technik 59, 534
Ayres Southern California Sensory Integration Tests 577
Azidose 185

B

Bajonettfingerstellung 402
Barbiturate 636f, 640
Barbituratintoxikation 362, 640
Baseline-Design, multiples 317
Basisstörung 389
Baum-Test 556
Befund, psychischer 58, 585
- psychopathologischer 585
Befunddokumentation 588
Begabung, unterdurchschnittliche 426
Begriffsbildung 33
Begutachtung (s. auch Gutachten) 111, 151
Behandlung, ambulante 7, 89, 789
- heilerziehende 788
- im Milieu s. Home-treatment
- stationäre 7, 89, 611, 788
- teilstationäre 611, 788
Behandlungsmethoden s. Therapie
Behavior Problem Checklist (BPC) (Quay) 79, 499, 501
Behavioral Coding System (BCS) (Petterson) 503
- Style Questionnaire (BSQ) (McDevitt u. Carey) 507
Behaviorismus (s. auch Lerntheorien) 226f
Behaviour Checklist (BCL) (Richman) 497f, 577
- Disorders (s. auch Verhaltensstörung) 457
- Screening Questionnaire (BSQ) (Richman u. Graham) 497
Behindertenpädagogik s. Sonderpädagogik
Behindertenwerkstätten 744
Behindertes Kind 199f
Behinderung (s. auch Sonderpädagogik), Begriff **94f**, 604, 770
- chronische s. chronische Erkrankung
- funktionelle Einschränkung 770
- geistige s. Geistige Behinderung
- Klassifikation 140, 602ff, 770f
- körperliche s. Körperbehinderung
- Mehrfachbehinderung 195, 565, 733
- seelische, Bundessozialhilfegesetz 774
- soziale Beeinträchtigung 770
- subjektive Betroffenheit 95
Belohnung, kontingente 205
Bender-Gestalttest, visuomotorischer (VMGT) 577
Benperidol 630
Benton-Test (BT) 421, 558

Benzodiazepine 636, 639 f
– antikonvulsive Wirkung 640
Benzodiazepine, anxiolytischer Effekt 639
– Dosierung 640
– hyperkinetisches Syndrom 639
– Indikationen 639 f
– „paradoxer" Effekt bei Kindern 639
Beobachtung (s. auch Verhaltensbeobachtung), klinische 502
– im Unterricht 96
Beobachtungsmethoden 553 f
Beobachtungsprotokolle 482
Beratung 91 f
– Eltern und Patient **658 ff**
– genetische 578
Berry-Test 539 f
Berufsbildungswerke 744
Berufsgrundbildungsjahr 744
Berufs-Interessen-Test (BIT) 557
Beschaffungskriminalität 452
Beschäftigungstherapie **740 ff**
– Autismus 741
– Diagnostik und Dokumentation 743
– Frühförderung 742
– funktionell-didaktische 742
– gestalterisch-kreative 742
– Gruppengröße 743
– Indikation 740
– instrumentelle Behandlungsmittel 741 f
– Neurose 741
– Organisation und Kooperation 743
– praktische Lebensbewältigung 742
– Psychose 741
– psychosomatische Erkrankungen 741
– Rollenspiele 742
– sozioemotionale Verhaltensanforderungen 741
– Techniken 741 f
– zerebrale Erkrankungen 741
Beschwerderecht 113
Bestrafung 105, 179 f
Beta-Blocker 636
Bewährungshilfe 115
Bewältigungsstrategien s. Copingstrategien
Bewegung (s. auch Motorik)
– choreatische 402
– frühkindliche 19 f
– Koordination 15 f
– Mangel 48 f
– und Wahrnehmung 398 f
Bewegungserziehung nach Frostig s. Frostigs Übungsprogramme
Bewegungslabor 409
Bewegungsluxus 397, 402
Bewegungsphysiologie 397
Bewegungsstörung, spastische 196
– zerebrale 196
Bewegungstherapie, konzentrative 669, 708
Bewußtsein, Dualität 475
– imaginäres 475
– reales 475
Bewußtseinsinhalte 354

Bewußtseinsstörungen 200, **354 ff**
– exogene Intoxikation 388
– metabolische Entgleisungen 368
– neurologische Begleitsymptomatik 361 ff
– unklare Differentialdiagnose und EEG 531
– Ursachen 368 f
Bewußtseinstätigkeit 354
Beziehungsfalle 250
Beziehungsstörungen (s. auch Interaktion) 459
Bezugsperson, primäre 175 ff
Bilirubinenzephalopathie 186
Bindung 228 f
Bindungslosigkeit 206
Bindungsverlust (s. auch Deprivation) 175 ff
Biochemische Analyse 36
Biofeedback 128, 669
Biogenetisches Grundgesetz 17, 219
Biologische Archaismen 220
– Psychiatrie 82
Biopsien 539 ff
Biotscher Atemtyp 363
Blechtrommelsyndrom 284
Blickrichtungsnystagmus 524
Blindenpädagogik 736 f
Blindenpunktschrift 737
Blindheit 767
– zusätzliche Behinderungen 565
Bloch-Sulzberger-Syndrom 40
Blut, Strömungsgeschwindigkeit 60
– Strömungsrichtung 60
Blutsverwandtschaft 39
Blutung, intrakranielle 185
– periventrikuläre 164 f
Bobath-Methode 742
Borderline, diagnostisches Interview 501
Bouffée délirante 428
Breitbanduntersuchungen 321
Bristol Social Adjustment Guides 501
Broken home (s. auch Familie) 177 f
Bromide 637
Brudzinskisches Zeichen 522
Brustentwicklung 279
B-Scan-Sonographie 61
Bulbärhirnsyndrom, akutes 358
Bundesarbeitsgemeinschaft Hilfe für Behinderte 777
– für Rehabilitation 777
Bundessozialhilfegesetz (BSHG) 773 f, 786
Bundesvereinigung Lebenshilfe 768
Bürotest (B-T) 557
Burst-suppression-pattern 366
Butyrophenone 628 ff

C

Café-au-lait-Flecken, Morbus Recklinghausen 513
Caldwell Inventory of Home Stimulation (HOME-Scale) 189
Carbamazepin 650
Carey-Fragebogen zur Einschätzung von Temperamentseigenschaften 577

Carter-Effekt 212
Cataracta 513
Charakterstörung 457
Child Assessment Schedule (CAS) 485 ff
– Behavior Checklist (CBCL) (Achenbach u. Edelbrock) 78 f, 311, 487, 497 f, 503, 577
– – – Faktorenanalyse 136
Children's Behaviour Questionnaire for Completion by Teachers/by Parents (Rutter) 499, 501
Children's Apperception Test (CAT) 556
Chloralhydrat 640 f
Chlordiazepoxid 639 f
Chlorpromazin 628, 629
Chlorprothixen 631
Chondrodystrophia punctata 539
Chorea Huntington 40
Choreatische Bewegungen 402
Chorionepitheliome 288
Chromosomen, crossing-over 37
Chromosomenaberration 41 f, 120 f, 214 ff
– Autosomen 41, 44, 215
– balancierte 216
– Gonosomen 41, 44
– numerische 41
– Oligophrenie 41
– strukturelle 41
– Wiederholungsrisiko 214 f
Chromosomendiagnostik 36
Chromosomenverteilungsrisiko 216
Chromosomenzahl 215
Chronische Erkrankung und Behinderung (s. a. Behinderung) 46 f, 52 ff
Classroom Observation Code (Abikoff) 503
Clonazepam 650
Clozapin 628 ff, 632
– Agranulozytose 632 f
Clusterbildung 321 f
Coma dépassé 361
– vigile 359
Commotio cerebri 70
Computertomographie (CT) 62 ff, 174, 300, 544
Conduct Disorder (s. auch Störung des Sozialverhaltens, Verhaltensstörung) 457 ff
Conjoint family therapy 702, 705
Conners Parent Rating Scales (CPRS) 78
– Teacher Rating Scales (CTRS) 79, 498, 501
Contingent Negative Variation (CNV) 59 f
Contusio cerebri 70
Coping-Konzept 334
Copingstrategien 82, 180
Coping-Verhalten 327
Creutzfeldt-Jakobsche Erkrankung 544
Cross-Fostering-Design 123
Cross-lagged Panel Analysis 313 f
Cushing-Reflex 363

Cyproteronacetat (s. auch Antiandrogene) **654 ff**
 – adrenogenitales Syndrom 655
 – Dosierung 655
 – Hirsutismus 656
 – Nebenwirkungen 655 f
 – präpuberale Akne 656
 – sexualspezifische Wirkung 654

D

d2 s. Aufmerksamkeits-Belastungs-
   Test
Dancing eyes 520
Daseinsbewußtsein 471 f
Datenerhebung, sequentielle 553
Datenschutz 322 f
Daueraufmerksamkeitstest 392
Defektheilung 51 f
DEL-Analyse 317
Deliktfähigkeit, bedingte 112
Deliktsrecht 112
Delinquenz 50, 84, 114, 177, 179,
   458, 466 f
Demenz 37, 52, 427
Dendritenentwicklung 160, 163 f,
   186 f
Denken, formales 424, 426
 – formal-logisches 28
 – hypothetisch-deduktives 28
 – konkretes 424
 – konkret-logisches 28, 30
Denkstörungen **423 ff**
 – formale 423, 425, 427
 – inhaltliche 423, 425, 428
Denver-Entwicklungstest 573
Depersonalisation 84, 471 ff
Depot-Neuroleptika 633
Depression (s. auch Antidepressiva)
   170, 205 f, 222, 228 f, 243 f
 – anaklitische 229, 241, 270
 – bipolare 650
 – endogene 212, 622
 – – Untergruppen 622
 – gelernte Hilflosigkeit 205, 264 f
 – kindliche 265
 – Klassifikation 594, 625
 – nosologische Einordnung 624
 – Paradigma 264
 – pharmakogene 442
 – Selbstbeurteilungsbögen 507
 – serotoninerge 623
 – unipolare 650
Deprivation 30, 170, 200, 205 f, 228 f
 – auditive 197 f
 – Behandlungsexperiment 222
 – emotionale 175 f, 202, 247, 284
 – frühkindliche 175, 241
 – sensorische 186
 – Symptomatik 191 f
Deprivationsforschung 570
Deprivationsminderwuchs 284
Deprivationssyndrom 50
Derealisationsphänomen 476 ff
Dermalsinus 517
Dermatoglyphen 36 f
Dermatozoenwahn 383

Desensibilisierung, systematische 685,
   688
Desimipramin 620 ff
Desimipramin-Typ 621
Deutsche Gesellschaft für Kinder-
   heilkunde 56
 – – für Kinder- und Jugend-
   psychiatrie 4, 56
Deutungen, analytische 675
Devianz (s. auch Dissozialität, Krimi-
   nalität, Verwahrlosung, Drogen-
   abhängigkeit) 32
Dezeleration 271 ff
Diabetes 46, 52 f, 332
 – insipidus centralis 355
Diagnosendokumentation 588
Diagnostic Interview for Children and
   Adolescents (DICA) 490
 – – Schedule for Children (DISC)
   494
 – and Statistical Manual of Mental
   Disorders s. DSM-III
Diagnosticum für Cerebralschädigung
   (DCS) 416, 421
Diagnostik (s. auch Psychodiagnostik,
   Fragebogen, Untersuchung),
   analytische Befragung 553
 – Beitrag der Pädagogik 95 ff
 – eindimensionale 583
 – Familie 255 f
 – genetische 36 f, 44
 – Informationsreduktion 76
 – Interaktion Patient-Diagnostiker
   76 f
 – Kognitionstheorie 90
 – Krise der 89 f
 – kriterienorientierte 550
 – multiaxiale 583
 – normorientierte 550
 – Notwendigkeit 583
 – pränatale 36 f, 41
 – Problemlösung 90
 – psychometrische 90
 – schrittweises Vorgehen 585 f
 – strukturierte Befragung 479
 – therapierelevante 610
 – tiefenpsychologische 240
 – Veränderungen 90 f
 – Voraussetzungen 358
 – zytogenetische 210 f
Diagnostischer Prozeß **583 ff**
 – – Interaktionsprobleme 585
 – – Modelle 90
 – – Untersuchungsmethoden 585
Dialyse 54
Diathese, exsudative 47 f
Diazepam 639 f
Differenzierung (Entwicklung) 27,
   131 f
Differenzierung, neuronale, Störung
   164, 191
Digitookuläres Phänomen 410
Diphenhydramin 637 f
Diphenylmethanderivate 637 f
Diplegie 164 f, 196 f
 – spastische 164 f
Directive teaching 720
Disabilities (s. auch Behinderung,
   Klassifikation) 140

Diskontinuitätsmodell, psychische
   Störung (s. auch Verlauf...) 135,
   140, 794, 798
Diskrimination, auditive 380
 – visuelle 379
Dissonanztheorie 263
Dissozialität (s. auch Delinquenz,
   Störung des Sozialverhaltens,
   Verwahrlosung) 84, 175, 256, 698,
   799, 801
Dokumentation **588 ff**
 – Anamnese 588
 – Befund 588
 – Diagnose 588
 – kinder- und jugendpsychiatrische
   589
 – Therapie 589
 – Verlauf 589
Dokumentationsbogen, Erziehungs-
   beratungsstelle 589
Dopamin 621 f
Doppelbindung s. Double-bind-
   Theorie
Doppelklassifikation 595
Doppler-Frequenzanalyse 60
Doppler-Sonographie 60 f
Double-bind-Theorie **250 ff**
Down-Syndrom 36, 145, 200
Dreifußphänomen 522
Drogenberatung 790
Drogenhalluzinose 383
Drogenmißbrauch 84, 105, 800
Drogenrausch 384
DSM-III (s. auch Klassifikation) 80,
   135, 139, 141 f, 144, 324, 461, 479,
   588, 598
 – Evaluationsstudien 601
 – Fortschritte gegenüber DSM-II 599
 – Klassifikation der geistigen
   Behinderung 603
 – MAS, Vergleich 598 ff
Dunkelfelduntersuchungen 466
Dünnschichtchromatographie 36
Duplex-Sonographie 61
Durchgangssyndrom 427
 – hirnorganisches 365
Durchstreichtest nach Bourdon 389 ff
Dynamische Psychotherapie 661, 683
Dysarthrie 65, 430, 436
Dysfunktion, leichte neurologische s.
   Minimale zerebrale Dysfunktion
Dysgenesie (s. auch Mikrodysgenesie)
   159, 187
Dysglossien 436
Dysgrammatismus 435
Dyshormie 442
Dyskoordination 401 f
Dyslalie 434 f
Dysmorphien 36, 214, 216
Dyspraxie 67
Dysrhythmie 59
Dystrophie 51, 216

E

Echoenzephalographie 60
Echtzeit-Längsschnittstudie,
   prospektive 316, 797

Sachverzeichnis

Economo-Enzephalitis 354
EEG **58 ff**, 127 f, **526 ff**
– Ableitungstechnik 58, 527
– Auffälligkeiten 174
– Autismus 306
– automatische Analyse 306
– Beschleunigung 528
– Beta-Schlafspindeln 58
– Computeranalyse 59
– Diagnostik intrakraniell raumfordernder Prozesse 533
– – neurologischer Erkrankungen 532
– – von psychiatrischen Krankheitsbildern 533
– dysrhythmisches 528
– evozierte Potentiale s. Evozierte Potentiale
– Frequenzen 58 f
– geistige Leistung 197
– Grundaktivität 304, 526 ff
– – Intensitätsspektrum 304
– Grundmuster 72
– Herdbefund 59, 530
– Herzstillstand 366
– hypersynchrone Aktivität 530 f
– Hyperventilation 527
– Indikationen 531
– Kindesalter 59
– Krampfpotentiale 59
– Neugeborenes 18 f
– normales 58, 526
– Normwerte 305
– paroxysmale Bewegungsphänomene 532
– pathologische Befunde 58, 528 f
– Photosensibilität 527 f
– Photostimulation 527 f
– Provokationsmethoden 527
– Radermecker-Komplexe 532
– Reifungsbestimmung 305
– Reifungsprozeß 526
– Ruheableitung 527
– Sharp waves 59, 530
– shifting focus 530
– simultane Doppelbildaufzeichnung 532
– Spektralanalyse 303
– spikes and waves 59, 530
– Spitzenherd 530
– ten-twenty-System 527
– unipolare Technik 58, 527
– Verlangsamung 528 f
EEG-Langzeit-Untersuchung 532
EEG-Untersuchungen, polygraphische 532
Ehe, Konflikte 107, 256 f, 783
Eheliches Subsystem 256 f
Ehemündigkeit 113
Ehereife 113
Eidesmündigkeit 113
Eigendynamik des Individuums 124
Eigentumsdelikte 466 f
Eingliederungshilfe für Behinderte 787 f
Einklemmung, tentorielle 367
Einschlafen – Aufwachen, auffälliges Verhalten 50

Einsichtsfähigkeit 112
Einzelfallstudien, kontrollierte 316 f, 345
Einzelgänger 231
Ekmesie 415
Elaborierter Code 431
Elektroenzephalogramm, Elektroenzephalographie s. EEG
Elektrokonvulsivtherapie (EKT) **615 ff**
Elektromyographie (EMG) 64 f
Elektroneurographie (ENG) 65
Elektronystagmographie 61
Elektroretinogramm 534
Elterliche Gewalt 2, 110
– Sorge 2, 110
Eltern, Erkrankung 170 f
– extreme Kritik 179
– pädagogisches Versagen 110 f
– psychiatrische Erkrankungen 82 f
– psychotische 123
– Scheidung s. Scheidung
– Streit 107
– Tod 175 ff, 783
Elternarbeit, Erstgespräch 751
– Informationsgewinnung 751
– in Kinder- und Jugendpsychiatrie **750 ff**
– Kontaktaufnahme und Beziehung zu den Eltern 750
– Nachsorge 752
– nichttherapeutische 753
– Organisation 752 f
– „Schulddenken" 752
– therapeutische 753
– – Kooperation 751 f
– verschiedene Formen 753 ff
– Ziele und Aufgaben 750
Elternbefragung 325
Elternberatung 254, **658 ff**, 753
Eltern-Erzieher-Gruppen 746
Elternfragebögen 78, 497
Elterngruppen 660, 693, 710, 746, 753
Elterninterview 479
Eltern-Kind-Beziehung 27, 253, 256
Eltern-Kind-Interaktionen, Beobachtung 503
Eltern-Kind-Therapie 257 f
Eltern-Lehrer-Befragung 504
Eltern-Screening-Fragebogen 500
Elternselbsthilfegruppen 753
Elterntherapie 754
Elterntraining 691, 752, **754 ff**
– Begründung 754
– Effektivität und kritische Nebenwirkungen 760 f
– Gruppe 757
– Indikation 694, 761 f
– Interaktionsanalyse 755
– Kontraindikation 761
– Kooperationsprobleme **759 ff**
– Lehrtexte 756
– Methode 755
– Modelle 757 ff
– Nachbetreuung 759
– Rollenspiel 693, 756
– therapeutisches Modell 756

– Übungs- und Feedback-Verfahren 756
– Videoaufzeichnungen 756
Elternvereinigungen 52, 768
Eltern-Verhaltenstraining nach Perrez 757
Emissionstomographie 64
Emotional deprivation s. Deprivation, emotionale
Emotionale Erregung 126 f
– Fundierung 106 f
– Störungen 334, 439 ff, 468, 779
Emotionales Lernen (Rogers) 698
Emotionen, Entwicklung 439 f
Empfindungsstörung, dissoziierte 522
Encounter-Bewegung 707
Endokrinologie, weibliche Pubertät 280 f
Engraphierung 414
Enkopresis 626, 781
Enterozoenwahn 383
Entfaltungslogik, sachimmanente 25
Entmündigung 111
Entspannung, Definition 668
– funktionelle 669 f
Entspannungs- und Körpertherapie, Systematisierung 669
Entspannungsübungen 668
Entwendungen 466 f
Entwicklung **130 ff**
– Altersstufen 29 ff, 132 f
– alterstypische, Schwierigkeiten 150
– asynchrone 135
– Begriff 12, 25
– Diagnostik 32, 91, 115, 192, 197, 199 f, **573 ff**
– Dimensionen 132 f
– Emotionen 439 f
– erstes Lebensjahr 189
– frühkindliche 400, 563 f
– Funktionsbereiche, Verflechtung 195
– Geschlechtsunterschiede 132 ff
– Grundfunktionen 195
– intellektuelle 195
– kognitive 33, 197, 227, 423 f
– Komponenten 25 f
– Kontinuität 135
– körperliche (s. auch Wachstum) 32
– mentale 199 f
– motorische 30, 193, 564
– neurale s. Entwicklungsneurologie
– neurotische, aggressive Durchbrüche 465
– Normen 32 f
– Prognose 199 f
– psychomotorische 196, 395 ff, 400 f
– Psychopathologie 25 ff, 132 ff
– sexuelle 30, 32, **278 ff**
– – Störungen 84, 285 ff, 291 ff, 448
– Skalen 26, 33
– soziale 195
– Störungen 51
– – Therapie 199 f
– Stufen 29 f, 131
– synchrone 135
– Theorien **25 ff**, 130
– – biogenetische 27

Entwicklung, Theorien, finale 26
– – kausale 26
– – kognitive 28 f
– – ökopsychologische 29 f
– – psychoanalytische 238 ff
– – S-R-Theorien 27 f
– Wahrnehmung 373 ff
Entwicklungsanamnese 496
Entwicklungsauffassung, nativistische 373
Entwicklungsaufgaben 26, 31
Entwicklungsdimension **130 ff**
Entwicklungsdissoziation 400 f
Entwicklungsdysphasie 434
Entwicklungsgitter nach Kiphard 726
Entwicklungsknick 39
Entwicklungsneurologie **12 ff**, 157 ff, 183 ff
– altersspezifische Strukturen 14
– Deprivation 186
– frühe Entwicklungsstadien des Nervensystems 15 ff
– frühkindliche Bewegungsweisen 19 ff
– genetische Programmierung 183
– Morphogenese 13 ff
– Neugeborenes 17 ff
– pränatale Motilität 16
– – und perinatale Einflüsse auf das ZNS **157 ff**
– quantitative Abstimmung zwischen neuronalen Elementen 13 f
– strukturelle Folgen von Läsionen des ZNS **183 ff**
– Untersuchungskonzepte 566
– zeitlicher Verlauf der neuronalen Entwicklung 20 f, 157 ff, 183 ff
Entwicklungsphasen (s. auch Phase) **238 ff**, 247
Entwicklungsphysiologie **270 ff**
Entwicklungspräferenz 563
Entwicklungspsychobiologie 128
Entwicklungspsychologie **25 ff**, 373 ff
– Kennzeichnung wichtiger Altersabschnitte 29 ff
– Psychopathologie 25 ff
– Theorien **25 ff**
Entwicklungsquotient 199 f, 206, 275, 282
Entwicklungsrehabilitation 47
Entwicklungsreife 108
Entwicklungsrückstand 50, 192, 199, 727
Entwicklungsstörung, psychosoziale, Risikofaktoren 572
Entwicklungstabellen 573 f
Entwicklungstempo (s. Reifung, Akzeleration, Entwicklungsrückstand, Entwicklungsverzögerung)
Entwicklungstest, psycholinguistischer 421, 437, 577
Entwicklungsverzögerung, konstitutionelle 282, 289
– Prävalenz 330 f
Entzündungen 48
Enuresis 43
– Behandlung 667, 689 f
– nocturna, Antidepressiva 626

– Prävention 781
– Verlauf 793
Enzephalitis 51 f, 354, 532, 544
– Residualzustände 465
Enzephalographie, posttraumatische 70
Enzephalopathie, hypoxisch-ischämische 165 f
– metabolische 68 ff
– myoklonische 520
– Wernicke-Enzephalopathie 354
Enzymdefekte 578
Epidemiologie 8, 82, **320 ff**, 778 f
– Erhebungsinstrumente 326 f
Epilepsie (s. auch Antiepileptika) 52, 59, 332, 365, 528, 531 f
Epileptologie 532
Erbfaktoren 569
Erbgang, einfacher 209 ff
Erbkoordination 221
Erbrecht 110
Ereignisse, lebensverändernde s. Life events
Erfahrung 130 f, 134
– interpersonale 249
Erfahrungsrichtung, idiographische 76 f
– nomothetische 75 f
Erfolg/Mißerfolg 264 ff
Ergotherapie 740
Erhebungsbogen, Bundeskonferenz für Erziehungsberatung 91
Erkrankung, autosomal rezessive 213
– manisch-depressive 650
– neurodegenerative, VEP 534
– Erlebnisseite 156
– familiäre Häufung 209
Erkundungsstudien 312
Ermüdbarkeit 50
Ernährung der Mutter 163
– Störungen 47, 51
Ersatzhandlung 228
Erstkontakt 480
Erwachsenenpsychiatrie 74 ff, 80 ff
Erziehung, kompensatorische 722, 730 f
– öffentliche 113 ff
– Reaktanz 263
Erziehungsbeistand 114, 786
Erziehungsberatungsstelle 87, 89, 789
– statistischer Erhebungsbogen 589
Erziehungshaltung, mütterliche 200
Erziehungshilfe, freiwillige (FEH) 114, 786
– örtliche 786
Erziehungsrecht 110
Erziehungsstellen 790
Erziehungsstil, Eltern 106, 178 ff
Erziehungsziele 106 f
Es 236 ff
Ethnomethodologie 104
Ethologie **218 ff**
Ethosuximid 650
Etikettierung (labeling) 96 ff, 104, 592
Eunuchoidismus 285, 294
Eutonie (Alexander) 669
Evaluation, Gruppentherapie 710 f
– Typen 82

Evaluationsforschung 82 f, **338 ff**
Evaluationsproblem, entwicklungsabhängige Störungen 136
Evolution 220
Evozierte Potentiale 59, 303 ff, **553 ff**
– – Averaging-Technik 59, 534
– – Erwartungswelle 303 ff
– – Hirntod 368, 538
– – somatosensorische 367
– – Untersuchungsprinzip 533 f
Exhibitionismus 449 f
Experimentelle Forschung 313 f, 341
Exploration 478, 552 f
Explorationsverhalten 204 f
Expressivsprache, Entwicklung 432
Externalisierung 266
Eyberg Child Behavior Inventory 78

F

Fahrlässigkeit 112
Faktoren, adversive 327
– angeborene 120
– emotionale 227
– endogene 121 f
– exogene 121 f
– – Oligophrenie 41 f
– genetische 82, 120 ff, 212, 333, 792 f
– hereditäre 120
– kognitive 120
– kompensatorische 189
– konstitutionelle 120
– monogene 121
– pathogene s. Pathogene Einflüsse
– perinatale 154 f, 569
– polygene 121
– postnatale 154 f, 168 ff
– pränatale 154 f
– protektive 123, 143, 168, 206, 327, 333 f, 792, 795 f
– psychische 175 ff
– psychosoziale 139, 177
– somatische 173 ff
– soziokulturelle 178 ff
– therapiedeterminierende 348 f
Faktorenanalyse 91, 136, 311, 324 f
Falldarstellungen 341, 679 ff, 726
Falldefinition 323 ff
Fallidentifikation 323
Familiäre Variablen, Prognose 334
Familie 106 f, 175 ff, **254 ff**
– Abgrenzung 254 ff
– Anpassungsfähigkeit 255 f
– Belastung 255, 570 ff
– Funktionen 254 ff, 505 f
– Größe 107
– informative 37
– Interaktionsforschung 260, 505
– interpersonale Prozesse 255
– Inzest 214, 452
– Klassifikation, triaxiales Schema 601 ff
– Konstellation 246
– Macht- und Rollenverteilung 106 f
– mehrere Mütter 179
– Psychopathologie 83, 148

Familie, räumliche Beengtheit 179
– Störungen, Klassifikation 601
– Studien 124
– Subsysteme 254 ff, 601
– System 254 ff
– Theorie 254 ff
– in Tieren (Test) 556
– Untersuchung familiärer Funktionen 505 f
– unvollständige 332
– zerrüttete 178 f
Familienatmosphäre 677
Familiendiagnostik 255 f, 332 f, 505, 570, 585, 659, 703 f
Familiendynamik 658
Familienfaktoren 505
Familienforschung 8, 504
Familiengespräche, Einschätzungsskalen 505
Familien-Gruppen-Therapie 702
Familieninterview 585, 702, 704, 705
Familienkonferenz 757
Familienkonflikte 175 ff, 676
Familienkonzept 256
Familienmerkmale, Klassifikation 605
Familienneurose 246
Familienpsychiatrie 83, 701 f
Familienpsychotherapie 704 f
Familienrichter 111
Familienstruktur 254 ff
Familientherapie 250, 256 ff, 609, **701 ff**
– Definition 702 f
– Einteilung 258
– Indikationen 609 f
– kinderpsychiatrische 257
– kinderzentrierte 610
– psychoanalytische 257, 673
– Vektortherapie 705 f
Familientyp 253, 676
Familienuntersuchung (Humangenetik) 211
Familienvariablen 206
Familismus 107
Family Adversity Index 332 f, 570
– Assessment Measure (Skinner) 505
– Relations Test (Bene u. Anthony) 505
Fast-Fourier-Analyse 59
Faszikulationspotentiale 64 f
Fazialisparese 519, 524
FE s. Fürsorgeerziehung
FEH s. Freiwillige Erziehungshilfe
Fehlbildungen, entwicklungsbedingte 184
Fehlbildungs-Retardierungs-Syndrom 39, 41
Fehlhörigkeit 536
Feinmotorik 408
Feldbeobachtung 502
Feldforschung 320, 341
Feldtheorie 227
Fernsehen, Gewalt 223
Fetischismus 449 ff
FGG 111, 113 f
Fibrillationspotentiale 64 f
Fibrose, zystische 53
Fieberkrämpfe 47

Figure complexe 421
Fixierung 228, 243 f
Floppy infant syndrome 515
Floropipamid 630, 633
Fluchtreflex 517
– bedingter, Neuroleptika 630
Flügelschlagtremor 361
Fluphenazin 630 ff
Fluphenazin-Decanoat 633
Flutamid 654
Fontanelle 513, 515
Förderdiagnostik 96
Formunterscheidungsfähigkeit 375
Forschung 8 f
– klinische 341
– psychologische, Aufgabenbereiche 310
Forschungsmethoden, Kinder- und Jugendpsychiatrie (s. auch Längsschnittforschung, s. auch Untersuchung) **269 ff**
Fragebogen 77 ff, 326, 482, 496 ff
– Altersnormen 26
– Beurteilung durch Eltern 78
– – durch Lehrer 79
– Eltern, Einstellung zur Kinderpflege 179
– Hyperaktivität 78 f
– Life events 176 f
– Verhaltensauffälligkeit 78 f, 498 f
Fragebogen-Untersuchung 326, 482, 496 f
Franceschetti-Syndrom 513
Frankfurter Schulreifetest (FST) 557
– Tests für Fünfjährige – Wortschatz 577
Freiburger Persönlichkeitsinventar (FPI) 556
Freiheitsentzug 114
Freiwillige Erziehungshilfe (FEH) 114, 786
Fremddyslalie 434
Fremderziehung 786
French-Bilder-Intelligenz-Test 421, 573
Frequenzanalyse 60
Friedreichsche Ataxie 521 f
Fröbelsches Pädagogikkonzept 722
Frostigs Entwicklungstest der visuellen Wahrnehmung 577, 743
– Übungsprogramme 719, 725, 736, 742
Fruchtwasserpunktion 36
Frühdiagnose 562
Frühdyskinesien 631, 634
Früherkennung 47, **562 ff**, 578 f
– Entwicklungstestung 562
– Merkmalsbereiche 562 ff
– methodische Grundkonzeption 566
– Risikofaktoren 566
– Screeninguntersuchung 562
Frühförderstellen, regionale 765
Frühförderung 98 f, 191, 199 f, 562, 720, **764 ff**
– Erfolge 767
– individuelle Anpassung 766
– Institutionen 764 ff, 776

– interdisziplinäre mehrdimensionale Diagnostik 565
– – Zusammenarbeit 764 ff
– kinderärztliche Aufgaben 765
– kinder- und jugendpsychiatrische Aufgaben 765 f
– Konzept 767 f
– krankengymnastische Verfahren 766
– mehrdimensionale Hilfe 766
– Methoden 766 f
– pädagogische Aspekte 766
– Prinzipien 766
– sozial benachteiligte Kinder 767
– sozialrechtliche Belange 766
– Verbundsystem 766
– Ziele 764
Frühgeborenenabteilung 55
Frühgeborenes 17, 174 f
– Komplikationen 164 f
– Nervensystem 17
Frühgeburt (Definition) 514, 567
Frühkindliche Entwicklung 400, 563 f
Frühpädagogik 730
Frühreife 32, 287 ff, 292
Frustrations-Aggressions-Hypothese 224, 463
Funktionssteuerung, subkortikale 191
Fürsorgeerziehung (FE) 114, 786
– Sachverständigengutachten 786
Fußgreifreflex 517
Fußsohlenreflex 517

G

Galaktosämie 514
Galantreflex 518
Gamma-Motoneuronen 400
Gammazismus 434
Ganser-Syndrom 419, 427
Ganzwortmethode 43
GAP s. Group for the Advancement of Psychiatry
Gastarbeiter 332
Gaumensegelparesen 524
Gaußsche Normalverteilung 138, 140, 211 f
Geburt (s. auch Faktoren, perinatale) 514, 567
Geburt, psychische (Psychoanalyse) 242
Geburtsgewicht 212
Geburtshilfe nach Read 669
Geburtstrauma 185
Geburtsüberwachung 165 f
Gedächtnis 29 ff
– kinästhetisches 420
Gedächtnisforschung 414
Gedächtnisfunktion, mittelbare 416, 420
– unmittelbare 416, 420
Gedächtnisstörung **414 ff**
– apallisches Syndrom 416
– Diagnostik 419 f
– Hirnschädigung 415 f
– klinisches Bild 415 f
– psychogene 418 f
– psychotische Erkrankungen 418

Gefäßverschlüsse 166
Gefühle (s. auch Emotionen) 439, 473
Gegenkonditionierung 688
Gegenparadoxon 253
Gehirn (s. auch Hirn...), Durchblutungsstörungen 164 ff
– Eingriffe 126
– Fehlbildungen 184
– Reifung 184
Gehörgangsatresie 513
Gehörlosenpädagogik 730, 737
Geistigbehindertenpädagogik 737
Geistige Behinderung 68, 214 ff, 425, 565, 573
– – Ätiologie (Humangenetik) 37 ff
– – Begriff 37
– – Bundessozialhilfegesetz 774
– – Chromosomenstörungen 41, 210 f
– – Elternberatung 660
– – Frühförderung 730
– – Geschwisterproblematik 660
– – Häufigkeit 37
– – Klassifikation 602 ff
– – metabolische 68 f
– – Testbatterie 406
– – Ursachen 69
– – – unklare 37, 42, 127
– – Verhaltenstherapie 690 f
„Gelernte Hilflosigkeit" 205, 264 f
Gemeinschaftsspiele 675 f
Generalisierte Zuckung 16
Genetik, klinische 36 ff
– psychiatrische 83
Genetische Beratung 578
– Faktoren s. Faktoren, genetische
Genitalentwicklung beim Jungen 279
Genogramm 662
Genort 37
Genotyp, Analyse 36 f, 213 f
Gentechnologie 216
Genträger, heterozygote 213 f
Geruchshalluzinationen 384
Gesamtschule 733
Geschäftsfähigkeit, beschränkte 111 f
Geschichte der Kinder- und Jugendpsychiatrie 1 ff, 74
Geschicklichkeitsspiele 675
Geschlechtsrollen, Klischee 32
Geschlechtsunterschied, Entwicklung 132 ff
– funktionelle Kompensation des ZNS 189
– geistige Behinderung 210
– multifaktoriell bedingte Erkrankungen 212
– Psychopathologie 43, 136, 177 f, 330
– Unfallhäufigkeit 171
– Vulnerabilität 134, 177 ff
Geschmackswahrnehmung 374
Geschwisterproblematik 245, 660, 662
Geschwisterrivalität 245
Gesellschaftliche Bewertungen 105
Gesellschaftlicher Status 105
Gesetzlicher Vertreter 110
Gesichtsausdruck 47

– Wiedererkennen 229
Gesichtsreflexe 516
Gesprächsführung 659 f
Gesprächsstil, kinderpsychiatrischer 662
Gesprächstherapie, klientenzentrierte 696 ff
– nichtdirektive 696, 698
Gestalttheorie 226 f
Gestalttherapie 671, 708
Gestaltungstherapie 670 f
Gestationsalter 514, 567
Gesundheitsbegriff (s. auch Krankheitsbegriff), WHO 138
Gesundheitspsychologie 89
Gesundungswille 147
Gießen-Test (GT) 556
Gilles-de-la-Tourette-Syndrom 633
Glabellareflex 516
Glasgow Coma Scale (GCS) für Kinder 363
– Outcome Scale 364 f
Glaubwürdigkeit, Begutachtung 111
Gleichgewichtsprinzip (Äquilibration) 28 f
Glykogenose 513, 539
Gonadotropine, Plasmakonzentration 280 f
Göttinger-Formreproduktions-Test (GFT) 558
Gower-Phänomen 522
Granulosazelltumoren 288
Graphomotorik 408
Greifen, Entwicklung 564
Greifreflex 20, 517
Greulich-Pyle-Methode 274
Griffiths-Test 573
Größenalter 272
Größenwahn 428
Group for the Advancement of Psychiatry (GAP) 135, 593 f
Grundintelligenztest (CFT 2, CFT 3) 555
Grundlagenwissenschaften der Kinder- und Jugendpsychiatrie 11 ff
Grundpersönlichkeit 106
Grundprobleme der Kinder- und Jugendpsychiatrie 119 ff
Grundrechtsmündigkeit 115 f
Grundschulalter 171
Gruppenimagination 709
Gruppentherapie 610, 707 ff
– aktionszentrierte (Slavson) 707 f
– Ausschluß aus der Gruppe 710
– Elterngruppe 710
– Evaluation 710 f
– Gruppenzusammenstellung 709
– Indikation 709
– interaktionelle 708
– Interventionstechniken 709 f
– katamnestische Untersuchungen 711
– Kontraindikation 709
– Kotherapeut 710
– Methoden 707 ff
– psychoanalytische 708
– tiefenpsychologisch fundierte 708
– unterschiedliche Richtungen 707

– Verhaltenstherapie 708
– Videoaufnahmen 710
– Zeitdauer 709
– Ziele 709
Gruppentrauma 709
Gutachten 109, 114, 559 f, 786
GVG 111

H

Halluzination 42, 381 f
Haloperidol 381 ff, 628 ff, 633, 635
Halsmarkschädigung 367
Haltungsreflex 514 ff
Hamburger Neurotizismus- und Extraversionsskala (HANES) 556
Hamburg-Wechsler-Intelligenztest für Erwachsene (HAWIE) 555
– für Kinder (HAWIK) 420, 555
Hammerstein-Schema 656
Hämophilie 46, 52 f
Hämorrhagien 185 f
Handeln, instrumentelles 459
– kommunikatives 459
Handgeschicklichkeit 408
Händigkeit, Entwicklung 432
Handleisten und Fingerleisten, Analyse 36
Handlungsbereitschaft 223
Handlungsfähigkeit, rechtliche 110
Handlungssteuerung 30
Handlungssystem 102
Handlungstheorien, soziologische 101 ff
Handpräferenz 408
Harlekinsyndrom 363
Harnverhaltung, Neuroleptika 633
Hartnup-Krankheit 69
Hausbesuche 746
Hautbiopsie 539
Hautreflexe 517
Heidelberger Sprachentwicklungstest 437, 577
Heilpädagogik (s. auch Sonderpädagogik) 74, 94
Heilpädagogische Heime 777
– Übungsbehandlung 719 ff
– – Entwicklungsrückstände 727
– – Erziehungsaspekte 720
– – Fallbeispiel 726 f
– – Indikationen 719 f, 727
– – Legasthenie 724
– – Rechenschwäche 724
– – Spieltherapie 720 f
– – Trainingsprogramm 724
Heilpädagogisches Spielen, historische Ansätze 721 f
Heime, geschlossene 777, 790
– heilpädagogische 777
Heimerziehung 332, 790
Heimkinder 50, 114, 175, 205
Heimverzeichnis der AFET 790
Hemiplegie 196
Hemisphäre, Funktionsübernahme 190
Hemisphärenanlagen 158
Hemisphärenasymmetrie, funktionelle 132 f

Hemisphärendifferenz 162
Hemisphärenorganisation 184
Hemmzentren, kortikale 19 f
Heranwachsende 115
Herdveränderungen 528 f
Heritabilität 122, 213
Herniation, transtentorielle 357
Herpesenzephalitis 532, 544
Herzschrittmacher 63
Herzstillstand, EEG 366
Heterozygotentest 37, 39 f
High-risk-Forschung (s. auch Risikofaktoren) 83, 123 f, 260, 570
Hilflosigkeit, gelernte 205, 264 f
Hirnbiopsie 544
Hirndruckzeichen 187
Hirndurchblutung 62
Hirnfunktionsstörungen, psychiatrische Auffälligkeiten 331
Hirngewicht 514
Hirnläsion, primäre 358
Hirnmanteldicke 60
Hirnnerven 361 f
– und Sinnesorgane, Untersuchung beim Säugling 518 f
– Untersuchung 57
Hirnorganisches Anfallsleiden 465
– Durchgangssyndrom 365
– Psychosyndrom 80 f
Hirnpathologie 57
Hirnreizung 126 f, 225
Hirnrinde, Differenzierung 184
Hirnschädigung 19, 173 ff, 195 ff
– Arten 173 f
– Aufmerksamkeitsstörungen 389
– Auswirkung 174 f, 195 ff
– Diagnose 99, 174, 196 f
– frühkindliche 70 f, 81, 95 f, 190, 389
– – Elternarbeit 99
– Gedächtnisstörung 415 f
– Kompensation 21
– psychiatrische Auffälligkeit 177 f
– sekundäre 358
– strukturelle 196
– Umwelteinflüsse 174
– Ursachen 173
– Zeitpunkt 173
Hirnstammfunktionsstörung 370
Hirnstammpotentiale, akustisch evozierte (AEHP) 367 f, 535 f
– – – Fehlhörigkeit 536
– – – Topodiagnostik von Hirnstammprozessen 536
Hirnstammschädigung 185
Hirnstammsymptome 364
Hirnstammtumor 63
Hirnstruktur und Hirnfunktion 220
– und Verhalten 225 f
Hirnszintigraphie 62
Hirntod 358 f, 368
Hirntrauma, Aufmerksamkeitsstörung 389
Hirnwerkzeugstörungen 65 ff, 70
Hirsutismus 278, 656
Hjortsche Analyse 59
Hochwuchs, konstitutioneller 290
Home-Inventar 569

Home-treatment 349, 611 f
Homosexualität 244
Homotypie, diagnostische 209
Hören s. Wahrnehmung, akustische
Hörhilfen, apparative 197 f
Hörprüfung 519, 524, 536, 575
Hör-Sprach-Entwicklung 197 ff
Hörstörungen 197 f, 437, 573, 737
Hörstummheit 434
Hör- und Sprachkreis 429 f
Hormone 127, 277 f
Hospitalisierung (s. auch Heimkinder) 175, 332
Hospitalismus (s. auch Deprivation) 54, 241, 765
– infektiöser 50
Humangenetik 36 ff, 209 ff
– Ätiologie kinderpsychiatrischer Krankheitsbilder 37 ff
– Forschungsstrategien 209 ff
Hydranenzephalie 161, 355
Hydroxyzin 638
Hydrozephalus 52, 185, 544
Hyperaktivität (s. auch hyperkinetisches Syndrom) 78, 127, 211, 230 f, 317, 402
– Pharmakotherapie, kognitive Aspekte 266
– Schulerfolg 266
– Skalen 78 f
– Therapie 266
Hyperkinese 402
Hyperkinetisches Syndrom 135, 141, 187, 334, 428
– – Affektlabilität 441
– – Antidepressiva 619, 626
– – Aufmerksamkeitsstörungen 388, 390
– – Benzodiazepine 639
– – Dissozialität 801
– – Drogenmißbrauch 800
– – Entwicklungsrückstände 388
– – Prävalenz 330
– – Störung von Aktivität und Aufmerksamkeit 388
– – Störungen des Sozialverhaltens 388
– – Transmittersubstanzen 400
– – Verlauf 800 f
Hypermnesie 415, 418
Hyperphenylalaninämie, Mutter 216
Hypersalivation, Neuroleptika 633
Hypersexualität, Antiandrogene 655 f
Hypertelorismussyndrom 513
Hypnopädie 667
Hypnose 666 f
Hypnotika 636 ff
Hypnotisierbarkeit 666
– von Kindern 667
Hypochondrie 243 f
Hypoglykämie 186
Hypogonadismus 285
Hypokinese 402
Hypomnesien 418
Hypophysärer Zwergwuchs 290
Hypothermie, induzierte 369
Hypothesenbildung, progressive 90
Hypotrophie 163 ff

Hypsarrhythmie 531 f
Hysterie (s. auch Konversionssyndrome) 244, 418

I

ICD s. International Classification of Diseases
Ich 236 ff, 471 ff
Ich-Autonomie 238
Ich-Bewußtsein 471
Ich-Entwicklung 473 ff
Ich-Erleben und Realitätseinschätzung, Störungen 471 ff
Ichgefühl 471
Ich-Grenzen 473
Ich-Identität 31, 84, 228, 242, 472
Ich-Psychologie 228, 237 f
Ich-Stärke 238, 245
Idealsuche 32
Ideenflucht 391
Idiographische Erfahrungsrichtung 76 f
Illusionen 381 f, 425
Imagination 246
Imipramin 619 ff
Imitationslernen 689, 691
Immaturity (Behaviour Disorders) 458
Immunität 47 f
Impfung, kognitive 266
Impulsivität 311, 428
Inanspruchnahmepopulation 141
Indexpatient 148, 662
Indikation, differentielle 587
Individualpsychiatrie 702
Individualpsychologie 245
Individuation 242, 246
Individuumzentrierte Theorien 249
Induktion (Neurologie) 13
Infantile Zerebralparesen (ICP) 68
Infantilismen, motorische 400, 410
Infektanfälliges Kind 47 f
Infektion 47 f, 50, 161 ff, 174
Infektionsmodell 146
Informationsquellen, Diagnostik 325 f
Informationsübertragung, Nerven 161
Insomnie 354
Instanzenlehre 233
Institutionen, Frühförderung 764 ff
– Kinder- und Jugendpsychiatrie 7, 788 ff
– Rehabilitation 774 ff
Instrumentation 343
Integration, soziale Gruppen 102
– Wahrnehmung 376 f
Intelligenz 29, 140, 213 ff, 331
Intelligenzquotient 32, 199 f, 216
Intelligenzstörung 423
Intelligenz-Struktur-Test (IST) 421, 555
Intelligenztests 32, 555 f, 576
Interaktion, Arzt-Patient 103 f
– Diagnostiker-Patient 76 f
– diagnostischer Prozeß 585
– Ebene 252
– Forschung 83, 260
– Kind-Bezugsperson 192

Interaktion, soziale 102 ff, **202 ff**, 459
- Störung 154 f, 179, 192, **202 ff**
- Untersuchung 203 ff
Interaktionelle Gruppentherapie 708
Interaktionismus, symbolischer 102
Interaktionistische Terminologie 260
Interaktionsmodell 224
Interaktionsprozeß 203
Interaktionsstil 31
Interaktionsstudien (Mutter und Kind) 570
Interaktionstheorem 122
Interaktionstheorien **249 ff**
Interessentests 557
Internalisierung 102, 106
International Classification of Diseases (ICD) 80, 593 f
Internpädiatrische Untersuchung **512 ff**
Interpersonale Erfahrung 249
Interpersonales System 254 ff
Interrollenkonflikt 104
Interventionsforschung 82 f, 570, 795, 799
Interview 326, 482, 552
- diagnostisches, mit Kindern 479
- lineares 483
- strukturiertes (Beispiele) **484 ff**
- unstrukturiertes 484
- verzweigtes 483
Interviewstile 484 f
Intrarollenkonflikt 104
Introjektion 237
Introspektionsfähigkeit 424
Inventarisieren 550
Inzest 214, 452
Inzidenz 320
Isle-of-Wight-Studie 173, 206, 493
Isle-of-Wight-Survey-Interview 486, 492 f
Isolation 222 f, 236

J

JArbSchG s. Jugendarbeitsschutzgesetz
JGG s. Jugendgerichtsgesetz
Jugend (s. auch Adoleszenz) 31 f
Jugendalter, Rechtsstellung 109 ff
Jugendamt 111, 113 f, 785
Jugendarbeitsschutzgesetz (JArbSchG) 111
Jugendegozentrismus 32
Jugendgericht 114 f
Jugendgerichtsgesetz (JGG) 108 f, 114 f
Jugendhilfe 113 ff
Jugendpsychologe und Entwicklungspsychologe 109
Jugendschutz 110 ff
Jugendstrafrecht 114 f
Jugendwohlfahrtsgesetz (JWG) 109 ff, 113 f, 785 f
Jugendwohnheime 790
Jungenhaftes Verhalten s. Tomboy-Verhalten
Jungtäterrecht 115
JWG s. Jugendwohlfahrtsgesetz

K

Kallmann-Syndrom 285
Karotis-Diagnostik 61
Katamnestische Untersuchung 123, 203, 711, 798 ff
Kathymes Bilderleben 246, 669
- - assoziatives Vorgehen 715
- - Bedeutung für die Kinder- und Jugendpsychiatrie **712 ff**
- - Gruppenanwendung 709
- - Interpretation 715 f
- - klinische Technik 713 f
- - Prämissen 713
- - regieführendes Symboldrama 715
- - Symbolkonfrontation 715
- - therapeutische Strategien 715 f
- - übendes Vorgehen 715
- - Vorstellungsmotive 714 f
Katatonie, Lithium 651
Katecholamine 621 f
Katecholaminhypothese, Antidepressiva 621
Kausalattribuierung s. Attributionstheorie
Kernaplasie, Möbiussche 512, 519
Kernig-Zeichen 522
Kernspintomographie 62 ff, 544
KIDDIE-SADS (K-SADS) 486, 491 f
Kinderanalyse (s. auch Kindertherapie) 240, 243, **672 ff**
Kinder-Angst-Test (KAT) 556
Kinder-Gemeinschaftseinrichtungen 48
Kinderheilkunde s. Pädiatrie
Kinder- und Jugendpsychiater 55 f, 89, 109
Kinder- und Jugendpsychiatrie (s. auch Klassifikation, s. auch Krankheitsbegriff, s. auch Normbegriff) 138 ff, 143 ff, 217, **353 ff**
- ambulante 7
- Anlage-Umwelt-Problem 120 ff
- Ausbildung 84 f
- Berufsgruppen 89
- Berufspolitik 9 f
- Bezugssysteme, Revision 96 ff
- deutschsprachige 2 ff
- Diagnostik s. Diagnostik, Psychodiagnostik
- Entwicklungsdimension **130 ff**
- europäische 5 f
- extramurale 9
- Forschungsmethoden **269 ff**
- Geschichte 1 ff, 74
- Grundlagenwissenschaften **11 ff**
- Grundprobleme **119 ff**
- Institutionen 7, 788 ff
- - Geschichte 7 ff
- internationale 6
- Nachbardisziplinen 4
- Organisationen 4 ff
- Organisatorisches 9 f
- Pädagogik 94 ff
- Psychiatrie, Gemeinsamkeiten 81 ff
- Publikationen 3 f
- Schwerpunkte 5
- stationäre 7
- Universität 7
- Weiterbildung 9, 85
- Zeitschriften 4
Kinder- und Jugendpsychiatrischer Dienst 99
Kinderkrankenhaus, Angst 55
Kinderkrankenschwester 55
Kinderpsychiatrie, Terminus 74
Kinderpsychiatrische Fachgesellschaft 74
- Störungen, Prävalenz 328, 330
- Untersuchung 478 f
- - Erstkontakt 480
Kinderschutz, strafrechtlicher 112
Kindertherapie (s. auch Spieltherapie) 229
- analytische 244 ff, **672 ff**
- - Absprachen mit Eltern und Patient 678
- - Behandlungsfrequenz 679
- - Dauer 678
- - Fallbeispiele **679 ff**
- - gemeinsames Spielen 676
- - Konfliktvermeidung 677
- - Motivation des Kindes 678
Kindesalter, Rechtsstellung 109 ff
Kindes- u. Jugendalter, juristisch 108
Kindesmißhandlung 110, 175, 229 f
Kindesvernachlässigung 51, 229 f
Kindeswohl 108, 110 ff, 114
Kindheit 29 ff
- frühe (s. auch Vorschulalter) 29 f, 610 f
- Ich-Entwicklung 473 f
Kinematographische Analyse 408
Kingsbourne Erkrankung 520, 524
Kiphardsche Übungsbehandlung 720
Klassifikation 80, **141 f**, 324, **588 ff**
- ätiologische Aspekte 142
- Aufmerksamkeitsstörungen 388
- Behinderungen 140, 142, 602 ff, 770 f
- Definition 588
- Diskriminierung (Etikettierung) 592
- eindimensionale multikategoriale 593 f
- empirisch-statistische Kategorien 602
- Entwicklungsperspektive 130, 590
- Epilepsie 531 (Tab.)
- Familienmerkmale 605
- Folgen pathogener Einflüsse 154 ff
- GAP 135, 593 f
- Gütekriterien 590, 592
- kinder- und jugendpsychiatrische Erkrankungen (s. auch DSM-III, s. auch MAS) 80, 91, 141 ff, 415, **588 ff**
- klinische 142
- Komplexität 141
- Kritik 591 ff
- methodische Probleme 593
- multiaxiale (s. auch MAS) 80, 593, **595 ff**
- pathogene Einflüsse 154 ff
- Praktikabilität 591 f
- Probleme 141 ff

Klassifikation, Psychopathologie
144 ff
- qualitative Anforderungen 589 f
- spezielle Erkrankungen 602
- statistische 141 f, 602
- Symptomorientierung 592
- Theoriefreiheit 592
- Therapieorientierung 141
- unterschiedliche Systeme 593 ff
Klassifikationsschema, multiaxiales
s. MAS
Kleinhirn 398
Kleinkindalter s. Kindheit, frühe
Kleinwuchs 282
Klientenzentrierte Gesprächstherapie
s. Gesprächstherapie, klientenzentrierte
- Spieltherapie s. Spieltherapie, klientenzentrierte
Klinefelter-Syndrom 44, 287, 513
Klinische Pathologie 149
- Psychologie **87 ff**
Klinischer Versuch 341
Klüver-Bucy-Barrera-Syndrom 365
Kniekußphänomen 522
Knochenalter 274 f
Knochenmarkspunktion 543
Koffein 645
Kognitive Funktionen, Entwicklung
423 f
- - Störungen **423 ff**
- Operationen, Testbatterie 427
- Theorien 28 f
- Therapieansätze (s. auch
Verhaltenstherapie, kognitive) 609
Kognitives Training 735
Kohlenhydratstoffwechsel, Störungen
69
Kollektives Unbewußtes 246
Koma 70, **354 ff**
- anoxiebedingtes 359
- Behandlung 369 f
- Beurteilung 363 ff, 370
- EEG 365 ff
- evozierte Potentiale (EP) 367 f
- mentale Entwicklung danach 365
- Skalen 363 ff
- Überwachung 369
Komaformen 355 ff
Kommunikation (s. auch Interaktion)
199 f, 204, 221 f, 224 f, **249 ff**, 552
Kommunikationstherapie 259
Kommunikationstraining, sprachliches (Gordon) 757
Kompensation, Reifungsstörungen des
ZNS **188 ff**
Kompetenzfaktoren 333 f
Komplikationen, natale und postnatale 164 ff
- perinatale 206
Konditionieren, instrumentelles 685
- operantes 127 f, 685, 690
Konditionierungsbehandlung 685
Konfabulationen 415
Konflikt-Eheformen 107
Konjunktivalbiopsie 542
Konsiliardienst 9
Konstitution 122, 201

Konstruktvalidität 344
Kontaktdesensibilisierung 689
Kontaminationen 420
Kontingenz, Handeln und Ereignis
265 f
Kontinuitätsmodell, psychische
Störungen (s. auch Verlauf kinderpsychiatrischer Erkrankungen) 135,
140, 794, 798
Kontrollgruppenpläne 345
Konversionssyndrome 84, 799
Konzentration 387
Konzentrationsstörungen 96 f, 388,
391
Konzentrationstests 97, 389 ff, 557
Koordination, motorische 15 f, 397
- sensomotorische 197, 399
- Untersuchung 58, 407, 577
- zentralnervöse 221
Koordinationsstörungen 197, 767
Kornealreflex 362
Körperbehindertenpädagogik 737
Körperbehinderung 178 f, 410, 573
Körpergewicht 270, 272 f, 276 f
Körpergröße 270 ff
Körperhaltung 19
Körperkoordinationstest für Kinder
(KTK) 407, 577
Körperliche Züchtigung 110
Körperlichkeit, Einstellung 270
Körpertherapien 668
Körperwahrnehmung 668 ff
Korrelationsstatistische Verfahren
313 f, 341
Korsakow-Syndrom 365
Kortikalisierung 191
Kosten-Nutzen-Analyse 102 f, 338
Kramer-Test 421
Krämpfe 38
Krampfschwelle, Neuroleptika 635
Kraniopharyngeom 283
Krankenhausaufenthalt 52, 54 f, 782 f
Krankenrolle 103 f, 147
Krankheit (s. auch Behinderung,
s. auch Störung)
- atypische psychiatrische 209
- Kinder- und Jugendpsychiatrie 146
- Kindesalter, psychische Begleitsymptomatik 51 f
- „Panoramawandel" 46 f
- Schwellenwert 211 f
- soziales Niveau 48
- Variabilität 143
- Verlauf (s. auch Verlauf kinderpsychiatrischer Erkrankungen) 47,
145
- Zivilisationsfaktoren 48 f
Krankheitsbegriff (s. auch Normbegriff) **142 ff**, 323, 424
- ätiologischer 144 f
- biopsychologischer 147
- dimensionaler 143 f, 147
- Ebenen 144 f
- Einengung 151
- Erweiterung 96, 101 ff, 148, 150 f
- Forschung 148
- funktioneller 145
- individueller 147 f

- intrapsychischer 146
- juristischer 151
- Kahlbaum-Kraepelinscher Ansatz
144 f
- kategorialer 143 f
- Krise 149 f
- medizinischer 96, 146 ff
- multifaktorieller 147
- psychoanalytischer 148
- psychosozialer 146 f
- sozialwissenschaftlicher 96
- statistischer 144
- Streßbewältigung 144
- systematischer 147 f
- Tätigkeitsfelder 148
- Therapieziel 148
- utopische Elemente 148
Krankheitseinsicht 143 f
Krankheitskonstrukt 144 f
Krankheitsmodell s. Krankheitsbegriff
Kreative Medien 671
Krebs 46, 54
Kreislaufstillstand 185 f
Kreuzkorrelation 313
Kriminalität (s. auch Delinquenz) 32,
114, 177 f
Kriminologie 116
Krise (s. auch Adoleszenzkrise),
Intervention 150
- Krankheitsbegriff 149
- narzißtische 84
- psychiatrische 149 f
- somatische 50
Kryptorchismus 287
Kulturvergleich 29, 179
Kurzzeitgedächtnis 414

L

Labeling-Theorien 104, 592
Labilität 48
Labordiagnostik 526 ff, **538 ff**
Labyrinthreflex 518
Lächeln, Säugling 221
Laevomepromazin 629
Lähmung 40, 52
Landau-Kleffner-Syndrom 533
Landau-Reflex 518
Längenalter 275
Längsschnittforschung 31, 81 f, 205,
270 ff, 315 f, 327 f, **797 ff**
Langzeitstudie (Follow-back-study)
215 f, 315
Lasèguesches Phänomen 522
Läsion, experimentelle 190
- geburtstraumatische 165
- halbseitige 190
- kortikale 189
Latenzzeit 235
Lateralisation 190 f, 408, 432
Laurence-Moon-Biedl-Syndrom 285
Lautbildung, Säugling 221
Lebenshilfe (Bundesvereinigung) 768
Lebensverändernde Ereignisse s. Life
events
Leberbiopsie 543

Legasthenie 43 f, 96 ff, 212, 379 ff, 724, 735
Lehrerbefragung 325
Lehrerfragebogen 79, 504
Lehrerurteil 97
Leistungsdominanztest (LDT) 408
Leistungsmotiv (s. auch Attributionstheorie) 444
Leistungsmotorik 396 f
Leistungsprüfgerät 392
Leistungsprüfsystem (LPS) (Horn) 555
Leistungsverbesserung 267
Leitungsbahnen 537
Lernbehindertenpädagogik 737
Lernbehinderung 266, 558, 723 f
Lernen 130 ff, 219 ff
– emotionales (Rogers) 698
Lernexperiment (Innerhofer) 692
Lern- und Gedächtnistest (LGT) 420
Lern- und geistig Behinderte, Tests 558
Lernkonzept, klientenzentrierte Spieltherapie 698
Lernpsychologie (s. auch Verhaltenstherapie) 554
Lernstörung 423
Lerntheorien (s. auch Verhaltenstherapie) 27 f, 128, 131 f, **226 ff**, 463 ff
Lese-Rechtschreib-Schwäche (s. auch Legasthenie) 379
Lesetests 557
Leukämie 52, 54
Leukodystrophie 69, 544
Leukomalazie 164 f
Libidotheorie 235
Lichtspurmethode 408
Life events 26, 176 f, 327, 570 ff, 604, 782 f, 795 f
Life-event-Fragebogen 176 f, 571
Limbisches System 126, 223 ff, 399
Lincoln-Oseretzky-Skala (LOS) 406, 577
Lipoidstoffwechselstörungen 69
Lippenreflex 516
Liquordiagnostik 65 f, 539
Liquor-Ventrikelableitung 52
Lithium 619 ff, **650 ff**
– Dosierung 652
– Durst 652
– EEG-Veränderungen 651, 653
– Indikation bei Kindern u. Jugendlichen 650 f
– Intoxikation 651, 653
– Katatonie 651
– Nebenwirkungen 652 f
– periodisch aggressive Verhaltensstörungen 651
– Schilddrüsenhormonkontrolle 651, 653
– schizophrene Psychose 651
– Serumspiegelkontrollen 651 f
– Struma 653
– Therapie 651 f
– Tremor 652
Locked-in-Syndrom 360 f
Logorrhö 66 f
Longitudinalstudien s. Längsschnittforschung

Loslösung 242
Louis-Bar-Syndrom 521
Louisville Behavior Checklist (Miller) 501
Lowe-Syndrom 514
Loyalitätskonflikt 674
Lues 71
Lust-Ich 473
Lustprinzip 227, 236
Lysosomale Enzyme 539

M

Machtstreben 245
Magnetic Resonance Imaging (MRI) 62 f
Major tranquilizer 629
Makrorchie 210
Makrostruktur, ZNS 157 ff
Makrotie 210
Maltherapie 668
Mangelgeburt (small for date baby) 514, 567
Mangelsituation, intrauterine 163 f
Manie 243 f
Manifestationsrate, wahre 124
Manisch-depressive Erkrankung 42, 650
Mannheimer Epidemiologisches Interview (MEI) 486
Mannheimer Jugendpsychiatrische Interviews **493 ff**
Maprotilin 622
Marfan-Syndrom 513
Marginalposition 31 f
Marker-X-Chromosom 210 f
Markiervariablen 141 f
Martin-Bell-Syndrom 210 f
MAS 139, 460, 506, 595 ff, 603
Masochismus 243 f
Masturbation 292, 448 f
Matching Familiar Figures Test (MFFT) 311
Matrixblutung 164 f
Maturationszeichen, physische 20
Mauritius-Projekt 124
Mechanisch-Technischer Verständnis-Test (MTVT) 557
Medizinische Psychologie 88
Mehrfachbehinderung 195, 565, 733
Mehrgenerationeninterview 704
Memory Scale (Wechsler) 420
Menarche 281 f
Meningitis 51
Meningitische Zeichen 522
Menkes-Kinky-Hair-Syndrom 513
Meprobamat 636 f
Merkmalskonstruktion 310 f
Merkmalsvariationen, zeitliche 315 ff
Meßtheorie 33
Metakommunikation 252
Metamorphopsie 384
Methoden s. Diagnostik, Forschungsmethoden, Untersuchung
Methodologischer Dualismus 75
Methylphenidat 317, 642, 645
Mianserin 622

Migräne, VEP 535
Migration (ZNS) 13, 158, 160 f, 183 f
Mikrodysgenesien 184 f
Mikrophthalmie 513
Mikrostruktur (ZNS) 158 ff
Mikrozephalie 41, 161, 163, 187, 210, 216
Miktionsstörungen, Neuroleptika 633
Milieutherapie 681, 740, **745 ff**
Mimikerkennen 221
Minderwertigkeitsgefühle 242
Minderwuchs 283, 290
Minimale zerebrale Dysfunktion (MCD) (s. auch Hirnschädigung) 57, 81, 197, 299, 331, 389
Minus-Varianten 140
Mißbildung 170
Mißtrauen 228 f, 242
Mitochondriozytopathien 541 ff
Mittelhirn 225
Mittelhirnsyndrom 356 ff
MMPI 558
Möbiussche Kernaplasie 512, 519
Monoaminooxydasehemmer 619, 622 f, 626 f
Monosomie 41
Moralische Vorstellungen 235 ff
Moralisches Urteil 28 f
Morbus Gaucher 69
– Niemann-Pick 69
– Turner s. Turner-Syndrom
– Wilson 539
– Zellweger 539
Moro-Reflex 518
Morphogenese 13 ff
Morphologie 183
Motilität (s. auch Bewegung, Motorik, Motologie) 15 ff
Motivation 204 f, **439 ff**
– extrinsische 444
– intrinsische 444
Motivationsstörung 442 f
Motive, primäre 442 f
– sekundäre 443 f
Motographie 300, 408 f
Motologie **395 ff**
Motometrie 300, 404
Motopädagogik 395 f
Motor-hold-system 398
Motorik (s. auch Bewegung, s. auch Psychomotorik) 15 ff, **395 ff**
– Entwicklung 193
– Untersuchung 58, 300, 395, 407 ff, 577
Motorikquotient 407
Motoriktest 404, 407, 577
Motorische Infantilismen 400, 410
– Verhaltensweisen, Checkliste (CMV) 404
Motorisches System, Funktionsschema 398
– – Läsion 165 f
Motoskopie 300, 404
Mototherapie (s. auch Bewegungstherapie) 395 f, 736
Mukopolysaccharidose 512, 539
Mukoviszidose 46, 53 f
Multiaxiales Klassifikationsschema s. MAS

Sachverzeichnis

Multiple impact therapy 705
Münchner Funktionelle Entwicklungsdiagnostik 573
– Trainingsmodell für Eltern und Erzieher 693
– – für Elternarbeit 757 f
Mündigkeit 115
Münzverstärkungssystem 691
Musikgruppentherapie 708
Musik-Mal-Therapie 671
Musiktherapie 609, 668, 671
Muskelatrophie, progrediente 522
Muskelbiopsien 541 f
Muskeldystrophie 71, 520, 522, 543
Muskelerkrankungen 71
Muskelhypotonie 210
Muskeltonus, Neugeborenes 515
Mutismus 360, 662, 793
Mutter, alleinstehende 781
– Berufstätigkeit 107
– Fatalismus gegenüber dem Kind 206
Mutter-Kind-Beziehung (s. auch Eltern, Familie) 30, 55, 179, 241
Mutter-Kind-Institutionen 453
Mutter-Kind-Interaktion 17 f, 128, 191 f, 199 f, 202 ff, 221 ff, 228 f, 570
Mutter-Kind-Symbiose 673
Myelinisierung 158, 160 f, 163 f
Myelographie 544
Myelomeningozelen 517
Myoklonisch-astatische Anfälle 650
Myoklonusepilepsie 544
Myopathie 71
Myotonia dystrophica (Steinert) 522

N

Nachahmungsdyslalie 434
Nachholstudie (catch-up prospective study), prospektive 316
Nackenreflex 517
– symmetrisch-tonischer 517
Naevus flammeus 520
Nahrungsreflexe 516
Namensrecht 112
Narkolepsie, Psychostimulanzien 645
Narzißmus 238
Narzißtische Krise 84
Näseln 436 f
Negativismus 444 f
Nekrose, neurale 165 f
Neopsychoanalyse 245 f
Nervenbiopsien 541
Nervenendigungen, noradrenerge 622
Nervenerkrankung, periphere 65
Nervenleitgeschwindigkeit (NLG) 65, 514
Nervensystem (s. auch Neurologie) 126, 132 f
– aberrante Verbindungen 21
– altersspezifische Strukturen 14 f
– Anlagestörung 159
– Basisstruktur 157
– Bauplan 157
– dysrhaphische Fehlbildung 158

– Entwicklung s. Entwicklungsneurologie
– entzündliche Erkrankungen 51
– – Prozesse (Neugeborenes) 165
– Frühgeborenes 17
– funktionelle Kompensation 188 ff
– Funktionsstörungen nach Hirnschädigungen **195 ff**
– Infektionen 161 ff, 174
– Läsionen 173 ff, **183 ff**
– – strukturelle Folgen **183 ff**
– Makrostruktur 157 ff
– Mikrostruktur 158 ff
– Morphogenese 13 ff
– Neugeborenes 17 ff
– Plastizität 190 f
– Reifungsstörungen **188 ff**
– systemanalytisches Paradigma 15
Nervenwachstumshormon 163
Nervosität, Neuropathie 50
Neugeborenen-Screening 538
Neugeborenes, Apathiesyndrom 191 f
– Blutungen 185
– Komplikationen 165 f, 174
– Kopfbeurteilung 515
– Muskeleigenreflex 517
– Nervensystem **17 ff**
– neurologische Abnormität 188 f, 568
– – Untersuchung 567 f
– Spontanaktivität 515
– Untersuchung **514 ff**
Neugier 443
Neumutation 214
Neurale Mechanismen, Transformation 19 f
– Gesamtmuster (total patterns) 19
Neuralrohr 157 ff
Neurobiologie 219
Neurodegenerative Erkrankungen, VEP 534
Neurogene Schädigungen 64 f
Neurokutane Syndrome 521
Neuroleptika **628 ff**
– Allergien 635
– anxiolytischer Effekt 641
– Blutspiegelbestimmungen 631
– frühkindliche Hirnfunktionsstörungen 633
– Gewichtszunahme 635
– Gilles-de-la-Tourette-Syndrom 633
– Indikation und Kontraindikation 631 ff
– kataleptische Wirkung 630
– Leberveränderungen 634
– Nebenwirkungen 633 ff
– Parkinsonoid 631
– Pharmakologie und Pharmakokinetik 630 f
– psychische Nebenwirkungen 635
– Psychose 631 f
– Tics 633
– trizyklische 629
– Wirkungsmechanismus 630
Neuroleptische Auffälligkeit 630
– Potenz 630
Neurolipidosen 541 ff
Neurologie **57 ff**

– Muskelerkrankungen 71
– Residualzustände nach Schädigung des ZNS 68 ff
– Untersuchungsschema 523
Neurologische und interne Untersuchungen **512 ff**
– und neurophysiologische Methoden **298 ff**
– Scores 403
– Symptome, altersspezifische 21
– – Prognose 21
– – Untersuchung 21, **57 ff, 298 ff, 512 ff, 526 ff**
– – ältere Säuglinge und Kinder 520 ff
– – Neugeborenes 514 ff, 538, 567 f
– – Touwen und Prechtl 299
Neuromotorik 395
Neuronale Differenzierung, 159, 164, 191
– Elemente 13 f
– Zeroidlipofuszinose 534
Neuronales Netz 160 ff
Neurone, Absterberate 162
– Ausreifung 160
Neuronenbildung 158
Neuronenverbände 160
Neuropädiatrie 72
– Labordiagnostik **538 ff**
Neuropädiatrische Untersuchung 403 f, **514 ff**
Neuropathien, periphere 521
Neurophysiologische Methoden **301 ff, 526 ff**
Neuropsychologie 8, 65 ff, 126
Neuropsychologische Syndrome 65 ff
Neuroradiologische Methoden **62 ff**, 300 f
Neurosen, Verlauf (s. auch Verlauf) 794, 799
Neurosentheorie 233, 243 f
Neurotische Entwicklungen, aggressive Durchbrüche 465
Neurotisches Kind, Elternberatung 661 f
Neurotisierung, sekundäre 328, 393
Neurotizismus- und Extraversionsskala, Hamburger (HANES) 556
Neurotransmitterfunktion 622
Neurotraumatologie 300
Nichtehelichkeit 111
Niederlassung in eigener Praxis 9
Niemann-Picksche Erkrankung, VEP 534
Niereninsuffizienz 54
Nierentransplantation 54
Nomifensin 622
Nomothetische Erfahrungsrichtung 75 f
Norm, ideale 138 f
– Kulturbedingtheit 138
– soziale 102
– statistische 138
Normabweichung 134 f, 140
Normalität 96 ff, 148
Normalitätsanspruch 96 ff
Normalpathologie 149
Normative Krise 150

Sachverzeichnis

Normbegriff (s. auch Krankheits-
 begriff) **138 ff**, 323
Normbeurteilung, Gruppen 139
Normen, Wachstum 272 ff
Normenkonflikt 106
Normiertheit (Testkriterium) 555
Normvarianten und krankhafte
 Störungen (Entwicklungs-
 physiologie) **282 ff**
Nortriptylin 620 f
Notfall, psychiatrischer 149 f
– Versorgung 149 f
Notzucht 454
Null-Linie, EEG 366
Nystagmus 61, 524

O

Objektbeziehung 240, 244
Objektivierende Betrachtungsweise 76
Obstetrisches Risiko 567 f
Ocular-Bobbing 524
Ödipuskomplex 240
Öffentliche Erziehung 113 ff
Öffentliches Recht 109
Öffentlichkeitsarbeit 10
Ökopsychologie 29
Okulomotorik 361 f
Okulozephaler Reflex (Puppenaugen-
 phänomen) 362, 519
Oligophrenie s. geistige Behinderung
Ontogenese 219
Opisthotonus 515
Opsoklonus 524
Optimalitätsscore 568
Optimalitätsvariablen, perinatale
 (Liste) 569
Optische Täuschung 30
Optometrie, objektive 534
Optomotorik s. Augenbewegung
Organneurose 243 f
Organozytopathie 539
Orientierung, räumliche 420
Orientierungshandeln 102
Orientierungsreaktion 190, 204 f
Orthogenetisches Prinzip 27
Oseretzky-Test 406, 577
Östradiolspiegel 280
Oxypertin 630

P

Paartherapie 257
Paarungssiebung 214
Pädagogik 3, **94 ff**
– Therapie 151
Pädagogische Förderung 97 f
Pädiatrie (s. auch Neuropädiatrie)
 46 ff, 512 ff
Paläoanthropologie 220
Panenzephalitis, subakute
 sklerosierende (SSPE) 539
Panik 441
Paradigma, individuum-zentriertes
 249
– systemtheoretisches 15, 249 ff
Paradoxe Anweisung 251 f, 263
– Aufforderung 251 f

– Intention 254
– Umdeutung 253
– Verschreibung 253
Paradoxie **251 ff**
Paralogien 427
Paramnesien 415, 418
Paranoia 243 f
Paraphilien und Perversionen 449 f
Parasomnie 360
Pareidolien 382
Parese, spastische 165 f
Parkinsonismus 400
Parkinsonoid 631
Partialobjekt 240
Partnerschaftseinschätzung (Rutter u.
 Brown) 506
Pathoanatomie 354 f
Pathogene Einflüsse (s. auch Risiko-
 faktoren) 143, **154 ff**, 168 ff
– – Altersstufen **168 ff**
– – Auswirkungen 154 f, **183 ff**
– – Faktoren 154 f, **172 ff**
– – Forschung 81 f
– – Läsionen des ZNS **183 ff**
– – Theorien **209 ff**
– – Übersicht 154 ff
– – Zeitpunkt der Einwirkung 154 f,
   168 ff
– – ZNS **157 ff**
Pathologie, klinische 149
Pathophysiologie 355 f
Patientenvariablen 348
Pauli-Test 557
Peer group 31 f, 333
Pemoline 642
Penfluridol 633
Peptid, atriales natriuretisches (ANP)
 356 f
Perazin 630
Periciazin 630
Perinatale Optimalitätsvariablen
 (Liste) 569
Perphenazin 630 f
Perseverationen 420, 427
Personality Disorder 458
– Inventory for Children (PIC) 78
Persönliche Anhörung 113 f
Persönlichkeitsbeobachtung 553 f
Persönlichkeitsstörungen 44, 81, 84,
 445
– schizoide 441
Persönlichkeitstests 556
Perversionen 244, 449 f
Perzentile 192 f, 271
Petit-mal-Epilepsie 532
Pfadanalyse 314
Pflegefamilien 790
Pflegekinder 114, 786
Pflegschaft 110
Phänomenorientierung 97 f
Phänotyp, genetische Analyse 209 ff
Phantasie 240, 245
Pharmaka, trizyklische, Aufbau 629
Pharmakopsychologie 127
Pharmakotherapie s. Psychopharma-
 kotherapie
Phase (s. auch Entwicklungsphasen),
 anale 235, 240, 242 ff
– autistische 241
– genitale 242, 244

– orale 235, 240, 242 ff
– phallische 235, 240
– sensible 219
– symbiotische 241 f
Phenobarbital 640, 647
Phenothiazine 629 ff
Phenylketonurie (PKU) 210
Phenytoin 650
Philosophie 3
Phoniatrisch-pädaudiologische Unter-
 suchung 437
Phylogenese 219 f
Physiologische Meßgröße 126
„Physiologisches Frühgeborenes" 18
Picture-Frustration-Test (PFT) 556
Pigmentationsstörungen 512
Pimozid 633
Placebo-Effekt 127
Plasmatestosteron bei Knaben 279
Plexusausriß 367
Pneumenzephalographie 62, 300
Pockenschutzimpfung 51 f
Poikilothermie 363
Poisson-Verteilung 138
Poltern 430, 437
Polygenmodell, multidimensionales
 122
Polymikrogyrien 161
Polymorphismen 216
Porenzephalie 185, 161
Positronen-Emissionstomographie
 (PET) 64, 544
Potentiale, akustisch evozierte (AEP)
 535 ff
– evozierte s. Evozierte Potentiale
– visuell evozierte s. Visuell evozierte
  Potentiale
Prader-Labhart-Willi-Syndrom 285
Prädisposition 122
Prävalenz 320, 328 ff
Prävention 47, 91, 99, **778 ff**
– alleinstehende depressive Mütter
  781
– außerfamiliäre Unterbringung 781
– Autismus 778
– belastende Situationen 782 f
– emotionale Störungen 779
– Enkopresis und Enuresis 781
– epidemiologische Befunde 778 f
– erste Lebensjahre 780 f
– Geburt 780
– Gesundheitserziehung 782
– Heilpädagogik 782
– Organisation 783
– pränatale Phase 779
– primäre 778
– Schuljahre 781
– Schulorganisation 782
– Schwangerschaft 780
– sekundäre 778
– soziale Maßnahmen 779
– tertiäre 778
– Verhaltensstörungen und
  Dissozialität 779
– Verhaltenstherapie 695
Präventionsforschung 783
Präventivfaktoren 180
Preschool Behavior Questionnaire
 (Behar) 79

Present State Examination (PSE) 494
Primärgruppe 106
Primary appraisal 334
Primidon 650
Problemfamilien 256
Problemfragebogen für Jugendliche 557
Problemverhaltensbeobachtung 554
Prognose s. auch Kompensation
– Entwicklung 199 f
– neurologische Syndrome 189
– somatische Komplikationen 203
Progression (Entwicklung) 131 f
Projektion 237
– mobile (Leuner) 713
Proliferation 13, 158, 183 f
Promethazin 629
Promiskuität 451 f
Propandiole 638 f
Prostatakarzinom, Antiandrogene 655
Proteinmangel 179
Protektive Faktoren s. Faktoren, protektive
Prozeßfähigkeit 110, 114 f
Prozeßforschung 339
Pseudodebilität 50
Pseudohalluzinationen 381, 383 f
Pseudohermaphroditismus femininus 288
Pseudologia phantastica 419
Pseudolösung 252
Pseudopubertas 448 f
– praecox 276, 278, 292 ff, 447 f
Psychiatrie 74 ff
– Adoleszenz 83 f
– biologische 82
– Pädagogik 98 f
– Psychopathologie 74 ff, 81 ff
– – Untersuchungsmethoden 75 ff
Psychiatrische Genetik 83
– Versorgung 259
Psychiatrischer Notfall 149 f
Psychische Auffälligkeiten, Intelligenzabhängigkeit 331
– Funktionen 387
– Kräfte 387
– Krankheit, Definition s. Krankheitsbegriff
– Störungen 138 ff, 145 f, **353 ff**
– – Determination 328 ff
– – Diskontinuitätsmodell 135, 140, 794, 798
– – familiäre und soziale Umstände 327
– – Intelligenzniveau 327
– – Kontinuitätsmodell 135, 140, 794, 798
– – körperliche Symptomatik 327
– – lineare Erklärung 251 f
– – Register 123
– – Ursachen und Manifestationen (Schema) 121 f
– – zirkuläre Erklärung 251 f
Psychoanalyse s. Tiefenpsychologie
Psychoanalytische Gruppentherapie 708
– Therapie 244 ff, 609
– – Fallbeispiele 679 ff

– – bei Kindern und Jugendlichen **672 ff**
– – Prinzipien 683
Psychoanalytisches Gespräch 674
Psychobiologie 126
Psychobiologische Konstante 330
Psychochirurgie 127
Psychodiagnostik (s. auch Diagnostik) 310 f, **478 ff, 546 ff, 573 ff, 583 ff**
– Auftragserteilung 547 f, 559
– Datenerhebung 546, 552 ff, 559
– Fehlerquellen 546
– Fragestellungen 548
– Gutachten 546
– Gutachtenerstellung 560 f
– Kinder- und Jugendpsychiatrie 75 ff, 89 ff, **477 ff**
– Methoden 585
– Prozeßdiagnostik 549
– Statusdiagnostik 549
– Theorienkrise 551
– Untersuchung, Planung 549 ff, 559
– Urteilsbildung 546, 558 ff
– Zielsetzung 90, 549
Psychodiagnostischer Prozeß 90, 546, 583
Psychodrama 675, 708, 716
Psychodynamik, Theorien **233 ff**
Psychogenese 120
Psychogenic Amnesia 415
Psychohygienisches Gemeindeprogramm 99
Psycholinguistik 30
Psycholinguistischer Entwicklungstest 421, 437, 577
Psychologe 87 ff
– ethische Verpflichtung 547 f
Psychologie, klinische **87 ff**
– komplexe 246
– medizinische 88
– des Probanden, inhaltliche Grundvorstellungen 551
Psychologische Forschung, Aufgabenbereiche 310
– Messungen 550
– Methoden (s. auch Psychodiagnostik) **310 ff**, 546 ff
Psychologisches Leistungsprofil 133 f
Psychometrische Verfahren s. Psychodiagnostik
Psychomotorik (s. auch Motorik) **395 ff**
– Autismus 410
– Diagnostik 409 f
– geistig behinderte Kinder 409
– körperbehinderte Kinder 410
– qualitative Störungen 402 f
– quantitative Störungen 402
– sinnesbehinderte Kinder 409 f
– Störungen 400 ff
– therapeutische Bedeutung 410 f
– Transmittersubstanzen 399 f
– verschiedene Erkrankungen 409 ff
Psychomotorische Entwicklung 196, 395 ff, 400 f
– Übungsbehandlung 725, 736
Psychopathie, autistische 80
– Begriff 81

– konstitutionelle 81
Psychopathologie (s. auch Psychiatrie, psychische Störungen) **74 ff**, 88, 138
– Altersstufen 132 f, 136, 168 ff
– Ätiologie 220
– deskriptive 75
– Emotionen und Affekte 439 ff
– Entwicklung 132 ff
– Genese 569
– Geschlechtsunterschiede s. Geschlechtsunterschiede
– Kinder- und Jugendpsychiatrie 253
– kindliche 373
– lebensgeschichtliche Ereignisse 570
– Tiefenpsychologie 243 f
– Untersuchungsmethoden 77 ff
– Verdünnung zur Normalität 143
– Wahrnehmungsstörungen 381 ff
– Zugangswege 75
Psychopathologisches Risiko 569 f
Psychopharmakotherapie **619 ff**
Psychophysik 126
Psychophysiologie 126 ff
Psychophysische Wechselbeziehungen **126 ff**
Psychophysischer Parallelismus 126
Psychoreaktive Störungen, Verlauf 798
Psychose 84
– Aufmerksamkeitsstörungen 389 ff
– bipolare affektive 441
– depressive 427
– desintegrative, des Kindesalters 427
– double bind 252 f
– Elternberatung 663 f
– endogene 80
– endogen-phasische (s. auch Depression) 620, 800
– exogene 427
– Gedächtnisstörung 418
– Kindesalter 42 f, 80, 135, 241 f
– manisch-depressive 42
– Neuroleptika 631 f
– schizophrenieähnliche 214
– symptomatische 214
Psychosexuelle Reifungsverfrühung 447 f
Psychosocial Schedule for School-Age Children (PSS) 492
Psychosomatik 128
Psychosomatische Störung 49, 145
Psychosoziale Belastung 604
– Umstände 333
Psychostimulanzien **642 ff**
– Appetitverlust 643
– Auslaßversuche 646
– Dosierung 644 f
– erhöhte Merkfähigkeit 643
– euphorisierende Effekte 642
– Gewichtsverlust 644
– Hypersensibilitätsreaktionen 644
– Indikation 645
– Krampfanfälle 644
– Minderwuchs 644
– motorische Aktivität 642 f
– Narkolepsie 645
– Nebenwirkungen 643
– Pharmakokinetik 642

Psychostimulanzien, Pharmakologie 642
- psychotische Symptome 644
- Schlafstörungen 644
- Schulleistungen 643
- Stimmungslabilität 644
- Vergleich 645
- Wirkung 642 f
Psychostimulanzienbehandlung, Kooperation mit Lehrer und Eltern 645
Psychosyndrom, chronisch hirnorganisches 68
- endokrines 127, 294
- exogenes 298
- hirnorganisches 80 f, 365
Psychotherapeutische Spezialheime 777
- Übungsbehandlung **668 ff**
Psychotherapie 88, 92, 150 f, **665 ff**
- analytische s. Psychoanalytische Therapie, s. Tiefenpsychologie
- Attributionstheorie 264
- dynamische 661, 683
- Klinische Psychologie 92
- vs. Pädagogik 151
- Reaktanz 263
- zudeckende 665
Psychotherapieforschung 338, 345
Psychotische Unruhe- und Erregungszustände 633
Pubarche, prämature 287
Pubertas praecox 276, 278, 287, 292, 447 f, 621, 655
- tarda 448
Pubertät 270, 272
- und Adoleszenz, schädigende Einwirkungen 171 f
- Autosexualität 291
- Endokrinologie 280 f
- Fettsucht 84
- Geschlechtsunterschied 133 ff
- Homosexualität 291
- Hypochondrie 84
- Ich-Entwicklung 475 f
Pubertätsaskese 450
Pubertätsentwicklung 278
Pubertätswachstumsspurt 278
Pupillenmotorik 361
Pupillenreaktion 518
Puppenaugenphänomen 362, 519

Q

Quasi-Experiment 314 f
Querschnittsuntersuchung 260, 270 ff, 327 f

R

Rachitis 47, 51
Radermecker-Komplexe 532 f
Radiologische Untersuchungsmethoden 544
Rapid eye movement s. REM
Raumfordernde Prozesse 60

Raum-Lage-Wahrnehmung 375
Räumliche Vorstellungen 424
Raven-Test 555, 573
Reaktanztheorie 263
Reaktion, depressive 222
- katatone 42
Reaktionsbildung 236 f
Reaktionsmodell 224
Reaktionsmöglichkeiten, Variabilität 197
Reaktionsmuster, primäre 506
Real-Ich 473
Realitätseinschätzung 471 ff
Realitätsprinzip 236
Real-time-Ultraschallgeräte 16
Rechenschwäche 96 f, 724
Rechentests 557
Recht, Rehabilitation 773 f, **785 ff**
Rechtschreibtest, Diagnostischer (DRT) 557
Rechtsstellung, Altersstufen **108 ff**
Rechtssubjekt 110
Rechtswissenschaften **108 ff**
Redeflußstörungen 431
Referenzpräparat, neuroleptische Potenz 630
Reflexe 514 ff
- Säugling 220, 514
- Untersuchung 58
- vestibulookuläre 362
Reflextheorie 15 ff
Regelmodell nach Innerhofer 692
Regression 12, 228, 236 f, 243
- statistische 343
Rehabilitation 91 f, **770 ff**
- ärztliche Fragestellung 787
- berufliche 744, 773, 777
- Einleitung 773, 787 f
- Fragestellungen 771
- gesetzliche Bestimmungen 773 f, **785 ff**
- Heime 777
- Institutionen **774 ff**
- Kinder- und Jugendpsychiatrie 776 f
- Krankenkasse 773 f
- Leistungsbereiche 772
- Leistungsträger 774 f
- medizinische 773
- Reichsversicherungsordnung 774
- schulisch-pädagogische 773, 790
- Selbsthilfegruppen und -verbände 777
- Sonderschulen 776
- soziale 773
- straffällig gewordene Jugendliche 788
- Umschulung 777
Rehabilitationsangleichungsgesetz 774
Rehabilitationszentren, spezialisierte 776
Reichsversicherungsordnung (RVO) 774, 785
Reifegrad (nach Tanner) 513
Reifung (s. auch Entwicklung, Wachstum) 219 ff, 270 ff
- Begriff 12
- fehlende 285 ff
- frühnormale 282 f
- hierarchisches Prinzip 193 f

- körperliche, Geschlechtsunterschied 132 ff
- sexuelle 270, 272 ff
- Störungen 191 ff
- Tempo 193 f
- verzögerte 192 ff, 285 ff
Reifungsasynchronien 448
Reifungsplan 131, 193
Reifungsverfrühung, psychosexuelle 447 f
Reinnervation 190
Reize, Überbelastung 49
Reiz-Reaktions-Modell 220
Reizschutz 474
Reizüberselektivität, stimulus-overselectivity 378
Relaxation, progressive 669
Reliabilität 311, 346 ff
Religionsmündigkeit 113
REM-Schlafphasen 526
REM-Stadium 526
Rentenneurose 420
Reparation, strukturelle 190
Reserpin 628 f
Reserpinantagonismus, trizyklische Antidepressiva 620 ff
Reserpinkatatonie 621
Reserpinsedation 621
Residualsyndrom, neurologisches 166
Respirator-brain 359
Restriktionsfragmentlängen-Polymorphismen (RFLP) 37
Restringierter Code 424, 431
Retardierung (s. auch Entwicklungsrückstand), geistige (s. auch Geistige Behinderung) 161 ff
- psychomotorische 400
- statomotorische 42
Retinitis pigmentosa 534
Rhotazismus 434
Rinnerscher Test 524
Risikoabschätzung 566
Risikoanamnese 566
Risikobelastung, prä- und perinatale 188 f
Risikofaktoren (s. auch Komplikationen, Life events, Pathogene Einflüsse, Schädigung) 328 ff, 566 ff, 792 f
- frühe 203
- genetisch bedingte 216 f
- Kompensation 202
- Methoden zur Ermittlung 569 f
- neonatale, Optimalitätskonzept 568
- organische 205
- perinatale 173 f
- und protektive Faktoren, Wechselwirkung 796
- psychiatrische Erkrankungen der Eltern (s. auch High-risk-Forschung) 123 f, 170 f
- psychosoziale 332 f, 569
- soziale 189
- Verlauf kinderpsychiatrischer Erkrankungen 795
Risikoindex 573
Risikokonzept 556
Risikopopulation 123, 200, 321, 569
Risikovariablen 573

Rollendiffusion 242
Rollenspiel 675, 693, 756
Rollentheorien 103 f
Rollenträger 103
Rollenzuschreibung 97
Rombergscher Versuch 522
Röntgenstrahlen 62
Rorschach-Test 556
Rotationsszintillationskameras 64
Rotationstest 519
Röteln 70 f, 161 f
Ruhedyspnoe 667
RVO s. Reichsversicherungsordnung

S

Sachimmanente Entfaltungslogik 25
Sachverständiger 109
Sadismus 244
Satzergänzungstest 556
Sauerstoffmangel 165
Saugbewegung 18, 221
Säugling, alterstypische Störungen und Erkrankungen 170
– angeborene Verhaltensweisen (s. auch Reflexe) 220 ff
– neurologische Syndrome 519
– schädigende Einwirkungen 169 f
Säuglingssterblichkeit 48
Saugreflex 516
Sceno-Test 556, 611, 675, 713
Schädelasymmetrie 516
Schädelbasis 63
Schädel-Hirn-Trauma 70, 186, 417
Schädel-Hirn-Verletzungen, Residualzustände 465
Schädelwachstumskurven 516
Schädigende Einflüsse und protektive Faktoren (s. auch Risikofaktoren, s. auch Pathogene Einflüsse) 169
Schädigung, Art 154 ff
– Frühschwangerschaft 183
– neurogene 64 f
– perinatale 41, 155
– postnatale 155
– pränatale 41 f, 155
– Wiederauftreten einer Funktion 190
– frühkindliche, Zeitpunkt 154 f, 183
– Zentralnervensystem, Residualzustände 68 ff
Schalenmodell 29
Schätzverfahren 348
Schedule for Affective Disorders and Schizophrenia for School-Age Children (KIDDIE-SADS, K-SADS) 486, 491
Scheidung 111 f, 176, 783
Scheinfrühreife 287 f
Schichtungstheorie 105
Schichtverfahren, bildgebendes 62
Schizoide Persönlichkeitsstörungen 441
Schizophrenie 44, 135, 214 f, 243 f, 250 ff, 800
– Ätiologie 123
– Aufmerksamkeitsstörung 390
– chronische, Neuroleptika 632 f
– Halluzinationen 384

– kindliche 42, 80, 228
– Lithium 651
– paranoid-halluzinatorische Formen 428
– Verlauf 794, 799 f
Schlaf 50, 354
Schlaf-EEG 58, 528, 532
Schlafphasen, non-REM 526
Schlafstörung 201, 354
Schlaf- und Wachzustände (s. auch Verhaltenszustände) 16
Schluckatmung 363
Schlüsselreiz 219
Schlußstörung, dorsale 41
Schmerzreaktion, taktil-motorische 374
Schmerzreize 362
School Behavior Checklist (SBC) 79
Schreigesicht, schiefes 512
Schreitreflex 518
Schulalter 30 f, 230 f
Schulanfänger, Testbatterie für entwicklungsrückständige (TES) 557
– Weilburger Testaufgaben (WTS) 557
Schulangst 468
Schulatmosphäre 177
Schulbeobachtung (Rutter) 503
Schul- und Bildungsberatung, Prüf-System (PSB) 555
Schuldfähigkeit 114
Schuldgefühle 230
Schule 49, 333, 391
– Beobachtung 503 f
– Verhaltenstherapie 694
Schuleintritt 31
Schulische Abweichung 97
Schulleistung 230, 264
Schulleistungstests 557 f
Schulpflicht 468
Schulphobie 230, 468, 626, 688
Schulreifetests 557
Schulschwänzen 467
Schulunlust 468
Schulvermeiden 467, 469, 476 f
Schulverweigerung 467 f
Schulzentren, kooperative 733 f
Schwachsinn s. Geistige Behinderung
Schwangerschaft (s. auch Entwicklungsneurologie), Abbruch 44
– bei Jugendlichen und Heranwachsenden 452 f
– Komplikationen 154 f, 176
Schwellenwert, multifaktoriell bedingte Erkrankungen 211 f
Schwerhörigenpädagogik 737
Schwerhörigkeit 437
Screening, Definition 566
– Inventory 501
– – (Langner) 494
Screening-Fragebogen für Eltern 500
Screeningkonzept 566
Screeningmethoden 566
Screeningverfahren für kinderpsychiatrisch auffällige Achtjährige (SKA 8) 312
Sedativ-autonome Medikamente 636
Seelische Behinderung, Bundessozialhilfegesetz 774

Sehbahnschädigung 367
Sehbehindertenpädagogik 737
Sehfähigkeitsprüfung, Säugling 518
Sekundärneurotisierung 328, 393
Selbsteinschätzung 264 ff, 267
Selbsterziehung 97
Selbsthilfegruppen 777
Selbstinstruktionstraining 266, 393
Selbstkontrolle 30 f, 92, 266
Selbstkonzept 32, 199, 327
Selbstmord s. Suizid
Selbstregulation des Individuums 124
Selbstsicherheitstraining 688
Selbstwahrnehmung 474, 553
Selbstwert 265
Selektionsdiagnostik 96
Sensibilisierungsstörungen, Objektivierung 538
Sensibilität, Untersuchung 58
Sensitivitätsstörungen, Autismus 377
Sensomotorik 395
Sensorisches System 16, 20
Separation Anxiety Disorder 468
Serotonin 621 f
Serotoninerge Depression, Beeinflussung 623
Sexualität 48, 291
– im Kindes- und Jugendalter, Störungen 447 ff
Sexuelle Entwicklung s. Entwicklung, sexuelle
– Handlungen, Kinder und Jugendliche als Opfer 454 f
– Verwahrlosung 451
Sexueller Mißbrauch, geistige Behinderung 455
Sigmatismus 434
Single-Photon-Emissionscomputertomographie (SPECT) 64
Skalen, abhängige 33
– disjunktive 33
– kumulative 33
– unabhängige 33
Skelettentwicklung 271, 274 f, 277
Skelettreife 270
Skelettwachstumshormone 277
Social Readjustment Rating Scale 571
Socialized delinquency 458
Sodomie 449 ff
Soft signs 299
Somatogenese 120
Somatogramm 272
Somatomedine 277
Somatosensibel evozierte Potentiale (SSEP) 538
Somatosensorisch evozierte Potentiale (SEP) 367
Somnambulismus, Antidepressiva 626
Somnolenz 356
Sonderbegabung 425 f
Sonderpädagogik (s. auch Behinderung) 94 ff, 729 ff, 765
– didaktische und methodische Prinzipien 733 ff
– Einzelbereiche 736 ff
– Elementarbereich 730 f
– Frühbereich 730
– Institutionen 729

Sonderpädagogik, integrative
    Förderung 733
– klinische 719
– Mehrfachbehinderungen 733
– Reformtendenzen 733
– Sonderschulbereich 731 f
– Vorschulbereich 732
Sonderschulbedürftigkeit 732
Sonderschulen 99, 731 f, 776
– für Verhaltensgestörte 458
Sonnenuntergangsphänomen 519
Sopor 356
Sorgerecht 111 f, 176
Southern California Sensory
    Integration Tests 743
Soziabilisierung s. Sozialisations-
    prozeß
Soziale Bedingungen 96
– Beeinträchtigung, Definition der
    WHO 604, 770
– Benachteiligung 104, 106
– Beziehungen 221 f, 460
– Entwicklung, Störungen 461
– Interaktion s. Interaktion, soziale
– Kognition 29 f
– Normen 102
– Schicht 43, 48, 105 f, 170
– Umwelt 32, 174 f
– Variablen, Prognose 334
Soziales Handeln 101 ff
– Klima 31
– Lernen 27 f
– Selbst 106
– Umfeld 101
Sozialisation 102, 106, 466
Sozialisationsabhängige Leistungen
    563
Sozialisationsagent 106
Sozialisationsprozeß 106 f
Sozial-Kompetenz 411
Sozialpädagoge 55
Sozialpädiatrie 765
Sozialpädiatrische Zentren 99, 765
Sozial- und Persönlichkeitsent-
    wicklung, Risikofaktoren 204 ff
Sozialpsychologie, Theorien **262 ff**
Sozialtraining 736
Sozialverhalten 31, 50, 147, 221 ff,
    458 ff
– Störungen s. Störung des Sozial-
    verhaltens
Soziologie **101 ff**
Soziometrische Methoden 507
Soziomotorik 395
Sozioökonomischer Status 332
Soziotherapie **740 ff**
Spaltungserlebnisse 472
Spätdyskinesien 631, 634
Speicherkrankheit 513, 543
Sphingolipidose 539
Spiel-Atemtherapie 670
Spiele, Komplexitätsniveau 33
Spielmaterial 675
Spielonanie 448
Spielpädagogik 721 f
Spieltherapie 609, 674 f, 698, 707,
    716, 720 ff
– klientenzentrierte **696 ff**, 742

– – dissoziales Verhalten 698
– – Durchführung 696 f
– – Einstellung des Therapeuten 699
– – Elternarbeit 700 f
– – Lernkonzept 698
– – Methoden 697
– – Spielkonzept 699
Spielverhalten 197, 675 f
Spina bifida occulta 517
Spinale Angiographie 544
– Prozesse 63
Spin-Gitter-Relaxion 63
Spin-Spin-Relaxion 63
Spontanaktivität 15 ff, 361
Spontane Remission 189, 191
Spontanverlauf kinderpsychiatrischer
    Erkrankungen s. Verlauf kinder-
    psychiatrischer Erkrankungen
Sprachabbausyndrome 429, 431
Sprachbehindertenpädagogik 738
Sprachbehinderung 573
Sprache (s. auch Hören), Diagnostik
    421, 433, 437, 577
– elaborierte 431
– restringierte 424, 431, 731
Sprachentwicklung 30, 162, 190, 193,
    195, 224, 423 f, 430 f
– biologische Voraussetzung 430
– Etappen 431
– Geschlechterunterschied 132 ff
– gestörte Wahrnehmungsprozesse
    198
– individuelle Vorbereitung 430 f
– Mutter-Kind-Interaktion 431
– psychosoziale Einflüsse 431
Sprachentwicklungsstörungen 334,
    432 ff
– Klassifikation 432 f
– Symptome 433
– Untersuchung 433
– Ursachen 434
Sprachentwicklungstest, Heidelberger
    437, 577
– Landauer Test für Vorschulkinder
    577
Sprachliche Übungsbehandlung 725 f
Sprachliches Kommunikationstraining
    (Gordon) 757
Sprachstörung (s. auch Aphasie) 47,
    65, 435, 520
– hirngeschädigtes Kind 198
– prozentuale Verteilung 433
Sprachtherapie 95, 725 f
Sprachtraining 735, 757
Sprachverlustsyndrome 429, 431
Sprachverständnis, Entwicklung 432
Sprech- und Sprachstörungen **429 ff**
– – Epidemiologie 431 f
– – Symptomatik 431 f
Sprechwerkzeugstörungen 65
Sprungbereitschaft 518
Stammbaumanalyse 36
Stammhirnsyndrom 465
Standardfehler 322
Standardgewichte 276 f
Standardinterviewverfahren 326
Stationäre Behandlung 7, 89, 611, 788
Stationsgruppen 745

Stationsversammlung, Tiefenbrunner
    Modell 745
Statistische Regression 343
Statusminderung 115
Statusschutz 115
Stellreflexe 514 ff, 518
Stenosen 61
Stereotypien 401
Sterilisation 455
Steuerungsfähigkeit 112
StGB s. Strafgesetzbuch
Stichprobe, Repräsentativität 321
– unausgelesene 141
Stichprobengröße 322
Stichprobenprobleme 141
Stichprobenziehung 320 ff
Stickoxidulmethode 62
Stigma 104 f
Stimulanzientherapie 127, 266
Stimulationsexperimente 186
Stoffwechselentgleisungen 165 f
Stoffwechselerkrankungen 69, 213 f
Stoffwechsellabilität, Diabetes 53
Stoffwechselstörung 36 ff, 68 ff, 578
– angeborene, biochemische Unter-
    suchungen 540
Störung (s. auch Psychopathologie,
    s. auch Erkrankung) 168
– des Sozialverhaltens (s. auch
    Anpassungsreaktionen) 331, **457 ff**
– – und emotionale Störungen 460 ff
– – Klassifikation 460 f, 602
– – Nomenklatur 457 f
– – Prognose 334
– – Zwangscharakter 460 f
– autosomal rezessive 39
– vs. Behinderung 95
– emotionale 334, 439 ff, 468, 779
– entwicklungsphysiologische **282 ff**
– erbliche 39 ff
– externalisierte 171
– Häufigkeit 96 f
– internalisierte 171
– kinderpsychiatrische s. Kinder-
    psychiatrische Störungen
– Komplexitätsgrad 142
– psychische s. Psychische Störungen
– psychomotorische 395 ff, 400 ff
– psychoreaktive, Verlauf 798
– psychosomatische 49, 145
– seriative 381
– somatische 145, 331 f
Stottern 43, 95, 243 f, 430, 437, 690
Strafgesetzbuch (StGB) 114, 151
Strafmündigkeit 114 f
Strafprozeßordnung (StPO) 111
Strafrecht 109, 111
Straßenverkehrsmündigkeit 112
Straßenverkehrszulassungs-Ordnung
    (StVZO) 112
Streckreflex, gekreuzter 517
Streckspasmen 361
Streß 127, 144, 176, 178
Streßfragebogen s. Life-Event-Frage-
    bogen
Strukturierung (Entwicklung) 131
– Familiensystem 254 ff
Stupor 442

Sachverzeichnis 847

Sturge-Webersche Erkrankung 520 f
Subakute Sklerosierende Panen-
    zephalitis (SSPE) 539
Subjektzentriertheit 97
Subkultur, jugendliche 31
Sublimation 238
Subsystem, eheliches 256 f
Suchautomatie, Säugling 221
Such-(Rooting-)Reflex 516
Sucht 243 f, 663 f
Suggestibilität 666
Suggestion **665 ff**
Suggestivtherapie, Indikationen 667
Suizid 84, 101 f, 330
Sulpirid 632
Supervision 746
Symbiose 228, 673
Symbolischer Interaktionismus 102
Symbolisierungsfunktionen 426
Symbolspiel 674 f
Symptom 142, 145, 587
– Hierarchie 142
Symptomatologie psychischer Störun-
    gen u. Erkrankungen im Kindes-
    und Jugendalter **353 ff**
Symptombelastungsscores 324
Symptomhäufigkeiten als Fall-
    definitionskriterium (Prävalenz-
    raten) 328 f
Symptomlisten 323 f
Symptomsubstitution 247
Symptomträger 585, 662
Symptomverschiebung 687
Symptomverschreibung 253
Synapsenbildung 13, 158, 160 f, 186
Synapsenzahl, Reduktion 14
Syndrom 142, 145, 587
– dyskinetisches (choreo-
    athetotisches) 196
Syringomyelie 522
Systemtheorien 102, 249, 254

T

Tagtraumtechnik (s. auch Katathymes
    Bilderleben) 246
Tauschtheorie 102 f
Taxometrie 312
Taxonomie 312
Tay-Sachs-Erkrankung 69, 519, 534
Teilleistungsschwächen 81, 327, 330,
    334, 660
Teilmündigkeit, zivilrechtliche 111 ff
Teilstationäre Behandlung 611, 788
Temperament **439 ff**
– Entwicklung 81
Temperamentseigenschaften 327, 333,
    445, 506 f, 577
Temperamentskategorien 506 f
Temperamentsstörung 445 f
Temperamentsvariablen 445 f
Tenazität 387
Teratome 288
Termingeborene 567
Testbatterie für geistig behinderte
    Kinder (TBGB) 558
Testierfähigkeit 113

Testkonstruktion 310 f
Testmethoden 554 f
Testosteronspiegel 223 f, 280
Tests (s. auch Diagnostik, s. auch
    Psychodiagnostik) 348, 554 f
– zur Erfassung der Anstrengungs-
    und Vermeidungstendenz (Rollett u.
    Bertram) 44
– Idealkriterien 554 f
– informelle 555
– klinische 558
– – Psychologie 91
– objektive 555
– projektive 555
– Realdefinition 555
– Realkriterien 554 f
– Ziele und Indikationen 555 ff
Testtheorie 550 f
– probabilistische 550
Testwirkungen 342 f
Tetraplegie 196
Thelarche, prämature 287
Thematic Apperception Test (TAT)
    556, 713
Theorienbildung, Kinder- und Jugend-
    psychiatrie 80 f
Therapeutenvariablen 258, 348 f
Therapeutische Elternarbeit 753
– Gemeinschaft 740
Therapeutischer Prozeß, Grund-
    komponenten 340
Therapeutisches Team 613
Therapeut-Patient-Beziehung 247, 341
Therapie (s. auch Psychotherapie,
    Verhaltenstherapie u. a.) 105, **607 ff**
– Anpassung an Entwicklung und
    Alter 610 f
– – an die Störung 610
– Dauer 247
– Entwicklungsförderung 136
– Evaluation (s. auch Evaluation) 8,
    77, 247, 311, 345, 348, 608
– familienzentrierte (s. auch Familien-
    therapie) 609 f
– Grenzen 613
– Indikationsstellung 587, **608 ff**
– individuumzentrierte 609
– institutionelle Voraussetzungen
    788 ff
– Kinder- und Jugendpsychiatrie 608
– Klassifikation **608 ff**
– kreative 609
– medizinisch indizierte 97 f
– multimodale 707
– vs. Pädagogik 94 f, 97 f
– psychoanalytische s. Psycho-
    analytische Therapie
– psychosoziale 151
– rechtliche und institutionelle
    Voraussetzungen **784 ff**
– Tiefenpsychologie 244 ff
Therapiedeterminierende Faktoren
    348 f
Therapiedokumentation 589
Therapieerfolg s. Therapie, Evaluation
Therapieexperiment (Innerhofer) 692
Therapiekonferenz 746
Therapieplan 612 f

Therapieprotokolle, Analyse 348
Therapierelevante Diagnostik 610
Therapieziele 148, 339 ff
Thioridazin 630, 633
Thioxanthene 629 f
Thymeretikum 619
Thymoleptika (s. auch Antidepressi-
    va), anxiolytischer Effekt 641
Tiaprid 633
Tics 243 f, 401 f, 633
Tiefenbrunner Modell 745
Tiefenpsychologie 98, 128, 227 f,
    233 ff, 257
– Adoleszenz 245
– dynamischer Aspekt 233
– energetisches Konzept 235
– Entwicklungstheorien 27, 238 ff
– genetischer Aspekt 234 ff
– Gruppentherapie 708
– Instanzenlehre 236 f
– Kindesalter 240 ff
– klinische Anwendungen 243 ff
– Kritik 246
– neuere Theorien 245 ff
– philosophische 246
– soziokultureller Aspekt 234
– Therapie (s. auch Psychoanalytische
    Therapie) 244 ff, **672 ff**
– topischer Aspekt 233
Tier-Mensch-Vergleich 218 ff
Tod (s. auch Hirntod) 48
– Eltern 175 ff, 783
Todestrieb 462
Tomboy-Verhalten 127, 293
Tomographie, transversale (PETT)
    301
Tonus 361
Tonusregulation, aktive 669
Toxoplasmose 71
Traktionsversuch 517
Trampolin-Koordinations-Test (TKT)
    404
Tranquilizer **636 ff**
– Klassifikation 636
– Richtlinien für die Anwendung 641
Transaktion (s. auch Interaktions-
    theorien) 174, 249, 254 f
Transaktionsanalyse 246
Transaktionsstil 255
Transfer, crossmodaler 379
Transfusionssyndrom 212 f
Transmitter 399 f, 621 f
Transvestismus 449 f
Tranylcypromin 623
Traum 245
Trennung (s. auch Deprivation) 175 ff,
    222, 228 ff
Trennungsangst 240
Trieb, Begriff 235
Triebverhalten 126
Trifluoperidol 630
Trifluopromazin 629
Triplo-X-Konstellation 41, 44
Trisomie 41, 214
Trugwahrnehmungen 381
Tryptophan 621
Tuberkulose 47
Tuberöse Sklerose 40, 210, 521

Turner-Syndrom 44, 215, 284 ff, 290 f, 294
– psychischer Infantilismus 291
– Turner-Mosaik 285
Typentheorie, logische 251

U

Über-Ich 235 ff
Übergangsobjekte 450
Übertragung 567, 585, 674
Überwachung, intrakranielle Drucksteigerung 369
Übungsbehandlung, funktionelle 136, 609
– heilpädagogische s. Heilpädagogische Übungsbehandlung
– Kiphardsche 720
– motorische (s. auch Frostigs Übungsprogramme) 191
– psychotherapeutische **668 ff**
– sprachliche 725 f
Übungstherapie 47
Ullrich-Turner-Syndrom s. Turner-Syndrom
Ultrakurzzeitgedächtnis 414
Ultraschalldiagnostik 60 f, 165, 544
Umgangsrecht 111
Umwelt, gleichbleibende 229
Umweltfaktoren 31, 120 ff, 168 ff, 205 f
Umweltsysteme 29
Unaufmerksamkeitsillusionen 382
Unbewußtes 233 ff
– kollektives 246
Unfähigkeit, Definition der WHO 604, 770
Unfallhäufigkeit 171
Ungeschehenmachen 236 f
Union Europäischer Pädopsychiater (UEP) 5 f
Unkontrollierbarkeit (Attributionstheorie) 264 f
Unruhe- und Erregungszustände 633
Unterernährung 51
Unterhaltsansprüche 110
Untersuchung(-smethoden) (s. a. Diagnostik, Forschungsmethoden), Anlage-Umwelt-Wirkung 122 ff
– humangenetische 209 ff
– internpädiatrische **512 ff**
– katamnestische 123, 203, 711, 798 ff
– kinderpsychiatrische 478 f
– körperliche 57
– multivariate 350
– neurologische s. Neurologische Untersuchung
– neuropädiatrische 403 f, **514 ff**
– neurophysiologische 301 ff, 526 ff
– neuroradiologische 62 ff, 300 f
– phoniatrisch-pädaudiologische 437
– prospektive 174, 200
– Psychiatrie **75 ff**
– radiologische 544
– retrospektive 173, 203
– standardisierte 77 ff
– strukturierte 482 f

– univariate 350
– zytogenetische 216
Untersuchungspläne **313 ff, 344 ff**
Urmißtrauen 228, 242
Ursachenorientierung 97 f
Ursachenzuschreibung 263 ff
Urvertrauen 106, 228, 242

V

Validität 311, 314 f
– externe 342 f, 347
– interne 342
– prognostische 199 f
– statistische 344, 347
Validitätsprobleme 342 ff
Valproat 650
Varianz, genetische 213
– phänotypische 213
– umweltbedingte 213
Varianzanalyse 314
Vegetative Zeichen 362 f
Vegetativer Zustand 360
Vektortherapie 705 f
Ventrikelblutung 164 f
Ventrikulographie 62
Verdoppelungserlebnisse (Ich-Erleben) 472
Verdrängung 228, 236 f, 418
Vererbung, monogene 209 ff
– multifaktorielle (Polygenie) 41, 211 ff
– rezessive 214
Verfahrensrecht 113
Vergewaltigung 454 f
Verhalten, abweichendes 49, 104 f, 147, 203, 458
– aggressives s. Aggression
– angeborenes 198, **218 ff**
– Diagnostik 577, 687
– emotionales 223 ff
– expressives 207
– extratherapeutisches 347
– formstarres 220 f
– jungenhaftes s. Tomboy-Verhalten
– konformes 104
– Konsistenz 204 f
– prosoziales 263
– Säuglingsalter 204, 220 ff
– Stabilität 205
– zeitliche Organisation 205
Verhaltensanalyse 687
Verhaltensauffälligkeit 214, 331, 458 f
– Hirnschädigung 173 ff
– Kleinkinder 49
– Säuglings- und Kleinkindalter 578
– Skalen 78 f
Verhaltensbeobachtung (s. auch Beobachtung) 358, **501 ff,** 570, 687
Verhaltensbiologie **218 ff**
Verhaltensexzesse 685
Verhaltensformel (Verhaltensanalyse) 687
Verhaltensformung 690
Verhaltensgestörtenpädagogik 98, 458, 738
Verhaltensmangel 686

Verhaltensmodifikation s. Verhaltenstherapie
Verhaltensstörung 96 f, 173, 192, 230, 334, 457 ff
– und Lernstörungen, Ätiologie 43 f
– Lithiumtherapie 651
Verhaltenstheorie 554
Verhaltenstherapie 97 f, 247, 264 ff, 609, **685 ff**
– Ängste bei Kindern 688 f
– Ansatzpunkte 92
– Ausbildung und Berufstätigkeit 695
– Enuresis 689 f
– Familie 257 f
– geistig behinderte Kinder 690 f
– Gruppentherapie 708
– heilpädagogische Heime 694
– historische Entwicklung 685
– Imitationslernen 689
– Kinder, Einbeziehung der Eltern 691 f
– – und Erwachsene, Differenzierung 685
– – und Jugendliche, Konzept 686 f
– – neue Entwicklungen 694
– – kinderpsychiatrische Stationen 694
– kognitive 265 ff, 314, 694 f
– Löschungsprinzip 690
– Mediatorenansatz 691
– präventive Aspekte 695
– psychoneurotische Störungen 690
– Schule 694
– Schulphobie 688
– Selbstinstruktionstraining 266, 393
– Selbstkontrolle 92
– Stottern 690
– Techniken 92, 687 (Tab.)
– Therapeutenkontrolle 92
– in der Umwelt von Kindern 691 ff
Verhaltensweisen, motorische, Checkliste 404
Verhaltenszustände 18, 515
Verkennungen, illusionäre 425
Verlauf kinderpsychiatrischer Erkrankungen 791 ff
– – – Adoption als Präventivmaßnahme 795
– – – alters- und geschlechtsabhängige Einflüsse 793 f
– – – (Dis-)Kontinuitätsmodell 135, 140, 793 f, 798
– – – Eigengesetzlichkeit 793
– – – Einfluß der Therapie 794
– – – einflußnehmende Faktoren **792 ff**
– – – Enuresis 793
– – – Ergebnisse **798 ff**
– – – Erstmanifestation in der Adoleszenz 794, 801
– – – genetische Faktoren 792 f
– – – Geschlechtseinfluß 794, 799
– – – Lebensereignisse 795
– – – Mutismus 793
– – – nicht persistierende Erkrankungen 794
– – – protektive Faktoren 795
– – – Risikofaktoren 795
– – – Spontanverlauf 793

Sachverzeichnis

Verlaufsdokumentation 589
Verlaufsforschung 81 f, 316 ff, 339, **791 ff**
Vermeidungsmotive 444
Versagungssituationen 246
Verschiebung 237
Versorgung (s. auch Behandlung, s. auch Therapie) 89
Verstädterung 48 f, 332
Verständnis-Test, Mechanisch-Technischer (MTVT) 557
Verstärkung, negative 690
– positive 690
Verstrickung 252
Versuch, klinischer 341
Versuchsanordnungen 314 f
Versuchspläne s. Untersuchungspläne
Versuchungssituationen 246
Vertebralis-Doppler-Sonographie 61
Vertragsrecht 110, 112
Vertrauensintervall 322
Verwahrlosung (s. auch Dissozialität) 50
– Elternberatung 663 f
– sexuelle 451
Verweigerungsproblem 322 f
Videoaufnahmen 710, 756
Vigilanz 354, 387
Vigilität 387
Viktimologie 454
Viruskrankheiten 51
Visuell evozierte Potentiale (VEP) 367, 534
– – – Frühdiagnostik der Multiplen Sklerose 534
– – – neurodegenerative Erkrankungen 534
– – – topodiagnostische Bedeutung 535
Visuelle Modalität, Legasthenie 379 f
Visuelles Fixieren 191
– System, Entwicklung 186
Visuomotorische Dysfunktion 723 f
– Koordination 725
Visusstörungen 64, 633
Volljährigkeit 115
Vollzugsbewußtsein (Ichgefühl) 472
Vorbewußtes 234
Vorbilder s. Idealsuche
Vorgeschichte s. Anamnese
Vorher-Nachher-Messungen 339
Vormund 112
Vormundschaftsgericht 110, 112
Vormundschaftswesen 786
Vorschulalter (s. auch Kindheit, frühe) 30 f, 170 f, 230, 573 f
Vorschulpädagogik 722
Vorsorgeuntersuchung, ärztliche 575 f
Vulnerabilität, Geschlechtsunterschied 134, 177 f

W

Wachstum 131, **270 ff**, 516
– Fettgewebe 273
– Geschwindigkeit 271 f, 274 ff, 283
– konstitutionelle Varianten 288 ff
– morphologisches 271 ff
– physiologisches 271 ff
– Protein 273
– Tabellen 270 ff
– Zusammensetzung des Körpers 273 f
Wachstumshormon 277
Wachstumsprognose 276
Wachstumsstörungen 270, **282 ff**, **288 ff**
Wachsuggestion 667
Wahlrecht 115
Wahn 428
Wahneinfälle 428
Wahnstimmung 418, 428
Wahrnehmung 29, 204 f, 373 ff
– akustische 186, 362, 374 f, 380
– Diagnostik (s. auch Hörprüfung) 577, 743
– Entwicklung 373 ff
– Integrationsstufen 376 f
– Körper 668 ff
– Lächeln 30
– Organisation 207
– taktil-kinästhetische 374, 380
– visuelle 30, 186, 367, 373 ff, 518, 737
– Übungsprogramme nach Frostig s. Frostigs Übungsprogramme
Wahrnehmungscharaktere 381
Wahrnehmungsdefizit 723
– und Leseschwierigkeiten 724
Wahrnehmungsspaltung 381
Wahrnehmungsstörungen **373 ff**
– auditive 380
– frühkindlicher Autismus 377 ff
– Gliederung 381
– intermodale 378 f
– Legasthenie 379 ff
– seriative 379
– taktil-kinästhetische 380
– visuelle 379 f, 737
– Vorkommen 383 f
Wahrnehmungstraining 725 f, 736
Wahrnehmungsverarbeitung 197
Ward-Atmosphere-Scale (WAS) 746
Wartegg-Zeichen-Test (WZT) 556
Washington University Diagnostic Interviews for Children and Adolescents (DICA) 486 ff
Webersche Hörprüfung 524
Wehrpflicht 115
Weil-Albright-Syndrom 287
Wendung gegen die eigene Person 237
Wernicke-Enzephalopathie 354
Wertsetzung 138 f
Wertvorstellung 102 f
West-Syndrom 531
WHO, Klassifikation (s. auch ICD) 604, 770
Wiedereingliederungsmaßnahmen nach dem Bundessozialhilfegesetz 786
Wiederholungsrisiko, erbliche Störungen 39 ff
Wiener Determinationsgerät 392
Williams-Intelligenztest 573
Wohl des Kindes s. Kindeswohl
Wohngemeinde, Größe 48
Wortschatztests 557

X

XO-Monosomie (s. auch Turner-Syndrom) 284 f
XO/XX-Mosaik 285
Xenon-Clearance-Methode 62
XYY-Syndrom 44, 215

Z

Zahlen-Symbol-Test (Wechsler-Skala) 392
Zehengang 400
Zeitliches Denken 424
Zeitreihenanalyse 317
Zellnekrose 187
Zelltod 14
Zellüberschuß 14
Zentralisation 27
Zentralnervensystem s. Nervensystem, s. Neurologie
Zerebrale Anfälle 165 f
– Dysfunktion (s. auch Minimale zerebrale Dysfunktion) 409
– Stoffwechselvorgänge 64
Zerebralparese, infantile (ICP) 68
Zeroidlipofuszinose 534
Zeuge, Vernehmung 111
Zivilisation, Negativfaktoren 48 f
Zivilprozeßordnung (ZPO) 111
Zivilrecht 109
Zuckung, generalisierte 16
Zugehörigkeitsgefühl 255
Zuneigung, mütterliche 221
Zuschreibung s. Etikettierung
Zuwendung (emotional) 49
Zuwendungsverhalten 204 f, 219
Zwangsgedanken 682
Zwangsimpulse 428
Zwangsneurose 244
Zwangsphänomen 42
Zwangssyndrome 84
Zwergwuchs 283
– hypophysärer 290
Zwillinge, eineiige 212 f
– getrennt aufgewachsene 213
– zweieiige 212 f
Zwillingsstudien 43 f, 122, 211 ff, 570
Zwischenhirn 225
Zytomegalie 71